西医经典名著集成

光医学手册
HANDBOOK OF
PHOTOMEDICINE

主编　［美］迈克尔·R.汉布林　　［美］黄樱樱
主译　熊　力　文　宇
审译　王洪武　李迎新　苗雄鹰　李黎波　郑颖娟　姚宏亮

Edited by

Michael R. Hamblin, PhD
Ying-Ying Huang, MD

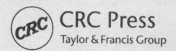

CRC Press
Taylor & Francis Group

湖南科学技术出版社

著作权合同登记号 18-2021-250

图书在版编目（ＣＩＰ）数据

西医经典名著集成. 光医学手册 / （美）迈克尔·R.汉布林（Michael R.Hamblin）等主编；熊力，文宇译. — 长沙：湖南科学技术出版社，2021.11
ISBN 978-7-5710-1225-0

Ⅰ. ①西… Ⅱ. ①迈… ②熊… ③文… Ⅲ. ①现代医药学②激光应用－医学－手册 Ⅳ. ①R②R312-62

中国版本图书馆 CIP 数据核字(2021)第 193403 号

XIYI JINGDIAN MINGZHU JICHENG GUANGYIXUE SHOUCE
西医经典名著集成 光医学手册

主　　编：[美]迈克尔·R.汉布林　[美]黄樱樱
主　　译：熊　力　文　宇
出 版 人：潘晓山
责任编辑：李　忠
出版发行：湖南科学技术出版社
社　　址：长沙市芙蓉中路一段 416 号泊富国际金融中心
网　　址：http://www.hnstp.com
湖南科学技术出版社天猫旗舰店网址：http://hnkjcbs.tmall.com
邮购联系：0731-84375808
印　　刷：湖南凌宇纸品有限公司
　　　　　（印装质量问题请直接与本厂联系）
厂　　址：长沙市长沙县黄花镇黄垅新村工业园财富大道 16 号
邮　　编：410137
版　　次：2021 年 11 月第 1 版
印　　次：2021 年 11 月第 1 次印刷
开　　本：889mm×1194mm　1/16
印　　张：59.5
字　　数：1726 千字
书　　号：ISBN 978-7-5710-1225-0
定　　价：298.00 元
（版权所有·翻印必究）

光医学手册

编译委员会

审	译	王洪武	北京中医药大学东直门医院
		李迎新	中国医学科学院生物医学工程研究所
		苗雄鹰	中南大学湘雅二医院
		李黎波	南方医科大学肿瘤中心
		郑颖娟	郑州大学第一附属医院
		姚宏亮	中南大学湘雅二医院
主	译	熊　力	中南大学湘雅二医院
		文　宇	中南大学湘雅二医院
副 主 译		马　望	郑州大学第一附属医院
		刘　威	中南大学湘雅二医院
		易文君	中南大学湘雅二医院
		黄　河	中南大学湘雅医学院
		邹琼燕	中南大学湘雅二医院
		刘奎杰	中南大学湘雅二医院
		林良武	中南大学粉末冶金研究院
委	员	陈　超	中南大学湘雅二医院
		陈谦明	浙江大学医学院附属口腔医院
		陈　彤	UNIONMED
		陈翔宇	中南大学湘雅二医院
		陈晓玲	军事医学科学院放射与辐射医学研究所
		陈煜峰	中国医学科学院肿瘤医院深圳医院
		邓　敬	四川大学华西口腔医院
		董雅楠	中南大学公共卫生学院
		杜　毅	深圳市雷迈精准医学研究院
		冯云枝	中南大学湘雅二医院
		付　广	中南大学湘雅二医院
		高社干	河南科技大学第一附属医院
		郭佳钰	军事医学科学院放射与辐射医学研究所
		韩　同	中南大学湘雅二医院
		何　超	中南大学湘雅二医院
		何弘也	中南大学湘雅二医院
		贺　庆	中南大学湘雅二医院

中文版序言

　　非常荣幸地能为我和黄樱樱博士主编的《光医学手册》之中文译本写序。自 2013 年《光医学手册》在佛罗里达州的波卡拉顿首次出版以来，它为我们提供了光医学这一新兴学科在生物医学领域最全面、最前沿的资讯，并汇聚了全世界的专家团队来全面阐述光在医疗健康和医学科学中的应用。这本书以光医学的历史和基础为引子，进而详细阐述了光在治疗中的各种应用，这些应用统称为光疗法。它有助于我们了解由光引起的人类疾病、光保护的基本原理以及光疗法在临床实践中的主要应用。

　　本书开篇讲述了过去两个世纪以来，光医学领域先驱们的历史逸事，并介绍了光医学相关的物理和生物理论基础，随后阐述了由光引起的各种疾病，包括皮肤癌、皮肤病和免疫抑制疾病。其余内容重点展示了不同类型的光（不同波长、不同强度）在临床治疗中的重要应用，讨论了利用紫外线光疗法治疗皮肤病和皮肤感染；介绍了光动力疗法的基础理论知识以及它在癌症治疗和其他医学专科中的应用；涵盖了低能量激光（光）疗法（现称"光生物调节"）的机制研究和临床应用，并且还介绍了高能量或外科激光治疗在诸如口腔科和皮肤科等各个专科中的应用；最后总结了其余类型的光疗法。

　　书中涉及的许多内容都与中国的医学读者密切相关。要强调的是，中国传统医学历史悠久，这其中也包括了光疗法的治疗应用。近年来，中国在光动力疗法（photodynamic therapy，PDT）领域取得了巨大的进展，其中包括中国公司专门为中国医院和医生设计并合成的光敏剂。在中国，PDT 已成为治疗葡萄酒色痣和痤疮等一系列皮肤疾病的主流医疗手段。目前中国已成为世界上最主要的医用光源生产国，生产的医用光源包括发光二极管（LED）和各种激光器。由于不像激光那样存在一些安全问题，LED 特别适用于光生物调节，这意味着 LED 能够成为大众家用光疗设备，而中国厂商正充分利用这一机遇。事实上，自《光医学手册》出版的 8 年以来，LED 和光生物调节的联合应用已经成倍增长。当然，本书概述的低能量激光（光）疗法的基础理论知识自始至终都十分重要。

　　我们期待光医学能在全世界尤其是中国不断发展，而本书作为光医学中文书籍中具有指导意义的参考书，将推动促进光医学在中国的蓬勃发展。

迈克尔·R. 汉布林　黄樱樱

Preface

It is a great pleasure to write the preface to the Chinese translation of the "Handbook of Photomedicine" edited bymyself and Yingying Huang MD PhD. Since it was first published in 2013 by CRC Press in Boca Raton FL, the Handbook of Photomedicine has provided the most comprehensive, up-to-date coverage of this exciting biomedical field, gathering together a large team of international experts to give a complete account of the application of light in healthcare and medical science. The book progresses logically from the history and fundamentals of photomedicine to diverse therapeutic applications of light, known collectively as phototherapies. It facilitates the understanding of human diseases caused by light, the rationale for photoprotection, and major applications of phototherapy in clinical practice.

The handbook begins with a series of historical vignettes of pioneers from the last two centuries. It also presents the fundamentals of physics and biology as applied tophotomedicine. It next examines conditions and diseases caused by light, including skin cancer, dermatoses, and immunosuppression.

The remainder of the book focuses on the most important clinical therapeutic applications of different kinds of light that vary in both wavelength and intensity. The book discusses ultraviolet phototherapy for skin diseases and infections and presents the basic science of photodynamic therapy and its use in cancer therapy and other medical specialties. It then covers mechanistic studies and clinical applications of low-level laser (light) therapynow called "photobiomodulation" as well as the use of high power or surgical laser therapy in specialties, such as dentistry and dermatology. The book concludes with a collection of miscellaneous types of phototherapy.

Many of the topics covered in this volume will prove particularly relevant to the Chinese readership. We can highlight the long history in China of the practice of Chinese Traditional Medicine which includes several therapeutic applications of phototherapy. In recent years China has made considerable progress in photodynamic therapy (PDT), with several photosensitizers being designed and synthesized by Chinese companies especially for Chinese hospitals and doctors. The use of PDT for treatment of port wine stains, acne, and a range of dermatological complaints has come to particular prominence in China. China is now a world leader in the manufacture of medical light sources such as light emitting diodes (LEDs) and a variety of lasers. LEDs are particularly suitable for photobiomodulation, because of the lack of safety concerns that pertain to lasers. This means LEDs can now be mass market home use devices, and Chinese manufacturers are taking full advantage of this opportunity. In fact, since the Handbook of Photomedicine was published 5 years ago, the use of LEDs and photobiomodulation as a whole has multiplied many-fold. Nevertheless the fundamental principles of low-level laser (light) therapy outlined in this volume remain as relevant as ever.

We look for ward to the continued expansion of Photomedicine throughout the world, and throughout China in particular. This will be facilitated by the new availability of the leading reference book on photomedicine in the Chinese language.

Michael R. Hamblin PhD and Yingying Huang MD PhD.

目　　录

第二篇　光致疾病

第三篇 紫外线光疗法

第四篇　光动力疗法（PDT）

第五篇　低能量激光（光）疗法

第六篇　外科激光治疗

第七篇　其他光疗法与未来展望

第一篇
发展史与基本原理

1 引言：光医学的发展史

  该书旨在覆盖整个光医学（photomedicine）领域的知识。主要涉及这一领域的两大部分：①光所致的疾病；②光在治疗上的应用，即所谓的"光疗"。后者可以细分为 5 个方面：Ⅰ. 紫外线光；Ⅱ. 光动力疗法（photodynamic therapy，PDT）；Ⅲ. 低能量激光疗法；Ⅳ. 激光手术和药物；Ⅴ. 光疗的综合应用。

  在引言部分，我们将会简单介绍为光医学领域作出重要贡献的历史人物。

  光医学的历史最早可追溯到 3000 多年前的印度，在公元前 1400 年的印度教经典"阿阒婆吠陀（Atharve Veda）"中记载了使用阳光来治疗的案例：在白癜风（皮肤呈斑片状褪色，被认为是麻风病的一种）病人的患处涂上特定的植物提取物（如墨旱莲、药西瓜、姜黄），然后暴露在阳光下以达到治疗的目的（Fitzpatrick 和 Pathak，1959）。在印度传统医学和中医中记载了一种从植物补骨脂中提取的复合物——补骨脂素，也用于白癜风病人的治疗。在古埃及，人们使用一种富含呋喃香豆素的植物——白芷，来实现光疗。

  18 世纪，开始有医学文献记载日光可缓解其他不同的疾病。1735 年，Fiennius（Giese，1964）描述了他应用日光浴治愈唇缘上的肿瘤的案例。1774 年，Faure（Russell 和 Russell，1927）报道他成功地应用日光治愈了皮肤溃疡。1776 年，LePeyre 和 LeConte（Rollier，1923a）发现通过透镜将日光聚焦可加速伤口的愈合并且可破坏肿瘤。同时，其他文献报道了日光对身体内部疾病治疗的效果。1782年，Harris（Giese，1964）应用辐照过的软体动物壳改善了一例佝偻病（维生素 D 缺乏引起的骨骼脆弱）病人的症状。

  Johann Wilhelm Ritter 是一位在德国耶拿大学工作的波兰物理学家。他于 1801 年发现了波长远小于紫外的一种光，并将之称为"化学射线"，即我们现在所说的"紫外线"（Frercksa，Weberb 和 Wiesenfeldt，2009）。1845 年，Bonnet 首次报道了日光可以被用来治疗关节结核。

  19 世纪下叶，日光在治疗上的应用——日光浴疗法逐渐流行起来。1855 年，瑞士人 Rikli 在斯洛文尼亚的维尔德斯开设了第一家用于日光浴治疗的热力站（Barth 和 Kohler，1992）。1877 年，Downes 和 Blunt 偶然发现日光可以杀菌。他们注意到将糖水置于窗沿庇荫处，糖水会变得灰暗，而在阳光下则能保持清亮。用显微镜检查发现，置放在阴影中的溶液会滋生细菌，而暴露在阳光下的溶液则不会。

  Theobald Adrian Palm（1848—1928）发现日光可以预防佝偻病。Russell Chesney 在对他的传记中写道（Chesney，2012）：

  Palm 毕业于爱丁堡大学的医学专业，之后成为爱丁堡医学传教会（the Edinburgh Medical Mission）的传教士。在日本的十年里，他发现与 19 世纪末和 20 世纪初佝偻病在英国城镇的高流行率（60%～90%）相比，日本人很少患此病（Zappert，1910）。1888 年，他搬到靠近利物浦的伯肯黑德居住，在那里见到患有佝偻病的小孩时，他决定写信给英国医学杂志，第一次提出佝偻病病人需要光。Palm 推测佝偻病的治疗中应该加入"系统的日光浴治疗"。在做了 3 项调查以后，Palm 更为详细地记录了他的观察。首先，他写信给东南亚地区和北非的医学传教士并汇集了他们的回复；其次，他根据一份医学研究报告分析了英国佝偻病的地理分布（Owens，1889）；第三，他分析了欧洲其他区域佝偻病的发病率。他发现在中国、蒙古、印度、摩洛哥、锡兰及日本其他部分的医学传教士们很少或者没碰到过佝偻病病人。佝偻病主要分布于欧洲北部，包括德国、英格兰、荷兰、比利时、法国、意大利北部。而偏南的区域像意大利南部、西班牙南部、土耳其、希腊，似乎都对佝偻病有很好的免疫力。英国的大城镇和工业区是佝偻病的高发区域，如苏格兰的格拉斯哥、爱丁堡、克莱德斯地区的煤矿开采区；英格兰和威尔士的泰恩河区、兰开夏郡、约克郡、伯明翰，以及曼彻斯特、加地夫、斯旺西，和伦敦的非繁华地区。除伦敦以外，以上都是英国的煤矿开采区和工业区（Clark 和 Jacks，2007），是英国钢铁生产、桥梁建造、蒸汽机和轮机制造的主要区域。尤其是爱丁堡，烟雾朦胧，加上空气中弥漫着煤烟，因此，被称为"老烟枪"，是佝偻病的发病率最高的地方（Palm，1890）。Palm 把注意力放在阳光缺乏上。他推荐使用日光浴法治疗并建议佝偻病儿童迁移到阳光充足的地方（Findlay，1908）。在这之前，只有 Jedrzej Sniadecki 在 1822 年提到过阳光在治疗佝偻病中的作用，他也发现了波兰西部农村的儿童佝偻病患病率较低，但他的研究只是区域性的。

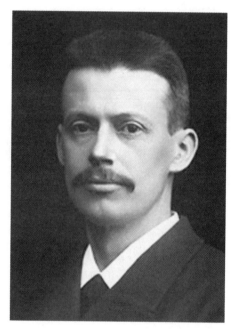

图 1.1　Nils Ryberg Finsen

Nils Ryberg Finsen（1860—1904）（图 1.1）出生在法罗群岛，1890 年毕业于哥本哈根医学专业。他患有尼曼匹克病，主要表现为肝脏、脾脏、心脏结缔组织增厚。在 1903 年，他获得诺贝尔生理学或医学奖。下文摘自他的诺贝尔演讲稿（Finsen，1967）：

> 我所患的疾病对我的人生发展起着非常大的作用。是该病启发了我对光的研究：我患有贫血症并且很容易疲劳，自从我居住在朝北的房子以后，便发现如果接触到更多的阳光或许会对我的病情有所帮助。因此，我尽可能地多晒太阳。作为一个热心医学的人，我当然有兴趣弄明白阳光到底有什么益处。我尝试从生理学角度入手，但并没有找到答案。我得出了一个结论，那就是，我是对的，而生理学是错误的。从这时起（约 1888），我几乎收集了所有关于动物为何寻求阳光的观察报告，我越来越确信阳光对有机体尤其是血液系统有非常重要的作用。这种有益的作用到底是什么，我没能找到；自那时起我一直致力于这个目标，尽管我至今没能找到确切的答案，但还是有些进展的。从 15 年前开始，我的目标就是通过日光浴或人工光浴的方式了解光疗的益处；但是我明白，如果没有建立起基于科学调查和确切事实的理论，要把它变成现实是不切实际的。在这一过程中，我不经意间发现了光的一些效应。后来我使用红光，相继治疗了天花（1893）和狼疮（1895）。从某种程度上来说，这些事情都只是次要的，但是这些花了我好几年的时间，还使我偏离了本来的目标。

Finsen 证实，阳光或电弧灯折射出的"化学射线"可能会对组织产生刺激作用。如果这种放射线过强，则会导致组织损伤。Finsen 认为，如果天花病人能避免化学射线所带来的伤害并使用红光治疗，那么他们也许能够避免多发性瘢痕的生成。针对这类病人的实验是成功的。另一方面，无热辐射的化学射线可能可应用于寻常狼疮（皮肤结核）或其他皮肤病的治疗，以及一般性的日光浴。Finsen 建议将一般日光浴用于非肺部结核病或"外科"结核病病人的治疗。1896 年 Finsen 协会在哥本哈根成立，多年后因得到两位丹麦人（Mr. Hageman and Mr. Jörgensen）慷慨捐赠而得到发展。1899 年，Finsen 被丹纳布罗格政府封为爵士，几年后追授了银十字架。不幸的是，他在 44 岁那年就去世了。

Finsen 意识到北部气候并不适于这种治疗。瑞士人 Bernhard O 和 Rollier A 分别在圣莫里茨和莱森使用阳光治疗结核。他们的实践表明，身体接触阳光的部位增多以及山中的新鲜空气都能加强治疗效果。Hobday R A 在"日光治疗和太阳能建筑"中提到了 Bernhard 和 Rollier 的贡献（Hobday，1997）。

Oskar Bernhard（1861—1939）（图 1.2）出生在瑞士的萨马登，先后在苏黎世、海德尔堡、伯尔尼学医，对外科有着浓厚的兴趣。毕业后他回到上恩家丁。在那里，他建立了一所较大的外科实习基地，并于 1898 年协助成立了萨马登地区医院。他使用日光治疗创伤，随后用于治疗结核。1902 年 2 月 2 日，一位身受严重刀伤的意大利病人被送入医院。由于该病人有失血过多致死的危险，Bernhard 切除了病人破裂的脾脏。手术后 8 天，伤口突然崩裂。重新缝合失败，所有使伤口干燥的治疗方法都没有效果，因此，Bernhard 采用了不同寻常的方法——把伤口暴露于阳光下。Bernhard 写道（Bernhard，1926）：

在一个美丽的上午，当我踏进医院，阳光温暖地透过窗户，病房内满是使人振奋的气氛，我突发奇想，如果把这么大的伤口暴露于阳光和空气中会怎样？因为格里森的农民把新鲜的肉暴露于日光和干燥的空气中保存，从而得到既营养又可口的食物，也就是远近闻名的瑞士风干肉。所以我下决心尝试将阳光和空气的防腐和风干效果应用于活体组织。随后我做出了令所有人吃惊的事：把病床放在窗下，并且把大伤口打开。1.5 小时的照射后，伤口出现了明显的改变。肉芽组织明显变得正常且健康，经过这种治疗，巨大创面迅速愈合。

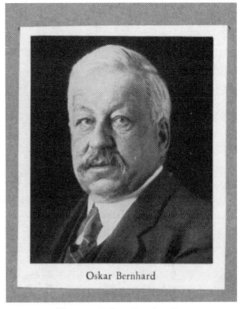

图 1.2 Oskar Bernhard

这次的成功使得 Bernhard 将日光治疗应用到所有有肉芽组织生成的感染伤口。之后也开始用于治疗开放性结核空洞，以及闭合性（非开放性）骨结核、关节结核、腺结核。1905 年，Bernhard 在圣莫里茨建立自己的私人日光浴诊所。该诊所可容纳约 33 位病人，诊所的两层楼上有朝阳的阳台。Bernhard 在他 1917 年的书 *Sonnenlichtbehandlung in der Chirurgie* 中描绘了该诊所，并在该书中描述了日光浴病房的总体设计图，同时概述了一个更雄心壮志的计划：一个像露天剧场一样的大型日光浴诊所，屋顶拥有巨大的日光浴室，以及阶梯式的露天阳台。在第一次世界大战早期，Bernhard 在德国军事医院工作。1915 年夏天，他开始在黑森林中使用日光浴疗法。应德国第十四军团卫生处的要求，他在 Kindersolbad 的联合医院成立了一个日光浴诊所，用于治疗士兵的顽固性伤口和外科性结核。

Auguste Rollier（1874—1954）出生在瑞士纳沙泰尔的 St. Aubin，毕业于苏黎世和伯尔尼医学院。看到外科治疗骨结核效果不佳后，他对这种治疗方法不再抱有幻想，最终放弃了外科这一很有前景的职业并开始从事全科医疗。Rollier 离开了伯尔尼，去了阿尔卑斯山地区的莱森当全科医生，开始使用阳光和新鲜空气治疗肺外结核。尽管他向 Bernhard 求教了露天法的实践经验，然而 Bernhard 对光疗在其他方面有多大的影响并不清楚。在接下来的 40 年里，由 Rollier 设计的阳光照射身体的治疗方法（Rollier 阳光疗法或日光浴疗法）渐渐地被接受（Rollier，1923b）。Rollier 实施的慢晒法可用于严重结核病病人，或对日光治疗的敏感性不如正常人的病人。让病人逐渐暴露在冷空气中非常重要，因为这可以提高病人的代谢水平并使之维持在高代谢状态。同时，这也能改善整体健康状态，提高病人抵抗及克服感染的能力。在冷空气环境以及冬天或者夏日低角度的阳光下可以减少过度暴露于阳光的辐射风险。Rollier 将温度高于 18 ℃时暴露在阳光下的治疗称为"热风浴"而不是日光浴。他的病人到达莱森后，会进行全面的体检；接下来，当他们度过一段适应期之后，再开始小心地接触冷空气。经过 1～2 周的露天治疗后，他们将在日光浴室和诊所阳台接受日光浴治疗 [图 1.3(a)]。他的第一家诊所于 1903 年由一幢公寓改装而成，名为 Le Chalet，第二家于 1909 年由旅馆改装而成，名为 Chamois。1911 年，他建立了自己最大的诊所 Les Frênes，也是欧洲最大的日光浴诊所，这个诊所由一个南向的中央走廊和 2 个侧翼组成 [图 1.3(b)]。

1900 年，一名与 Herman von Tappeiner（图 1.4）教授一起工作的医学生——Oscar Raab 在德国发现了光动力治疗。他与 Herman 教授一起在德国慕尼黑工作。他们偶然发现，在雷雨天气时，吖啶红与光结合能杀死纤毛虫（草履虫的一种）（Raab，1900），他进一步证实这种细胞毒作用比单独用吖啶红、单独使用光，或是先将吖啶红置于光下，再加入纤毛虫中的作用都要强。Raab 把染料的这种特性（光介导的细胞毒作用）与荧光性相联系。他认为这种效应是能量从光中转移至化学染料中导致的，类

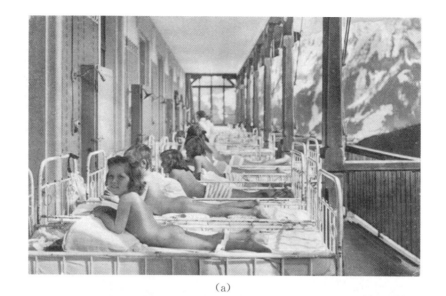

(a)

(b)

图 1.3 （a）在日光浴室和阳台上进行阳光治疗；（b）"Les Frênes"，欧洲第一个专门的大型阳光疗法诊所。

似于叶绿素吸收光后植物的光合作用。在第二篇文章中，von Tappeiner（1900）讨论了这种荧光性物质在医学上的潜在应用。1900 年，一位法国神经学家，第一次报道了光敏剂（PS）全身使用的案例，他应用口服染料曙红（荧光素的溴化衍生物）来治疗癫痫，但是他发现该治疗会诱发暴露于阳光下的皮肤产生皮炎（Prime，1900）。这一发现促进了光敏剂和光之间的相互作用在临床上的第一次应用。在这次临床应用中，von Tappeiner 与一位皮肤科专家 Jesionek 将局部应用曙红和白光治疗结合起来，用于治疗皮肤肿瘤（von Tappeiner 和 Jesionek，1903）。von Tappeiner 和 Jodlbauer 进一步证明了光敏反应需要氧气（von Tappeiner 和 Jodlbauer，1904）。1907 年，他们引入了术语"光动力作用"来描述这种现象。

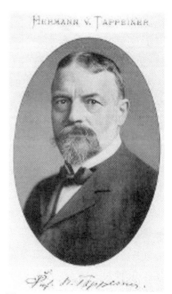

然而，光动力治疗真正的应用是 60 多年后在美国进行的。Thomas J. Dougherty（图 1.5）通常被誉为"光动力治疗之父"，下文描述了他对光动力治疗的贡献（来自私人通信）：

我对光动力的贡献来自一些我自己都未预料到的事情。例如，我的光化学知识直接来自光化学之父——George Hammond，而不是我在学校所接受的正规教育，

图 1.4 Herman von Tappeiner

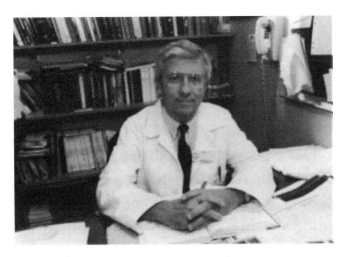

图 1.5 Thomas J. Dougherty

因为当时光化学是一个还未开发的全新领域。他是我毕业后就职的杜邦公司的顾问，而我的工作项目是一款关于光降解的产品。那时我觉得这个行业并不适合我，而如果在罗斯威尔公园癌症研究所，或许我能做一些更充实的研究（这两个机构都在同一个城市，也就是我的家乡布法罗）。George Hammond 给他在罗斯威尔的朋友为我写了一封推荐信（他的这位朋友碰巧和 Linus Pauling 合作过），在他的帮助下，我得到了一份基层工作（在某人的资助下）。当我完成了这项资助工作后，我在放射肿瘤学部门获得了一个更稳定的职位，在这里我可以按照自己的想法工作。我开始研究暴露于电离辐射时会产生氧气的化合物，目的是避免肿瘤低氧化区的低放射治疗效果以及由此引起的肿瘤复发。在测试我所合成的化合物的细胞毒性时，一位技术人员告诫我应该在黑暗环境中培养细胞，否则光就会杀死所有的细胞。我不知道是否有人用这种方法治疗肿瘤。所以，我把加入了荧光素的肿瘤细胞暴露于阳光下。结果肿瘤细胞全部死亡！我们先在动物实验中优化了参数，随后将其运用于临床试验中。我想这本书的读者将会知道它的发展趋势。

我学会了怎样培育并治疗动物肿瘤，设计实验，撰写论文，进行临床试验，与美国食品药品监督管理局的人打交道，与制药公司协商，当然也包括怎样写经费申请书。在这里感谢我们团队的许多成员，是他们自 1974 年以来一如既往地对我们的研究给予支持。

后来我也了解到，我并不是历史上唯一一个想将光激活药物应用于治疗的人，早在 1799 年就有人做过尝试。这些都是通过与人交流获取到的信息，因为我无法追溯到那么久远的文献。然而，多数是关于个别的病人或者是一些逸事传闻，低能量激光疗法，由于缺乏优化的激光参数，我也许就不会继续我的研究了。有时候无知也是福啊。

弱激光治疗的发现归功于匈牙利的 Endre Mester（1903—1984）（图 1.6），他的好友兼同事 Lajos Gáspár 教授写道（Gáspár，2009）：

中学时候，他擅长小提琴并对医学有浓烈的兴趣。因为这些兴趣，他决定参加医学和音乐方面的大学入学考试。他成功就读于布达佩斯大学的医学专业。他对音乐的兴趣也逐渐变成了仅会在周末与朋友一同欣赏音乐。成功完成本科学业后，他受邀参加了布达佩斯大学第三外科的住院医生培训。之后在斯蒂芬医院小儿外科担任主任。从这里开始，他的医学成就得到了广泛的认可和赞誉，随后担任了布达佩斯一家大型医院的院长。在任命期间，他将行政管理和临床相结合。其间，Mester 主要从事腹部外科领域的研究，尤其着重于胆道外科。他对后者的兴趣使他获得了博士学位，被提升为全职教授，并担任泽

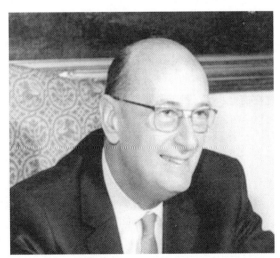

图 1.6 Endre Mester

梅尔魏斯大学第二外科主任，随后担任匈牙利外科协会主席。在梅尔维斯大学，Mester 于 1965 年开始他的激光研

究；这是在 Maiman（Maiman，1960）首次发明激光后的第 5 年，也是 Leon Goldman（Goldman 等，1963）第一次使用外科激光器后的第 2 年。跟那个时期的其他人一样，Mester 尝试使用高能量的激光去摧毁恶性肿瘤。在实验的早期，他把肿瘤细胞植入实验鼠的皮下，然后用定制的红宝石激光（基于 Maiman 的早期模型）照射。令他惊讶的是，肿瘤细胞并没有被高能量激光摧毁。相反他观察到，接受高能量激光照射之后，被植入肿瘤细胞的皮肤切口比没有接受高能量激光照射的对照组愈合更快（Mester 等，1968）。Mester 困惑不解，设计的目的是摧毁肿瘤而结果却是促进了伤口修复。他定制的红宝石激光是弱能量的，没有他想象的能量那么高。低能量光不能引起光灼伤，也就对肿瘤没有杀伤效果。事实上，它能促进皮肤伤口的愈合。这个偶然的发现开启了单色光治疗领域的大门。Mester 设计了一个实验来证明他的猜测——红光可加速皮肤伤口的愈合。实验成功证实红光确实可加速伤口愈合（Mester 等，1971）。基于这一发现，他将研究扩展到加速老鼠毛发生长上。每天暴露于 1 J/cm^2 激光能量的脱毛小鼠，毛发的再生加快（Mester，Szende 和 Gartner，1968）。在接下来的 6 年，他继续通过实验研究激光的生物刺激效应。匈牙利科学院基于他的贡献授予他医学科学家奖。

医学博士 John A. Parrish（图 1.7）毕业于杜克大学和耶鲁大学医学专业。他效力于美国海军陆战队，是越战的军医。退伍后，Parrish 与马萨诸塞州波士顿总医院的 Thomas B. Fitzpatrick 教授合作，致力于皮肤病研究。受历史上使用补骨脂素治疗白癜风的启发，他实验的目的在于使之成为可靠的治疗方法。他在自传《战争解剖》（Parrish，2012）中写道：

开始，我用人工光去激活口服后经血液循环到达皮肤的补骨脂素。通过使用激光器、单色器，及其他一些工具和透镜，我认定太阳光中具有激活效果的那部分光是那些不可见的紫外光，即 UV-A 或"黑光"，因为它可以激活荧光物质使它们在黑暗中发光。我自己服用药物，并且让邮票大小的皮肤接受不同时长的紫外光照射，从而得出最佳暴露时长。数月期间，每周 2 次治疗，除了生殖器、手和脸，

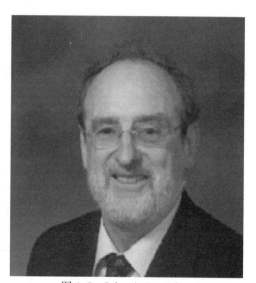

图 1.7　John A. Parrish

我其他所有区域的皮肤都覆盖了黑墨标记的色素。这种色素沉着持续了好几个月。

通过与 GTE Sylvania 的物理学家合作，我们发明了能大面积刺激补骨脂素的紫外光源。新的紫外光源治疗白癜风更安全，也方便（Parrish 等，1976），但仍旧需要每周 2 次持续数月照射紫外线，而且不一定有效。它对皮肤学的贡献是有限的，但之后的几个发现和事件产生了巨大的影响。

密歇根大学的同行发现应用补骨脂素，再使用小的手持式紫外线光激发器照射能改善牛皮癣。我的同事改善了紫外光源，使其能够安全地传递恒定的辐射量。随后，Gregory 先生来到了我们的诊所。

Gregory 先生是一位 45 岁无家可归的酒鬼，他从头到脚趾都布满了红的、刺痛的、斑驳丑陋的牛皮癣。他看起来就像一只红色的怪物，不断地脱皮，就像脏的雪花附在他身上一样。他因为外貌而不被收容所收留，甚至被其他睡在街上和桥下的流浪者所排斥。他同意将他的半个身体用于我们白癜风治疗的研究。我们收容他是因为这样我们可以更好地观察，何况他确实无处可去。

在 Gregory 先生服用恰当剂量的补骨脂素后，我们小心地使他左半身避光，等待合适的时间后，将他的右半身在我们新的紫外光激光器下照射适当的时间。经过 2 周 8 次暴露后，Gregory 先生右半身看起来完全正常。右半身没有了牛皮癣的痕迹，我们随后治疗左半身，也取得了同样令人惊讶的效果。Gregory 非常狂喜，没经同意就离开了医院。那晚他喝醉了，睡在了波士顿最好的收容所里，他十分高兴。

在另外 12 个病人的测试结果确认以后，Fitzpatrick 同时在纽约时报的头版和全美皮肤年会上宣布了这一新的治疗方法（Parrish 等，1974）。起初大家都是不相信的。随着我们的成功案例越来越多，我们的成就得到了全世界皮肤科医生的认可。在接下来的两年中，我们一直是皮肤病界关注的焦点。随后我和其他医生的研究证明该治疗对其他许多皮肤疾病有效，如严重的湿疹。我们把这种治疗称作 PUVA（补骨脂素加 UV-A）（LeVine Parrish 和 Fitzpatrick，1981）。

我们的临床志愿者 Gullan Wellman 是一位十分注重外表的金发美女。她的第二任富豪丈夫是羊毛界的大亨 Arthur O. Wellman。后来，他把他的生意交给了他的儿子们，开始游山玩水，并且通过"未经批准"的石油钻机又大赚一笔。他的兄弟是好莱坞著名的电影制片人。Wellman 太太患有牛皮癣，主要在脸上、手臂上和手上，给她的容貌带来了很大影响，这造成了她严重的心理问题。她尝试了各种方法失败后，接受了我们的皮肤治疗。经过治疗，她的皮肤恢复正常，也恢复了美貌。作为感激，她捐了 100 万美元创建了 MGH Wellman 光医学实验室。

Wellman 实验室随后发展成 Wellman 光医学治疗中心（同类中的世界领导者）。现在拥有 250 名职员，这也是该书编者的机构所在。Parrish 还继续建立了皮肤生物学研究中心、医学与创新技术整合中心（CIMIT），以及创伤性脑损伤和创伤后应激障碍的家庭基地计划。

编者希望通过这些杰出人物的贡献来引起读者对这门学科的兴趣，在接下的第 69 章里，编者将详细地介绍光医学。

Michael R. Hamblin
Massachusetts General Hospital
Ying-Ying Huang
Massachusetts General Hospital Guangxi Medical University

参考文献

[1] Barth, J., and U. Kohler. 1992. Photodermatologie in Dresden-ein historischer Abriss. Festschrift anlasslich des 75. Geburtstages von Prof. Dr. Dr. Dr. h. c. H.-E. Kleine-Natrop (1917—1985), Dresden.

[2] Bernhard, O. 1917. Sonnenlichtbehandlung in der Chirurgie. Enke, Stuttgart.

[3] Bernhard, O. 1926. Light Treatment in Surgery. Edward Arnold, London.

[4] Bonnet, A. 1845. Traite des maladies des articulations. Bailliere, Paris.

[5] Chesney, R. W. 2012. Theobald Palm and his remarkable obser-vation: How the sunshine vitamin came to be recognized. Nutrients 4:42 - 51.

[6] Clark, G., and D. Jacks. 2007. Coal and the industrial revolution, 1700—1869. Eur Rev Econ Hist 11:39 - 72.

[7] Downes, A., and T. P. Blunt. 1877. Researches on the effect of light upon bacteria and other organisms. Proc Royal Soc London 26:488 - 500.

[8] Findlay, L. 1908. The etiology of rickets: A clinical and experi-mental study. Br Med J 2:13 - 17.

[9] Finsen, N. R. 1967. Nobel Lectures, Physiology or Medicine 1901—1921. Elsevier Publishing Company, Amsterdam.

[10] Fitzpatrick, T. B., and M. A. Pathak. 1959. Historical aspects of methoxsalen and other furocoumarins. J Invest Dermatol 32:229 - 231.

[11] Frercksa, J., H. Weberb, and G. Wiesenfeldt. 2009. Reception and discovery: The nature of Johann Wilhelm Ritter's invisible rays. Stud Hist Philos Sci A 40:143 - 156.

[12] Gaspar, L. 2009. Professor Endre Mester, the father of photobio-modulation. J Laser Dentistry 17: 146 - 148.

[13] Giese, A. C. 1964. Historical introduction. In Photophysiology. A.C. Giese, editor. Academic Press, New York, 1 - 18.

[14] Goldman, L., D. J. Blaney, D. J. Kindel, Jr., and E. K. Franke. 1963. Effect of the laser beam on the skin. Preliminary report. J Invest Dermatol 40: 121 - 122.

[15] Hobday, R. A. 1997. Sunlight therapy and solar architecture. Med Hist 41: 455 - 472.

[16] LeVine, M. J., J. A. Parrish, and T. B. Fitzpatrick. 1981. Oral methoxsalen photochemotherapy (PUVA) of dyshidrotic eczema. Acta Derm Venereol 61:570 - 571.

[17] Maiman, T. H. 1960. Stimulated optical radiation in ruby. Nature 187: 493 - 494.

[18] McGuff, P. E., D. Bushnell, H. S. Soroff, and R. A. Deterling, Jr. 1963. Studies of the surgical applications of

laser (light amplification by stimulated emission of radiation). Surg Forum 14: 143 – 145.

[19] Mester, E., G. Ludány, M. Sellyei, B. Szende, and J. Tota. 1968. The simulating effect of low power laser rays on biological systems. Laser Rev 1: 3.

[20] Mester, E., T. Spiry, B. Szende, and J. G. Tota. 1971. Effect of laser rays on wound healing. Am J Surg 122: 532 – 535.

[21] Mester, E., B. Szende, and P. Gartner. 1968. The effect of laser beams on the growth of hair in mice. Radiobiol Radiother (Berl) 9: 621 – 626.

[22] Owens, I. 1889. Reports of the Collective Investigation Committee of the British Medical Association. Geographical distribution of rickets, acute and subacute rheumatism, chorea and urinary calculus in the British Islands. Br Med J 1: 113 – 116.

[23] Palm, T. A. 1888. Letter to the editor. Br Med J 2:1247.

[24] Palm, T. A. 1890. The geographic distribution and etiology of rickets. Practitioner 45: 270 – 279.

[25] Parrish, J. A. 2012. Autopsy of War. St Martins Press, New York.

[26] Parrish, J. A., T. B. Fitzpatrick, C. Shea, and M. A. Pathak. 1976. Photochemotherapy of vitiligo. Use of orally administered psoralens and a high-intensity long-wave ultraviolet light system. Arch Dermatol 112: 1531 – 1534.

[27] Parrish, J. A., T. B. Fitzpatrick, L. Tanenbaum, and M. A. Pathak. 1974. Photochemotherapy of psoriasis with oral methoxsalen and longwave ultraviolet light. N Engl J Med 291: 1207 – 1211.

[28] Prime, J. 1900. Les Accidentes Toxiques par L'eosinate de Sodium. Jouve & Boyer, Paris.

[29] Raab, O. 1900. The effect of fluorescent agents on infusoria (in German). Z Biol 39: 524 – 526.

[30] Rollier, A. 1923a. Heliotherapy. Oxford Medical Publishers, London.

[31] Rollier, A. 1923b. Heliotherapy: With Special Consideration of Surgical Tuberculosis. Frowde and Hodder & Stoughton, London.

[32] Russell, E. H., and W. K. Russell. 1927. Ultraviolet Radiation and Actinotherapy. William Wood, New York.

[33] von Tappeiner, H., and A. Jesionek. 1903. Therapeutische ver-suche mit fluoreszierenden stoffen. Münch Med Wochenschr 47: 2042 – 2044.

[34] von Tappeiner, H., and A. Jodlbauer. 1904. über die Wirkung der photodynamischen (fluorescierenden) Stoffe auf Protozoen und Enzyme. Dtsch Arch Klin Med 80: 427 – 487.

[35] von Tappeiner, H., and A. Jodlbauer. 1907. Die Sensibilisierende Wirkung Fluorescierender Substanzer. Untersuchungen Uber die Photodynamische Erscheinung. FCW Vogel, Leipzig.

[36] Zappert, J. 1910. Rickets (Rachitis). D. Appleton and Co., New York, 236 – 284.

2 光医学领域中激光和光源的发展史和基本原理

2.1 引 言

制造激光发射器的竞争是激烈且复杂的，已经有一些专著谈论过这个话题。简而言之，Charles Townes 制造出 MASER（微波激射器，通过受激发射辐射来放大微波），它是光的前身 LASER（激光器，通过受激发射辐射来放大光波）；在贝尔实验室工作的 Townes 和 Arthur Schawlow 在科学杂志发表了他们的理念（Schawlow，1965），同时 Gordon Gould（他创造了"激光"一词）提出了专利申请（Hecht，1992）。关于激光器的真正发明者这一话题尚存在争议。Townes、Schawlow 和苏联的先驱们因对微波激射器及激光发射器所做出的贡献而获得了诺贝尔奖。经过多次法律诉讼后，Gould 的 4 项专利在 1988 年终于获得了承认。Theodore Maiman 成为这场伟大的竞争中最后的赢家，因为他发明了第一个可以使用的激光发射器。虽然受到 Hughes Labs 的反对，在 1960 年 5 月 16 日，他将反光镜放在红宝石棒的终端，最终发明了第一个可以使用的激光发射器。这个红宝石棒被螺旋闪光灯包绕（图 2.1）。随后，Javan 发明了第一个气体激光器（Helium neon）。1962 年，第一个半导体激光器问世。同年，调 Q 激光器也被发明出来；1964 年，锁模激光器问世（vide infra）。

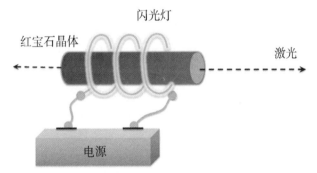

图 2.1 激光器的简图

光是电磁谱的一部分。我们可以将其分为紫外光（波长 200～400 nm），可见光（400～700 nm），近红外光 I（755～940 nm），近红外光 II（940～1300 nm），中红外光（1.3～3 μm），远红外光（≥3 μm）。我们通常认为光具有波和粒子的特性（光的二象性）。当光通过某个空间时，表现为波的形式，而要描述粒子相互作用及粒子能量转换时，光又具有粒子和量子的性质。单光子的能量公式为：

$$E photon = hc/\lambda \tag{2.1}$$

其中 h 是普朗克常数（6.6×10^{-34} J·s），c 是光速（3×10^{10} cm/s）（Hillenkamp，1980）。

光源是光医学的基本组成部分。从诊断到治疗，它的应用范围不断扩大，相应地对于光源的需求也在增加。幸运的是，工程学的发展使激光光源和非激光光源的价格变得更合理。医学中使用的第一个"人造"光源与光化学疗法有关，其已有 65 年的历史。在本章节中，我们将讨论光技术的物理学基础和其基本原理（Grossweiner，1994）。在诊断学和一些治疗学中，传统光源起着重要的作用。在光谱学里，各种灯源与积分球联合使用。紫外光、可见光、近红外光都很重要。电磁光谱包括了一个很大波长范围；然而，在光医学领域里，我们仅仅关注紫外光、可见光、红外光。可见光分成紫光（波长 400～

455 nm）、蓝光（455～492 nm）、绿光（492～577 nm）、黄光（577～597 nm）、橙光（597～622 nm）和红光（622～780 nm）。

传统光源有白炽灯、荧光灯及电弧灯。白炽灯由一根加热到 2500 K 的钨丝发光，这种发光为黑体辐射发光，且受温度的影响。维恩的位移定律进一步描述了黑体辐射的光谱。弧光灯是电流流经水蒸气而产生的。在低气压时，汞光灯通过石英外壳发射中心波为 254 nm 的光。高气压的汞光灯和氙光灯非常明亮，也是最亮的非激光灯。氙闪光灯在强脉冲光中广泛使用，光泵的强度决定闪光的亮度。这些灯通常装在玻璃中，并通过循环水冷却。这些灯可以通过滤波器进行光谱调制（绝缘滤波器以及吸收滤波器均被使用）（图 2.2）。卤光灯用于紧致皮肤，与传统的强脉冲光设备相比，它们达到效果所花的时间更长（通常是秒与毫秒的差别）。荧光灯是内部涂层上含有磷的低压汞灯。

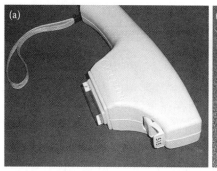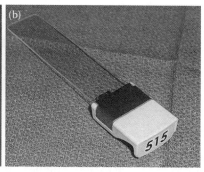

图 2.2　(a) 插入式滤波器：515 nm 表示截止波长（滤光片几乎不能通过 515 nm 以下的光）；

(b) 插入过滤器的手持器。蓝宝石窗口用于皮肤表面。

医学博士 Rox Anderson（1994）写道，激光是一种很实用的光子源。早在 1917 年爱因斯坦就已经预测了它的发明，但是一直到 1954 年微波激射器才问世，比第一个可见光红宝石激光器的发明还晚。笔者非常幸运地见到了唯一在世的激光发射器的发明者（Dr Townes）。从他的研究生那里获知他的激光器备受期望（ASLMS Annual Conference，Phoenix，AZ 2010），而他们并未想到激光器在医学上的潜在价值。

激光灯在电影和科幻剧中得到广泛的关注。任何激光器的基本组成都包括激光媒介、泵浦机制和传输系统（图 2.3）。电能供应可以驱动所有光源的泵浦机制。激光实际上是活性介质荧光的产物，在正常荧光条件下（如典型的灯源），光子会向各个方向发射。而通过激光发射器，泵浦系统创造的条件使得高能量场的原子比低能量场的原子在数量上占优势（即粒子反转效应），光子受激发而发生跃迁，从而产生激光。大部分固态和染料激光器是光泵，然而气体激光器必须是电泵，因为活性介质并不能有效地吸收可见光来创造粒子反转效应。大多数激光器区别于传统光源的主要特性是单色性、准直（和相关的方向性）、高功率和空间/时间相干性（图 2.4）。激光媒介有二极管、固态、染料、气体。反馈机制由镜子组成，其中有一面 100% 反光的反光镜和其他传输小部分光的镜子（Reinisch，1996）。翠绿宝石激光器是一种固态激光器，它通过闪光灯泵入宝石棒，从而完成受激发射，这个过程中棒和灯泡需要充分的冷却。高能量的激光器通常是脆弱的，因为所有组件都在高负荷极限工作。例如，染料激光器，随着染料的降解，灯泡要做更多的功才能生成更高的脉冲能量。同样的道理，反光镜被污染后，灯泡也需要加大功率。这些加大了能量供应的压力。最后，染料试剂盒、电源、灯泡、染料都在最大负荷工作。更糟的是，用于医学的激光器都安装在移动平台上，从一处推到另一处，其内部的光学元件难免会受到

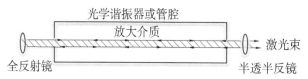

图 2.3　典型的固态激光器的简化示意图

碰撞。所有的光学元件需要合理排列，来实现从激光头到输送系统的光束传递的最优效果。图 2.5 描绘了最常见的激光波长。

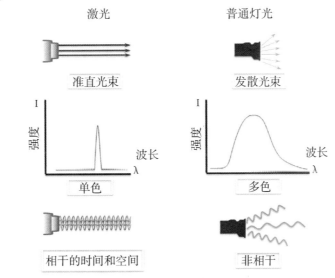

图 2.4　传统光源与激光的比较

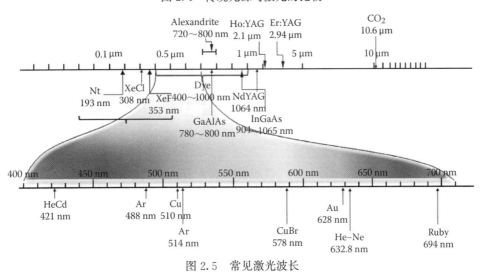

图 2.5　常见激光波长

激光器的原理是受激发射。爱因斯坦指出，除了自发辐射，还存在受激发辐射，在这个过程中，激活的原子被同样能量的光子照亮，这个能量与向低能量状态跃迁有关。光能从再激活原子中辐射，在自发辐射过程中，电子以一种随机的方式跃迁到低能量状态；而受激发射只能被特定能量的光子激发，能量公式为：

$$\Delta E = E_2 - E_1 \tag{2.2}$$

其中的关键是维持一种状态，即高能量状态的粒子数比低能量的粒子数多。然而，激发辐射的难点在于，自然状态下的原子是低能态的，光子倾向于激活数目更多的低能态的原子。要实现粒子数转换和激发辐射，必须在增加高能态原子数目的同时减少低能态原子的数量。波尔模型实现了量化，并考虑到了被电磁波所激活的同类原子及与环境的热平衡。图 2.6 显示了两个原子水平，N_1 原子占据较低的状态，N_2 占据较高的状态，每种状态的原子数目可以由以下公式计算：

$$\frac{N_2}{N_1} = \exp \frac{-(E_2 - E_1)}{kT} \tag{2.3}$$

k 是波尔兹曼常数（1.38×10^{-23} J/K）。N_1 是低能态粒子数，N_2 是高能态粒子数。

N_1 原子在 E_1 处占据较低的能量状态，而 N_2 原子在 E_2 处占据较高的能量状态。

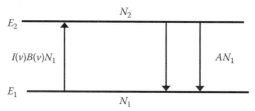

图 2.6　在爱因斯坦辐射理论中，相同的原子与热储存器处于热平衡状态

施加特殊强度分布 $I(\nu)$ 的光可诱导状态 1 中的原子吸收，并且状态 2 中的原子以与系数 B 和 B' 成比例的速率激发发射。状态 2 中的原子也以与系数 A 成比例的速率进行自发发射。假设玻尔频率条件，$\nu = \dfrac{E_2 - E_2}{h}$，$B' = B$，并且保持热平衡，那么将导致普朗克谱热辐射分布。

通常情况下，N_2/N_1 非常小，只有 1.5×10^{-17}，激发辐射是很难完成的。为了实现 $N_2 > N_1$，需要获得足够长时间的亚稳状态，才能有机会保持大部分原子处于激发态。在热平衡状态，高能量状态的 N_2 不可能超过低能量状态的 N_1。仅仅增加能量或增加热介质不能激活足够数量的原子。然而只要能量水平不在热平衡状态，就可以使粒子数反转。因此，为了增加激发的可能性，亚稳状态是必需条件。这一点可以从最初的红宝石激光器（三级激光器，Maiman 的红宝石激光器）中得到验证（图 2.7）。

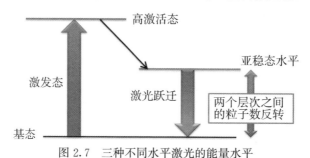

图 2.7　三种不同水平激光的能量水平

一旦粒子数反转发生，光就会从各个方向激发。我们需要谐振腔来增强光束。在激光器的末端放置光镜可以增益光束，大部分激光器有全反光镜和部分反光镜。

放大和增益：激发发射可以放大光，因为一个光子可以激发其他在同一波长的一连串光子。通过以下公式我们可以获得增益或放大的程度：

$$\frac{输出}{输入} = 放大 = (1 + 增益)^{长度} \tag{2.4}$$

例如，增益为 $3\ \text{cm}^{-1}$ 意味着一个光子在传导 3 cm 时产生额外三个光子（Hecht，1992）。并不存在真正的额外能量——能量最初源自泵浦源，因此始终强制执行能量守恒。在激光棒的末端放置反光镜能增加增益和功率。反光镜增加了光学通路的长度，所以能量得以增强。最优共振需要谐振腔的长度等于波长的两倍或者整数倍，即 $N\lambda = 2L$，L 是谐振腔的长度。

如果泵浦辐射的频率是 $\dfrac{h}{E_2 - E_1}$，粒子数反转就可以实现，这里 E_1 和 E_2 代表两个状态的粒子能量。每秒被激活的原子数目与光的强度 $I(\nu)$、低能量状态粒子数 N_1、效率参数 $B(\nu)$ 成比例。高能量态的粒子是不稳定的，且会以一定比率 A 衰减，因此衰减率为 AN_2。能量传递衰减的总体率可以用以下公式表示：

$$AN_2 = [A + B(\nu)'I(\nu)]N_1 \tag{2.5}$$

这里 B' 是爱因斯坦系数。光的强度公式为：

$$I(\nu) = (A/B)/[\exp(-h\nu/kT) - 1] \tag{2.6}$$

为了实现受激发射，必须有 3 能级系统，因为在任何 2 能级系统，即使最有效的过程都会导致 $N_1 = N_2$（Diels 和 Arissian，2011）。

　　光装置术语：光源的基本参数有功率、时间、连续波激光器的光斑尺寸；对脉冲源来说，相关参数有脉冲能量、脉冲宽度、光点直径、注量或积分通量、重复率、脉冲总数（Welch 和 van Gemert，1995）。能量单位是焦耳（J）。每个单位区域的能量数目就是能量密度，有时称作辐射暴露量或剂量，单位是焦耳每平方厘米（J/cm^2）。能量的传送率称功率，用瓦（W）计量，1 瓦特就是 1 焦耳每秒（1 W＝1 J/s）。每个单位区域的功率称为功率密度，通常用瓦每平方厘米（W/cm^2）表示。激光的暴露时间也称脉冲宽度，剂量等于功率密度乘以暴光时间（Anderson 和 Ross，2000）。功率密度是一个重要参数，它决定了在皮肤应用中的作用机制。例如，非常低的光照强度（尤其是在 2～10 mW/cm^2 范围内）不会加热组织，但与诊断性应用、光化学过程、生物刺激效应相关。另一个极端是，非常短的毫微秒脉冲产生的峰值能量密度与冲击波和等离子形成有关（Fisher，1996）。等离子体是由物质电离产生的"电火花"。

　　另外一个因素是激光照射光斑尺寸，这对于散射与吸收比例很高的可见光和 NIR 激光尤其重要。其他重要特征包括入射光是会聚的、发散的还是散射的，以及激光辐照域上辐照度的均匀性（空间激光波形）。脉冲波形，即脉冲在时间上的形状特征（瞬时功率与时间的比较）也会影响组织对于激光的反应（Tanghetti 等，2002）。

　　许多医学激光是脉冲式的，用户界面上有脉冲宽度、能量密度、光斑直径等选项，某些设备上还有冷却系统设置。一些多波段的激光发射器可以选择波长。一些老的激光发射器，如普通的二氧化碳激光器，在控制面板上仅有脉冲能量或 CW 模式上仅有瓦特数。这样，使用者可以通过辐照的时间以及辐照的范围去计算总的光照剂量（能量密度），公式为：

$$能量密度＝（功率×时间/区域）\tag{2.7}$$

（Grossweiner，1994）。

　　除了光动力治疗的光源和 CW（连续波）模式二氧化碳激光器，大部分激光器产生脉冲光。在许多CW 应用中（如 CO_2 激光治疗疣），能量密度在表征整体组织效应方面不是非常重要。一个更重要的参数是功率密度，高功率密度可以实现消融，低功率密度会导致组织烧焦。在上述情况下，医生会在达到所期待的效果时，停止使用。另一方面，产生连续波的光动力治疗设备应用于临床时，临床终点可能会出现延迟，所以在评估组织反应方面，功率密度和能量密度是用于预测组织反应的重要参数。

　　完全了解特定激光器的操作和偶发事件是安全应用激光、实现最佳治疗的必要条件。供应商要制造操作更直观、更简便的激光器。越来越多的厂家增加了触屏功能和特定皮肤类型的预设参数。一些设备会记录下每个个体的参数以备将来参考。大多数激光器都将手持件和仪表板设计为电子接口，因此，激光的控制模块能自行"了解"到光斑的直径大小，以及正在操作者旁边被操作的是哪一台机器。二者之间的联系是这样建立的：操作者把手持件插入标准化的接口内，或者通过操作线连接手持件和激光器主机。在屏幕上选择合适的光斑直径后，激光发射器就能相应地计算出能量密度。

　　多数激光器的校准通过把机头末端放置在接口处而实现。这种配置可以自查整个系统的问题，从泵浦灯到光纤或铰接臂，再到手持件光学器件。例如，如果反光镜损坏了，激光器就不能校准，并显示错误的信息。其他的系统通过一个"拾取"部分光束的小的校准元件，来测量手持件末端的输出量。有些激光器只在内部校准，所以不能评估任何传递装置的错误。这就要求使用者要特别注意组织反应和激光波形，因为激光器不能报告任何除内能评估之外的损坏。

　　这里有一些简单方法可用来检测系统的完整性。一个是：将瞄准光束照亮一张白纸，检查光束边缘是否清晰；这表明治疗所用的光束也很清晰，其波形符合制造商的规格。同样也可以用燃烧纸和压舌板进行检查。在这里，我们使用的是激光器的低能量模式，并且从光束的全平面来检查光斑的均一性。通过检查撞击模式，可以诊断铰臂连接处中镜头的损坏或聚焦镜头的损坏，这会使激光器不稳定或不安全（图 2.8）。同样，对于扫描仪，可以确保皮肤被均匀覆盖。

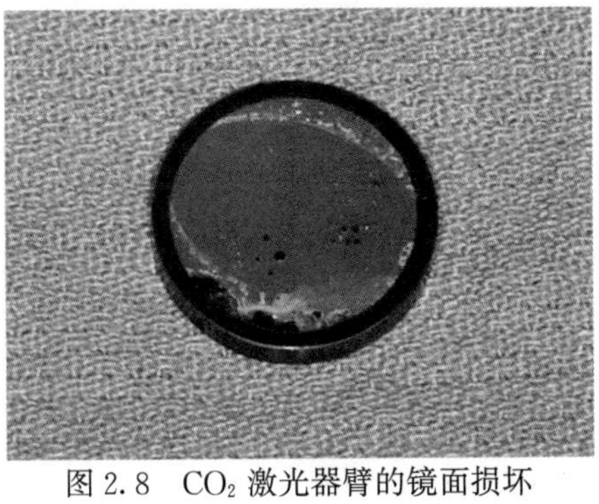

图 2.8　CO_2 激光器臂的镜面损坏

废热是激光器设计时要考虑的重要因素，也是一个非常实际的问题，尤其是在通风差的房间里使用激光器时。大部分用于产生激光辐射的能量最后化为废热，这是大多数固态激光器需要水冷却系统的原因。一方面，一些高能量的闪光灯和许多二极管激光器中会用到空气冷却系统。例如，一些 Nd：YAG 激光器会以热能的形式浪费 98% 的能量。另一方面，二极管激光器往往有较高的壁插效率及更少的能量浪费。

2.2 光源类型

原则上，许多非激光设备可以用于医学上精密组织的加热或者切除（Hillenkamp，1980）。在治疗应用中，光通过与组织相互作用的方式起作用，因而大多数激光的特性（如相干性）就显得不那么重要了。与强脉冲光（intense pulsed light，IPL）相比，激光的入射光束准度高（发散少），可能会增加皮肤透射光的比值，但是滤光闪光灯在皮肤科使用的增加表明，在大部分的生物医学应用中，IPL 光束发散的损失并不重要。

激光的强度、方向性、单色性使得光束容易延伸或聚焦。与传统光源相比，激光的关键性特征是光束发散性，它可以通过光束传导全角度的一半测得。光束的发散性通过毫弧度测量，$1 \text{ rad} = 57.3°$。一个激光光束仅可以被聚焦于其衍射斑极限内，公式为：

$$S = f\lambda/D \tag{2.8}$$

S 表示聚焦斑的直径，D 是透镜直径，f 是透镜的焦距（Hecht，1992）。

对于非激光光源，如闪光灯或者发光二极管（LEDs），其在皮肤表面的光强度不可能超过光源的亮度。通过激光器的使用，在许多激光器中，使用一个类似于 IPL 闪光灯的灯泵送激光腔（Ross，2006）。激光腔的光放大使激光与其他光源不同（Katzir，1993）。聚焦是区分激光光源和非激光光源的一个特征。尽管非激光可以被聚集，但光的强度不会超过光源的亮度。例如，在灯泡表面，强脉冲光的能量密度不能超过辐射的光能量密度。

对于大部分可见光应用来说，激光代表着由灯泡光或非可见二极管激光转换为单色光（Anderson，1994）。通过共振可在激光腔内获得高能量的激光（尤其是峰值功率）。对于需要毫秒或者更长的脉冲传输至大范围组织区域的应用，ILPs 既是足够的也是更好的选择。

由于激光辐射的持续时间和功率不同，激光系统之间也存在着差异。CW 模式即连续性激光输出的功率高达 10^3 W，其激光介质是持续激活的；而脉冲激光，由单股脉冲或联机脉冲（自由运行模式）激活，峰值输出功率是 10^5 W，持续时间是 $100 \mu s \sim 10$ ms。调 Q 激光器是由一个光闸控制，当发生粒子数反转时，光闸打开，储存的活化能瞬间释放，它瞬间释放的峰值功率可达到 $10^{10} \sim 10^{12}$ W，脉冲持续时间是 10 ps ~ 100 ns（Anderson，1994）；锁模会产生一个短的脉冲，脉冲时间在皮秒和飞秒之间。脉冲激光的工作负载循环公式：

$$占空比 = 重复率 \times 脉冲宽度 \tag{2.9}$$

应用于医学的有两类脉冲激光。一类是激光器使用多个、低能量高重复率脉冲，是具有高占空比的准连续波；另一类是低占空比的高能量脉冲，典型的峰值功率为每毫秒输出 1000 W。

总结一些应用于医学领域的波长范围如下：

（1）紫外激光器：主要用于治疗皮炎、白癜风、皮纹以及角膜屈光，低功率密度对皮肤的作用是免疫调节。XeCl 准分子激光辐射光的波长是 308 nm，近峰值的能量主要用于治疗银屑病；其他一些紫外非激光光源也被用作治疗皮肤色素减退、皮纹以及炎症性疾病（Alexiades-Armenakas 等，2004；Raulin 等，2004）。波长为 193 nm 受激准分子激光已经应用于角膜切割。

（2）紫光强脉冲激光器：单独用低功率的 410 nm LED 灯和荧光灯或者与氨基-γ-酮戊酸合用。单独使用时，该装置可利用内生卟啉治疗痤疮（Gold 和 Goldman，2004）。与氨基乙酰丙酸（ALA）联用，被原卟啉Ⅸ吸收后可以高效地产生单态氧，对光化性角化病、光线性唇炎及基底细胞癌均有治疗作用（Itkin 和 Gilchrest，2004）。

（3）可见光（绿黄光）：这个波长的波会被血色素和黑色素大量吸收，对治疗表皮色素性疾病和表浅的血管性疾病很有效（Anderson 和 Parrish，1981，1982，1983）。

（4）红光和近红外光 I（630 nm，694 nm，755 nm 和 810 nm）：当联合应用 ALA 后，具有深穿透能力的红光（630 nm）能更有效地激活，产生内源性的原卟啉 IX。脉冲 694 nm（红宝石）激光适于治疗浅色皮肤的色素减退和脱发。810 nm 二极管激光器和 755 nm 变石激光器，可以通过调整其光斑直径、冷却系统及脉冲时间、能量密度，来治疗脱发、痣、血管疾病（Trafeli 等，2007）。将脉冲时间降低到纳秒范围时，变石激光器还是纹身的一线治疗方式。

（5）近红外光 II（940 nm）和 Nd：YAG 激光器（1064 nm）：这两种波长已被用于治疗下肢和面部各种大小的血管性疾病（Passeron 等，2003）。它们在我们的三大生色团（如血、黑色素和水）的吸收谱中占有独特的波长。因其据有深渗透性，故对脱发和深部血管栓塞疗效显著。通过改变能量密度及光斑大小，可以安全地治疗网状血管扩张以及与之相关的结节性葡萄酒色斑或血管瘤。调 Q-YAG 激光器在治疗纹身、太田痣，甚至黄褐斑方面发挥重要作用。

（6）中红外光激光器和深穿透能力的卤光灯：这种激光会加热组织水分。根据想要加热的位置，我们可以"编排"我们的激光和/或冷却设置，使用巨大光斑（>1 mm）来最大限度地提高某些皮肤层的温度。通常，随着穿透波长加深，组织加热的体积就越大。另一方面，提高一定组织的温度将需要比高吸收波长更高的能量。如果表面没有冷却，会出现从顶部到底部全层皮肤的热损伤，除非使用的能量密度极小。

（7）远红外光系统：主要的激光器有 CO_2 激光器、Er：YAG 激光器和铒 YSGG（铬：钇-钪-镓-石榴石）激光器。总的来说，Er：YAG 激光器消融与加热的比率要高得多。但是人们可以通过延长脉冲或增加重复率来增强 Er：YAG 激光器的热效应，同样，也可以通过降低脉冲宽度来减少 CO_2 激光器的残余热损伤（RTD）（Majaron 等，2001a，b）。当对消融的精准度有要求时，优选 Er：YAG。另一方面，根据设置，CO_2 激光器可实现消融和加热的理想结合。

2.3 光束的剖面图：顶帽结构与高斯结构

正如前文所述，激光器是一种电磁波前后来回移动的光学共振器。根据共振器内干涉图样的不同，出现了各种各样稳定的模式。当提到一个光束是多模波时，通常是指横模而不是纵模。横模是最重要的，它可根据光束中心的作用距离来决定光束的强度级（Katzir，1993）。对于许多激光器来说，TEM 00 模式是最令人满意的，且有可能成为一种腔外波形。然而，许多激光器的光束的波形不是恒定不变的。通过混合模式的纤维输送系统，可以实现顶帽型波形的构建。由于谐振腔的设计、激光介质、传输系统的不同，激光发射器的光束波形也会不同。一种共同的波形是正态函数结构（高斯结构）（图 2.9）。对

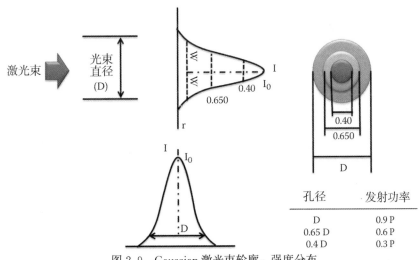

图 2.9 Gaussian 激光束轮廓：强度分布

于许多激光，这种波形是激光最基础的优化模型。当激光光束通过关节杆传递时，可以观察到这种波形。对于一些波长的光（CO_2 和 Er）来说，这是一种非常有效的传递能量的方法。这种刚臂的缺点包括灵活度有限、通常臂长较短、轻微碰撞可能会导致其错位以及光束波形有不平坦的趋向。许多激光器的高斯波形能够在谐振腔外面进行修饰和改良。与光纤传输系统结合后，光纤内的光束可以调节得平顶。尽管医生更倾向选择光纤传导系统，但是一些激光光束很难通过光纤传导，例如远红外光和短脉冲光（如 5～10 ns 的经典调 Q-Nd：YAG 激光器，它们的峰值功率超过了导致光纤损害的最大阈值）。

2.4 脉冲分布：方形与尖形

不同的激光功率脉冲分布不一样，但它们对组织都能产生深层影响。一个激光器脉冲的总能量可由如下公式表示：

$$E = \int P \, dt \tag{2.10}$$

平均功率公式为

$$P = \frac{\sum E}{t} \tag{2.11}$$

脉冲波形是激光波形的暂时形态（图 2.10）（Shafirstein 等，2004）。在许多脉冲激光装置中，大脉冲由许多短微脉冲组成（Mulholland，2009）。

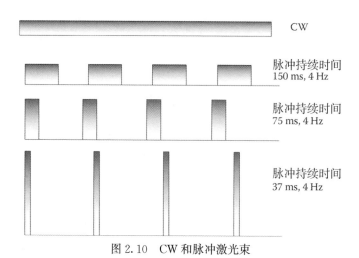

图 2.10 CW 和脉冲激光束

激光器主要由激光头和电源组成。激光头由两面镜子和媒介组成。电源用于给灯泡充电，如果是气体激光器，则用于创造高电压。人体工程学在医学激光光束传递系统的设计中起着重要作用。在理想情况下，输送系统是具有柔韧性的（纤维"胜过"铰臂），并且任何系统的远端都是轻且易于操作的。光纤传输系统通常会将聚光透镜安置在激光器和光纤的终端。在远端持器中使用透镜系统，从而创造出不同光斑直径的平顶光束。一些装置有变焦距系统，可以快速旋转而产生多种多样的光斑（图 2.11）。

激光器也可以按功率水平分类，其中第一类不会造成损伤；第二类的能量足够低，最多产生眼睛厌恶

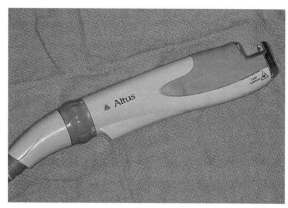

图 2.11 具有光斑大小调节功能的典型手持设备：缩放功能允许以 2～3 mm 的间隔从 3 mm 光斑快速转换为 10 mm 光斑。

反应；第三类设备因为激光是直接辐射而不是反射可能存在一定的风险；第四类激光器对眼睛、皮肤有危险且有火灾隐患。根据美国国家标准协会（ANSI）指南来确定不同激光器的允许剂量。

2.5　医用激光器之旅

准分子激光器使用仅在激发态下稳定的稀有卤化物气体。308 nm 激光应用于皮肤，193 nm 激光常用于角膜成形，例如，准分子激光原位角膜磨镶术（LASIK）和屈光性角膜切削术（PRK）。

Nd：YAG 激光器通常用于外科和皮肤科，其效率非常低（电光转换效率为 0.1%～1%）。Nd：YAG 激光器可以采用闪光灯泵浦或二极管泵浦。其使用波长包括 1.06 μm、1320 nm 和 1440 nm，具体由腔体设计和泵浦细节决定。它们可以由弧光灯驱动或闪光灯驱动。我们越来越多地使用晶体（磷酸氧钛钾或 KTP）来将其频率从 1064 nm 转换为 532 nm。

Er：YAG 激光器在皮肤科和牙科中很热门。组织水对于波长为 2.94 μm 的激光具有非常强的吸收性。Er：YAG 激光器是脉冲式的，由闪光灯驱动，通常提供大约 300 μs 的脉冲宽度。一些 Er：YAG 激光器设计开发了可延长热损伤范围的脉冲序列（最长 32 ms）。与 CO_2 激光器不同，所有铒激光表面重修系统都是脉冲式的，总体而言，可用的系统在基本操作中是相似的。其通过铰臂来传递能量（Ross 和 Anderson，1999）。

钬激光器发出 2.1 μm 的"光"。激光束可以通过纤维传递，并已用于泌尿外科以破坏肾结石。铥激光器（1.97 μm）既可作为光纤激光器又可作为其他激光器泵浦的激光棒，应用于皮肤科。

激光棒可以拉丝成细纤维，因此成为激光媒介。一家公司（Solta Medical，Hayward，CA）配置了二极管泵浦的铥光纤激光器。该公司还生产了 1550 nm 光纤激光器，其优点是光束具有单模特性。Solta 设备使用风冷二极管激光器泵浦铒玻璃纤维。一家公司已经接受了激光泵浦激光器的概念。在一种情况下，变石激光器端面泵浦铥杆可产生 1.94 μm 波长的激光。

脉冲染料激光器是第一个利用选择性光热解（SPT）概念所设计的。通常使用一种染料——罗丹明6G 来进行光学泵浦。染料激光器可以以脉冲或 CW 模式操作，并且可以在一定范围内调节其发射的各种波长。

一些固态激光器是可调节的。变石激光器是常用的固态激光器，可应用于皮肤科，例如，调 Q 模式可以去除纹身，以及较长脉冲模式应用于血管和色素沉着病变。

LEDs 在皮肤科的应用越来越普遍（图 2.12）。LEDs 主要用作 PDT 和生物刺激光源，其类似于半导体激光器，因为使用的电流置于两种半导体之间。然而，它们缺乏放大过程（没有镜子）。LEDs 不会产生相干光束，但会产生单色光。半导体的特征在于其具有两个能带而不是原子和分子的离散能级（Diels 和 Arissian，2011）。光子通过电子从较高频带（导带）到较低能带（价带）的跃迁发射。当在二极管上施加电压时（p 端为正极，n 端为负极），电子将从高能导带向下级联到位于结点位置的价带，从而产生粒子数反转（图 2.13）。半导体激光器因其尺寸小而著称（参见小型 980 nm 激光，图 2.14），其中单个激光器小至 0.1 mm（比一粒盐还要小）。半导体激光器易受热的影响，因此低激光阈值更好。由于激光杆的性质，大多数固态激光器发射圆形光束。但是二极管激光器发射的光束很大程度上取决于发射区域。我们需要一个透镜系统来准直典型的二极管光束，否则它会比手电筒发散的光还要多（Milonni 和 Eberly，2010）。半导体激光器的效率超过 30%，其电光转换效率是所有激光器中最高的（Katzir，1993）。较新的激光二极管（例如用于脱毛的 800 nm 激光）能够承受高功率（>1000 W）。大多数半导体（二极管）激光器以 CW 模式工作，但也可以是脉冲式的。已有新型可见光半导体激光器以及激光二极管阵列可供使用，科学家们研发出来的激光二极管阵列是大量半导体激光器置于同一个基板上。一些二极管激光器与手持设备分开放置，并通过光纤传输；一些以阵列的形式置于手持设备中（图 2.15），其中一种配置阵列聚焦成光纤。

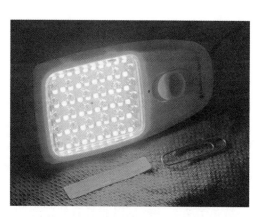
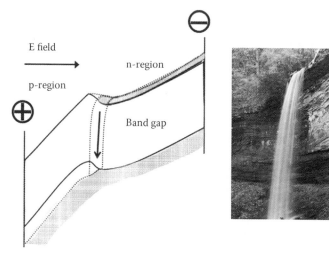

图 2.12 用于光动力治疗和生物刺激的小型 LED 面板   图 2.13 二极管光束原理简图

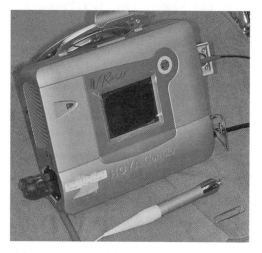
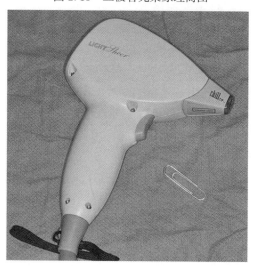

图 2.14 用于血管病变的小型二极管激光器：   图 2.15 二极管阵列激光手持设备（810 nm）：注意机头的尺寸
　　　　　以回形针作为尺寸参考

　　CO_2 激光器采用电泵浦；也就是说，激光腔由电泵浦放电激发。CO_2 激光器以 CO_2、N_2 和氦的混合物作为其激光媒介。CO_2 与其他气体混在一起（特别是 N_2）可以提高激光器的效率。CO_2 激光器存在多种能量转换，因此，它不会只发射 $10.6~\mu m$ 这一种波长的光。当 CO_2 分子从较高能量的不对称拉伸模式下降到较低能量的拉伸或弯曲模式时，可产生 $10.6~\mu m$ 的光子。其发射的激光波长比可见光激光器发射的激光波长要长，因为其转换属于旋转或者振动类型，而例如红宝石激光器涉及将电子移动到更高和更低的状态（电子跃迁）。CO_2 激光器的总效率（电光转换效率为 $5\%\sim20\%$）是所有激光器中最高的。

　　固态光纤传输系统目前不适合红外线，因为它的材质易于吸湿，且对于脉冲激光系统来说耐久度不够。然而，中空波导管传输系统已经被应用于商业激光器。然而相比更为经典的铰臂，波导使得手持设备的使用更为灵活。

　　IPL 设备正变得越来越类似于发射毫秒域脉冲的激光器（Ross 等，2005）皮肤生色团的吸收光谱呈现多峰（HgB）或宽峰（黑色素）（Boulnois，1986），因此宽带光源是激光的合理替代品。氙气灯的适当过滤可调整特定应用的输出光谱，我们不再直接使用灯光。例如，快速光束发散要求光源靠近皮肤表面。与大多数激光器相比，这种要求使得机头通常更重（图 2.2），但某些二极管阵列例外，其中光源也安装在机头中，IPL 不能适应表面下输送的光纤。闪光灯不可能产生高能短脉冲（调 Q 纳秒脉冲）。然而它们可以用来泵浦激光，以及一些闪光灯和激光棒在手持设备中的激光附件为特征的现代IPLs。在这种情况下，激光器和IPL本身共享基本电源和其他组件，以节省成本。激光器连接到基础电源，如真空吸尘器上的附件。总的来说激光和闪光灯技术的尺寸、重量和成本都在稳步下降。光学滤光片和闪光灯结合用于一些皮肤相应应用上。较新的IPL系统采用局部放电技术，确保更均匀的能量流动（Cartier，2005）。通过由石英外壳周围的循环水来进行冷却，并能过滤掉有害的紫外线（UV）输出。灯输出的聚焦在手持设备的远端通常通过蓝宝石或石英块耦合到皮肤表面，皮肤表面的冷却可以通过冷冻剂喷雾，强制冷冻空气或机头远端的接触冷却来实现，具体取决于特定的IPL装置。

强脉冲光系统的主要优点在于治疗功能的多样性。通过变换滤过器、灯泡的类型、电流的密度，一个强脉冲装置可产生不同的辐射光谱。总之，强脉冲系统与激光器比起来更安全，且因它的光束具有发散性，对眼睛的伤害很小。尽管强脉冲系统的重复率较慢（0.3～2 Hz），但是它们有更大的光斑，每个脉冲能覆盖更多的皮肤并进行更快的治疗（Ross等，2005）。总体来说，大部分装置随着能量密度的增加，灯泡恢复和重新充电的时间更长，同样的，脉冲的频率也会减少。较大的手持设备往往更加笨重，使得其在不规则皮肤表面上的操作变得更加困难。

不同的厂家或者同一厂家不同代治疗设备之间都是不能互换的，因为它们在能量密度及过滤器方面变化都很大。例如，灯泡的更换会影响脉冲波形和辐射光谱，对其他的治疗参数会产生多米诺效应。不同装置会辐射不同波长和光谱形状的波，就算是同一大脉冲，不同的持续时间、表面过滤和能量密度，最终其对组织的穿透深度及皮肤对光的吸收也不相同。不同的公司测定能量密度的方法也不同。有些在图形用户界面（GUI）上显示出有效的通量（基于组织光学的组织注量和晶体表面可用的"原始"能量），而其他的只报告晶体表面的能量。因此，仪表板上的通量可能不等于尖端的能量密度。

与激光器不同，旧的IPL在脉冲之间甚至在脉冲期间输出，随电容器的瞬时泵浦电压的变化而变化。在脉冲过程中，开始和结束部分的能量较低，脉冲的中间部分具有更高的能量，称为"光谱抖动"。较新的设备使用复杂的计算机控制系统来使上述这种变化达到最小化。

强脉冲光系统的另一需要注意的问题是：因为光斑过大，背景正常皮肤也会处在治疗域内。当出现这种情况时，即病变与周边正常皮肤的光团对比度低时，正常组织也会受到一些超过阈值的损害。为了解决这个问题，制造商们设计了更小的光斑。例如，Acutip（Cutera，Burlingame，CA）利用了长圆柱形蓝宝石波导和高性能的反射器，它的光斑可以小到6 mm。对于MaxG手持设备（Palomar Medical Technologies Inc.，Burlington，MA），另一种IPL设备可选择4 mm适配器尖端（图2.16）。BBL（Sciton Inc.，Palo Alto，CA）也有三种不同尺寸的适配器尖端，适用于难以触及的区域。如果没有更小的光斑选择，可以使用白色有小孔的塑料面罩（Palomar Medical Technologies Inc.，Burlington，MA and Alma Lasers，Buffalo Grove，IL）套在机头的末端，这样也可以缩小照射区域的面积。

随着IPL不断普及，新技术使这些设备向用户友好型发展。Skintel Reader（Palomar Medical Technologies Inc.，Burlington，MA）（图2.17）是IPL设备的附件，旨在客观地测量皮肤中的黑色素含量。

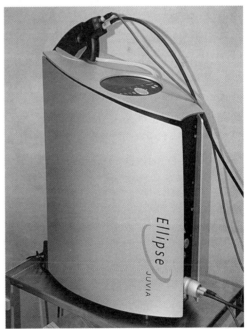

图2.16　具有中空波导输送系统的CO_2激光器

通过使错误操作最小化并优化治疗设置，黑色素读数器指导选择合适的治疗设置来提高安全性。也能根据每个人对太阳暴露情况的变化做出相应指导。它不是以主观的"眼球"评估背景表皮的黑色素含量，而是经由操作者对3份干净皮肤的样品进行读值，然后再与给定的值取平均值。这个值通过无线电传入强脉冲系统（IPL）。然后，操作员使用Skintel测试点表来选择合适的脉冲宽度，并根据客户皮肤和 Skintel 值的评估继续输入测试点通量。

此外，人们对调节灯泵浦来优化血管疾病的预后有了新的认识。例如，通过延长脉冲持续时间（直到 100 ms 的单个脉冲），光谱红移，从而优先加热更深、更大的血管。以这种方式，比起输送较短脉冲，较大的静脉湖或大于 1 mm 的鼻血管更能达到完全闭合。而且，一些装置允许在相似或更长的时间段内进行 2～3 次脉冲的训练。这种多次暴露于脉冲的情况表明：较小的能量密度峰值能增强血管的凝血功能（Jia 等，2012）。

许多厂商的激光器可以使用不同的激光头。例如，Sciton 制造的激光器有 1320 nm、1064 nm、755 nm、2940 nm 等多种波长模具，这种设计可延长激光器的使用期限。

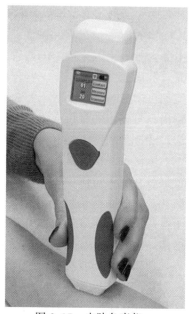

图 2.17　皮肤色素仪

2.5.1　激光器的附件

比起徒手移动，扫描器更专业、更标准，移动更迅速，大多公司都整合了第三方的扫描器（Sahar Technologies，San Diego，CA）。另一些公司则将其整合到自己的模具中。现有的多数扫描器会限制操作者在固定的工作距离内，而电脑直视装置发生器是个例外（Lumenis，Santa Clara，CA）。例如，紫外脉冲 CO_2 激光器扫描器发射的是平行光束，提供自由的工作距离的同时，保证了扫描的质量。现有的扫描器都允许一定的重叠、变形和尺寸变化（Ross，2005）。

光纤是一种将激光能量传递到体腔或者皮下的重要方法。依光纤设计的不同，可以用于脂肪团、肿瘤的切除，或者子宫、膀胱内的光动力治疗。光纤有如毛发样的大小和外观。自然界中存在光纤，例如用于通过表面毛发将光传导到皮肤的北极熊。纤维中光聚集原理是全内反射。如果光线入射介质的折射率介于高折射率（n）和一个介于核心与低折射率之间的指数之间，则会有一个临界角，在该角度下没有光透射，所有光会留在光纤中。如果核心的直径很大，可以通过全内反射捕获大量不同角度的射线（Katzir，1993）。

设备越来越小，方便其在家里使用。与治疗痤疮的 LED 面板相同，现在有多种家用脱毛设备可供使用。任何基于家庭的治疗都必须解决眼睛安全的问题。除非它与皮肤接触或通过将输出限制在眼睛损伤阈值以下（通常是 LED 的情况），否则这些都不能使用激光器发射来实现。在任何给定时间段内通过时间限制总脉冲数可以减少过度治疗的风险。一些研究显示，使用家用 IPL 设备可显著减少毛发（Alster 和 Tanzi，2009；Emerson 和 Town，2009；Mulholland，2009）。然而，与办公室设备相比，这些设备需要延长处理时间并增加使用频率。家用设备的一个问题是需要用皮肤传感器技术来实现额外安全措施，以防止在肤色较深的皮肤类型上使用。家用设备的结果令人惊喜，但仍然不如基于办公室的设备。

通过专门设计的加压手持设备或局部试剂的应用，光学清除已被用于增强真皮的光穿透。已经证明这些方法可以有效去除纹身和血管病变。最近的一篇文章研究了甘油（一种光学清除剂）和加压的光学清除能力。在猪的皮肤中，他们通过一系列皮肤厚度来检查图像。他们发现光学清除剂和加压都增强了光透射，但加压的方法在图像分辨率方面优于化学试剂。加压的方法使组织厚度减小，他们使用的加压窗非常小。另一项研究检查了光学加压针以加热真皮和皮下组织。Zelickson 等人研究了这种装置，其中 1540 nm 和 1208 nm 激光微束（mb）与光学加压针匹配。

2.5.2　局部激光系统

使用水作为这些装置的生色团，以皮肤的几种成分为靶向。通常，受影响的结构是角质形成细胞、胶原蛋白和血管。与其中特异性靶向 HgB 和黑色素的非局部光源不同，局部激光器的空间限制取决于微束的几何形状、脉冲持续时间和波长。局部激光器通常破坏<50%的皮肤表面，并且微损伤的直径不大于 500 μm。

2.5.3 自发辐射的全反射放大

自发辐射的全反射放大包括内部反射体（荧光物质、染料盒）、闪光灯、竖镜、可选择的输出光导和装有光源的反射腔（图 2.18）。来自闪光灯的光子激活染料盒内的光子，自发辐射不同窄谱光（Zachary 和 Gustavsson，2012）。通常染料盒在内部反射系统限制了 45%～62%的自发光辐射。内部反射的光子在染料盒内双方向增强。在染料盒的近端，放置有一面反光镜，使得光线向前辐射。染料盒末端光线被动地集结在一起。光导用来瞄准治疗区域。与谐振腔相比，通过内部全反射增强光辐射，自发辐射的全反射增大（TRASER）（Zachary 和 Gustavsson，2012）。它潜在的优势在于成本低、用途多且功率可提高。就像所有的物理过程一样，它也遵循能量守恒定律。TRASER 没有光学谐振腔和输出联结器，发出的光是非相干性的不平行光。光的放大是通过使用 TIR 用高折射率的液体射流或固体捕获和聚集光子来实现的。相比激光发射器，TRASER 不发生粒子数反转。

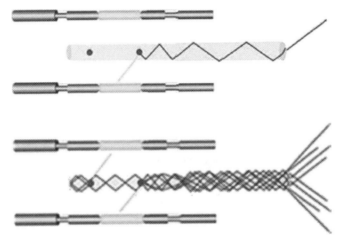

图 2.18 TRASER 包含一个内部反射体，内含荧光物质，"染料细胞"（中心）；闪光灯（上下）；
一个可选的容纳光源的反射器腔体；内部反射体（未示出）。

2.6 小 结

组织光学、电子学、工程学的迅速发展将会增加能量技术在医学舞台上的应用。随着高能量激光器和非侵入性图像设备应用的展开，后者将会更加优化前者的疗效。例如，皮肤科医生通过光学活检对基底细胞癌进行诊断，之后就可以进行光动力治疗。在其他方面，仅通过皮肤测量仪就可以选择最优的设备参数来治疗光损伤胸。这一切美好愿景都将因为非侵入图像系统成本的逐渐降低而实现，我们也将见证未来的设备在体积上有进步性的突破，变得更加小巧。

Edward Victor Ross
Scripps Clinic
Lee Miller
Scripps Clinic

参考文献

[1] Alexiades-Armenakas, M. R., L. J. Bernstein, P. M. Friedman, and R. G. Geronemus. 2004. The safety and effi-

cacy of the 308-nm excimer laser for pigment correction of hypopig-mented scars and striae alba. Arch Dermatol 140: 955 - 960.

[2] Alster, T. S., and E. L. Tanzi. 2009. Effect of a novel low-energy pulsed-light device for home-use hair removal. Dermatol Surg 35: 483 - 489.

[3] Anderson, R. R. 1994. Laser tissue interactions. In Cutaneous Laser Surgery—The Art and Science of Selective Photothermolysis. M. Goldman, and R. Fitzparick, editors. Mosby, St Louis. 3 - 5.

[4] Anderson, R. R., and J. A. Parrish. 1981. Microvasculature can be selectively damaged using dye lasers: a basic theory and exper-imental evidence in human skin. Lasers Surg Med 1: 263 - 276.

[5] Anderson, R. R., and J. A. Parrish. 1982. Lasers in dermatology provide a model for exploring new applications in surgical oncology. Int Adv Surg Oncol 5: 341 - 358.

[6] Anderson, R. R., and J. A. Parrish. 1983. Selective photothermoly-sis: precise microsurgery by selective absorption of pulsed radiation. Science 220: 524 - 527.

[7] Anderson, R. R., and E. Ross. 2000. Laser - tissue interactions. In Cosmetic Laser Surgery. R. Fitzpatrick, and M. Goldman, editors. Mosby, St. Louis. 1 - 30.

[8] Boulnois, J. 1986. Photophysical processes in recent medical laser developments-a review. Lasers Med Sci 1: 47 - 66.

[9] Cartier, H. 2005. Use of intense pulsed light in the treatment of scars. J Cosmet Dermatol 4: 34 - 40.

[10] Diels, J.-C., and L. Arissian. 2011. Lasers: The Power and Precision of Light. Wiley-VCH Verlag GmbH & Co. KGaA, Weinheim, Germany.

[11] Emerson, R., and G. Town. 2009. Hair removal with a novel, low fluence, home-use intense pulsed light device. J Cosmet Laser Ther 11: 98 - 105.

[12] Fisher, J. C. 1996. Basic biophysical principles of resurfacing of human skin by means of the carbon dioxide laser. J Clin Laser Med Surg 14: 193 - 210.

[13] Gold, M. H., and M. P. Goldman. 2004. 5-Aminolevulinic acid photodynamic therapy: Where we have been and where we are going. Dermatol Surg 30: 1077 - 1083.

[14] Grossweiner, L. 1994. The Science of Phototherapy. CRC, Boca Raton.

[15] Hecht, J. 1992. Understanding Lasers. IEEE Press, New York.

[16] Hillenkamp, F. 1980. Interaction between laser radiation and biological systems. In Lasers in Medicine and Biology. F. Hillenkamp, P..R, and C. Sacchi, editors. Plenum, New York. 37 - 68.

[17] Itkin, A., and B. A. Gilchrest. 2004. delta-Aminolevulinic acid and blue light photodynamic therapy for treatment of multiple basal cell carcinomas in two patients with nevoid basal cell carcinoma syndrome. Dermatol Surg 30: 1054 - 1061.

[18] Jia, W., N. Tran, V. Sun et al. 2012. Photocoagulation of dermal blood vessels with multiple laser pulses in an in vivo micro-vascular model. Lasers Surg Med 44: 144 - 151.

[19] Katzir, A. 1993. Lasers and Optical Fibers in Medicine. Academic Press, San Diego.

[20] Majaron, B., K. M. Kelly, H. B. Park, W. Verkruysse, and J. S. Nelson. 2001a. Er:YAG laser skin resurfacing using repeti-tive long-pulse exposure and cryogen spray cooling: I. Histological study. Lasers Surg Med 28: 121 - 131.

[21] Majaron, B., W. Verkruysse, K. M. Kelly, and J. S. Nelson. 2001b. Er:YAG laser skin resurfacing using repetitive long-pulse exposure and cryogen spray cooling: II. Theoretical analy-sis. Lasers Surg Med 28: 131 - 138.

[22] Milonni, P. W., and J. H. Eberly. 2010. Some specific lasers and amplifiers, in Laser Physics. In Laser Physics. John Wiley & Sons, Hoboken, NJ. 497 - 560.

[23] Mulholland, R. S. 2009. Silk'n—A novel device using home pulsed light for hair removal at home. J Cosmet Laser Ther 11: 106 - 109.

[24] Passeron, T., V. Olivier, L. Duteil et al. 2003. The new 940-nano-meter diode laser: an effective treatment for leg venulecta-sia. J Am Acad Dermatol 48: 768 - 774.

[25] Raulin, C., B. Greve, S. H. Warncke, and C. Gundogan. 2004. [Excimer laser. Treatment of iatrogenic hypopig-mentation following skin resurfacing]. Hautarzt 55: 746 - 748.

[26] Reinisch, L. 1996. Laser physics and tissue interactions. Otolaryngol Clin North Am 29: 893 – 914.

[27] Reinisch, L., and R. H. Ossoff. 1996. Laser applications in otolar-yngology. Otolaryngol Clin North Am 29: 891 – 892.

[28] Ross, E. V. 2005. CW and pulsed CO_2 lasers. In Principles and Practice in Cutaneous Laser Surgery. A. Kauvar, editor. Taylor & Francis, Boca Raton, FL.

[29] Ross, E. V. 2006. Laser versus intense pulsed light: Competing technologies in dermatology. Lasers Surg Med 38: 261 – 272.

[30] Ross, E. V., and R. R. Anderson. 1999. Erbium laser resurfacing. In Cosmetic Laser Surgery. T. S. Alster and D. B. Apfelberg, editor. Wiley-Liss, Hoboken, NJ.

[31] Ross, E. V., M. Smirnov, M. Pankratov, and G. Altshuler. 2005. Intense pulsed light and laser treatment of facial telangiec-tasias and dyspigmentation: some theoretical and practical comparisons. Dermatol Surg 31: 1188 – 1198.

[32] Schawlow, A. L. 1965. Lasers. Science 149: 13 – 22.

[33] Shafirstein, G., W. Baumler, M. Lapidoth et al. 2004. A new math-ematical approach to the diffusion approximation theory for selective photothermolysis modeling and its implication in laser treatment of port-wine stains. Lasers Surg Med 34: 335 – 347.

[34] Tanghetti, E., R. A. Sierra, E. A. Sherr, and M. Mirkov. 2002. Evaluation of pulse-duration on purpuric thresh-old using extended pulse pulsed dye laser (cynosure V-star). Lasers Surg Med 31: 363 – 366.

[35] Trafeli, J. P., J. M. Kwan, K. J. Meehan et al. 2007. Use of a long-pulse alexandrite laser in the treatment of su-perficial pig-mented lesions. Dermatol Surg 33: 1477 – 1482.

[36] Welch, A. J., and M. J. van Gemert. 1995. Overview of optical and thermal interaction and nomenclature. In Opti-cal Thermal Response of Laser-Irradiated Tissue. A. J. Welch, and M. J. van Gemert, editors. Plenum, New York. 1 – 14.

[37] Zachary, C. B., and M. Gustavsson. 2012. TRASER—Total reflection amplification of spontaneous emission of radi-ation. PLoS ONE 7: e35899.

3　光-组织相互作用

那些每日向太阳致敬的人，其生命之健康不会枯竭，不会早夭，不会受疾病之苦。人应当饮用阳光普照过的水。

——《梨俱吠陀》

在这一章节中，我们会概述光与组织相互作用的基础，以及这种相互作用是如何在光医学中得到应用的。

3.1　引　言

光和生物体之间的相互作用在日常生活中至关重要，光合作用和生物的视力都是很好的例子。因此，研究光和组织之间的相互作用，以此来解决人类卫生保健中的关键问题，是人类一直以来伟大的科学追求。在远古时期，古老文明就已经开始探索利用阳光来治疗疾病。例如，印度人便很好地认识到了光的治疗作用，并且为了健康，他们建议在太阳初升时沐浴阳光，并饮用经太阳光照射过的水。追溯到公元前 1400 年，印度的医学文学记载着联合使用阳光和补骨脂来治疗非色素沉着皮肤病（白癜风）的案例（Pathak 和 Fitzpatrick，1992）。在《医学的一段历史：中世纪医学》一书中，Plinio Prioreschi（2003）记载了中世纪人们应用红光照射治疗天花的历史。19 世纪下半叶，人们发现了日光照射在佝偻病、结核病等疾病治疗中的作用，并经过研究证实了不可见的紫外线辐射能够杀灭微生物，由此光治疗再次兴起（McDonagh，2001）。在光动力治疗方面最有影响力的是丹麦内科医生 Niels Finsen 的研究结果。他设计了几个有趣的光动力疗法试验并证实了紫外光在治愈皮肤结核（寻常狼疮）中的重要作用（Bie，1899），因此获得了 1903 年诺贝尔生理学和医学奖。利用光来治疗结核盛行至 1946 年，直到一种更有效的药物——链霉素出现。20 世纪早期，Oscar Rabb 在慕尼黑塔佩纳实验室发现，低浓度的吖啶（acridine）在黑暗中对原生动物草履虫无作用，但在光照下则能将其迅速杀灭（Moan 和 Peng，2003）。光动力作用的发现鼓舞了大量对此感兴趣的学者研究光在活体中的作用，并推动了光动力疗法的发展。目前，光动力疗法已经在几种肿瘤和一些其他疾病的治疗上获得了认可（Moan 和 Peng，2003）。20 世纪，光动力疗法在医学上的重要应用包括紫外光治疗新生儿黄疸（Cremer，Perryman 和 Richards，1958），紫外 A 束光抑制免疫系统并减少炎症反应来治疗牛皮癣（Parrish，1977）以及季节性情感障碍病（Lam 等，2006）等。

1960 年，随着激光的发明，光动力疗法得到了空前的发展，激光在医学中的应用在于其具有高定向性、单色性、高亮度和可产生短时间的脉冲等特性。由于激光的高定向性，激光光束可以汇聚成很小的一点，对于可见光激光来说是十分之几微米。将激光的这种微辐射能力与激光脉冲持续时间、能量和强度的控制相结合，外科医生可以诱导理想的组织反应，并使高精度手术成为可能。此外，激光能有效地耦合光纤并通过内镜引导应用于内脏疾病治疗，无须大的切口，就能有效减轻病人创伤，缩短住院时间。激光在外科手术中的应用始于 1961 年（激光发明后 1 年内），通常用来加热靶组织。值得一提的是，尽管其他途径也达到组织加热的效果，但高精度控制激光参数获得的高选择性是其他手段无法实现的。利用激光的脉冲周期短于组织的热松弛时间，能将热量局限于靶组织内，并将其气化且凝固，而不至于引起周围组织热损伤。激光的单色性为多组分组织的成分处理提供更强的选择性。例如，在激光发明之前，没有有效治疗皮肤血管畸形疾病葡萄酒色痣（紫红色胎记）的方案。现利用脉冲激光可有效解决这类问题：将脉冲激光波长调节至血红蛋白吸收峰，从而选择性破坏其脉管系统，却不会引起周围正常组织的损伤。最近，利用激光以及非相关光来促进伤口愈合、缓解各种病理性疼痛、神经痛、关节炎等受到越来越多的关注（Fulop 等，2010；Woodruff 等，2004），它可能是利用了存在于组织中内源性光敏剂的光动力效应来达到治疗效果。

除了治疗之外，17 世纪，显微镜的发明推动了组织学的发展；19 世纪早期，利用光的组织渗透作用来诊断儿童脑积水（颅内脑脊液容量增加）和脑室内出血（Gibson 和 Dehghani，2009）。其他重大的突破包括内镜的发展，使得空腔脏器或体腔的无创检查成为可能，还有 Hermann von Helmholtz（Keeler，2002）发明的眼底镜，使在活体内检查视网膜病变成为可能。20 世纪早期，人类乳腺透射成像技术已经开始应用（Cutler，1931）。由于乳腺的不同组织表现出不同的传输特性（脂肪组织的高透性，纤维组织的低透性，上皮实体肿块、纤维上皮肿块和上皮细胞的半透性，血液完全不能通透），乳腺的透射成像技术对了解乳腺的病理情况有着重要意义。

20 世纪初，随着量子理论的出现，人们开始重视光谱法在疾病诊断方面的应用。一些实验小组利用氧和血红蛋白及去氧血红蛋白不同的光吸收特性来监测动脉血氧含量（Millikan，1942）。这些实验推动了耳垂测氧仪的发展，并为现在的脉搏测氧仪奠定了基础。1977 年，Jobsis 演示了利用近红外光学谱来监测动物模型心肌和新生儿颅脑的血氧饱和度。在过去的几十年里，不同光谱学技术的应用得到重大发展，例如，荧光技术、拉曼光谱学、非线性光谱学等，用于探测组织的生物化学组分和形态（Tuchin，2011）。目前，光学仪器和计算机成像处理技术的进步使我们可以更全面地掌握组织的光学信息，并使定量的、高敏感的、高分辨率的无创性诊断成为可能。

在本章，我们首先简要概述一下光在组织中的传播过程，然后讨论光在生物医学成像、诊断、治疗中的应用。

3.2 光在组织中的传播

当光照射到组织的时候，一部分会反射，一部分会传播，另外一部分会散射，一些入射光甚至可能被组织成分吸收，这部分能量会通过荧光形式重新发射出去或以热能形式消散。组织对光的作用（如反射、传播、散射、再发射等）取决于其本身的光学特性，因此，光可以用于组织诊断。

治疗效应会随着组织中能量的吸收而提高。DNA 和蛋白质主要吸收紫外光谱，血红蛋白和黑色素主要吸收可见光和近红外光谱。作为呼吸链终末成分的细胞色素，有着巨大的摩尔消化系数（比近红外区的氧和血红蛋白及去氧血红蛋白都高），但是由于相对丰度比较小，其对组织的光吸收特性起的作用并不大。水是所有组织的主要组成成分，主要吸收波长>1000 nm；当波长>2000 nm 时，水的吸收作用更强。需要强调的是，在多成分组织中对某波长光的吸收是各组分吸收该波长光的加权平均值。

当波长为 650~2000 nm 时，组织吸收作用很弱，因此光的穿透作用更强。在生物医学成像和诊断方面，要求组织对光的吸收越低越好，其原因有两个：①组织对光的吸收量低可以使探测到的组织深度更大；②组织对光的吸收量高，则能量沉积增多，这可能会引起组织不可逆改变。因此，处于生物医学成像和诊断的所谓诊断窗口（700~1500 nm）时，组织对光的吸收最少。需要提到的是，对于某些利用组织荧光和生物标记进行诊断的技术来说，荧光吸收光是必不可少的。

光在非散射媒介中传播的衰减可用比尔-兰伯特（Beer-Lambert）定律来解释，$I = I_0 \exp(-\mu_a z)$，μ_a 是吸收系数。因为散射消除了传播方向上的光子，会引起光本身的衰弱。有人认为可以通过用 $\mu_a + \mu_s$ 替代 Beer-Lambert 定律中的 μ_a（其中 μ_s 是散射系数），来描述准直光的辐照度随深度的变化。需要指出的是，光子会因散射偏离光束路径，但经过多重散射后仍然有可能回到原来路径上。这部分光子不属于平行光，但能与平行光一起对给定的目标起到辐射作用，这会影响 Beer-Lambert 定律的准确性。由散射引起的衰减程度取决于散射光子的角向分布，而散射光子的角向分布又强烈依赖于散射体的大小分布。当散射物的尺寸远小于光波长时，可将穿过散射物的电磁场相位视为常数。因此，散射体中所有诱导偶极子散射的光相位相加，导致了偶极子样散射。角向分布的散射光，通常指的是"角相函数"，在横轴平面的入射光电场中，与散射角度没有关联，但在有电场的平面上，由于横向电磁波的特性，会表现出余弦平方强度图像，其最小值在偶极轴［图3.1(a)］。Rayleigh第一个阐明：对于这样小的散射体，散射强度与波长的四次方成反比。这是天空是蓝色的原因，对于大散射体（＞λ），除了正方向外，散射体中所有诱导偶极子散射的光不会在其他相位上相加，使得散射光峰的角度分布在向前方向上［图3.1(b)和图3.1(c)］。Ludwig Valentine Lorenz 和 Gustav Mie（Bohren 和 Huffman，1983）对尺寸大于波长的球形颗粒散射进行了精确的数学描述。因此，这被称为 Lorenz-Mie 散射或通常仅称为 Mie 散射。在 Mie 体制中，不同组织对波长的依赖系数被认为是 λ^{-k}，k 的变化范围是 $1 \sim 2$（Tuchin，2007）。

角相函数的静力矩是散射角余弦的平均值，用 g 表示，也被认为是非均向性参数，g 值范围是（-1，1），在 $g=0$ 时相当于单折射（Rayleigh 散射），$g=+1$，相当于理想的正向散射，$g=-1$，相当于理想的后向散射，一个光子在接近 $1/(1-g)$ 散射后，即 $g=0.8$ 时获得随机方向。g 在生物组织中取值 $0.7 \sim 0.99$。另一个常用来描述组织散射特征的参数是 $\mu'[=\mu_s(1-g)]$，是简化的散射系数。这定义了入射光失去方向信息的路程长度，即散射光的角向分布变为单折射性。

散射体的形态和大小决定了散射光的角向分布，这一特点被广泛应用于流式细胞仪对细胞的鉴定和描述。正向散射与细胞的体积有关，而侧向散射与细胞内部的复杂性有关，如细胞质的间隔、细胞核的形状、细胞膜的光滑程度等。除了弹性散射光之外，极少部分的入射光也可以通过诸如 Raman 散射的过程非弹性地散射，上述过程涉及能量传递至内部激发的介质。无弹性散射光是组织的生物化学组分及形态的敏感探针，因此被应用于生物化学诊断。

一个严谨的且以电磁理论为依据的分析光在组织中传播过程的方法，需要确定光在组织结构中的时空分布、大小分布以及吸收弥散特性，并且需要将这些结合起来分析。很明显，这一点都不简单。因此，形成了基于不同水平近似值的探索方法，用于模拟光在组织中的传播（Ishimaru，1978）。这其中最成功的理论是辐射传播论。这个方法最初用于解释光在恒星大气中的传播，光在组织中的传播可以这样描述，光子通过运动在有离散散射和吸收中心的媒介中进行能量传播。因为并没有一个确切的、通用的方案来解决光在组织中传播的方程，在实际中，为了方便常

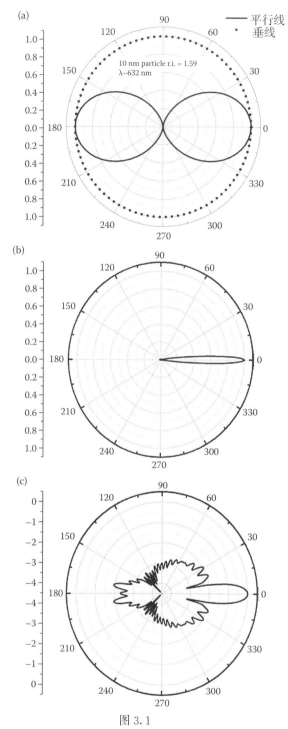

图 3.1

(a) 垂直于入射电场的平面（虚线）和包含电场的平面（黑线）的偶极子的散射角分布；(b) Mie 散射体（直径＝2 μm，r.i.＝1.59，波长 632 nm）；(c) 对数尺度相同的散射角分布以突出角散射分布的振荡。

使用一些近似值。此外，很少利用组织中微弱的散射值（散射物质的体积密度$<10^{-3}$），因此组织常被当作是中间弥散媒介或致密媒介（体积密度$>10^{-2}$）。中间弥散情况很难严格掌控，已有的一些方法，如 Kubelka-Munk 模型（Kubelka，1948），却没有说明这些模型的应用范围，并且这些构想不能推广到大部分实际案例中。在以散射为主的微弱吸收致密媒介（$\mu'_s \gg \mu_a$），辐射传播方程简化为简易的光子弥散方程（Ishimaru，1978）。对于远离边界的光学致密平板上的各向同性点源来说，其扩散通量密度$\varphi_d(z)$为：

$$\varphi_d(z) = k\varphi_0 \exp\ (-\mu_{\text{eff}} z) \tag{3.1}$$

$\varphi_d(0) = k\varphi_0$，$\varphi_0$ 是入射能量密度，$\mu_{\text{eff}} = [3(\mu_a + \mu'_s)\mu_a]^{1/2}$，$k$ 因子边界正下方由后向散射引起的能量密度增强，渗透深度遵循上述方程式，当深度为 $[1+\ln(k)]/\mu_{\text{eff}}$ 时，该深度的能量密度是入射能量密度的 $1/e$。对于典型组织，其渗透深度能达 $1.5 \sim 3$ 倍（$1/\mu_{\text{eff}}$）。人类组织的吸收系数、优化散射系数、各向异性参数、有效衰减参数的参考值见表 3.1。

表 3.1　部分人体组织的常见参数：吸收系数（μ_a）、减少的散射系数（μ'_s）、各向异性参数（g）和有效衰减系数（μ_{eff}）

组织类型	λ/nm	μ_a/mm^{-1}	μ'_s/mm^{-1}	g
乳腺（正常）[a]	530	0.11	1.85	~0.88
乳腺（癌变）[a]	530	0.21	2.87	~0.96
肺[b]	635	0.81	8.1	0.75
肝[b]	635	0.23	10	0.68
心肌[b]	1064	0.14	1.3	0.96
皮肤（真皮）[b]	630	0.27	3.7	0.8
皮肤（表皮）[b]	630	3.5	8.8	0.8

注：a　Chosh, Mohanty, Majumder, and Gupta (2001).

　　b　Tuchin, V. Tissue optics: Light scattering methods and instruments for medical diagnosis, 2nd edition, Bellingham, SPIE Press, 2007.

扩散近似法清楚地描述了可见光和近红外光谱在软组织中的传播，然而它只在远离光源和边界时有效。另外一种广泛使用的方法是 Monte Carlo 模拟（Wang，Jacques 和 Zheng，1995）。这是辐射传播的统计学方法，即通过随机数字来确定单个光子的多元散射轨道，从而预测每个微观活动的概率。多个光子路径的叠加构成了实际光子的时空分布。尽管 Monte Carlo 模拟需要漫长的计算时间，但它能建立在任何实验几何上，也是组织光学计算的金标准。对于处在可见光范围内的典型组织，光学参数为 $\mu'_s = 2\ \text{mm}^{-1}$，$\mu_a = 0.05\ \text{mm}^{-1}$，$g = 0.9$，由一维近似法和 Monte Carlo 模拟计算得到的能量密度的深度分布如图 3.2 所示。

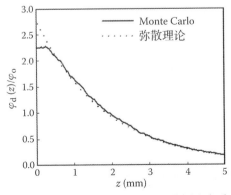

图 3.2　对于 $\mu'_s = 2\ \text{mm}^{-1}$，$\mu_a = 0.05\ \text{mm}^{-1}$ 和 $g = 0.9$ 的混浊介质，理论上计算的能量密度的深度分布，虚线表示使用一维扩散理论获得的结果，实线表示通过 Monte Carlo 模拟获得的结果。

我们可以看到，在远离边界时弥散理论的预测和 Monte Carlo 模拟的结果十分吻合；也可以看到，与期望相反，低于边界的能量密度比入射能量密度要大得多。散射也会引起其他有趣的结果。在一定光束给定辐射量的情况下，渗透深度会随着照射面积的增大而增加（Star，1997）。如图 3.3 所示，对于给定入射能量密度的光束，随着光束直径的增大，渗透深度也会发生改变。这些结果可能有违直觉，正好强调了我们需要对组织中光的传播有更清楚的了解，因为对于大多数的光学应用来说，光在组织中的空间分布起着重要作用。

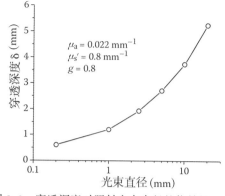

图 3.3　穿透深度对照射光束直径的依赖性

模拟光在组织中的传播也应当考虑光偏振现象，因为组织中的一些成分，如胶原蛋白、弹性蛋白等结构蛋白，它们的折射率与偏振有关。同样地，我们也应当考虑实际存在的手性分子，如葡萄糖和蛋白质，它们能旋转入射光的偏振面。

3.3　组织光学参数的测量

为了模拟光在组织中的传播，合理估算组织中的光学参数是很有必要的。组织中的多元散射干扰了信息总量，使得直接测量这些参数变得尤为艰难。使用一个 $d \ll 1/\mu_s$ 的组织样本是消除多元散射效应的有效方法。针对如此薄的组织片，组织的折射率通常是通过使用传统的折射率测定技术来确定的，如白光干预或棱镜散射。现在，光学相干断层扫描（optical Coherence tomography，OCT）（Ding 等，2006）、数字全息术（Bhaduri 等，2012）以及光干预显微镜镜检（Wang 等，2011）已经应用于组织的折射率测定。这些研究表明组织折射率分布能提供有价值的诊断信息，为无标记组织病理学奠定了基础（Wang 等，2011）。细胞和亚细胞水平的测量通常使用光散射和相位差显微技术（Beuthany 等，1996）。尽管组织成分折射率在 1.3～1.6（表 3.2），但由于水是组织的主要成分（占体重 75%），所以组织的平均折射率和水接近。

表 3.2　　　　　　　　　　　　　　　某些重要组织成分的折射率

Sr. No.	组成部分	尺寸/μm[a]	折射率
1.	细胞核（Choi 等，2007）	3～12	Nucleoli～1.39 Nucleoplasm～1.35
2.	线粒体（Wax 和 Backman，2010）	0.5～1	～1.4
3.	溶酶体（Wax Backman，2010）	0.25～0.8	～1.6
5.	细胞膜（Wax 和 Backman，2010）	—	～1.46
6.	细胞质（Wax 和 Backman，2010）	—	～1.37
7.	胶原纤维（Choi 等，2007；Leonard 和 Meek，1997）	0.5～3	1.32～1.45（along axis） 1.40～1.61（radial）
8.	红细胞（Tuchin，2007）	7.1～9.2	1.39～1.41

注：a　最大尺寸。

对于 $d \ll 1/\mu_s$ 的组织样本来说，通过积分球测定样本中所有传播和散射的光子，得出耗损的量就能用来确定其吸收系数。测量传播光中的平行部分可以用来估算总体的吸收系数和散射系数，这样就能确定 μ_a 和 μ_s。然而这个方法有个基本的缺陷，因为软组织的 μ_s 典型值范围是 100～1000 cm^{-1}，所以样品的厚度必须 <10 μm。薄片的准备方法可能会影响组织的光学特性，而且组织信号本身相当微弱。例

如，软组织吸收可见光的波长范围是 $\mu_a \sim \mu_s/100$，因此，在样本厚度 $d \ll 1/\mu_s$ 时因吸收失去的光子非常少。微弱的信号很容易受人为操作的影响，如入射光量不可避免的波动、积分球应答的不均一等。尽管已经有方法来尽可能缩小这些影响，但这个方法可能无法实现精确的测量。评估相函数和异向性参数需要使用测角器来测量角向分布，组织异向性参数可以通过散射函数和 Henyey-Greenstein 函数来获得（Ghosh 等，2001）。

有一种用于组织光学参数原位检测的方法更为成熟，它涉及弥散辐射的时间和空间分布，两者都受到 μ_a 和 μ'_s 的影响，μ'_s 的值越低，光子的空间分布幅度就越大，因此，不变的相对辐射曲线会变得平缓。相似地，吸收增加，在长距离的辐射比短距离的受到的影响更大，导致 $R(r)$ 曲线更陡峭。入射光脉冲的时间界限也可以这样考虑。时间相关的反射曲线尾部坡度规定为 μ_a（Patterson，Chance 和 Wilson，1989）。对于限定的几何体，其坡度也依赖于组织的几何结构和数据监测间隔。时间分辨测量可以从时间和频率范围上获得。时间阈测量值可能能够直接得出 μ_a、μ'_s，频域测量和恒定测量已经用于检测 μ_a 和 μ'_s（Gurfinkel，Pan 和 Sevick-Muraca，2004）。

备受重视的是，使用恒定空间辐射面来测量体内组织参数，可通过数据的迭代法和弥散理论分析法来测定 μ_a 和 μ'_s，必要的时候用 Monte Carlo 模拟。r 取值小时的衰减传递系数 $\mu'_t = \mu_a + \mu'_s$，r 取值大时的有效衰减系数 μ_{eff}，相比 r 曲线，与 $\ln R(r)$ 的坡度关系更密切。尽管该技术已成功应用于体内检测，但组织局部的光学参数的变化很容易影响其测量的准确性。实际上，体内测量食管的 μ_{eff} 和 μ_s 确实变化很大（Bays 等，1996）。然而这种方法反映了组织光学特性的真实差异，尤其是由组织不均一性带来的误差被认为是可以接受的。

3.4 光-组织相互作用在生物医学成像和诊断中的应用

光学技术不仅能够成像（分辨率低至几微米），而且能够提供组织有价值的生物化学和形态学信息，由此激起了光在生物医学成像和诊断中的应用。只有薄的组织片能用于光的成像或诊断，对于原位成像和诊断，则利用到了光的反向散射或再发射。

光在生物医学成像应用方面需解决的问题是，相比 X 线光子，可见光在组织中多元散射后会导致模糊成像。打个比方，用火炬来照亮手掌，我们只能看到粉红色的光芒，而看不到光束下骨的轮廓。粉红色的光芒是因为光的红光最不容易衰减，看不见骨是因为光在组织中的多元成像。

物体在浑浊媒介中的光学成像，基本上可以有两个方案，第一种是滤过多元散射光，第二种是基于出现在物体周围不同位置的多元散射光的逆算法。为了过滤多元散射光，可以利用散射光的去极化以及连贯性的丧失，或者利用与引起非散射或主要是正向散射的物质相比，组织中的散射光散射时间更长且是全方向的现象。后者本质上是正方向运行，因此能更早到达。惯序门控滤过弹性光子有着最高的成像信息，因而其成像分辨率最高。然而，弹性光子在混浊媒介中传播，其数量呈指数式消减，当入射光子穿过 1 cm 厚度的组织时，它会以 e^{-100} 的顺序、约 100 cm^{-1} 的消散系数消散在组织中。因此，惯序门控只能用于全透明的物质或几毫米厚的浑浊物质的成像。利用惯序门控光学成像技术的光学相干断层成像技术（OCT）迅速出现，由于它的非接触性、非侵袭性和高分辨率，临床上已应用于眼科和皮肤科等（Zysk 等，2007）。OCT 对比度可通过联合极化光敏检测来增强，即提供组织的双重折射特性的信息，用于监视组织中具有双重折射特性的成分（胶原蛋白、肌腱等）在形态学上的改变，因此可以作为监测伤口愈合的非侵袭性手段（Sahu 等，2010）。扩展 OCT 功能可以合并其他功能显像参数，例如，光学谱的吸收参数和多普勒 OCT 的流速参数（Bouma 和 Tearney，2002）。

极性门控和时间门控利用了弹性和正向散射物质成像，可以实现更大的成像深度，但分辨率更差。在光传播通过 1cm 的组织后，其联合散射量级与 $\exp(-\mu'_s)$ 成正比。各向异性参数为 0.9，以及 μ_s 为 100 cm^{-1}，意味着光穿透 1 cm 的组织后，其信号强度约为 e^{-10}，相对于弹性组分的 e^{-100} 而言仍然是可观的。需要注意的是，散射物质的大小和分布也会影响激光脉冲传播的时间和脉冲的波形，也因此会影响时间门控光学成像的对比度（Rao 等，2005）。此外，随着非线性光学时间门控技术的应用，例如，激发拉曼散射，穿过几厘米厚的组织后，受控光能通过放大来产生适宜的信号水平。对于偏振门控成像，去极化水平、成像深度和对比度取决于散射物质的大小分布和入射光偏振状态（Ghosh，Patel 和 Gupta，2003）。

极化门控光学成像通常利用光的偏振部分，而组织脉管系统的成像则利用到了光的消偏振部分。如果用线性偏振光照射组织，用交叉偏振通道来检测后向散射光，不仅可以清除样本表面的镜面反射，而且来自深层的消偏振光可有效地回照组织，这样有助于微脉管系统成像（Groner 等，1999）。在一些应用诊断中，正交极化光谱成像适用于微脉管的可视化和定量成像（Cerny，Turek 和 Parizkova，2007）。

人类大脑或女性乳房需要大深度成像，只能使用低空间分辨率的散射光子。典型的散射光成像系统（diffuse optical tomography，DOT）中，数据是通过在被测物周围放置光源和检测器来获得的。DOT 用到了时间域和频域的测量。在时间域测量方法上，随着超快脉冲照射，检测信号的时间脉冲波形应用于光学参数分布三维图像的重建。然而在频域系统中，反调制和强度调制光的相位变化用于评估组织参数分布。尽管 DOT 的频域调制受限于仅在少数离散频率的测量上，但相比时间域调制，它更便宜又方便，所以仍然被广泛使用（Gibson 和 Dehghani，2009）。因为大部分组织的发光团在近红外区对光谱的吸收显著不同，例如，氧和血红蛋白、去氧血红蛋白、细胞色素和水，所以 DOT 能在血流、血容量、血氧饱和度和组织水、脂含量方面提供重要信息。

我们利用了散射光的强度、连贯性或偏振特性成像，而散射光的其他特性，如角向分布和光谱含量，仍然蕴含着重要的诊断信息。正如之前提到的，散射光的角向分布能提供散射体大小的信息。此外，后向散射光偏振成分的测定能用于过滤组织深层的多元散射光。这种方法能用于探查表层上皮细胞的大小分布和核密度，从而能监测生物组织的瘤样病变（Gurjar 等，2001）。双折射会引起组织偏振参数的改变（胶原蛋白、肌腱等），手性成分能够与散射引起的偏振改变相区分（Manhas 等，2006），二者都能应用于诊断。口腔和乳腺组织的正常成分和恶性成分的偏振参数区别明显，这与组织中胶原蛋白的变化息息相关（Manhas 等，2009）。手性分子的浓度也引起了人们的兴趣，例如，通过测定后向散射光偏振面的旋转可以用于组织中葡萄糖的手性分析（Manhas 等，2006）。正常组织和恶性组织的结构和功能差异使得它们在波长依赖性吸收和散射特性上也不同（Ghosh 等，2001），这种差异的本身或其对弹性和非弹性散射光的影响都可用于诊断。

和弹性散射光相比，非弹性散射光微弱得多，因此在实际应用中，它需要更明亮的光源（如激光），以及适宜的光传输和收集系统。荧光性和拉曼光谱（Vo-Dinh，2003；Tuchin，2011）因其诊断潜能，引发了人们积极的探究。组织的荧光性来源于组织内部的许多荧光物质，主要包括芳香氨基酸（如色氨酸）、结构蛋白（如胶原蛋白）、弹性蛋白、辅酶（如 NADH、黄素）和卟啉，它们最大的激发范围和最大散射范围分别是 $280\sim500$ nm 和 $300\sim700$ nm。组织的自然荧光本质上是组织的内生荧光物质释放谱的卷积，因此特别依赖于激发光的波长。只有这些内生性的荧光素被活化才能释放吸收光谱与激发光波长重叠的荧光。因为激发光和发射的荧光必须经过浑浊的组织，要测量组织荧光肯定会受到组织对激发光以及发射荧光吸收和散射的影响，从而很难从测得的数据中区分包含组织生物化学信息的内生荧光。组织吸收和散射特性的改变也可以导致荧光特性的微妙变化，例如，恶性乳腺组织比正常组织的散射系数更大，这是一个有趣的发现。对于薄切片（厚度小于光传播长度）来说，恶性组织的荧光消偏振较正常组织小得多（由于荧光素生化环境的改变），而厚的组织片可获得相反的结果，因为散射是引起消偏振的主要原因（Mohanty 等，2001）。因此，表层组织的消偏振最少，深层组织消偏振增多。于是，测量荧光成分的偏振部分能应用于解决荧光的测量深度问题（Ghosh 等，2005）。

由于功能如此强大，现在荧光技术在临床上得到了显著的发展，利用拉曼光谱学进行诊断已经引起了一定的重视。由于它的分子特异性，拉曼技术能非常容易地获得组织生化信息。想获得更多光谱学在生物化学诊断方面应用的详情，笔者推荐参阅 Vo-Dinh（2003）和 Tuchin（2011）。

3.5 光–组织相互作用在手术和治疗中的应用

手术和治疗的应用依赖于光的吸收，激光能量的吸收能引起三方面的效应（Gupta，Ghosh 和 Patel，2007），最常见的效应是组织温度的升高（光热效应），高强度短脉冲间期（纳秒、皮秒）激光辐射的吸收可能产生的压力波或冲击波（光机械效应），短波激光引起组织中发光团的电子激发（光化学效应），三种效应主要依赖激光的波长、辐射和脉冲间期。

3.5.1 光热效应

光在外科手术中的应用主要利用光热效应，光热效应指组织吸收光后的升温反应。生物效应依赖于组织温度升高的水平，由两个因素决定：给定能量沉积于组织的面积和相对于热松弛的时间，以及给定能量沉积所需的时间（反过来，这决定了热量从加热部分的组织传导至周围温度相对较低组织的传导率）。温度的轻微上升（5 ℃～10 ℃）会影响酶的活性，并会影响血流和血管通透性。由于破坏了稳定蛋白质和其他微分子的范德华力，组织被加热到 45 ℃～80 ℃时会发生变性。很多治疗都用到了热变性，例如，止血，是血浆蛋白、血红蛋白、血管周围物质的变性增加了血液的黏度而引起的。当温度超过 100 ℃时，组织的水分发生沸腾，但因为水的比热容高，继续加热，水会变成水蒸气而不至于使温度进一步升高。恒压下，水蒸发时的体积可以增加至 1670 倍。当这种剧烈膨胀发生在组织中时，会导致物理分离或"切割"，组织周围由于受热也会气化，使伤口周围组织凝固止血。

如果能量累积超过水的蒸发释能，组织会过热而产生热消融。热消融或爆炸沸腾产生的后果就如同把冷水倒在炽热的铁上一般。与组织蒸发时的 100 ℃相比，消融的温度更高（可达 500 ℃或更高），其动力学过程也快得多。消融时，组织所吸收的能量转化为消融产物的动能，因而对消融周围组织的影响微乎其微。

需强调的是，如果靶点比周围组织有更强的吸收波长，选择适宜的激光波长可以达到选择性的能量累积。此外，应用脉冲间期短于消融松弛时间的激光，能量会局限于靶组织，而不会对周围组织造成严重影响。这种选择性的光热效应已经应用到了一些治疗中，如激光治疗葡萄酒色痣。控制性局部加热的另外一个方法是，使用近红外光调准金属纳米粒子的等离子表面共振。将这些热化的金属纳米粒子选择性地置于靶组织，就能用于肿瘤的高温治疗。

3.5.2 光机械效应

光机械作用通常在高强度的短间期激光脉冲时才表现出很大作用。强烈激光辐射的局部吸收会引起强大的温差，从而导致巨大的压力波和局部光机械破坏。这些破坏都是有用的，例如，用于激光去除纹身标记。纹身墨水含有的染色分子物质相对分子质量大，人体免疫系统无法消除。光破裂将它们变成更小的分子，再经身体的淋巴系统处理而达到消除纹身的作用。

强度高时，辐射的电场强度也会很大并能够引起组织的介质击穿。组织吸收能量、膨胀、产生的冲击波能切割组织。等离子介导的冲击波常用于击碎肾脏或尿道结石（碎石术）及后囊膜切开术以去除眼睛晶状体的不透明后囊。

3.5.3 光化学效应

在不引起组织温度明显升高的激光辐射能量水平下，光热效应和光机械效应都是不可能实现的。在这种能量时只有光化学效应能发生，因为能量足够引起生物分子电子的激发，这种分子可以是内源性的也可以是外部注射的。分子的光激发和生化效应能引起生物活化（Karu，2010），或产生一些对宿主有害的自由基和毒性物质。后者应用于肿瘤的 PDT（Agostinis 等，2011），足够能量的短波长辐射也能破坏分子键并能将动能传递给组织释放的分子碎片。光化学消除只对暴露在光中的组织有效应，对没有暴露在光中的周围组织则无效应。光消融时，组织温度不升高，且由于短波长光的穿透力弱，组织消除变得尤为精确。正因如此，紫外准分子激光被广泛用于修正角膜，治疗视力障碍。尽管传统的光源对光动力疗法也有效，但激光的光学特性使得光动力疗法更加方便。PDT 的高选择性使其在肿瘤治疗上的应用备受关注。PDT 的细菌失活作用，即抗菌的 PDT，也受到了关注。PDT 较常规抗菌剂的优势在于，其将治疗局限在药物治疗区的光照区域，因此减少了全身不良反应。光化学中所产生的活性氧会引起细胞成分的非特异性损害，因而不太可能产生细菌耐药性。

3.6 小　结

自古以来光就广泛应用于光医学领域，而在过去几十年里光医学领域得到了空前的发展。这得益于易于参数可控激光器的发明，还有感光检测系统技术、计算机大信息量处理能力等技术的进步。光学技术为无创性、近实时的生物医学成像和诊断技术的实现做出了巨大贡献，也为治疗提供了选择性更高的方式。想要有效利用及提高这些技术的效能，需要对组织中光的传播有更深层次的了解。问题虽然复杂，但我们取得了伟大的进步。对光医学的持续热衷会为该领域的发展提供更强的推动力，并为将来的光医学带来更多的创新方法。

作者：

Pradeep Kumar Gupta

RajaRamanna Centre for Advanced Technology

Mahesh Kumar Swami

RajaRamanna Centre for Advanced Technology

Harishankar Patel

RajaRamanna Centre for Advanced Technology

参考文献

[1] Agostinis, P., K. Berg, K. A. Cengel, T. H. Foster, A. W. Girotti, S. O. Gollnick, S. M. Hahn, M. R. Hamblin, A. Juzeniene, D. Kessel, M. Korbelik, J. Moan, P. Mroz, D. Nowis, J. Piette, B. C. Wilson, and J. Golab. 2011. Photodynamic therapy of cancer: An update. CA Cancer J Clin 61: 250-281.

[2] Bays, R., G. Wagnieres, D. Robert et al. 1996. Clinical determi-nation of tissue optical properties by endoscopic spatially resolved reflectometry. Appl Opt 35: 1756-1766.

[3] Beuthany, J., O. Minety, J. Helfmannz, M. Herrigz, and G. Muller. 1996. The spatial variation of the refractive index in biological cells. Phys Med Biol 41: 369-382.

[4] Bhaduri, B., H. Pham, M. Mir, and G. Popescu. 2012. Diffraction phase microscopy with white light. Opt Lett 37: 1094-1096.

[5] Bie, V. 1899. Remarks on Finsen's phototherapy. Br Med J 30: 825-830.

[6] Bohren, C. F., and D. Huffman. 1983. Absorption and Scattering of Light by Small Particles. John Wiley, New York.

[7] Cerny, V., Z. Turek, and R. Parizkova. 2007. Orthogonal polarization spectral imaging. Physiol Res 56: 141-147.

[8] Choi, W., C. Fang-Yen, K. Badizadegan et al. 2007. Tomographic phase microscopy. Nat Methods 4: 717-719.

[9] Cremer, R. J., P. W. Perryman, and D. H. Richards. 1958. Influence of light on the hyperbilirubinaemia of infants. Lancet 271: 1094-1097.

[10] Cutler, M. 1931. Transillumination of the breast. Ann Surg 93: 223-234.

[11] Ding, H., J. Q. Lu, W. A. Wooden, P. J. Kragel, and X. Hu. 2006. Refractive indices of human skin tissues at

eight wave-lengths and estimated dispersion relations between 300 and 1600 nm. Phys Med Biol 51: 1479 – 1489.

[12] Fulop, A. M. , S. Dhimmer, J. R. Deluca et al. 2010. A meta-analy-sis of the efficacy of laser phototherapy on pain relief. Clin J Pain 26: 729 – 736.

[13] Ghosh, N. , S. K. Mohanty, S. K. Majumder, and P. K. Gupta. 2001. Measurement of optical transport properties of normal and malignant human breast tissue. Appl Opt 40: 176 – 184.

[14] Ghosh, N. , H. S. Patel, and P. K. Gupta. 2003. Depolarization of light in tissue phantoms – effect of a distribution in the size of scatterers. Opt Express 11: 2198 – 2205.

[15] Ghosh, N. , S. K. Majumder, H. S. Patel, and P. K. Gupta. 2005. Depth-resolved fluorescence measurement in a layered tur-bid medium by polarized fluorescence spectroscopy. Opt Lett 30: 162 – 164.

[16] Gibson, A. , and H. Dehghani 2009. Diffuse optical imaging. Phil Trans R Soc A 367:3055 – 3072.

[17] Groner, W. , J. W. Winkelman, A. Harris et al. 1999. Orthogonal polarization spectral imaging: a new method for study of the microcirculation. Nat Med 5: 1209 – 1212.

[18] Gupta, P. K. , N. Ghosh, and H. S. Patel. 2007. Lasers and Laser Tissue Interaction. Fundamentals & Applications of Biophotonics in Dentistry. A. Kishen and A. Asundi, editors. Imperial College Press, London. 123 – 148.

[19] Gurfinkel, M. , T. Pan, and E. Sevick-Muraca. 2004. Determination of optical properties in semi-infinite tur-bid media using imaging measurements of frequency-domain photon migration obtained with an intensified charge-cou-pled device. J Biomed Opt 9: 1336 – 1346.

[20] Gurjar, R. S. , V. Backman, L. T. Perelman et al. 2001. Imaging human epithelial properties with polarized light-scattering spectroscopy. Nat Med 7: 1245 – 1248.

[21] Ishimaru, A. 1978. Wave Propagation and Scattering in Random Media. Vol 1: Single Scattering and Transport The-ory. Academic Press, Waltham, MA.

[22] Jobsis, F. 1977. Noninvasive, infrared monitoring of cerebral and myocardial oxygen sufficiency and circulatory pa-rameters. Science 198: 1264 – 1267.

[23] Karu, T. I. 2010. Multiple roles of cytochrome c oxidase in mam-malian cells under action of red and IR-A radiation. IUBMB Life 62: 607 – 610.

[24] Keeler, C. R. 2002. The ophthalmoscope in the lifetime of Hermann von Helmholtz. Arch Ophthalmol 120: 194 – 201.

[25] Kubelka, P. 1948. New contributions to the optics of intensely light-scattering materials. Part I . JOSA 38: 448 – 457.

[26] Lam, R. W. , A. J. Levitt, R. D. Levitan, M. Enns, R. Morehouse, E. E. Michalak, and E. M. Tam. 2006. The Can-SAD Study: A randomized controlled trial of the effectiveness of light therapy and fluoxetine in patients with winter seasonal affective disorder. Am J Psychiatry 163: 805 – 812.

[27] Leonard, D. W. , and K. M. Meek. 1997. Refractive indices of the collagen fibrils and extrafibrillar material of the corneal stroma. Biophys J 72: 1382 – 1387.

[28] Maisch, T. 2007. Anti-microbial photodynamic therapy: useful in the future? Lasers Med Sci 22: 83 – 91.

[29] Manhas, S. , M. K. Swami, P. Buddhiwant, N. Ghosh, P. K. Gupta, and K. Singh. 2006. Mueller matrix ap-proach for determi-nation of optical rotation in chiral turbid media in backscat-tering geometry. Opt Express 14:190 – 202.

[30] Manhas, S. , M. K. Swami, H. S. Patel, A. Uppal, N. Ghosh, and P. K. Gupta. 2009. Polarized diffuse reflec-tance measurements on cancerous and noncancerous tissues. J Biophotonics 2: 581 – 587.

[31] McDonagh, A. F. 2001. Phototherapy: from ancient Egypt to the new millennium. J Perinatol 21: S7 – S12.

[32] Millikan, G. A. 1942. The oximeter: An instrument for measuring continuously oxygen-saturation of arterial blood in man. Rev Sci Instrum 13: 434 – 444.

[33] Moan, J. , and Q. Peng. 2003. An outline of the history of PDT. In Photodynamic Therapy. T. Patrice, editor. The Royal Society of Chemistry, London. 1 – 18.

[34] Mohanty, S. K. , N. Ghosh, S. K. Majumder, and P. K. Gupta. 2001. Depolarization of autofluorescence from ma-lignant and normal human breast tissues. Appl Opt 40: 1147 – 1154.

[35] Parrish, J. A. 1977. Treatment of psoriasis with long-wave ultra-violet light. Arch Dermatol 113: 1525 – 1528.

[36] Pathak, M. A., and T. B. Fitzpatrick. 1992. The evolution of photo-chemotherapy with psoralens and UVA (PU-VA): 2000 BC to 1992 AD. J Photochem Photobiol B 30: 3 – 22.

[37] Patterson, M. S., B. Chance, and B. C. Wilson. 1989. Time resolved reflectance and transmittance for the non-invasive measure-ment of tissue optical properties. Appl Opt 28: 2331 – 2336.

[38] Prioreschi, P. A. 2003. A History of Medicine: Medieval Medicine. Horatius Press, Omaha.

[39] Rao, D., H. S. Patel, B. Jain, and P. K. Gupta. 2005. Time-gated optical imaging through turbid media using stimulated Raman scattering: Studies on image contrast. Pramana. Journal of Physics 64: 229 – 238.

[40] Sahu, K., Y. Verma, M. Sharma, K. D. Rao, and P. K. Gupta. 2010. Non-invasive assessment of healing of bacteria infected and uninfected wounds using optical coherence tomography. Skin Res Technol 16: 428 – 437.

[41] Star, W. M. 1997. Light dosimetry in vivo. Phys Med Biol 42: 763 – 787.

[42] Tuchin, V. V. (editor). 2011 Handbook of Photonics for Biomedical Sciences. CRC Press, Boca Raton, FL.

[43] Tuchin, V. V. 2007. Tissue Optics: Light Scattering Methods and Instruments for Medical Diagnosis. 2nd edition. SPIE Press, Bellingham, WA.

[44] Vo-Dinh, T. (editor). 2003. Biomedical Photonics Handbook. CRC Press, Boca Raton, FL.

[45] Wang, L., S. L. Jacques, and L. Zheng. 1995. MCML—Monte Carlo modeling of light transport in multi-layered tissues. Comput Methods Programs Biomed 47: 131 – 146.

[46] Wang, Z., K. Tangella, A. Balla, and G. Popescu. 2011. Tissue refrac-tive index as marker of disease. J Biomed Opt 16: 116017.

[47] Wax, A. and V. Backman(editors). 2010. Biomedical Applications of Light Scattering. McGraw-Hill, New York.

[48] Welch, A. J., and M. J. C. van Gemert. 1995. Optical-Thermal Response of Laser-Irradiated Tissue. Plenum Press, New York.

[49] Woodruff, L. D., J. M. Bounkeo, W. M. Brannon et al. 2004. The efficacy of laser therapy in wound repair: A Meta-analysis of the literature. Photomed Laser Surg 22: 241 – 247.

[50] Zysk, A. M., F. T. Nguyen, A. L. Oldenburg, D. L. Marks, and S. .A. Boppart. 2007. Optical coherence tomography: a review of clinical development from bench to bedside. J Biomed Opt 12: 051403.

4 光动力疗法的发展史和基本原理

4.1 光动力疗法的光化学和光物理基本原理

在叙述光动力疗法（PDT）的历史及主要的生物学发展之前，我们首先要说明 PDT 的化学和物理特性。如果读者想要更详细地了解光物理和光化学的研究，辅以量子力学的研究，可以在其他文献中获得相关信息（Hamblin 和 Mróz，2008）。

PDT 是在光敏剂（photosensitizer，PS）和氧存在的前提下，运用光照激发产生活性氧簇（reactive oxygen species，ROS），如图 4.1 所示。光敏剂未激发时，处在一种所有电子在低能轨道上成对旋转的基态单重态。当受到和光敏剂吸收峰波长一致的光照时，光敏剂的一个最高占有分子轨道（highest occupied molecular orbital，HOMO）的电子转移到最低占有分子轨道（lowest unoccupied molecular orbital，LUMO）。很多光敏剂具有芳香特性，因而 HOMO 和 LUMO 的能量差相当小，易于电子转移。通常使用的激发光在电磁光谱的可见光和近红外部分，由于组织的光学特性，红光是 PDT 的不二之选，因为它的穿透能力强而且能维持足够分子激活的能量。此外，红光不被胶原蛋白、黑色素、水、血红蛋白和蛋白质吸收，因此是理想的"光学治疗窗口"（Hamblin 和 Mróz，2008）。

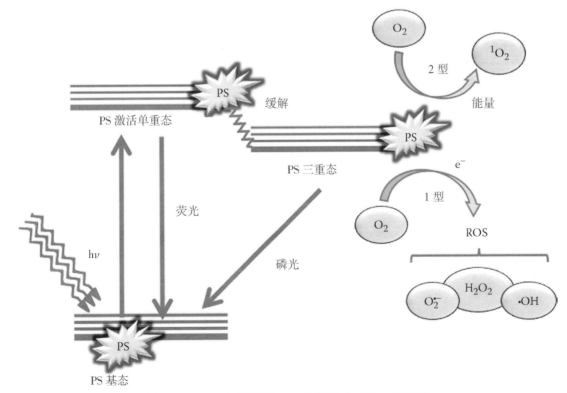

图 4.1　Jablonski 说明了 PDT 的机制（1 型和 2 型机制）

PS 吸收适当波长的光（通常在可见光范围内），从而被激发为单线态。单态激发的 PS 可以通过释放能量（荧光）衰减回基态或还原为寿命更长的三重态。PS 在三重态时，将会和氧气发生反应，并且此反应符合选择性规则。

　　一旦电子从 HOMO 激发至 LUMO，光敏剂会处于不稳定的短暂激活单重态，在这种状态下，可能会发生几个独特的过程（Foote，1991）。PDT 的应用中，关键的步骤是逆转激活电子的旋转，此过程称为光敏剂系间跨越三重态。光敏剂三重态比单重态的能量更低，但三重态的寿命更长，这是因为激活的电子和以前的成对电子自旋平行，不容易缓解成单重态（因为它将具有与其配对电子相同的量子数，因此违反了 Pauli 不相容原理）。因此，激发三重态电子首先获得正确的旋转轨道（这是一个缓慢的过程），然后释放到基态单重态（荧光）；或 PS 激发的三重态电子可直接与其环境中的分子相互作用。

　　由于选择规则明确了三重态之间的相互作用是可以旋转的，而三重态与单重态的相互作用却是不允许旋转的，因此激活的光敏剂只与三重电子旋转的分子相互作用。当环境中可利用的分子为数不多时，分子氧（O_2）的三重态在基态时具有明显的双自由基性质；因此，能量非常容易从三重态光敏剂转移至氧分子。

　　PDT 的光损伤能力可能归因于自由基和电子活化的氧物质。正如上文提到的，基态三重态的最外层是两个不成对但平行旋转的轨道。当光敏剂在寿命较长的三重态时，可能和氧分子发生截然不同的反应（Foote，1991；Tanielian 等，2000）。1 型反应是，光敏剂直接转移一个电子并产生超氧阴离子，超氧阴离子之后可以形成其他自由基，包括羟基和过氧化氢。2 型反应是，仅仅将用于激活 PS 三重态的能量传递给氧。这能翻转 O_2 最外层电子的自旋，并将其转移到含有另一个先前未配对的（自然的）相反自旋电子的轨道。这使得分子的一个轨道完全空闲（违反 Hund 定律），这种氧呈激活单态，也就是单态氧（$^1O_2$）。这种形态的氧不是自由基，因为所有电子都成对自旋。然而，由于电子结构不稳定，其活性很强，寿命很短。

　　活性氧的形成导致对生命重要的生物大分子被广泛氧化，包括脂质、蛋白、核酸（Ochsner，1997）。活性氧中活性最强的分子是羟基，它能摄取电子，使其成为比自由基类似物更稳定的氢氧根离子，并和质子形成水。O_2^- 摄取电子形成过氧离子（O_2^{2-}），再迅速质子化形成 H_2O_2。O_2^- 在生物系统中是惰性的，因为超氧化物歧化酶的抗氧化作用能将 $O_2^- \cdot$ 转化为过氧化氢和氧。过氧化氢被过氧化氢酶转化为水和氧分子。尽管如此，过氧化氢仍然可能和极低浓度的缺少一个电子的物质反应，如亚铁离子（Valko，Morris 和 Cronin，2005），导致 H_2O_2 的氧氧键的断裂，并通过三价铁产生羟基和 $\cdot OH$。然而 $\cdot OH$ 不会被酶分解，但能被抗氧化肽（如谷胱甘肽）或抗氧化维生素（如维生素 C）分解（Buettner，1993）。

　　1 型反应也可以间接引起活性氮的形成，因为 O_2^- 与氧化氮（$NO \cdot$）反应得到过氧亚硝基阴离子（$ONOO^-$）。$ONOO^-$ 活性很高，寿命很短，很快会发生均裂裂变，形成 $\cdot OH$ 和二氧化氮（$\cdot NO_2$），$ONOO^-$ 也可能和二氧化碳反应形成碳酸根阴离子自由基（$CO_3^- \cdot$）和 $\cdot NO_2$。由此产生的所有自由基都具有破坏性，自由基不断运动直到形成自由基-自由基配对。

　　尽管 $^1O_2$ 不是自由基，仍然可以通过不同途径和大分子反应。$^1O_2$ 可作为 Diels-Alder 环二加成反应的亲二烯体，与芳香剂和共轭系统的二烯烃反应，导致许多脂质、蛋白的降解。二硫键和其他富电子物质也可能被 $^1O_2$ 攻击（Clennan 和 Pace，2005）。与自由基不同，它不能被酶降解，但能被抗氧化剂（如类胡萝卜素）灭活。

4.2　光化学疗法和光动力疗法的前身

　　人们可能会说 PDT 是上世纪由 Oskar Raab 和他的导师 Herman von Tappeiner 教授所发现的。然而，准确来说并非如此。使用光和光敏感染料（光敏剂）作为医学物理治疗可以追溯至遥远的过去。也就是说，过去 100 年只是对 PDT 和光动力反应的再发现、创造和机制阐明。光医学史从古代到 20 世纪欧洲的这段空窗期，可能是因为日光是古代光化学治疗的唯一光源。随着基督教传入欧洲，日光浴治疗被认为是异教式的太阳崇拜，这阻碍了所有光动力治疗的发展和进步（Daniell 和 Hill，1991）。

光化学治疗的历史始于使用香豆素类的骨脂素染料和补骨脂素 [图 4.2(a)] 联合紫外光 A (PUVA) 治疗，第一篇有关光动力治疗的文献是古印度的经文《阿闼婆吠陀》(*Artharva Veda*)(Fitzpatrick 和 Pathak，1959)。公元前 1400 年或更早，《阿闼婆吠陀》描述了将一种黑色的植物用于麻风病人和白癜风病人的色素再生。然而确切的植物是什么呢？许多学者推测这种光活性物质是补骨脂素（从补骨脂的种子中获得），它在古印度医学中的应用十分常见。大阿米芹沿着尼罗河南岸生长，是天然的补骨脂素来源。12 世纪，埃及人发现了它的光敏活性，把它加入药膏用来治疗白癜风 (Fitzpatrick 和 Pathak，1959)。

（a）补骨脂素　　　　　（b）吖啶橙　　　　　　　（c）伊红

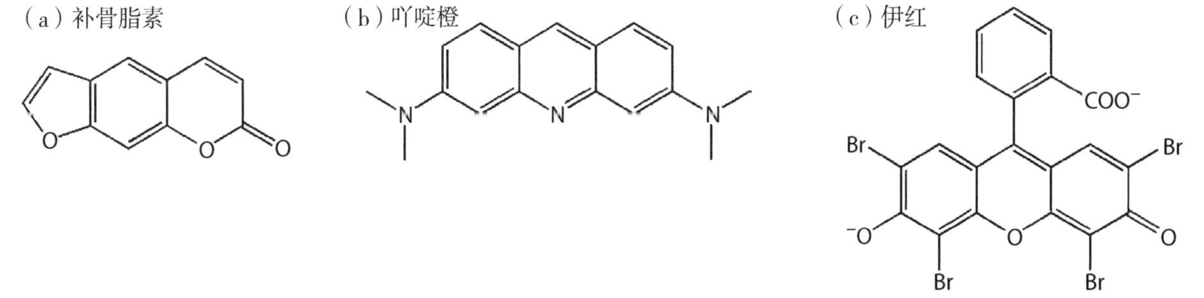

图 4.2　PDT 定义之前和 PDT 定义初（20 世纪初）的 PS

古人不知道的是，光和补骨脂素的联合使用不仅能诱发细胞核基质的光环化作用，也能产生 $^1O_2$，类似于现在的 PDT (Jones，Young 和 Truscott，1993)。又过了 1800 年，人们才发现光化学治疗尤其是 PDT 的潜力。20 世纪 PDT 的发现得益于 19 世纪纺织工业促进了一系列对于染料的研究。因此，PDT 的发现并非源于天然植物抗毒素色素，而是人工合成的煤炭焦油衍生染料。

4.3　光动力疗法：一个偶然的发现

德国医学生 Oskar Raab 的导师是 Herman von Tappeiner 教授，他在德国慕尼黑一个药学研究所工作。1900 年，他首次在细胞外观察到了光动力效应 (Raab，1900)，在那时，von Tappeiner 对吖啶橙 [图 4.2(b)] 的抗疟作用感兴趣，并建立以草履虫为原生生物、疟原虫为寄生生物的系统模型。1900 年以前，Raab 意识到他的数据不完善，最低连续稀释浓度的吖啶橙在 60～100 分钟后杀死了草履虫，早前的试验证明同样的浓度能使草履虫存活 800～1000 分钟。这种生存期 10 倍的减少最开始让 Raab 和 von Tappeiner 感到迷惑，于是他们彻底严格地分析了两个试验草案。两个试验的唯一区别是一个是在暴风雨天气下进行，有充足的闪电充当环境的光照条件，这引发了他们的好奇心，后来他们证明光和吖啶橙的结合比单独光或吖啶橙对草履虫的杀灭作用更强，Raab 假定光和吖啶橙的结合应用导致一些能量的转移，但没有理解氧对草履虫光动力杀伤机制的重要性；不过，Raab 和 Tappeiner 清楚这个发现的重要性，他们两个意识到了这种激发染料在皮肤科的潜在应用 (von Tappeiner，1900)。

在 1903 年 2 月，von Tappeiner 开始和 Albert Jesionek 合作，Albert Jesionek 是慕尼黑大学皮肤科的一名助理教授，他们两个研究用伊红 [图 4.2(c)] 和光治疗皮肤癌、寻常狼疮及湿疣；在 1903 年 11 月，他们就此主题发表了第一篇文章 (von Tappeiner 和 Jesionek，1903)；在 1904 年，von Tappeiner 发现了苯胺基染料和光应用在原生生物（草履虫）所产生的一种氧耗反应并提出了 photodynamische 这一概念，称之为"光动力效应"(von Tappeiner 和 Joblauer，1904)。值得注意的是，在 PDT 发现的 4 年后，在没有前述的光物理和光化学解释的前提下，人们就已经意识到了 PDT 三要素——光、光敏剂和氧的重要性。

在约 1905 年，Tappeiner 和 Jesionek 继续开展 PDT 治疗皮肤癌的临床研究，在 3 个病人的肿瘤上湿敷和/或注射 5% 曙红溶液，并在日光或人工拱灯光照射下治疗几周，获得了一些初期的疗效 (Jesionek 和 von Tappeiner，1905)；后来他们两人将研究扩展到了 6 个皮肤癌病人，改变曙红溶液的浓度并将其和荧光素或二磺酸钠结合（Jesionek 和 von Tappeiner，1905），一个病人的肿瘤与 Grubler's Magdalene red 一起培养，在所有的实验中，均观察到了不错的效果。虽然他们做的这些研究是首次将 PDT 用于皮肤疾病的治疗，但这并不是染料光敏剂在临床上的第一次应用。早在 5 年前的 1900 年，法国神经病学家 Jean Prime 便尝试通过口服曙红来治疗癫痫，并观察到治疗后的癫痫病人在光照下皮肤起水疱、肿胀和指甲脱落（Prime，1900）。Prime 不知道的是，他观察到的或许是 PDT 最大的缺点：光过敏。然而，这种现象在 1892 年并不能算是一个新发现，Charles Darwin 和 Karl Dammann 报道了喂养芥麦的动物长疹子（Letner，1990），后来发现是荞麦中荞麦碱的光敏活性所引起的（Hinneburg 和 Neubert，2005）。

4.4 卟啉类推动光动力疗法的实验研究

煤焦油衍生染料开启了 PDT 的研究，卟啉类生物染料主要推动后续 PDT 研究的发展。卟啉存在于所有生命体中，是紫红色的、功能多样的芳香环四吡咯类物质 [图 4.3（a）]。澳大利亚的 W. Haussmann 毫无疑问是基于卟啉的 PDT 研究的鼻祖。血卟啉 [图 4.3(b)] 来源于血红蛋白的酸水解，由德国化学家 Johann Joseph von Scherer 在用硫酸处理血凝块（消除了血红蛋白中亚铁蛋白中的铁）的时候发现（von Scherer，1841）。Johan Joseph von Scherer 注意到无铁化合物仍然保持了红光特性（血红素的重新螯合）。1908 年，Haussmann 成功利用血卟啉杀死了草履虫和红细胞，接着在 1911 年，他观察到注射了血卟啉的小鼠皮肤产生光过敏反应（Haussmann，1908，1911）。

（a）卟啉大环化合物　　（b）血卟啉　　　　　　　　　（c）尿卟啉

图 4.3　基于卟啉的 PS

两年后的 1913 年，德国内科医生 Friedrich Meyer-Betz 想弄清楚在哺乳动物尤其是人的静脉内注射血卟啉的生理效应，他给自己注射了 200 mg 血卟啉（Meyer-Betz，1913）。他将手和脸暴露在阳光下几分钟后，手和脸就出现了肿胀和剧烈疼痛（图 4.4）。这种急性光敏作用持续了 2 个月，凸显了靶向卟啉治疗在生物医学应用上的潜能。虽然在第一次世界大战中德国大部分的化学研究转移到了化学武器上，但诺贝尔奖得主吡咯化学家 Hans Fischer 继续进行着卟啉的研究。1925 年，他发现尿卟啉 [图 4.3（c）] 和血卟啉的毒性相当。

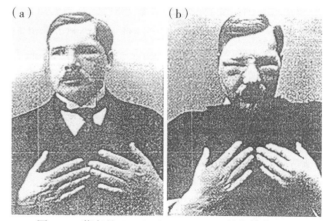

图 4.4　著名的 Friedrich Meyer-Betz 的光敏作用
图为注射 200 mg 血卟啉之前和之后的对比。

1924 年，法国科学家 Policard 观察到，给小鼠注射卟啉再行紫外光照射后，小鼠肉瘤中发射出红光（Policard，1924），这是首次发现卟啉在恶性细胞中的选择集聚性。1942 年，柏林的 Auler 和 Banzer 证实了 Policard 的研究发现（Auler 和 Banzer，1942）。第二次世界大战期间，Auler 和 Banzer 研究血卟啉和腺瘤组织的相互作用时，发现恶性细胞对血卟啉的摄取和滞留能力更强。生长活跃的组织对光动力损伤更敏感，是 PDT 的一个重要特征，这在 PDT 严格应用于临床前 30 年已经认识到了。不幸的是，世界大战阻碍并干扰了光动力的相关研究。多花了 20 多年才使 PDT "再发现" 和 PDT 研究稳定地发展。

4.5　卟啉和光动力疗法战后重返：血卟啉及其衍生物的临床推进

不讨论血卟啉及其衍生物就没法谈论 PDT 的完整发展历史。第二次世界大战后的几年，大量科学家们再次从事卟啉化学工作。1951 年，Manganiello 和 Figge 研究在头颈恶性疾病病人身上注射血卟啉的效应（Manganiello 和 Figge，1951），奇怪的是没有观察到肿瘤荧光性，后来他们归咎于血卟啉的浓度太低。这个研究强调了 PDT 剂量学的问题，即想要获得理想的治疗效果，需要确定理想的光敏剂浓度和光照量。1955 年，美国神经外科医生 David Samuel asmussen-Taxdal 注意到肿瘤在注射血卟啉前的荧光性，确认了光敏剂在腺瘤细胞中的选择聚集性（Rasmussen-Taxdal，Ward 和 Figge，1955）。在同一年，Samuel Schwartz 和同事在明尼苏达大学发表了分析血卟啉制剂的文章，发现常规应用的血卟啉溶液不是绝对纯净的，而是不纯的混合物（Schwartz，Absolon 和 Vermund，1955）。奇怪的是，纯化的血卟啉比非纯化的血卟啉作用差。在进一步提纯血卟啉混合物中的活性物质时，Schwartz 分离出了许多物质，同时发现经醋酸硫酸混合物处理后的样本对肿瘤的定位性最好。经过硫酸和醋酸处理后的血卟啉实际上是血卟啉异构体的混合物——乙烯基血卟啉、次卟啉异构体和原卟啉——也就是后来的血卟啉衍生物（hematoporphyrin derivative，HpD）。20 世纪 60 年代，Lipson 和同事在 Mayo 诊所进行了 HpD 肿瘤定位研究并开展了 HpD 的临床研究（Lipson 和 Baldes，1960；Lipson，Baldes 和 Gray，1967；Lipson，Baldes 和 Olsen，1961a，b，1964；Lipson 等，1964）。特别是在 1966 年，Lipson 利用 HpD 来消除复发性乳腺癌，大量证据显示 HpD 介导的 PDT 会导致肿瘤组织死亡。值得注意的是，现在称为光敏素的 HpD 因为是混合物而很少用于静脉注射治疗。

1972 年，旧金山加利福尼亚大学的 Ivan Diamond，在 *Lancet* 上发表了一篇文章，首次证实在细胞内应用 HpD 和光照可以破坏胶质瘤细胞（Diamond 等，1972）。通过对胶质瘤的置入面行 HpD 和光照处理，可抑制其生长长达 20 天，而且光敏作用大大减少了肿瘤的体积。几乎在 Diamond 开展研究的同一时期，PDT 的先驱人物 Thomas J. Dougherty Ⅲ 也在纽约罗斯威尔公园水牛肿瘤研究中心开展 PDT 的开创性研究（Dougherty 等，1975）。1978 年，Dougherty 报告了使用血卟啉和红光用于 10 个病人身上的 113 个肿瘤病变的临床研究。研究的肿瘤包括转移性黑色素瘤、复发性结肠癌、转移性乳腺癌、蕈样肉芽肿、转移性软骨肉瘤、转移性前列腺癌、皮肤转移性鳞状细胞癌、转移性子宫内膜癌、转移性血管肉瘤。在静脉注射 2.5~5.0 mg/kg HpD 后，病人暴露在红光下 24~169 小时，由 HpD 介导的 PDT 治疗中，此疗法对 113 个肿瘤中的 111 个完全有效或者部分有效，这个实验首次说明了其他物理疗法失败后，PDT 可作为抗肿瘤的替代治疗方案。Dougherty 开展了一系列的临床实验，最终引起了医学界对 PDT 的浓厚兴趣。Ohi 和 Tsuchiya（1983）在 11 个病人身上研究 PDT 用于表浅膀胱癌的治疗，Hayata 等人报道了 PDT 治疗用于食管浅表性病变和早期胃癌。

20 世纪 80 年代，外源性光敏剂的成功应用，即通过局部应用或静脉注射，激励了学者探究内源性光敏剂的应用。这个想法受到了卟啉病的激发，卟啉病是由于亚铁血红素生物合成失调导致的一系列遗传病和急性病（Layer 等，2010）。亚铁血红素合成的基本物质是卟啉和它的衍生物——5-氨基乙酰丙酸（5-aminolevulinic acid，5-ALA）。5-ALA 和亚铁血红素的生物合成是一个精细过程，通过中心包含一个铁原子可以防止宿主发生光敏化（Teng 等，2011）；然而，5-ALA 合酶和胆素原的活性增加会促进宿主光敏化（Sassa 和 Kappas，2000）。之后，在 1987 年，Malik 和 Lugaci 证明外源性 5-ALA 和红光的应用所致的红白血病细胞破坏增加，是由于合成了内源性卟啉和原卟啉 IX（protoporphyrin IX，PpIX）（Malik 和 Lugaci，1987）。因为血红素是在线粒体周围进行生物合成的，所以这代表了 PDT 的靶向方法。然而，这个方法真正的杰出之处在于绕开了生物反馈环，从而避免了自动光敏作用。Malik 的工作激发了许多对 5-ALA 的探究和临床试验，并最终被认可为一种可行的靶向医学技术。

由于 20 世纪 80 年代对 HpD 和 5-ALA 的成功应用，一些医疗机构同意在临床环境下使用光敏剂。1993 年，加拿大同意 HpD（商品名 Photofrin）应用于胆囊癌的治疗。1998 年，美国食品药品监督管理局（the US Food and Drug Administration，FDA）同意 Photofrin 用于完全或部分梗阻食管癌的治疗。1998 年，FDA 认准 Photofrin 用于完全非小细胞型支气管肺癌或完全或部分梗阻的非小细胞型支气管肺癌。1999 年，FDA 同意 Levulan Kerastick（一种 5-ALA 的外用药膏）用于癌前期和癌性的皮肤结节。

除了认可 PDT 用于治疗肿瘤之外，FDA 还批准了一些光敏剂，包括维替泊芬〔用于眼科疾病的治疗，如年龄相关的黄斑变性（age-related macular degeneration，AMD）〕和 Visudyne（用于 AMD 的治疗，并被 50 多个国家用于高增生性疾病的治疗）。2001 年，Foscan 被欧洲医疗机构（the European Medical Agency，EMEA）批准用于头颈肿瘤的治疗。2003 年，Photofrin 批准用于高分化结节如 Barrett's 食管的治疗（Hamblin 和 Mróz，2008）。

1900—1990 年，少数文献报道了 PDT 的微生物潜能（Macmillan，Maxwell 和 Chichester，1966），20 世纪 70 年代，为数不多的文献阐述了关于 PDT 的抗病毒潜能（Horvath，1977；Morison，1975），但正是由于 PDT 成功用于肿瘤治疗，才使抗菌光动力疗法在 20 世纪 90 年代及 21 世纪初真正腾飞。20 世纪后半叶，耐药微生物的出现使得针对新型抗菌剂的研究再次兴起。20 世纪 90 年代，人们认识到革兰氏阴性菌和革兰氏阳性菌对 PDT 的敏感性存在差异，但是通过增强革兰氏阴性菌外膜的通透性或者使用阳离子光敏剂，这种差异可以被清除（Hamblin 和 Giulio，2011）。从那以后，抗菌光动力疗法得到了蓬勃发展，也得到了许多化学家、微生物学家和临床医生的关注。在本书的第 34 章中有针对抗菌光动力疗法更为全面的评估。

4.6　二代光敏剂

尽管管理部门认可光敏剂能消除肿瘤组织，但它们并不是没有副作用，即光敏作用。在提高 PDT 靶向性的同时，许多新的光敏剂也出现了。4 酞菁化硅〔silicon（v）phthalocyanine 4，PC4〕就是这些前景光明的二代 PS 中的一种。PC4 由 Olenick 和她的同事在凯斯西储大学发现，并被广泛应用于视网膜母细胞癌和表面肿瘤的治疗（Ahmad 等，2000；Ahmad，Gupta 和 Mukhtar，1999）。此外，Lee，Baron 和 Foster（2008）实施了 PC4 用于消除皮肤 T 淋巴细胞的临床试验。

二代光敏剂比一代光敏剂有更长的吸收波长，这些二代光敏剂包括苯卟啉、氯、卟啉烯和金属衍生物。其中一部分已批准用于临床，包括苯卟啉 Visudyne 和氯替莫泊芬（Josefsen 和 Boyle，2008）。创造的光敏剂需在电磁光谱的红区有较好的吸收峰，而第三代光敏剂则有更高的定位选择性。PDT 的未来，在于设计出拥有更高选择性和更深红区吸收峰的 PS。

4.7　小结与展望

自 1990 年面世以来，PDT 得到了蓬勃发展。图 4.5 详细说明了从 1990 年以来 PDT 相关文献发表的增长。从数据上可以看出，PDT 已经和纳米技术（如量子点、富勒烯）及抗体技术相交融，并且被积极地探索运用于各个学科中，如眼科学、肿瘤学、神经病学、皮肤病学、消化科。在过去，PDT 没有获得医药公司的关注，因为光敏剂成本虽低但光照设备成本很高。然而，新型 PDT 应用不仅仅有望激起药物公司在设计、生产和销售光敏剂的兴趣，而且能鼓舞临床医生使用 PDT 治疗更多的疾病，因此会增加对这种技术的需求。

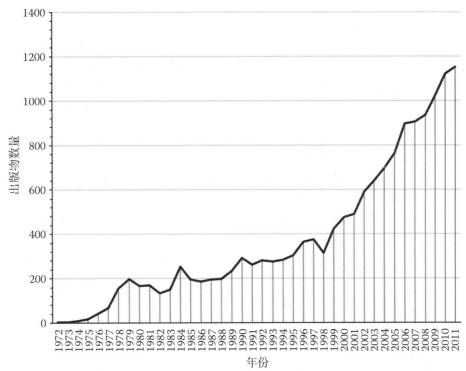

图 4.5 从 1972 年开始每年出版的 PDT 相关文献，且其呈指数增长

图中数值从 PubMed 搜索中获取，故不包括未被 NCBI PubMed 数据库收录的论文和通信。

新型光敏剂设计及可见光放射量测定限制了 PDT 在临床上广泛应用，对文献的简要调查表明，这可能与现在还没有制定出 PDT 有效治疗的适宜光剂量以及与之相对应的光敏剂剂量等标准有关。此外，当前的光照设备都是很昂贵的，而随着发光二极管的发展，光照设备的费用问题也许可以解决。

尽管还存在一些挑战，但我们对未来充满希望，PDT 将会得到更进一步的发展。靶细胞的选择性将会大大增加，光敏作用的副作用将会降低，更多生命也会因此而获救。万千学者积极从事 PDT 研究，以期得到国际医学学会对 PDT 巨大潜能的认可。我们坚信 PDT 将会成为临床上对抗疾病的一线疗法，终有一天，PDT 将会像化学治疗（简称化疗）或放射治疗（简称放疗）一样成为一个常用术语。

作者：

Tyler G. St. Denis

Columbia University，Massachusetts General Hospital

Michael R. Hamblin

Massachusetts General Hospital

致谢：

由 Tyler G. St. Denis 进行的研究得到了哥伦比亚大学 I. I. Rabi 科学奖学金的支持。在 Michael R. Hamblin 实验室进行的研究得到 NIH（RO1 AI050875 to MRH）和美国空军 MFEL 计划（FA9550-04-1-0079）的支持。

参考文献

［1］Ahmad, N., S. Gupta, D. K. Feyes, and H. Mukhtar. 2000. Involvement of Fas (APO-1/CD-95) during photody-namic-therapy-mediated apoptosis in human epidermoid carcinoma A431 cells. J Invest Dermatol 115: 1041－1046.

［2］Ahmad, N., S. Gupta, and H. Mukhtar. 1999. Involvement of retinoblastoma (Rb) and E2F transcription factors during pho-todynamic therapy of human epidermoid carcinoma cells A431. Oncogene 18: 1891－1896.

［3］Auler, H., and G. Banzer. 1942. Untersuchungen über die Rolle der Porphyrine bei geschwulstkranken Menschen und Tieren. Z Krebsforsch 53: 65－68.

［4］Buettner, G. R. 1993. The pecking order of free radicals and antioxidants: lipid peroxidation, alpha-tocopherol, and a-scorbate. Arch Biochem Biophys 300: 535－543.

［5］Clennan, E. L., and A. Pace. 2005. Advances in singlet oxygen chemistry. Tetrahedron 61: 6665－6691.

［6］Daniell, M. D., and J. S. Hill. 1991. A history of photodynamic therapy. Aust N Z J Surg 61: 340－348.

［7］Diamond, I., S. G. Granelli, A. F. McDonagh et al. 1972. Photo-dynamic therapy of malignant tumours. Lancet 2: 1175－1177.

［8］Dougherty, T. J., G. B. Grindey, R. Fiel, K. R. Weishaupt, and D. .G. Boyle. 1975. Photoradiation therapy. Ⅱ. Cure of animal tumors with hematoporphyrin and light. J Natl Cancer Inst 55: 115－121.

［9］Dougherty, T. J., J. E. Kaufman, A. Goldfarb et al. 1978. Photoradiation therapy for the treatment of malignant tumors. Cancer Res 38: 2628－2635.

［10］Fischer, H., H. Hilmer, F. Linder, and B. Putzer. 1925. Chemische Befunde bei einem Fall von Porphyrie (Pet-ry). Z Physiol Chem 150: 44.

［11］Fitzpatrick, T. B., and M. A. Pathak. 1959. Historical aspects of methoxsalen and other furocoumarins. J Invest Dermatol 32: 229－231.

［12］Foote, C. S. 1991. Definition of type Ⅰ and type Ⅱ photosensitized oxidation. Photochem Photobiol 54: 659.

［13］Hamblin, M. R., and J. Giulio. 2011. Photodynamic Inactivation of Microbial Pathogens: Medical and Environmen-tal Applications. Royal Society of Chemistry, Cambridge, UK.

［14］Hamblin, M. R., and P. Mróz. 2008. Advances in Photodynamic Therapy: Basic, Translational, and Clinical. Ar-tech House, Norwood, MA.

［15］Hausman, W. 1908. Die sensibilisierende Wirkung tiersher Farbstoffe und ihre physiologische Bedeutung. Wien Klin Wochnschr 21: 1527－1529.

［16］Hausman, W. 1911. Die sensibilisierende Wirkung des Hamatoporphyrins. Biochem Z 30: 276－316.

［17］Hinneburg, I., and R. H. Neubert. 2005. Influence of extraction parameters on the phytochemical characteristics of extracts from buckwheat (Fagopyrum esculentum) herb. J Agric Food Chem 53: 3－7.

［18］Horvath, P. 1977. [Recurrent herpes simplex. The situation in the United States]. Z Hautkr 52: 529－532.

［19］Jesionek, A., and H. von Tappeiner. 1905. Zur Behandlung der Hautcarcinome mit fluorescierenden Stoffen. Arch Klin Med 82: 223.

［20］Jones, S. G., A. R. Young, and T. G. Truscott. 1993. Singlet oxygen yields of furocoumarins and related mole-cules—The effect of excitation wavelength. J Photochem Photobiol B 21: 223－227.

［21］Josefsen, L. B., and R. W. Boyle. 2008. Photodynamic therapy: novel third-generation photosensitizers one step closer? Br J Pharmacol 154: 1－3.

［22］Layer, G., J. Reichelt, D. Jahn, and D. W. Heinz. 2010. Structure and function of enzymes in heme biosynthesis. Protein Sci 19: 1137－1161.

［23］Lee, T. K., E. D. Baron, and T. H. Foster. 2008. Monitoring Pc 4 photodynamic therapy in clinical trials of cuta-neous T-cell lymphoma using noninvasive spectroscopy. J Biomed Opt 13: 030507.

［24］Letner, A. 1990. Zur Geschichte der Lichttherapie: Von der Heliotherapie der Antike zur modernen ultravioletten Phototherapie. Thesis, Düsseldorf University, Düsseldorf.

［25］Lipson, R. L., and E. J. Baldes. 1960. The photodynamic properties of a particular hematoporphyrin derivative.

Arch Dermatol 82: 508 – 516.

[26] Lipson, R. L., E. J. Baldes, and M. J. Gray. 1967. Hematoporphyrin derivative for detection and management of cancer. Cancer 20: 2255 – 2257.

[27] Lipson, R. L., E. J. Baldes, and A. M. Olsen. 1961a. Hematopor-phyrin derivative: a new aid for endoscopic detection of malignant disease. J Thorac Cardiovasc Surg 42: 623 – 629.

[28] Lipson, R. L., E. J. Baldes, and A. M. Olsen. 1961b. The use of a derivative of hematoporphyrin in tumor detection. J Natl Cancer Inst 26: 1 – 11.

[29] Lipson, R. L., E. J. Baldes, and A. M. Olsen. 1964a. Further evaluation of the use of hematoporphyrin derivative as a new aid for the endoscopic detection of malignant disease. Dis Chest 46: 676 – 679.

[30] Lipson, R. L., J. H. Pratt, E. J. Baldes, and M. B. Dockerty. 1964b. Hematoporphyrine derivative for detection of cervical cancer. Obstet Gynecol 24: 78 – 84.

[31] Macmillan, J. D., W. A. Maxwell, and C. O. Chichester. 1966. Lethal photosensitization of microorganisms with light from a continuous-wave gas laser. Photochem Photobiol 5: 555 – 565.

[32] Malik, Z., and H. Lugaci. 1987. Destruction of erythroleukaemic cells by photoactivation of endogenous porphyrins. Br J Cancer 56: 589 – 595.

[33] Manganiello, L. O., and F. H. Figge. 1951. Cancer detection and therapy Ⅱ. Methods of preparation and biological effects of metalloporphyrins. Bull. School. Med. Univ. Maryland 36: 3 – 7.

[34] Meyer-Betz, F. 1913. Untersuchungen über die biologische (photodynamische) Wirkung des Hamatoporphyrins und anderer Derivative des Blut-und Galenfarbstoffs. Dtch Arch Klin Med 112: 476 – 503.

[35] Morison, W. L. 1975. Anti-viral treatment of warts. Br J Dermatol 92: 97 – 99.

[36] Ochsner, M. 1997. Photophysical and photobiological processes in the photodynamic therapy of tumours. J Photochem Photobiol B 39: 1 – 18.

[37] Ohi, T., and T. Tsuchiya. 1983. Superficial bladder tumors. In Laser Photoradiation for Tumor Detection and Treatment. Y. Hayata, and T. J. Dougherty, editors. Igaku-Shoin, Tokyo. 79.

[38] Policard, A. 1924. Etude sur les aspects offerts par des tumeurs experimentales examinés a la lumière de Wood. C R Soc Biol 91: 1423 – 1428.

[39] Prime, J. 1900. Les accidentes toxiques par l'eosinate de sodium. Jouve & Boyer, Paris.

[40] Raab, O. 1900. über die Wirkung . uoreszierender Stoffe auf Infusori. Z Biol 39: 524 – 536.

[41] Rasmussen-Taxdal, D. S., G. E. Ward, and F. H. Figge. 1955. Fluorescence of human lymphatic and cancer tissues following high doses of intravenous hematoporphyrin. Surg Forum 5: 619 – 624.

[42] Sassa, S., and A. Kappas. 2000. Molecular aspects of the inherited porphyrias. J Intern Med 247: 169 – 178.

[43] Schwartz, S. K., K. Absolon, and H. Vermund. 1955. Some relationships of porphyrins, x-rays and tumours. Univ Min Med Bull 27: 7 – 8.

[44] Tanielian, C., R. Mechin, R. Seghrouchni, and C. Schweitzer. 2000. Mechanistic and kinetic aspects of photosensitization in the presence of oxygen. Photochem Photobiol 71: 12 – 19.

[45] Teng, L., M. Nakada, S. G. Zhao et al. 2011. Silencing of ferrochelatase enhances 5-aminolevulinic acid-based fluorescence and photodynamic therapy efficacy. Br J Cancer 104: 798 – 807.

[46] Valko, M., H. Morris, and M. T. Cronin. 2005. Metals, toxicity and oxidative stress. Curr Med Chem 12: 1161 – 1208.

[47] von Scherer, J. J. 1841. Chemisch-physiologische Untersuchungen. Liebs Ann Chem Pharm 40: 1 – 64.

[48] von Tappeiner, H. 1900. über die Wirkung fluorescierenden Stoffe auf Infusiorien nach Versuchen von O. Raab. Munch Med Wochenschr 47: 5.

[49] von Tappeiner, H., and A. Jesionek. 1903. Therapeutische Versuche mit fluorescierenden Stoffen. Munch Med Wochenschr 47: 2042 – 2044.

[50] von Tappeiner, H., and A. Joblauer. 1904. über die Wirkung der photodynamischen (fluorescierenden) Stoffe auf Protozoan und Enzyme. Dtsch Arch Klin Med 80: 427 – 487.

5　低能量激光治疗的发展史和基本原理

5.1　引言与发展历史

使用激光或其他光源减少疼痛和炎症，增强组织修复和再生，治疗更深层的组织和神经或者防止组织损伤（在其他医学领域应用），被称为低能量激光（或光）疗法［low-level laser（light）therapy，LLLT］，光疗或光生物调节。在过去的许多世纪，光疗法是最古老的治疗方法之一，用于治疗各种疾病（Daniell，1991）。在古埃及、印度和中国文明中，人们运用阳光或日光浴疗法治疗如牛皮癣、佝偻病、白癜风、皮肤癌等疾病。之后，丹麦医生、科学家 Diels Ryberg Finsen "再发明" 了现代光疗，为表彰他在疾病治疗方法上的贡献，尤其是狼疮治疗，1903 年他被授予了诺贝尔生理学和医学奖。Finsen 发明了 "化学射线" 灯，他运用此方法治疗了许多皮肤结核病人。他还发现，红光照射可防止天花脓疮的形成和排出，因此可用于治疗天花。人工辐射源的使用是现代光疗的开端（Honigsmann，2013；Roelandts，2005）。

许多年后，在使用电磁频谱的可见光部分和近红外（near-infrared，NIR）波长时，才再次发现光的治疗作用。20 世纪 60 年代末，Endre Mester 和他的同事们注意到使用低能红宝石激光器（1 J/cm²）能促进伤口愈合（Mester，Mester 和 Mester，1985），由此 LLLT 开始应用于治疗。1967 年，第一个工作激光器被发明几年后，匈牙利布达佩斯森美威斯大学的 E. Mester 想了解激光辐射是否会引起老鼠癌变（Mester，Szende 和 Gartner，1968）。他剃光老鼠背侧的毛发，将老鼠分成两组，给其中一组照射低能量激光（694 nm）。令他吃惊的是，被激光照射的老鼠不仅没有患癌症，而且照射组重新长出毛发的速度比未照射组更快。首次证明了光生物激发效应，这使得人们对了解光生物激发和进一步发展低能激光技术及其应用的兴趣大增。这次偶然的发现促使他研究红光促进伤口愈合的疗效。Mester 也证明 He-Ne 激光可以加速小鼠伤口愈合（Mester 等，1971）。他立即将他的研究结果应用于病人，使用激光治疗皮肤溃疡病人（Mester 等，1972，1976）。自那以后，大量报道证实了低能量激光在体内外都有积极的治疗作用，许多临床实例研究也相继被报道。最近，利用相关光源（激光）或非相关光源组成的过滤灯或发光二极管（light-emitting diodes，LEDs）的治疗已经开始在全世界普及开来（Barolet，2008）。

LED 光生物调节作用的研究方向由美国国家航空航天局（the National Aeronautics 和 Space Administration，NASA）主导。NASA 的研究结果显示，一个特定波长的光可加快植物的生长。由于宇航员在太空失重，以及海豹突击队在潜艇内大气压力高的条件下伤口难以完全愈合，NASA 研究将 LED 光照疗法用于伤口愈合，并获得了积极的效果（Barolet，2008；Sobanko 和 Alster，2008）。

目前，LLLT 通常作为物理治疗的一部分，并用于病情严重甚至危及生命等情况的研究（图 5.1）。LLLT 是指将细胞或组织暴露在低能量的红光和近红外光下。"低能量" 是其能量或功率密度相对低于其他形式的激光医学应用方法而言的，如用于消融、切割、热凝固组织的激光。LLLT 也被称为 "冷激光" 或 "软激光" 疗法，因其功率密度还无法加热组织。尽管太阳能和紫外线的使用已经流行了几十年，但长时间暴露会破坏组织。其他人造光源（包括卤素灯）因其光谱中含有广泛的波长，会对辐照组织造成热损伤。目前正在探索使用激光和 LED 作为非热和窄波长光谱光源、非烧蚀激光疗法以及 LLLT 光源光医学技术发展新光源。

尽管 LLLT 现在已用于治疗各种各样的疾病，但其治疗上仍有争议：第一，向细胞投射光子和辐

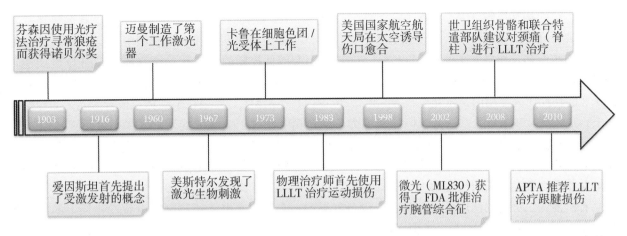

图 5.1　光疗和 LLLT 的历史时间表。美国物理疗法协会（APTA，American Physical Therapy Association）；食品药品监督管理局（FDA，Food and Drug Administration）；LED，发光二极管；NASA，美国国家航空航天局；英国（UK，United Kingdom）；美国（US，United States）；世卫组织（WHO，World Health Organization）。

射区组织的生物效应之间的基本分子和细胞机制尚不清楚。第二，有大量的剂量学参数，主要以两种方式分类，即辐射或"药物"（波长、辐照强度或功率密度、脉冲结构、相干性以及偏振），和能量密度或"剂量"（能量、能量密度、辐照时间以及重复治疗脉冲数等）。选择没有经过优化的参数会导致治疗有效性的降低，甚至负性的治疗效果（Chung 等，2012）。因此许多已发表的 LLLT 研究都提到了其负面效果，这些负面效果就是选择了不恰当的光源和剂量所引起的（Posten 等，2005）。对于任何特定的治疗应用都会有一个最优光剂量，高于或低于此剂量就可能没有疗效。事实上，多个研究已经证实，LLLT 存在双相性剂量反应（Chung 等，2012）。

　　如果没有足够的光辐照度或辐照时间太短，治疗就会没有效果，这是个不争的事实。如果辐射强度太高或辐射时间过长，则反应可能会被抑制。辐射强度和辐射时间的最佳组合肯定介于两者之间。这种剂量反应通常被比作双相反应，也就是 Arndt-Schulz 法则（Sommer 等，2001）。1887 年，Hugo Schulz 发表了一篇论文指出，多种毒物在剂量低时会刺激酵母菌的代谢。他后来与 Rudolph Arndt 一起创立了这一理论：认为弱刺激可以轻微增强活性，随刺激增强，活性也增强；但达到峰值后，更强的刺激则会抑制活性。在光治疗领域，低能量的光比高强度的光在刺激和修复组织上有更好的效果。所谓的"Arndt-Schulz 曲线"常被用来描述这种双相的剂量反应（Huang 等，2009）。证据表明，能量密度和功率密度都是影响 LLLT 效果的关键生物参数，而且它们可能都有阈值（即二者参数处于阈值之间则激光治疗是有效的；处于阈值之外，要么太弱无法产生效应，要么太强而产生抑制组织的效果）（Sommer 等，2001）。

5.2　激光与组织相互作用的生物化学和生物物理学机制

5.2.1　光和激光

　　光是电磁辐射（electromagnetic radiation，ER）光谱的一部分，电磁辐射光谱的范围包括从无线电波到伽马射线。电磁辐射具有波粒二象性。作为波，光具有振幅，决定光的亮度；波长（λ），决定了光的颜色；振动的角度，称作偏振。就现代量子理论而言，电磁辐射的粒子称光子，即以光速移动的能量子。

　　1960 年，Theodore Maiman 在美国加州成功研制出激光器，很快发现激光在生物医学领域有巨大的需求（Ohshiro 和 Calderhead，1991）。激光器是一种基于光子的受激辐射，通过光放大发射光的装置。激光最主要的特点是高度的空间和时间相干性（Chung 等，2012；McGuff 等，1963）。想详细了解激光和组织的相互作用可以参阅本书第3章。目前，LLLT最大的一个争论点是，光源选择激光还是发光二极管。发光二极管已在LLLT设备中广泛使用。早期研究表明，在大鼠模型中，LED能诱发大鼠成纤维细胞增多及伤口缩小（Whelan等，2001）。小范围低控制的人体实验研究证实，LED也能逆转光老化信号，并提高其他热康复治疗的效果（Trelles和Allones，2006；Weiss等，2005）。大多数LLLT的初期研究使用的是发光波长为632.8 nm的He-Ne激光，而现在半导体二极管激光［如砷化镓（GaAs）激光］越来越受欢迎。人们最初认为，激光相干性对于LLLT的治疗效果至关重要，但LED（它发射出的是波长范围广的非相干性光）的使用对这一观点构成了挑战。目前还不能确定激光和LED光之间是否存在真正的差异，如果确实有差异，也不能判断这是否是由激光的相干性和单色性与LED光的非相干性和宽波长所引起的。

有机发光二极管的使用是未来LLLT设备发展的一个方向。电流通过刺激电致发光层上的有机化学物而发光（Xiao等，2011），类似于传统半导体材料通过电子和通道重组形成激发光子的过程。激发态的衰变导致电子的能级跃迁，并伴随着可见光频率的光子自发辐射。

此外，文献上在单色激光和非激光源的多色光对细胞影响的差异程度上存在很多争议（Flemming，Cullum和Nelson，1999；Pontinen，Aaltokallio和Kolari，1996）。有文献证明，LLLT能促进老鼠真皮伤口愈合，且在光斑大小及能量密度（2 J/cm²）相同时，非相干光［波长（635±15）nm］和相干光（激光，波长632.8 nm）之间没有差异（Demidova-Rice等，2007）。

5.2.2　组织光生物学和光学

对低能量激光疗法的关注点，已不再是其是否有生物学效应，而在于不同用途下最优光参数的数值。不同的波长有不同的亮度，对不同组织也有不同的效应（Barolet，2008）。波长通常由其相关的颜色来表示，包括蓝色（400～470 nm）、绿色（470～550 nm）、红色（630～700 nm）和近红外光谱（700～1200 nm）。一般来说，波长越长，能穿透组织的深度越深（Simpson等，1998）。根据组织的类型，400 nm波长穿透深度＜1 mm，514 nm波长穿透深度为0.5～2 mm，630 nm波长穿透深度为1～6 mm，700～900 nm波长的穿透深度最大（Simpson等，1998）。

运用LLLT时，组织的光学特性是需要着重考虑的要素。光在组织中的吸收和散射均由波长决定（蓝光光谱的吸收和散射高于红光光谱）。在波长＜600 nm时，主要的组织生色团（血红蛋白和黑色素）有很高的吸收带。波长＞1150 nm时，水对光的吸收明显增强。由于这些原因，处在所谓"光学窗口"（覆盖红色和近红外光谱）中的波长光就有最大化的有效组织穿透能力（图5.2）（Barolet，2008；Chung等，2012）。光在组织中的传播是有高度波长特异性的。在组织中，光学窗口的波长范围为600～1100 nm。因此，尽管蓝绿黄光在光透明的培养介质中可能对细胞生长有显著的影响，但LLLT在动物

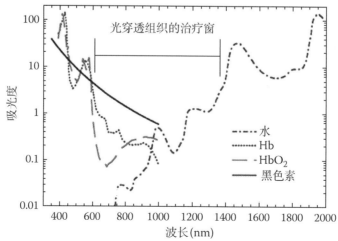

图5.2　显示光学窗口的重要组织生色团的吸收光谱，其中可见光和近红外光可以穿透组织最深处。

实验和病人中使用的几乎都是波长在 600～1100 nm 的红光或近红外光。

激光辐射和非相干光（LED）不会引起显著的加热作用，但均有波长相关的细胞行为改变特性（Basford，1995）。光疗的应用波长为 600～1100 nm，包括连续和脉冲光，脉冲光由低能传送（0.04～50 J/cm²）到靶细胞或单层细胞的持续光束组成（AlGhamdi，Kumar 和 Moussa，2012）。一般来说，LLLT 的功率密度低于需要加热组织疗法的所需功率，也就是不到 100 mW/cm²，当然也取决于波长和组织类型的差异。600～700 nm 波长范围适用于治疗浅表组织；更长的波长范围即 780～950 nm，穿透组织能力更强，适用于治疗更深组织。而 700～770 nm 波长范围的生化活性有限，因此没使用价值（Chung 等，2012）。LLLT 所使用的基质包括氦氖等惰性气体、半导体激光二极管（He-Ne，632.8 nm）、红宝石（694 nm）、氩（488 nm 和 514 nm）、氪（521nm、530 nm、568 nm 和 647 nm）、砷化镓（GaAs，904 nm）以及砷化铝镓（GaAlAs，820 nm 和 830 nm）（Posten 等，2005）。

5.2.3 光受体和细胞生色团

光生物学的第一定律是，低功率可见光如果要对活体生物系统产生任何效应，这些光子必须要被一些分子生色团的电子吸收带或光受体所吸收（Sutherland，2002）。应用 LLLT 时，需要有一个（或多个）生色团才能产生多种生物效应，如图 5.3 所示。光谱分析可以用来确定生色团。这是一个根据波长代表生物光反应的图形，类似于波长代表分子光受体的吸收光谱。光谱的结构化这一事实可以支持下述假设：细胞光受体和光刺激的信号通路的存在。本书第 46 章详细讨论了光受体和细胞生色团。

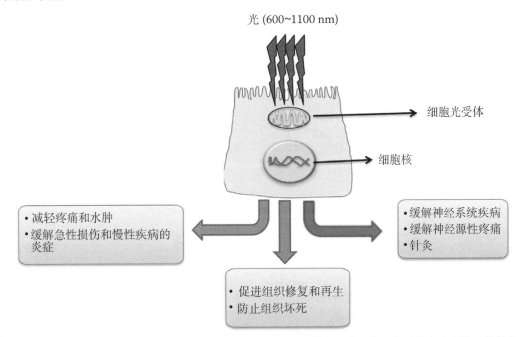

图 5.3　显示通过特定的生色团或光感受器吸收红光和近红外光，从而产生广泛的有益生物医学效应

5.2.4 低能量激光治疗的细胞和组织机制

LLLT 的光生物刺激机制尚未完全了解。从观察可知，低能量激光治疗作用范围很广，在分子、细胞和组织水平上都有效果。一般认为 LLLT 引起效应的基本生物学机制是：通过光生色团吸收红光和近红外光（特别是，位于线粒体中呼吸链中的细胞色素 c 氧化酶（cytochrome c oxidase，CCO）（Greco 等，1989；Karu 和 Kolyakov，2005），可能还包括充当光子光受体的细胞质膜），引发线粒体中的一连串反应，从而导致不同过程的生物刺激作用（Oron，2011）。研究发现不同氧化状态下的 CCO 吸收光谱与光生物反应光谱非常类似（Karu 和 Kolyakov，2005）。有假设认为，光能量的吸收可能会引起 CCO 中具有抑制作用的一氧化氮的光解（Lane，2006），从而引起酶活性的增加及电子传递（Pastore

等，1994）。此外，有研究已经证明，LLLT 能增强线粒体呼吸作用，促进 ATP 的产生和增加质子梯度，导致 Na$^+$/H$^+$ 通道和 Ca^{2+}/Na$^+$ 逆向转运通道及所有 ATP 依赖离子通道如 Na$^+$/K$^+$ATP 酶和 Ca^{2+} 泵活性增强（Harris，1991；Karu，1999）。离子平衡的改变会导致细胞内 pH（ΔpH）的短暂升高，这是细胞促有丝分裂信号传导的一个必需条件（Pouyssegur 等，1985）。ATP 是腺苷酸环化酶的底物，因此，ATP 的水平可调节 cAMP 的数量。Ca^{2+}、K$^+$ 和 cAMP 是影响细胞增殖的重要的第二信使。尤其是 Ca^{2+} 离子，在调节基因表达和引起有丝分裂中起重要作用（Friedmann 等，1991）。一些转录因子受细胞氧化还原状态变化的调节，如氧化还原因子-1 依赖的活化蛋白-1（redox factor-1-dependent activator protein-1，AP-1）（c-Fos 和 c-Jun 的异源二聚体）、核因子（nuclear factor kappa B，NF-κB）（Chen 等，2011）、p53、活化转录因子/cAMP 反应连接蛋白（activating transcription factor，ATF/CREB）和低氧诱导因子（hypoxia-inducible factor，HIF）1α 以及一种类似 HIF 的因子（Mucaj，Shay 和 Simon，2012）。因此，LLLT 通过改变氧化还原状态能引起许多细胞内信号通路的活化，如改变 DNA 转录因子的亲和力，促进 RNA 和 DNA 的合成，调节核酸和蛋白质的合成，促进酶活化以及调节细胞周期（Karu 和 Kolyakov，2005；Liu 等，2005）。如图 5.4 所示，光信号转导和光诱发的放大链会促进细胞增殖（刺激 DNA 和 RNA 合成）、生存、组织修复和再生。这意味着 LLLT 使细胞的总体氧化还原电位偏向氧化方向（Karu，1999）。不同细胞在不同的生长条件下，有各自独特的氧化还原状态。因此，低能量激光治疗的效应变化很大。细胞最初处于还原状态（细胞内 pH 低）时，对 LLLT 的反应可能更大；而当细胞处于最佳的氧化还原状态时，对 LLLT 反应弱或者不响应。如想详细了解低能量激光治疗的细胞和组织机制，可参阅本书第 47 章。

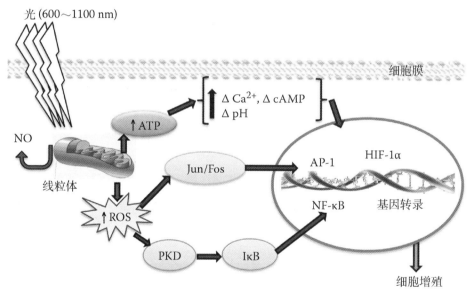

图 5.4　LLLT 介导修复和再生可能作用机制的示意图。光最初被线粒体生色团或光感受器（CCO）吸收，并引起 ATP 和活性氧（ROS）生成增加及一氧化氮（NO）释放，这反过来导致细胞氧化还原电位 Ca^{2+}、K$^+$、cAMP 和 pH 水平的变化，并诱导与细胞增殖、存活和组织修复、再生有关的几种转录因子（AP-1，NF-κB，HIF-1α）

5.3　低能量激光治疗的生物医学应用

LLLT 如今获得了广泛的认可和重视，图 5.5 描述了低能量激光治疗应用于多种疾病和病证。低能量激光治疗可能在医学和兽医应用中的 3 个主要领域起着很大的作用（图 5.3）：①减轻疼痛和水肿，缓解急性损伤和慢性疾病的炎症（Bjordal 等，2003；Castano 等，2007；Chow，2009）；②促进组织修复和再生，防止组织坏死（Bisht 等，1994；Demidova-Rice 等，2007；Fushimi 等，2012；Gigo-Benato，Geuna 和 Rochkind，2005）；③缓解神经源性疼痛以及应对一些神经病学问题（Chow 等，

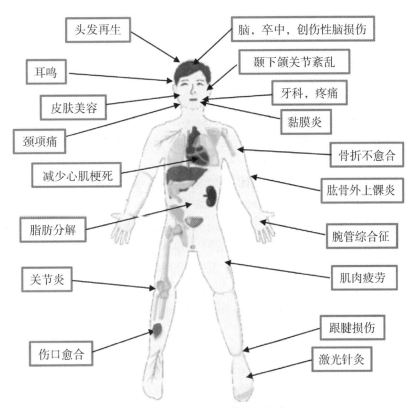

头发再生

脑，卒中，创伤性脑损伤

耳鸣

颞下颌关节紊乱

皮肤美容

牙科，疼痛

颈项痛

黏膜炎

减少心肌梗死

骨折不愈合

脂肪分解

肱骨外上髁炎

关节炎

腕管综合征

伤口愈合

肌肉疲劳

跟腱损伤

激光针灸

图 5.5　LLLT 处理多种疾病和症状的示意图（创伤性脑损伤：TBI，traumatic brain injury）

2009；Christie 等，2007）。这些应用方式广泛适用于临床前和临床状况，包括皮肤学、牙科学、风湿病学和物理治疗。

5.3.1　低能量激光治疗对免疫系统和缓解疼痛的作用

已经证实，低能量激光治疗会影响淋巴细胞的新陈代谢和免疫系统的功能（Harris，1991）。在白细胞迁徙中起着重要作用的肥大细胞在炎症反应中也扮演着至关重要的角色。特定波长的光能够触发肥大细胞发生脱颗粒作用，从而导致细胞释放促炎细胞因子 TNF-α（el Sayed 和 Dyson，1996）。TNF-α会引起白细胞扩增和组织通透性增强。LLLT 也会增强巨噬细胞的吞噬能力。在体外，低能量红外激光治疗可以增强人类白细胞的吞噬和趋化活性。低能量激光对一些免疫系统相关的疾病治疗效果很好，如过敏性皮炎、某些湿疹以及哮喘（Tadakuma，1993）。研究表明，激光生物刺激能激活免疫系统组分，有助于减轻不良炎症反应（释放组胺、前列腺素、激肽等）（Harris，1991）。

近年来，人们对于使用激光生物刺激和光治疗进行疼痛管理的兴趣越来越浓。许多报告表明激光生物刺激对疼痛管理有积极效果。对 16 个随机临床试验共有 820 名病人的回顾研究发现，经过低能量激光治疗后能立即缓解急性颈部疼痛，对完成治疗的慢性颈部疼痛病人，其缓解期可达到 22 周（Chow 等，2009）。也有研究证实，低能量激光治疗能够减轻因牙颈部牙釉质过敏或由畸齿活动引起的牙周疼痛（Bicakci 等，2012）。88 个随机对照试验的研究表明：低能量激光对慢性关节疾病有显著的减轻疼痛和改善健康的效果，如骨关节炎、髌股疼痛综合征和机械性脊柱错位（Bjordal 等，2003）。然而，由于病人、治疗方式和实验设计的异质性，该研究的作者认为应该谨慎对待研究结果。另一项研究表明，使用 810 nm 激光的低能量激光治疗可以减轻大鼠因炎性关节炎（关节内酵母聚糖注射）引起的关节肿胀，并且此效应与血清炎性标志物前列腺素 E_2（prostaglandin E_2，PGE_2）的降低相关（Castano 等，2007）。

5.3.2　低能量激光治疗在组织修复和再生中的应用

LLLT 的首批应用就已包括创伤修复（Mester 等人使用 He-Ne 激光治疗皮肤溃疡）。研究表明，由低能量激光或 LED 阵列发出的红光至近红外光谱范围（600～1100 nm）的光，通过在细胞和组织水平诱发明显的生物效应，能对许多损伤模型产生修复效果。低能量红光或近红外光谱激光治疗可以防止细胞凋亡，促进细胞繁殖、迁移和黏附（Huang 等，2009）。红光和近红外光谱可以穿透深度组织损伤，从而使非侵入性治疗参与到更广泛的愈合过程中。许多体外和体内的研究表明，低能量激光治疗能作用于愈合的整个过程，即从炎症、新组织的形成到组织重塑（Chung 等，2012）。已经证明，低能量激光治疗能促进细胞增殖（Fushimi 等，2012；Hawkins 和 Abrahamse，2006；Mvula，Moore 和 Abrahamse，2010；Saygun 等，2012）、血管生成（Chen，Hung 和 Hsu，2008）、角质形成细胞迁移和增殖（Fushimi 等，2012），并加快伤口愈合（Demidova-Rice 等，2007；Fushimi 等，2012）。此外，LLLT 诱发的光生物调节作用能增强线粒体代谢（Hu 等，2007）、ATP 合成（Demidova-Rice 等，2007；Karu，Pyatibrat 和 Kalendo，1995），诱导细胞增殖，促进胶原蛋白合成，增加抗拉强度（Pereira 等，2002；Prabhu 等，2012），以及影响前列腺素的浓度（疼痛控制）（Chow 等，2009）。低能量激光治疗同样可以刺激与细胞迁移、增殖、抗凋亡和 NFκB 促生存部分有关的多种基因表达，以及调节生长因子（bFGF、VEGF、PDGF、TGF-β、IGF-1）和细胞因子（IL-α、IL-8）的产生（Fushimi 等，2012；Hawkins 和 Abrahamse，2006；Kipshidze 等，2001；Mvula，Moore 和 Abrahamse，2010；Peplow 等，2011；Saygun 等，2012；Yu 等，1996；Zhang 等，2003）。本书第 50 章详细讨论了 LLLT 对伤口愈合的促进作用。

对于致命损伤（如心肌梗死和脑卒中），干细胞或祖细胞治疗被认为是一种潜在的治疗方案。由于这些细胞能够不断自我更新、增殖以及分化为一个或多个细胞类型，干细胞或祖细胞是修复和再生医学的治疗选择。由于干细胞生长和增殖的速度非常缓慢，因此它们产出量很少，在这种情况下，使用光刺激（低能量激光治疗）有利于克服这个问题（Oron，2011；Tuby，Maltz 和 Oron，2007）。低能量激光治疗和干细胞的研究已经证明其可以改变干细胞的代谢，促进它们的迁移、增殖分化，以及增强它们的生存能力。针对间充质和心脏干细胞的研究发现，低能量激光治疗可激活早期细胞周期调节基因、蛋白激酶（mitogen-activated protein kinase，MAPK）和细胞外信号调节激酶（extracellular signal regulated kinase，ERK）级联反应（Mvula，Moore 和 Abrahamse，2010；Oron，2011；Tuby，Maltz 和 Oron，2007）。低能量激光治疗对干细胞的效果详见本书第 57 章。

此外，越来越多的证据表明，低能量激光治疗能促进骨骼肌的修复和再生，这为预防肌肉纤维化提供了一个新方法（Luo 等，2013；Oron，2011）。研究也表明，低能量激光治疗能改善化学诱导肝硬化模型的肝功能，并增加 Kupffer 细胞和肝星状细胞的数量（Oliveira-Junior 等，2013）。肝切除术后，光生物刺激再生过程有利于新的肝细胞、间充质干细胞和血管的形成（Oron 等，2010）。此外，LLLT 也能提高 1 型糖尿病大鼠的肾功能和抗氧化防御能力。

另一方面，低能量激光治疗刺激秃顶的头发再生是最成功的商业应用之一。低能量激光治疗的光生物调节作用会使更多的毛囊从静止期阶段进入生长期。FDA 已经批准了激光梳的应用。最近，一个用于治疗女性雄激素性脱发的低能量激光治疗设备得到了 FDA 的批准（Chung 等，2012）。

5.3.3　低能量激光治疗对神经疾病的疗效

越来越多的证据表明，低能量激光治疗对严重的神经系统损伤是有效的，如创伤性脑损伤（TBI）、脑卒中、脊髓损伤和中枢神经系统退行性疾病等（Huang 等，2012）。经颅低能量激光治疗的疗效似乎与多种机制相关（Chung 等，2012）。多项研究表明，创伤性脑损伤小鼠模型经低能量激光治疗能有效地促进神经系统功能，提高记忆和学习能力（Ando 等，2011；Wu 等，2012），这可能与其抗炎、抗水肿以及促血管生成效应有关（Huang 等，2012）。经颅低能量激光治疗对急性中风病人也有明显的效果（Chung 等，2012）。低能量激光治疗最令人振奋的机制可能就在于刺激神经形成或增强了大脑的自我修复能力，进而刺激脑细胞形成新的突触连接（突触发生或突触可塑性）（Huang 等，2012）。此外，低能量激光治疗也被视为治疗神经退行性疾病的候选疗法，如阿尔茨海默病、帕金森病、家族性肌萎缩性侧索硬化症（FALS），以及多种不同的精神疾病（Chung 等，2012）。

5.3.4 低能量激光治疗对心血管疾病的疗效

低能量激光治疗有防止细胞凋亡、减少组织死亡和消炎的作用，将光引入心脏或心血管内可能能缓解心血管相关的疾病。Oron 等人于 2001 年发表的研究证明，低能量光照对心血管具有保护作用，因为在大鼠和狗的心肌梗死模型中，LLLT 能减小梗死面积，并减少瘢痕组织形成。此外，实验还证明，长期低能量光照能提高缺血再灌注心肌损伤大鼠血液中抗氧化剂的含量及热休克蛋白的表达水平（Yaakobi 等，2001）。

冠状动脉介入术后的再狭窄是内皮细胞剥蚀的结果，这一状况会引发血栓形成、血管重建和平滑肌细胞增殖。Kipshidze 及其同事证明，低能量激光治疗能刺激大鼠和猪的内皮再生，并减少再狭窄的发生（De Scheerder 等，1998），同时发现血管内低能量红光能诱导一氧化氮合酶表达，并增加动脉壁中环磷鸟苷的水平。临床试验也证实了其安全性，中长期研究发现 LLLT 显著减少了再狭窄（Kaul 等，1998）。进一步假设，低能量激光治疗的心脏保护作用可能是由于 CCO 及细胞内存储的化合物的光分解作用（如血红蛋白和肌红蛋白的亚硝基化合物的光解）产生了 NO 导致血管舒张（Lohr 等，2009）。

1982 年，美国心脏杂志首次报道应用血管内激光治疗心脏循环疾病（Lee 等，1982）。基于任何治疗效果将通过循环系统流通的假设，静脉或血管内血液辐照经由光纤插入血管（通常在前臂静脉），使用由 1～3 mW 低功率低级激光发出的多种波长辐射来实现体内血液照射。目前，尽管血管内激光治疗的机制及它与传统激光疗法的区别都还不确定，但一般认为它会影响血液的特定成分。例如，血脂（低密度脂蛋白、高密度脂蛋白和胆固醇）可能发生了"规范化"，血小板聚集性降低减小了凝块形成的可能性，免疫系统（树突状细胞、巨噬细胞和淋巴细胞）可能被激活（Chung 等，2012）。

5.4 小结与前景展望

低能量激光治疗的生物医学应用极其多样，包括促进多种组织类型在不同的损伤和创伤下的愈合。LLLT 能防止在多种疾病和条件下细胞的凋亡和组织坏死。对许多创伤、急慢性损伤和疾病，LLLT 能有效缓解疼痛。最近几年，人们逐渐了解了低能量激光治疗的基本分子和细胞机制。LLLT 似乎对多种类型干细胞有促进增殖、迁移和分化的作用。我们相信，低能量激光治疗将会稳步发展，并将得到医学界、物理治疗师和公众的认可。随着低能量激光治疗参数的优化，负性研究的报道数量将继续减少。当然，我们仍需要大量的临床和实验研究以理解这些参数改变带来的效果。随着低能量激光疗法渐渐获得认可，在未来，越来越多的重大疾病（如威胁生命的脑卒中和心脏病发作）将使用光疗法来进行治疗。

作者：

Asheesh Gupta

Massachusetts General Hospital

Michael R. Hamblin

Massachusetts General Hospital

参考文献

[1] AlGhamdi, K. M., A. Kumar, and N. A. Moussa. 2012. Low-level laser therapy: a useful technique for enhancing the proliferation of various cultured cells. Lasers Med Sci 27: 237 - 249.

[2] Ando, T., W. Xuan, T. Xu et al. 2011. Comparison of therapeutic effects between pulsed and continuous wave 810 nm wavelength laser irradiation for traumatic brain injury in mice. PLoS One 6: e26212.

[3] Barolet, D. 2008. Light-emitting diodes (LEDs) in dermatology. Semin Cutan Med Surg 27: 227 – 238.

[4] Basford, J. R. 1995. Low intensity laser therapy: still not an estab-lished clinical tool. Lasers Surg Med 16: 331 – 342.

[5] Bicakci, A. A., B. Kocoglu-Altan, H. Toker, I. Mutaf, and Z. Sumer. 2012. Efficiency of low-level laser therapy in reducing pain induced by orthodontic forces. Photomed Laser Surg 30: 460 – 465.

[6] Bisht, D., S. C. Gupta, V. Misra, V. P. Mital, and P. Sharma. 1994. Effect of low intensity laser radiation on healing of open skin wounds in rats. Indian J Med Res 100: 43 – 46.

[7] Bjordal, J. M., C. Couppe, R. T. Chow, J. Tuner, and E. A. Ljunggren. 2003. A systematic review of low level laser therapy with location-specific doses for pain from chronic joint disorders. Aust J Physiother 49: 107 – 116.

[8] Castano, A. P., T. Dai, I. Yaroslavsky et al. 2007. Low-level laser therapy for zymosan-induced arthritis in rats: Importance of illumination time. Lasers Surg Med 39: 543 – 550.

[9] Chen, A. C., P. R. Arany, Y. Y. Huang et al. 2011. Low-level laser therapy activates NF-κB via generation of reactive oxygen species in mouse embryonic fibroblasts. PloS one 6: e22453.

[10] Chen, C. H., H. S. Hung, and S. H. Hsu. 2008. Low-energy laser irradiation increases endothelial cell proliferation, migration, and eNOS gene expression possibly via PI3K signal pathway. Lasers Surg Med 40: 46 – 54.

[11] Chow, R. T., M. I. Johnson, R. A. Lopes-Martins, and J. M. Bjordal. 2009. Efficacy of low-level laser therapy in the manage-ment of neck pain: a systematic review and meta-analysis of randomised placebo or active-treatment controlled trials. Lancet 374: 1897 – 1908.

[12] Christie, A., G. Jamtvedt, K. T. Dahm et al. 2007. Effectiveness of nonpharmacological and nonsurgical interventions for patients with rheumatoid arthritis: an overview of system-atic reviews. Phys Ther 87: 1697 – 1715.

[13] Chung, H., T. Dai, S. K. Sharma et al. 2012. The nuts and bolts of low-level laser (light) therapy. Annals of Biomedical Engineering 40: 516 – 533.

[14] Daniell, M. D., and J. S. Hill. 1991. A history of photodynamic therapy. Aust N Z J Surg 61: 340 – 348.

[15] De Scheerder, I. K., K. Wang, X. R. Zhou et al. 1998. Intravascular low power red laser light as an adjunct to coronary stent implantation evaluated in a porcine coronary model. J. Invasive Cardiol 10: 263 – 268.

[16] Demidova-Rice, T. N., E. V. Salomatina, A. N. Yaroslavsky, I. M. Herman, and M. R. Hamblin. 2007. Low-level light stimulates excisional wound healing in mice. Lasers Surg Med 39: 706 – 715.

[17] el Sayed, S. O., and M. Dyson. 1996. Effect of laser pulse repetition rate and pulse duration on mast cell number and degranulation. Lasers Surg Med 19: 433 – 437.

[18] Flemming, K. A., N. A. Cullum, and E. A. Nelson. 1999. A systematic review of laser therapy for venous leg ulcers. J Wound Care 8: 111 – 114.

[19] Friedmann, H., R. Lubart, I. Laulicht, and S. Rochkind. 1991. A possible explanation of laser-induced stimulation and dam-age of cell cultures. J Photochem Photobiol B 11: 87 – 91.

[20] Fushimi, T., S. Inui, T. Nakajima et al. 2012. Green light emitting diodes accelerate wound healing: characterization of the effect and its molecular basis in vitro and in vivo. Wound Repair Regen 20: 226 – 235.

[21] Gigo-Benato, D., S. Geuna, and S. Rochkind. 2005. Phototherapy for enhancing peripheral nerve repair: a review of the literature. Muscle Nerve 31: 694 – 701.

[22] Greco, M., G. Guida, E. Perlino, E. Marra, and E. Quagliariello. 1989. Increase in RNA and protein synthesis by mitochon-dria irradiated with helium-neon laser. Biochem Biophys Res Commun 163: 1428 – 1434.

[23] Harris, D. M. 1991. Editorial comment: Biomolecular mechanisms of laser biostimulation. J Clin Laser Med Surg 9: 277 – 280.

[24] Hawkins, D. H., and H. Abrahamse. 2006. The role of laser fluence in cell viability, proliferation, and membrane integrity of wounded human skin fibroblasts following helium-neon laser irradiation. Lasers Surg Med 38: 74 – 83.

[25] Honigsmann, H. 2013. History of phototherapy in dermatology. Photochem Photobiol Sci 12: 16 – 21.

[26] Hu, W. P., J. J. Wang, C. L. Yu et al. 2007. Helium-neon laser irradiation stimulates cell proliferation through photostimulatory effects in mitochondria. J Invest Dermatol 127: 2048 – 2057.

[27] Huang, Y. Y., A. C. Chen, J. D. Carroll, and M. R. Hamblin. 2009. Biphasic dose response in low level light

therapy. Dose Response 7: 358 – 383.

[28] Huang, Y. Y., A. Gupta, D. Vecchio et al. 2012. Transcranial low level laser (light) therapy for traumatic brain injury. J. Biophotonics 5: 827 – 837.

[29] Karu, T. I. 1999. Primary and secondary mechanisms of action of visible to near-IR radiation on cells. J Photochem Photobiol B 49: 1 – 17.

[30] Karu, T. I., and S. F. Kolyakov. 2005. Exact action spectra for cellular responses relevant to phototherapy. Photomed Laser Surg 23: 355 – 361.

[31] Karu, T., L. Pyatibrat, and G. Kalendo. 1995. Irradiation with He-Ne laser increases ATP level in cells cultivated in vitro. J. Photochem Photobiol B 27: 219 – 223.

[32] Kaul, U., B. Singh, D. Sudan, T. Ghose, and N. Kipshidze. 1998. Intravascular red light therapy after coronary stenting N angiographic and clinical follow-up study in humans. J. Invasive Cardiol 10: 534 – 538.

[33] Kipshidze, N., V. Nikolaychik, M. H. Keelan et al. 2001. Low-power helium: neon laser irradiation enhances production of vascular endothelial growth factor and promotes growth of endothelial cells in vitro. Lasers Surg Med 28: 355 – 364.

[34] Lane, N. 2006. Cell biology: power games. Nature 443: 901 – 903.

[35] Lee, G., R. M. Ikeda, R. M. Dwyer et al. 1982. Feasibility of intravascular laser irradiation for in vivo visualization and therapy of cardiocirculatory diseases. Am Heart J 103: 1076 – 1077.

[36] Lim, J., R. A. Sanders, A. C. Snyder et al. 2010. Effects of low-level light therapy on streptozotocin-induced diabetic kidney. J Photochem Photobiol B 99: 105 – 110.

[37] Liu, H., R. Colavitti, Rovira, II, and T. Finkel. 2005. Redox-dependent transcriptional regulation. Circ Res 97: 967 – 974.

[38] Lohr, N. L., A. Keszler, P. Pratt et al. 2009. Enhancement of nitric oxide release from nitrosyl hemoglobin and nitrosyl myoglobin by red/near infrared radiation: potential role in cardioprotection. J Mol Cell Cardiol 47: 256 – 263.

[39] Luo, L., Z. Sun, L. Zhang et al. 2013. Effects of low-level laser therapy on ROS homeostasis and expression of IGF-1 and TGF-beta1 in skeletal muscle during the repair process. Lasers Med Sci 28: 725 – 734.

[40] McGuff, P. E., D. Bushnell, H. S. Soroff, and R. A. Deterling, Jr. 1963. Studies of the surgical applications of laser (light amplification by stimulated emission of radiation). Surg Forum 14: 143 – 145.

[41] Meirelles, G. C., J. N. Santos, P. O. Chagas, A. P. Moura, and A. L. Pinheiro. 2008. A comparative study of the effects of laser photobiomodulation on the healing of third-degree burns: a histological study in rats. Photomed Laser Surg 26: 159 – 166.

[42] Mester, E., A. F. Mester, and A. Mester. 1985. The biomedical effects of laser application. Lasers Surg Med 5: 31 – 39.

[43] Mester, E., S. Nagylucskay, A. Doklen, and S. Tisza. 1976. Laser stimulation of wound healing. Acta Chir Acad Sci Hung 17: 49 – 55.

[44] Mester, E., T. Spiry, B. Szende, and J. G. Tota. 1971. Effect of laser rays on wound healing. Am J Surg 122: 532 – 535.

[45] Mester, E., B. Szende, and P. Gartner. 1968. [The effect of laser beams on the growth of hair in mice]. Radiobiol Radiother (Berl) 9: 621 – 626.

[46] Mester, E., B. Szende, T. Spiry, and A. Scher. 1972. Stimulation of wound healing by laser rays. Acta Chir Acad Sci Hung 13: 315 – 324.

[47] Mucaj, V., J. E. Shay, and M. C. Simon. 2012. Effects of hypoxia and HIFs on cancer metabolism. Int J Hematol 95: 464 – 470.

[48] Mvula, B., T. J. Moore, and H. Abrahamse. 2010. Effect of low-level laser irradiation and epidermal growth factor on adult human adipose-derived stem cells. Lasers Med Sci 25: 33 – 39.

[49] Ohshiro, T., and R. G. Calderhead. 1991. Development of low reactive-level laser therapy and its present status. J Clin Laser Med Surg 9: 267 – 275.

[50] Oliviera-Junior, M. C., A. S. Monteiro, E. C. Junior et al. 2013. Low-level laser therapy ameliorates CCl(4)-in-

duced liver cirrhosis in rats. Photochem Photobiol 89: 173 – 178.

[51] Oron, U. 2011. Light therapy and stem cells: a therapeutic intervention of the future? Interv Cardiol 3: 627 – 629.

[52] Oron, U., L. Maltz, H. Tuby, V. Sorin, and A. Czerniak. 2010. Enhanced liver regeneration following acute hepatectomy by low-level laser therapy. Photomed Laser Surg 28: 675 – 678.

[53] Oron, U., T. Yaakobi, A. Oron et al. 2001. Low-energy laser irradiation reduces formation of scar tissue after myocardial infarction in rats and dogs. Circulation 103: 296 – 301.

[54] Pastore, D., M. Greco, V. A. Petragallo, and S. Passarella. 1994. Increase in $<\!-$ H^+/eratio of the cytochrome coxidase reaction in mitochondria irradiated with helium-neon laser. Biochem Mol Biol Int 34: 817 – 826.

[55] Peplow, P. V., T. Y. Chung, B. Ryan, and G. D. Baxter. 2011. Laser photobiomodulation of gene expression and release of growth factors and cytokines from cells in culture: a review of human and animal studies. Photomed Laser Surg 29: 285 – 304.

[56] Pereira, A. N., C. de P. Eduardo, E. Matson, and M. M. Marques. 2002. Effect of low-power laser irradiation on cell growth and procollagen synthesis of cultured fibroblasts. Lasers Surg Med 31: 263 – 267.

[57] Pontinen, P. J., T. Aaltokallio, and P. J. Kolari. 1996. Comparative effects of exposure to different light sources (He-Ne laser, InGaAl diode laser, a specific type of noncoherent LED) on skin blood flow for the head. Acupunct Electrother Res 21: 105 – 118.

[58] Posten, W., D. A. Wrone, J. S. Dover et al. 2005. Low-level laser therapy for wound healing: mechanism and efficacy. Dermatol Surg 31: 334 – 340.

[59] Pouyssegur, J., A. Franchi, G. L'Allemain, and S. Paris. 1985. Cytoplasmic pH, a key determinant of growth factor-induced DNA synthesis in quiescent fibroblasts. FEBS Lett 190: 115 – 119.

[60] Prabhu, V., S. B. Rao, S. Chandra et al. 2012. Spectroscopic and histological evaluation of wound healing progression following low level laser therapy (LLLT). J Biophotonics 5: 168 – 184.

[61] Roelandts, R. 2005. A new light on Niels Finsen, a century after his Nobel Prize. Photodermatol Photoimmunol Photomed 21: 115 – 117.

[62] Saygun, I., N. Nizam, A. U. Ural et al. 2012. Low-level laser irradiation affects the release of basic fibroblast growth factor (bFGF), insulin-like growth factor-I (IGF-I), and receptor of IGF-I (IGFBP3) from osteoblasts. Photomed Laser Surg 30: 149 – 154.

[63] Simpson, C. R., M. Kohl, M. Essenpreis, and M. Cope. 1998. Near-infrared optical properties of ex vivo human skin and subcutaneous tissues measured using the Monte Carlo inversion technique. Phys Med Biol 43: 2465 – 2478.

[64] Sobanko, J. F., and T. S. Alster. 2008. Efficacy of low-level laser therapy for chronic cutaneous ulceration in humans: a review and discussion. Dermatol Surg 34: 991 – 1000.

[65] Sommer, A. P., A. L. Pinheiro, A. R. Mester, R. P. Franke, and H. T. Whelan. 2001. Biostimulatory windows in low-intensity laser activation: Lasers, scanners, and NASA's light-emitting diode array system. J Clin Laser Med Surg 19: 29 – 33.

[66] Sutherland, J. C. 2002. Biological effects of polychromatic light. Photochemistry and Photobiology 76: 164 – 170.

[67] Tadakuma, T. 1993. Possible application of the laser in immunobiology. Keio J Med 42: 180 – 182.

[68] Trelles, M. A., and I. Allones. 2006. Red light-emitting diode (LED) therapy accelerates wound healing post-blepharoplasty and periocular laser ablative resurfacing. J Cosmet Laser Ther 8: 39 – 42.

[69] Tuby, H., L. Maltz, and U. Oron. 2007. Low-level laser irradiation (LLLI) promotes proliferation of mesenchymal and cardiac stem cells in culture. Lasers Surg Med 39: 373 – 378.

[70] Weiss, R. A., D. H. McDaniel, R. G. Geronemus et al. 2005. Clinical experience with light-emitting diode (LED) photomodulation. Dermatol Surg 31: 1199 – 1205.

[71] Whelan, H. T., R. L. Smits, Jr., E. V. Buchman et al. 2001. Effect of NASA light-emitting diode irradiation on wound healing. J Clin Laser Med Surg 19: 305 – 314.

[72] Wu, Q., W. Xuan, T. Ando et al. 2012. Low-level laser therapy for closed-head traumatic brain injury in mice: effect of different wavelengths. Lasers in Surgery and Medicine 44: 218 – 226.

[73] Xiao, L., Z. Chen, B. Qu et al. 2011. Recent progresses on materials for electrophosphorescent organic light-emit-

ting devices. Adv Mater 23: 926 - 952.

[74] Yaakobi, T., Y. Shoshany, S. Levkovitz et al. 2001. Long-term effect of low energy laser irradiation on infarction and reperfusion injury in the rat heart. J Appl Physiol 90: 2411 - 2419.

[75] Yu, H. S., K. L. Chang, C. L. Yu, J. W. Chen, and G. S. Chen. 1996. Low-energy helium-neon laser irradiation stimulates inter-leukin-1 alpha and interleukin-8 release from cultured human keratinocytes. J Invest Dermatol 107: 593 - 596.

[76] Zhang, Y., S. Song, C. C. Fong et al. 2003. cDNA microarray analysis of gene expression profiles in human fibroblast cells irradiated with red light. J Invest Dermatol 120: 849 - 857.

第二篇
光致疾病

6　紫外线对皮肤的影响

6.1　皮肤：结构与功能

　　皮肤是人体最大的器官，其质量占人体体重的 12%～14%。皮肤是人体与外界环境之间的物理屏障，能够防止脱水，并且帮助机体抵御大量各种各样化学及外界环境的刺激。此外，皮肤在体温调节和参与感觉中也发挥重要作用。

　　皮肤由外层的鳞状上皮表皮和内层的结缔组织真皮组成［还包括毛囊皮脂腺单位、指（趾）甲及汗腺等附属器］。表皮层使皮肤能发挥重要的屏障功能；其中，基底层中的干细胞通过有丝分裂产生新的角质形成细胞使得表皮层能源源不断地进行自我更新。角质形成细胞（皮肤的主要细胞组成部分，占表皮细胞的 90%～95%）在由各表皮层向上逐渐演变为最外层的角质细胞过程中会启动一种分化诱导的细胞死亡程序（称为角化），直至最终脱落（图 6.1）。

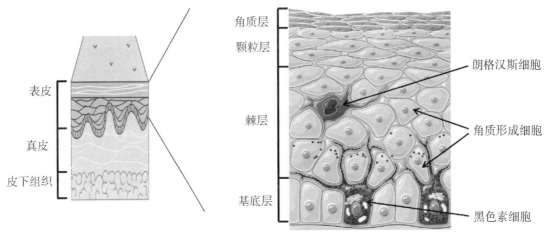

图 6.1　皮肤结构简图

　　皮下组织层主要包含脂肪组织，其对真皮层有支撑作用、真皮层包括结缔组织、成纤维细胞、血管及淋巴管、神经以及附属器官。表皮层由以下几层组成：基底层、棘细胞层、颗粒细胞层以及角质层。基底层也包含产生黑色素的黑色素细胞。

　　表皮干细胞——基底层角质形成细胞的一个亚群（基底层中），负责维持表皮更新及补充受损细胞。通常，这些干细胞在体内保持着缓慢的细胞周期，但是从静止期释放后，会呈现出高增殖潜能和很长的生命周期。群体不对称性是目前解释表皮层增生组织最为普遍接受的模型，也就是说一个干细胞分裂后可以取代自身并形成一个子细胞，该子细胞可以根据表皮层的需要而继续分化若干次（有限的增殖能力）。此后，这些分化得来的细胞进入基底上层，结束其细胞周期，开始进入终末分化过程。通常在连续表皮（棘细胞层及颗粒细胞层）内，分化中的角质形成细胞逐渐形成细胞桥粒，桥粒从细胞表面向外延伸并与周围相邻的细胞形成联系，使得角质透明颗粒（含有聚合蛋白及兜甲蛋白）得以积累，同时形成一种平坦、多面的外形（由分化状态细胞内钙离子的升高而触发）。最后，这些角质形成细胞会失去细胞核和其他细胞器，形成皮肤角质层中的角质细胞。这些角质细胞虽然已经死亡，但仍然具有很重要的作用。它们主要包含束状的角蛋白纤维，这些角蛋白纤维被封闭在表皮层最外面的包层（一层由高度交错的非溶解性蛋白形成的坚硬结构）里。这层结构通过与脂类的结合而形成有序的薄层，从而可以实现皮肤表面物理屏障及防水功能（Houben，De Paepe 和 Rogiers，2007；Lippens 等，2005）。

在角质形成细胞增殖与分化的精细过程中的不平衡会导致皮肤屏障功能受损，从而导致许多皮肤疾病的发生（Lippens 等，2005）。

在表皮层中，角质形成细胞与附近相邻的黑色素细胞（一种专门产生色素的细胞，主要起源于神经嵴）通过与同型 E-钙黏蛋白的紧密结合并相互作用。黑色素细胞能够经受相当的遗传毒性刺激，并形成所谓的"表皮层黑色素单元"，从而使角质形成细胞与黑色素细胞比例保持稳定（大约 35∶1），且不受皮肤类型的影响。

长期以来，人们认为黑色素细胞只能直接从神经嵴细胞（NCCs）产生。在发育过程中，神经嵴细胞从神经管中脱层，不久之后，从背神经管的位置，由背神经管释放的分泌因子诱导成为成黑色素细胞。这些成黑色素细胞向表皮下方迁移后覆盖于皮肤上，在此过程中它们会接收很多信号，例如，分裂素促进大量增殖，"归巢因子"决定它们在皮肤内最终的位置。新的研究结果显示，黑色素细胞也可能来自皮肤神经中未成熟的胶质细胞。因此，黑色素细胞可能是通过诱导补充机制从支配体表的神经中产生的（Ernfors，2010）。

角质形成细胞与黑色素细胞之间的相互作用是保持皮肤稳态及对外防御功能（如紫外线辐射）的基础。一方面，角质形成细胞可以调节黑色素细胞的遗传及表型特征，以及黑色素细胞的增殖和黑色素形成。另一方面，黑色素细胞可以通过产生黑色素以及刺激晒黑反应进一步保护皮肤角质形成细胞免受紫外辐射的基因毒性作用（详情见第 6.2 节）。

朗格汉斯细胞（表面抗原提呈细胞）、默克尔细胞（被认为是机械刺激感受器）以及淋巴细胞尽管数量不多，却也是皮肤表皮层的组成部分。

基底膜是一层薄薄的纤维层，用于连接表皮层与其下的真皮层。半桥粒将基底细胞紧紧固定在基底膜上，同时将原纤维延伸至真皮层，因而缠绕成组织脊。真皮层自身主要由结缔组织构成，由常驻的成纤维细胞产生，包含着局部皮肤神经和血管，提供结构支持及营养，从而维持表皮层的多种功能。在真皮下，皮下脂肪组织提供了额外的绝缘和保护。皮肤不同层的结构如图 6.1 所示。

6.2　紫外线

太阳光是由电磁辐射组成的连续性光谱，它可以被分为几个重要的波段：紫外光、可见光和红外光。紫外光谱大约占太阳辐射的 3%，是诱发光损伤和皮肤癌变的最主要因素。紫外光（200～400 nm）又可以被细分为 3 个波段：UVC（200～290 nm）、UVB（290～320 nm）以及 UVA（320～400 nm）（图 6.2）。

到达地球表面的紫外辐射量受到以下几个因素的影响。平流层中的臭氧层可以过滤掉太阳的紫外线辐射，从而保护地球上的生命。此外，其他因素包括时间和季节（主要取决于太阳光线的角度，如上午10 时到下午 4 时之间以及夏天时，太阳辐射强度较大）、纬度（如离赤道越远，光线在臭氧层中的传播距离就越长）、海拔（如每增高 1000 m，辐射剂量就会增长 10%～12%）、地面反射、雾、云，以及污染颗粒（可以阻挡或减少所受辐射量）等也会影响到达地表的紫外辐射量。

UVC 可能是最有害的辐射，因为它可以直接造成严重的基因毒性应激反应。过去，在紫外线诱导信号通路的研究会大量使用 UVC（通常使用最大发射波长为 254 nm 的杀菌灯）。但是，生理上 UVC 与人类健康无关，因为它们在臭氧层中已经被完全吸收，所以很少部分会到达地球表面。大部分 UVB 以及少量的 UVA 也会在臭氧层中被过滤掉，1%～10% 的 UVB 以及 90%～99% 的 UVA 辐射能够到达地表（Narayanan，Saladi 和 Fox，2010）（图 6.2）。

紫外辐射对皮肤造成的各种影响均包含一系列连续的反应，最开始是皮肤中生色团对辐射的吸收（光激发），然后通过光化学反应使细胞以及组织产生生物学变化。根据到达皮肤紫外光子的波长和能量，特定生色团对光子能量进行吸收（该过程紧密匹配生色团的吸收最大值，且由电子从基态转变为激发

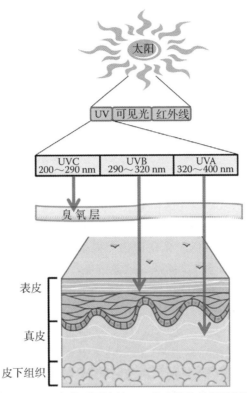

图 6.2　UV 光谱不同波长 UV 在皮肤中的穿透深度

　　UV（200～400 nm）是电磁辐射中波长/能量介于 X 线及可见光之间的波段。它可以被细分为 UVC、UVB 和 UVA。高能量 UVC 在臭氧层中几乎被完全阻断，而 UVB 大部分被表皮层所吸收，UVA 可以到达真皮层。

态所需能量大小决定）。因此，UVA 和 UVB 会对不同的生色团造成影响，导致化学修饰的光化产物非常不稳定，并表现出易变的特性。同时，穿透表皮层的深度随着波长的增加而增加，因为高能量的短波长被散射和吸收的程度更大。也正是由于这个原因，UVB 大部分只能到达表皮层，而能量较小的 UVA 除此之外会影响真皮层。因此，UVA 和 UVB 会引起不同的生物学效应，最终导致通常所说的 UVA、UVB 反应。

　　在 UVB 范围内被吸收的主要细胞生色团包括核酸（DNA、RNA）和蛋白质（主要是色氨酸及酪氨酸）。除此之外 NADH、醌类、黄酮、卟啉、7‑脱氢胆固醇及尿苷酸等其他分子也可以吸收 UVB。在所有这些分子中，光损伤及 DNA 修复缺乏与 UBV 的致癌作用相关（比 UVA 强 1000～10000 倍）（Trautinger，2001）。

　　当波长变长（UVA 和 UVB）时，紫外光子的吸收所造成的细胞直接损伤会变得越来越弱，而能量向其他分子（如氧）转移导致的活性氧（ROS）产生，则会使间接损伤增加（Masaki，2010）。

　　到目前为止，大家一致认为，这些 UV 诱导的分子变化会激活一组信号网络，其决定这些被 UV 照射过的细胞的最终命运。根据 UV 辐射的强度，细胞会先试图通过生长停滞和损伤修复来存活，但是当这些诱发的损伤无法修复时，细胞就会启动凋亡程序。对于角质形成细胞，这个过程叫作晒伤细胞（SBC）的形成。在同一时间，UV 辐射会调节炎症和增殖反应，从而影响细胞间通信。皮肤最终的表型将取决于这一系列细胞间的过程（Assefa 等，2005）。UV 诱导的信号转导级联反应会在第 6.3 节和第 6.4 节中讨论。

6.3　紫外线对皮肤的影响：分子层面

6.3.1　DNA 损伤及修复

太阳光中紫外线对皮肤的照射是导致皮肤癌的主要因素之一。它能直接产生 DNA 光化产物，主要包含环丁烷嘧啶二聚体（CPDs）和嘧啶 6,4 -嘧啶酮光化产物（6,4 - PP，或者其杜瓦型；6,4 - PP 产生的频率仅为 CPDs 的三分之一）。这些嘧啶二聚体是 DNA 光化产物的重要部分，它们的形成主要由于 DNA 对短波长 UVB 的吸收，其特性取决于相邻嘧啶间的碳分子共价键。令人惊讶的是，相邻的胸腺嘧啶似乎没有发生突变，可能主要是因为合成 DNA 链时插入腺嘌呤刚好与模板链中受损碱基相对，这是 DNA 聚合酶- η 的典型行为（"A -法则"）。

虽然这些损伤是紫外线诱导 DNA 损伤的主要类型，也是研究最深入的类型，但紫外线辐射能导致更大范围的 DNA 损伤。活性氧引起的氧化 DNA 损伤（主要通过 UVA，但小部分也通过 UVB）主要生成 7，8 -二氢- 8 -氧鸟嘌呤（8-oxodG），来源于 DNA 的基本成分鸟嘌呤的氧化，鸟嘌呤对这种类型的修饰高度易感。另外，可能会出现蛋白质- DNA 交联的形成和单链的断裂。非嘧啶二聚物类型的 DNA 损伤可以由其他致病因素引起，因此这种类型的损伤不一定被认为是由紫外线辐射引起，但是这种损伤可能有助于紫外线诱导的癌变（de Gruijl，van Kranen 和 Mullenders，2001）。

严重 DNA 损伤如紫外线诱导的 DNA 光化产物需要被修复，然而，为了有足够的时间进行 DNA 修复，细胞将停滞在细胞周期的 G1 和 G2 阶段。这两种形式的停滞过程可以被抑癌蛋白 p53 调节（De-craene 等，2001）。这种序列特异性转录因子（TF）是被大量研究的蛋白之一，其功能包含感受和整合细胞外刺激原。p53 被称为"基因组卫士"，因为它在诱导细胞周期停滞方面具有独特且重要的作用，还能协调安排 DNA 修复过程来避免由于受损 DNA 被复制而导致的基因突变积累。另外，p53 在细胞校对方面也起着重要作用，它可以诱导细胞凋亡或衰老，从而使已经严重受损的细胞死亡而不发生癌变（Latonen 和 Laiho，2005）。通常情况下，低剂量的紫外辐射会诱发 p53 导致瞬时细胞周期停滞，而高剂量辐射则会持久地诱发 p53 进而导致细胞凋亡。

当紫外线诱导的 DNA 损伤发生时，这些损伤会被细胞内的感受器（如 ATM、ATR）检测到。随后，p53 被稳定下来，主要通过磷酸化介导的人双微体 2（HDM2)-p53 复合体的阻断，以防泛素介导的 p53 蛋白水解，促进其在细胞核中的易位和保留。p53 可触发 G1 期细胞的周期停滞，从而通过诱导细胞周期蛋白依赖性激酶（Cdks）$p21^{WAF1/CIP1}$ 的强效抑制剂来促进 DNA 修复，而通过 p53 依赖性诱导的 14 - 3 -3σ 和生长停滞，以及 DNA 损伤（GADD45）诱导型基因产物可阻止 G2/M 转换（Latonen 和 Laiho，2005；Matsumura 和 Ananthaswamy，2004）。有趣的是，$p38^{MAPK}$ 通过多种机制以 p53 依赖性和非依赖性方式起作用，也被认为是细胞周期停滞（G1/S 和 G2/M）的重要诱导因子。在体内，ROS 介导 $p38^{MAPK}$ 激活，通过 $p21^{WAF1/CIP1}$ 磷酸化（Kim 等，2002）或通过直接磷酸化激活 p53（Gong 等，2010）以稳定 $p21^{WAF1/CIP1}$ 从而诱导 G1/S 或 G2/M 停滞。紫外线诱导的双链断裂很大程度上以 p53 非依赖性方式，通过 DNA 损伤感应器 ATM 和 ATR 激活 $p38^{MAPK}$（Reinhardt 等，2007）来完成。此外，据报道 $p38^{MAPK}$ 可以降低细胞周期蛋白 D1 以及 Cdc25A 的水平（一种 Cdk 磷酸酶）（Casanovas 等，2000；Goloudina 等，2003）。

在最初的生长停滞后，NER 将试图修复紫外线诱导的损伤。DNA 修复机制的阐明在于需要先识别各种 NER 基因突变，这些基因是在着色性干皮病（XP）间发现的（Cleaver，1968）。XP 这个例子为 NER 在光化癌变中的作用提供了重要证据，因为 XP 病人比正常群体患皮肤癌的可能性高 100 倍（Kraemer 等，1994）。NER 的一条子通路是转录偶联修复（TCR），该修复途径以 DNA 改变作为靶向通过干扰转录中 RNA 聚合酶的易位。在转录链中的 CPDs 相对在非转录链中的 CPDs 会得到更快的修复，因为损伤识别因子被靶向招募到被抑制 RNA 聚合酶的位点（Mellon 和 Hanawalt，1989）。NER 的另外一条子通路是全基因组修复（GGR），该通路应用在转录及非转录基因的损伤。例如，6,4 - PP 的损伤可以通过 GGR 得以有效修复。总而言之，NER 的机制包括以下几个重要步骤：识别损伤，切除受损 DNA，合成 DNA 片段，连接修复片段。

最近，p53 以及它的同系物 p63（在表皮层生长及体内平衡中起重要作用）被证明有助于人类表皮角质形成细胞中 CPDs 的 GGR（Ferguson-Yates 等，2008）。该研究表明，在 p53 缺失时，暴露于紫外线的人角质形成细胞可以通过 p63 保持基因谱的稳定性，从而防止皮肤癌变（Ferguson-Yates 等，

2008)。有趣的是，某些细胞因子也可以影响紫外线照射后 DNA 的修复。例如，IL-12 可以在体外和体内通过 NER 介导的 DNA 修复来抑制 UVB 诱导的角质形成细胞凋亡（Schwarz 等，2002）。

综上所述，形成嘧啶二聚体是太阳紫外线诱导 DNA 损伤的主要形式，而 NER 是抵御这些二聚体可能引起基因突变的主要防御机制。然而，其他形式的 DNA 损伤与修复在某些情况下也起到很重要的作用，例如，通过碱基切除修复（BER）来移除 8-oxodG（D'Errico，Parlanti 和 Dogliotti，2008）。

6.3.2 ROS 的产生：紫外线诱导生成的主要中间产物

ROS 是一组短暂态物质，主要包括单线态氧（$^1O_2$）、过氧化物（O_2^-）以及过氧化氢（H_2O_2）。$^1O_2$ 是一种非常强的氧化剂，而 O_2^- 和 H_2O_2 可在铁（Fe^{2+}）的催化下通过 Fenton 反应被转化为高活化态羟基自由基（OH·）。O_2^- 也可以与一氧化氮（NO）反应，产生过硝酸盐（$ONOO^-$）。正常的皮肤细胞在有氧代谢中不断产生少量的 ROS。环境中各种刺激，如紫外辐射，会使 ROS 的数量激增，并且迅速击溃内源性抗氧化防御系统。最终，ROS 与细胞生物分子相互作用，发生化学修饰，从而造成细胞的损伤及死亡（Masaki，2010）。

紫外辐射后所产生的 ROS 种类取决于紫外线的波长。UVA 通常会诱导产生 $^1O_2$（通过与内部生色团，如核黄素，发生光敏反应），而 UVB 一般通过 NADPH 氧化酶和呼吸链反应的激活而产生 O_2^- 和 H_2O_2（Masaki，2010）。

尽管高剂量的 ROS 对细胞非常危险和有害，但当以一种受调控和局限性的方式产生时，它们会被赋予细胞信号特性。

有趣的是，UVB 照射后我们可以辨别出两波 ROS 通过测量到角质形成细胞中由 UVB 诱导产生的 ROS 具有双向性，可以对此作出说明（Rezvani 等，2007）。在 UVB 辐射后，质膜附近会即刻短暂产生 ROS，而在随后（刺激后几小时），受损的线粒体会持续产生 ROS（Beak，Lee 和 Kim，2004；Rezvani 等，2007；Van Laethem 等，2006）。ROS 产生的峰值来源于 UVB 诱导非配体依赖性表皮生长因子（EGFR）的激活（Beak，Lee 和 Kim，2004；Van Laethem 等，2006；Yao 等，2009），之后会激活生成 ROS 的质膜结合 NADPH 氧化酶。与此相符的是，在人类角质形成细胞中，对 EGFR 或 NADPH 氧化酶的抑制会直接影响 UVB 照射后 ROS 的产生（Wang 和 Kochevar，2005）。

而且，UVA 或 UVB 照射后产生的 ROS 可以通过氧化调节抑制蛋白酪氨酸磷酸酶家族成员，来增强或维持受体介导的信号通路（Gross 等，1999；Gulati 等，2004）。

研究表明，当表皮细胞中存在 ROS 清除剂时，UVB 诱导的信号会明显被削弱。并且，尽管 UVB 诱导的 DNA 损伤（CPDs）已经被证实可以启动 UVB 的应激反应（Stege 等，2000），细胞去核实验也清楚地表明，UVB 反应可以在没有细胞核活动的情况下发生（Devary 等，1993）。这些证据表明细胞质以及 ROS 介导的信号通路是 UVB 反应至关重要的媒介。

如上所述，ROS 可以引发细胞损伤，同时可以造成基因突变。因此，可以设计一系列抗氧化的防御体系来保护细胞免受过量 ROS 引起的损伤。这些防御机制的效率很大程度上取决于细胞种类，严重程度及诱导 ROS 的类型。

抗氧化酶能够将 ROS 转化成毒性较小的分子，例如，超氧化物歧化酶（SOD）帮助超氧化物（O_2^-）歧化为 H_2O_2，继而被过氧化氢酶中和为 O_2 和 H_2O。在一般情况下，这些联合反应可以消除大多数超氧化物相关的 ROS。其他对氧化还原敏感的酶，例如，普遍存在的氧化还原酶硫氧还蛋白（Trx）和谷胱甘肽过氧化物酶（GPx），在谷胱甘肽（GSH）存在的条件下可以分解 H_2O_2。还有，GPx 可以将脂类氢过氧化物分解为其相应的醇类。除 GSH 以外，表皮细胞还有多种非酶类的抗氧化剂（新合成的或细胞环境提供的），例如，维生素 C、维生素 E 以及重金属粒子诱导的富含半胱氨酸的金属硫蛋白（Masaki，2010）。

对于过度的氧化应激反应，最主要的还原防御开关就是 TF 核因子 Nrf2。当它启动时，一系列抗氧化活动就会开始有序进行。Nrf2 只有在氧化应激反应发生时才会通过 Keap1 蛋白的离解而稳定，并与大量抗氧化基因启动因子区域的抗氧化反应元件结合，从而上调抗氧化基因的转录活动。这些 Nrf2 的下游基因包括大多数抗氧化防御分子、解毒酶，以及除上文所述之外的细胞内氧化还原平衡蛋白，例如，γ-谷氨酰半胱氨酸合成酶、硫氧还蛋白还原酶、过氧化物还原酶、亚铁血红素氧化酶-1、谷胱甘肽 S 转化酶、NAD（P）H 醌氧化还原酶-1 以及 UDP-葡萄糖苷酸转移酶（Schafer 等，2010）。

6.3.3　细胞凋亡

当暴露于紫外线的表皮细胞损伤严重，且所有修复系统失效时，该细胞将发生凋亡（一种高度调节的细胞死亡机制，具体解释见图框 6.1）。这个机制通过促使细胞死亡，从而避免其恶变。

表皮细胞在基因毒性或细胞毒性的紫外照射后死亡的重要性在于能防止严重受损细胞存活，进而防止这些细胞常携带的肿瘤抑制基因或原癌基因被遗传给子细胞。正如受长期慢性辐射的皮肤对细胞凋亡的抵抗增加导致皮肤癌变的风险增大（Narayanan，Saladi 和 Fox，2010）。

细胞凋亡作为一种肿瘤抑制机制的关键过程，通过调控 SBC 的形成来防止皮肤癌变得到了很好的证明。UVB 介导的细胞凋亡已经被深入研究，并证明在质膜和细胞质以及细胞核都会触发分子事件（Assefa 等，2005；Herrlich，Karin 和 Weiss，2008）。

然而我们应该知道，紫外辐射后的细胞凋亡是个很复杂的过程，该过程取决于细胞的基因组背景、UVB 的剂量、细胞微环境，以及存活/死亡因子的平衡等。UVB 诱导细胞凋亡过程中主要参与的分子将会在下文中探讨。

p53 介导的生长周期停滞通常需要细胞周期调控中基因序列特异性失活（正如第 6.3.1 节中讨论的），但是 UVB 诱导的细胞凋亡中 p53 是否为必需，这个问题目前还不是很清楚（Assefa 等，2005；McKay 等，2000）。尽管 p53 信号功能上的缺失可能会导致皮肤癌（Brash 等，1996），但在没有 p53 存在的情况下，角质形成细胞仍能激活细胞凋亡机制以应对 UVB 造成的损伤（Assefa 等，2005；Van Laethem 等，2005）。而且，在紫外辐射的皮肤中，Noxa 的缺失比 p53 的缺失有更重要的影响。因此，p53 依赖性细胞凋亡还无法单独解释 SBC 的形成（Naik 等，2007；Nys 等，2010）。

接着，p38^{MAPK} 普遍被认为在 UVB 辐射的角质形成细胞中起到促进细胞凋亡的作用。例如，在正常角质形成细胞以及 HaCaT 细胞中，抑制 p38^{MAPK} 可以完全阻断 UVB 诱导的细胞凋亡（Shimizu 等，1999；Van Laethem 等，2004，2006），并且可以减少 UVB 辐射过的小鼠皮肤表皮层中 SBC 的形成（Hildesheim，Awwad 和 Fornace，2004）。研究还表明，p38^{MAPK}、缺氧诱导因子-1α（HIF-1α）以及 Bcl-2 家族中的某些促细胞凋亡成员之间可以交叉应答（Nys 等，2010；Rezvani 等，2007），但是 UVB 诱导 p38 介导的细胞凋亡与 p53 之间呈相互独立关系（Nys 等，2010）。然而，急性 UVB 损伤后的 p38^{MAPK} 保护作用（促细胞凋亡）可能会在表皮长期 UVB 照射后失效，在这期间，p38^{MAPK} 所表现出的促炎症反应、促肿瘤形成的微环境反而更加重要（Bowden 2004；Cooper 和 Bowden，2007）。

图框 6.1　凋亡通路及其调节：快照

凋亡可以被一系列细胞内及细胞外刺激诱发，但由于激活的是半胱氨酸天冬氨酸特异性蛋白酶（半胱氨酸蛋白酶）的几个成员，它的发生以一种形态上非常均一且进化上非常保守的方式进行。这一蛋白酶家族在哺乳动物中至今发现了约 15 个成员，包含一系列在凋亡过程中所涉及的蛋白质（如细胞凋亡蛋白酶 2，蛋白酶 3，蛋白酶 6，蛋白酶 7，蛋白酶 8，蛋白酶 9，蛋白酶 10），在炎症反应中涉及的蛋白质（如半胱天冬酶 1，4，5，12），以及在分化过程中涉及的蛋白质（如细胞凋亡蛋白酶 14，一种在角质形成细胞分化过程中的调节因子）。根据细胞凋亡蛋白酶的功能及在信号通路中的位置，它们可以被细分为起始因子（如蛋白酶 2，蛋白酶 8，蛋白酶 9，蛋白酶 10）和效应因子（如蛋白酶 3，蛋白酶 6，蛋白酶 7）（Garrido 等，2006；Stennicke 和 Salvesen，2000）。两种独特的信号通路导致凋亡蛋白酶的激活（图 6.3）。

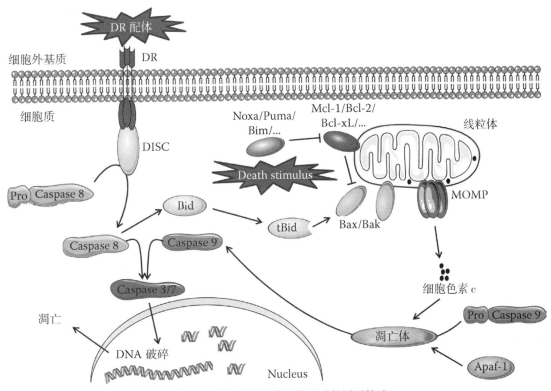

图 6.3 凋亡通路及其调节因子的图示综述

死亡受体（DR）/外部凋亡通路由配体依赖的 DRs 的激活所介导，这些受体属于肿瘤坏死因子（TNF）超级家族。DR 的激活导致死亡诱导信号通路复合体（death-inducing signaling complex，DISC）的形成，DSC 能够募集启动子蛋白酶原 8（或 10），从而进一步触发其二聚体化诱导激活过程。凋亡蛋白酶 8 则会激活效应蛋白酶（凋亡蛋白酶 3 和蛋白酶 7），从而让细胞进入凋亡过程（Lavrik，Golks 和 Krammer，2005）。

线粒体/内部凋亡通路对凋亡蛋白酶的激活则受线粒体外膜（MOMP）穿膜及膜间蛋白释放的影响，例如，细胞色素 c 将一系列细胞损害（如 ROS 和 DNA 损伤）释放到细胞质。在细胞质中，凋亡蛋白酶激活因子-1（Apaf-1）与细胞色素 c 和（d）ATP 一起形成凋亡小体，这是一个募集和激活蛋白酶原 9 的分子平台。之后，启动子凋亡蛋白酶 9 直接切割并激活效应蛋白酶，从而协调细胞生化执行（Green，2005）。另外，凋亡蛋白酶 8 可以切割 Bid（Bcl-2 蛋白家族成员之一），产生 tBid（在线粒体通路中的 C 末端片段）。该过程证明线粒体具有诱发或促进蛋白酶激活的功能。在线粒体膜完整性/通透性方面，内源性凋亡被 Bcl-2 家族中促凋亡和抗凋亡成员严格调控（图 6.3），因此，Bcl-2 家族蛋白在决定细胞存活还是死亡过程中起到决定性作用。它们存在于细胞质线粒体膜、内质网（ER）以及细胞核附近。尽管整体氨基酸同源性相对较低，但所有 Bcl-2 家族成员至少拥有四个高度保守的序列中的一个（Bcl-2 同源域 BH1-BH4），这赋予其特殊的结构和功能。

Bcl-2 家族可以被分成 3 组，第一组（如 Bcl-2、Bcl-xL、Mcl-1）抑制细胞凋亡，第二组（如 Bax、Bak）促进细胞凋亡，第三组是 BH-3 蛋白（如 Bid、Bim、Noxa、Puma、BNIP3），它们拥有 BH3 域，并且可以与反凋亡 Bcl-2 蛋白结合，从而促进凋亡过程。促凋亡家族成员 Bax 和 Bak 直接或间接地在 MOMP 的诱导及随后凋亡分子（细胞色素 c）释放的过程中起重要作用，从而可以导致凋亡蛋白酶的激活。反凋亡家族成员，如 Bcl-2 和 Bcl-xL，可以抑制 Bax 和 Bak。最近的结果证明，BH3 蛋白通过直接结合和抑制 Bcl-2 等反凋亡家族蛋白来解除对 Bax 和 Bak 的抑制作用。相反，另外一种假设是 BH3 蛋白（如 Bim、tBid 和 Puma）可直接激活 Bax 和 Bak。

尽管大家一直认为 Bax 和 Bak 在细胞膜上形成孔洞，但是这些孔洞的生化性质，以及抗凋亡 Bcl-2

家族蛋白如何对其进行调节仍然是细胞死亡领域关键和争议性问题。同时，当细胞色素 c 释放的同时（或是临近释放前），Bax 和 Bak 会促进线粒体碎片化，变成更小的单元，这证明了线粒体分裂过程与 Bcl-2 家族功能之间的联系（Lippens 等，2009；Lomonosova 和 Chinnadurai，2008）。

在正常的黑色素细胞中，UVB 诱导的 JNK 激活对细胞凋亡通路起到重要作用。JNK 主要促进溶酶体膜穿透以及其后释放组织蛋白酶，并且调节 Bim 的功能（Bivik 和 Ollinger，2008）。UVB 介导的应激活化 MAPKs 在表皮层中有细胞特异的功能，但其主要还是以一种与 ROS 相关的形式存在（Nys 等，2012；Van Laethem 等，2006）。

用生理剂量范围内的 UVB 照射人类皮肤，可以激活外源性及内源性细胞凋亡通路。UVB 可以诱导膜 DRS（TNFR1、Fas 和 TRAIL，可能是辐射引起的 PTPs 交联或失活的结果）的配体非依赖聚集和激活（Gulati 等，2004；Wehrli 等，2000）。然而，最近的研究指出，外源性通路在整个 UVB 诱导的细胞死亡中可能不起主导作用，因为阻断 TRAIL 或 Fas 介导的信号通路并没有对 UVB 诱导的细胞凋亡造成显著影响（Eckert 等，2002）。与 FasL 诱导的细胞凋亡不同，UVB 通过胞浆和 Bcl-2 的抑制机制诱导酶原 8 分裂，溶酶体蛋白酶也参与其中，因此，Caspase8 的激活被认为是 UVB 辐射后细胞死亡的结果，而非原因（Assefa 等，2003）。

而另一方面，UVB 诱导的细胞凋亡依赖于线粒体内源性信号通路。无论是体内和体外 Bcl-2 或者 Bcl-xL 的过高表达，都可以完全消除 UV 诱导的细胞凋亡（Assefa 等，2003；Knezevic 等，2007；Naik 等，2007；Takahashi 等，2001）。有趣的是，Naik 等人（2007）发现 Noxa 作为体内 UVB 诱导的细胞凋亡中 BH3 主导蛋白，Noxa 的缺失极大程度上抑制了角质形成细胞的凋亡过程。与此同时，Mcl-1 是 Noxa 促凋亡过程中最主要的分解目标，同时也是重要的表皮存活蛋白（Sitailo，Jerome-Morais 和 Denning，2009）。去除 Mcl-1 是 UV 辐射后开始细胞凋亡过程的必要条件（Nijhawan 等，2003）。

综上所述，这些研究表明 UVB 诱导细胞凋亡的过程主要通过信号来影响促凋亡与抗凋亡 Bcl-2 家族成员在 MOMP 聚合上的平衡，提示线粒体是 UVB 诱导细胞死亡过程中的中枢。

然而，除了在内源性或外源性凋亡过程中激活经典促凋亡蛋白酶（见图框 6.1），凋亡蛋白酶 2 被指出与 UV 诱导的细胞凋亡相关（Paroni 等，2001）。在基因毒性应激反应中，凋亡蛋白酶 2 被认为是细胞凋亡、细胞周期，以及 DNA 修复过程中及其重要的介导者（Vakifahmetoglu-Norberg 和 Zhivotovsky，2010），其操作机制取决于 PIDDosome［一种巨大的蛋白复合体，并且包含 p53 诱导蛋白和死亡机构域（PIDD）］（Tinel 和 Tschopp，2004）。尽管该凋亡蛋白酶在 DNA 受损后的促凋亡功能已被证实，PIDD 激活的凋亡蛋白酶 2 在 UVB 辐射的皮肤中对 DNA 修复及存活具有信号作用，其依据是 PIDD 缺陷与细胞对 UVB 诱导凋亡过程的敏感性相关（Logette 等，2011）。

6.3.4　UVB 激活的存活通路

如上所述，UVB 诱导的细胞信号包括很多不同的通路，因此，存活通路被激活可能是为了避免细胞过早凋亡，同时也可以让受损细胞有更多的时间来自我修复。

一个主要并且广为人知的存活级联（尤其是在角质形成细胞中）就是磷脂酰肌醇 3 激酶（PI3K）/Akt 通路。Ser/Thr 蛋白激酶 B（PKB）/Akt 可以通过 UVB 介导的 IGFR 通路被激活。这种激酶主要是作为 UVB 诱导的细胞凋亡过程中的拮抗药。例如，Akt 可以直接对凋亡分子进行磷酸化和失活，如 Bad（从 Bcl-xL 释放的一种 BH3 蛋白），它可以使 Akt 更加有效地实现其抗凋亡功能（Datta 等，1997，2000）。另外，ASK-1（Kim 等，2001）以及促凋亡蛋白酶 9（Cardone 等，1998）也可以作为被磷酸化的目标，从而有效阻止它们在 UVB 辐射后的凋亡作用。

接下来，UVB 可以触发 NF-κB 的活化以及细胞核移位（通过 ROS-相关机制，膜受体相关机制，以及 DNA 损伤相关机制），该触发过程是通过对 κB（IκB）抑制物的分解来实现的（Cooper 和 Bowden，2007；Herrlich，Karin 和 Weiss，2008）。与此同时，AP-1 介导的信号通路在 UVB 照射后也会被激活（Cooper 和 Bowden，2007；Herrlich，Karin 和 Weiss，2008）。对 NF-κB 和 AP-1 通路的激活可以减少 UVB 诱导的细胞凋亡并且增加肿瘤发生（Cooper 和 Bowden，2007；Herrlich，Karin 和 Weiss，2008），尽管有些文献也表明对 NF-κB 的阻断和原癌基因 Ras 这两个因素，与表皮恶变相关（Dajee 等，2003）。

　　除了促存活通路，UVB 也可以激活角质形成细胞中的几种炎症机制，这一观点也说明了角质形成细胞是具有重要免疫功能的细胞。我们知道，NF-κB 和 AP-1 都是炎症介质，从而能诱发很多细胞激酶/化学趋化因子等（Cooper 和 Bowden，2007）。而且，在 UVB 诱导的炎症反应被激活后，凋亡蛋白酶 1 可以使 IL-1β（一种重要的促炎症蛋白激酶）成熟并释放（Feldmeyer 等，2007）。

　　这些信号通路具有抗凋亡、促存活的作用，同时还在炎症反应中起到重要作用。因此，这些通路的失调与癌症的诱发有直接的联系。

6.3.5　最终的结果（存活还是凋亡）

　　值得注意的是，在 UV 照射后，这些细胞存活以及死亡的机制很多时候是会被同时激活的，而且它们具有共同的分子介质。因此，受损程度（如 UV 的剂量）、细胞的背景，以及其他的微环境因素、细胞存活和死亡之间的平衡等因素会最终决定受辐射细胞的命运（图 6.4）。

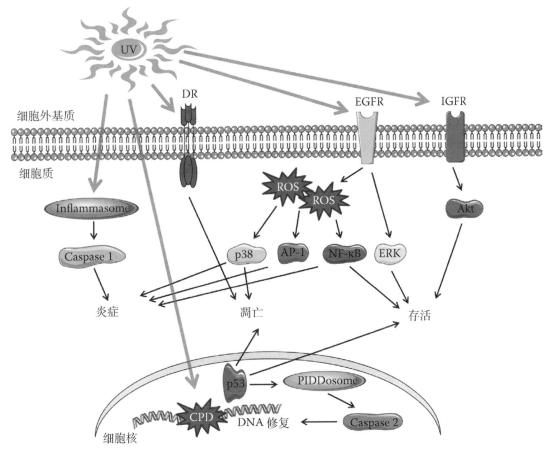

图 6.4　角质形成细胞对 UVB 的应答

　　当 UVB 照射角质形成细胞时，会诱导激活多种信号通路，导致存活、凋亡以及炎症反应。死亡受体影响凋亡过程，以及生长因子受体（如 IGFR、EGFR）则会激活存活通路（如 PI3K/Akt、ERK）。EGFR 也可能引发 ROS 介导的信号，如 NF-κB，AP-1 和 p38[MAPK]。接下来，则会形成一些细胞间的蛋白复合体，例如，PIDDosome 以及 inflammasome，这会分别导致凋亡蛋白酶 2 和蛋白酶 1 的激活。直接的 UVB 诱导的 DNA 损伤可以激活 p53，这会致使 DNA 修复及连续的存活/凋亡反应。

6.3.6 皮肤生理微环境下的轻度缺氧

值得一提的是，这些研究都是在 21％的含氧环境下进行的，而正常人类表皮细胞是轻度缺氧的微环境，这种微环境会影响 UV 诱导的细胞信号通路。

鼠类与人类表皮层一个很重要的特点就是不含有血管，而这一特点则导致了组织的轻度缺氧。最近的一项研究表明，由于人类真皮层拥有血管，所以真皮组织氧含量充足，其氧张力（pO_2）约为 10％。然而表皮层的 pO_2 则为轻度缺氧（5％）到重度缺氧（0.5％），呈梯度递减。重度缺氧的结构包括皮脂腺和毛囊（Evans 等，2006）。与此研究结果相符的是，鼠类和人类皮肤表现出与缺氧敏感物质（如硝基咪唑 EF5）极强的结合，尤其是在基底层以及 HIF-1α 含量较高的分区（Bedogni 和 Powell，2006；Boutin 等，2008；Evans 等，2006）。有趣的是，最近的研究表明，轻度缺氧环境可以使角质形成细胞对 UVB 诱导的细胞凋亡更加敏感，其机制为通过 p38^{MAPK}/JNK 的激活；然而黑色素细胞在轻度缺氧环境下则会被轻度保护（Nys 等，2012）。

6.4 紫外线对皮肤的影响：细胞或组织层面

6.4.1 急性效应

UV 辐射对人类皮肤所产生的急性效应主要包括晒伤、晒黑以及局部和系统的免疫抑制（Matsumura 和 Ananthaswamy，2004；Verschooten 等，2006）。

晒伤是皮肤在太阳光照损伤后产生的反应（由皮肤类型决定其敏感性，浅肤色较深肤色更敏感），其严重程度可以从轻微红斑（血管导致的皮肤变红）到皮肤发炎（炎症细胞侵袭表皮层、真皮层），更严重的还包括水肿、疼痛、水疱，以及后续的皮肤剥脱。对于极其严重的情况，晒伤还可能伴有全身症状，如恶心、发热（Honigsmann，2002）。

晒黑是皮肤对 UV 的另一种反应，该反应根据皮肤种类的不同而有所不同。在接受辐射后，黑色素细胞（表皮黑色素单元）将合成和释放黑色素，从而导致皮肤颜色加深。皮肤中主要有两种黑色素，其中一种是棕色/黑色的真黑素，另外一种是淡红色/棕色的褐色素，这两种黑色素比例的不同决定皮肤颜色，而肤色又是皮肤癌非常重要的因素之一（Costin 和 Hearing，2007；Ernfors，2010）。

黑色素聚集在黑色体（溶酶体样结构）中，并通过黑色素体传递给角质形成细胞。黑色体可以吸收紫外线并且帮助中和 ROS，它们在细胞核接受光照的一侧，呈现像帽子一样的结构来防止 DNA 受损。黑色素的生成则成为皮肤受到紫外线侵袭后的一个重要防线。当这种保护机制不够有效时（如在皮肤白皙的人中），基因毒性损害则更易导致癌症的发生（Costin 和 Hearing，2007）。除此之外，在很大程度上以与肤色无关的方式，黑皮质素 1 受体（MC1R；其激活可以刺激黑色素细胞合成黑色素）的某些基因变异更容易导致皮肤恶性黑色素瘤（Kennedy 等，2001），甚至非黑色素瘤类的皮肤癌（Bastiaens 等，2001；Box 等，2001）。黑色素的产生是由紫外线诱导皮肤黑色素细胞和角质形成细胞的 DNA 损伤而导致的（Gilchrest 和 Eller，1999）。p53 对黑色素细胞中的酪氨酸酶及酪氨酸酶相关蛋白 1（TRP-1）具有上调作用（Khlgatian 等，2002），且最近研究表明，在 UVB 照射后的角质形成细胞中，α-黑色素细胞刺激素（α-MSH，MC1R 的配体）的上调与 p53 有关（Cui 等，2007）。研究还发现，p53 缺失的小鼠对 UVB 的晒黑反应不强，这可能是它们更容易患上 UVB 诱导的皮肤癌的原因（Cui 等，2007）。因此，p53 在光化癌变过程的作用比预想的更加复杂，它具有保护角质形成细胞和黑色素细胞基因组以防遗传毒性损伤（从而降低恶变风险）的功能，这有可能在一定程度上依赖于其促进晒黑反应的能力。

除了 p53 之外，p38^{MAPK} 也会介导晒黑应答。如上所述，p38^{MAPK} 在 UVB 照射后可以调节 p53，因此可以影响黑色素的产生。而且，一些研究指出，p38^{MAPK} 是上游刺激因子（USF-1，在晒黑反应中的关键组成部分）的调控者。当黑色素细胞受到 UVB 辐射后，USF-1 被 p38^{MAPK} 磷酸化，并直接上调 α-

MSH、MC1R、酪氨酸和 TRP-1 的表达（Corre 等，2004，2009）。

UVB 可以通过一系列不同的机制对皮肤产生局部及系统的免疫抑制。这些机制（主要通过照射后的角质形成细胞介导）包括朗格汉斯细胞的耗竭，以及免疫抑制细胞因子（如 IL-10）的产生（Schwarz，2005）。一种猜想是，DNA 损伤会触发 UVB 诱导的免疫抑制，因为该抑制反应可以通过 T4 核酸内切酶 V 预处理而预防。但是在表面的角化表皮层内角质形成细胞所产生的尿苷酸也可能与免疫抑制的触发相关（Schade，Esser 和 Krutmann，2005）。

免疫抑制可能会增加恶性病变的可能，尤其是皮肤癌。对小鼠的研究以及对正在接受免疫抑制疗法的病人的研究结果都支持这一论点（Matsumura 和 Ananthaswamy，2004）。

6.4.2　慢性效应

皮肤的光老化是长期以来阳光照射积累的结果，它能导致除了皮肤自身的老化过程以外的皮肤结构及功能的逐渐退化。这种现象主要表现在肤色白皙的白种人脸部、颈部，以及四肢受阳光照射的皮肤。光老化后的皮肤呈现干燥（粗糙）、着色不均、多皱纹的状态，同时表现出弹性纤维变性以及毛细血管扩张等症状。与能量较高且主要导致晒伤、晒黑以及光化癌变的 UVB 相比，UVA 是导致皮肤光老化的主要因素。UVA 通过直接或间接激活金属蛋白酶等物质，下调新胶原蛋白的合成、诱导血管改变，从而导致皮肤内胶原蛋白的降解。当皮肤开始老化，细胞凋亡机制也开始减弱，这可能与 UVB 诱导的 SBCs 的减少有关（Matsumura 和 Ananthaswamy，2004）。

光老化被诱导之后，长期反复的 UV 辐射会导致 DNA 损伤的积累，这会直接导致光致癌的产生。细胞存活与凋亡之间的平衡在很多生理过程（如皮肤表皮生理平衡）中都非常重要。一旦这种脆弱的生理平衡被打破以后，就会更容易诱发皮肤癌的发展及进展。

鳞状细胞癌（squamous cell carcinoma，SCC）和皮肤恶性黑色素瘤（cutaneous malignant melanoma，CMM）是皮肤最主要的恶性肿瘤。SCC 和基底细胞癌（basal cell carcinoma，BCC）（又称非黑色素瘤皮肤癌），是高加索人群中最常见的癌症，而 CMM 是高加索人群中最致命的疾病之一，其发病率呈现出最快增长。非黑色素瘤（SCC，BCC）和黑色素瘤（CMM）皮肤癌在过去十年中的发病率急剧上升，被认为是暴露于遗传毒性和诱变性紫外线辐射的增加的直接后果。虽然长波 UVA（320～400 nm）也可能导致皮肤癌是毫无疑问的，但阳光中大部分致突变和致癌特性已被归因于 UVB（290～320 nm）（Afaq，Adhami 和 Mukhtar，2005）。BCC 和 CMM 与童年时期间歇式过度照射阳光有关，而 SCC 主要与紫外线照射的积累相关（Armstrong 和 Kricker，2001；de Gruijl，van Kranen 和 Mullenders，2001）。

皮肤癌的进展一直以来被认为是一个多步骤过程，不同突变的积累会启动肿瘤的形成和进展。UVB 被认为是一种完全的致癌物质，因为这种紫外线能够在没有任何其他致癌剂的情况下诱导小鼠皮肤癌症（Bowden，2004）。UVB 可以作为一个诱发点，先诱导 DNA 损伤，如果未修复，就可能导致突变。长期接受 UVB 的照射，累积的突变就可能导致细胞凋亡的敏感性降低，并选择具有自主生长能力的细胞，从而引起癌前病变。过多的遗传性改变可随后进一步导致肿瘤细胞增殖，基因组不稳定性增加及侵袭能力的获得，最后导致肿瘤的转移。

因为皮肤癌与细胞凋亡机制缺陷的识别获取（抵御癌症诱导的一个主要途径）相关；而且，用于针对这些缺陷的治疗策略仍不令人满意。因此，进一步研究、定义并理解凋亡信号通路极为重要。

作者：

Kris Nys

University of Leuven

Patrizia Agostinis

University of Leuven（KU Leuven）

参考文献

[1] Afaq, F., V. M. Adhami, and H. Mukhtar. 2005. Photochemo-prevention of ultraviolet B signaling and photocarcinogenesis. Mutat Res 571 (1-2): 153-173.

[2] Armstrong, B. K., and A. Kricker. 2001. The epidemiology of UV induced skin cancer. J Photochem Photobiol B 63 (1-3): 8-18.

[3] Assefa, Z., M. Garmyn, A. Vantieghem et al. 2003. Ultraviolet B radiation-induced apoptosis in human keratinocytes: Cytosolic activation of procaspase-8 and the role of Bcl-2. FEBS Lett 540 (1-3): 125-132.

[4] Assefa, Z., A. Van Laethem, M. Garmyn, and P. Agostinis. 2005. Ultraviolet radiation-induced apoptosis in keratinocytes: on the role of cytosolic factors. Biochim Biophys Acta 1755 (2): 90-106.

[5] Bastiaens, M. T., J. A. ter Huurne, C. Kielich et al. 2001. Melanocortin-1 receptor gene variants determine the risk of nonmelanoma skin cancer independently of fair skin and red hair. Am J Hum Genet 68 (4): 884-894.

[6] Beak, S. M., Y. S. Lee, and J. A. Kim. 2004. NADPH oxidase and cyclooxygenase mediate the ultraviolet B-induced generation of reactive oxygen species and activation of nuclear factor-kappa B in HaCaT human keratinocytes. Biochimie 86 (7): 425-429.

[7] Bedogni, B., and M. B. Powell. 2006. Skin hypoxia: A promoting environmental factor in melanomagenesis. Cell Cycle 5 (12): 1258-1261.

[8] Bivik, C. and K. Ollinger. 2008. JNK mediates UVB-induced apoptosis upstream lysosomal membrane permeabilization and Bcl-2 family proteins. Apoptosis 13 (9): 1111-1120.

[9] Boutin, A. T., A. Weidemann, Z. Fu et al. 2008. Epidermal sensing of oxygen is essential for systemic hypoxic response. Cell 133 (2): 223-234.

[10] Bowden, G. T. 2004. Prevention of non-melanoma skin cancer by targeting ultraviolet-B-light signalling. Nat Rev Cancer 4 (1): 23-35.

[11] Box, N. F., D. L. Duffy, R. E. Irving et al. 2001. Melanocortin-1 receptor genotype is a risk factor for basal and squamous cell carcinoma. J Invest Dermatol 116 (2): 224-229.

[12] Brash, D. E., A. Ziegler, A. S. Jonason et al. 1996. Sunlight and sunburn in human skin cancer: p53, apoptosis, and tumor promotion. J Investig Dermatol Symp Proc 1 (2): 136-142.

[13] Cardone, M. H., N. Roy, H. R. Stennicke et al. 1998. Regulation of cell death protease caspase-9 by phosphorylation. Science 282 (5392): 1318-1321.

[14] Casanovas, O., F. Miro, J. M. Estanyol et al. 2000. Osmotic stress regulates the stability of cyclin D1 in a p38SAPK2-depen-dent manner. J Biol Chem 275 (45): 35091-35097.

[15] Cleaver, J. E. 1968. Defective repair replication of DNA in xero-derma pigmentosum. Nature 218 (5142): 652-656.

[16] Cooper, S. J., and G. T. Bowden. 2007. Ultraviolet B regulation of transcription factor families: Roles of nuclear factor-kappa B (NF-kappaB) and activator protein-1 (AP-1) in UVB-induced skin carcinogenesis. Curr Cancer Drug Targets 7 (4): 325-334.

[17] Corre, S., A. Primot, Y. Baron et al. 2009. Target gene specificity of USF-1 is directed via p38-mediated phosphorylation-dependent acetylation. J Biol Chem 284 (28): 18851-18862.

[18] Corre, S., A. Primot, E. Sviderskaya et al. 2004. UV-induced expression of key component of the tanning process, the POMC and MC1R genes, is dependent on the p-38-activated upstream stimulating factor-1 (USF-1). J Biol Chem 279 (49): 51226-51233.

[19] Costin, G. E., and V. J. Hearing. 2007. Human skin pigmentation: melanocytes modulate skin color in response to stress. FASEB J 21 (4): 976-994.

[20] Cui, R., H. R. Widlund, E. Feige et al. 2007. Central role of p53 in the suntan response and pathologic hyperpigmentation. Cell 128 (5): 853-864.

[21] D'Errico, M., E. Parlanti, and E. Dogliotti. 2008. Mechanism of oxidative DNA damage repair and relevance to human pathology. Mutat Res 659 (1-2): 4-14.

[22] Dajee, M., M. Lazarov, J. Y. Zhang et al. 2003. NF-kappa B blockade and oncogenic Ras trigger invasive human epidermal neoplasia. Nature 421 (6923): 639 – 643.

[23] Datta, S. R., H. Dudek, X. Tao et al. 1997. Akt phosphorylation of BAD couples survival signals to the cellintrinsic death machinery. Cell 91 (2): 231 – 241.

[24] Datta, S. R., A. Katsov, L. Hu et al. 2000. 14 – 3 – 3 proteins and survival kinases cooperate to inactivate BAD by BH3 domain phosphorylation. Mol Cell 6 (1): 41 – 51.

[25] de Gruijl, F. R., H. J. van Kranen, and L. H. Mullenders. 2001. UV-induced DNA damage, repair, mutations and oncogenic pathways in skin cancer. J Photochem Photobiol B 63 (1 – 3): 19 – 27.

[26] Decraene, D., P. Agostinis, A. Pupe, P. de Haes, and M. Garmyn. 2001. Acute response of human skin to solar radiation: regulation and function of the p53 protein. J Photochem Photobiol B 63 (1 – 3): 78 – 83.

[27] Devary, Y., C. Rosette, J. A. DiDonato, and M. Karin. 1993. NF-kappa B activation by ultraviolet light not dependent on a nuclear signal. Science 261 (5127): 1442 – 1445.

[28] Di Domenico, F., M. Perluigi, C. Foppoli et al. 2009. Protective effect of ferulic acid ethyl ester against oxidative stress mediated by UVB irradiation in human epidermal melanocytes. Free Radic Res 43 (4): 365 – 375.

[29] Eckert, R. L., T. Efimova, S. R. Dashti et al. 2002. Keratinocyte survival, differentiation, and death: many roads lead to mitogen-activated protein kinase. J Investig Dermatol Symp Proc 7 (1): 36 – 40.

[30] Ernfors, P. 2010. Cellular origin and developmental mechanisms during the formation of skin melanocytes. Exp Cell Res 316 (8): 1397 – 1407.

[31] Evans, S. M., A. E. Schrlau, A. A. Chalian, P. Zhang, and C. J. Koch. 2006. Oxygen levels in normal and previously irradiated human skin as assessed by EF5 binding. J Invest Dermatol 126 (12): 2596 – 2606.

[32] Feldmeyer, L., M. Keller, G. Niklaus et al. 2007. The inflammasome mediates UVB-induced activation and secretion of interleukin-1 beta by keratinocytes. Curr Biol 17 (13): 1140 – 1145.

[33] Ferguson-Yates, B. E., H. Li, T. K. Dong, J. L. Hsiao, and D. H. Oh. 2008. Impaired repair of cyclobutane pyrimidine dimers in human keratinocytes deficient in p53 and p63. Carcinogenesis 29 (1): 70 – 75.

[34] Garrido, C., L. Galluzzi, M. Brunet et al. 2006. Mechanisms of cytochrome c release from mitochondria. Cell Death Differ 13 (9): 1423 – 1433.

[35] Gilchrest, B. A., and M. S. Eller. 1999. DNA photodamage stimulates melanogenesis and other photoprotective responses. J Investig Dermatol Symp Proc 4 (1): 35 – 40.

[36] Goloudina, A., H. Yamaguchi, D. B. Chervyakova et al. 2003. Regulation of human Cdc25A stability by Serine 75 phosphorylation is not sufficient to activate a S phase checkpoint. Cell Cycle 2 (5): 473 – 478.

[37] Gong, X., A. Liu, X. Ming, P. Deng, and Y. Jiang. 2010. UV-induced interaction between p38 MAPK and p53 serves as a molecular switch in determining cell fate. FEBS Lett 584 (23): 4711 – 4716.

[38] Green, D. R. 2005. Apoptotic pathways: Ten minutes to dead. Cell 121 (5): 671 – 674.

[39] Gross, S., A. Knebel, T. Tenev et al. 1999. Inactivation of proteintyrosine phosphatases as mechanism of UV-induced signal transduction. J Biol Chem 274 (37): 26378 – 26386.

[40] Gulati, P., B. Markova, M. Gottlicher, F. D. Bohmer, and P. A. Herrlich. 2004. UVA inactivates protein tyrosine phosphatases by calpain-mediated degradation. EMBO Rep 5 (8): 812 – 817.

[41] Herrlich, P., M. Karin, and C. Weiss. 2008. Supreme EnLIGHT-enment: Damage recognition and signaling in the mammalian UV response. Mol Cell 29 (3): 279 – 290.

[42] Hildesheim, J., R. T. Awwad, and A. J. Fornace, Jr. 2004. p38 Mitogen-activated protein kinase inhibitor protects the epidermis against the acute damaging effects of ultraviolet irradiation by blocking apoptosis and inflammatory responses. J Invest Dermatol 122 (2): 497 – 502.

[43] Honigsmann, H. 2002. Erythema and pigmentation. Photodermatol Photoimmunol Photomed 18 (2): 75 – 81.

[44] Houben, E., K. De Paepe, and V. Rogiers. 2007. A keratinocyte's course of life. Skin Pharmacol Physiol 20 (3): 122 – 132.

[45] Kennedy, C., J. ter Huurne, M. Berkhout et al. 2001. Melanocortin 1 receptor (MC1R) gene variants are associated with an increased risk for cutaneous melanoma which is largely independent of skin type and hair color. J Invest Der-

matol 117 (2): 294 - 300.

[46] Khlgatian, M. K., I. M. Hadshiew, P. Asawanonda et al. 2002. Tyrosinase gene expression is regulated by p53. J Invest Dermatol 118 (1): 126 - 132.

[47] Kim, A. H., G. Khursigara, X. Sun, T. F. Franke, and M. V. Chao. 2001. Akt phosphorylates and negatively regulates apoptosis signal-regulating kinase 1. Mol Cell Biol 21 (3): 893 - 901.

[48] Kim, G. Y., S. E. Mercer, D. Z. Ewton et al. 2002. The stress-activated protein kinases p38 alpha and JNK1 stabilize p21 (Cip1) by phosphorylation. J Biol Chem 277 (33): 29792 - 29802.

[49] Knezevic, D., W. Zhang, P. J. Rochette, and D. E. Brash. 2007. Bcl-2 is the target of a UV-inducible apoptosis switch and a node for UV signaling. Proc Natl Acad Sci U S A 104 (27): 11286 - 11291.

[50] Kraemer, K. H., M. M. Lee, A. D. Andrews, and W. C. Lambert. 1994. The role of sunlight and DNA repair in melanoma and nonmelanoma skin cancer. The xeroderma pigmentosum paradigm. Arch Dermatol 130 (8): 1018 - 1021.

[51] Krumschnabel, G., B. Sohm, F. Bock, C. Manzl, and A. Villunger. 2009. The enigma of caspase-2: The laymen's view. Cell Death Differ 16 (2): 195 - 207.

[52] Latonen, L., and M. Laiho. 2005. Cellular UV damage responses—Functions of tumor suppressor p53. Biochim Biophys Acta 1755 (2): 71 - 89.

[53] Lavrik, I., A. Golks, and P. H. Krammer. 2005. Death receptor signaling. J Cell Sci 118 (Pt 2): 265 - 267.

[54] Lippens, S., G. Denecker, P. Ovaere, P. Vandenabeele, and W. Declercq. 2005. Death penalty for keratinocytes: Apoptosis versus cornification. Cell Death Differ 12 (Suppl 2): 1497 - 1508.

[55] Lippens, S., E. Hoste, P. Vandenabeele, P. Agostinis, and W. Declercq. 2009. Cell death in the skin. Apoptosis (4): 549 - 569.

[56] Logette, E., S. Schuepbach-Mallepell, M. J. Eckert et al. 2011. PIDD orchestrates translesion DNA synthesis in response to UV irradiation. Cell Death Differ 18 (6): 1036 - 1045.

[57] Lomonosova, E., and G. Chinnadurai. 2008. BH3-only proteins in apoptosis and beyond: An overview. Oncogene 27 (Suppl 1): S2 - S19.

[58] Masaki, H. 2010. Role of antioxidants in the skin: Anti-aging effects. J Dermatol Sci 58 (2): 85 - 90.

[59] Matsumura, Y., and H. N. Ananthaswamy. 2004. Toxic effects of ultraviolet radiation on the skin. Toxicol Appl Pharmacol 195 (3): 298 - 308.

[60] McKay, B. C., F. Chen, C. R. Perumalswami, F. Zhang, and M. Ljungman. 2000. The tumor suppressor p53 can both stimulate and inhibit ultraviolet light-induced apoptosis. Mol Biol Cell 11 (8): 2543 - 2551.

[61] Mellon, I., and P. C. Hanawalt. 1989. Induction of the Escherichia coli lactose operon selectively increases repair of its transcribed DNA strand. Nature 342 (6245): 95 - 98.

[62] Naik, E., E. M. Michalak, A. Villunger, J. M. Adams, and A. Strasser. 2007. Ultraviolet radiation triggers apoptosis of fibroblasts and skin keratinocytes mainly via the BH3-only protein Noxa. J Cell Biol 176 (4): 415 - 424.

[63] Narayanan, D. L., R. N. Saladi, and J. L. Fox. 2010. Ultraviolet radiation and skin cancer. Int J Dermatol 49 (9): 978 - 986.

[64] Nijhawan, D., M. Fang, E. Traer et al. 2003. Elimination of Mcl-1 is required for the initiation of apoptosis following ultraviolet irradiation. Genes Dev 17 (12): 1475 - 1486.

[65] Nys, K., H. Maes, G. Andrei et al. 2012. Skin mild hypoxia enhances killing of UVB-damaged keratinocytes through reactive oxygen species-mediated apoptosis requiring Noxa and Bim. Free Radic Biol Med 52 (6): 1111 - 1120.

[66] Nys, K., A. Van Laethem, C. Michiels et al. 2010. A p38 (MAPK)/HIF-1 pathway initiated by UVB irradiation is required to induce Noxa and apoptosis of human keratinocytes. J Invest Dermatol 130 (9): 2269 - 2276.

[67] Paroni, G., C. Henderson, C. Schneider, and C. Brancolini. 2001. Caspase-2-induced apoptosis is dependent on caspase-9, but its processing during UV-or tumor necrosis factor-dependent cell death requires caspase-3. J Biol Chem 276 (24): 21907 - 21915.

[68] Reinhardt, H. C., A. S. Aslanian, J. A. Lees, and M. B. Yaffe. 2007. p53-deficient cells rely on ATM-and

ATR-mediated checkpoint signaling through the p38MAPK/MK2 pathway for survival after DNA damage. Cancer Cell 11 (2): 175 - 189.

[69] Rezvani, H. R., S. Dedieu, S. North et al. 2007. Hypoxia-inducible factor-1 alpha, a key factor in the keratinocyte response to UVB exposure. J Biol Chem 282 (22): 16413 - 16422.

[70] Schade, N., C. Esser, and J. Krutmann. 2005. Ultraviolet B radiation-induced immunosuppression: Molecular mechanisms and cellular alterations. Photochem Photobiol Sci 4 (9): 699 - 708.

[71] Schafer, M., S. Dutsch, Keller U. auf dem, and S. Werner. 2010. Nrf2: A central regulator of UV protection in the epidermis. Cell Cycle 9 (15): 2917 - 2918.

[72] Schwarz, A., S. Stander, M. Berneburg et al. 2002. Interleukin-12 suppresses ultraviolet radiation-induced apoptosis by inducing DNA repair. Nat Cell Biol 4 (1): 26 - 31.

[73] Schwarz, T. 2005. Mechanisms of UV-induced immunosuppression. Keio J Med 54 (4): 165 - 171.

[74] Shimizu, H., Y. Banno, N. Sumi et al. 1999. Activation of p38 mitogen-activated protein kinase and caspases in UVB-induced apoptosis of human keratinocyte HaCaT cells. J Invest Dermatol 112 (5): 769 - 774.

[75] Sitailo, L. A., A. Jerome-Morais, and M. F. Denning. 2009. Mcl-1 functions as major epidermal survival protein required for proper keratinocyte differentiation. J Invest Dermatol 129 (6): 1351 - 1360.

[76] Stege, H., L. Roza, A. A. Vink et al. 2000. Enzyme plus light therapy to repair DNA damage in ultraviolet-B-irradiated human skin. Proc Natl Acad Sci U S A 97 (4): 1790 - 1795.

[77] Stennicke, H. R., and G. S. Salvesen. 2000. Caspases—Controlling intracellular signals by protease zymogen activation. Biochim Biophys Acta 1477 (1 - 2): 299 - 306.

[78] Takahashi, H., M. Honma, A. Ishida-Yamamoto et al. 2001. In vitro and in vivo transfer of Bcl-2 gene into keratinocytes suppresses UVB-induced apoptosis. Photochem Photobiol 74 (4): 579 - 586.

[79] Tinel, A., and J. Tschopp. 2004. The PIDDosome, a protein complex implicated in activation of caspase-2 in response to genotoxic stress. Science 304 (5672): 843 - 846.

[80] Trautinger, F. 2001. Mechanisms of photodamage of the skin and its functional consequences for skin ageing. Clin Exp Dermatol 26 (7): 573 - 577.

[81] Vakifahmetoglu-Norberg, H. and B. Zhivotovsky. 2010. The unpredictable caspase-2: what can it do? Trends Cell Biol 20 (3): 150 - 159.

[82] Van Laethem, A., K. Nys, S. Van Kelst et al. 2006. Apoptosis signal regulating kinase-1 connects reactive oxygen species to p38 MAPK-induced mitochondrial apoptosis in UVB-irradiated human keratinocytes. Free Radic Biol Med 41 (9): 1361 - 1371.

[83] Van Laethem, A., S. Claerhout, M. Garmyn, and P. Agostinis. 2005. The sunburn cell: Regulation of death and survival of the keratinocyte. Int J Biochem Cell Biol 37 (8): 1547 - 1553.

[84] Van Laethem, A., S. Van Kelst, S. Lippens et al. 2004. Activation of p38 MAPK is required for Bax translocation to mitochondria, cytochrome c release and apoptosis induced by UVB irradiation in human keratinocyte. FASEB J 18 (15): 1946 - 1948.

[85] Verschooten, L., S. Claerhout, A. Van Laethem, P. Agostinis, and M. Garmyn. 2006. New strategies of photoprotection. Photochem Photobiol 82 (4): 1016 - 1023.

[86] Wang, H., and I. E. Kochevar. 2005. Involvement of UVB-induced reactive oxygen species in TGF-beta biosynthesis and activation in keratinocytes. Free Radic Biol Med 38 (7): 890 - 897.

[87] Wehrli, P., I. Viard, R. Bullani, J. Tschopp, and L. E. French. 2000. Death receptors in cutaneous biology and disease. J Invest Dermatol 115 (2): 141 - 148.

[88] Yao, Y., J. E. Wolverton, Q. Zhang et al. 2009. Ultraviolet B radiation generated platelet-activating factor receptor agonist formation involves EGF-R-mediated reactive oxygen species. J Immunol 182 (5): 2842 - 2848.

7   光化癌变与非黑色素皮肤癌

7.1 引   言

非黑色素瘤皮肤癌（nonmelanoma skin cancer，NMSC）源于除黑色素细胞以外的其他细胞。其中大多数来自角质形成细胞，构成皮肤表皮或外层中的绝大多数细胞都是角质形成细胞。非黑色素瘤皮肤癌在人类中十分常见，并且大多数是由紫外线辐射导致的。紫外线导致的皮肤癌被称为光致癌，可以通过在小动物模型上进行研究。小鼠是最经常使用的动物模型，因为它们能够很好地模拟人类皮肤癌。本章介绍了人类皮肤癌及其治疗，同时，还提供了建立光致癌实验室的实用指南。对紫外线的分子反应也可以用作动物模型和人类光致癌研究中的替代终点，从而可以研究出预防策略。这些分子反应包括基因损伤、细胞周期与分化的干扰、原癌基因信号通路以及免疫抑制，都在本章中有所描述。

7.2 非黑色素瘤皮肤癌

NMSC，主要包括基底细胞癌（BCC）和鳞状细胞癌（SCC），是高加索人群中最常见的恶性疾病（Staples 等，2006）。生活在高太阳辐射区域（如澳大利亚）的浅色皮肤人群中，NMSC 的发病率是其他所有癌症总和的 4 倍（Staples 等，2006）。太阳光中的紫外线辐射是造成皮肤癌的主要原因。人工紫外光的照射，如晒黑床（tanning beds），也会增加患黑色素瘤和 SCC 的风险（IARC，2007）。化学致癌物质"砷"也会增加全球皮肤癌的发病率，它可以污染多个地理区域的地下水，尽管皮肤较黑的人群患皮肤癌的概率很低，但是砷和紫外线辐射还是会增加他们患 NMSC 的风险（Rahman 等，2001）。

7.2.1 基底细胞癌

BCC（图 7.1）是最常见的皮肤癌，典型表现为发展缓慢、红色鳞状的斑片（浅表 BCC）或是呈现

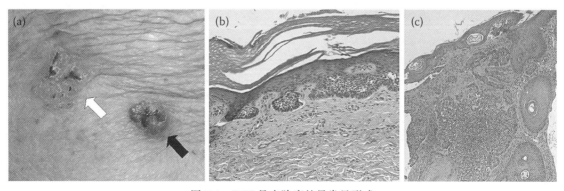

图 7.1 BCC 是皮肤癌的最常见形式

浅表 BCC 表现为脱落片状（a，白色箭头）；组织病理学显示基底样肿瘤细胞从表皮出芽（b）（a，黑色箭头），在病理上表现为外围细胞呈栅栏状（c）。这些基底细胞癌的图片来源于一位老人身上数百处病变中的几处，这个老人童年时曾被暴露于含有亚砷酸钠的 Fowler 溶液。Fowler 溶液曾经在 1700—1950 年用来治疗一系列疾病，包括牛皮癣和哮喘。

出珍珠斑块或丘疹（结节 BCC）。某些类型的 BCC，如浸润性 BCC 或硬斑病样 BCC，表现为轻微的瘢痕样病变，可能难以诊断，并且存在较多的亚临床表现。尽管 BCC 的淋巴转移或远处转移比较罕见，但如果不及时治疗，仍会引起局部组织的破坏。浅表 BCC 的治疗方案，包括切除、咪喹莫特局部免疫治疗、冷冻、刮除、浅表放疗、光动力治疗（Galiczynski 和 Vidimos，2011）。对于较厚的基底细胞癌结节和浸润性病变，手术治疗的效果最好。

7.2.2　鳞状细胞癌

相对于 BCC，鳞状细胞癌（SCC）一般增长更加迅速（图 7.2），并可能发生转移，治疗方案以手术为主。生长在某些部位的 SCC 发生转移的风险更高，如头部和颈部，约有 5% 的病人将会发生转移，以淋巴结转移为主，但有时会发生远距离转移。其他转移的危险因素包括机体免疫抑制、肿瘤浸润深度、神经浸润和肿瘤分化程度。角化棘皮瘤是一种自行消退的 SCC 亚型，临床上表现为迅速增长、火山口状样变，4~6 周后开始自行消退。组织学上角化棘皮瘤难以与 SCC 区分，因此通常会选择手术切除。

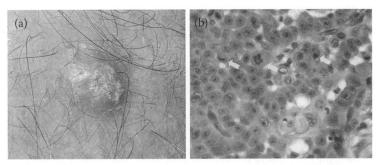

图 7.2　鳞状细胞癌（SCC）在慢性日光暴露频繁的部位非常常见

如老年男性头皮（a）SCC 在免疫功能低下的人群中更加常见，并且更加具有侵袭性。病理样本（b）是从一个免疫抑制肾移植病人脸部获取的 2.2 mm 厚、中度分化的 SCC。箭头标示了频繁的有丝分裂及明显的核仁。该病变后来转移到淋巴结和肺部。

7.2.3　光化性角化病

光化性角化病（actinic keratoses，AK）（图 7.3）是癌前病变性皮肤疾病，在长期日光暴露部位，如面部、胳膊和手部，皮损呈鳞屑性改变。有时 AK 会自发缩小，但也可以发展为浸润性鳞状细胞癌（Thompson，Jolley 和 Marks，1993）。AK 的治疗方法包括冷冻治疗、咪喹莫特、5-氟尿嘧啶霜、双氯芬酸霜、光动力治疗（Galiczynski 和 Vidimos，2011）。脸上每天使用防晒霜也可以帮助减轻这些病变，平均来讲，可以在短短几个月内减少 40% 的 AK 病变（Thompson，Jolley 和 Marks，1993）。

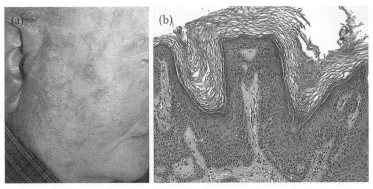

图 7.3　（a）AKs 看起来呈易脱落状态的红斑病变；
（b）病理显示表皮下层有轻度鳞状异型性和少数有丝分裂。

7.3   NMSC 的实验模型

7.3.1   人体皮肤实验模型

紫外线的致癌作用可以利用从受试者获得的组织进行研究。人体皮肤外植体可以在器官培养基内存活数天甚至数周，从而可以用来研究紫外线对皮肤的生物学效应。最常用的皮肤外植体是新生儿包皮或在整形手术过程中切除的成人皮肤。皮肤可被移植到免疫缺陷的小鼠身上，从而可以在无免疫系统的情况下进行更加长期的研究。

人工皮肤（engineered human skin，EHS）由细胞外基质、表皮角质形成细胞以及其他多种皮肤细胞组成。人工皮肤可以克服单层培养的限制，同时提供体外模型。细胞及其微环境也易于调控（Breit-kreutz 等，1984）。通常情况下，EHS 生长在 I 型胶原凝胶形成的悬浮多孔膜上。成纤维细胞和有些基质细胞在成胶之前就已经包含在胶原蛋白中了。经过一段时间固化，加入上皮细胞，并将培养物的表面升高到空气液体界面，刺激角质形成细胞分层和分化。用一定波长的紫外光照射 EHS，从而明确相关的基因和生物学效应（Huang，Bernerd 和 Halliday，2009）。角质形成细胞可以通过转入慢病毒载体来研究特定基因或信号通路在紫外线反应中的作用。

7.3.2   实验动物中 NMSC 的诱导

在动物模型中，紫外线可以诱导皮肤癌的形成，流行病学相关研究已经充分证实太阳光中紫外波段是导致人类皮肤癌的主要原因（Halliday 和 Lyons，2008）。小鼠是最常用的动物模型，因为在实验室中小鼠易于 handle 处理和饲养，并且它们对紫外线的反应与人类的反应类似。在小鼠中诱导的皮肤癌是研究 AK 发展和形成 SCC 的重要模型。而且无论是临床还是病理方面，都与人类皮肤癌非常相似。然而，在小鼠研究中，很少报道由紫外线引起的 BCC。多个小鼠品种已经被用于光致癌的研究中，包括 Skh：hr-1 无毛小鼠和普通有毛小鼠，如 C57BL/6。与无毛无胸腺小鼠不同的是，Skh：hr-1 小鼠具有正常的免疫功能，这对于光致癌研究非常重要。Skh：hr-1 无毛小鼠品种对紫外线致癌很敏感，因此不需要在紫外线照射前剃毛，有利于监测肿瘤生长（Benavides 等，2009）。然而，这些小鼠没有明显的遗传特性，因此，不确定皮肤附属物（如头发）的突变或其他皮肤异常（如皮肤囊肿和扩大皮脂腺）是否会影响这些小鼠的光致癌。C57BL/6 小鼠的缺点在于紫外线照射前需要剃毛，且与 Skh：hr-1 小鼠相比更难诱导皮肤癌。然而，它们在基因方面有更好的特性，并有大量的基因敲除或转基因小鼠可以使用，从而可以使用转基因技术来研究光致癌过程中特定基因或分子的作用。

7.4   光致癌实验中所需设备

如果实验中使用有毛小鼠，由于毛发会阻挡 UV 穿透皮肤，所以需要先将毛发去除。可先用如犬类用的小型动物推剪给小鼠去毛。再用电动剃须装备将细小的毛发去掉。小鼠大约需要每周剃一次，有时半周也需要简单地清除一下。

实验中，可以使用许多不同的紫外线光源。通常会使用定制的荧光灯管，因为相对便宜（图 7.4）。出于统计学的原因，一项实验可能包括多组实验组，每组 20～30 只（或更多）小鼠，多组小鼠每周接受数天持续 20 周以上的辐射，有时可超过一年，为了对大量小鼠同时照射，可以使用由一排 2～3 m 长的荧光灯管组成的照射台。可以将这些荧光灯管安装在工作台内，然后把小鼠的饲养笼放置在荧光灯下面的木柜子中即可。荧光灯管有独立的开关，这样可以保证光谱的多样性。一层三乙酸纤维素膜可以过滤掉 UVC，同时可以使短波长 UVB 衰减。这样照射的光谱会更接近于太阳光光谱。UV 源的强度与温度相关，因此，应该在辐照范围内放置冷却风扇，并且在使用前打开至少 20 分钟以达到一个恒定的温度。由大约 2 个 UVB、4 个 UVA 发光管组成的系统，其光谱接近太阳光的光谱。我们力争达到 1：10 的 UVB：UVA 的比例，而太阳光中 UVB 含量大约只有这一比例的一半。较高的 UVA 比例常常会导致小鼠慢性抓伤，造成皮肤损伤，虽然原因不清楚但需要尽量避免这种情况的出现。另外，指甲修剪也可以减少小鼠的抓伤。典型的荧光灯管包括 FS72T12-UVB-HO UVB 发射管和 Cosmolux RA 加 A1-14-100W UVA 发光管。

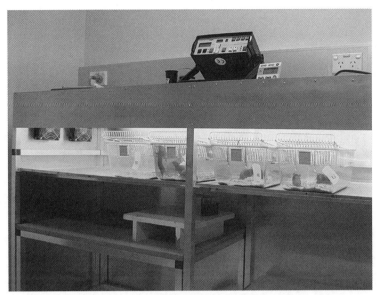

图 7.4　用于对小鼠进行紫外照射的日光浴床

架子顶部安装有紫外荧光灯管，小鼠在笼内接受紫外线辐照。剃除小鼠背部毛发。风扇促进空气循环从而保证灯管保持恒定的温度，以减少对外辐射的影响。在日光浴床的顶部可以看到宽带辐射计。

在辐射区域监测紫外线的光谱、强度和均匀性至关重要，需要用可追踪标准灯校准过的扫描光谱辐射计来完成。光谱辐射仪的探针要放置在与要辐照的表面距离相同的地方。可以采用短间隔（通常 1 ～ 2 nm）测量 UV 光源的强度，从而产生光源的光谱。任何两个波长之间的曲线下的面积积分给出了波段的强度。在每次照射后都要测量强度，因为其与许多因素有关，包括温度、波动电流等。灯的输出随时间变化。用扫描光谱辐射计测量需要几小时，这对于每天的日常强度波动测量是不现实的。因此，需要使用一个宽带辐射计。由于它的宽带光谱灵敏度与被监测的紫外线光源波段不匹配，它可以确定相对的波动强度，而不是 UV 源的绝对强度。因此，需要在扫描光谱辐射强度的评估后立即用宽带辐射计来校准 UV 源。日常中，可以使用宽带辐射计与扫描光谱辐射计测得强度的比率或校正因子。宽带辐射计测量只需要几分钟，因此是一种日常测量强度的便利方法。需要定期检测光谱以及宽带辐射计的校正因子，因为宽带探针的光学特性会由于长时间连续的紫外照射而改变，从而精度降低。类似地，用于修改 UV 光谱的 UV 滤光灯的光学器件也会改变。因此，定期的光谱测量至关重要。

可以通过对 C57BL/6 小鼠每周照射约 4 天，持续 25 周（UVB 和 UVA 光源，250 mJ/cm^2）可以诱导 SCC。该剂量照射后几乎检测不到晒伤反应，因此被定义为最小红斑剂量（minimum erythemal dose，MED）。对于未适应小鼠，如果每周 4 天以 1 个单位 MED 进行累积照射则会导致晒伤反应，包括起疱和疼痛。需要观察到适应性反应，如皮肤增厚，才可以对小鼠每天照射 1 个单位 MED。这可以通过使用低剂量的增量，例如，在第一周用 50 mJ/cm^2 的 UVB 进行照射，在四周内逐渐增加来实现，或者可以从一周照射 2 天小鼠开始，然后逐渐增加。按照这个方案，可以在约 25 周后停止照射，后续皮肤癌的监控可能要根据实验需求持续较长时间，有时候也许会长达 40 周。

为了监测皮肤癌的进展，我们使用身体地图来记录皮肤损伤的位置。通过每周用工程师卡尺在两个垂直方向上测量每个皮肤损伤的直径来确定每个肿瘤的平均直径。由于生长缓慢，通常不需要非常频繁地测量。几周后，小的病变可能会出现消退。病变应该定期拍照记录。每个皮肤病灶应定期切除，福尔马林固定，以进行常规病理分析。在实验中，有些小鼠需要在实验结束之前就被安乐死，例如，肿瘤变得太大，或者小鼠健康状况不佳。

存活分析，如 Mantel-Cox 检验，通常用于评估发病率。小鼠在出现第一个肿瘤的时候就被认为是无法存活的。肿瘤的生长可通过重复测量其直径，并通过 ANOVA 分析评估。肿瘤多样性也可以通过重复测量 ANOVA 进行评估。组织病理学分析通常是描述性质的。

7.5　紫外线引起的基因突变可导致 NMSC

光致癌过程需要很长时间，而且不一定总能通过实验获得，尤其是在研究人体材料时，因此经常使用基因突变等方法。紫外线诱导的控制角质形成细胞生长或分化的关键基因突变是癌变的基础。紫外线会引起 DNA 产生不同类型的损伤。在 DNA 直接吸收紫外线后，相邻嘧啶二聚化的残留物会形成二聚环丁烷嘧啶二聚体（cyclobutane pyrimidine dimmer，CPD）。这些光化产物会改变 DNA 结构，从而导致突变。紫外线也会产生氧化产物，最常见的氧化产物就是鸟嘌呤氧化成为 8－氧－7,8－二氢－2－脱氧鸟苷（8-oxodGuo）（Halliday，2005）。DNA 光损伤的修复过程十分复杂，这些包括细胞周期阻滞，给予细胞足够的时间在细胞分裂之前来修复损坏老化的 DNA。通过修复酶对受损 DNA 的修复来实现染色质重塑，其途径包括核苷酸和碱基切除修复损伤（Farrell，Halliday 和 Lyons，2011）。如果没能在 DNA 复制前修复损伤，可能会导致异常核苷酸（或突变）被并入新复制的 DNA。因此，在细胞分裂前对 DNA 修复是防止紫外线引起光致癌的关键步骤。在 DNA 修复能力明显受损的遗传疾病中，如着色性干皮，黑色素瘤和 NMSC 的患病机会增大 1000 倍（Kraemer，Lee 和 Scotto，1987）。

许多导致光致癌的基因都可能发生突变，研究最深入的是 p53 基因，这是在人类皮肤癌中突变最常见的基因（Agar 等，2004），该基因是细胞周期最重要的调节因子，也是 DNA 修复、细胞凋亡的重要控制因子，因此对光致癌过程极其重要。在小鼠模型中，紫外线照射后，我们能在临床上检测到肿瘤之前发现紫外照射的皮肤中 p53 的突变（Ananthaswamy 等，1997）。大块角质形成细胞克隆发生上述突变可能是 SCC 的前兆（de Gruijl 和 Rebel，2008）。因此，该基因的突变很可能发生在光致癌的早期阶段。p53 基因敲除的小鼠对光致癌的易感性显著增强（Jiang 等，1999），这证实了该基因在防止紫外线损伤中的关键作用。戈尔林综合征（基底细胞癌综合征）由 PTCH1 基因的失活导致，该基因的失活可能是常染色体遗传或自发突变所引起的。p53 的次突变导致多发性基底细胞癌，其中首发病变见于儿童晚期或青春期（Leger 等，2011）。最近，我们在 Brahma（BRM）基因中发现了人类皮肤癌的热点突变（Moloney 等，2009）。该基因编码 SWI/SNF 染色质的两个催化亚基中的一个亚基。与 p53 类似，SWI/SNF 是许多细胞过程的主要调节者，因为它控制 DNA 的增殖。这种突变与紫外线引起的氧化损伤一致，但是它究竟是不是光致癌的抑癌基因，还需要通过进一步的研究来确定。

7.6　紫外线诱导的角质形成细胞恶性转化过程中的细胞改变

7.6.1　促进细胞增殖

角质形成细胞通常只在表皮基底细胞层中增殖，当它们与基底细胞膜失去接触时就会进入细胞周期的暂停阶段。紫外线可以导致表皮层短期的增生反应，从而引起角质层的增厚（Ananthaswamy 等，1999）。然而，在表皮细胞发生原癌基因的突变后，细胞仍持续增生，基底层以上细胞也仍发生增殖。

7.6.2　受损细胞死亡

与正常角质形成细胞相比，NMSC 高度增殖的一个重要原因就是细胞程序性死亡过程的受损。最明显的细胞程序性死亡是角质形成细胞的终末分化，从基底细胞层向棘细胞层、颗粒细胞层分化，最终分化成角质层细胞并脱落。在 NMSC 中，这个过程会全部或部分被抑制，因此早期病变处会有表皮层增厚现象。然而即使是在大 SCC 中，这种分化能力也能够被部分保留，从而使肿瘤病变中出现特征的角蛋白轮。紫外线可以诱导角质形成细胞在细胞周期 G2 期停滞。这些细胞在没有出现细胞程序性死亡的情况下就转移到表皮层并脱落（Stout 等，2005）。

在 NMSC 中，另一种细胞程序性死亡受损的重要形式是细胞凋亡。紫外线导致角质形成细胞中的 DNA 损伤，如损伤严重到无法修复的程度时，会直接促使细胞凋亡。并可以通过向末端脱氧核苷酸转移酶介导的 d-UTP 缺口末端标记（transferase-meditated dUTP nick end labeling，TUNEL）的方式从组织学上看到的凋亡小体在形态上有别于“晒伤细胞”（sunburn cells）。NMSC 和它们的前体，细胞通常会有基因失活突变，如 p53，其活性对细胞凋亡至关重要。

7.6.3 塑性和微环境变化

表皮角质形成细胞具有潜在的塑性，能够在 UV 诱导癌变和伤口愈合条件下经历类似上皮-间质转化（epithelial-mesenchymal transition，EMT）。紫外线通过激活信号通路（如表皮生长因子）上调 EMT 诱导的转录因子（如 SNAILs），导致细胞间亲和力的下降以及运动能力增强（Sou 等，2010）。同样的塑性调节剂能够增加促炎细胞因子，趋化本身具有复合原癌基因效应的白细胞（Halliday 和 Lyons，2008）。

7.7 UV 调节的致癌信号通路

通过上述突变或者 UV 导致的失调，很多信号通路可以引起光致癌。这些也是光致癌研究中的重要媒介。

7.7.1 p53

p53 是一种抑制肿瘤 DNA 结合的转录因子（肿瘤抑制基因），具有许多生物学作用，包括促进细胞凋亡和导致细胞周期停滞。由 p53 激活其转录的基因包括参与 DNA 修复（GADD45、PCNA、XPCC、DDB2）、细胞周期阻滞（p21）和凋亡（BAX、PUMA、NOXA、FAS）的基因。p53 活性受到许多机制的调控（Decraene 等，2001；Kruse 和 Gu，2009）。紫外线暴露可以稳定角质形成细胞，从而增加 p53 蛋白水平（Liu 等，1994）。该过程受一种泛素连接酶——MDM2 的调控，通过泛素化来抑制 p53 的反式激活并将其作为蛋白酶体降解的靶点。紫外线介导的 DNA 损伤激活蛋白激酶 ATM、ATR 和 DNA-PK。这些激酶及其他酶可以反过来激活 Chk1、Chk2 和 p38，然后使 p53 的氨基末端氨酸位点磷酸化，削弱了与 MDM2 的结合从而稳固了 p53。p14ARF 干扰 p53-MDM2 的相互作用，从而提高 p53 的活性。

7.7.2 EGFR

紫外线引起的表皮增生反应是由 EGFR 驱动的（El-Abaseri，Putta 和 Hansen，2006）。EGFR 配体通过自分泌或旁分泌刺激激活 EGFR，并通过 ADAM 家族蛋白酶的活化从细胞表面前体释放（He 等，2008）。EGFR 通过 MAPKs 和细胞周期蛋白 D1 促进细胞周期进程，在角质形成细胞中激活金属蛋白酶基质转录，从而促进侵袭（Lyons 等，1993）。EGFR 也可以通过下调的 Notch 信号通路而抑制角质形成细胞的终极分化（Kolev 等，2008）。在 SCC 中 EGFR 基因很少出现激活突变，但是经常出现表达增强和过度表达。

7.7.3 Notch

Notch 通路的有效信号转导对表皮角质形成细胞的最终分化至关重要（Rangarajan 等，2001）。在

Notch 缺陷的小鼠模型中，已证明 Notch 具有肿瘤抑制的作用。这些小鼠获得自发性 BCC 样肿瘤，并与 Hras 的致癌突变共同导致 SCC（Nicolas 等，2003）。Notch 信号通路的基因包括 Notch 1、Notch 2 和 Reln，它们在头部和颈部以及皮肤 SCC 中经常发生突变（Agrawal 等，2011；Durinck 等，2011）。

7.7.4 Hedgehog

Sonic Hedgehog（SHH）及 Hedgehog 家族蛋白是一种分泌分子，通过 Patched 细胞表面受体蛋白（PTCH1 和 PTCH2）发出信号（Daya-Grosjean 和 Couve-Privat，2005）。PTCH 抑制相同细胞上另外一个膜蛋白（Smoothened，SMO）的信号活动，SMO 与 SHH 结合后释放。SMO 之后可以激活 GLI 转录因子，从而导致细胞周期失调。c-Jun AP-1 转录因子复合体与 GLI 活化基因某一部分的结合，使得 GLI 产生与 EGFR 信号通路的协同，导致体外转化和体内致癌性增加（Schnidar 等，2009）。

7.8 紫外线诱导 NMSC 的免疫系统控制

适应性免疫系统主要由抗原特异的 T 淋巴细胞和 B 淋巴细胞构成，具有"监视"我们身体中肿瘤的能力。MacFarlane Burnet 早在 50 多年前就首次提出了"肿瘤免疫监视"的概念。皮肤树突细胞（dendritic cell，DC）可以吞噬肿瘤细胞，然后转移到皮肤引流淋巴结，在这些淋巴结中，树突细胞将加工后的肿瘤抗原呈递给原始 T 淋巴细胞（图 7.5）。CD4$^+$ 辅助 T 淋巴细胞和 CD8$^+$ 细胞毒性 T 淋巴细胞（cytotoxic T lymphocyte，CTL）在有效的抗肿瘤免疫反应中都是必不可少的。DC 激活的肿瘤特异性效应 T 细胞随后迁移回肿瘤部位，并介导肿瘤破坏。因此，在皮肤和皮肤引流淋巴结发生的反应对有效的抗皮肤肿瘤免疫反应十分重要。

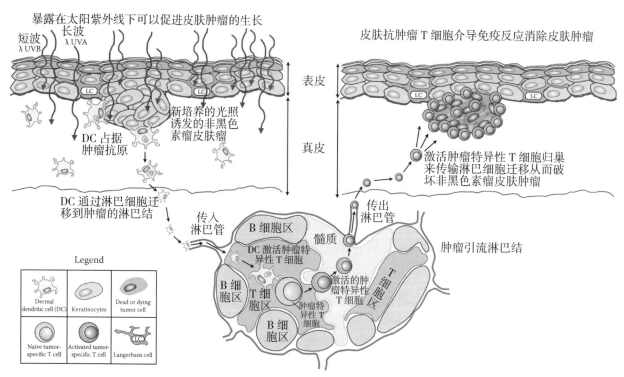

图 7.5 抗皮肤肿瘤 T 细胞介导的适应性免疫反应

皮肤 DC，包括朗格汉斯细胞（Langerhans cell，LC），可以检测并吞噬由紫外线引起的 NMSC。活化的 DC 装载有肿瘤抗原，会经由淋巴管迁移到局部皮肤引流淋巴结，它们会向 T 细胞区域移动。在那里，DC 将肿瘤抗原呈递给原始 CD4$^+$ T 细胞。DCs 同时也能将肿瘤抗原呈递给 CD8$^+$ CTL。新激活的肿瘤特异性 T 细胞将克隆扩增并分化成效应 T 细胞，通过输出淋巴管迁移回皮肤并破坏生长的肿瘤。

在对器官移植受者的研究中能更好地说明皮肤免疫系统对于抵御皮肤癌的重要性。这些病人通过抗排斥药物形成慢性免疫抑制，他们患 SCC 的概率比免疫正常人群高 50～80 倍，而患 BCC 的概率大约高 5 倍（Carroll 等，2003）。这表明鳞状上皮病变（SCC 和 AK）对宿主免疫改变的反应比 BCCs 更明显。因 HIV 感染或慢性淋巴恶性肿瘤引起的免疫抑制病人也是皮肤癌发展和转移的高危人群（Wilkins 等，2006；Otley，2006）。

7.9　紫外线诱导 NMSC 逃避抗肿瘤免疫系统的机制

在人类中，当宿主适应性免疫应答成功监测到 NMSC 时，免疫系统会破坏 NMSC，继而出现 NMSC 的自发消退（Halliday 等，1995）。从紫外线诱导的小鼠肿瘤中获取的细胞系为人类肿瘤研究提供了良好模型。将这些肿瘤细胞植入基因相同但没有接受紫外线照射的小鼠体内，一部分肿瘤细胞最初能够生长，但最终会被机体免疫破坏；然而另一部分肿瘤细胞却逃避机体免疫的破坏，并能移植到免疫功能正常的宿主体内逐渐生长。NMSC 可以逃避免疫系统的机制包括 CD95 配体（CD95L 或 FasL）（Byrne 和 Halliday，2003）。在 T 细胞表面上的 CD95L 与肿瘤细胞中的受体 CD95 结合，从而诱导肿瘤细胞凋亡。为了逃避免疫，皮肤肿瘤细胞本身表达 CD95L，使它们能够杀死 T 细胞（Hahne 等，1996）。紫外线诱导的进展期肿瘤细胞也能高度表达表面主要组织相容性复合物（major histocompatibility complex，MHC）Ⅱ分子（MHC Ⅱ），但这些共刺激分子的产生不需要 T 细胞的活化。MHC Ⅱ分子将肿瘤肽呈递给 CD4+ T 细胞，CD4+ T 细胞是人类 NMSC 自愈过程中主要增长的淋巴细胞（Halliday 等，1995）。在没有额外共刺激分子情况下表达 MHC Ⅱ类分子的肿瘤是无法激活免疫系统的（Baskar 等，1993）。

与自愈期相比，紫外线诱导的进展期肿瘤被更多的 MHC Ⅱ high 巨噬细胞所浸润。这种对巨噬细胞的召集是通过肿瘤分泌大量转化生长因子 β（transforming growth factor β，TGF β）而实现的（Byrne，Knox 和 Halliday，2008）。因此，免疫调节、肿瘤衍生的细胞因子（如转化生长因子 β）对肿瘤生长的免疫反应具有深远的影响（图 7.6）。

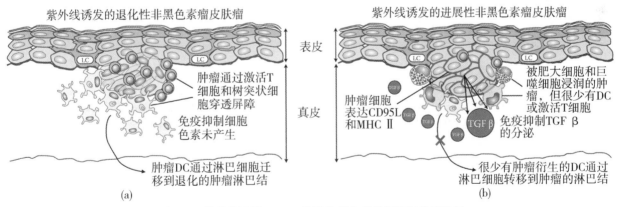

图 7.6　紫外线诱导 NMSC 逃避肿瘤免疫的细胞与分子机制

许多 UV 诱导 NMSC 将通过宿主的抗肿瘤免疫反应被监测到并被摧毁［图(a)概述］。一些紫外线诱导 NMSCs 拥有逃避免疫破坏的能力。它们逐渐长大［图(b)］。机制包括生成免疫抑制细胞因子（如转化生长因子 β）、免疫调节表面分子（如 FasL 和 MHC Ⅱ类）的表达，及肿瘤促进细胞的补充（如肿瘤相关巨噬细胞和肥大细胞）。

7.10　太阳紫外线辐射抑制的抗肿瘤免疫反应

在低于晒伤阈值的小剂量辐射能量下，太阳光中的紫外线辐射也能够显著抑制皮肤的免疫反应（Norval 和 Halliday，2011）。由于紫外线的免疫抑制是光致癌过程中的一个关键步骤，因此，它可以用来作为开发治疗和预防策略的结点。UVB（290～320 nm）的抑制免疫效果相当于在夏天太阳光下暴晒4～5分钟，长波UVA在365～385 nm的抑制免疫效果相当于在夏天太阳光下暴晒10～15分钟（Damian等，2011）。当抗原接触的位置是在局部照射的情况下，紫外线能够抑制皮肤免疫力。曾经患过皮肤癌的健康人群与年龄相当的对照组相比，会更容易造成紫外线诱导的免疫抑制（Norval和Halliday，2011）。防晒霜，尤其是对长波UVA以及UVB有过滤作用的广谱过滤产品，可以削弱人体内紫外线免疫抑制的效果（Norval和Halliday，2011）。每天使用防晒霜，在两年内可以减少40%的SCC患病概率（van der Pols等，2006），同时可以在短短几个月内减少30%～40%的AK患病量（Thompson，Jolley和Marks，1993）。对紫外线免疫抑制的保护被认为是这种发病率快速下降的主要机制。

男性皮肤癌的发病率和死亡率高于女性（Staples等，2006）。部分原因可能是紫外线诱发免疫抑制的易感性在性别上有所差异。小鼠模型的研究结果也显示，雄性对紫外线免疫抑制的易感性高于雌性（Damian等，2008）。

抗肿瘤免疫是一个复杂而严格的调节过程。太阳光紫外线在抑制途径中有多个靶点。紫外线照射后几分钟内，免疫抑制细胞和分子事件的级联就会被启动，抑制效应T细胞活化并产生抗原特异性调节细胞（表7.1）（Ullrich和Byrne，2012）。在许多情况下，皮肤在紫外线照射后会立即发生炎症，包括反式尿刊酸（urocanic acid，UCA）的异构体变成免疫抑制型。磷脂膜的氧化和活性氧的产生都是在紫外线照射后很快发生的，并且都有益于免疫抑制环境的形成。这些早期事件可以通过与细胞表面特定受体的结合或者致使下游产生释放免疫抑制细胞因子、化学趋化因子以及补体蛋白，而直接导致免疫抑制。这些可溶性介质会导致细胞直接移至暴露的皮肤中，最终致使抗原特异性调节细胞的活化。

表7.1　　　　　　　　　　　紫外线（UV）引起的免疫抑制细胞和分子事件

UV引起的事件	机制和免疫效应
极早期[a]　反式尿刊酸转化为顺式尿刊酸（cis-urocanic acid，cis-UCA） 产生氧化脂质，如血小板活化因子（platelet activating factor，PAF） 产生活性氧（ROS）和活性氮（NOS） DNA损伤	与免疫细胞上的5-羟色胺受体（5HT2a）结合 与免疫细胞上的PAF受体结合，导致免疫抑制 损伤DNA和促进炎症 免疫抑制
早期[b]　中性粒细胞募集至皮肤 肥大细胞募集至皮肤 破坏树突细胞或诱导其迁移至受损淋巴结 产生细胞因子（IL-1α、IL-β、IL-4、IL-10、TNF、PGE_2）	产生免疫抑制性IL-4 产生抗炎IL-10 未能激活T细胞或激活淋巴结的调节细胞 抗炎症和免疫抑制特性
中期[c]　肥大细胞迁移至皮肤引流淋巴结 激活经典和替代补体途径 巨噬细胞浸润 激活调节B细胞（Regulatory B cell，UV-B-reg）	产生IL-10，抑制抗体产生，可能激活T/B调节细胞 与肥大细胞和淋巴细胞上的补体受体结合 产生免疫抑制性IL-10 通过IL-10抑制免疫诱导
晚期[d]　效应T细胞和记忆T细胞（$CD4^+$辅助T细胞和$CD8^+$毒性T细胞）未激活 调节性T细胞（$IL-4^+$自然杀伤性细胞、$CD4^+$、$FoxP3^+$、$CTLA-4^+$）活化	缺乏T细胞免疫和免疫记忆 长期抗原特异性免疫抑制

注：a　UV暴露后数分钟至数小时；b　UV暴露后24小时内；c　UV暴露后24～96小时；d　UV暴露后数天至数周。

抗肿瘤 CD4 辅助 T 细胞和 CD8 毒性 T 细胞（CTL）功能的小鼠模型

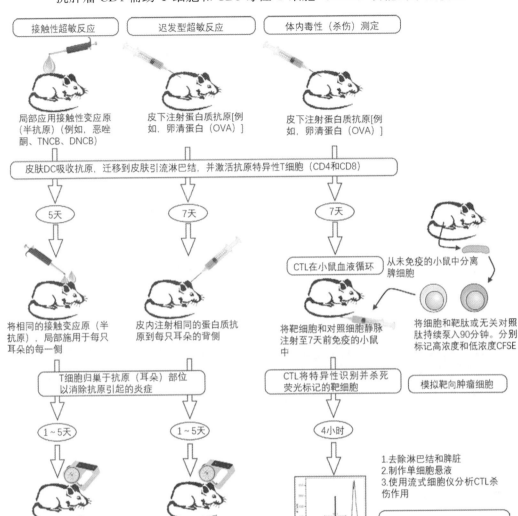

图 7.7 用于探索 T 细胞介导的抗肿瘤免疫的 UV 抑制的模型

三种模型已被用于解释紫外线免疫抑制的细胞和分子机制：接触性超敏反应（左侧列），迟发型超敏反应（中间列）和体内 CTL 测定（右侧列）。

我们对紫外线如何抑制免疫力的理解大都来自动物模型。近年来，在体细胞毒性（CTL）测定（Rana，Rogers 和 Halliday，2011）已被用于模拟抗肿瘤免疫反应的实验中。这些模型在解密紫外线如何抑制免疫细胞及其分子机制方面是非常有用的。这些模型也揭示了紫外线诱导的 DNA 损伤、免疫抑制和皮肤癌之间存在的关系。因此，这些动物模型也促进了临床发现到 NMSC 新的预防和治疗方案的转变。例如，对 cis-UCA 和 PAF 受体拮抗剂阻断了紫外线免疫抑制、促进 DNA 修复，从而使小鼠免受紫外线诱导 NMSC 的可能（Sreevidya 等，2010）。在人体中，烟酰胺（维生素 B_3）可防止紫外线抑制免疫作用（Damian 等，2008），很可能是因为在紫外线照射的角质形成细胞中烟酰胺维持了 ATP 水平，保证了最佳的免疫功能并修复受损 DNA（Park，2010）。由此引发的临床试验表明口服烟酰胺可以减少 AK 和 NMSC 在人类中的发病率（Surjana 等，2012）。

7.11　小　结

NMSC 是白种人中最常见的肿瘤。虽然这些肿瘤大多数可以治疗，但其发病率高，死亡人数多，同时产生很高的医疗经费。导致 NMSC 的主要原因是太阳 UV 的辐射。由于它们发病的原因之一是环境因素，因此在理论上是可以预防的。而引起人类皮肤癌所需要的紫外光剂量是未知的，不过低于红斑剂量足以产生可以导致皮肤癌的分子损伤，包括 DNA 损伤和免疫抑制。公共卫生方面的公益活动所敦促的防晒都不能降低皮肤癌的发病率，这表明如果想要大幅降低皮肤癌的发病率，需要从红斑所需的紫外线剂量进行防护。这个可能无法实现，因为这些剂量的紫外线对产生维生素 D 是必需的，而且对身体健康也是至关重要的，同时人类在日常生活和工作中也无法避免阳光。更好的预防策略依赖于光生物学的研究，从而进一步明确 UV 是如何引起基因的损伤、原癌基因信号通路的激活以及免疫功能的抑制。

对小鼠光致癌的研究已经极大地促进了我们对皮肤癌的认识，及其预防和治疗策略的发展。对光致癌的研究是需要大量专业知识和专业设备的，尤其是实验中用到的 UV 剂量和光谱监测仪器都特别昂贵，所以需要特别注意。利用转基因小鼠和特异性抑制因子可以揭秘很多关键机制。

遗传损伤、细胞周期控制被干扰、致癌信号进程启动和免疫抑制都是紫外线对皮肤光致癌至关重要的影响因素。所有这些都是必需的，阻断任何一个机制都将有望降低皮肤癌的发病率。紫外线导致许多不同类型的遗传损伤并激活了大量分子机制，这些分子机制会扰乱细胞周期、染色质重塑和 DNA 修复过程，这些基因损伤会导致突变，如果突变发生在控制角质形成细胞增殖或分化的基因中甚至可能导致癌变。细胞死亡的损伤、诱导 EMT 以及原癌基因信号通路的激活，如 EGFR、Hedgehog、Notch 以及 p53 信号通路，都增加了癌症的发生概率。紫外线可以引发免疫抑制信号的级联。这些信号包括活性氧引发的信号、cis-UCA，以及免疫抑制细胞因子，如 IL-10。这些信号会抑制记忆 T 细胞响应的激活，同时会激活调节性 B 细胞和 T 细胞，从而抑制抗肿瘤的免疫力。通过预防措施来抑制这些机制，例如，阻断特异性受体，抑制活性氧信号传导，以及用烟酰胺维持 ATP 水平以优化免疫应答，这些都有望用于如何预防光致癌。

致谢：

我们感谢澳大利亚国立健康与医学研究理事会（National Health and Medical Research Council of Australia，NHMRC）、新南威尔士州癌症协会（Cancer Council of NSW）、新南威尔士州癌症研究所（Cancer Institute NSW）、澳大利亚癌症治疗组织（Cure Cancer Australia）以及 Epiderm 的资助。

参考文献

[1] Agar, N. S., G. M. Halliday, R. S. Barnetson et al. 2004. The basal layer in human squamous tumors harbors more UVA than UVB fingerprint mutations: A role for UVA in human skin carcinogenesis. Proc Natl Acad Sci U S A 101: 4954 - 4959.

[2] Agrawal, N., M. J. Frederick, C. R. Pickering et al. 2011. Exome sequencing of head and neck squamous cell carcinoma reveals inactivating mutations in NOTCH1. Science 333: 1154 - 1157.

[3] Ananthaswamy, H. N., S. M. Loughlin, P. Cox et al. 1997. Sunlight and skin cancer: inhibition of p53 mutations in UV-irradiated mouse skin by sunscreens. Nat Med 3: 510 - 514.

[4] Ananthaswamy, H. N., A. Ouhtit, R. L. Evans et al. 1999. Persistence of p53 mutations and resistance of keratinocytes to apoptosis are associated with the increased suscep-tibility of mice lacking the XPC gene to UV carcinogenesis. Oncogene 18: 7395 - 7398.

[5] Baskar, S., S. Ostrandrosenberg, N. Nabavi et al. 1993. Constitutive expression of B7 restores immunogenicity of tumor cells expressing truncated major histocompatibility complex class-Ⅱ molecules. Proc Natl Acad Sci U S A 90: 5687 - 5690.

[6] Benavides, F., T. M. Oberyszyn, A. M. VanBuskirk, V. E. Reeve, and D. F. Kusewitt. 2009. The hairless mouse in skin research. J Dermatol Sci 53: 10 - 18.

[7] Breitkreutz, D., A. Bohnert, E. Herzmann et al. 1984. Differentiation specific functions in cultured and transplanted mouse keratinocytes: environmental influences on ultrastructure and keratin expression. Differentiation 26: 154 – 169.

[8] Byrne, S. N., and G. M. Halliday. 2003. High levels of Fas ligand and MHC class Ⅱ in the absence of CD80 or CD86 expression and a decreased CD4 (＋) T cell infiltration, enables murine skin tumours to progress. Cancer Immunol Immunother 52: 396 – 402.

[9] Byrne, S. N., M. C. Knox, and G. M. Halliday. 2008. TGF beta is responsible for skin tumour infiltration by macrophages enabling the tumours to escape immune destruction. Immunol Cell Biol 86: 92 – 97.

[10] Carroll, R. P., H. M. Ramsay, A. A. Fryer et al. 2003. Incidence and prediction of nonmelanoma skin cancer postrenal transplantation: a prospective study in Queensland, Australia. Am J Kidney Dis 41: 676 – 683.

[11] Damian, D. L., Y. J. Matthews, T. A. Phan, and G. M. Halliday. 2011. An action spectrum for ultraviolet radiation-induced immunosuppression in humans. Br J Dermatol 164: 657 – 659.

[12] Damian, D. L., C. R. S. Patterson, M. Stapelberg et al. 2008. UV radiation-induced immunosuppression is greater in men and prevented by topical nicotinamide. J Invest Dermatol 128: 447 – 454.

[13] Daya-Grosjean, L., and S. Couve-Privat. 2005. Sonic hedgehog signaling in basal cell carcinomas. Cancer Lett 225: 181 – 192.

[14] de Gruijl, F. R., and H. Rebel. 2008. Early events in UV carcinogenesis—DNA damage, target cells and mutant p53 foci. Photochem Photobiol 84: 382 – 387.

[15] Decraene, D., P. Agostinis, A. Pupe, P. de Haes, and M. Garmyn. 2001. Acute response of human skin to solar radiation: regulation and function of the p53 protein. J Photochem Photobiol B Biol 63: 78 – 83.

[16] Durinck, S., C. Ho, N. J. Wang et al. 2011. Temporal dissection of tumorigenesis in primary cancers. Cancer Discov 1: 137 – 143.

[17] El-Abaseri, T. B., S. Putta, and L. A. Hansen. 2006. Ultraviolet irradiation induces keratinocyte proliferation and epidermal hyperplasia through the activation of the epidermal growth factor receptor. Carcinogenesis 27: 225 – 231.

[18] Farrell, A. W., G. M. Halliday, and J. G. Lyons. 2011. Chromatin structure following UV-induced DNA damage-repair or death? Int J Mol Sci 12: 8063 – 8085.

[19] Galiczynski, E. M., and A. T. Vidimos. 2011. Nonsurgical treatment of nonmelanoma skin cancer. Dermatol Clin 29: 297 – 309, x.

[20] Hahne, M., D. Rimoldi, M. Schroter et al. 1996. Melanoma cell expression of Fas (Apo-1/Cd95) ligand—Implications for tumor immune escape. Science 274: 1363 – 1366.

[21] Halliday, G. M. 2005. Inflammation, gene mutation and photoimmunosuppression in response to UVR-induced oxidative damage contributes to photocarcinogenesis. Mutat Res 571: 107 – 120.

[22] Halliday, G. M., and J. G. Lyons. 2008. Inflammatory doses of UV may not be necessary for skin carcinogenesis. Photochem Photobiol 84: 272 – 283.

[23] Halliday, G. M., A. Patel, M. J. Hunt, F. J. Tefany, and R. S. C. Barnetson. 1995. Spontaneous regression of human melanoma/non-melanoma skin cancer: Association with infiltrating CD4+ T cells. World J Surg 19: 352 – 358.

[24] He, Y. Y., S. E. Council, L. Feng, and C. F. Chignell. 2008. UVA-induced cell cycle progression is mediated by a disintegrin and metalloprotease/epidermal growth factor receptor/AKT/Cyclin D1 pathways in keratinocytes. Cancer Res 68: 3752 – 3758.

[25] Huang, X. X., F. Bernerd, and G. M. Halliday. 2009. Ultraviolet A within sunlight induces mutations in the epidermal basal layer of engineered human skin. Am J Pathol 174: 1534 – 1543.

[26] IARC. 2007. International Agency for Research on Cancer working group on artificial ultraviolet (UV) light and skin cancer. The association of use of sunbeds with cutaneous malignant melanoma and other skin cancers: A systematic review. Int J Cancer 120: 1116 – 1122.

[27] Jiang, W., H. N. Ananthaswamy, H. K. Muller, and M. L. Kripke. 1999. p53 protects against skin cancer induction by UV-B radiation. Oncogene 18: 4247 – 4253.

[28] Kolev, V., A. Mandinova, J. Guinea-Viniegra et al. 2008. EGFR signalling as a negative regulator of Notch1 gene

transcription and function in proliferating keratinocytes and cancer. Nat Cell Biol 10: 902 – 911.

[29] Kraemer, K. H., M. M. Lee, and J. Scotto. 1987. Xeroderma pigmentosum. Cutaneous, ocular, and neurologic abnormalities in 830 published cases. Arch Dermatol 123: 241 – 250.

[30] Kruse, J. P., and W. Gu. 2009. Modes of p53 regulation. Cell 137: 609 – 622.

[31] Leger, M., A. Quintana, J. Tzu et al. 2011. Nevoid basal cell carcinoma syndrome. Dermatol Online J 17: 23.

[32] Liu, M., K. R. Dhanwada, D. F. Birt, S. Hecht, and J. C. Pelling. 1994. Increase in p53 protein half-life in mouse keratinocytes following UV-B irradiation. Carcinogenesis 15: 1089 – 1092.

[33] Lyons, J. G., B. Birkedal-Hansen, M. C. Pierson, J. M. Whitelock, and H. Birkedal-Hansen. 1993. Interleukin-1 beta and transforming growth factor-alpha/epidermal growth factor induce expression of M (r) 95,000 type IV collagenase/gelatinase and interstitial fibroblast-type collagenase by rat mucosal keratinocytes. J Biol Chem 268: 19143 – 19151.

[34] Moloney, F. J., J. G. Lyons, V. L. Bock et al. 2009. Hotspot mutation of Brahma in non-melanoma skin cancer. J Invest Dermatol 129: 1012 – 1015.

[35] Nicolas, M., A. Wolfer, K. Raj et al. 2003. Notch1 functions as a tumor suppressor in mouse skin. Nat Genet 33: 416 – 421.

[36] Norval, M., and G. M. Halliday. 2011. The consequences of UV-induced immunosuppression for human health. Photochem Photobiol 87: 965 – 977.

[37] Otley, C. C. 2006. Non-Hodgkin lymphoma and skin cancer: A dangerous combination. Australas J Dermatol 47: 231 – 236.

[38] Park, J., G. M. Halliday, D. Surjana, and D. L. Damian. 2010. Nicotinamide prevents ultraviolet radiation-induced cellular energy loss. Photochemistry and Photobiology 86 (4): 942 – 948.

[39] Rahman, M. M., U. K. Chowdhury, S. C. Mukherjee et al. 2001. Chronic arsenic toxicity in Bangladesh and West Bengal, India—A review and commentary. J Toxicol Clin Toxicol 39: 683 – 700.

[40] Rana, S., L. J. Rogers, and G. M. Halliday. 2011. Systemic low-dose UVB inhibits CD8 T cells and skin inflammation by alternative and novel mechanisms. Am J Pathol 178: 2783 – 2791.

[41] Rangarajan, A., C. Talora, R. Okuyama et al. 2001. Notch signaling is a direct determinant of keratinocyte growth arrest and entry into differentiation. EMBO J 20: 3427 – 3436.

[42] Schnidar, H., M. Eberl, S. Klingler et al. 2009. Epidermal growth factor receptor signaling synergizes with Hedgehog/GLI in oncogenic transformation via activation of the MEK/ERK/JUN pathway. Cancer Res 69: 1284 – 1292.

[43] Sou, P. W., N. C. Delic, G. M. Halliday, and J. G. Lyons. 2010. Snail transcription factors in keratinocytes: Enough to make your skin crawl. Int J Biochem Cell Biol 42: 1940 – 1944.

[44] Sreevidya, C. S., A. Fukunaga, N. M. Khaskhely et al. 2010. Agents that reverse UV-Induced immune suppression and photocarcinogenesis affect DNA repair. J Invest Dermatol 130: 1428 – 1437.

[45] Staples, M. P., M. Elwood, R. C. Burton et al. 2006. Non-melanoma skin cancer in Australia: the 2002 national survey and trends since 1985. Med J Aust 184: 6 – 10.

[46] Stout, G. J., D. Westdijk, D. M. Calkhoven et al. 2005. Epidermal transit of replication-arrested, undifferentiated keratinocytes in UV-exposed XPC mice: an alternative to in situ apoptosis. Proc Natl Acad Sci U S A 102: 18980 – 18985.

[47] Surjana, D., G. M. Halliday, A. J. Martin, F. J. Moloney, and D. L. Damian. 2012. Oral nicotinamide reduces actinic keratoses in phase II double-blinded randomized controlled trials. J. Invest Dermatol 132: 1497 – 1500.

[48] Thompson, S. C., D. Jolley, and R. Marks. 1993. Reduction of solar keratoses by regular sunscreen use. N Engl J Med 329: 1147 – 1151.

[49] Ullrich, S. E., and S. N. Byrne. 2012. The immunologic revolution: photoimmunology. J Invest Dermatol 132: 896 – 905.

[50] van der Pols, J. C., G. M. Williams, N. Pandeya, V. Logan, and A. C. Green. 2006. Prolonged prevention of squamous cell carcinoma of the skin by regular sunscreen use. Cancer Epidemiol Biomarkers Prev 15: 2546 – 2548.

[51] Wilkins, K., R. Turner, J. C. Dolev et al. 2006. Cutaneous malignancy and human immunodeficiency virus disease. J Am Acad Dermatol 54: 189 – 206.

8　自身免疫性光线性皮肤病

8.1　获得性自身免疫性皮肤病

8.1.1　多形性日光疹

多形性日光疹（polymorphic light eruption，PMLE）在全世界范围内十分常见，大约20％的斯堪的纳维亚南方人，10％～15％的美国北方人和英国南方人及5％的澳大利亚南方人都患有此病（Pao等，1994）。几乎没有赤道附近的新加坡人患此病的报道。该病的患病率伴随纬度下降而逐渐下降。虽然后来的一些研究并不支持这一趋势，但这主要是因为这些研究中的室内工作者没有经常接受日晒而造成的（Rhodes等，2010）。

紫外线辐射（ultraviolet radiation，UVR）暴露后，皮损的出现和组织学的变化存在延迟，因此，早在1942年就首次提出阳光诱导的皮肤光抗原所致的迟发型超敏反应（delayed-type hypersensitivity，DTH）是PMLE的病因。尽管主要的证据是间接的，但多形性日光疹的病因已经得到确定。直到对低剂量光辐射诱导的病变进行定时活检后才发现这种炎症是以T细胞恒定出现为主要特征的，即数小时内出现T细胞为主的血管周围浸润，在72小时达到高峰。可能是因为去除了皮肤的刺激反应，CD4$^+$T细胞只在最初的72小时内占优势，而之后以CD8$^+$T细胞为主。在这一炎症过程中，也同时出现大量的真皮及表皮朗格汉斯细胞和真皮巨噬细胞。这一现象有力地支持了迟发型超敏反应是PMLE的病因，这种超敏反应在过敏性接触性皮炎和结核菌素反应中已经得到证实。

进一步研究证明，在除了刺激性接触性皮炎或经UVB照射后的正常皮肤处发生的迟发型超敏反应中，已经观察到细胞黏附分子（ICAM-1）的表达，在角化细胞中尤其多，并且这种表达也可以出现在血管浸润物上层的角化细胞中。在另一项研究中，对PMLE上皮细胞进行大剂量UVB和UVA照射，增加了这些细胞对自体外周血单核细胞的吸引力（Gonzales-Amaro等，1991）。这在未照射细胞中是观察不到的，再次证明抗内源性UVR修饰抗原的免疫反应的存在。

致敏的PMLE病人不能像正常人一样在急性紊乱诱导期产生免疫抑制作用，所以他们能够识别UVR诱导的皮肤抗原，这可能也是PMLE的一种病因。对敏感点进行模拟日光照射后，PMLE病人出现对二硝基氯苯（DNCB）的接触性过敏反应比正常人更容易发生（van de Pas等，2004）。然而另一方面，通过辐射，敏感的PMLE病人和正常人对二硝基氯苯的接触过敏反应都会逐渐得到同等程度的抑制（Palmer等，2005）。这显然也解释了在PMLE中免疫耐受会随着夏季的进展而持续发展，即所谓的并不严谨的"硬化"，同时也解释了在此情况下预防性光治疗的有效性。

尚未明确鉴定出引发PMLE的辐射吸收分子是哪些，在相同或不同的病人中可能有很多不同的分子参与。一旦出现UVR吸收和分子畸变，畸变的分子很可能成为抗原。同时在一些情况下，自由基可能与邻近分子相互作用或者改变其结构而产生抗原。

如果与推断的情况一致，即在PMLE中有多种抗原存在的可能，那么导致PMLE的辐射波长在不同病人之间也很可能存在巨大差异，即使在反应敏感的病人身上用单色光或者宽波段辐射来确定其敏感波长也是很困难的。这可能有两方面的原因，其一是人为暴露的皮肤区域和辐射剂量或辐射功率等太小，不足以产生能引起皮疹的足量抗原；其二是近期阳光照射诱导的皮肤免疫耐受使得反应更难发生

（Palmer 等，2005）。有一项研究显示，在刺激出疹方面，UVA（315～400 nm）比 UVB（280～315 nm）更加有效（Ortel 等，1986），暴露于 UVA 下 4～8 天的病人有 56% 出疹率，暴露于 UVB 的出疹率只有 17%，暴露于两者的出疹率有 27%。然而另一项研究表明，UVB 有时可以导致 57% 的病人出疹（Miyamoto，1989）。长期而言，接近 50% 的 PMLE 病人对 UVB 敏感，75% 的对 UVA 敏感，25% 的两者都敏感，在罕见情况下可见光也能有效果。PMLE 病人使用的任何隔离 UVB 的防晒霜，往往优先降低能产生免疫抑制作用的 UVB，同时允许 UVA 的通过，这可能会加重 PMLE 病人的病情。好在现在大多数防晒霜都能隔离这两种波长的光。

PMLE 的主要易感因素是遗传，研究表明接近 70% 的研究对象都有遗传倾向（McGregor 等，2000）。充足的 UVR 暴露同样是诱导出疹抗原的重要因素，但它的实际表现取决于基因的外显率。

PMLE 通常在 30 岁之前发病，女性患病率比男性高 2～3 倍，在这些病人中，约 1/5 的人有家族病史（McGregor 等，2000）。

所有皮肤类型和人种都可以发病。通常每年春天发病，并且经常在阳光明媚的假期或使用日光浴床后出现，随着持续阳光照射，症状反而得到改善。也有一些病人通过暴露于透过玻璃窗的 UVR 或雪反射的 UVR 而致病（比较少见）。根据个体易感性不同，出疹所需的持续暴露时间从半小时到数小时，甚至数天不等。病变出现在充足暴露后的数小时或者几天，但一般不少于半小时。瘙痒一般出现得更快。暴露停止后，病变在一到数天内（有时要 1～2 周，极少出现更长的情况）逐渐消失，并且不留瘢痕。在所有观察的病人中，虽然随着时间的推移扩散或消退，但皮损总是出现在相同的暴露部位，然后皮损逐渐对称分布。大多数病人只有暴露的皮肤受累，特别是那些平时被衣服遮盖的部位更容易受累，其他大部分皮肤没被影响。青少年（特别是男孩）春天出疹，特别突出的表现为瘙痒丘疹和耳螺旋小疱，也存在典型的 PMLE 症状（Hawk，1996）。全身的 PMLE 症状十分罕见，包括不适、恶心和其他异常感觉。极少的 PMLE 病人伴有狼疮，这种 PMLE 病人比正常人患狼疮的概率高（Murphy 和 Hawk，1991）。一旦被确诊，PMLE 病人的病情会逐年好转，甚至 10% 的病人会痊愈（Jansen 和 Darvonen，1984）。

PMLE 有很多临床分型，都有相似的发病机制和预后。已经报道了丘疹样、丘疹水疱样、斑块样、囊泡样、虫咬样和多型红斑样，尽管显然不是斑点样的，但单独的瘙痒很少见。通常成簇的大或小、分开或汇合病变的丘疹样皮疹是最常见的，其次是丘疹水疱样和斑块样皮疹；其他类型的很少见。发现了一种湿疹样皮疹，这是一种轻度慢性光化性皮炎（CAD）或光恶化性脂溢性或特应性湿疹。不同的病变类型可以出现在同一病人的不同皮肤位置，例如，面部出现红斑和水肿，但其他部位可以出现典型的病变。最后一种分型是小丘疹性 PMLE，通常不感染面部，在夏天持续暴露数天后发病，在欧洲也被称为良性夏季光出疹（Thomas 和 Amblard，1988）。

PMLE 的组织学特征明显但是无特异性，不同的临床表现组织学特征各不相同。在所有分型中真皮浅层和中层通常有中度到密集的血管周围浸润，主要包括 T 细胞、偶发中性粒细胞和罕见的嗜酸性粒细胞。其他特征包括真皮浅层和血管内皮细胞水肿，同时表皮改变通常包括海绵层水肿、角化不良、炎症细胞外渗和基底细胞液化。

建议在所有病人中通过测量循环抗核和可提取核抗体滴度，以排除亚急性皮肤病和其他狼疮。必要的话，可用测量红细胞原卟啉浓度排除红细胞生成性原卟啉病。

用单色仪进行皮肤光实验证实大约有一半的案例有光敏感性，但通常不能与其他光皮肤疾病区分开。一般连续几天用日光模拟器或其他宽带光进行光激发试验，可以诱导典型的出疹（Ortel 等，1986）。如果依靠临床症状不能诊断，则需要组织活检。图 8.1 展示了 PMLE 的光激发试验。

减少夏季的暴露，穿合适的衣服，使用广谱防晒系数高的防晒霜等方法可以用于控制轻度 PMLE，但大部分 UVB 防晒霜是无效的。很少发病的 PMLE 病人，例如，仅仅在假期发病，遵医嘱在出疹时口服皮质类固醇激素十分有效（Patel 等，2000）。在出现瘙痒时口服 25 mg 泼尼松，每天早晨按时服用直到痊愈。通常最多服用数天后即可痊愈，服药期间基本不会复发。当发生罕见的不良反应，例如，恶心、抑郁、腹部不适时不一定停用药物。如果病人对这种治疗耐受良好，必要时可以每隔数月就重复一次治疗。在夏季反复发作 PMLE 的严重病人需要在春季进行预防性低剂量光治疗（PUVA）（Bilsland等，1993）。这比宽谱 UVB 更有效，高达 90% 的病人可以控制症状，而 UVB 只有 60%，虽然 PUVA 所需的 UVA 剂量很低，但是和它比起来，窄谱 312 nm 的 UVB 光疗的操作更简单也更安全，并且在疗效上仅仅只有细微的差别，所以现在窄谱 312 nm 的 UVB 光疗是一种更常用的治疗方式。当病情严重时，光治疗有时会刺激出疹，口服皮质类固醇激素可以减少这种现象。也尝试过许多其他的治疗方式，但大部分都没有效果，包括有时有效的传统

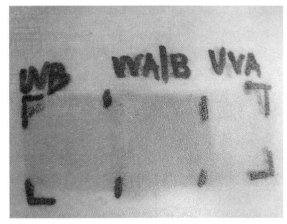

图 8.1 （不同程度的颜色变化）PMLE 的光激发试验

氢氧氯喹（Murphy，Hawk 和 Magnus，1987）、无效的 β-胡萝卜素（Corbett 等，1982）、无效的维生素 PP 和在一些病人中最多可以缓解症状的 ω-3 多不饱和脂肪酸。对于无法耐受、不适合或上述治疗无效的病人，恰当使用口服免疫抑制药通常是有效的，如间歇性使用硫唑嘌呤（Norris 和 Hawk，1989）或者环孢素。

8.1.2 光化性痒疹

光化性痒疹（actinic prurigo，AP）（Norris 和 Hawk，1999）的病人遍布全世界，以所有纬度的美洲原住民发病率最高。它通常是阳光诱导的，在春季和夏季更严重，并且经常对 UVB 或 UVA 波长或两者均表现出皮肤光测试反应异常。此外，日光暴露和模拟日光射线可以诱导出疹，这类似于 PMLE。在早期病变，与 PMLE 一样有皮肤血管周围单核细胞浸润。因此 AP 可能是一种进展缓慢的严重的 PMLE，由此也是一种 DTH 反应，许多 AP 病人的亲属患有 PMLE 也进一步支持了这一观点（McGregor 等，2000）。30% 的正常人中出现人类白细胞抗原（HLA）DR4B1＊0401（DR4），而 AP 病人中有 80%～90% 有这种抗原。6% 的正常人有 HLA DRB1＊0407，60% 的 AP 病人有这种抗原，但美洲原住民几乎没有（Grabczynska 等，1999），这可能是 PMLE 转变为 AP 的遗传特征。一些 AP 组织类型的病人表现出 PMLE 的临床表现，同时伴有持续的病变。临床上，AP 和 PMLE 可以相互转变（Grabczynska 等，1999），这些都显示了两种疾病之间的关系。目前尚不清楚引起出疹的吸收 UVR 的分子到底是哪些，但可能与 PMLE 相似，有许多种类。

AP 多见于女性，一般 10 岁发病，在青春期症状改善或者痊愈，但是也可能持续到成年（Norris 和 Hawk，1999）。接近 1/5 的 AP 或 PMLE 病人有阳性家族史（McGregor 等，2000）。出疹全年都能发生，但夏季一般更加严重，春季、秋季和冬季加重的情况很罕见。免疫耐受一般发生在夏季。病情往往在晴朗的天气逐渐恶化，而不是在特定的阳光照射下。但在特定阳光照射下，PMLE 样出疹也可能发生。

病变一般很痒，通常为剥脱性丘疹或结节，有时伴湿疹、苔藓和硬皮。通常所有暴露区都被影响，特别是持续暴露部位更为严重，皮损向非暴露部位逐渐好转。非暴露部位也被轻微影响，特别是骶部和臀部。可能合并唇炎（特别是下唇炎）和结膜炎，在美洲原住民发病率较高，痊愈的面部病变会遗留很小的、凹陷的或线性浅瘢痕。

早期丘疹病变表现出类似于 PMLE 的变化，即轻度棘层肥厚、炎细胞外渗、表皮海绵水肿、中度淋巴组织增生、真皮血管周围浸润（Hawk 和 Calonje，2015），甚至发生极其罕见的淋巴瘤。持续性病变有表皮脱落、加重的棘皮病、苔藓样硬化和致密单核细胞浸润等非特异性外观。

测量循环抗核抗体和可提取核抗体滴度可以用于排除亚急性皮肤病或其他狼疮。测量 HLA DRB1＊0401（DR4）或 DRB1＊0407 都支持诊断为 AP，特别是后者。

用单色仪进行皮肤光实验证实，接近一半的病人有光敏性（Norris 和 Hawk，1999），但与 PMLE 一样，这不能与其他的光线性皮肤病区别。用日光模拟器或其他宽谱光源进行激发试验，有时可诱发

PMLE 样出疹。

尽量避免阳光暴露和使用广谱防晒系数高的防晒霜，并间歇性局部使用或口服类固醇类激素可以治疗轻度 AP。对于顽固性 AP，可在数周内间歇性口服低剂量（夜间 50～200 mg）沙利度胺（Lovell 等，1983）。轻微不良反应包括嗜睡、头痛、便秘、体重增加。每隔数月进行神经传导检查十分重要，可以避免与剂量相关且进展缓慢的周围神经病变。由于沙利度胺具有胎儿致畸的高风险，所以必须严格避孕。如果沙利度胺不合适或不可用，运用窄谱 UVB 或 PUVA 进行光治疗可能有效（Farr 和 Diffey，1989）。如果先用口服类固醇激素控制症状后再给予光疗，效果可能更好。如果皮肤再度好转后，局部使用他克莫司或吡美莫司也可能有效。当其他治疗无效、不适合或不能耐受时，口服硫唑嘌呤或环孢素的免疫抑制疗法也是有效的。

8.1.3　种痘样水疱病

种痘样水疱病（hydroa vacciniforme，HV）在全世界范围都有病例，是一种由阳光诱导的水疱，非常罕见，通常有严重的瘢痕形成（Norris 和 Hawk，1999）。确切的发病机制尚不清楚，一些病人 UVA 最小红斑剂量下降，但大多数病人 UVB 反应是正常的（Sonnex 和 Hawk，1988）。血液、尿液和粪的卟啉浓度与其他实验室参数一样正常，包括循环狼疮滴度。虽然最近的研究表明，该病的临床表现可能与皮肤中的 EB 病毒经阳光暴露后形成的抗原有关，但是其病变与阳光暴露的关系、病灶的分布以及早期的临床表现等都与 PMLE 十分相似，因此，提示 PMLE 可能与 HV 的关联程度更强。这种关联在某种程度上使得完全出疹的 HV 比 PMLE 严重得多，但由于很罕见且主要发病者是儿童，所以很难获得确凿的证据。亚洲和墨西哥的 HV 病人通常有 EBV 感染，这些病人中有的病情十分严重，有的伴有自然杀伤细胞浸润或 T 细胞淋巴瘤。虽然与该病相关的原因还在探究中（Cohen 等，2009），但 EB 病毒感染并不是北美和欧洲人的病因（Iwatsuki 等，2006）。

大部分 HV 病人在童年早期发病并在青春期自行消退，但也有病人终身发病。家族发病率很高。出疹一般发生在夏季（Creamer 等，1998），经过数小时的阳光照射后，出现单个或融合的丘疹，甚至发展成为囊泡，伴灼烧感或刺痛感。随后这些病灶凹陷、结痂，并在数周内形成永久性痘印。脸颊和面部其他部位最易感染，但手背部和外露的手臂也会受影响，通常是对称的。其他部位甚少出现。一般情况下，首先出现红斑，有时伴肿胀，随后对称分布，通常在 24 小时内形成丘疹；然后囊泡形成，偶尔也会出现融合和出血性凹陷，最后形成痂壳，通常病灶消失数周后形成永久性凹陷性色素减退瘢痕。口腔溃疡和眼部病症很少发生。

组织学变化是明确的，包括表皮内囊泡的形成、局灶表皮角化细胞坏死和海绵水肿，与真皮血管周围中性粒细胞和淋巴细胞浸润有关（Hawk 和 Calonje，2005）。陈旧性病变表现为坏死、溃疡和瘢痕。测量血液、尿液和粪的卟啉浓度可以排除皮肤性卟啉病，循环抗核因子和可提取核抗体滴度可用于排除皮肤型狼疮。光测试显示短波长 UVA 的最小红斑剂量减少，但不能与其他光线性皮肤病相区别。光模拟辐射能在低辐射剂量下诱发红斑或典型 HV 囊泡。如果临床需要，应进行病毒研究来检查疱疹和其他病毒性疾病。

HV 的治疗包括减少阳光暴露及使用宽谱防晒系数高的防晒霜。有报道称抗疟药也有一定的作用，但就像 β-胡萝卜素和 ω-3 多不饱和脂肪酸一样，但在实践中还未证实其疗效。和 PMLE 一样，用窄谱 UVB 或 PUVA 进行预防性光治疗可能有效，特别是使用 PUVA，但应注意避免疾病恶化（Jaschke 和 Honigsmann，1981）。此外，如果符合临床条件，可以尝试局部或间断口服类固醇激素、局部使用钙调神经磷酸酶抑制药、口服免疫抑制药。但除了避免 UVR 暴露和经常使用防晒霜外，其他治疗方法的疗效尚未被认可。

8.1.4　慢性光线性皮炎

慢性光线性皮炎（chronic actinic dermatitis，CAD）过去称为光线性类网状细胞增多症、光敏性湿疹、光敏性皮炎或持续性光反应（图 8.2），尽管常见于温带地区，但各地都知晓这种病的存在，它可见于所有类型的皮肤（Menagé 和 Hawk，1999）。发病机制已经逐渐明了，但还没有完全清楚，关于 CAD 临床特征、组织学特征和免疫组化学特征的详细研究显示，它与 DTH（迟发型超敏反应）相似，类似于过敏性接触性皮炎（Norris 等，1989b；Menagé 等，1996）。甚至在假淋巴瘤型（过去称为光化性类网状细胞增多症）中，其临床和组织学特征与长期过敏性接触性皮炎一样（Orbaneja 等，1976）。因此，CAD 这种疾病看上去十分熟悉，但它出现在辐射后没有接触过任何其他抗原的地方，这可能是机体对光诱导内源性皮肤抗原的免疫反应。如果 CAD 是这样一种反应，那其抗原必然来源于直接吸收光能所形成的抗原或继发于氧化的畸变分子，其中重要的证据已经证实：白蛋白通过其含有的组氨酸的光氧化在体外变成抗原（Kochevar 和 Harber，1977）。没有证据证明 CAD 有遗传易感性，但是促使 CAD 易感性的刺激物可能是通过空气传播的，能引起过

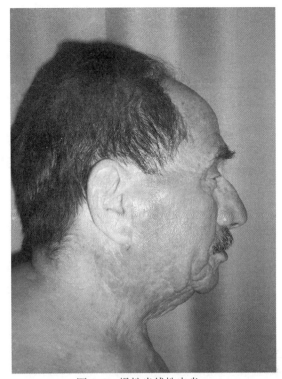

图 8.2　慢性光线性皮炎

敏性接触性皮炎的物质，也可能是外源性增敏剂或光敏剂。这些物质使皮肤免疫活性增强，从而能够识别内源性光抗原（Menagé 等，1995b）。慢性内源性湿疹（Creamer 等，1998）、药物诱导的光敏性、人类免疫缺陷病毒感染或 PMLE 可能有相同的效应。此外，持续阳光照射的老年户外爱好者易患 CAD（Menagé 和 Hawk，1999），这种慢性光损伤可以充分降低正常 UVR 诱导的皮肤免疫抑制作用，使内源性 UVR 诱导的光抗原被识别，这与 PMLE 中发生的情况一样。光学生物学理论认为 UVR 吸收剂和导致晒伤的物质（即 DNA）是一样的（Menagé 等，1995a），但在这种情况下，它是导致湿疹的抗原。不同类型的 CAD，抗原是不同的。一些病人只对 UVA 有反应，另一些少数病人仅对 600 nm 可见光有反应。尽管有这些强有力的间接证据，但缺乏直接证据证明 CAD 是 UVR 诱导的内源性抗原导致的类似接触性皮炎反应。

　　CAD 的发病人群通常是中年或老年男性，女性病人略少（Menagé 和 Hawk，1999）。除了之前患有过敏性湿疹的病人，很少有 50 岁之前发病的病例（Creamer 等，1998）。症状很少逐渐缓解，一般持续数年（Dawe 等，2000）。CAD 与皮肤 T 淋巴细胞瘤的关联性曾多次被提及，但 T 细胞受体、免疫球蛋白的基因重排和其他类似的 CAD 研究没有提示恶性肿瘤，预期寿命是正常的（Dawe 等，2000）。尽管 CTCL 伴严重 CAD 样光敏性非常罕见，但必须经过仔细地研究来排除这种推测（Agar 等，2009）。CAD 在夏季加重，在光照数分钟或数小时内出现瘙痒。暴露停止后数天，融合状红斑丘疹稳定并脱屑，症状缓和。无论是慢性、亚急性或急性，或散发的 scattered 或 widespread 皮疹通常是斑片状或融合状湿疹，严重的病例伴有苔藓样硬化。在红斑、湿疹或正常皮肤上罕见广泛的红斑状有光泽的浸润性假性淋巴瘤丘疹或斑块。暴露区最易明显的受累，特别是面部、头皮、背部和颈部、上胸部、前臂外露的部分和手背。通常在暴露区和非暴露区有典型的界限，尤其是皮肤褶皱的深部，如上眼睑、指蹼和耳垂后面的皮肤上。在重症病人中可能会出现手掌和脚底湿疹；眉毛、睫毛和头发都可能在不断地摩擦和抓挠中脱落；红皮病很少发生，但通常在暴露区加重。病变也可能避开面部和其他部位的暴露区，有的表现为不规则色素沉着或色素减退，有的表现为白癜风样皮损。

　　组织学特征包括表皮海绵水肿、棘层增厚，有时增生伴局限于真皮上层的血管周围淋巴细胞浸润，轻症病人仅表现为慢性湿疹（Hawk 和 Calonje，2005）。重症的 CAD 在组织学上类似于皮肤 T 细胞淋巴瘤（CTCL），两者几乎完全无法区分。表现为具有表皮 Pautrier 样微脓肿和深的致密的表皮性单核

细胞浸润，有时伴深染卷曲的核和巨细胞，但有丝分裂没有显著增加。如果怀疑为淋巴瘤，应进行 T 细胞受体基因重组实验。在所有病人中可以通过测量循环抗核及可提取核抗体滴度来排除亚急性皮肤病或其他狼疮病。重症或红皮病型 CAD 病人的循环中存在大量的 CD8＋Sézary 细胞，而没有其他恶性肿瘤的提示（Chu 等，1986）。如果怀疑病人对 CAD 易感，那么应该对病人进行 HIV 检查。

光实验对确诊 CAD 至关重要，CAD 的特点是红斑阈值低，并且辐射（通常是 UVB、UVA，很少是可见光波长，理论上可用辐射单色仪或其他单色光源）后出现湿疹或假淋巴瘤反应（Menagé 和 Hawk，1999）。小部分病人只对 UVA 有反应，只对 600 nm 可见光有反应的更少。至少在进行光实验前的几天不应对背部正常皮肤进行局部或全身使用类固醇激素，以避免假阴性结果。广谱研究通常是阳性的，表明是早期急性湿疹。如怀疑是 CAD，必须做斑贴试验和光斑贴试验；对空气变应原［例如，菊科油树脂、松香、香水，最常见的是对苯二胺（Chew 等，2010）］的接触性过敏反应和 CAD 很相似，或者在同一病人中两者都有。此外，对防晒霜或其他治疗的二次接触或光接触过敏反应将使得临床状况恶化。

CAD 的治疗十分困难，并且不是完全有效。必须避免 UVR 和接触性变应原的暴露，并且局部使用高防晒指数的广谱防晒霜。在受累的部位局部使用强效外用激素，可以显著缓解症状而没有明显的副作用，即使经常使用，疗效也较肯定。间断性口服类固醇激素对加重的 CAD 病人有效，而对顽固的病人应局部使用钙调神经磷酸酶抑制药他克莫司和吡美莫司（Evans，Palmer 和 Hawk，2004）。对于重症 CAD，如果病人耐受，口服免疫耐受剂是有效的；硫唑嘌呤 1.5～2.5 mg/(kg・d)，在数月内可以缓解症状（Murphy 等，1987），此时可以减少剂量或者停药；环孢素 3.5～5 mg/(kg・d) 也有效果。麦考酚酯的作用不大。最后，可以使用长期低剂量 PUVA 光疗，其方法是在开始阶段每周进行数次光疗，而后的维持期每 3 周治疗一次（Hindson 等，1990）。注意在光疗开始的时候应继续局部应用或口服类固醇激素，以免病情加重。

8.1.5 日光性荨麻疹

日光性荨麻疹（solar urticaria，SU）在全球大概每 10 万人中有 3 人患病（Beattie 等，2003）。原发性 SU 是 1 型超敏反应，变应原是 UVR 或可见光吸收后生成的皮肤或循环光变应原。循环中的光变应原以及反应抗体都已被证实。继发性 SU 很罕见，通常伴药物光敏性、皮肤卟啉病或红斑狼疮。这种疾病没有遗传倾向。原发性 SU 分两种：1 型是 IgE 介导的抗特异性光变应原超敏反应，仅发生在 SU 病人中；2 型是 IgE 介导的抗非特异性光变应原超敏反应，在 SU 病人和正常人中都可见（Leenutaphong 等，1989）。能诱导产生光变应原的波长范围很广泛。对于 1 型病人，它的光变应原分子质量为 25～34 kDa，并且引发其变应反应的光谱主要在可见光区域；而 2 型病人的光变应原分子质量为 25～1000 kDa，并且使其发病的光谱多变。

原发性 SU 的女性发病率稍高，在任何年龄都可能发病。第一次发病是由明显的阳光照射或者日光浴所引起的（Beattie 等，2003）。典型的发作是，5～10 分钟或 20～30 分钟的日光暴露会导致瘙痒红斑，然后出现斑片状或融合的荨麻疹和风团，在 1～2 小时内消退。但是也有少数病人只出现瘙痒的症状，或者症状延迟数小时出现，或只有分散的固定部位受累。除了大面积风团病人，也可能会有头痛、恶心、支气管痉挛、昏厥和晕厥，但很少会危及生命。通过排除药物光敏性、皮肤卟啉病和红斑狼疮，应排除继发性 SU。SU 没有明确的病程，它有时会恶化，但有时又会改善，5 年和 10 年临床治愈率分别是 12% 和 26%。

SU 通常出现于所有暴露于阳光下的皮肤，最开始一般表现为斑疹性红斑，然后迅速地出现分散或融合风团，在暴露区和非暴露区有明显的分界线。但并非总是如此，也有极少数病人暴露在外的手和脸由于 UVR 诱导的免疫耐受所以不会受影响，或者仅仅是固定的区域会出现病症。

组织学检查发现这些病灶区在 5 分钟到 2 小时之间有真皮血管扩张、水肿，特征性的改变主要是血管周围有中性粒细胞和嗜酸性粒细胞浸润，一般不超过 24 小时（Hawk 和 Calonje，2005）。大量辐射后，早期出现内皮细胞肿胀，随后出现单核细胞浸润。
而在 2～24 小时，真皮内沉积了大量由碱性蛋白组成
的嗜酸性颗粒，表明嗜酸性粒细胞脱颗粒。测量循环
中抗核抗体以及可提取核抗体滴度可以排除皮肤狼疮，
测定血液、尿液和粪的卟啉浓度可以排除皮肤卟啉病，
这是两种非常罕见的 SU 伴随病。单色仪辐射、广谱
光或者日光光实验通常可以确诊 SU，并且可以确定其
诱导波长。然而由于 SU 诱导减弱，负性光试验并不
一定能排除病证。特别是轻症病例，情况可能不同。
可以使用包括阳光在内的宽谱光源估算诱导荨麻疹出
现的最小剂量，从而有助于评估治疗效果。图 8.3 所
示为对诱导荨麻疹出现的最小剂量的评估。

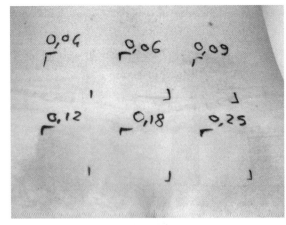

图 8.3 （不同程度的颜色变化）
评估引发荨麻疹的最小 UVB 剂量

　　防晒的方法有使用防晒指数高的广谱防晒霜，以
及穿着具有阻挡 UVA 功能的衣服；一般来说，深色衣服对不可见光诱导的 SU 病人是有帮助的。最好
在暴露前 1 小时左右服用高于正常使用剂量的 H1 抗组胺药，对大约三分之一的病人非常有效，对另外
三分之一的病人部分有效。有些病人能随着夏季的到来逐步提升 SU 耐受程度，对其进行预防性的光疗
是有效的，有时对顽固性病人也是有效的。但是为了维持疗效，需要长期坚持预防性光疗，但这也会导
致长期副作用。在实施光疗时应该非常谨慎，避免病人发生速发型超敏反应，特别是重症病人。血浆置
换可能对难治性病人有效，特别是在辐射前进行皮下注射循环 SU 相关性血清因子；其缓解作用是长期
的（Bissonnette 等，1999）。静脉注射免疫球蛋白已经被几个研究小组证实是有用的（Darras 等，
2004），但并非总是有效，口服环孢霉素可能也有效，但很少被使用。然而，有些病人所有的治疗效果
都不佳。

参考文献

[1] Agar, N., S. Morris, R. Russell-Jones, J. Hawk, and S. Whittaker. 2009. Case report of four patients with erythro-dermic cutaneous T-cell lymphoma and severe photosensitivity mimicking chronic actinic dermatitis. Br J Dermatol 160: 698.

[2] Beattie, P., R. S. Dawe, S. H. Ibbotson, and J. Ferguson. 2003. Characteristics and prognosis of idiopathic solar urticaria: A cohort of 87 cases. Arch Dermatol 139: 1149.

[3] Bilsland, D., S. A. George, N. K. Gibbs et al. 1993. A comparison of narrow band phototherapy (TL-01) and pho-tochemotherapy (PUVA) in the management of polymorphic light eruption. Br J Dermatol 129: 708.

[4] Bissonnette, R., N. Buskard, D. I. McLean, and H. Lui. 1999. Treatment of refractory solar urticaria with plasma exchange. J Cutan Med Surg 3: 236.

[5] Chew, A. L., S. J. Bashir, J. L. Hawk et al. 2010. Contact and photocontact sensitization in chronic actinic dermati-tis: A changing picture. Contact Dermatitis 62: 42.

[6] Chu, A. C., D. Robinson, J. L. Hawk et al. 1986. Immunologic differentiation of the Sézary syndrome due to cuta-neous T-cell lymphoma and chronic actinic dermatitis. J Invest Dermatol 86: 134.

[7] Cohen, J., H. Kimura, S. Nakamura, Y. H. Ko, and E. S. Jaffe. 2009. Epstein—Barr virus-associated lymphopro-liferative disease in non-immunocompromised hosts: A status report and summary of an international meeting, 8 - 9 September 2008. Ann Oncol 20: 1472.

[8] Corbett, M. F., J. L. Hawk, A. Herxheimer, and I. A. Magnus. 1982. Controlled therapeutic trials in polymor-phous light eruption. Br J Dermatol 107: 571.

[9] Creamer, D., J. M. McGregor, and J. L. Hawk. 1998. Chronic actinic dermatitis occurring in young patients with atopic dermatitis. Br J Dermatol 139: 1112.

[10] Darras, S., M. Ségard, L. Mortier, A. Bonnevalle, and P. Thomas. 2004. Treatment of solar urticaria by intravenous immunoglobulins and PUVA therapy. Ann Dermatol Venereol 131: 65.

[11] Dawe, R. S., I. K. Crombie, and J. Ferguson. 2000. The natural history of chronic actinic dermatitis. Arch Derm 136: 1215.

[12] Evans, A. V., R. A. Palmer, and J. L. M. Hawk. 2004. Erythrodermic chronic actinic dermatitis responding only to topical tacrolimus. Photodermatol Photoimmunol Photomed 20: 59.

[13] Farr, P. M., and B. L. Diffey. 1989. Treatment of actinic prurigo with PUVA: Mechanism of action. Br J Dermatol 120: 411.

[14] Gonzales-Amaro, R., L. Baranda, J. F. Salazar-Gonzalez, C. AbudMendoza, and B. Moncada. 1991. Immune sensitization against epidermal antigen in polymorphous light eruption. J Am Acad Dermatol 24: 70.

[15] Grabczynska, S. A., J. M. McGregor, E. Kondeatis, R. W. Vaughan, and J. L. M. Hawk. 1999. Actinic prurigo and polymorphic light eruption: Common pathogenesis and the importance of HLA-DR4/DRB1 * 0407. Br J Dermatol 140: 232.

[16] Hawk, J. 1996. Juvenile spring eruption is a variant of polymorphic light eruption. N Z Med J 109: 389.

[17] Hawk, J. L. M., and E. Calonje. 2005. The photosensitivity disorders. In Lever's Histopathology of the Skin. 9th edition. D. E. Elder, R. Elenitsas, B. L. Johnson Jr., and G. F. Murphy, editors. Lippincott, Williams and Wilkins, Philadelphia, 345.

[18] Hindson, C., A. Downey, S. Sinclair, and B. Cominos. 1990. PUVA therapy of chronic actinic dermatitis: A 5 year follow-up. Br J Dermatol 123: 273.

[19] Iwatsuki, K., M. Satoh, T. Yamamoto et al. 2006. Pathogenic link between hydroa vacciniforme and Epstein – Barr virus associated haematologic disorders. Arch Dermatol 142: 587.

[20] Jansen, C. T., and J. Darvonen. 1984. Polymorphous light eruption. A seven-year follow-up evaluation of 114 patients. Arch Dermatol 120: 862.

[21] Jaschke, E., and H. Honigsmann. 1981. Hydroa vacciniforme—Aktionsspektrum, UV-Toleranz nach Photochemotherapie. Hautarzt 32: 350.

[22] Kochevar, I. E., and L. C. Harber. 1977. Photoreactions of 3,3′,4′,5-tetrachlorosalicylanilide with proteins. J Invest Dermatol 68: 151.

[23] Leenutaphong, V., E. Hölzle, and G. Plewig. 1989. Pathogenesis and classification of solar urticaria: A new concept. J Am Acad Dermatol 21: 237.

[24] Lovell, C., J. L. Hawk, C. D. Calnan, and I. A. Magnus. 1983. Thalidomide in actinic prurigo. Br J Dermatol 108: 467.

[25] McGregor, J. M., S. Grabczynska, R. Vaughan, J. L. Hawk, and C. M. Lewis. 2000. Genetic modeling of abnormal photo-sensitivity in families with polymorphic light eruption and actinic prurigo. J Invest Dermatol 115: 471.

[26] Menagé H. duP., and J. L. M. Hawk. 1999. The idiopathic photodermatoses: Chronic actinic dermatitis (photosensitivity dermatitis/actinic reticuloid syndrome). In Photodermatology. J. L. M. Hawk, editor. Arnold, London, 127.

[27] Menagé H. duP., G. I. Harrison, C. S. Potten, A. R. Young, and J. L. Hawk. 1995a. The action spectrum for induction of chronic actinic dermatitis is similar to that for sunburn inflammation. Photochem Photobiol 62: 976.

[28] Menagé H. duP., J. S. Ross, P. G. Norris, J. L. Hawk, and I. R. White. 1995b. Contact and photocontact sensitization in chronic actinic dermatitis: Sesquiterpene lactone mix is an important allergen. Br J Dermatol 132: 543.

[29] Menagé H. duP., N. K. Sattar, D. O. Haskard, J. L. Hawk, and S. M. Breathnach. 1996. A study of the kinetics and pattern of adhesion molecule expression in induced lesions of chronic actinic dermatitis. Br J Dermatol 134: 262.

[30] Miyamoto, C. 1989. Polymorphous light eruption: Successful reproduction of skin lesions, including papulovesicular light eruption, with ultraviolet B. Photodermatology 6: 69.

[31] Murphy, G. M., and J. L. M. Hawk. 1991. The prevalence of antinuclear antibodies in patients with apparent polymorphic light eruption. Br J Dermatol 125: 448.

[32] Murphy, G. M., J. L. Hawk, and I. A. Magnus. 1987. Hydroxychloroquine in polymorphic light eruption: A con-

trolled trial with drug and visual sensitivity monitoring. Br J Dermatol 116: 379.

[33] Murphy, G. M. , P. D. Maurice, P. G. Norris, R. W. Morris, and J. L. Hawk. 1987. A double-blind controlled trial of azathioprine in chronic actinic dermatitis. Br J Dermatol 117: 16.

[34] Norris, P. G. , J. N. Barker, M. H. Allen et al. 1992. Adhesion molecule expression in polymorphic light eruption. J Invest Dermatol 99: 104.

[35] Norris, P. G. , and J. L. M. Hawk. 1989. Successful treatment of severe polymorphic light eruption with azathioprine. Arch Dermatol 125: 1377.

[36] Norris, P. , and J. Hawk. 1999. The idiopathic photodermatoses: Polymorphic light eruption, actinic prurigo and hydroa vacciniforme. In Photodermatology. J. Hawk, editor. Arnold, London.

[37] Norris, P. , J. Morris, D. M. McGibbon, A. C. Chu, and J. L. Hawk. 1989a. Polymorphic light eruption: An immunopathological study of evolving lesions. Br J Dermatol 120: 173.

[38] Norris, P. G. , J. Morris, N. P. Smith, A. C. Chu, and J. L. Hawk. 1989b. Chronic actinic dermatitis: An immunohistological and photobiological study. J Am Acad Dermatol 21: 966.

[39] Orbaneja, J. G. , L. I. Diez, J. L. Lozano, and L. C. Salazar. 1976. Lymphomatoid contact dermatitis. A syndrome produced by epicutaneous hypersensitivity with clinical features and a histopathologic picture similar to that of mycosis fungoides. Contact Dermatitis 2: 139.

[40] Ortel, B. , A. Tanew, K. Wolff, and H. H. nigsmann. 1986. Polymorphous light eruption: Action spectrum and photoprotection. J Am Acad Dermatol 14: 748.

[41] Palmer, R. A. , J. L. M. Hawk, A. R. Young, and S. L. Walker. 2005. The effect of solar-simulated radiation on the elicitation phase of contact hypersensitivity does not differ between controls and patients with polymorphic light eruption. J Invest Dermatol 124: 1308.

[42] Pao, C. , P. G. Norris, M. Corbett, and J. L. Hawk. 1994. Polymorphic light eruption: Prevalence in Australia and England. Br J Dermatol 130: 62.

[43] Patel, D. C. , G. J. Bellaney, P. T. Seed, J. M. McGregor, and J. L. Hawk. 2000. Efficacy of short-course oral prednisolone in polymorphic light eruption: A randomized controlled trial. Br J Dermatol 143: 828.

[44] Rhodes, L. E. , M. Bock, A. S. Janssens et al. 2010. Polymorphic light eruption occurs in 18% of Europeans and does not show higher prevalence with increasing latitude: Multicenter survey of 6,895 individuals residing from the Mediterranean to Scandinavia. J Invest Dermatol 130: 626.

[45] Sonnex, T. S. , and J. L. M. Hawk. 1988. Hydroa vacciniforme: A review of ten cases. Br J Dermatol 118: 101.

[46] Thomas, P. , and P. Amblard. 1988. Lucite estivale bénigne. In Photodermatologie et Photothérapie. Masson, Paris, 49.

[47] van de Pas, C. B. , D. A. Kelly, P. T. Seed et al. 2004. Ultraviolet-radiation-induced erythema and suppression of contact hypersensitivity responses in patients with polymorphic light eruption. J Invest Dermatol 122: 295.

[48] Verneuil, L. , S. Gouarin, F. Comoz et al. 2010. Epstein–Barr virus involvement in the pathogenesis of hydroa vacciniforme: An assessment of seven adult patients with long-term follow-up. Br J Dermatol 163: 174.

9 光恶化性皮肤病

9.1 引　言

　　紫外线辐射（ultraviole radiation，UVR）能影响多种疾病，但从本质来说，UVR 并不是这些疾病产生的根本原因。许多炎症性疾病经过紫外线照射，症状得到缓解，甚至治愈。在本章节，我们将围绕一些不是由 UVR 直接引起，却经常或偶尔因 UVR 加重的疾病进行讨论。UVR 可以通过多种不同机制导致疾病加重或恶化，这些疾病可能是炎症性疾病，并且对于某些个体，紫外线暴露可能只会加重这种炎症反应。这类疾病可能跟阳光引起的炎症疾病同时发生，并且似乎是由紫外线暴露引起病情加重。但只有疾病在表现出原发病灶加重的情况下，我们才能认为疾病恶化是由 UV 诱导的，该疾病是真正的光恶化性疾病。在一系列并非由 UVR 诱导产生而是被 UVR 加重的疾病中（表 9.1），其机制大多是由于 UVR 照射增强了机体的免疫活性或（少数情况下）加重了机体原本存在的炎症反应。

表 9.1	部分可被紫外线辐射恶化的疾病（粗体部分是最常见的）
痤疮	
特应性湿疹	
类癌综合征	
皮肤 T 细胞淋巴瘤	
皮肌炎	
播散性外表光化性汗孔角化病	
多形性红斑	
家族性良性慢性天疱疮（Hailey-Hailey 病）	
毛囊角化病（Darier's 病）	
扁平苔藓	
红斑狼疮	
糙皮病	
落叶型天疱疮（全身性红斑狼疮）	
毛发红糠疹	
银屑病	
网状红斑性黏蛋白病综合征	
酒渣鼻	
脂溢性湿疹	
暂时性棘层松解性皮肤病（Grover's 病）	
病毒感染	

9.2 自身免疫性光恶化性皮肤病

9.2.1 系统性红斑狼疮

　　90％的红斑狼疮（lupus erythematosus，LE）病人会伴有皮肤病变，其中急性皮肤型红斑狼疮（acute cutaneous LE，ACLE）和亚急性皮肤型红斑狼疮（subacute cutaneous LE，SCLE）常常累及全身皮肤。播散型 ACLE 病人通常表现为整个皮肤表面出现斑疹和丘疹,又称"系统性红斑狼疮疹"(SLE);局限型 ACLE 的皮疹可分布在两侧颧颊部和横跨鼻梁,形成"蝶状"外形;皮疹可以是平坦或隆起样,颜色由深红色至粉红不等。SCLE 皮疹表现为红斑或丘疹,上覆鳞屑,也可以发展为环状病变或牛皮癣样红斑。这两种狼疮都属于无症状性及非瘢痕性出疹。

其他皮肤型 LE 可伴有或不伴有系统性皮肤表现。盘状红斑狼疮(discoid lupus erythematosus,DLE)又称慢性皮肤性红斑狼疮(chronic cutaneous LE,CCLE),皮损呈硬币样或卵圆形,类似盘状,可分布于面部、头皮和躯干上部。其特征为浸润的鳞屑性红斑,无痛无痒,病灶周围皮肤颜色可以比病变深或浅,愈合后常留下瘢痕。肿胀性红斑狼疮(lupus tumidus,LT)则表现为皮肤肿胀隆起,无鳞屑及瘢痕,深在型红斑狼疮表现为表面盘状病灶伴脂膜炎。此外,冻疮样狼疮多伴四肢和脚趾发痒、寒冷、疼痛以及深红色肿胀。

皮肤性红斑狼疮的临床表现与光线暴露之间的联系早已明确。狼疮的病灶往往倾向于发生在阳光暴露的部位,同时光线可以引起新的出疹,恶化原有病灶使其逐渐向非 UV 暴露区发展,在部分病例中甚至可以产生全身症状,如虚弱、疲劳及关节疼痛。

按照美国风湿病学会(the American College of Rheumatology,ACR)对光过敏的定义为"病人自己或临床检查观察到接触光线后对光线产生异常反应而引起的皮疹"(Hochberg,1997),在一些狼疮亚型病人中,高达 80%~90% 的病人都会发生光过敏,如 ACLE、SCLE 和 LT。在 LE 亚型中少见,如 DLF(仅占 50%)以及狼疮性脂膜炎。

然而,实际上在 LE 中光过敏的发病率在一定程度上可能被夸大了,因为 ACR 对光过敏的定义过于宽泛,而且该数据中可能还包含了部分其他疾病,如多形性日光疹、光变应性接触性皮炎或皮肌炎(Doria 等,1996)。另一方面,由于许多病人未意识到疾病恶化与光照之间的联系,因此光照后的恶化症状会有几天、几周甚至几个月的延迟。总的来说,目前光诱导 LE 病灶的各种病理生理机制尚未完全明确。

UV 光能有效诱导角质形成细胞、所谓的"晒伤细胞"以及淋巴细胞的凋亡。其中所涉及的信号通路有许多种,它们因波长不同而不同。UVA 诱导的凋亡是由死亡受体的激活和活性氧自由基的形成来介导的;UVB 除上述机制外,还可以直接损伤 DNA 引起细胞凋亡。

凋亡是一个由基因调控的高度有序的过程,包括细胞核固缩、胞膜出芽、胞浆浓缩,最终细胞膜内的细胞成分形成许多特征性凋亡小体。凋亡细胞在表面产生核抗原和胞浆抗原,从而成为大量自身抗体的靶点。而血清里针对 SSA/Ro 和 SSB/La 抗原的自身抗体与光过敏有着密切的相关性(Sontheimer,1996)。

自身抗体一旦存在,可以减弱或延迟凋亡细胞的清除,这些细胞的累积会破坏耐受过程,从而造成 SLE 病人局部皮肤病出现明显的炎症性皮肤损害。除了自身抗体,可能还有其他病理性因素在参与 UV 诱导的 SLE 病人皮肤病灶的炎症反应,起着关键性的作用。

凋亡细胞释放出的 RNA 和 DNA 诱导浆细胞样树突细胞(plasmocytoid dendritic Cells,PDCs)产生 α-干扰素(interferon-α,IFNα)(Vermi 等,2009)。

α-干扰素的作用是快速、有效地诱导角质形成细胞和皮肤成纤维细胞中 CXCR3 配体的产生。PDCs 在其表面大量表达 CXCR3 受体,随即迅速地在 LE 病灶中累积并活化造成效应细胞因子的释放,从而放大并维持白细胞的募集和趋化因子的释放(Vermi 等,2009)。

此外,外周血 CD4+CD25(高)调节性 T 细胞抑制功能的降低可能在 LE 1 光敏性皮肤病变的发病机制中起关键作用(Wolf,Byrne 和 Gruber-Wackernagel,2009)。

在不同类型 LE 中进行日常剂量 UVA(60~100 J/cm²)和 UVB(1.5 MED)特殊光试验,产生皮肤病灶的病人比率不尽相同:45% DLE、76% LET、63% SCLE、41% 肥厚型 LE、狼疮性脂膜炎和冻疮样狼疮,及 60% SLE(Kuhn 等,2001)。有趣的是,UV 光线诱导病灶产生的速度相当缓慢(长达 2~3 周),但病灶的持续时间比其他光线性皮肤病如多形性日光疹(polymorphous light eruption，PLE）要长（Kuhn 等，2001）。除了诱发皮肤病变，光试验时还能检测到诱导产生红斑的紫外线阈值下降。因此，相较正常对照组，系统性或皮肤性狼疮病人在较低剂量的紫外线照射下会出现长时间皮肤发红（Lehmann 等，1990）。值得一提的是，光试验的结果与个人光过敏史往往一致性不高（Kuhn 等，2001）。

有研究者指出 PLE 和 LE 的发病机制一样（Millard 等，2001；Nyberg 等，1997）。Millard 等人（2001）也报告 LE 病人中 PLE 患病率较高，且 SCLE 和 DLE 病人的一级亲属中可以观察到 PLE 群聚现象。Nyberg 等人（1997）观察了 337 例狼疮病人，发现 PLE 在该群体中的发病率显著超过同纬度地理范围内的普通人群。PLE 被认为是 LE 病人的一种主要症状，因此可能认为其是某些 PLE 病人发生 LE 的诱因。此外，有研究证明在部分还未出现 LE 症状的 PLE 病人中还检测到了抗核抗体（antinuclear antibody，ANA）滴度上升（Jansen 和 Karvonen，1984）。

SLE 的治疗需根据病人的临床表现来进行。阳光照射在使疾病恶化的同时，还可使病人产生明显的疲劳感，因此在生活中，病人需要尽量避免阳光照射。主要使用羟化氯喹、非甾体类抗炎药治疗发热、皮疹、骨骼肌肉症状及浆膜炎症状；如果急性发作，必要时可以使用小至中度剂量类固醇。药物（如甲氨蝶呤）治疗可以用于慢性狼疮性关节炎，咪唑硫嘌呤和霉酚酸酯广泛应用于中至重度狼疮。疾病严重并累及中枢神经系统及肾脏时，往往需要大剂量类固醇和其他免疫抑制药，如环磷酰胺、咪唑硫嘌呤或霉酚酸酯。治疗时需注意监测 dsDNA 抗体水平，一旦发现有大幅上升则需使用类固醇，这样在大部分情况下，能防止病人复发且不需要增加病人类固醇剂量。

9.2.2　皮肌炎

皮肌炎（dermatomyositis，DM）是一种原发性炎症性肌病，其特征表现为眶周对称部位有持续性的紫红色至暗红色红斑（向阳性皮疹），同时伴不同程度的水肿及鳞屑（Dourmishev，Meffert 和 Piazena，2004），且可能会出现颧骨红斑，手臂背侧皮肤、颈部、上背（shawl 症）或大腿上外侧部（holster 症）皮肤异色症。以上病灶均出现在经阳光暴露后的皮肤处，且光线暴露与肌病或其他全身性症状恶化密切相关。DM 的光过敏与抗 Mi-2 自身抗体有直接联系（Callen 和 Wortmann，2006）。但是，由于光线暴露与病灶恶化之间存在延迟，因此少有病人意识到该疾病的光过敏现象（Cheong 等，1994）。光试验发现，约有一半的病人中，UVB 的诱发红斑阈值下降（Dourmishev，Meffert 和 Piazena，2004）。然而，目前还没有标准的激发性光试验可供临床使用。

此外，的确有部分临床症状（如 Gottron 皮疹，甲周、表皮的改变和秃头症）似乎与阳光暴露没有关系。但遗憾的是，光试验目前尚未测出导致疾病的作用光谱。

治疗主要是使用类固醇药物（如泼尼松）。对泼尼松无效的病人可以使用其他免疫抑制剂（如硫唑嘌呤和甲氨蝶呤）。近期有报道称静脉注射免疫球蛋白有较好的疗效且安全性高。为了保护肌肉功能，防止肌肉萎缩，推荐使用物理治疗，多数皮肌炎病人对该治疗有较好反应。有心脏或肺部疾病的病人相对更严重且更易产生耐药。清除潜在的肿瘤可改善成年病人的肌无力症状，当然，这些好转通常只是暂时性的。全身性类固醇药物可以缓解症状：可供选择的有泼尼松龙，最开始剂量为每天 20～60 mg，随后减量到一个维持量；单独全身使用硫唑嘌呤每天 150 mg 也是可行的，或联合使用类固醇类药物。疾病活动期需适当休息，因为卧床休息会显著降低酶的生成水平。如果糖皮质激素无效，可使用甲氨蝶呤替代。

9.3　脂溢性皮炎

脂溢性皮炎是一种反复发作的慢性炎症，易发于皮脂丰富的部位，如面部、头皮和胸部，以红色鳞屑样病变为特征。经常伴发酒渣鼻，可能是免疫抑制的角质层异常（特应性）或免疫应答受损而未能充分维持表皮菌群稳态所引发的结果。目前，越来越多的人认为日光照射引起皮疹加重，而没有做到常规清洁（杀菌）作用。光测试结果显示有一些有酒渣鼻的病人反应正常，但另一些则出现了异常反应。对疾病最基本的病变进行治疗有利于根除 UV 诱导的恶化情况（Palmer 和 Hawk，2004）。使用免疫抑制药或 HIV 感染的病人可能出现光过敏性脂溢性皮炎。目前，在使用单色辐照仪进行光试验时，仅有一个病人体内观察到对 UVB 和 UVA 光过敏的异常反应。

由于脂溢性皮炎病情反复且症状轻微，局部用药是最主要的治疗方法。使用抗真菌药（Faergemann，Borgers 和 Degreef，2007）及局部类固醇、他克莫司可以有效预防光照导致的病情恶化。

9.4 糙皮病

糙皮病是一种烟酸缺乏导致的营养性疾病，主要表现为随光分布的皮疹、胃肠及神经症状（Karthikeyan 和 Thappa，2002）。除了营养缺乏，慢性酒精中毒、药物及类癌综合征也能导致糙皮病。烟酸可以直接从食物中获取或在体内由色氨酸合成。食物中的烟酸主要以烟酰胺腺嘌呤二核苷酸（nicotinamide adenine nucleotide，NAD）和烟酰胺腺嘌呤二核苷酸磷酸（nicotinamide adenine dinucleotide phosphate，NADPH）形式存在。这些分子在小肠内通过水解作用产生烟酰胺继而可被肠道细菌转化为烟酸或直接被吸收入血液（Nogueira 等，2009）。烟酸和烟酰胺进一步合并为辅酶 NAD 和 NADP 的组成成分，从而参与重要的氧化还原反应。如果缺乏该分子，体内需要高能量的脏器（如大脑），或高新陈代谢率的脏器（如胃肠道和皮肤）最容易受累。糙皮病的极度光过敏可能与尿酸缺乏和/或犬尿喹啉酸在皮肤中的堆积导致光毒性反应相关（Wan，Moat 和 Anstey，2011）。临床对于糙皮病进行的尚未确定这种光敏性疾病的作用光谱，在一例病人身上进行的实验初步数据显示，光谱应该是在 UVA 谱带内（Wan，Moat 和 Anstey，2011）。糙皮病的出疹是典型的光敏性皮疹，主要累及手背部、面部、颈部、手臂和足部皮肤。在急性期，症状类似于晒斑，同时伴有红斑和大疱，但最终发展为慢性对称性鳞屑疹，且再次光线暴露后会加重病症。其特征性 Casal 项圈在颈部广泛分布或形成一个颈圈结构（C_3 和 C_4 神经支配的皮节）。其他的症状还包括腹泻和进展性痴呆（Wan，Moat 和 Anstey，2011）。

糙皮病的治疗采用口服烟酰胺，剂量为每天 100～300 mg，分 3～4 次服用直至急性症状消失，随后剂量减为每 8～12 小时 50 mg 直至皮肤病灶痊愈。皮炎通常在 3～4 周内可以好转（Srinivas，Sekar 和 Jayashree，2012）。

9.5 播散性浅表光线性汗孔角化病

播散性浅表光线性汗孔角化病（disseminated superficial actinic porokeratosis，DSAP）是一种遗传性皮肤病，主要症状为手臂和腿部的干性斑块，也是一种特殊的遗传性雀斑，有时易与日光性角化病相混淆，但是后者往往多发生于手部和面部。

DSAP 更倾向于是常染色体显性遗传，也就是说，如果一对夫妇有一个是病人，那么他们的孩子中，一半人会有遗传易感性。但是光线暴露或其他因素如免疫抑制也是诱发患病的必要条件。

总的来说，DSAP 是一种不常见的皮肤病，会产生棕红色鳞屑状斑点。斑点多出现在手臂和腿部，但有时也可出现在其他光照损伤部位。这是由于异常的日光敏感性导致皮肤细胞癌前病变的结果，这种情况并不严重。

大多数病例是遗传导致的，但也有部分由免疫系统的紊乱导致。目前已知 DSAP 只发生在光照损伤之后，因此该病通常发生在肤色较浅人群的中年及中年以后时期，且妇女发病率高，但原因尚未明确。一旦 DSAP 斑形成，它可能会慢慢扩大形成戒指形状或环形，阳光照射后还可能使病灶进一步扩大或出现瘙痒症状。

一旦诊断为 DSAP，最需要做的就是穿长袖及使用防晒指数高的防晒霜以避免阳光损伤。不幸的是，目前对于 DSAP 的治疗尚不太令人满意。全反式视黄酸、他扎罗汀、氟尿嘧啶、咪喹莫特类外用膏药的治疗效果并不明显。此外，还可使用冷冻手术，但可能会造成局部色素减退。也可使用光动力学疗法，但疗效差异较大。

9.6　酒渣鼻

酒渣鼻是一种慢性皮肤病，以面部红斑为主要特征，丘疹也属于疾病定义范围之内。如果不伤害到眼睛，酒渣鼻本身并不会对人体造成危害，只是稍影响美观。男性和女性都可患酒渣鼻，但女性发病率是男性的 3 倍，发病的高峰年龄段是 30～60 岁。酒渣鼻通常首先表现为面部中央区脸颊、鼻子或前额发红，但少数情况下，也可影响到颈部、胸部、耳朵及头皮。在部分病例中，可出现皮肤暂时性的发红、毛细血管扩张（面部表浅血管扩张）、红色半球形丘疹、脓包、沙眼和皮肤的灼烧感、刺痛瘙痒等，更严重的病例可出现红色分叶状鼻（肥大型酒渣鼻）。

酒渣鼻的发生与引起面部发红的诱因密切相关，如暴露在极端天气下会引起脸红；此外还包括剧烈运动、来自阳光的高温、严重晒伤、压力、紧张、冷风或者从一个寒冷的环境进入一个温暖或炎热的环境，如冬天里开暖气的商店及办公室等。

需要注意的是，局部使用皮质醇会使酒渣鼻的症状恶化。其治疗方案需依据具体的严重程度及亚型决定。皮肤科医生建议采用分型治疗的方法，如对于轻度酒渣鼻可以不需要治疗或简单涂抹软膏即可。酒渣鼻的治疗并非病因治疗，更多的是通过症状的改善来鉴定治疗的有效性，如红斑数量及炎性病灶的减少，红斑的数量、持续时间、红肿程度及伴随症状痒感、痛感及皮肤敏感性的好转等。两种主要的治疗措施分别是局部及口服抗生素。药物通常可以在几周内使发红的症状暂时缓解，但暂停治疗后马上复发。对于部分病人来说，1～2 年长时间的治疗可以永久性地控制症状。尽管部分病例经一段时间治疗好转达到永久性治愈，但多数病人需要终生治疗。

9.7　毛囊角化病

毛囊角化病是一种罕见的基因遗传病，主要特征是皮肤的改变。疾病多在青春期发病，呈慢性状态。该病为常染色体显性遗传，即通过从父母某一方获得单个致病基因遗传，其概率为 1/2（50%），但并不是所有携带致病基因的人都会表现出临床症状。

毛囊角化病的异常基因被命名为 ATP2A2，分布在染色体 12q23 - 24.1（Craddock 等，1993）。该基因负责编码肌浆网钙泵（sarcoendoplasmic reticulum calcium-ATPase，SERCA）或酶体，其作用是将钙离子转运进细胞内。该基因异常导致毛囊角化病的具体机制仍在研究中，可能与皮肤细胞间的连接被扰乱有关。皮肤细胞（角化细胞）通过细胞桥粒结构连接在一起，而该结构功能的正常发挥依赖于充足的钙离子。

毛囊角化病只有当出现明显症状并影响病人生活时才需要治疗。对于轻度病人，简单的润肤膏、防晒霜以及选择合适的衣服避免过热出汗即可，建议避免温度、湿度、压力过高，并避免穿着紧身衣（需保持基本的清洁）。严重病人可口服类维生素 A；在疾病恶化时，局部或口服抗生素有效，也有人使用环孢霉素和预防性局部皮质类固醇（如倍他米松）。部分病人可通过局部使用防晒霜和口服维生素 C 来防止病情加重。

9.8　家族性良性慢性天疱疮（Hailey-Hailey 病）

家族性良性慢性天疱疮又称 Hailey-Hailey 病，是一种罕见的遗传性水疱性皮肤病。由 Hailey 兄弟于 1939 年首次报道（Hailey，1939）。

Hailey-Hailey 病可以在任何年龄段发病，但通常为 30 多岁或 40 多岁。疾病开始表现为皮肤皱襞处疼痛、糜烂性皮疹，常见的部位有腋窝、腹股沟、颈部、乳房下和臀沟。病灶出现和消退都较快，不易留瘢痕；但如果出现时间较长，病变部位可能会出现增厚，继而皮肤会出现浸渍，甚至出现裂隙。继发性细菌感染较常见，此时会产生恶臭味。有时病人的手指甲会出现白亮带，以及手掌凹点。阳光照射、流汗及摩擦通常会使疾病恶化，多数病人在夏季症状加剧。

抗感染和短期皮质醇治疗对多数家族良性天疱疮病人有效。除了常规治疗方案，局部使用他克莫司软膏也很重要，该方案即使不与局部皮质醇联合使用也可起到较好效果（Rabeni 和 Cunningham，2002）。有人采用光动力疗法，使用 5-氨基乙酰丙酸来治疗顽固性病例（Ruiz-Rodriguez 等，2002）。使用 1:40 稀释的醋酸铝轻柔按压后，配合间歇性使用少量皮质醇和局部抗生素可实现短期的缓解。更广泛的病变则需要系统性进行抗生素治疗以抑制蛋白酶活性及皮肤棘层松解。细菌培养和药敏实验可为抗生素的选择和使用提供参考依据。有报道称注射低剂量的 A 型肉毒毒素也可以帮助治疗家族良性天疱疮病人（Lapiere 等，2000）。

9.9 小 结

目前，偶有对光恶化性皮肤病的研究报道。对于这些疾病，即便是症状轻微或者处于亚临床状态，其基本情况通常都会严重恶化，特别是脂溢性皮炎这种疾病（Palmer 和 Hawk，2004），其次是特应性湿疹和痤疮（Norris 和 Hawk，1989），这些疾病在一些国家的所有光性皮肤病中占相当大的比例。这些疾病，尤其是湿疹、银屑病和痤疮在暴露于 UVR 后会进一步恶化；正常皮肤免疫力通常会下降，但小部分病人反而提高。光恶化一旦发生，新的皮疹通常最先出现在原始的病变部位并出现加重恶化，然后有时会扩散至所有暴露部位，不过，在光恶化性脂溢性湿疹中，暴露部位的不适感有时是首发症状，甚至是唯一症状。对于光恶化性疾病的治疗主要是要避免暴露于 UVR。穿合适的衣服，使用防晒指数高的广谱防晒霜，不论是症状轻微或者处于亚临床状态，都应仔细处理原始病变部位，例如，脂溢性湿疹病人日常使用抗湿疹洗发水。通过这些基本措施，可以产生良好的疗效，有时甚至能完全避免光过敏的发生（Palmer 和 Hawk，2004）。这些基本措施的疗效不够好时，还可仿照多形性日光疹病人使用预防性低剂量的光疗法，该方法对光疗法敏感的疾病（如脂溢性或遗传过敏性湿疹和牛皮癣）有效；但不适用于皮肤狼疮和皮肌炎病人，因为该法有增加全身性症状恶化的风险。对于光恶化性痤疮，通常需要口服异视黄酸来治疗（Norris 和 Hawk，1989）。

参考文献

[1] Callen, J. P., and R. L. Wortmann. 2006. Dermatomyositis. Clin Dermatol 24: 363 – 373.

[2] Cheong, W. K., G. R. Hughes, P. G. Norris, and J. L. Hawk. 1994. Cutaneous photosensitivity in dermatomyositis. Br J Dermatol 131: 205 – 208.

[3] Craddock, N., E. Dawson, S. Burge et al. 1993. The gene for Darier's disease maps to chromosome 12q23 – q24.1. Hum Mol Genet 2: 1941 – 1943.

[4] Doria, A., C. Biasinutto, A. Ghirardello et al. 1996. Photosensitivity in systemic lupus erythematosus: Laboratory testing of ARA/ACR definition. Lupus 5: 263 – 268.

[5] Dourmishev, L., H. Meffert, and H. Piazena. 2004. Dermatomyositis: Comparative studies of cutaneous photosensitivity in lupus erythematosus and normal subjects. Photodermatol Photoimmunol Photomed 20: 230 – 234.

[6] Faergemann, J., M. Borgers, and H. Degreef. 2007. A new ketoconazole topical gel formulation in seborrhoeic dermatitis: An updated review of the mechanism. Expert Opin Pharmacother 8: 1365 – 1371.

[7] Hailey, H., and H. Hailey. 1939. Familial benign chronic pemphigus. Arch Dermatol 39: 679 – 685.

[8] Hochberg, M. C. 1997. Updating the American College of Rheumatology revised criteria for the classification of systemic lupus erythematosus. Arthritis Rheum 40: 1725.

［9］ Jansen, C. T., and J. Karvonen. 1984. Polymorphous light eruption. A seven-year follow-up evaluation of 114 patients. Arch Dermatol 120: 862 - 865.

［10］ Karthikeyan, K., and D. M. Thappa. 2002. Pellagra and skin. Int J Dermatol 41: 476 - 481.

［11］ Kuhn, A., M. Sonntag, D. Richter-Hintz et al. 2001. Phototesting in lupus erythematosus: A 15-year experience. J Am Acad Dermatol 45: 86 - 95.

［12］ Lapiere, J. C., A. Hirsh, K. B. Gordon, B. Cook, and A. Montalvo. 2000. Botulinum toxin type A for the treatment of axillary Hailey - Hailey disease. Dermatol Surg 26: 371 - 374.

［13］ Lehmann, P., E. Holzle, P. Kind, G. Goerz, and G. Plewig. 1990. Experimental reproduction of skin lesions in lupus erythematosus by UVA and UVB radiation. J Am Acad Dermatol 22: 181 - 187.

［14］ Millard, T. P., C. M. Lewis, M. A. Khamashta et al. 2001. Familial clustering of polymorphic light eruption in relatives of patients with lupus erythematosus: Evidence of a shared pathogenesis. Br J Dermatol 144: 334 - 338.

［15］ Nogueira, A., A. F. Duarte, S. Magina, and F. Azevedo. 2009. Pellagra associated with esophageal carcinoma and alcoholism. Dermatol Online J 15: 8.

［16］ Norris, P. G., and J. L. Hawk. 1989. Actinic folliculitis—Response to isotretinoin. Clin Exp Dermatol 14: 69 - 71.

［17］ Nyberg, F., T. Hasan, P. Puska et al. 1997. Occurrence of polymorphous light eruption in lupus erythematosus. Br J Dermatol 136: 217 - 221.

［18］ Palmer, R. A., and J. L. Hawk. 2004. Light-induced seborrhoeic eczema: severe photoprovocation from subclinical disease. Photodermatol Photoimmunol Photomed 20: 62 - 63.

［19］ Rabeni, E. J., and N. M. Cunningham. 2002. Effective treatment of Hailey - Hailey disease with topical tacrolimus. J Am Acad Dermatol 47: 797 - 798.

［20］ Ruiz-Rodriguez, R., J. G. Alvarez, P. Jaen, A. Acevedo, and S. Cordoba. 2002. Photodynamic therapy with 5-aminolevulinic acid for recalcitrant familial benign pemphigus (Hailey - Hailey disease). J Am Acad Dermatol 47: 740 - 742.

［21］ Sontheimer, R. D. 1996. Photoimmunology of lupus erythematosus and dermatomyositis: A speculative review. Photochem Photobiol 63: 583 - 594.

［22］ Srinivas, C. R., C. S. Sekar, and R. Jayashree. 2012. Photodermatoses in India. Indian J Dermatol Venereol Leprol 78 Suppl 1: S1 - 8.

［23］ Vermi, W., S. Lonardi, M. Morassi et al. 2009. Cutaneous distribution of plasmacytoid dendritic cells in lupus erythematosus. Selective tropism at the site of epithelial apoptotic damage. Immunobiology 214: 877 - 886.

［24］ Wan, P., S. Moat, and A. Anstey. 2011. Pellagra: A review with emphasis on photosensitivity. Br J Dermatol 164: 1188 - 1200.

［25］ Wolf, P., S. N. Byrne, and A. Gruber-Wackernagel. 2009. New insights into the mechanisms of polymorphic light eruption: Resistance to ultraviolet radiation-induced immune suppression as an aetiological factor. Exp Dermatol 18: 350 - 356.

10 光老化

皮肤老化过程复杂，但可被分为两种基本过程：内在老化和光老化。"光老化（photoaging）"一词最早出现于 1986 年，用来描述长期紫外线（ultraviolet，UV）照射对皮肤的影响（Kligman 和 Kligman，1986）。Photoaging 中的"photo"由希腊单词"phos"衍生而来，意思是"光"。光老化指的是由于太阳和人造的紫外线辐射积累而造成的皮肤过早老化。

衰老中涉及的基本生物学改变会导致人体功能的衰退及耐受伤害的能力下降。目前主要有两种理论对衰老这一过程做出了解释（Wolff 等，2008）。一种理论认为，衰老是一个由基因决定的过程。端粒的长度变化为这一理论提供了依据，即染色体末端的端粒在每个细胞复制周期结束后都会缩短，一旦端粒达到临界长度，要么细胞周期停滞，要么细胞凋亡（Vaziri 和 Benchimol，1996）。另一种理论则认为，衰老主要是环境损伤积累的结果（Wolff 等，2008；Yasui 和 Sakurai，2003）。例如，我们在正常新陈代谢过程中产生的自由基可能参与了老化过程（Harman，1956）。生物体在进化过程中形成了对抗自由基毒性〔特别是氧自由基或活性氧（reactive oxygen species，ROS）〕的细胞防御系统。有人发现，寿命长的物种具有更高级的酶保护系统来对抗自由基的毒性作用（Tolmasoff，Ono 和 Cutler，1980）。随着年龄的增长，抗氧化酶的活性及非酶抗氧化剂的水平随之下降（Hoppe 等，1999；Yasui 和 Sakurai，2003），因此氧化损伤发生的概率也随之增大。皮肤的衰老可能是基因和环境共同作用的结果，并且两者导致皮肤损伤的机制可能殊途同归（Kosmadaki 和 Gilchrest，2004）。

典型光老化皮肤的特点是干燥、松弛、色素沉着异常、毛细血管扩张、颜色偏黄、斑块样增厚、皱纹加深、外观呈皮革样以及皮肤恶性肿瘤生成（图 10.1）（Gilchrest，1989；Gordon 和 Brieva，2012；Helfrich，Sachs 和 Voorhees，2008；Zhang 等，2011）。组织学在表皮和真皮层面映证了这些临床变化。光老化的表皮可能相对正常或出现明显变化，如表皮增生或萎缩、真皮乳头的消失、基底膜增厚、黑色素细胞以及黑色素体呈局灶性增加以及分布不均、非典型角化细胞、角化不全以及角质层增厚。真皮层光老化的特征在组织学上最明显的异常为细胞数量的积累，如大量成纤维细胞增生、大量炎症细胞浸润等（Chen 等，2009）。光老化的真皮中上层可以观察到变形的胶原纤维，胶原总量减少，以及基质的增加（Oikarinen，1990）。在光老化的皮肤中，成纤维细胞会被拉长和塌陷（Mermut 等，2009）。微血管系统会舒张，血管壁因基底模样物质的沉积而增厚（Schastak 等，2008）。由于

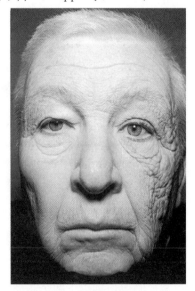

图 10.1 单侧光老化

一名 69 岁的司机曾暴露于紫外线 25 年。他左侧脸部皮肤表现出增厚症状和皱纹。这证实了慢性紫外线照射可导致表皮和角质层增厚以及弹性纤维的破坏（Gordon and Brieva, N Engl Med 366: e25, 2012）。

慢性炎症的影响，弹性蛋白会积累，并占据胶原蛋白所在的区域（Staneloudi 等，2007）。我们将在真皮的上层和中间层出现的因反复日光照射而导致的异常弹性蛋白的沉积称为日光性弹性组织变性（Ichinose 等，2006）。完全光老化的皮肤，其电镜下表现为：交替存在的纤维状、颗粒状及均一状的皮肤弹性物质（Heinonen 等，1999；Pulkkinen，Ringpfeil 和 Uitto，2002；Uitto，Pulkkinen 和 Ringpfeil，2002），可在纤维状区域观察到大量增厚紊乱的弹性纤维，并且可以认为颗粒状区域或均一状区域的形成是这些增厚紊乱的弹性纤维断裂的结果（Oikarinen，1990）。

10.3　光老化的发病机制

10.3.1　UV 诱导的 ROS 的形成

连续长期暴露于天然或人造的紫外线辐射（特别是波长范围在 245～290 nm 的 UVA 和 UVB）引起的皮肤老化过程为光老化。紫外线辐射对皮肤有很多直接和间接的影响。据估计，紫外线引起的损坏约有 50% 来自自由基的形成（Bernstein 等，2004）。当皮肤暴露于太阳光时，皮肤分子（Morgan 等，1989）可吸收紫外线辐射，并生成活性氧，从而产生对细胞成分如细胞壁、脂质膜、线粒体、DNA（Rosenthal，1991）以及细胞外基质（extracellular matrix，ECM）蛋白直接和间接的损伤。此外，氧化应激可导致炎症细胞（包括嗜中性粒细胞）的聚集（Oxford，Pooler 和 Narahashi，1977；Spikes，1975）。在临床上，嗜中性粒细胞的浸润能够引起显著的组织损伤，伴随着皮肤红斑的出现。嗜中性粒细胞含有大量的蛋白水解酶，包括中性粒细胞弹性蛋白酶和金属蛋白酶，活化的嗜中性粒细胞还可以生成并释放活性氧，从而破坏胶原纤维，特别是弹性纤维（Spikes，1975）。

10.3.2　紫外线诱导的分子和基因变化

DNA 对 UVR 的最大吸收在 245～290 nm 内，属于 UVB 波长范围（Tornaletti 和 Pfeifer，1996）。因此，UVB 射线被认为是一种重要的强效诱变剂，它可以穿透表皮即皮肤的最外层，引起 DNA 突变（Linge，1996）。尽管由 UV 光损伤诱导的 DNA 突变的具体机制尚未阐明，但可以确定的是，DNA 是通过环丁烷嘧啶二聚体的形成和相邻嘧啶碱基之间形成的光产物这一化学变化而发生的突变（Baugh 等，2001）。这些突变可能与光老化的特定临床体征相关，并且这些体征均可在暴露于 UVB 的动物中观察到，例如，皱纹、弹性蛋白增加和胶原蛋白损伤（Zeisser-Labouebe 等，2006）。

UVA 也可以通过 ROS（如超氧阴离子、过氧化氢和单线态氧）的产生间接损伤 DNA。如前所述，这些活性氧可以损害细胞 DNA、脂质和蛋白质（Agostinis 等，2002；Helfrich，Sachs 和 Voorhees，2008）。UVA 诱导的突变可能与反式尿刊酸有关，并且会导致 DNA 断裂（Croce 等，2011；Muller 和 Wilson，2006）。8-羟基鸟嘌呤也是通过 ROS 诱导形成的 UVA 致突变物质（图 10.2）（Kochevar，1995）。

10.3.3　紫外线引起的色素沉着和血管变化

表皮层中有黑色素细胞以及基底细胞。在暴露于 UVB 时，黑色素细胞会产生能改变皮肤颜色的黑色素。晒黑包括以下两个步骤：在 Fitapatrick Ⅲ～Ⅳ 型皮肤的人群中，将立即发生色素加深变黑，随后出现称为"延迟晒黑（delay tanning）"的新黑色素沉积。紫外线照射后，黑色素细胞和角化细胞结构发生变化，同时已形成的黑色素会发生化学修饰，因而可以看见即刻的色素变化以及肤色变化（Soter，1995）。"延迟晒黑"与黑色素细胞数目以及活动的增加相关，其功能是光保护（Halaban，2003）。因此，紫外线可引起雀斑和黑斑，这两者都是光老化的症状。随着不断接触 UVB 射线，可能会出现光老化的征象，并且可能形成皮肤的癌前病变或皮肤癌。最近的一项研究表明，适当剂量的 UVB 在刺激皮肤色素沉着方面更有效，但是其机制尚不清楚。UVA 虽对黑色素含量以及黑色素细胞

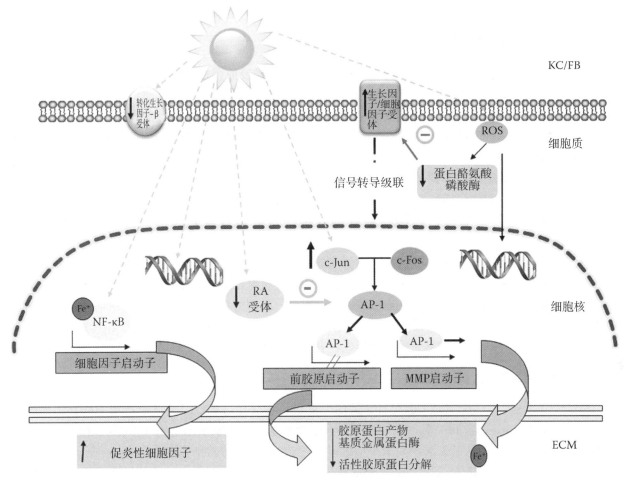

图 10.2 紫外光对角化细胞 (keratinocyte，KC)、成纤维细胞 (fibroblast，FB) 以及对皮肤的影响
紫外线诱导的 ROS 可以破坏 DNA 和细胞核内的一些转录因子。下游效应导致胶原蛋白生成减少并对
胶原蛋白进行破坏。这些影响已涉及胶原蛋白的生成和分解，以及炎性细胞因子的生成。

分化活动没有影响，但可以明显刺激皮肤出现肉眼可见的色素沉着 (Ana 等，2012；Coelho 等，2009)。

紫外线照射也可导致炎症和血管舒张，这种表现在临床上被称为晒伤 (Soter，1995)。紫外线辐射可以激活转录因子 NF-κB，这是炎症反应的第一步。NF-κB 的活化可导致促炎性细胞因子 [如白介素-1 (interleukin 1，IL-1)、白介素-6 (interleukin 6，IL-6)、血管内皮生长因子 (vascular endothelial growth factor，VEGF) 以及肿瘤坏死因子 (tumor necrosis factor，TNF)-α] 的增加，然后趋化中性粒细胞，并通过自由基的生成而导致氧化损伤。另外在角化细胞中，紫外线辐射可以下调血管生成抑制剂、血小板反应蛋白-1，并且上调血管生成激活剂、血小板衍生的内皮细胞生长因子 (Henderson 和 Dougherty，1992)。这些调节能促进血管生成以及触发 UV 诱导的肿瘤的生长 (Tegos 等，2005)。与 UVB 相比，UVA 能穿透更深层的皮肤组织，并导致损伤。由于真皮层有血管，UVA 可以导致真皮中的血管扩张或破裂，常见于鼻子和面颊。

10.3.4 紫外线引起的免疫抑制

据报道，UVR 可导致局部和全身免疫抑制 (Geraldo-Martins，Lepri 和 Palma-Dibb，2012)，如前所述，这些免疫抑制是 DNA 损伤和细胞因子表达改变所引起的。我们可以利用这种现象实现对皮肤肿瘤的监测 (Arbabzadah 等，2011)。紫外线辐射会引起朗格汉斯细胞在数量、形态和功能上发生变化，并最终导致死亡。免疫抑制产生的根本原因是，UV 介导的损伤可形成炎性物质，机体为抑制或防止炎性物质触发免疫反应而产生了免疫抑制 (Gonzalez-Mosquera 等，2011；Jia，Wang 和 Liu，2011；Ryu，

Lee 和 Yoon，2011）。

10.3.5　紫外线引起的胶原降解

光老化的基础是胶原蛋白分解增加和生成减少。皮肤中的胶原蛋白持续的重构和数量变化由 TGF-β 和激活蛋白（activator protein，AP）-1 控制。TGF-β 促进胶原蛋白形成，而 AP-1 通过上调基质金属蛋白酶（matrix metalloproteinases，MMPs）促进胶原蛋白的分解。经紫外线照射后，AP-1 升高状态至少持续 24 小时（Maxwell 和 Chichester，1971），同时伴随着 MMPs 转录的上调（MMP-1 是胶原蛋白降解的主要金属蛋白酶），最终导致胶原蛋白的降解。即使在最小紫外线的暴露下，MMPs 也可发生上调。活性氧通过氧化作用抑制蛋白质-酪氨酸磷酸酶辅助这一过程，从而导致上述受体的上调。而 UV 活化的另一个转录因子 NF-κB，则被证明能增加 MMP-9 的表达。要注意的是，即使接受的紫外线强度不足以引起晒伤，但也可能导致皮肤胶原蛋白的降解以及光老化。由于成纤维细胞的扩散和其在降解胶原蛋白上的附着均受损，受损的胶原蛋白似乎也可以下调胶原蛋白的合成。除此之外，紫外线辐射会导致 TGF-β 表达减少，如上文所述 TGF-β 能促进胶原蛋白的生成，因此，紫外线辐射能抑制胶原蛋白的生成（Koch，Neumueller 和 Schenck，1961）。紫外线照射也能导致角化细胞和成纤维细胞的表皮生长因子、IL-1 和 TNF-α 的活化，并通过某种尚未明确的机理活化皮肤信号激酶，从而增加胶原蛋白的降解。UV 会诱导出一种特殊的伤口愈合反应，但是其修复存在缺陷，修复后会留下一个无形的"日疤"。反复的 UV 照射最终导致可见瘢痕的形成，表现为明显的皱纹（Olivo，Du 和 Bay，2006）。

10.3.6　视黄酸和光损伤皮肤

视黄酸（retinoic acids，RA）是一种正常的上皮生长和分化过程以及皮肤维持稳态所必需的维生素 A 衍生物，（Tsurumaki Jdo 等，2011）。紫外线辐射减少人类皮肤 RA 受体（RARs）和类视黄酸 X 受体（RXRs）的表达，从而无法诱发 RA 应答基因的表达（Aranha 和 de Paula Eduardo，2012）。这反过来会增加 AP-1 和 MMPs 的活性，并引起皮肤中维生素 A 的功能丧失，最终导致胶原蛋白的降解（Arslan 等，2012；Cvikl 等，2012）。

10.4　紫外线辐射的内源性防御机制

紫外线辐射后，人体会产生众多的内源性防御机制防止紫外线损伤皮肤。遭受严重紫外线照射 24～48 小时后，表皮和真皮的有丝分裂活动增强（Kato 等，2011），表皮厚度随之增加，以防止 UV 所造成的损伤扩大（Ishida 等，2011）。紫外线的内源性保护机制包括黑色素的重新分布、DNA 修复以及抗氧化剂的形成。

10.4.1　色素

黑色素对人体有重要的保护作用。在黑色素体的大小、数目以及黑色素细胞和角化细胞的聚合模式上，黑色皮肤和白色皮肤存在差异（Szabo，1959）。黑色素通过吸收和散射有害紫外射线防止皮肤晒伤、光老化以及肿瘤形成（Kadekaro 等，2006；Kaidbey 等，1979）。有研究表明 UV 照射后，白种人比黑种人更容易发生 DNA 的光损伤，并且其中性粒细胞浸润、角质细胞活性以及 IL-10 的表达增强（Rijken 等，2004）。

10.4.2　DNA 突变的修复与细胞凋亡

紫外线照射后 DNA 损伤会导致 p53 表达的增加，最终引起细胞停滞在细胞周期的 G1 期，这样有助于内源性 DNA 修复，如核苷酸切除修复系统对损伤 DNA 进行修复。然而，如果损伤太严重，细胞就会凋亡（Helfrich，Sachs 和 Voorhees，2008；Perussi 等，2012）。另一方面，细胞凋亡机制随年龄的增加而下降，如果损伤细胞既没有进行 DNA 修复机制也不发生凋亡，则可能导致皮肤肿瘤（Young 等，2003）。

10.4.3 抗氧化剂

皮肤内包含多种内源性抗氧化剂，包括维生素 E、辅酶 Q10（coenzyme Q10，CoQ10）、抗坏血酸盐和类胡萝卜素（Shindo 等，1994）；还有多种抗氧化酶，包括超氧化物歧化酶、过氧化氢酶和谷胱甘肽过氧物酶（Leccia 等，2001）。这些抗氧化剂和酶可以帮助皮肤对抗紫外线辐射损伤和致癌作用。然而，在 UV 辐射量过高时，产生的抗氧化剂可能不足以减少 ROS，从而造成氧化应激。

10.5 皮肤损伤分类标准

10.5.1 菲茨帕特里克（Fitzpatrick）分类标准

1975 年确立的菲茨帕特里克分类标准（表 10.1）具有里程碑意义，该标准能有效对个人肤色及其对阳光的耐受程度进行分类（de Oliveira，Sampaio 和 Marcantonio，2010）。虽然这个系统仍然是分类系统的金标准，但它并不能预测皮肤对某些创伤的反应，例如激光和手术。另外，Fitzpatrick 分类系统还有潜在的误导性，因为所有皮肤种类即使是 V 或者 VI，也对某些 UV 辐射造成的晒伤敏感（Onay 等，2010）。

表 10.1	菲茨帕特里克分类标准	
皮肤类型	皮肤颜色	特点
I	白皙；红棕色头发；蓝眼睛；有雀斑	总被晒伤，不会晒黑
II	白；红棕色头发；蓝色、褐色、绿色眼睛	经常晒伤，很难被晒黑
III	奶油白；各类头发和眼睛	有时晒伤，逐渐晒黑
IV	棕色，地中海白人肤色	很少晒伤，容易晒黑
V	棕黑色，中东肤色	极少晒伤，极易晒黑
VI	黑色	不会晒伤，极易晒黑

10.5.2 光老化的 Glogau 分类标准

Glogau 分类标准（表 10.2）确立于 1994 年（Glogau，1994），它对光老化的程度以及病人皮肤的皱纹和褪色点数量进行了归类，有助于选择最优的方法来进行光老化治疗。虽然该分类标准具有一定意义，但却没有突出皮肤光老化特征的种族差异性，包括各种颜色差异、面中部正常区域以及眼眶周围变暗的程度（Dundar 和 Guzel，2011）。

表 10.2				光老化的 Glogau 分类标准
分型	程度	年龄	皱纹	皮肤特点
I	轻度	28～35	无	早期光老化轻微色沉，无角化，少有皱纹，可不用或少用化妆。
II	中度	35～50	动态皱纹	轻、中度光老化，可有早期老年雀斑样痣，角化可触及但不清楚，开始出现平行笑纹，可做一些基础妆。
III	重度	50～65	静态皱纹	晚期光老化，明显的色沉，毛细血管扩张，角化明显，可常做厚重基础妆。
IV	急重度	65～75	全面部皱纹	急重度光老化，表现黄灰皮肤，皱纹明显，无正常皮肤，化妆无用。

除此之外还有一些其他的皮肤分类系统，包括 Kawada 皮肤分类系统（1986）（Kelbauskiene 等，2011）、Lancer Ethnicity 分类（1998）（Yavari 等，2010）、Goldman World 分类（2002）（Goldman，2002）、Fanous 分类（2002）（Olivi 等，2010）、Willis 和 Earles 量表（2005）（Willis，2005）、Taylor 色素沉着量表（2006）（Gomez-Santos 等，2010）、Baaumann（2006）和 Roberts 皮肤类型分类系统（包括色素沉着过度和瘢痕量表）（2008）（Haedersdal 等，2009）。其中 Roberts 系统可以用来预测可能的皮肤并发症，如色素沉着和瘢痕。此外，它还能用于区分皮肤的光类型和对光老化的易感性（Haedersdal 等，2009）。

综上所述，对皮肤类型进行分类虽然发展时间短，但已经取得了明显的进步，而其中的金标准依然是 Fitzpatrick 皮肤光分类标准。Glogau 分类能用于光老化程度的分类，Roberts 皮肤类型分类系统能用于预测皮肤对来自皮肤病和整容手术的伤害和损伤的反应，也能用于评价炎症性皮肤病后遗症的发生率。但是，仍然没有一个能够适用于所有皮肤类型的完美分类标准。

10.6　光老化研究的动物模型

光老化是一个复杂而漫长的过程。选择一个合适的研究模型是研究光损伤和光老化细胞及分子机制的关键。然而，设计一个可以模拟所有生理和病理过程的动物模型是很难的。目前，仅有少数的动物模型成功用于研究老化过程，而且这些模型只能够评估急性光损伤。用于光老化研究的 3 种主要的小鼠模型是 C57BL/6J、SKH1 和 BALB/c 小鼠（Jantschitsch 等，2012；Sharma，Werth 和 Werth，2011；Singh 等，2012）。将 3 种小鼠中的成年雌性小鼠暴露在 UVB 的照射下，观察在最后一次照射研究紫外照射后 3 小时或 20 小时小鼠的皮肤变化。研究发现 C57BL/6J 小鼠皮肤呈现的病理特征类似于人类光损伤的特征，包括表皮增厚、真皮的炎性细胞浸润、诱导肿瘤坏死因子-α（TNF-α）mRNA 表达、糖胺聚糖特别是乙酰透明质酸在表皮的积累，以及胶原蛋白的流失（Sharma，Werth 和 Werth，2011）。无毛 SKH1 小鼠皮肤的反应与 C57BL/6J 小鼠类似，其不同之处在于没有观察到 TNF-α mRNA 的表达和硫酸软骨素的产生（Singh 等，2012）。BALB/c 小鼠的反应与人类的相似性最小。C57BL/6J 小鼠和 SKH1 小鼠对 UVB 照射过程中的皮肤反应（在较小程度上）与人类皮肤的反应相同（Jantschitsch 等，2012）。另一种动物模型是无毛白化小鼠（Skh：HR-1），它被用来研究 UVB 诱导的 DNA 突变（DNA 发生化学改变）（Bissett，Hannon 和 Orr，1989；Kligman 和 Sayre，1991）。

使用基因芯片技术来进一步研究光老化，在基因表达层面上分析代谢通路有助于更好地理解皮肤光老化（图 10.3）。

10.7　光老化的治疗

逆转或减慢皮肤衰老进程一直是皮肤科研究的主要目标之一。光老化的干预和治疗策略包括防止紫外线损伤、使用药物和其他方法来逆转已有的损伤。

10.7.1　光保护

光保护指的是通过不同的方法来保护皮肤免受紫外线伤害，例如，防晒霜、遮阳服以及避免太阳照射。广义上，防晒霜的定义是：能防止紫外线损伤并因此防止晒伤、皱纹和色素变化的药剂（Tierney 等，2009）。防晒系数（Sun-protection factor，SPF）即防护 UVB 的程度，我们应

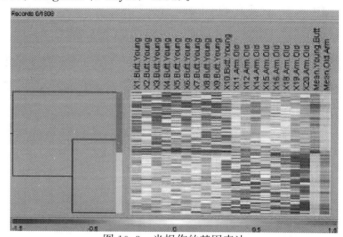

图 10.3　光损伤的基因表达

该图解释了光老化和光损伤在基因表达水平的组合效应。黑色表示被下调的基因，灰色为被上调的基因，白色表示没有变化。

该选择 SPF 不小于 15 的防晒霜，对身体暴露的部位特别是面部和颈部进行充分涂抹。防晒霜应每 2～3 小时就涂抹一次，特别是进行户外活动的时候。除了防护 UVB，防护 UVA 也很重要。UVA 的化学阻断剂包括氧苯酮和阿伏苯宗。最近，出现了一些新的 UVA 阻滞剂，如依姿舒（ecamsule）（光稳定性最强的 UVA 阻滞药，商品名 Mexoryl）和露得清（Helioplex）。有些防晒产品含有物理和化学阻断剂，如二氧化钛和氧化锌的防晒剂，可以用来防止 UVB 和 UVA。较新的技术如微粉化，可让防晒霜使用后不会在皮肤上残留明显可见的防晒剂颗粒，因此在美观上也能得到人们的认可。

普及教育可以提高防晒意识，相关建议包括在紫外线辐射最强烈的正午避免阳光照射、户外活动应该在一天中的早上和晚上开展、避免日光浴（即使是在使用防晒霜的前提下）、尽量待在有遮阴的地方而避免太阳光直射，这些做法都可以达到防晒效果。除此之外，还建议避免使用日光浴床。

10.7.2　外用视黄酸

Cordero（1983）和 Kligman（1986）发现外用视黄酸可以改善光老化的临床症状（Goldberg，2005）。视黄酸是具有抗老化作用的维生素 A 衍生物。研究证明，皮肤皱纹、表面粗糙和色素沉着等可以通过外用视黄酸治疗而得到改善（Goldberg 和 Russell，2006；Hamaliia 等，2005；Hongcharu 等，2000；Trelles 等，2005；Wiegell 和 Wulf，2006）。视黄酸（或全反式视黄酸）能非选择性活化所有RARs 并间接激活所有的 RXRs，在对照临床试验中已被证明能改善光老化的临床症状（Casas 等，1999；Harth，Hirshowitz 和 Kaplan，1998；Hurlimann，Hanggi 和 Panizzon，1998；Orenstein 等，2000）。

视黄酸的益处是通过或部分通过诱导胶原酶而产生效应。全反式视黄酸预处理可以抑制 UV 照射诱导的 c-Jun 蛋白、AP-1 和基质金属蛋白酶的形成（Jeffes 等，1997；Wolf 等，1997），还可以减少 RAR-g 和 RXRea 的损失并加速其恢复（Fritsch 等，1996）。显著减少的胶原蛋白的部分恢复似乎与观察到的临床症状的改善有关（Stringer 等，1996）。

他扎罗汀（Tazarotene）是第二代类视黄酸，它可以选择性地与 RAR-g 和 RAR-b 结合（Szeimies 等，1996b）。与视黄酸类似，他扎罗汀也可以有效治疗光损伤，减少角化细胞的异型性，并促进恢复（Ammann 和 Hunziker，1995）。在 24 周的随机对照双盲研究中，使用 0.1% 视黄酸他扎罗汀进行治疗，能显著提升许多光损伤的临床评估。不过，在另外两个研究中，在开放标记扩展研究期间有临床改善，但未在数周内达到稳定水平（Lui 等，1995；Orenstein 等，1995）。与标准剂量的视黄酸相比，高剂量他扎罗汀能快速改善细小皱纹和斑状色素沉着（Lang 等，1995）。他扎罗汀也具有强效刺激性，可以像视黄酸一样抑制 AP-1E 相关基因表达，与视黄酸效果相似（Karrer 等，1995）。视黄酸的主要问题在于首次使用会引起刺激反应，包括红斑、脱皮、刺痛和瘙痒（Hoerauf 等，1994；Szeimies，Sassy 和 Landthaler，1994）。一些病人对这些副作用不耐受。视黄酸治疗中最大的障碍是需要很长时间才能观察到临床效果。

受体选择性类视黄酸是一个活跃的研究方向，其可以优化治疗效果并减少副作用（Wolf，Rieger 和 Kerl，1993）。RA 反应元件的上调与 AP-1 的拮抗行为无关（Goff 等，1992），这表明受体选择性视黄酸仍有希望。

10.7.3　药用化妆品

药妆品在化妆品中加入了生物活性成分，如多肽、抗氧化剂和植物剂。这些多肽通常是一些大分子蛋白的片段（氨基酸链），如胶原蛋白的氨基酸片段（PAL-KTTS）。PAL-KTTS 可穿透到真皮，并刺激胶原蛋白的产生，从而有助于伤口愈合（Hage 等，2004）。药妆品中常添加抗氧化剂，这些分子可以防止或逆转由 ROS 引起的光老化，这些 ROS 在 UV 超射后损伤而产生，导致胶原蛋白分解（Sakamoto，Torezan 和 Anderson，2010）。然而，对这些药物功效的研究还很少。

10.7.4　CoQ10

CoQ10 是线粒体电子传递链中的一个组成部分，有潜在的皮肤抗氧化作用。它可以减少皮肤粗糙度，增加皮肤水合作用，减少皮肤皱纹，并能明显改善皮肤的光老化（Tsai 等，2004）。在由 Steimer 等人进行的为期 6 个月的赋形剂对照试点研究中，他们从硫醇消耗，特定磷酸酪氨酸激酶的激活和 DNA 的氧化损伤的预防角度，证明外用 CoQ10 可以有效对抗角化细胞中 UVA 诱导的氧化应激，也可以显著抑制 UVA 引起的成纤维细胞中胶原酶的表达并减少皱纹的形成，后者可以通过光学皮肤轮廓测量技术测得（Hoppe 等，1999）。

10.7.5　外用维生素 C

维生素 C 是一种强效的抗氧化剂，已被证明可以防止 UV 造成的红斑和晒伤细胞形成（Kimura 等，2004；Pass，1993；Yin 等，2010）。维生素 C 也可上调胶原纤维和 MMP 组织抑制剂（tissue inhibitors of MMP，TIMP）的合成（Itoh 等，2001）。与对照组相比，使用 5％的维生素 C 乳膏 6 个月后，光老化皮肤在皮肤硬度、平滑度和干燥度上有了明显改善（Al-Watban 和 Zhang，2005）。外用维生素 C 可以刺激真皮层胶原蛋白的生成（Cerburkovas 等，2001）。由于维生素 C 的半衰期短且具有亲水性（Bissonette，Bergeron 和 Liu，2004；Stables 等，1997），护肤品中经常含有它的衍生物，但是它不容易穿透皮肤（Bissonnette 和 Lui，1997）。近来，各种新技术（如脂质体和两亲物）已经开始被研发用以改进维生素 C 的渗透性和稳定性。

10.7.6　α 硫辛酸

α 硫辛酸是一种抗炎及抗氧化剂，之前已经证明它可以减少转录因子（如 NF-κB）的产生，并能间接地影响炎症细胞因子的基因表达。用 α 硫辛酸进行局部或全身治疗，可以引起氧化应激显著下降，也可显著改善皮肤的光老化，使血清中脂质的过氧化率从 30％达到 40％（$P < 0.005$）（Morganti 等，2002）。它还可以显著改善临床症状和客观测量光老化，包括激光皮肤轮廓测量技术（Calzavara-Pinton 等，1996）。我们知道，补骨脂和 UVA（PUVA）通过显著降低谷胱甘肽和过氧化物解毒酶的活性，来破坏细胞膜的完整性以及细胞抗氧化系统的稳态与功能（Frippiat 等，2001）。最近，一项体外研究表明，补充 α 硫辛酸可以抵消 PUVA 治疗后成纤维细胞 ROS 的增加，并防止成纤维细胞转型至细胞衰老表型，如胞质增多以及衰老相关 β 半乳糖苷酶和基质金属蛋白酶 1 的表达增强，这是光老化和内在老化的重要标志（Briganti 等，2008）。

10.7.7　雌激素

横向研究发现，口服雌激素可以显著改善皮肤的干燥和皱纹，但对于皮肤萎缩没有效果（Lui 和 Anderson，1993）。这些临床变化可能是胶原蛋白含量增加的结果（Szeimies 等，1996a）。然而，口服雌激素有引发乳腺癌的潜在危险。另一方面，局部雌激素治疗也可导致胶原蛋白含量显著增加（Frazier，1996），增加皮肤弹性并减少皱纹（Lui，1994）。

10.7.8　富含岩藻糖的多糖

富含岩藻糖的多糖 FROP-3 可以增加糖胺聚糖在成纤维细胞中的生物合成，下调皮肤基质降解酶（如 MMP-2 和 MMP-9），促进自由基清除，增加皮肤弹性蛋白的生物合成，并提高胶原纤维的生成（Dijkstra 等，2001；Lui 和 Anderson，1992；Robert，Robert 和 Robert，2005；Stranadko 等，2001）。在一项实验性研究中，研究人员检测到了皮肤微松弛药——在任何年龄的皮肤上都能发现细小的皱纹，大多数的病人在经 FROP-3 面霜治疗 4 周后，看起来年轻了 10～15 岁（Stranadko 等，2001）。在一项为期 5 周的实验性研究中，通过光学测程仪和视觉评估发现，一种枣仁提取物可以减少皱纹

（Kulapadi-tharom 和 Boonkitticharoen，1999；Morton 等，1998）。

10.7.9 大豆异黄酮

大豆异黄酮可提高内源性抗氧化酶的活性（Rook 等，2010），抑制 UVB 引起的细胞凋亡和炎症反应（Chiu 等，2009），以及防止紫外线引起的老化。给小鼠饲喂含异黄酮（主要是染料木素和大豆苷元）的溶液后，暴露于紫外线 4 周，皮肤粗糙度明显降低。此外，大豆异黄酮治疗组的表皮厚度也有显著减小，前胶原蛋白水平则有所提高。研究还发现，体外用异黄酮处理的人成纤维细胞，其紫外线辐射诱导的 MMP 剂量依赖性降低（Lee，Baron 和 Foster，2008）。类似的研究还表明，异黄酮提取物可在体外 UVB 诱导的 HaCaT 细胞死亡及 p38、JNK 和 ERK1/2 的磷酸化，降低环氧合酶-2（COX-2）和增殖细胞胞核抗原（PCNA）的表达，还可以增加过氧化氢酶在体内的浓度（Chiu 等，2009）。

10.7.10 外用染料木素和 N 型乙酰半胱氨酸

研究表明外用染料木素可防止人皮肤在紫外照射后体内 c-Jun 和胶原酶上调（Coors 和 von den Driesch，2004）。除了其抗氧化活性，染料木素还是酪氨酸激酶活性的抑制药（Umegaki 等，2004），可以抑制 UV 诱发的信号转导。一些报道表明，抗氧化剂 N 型乙酰半胱氨酸（一种谷胱甘肽的前体）对改善光老化也具有类似的效果（De Vries 和 De Flora，1993；Kang 等，2003）。

10.7.11 葡萄糖酸内酯

葡萄糖酸内酯是一种与 α 羟基酸（α-hydroxy acid，AHA）如乙醇酸相关的多羟基酸。葡糖酸内酯有类似于 AHAs 的抗氧化性质。对培养的小鼠成纤维细胞进行葡萄糖酸内酯预先处理，紫外线诱导生成的弹性蛋白，这可能是通过自由基清除活动达到的。葡萄糖酸内酯已被纳入众多化妆品制剂中，用于预防日光弹性组织变性（Bernstein 等，2004；Bucko 等，2010；Lindsay 等，1997）。

10.7.12 绿茶多酚（Green tea polyphenols，GTPs）

绿茶多酚（茶多酚）具有强大的抗氧化功能（Katiyar 和 Elmets，2001），已在众多护肤品中使用。口服给药可以显著抑制小鼠皮肤中 UV 诱导的 MMP，这证明 GTP 具有潜在的抗光老化作用（Vayalil 等，2004）。即使在没有 UV 存在的情况下，(e)-表没食子儿茶素-3-没食子酸酯（一种绿茶成分）也能够抑制多种 MMPs 的表达（Dell' Aica 等，2002）。GTP 既可以与 UVB 诱导的 ROS 相互作用，也可以减少线粒体介导的细胞凋亡，防止皮肤受到 UVB 诱导的应激损伤（Wu 等，2009）。

10.7.13 N(6)-糠基腺嘌呤［N (6)-Furfuryladenine］

N(6)-糠基腺嘌呤（激动药）是一种人工合成的具有抗氧化能力的植物生长激素，在人类细胞和果蝇中具有抗衰老作用（Berge，Kristensen 和 Rattan，2006）。已经证明在细胞培养中，它可以降低或延缓人成纤维细胞的老化（Rattan 和 Clark，1994），也可以减少 ROS 介导的 DNA 损伤（Olsen 等，1999）。虽然对此激动素的临床研究很少（Chiu 等，2007），但它已被引入到药妆品中，供无法耐受类视黄酸的病人使用（Glaser，2004）。最近的研究表明，含有激动素脂质体的化妆品具有类似于皮肤屏障的光保护作用，并对皮肤有显著的水合作用，这表明该产品具有潜在的抗衰老作用（Campos 等，2012）。

10.7.14 铁螯合剂

MMP 的活性依赖于铁（Polte 和 Tyrrell，2004），所以研究铁螯合剂曲酸可以确定其是否对光老化具有潜在的预防作用。曲酸由在日本大豆产品中被发现的真菌曲霉产生（Niwa 和 Akamatsu，1991）。它是一种酪氨酸酶抑制药，已经用于治疗色素沉着过度病证，如黑斑病（Garcia 和 Fulton，1996）。在紫外线照射之前，对小鼠进行曲酸预处理，可以减少其皱纹的产生。此外，组织学上，它可以减少紫外线引起的表皮增生和皮肤纤维化，并增加真皮硫酸软骨素的含量。曲酸目前已被广泛应用于许多日本化妆品中（Mitani 等，2001）。

10.7.15　美容外科

10.7.15.1　肉毒毒素和软组织填充剂

肉毒毒素 A 是一种由肉毒梭菌自然产生的外毒素，可以阻断局部神经肌肉的传递。FDA 于 2002 年批准其在化妆品中使用。该毒素可以促进乙酰胆碱分泌所需的突触相关膜蛋白［synaptosomal-associated membrane protein-25，（SNAP)-25］的裂解，因而可以通过抑制神经与肌肉的联系达到阻碍肌肉收缩的目的（Montecucco 和 Schiavo，1993）。虽然肉毒毒素 A 不直接逆转光损伤的 ECM 变化，但它可以使肌肉组织松弛，并使皮肤从外观上看起来更加年轻（Robe 等，2006）。纯化肉毒毒素 A（Botox，Allergan Inc.，Irvine，California）通过麻痹面部多群肌肉来改善面部皱纹，目前是在临床美容治疗中最常用的药物，它最常用于治疗眉间、前额和眼周区域的皱纹。面部小肌肉群的麻痹可使人外表看起来更加年轻，效果可以持续 3～6 个月。随着时间的推移和重复注射，很多病人会注意到脸部特殊细纹软化或消失。肉毒毒素注射的不良反应包括疼痛、瘀伤以及控制眼睑功能神经的瘫痪（Helfrich，Sachs 和 Voorhees，2008）。

软组织填充或"填充物"旨在解决衰老过程中的皮下组织萎缩。填充物已被用于治疗光老化引起的细纹和皮肤暗黄，但其实它在自然衰老及美容方面具有更大的应用价值。牛胶原蛋白早在 1981 年就已被批准作为软组织添加物使用，但其缺点（如免疫原性和潜在的过敏反应）限制了它的临床应用（Trentham，1986）。近年来，非动物性稳定的透明质酸（hyaluronic acid，HA）获得了病人和医生的极大认可，是目前全球范围内使用最广泛的填充物（Coleman 和 Carruthers，2006）。HA 的衍生物来源于鸡冠或细菌发酵（Manna 等，1999），因为不同物种的 HA 具有相同的化学性质，因此其与牛胶原蛋白相比具有较低的免疫原性（Larsen 等，1993）。最近，为了评估 HA 填充物在眶周年轻化治疗的疗效、病人满意度和安全，一项多中心、6 个月的开放标记式研究表明，HA 填充物适用于眶周年轻化治疗，其结果安全，疗效持久，病人满意度高（Rzany 等，2012）目前，现有的填充物包括玻尿酸（Medicis pharmaceuticals，Scottsdale，Arizona）、羟基磷灰石钙（Radiesse，BioForm Medical Inc.，San Mateo，California）、聚 L-乳酸（Sculptra，Dermik Laboratories，Bridgewater，New Jersey）以及人胶原蛋白（Cosmoderm 和 Cosmoplast，both made by Allergan Inc.，Irvine，California）。它们最常用于改善鼻唇沟褶皱（光老化及自然老化时更加明显），也可以注入面颊、眼周区域和眉间，并常与肉毒杆菌联合使用来达到更好的效果，因为它们可以解决老的不同方向（Coleman 和 Carruthers，2006）。软组织填充物带来的效果一度被认为是由体积扩增而引起的，但最近对 Restylane 的作用机制的研究表明，填充物能拉伸成纤维细胞，引起新的胶原蛋白形成（Wang 等，2007）。

10.7.15.2　化学换肤

许多化学换肤物质，包括果酸（AHAs）、水杨酸、三氯乙酸和苯酚，可用于治疗痤疮、痤疮瘢痕、光损伤和色素沉着斑点（Ghersetich 等，2014；Kanvar 和 Dover，2001）。可以按作用的损伤深度分成浅表、中度和深度作用药物（Kauvar 和 Dover，2001）。表皮和真皮的部分损伤会伴随再生，皮肤恢复活力时可控性的伤口形成以及上皮再生（Brody，1999）。GA 属于 AHA 的浅表换肤物质，可以用于改善肤质并减少细小皱纹，以及减轻光化性角化病的病灶，也可以增加胶原蛋白和减少角质层和表皮的厚度（Newman 等，1996；Bertin 等，2008）。GA 已被应用于许多护肤霜中，并能在一定程度上改善皮肤的光损伤（Stiller 等，1996）。另一方面，GA 也可以促进晒伤细胞的形成，增加紫外线诱导红斑、DNA 损伤以及太阳烧伤细胞形成的易感性（Kornhauser 等，2009），因此反过来，它可能会增加皮肤对紫外线损伤作用的短期敏感性（Kaidbey 等，2003；Kornhauser 等，2009）。所以它需要与防晒霜联合使用，以减少这些不良反应。

10.7.15.3　激光和光治疗

皮肤激光手术的应用有很多种，包括破坏血管和色素病变、皮纹和疣，以及治疗光损伤带来的真皮重塑（Tanzi，Lupton 和 Alster，2003）。大多数激光具有选择性光热作用，可以选择性破坏生色团，且不会损伤周围正常组织（Anderson 和 Parrish，1983）。烧蚀和非烧灼性激光系统已经成功地用于光损伤和皱纹的治疗，并且能促进胶原蛋白的产生（确切的机制未知）（Tanzi，Lupton 和 Alster，2003）。

10.7.15.3.1　烧蚀激光系统

烧蚀系统包括二氧化碳（CO_2）和铒（Er）：钇铝石榴石（YAG）激光器。CO_2 激光是嫩肤治疗的金标准。用 CO_2 激光进行面部表面美容，对总体肤色、皱纹和萎缩性瘢痕深度的效果达到了至少 50％的改善。CO_2 激光治疗后，可以发现几种细胞因子（IL-1b，TNF-α 和 TGF-b1）mRNA 增加，Ⅰ型和Ⅲ型胶原蛋白以及基质金属蛋白酶也有所增加（Orringer 等，2004）。Er：YAG 激光器用于改善 CO_2 激光治疗后的不良症状（Tanzi，Lupton 和 Alster，2003），且已证明其副作用比较少（Munker，2001；Weiss 等，1999）。烧蚀系统的不良反应包括增生性瘢痕形成和色素改变（在有色人种的皮肤中）。这些激光最主要的缺点是，在上皮再生前，其可以明显诱发皮肤疾病，而等待皮肤再生至少要 1周，并且等到完全恢复需要 1 个月甚至更长时间。因此，过长的治疗间歇期限制了它的临床应用（Tajirian 和 Goldberg，2011）。分级烧蚀技术是一种相对较新的技术，其疗效与之类似且治疗后恢复时间较短。最近，分级烧蚀技术（FLT）已经广泛用于皮肤嫩肤治疗，同时也用于多种其他皮肤疾病，包括色素性疾病、瘢痕和皮纹（Alexiades-Armenaka 等，2011；Tajirian 和 Goldberg，2011）。分级烧蚀技术可能诱发纤维化的形成（Wind 等，2012）。一项多机构的临床试验证明，分级 CO_2 激光（Smart Xide DOT，DEKA）对皱纹、光老化、瘢痕和萎缩纹具有良好的效果和安全性（Alexiades-Armenaka 等，2011）。其他研究证明波长为 2790 nm 的 YSGG 激光，对治疗浅棕色表皮色素异常、轻度至中度的皱纹以及中等深度的痤疮瘢痕是有效的（Smith 和 Schachter，2011）。总之，相比烧灼激光系统，分级烧蚀激光系统具有治疗间歇期短、副作用少，以及临床满意度更高等优点。它们作为嫩肤美容激光治疗的途径受到医生和病人的青睐。

10.7.15.3.2　非烧蚀激光系统

非烧灼性分层换肤（NFR）通过角质层传递、表皮挤压和创伤的微观热域，最终导致新胶原蛋白的合成（Narurkar，2009）。NFR 包括长脉冲钕 YAG（1064 nm）、1320 nm、射频等。这些治疗方式中的每一种都要进行多次，通常间隔几周。病人如果不愿意或不能接受烧蚀治疗，大都会选择该技术（Tanzi 和 Alster，2004）。这些系统相比激光烧蚀，对光老化的治疗效果不佳（Tanzi，Lupton 和 Alster，2003），但是可以减少色素沉着过度和毛细血管扩张。因此，它具有相对较低的风险和更少的副作用，尤其是对于有色人种。1450 nm 激光二极管对临床改善眼周皱纹有明显的效果，组织学评估也显示真皮层的胶原蛋白有所增加。近日，一项临床研究报告描述了使用 1540 nm 的铒玻璃激光器在 51例病人（皮肤类型Ⅱ～Ⅳ）中对皮纹治疗的安全性和有效性（de Angelis 等，2011）。而在另外一项相互独立的研究中，25 位皮肤专家对 1450 nm 二极管治疗进行临床评价，虽然病人有轻度或中度的皮肤改善，但只有 2 例有明显的积极治疗效果，这表明由激光诱导的轻微变化可能不具有临床意义（Kopera 等，2004）。到目前为止，还没有一个非烧蚀系统的激光器可以取代灼烧治疗。

10.7.15.3.3　光动力疗法

已证实，局部应用光动力疗法（PDT）对治疗和预防非黑色素瘤性皮肤癌有效。2000 年，Bitter 发表了第一篇关于光子嫩肤的临床文章，之后 PDT 光子嫩肤开始应用于临床。在 Bitter 的研究中，90％以上的酒渣鼻病人改善了 75％以上的面部红斑，84％的病人在细纹方面有所改善，78％面部色斑有显著变化，49％出现了毛孔大小的改善。在这项研究中，每例病人接受了五次全脸强脉冲光治疗（间隔 1个月）。到目前为止，PDT 对光老化皮肤的美容效果获得了很好的证明（Goldberg 和 Samady，2001；Kohl 和 Karrer，2011；Sadick，2003；Weiss，Weiss 和 Beasley，2002）。最常用的光敏剂为 20％的 5-氨基乙酰丙酸（ALA），应用一段时间后，ALA 会转化成原卟啉Ⅸ，并且可以被光激发。经典 PDT 疗法使用的是蓝光，因为原卟啉Ⅸ最强的吸收带（又称 Soret 带）处在蓝光范围，而用于嫩肤时，会使用其他的光源包括红光、强脉冲光（IPL）或 585 nm 的脉冲染料激光。多项研究证明 PDT 有显著的光子嫩肤效果，包括红斑、色素沉着和细小皱纹的减少（Goldberg，2008）。然而相对光动力治疗的效果，激光或强脉冲光的疗效如何一直备受争议（Doherty 等，2009；Goldberg，2008）。5-氨基酮戊酸（MAL）是 ALA 的酯衍生物，它相对 ALA 具有更高的亲脂性及更高的渗透力。一项来自 Kujipers 等人（2006）的研究证明，ALA 和 MAL 在短期疗效和副作用方面没有什么区别，因此推荐二者作为 PDT 的局部光敏剂。另一项涵盖 69 例 AK 病人的临床试验表明，MAL-PDT 治疗诱发的疼痛比 ALA-PDT 轻，且有更好的耐受性（Kasche 等，2006）。临床结果需要基于不同光源、不同光敏剂浓度和皮肤培养时间而得到。不过，关于 PDT 用于光子嫩肤时上述参数的最佳剂量仍存在争议，标准指南的制定还需要一些时间。

参考文献

[1] Agostinis, P., A. Vantieghem, W. Merlevede, and P. A. de Witte. 2002. Hypericin in cancer treatment: More light on the way. Int J Biochem Cell Biol 34: 221 – 241.

[2] Al-Watban, F. A., and X. Y. Zhang. 2005. Photodynamic therapy of human undifferentiated thyroid carcinoma-bearing nude mice using topical 5-aminolevulinic acid. Photomed Laser Surg 23: 206 – 211.

[3] Alexiades-Armenaka, M., D. Sarnoff, R. Gotkin, and N. Sadick. 2011. Multi-center clinical study and review of fractional ablative CO_2 laser resurfacing for the treatment of rhytides, photoaging, scars and striae. J Drugs Dermatol 10: 352 – 362.

[4] Ammann, R., and T. Hunziker. 1995. Photodynamic therapy for mycosis fungoides after topical photosensitization with 5-aminolevulinic acid. J Am Acad Dermatol 33: 541.

[5] Ana, P. A., C. P. Tabchoury, J. A. Cury, and D. M. Zezell. 2012. Effect of Er, Cr: YSGG laser and professional fluoride application on enamel demineralization and on fluoride retention. Caries Res 46: 441 – 451.

[6] Anderson, R. R., and J. A. Parrish. 1983. Selective photothermolysis: Precise microsurgery by selective absorption of pulsed radiation. Science 220: 524 – 527.

[7] Apfelberg, D. B., and B. Smoller. 1997. UltraPulse carbon dioxide laser with CPG scanner for deepithelialization: Clinical and histologic study. Plast Reconstr Surg 99: 2089 – 2094.

[8] Aranha, A. C., and C. de Paula Eduardo. 2012. Effects of Er: YAG and Er, Cr: YSGG lasers on dentine hypersensitivity. Shortterm clinical evaluation. Lasers Med Sci 27: 813 – 818.

[9] Arbabzadah, E., S. Chard, H. Amrania, C. Phillips, and M. Damzen. 2011. Comparison of a diode pumped Er: YSGG and Er: YAG laser in the bounce geometry at the 3 mum transition. Opt Express 19: 25860 – 25865.

[10] Arslan, S., A. R. Yazici, J. Gorucu et al. 2012. Comparison of the effects of Er, Cr: YSGG laser and different cavity disinfection agents on microleakage of current adhesives. Lasers Med Sci 27: 805 – 811.

[11] Baugh, S. D., Z. Yang, D. K. Leung, D. M. Wilson, and R. Breslow. 2001. Cyclodextrin dimers as cleavable carriers of photodynamic sensitizers. J Am Chem Soc 123: 12488 – 12494.

[12] Berge, U., P. Kristensen, and S. I. Rattan. 2006. Kinetin-induced differentiation of normal human keratinocytes undergoing aging in vitro. Ann N Y Acad Sci 1067: 332 – 336.

[13] Bernstein, E. F., D. B. Brown, M. D. Schwartz, K. Kaidbey, and S..M. Ksenzenko. 2004. The polyhydroxy acid gluconolactone protects against ultraviolet radiation in an in vitro model of cutaneous photoaging. Dermatol Surg 30: 189 – 195; discussion 196.

[14] Bertin, C., H. Zunino, M. Lanctin et al. 2008. Combined retinollactose-glycolic acid effects on photoaged skin: A double-blind placebo-controlled study. Int J Cosmet Sci 30: 175 – 182.

[15] Bissett, D. L., D. P. Hannon, and T. V. Orr. 1989. Wavelength dependence of histological, physical, and visible changes in chronically UV-irradiated hairless mouse skin. Photochem Photobiol 50: 763 – 769.

[16] Bissonette, R., A. Bergeron, and Y. Liu. 2004. Large surface photodynamic therapy with aminolevulinic acid: Treatment of actinic keratoses and beyond. J Drugs Dermatol 3: S26 – S31.

[17] Bissonnette, R., and H. Lui. 1997. Current status of photodynamic therapy in dermatology. Dermatol Clin 15: 507 – 519.

[18] Bitter, P. H. 2000. Noninvasive rejuvenation of photodamaged skin using serial, full-face intense pulsed light treatments. Dermatol Surg 26: 835 – 842; discussion 843.

[19] Briganti, S., M. Wlaschek, C. Hinrichs et al. 2008. Small molecular antioxidants effectively protect from PUVA-induced oxidative stress responses underlying fibroblast senescence and photoaging. Free Radic Biol Med 45: 636 – 644.

[20] Brody, H. J. 1999. Chemical peeling: An updated review. J Cutan Med Surg 3 Suppl 4: S14 – S20.

[21] Bucko, M., P. Gemeiner, A. Vikartovska et al. 2010. Coencapsulation of oxygen carriers and glucose oxidase in polyelectrolyte complex capsules for the enhancement of D-gluconic acid and delta-gluconolactone production. Artif Cells Blood Substit Immobil Biotechnol 38: 90 – 98.

[22] Calzavara-Pinton, P. G., R. M. Szeimies, B. Ortel, and C. Zane. 1996. Photodynamic therapy with systemic administration of photosensitizers in dermatology. J Photochem Photobiol B 36: 225 – 231.

[23] Campos, P. M., F. B. de Camargo Junior, J. P. de Andrade, and L.R. Gaspar. 2012. Efficacy of cosmetic formulations containing dispersion of liposome with magnesium ascorbyl phosphate, alpha-lipoic acid and kinetin. Photochem Photobiol 88: 748 – 752.

[24] Casas, A., H. Fukuda, R. Meiss, and A. M. Batlle. 1999. Topical and intratumoral photodynamic therapy with 5-aminolevulinic acid in a subcutaneous murine mammary adenocarcinoma. Cancer Lett 141: 29 – 38.

[25] Cerburkovas, O., M. Krause, J. Ulrich, B. Bonnekoh, and H. Gollnick. 2001. [Disseminated actinic keratoses. Comparison of topical photodynamic therapy with 5-aminolevulinic acid and topical 5% imiquimod cream]. Hautarzt. 52: 942 – 946.

[26] Chen, K., A. Preuss, S. Hackbarth et al. 2009. Novel photosensitizer-protein nanoparticles for photodynamic therapy: Photophysical characterization and in vitro investigations. J Photochem Photobiol B 96: 66 – 74.

[27] Chiu, P. C., C. C. Chan, H. M. Lin, and H. C. Chiu. 2007. The clinical anti-aging effects of topical kinetin and niacinamide in Asians: A randomized, double-blind, placebocontrolled, split-face comparative trial. J Cosmet Dermatol 6: 243 – 249.

[28] Chiu, T. M., C. C. Huang, T. J. Lin et al. 2009. In vitro and in vivo anti-photoaging effects of an isoflavone extract from soybean cake. J Ethnopharmacol 126: 108 – 113.

[29] Coelho, S. G., W. Choi, M. Brenner et al. 2009. Short-and long-term effects of ultraviolet radiation on the pigmentation of human skin. J Invest Dermatol Symp Proc 14: 32 – 35.

[30] Coleman, K. R., and J. Carruthers. 2006. Combination therapy with BOTOX and fillers: The new rejuvenation paradigm. Dermatol Ther 19: 177 – 188.

[31] Coors, E. A., and P. von den Driesch. 2004. Topical photodynamic therapy for patients with therapy-resistant lesions of cutaneous T-cell lymphoma. J Am Acad Dermatol 50: 363 – 367.

[32] Cordero, A. J. 1983. La vitamina a acida en la piel senile. Actualiz Terapeut Dermatologica 6: 49 – 54.

[33] Croce, A. C., E. Fasani, M. G. Bottone et al. 2011. Hypocrellin-B acetate as a fluorogenic substrate for enzyme-assisted cell photosensitization. Photochem Photobiol Sci 10: 1783 – 1790.

[34] Cvikl, B., G. Moser, J. Wernisch et al. 2012. The impact of Er,Cr: YSGG laser on the shear strength of the bond between dentin and ceramic is dependent on the adhesive material. Lasers Med Sci 27: 717 – 722.

[35] de Angelis, F., L. Kolesnikova, F. Renato, and G. Liguori. 2011. Fractional nonablative 1540 nm laser treatment of striae distensae in Fitzpatrick skin types II to IV: Clinical and histological results. Aesthet Surg J 31: 411 – 419.

[36] de Oliveira, G. J., J. E. Sampaio, and R. A. Marcantonio. 2010. Effects of Er,Cr: YSGG laser irradiation on root surfaces for adhesion of blood components and morphology. Photomed Laser Surg 28: 751 – 756.

[37] De Vries, N., and S. De Flora. 1993. N-acetyl-l-cysteine. J Cell Biochem Suppl 17F: 270 – 277.

[38] Dell'Aica, I., M. Dona, L. Sartor, E. Pezzato, and S. Garbisa. 2002. (-)Epigallocatechin-3-gallate directly inhibits MT1-MMP activity, leading to accumulation of nonactivated MMP-2 at the cell surface. Lab Invest 82: 1685 – 1693.

[39] Dijkstra, A. T., I. M. Majoie, J. W. van Dongen, H. van Weelden, and W. A. van Vloten. 2001. Photodynamic

therapy with violet light and topical 6-aminolaevulinic acid in the treat-ment of actinic keratosis, Bowen's disease and basal cell carcinoma. J Eur Acad Dermatol Venereol 15: 550 - 554.

[40] Doherty, S. D., C. B. Doherty, J. S. Markus, and R. F. Markus. 2009. A paradigm for facial skin rejuvenation. Facial Plast Surg 25: 245 - 251.

[41] Dundar, B., and K. G. Guzel. 2011. An analysis of the shear strength of the bond between enamel and porcelain laminate veneers with different etching systems: Acid and Er, Cr: YSGG laser separately and combined. Lasers Med Sci 26: 777 - 782.

[42] Frazier, C. C. 1996. Photodynamic therapy in dermatology. Int J Dermatol 35: 312 - 316.

[43] Frippiat, C., Q. M. Chen, S. Zdanov et al. 2001. Sublethal H_2O_2 stress triggers a release of TGF-b1 which induce biomarkers of cellular senescence of human diploid fibroblasts. J Biol Chem 276: 2531 - 2537.

[44] Fritsch, C., B. Verwohlt, K. Bolsen, T. Ruzicka, and G. Goerz. 1996. Influence of topical photodynamic therapy with 5-aminolevulinic acid on porphyrin metabolism. Arch Dermatol Res 288: 517 - 521.

[45] Garcia, A., and J. E. Fulton, Jr. 1996. The combination of glycolic acid and hydroquinone or kojic acid for the treatment of melasma and related conditions. Dermatol Surg 22: 443 - 447.

[46] Geraldo-Martins, V. R., C. P. Lepri, and R. G. Palma-Dibb. 2012. Influence of Er, Cr: YSGG laser irradiation on enamel caries prevention. Lasers Med Sci 28: 33 - 39.

[47] Ghersetich, I., B. Brazzini, K. Peris et al. 2004. Pyruvic acid peels for the treatment of photoaging. Dermatol Surg 30: 32 - 36; discussion 36.

[48] Gilchrest, B. A. 1989. Skin aging and photoaging: An overview. J Am Acad Dermatol 21: 610 - 613.

[49] Glaser, D. A. 2004. Anti-aging products and cosmeceuticals. Facial Plast Surg Clin North Am 12: 363 - 372, vii.

[50] Glogau, R. 1994. Chemical peeling and aging skin. J Geriatr Dermatol 1: 31.

[51] Goff, B. A., R. Bachor, N. Kollias, and T. Hasan. 1992. Effects of photodynamic therapy with topical application of 5-aminolevulinic acid on normal skin of hairless guinea pigs. J Photochem Photobiol B 15: 239 - 251.

[52] Goldberg, D. J. 2005. Nonablative laser surgery for pigmented skin. Dermatol Surg 31: 1263 - 1267.

[53] Goldberg, D. J. 2008. Photodynamic therapy in skin rejuvenation. Clin Dermatol 26: 608 - 613.

[54] Goldberg, D. J., and B. A. Russell. 2006. Combination blue (415 nm) and red (633 nm) LED phototherapy in the treatment of mild to severe acne vulgaris. J Cosmet Laser Ther 8: 71 - 75.

[55] Goldberg, D. J., and J. A. Samady. 2001. Intense pulsed light and Nd: YAG laser non-ablative treatment of facial rhytids. Lasers Surg Med 28: 141 - 144.

[56] Goldman, M. 2002. Universal classification of skin type. J Cosmet Dermatol 15: 53 - 54.

[57] Gomez-Santos, L., J. Arnabat-Dominguez, A. Sierra-Rebolledo, and C. Gay-Escoda. 2010. Thermal increment due to Er, Cr: YSGG and CO_2 laser irradiation of different implant surfaces. A pilot study. Med Oral Patol Oral Cir Bucal 15: e782 - 787.

[58] Gonzalez-Mosquera, A., J. Seoane, L. Garcia-Caballero et al. 2011. Er, CR: YSGG lasers induce fewer dysplastic-like epithelial artefacts than CO_2 lasers: an in vivo experimental study on oral mucosa. Br J Oral Maxillofac Surg 50: 508 - 512.

[59] Gordon, J. R., and J. C. Brieva. 2012. Images in clinical medicine. Unilateral dermatoheliosis. N Engl J Med 366: e25.

[60] Haedersdal, M., K. E. Moreau, D. M. Beyer, P. Nymann, and B. Alsbjorn. 2009. Fractional nonablative 1540 nm laser resurfacing for thermal burn scars: a randomized controlled trial. Lasers Surg Med 41: 189 - 195.

[61] Hage, M., P. D. Siersema, H. van Dekken et al. 2004. 5-Aminolevulinic acid photodynamic therapy versus argon plasma coagulation for ablation of Barrett's oesophagus: A randomised trial. Gut 53: 785 - 790.

[62] Halaban, R., D. Hebert, and G. J. Fisher. 2003. Biology of melanocytes. In Fitzpatrick's Dermatology in General Medicine, 6th edition. 127 - 148. Freedberg, I. M., A. Z. Eisen, K. Wolff, F. Austen, L. A. Goldsmith, and S. I. Katz., eds. New York: McGraw Hill.

[63] Hamaliia, M. F., V. V. Kutsenok, O. B. Horobets et al. 2005. [Photodynamic therapy of experimental tumors using 5-aminolevulinic acid]. Fiziol Zh 51: 65 - 70.

[64] Harman, D. 1956. Aging: A theory based on free radical and radiation chemistry. J Gerontol 11: 298 - 300.

[65] Harth, Y., B. Hirshowitz, and B. Kaplan. 1998. Modified topical photodynamic therapy of superficial skin tumors, utilizing aminolevulinic acid, penetration enhancers, red light, and hyperthermia. Dermatol Surg 24: 723 - 726.

[66] Heinonen, S., M. Mannikko, J. F. Klement et al. 1999. Targeted inactivation of the type Ⅶ collagen gene (Col7a1) in mice results in severe blistering phenotype: A model for recessive dystro-phic epidermolysis bullosa. J Cell Sci 112 (Pt 21): 3641 - 3648.

[67] Helfrich, Y. R., D. L. Sachs, and J. J. Voorhees. 2008. Overview of skin aging and photoaging. Dermatol Nurs 20: 177 - 183; quiz 184.

[68] Henderson, B. W., and T. J. Dougherty. 1992. How does photodynamic therapy work? Photochem Photobiol 55: 145 - 157.

[69] Hoerauf, H., G. Huttmann, H. Diddens, B. Thiele, and H. Laqua. 1994. [Photodynamic therapy of eyelid basali-oma after topical administration of delta-aminolevulinic acid]. Ophthalmologe 91: 824 - 829.

[70] Hongcharu, W., C. R. Taylor, Y. Chang et al. 2000. Topical ALA-photodynamic therapy for the treatment of acne vulgaris. J Invest Dermatol 115: 183 - 192.

[71] Hoppe, U., J. Bergemann, W. Diembeck et al. 1999. Coenzyme Q10, a cutaneous antioxidant and energizer. Biofactors 9: 371 - 378.

[72] Hurlimann, A. F., G. Hanggi, and R. G. Panizzon. 1998. Photodynamic therapy of superficial basal cell carcinomas using topical 5-aminolevulinic acid in a nanocolloid lotion. Dermatology 197: 248 - 254.

[73] Ichinose, S., J. Usuda, T. Hirata et al. 2006. Lysosomal cathepsin initiates apoptosis, which is regulated by photo-damage to Bcl-2 at mitochondria in photodynamic therapy using a novel photosensitizer, ATX-s10 (Na). Int J Oncol 29: 349 - 355.

[74] Ishida, K., T. Endo, K. Shinkai, and Y. Katoh. 2011. Shear bond strength of rebonded brackets after removal of adhesives with Er,Cr: YSGG laser. Odontology 99: 129 - 134.

[75] Itoh, Y., Y. Ninomiya, T. Henta, S. Tajima, and A. Ishibashi. 2000. Topical delta-aminolevulinic acid-based photodynamic therapy for Japanese actinic keratoses. J Dermatol 27: 513 - 518.

[76] Itoh, Y., Y. Ninomiya, S. Tajima, and A. Ishibashi. 2001. Photodynamic therapy of acne vulgaris with topical deltaaminolaevulinic acid and incoherent light in Japanese patients. Br J Dermatol 144: 575 - 579.

[77] Jantschitsch, C., M. Weichenthal, E. Proksch, T. Schwarz, and A. Schwarz. 2012. IL-12 and IL-23 affect photocarcinogenesis differently. J Invest Dermatol 132: 1479 - 1486.

[78] Jeffes, E. W., J. L. McCullough, G. D. Weinstein et al. 1997. Photodynamic therapy of actinic keratosis with topical 5-aminolevulinic acid. A pilot dose-ranging study. Arch Dermatol 133: 727 - 732.

[79] Jia, X. Y., F. Y. Wang, and C. Liu. 2011. [Study on the microleakage between the composite resin and cavity wall after Er,Cr: YSGG laser preparation]. Shanghai Kou Qiang Yi Xue 20: 577 - 583.

[80] Kadekaro, A. L., K. Wakamatsu, S. Ito, and Z. A. Abdel-Malek. 2006. Cutaneous photoprotection and melanoma susceptibility: Reaching beyond melanin content to the frontiers of DNA repair. Front Biosci 11: 2157 - 2173.

[81] Kaidbey, K. H., P. P. Agin, R. M. Sayre, and A. M. Kligman. 1979. Photoprotection by melanin—A comparison of black and Caucasian skin. J Am Acad Dermatol 1: 249 - 260.

[82] Kaidbey, K., B. Sutherland, P. Bennett et al. 2003. Topical glycolic acid enhances photodamage by ultraviolet light. Photodermatol Photoimmunol Photomed 19: 21 - 27.

[83] Kang, S., J. H. Chung, J. H. Lee et al. 2003. Topical N-acetyl cysteine and genistein prevent ultraviolet-light-induced signaling that leads to photoaging in human skin in vivo. J Invest Dermatol 120: 835 - 841.

[84] Karrer, S., R. M. Szeimies, U. Hohenleutner, A. Heine, and M. Landthaler. 1995. Unilateral localized basaliomatosis: Treatment with topical photodynamic therapy after application of 5-aminolevulinic acid. Dermatology 190: 218 - 222.

[85] Kasche, A., S. Luderschmidt, J. Ring, and R. Hein. 2006. Photodynamic therapy induces less pain in patients treated with methyl aminolevulinate compared to aminolevulinic acid. J Drugs Dermatol 5: 353 - 356.

[86] Katiyar, S. K., and C. A. Elmets. 2001. Green tea polyphenolic antioxidants and skin photoprotection (review). Int

J Oncol 18: 1307 – 1313.

[87] Kato, C. , Y. Taira, M. Suzuki, K. Shinkai, and Y. Katoh. 2011. Conditioning effects of cavities prepared with an Er,Cr: YSGG laser and an air-turbine. Odontology 100: 164 – 171.

[88] Kauvar, A. N. , and J. S. Dover. 2001. Facial skin rejuvenation: Laser resurfacing or chemical peel: Choose your weapon. Dermatol Surg 27: 209 – 212.

[89] Kelbauskiene, S. , N. Baseviciene, K. Goharkhay, A. Moritz, and V. Machiulskiene. 2011. One-year clinical results of Er,Cr: YSGG laser application in addition to scaling and root planing in patients with early to moderate periodontitis. Lasers Med Sci 26: 445 – 452.

[90] Kimura, M. , Y. Itoh, Y. Tokuoka, and N. Kawashima. 2004. Delta-aminolevulinic acid-based photodynamic therapy for acne on the body. J Dermatol 31: 956 – 960.

[91] Kligman, L. H. , and A. M. Kligman. 1986. The nature of photoaging: Its prevention and repair. Photodermatol 3: 215 – 227.

[92] Kligman, L. H. , and R. M. Sayre. 1991. An action spectrum for ultraviolet induced elastosis in hairless mice: Quantification of elastosis by image analysis. Photochem Photobiol 53: 237 – 242.

[93] Koch, R. , A. Neumueller, and G. O. Schenck. 1961. [Possibilities of the use of sensitizing and desensitizing supplements in radiation chemistry and radiation biology. Ⅱ. The effect of photodynamic sensitizers on tumor formation and acute lethality of roentgen-irradiated animals]. Strahlentherapie 114: 508 – 524.

[94] Kochevar, I. 1995. Molecular and Cellular Effects of UV Radiation Relevant to Chronic Photodamage. Blackwell Science, Cambridge, MA.

[95] Kohl, E. , and S. Karrer. 2011. Photodynamic therapy for photore-juvenation and non-oncologic indications: Overview and update. G Ital Dermatol Venereol 146: 473 – 485.

[96] Kopera, D. , J. Smolle, S. Kaddu, and H. Kerl. 2004. Nonablative laser treatment of wrinkles: Meeting the objective? Assessment by 25 dermatologists. Br J Dermatol 150: 936 – 939.

[97] Kornhauser, A. , R. R. Wei, Y. Yamaguchi et al. 2009. The effects of topically applied glycolic acid and salicylic acid on ultraviolet radiation-induced erythema, DNA damage and sunburn cell formation in human skin. J Dermatol Sci 55: 10 – 17.

[98] Kosmadaki, M. G. , and B. A. Gilchrest. 2004. The role of telomeres in skin aging/photoaging. Micron 35: 155 – 159.

[99] Kuijpers, D. I. , M. R. Thissen, C. A. Thissen, and M. H. Neumann. 2006. Similar effectiveness of methyl aminolevulinate and 5-aminolevulinate in topical photodynamic therapy for nodular basal cell carcinoma. J Drugs Dermatol 5: 642 – 645.

[100] Kulapaditharom, B. , and V. Boonkitticharoen. 1999. Photodynamic therapy for residual or recurrent cancer of the nasopharynx. J Med Assoc Thai 82: 1111 – 1117.

[101] Lang, S. , R. Baumgartner, R. Struck et al. 1995. [Photodynamic diagnosis and therapy of neoplasms of the facial skin after topical administration of 5-aminolevulinic acid]. Laryngorhinootologie 74: 85 – 89.

[102] Larsen, N. E. , C. T. Pollak, K. Reiner, E. Leshchiner, and E. A. Balazs. 1993. Hylan gel biomaterial: Dermal and immunologic compatibility. J Biomed Mater Res 27: 1129 – 1134.

[103] Leccia, M. T. , M. Yaar, N. Allen, M. Gleason, and B. A. Gilchrest. 2001. Solar simulated irradiation modulates gene expression and activity of antioxidant enzymes in cultured human dermal fibroblasts. Exp Dermatol 10: 272 – 279.

[104] Lee, T. K. , E. D. Baron, and T. H. Foster. 2008. Monitoring Pc 4 photodynamic therapy in clinical trials of cutaneous T-cell lymphoma using noninvasive spectroscopy. J Biomed Opt 13: 030507.

[105] Lindsay, R. M. , W. Smith, W. K. Lee, M. H. Dominiczak, and J. D. Baird. 1997. The effect of delta-gluconolactone, an oxidised analogue of glucose, on the nonenzymatic glycation of human and rat haemoglobin. Clin Chim Acta 263: 239 – 247.

[106] Linge, C. 1996. Relevance of in vitro melanocytic cell studies to the understanding of melanoma. Cancer Surv 26: 71 – 87.

[107] Lui, H. 1994. Photodynamic therapy in dermatology with porfimer sodium and benzoporphyrin derivative: An update. Semin Oncol 21: 11 - 14.

[108] Lui, H., and R. R. Anderson. 1992. Photodynamic therapy in dermatology. Shedding a different light on skin disease. Arch Dermatol 128: 1631 - 1636.

[109] Lui, H., and R. R. Anderson. 1993. Photodynamic therapy in dermatology: recent developments. Dermatol Clin 11: 1 - 13.

[110] Lui, H., S. Salasche, N. Kollias et al. 1995. Photodynamic therapy of nonmelanoma skin cancer with topical aminolevulinic acid: A clinical and histologic study. Arch Dermatol 131: 737 - 738.

[111] Manna, F., M. Dentini, P. Desideri et al. 1999. Comparative chemical evaluation of two commercially available derivatives of hyaluronic acid (hylaform from rooster combs and restylane from streptococcus) used for soft tissue augmentation. J Eur Acad Dermatol Venereol 13: 183 - 192.

[112] Maxwell, W. A., and C. O. Chichester. 1971. Photodynamic responses in Rhodotorula glutinis in the absence of added sensitizers. Photochem Photobiol 13: 259 - 273.

[113] Mermut, O., K. R. Diamond, J. F. Cormier et al. 2009. The use of magnetic field effects on photosensitizer luminescence as a novel probe for optical monitoring of oxygen in photodynamic therapy. Phys Med Biol 54: 1 - 16.

[114] Mitani, H., I. Koshiishi, T. Sumita, and T. Imanari. 2001. Prevention of the photodamage in the hairless mouse dorsal skin by kojic acid as an iron chelator. Eur J Pharmacol 411: 169 - 174.

[115] Montecucco, C., and G. Schiavo. 1993. Tetanus and botulism neurotoxins: A new group of zinc proteases. Trends Biochem Sci 18: 324 - 327.

[116] Morgan, A. R., A. Rampersaud, G. M. Garbo, R. W. Keck, and S..H. Selman. 1989. New sensitizers for photodynamic therapy: Controlled synthesis of purpurins and their effect on normal tissue. J Med Chem 32: 904 - 908.

[117] Morganti, P., C. Bruno, F. Guarneri et al. 2002. Role of topical and nutritional supplement to modify the oxidative stress. Int J Cosmet Sci 24: 331 - 339.

[118] Morton, C. A., R. M. MacKie, C. Whitehurst, J. V. Moore, and J. H. McColl. 1998. Photodynamic therapy for basal cell carcinoma: Effect of tumor thickness and duration of photosensitizer application on response. Arch Dermatol 134: 248 - 249.

[119] Muller, P. J., and B. C. Wilson. 2006. Photodynamic therapy of brain tumors—A work in progress. Lasers Surg Med 38: 384 - 389.

[120] Munker, R. 2001. Laser blepharoplasty and periorbital laser skin resurfacing. Facial Plast Surg 17: 209 - 217.

[121] Narurkar, V. A. 2009. Nonablative fractional laser resurfacing. Dermatol Clin 27: 473 - 478, vi.

[122] Newman, N., A. Newman, L. S. Moy et al. 1996. Clinical improvement of photoaged skin with 50% glycolic acid. A doubleblind vehicle-controlled study. Dermatol Surg 22: 455 - 460.

[123] Niwa, Y., and H. Akamatsu. 1991. Kojic acid scavenges free radicals while potentiating leukocyte functions including free radical generation. Inflammation 15: 303 - 315.

[124] Oikarinen, A. 1990. The aging of skin: Chronoaging versus photoaging. Photodermatol Photoimmunol Photomed 7: 3 - 4.

[125] Olivi, G., G. Chaumanet, M. D. Genovese, C. Beneduce, and S. Andreana. 2010. Er,Cr: YSGG laser labial frenectomy: A clinical retrospective evaluation of 156 consecutive cases. Gen Dent 58: e126 - 133.

[126] Olivo, M., H. Y. Du, and B. H. Bay. 2006. Hypericin lights up the way for the potential treatment of nasopharyngeal cancer by photodynamic therapy. Curr Clin Pharmacol 1: 217 - 222.

[127] Olsen, A., G. E. Siboska, B. F. Clark, and S. I. Rattan. 1999. N (6)-Furfuryladenine, kinetin, protects against Fenton reactionmediated oxidative damage to DNA. Biochem Biophys Res Commun 265: 499 - 502.

[128] Onay, E. O., H. Orucoglu, A. Kiremitci, Y. Korkmaz, and G. Berk. 2010. Effect of Er,Cr: YSGG laser irradiation on the apical sealing ability of AH Plus/gutta-percha and hybrid root seal/resilon combinations. Oral Surg Oral Med Oral Pathol Oral Radiol Endod 110: 657 - 664.

[129] Orenstein, A., J. Haik, J. Tamir et al. 2000. Photodynamic therapy of cutaneous lymphoma using 5-aminolevulinic acid topical application. Dermatol Surg 26: 765 - 769; discussion 769 - 770.

[130] Orenstein, A., G. Kostenich, H. Tsur, L. Kogan, and Z. Malik. 1995. Temperature monitoring during photodynamic therapy of skin tumors with topical 5-aminolevulinic acid application. Cancer Lett 93: 227 – 232.

[131] Orringer, J. S., S. Kang, T. M. Johnson et al. 2004. Connective tissue remodeling induced by carbon dioxide laser resurfacing of photodamaged human skin. Archives of dermatology 140: 1326 – 1332.

[132] Oxford, G. S., J. P. Pooler, and T. Narahashi. 1977. Internal and external application of photodynamic sensitizers on squid giant axons. J Membr Biol 36: 159 – 173.

[133] Pass, H. I. 1993. Photodynamic therapy in oncology: Mechanisms and clinical use. J Natl Cancer Inst 85: 443 – 456.

[134] Perussi, L. R., C. Pavone, G. J. de Oliveira, P. S. Cerri, and R. A. Marcantonio. 2012. Effects of the Er,Cr: YSGG laser on bone and soft tissue in a rat model. Lasers Med Sci 27: 95 – 102.

[135] Polte, T., and R. M. Tyrrell. 2004. Involvement of lipid peroxidation and organic peroxides in UVA-induced matrix metalloproteinase-1 expression. Free Radic Biol Med 36: 1566 – 1574.

[136] Pulkkinen, L., F. Ringpfeil, and J. Uitto. 2002. Progress in heritable skin diseases: Molecular bases and clinical implications. J Am Acad Dermatol 47: 91 – 104.

[137] Rabe, J. H., A. J. Mamelak, P. J. McElgunn, W. L. Morison, and D. N. Sauder. 2006. Photoaging: Mechanisms and repair. J Am Acad Dermatol 55: 1 – 19.

[138] Rattan, S. I., and B. F. Clark. 1994. Kinetin delays the onset of ageing characteristics in human fibroblasts. Biochem Biophys Res Commun 201: 665 – 672.

[139] Rijken, F., P. L. Bruijnzeel, H. van Weelden, and R. C. Kiekens. 2004. Responses of black and white skin to solar—simulating radiation: Differences in DNA photodamage, infiltrating neutrophils, proteolytic enzymes induced, keratino-cyte activation, and IL-10 expression. J Invest Dermatol 122: 1448 – 1455.

[140] Robert, C., A. M. Robert, and L. Robert. 2005. Effect of a preparation containing a fucose-rich polysaccharide on periorbital wrinkles of human voluntaries. Skin Res Technol 11: 47 – 52.

[141] Rook, A. H., G. S. Wood, M. Duvic et al. 2010. A phase Ⅱ placebo—controlled study of photodynamic therapy with topical hypericin and visible light irradiation in the treatment of cutaneous T-cell lymphoma and psoriasis. J Am Acad Dermatol 63: 984 – 990.

[142] Rosenthal, I. 1991. Phthalocyanines as photodynamic sensitizers. Photochem Photobiol 53: 859 – 870.

[143] Ryu, S. W., S. H. Lee, and H. J. Yoon. 2011. A comparative histological and immunohistochemical study of wound healing following incision with a scalpel, CO_2 laser or Er,Cr: YSGG laser in the Guinea pig oral mucosa. Acta Odontol Scand 70: 448 – 454.

[144] Rzany, B., H. Cartier, P. Kestemont et al. 2012. Correction of tear troughs and periorbital lines with a range of customized hyaluronic acid fillers. J Drugs Dermatol 11: 27 – 34.

[145] Sadick, N. S. 2003. Update on non-ablative light therapy for rejuvenation: A review. Lasers Surg Med 32: 120 – 128.

[146] Sakamoto, F. H., L. Torezan, and R. R. Anderson. 2010. Photodynamic therapy for acne vulgaris: A critical review from basics to clinical practice: Section Ⅱ. Understanding parameters for acne treatment with photodynamic therapy. J Am Acad Dermatol 63: 195 – 211; quiz 211 – 192.

[147] Schastak, S., Y. Yafai, W. Geyer et al. 2008. Initiation of apoptosis by photodynamic therapy using a novel positively charged and water-soluble near infra-red photosensitizer and white light irradiation. Methods Find Exp Clin Pharmacol 30: 17 – 23.

[148] Sharma, M. R., B. Werth, and V. P. Werth. 2011. Animal models of acute photodamage: Comparisons of anatomic, cellular and molecular responses in C57BL/6J, SKH1 and Balb/c mice. Photochem Photobiol 87: 690 – 698.

[149] Shindo, Y., E. Witt, D. Han, W. Epstein, and L. Packer. 1994. Enzymic and non-enzymic antioxidants in epidermis and dermis of human skin. J Invest Dermatol 102: 122 – 124.

[150] Singh, T., S. C. Chaudhary, P. Kapur et al. 2012. Nitric oxide donor exisulind is an effective inhibitor of murine photocarcinogenesis (dagger). Photochem Photobiol 88: 1141 – 1148.

[151] Smith, K. C., and G. D. Schachter. 2011. YSGG 2790 nm superficial ablative and fractional ablative laser treat-

ment. Facial Plast Surg Clin North Am 19: 253 - 260.

[152] Soter, N. 1995. Sunburn and Suntan: Immediate Manifestations of Photodamage. Blackwell Science, Cambridge, MA.

[153] Spikes, J. D. 1975. Porphyrins and related compounds as photodynamic sensitizers. Ann N Y Acad Sci 244: 496 - 508.

[154] Stables, G. I., M. R. Stringer, D. J. Robinson, and D. V. Ash. 1997. Large patches of Bowen's disease treated by topical. aminolaevulinic acid photodynamic therapy. Br J Dermatol 136: 957 - 960.

[155] Staneloudi, C., K. A. Smith, R. Hudson et al. 2007. Development and characterization of novel photosensitizer: scFv conjugates for use in photodynamic therapy of cancer. Immunology 120: 512 - 517.

[156] Stiller, M. J., J. Bartolone, R. Stern et al. 1996. Topical 8% glycolic acid and 8% L-lactic acid creams for the treatment of photodamaged skin. A double-blind vehicle-controlled clinical trial. Arch Dermatol 132: 631 - 636.

[157] Stranadko, E. F., M. I. Garbuzov, V. G. Zenger et al. 2001. [Photodynamic therapy of recurrent and residual oro-pharyngeal and laryngeal tumors]. Vestn Otorinolaringol: 36 - 39.

[158] Stringer, M. R., P. Collins, D. J. Robinson, G. I. Stables, and R. A. Sheehan-Dare. 1996. The accumulation of protopor-phyrin IX in plaque psoriasis after topical application of 5-aminolevulinic acid indicates a potential for superficial photodynamic therapy. J Invest Dermatol 107: 76 - 81.

[159] Szabo, G. 1959. Pigment Cell Biology. Academic Press, New York.

[160] Szeimies, R. M., P. Calzavara-Pinton, S. Karrer, B. Ortel, and M. Landthaler. 1996a. Topical photodynamic therapy in dermatology. J Photochem Photobiol B 36: 213 - 219.

[161] Szeimies, R. M., S. Karrer, A. Sauerwald, and M. Landthaler. 1996b. Photodynamic therapy with topical application of 5-aminolevulinic acid in the treatment of actinic keratoses: An initial clinical study. Dermatology 192: 246 - 251.

[162] Szeimies, R. M., T. Sassy, and M. Landthaler. 1994. Penetration potency of topical applied delta-aminolevulinic acid for photodynamic therapy of basal cell carcinoma. Photochem Photobiol 59: 73 - 76.

[163] Tajirian, A. L., and D. J. Goldberg. 2011. Fractional ablative laser skin resurfacing: A review. J Cosmet Laser Ther 13: 262 - 264.

[164] Tanzi, E. L., J. R. Lupton, and T. S. Alster. 2003. Lasers in dermatology: four decades of progress. J Am Acad Dermatol 49: 1 - 31; quiz 31 - 34.

[165] Tanzi, E. L., and Alster T. S. 2004. Comparison of a 1450 nm diode laser and a 1320 nm Nd: YAG laser in the treatment of atrophic facial scars: a prospective clinical and histologic study. Dermatol Surg, 30 (2 Pt 1): 152 - 157.

[166] Tegos, G. P., T. N. Demidova, D. Arcila-Lopez et al. 2005. Cationic fullerenes are effective and selective antimicrobial photosensitizers. Chem Biol 12: 1127 - 1135.

[167] Tierney, E., B. H. Mahmoud, D. Srivastava, D. Ozog, and D. J. Kouba. 2009. Treatment of surgical scars with nonablative fractional laser versus pulsed dye laser: A randomized controlled trial. Dermatol Surg 35: 1172 - 1180.

[168] Tolmasoff, J. M., T. Ono, and R. G. Cutler. 1980. Superoxide dismutase: Correlation with life-span and specific metabolic rate in primate species. Proc Natl Acad Sci U S A 77: 2777 - 2781.

[169] Tornaletti, S., and G. P. Pfeifer. 1996. UV damage and repair mechanisms in mammalian cells. Bioessays 18: 221 - 228.

[170] Trelles, M. A., X. Alvarez, M. J. Martin-Vazquez et al. 2005. Assessment of the efficacy of nonablative long-pulsed 1064 nm Nd: YAG laser treatment of wrinkles compared at 2, 4, and 6 months. Facial Plast Surg 21: 145 - 153.

[171] Trentham, D. E. 1986. Adverse reactions to bovine collagen implants. Additional evidence for immune response gene control of collagen reactivity in humans. Arch Dermatol 122: 643 - 644.

[172] Tsai, J. C., C. P. Chiang, H. M. Chen et al. 2004. Photodynamic Therapy of oral dysplasia with topical 5-aminolevulinic acid and light-emitting diode array. Lasers Surg Med 34: 18 - 24.

[173] Tsurumaki Jdo, N., B. H. Souto, G. J. Oliveira et al. 2011. Effect of instrumentation using curettes, piezoelectric ultrasonic scaler and Er, Cr: YSGG laser on the morphology and adhesion of blood components on root surfaces: A

SEM study. Braz Dent J 22: 185 - 192.

[174] Uitto, J., L. Pulkkinen, and F. Ringpfeil. 2002. Progress in molecular genetics of heritable skin diseases: The paradigms of epidermolysis bullosa and pseudoxanthoma elasticum. J Invest Dermatol Symp Proc 7: 6 - 16.

[175] Umegaki, N., R. Moritsugu, S. Katoh et al. 2004. Photodynamic therapy may be useful in debulking cutaneous lymphoma prior to radiotherapy. Clin Exp Dermatol 29: 42 - 45.

[176] Vayalil, P. K., A. Mittal, Y. Hara, C. A. Elmets, and S. K. Katiyar. 2004. Green tea polyphenols prevent ultraviolet light-induced oxidative damage and matrix metalloproteinases expression in mouse skin. J Invest Dermatol 122: 1480 - 1487.

[177] Vaziri, H., and S. Benchimol. 1996. From telomere loss to p53 induction and activation of a DNA-damage pathway at senescence: The telomere loss/DNA damage model of cell aging. Exp Gerontol 31: 295 - 301.

[178] Wang, F., L. A. Garza, S. Kang et al. 2007. In vivo stimulation of de novo collagen production caused by cross-linked hyaluronic acid dermal filler injections in photodamaged human skin. Arch Dermatol 143: 155 - 163.

[179] Weiss, R. A., A. C. Harrington, R. C. Pfau, M. A. Weiss, and S. Marwaha. 1999. Periorbital skin resurfacing using high energy erbium: YAG laser: Results in 50 patients. Lasers Surg Med 24: 81 - 86.

[180] Weiss, R. A., M. A. Weiss, and K. L. Beasley. 2002. Rejuvenation of photoaged skin: 5 years results with intense pulsed light of the face, neck, and chest. Dermatol Surg 28: 1115 - 1119.

[181] West, T. B., and T. S. Alster. 1998. Improvement of infraorbital hyperpigmentation following carbon dioxide laser resurfacing. Dermatol Surg 24: 615 - 616.

[182] Wiegell, S. R., and H. C. Wulf. 2006. Photodynamic therapy of acne vulgaris using 5-aminolevulinic acid versus methyl aminolevulinate. J Am Acad Dermatol 54: 647 - 651.

[183] Willis, I., and R. M. Earles. 2005. A new skin classification system relevant to people of African descent. J Cosmet Dermatol 18: 209 - 216.

[184] Wind, B. S., A. A. Meesters, M. W. Kroon et al. 2012. Formation of fibrosis after nonablative and ablative fractional laser therapy. Dermatol Surg 38: 437 - 442.

[185] Wolf, P., R. Fink-Puches, A. Reimann-Weber, and H. Kerl. 1997. Development of malignant melanoma after repeated topical photodynamic therapy with 5-aminolevulinic acid at the exposed site. Dermatology 194: 53 - 54.

[186] Wolf, P., E. Rieger, and H. Kerl. 1993. Topical photodynamic therapy with endogenous porphyrins after application of 5-aminolevulinic acid. An alternative treatment modality for solar keratoses, superficial squamous cell carcinomas, and basal cell carcinomas? J Am Acad Dermatol 28: 17 - 21.

[187] Wolff, K., L. Goldsmith, S. Katz, B. Gilchrest, A. Paller, and D. Leffell. 2008. Fitzpatrick's Dermatology in General Medicine, 7th edition. 286. New York: McGraw Hill.

[188] Wu, L. Y., X. Q. Zheng, J. L. Lu, and Y. R. Liang. 2009. Protective effect of green tea polyphenols against ultraviolet B-induced damage to HaCaT cells. Hum Cell 22: 18 - 24.

[189] Yasui, H., and H. Sakurai. 2003. Age-dependent generation of reactive oxygen species in the skin of live hairless rats exposed to UVA light. Exp Dermatol 12: 655 - 661.

[190] Yavari, H. R., S. Rahimi, S. Shahi et al. 2010. Effect of Er, Cr: YSGG laser irradiation on Enterococcus faecalis in infected root canals. Photomed Laser Surg 28 Suppl 1: S91 - S96.

[191] Yin, R., F. Hao, J. Deng, X. C. Yang, and H. Yan. 2010. Investigation of optimal aminolaevulinic acid concentration applied in topical aminolaevulinic acid-photodynamic therapy for treatment of moderate to severe acne: A pilot study in Chinese subjects. Br J Dermatol 163: 1064 - 1071.

[192] Young, L. C., J. B. Hays, V. A. Tron, and S. E. Andrew. 2003. DNA mismatch repair proteins: Potential guardians against genomic instability and tumorigenesis induced by ultraviolet photoproducts. J Invest Dermatol 121: 435 - 440.

[193] Zeisser-Labouebe, M., N. Lange, R. Gurny, and F. Delie. 2006. Hypericin-loaded nanoparticles for the photodynamic treatment of ovarian cancer. Int J Pharm 326: 174 - 181.

[194] Zhang, J., L. Deng, J. Yao et al. 2011. Synthesis and photobiological study of a novel chlorin photosensitizer BCPD-18MA for photodynamic therapy. Bioorg Med Chem 19: 5520 - 5528.

11 紫外线辐射诱导的免疫抑制

11.1 引 言

约 40 年前，Margaret Kripke 及其同事首次描述了紫外线辐射（ultraviolet radiation，UVR）暴露后短时间内对抗原产生免疫应答的抑制作用。他们发现，当将具有高度抗原性的肿瘤细胞植入已经接受过照射的小鼠中时，细胞不会像预期的那样被排斥，而是长成肿瘤。后来证明，这是由免疫介导的具有抗原特异性的持久性抑制作用（Kripke，1981）。这些结果激发了皮肤生物学家和免疫学家的兴趣，并由此产生了相关的新想法及新发现。尽管取得了相当大的进展，但 UVR 可能导致免疫反应发生变化的确切机制目前尚未完全清楚，也没有统一的认识。

位于或接近皮肤表面的几种生色团是这一过程的启动者，其吸收紫外线后，可能通过若干种途径，最终产生各种抗原特异性免疫调节性细胞和抑制免疫的介质。尽管受到尚未证实的各种因素影响，但大量的实验已经证明这些生色团或通路在这些反应中是非常重要的。这些变量包括紫外线光源本身（光谱、剂量、强度、暴露频率、被照射体的面积、暴露时间和抗原应用的时间长度）、抗原（无论新旧、类型、数量、施用途径、宿主物种和菌株）以及产生的免疫应答（先天的、T 细胞介导的、B 细胞介导的、皮肤或内部器官中的）。研究者通过在小鼠模型中深度干预、使用转基因品种或者体外实验得到许多与紫外线诱导的免疫抑制有关的信息。由于道德因素、伦理因素和实际原因，许多实验还不能在人类受试者中测试，但是，在已有试验中，我们可以推导出相似的结论。

在本章中，我们将首先描述生色团和免疫介质的产生，然后将介绍抗原直接应用于受照部位（称为局部紫外线诱导的免疫抑制）和抗原应用于远离 UVR 部位（称为全身紫外线诱导的免疫抑制）的反应机制。在得出结论之前，我们应当先考虑下调免疫力对于人类健康的利弊。

11.2 生色团和免疫调节剂的诱导

地面上太阳光中 UVR 波长的覆盖范围在 290～400 nm，分为 UVB（290～320 nm）和 UVA（320～400 nm）波段，后者又分为 UVA I（340～400 nm）和 UVA II（320～340 nm）。在夏季晴朗的日子，UVB 大约构成陆地 UVR 的 6%。这个百分比随纬度、海拔高度、一年中的季节、一天中的时间、云层覆盖、空中污染和表面反射等因素变化而变化。UVB 对皮肤层的穿透力差，几乎全部被表皮吸收。而 UVA 则可以进一步穿透并到达真皮甚至皮下层。迄今为止几乎所有的证据都表明，存在于表皮及可能在真皮中的生色团，是接收紫外线照射后启动免疫抑制所必需的。而 UVR 不太可能直接影响血液或皮肤淋巴循环中的免疫细胞。

UV 诱导免疫抑制作用谱的产生可以为哪种生色团参与该作用提供线索。这种作用光谱于 1983 年构建，用不同波长的 UVR 照射小鼠，然后在未照射的远处应用接触性致敏剂，几天后用激发接触性致敏剂，随后测量接触性超敏反应（contact hypersensitivity，CHS）。在这种反应中全身抑制的峰值效应在 260～280 nm（De Fabo 和 Noonan，1983）。然而，最近在老鼠身上的研究显示出更加复杂的结果。除 UVB 外，UVA I 也引起 CHS 和迟发型超敏反应（delayed type hypersensitivity，DTH）的全身性抑制，但与剂量反应为线性的 UVB 情况不同，无论是低剂量还是高剂量，其对 UVA I UVR 诱导的免疫抑制 UVA 的剂量反应呈钟形，在低剂量和高剂量处均无抑制效应（Halliday 等，2012）。Halliday 等人已经建立了一个用于局部抑制对镍的记忆性 CHS 反应作用光谱（Halliday 等，2012），并且发现了两个有效峰值：一个是在 300 nm 的 UVB 波段，另一个是在 370 nm 的 UVA I 波段。

因此，目前的情况虽不清楚，但是在暴露于自然日光下的 UVB 和 UVA 波长范围之后，与其所致的免疫抑制相关的生色团可能不止一个。以下我们会对大多数生色团做更详细的阐述。

11.2.1　DNA

在皮肤中，UVR 主要由 DNA 吸收。机体暴露于 UVR 后将导致特定的 DNA 损伤。在 UVB 照射之后，将形成环丁烷嘧啶二聚体（cyclobutane pyrimidine dimers，CPDs）和嘧啶（6－4）嘧啶酮光产物［pyrimidine（6－4）pyrimidone photoproducts，6－4 PPs］，如果未修复它们将形成在许多皮肤肿瘤中发现的"UVB 特征"突变。在 UVA 照射后，活性氧（ROS）碱氧化诱导产物如 8－氧化-7,8－二氢鸟嘌呤的生成对非 DNA 生色团有激发作用。最近，UVA I 辐射被证明可以导致 CPD 的形成（但不是 6－4 PPs），并且它们的数量随着表皮深度的增加而增加，而在 UVB 照射后随之减少（Tewari，Sarkay 和 Young，2012）。

20 世纪 90 年代，研究者们在小鼠中进行的一系列实验表明，紫外线诱导的 DNA 损伤对免疫抑制的诱导至关重要。照射小鼠，然后在未照射的部位局部使用接触性致敏剂，几天后在小鼠耳朵上用接触性致敏剂进行刺激，结果观察到耳朵 CHS 抑制（通过耳肿胀程度测量）。然而，如果照射的小鼠在致敏步骤之前，用含有二聚体特异性切除修复酶（T4 内切核酸酶 V）或二聚体特异性光化酶的脂质体处理修复 CPD，则后续 CHS 不会被抑制（Vink 等，1998）。

DNA 损伤将产生一系列的细胞因子，如白细胞介素-6（IL-6）、白细胞介素-1（IL-1）和肿瘤坏死因子-α（TNF-α），以及其他免疫介质，如血小板活化因子（PAF）、前列腺素 E_2（PGE_2）和组胺，它们对皮肤内的几种细胞群具有显著的作用（参见第 11.3 节）。有趣的是，IL-12、IL-18 和 IL-23 都显示出能减少对皮肤 DNA 损伤的作用，从而防止 UVR 后的免疫抑制（Schwarz 和 Schwarz，2011）。它们被认为是通过诱导或激活核苷酸的切除修复来实现这一过程的。IL-12 和 IL-23 的另一个作用则是抑制调节性 T 细胞（Tregs）的活性（参见第 11.3.1 节）（Schwarz 和 Schwarz，2011）。

11.2.2　尿刊酸（Urocanic Acid，UCA）

尿刊酸（UCA）是表皮上层富含组氨酸的丝聚蛋白被切割产生的组氨酸反式异构体。反式- UCA 以高浓度在表皮积聚（人体表皮至少 6 nmol/cm²），因为在该部位不存在使其分解代谢的尿素酶。反式- UCA 对于维持有效的表皮屏障功能至关重要，并且也是主要的表皮生色团。通过吸收 UVR，它以剂量依赖性方式转化为顺式异构体，直到达到大约 60% 顺式- UCA 的光稳定状态。反式至顺式异构化的作用光谱在小鼠皮肤中为 300～315 nm 峰值处，在人皮肤中为 280～310 nm 峰值处。在暴露于 UVA I 和 UVA II 辐射之后，顺式- UCA 会发生一些光异构化。在 UVR 照射后，顺式- UCA 在人类受试者的表皮中至少保留 2 周，在此期间逐渐恢复到正常水平。单次接触后，它在真皮中也会存在数周，在血液中存在 1～2 天，大约 2 周后从尿中排出。这些性质也被 Gibbs、Tye 和 Norval（2008）提及。

de Fabo 和 Noonan（1983）首次提出顺式- UCA 作为紫外线诱导免疫抑制的引发剂。这基于其在表皮中的表面位置、其吸收光谱与辐射小鼠中 CHS 抑制作用谱的相似性及其光化学性质（de Fabo 和 Noonan，1983）。早期，顺式- UCA 作为唯一的物质用于模拟许多 UVR 对小鼠免疫力的下调作用（Norval 和 El-Ghorr，2002）。另外，如果在 UVR 照射并使用复合蛋白之前，使用顺式- UCA 单克隆抗体处理小鼠，DTH 的预期抑制效果会被消除（Gibbs，Tye 和 Norval，2008）。

目前尚不清楚顺式-UCA 作为免疫反应抑制剂的机制及生效部位。可能有一系列介质和细胞群体参与，这些可能包括 ROS 的产生、氧化性 DNA 损伤和 PAF 及 PGE_2 的释放，之后进一步与 5-羟色胺

（5HT-2A）受体结合，从而激活其对肥大细胞的作用并释放抗炎细胞因子，诱导角质形成、细胞凋亡和细胞生长停滞，并刺激神经肽的产生，从而导致肥大细胞的激活甚至可能发生迁移（Gibbs，Tye 和 Norval，2008；Sreevidya 等，2010；Kaneko 等，2011）。

11.2.3 质膜磷脂

细胞膜结合生长因子受体的聚集和随后的内化已被确定为在 UVB 诱导的免疫抑制中的起始事件（Rosette 和 Karin，1996）。这种变化只在细胞核外发生，因此不涉及 DNA。在细胞质中发现的色氨酸被看作参与这种应激反应的生色团。通过 UVR，色氨酸可形成许多用作芳基烃（AhR）配体的光产物（Krutmann，Morita 和 Chung，2012）。AhR 信号传导途径的激活可增加许多基因的转录，包括环氧合酶-2，继而可以上调 PAF 和 PGE_2 的产生及细胞因子的释放。

11.2.4 7-脱氢胆固醇

吸收 UVB 后，皮肤中的 7-脱氢胆固醇转化为维生素 D_3 前体，然后通过热反应异构化成维生素 D_3（胆钙化醇）。大部分维生素 D_3 在肝脏中逐步羟基化为 25-羟基维生素 D_3 [25(OH)D]，然后在肾脏中转化为 1,25-二羟基维生素 D_3 [1,25(OH)$_2$D]，即活性形式的维生素 D。除此之外，一些证据表明，在 UVR 暴露 16 小时后，可在皮肤内形成 1,25(OH)$_2$D（Bouillon 等，2008）。

所有的免疫细胞都表达维生素 D 受体（VDR），并且其配体结合信号能改变超过 200 个基因的转录。皮肤中的 1,25(OH)$_2$D 激活先天性免疫反应，例如，抗微生物肽的产生，可增强微生物杀伤作用，并刺激巨噬细胞的分化和吞噬作用。在皮肤及其引流淋巴结中，1,25(OH)$_2$D 抑制适应性免疫应答主要通过减少共刺激分子的表达、抑制 IL-12 分泌和增加 IL-10 来阻断髓样树突状细胞的产生（Hart，Gorman 和 Finlay-Jones，2011）。目前已经报道了 1,25(OH)$_2$D 对 T 细胞的直接作用，包括抑制 T 辅助细胞 1（Th1）分泌 IFN-γ，以及通过大量产生 IL-4、IL-5 和 IL-10 来刺激 Th2 细胞发育，并增加 IL-10 产生调节性 T 细胞（Tregs）的数量（Hart，Gorman 和 Finlay-Jones，2011）。局部 1,25(OH)$_2$D 可以增强引流淋巴结中 $CD4^+$、$CD25^+$ 细胞的调节活性。

紫外线诱导的维生素 D 对紫外线照射后免疫抑制的作用尚不清楚。缺乏对 VDR 或 CYP27B1 的研究 [将 25(OH)D 转化为 1,25(OH)$_2$D 的酶] 的小鼠，应该有助于解决这个问题。然而，这些小鼠具有严重的发育问题和皮肤生理学异常，因此不能可靠地帮助确定维生素 D 的作用。关于这个问题，目前最重要的问题是，确定补充维生素 D 是否可以降低缺乏 UVR 暴露相关疾病的风险（参见第 11.5.5 节，Hart，Gorman 和 Finlay-Jones，2011）。

11.3 局部免疫抑制机制

受照射部位的皮肤生色团吸收紫外线后，免疫介质（如 PAF、组胺、PGE_2、白细胞介素和其他细胞因子）的产生对局部几种细胞群增殖及其对抗原应答的能力具有深远影响。在下面的章节中，我们将描述其中的三大类，这个过程如图 11.1 所示。最终结果是在引流淋巴结中 T 细胞和 B 细胞的相互作用发生改变，并产生抗原特异性调节细胞，这些细胞能够自身产生免疫抑制因子或刺激其他类型的细胞释放免疫抑制细胞因子。

11.3.1 朗格汉斯细胞的作用

早在 1980 年，Toews、Bergstresser 和 Streilein 就揭示了 UVR 可显著改变朗格汉斯细胞（LCs）（Toews，Bergstresser 和 Streilein，1980）。这些细胞通常在表皮中形成树突网络并在与抗原接触时迁移到引流淋巴结。它们移动时在功能上和表型上逐渐趋于成熟。紫外线照射后，这种网络会丢失，并在一个主要由 TNF-α 刺激的过程中，一部分 LCs 迁移至照射部位皮肤引流的淋巴结。有证据表明，如果在

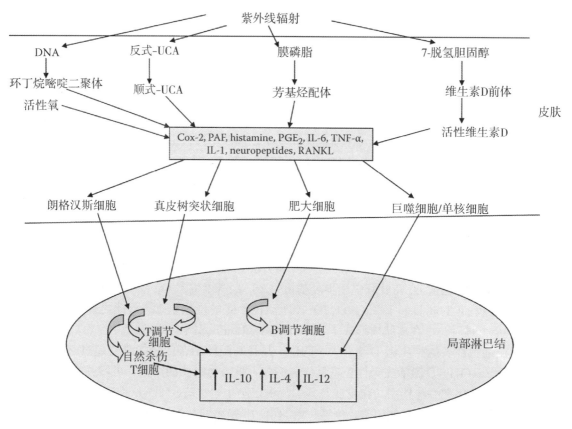

图 11.1　导致局部紫外线诱导的免疫抑制步骤的简述

暴露的短时间内将抗原应用于照射部位，引流淋巴结中的 T 细胞将会应答失衡，同时抑制 T 辅助细胞因子 1 的产生并促进免疫抑制细胞因子 IL-10 和 IL-4 的表达（Simon 等，1992）。使用接触致敏剂时引流淋巴结中 CD11c$^+$ 细胞（主要是树突细胞）的 IL-12 表达会增加，而在 UV 照射部位应用致敏剂时 IL-12 的表达不会上调（Toichi 等，2008）。

长久以来，LC 被认为是皮肤的主要抗原呈递细胞，负责启动对外源性刺激的免疫反应。最近，这种观点已经发生了变化，认为其主要功能是激活引流淋巴结中的调节细胞（Romani，Brunner 和 Stingl，2012）。Fukunaga 等人（2010）表明，因 UVR 和抗原刺激而迁移至引流淋巴结的 LCs 可以激活自然杀伤 T 细胞（NKT）以产生 IL-4。尽管 NKT 细胞表达 T 细胞（CD4，ab-TCR）和 NK 细胞（NK1.1，DX5）的表面标志物，但其并不识别抗原 - MHC 复合物，而是被 CD1 所呈递的脂质抗原激活。其他研究表明，受到紫外线损伤但仍然存活的 LC 可以在引流淋巴结中诱导调节性 T 细胞（Maeda 等，2008）。这种 UVR - 调节性 T 细胞的表型为：CD4$^+$、CD25$^+$、CTLA-4$^+$、CD62L$^+$、FoxP3$^+$、neuropilin$^+$，并且通常被认为具有抗原特异性。它们在活化时释放 IL-10，对抗原呈递细胞具有细胞毒性作用，并且可抑制其他类型免疫刺激性 T 细胞的活化及细胞因子的产生和增殖（Schwarz 和 Schwarz，2010）。这些调节性 T 细胞一旦生成便在体内持续存在，可导致耐受，因此，如果在将来遇到相同的抗原，免疫应答将继续受到抑制。

为了进一步阐述这个已经很复杂的机制，人们对于 LC 在紫外线诱导免疫抑制中的猜想做了很多验证。事实上，至少在小鼠身上，与 LC 相比，Langerin$^+$ 真皮树突状细胞在这方面才是至关重要的（Wang，Jameson 和 Hogquist，2009），但是这种细胞在人类皮肤中的研究还没有被阐释过。

11.3.2　肥大细胞的作用

肥大细胞存在于所有器官靠近神经和血管的部位，并为整合其产生的可溶性介质、神经、血流变化与免疫细胞之间的炎症反应提供通路。肥大细胞在与 IgE 结合时是促进炎症的。但是，这取决于环境，所以肥大细胞既可以是负面的也可以是正面的免疫调节剂。因为它们可以控制免疫反应的强度，所以也被描述为多功能和可调节的。

皮肤中肥大细胞的数量会因致红斑的 UV 照射而产生动态变化。小鼠照射后 6 小时，肥大细胞密度迅速增加，并且在皮肤中达到峰值；随后它们通过 CXCR4-CXCL12 依赖性途径在 24 小时后迁移到皮肤引流淋巴结（Ullrich 和 Byrne，2011）。对于皮肤中被紫外线照射激活的肥大细胞而言，有几种信号是必需的，如神经肽、顺式-UCA 和 PAF；另一方面，对于皮肤中肥大细胞的活化而言，除了长期暴露于低剂量 UVR 外，1,25(OH)$_2$D 也是必要的。活化的肥大细胞的免疫调节产物包括 TNF-α、组胺和 IL-10（Ullrich 和 Byrne，2011；Hart，Gorman 和 Finlay-Jones，2011），它们中的每一种都可以作用于抗原呈递细胞和 T 淋巴细胞而促进机体的免疫抑制。CXCR4$^+$ IL-10$^+$ 肥大细胞从紫外线照射的皮肤部位迁移至淋巴结的 B 细胞区，在那里它们通过 IL-10 依赖性过程来抑制 T 依赖性抗体应答，包括降低 T 滤泡辅助细胞的功能并抑制生发中心形成（Chacon-Salinas 等，2011）。

根据激活刺激的强度（高剂量或低剂量 UVR）及其位置，肥大细胞释放的产物有所不同。考虑到它们更传统的作用，肥大细胞也可以帮助调节 UVR 诱导的皮肤血管和细胞的炎症反应。

11.3.3 巨噬细胞/单核细胞的作用

在皮肤暴露于 UVR 后，特殊的巨噬细胞/单核细胞群（F4/80$^+$ CD11c$^-$）会渗入皮肤。它们首先出现在真皮中，然后出现在表皮中。在照射部位使用接触致敏剂 3 小时后，它们迁移到引流淋巴结处（Toichi 等，2008）。这种细胞能够释放 IL-10，因此被认为参与紫外线诱导的免疫抑制。

11.4　全身性免疫抑制机制

如上所述，由 UVR 引起的局部免疫抑制可能反映抗原呈递细胞对抗原的低效处理，抗原呈递细胞最初位于紫外线照射的部位，随后迁移至引流淋巴结。然而，就 UVR 引起的全身性免疫抑制而言，其对应用于远处非照射位点的抗原的应答减少，但免疫通路尚不清楚。下面几节将概述这些可能性，如图 11.2 所示。

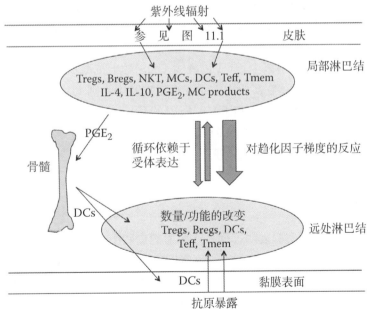

图 11.2　与全身紫外线诱导的免疫抑制相关的细胞和介质

11.4.1　树突状细胞在骨髓、紫外线照射的无淋巴结引流的皮肤处的变化

有人认为非照射位点处的树突细胞发生改变，使得它们具有改变抗原呈递的能力，这与紫外线照射

位点的树突细胞类似，它们刺激已减少的效应 T 细胞应答并诱导产生抗原特异性的调节性 T 细胞。在小鼠非照射位点淋巴结的研究中，结果有所不同，其中一些表明产生了较低水平的 IL-12（或无活性 IL-12 p40 同二聚体）的树突细胞富集群体，因此在抗原呈递时效率低（Ullrich 和 Byrne，2012）。尽管在某些模型中有作用，但 UVR 诱导的系统性免疫抑制的主要缺陷可能并不总是与远离紫外线照射的皮肤淋巴结中未成熟或功能受损的抗原呈递细胞有关。紫外线照射部位产生的可溶性介质或紫外线照射部位的淋巴结诱导的调节性细胞可能具有远距离免疫效应。UVR 诱导的调节性 T 细胞可以将抗原呈递细胞从刺激状态表型"切换"到调节表型（Schwarz 和 Schwarz，2011）。类似地，UVR 诱导的调节性 T 细胞可以通过体内组织树突细胞重新编程的迁移反应从淋巴结移动到外周组织（Schwarz 等，2011）。

可诱发红斑的 UVR 还可刺激来自骨髓的不良免疫原性树突细胞的产生（Ng 等，2010）。在最初的研究中，照射小鼠后 3 天，在含有刺激树突细胞分化生长因子的培养基中培养 7 天并收获骨髓细胞，评估其启动能力。紫外线照射后 10 天内收集骨髓细胞时，可观察致诱导不良的树突状细胞的产生。在紫外线照射之前，如果用吲哚美辛（一种环氧合酶抑制药）处理小鼠，将检测不到紫外线照射对骨髓树突状细胞祖细胞的影响（Ng 等，2010）。此外，应用 PGE_2 的小鼠的骨髓产生了免疫原性差的树突细胞。因此，PGE_2 可直接或间接调节骨髓中的树突细胞祖细胞。实际上，许多研究表明 PGE_2 在 UVR 诱导的系统性免疫抑制中具有重要作用，角质形成细胞产生的 PGE_2 参与 UVR 抑制的 CHS 反应（Hart，Gorman 和 Finlay-Jones，2011）。PGE_2 与角质形成细胞上的前列腺素 E 受体亚型 4（EP4）的结合可以调节 RANKL（NF-κB 配体的表皮受体激活剂）的表达（Soontrapa 等，2011）。这激活了表达 RANK（RANKL 受体）的表皮树突状细胞，并随后导致这些细胞迁移到引流淋巴结（Loser 等，2006）。一旦到达，它们就会刺激调节性 T 细胞的扩散。

与其他免疫改变相比，紫外线诱导的骨髓中树突状细胞祖细胞的变化可以提供更持久的反应，因为骨髓是造血细胞发育的场所，随后会迁移至外周血并且在炎症反应中补充死亡消耗的细胞。

11.4.2 皮肤肥大细胞的作用

Hart 等人首次报道了皮肤肥大细胞在 UVR 诱导的全身性免疫抑制中的下调作用（1998）。这个研究小组证明 UVR 易感小鼠（只需要低 UVR 剂量来抑制 CHS）在背部皮肤中的真皮肥大细胞的数量显著减少，而相对 UVR 抗性的品系（需要更高的 UVR 剂量用于抑制 CHS）具有更多的真皮肥大细胞数量。此外，在皮肤肥大细胞减少的小鼠中，UVR 减少 CHS 对半抗原反应的能力下降。如果在紫外线照射之前，将来源于骨髓的肥大细胞在实验中重组于小鼠皮肤中，则 UVR 的抑制能力得以恢复。现在有几个研究小组证实，肥大细胞对 UVB 和 UVA 照射的反应有控制作用（Hart，Gorman 和 Finlay-Jones，2011；Ullrich 和 Byrne，2012）。在 Hart 等人（1998）最初的实验中，UVR 抑制局部 CHS 对半抗原的反应并未因真皮肥大细胞的缺少而改变。因此，与局部紫外线诱导的免疫抑制相比，肥大细胞可能在系统中发挥不同甚至更重要的作用（参见第 11.3.2 节）。

11.4.3 NKT 细胞的作用

如第 11.3.1 节所述，最近的实验表明，紫外线照射的皮肤中 LC 与 NKT 细胞会迁移至引流淋巴结的同一位置，这导致 IL-4（一种可抑制 Th1 免疫的细胞因子）的产生增加（Fukunaga 等，2010）。前文已说明 IL-4 与系统免疫抑制相关（Ullrich 和 Byrne，2012）。通过缺乏 LCs 的小鼠经 UVR 诱导不能产生系统免疫抑制，如果将 UV 照射小鼠中的 LC 移植至缺乏 NKT 细胞（$CD1^{-/-}$ 或 $Ja18^{-/-}$）的小鼠中，或者应用抗 IL-4 抗体处理小鼠（Fukunaga 等，2010），更能说明该途径的重要性。这些结果与先前的报道一致。报道表明，从暴露于慢性 UVR 的小鼠的脾中转移 NKT 细胞抑制了受体小鼠的免疫应答（Ullrich 和 Byrne，2012）。紫外线对皮肤的伤害可能会改变与 $CD1^+$、LCs 结合的糖脂的结构，糖脂一旦迁移到淋巴结就会刺激 NKT 细胞产生免疫调节因子 IL-4。

11.4.4 调节性 T、B 细胞的作用

如第 11.4.1 节所述，调节性 T 细胞可能由 UVR 损伤的树突状细胞（可能会导致树突状细胞 DNA、膜脂和蛋白质的氧化损伤）诱导，是将抗原呈递给引流淋巴结中细胞的次优选择。通过 CD62L 的表达，这些调节性 T 细胞积累在淋巴结而不是在皮肤中；它们在防止免疫应答的诱导方面是有效的，但是在控制炎症应答（如引发 CHS 应答）方面效果较差。然而，UVR 诱导的调节性 T 细胞可以通过皮肤树突状细胞重新编码（Schwarz 等，2011），并且在体内控制疾病方面可能比最初认为的更有效。并非所有引起紫外线照射的皮肤淋巴结中的 UV 诱导的 CD4$^+$ 调节性 T 细胞都是抗原特异性的。Gorman 等人（2007）证实，来自紫外线照射的皮肤引流淋巴结的 CD4$^+$、CD25$^+$ 细胞可抑制对新抗原在体外和体内的免疫应答。由于局部应用 1,25(OH)$_2$D 导致相同的结果（Hart，Gorman 和 Finlay-Jones，2011），UVR 治疗使皮肤的引流淋巴结中 CD4$^+$、CD25$^+$ 细胞的调节活性增强可能是 UVR 诱导维生素 D$_3$ 产生造成的。

在暴露于能引起红斑的 UVR 的皮肤淋巴结引流部位也发现了 IL-10 分泌调节性 B 细胞（Byrne 和 Halliday，2005）。这些细胞能抑制树突状细胞功能。有证据表明 PAF 和血清素与调节性 B 细胞的激活有关（Ullrich 和 Byrne，2012）。

并非所有被 UVR 抑制的反应都与调节性 T 细胞或调节性 B 细胞的诱导有关。在先前的紫外线照射皮肤引起的过敏性呼吸道疾病减少的小鼠气管和呼吸道引流淋巴结中，已经记录到更少的效应 CD4$^+$、CD25$^+$ 细胞，但没有识别到 UVR 诱导的具有调节特性的细胞（McGlade 等，2010）。类似地，在用多个低剂量 UV 照射的小鼠中，在没有调节性 T 细胞的情况下，CHS 反应减少（Rana 等，2008）。在这些模型中，在 UV 照射的小鼠中，较少记忆 T 细胞会对较小的活化 T 细胞池做出反应，并进而有所发展。似乎还有其他 UVR 诱导调节细胞类型尚未确定。

11.5 UV 诱导的免疫抑制对人类疾病的影响

紫外线和抗原暴露后的免疫抑制对人体健康有一定的害处及益处。这些在图 11.3 中有所概述，并在以下各节中进行介绍。

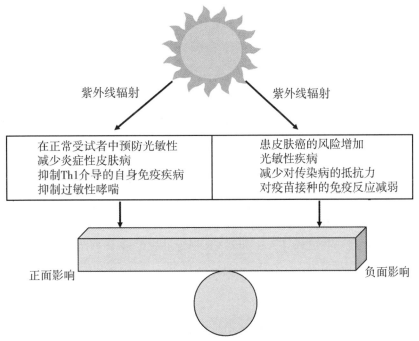

图 11.3 太阳紫外线辐射对人类健康潜在的正面和负面影响

11.5.1　光过敏

UVR 照射之后免疫抑制的一个好处可能在于：由于 UVR 的诱变活性，从而预防皮肤中产生的任何新抗原引起的炎性变态反应。然而，有一些光过敏疾病与 UVR 或可见光照射后的皮肤反应异常有关。其中最常见的是多形性光疹（polymorphic light eruption，PLE）。它被归类为特发性（免疫性）疾病，5%～20% 的欧洲和北美人群患有此病。这种疾病的特征是，在阳光暴露下的身体部位上出现红色、发痒的皮疹。激发 PLE 症状的最有效波长尚不清楚，并且可能因人而异，同时也取决于太阳光的剂量和光谱。尽管紫外线照射量在不同纬度有所不同，但最近的一项欧洲调查显示 PLE 患病率没有纬度梯度。

迄今为止公布的证据表明，PLE 病人通过过敏反应（一种 DTH 形式）对阳光诱导的新抗原产生应答；也就是说，他们缺乏免疫抑制的能力。相关机制尚不明确，但应该是因为与正常受试者相比，这些病人的中性粒细胞和抑制性巨噬细胞迁移到暴露皮肤部位和 LC 迁离暴露皮肤部位的较少（Wolf，Byrne 和 Wackernagel，2009）。促进细胞因子反应增强可能会使暴露部位局部的神经内分泌信号发生改变。与正常人相比，PLE 的进一步变化是其中 UVR 耐受（长期免疫无反应）的能力受损。

然而，也许能够推测 PLE 受试者具有的一个优点是皮肤癌的发病率降低，因为阳光是皮肤癌主要环境诱因，而暴露于阳光之后 PLE 病人缺乏免疫抑制。在一项前瞻性病例对照研究中发现该推测是正确的，其中皮肤癌病人的 PLE 患病率为 7.5%，而对照组性别、年龄相同的无皮肤癌病人的患病率为 21.4%（Lembo 等，2008）。第 11.5.3 节讨论了与皮肤癌有关的紫外线诱导免疫抑制的有害后果。

光过敏的另一个例子是炎症性自身免疫性疾病红斑狼疮（lupus erythematosus，LE）。其皮肤损伤主要出现在阳光暴露下的身体部位，并由 280～340 nm 的紫外线引起（Lehmann 等，1990）。皮肤损伤可以是红色鳞状斑块，持续数月后消散，伴或不伴瘢痕形成；或者呈现分布更广的光敏状态。虽然 LE 的许多症状反映了这种疾病的系统性，但 LE 病人皮肤中 UVR 的作用与健康受试者不同。将 LE 病人暴露于 UVR 时，表皮角质形成，细胞发生凋亡，导致细胞表面自身抗原聚集。可能是因为巨噬细胞功能受损导致这些细胞的清除延迟（Chen 等，2011）。凋亡细胞的积聚导致促炎因子如 TNF-α 的局部释放，并伴随着炎症斑块的发展。进一步的免疫变化反映了调节性 T 细胞和肥大细胞的特性。与其他慢性炎症疾病相比，TNF-α 抑制调节性 T 细胞的功能，并且 LE 皮肤损伤中的调节性 T 细胞数量减少。另一方面，与正常皮肤相比，肥大细胞的数量在皮肤 LE 病变病人中增加了一倍。通过释放来自角质形成细胞的 IL-15 和趋化因子（CV-C 基序）配体 5（两者都是公认的肥大细胞的趋化因子），可以诱导肥大细胞的浸润（van Nguyen 等，2011）。

11.5.2　炎性皮肤疾病

牛皮癣和特应性皮炎是最常见的两种炎性皮肤病。它们的特征在于角质形成细胞的增殖和异常分化，表皮屏障缺陷在银屑病中，炎症树突状细胞与 Th1/Th17 细胞一起浸润在特应性皮炎中，Th2/Th22 细胞浸润（Guttman-Yassky，Nograles 和 Krueger，2011）。为了改善夏季症状，维生素 D 的局部应用和窄波段 UVB（311～313 nm）下暴露已成功用于治疗这些疾病。UVB 光疗可以增加维生素 D 水平，而这又是可免疫调节的，并且可以促进抗微生物肽的表达（Vahavihu 等，2010）。目前，已经有了不依赖于维生素 D 的 UVR 照射益处的相关报告，其可以抑制银屑病斑块中的 IL-23/IL-17 途径，并减少皮肤及病灶中炎性树突细胞的数目。UVR 和 UVR 诱导的维生素 D 抑制炎症反应的机制在第 11.2 节中讨论过，并且可能存在个体差异。

11.5.3　皮肤癌

日光照射是三种常见类型皮肤癌的主要环境危险因素，即恶性黑色素瘤（malignant melanoma，MM）、基底细胞癌（basal cell carcinoma，BCC）和鳞状细胞癌（squamous cell carcinoma，SCC）。

UVR 引起 DNA 损伤和抑制免疫反应的作用在皮肤癌的发生中都是至关重要的。最常暴露于太阳的身体区域（如手部、脸部、颈部和背部）易出现皮肤肿瘤。这些肿瘤在免疫抑制个体中的发病率高于普通人群，估计与普通人群相比 SCC 发病率高 65 倍，BCC 发病率高 10 倍，MM 发病率高 7 倍。对于使用抑制 T 细胞活性药物来预防器官排斥的移植受者合并 SCC，这种情况尤其明显。UVR 可减少 Th1 细胞因子的生成，并且这种介质已经被证明可以防止小鼠患 SCC。此外，如第 11.3.1 节中所述，由 UVR 诱导的调节性 T 细胞在小鼠中可以浸润 SCC，而在人类中可以包围 BCC。这些调节性 T 细胞可能通过释放免疫抑制性细胞因子 IL-10 而产生免疫抑制。

诱导 CHS 局部抑制所需的最小紫外线剂量使得小鼠品系能够分成紫外线敏感的小鼠和耐受紫外线的小鼠。一份 20 多年前发表的报告表明，人也可以被类似地划分。Yoshikawa 等人（1990）发现，有 92% 的皮肤癌病人对紫外线敏感，其中只有 35% 的病人没有紫外线敏感病史。因此，在低 UVR 剂量后受到抑制的能力可能是决定受试者皮肤癌发病倾向的一个因素。长期以来人们认识到，皮肤白皙容易晒伤且晒不黑（Ⅰ/Ⅱ型）的人患皮肤癌的风险要比那些皮肤很黑且容易晒黑的人（Ⅲ型/Ⅳ型）患皮肤癌的概率要高。Kelly 等人（2000）认为，原因在于两种皮肤光分型对局部紫外线诱导免疫抑制的易感性不同。因此，对于特定剂量的太阳 UVR，与Ⅲ型/Ⅳ型受试者相比，Ⅰ型/Ⅱ型受试者更容易受 CHS 局部抑制的影响。当使用亚红斑紫外线剂量时，这种差异最为突出。

与 CHS 研究相反，Grimbaldeston、Finlay-Jones 和 Hart（2006）的研究集中在肥大细胞上。由于 MM 和 SCC 中肥大细胞的高密度与预后不良有关，因此他们计算皮肤癌病人和对照者中真皮肥大细胞的数量。他们发现肥大细胞密度越高，BCC 和 MM 的风险就越高（Grimbaldeston，Finlay-Jones 和 Hart，2006）。正如第 11.2.3 节所解释的，肥大细胞以各种方式促成 UV 诱导的免疫抑制，例如，通过 UVR 活化产生一系列免疫介质并迁移到引流淋巴结，从而诱导调节性 B 细胞产生。

在 Kripke（1981）的最初发现之后，许多小鼠实验证实了紫外线诱导的免疫抑制在皮肤癌发展中的作用。例如，如果在诱导癌变所需的慢性紫外线暴露期间，用顺式- UCA 单克隆抗体、PAF 受体拮抗药或 5 -羟色胺受体拮抗药治疗小鼠，则会导致皮肤肿瘤的发生数量和生长速度降低。最近已发现紫外线诱导的 IFN-γ 在黑色素瘤生成的作用（Zaidi 等，2011）。新型转基因小鼠品系的新生小鼠在单次 UVB 照射后，巨噬细胞在 24 小时内浸润皮肤并且产生 IFN-γ。该细胞因子随即激活黑色素细胞增殖并迁移到表皮中。另外，已有研究表明将新生小鼠的皮肤暴露于 UVR 可导致调节性 T 细胞的产生，并且会持续到成年。这种细胞可能代表了 MM 后期发展的一个诱发因素。

11.5.4　传染病和疫苗接种

如前所述，UVR 可以导致较低效的抗原呈递 Th1 细胞因子应答的下调，以及抗原特异性调节性 T 细胞和调节性 B 细胞的产生。所有这些反应都需要有效控制微生物感染，特别是细胞内感染。因此，与未辐照的对照组相比，经照射的动物存在微生物负荷增加、症状感染的风险更高、潜伏期重新激活和增加微生物肿瘤发生的可能性。为了检验这一假设，至少检查了 20 种动物感染模型，其中在感染微生物之前或感染之后已应用 UVR。动物的范围从小鼠和大鼠到豚鼠；微生物包括病毒、细菌、酵母、原生动物和线虫；并且包括全身感染以及皮肤感染的例子。几乎所有情况下，微生物负荷更高，症状更严重甚至死亡的受照动物的微生物特异性 T 细胞应答和一些 B 细胞应答都受到显著抑制（Norval，2006）。

然而，当考虑到人类时，UVR 可以影响感染过程的证据就不太有说服力。它仅限于由单纯疱疹病毒引起的 UV 暴露部位皮肤上发生的损伤（从伴有唇疱疹发展的潜伏期重新激活）、一些人类乳头状瘤病毒类型（感染向 SCC 转化增强）、水痘带状疱疹病毒（从伴有带状疱疹发展的潜伏期重新激活）、Merkel 细胞多瘤病毒（Merkel 细胞癌）、麻风分枝杆菌（麻风病）和杜氏利什曼原虫（卡拉阿扎尔损伤后）的潜伏期恢复。动物模型和人类感染之间产生差异的原因可能是基因调控和先天防御差异的结果，特别是辐射皮肤中抗微生物肽的产生。此外，感染剂量和接种途径，以及 UVR 的数量、光谱和强度都十分重要。此外，与人类感染的流行和严重程度有关的流行病学研究很少包括有关太阳紫外线辐射或个人紫外线暴露的数据，其中包括可能影响许多微生物传播的环境温度和湿度等潜在混杂因素。值得注意的是，尽管 UVR 似乎对人体内微生物的复制几乎没有影响，但已经证明其能减少对几种微生物抗原的记忆（回忆）免疫反应（通过 DTH 评估）。这些包括结核菌素纯化的蛋白质衍生物［曼图（Mantoux）反应］、麻风抗原和标准化多种抗原。最后一个可能是最受关注的，因为如果在治疗之前受试者已经受到自然阳光照射，DTH 将受到抑制；如果抗原被同时应用于经照射的皮肤和未暴露的皮肤，这一现象也会发生。

考虑 UVR 对人类受试者疫苗的免疫应答是否有不利影响是非常重要的。至少有 4 种动物模型显示 UVR 会抑制疫苗接种的功效，因此在试验中抗性显著降低（Norval 和 Woods，2011）。表 11.1 列出了有关人体环境紫外线辐射和人体接种疫苗的流行病学调查和其他研究。唯一的实验研究采用乙肝亚单位疫苗。将其应用于事先经过紫外线照射的一组志愿者和另一未经照射组。然后比较各组的免疫应答。尽管照射组中的自然杀伤细胞和 CHS 反应与未照射组相比受到了抑制，但两组之间在肝炎特异性 T 细胞或抗体应答中并没有发现差异。该疫苗含有促进 Th2 细胞因子的明矾佐剂，并且进行了高剂量注射以在不良反应者中诱导免疫。这两个因素都可能掩盖 UVR 的任何下调效应。然而进一步分析显示，具有微小 IL-1β 多态性的受照对象的子集确实抑制了肝炎特异性抗体应答，并且高皮肤顺式- UCA 浓度较高的受照对象显示了肝炎特异性 T 细胞应答的抑制。因此，尽管 UVR 可能不会影响每个人对这种疫苗的免疫应答，但它在某些个体中会产生不利影响。

总之，UVR 可以显著下调对疫苗的主要免疫反应或疫苗接种后对再感染的抗性，但这一证据并不明确。另一方面，有足够的已公布信息使该领域的进一步研究成为优先事项，尤其是那些常用疫苗，如麻疹、腮腺炎、风疹、水痘、肺结核和伤寒沙门菌疫苗，其主要促进 Th1 细胞因子应答影响最大。

表 11.1   UVR 可能对人类疫苗接种效力产生不利影响的信息（按时间顺序）

疫苗	紫外线辐射效应
脊髓灰质炎病毒	在温带和热带地区的抗体反应比较高
脊髓灰质炎病毒	在冬季和夏季使用，抗体反应会更高
流感病毒	在冬季和夏季使用，免疫原性更高
卡介苗（结核分枝杆菌）	与赤道的距离越远越具有保护作用（更少的太阳 UVB）
乙肝病毒	如果在冬季和夏季使用，抗体反应会更高
乙肝病毒	对肝细胞特异性 T 细胞或抗体反应没有任何影响，但如果表皮顺式-UCA 集中，抑制 T 细胞反应，并抑制带有小 IL-1β 多态性的抗体反应
麻疹病毒	太阳紫外线照射量高导致免疫能力下降
麻疹病毒和脊髓灰质炎病毒	促进 Th2 细胞因子
风疹病毒	在冬季和夏季使用，免疫原性更高

11.5.5 几种全身性免疫疾病，包括多发性硬化症、过敏性哮喘和 1 型、2 型糖尿病

多发性硬化症（multiple sclerosis，MS）是中枢神经系统的自身免疫性疾病，其特征在于倾向 Th1 和 Th17 细胞应答。据报道，疾病表达的季节性变化在冬季有一个高峰，并且观察到患病率呈正向的纬度梯度（Hart，Gorman 和 Finlay-Jones，2011）。虽然儿童时期阳光照射的增加带来的好处最为明显，对于各个年龄段的 MS 病人而言，暴露于阳光下都会使其受益。出生季节可以影响发病的风险，在妊娠早期低 UVR 暴露与后代患 MS 风险增加之间存在负相关。维生素 D 已被提出作为具有日光暴露调节作用的分子；维生素 D 水平不足与患 MS 的风险增加有关。然而，到目前为止，在临床试验中补充维生素 D 尚未证明其缺乏与疾病发病机制之间的因果关系（Plum 和 DeLuca，2010）。此外，最近的流行病

学调查结果表明，维生素 D 和阳光暴露是 MS 发展的独立危险因素。此外，在小鼠中使用 MS 实验模型的研究表明，高钙血症可能是造成维生素 D 诱发的疾病严重程度降低的原因之一（Hart，Gorman 和 Finlay-Jones，2011）。

对于过敏性哮喘（由 Th2 诱导的疾病），已经报道了与纬度梯度有正向关系，这表明紫外线照射可以影响疾病的发病率。然而，所有研究均未检测到这种效应，这可能反映了疾病定义及其发病机制的复杂性（Hart，Gorman 和 Finlay-Jones，2011；Norval 和 Halliday，2011）。在小儿和成人病人中，低维生素 D 与哮喘的高发病率、变应原敏感性增高（高 IgE 水平）、支气管高反应性、肺功能差以及对类固醇反应降低有许多联系。儿童紫外线照射不足和维生素 D 不足可能导致过敏性哮喘和下呼吸道早期感染；这是哮喘的两个最大风险因素。紫外线照射对皮肤完整性的影响可能为"特应性病程（过敏历程）"和哮喘的发展奠定基础。

1 型糖尿病是一种自身免疫性疾病，其中胰腺 B 细胞被 Th1 细胞和免疫过程破坏，导致胰岛素缺乏。1 型糖尿病已经被证实了是正向纬度梯度，并且可能占该病发病率变化的 40%。据报道，1 型糖尿病诊断的季节性变化有冬季高峰和夏季低谷；但春季出生也与 1 型糖尿病患病率增加有关联。这些影响一般归因于 UVR 诱导的维生素 D 的影响。流行病学研究报道高维生素 D 状态与儿童和成人糖尿病风险显著降低之间存在关联（Baeke 等，2010）。使用非肥胖糖尿病（nonobese Diabetic，NOD）小鼠的模型证明了维生素 D 作为疾病进展重要免疫调节剂的效果。然而，儿童早期补充维生素 D 以减少 1 型糖尿病风险的成功情况各不相同（Baeke 等，2010）。也许是因为在一些研究中使用维生素 D 的量不足，或者一旦开始就难以逆转基因决定的自身免疫过程。

对于 MS、过敏性哮喘以及 1 型和 2 型糖尿病，补充维生素 D 的良好控制的队列研究结果令人期待。有必要证明维生素 D 缺乏是疾病的原因而不是结果，并且补充维生素 D 可以缓解症状。除维生素 D 之外紫外线诱导的介质（第 11.2 节和第 11.4 节）是否可能影响这些免疫疾病的发生及严重程度尚不清楚。

11.6　小　　结

毫无疑问，在短时间内首次出现的 UVR 会抑制对抗原的免疫应答。UVR 在皮肤中的吸收途径十分复杂，并且显示出显著的冗余性，涉及多种生色团和许多相互作用的细胞表型以及一系列的免疫介质。尽管局部紫外线诱导的免疫抑制与系统免疫抑制存在许多共同的因素，但两者的机制各不相同。已知的导致已建立的免疫反应下调的步骤细节仍然很少。UVR 引起的免疫力变化对人类疾病的影响是多方面的，许多方面仍有待进一步的研究。通过阐明 UVR 诱导影响这些疾病的途径，可以推动这些新的疾病治疗方法的发展，并且可以定向用于新的治疗方案。在促进对皮肤免疫系统了解的同时，还要让公众知道怎样的日晒最有益于健康。

致谢：
PHH 得到澳大利亚国家卫生和医学研究委员会主要研究奖学金的支持。

参考文献

[1] Baeke, F., T. Takiishi, H. Korf, C. Gysemans, and C. Mathieu. 2010. Vitamin D: Modulator of the immune system. Curr Opin Pharmacol 10: 482 - 496.

[2] Bouillon, R., G. Carmeliet, L. Verlinden et al. 2008. Vitamin D and human health: Lessons from vitamin D receptor null mice. Endocr Rev 29: 726 - 776.

[3] Byrne, S. N., and G. M. Halliday. 2005. B cells activated in lymph nodes in response to ultraviolet irradiation by interleukin-10 inhibit dendritic cell induction of immunity. J Invest Dermatol 124: 570 – 578.

[4] Chacon-Salinas, R., A. Y. Limon-Flores, A. D. Chavez-Blanco, A. Gonzalez-Estrada, and S. E. Ullrich. 2011. Mast cell-derived IL-10 suppresses germinal center formation by affecting T follicular helper cells function. J Immunol 186: 25 – 31.

[5] Chen, X. W., Y. Shen, C. Y. Sun, F. X. Wu, Y. Chen, and C. D. Yang. 2011. Anti-class A scavenger receptor autoantibodies from systemic lupus erythematosus patients impair phagocytic clearance of apoptotic cells by macrophages in vitro. Arthritis Res Ther 13: R9.

[6] De Fabo, E. C., and F. P. Noonan. 1983. Mechanism of immune suppression by ultraviolet irradiation in vivo. I. Evidence for the existence of an unique photoreceptor in skin and its role in photoimmunology. J Exp Med 158: 84 – 98.

[7] Fukunaga, A., N. M. Khaskhely, Y. Ma et al. 2010. Langerhans cells serve as immunoregulatory cells by activating NKT cells. J Immunol 185: 4633 – 4640.

[8] Gibbs, N. K., J. Tye, and M. Norval. 2008. Recent advances in urocanic acid photochemistry, photobiology and photoimmunology. Photochem Photobiol Sci 7: 655 – 667.

[9] Gorman, S., J. W.-Y. Tan, S. T. Yerkovich, J. J. Finlay-Jones, and P. H. Hart. 2007. CD4$^+$ T cells in lymph nodes of UVB-irradiated mice suppress immune responses to new antigens both in vitro and in vivo. J Invest Dermatol 127: 915 – 924.

[10] Grimbaldeston, M. A., J. J. Finlay-Jones, and P. H. Hart. 2006. Mast cells in photodamaged skin: What is their role in skin cancer? Photochem Photobiol Sci 5: 177 – 183.

[11] Guttman-Yassky, E., K. E. Nograles, and J. G. Krueger. 2011. Contrasting pathogenesis of atopic dermatitis and psoria-sis—Part I: Clinical and pathologic concepts. J Allergy Clin Immunol 127: 1110 – 1118.

[12] Halliday, G. M., D. L. Damian, S. Rana, and S. N. Byrne. 2012. The suppressive effects of ultraviolet radiation on immunity in the skin and internal organs: Implications for autoimmunity. J Dermatol Sci 66: 176 – 182.

[13] Hart, P. H., S. Gorman, and J. J. Finlay-Jones. 2011. Modulation of the immune system by UV radiation: More than just the effects of vitamin D? Nat Rev Immunol 11: 584 – 596.

[14] Hart, P. H., M. A. Grimbaldeston, G. J. Swift, A. Jaksic, F. P. Noonan, and J. J. Finlay-Jones. 1998. Dermal mast cells determine susceptibility to ultraviolet B-induced systemic suppression of contact hypersensitivity responses in mice. J Exp Med 187: 2045 – 2053.

[15] Kaneko, K., S. L. Walker, J. Lai-Cheong, M. S. Matsui, M. Norval, and A. R. Young. 2011. Cis-urocanic acid enhances prostaglandin E$_2$ release and apoptotic cell death via reactive oxygen species in human keratinocytes. J Invest Dermatol 131: 1262 – 1271.

[16] Kelly, D. A., A. R. Young, J. M. McGregor, P. T. Seed, C. S. Potten, and S. L. Walker. 2000. Sensitivity to sunburn is associated with susceptibility to ultraviolet radiation-induced suppression of cutaneous cell-mediated immunity. J Exp Med 191: 561 – 566.

[17] Kripke, M. L. 1981. Immunologic mechanisms in UV radiation carcinogenesis. Adv Cancer Res 34: 69 – 106.

[18] Krutmann, J., A. Morita, and J. H. Chung. 2012. Sun exposure: What molecular photodermatology tells us about its good and bad sides. J Invest Dermatol 132: 976 – 984.

[19] Lehmann, P., E. Holzle, P. Kind, G. Goerz, and G. Plewig. 1990. Experimental reproduction of skin lesions in lupus erythematosus by UVA and UVB radiation. J Am Acad Dermatol 22: 181 – 187.

[20] Lembo, S., J. Fallon, P. O'Kelly, and G. M. Murphy. 2008. Polymorphic light eruption and skin cancer prevalence; is one protective against the other? Br J Dermatol 159: 1342 – 1347.

[21] Loser, K., A. Mehling, S. Loser et al. 2006. Epidermal RANKL controls regulatory T-cell numbers via activation of dendritic cells. Nat Med 12: 1372 – 1379.

[22] Maeda, A., S. Beissert, T. Schwarz, and A. Schwarz. 2008. Phenotypic and functional characterization of ultraviolet radiation-induced regulatory T cells. J Immunol 180: 3065 – 3071.

[23] McGlade, J. P., D. H. Strickland, M. J. M. Lambert et al. 2010. UV inhibits allergic airways disease in mice by reducing effector CD4$^+$ T cells. Clin Exp Allergy 40: 772 – 785.

[24] Ng, R. L. X., J. L. Bisley, S. Gorman, M. Norval, and P. H. Hart. 2010. UV-irradiation of mice reduces the competency of bone marrow-derived CD11c$^+$ cells via an indomethacin-inhibitable pathway. J Immunol 185: 7207 – 7215.

[25] Norval, M. 2006. The effects of ultraviolet radiation on human viral infections. Photochem Photobiol 86: 1495 – 1504.

[26] Norval, M., and A. A. El-Ghorr. 2002. Studies to determine the immunomodulating effects of cisurocanic acid. Methods 28: 63 – 70.

[27] Norval, M., and G. M. Halliday. 2011. The consequences of UV-induced immunosuppression for human health. Photochem Photobiol 87: 965 – 977.

[28] Norval, M., and G. M. Woods. 2011. UV-induced immuno-suppression and the efficacy of vaccination. Photochem Photobiol Sci 10: 1267 – 1274.

[29] Plum, L. A., and H. F. DeLuca. 2010. Vitamin D, disease and therapeutic opportunities. Nat Rev Drug Discov 9: 941 – 955.

[30] Rana, S., S. N. Byrne, L. J. MacDonald, C. Y. Chan, and G. M. Halliday. 2008. Ultraviolet B suppresses immunity by inhibiting effector and memory T cells. Am J Pathol 172: 993 – 1004.

[31] Romani, N., P. M. Brunner, and G. Stingl. 2012. Changing views of the role of Langerhans cells. J Invest Dermatol 132: 872 – 881.

[32] Rosette, C., and M. Karin. 1996. Ultraviolet light and osmotic stress: Activation of the JNK cascade through multiple growth factor and cytokine receptors. Science 274: 1194 – 1197.

[33] Schwarz, A., F. Navid, T. Sparwasser, B. E. Clausen, and T. Schwarz. 2011. In vivo reprogramming of UV radiation-induced regulatory T-cell migration to inhibit the elicitation of contact hypersensitivity. J Allergy Clin Immunol 128: 823 – 833.

[34] Schwarz, A., and T. Schwarz. 2010. UVR-induced regulatory T cells switch antigen-presenting cells from a stimulatory to a regulatory phenotype. J Invest Dermatol 130: 1914 – 1921.

[35] Schwarz, T., and A. Schwarz. 2011. Molecular mechanisms of ultraviolet radiation-induced immunosuppression. Eur J Cell Biol 90: 560 – 564.

[36] Simon, J. C., J. Krutmann, C. A. Elmets, P. R. Bergstresser, and P.D. Cruz, Jr. 1992. Ultraviolet B-irradiated antigen-presenting cells display altered accessory signalling for T-cell activation: Relevance to immune responses initiated in skin. J Invest Dermatol 98 (6 Suppl): S66 – S69.

[37] Soontrapa, K., T. Honda, D. Sakata et al. 2011. Prostaglandin E$_2$-prostaglandin E receptor subtype 4 (EP4) signalling mediates UV irradiation-induced systemic immunosuppression. Proc Natl Acad Sci U S A 108: 6668 – 6673.

[38] Sreevidya, C. S., A. Fukunuga, N. M. Khaskhely et al. 2010. Agents that reverse UV-induced immune suppression and photocarcinogenesis affect DNA repair. J Invest Dermatol 130: 1428 – 1437.

[39] Tewari, A., R. P. Sarkay, and A. R. Young. 2012. UVAI induces cyclobutane pyrimidine dimers but not 6 – 4 photoproducts in human skin in vivo. J Invest Dermatol 132: 394 – 400.

[40] Toews, G. B., P. R. Bergstresser, and J. W. Streilein. 1980. Epidermal Langerhans cell density determines whether contact hypersensitivity or unresponsiveness follows skin painting with DNFB. J Immunol 124: 445 – 449.

[41] Toichi, E., K. Q. Lu, A. R. Swick, T. S. McCormick, and K. D. Cooper. 2008. Skin-infiltrating monocytes/macrophages migrate to draining lymph nodes and produce IL-10 after contact sensitizer exposure to UV-irradiated skin. J Invest Dermatol 128: 2705 – 2715.

[42] Ullrich, S. E., and S. N. Byrne. 2012. The immunologic revolution: Photoimmunology. J Invest Dermatol 132: 896 – 905.

[43] Vahavihu, K., M. Ala-Houhala, M. Peric et al. 2010. Narrowband ultraviolet B treatment improves vitamin D balance and alters antimicrobial peptide expression in skin lesions of psoriasis and atopic dermatitis. Br J Dermatol 163: 321 – 328.

[44] Van Nguyen, H., N. Di Girolamo, N. Jackson et al. 2011. Ultraviolet radiation-induced cytokines promote mast cell accumulation and matrix metalloproteinase production: Potential role in lupus erythematosus. Scand J Rheumatol 40:

197 – 204.

[45] Vink, A. A., V. Shreedhar, L. Roza, J. Krutmann, and M. L. Kripke. 1998. Cellular target of UVB-induced DNA damage resulting in local suppression of contact hypersensitivity. J Photochem Photobiol B 44: 107 – 111.

[46] Wang, L., S. C. Jameson, and K. A. Hogquist. 2009. Epidermal Langerhans cells are not required for UV-induced immu-nosuppression. J Immunol 183: 5548 – 5553.

[47] Wolf, P., S. N. Byrne, and A. Gruber-Wackernagel. 2009. New insights into the mechanisms of polymorphic light eruption: Resistance to ultraviolet radiation-induced immune expression as an aetiological factor. Exp Dermatol 18: 350 – 356.

[48] Yoshikawa, T., V. Rae, W. Bruins-Slot et al. 1990. Susceptibility to effects of UVB radiation on induction of contact hypersensitivity as a risk factor for skin cancer in humans. J Invest Dermatol 95: 530 – 536.

[49] Zaidi, M. R., S. David, F. P. Noonan et al. 2011. Interferon-γ links ultraviolet radiation to melanomagenesis in mice. Nature 469: 548 – 553.

12　卟啉病

12.1　引　言

　　光敏性是许多卟啉病的一个显著特征（Phillips 和 Anderson，2010）。在几种类型的卟啉病中，暴露于日光下的皮肤可发生慢性水疱性皮损，这也是常见的卟啉病——迟发性皮肤卟啉病（porphyria cutanea tarda，PCT）的唯一临床表现。相反，在第三常见的卟啉病——红细胞生成性原卟啉病（erythropoietic protoporphyria，EPP）中出现的是急性疼痛的非水疱性光过敏（Cox，2003；Sarkany，2008）。这些表现主要来自阳光暴露。尤其是在红细胞生成性原卟啉病（EPP）中，病人可能对荧光灯照明敏感，并需要在工作场所和家中尽量避免这些光源。同样，对于红细胞生成性原卟啉病（EPP）病人，肝移植手术期间的手术室灯可能会导致显著的光毒性损伤（Wahlin 等，2008）。因此，光学医学的知识可以加强对这些疾病的认识和管理。

　　不同类型的卟啉病是由不同的代谢障碍引起的，每种都是由于游离血红素生物合成途径的特定酶的改变所致（图 12.1）。由于血红素的结构中包含铁，因此血红素在人体中起着多种重要的作用。铁有两种离子形式，亚铁离子（Fe^{2+}）和铁离子（Fe^{3+}），其形式取决于它是得到电子还是失去电子。血红蛋

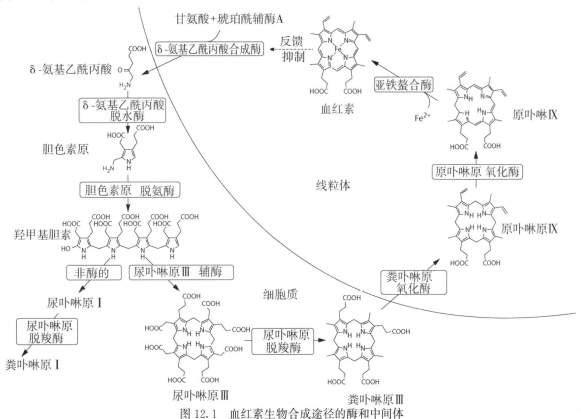

图 12.1　血红素生物合成途径的酶和中间体

（经许可，摘自 Anderson，K. E. 2006. In Zakim and Boyer's Hepatology：A Textbook of Liver Disease. T. D. Boyer，T. L. Wright and M. P. Manns，editors. 1391－1432）

白在运输及储存分子氧（O_2，如运输用的血红蛋白和储存用的肌红蛋白）、运输电子（如呼吸细胞色素）和氧化还原反应（如细胞色素 P450 酶，一氧化氮合酶和过氧化氢酶）等方面特别重要。

表 12.1　　　　　　　　　　　　　　　不同类型卟啉病的酶、遗传模式及分类

变异的酶（缩写）	卟啉病	遗　传	分　类
红细胞 ALA 合酶（ALAS2）	XLP	X 连锁	红细胞生成性/皮肤性
ALA 脱水酶（ALAD）	ADP	常染色体隐性遗传	肝性/急性
胆色素原脱氨酶（PBGD）	AIP	常染色体显性遗传	肝性/急性
尿卟啉原Ⅲ合成酶（UROS）	CEP	常染色体隐性遗传	红细胞生成性/皮肤性
	PCT type 1	获得性	肝性/皮肤性
尿卟啉原脱羧酶（UROD）	PCT type 2	常染色体显性遗传	
	HEP	常染色体隐性遗传	
粪卟啉原氧化酶（CPOX）	HCP	常染色体显性遗传	肝性/急性/皮肤性
原卟啉原氧化酶（PPOX）	VP	常染色体显性遗传	肝性/急性/皮肤性
亚铁螯合酶（FECH）	EPP	常染色体隐性遗传	红细胞生成性/皮肤性

注：ADP　ALA 脱水酶卟啉病（ALA dehydratase porphyria）；AIP　急性间歇性卟啉病（Acute intermittent porphyria）；ALA　δ-氨基乙酰丙酸（δ-aminolevulinic acid）；CEP　先天性红细胞生成性卟啉病（Congenital erythropoietic porphyria）；EPP　红细胞生成性原卟啉病（erythropoietic protoporphyria）；HCP　遗传性粪卟啉病（Hereditary coproporphyria）；HEP　肝红细胞生成性卟啉病（hepatoerythropoietic porphyria）；PCT　迟发性皮肤卟啉病（Porphyria cutanea tarda）；VP　混合型卟啉病（Variegate porphyria）；XLP　X 连锁卟啉病（X-linked protoporphyria）。

血红素的生物合成途径有 8 个步骤，各自由不同的酶（表 12.1）催化进行。第 1 个和最后 3 个位于线粒体，其余 4 个位于胞质（ALA synthase-erythroid）。血红素合成始于甘氨酸和琥珀酰辅酶 A，它们是第一种 δ-氨基乙酰丙酸合成酶（δ-aminolevulinic acid synthase，ALAS）催化的底物。该酶催化生成的产物是氨基酸 δ-氨基乙酰丙酸（δ-aminolevulinic acid，ALA），其仅用于合成血红素以及途径中的其他中间体，包括卟啉。因为 ALA 是卟啉的有效前体，所以它作为光敏剂局部应用于光化性角化病，以产生可被光疗激活的原卟啉，引起原位肿瘤的坏死（Lang 等，2001）。2 个 ALA 分子结合形成一种吡咯——胆色素原（porphobilinogen，PBG）。然后将 4 个 PBG 分子组装形成线性四吡咯［羟甲基胆烷（hydroxymethylbilane，HMB）］，随后形成一系列环状四吡咯（即卟啉）。在将铁插入卟啉大环以形成血红素之前，这些卟啉被进一步修饰。除了一个例外，该途径中的卟啉中间体是其还原形式（即卟啉原）。原卟啉Ⅸ是最后一种中间体，是一种氧化型卟啉。该途径中特定的酶改变可导致中间体的积累，这决定了特定类型卟啉病的临床特征（Phillips 和 Anderson，2010）。

氧化卟啉具有芳杂环结构，所以一些电子可以发生移位，从而使分子结构更加稳定。然而，暴露于紫光（在 410 nm 的波长处）会使这些移位的电子的能量级增加。这种能量可以以红色荧光的形式释放或转移到分子氧中，形成反应性单态氧。单态氧和其他活性氧可直接损伤细胞成分，包括蛋白质和脂质，或导致肥大细胞脱颗粒和补体激活。水溶性的差异可能影响各种类型卟啉的组织和亚细胞定位，并确定起疱或不起疱的光毒作用的发展（Sarkany，2008）。

卟啉病常根据临床表现分类。皮肤卟啉病是本章重点，它会引起皮肤光敏感，而急性卟啉病伴有各种神经症状和体征，通常以急性发作的形式出现。但是，一些卟啉病可能会同时出现这两种表现形式。这些疾病根据病理生理学分类，可分为肝性卟啉病或红细胞生成性卟啉病。在肝性卟啉病中，过量途径中间体的初始积累位点是肝脏，而骨髓是红细胞生成形式中卟啉积累的位点（Phillips 和 Anderson，2010）。

12.2 迟发性皮肤卟啉病与肝红细胞生成性卟啉病

12.2.1 概述

迟发性皮肤卟啉病（porphyria cutanea tarda，PCT）是最常见的卟啉病，并且是造成慢性起疱性光毒性的卟啉病的原型。这种肝性卟啉病是由于肝脏尿卟啉原脱羧酶（uroporphyrinogen decarboxylase，UROD）活性降低引起的，UROD是血红素生物合成途径中的第五种酶，其特征在于，慢性起疱皮肤损伤最主要出现在手部、背部以及其他暴露在阳光下的区域，如前臂、面部、耳部、颈部，有时也在脚部。PCT是一种获得性的与铁相关的疾病，是唯一可以在受影响的酶没有突变时发生的卟啉病（Elder，2003）。一种UROD抑制剂已经从PCT的小鼠模型的肝脏中分离出来了（Phillips等，2011）。

尽管病人中有多种易感因素与PCT相关，但没有一项对于其发展是至关重要的。这些易感因素包括乙醇摄入、吸烟、使用雌激素、丙型病毒性肝炎、HIV感染、血色病基因（HFE）突变和UROD突变。仅有约20%的病人发生了UROD突变，并且这些病人被归类为具有家族性（2型）PCT。那些没有UROD突变的病人被归类为散发性PCT（1型），约80%的病人都属于此类。有超过一个受影响个体但没有UROD突变的罕见家庭被归类为3型。这3种类型在临床上通常不能区分，并且都与多种易感因素有关（Elder，2003；Jalil等，2010）。

已经确定至少有100种不同的疾病与UROD突变相关（Balwani和Desnick，2012）。遗传性杂合UROD突变是具有低外显率的常染色体显性遗传，其UROD活性降低至正常值的约50%。在UROD突变的病人中，必须存在其他因素才能将PCT的UROD活性降低至正常水平的20%左右，然后才能形成PCT。

肝红细胞生成性卟啉病（HEP）是2型PCT的纯合形式，通常更为严重，出现于儿童期，并且类似于先天性红细胞生成性卟啉病（congenital erythropoietic porphyria，CEP）（Elder，2003）。

12.2.2 病理生理学

UROD通过去掉4个羧基逐步地将尿卟啉原（八羧酸卟啉原）转化为粪卟啉原。肝脏UROD的活性降低导致尿卟啉原以及中间体的七羧基、六羧基和五羧基卟啉原的积累，然后将其自氧化成相应的卟啉。这些卟啉通常主要是尿卟啉和七羧基卟啉，在血浆和尿液中都有所增加，且增加的量都是可测的。卟啉在血浆中从肝转运到皮肤后，通过长波紫外线或紫光来激活，进而引起皮肤损伤（Elder，2003；Phillips和Anderson，2010）。

12.2.3 诊断

典型的皮肤损伤和血浆或尿液中高度羧化的卟啉的升高可诊断PCT。PBG水平正常，ALA正常或轻度升高。红细胞卟啉正常或仅稍微升高。

12.2.4 治疗

询问病人已知的易感因素，并建议其禁烟酒，并在适当的情况下停止使用雌激素。其他易感因素，如丙型病毒性肝炎、人类免疫缺陷病毒、HFE和UROD突变，应通过特定测试来确定或排除。除去一种或多种易感因素后，症状可能会有所改善，但在没有进一步治疗的情况下，这种反应是不可靠的。PCT是卟啉病中最容易治疗的，通过反复静脉切开术或者羟氯喹（或氯喹）的低剂量方案进行铁的还原，能够获得治疗成效。大量铁超载的病人（通过血清铁蛋白评估）应该通过静脉切开术进行治疗。在选择治疗时要考虑的其他因素将在其他部分中进行讨论（Singal等，2012）。

反复静脉切开术即每隔 2 周取出约 450 mL 血液，同时应监测血红蛋白或血细胞比容水平以预防症状性贫血。治疗目标是将血清铁蛋白水平降低至 15 ng/mL，因为其会消耗组织铁，但通常不会导致缺铁性贫血（Ratnaike 等，1988）。通常 6～8 次放血治疗足以达到目标血清铁蛋白水平，但是对于铁负荷过重的病人需要更多次的放血治疗。静脉切开术后血浆或血清卟啉水平继续下降。低剂量羟氯喹（每周 100 mg，每周 2 次）似乎与放血一样有效，尤其适用于由于贫血而禁用放血方式或难以耐受静脉放血的病人。应避免使用这些药物的完全治疗剂量，因为它们最初会引起肝细胞损伤并加剧 PCT 症状（Singal 等，2012）。罕见的是，羟氯喹引起视网膜损伤，病人应在治疗前由眼科医生进行扩张眼底检查和自动阈值视野检查或光谱域光学相干断层扫描（Marmor 等，2011）。继续治疗直至血浆或尿卟啉达到标准至少持续一个月。

丙型病毒性肝炎的治疗通常应该推迟到 PCT 治疗后缓解，然而，HIV 的治疗不应因为 PCT 的治疗而中断。

12.3 遗传性粪卟啉病与变异型卟啉病

12.3.1 概述

这些肝性卟啉病可能会出现与 PCT 中所见相同的起疱性皮肤损伤。但是，它们也引起与急性间歇性卟啉病（acute intermittent porphyria，AIP）中出现的相同的神经症状。皮肤表现在变异型卟啉病（variegate porphyria，VP）中很常见，但在遗传性粪卟啉病（hereditary coproporphyria，HCP）中罕见。

HCP 和 VP 都是由粪卟啉生物合成途径的第六和第七种酶粪卟啉原氧化酶（coproporphyrinogen oxidase，CPOX）和原卟啉原氧化酶（protoporphyrinogen oxidase，PPOX）缺陷引起的。CPOX 催化粪卟啉原Ⅲ的两步脱羧反应形成原卟啉原Ⅸ，中间产物是硬卟啉原（三羧酸卟啉原）（Nordmann 等，1983）。PPOX 从原卟啉原Ⅸ中除去 6 个质子形成原卟啉Ⅸ，这是唯一在该途径中充当中间体的氧化卟啉（Phillips 和 Anderson，2010）。

这两种疾病均属于常染色体显性遗传，其外显率是可变化的。在 HCP 中已经发现了 60 多种突变（Balwani 和 Desnick，2012；Lamoril 等，2001）。一种罕见的 HCP 变体形式，称为硬卟啉病，是由于某些 CPOX 突变导致硬卟啉原过早地从酶中释放而产生的。迄今为止 VP 中发现至少有 165 种突变（Balwani 和 Desnick，2012；Whatley 等，1999）。由于始祖效应，VP 在荷兰血统的南非人中尤为常见，每 1000 人中就有 3 人发病（Meissner，Hi 和 Corrigall，2003）。HCP 和 VP 的纯合子病例被描述为，在早期严重光过敏，阳光照射区域起疱、短指且身材矮小（Grandchamp，Phung 和 Nordmann，1977；Poblete-Gutierrez 等，2006）。

12.3.2 病理生理学

在大量的 HCP 病例中，CPOX 的缺乏导致粪卟啉原Ⅲ的明显积累，会自动氧化为粪便中排泄的粪卟啉Ⅲ。VP 中 PPOX 的缺乏导致原卟啉原Ⅸ和粪卟啉原Ⅲ的积累，其在尿液和粪便中以原卟啉Ⅸ和粪卟啉Ⅲ出现。原卟啉原Ⅸ和粪卟啉原Ⅲ抑制 PBGD 解释了在这些卟啉病中发现的 PBG 的增加，特别是在神经症状的急性发作期间的 PBG 的增加（Meissner，Adams 和 Kirsch，1993）。临床表现受到在 AIP 中观察到的相同因素的影响。

12.3.3 诊断

和 AIP 一样，当 HCP 和 VP 出现急性神经内脏症状时，测定尿液的 PBG 对 HCP 和 VP 的诊断很重要。当以皮肤水疱为主要表现时，与 PCT 的鉴别是至关重要的。即使在没有皮肤损伤的情况下，在

VP 病人中血浆卟啉的浓度通常增加。此外，在中性 pH 下稀释的血浆的荧光扫描在约 626 nm 处显示发射峰，这可以可靠地区分 VP 与所有其他卟啉病（Hift 等，2004；Poh-Fitzpatrick 和 Lamola，1976）。VP 中的这一独特的特征可能是由于原卟啉原Ⅸ与血浆蛋白的共价结合（Longas 和 Poh-Fitzpatrick，1982）。除非有皮肤表现，否则血浆卟啉浓度在 HCP 中很少增加。

在有症状的 HCP 和 VP 以及一些无症状的个体中，粪便卟啉显著升高。在 HCP 中，增加的粪便卟啉几乎全部为粪卟啉Ⅲ，而在无症状的情况下，粪便中粪卟啉Ⅲ：Ⅰ比率的增加是敏感的诊断方法（Blake 等，1992）。在 VP 中，粪卟啉主要由大致等量的粪卟啉Ⅲ和原卟啉Ⅸ组成。

在生物化学确诊后，应根据 DNA 研究确定其致病突变。这对于确定诊断很重要，并且可以作为定向突变分析的基础，以鉴定家族中无症状的特定突变携带者。

12.3.4 治疗

急性发作的治疗与 AIP 相同。慢性皮肤症状难以治疗，但清除急性肝性卟啉病恶化的因素可能有点疗效。在其他方面，避免阳光照射并穿着防护服很重要。不幸的是，HCP 和 VP 对放血或低剂量羟氯喹没有反应，因为潜在的病理生理学与 PCT 有根本的差别。

12.4　先天性红细胞生成性卟啉病

12.4.1 概述

先天性红细胞生成性卟啉病（CEP）又称 Günther 病，是由血红素生物合成途径中的第四种酶-尿卟啉原Ⅲ合成酶（uroporphyrinogen Ⅲ cosynthase，UROS）的遗传缺陷引起的。这种非常罕见疾病的遗传是常染色体隐性遗传，受影响的个体是两种严重 UROS 突变的纯合子（或复合杂合子）。但是，至少有一个突变能够产生一些 UROS 酶。CEP 的特征是，慢性且严重的光过敏和溶血性贫血。红头发、长波紫外线下红牙是 CEP 的特征，即牙齿的棕色染色和红色荧光，这且源于胎儿期牙齿中卟啉的沉积。该疾病在胎儿期显现，通常在出生后不久发病，而很少在成人中发病（Phillips 和 Anderson，2010）。

CEP 中的皮肤损伤类似于 PCT 中的皮损，但通常要严重得多，并且通常由于感染、瘢痕形成和受光暴露区域毁损，尤其是面部和手部变形，病情因此更加严峻。CEP 病人血浆中的卟啉水平通常比 PCT 病人中高一个数量级，并且还伴随着红细胞卟啉明显升高，这也是更严重的皮肤表现的原因。

这种疾病在患有骨髓增生异常或骨髓增殖性疾病的成人中很少发生，这种疾病（骨髓增生异常或骨髓增殖性疾病）是由携带 UROS 突变（可能是体细胞或遗传的）的红细胞前体克隆的扩增导致的（Sassa 等，2002）。轻度的 CEP 成人病例可能在没有骨髓疾病的情况下发生，除非红细胞卟啉被检测到并发现升高，否则有可能被误诊为 PCT。

12.4.2 病理生理学

UROS 活性的严重缺陷导致底物羟甲基硅烷（HMB）（线性四吡咯）的积累。UROS 催化 HMB 中的一个吡咯的反转并且关闭这个线性分子以形成不对称的大环化合物尿卟啉原Ⅲ。当缺少 UROS 时，HMB 自发形成对称分子尿卟啉原Ⅰ，其可以进一步代谢（通过 UROD）为粪卟啉原Ⅰ而不是血红素。这些卟啉原在 CEP 中积累并自动氧化为尿卟啉原Ⅰ和粪卟啉Ⅰ。骨髓，循环中的红细胞和血浆，尿液和粪便中的卟啉浓度都有所增加。溶血是由于红细胞卟啉过多引起的，将皮肤毛细血管暴露于光线下可能也是病因之一。

UROS 基因中至少有 39 种不同的突变被鉴定出来。临床表现的严重程度与突变程度相关（Balwani 和 Desnick，2012）。

12.4.3　诊断

如果长波紫外线下红色荧光的尿布呈现粉红色至深棕色染色，那么这个新生儿很有可能患有 CEP。严重病例可能会在胎儿期被认为是非免疫性水肿的原因（Verstraeten 等，1993）。尿液，血浆和红细胞卟啉水平显著增加，并且主要是尿卟啉Ⅰ和粪卟啉Ⅰ。在较轻的病例中，原卟啉Ⅸ可能在红细胞中占优势。但在所有情况下，诊断都应该通过 DNA 研究来确认致病突变。

12.4.4　治疗

在儿童早期，造血干细胞移植是治疗重症 CEP 的最有效方法（Dupuis-Girod 等，2005）。这有效降低卟啉水平并避免造成贫血和输血依赖。另一方面，病人应避免日光、皮肤创伤和感染，以防止严重瘢痕形成和面部特征及纹路的丢失。隔离性防晒霜略有作用。

12.5　红细胞生成性原卟啉病

12.5.1　概述

红细胞生成性原卟啉病（erythropoietic protoporphyria，EPP）的特征是，大部分在幼儿期发病，且为非起疱性光过敏。症状通常包括疼痛、发红、瘙痒和肿胀，这些症状会随着日光照射而立即发生，并会在几小时或几天内逐渐消退。这些皮肤症状是急性的，常伴有少量水疱或其他持久表现。

EPP 是第三常见的卟啉病，在儿童中最常见。它通常发病多年才被诊断出来。这种疾病会极大地影响生活质量，限制生活方式，以及限制职业选择（Holme 等，2006）。

在这种疾病中的光敏性是循环中原卟啉Ⅸ增加的结果，原卟啉Ⅸ是血红素合成途径中的最后一个中间体。这种二羧酸卟啉不溶于水，通过干细胞的摄入和胆汁排泄从体内排出。EPP 病人患胆结石（含原卟啉）的风险增加。原卟啉有潜在的肝毒性和胆汁淤积性。少于 5% 的病人出现原卟啉病肝病，这种病可以迅速进展、危及生命并需要肝移植。随着肝功能障碍进一步恶化，血浆原卟啉水平和光敏性也会增加（Anstey 和 Hift，2007；Cox，2003）。在外科手术中使用的保护性过滤器可以屏蔽特定波长以避免激发卟啉，同时也可以防止手术室灯光对皮肤和腹膜表面造成大面积灼伤（Wahlin 等，2008）。

12.5.2　病理生理学

EPP 通常是由铁螯合酶（FECH）的部分缺陷引起的，这是血红素生物合成途径中 8 种酶的最后一种酶，导致原卟啉Ⅸ的积累。在大多数 EPP 病人中，FECH 活性降至正常的 15%～25%。在 90% 以上的此类个体中，此情况是由遗传于一个亲本（通常不受影响）的严重失去功能性的 *FECH* 突变和来自另一个亲本普通的低表达或"减效"变异 *FECH* 等位基因（IVS3-48T＞C）造成的（Gouya 等，2002）。在约 10% 白种人中发现了减效变异 *FECH* 等位基因，其本身不会引起疾病。关于遗传性，在 EPP 病人中发现两种严重功能丧失的 *FECH* 突变（其中一种必须产生某种酶活性），在不存在常见的减效等位基因的情况下，遗传概率＜5%（Cox，2003）。

先前将 EPP 的遗传描述为具有低外显率的常染色体显性遗传。但由于导致 EPP 需要遗传两种变异功能丧失的 *FECH* 等位基因，所以这种疾病最好应被描述为常染色体隐性遗传。罕见的成人发病病例与骨髓增生异常或骨髓增殖性疾病有关（Goodwin 等，2006）。

在被称为 X 连锁原卟啉（XLP）的变体形式中没有 *FECH* 突变，并且该疾病由最近发现的 *ALAS2* 功能获得性功能 C 末端缺失之一引起。在发现 X 连锁遗传模式后，我们怀疑 *ALAS2* 突变也存在于这一类疾病中（Whatley 等，2008）。除 XLP 中红细胞锌原卟啉含量高于 EPP 外，其余临床表型相同。

在 EPP 和 XLP 中，过量的原卟啉Ⅸ主要累积在骨髓网状细胞中（Bottomley，Tanaka 和 Everett，1975；Clark 和 Nicholson，1971；Piomelli 等，1975）。由于缺乏 *FECH* 活性，原卟啉Ⅸ在 EPP 中累积。在 XLP 中，随着 *ALAS2* 活性的增加，它会积累，且原卟啉Ⅸ生成量超过血红素合成所需的量。在两种类型的原卟啉中，原卟啉Ⅸ在循环红细胞和血浆中增加，并仅在胆汁和粪便中被排泄出去。其他血红素途径中间体不会积累。因此，尿卟啉和卟啉前体浓度不会增加。

在 EPP 和 XLP 的红细胞中发现的过量原卟啉主要是无金属的，而锌原卟啉多见于其他疾病，包括缺铁、慢性疾病贫血（Hastka 等，1993）、溶血性贫血（Anderson 等，1977）、铅中毒以及常染色体显性卟啉病的纯合子病例。锌原卟啉的形成依赖于 *FECH* 活性，其在 EPP 中缺乏，但存在于 XLP。因此，在 XLP 中，由于 *FECH* 缺乏，锌原卟啉在红细胞原卟啉中的比例比在 EPP 中更大（Whatley 等，2008）。

12.5.3 诊断

如果儿童或成年人主诉是疼痛、非起疱性光过敏，则需要进行诊断。EPP 的筛选方法是总红细胞卟啉（或原卟啉）的测量。

选择一个测量总体红细胞原卟啉的实验室，并准确报告无金属和锌原卟啉的量是非常重要的。美国目前做这项测试的实验室是 ARUP 实验室、梅奥医学实验室和加尔维斯顿德克萨斯大学医学分校的 Porphyria 实验室。不要求测量游离红细胞原卟啉（FEP）也很重要，因为该术语具有误导性。FEP 测试是一个过时的术语，以前用于表达铅中毒测试，因为那时并不清楚，在过量接触铅后，或是除 EPP 之外的其他情况下，锌原卟啉是红细胞内的主要卟啉（Labba，1992）。不幸的是，一些主要的实验室仍然使用血球荧光计测量红细胞原卟啉，该仪器仅用于测量锌原卟啉，并于 20 世纪 70 年代开发用于筛查铅中毒。这些实验室不适合诊断 EPP，因为它们不能测量总体的或游离的原卟啉，并可能错误地将锌原卟啉的量报告为红细胞原卟啉或 FEP。

红细胞原卟啉的升高是非特异性的表现，并能出现在许多其他疾病中，如缺铁、慢性疾病贫血、地中海贫血和铅中毒（Labbe，1992）。EPP 的诊断是通过证明游离原卟啉相对锌原卟啉占优势来建立的。*FECH* 缺陷会影响血红素（铁原卟啉）和锌原卟啉的形成，这表明了 *FECH* 将接受除铁之外的金属（包括锌）与原卟啉Ⅸ螯合的事实。通过乙醇提取或高效液相色谱（Deacon 和 Elder，2001）来测量游离和锌螯合的原卟啉。在由 *FECH* 缺乏引起的 EPP 中，不含金属的红细胞原卟啉的比例约 > 90%。在 XLP 中，无金属原卟啉的量在 50%～85% 的范围内。

相对其他皮肤卟啉病，EPP 血浆的卟啉升高较少，并且在加工和实验室分析期间对光非常敏感（Poh-Fitzpatrick 和 DeLeo，1977）。因此，血浆卟啉测定对 EPP 的诊断价值不如红细胞卟啉测定。然而，荧光扫描和中性 pH 处发现约 634 nm 发射峰可以帮助证实诊断（Poh-Fitzpatrick 和 Lamola，1976）。

其他血红素途径中间体不会在 EPP 中累积。因此，尿卟啉和卟啉前体浓度不增加。

12.5.4 治疗

避免阳光和其他紫外线源对于减轻症状至关重要。急性症状通常在几小时或几天内消退；用冷敷，抗炎药，抗组胺药和糖皮质激素进行对症治疗可能有帮助。

病人通常会调整日常活动以避免日光照射，但对于儿童而言，实施起来有些困难，如果他们未得到诊断，并且没有解释限制他们的日常活动的原因，因此会更加难以实施。使用吸收 UVA 和含有氧化锌或二氧化钛的外用防晒霜对预防症状可能有所帮助。口服药用级 β-胡萝卜素（Lumitine，Tishcon）可提高对阳光的耐受性。其提出的保护机制是猝灭氧自由基。建议成人每天剂量为 30～300 mg（1～10 粒胶囊），并维持血清胡萝卜素含量在 0.006～0.008 mg/mL 的范围内（Mathews-Roth 等，1977）。有效的剂量水平会引起轻微的皮肤变色（carotoderma），特别是在手掌上，这对儿童来说通常是有些尴尬的。据报道，口服半胱氨酸的剂量为 500 mg，每天 2 次，以提高 EPP 中的日光耐受性（Mathews-Roth 和 Rosner，2002），而 N - 乙酰半胱氨酸在两个双盲、交叉、安慰剂对照试验中无效（Bijlmer-Iest 等，1992）。在双盲随机试验中，维生素 C 的边际效益并未达到统计学上的差异性（Boffa 等，1996）。

窄波 UV-B 疗法可以增加皮肤黑色素并改善日光耐受性（Warren 和 George，1998）。Afamelanotide 是一种 α - 促黑色素细胞激素的合成类似物，可增加皮肤色素沉着，目前正在开发用于治疗 EPP（Harms 等，2009）。

12.6　急性间歇性卟啉病

12.6.1　概述

急性间歇性卟啉病（acute intermittent porphyria，AIP）是四种急性卟啉病中最常见的，并且是以急性神经脏器表现为特征的病症的原型。上面讨论了 HCP 和 VP，因为它们也会引起慢性起疱性的光过敏。AIP 中绝不会出现皮肤表现，除非罕见的并发肾衰竭病人（Sardh 等，2009）。

AIP 由胆色素途径中第三种酶即胆红素原脱氨酶（PBGD）［又称 HMB 合酶（HMBS）］的活性缺乏引起。AIP 外显率可变的常染色体显性遗传。AIP 在临床上表现为对肠道，自主神经，外周和中枢神经系统有影响的急性神经内脏疾病发作。多发于青春期后，女性多于男性。

这些症状通常很严重，可能会危及生命，往往需要住院治疗。腹痛是最常见的症状，并常伴有恶心、呕吐、便秘（少见腹泻）、腹胀、尿潴留、搅动和癫痫发作，以及背部、胸部或四肢疼痛。最常见的体征是心动过速，常伴有高血压和肠鸣音减少，但发热或腹部压痛少。周围神经病变可导致四肢瘫痪和呼吸虚弱，同时伴有感觉功能受到影响，具体表现为肢端疼痛。低钠血症在严重发作中很常见，有时是下丘脑和抗利尿激素分泌不当的综合征所导致的（Anderson 等，2005）。

一些病人只发作一次或几次。而有些人会在多年间反复发作，特别是在女性月经周期的黄体期期间。慢性疼痛和抑郁症可能会进一步恶化并增加自杀的风险。在 AIP 以及 HCP 和 VP 病人中，肝细胞癌的风险增加（Andant 等，2000）。慢性高血压和肾脏疾病的风险也增加，可能需要长期透析或肾移植（Barone 等，2001）。一些 AIP 病人和终末期肾病病人有与 PCT 相似的皮肤损伤（Sardh 等，2009）。在罕见的纯合子病例中，儿童早期即出现严重的神经症状，但急性发作者少（Solis 等，2004）。

12.6.2　病理生理学

目前已经有 300 多种导致 AP 的 PBGD 突变被详细描述（Balwani 和 Desnick，2012）。大多数杂合子无明显症状，因为正常 PBGD 等位基因在正常条件下可以产生足够的血红素合成酶。然而，某些药物、激素和其他因素可以诱导 ALAS1，这是血红素生物合成途径中的第一种酶，也是血红素在肝脏中合成的限速酶。随着 ALAS1 的诱导和 ALA 及 PBG 产量的增加，PBGD 的活性缺乏可能会限制其催化速率。这会减弱血红素的合成并导致肝脏中 ALA 和 PBG 的蓄积。有人怀疑 ALA 有神经毒性，但尚未得到证实（Anderson 等，2005）。

诱导肝细胞色素 P450 酶的药物也能诱导 ALAS1，并且很可能会加重 AIP 和其他急性卟啉病。美国 Porphyria 基金会（www.porphyriafoundation.com）和欧洲 Porphyria 网站（www.porphyria-europe.com）提供了这些疾病中安全和不安全药物的最新信息。其他可能导致加重的因素包括使用黄体酮，合成孕激素，乙醇和减少摄入热量及碳水化合物（Anderson 等，2005）。

12.6.3　诊断

初次检查后出现腹痛或其他症状的病人应疑为患有急性卟啉病，因为常见的情况往往不会揭示其原因。尽管急性卟啉病的症状是非特异性的，但很容易通过测量尿 PBG 来诊断或排除，其含量尤其在

AIP，HCP 或 VP 急性发作期间明显升高。应该保留相同的现场尿液样本以测量 ALA，PBG 和总卟啉，以确定 PBG 的定性结果。这将在罕见 ALA 脱水酶性卟啉病病人（ALP）和一些 HCP 和 VP 病人中检测到 ALA 和粪卟啉Ⅲ的单独升高，其中卟啉升高可能比 ALA 和 PBG 更持久。在肾功能不全的 AIP 病人中，可以在血清中检测到 PBG 升高。

AIP 的特异性诊断通过发现 PBG 升高而得到证实，其中粪便卟啉总量轻微或没有升高，但在 HCP 和 VP 中都显著增加。血浆卟啉在 AIP 中也正常或轻微升高，但在 VP 中升高。在约 90% 的 AIP 病人中，红细胞 PBGD 活性约为正常值的一半。致病突变的鉴定提供了进一步的证实，并且通过 DNA 测试可以鉴定其他基因载体。

12.6.4 治疗

大多数重症病人需要住院治疗并且监测其呼吸，电解质及营养状况。如果可能的话，应该停止继续服用刺激性药物。静脉注射氯化血红素是治疗急性发作最有效的方法。通过口服或静脉内葡萄糖负载碳水化合物的效果较差，但足以缓解发作（Anderson 等，2005）。

避免有害药物和保持均衡饮食可以帮助预防其进展。使用促性腺激素释放激素类似物可预防频繁的循环发作（Anderson 等，1990）。预防性输注氯化血红蛋白可以预防复发性非循环发作（Lamon 等，1978）。在对其他治疗无反应的频繁恶化病人中，肝移植可以治愈，并且证明，在 AIP 病人中，肝脏病变是导致神经系统表现的原因（Dar 等，2010；Soonawalla 等，2004）。

12.7 ALA 脱水酶性卟啉病

12.7.1 概述

ALA 脱水酶性卟啉病（ALA Dehydratase Porphyria，ADP）是由于 δ-ALA 脱水酶（ALAD）活性严重缺乏引起的常染色体隐性疾病，它是血红素生物合成途径中的第二种酶。ADP 是卟啉病中最罕见的病例，被报告的病例只有 6 例（Akagi 等，2000）。急性发作的症状与其他急性卟啉病相同。所有报告的病例都是男性。肝移植后，一位婴儿病人的严重症状并没有得到改善（Thunell 等，1992）。*ALAD* 突变杂合子的病人会出现晚发性 ADP，这与真性红细胞增多症，以及具有缺陷 *ALAD* 等位基因的红系细胞克隆的扩增相关（Akagi 等，2000）。

12.7.2 病理生理学

ADP 与 ALA 及粪卟啉Ⅲ的显著升高有关。在 ALA 正常的受试者中，粪卟啉Ⅲ也有所增加（Shimizu 等，1978）。因此，ADP 中可能源于 ALA 的过量的粪卟啉Ⅲ重新进入组织中的血红素途径，而不是过量的 ALA 生成部位。ALA 被认为是具有神经毒性的。红细胞锌原卟啉也明显升高。ADP 通常被归类为肝性卟啉病，但这也尚未确定。

12.7.3 诊断

ADP 的特征性生化结果包括尿 ALA 和粪卟啉Ⅲ及红细胞锌原卟啉明显升高，尿 PBG 水平正常或仅略有增加。在亲代，红细胞中 ALAD 活性约为正常值的一半，而在子代中会显著减低。排除 ALAD 缺陷的其他原因，包括铅中毒和Ⅰ型遗传性酪氨酸血症，以及通过 DNA 研究证实对 ADP 的诊断，这些都是至关重要的。

12.7.4 治疗

治疗数据是有限的。大多数病人输注氯化血红素有效，而输葡萄糖无效。对于症状严重的婴儿，其对葡萄糖、氯化血红素或肝移植的治疗均无效（Thunell 等，1992）。

参考文献

[1] Akagi, R., C. Nishitani, H. Harigae et al. 2000. Molecular analysis of delta-aminolevulinate dehydratase deficiency in a patient with an unusual late-onset porphyria. Blood 96: 3618 - 3623.

[2] Andant, C., H. Puy, C. Bogard et al. 2000. Hepatocellular carcinoma in patients with acute hepatic porphyria: Frequency of occurrence and related factors. J Hepatol 32: 933 - 939.

[3] Anderson, K. E. 2006. The porphyrias. In Zakim and Boyer's Hepatology: A Textbook of Liver Disease. T. D. Boyer, T. L. Wright, and M. P. Manns, editors. Saunders, Philadelphia, PA, 1391 - 1432.

[4] Anderson, K. E., J. R. Bloomer, H. L. Bonkovsky et al. 2005. Recommendations for the diagnosis and treatment of the acute porphyrias. Ann Intern Med 142: 439 - 450.

[5] Anderson, K. E., S. Sassa, C. M. Peterson, and A. Kappas. 1977. Increased erythrocyte uroporphyrinogen-l-synthetase, deltaaminolevulinic acid dehydratase and protoporphyrin in hemolytic anemias. Am J Med 63: 359 - 364.

[6] Anderson, K. E., I. M. Spitz, C. W. Bardin, and A. Kappas. 1990. A gonadotropin releasing hormone analogue prevents cyclical attacks of porphyria. Arch Intern Med 150: 1469 - 1474.

[7] Anstey, A. V., and R. J. Hift. 2007. Liver disease in erythropoietic protoporphyria: Insights and implications for management. Gut 56: 1009 - 1018.

[8] Balwani, M., and R. J. Desnick. 2012. The porphyrias: Advances in diagnosis and treatment. Blood 19 - 27. Prepublished online July 12, 2012; doi: 10.1182/blood-2012 - 05 - 423186.

[9] Barone, G. W., B. J. Gurley, K. E. Anderson, B. L. Ketel, and S. R. Abul-Ezz. 2001. The tolerability of newer immunosuppressive medications in a patient with acute intermittent porphyria. J Clin Pharmacol 41: 113 - 115.

[10] Bijlmer-Iest, J. C., H. Baart de la Faille, B. S. van Asbeck et al. 1992. Protoporphyrin photosensitivity cannot be attenuated by oral N-acetylcysteine. Photodermatol Photoimmunol Photomed 9: 245 - 249.

[11] Blake, D., J. McManus, V. Cronin, and S. Ratnaike. 1992. Fecal coproporphyrin isomers in hereditary coproporphyria. Clin Chem 38: 96 - 100.

[12] Boffa, M. J., R. D. Ead, P. Reed, and C. Weinkove. 1996. A double-blind, placebo-controlled, crossover trial of oral vitamin C in erythropoietic protoporphyria. Photodermatol Photoimmunol Photomed 12: 27 - 30.

[13] Bottomley, S. S., M. Tanaka, and M. A. Everett. 1975. Diminished erythroid ferrochelatase activity in protoporphyria. J Lab Clin Med 86: 126 - 131.

[14] Clark, K. G., and D. C. Nicholson. 1971. Erythrocyte protoporphyrin and iron uptake in erythropoietic protoporphyria. Clin Sci 41: 363 - 370.

[15] Cox, T. M. 2003. Protoporphyria. In The Porphyrin Handbook. K. Kadish, K. Smith, and R. Guilard, editors. Elsevier Science, San Diego, CA, 121 - 149.

[16] Dar, F. S., K. Asai, A. R. Haque et al. 2010. Liver transplantation for acute intermittent porphyria: A viable treatment? Hepatobiliary Pancreat Dis Int 9: 93 - 96.

[17] Deacon, A. C., and G. H. Elder. 2001. ACP Best Practice No 165: Front line tests for the investigation of suspected porphyria. J Clin Pathol 54: 500 - 507.

[18] Dupuis-Girod, S., V. Akkari, C. Ged et al. 2005. Successful match-unrelated donor bone marrow transplantation for congenital erythropoietic porphyria (Gunther disease). Eur J Pediatr 164: 104 - 107.

[19] Elder, G. H. 2003. Porphyria cutanea tarda and related disorders. In The Porphyrin Handbook. K. Kadish, K. Smith, and R. Guilard, editors. Elsevier Science, San Diego, CA, 67 - 92.

[20] Goodwin, R. G., W. J. Kell, P. Laidler et al. 2006. Photosensitivity and acute liver injury in myeloproliferative disorder secondary to lateonset protoporphyria caused by deletion of a ferrochelatase gene in hematopoietic cells. Blood 107: 60 - 62.

[21] Gouya, L., H. Puy, A. M. Robreau et al. 2002. The penetrance of dominant erythropoietic protoporphyria is modulated by expression of wildtype FECH. Nat Genet 30: 27 - 28.

[22] Grandchamp, B., N. Phung, and Y. Nordmann. 1977. Homozygous case of hereditary coproporphyria. Lancet 2: 1348 – 1349.

[23] Harms, J., S. Lautenschlager, C. E. Minder, and E. I. Minder. 2009. An alpha-melanocyte-stimulating hormone analogue in erythropoietic protoporphyria. N Engl J Med 360: 306 – 307.

[24] Hastka, J., J. J. Lasserre, A. Schwarzbeck, M. Strauch, and R. Hehlmann. 1993. Zinc protoporphyrin in anemia of chronic disorders. Blood 81: 1200 – 1204.

[25] Hift, R. J., B. P. Davidson, C. van der Hooft, D. M. Meissner, and P. N. Meissner. 2004. Plasma fluorescence scanning and fecal porphyrin analysis for the diagnosis of variegate porphyria: Precise determination of sensitivity and specificity with detection of protoporphyrinogen oxidase mutations as a reference standard. Clin Chem 50: 915 – 923.

[26] Holme, S. A., A. V. Anstey, A. Y. Finlay, G. H. Elder, and M. N. Badminton. 2006. Erythropoietic protoporphyria in the U.K.: Clinical features and effect on quality of life. Br J Dermatol 155: 574 – 581.

[27] Jalil, S., J. J. Grady, C. Lee, and K. E. Anderson. 2010. Associations among behavior-related susceptibility factors in porphyria cutanea tarda. Clin Gastroenterol Hepatol 8: 297 – 302, 302 e291.

[28] Labbe, R. F. 1992. Clinical utility of zinc protoporphyrin. Clin Chem 38: 2167 – 2168.

[29] Lamon, J. M., B. C. Frykholm, M. Bennett, and D. P. Tschudy. 1978. Prevention of acute porphyric attacks by intravenous haematin. Lancet 2: 492 – 494.

[30] Lamoril, J., H. Puy, S. D. Whatley et al. 2001. Characterization of mutations in the CPO gene in British patients demonstrates absence of genotype-phenotype correlation and identifies relationship between hereditary coproporphyria and harderoporphyria. Am J Hum Genet. 68: 1130 – 1138.

[31] Lang, K., K. W. Schulte, T. Ruzicka, and C. Fritsch. 2001. Aminolevulinic acid (Levulan) in photodynamic therapy of actinic keratoses. Skin Therapy Lett 6: 1 – 2, 5.

[32] Longas, M. O., and M. B. Poh-Fitzpatrick. 1982. A tightly bound protein-porphyrin complex isolated from the plasma of a patient with variegate porphyria. Clin Chim Acta 118: 219 – 228.

[33] Marmor, M. F., U. Kellner, T. Y. Lai, J. S. Lyons, and W. F. Mieler. 2011. Revised recommendations on screening for chloroquine and hydroxychloroquine retinopathy. Ophthalmology 118: 415 – 422.

[34] Mathews-Roth, M. M., M. A. Pathak, T. B. Fitzpatrick, L. H. Harber, and E. H. Kass. 1977. Beta carotene therapy for erythropoietic protoporphyria and other photosensitivity diseases. Arch Dermatol 113: 1229 – 1232.

[35] Mathews-Roth, M. M., and B. Rosner. 2002. Long-term treatment of erythropoietic protoporphyria with cysteine. Photodermatol Photoimmunol Photomed 18: 307 – 309.

[36] Meissner, P., P. Adams, and R. Kirsch. 1993. Allosteric inhibition of human lymphoblast and purified porphobilinogen deaminase by protoporphyrinogen and coproporphyrinogen. A possible mechanism for the acute attack of variegate porphyria. J Clin Invest 91: 1436 – 1444.

[37] Meissner, P., R. Hift, and A. Corrigall. 2003. Variegate porphyria. In The Porphyrin Handbook. K. Kadish, K. Smith, and R. Guilard, editors. Elsevier Science, San Diego, CA, 93 – 120.

[38] Nordmann, Y., B. Grandchamp, H. de Verneuil et al. 1983. Harderoporphyria: A variant hereditary coproporphyria. J. Clin Invest 72: 1139 – 1149.

[39] Phillips, J. D., and K. E. Anderson. 2010. The porphyrias. In Williams Hematology. McGraw-Hill Professional, New York, 839 – 863.

[40] Phillips, J. D., J. P. Kushner, H. A. Bergonia, and M. R. Franklin. 2011. Uroporphyria in the Cyp1a2$^{-/-}$ mouse. Blood Cells Mol Dis 47: 249 – 254.

[41] Piomelli, S., A. A. Lamola, M. F. Poh-Fitzpatrick, C. Seaman, and L. C. Harber. 1975. Erythropoietic protoporphyria and lead intoxication: the molecular basis for difference in cutaneous photosensitivity. I. Different rates of disappearance of protoporphyrin from the erythrocytes, both in vivo and in vitro. J Clin Invest 56: 1519 – 1527.

[42] Poblete-Gutierrez, P., C. Wolff, R. Farias, and J. Frank. 2006. A Chilean boy with severe photosensitivity and finger shortening: The first case of homozygous variegate porphyria in South America. Br J Dermatol 154: 368 – 371.

[43] Poh-Fitzpatrick, M. B., and V. A. DeLeo. 1977. Rates of plasma porphyrin disappearance in fluorescent vs. red incandes-cent light exposure. J Invest Dermatol 69: 510 – 512.

［44］ Poh-Fitzpatrick, M. B., and A. A. Lamola. 1976. Direct spectrofluorometry of diluted erythrocytes and plasma: A rapid diagnostic method in primary and secondary porphyrinemias. J. Lab Clin Med 87: 362 – 370.

［45］ Ratnaike, S., D. Blake, D. Campbell, P. Cowen, and G. Varigos. 1988. Plasma ferritin levels as a guide to the treatment of porphyria cutanea tarda by venesection. Australas J Dermatol 29: 3 – 8.

［46］ Sardh, E., D. E. Andersson, A. Henrichson, and P. Harper. 2009. Porphyrin precursors and porphyrins in three patients with acute intermittent porphyria and end-stage renal disease under different therapy regimes. Cell Mol Biol (Noisy-le-grand) 55: 66 – 71.

［47］ Sarkany, R. P. E. 2008. Making sense of the porphyrias. Photodermatol Photoimmunol Photomed 24: 102 – 108.

［48］ Sassa, S., R. Akagi, C. Nishitani, H. Harigae, and K. Furuyama. 2002. Lateonset porphyrias: What are they? Cell Mol Biol (Noisy-le-grand) 48: 97 – 101.

［49］ Shimizu, Y., S. Ida, H. Naruto, and G. Urata. 1978. Excretion of porphyrins in urine and bile after the administration of delta-aminolevulinic acid. J Lab Clin Med 92: 795 – 802.

［50］ Singal, A. K., C. Kormos-Hallberg, C. Lee et al. 2012. Lowdose hydroxychloroquine is as effective as phlebotomy in treatment of patients with porphyria cutanea tarda. Clin Gastroenterol Hepatol 14: 038.

［51］ Solis, C., A. Martinez-Bermejo, T. P. Naidich et al. 2004. Acute intermittent porphyria: Studies of the severe homozygous dominant disease provides insights into the neurologic attacks in acute porphyrias. Arch Neurol 61: 1764 – 1770.

［52］ Soonawalla, Z. F., T. Orug, M. N. Badminton et al. 2004. Liver transplantation as a cure for acute intermittent porphyria. Lancet 363: 705 – 706.

［53］ Thunell, S., A. Henrichson, Y. Floderus et al. 1992. Liver transplantation in a boy with acute porphyria due to aminolaevulinate dehydratase deficiency. Eur J Clin Chem Clin Biochem 30: 599 – 606.

［54］ Verstraeten, L., N. Van Regemorter, A. Pardou et al. 1993. Biochemical diagnosis of a fatal case of Gunther's disease in a newborn with hydrops foetalis. Eur J Clin Chem Clin Biochem 31: 121 – 128.

［55］ Wahlin, S., N. Srikanthan, B. Hamre, P. Harper, and A. Brun. 2008. Protection from phototoxic injury during surgery and endoscopy in erythropoietic protoporphyria. . Liver. Transpl. 14: 1340 – 1346.

［56］ Warren, L. J., and S. George. 1998. Erythropoietic protoporphyria treated with narrow-band (TL-01) UVB phototherapy. Australas J Dermatol 39: 179 – 182.

［57］ Whatley, S. D., S. Ducamp, L. Gouya et al. 2008. C-terminal deletions in the ALAS2 gene lead to gain of function and cause X-linked dominant protoporphyria without anemia or iron overload. Am J Hum Genet 83: 408 – 414.

［58］ Whatley, S. D., H. Puy, R. R. Morgan et al. 1999. Variegate porphyria in Western Europe: Identification of PPOX gene mutations in 104 families, extent of allelic heterogeneity, and absence of correlation between phenotype and type of mutation. Am J Hum Genet 65: 984 – 994.

13　光保护

13.1　引　言

太阳发出的紫外线（UV）分成 3 个波段：UVA、UVB 和 UVC。UVA 又进一步细分为 UVA2（320～340 nm）和 UVA1（340～400 nm）。臭氧层中的氮分子和氧分子可以吸收 UVC，所以阳光中只有 UVA 和 UVB 可以到达地面。众所周知，紫外线照射的副作用分为急性损伤和慢性损伤，大家最熟悉的急性损伤为皮肤红斑，其主要是 UVB 作用的结果，少部分由 UVA2 引起。UVB 可诱导皮肤合成维生素 D，而暴露于 UVA 则出现即时性与持续性色素沉着及迟发型晒黑。即使在黑色皮肤的人群中，可见光照射仍可出现上述反应（Mahmoud 等，2010）。紫外线照射数天后开始出现表皮增生，而其慢性损伤的结果则是光老化和光致癌。

随着黑色素瘤和非黑色素瘤等皮肤癌发病率的增加，全球范围内的医生和公众卫生组织都提倡光保护，其主要包括：在紫外线照射最强的上午 10 时至下午 2 时尽可能寻找阴凉处躲避或者穿防护外套、戴宽沿帽子和太阳眼镜，并于皮肤暴露处使用宽谱防晒霜。我们在这一章节讨论防晒霜、衣物和太阳镜的光保护以及正兴起的全身性光保护措施。

13.2　防晒霜

一百多年前就有使用防晒霜的报道。1887 年鞣酸开始被用作光保护剂，接着在 20 世纪初使用氧化锌、镁盐和铋作为光保护剂。1928 年在美国出现了第一款商品化的防晒霜，其活性成分为水杨酸苄酯和肉桂酸苄酯，至此多种紫外线滤光剂被开发并在全球广泛应用。经常使用防晒霜可有效减少日光性角化病和鳞状细胞癌（SCC）的发生（Naylor 等，1995；Thompson，Jolley 和 Marks，1993；Van der Pols 等，2006）。然而，防晒霜对基底细胞癌（BCC）和恶性黑色素瘤（MM）的光保护效果尚不明确。在一项有 1621 例受试者的随机对照研究中发现，使用防晒系数（SPF）16 的宽谱防晒霜 4.5 年后，鳞状细胞癌发生率显著下降（Green 等，1999），8 年随访发现鳞状细胞癌下降 40%，基底细胞癌下降 25%，但不具有统计学差异（Van der Pols 等，2006）。10 年随访发现使用防晒霜的人群发生黑色素瘤和侵袭性黑色素瘤概率减少（Green 等，2011）。

13.2.1　紫外线滤光剂

根据作用机制，通常将紫外线滤光剂分为 3 类：有机紫外线吸收剂、无机颗粒和有机颗粒，这些滤光剂的特性见表 13.1。本章也进一步讨论选择性滤光剂。

表 13.1		紫外线滤光剂的特性		
INCI 名称	USAN（品牌名称）	吸收峰 λ_{max}/nm	紫外光谱	备注
		有机过滤器		
3-苄炔樟脑	—	294	UVB	
亚苄基樟脑磺酸	—	294	UVB	
二乙基己基丁酰胺三嗪酮	Iscotrizinol	311	UVB	通过 TEA 流程等待 FDA 批准

续表

INCI 名称	USAN（品牌名称）	吸收峰 λ_{max}/nm	紫外光谱	备注
甲氧基肉桂酸乙基己酯	Octinoxate	311	UVB	世界上最常用的紫外线过滤器
水杨酸乙基己酯	Octisalate	305	UVB	
乙基己基三嗪酮	—	314	UVB	通过 TEA 流程等待 FDA 批准
胡莫柳	Homosalate	306	UVB	
异戊基对甲氧基肉桂酸酯	Amiloxate	308	UVB	通过 TEA 流程等待 FDA 批准
4-甲基亚苄基樟脑	Enzacamene	300	UVB	通过 TEA 流程等待 FDA 批准
奥克立林	Octocrylene	303	UVB	
对氨基苯甲酸	PABA	283	UVB	
苯基苯并咪唑磺酸	Ensulizole	302	UVB	
二苯甲酮-3	Oxybenzone	286，324	UVB，UVA2	
二苯甲酮-4	Sulisobenzone	286，324	UVB，UVA2	
二苯甲酮-8	Dioxybenzone	284，327	UVB，UVA2	
丁基甲氧基二苯甲酰甲烷	Avobenzone	357	UVA2，UVA1	
二乙氨基羟苯甲酰基己基苯甲酸酯	—	354	UVA2，UVA1	
苯基二苯并咪唑四磺酸二钠	Bisdisulizole disodium	335	UVA2，UVA1	
邻氨基苯甲酸甲酯	Meradimate	336	UVA2	
双乙基己氧基苯酚甲氧基苯基三嗪	Bemotrizinol（Tinosorb S）	310，343	UVB，UVA2，UVA1	通过 TEA 流程等待 FDA 批准
甲酚曲唑三硅氧烷	Silatriazole（Mexoryl XL）	303，341	UVB，UVA2，UVA1	通过 TEA 流程等待 FDA 批准
对苯二甲酰二硒酸磺酸	Ecamsule（Mexoryl SX）	345	UVB，UVA2，UVA1	通过 TEA 程序获得 FDA 批准［美国：通过新药申请（NDA）途径在某些配方中批准最多3%］
有机颗粒				
亚甲基双-苯并三唑基四甲基丁基苯酚	Bisoctrizole（Tinosorb M）	305，360	UVB，UVA2，UVA1	通过 TEA 流程等待 FDA 批准
无机过滤器				
二氧化钛	Titanium dioxide	280～350	取决于粒径	
氧化锌	Zinc oxide	280～390	取决于粒径	

注：FAD，美国食品药品监督管理局；INCI，化妆品原料命名；TEA，时间和程度应用；USAN，美国命名委员会。

13.2.1.1 有机紫外线吸收剂

有机紫外线吸收剂或有机滤光剂以前被称为"化学防晒霜"，通常为结合羟基的芳香族复合物。这些化学分子吸收紫外线后被激活，处于一种高能量状态，而后释放多余的能量如磷光或热，再次回到基态（Antoniou 等，2008）。在这一过程中，一些分子经历了光降解，失去其防晒功能，桂皮酸盐和叔丁基甲氧基二苯甲酰甲烷（阿伏苯宗）就是这种光不稳定型滤光剂。有机紫外线吸收剂可分为 UVA 和 UVB 两类滤光剂。

13.2.1.1.1 UVB 滤光剂

13.2.1.1.1.1 肉桂酸盐

甲氧基肉桂酸乙基己酯（桂皮酸盐）是最常见的肉桂酸盐，能够吸收峰值为 311 nm 的紫外线起保护作用。它几乎不产生任何刺激，成为全球应用范围最广的紫外线滤光剂（Kullavanijaya 和 Lim，2005）。在日光照射下，肉桂酸盐因降解导致防晒效果下降，如将其包裹在惰性壳中则可有效减少这种光降解。

13.2.1.1.1.2 水杨酸盐

水杨酸盐包括水杨酸异辛酯（水杨酸辛酯）、水杨酸三甲环己酯和水杨酸三乙醇胺，属于较弱的有机 UVB 吸收剂，但有良好的光稳定性和安全性（Sambandan 和 Ratner，2011）。

13.2.1.1.2 UVA 滤光剂

13.2.1.1.2.1 苯甲酮

苯甲酮是最常用的 UVA 滤光剂。美国 FDA 批准了 3 种苯甲酮：苯甲酮-3（氧苯酮）、苯甲酮-4（磺异苯酮）和苯甲酮-8（双羟苯宗），其中氧苯酮应用最广，但最易导致光过敏症（Darvay 等，2001）。

13.2.1.1.2.2 叔丁基甲氧基二苯甲酰甲烷（阿伏苯宗）

叔丁基甲氧基二苯甲酰甲烷（阿伏苯宗）是一种广泛应用的滤光剂，它能吸收峰值为 357 nm 的 UVA1。1998 年通过美国 FDA 批准并在全球范围内使用，它是美国效果最好的 UVA1 滤光剂。但它容易在日光下降解，如与桂皮酸盐混合，会加速这一降解过程，因此市面上很少有混合这两种物质的防晒产品。

叔丁基甲氧基二苯甲酰甲烷与其他光稳定的滤光剂混合，如氰双苯丙烯酸辛酯、氧苯酮、水杨酸盐、4-苄基樟脑或双乙基己氧苯酚甲氧苯基三嗪（天来施 S）和非紫外线遮光剂（如邻苯二甲酸二异辛酯 DEHN，Oxynex ST，caprylyl glycol），则可大大减少这种光降解（Tuchinda 等，2006），这些光稳定剂能吸收激发态的叔丁基甲氧基二苯甲酰甲烷量，从而减少其光降解。

13.2.1.1.2.3 对苯二亚甲基二樟脑磺酸（TDSA，依茨舒，麦色滤 SX）

这是一种有效的紫外线滤光剂，它可以吸收波长为 290～390 nm 且峰值为 345 nm 的紫外线。1982 年麦色滤 SX 由欧莱雅公司研发并获得专利。1991 年获欧盟批准使用；2006 年 7 月，美国批准麦色滤 SX 成为防晒霜的活性成分。许多研究表明含有麦色滤 SX 成分的防晒霜以及 UVA 诱导的药物光毒性产品可有效预防光老化、皮肤色素沉着、紫外线诱导的免疫抑制或癌变，同时减少来自药物的光毒性（Duteil 等，2002；Fourtanier，1996；Moyal，2004）。

这种 UVA 滤光剂对光线性皮肤病病人有效。如果暴露在日光下，含有 SPF 50＋和 UVA-PF 28（含氰双苯丙烯酸辛酯、麦色滤 SX、麦色滤 XL、丁基甲氧基二苯甲酰基甲烷或 TiO_2）的防晒霜已被证实可降低多形性日光疹和红斑性狼疮的发生率，而高 SPF 但低 UVA-PF 的防晒霜，则仅起到部分保护作用（Stege 等，2000，2002）。

13.2.1.1.2.4 亚苯基二苯丙咪唑磺酸酯钠盐（DPDT，丁基甲氧基二苯甲酰甲烷 AP）

这是一种水溶性滤光剂，吸收峰值为 335 nm 的紫外线，当它与油状滤光剂结合时可产生协同作用。自 2000 年获欧盟批准使用，但在美国尚未通过批准，该产品在中国、韩国、澳大利亚、新西兰、南非和东南亚及南美洲（阿根廷、巴西、巴拉圭和乌拉圭）等国家均有销售。

13.2.1.1.2.5 二乙氨基羟基苯甲酸己酯（DHHB，Uvinul A Plus）

DHHB 优先吸收光谱范围为 UVA1 的紫外线，和叔丁基甲氧基二苯甲酰甲烷相仿，但光稳定性更强，目前尚未被美国 FDA 批准上市。

13.2.1.1.3 宽谱 UVB 和 UVA 滤光剂

13.2.1.1.3.1 Drometriazole Trisiloxane（DTS，Silatriazole，Mexoryl XL）

这是第一种光稳定的宽谱 UVA 和 UVB 滤过剂，它在欧洲、中国、日本、东南亚国家、澳大利亚、新西兰均有销售，但仍未被列入美国专著中。

不同研究表明 Mexoryl SX 联合 Mexoryl XL 能够起效。一种宽谱有效的防晒霜（SPF>60，UVA-PF 28，含有氰双苯丙烯酸辛酯的 Anthelios XL，MexorylSX，Mexoryl XL，叔丁基甲氧基二苯甲酰甲烷、二氧化钛）被证实能有效预防光学性皮肤病，迟发紫外线诱导的延迟型超敏反应（Moyal 等，2002），同时也能预防药物诱导的光毒性（Duteil 等，2002）。

13.2.1.1.3.2 双-乙基己氧苯酚甲氧苯基三嗪（BEMT，Bemotrizinol，Tinosorb S）

Tinosorb S 是一种高效宽谱光稳定型的紫外线滤光剂，能够大量吸收峰值在 310～345 nm 的紫外线。叔丁基甲氧基二苯甲酰甲烷以浓度依赖型的方式预防光降解，如果将其与甲氧基肉桂酸辛酯混合，则将大大提高产品的光学稳定性（Chatelain 和 Gabard，2001）。

13.2.1.2　有机颗粒

这是一种新型的紫外线滤光剂，包含有机紫外线吸收剂和无机颗粒（含紫外线吸收和反射/弥散）两类，亚甲基-苯并三唑基四甲基丁基酚（MBBT，Tinosorb M）是这一类滤光剂的代表。

13.2.1.2.1　亚甲基双-苯并三唑基四甲基丁基酚（MBBT，Tinosorb M）

Tinosorb M 是由 Ciba 化学公司研发的新一代紫外线滤光剂（现在属于 BASF 公司，路德维希港，德国），它具有光稳定性，能够大量吸收峰值在 305～360 nm 的 UVA 和 UVB。产品在欧洲、中国、日本、韩国、东南亚国家、澳大利亚和新西兰都有销售。由于 Tinosorb M 相对分子质量大（＞ 500 Da），局部使用后全身吸收的可能性较小。

13.2.1.3　无机颗粒

此乃一种无机滤光剂，既往称之为物理防晒霜。其主要机制就是反射和散射紫外线、可见光或红外线的照射，有时由于颗粒较小，可能会出现吸收的现象（Sambandan 和 Ratner，2011）。主要的无机成分包括氧化锌和二氧化钛。这些无机颗粒的光学保护作用主要受它们颗粒大小的影响，当颗粒较大时（200～500 nm），其主要散射可见光，产生皮肤变白的视觉感受。随着防晒霜技术的发展，颗粒大小逐渐缩小到微粒级别（10～50 nm），散射光的作用减弱，但却提高了视觉美感（没那么白了），且更容易掺入配方中。然而随着无机防晒霜颗粒的缩小，尤其是二氧化钛，吸收光谱的峰值也向较短波长转移（Kullavanijaya 和 Lim，2005）。与二氧化钛相比，氧化锌能够吸收更多长波长的 UVA1，反射的可见光减少，这样皮肤看上去并没有那么白（Beasley 和 Meyer，2010；Pennell 等，2000）。

13.2.2　防晒系数

防晒系数（SPF）是反映防晒霜防护日光灼伤的有效指标，它被定义为涂有防晒霜皮肤与未受保护皮肤产生最少可见红斑所需时间的比值（Schalka 和 Reis，2011）。由于皮肤红斑的产生主要源自 UVB（290～320 nm）和 UVA2（320～340 nm），防晒系数高的防晒霜可提供更好的 UVB 防护，但却对波长较长的 UVA 防护不够。

提供有效防日光系数值的防晒霜浓度为 2 mg/cm²，但实际上多数人仅仅使用了四分之一或一半的量（0.5～1 mg/cm²）（Bech-Thomsen 和 Wulf，1992；Reich 等，2009）。众所周知，防晒霜使用量与实际防日光系数值之间存在指数关系（Faurchou 和 Wulf，2007；Kim 等，2010；Schalka，dos Reis 和 Cuce，2009）；当 SPF15 和 SPF30 的防晒霜浓度为 0.5 mg/cm² 时，实际 SPF 分别为 4 和 7（Schalka，dos Reis 和 Cuce，2009）；因此实际防晒系数的数值会比说明书中的偏小。

13.2.3　UVA 防护标准

时至今日，全世界仍未就 UVA 测定方法达成共识，但已经有了防晒霜防护 UVA 的评估方法，并在世界不同地方应用（表 13.2）。

表 13.2　UVA 防护的世界标准

国家/地区	方法	定义	等级
澳大利亚	体外透过率检测量	测量 320～360 nm 范围内的紫外线透过率	SPF＞15 并通过 UVA 测试的所有产品都可以被标记为"广谱"
欧盟	2006 年 9 月指南 UVA—PF 与 SPF 的比率 —CW	—COLIPA 体外测定法（ratio of UVA-PF to SPF） —CW 低于 90% 的吸光度曲线	—UVA-PF/SPF＞1/3 —CW≥370 nm 定义"广谱"保护

续表

国家/地区	方法	定义	等级
日本	PPD	防止皮肤持续变黑的紫外线防护	Protection grade of UVA（PA） PA＋＝PPD 2～4 PA＋＋＝PPD 4～8 PA＋＋＋＝PPD≥8
英国	2008 年修订靴星评级系统	UVA 吸光度与平均 UVB 吸光度之比	UVA/UVB limits 0～0.2 无用的 0.21～0.4 较差的（★） 0.41～0.6 差的（★★） 0.61～0.8 良好的（★★★） 0.81～0.9 超好的（★★★★） ＞0.91 极好的（★★★★★）
美国	FDA，June 2011 In vitro CW	CW 低于 90％的吸光度曲线	只有具有 CW≥370 nm 的产品才允许使用"广谱"标签

注：COLIPA，欧洲化妆品，化妆品和香料协会；CW，临界波长；PPD，持续性色素沉着实验；UVA-PF，UVA 防护因子。

体外方法包括临界波长（CW）的测定，这是指在 290～400 nm 波长范围内 90％的 UV 被吸收。在美国和欧盟，宽谱防晒霜的临界波长须≥370 nm。在英国有一种名为靴星评级（Boots Star Rating）的系统，该系统评估体外防晒霜吸收的 UVA 和 UVB 的比值（Diffey，1994）。在澳大利亚，紫外线的检测方式是通过单层防晒霜来测量对 320～360 nm 紫外线的体外吸收量。

体内 UVA 检测方法包括速发性色素沉着（immediate pigment darkening，IPD）、持续性色素沉着（persistent pigment darkening，PPD）和 UVA 保护系数（protection factor UVA，PFA），从而分别比较受防晒霜保护和未受保护皮肤产生上述红斑的情况（Kaidbey 和 Barnes，1991；Moyal，Chardon 和 Kollias，2000；Nash，Tanner 和 Matts，2006）。但应用最广的方法还是持续性色素沉着试验（PPD）。在日本，PPD 法又细分为 PA＋、PA＋＋和 PA＋＋＋。这一评估系统在其他亚洲国家也广泛应用。

2006 年 9 月 22 日，欧盟就防晒霜效能检测达成共识，指出 UVA 防护系数（UVA-PF）值至少应达到 SPF 的 1/3。如 SPF 为 30 的产品其 UVA-PF 必须达到 10。满足这一要求的产品才能通过检测（Wang，Stanfiedl 和 Osterwalder，2008）。这种 UVA-PF 的测定就是采用持续性色素沉着试验。

2011 年 6 月 17 日，美国 FDA 颁布了关于美国防晒霜产品标签和有效性测试，这一方案自 2012 年 6 月 17 日开始实施。FDA 采用体外临界波长测定作为评估 UVA 防护的方法。具体包括通过/淘汰两个系统，当产品关键波长≥370 nm 时，产品包装袋贴上"宽谱"的标签，其字体应与防晒系数值的字体大小一致（Wang 和 Lim，2011）。

13.2.4 防水性

术语"防水性"和"超强防水性"分别是指与水接触两个 20 分钟和四个 20 分钟后防晒霜的光学保护特性。然而，2011 年 FDA 的最终方案不再使用"超强防水性"这个术语。"防晒霜""防水"或"防汗"等术语也被摒弃。取而代之的是"耐水 40 分钟"或"耐水 80 分钟"（Wang 和 Lim，2011）。值得一提的是，既往提出的防水试验是指在两次浸水后不用毛巾擦干。因此，对防水型防晒霜，需要提醒消费者在毛巾擦干后需要再使用防晒霜或户外至少每 2 小时使用一次。

13.2.5 有关防晒霜安全性的问题

13.2.5.1 局部使用防晒霜的全身毒性

越来越多的报道关注使用紫外线滤光剂后的内分泌障碍或其他全身性毒性的问题，因为有些有机紫外线滤光剂可以被全身吸收。一项研究表明，反复地全身使用含有苯甲酮-3、甲氧基肉桂酸辛酯和4-甲基苄烯-樟脑，浓度为 2 mg/cm² 的防晒霜之后，可以在人体血浆和尿中检测到这些物质（Janjua 等，2008）。然而这种紫外线滤光剂在血浆中水平极低，以至于很难发现其对人体的全身毒副作用。最近对小鼠的实验研究结果推算人体连续使用 2 mg/cm² 含有氧苯酮的防晒霜 34.5 年，才能产生了类雌激素样的副作用（Wang，Burnett 和 Lim，2011）。

13.2.5.2 防晒霜引起的接触性皮炎或光敏性接触性皮炎

防晒霜使用越多，其副反应越大。然而，真正意义上由防晒霜引起的变应性接触性皮炎和光过敏反应是很罕见的（Darvay 等，2001；Shaw 等，2010）。一项来自英国、爱尔兰和荷兰 17 个中心 1155 例受试者的光斑贴实验发现仅有 4.4% 出现真正意义的光过敏反应（photoallergy，PA），5.5% 有接触性过敏（contact allergy，CA）及 1.3% 同时有光过敏反应和接触性过敏。最常见的光变应原是苯甲酮-3（Bryden 等，2006）。由于出现了许多新型的紫外线防晒霜，需要不断修正光斑贴实验来发现它们的过敏性和光过敏性反应（Schauder 和 Ippen，1997）。

13.2.5.3 其他安全问题

一些防晒霜产品中的棕榈酸视黄酯（retinyl palmate）在动物实验中被检测出有致癌性的安全问题，然而认真分析这些资料发现这一结论并不合理（Wang，Dusza 和 Lim，2010）。

某些防晒霜使用的纳米颗粒的安全性同样遭到质疑。目前尚没有证据证实纳米颗粒能够穿透完整的上皮。然而，纳米颗粒能否穿透皮肤屏障遭受到破坏的炎症皮肤尚不十分清楚（Burnett 和 Wang，2011）。

13.2.5.4 维生素 D 和防晒霜

足够的维生素 D 才能维持人体的骨骼健康，越来越多资料表明维生素 D 对其他疾病的恢复也有益，但尚无定论（Vanchinathan 和 Lim，2012）。常用血清中 25 羟维生素 D [25(OH)D] 的水平来衡量人体维生素 D 的状态。

维生素 D 通常有 3 种来源：日光、饮食和维生素 D 补充剂。人体皮肤合成维生素 D 需要 UVB [(300±5)nm]，并受多种因素影响，如日照强度、皮肤类型、年龄和光保护等（Holick，2007）。虽然 50% 以上接受严格光保护的人群，如光敏性 LE 病人或红细胞生成性原卟啉病人（Cusack 等，2008；Holme 等，2008），通常会出现血清维生素 D 水平不足。但正常用量的防晒霜和血清维生素 D 水平不足之间没有联系（Linos 等，2012；Norval 和 Wulf，2009）。主要原因就是实际使用的防晒霜的剂量往往少于防晒指数实验所需的剂量（2 mg/cm²）。然而，那些维生素 D 缺乏的高危个体，如老年人、黑皮肤或全身日照不足的人，需要使用维生素 D 补充剂。而且，由于维生素 D 在胃肠道属于脂溶性维生素，那些肥胖或者脂肪吸收障碍的人群也建议使用维生素 D 补充剂。

目前美国医学学会提出的维生素 D 建议摄入量见表 13.3（Ross 等，2011）。需要注意的是，该建议摄入量适用于骨骼健康的人群。而且由于不同年龄人群的最高摄入水平为 1000～4000 IU/d，每天摄入 1000 IU 是安全的，虽然是否获益尚不清楚。

表 13.3   2011 年美国医学学会提出的维生素 D 需要量

年龄分组	每天营养摄取建议量（RDAs）
0～1 岁	400 IU/d
1～70 岁	600 IU/d
71 岁及以上	800 IU/d

来源：Ross，A. et al.，J Clin Endocrinol Metabol，96，53-58，2011.
注：RDAs，覆盖≥97.5% 的人群需要量；IU 为国际单位。

13.2.6 提高防晒产品效能的技术

目前有很多技术可以提高紫外线滤光剂的效能，如紫外线吸收剂的包囊化和使用非吸收材料来提高防晒系数。

13.2.6.1 传统的紫外线滤光剂的包囊化

这一技术将有机的紫外线滤光剂用微囊硅壳包裹起来，其有效防晒成分不用直接接触皮肤，降低了防晒霜的过敏性和刺激性，同时克服了多种有效防晒成分不兼容的问题。Euxolex UV-Pearls（包囊化的甲氧基肉桂酸乙基己酯）就是采用这一技术的第一个防晒产品，其所含有的两种有效防晒成分——叔丁基甲氧基二苯甲酰甲烷和甲氧基肉桂酸乙基己酯不会发生化学反应，因此大大增加了产品的光学稳定性（Tuchinda 等，2006）。

13.2.6.2 防晒系数增强剂

能够提高紫外线滤光剂效能的方法就是掺入能够散射紫外线的不吸收颗粒，这样紫外线光子就不得不穿越更长的距离到达皮肤，从而增加光子被有机滤光剂吸收的可能性。

SunSpheres 是由美国罗门哈斯公司（Rohm & Haas）研发的（费城，宾州）的一种非紫外线吸收增强材料。这是一种苯乙烯/丙烯酸酯共聚物，能够增加有效防晒成分的效能。SunSpheres 内充满水分，当其用于皮肤时，内层的水分子移行至皮肤表面，留下显微空珠。当紫外线照射到这些空珠表面时，会被散射而不是直接照射在皮肤上。SunSpheres 增加了紫外线与有效防晒成分接触的可能性，从而增加了它们的效能（Tuchinda 等，2006）。

13.3　全身性光保护药物

局部使用的防晒霜有自己的缺陷，它必须涂抹在全身各个部位才能够起到光保护作用，而且必须重复使用。全身性光保护药物使用起来就简单许多，它不需要每隔几小时重复使用就能保护全身皮肤。最近一些具有前景的全身性光保护药物被研发出来，但尚未证实其良好的光保护功效。

13.3.1 白绒水龙骨

白绒水龙骨（polypodium leucotomos，PL）是来自美洲热带和亚热带的蕨类植物中的天然提取物，它具有抗氧化性和抗炎性。白绒水龙骨能够抑制紫外线的有害作用，如活性氧簇的生成、DNA 的破坏和异构化、反式尿刊酸的分解、防止紫外线诱发的凋亡与坏死（Gonzalez，Gilaberte 和 Philips，2010）。口服白绒水龙骨（7.5 mg/kg）可以减少皮肤类型 II 和 III 健康受试者的红斑反应。与未使用者相比，使用过白绒水龙骨的皮肤活检标本显示晒伤细胞和环丁烷嘧啶二聚体更少（Middelkamp-Hup 等，2004）。已有证据表明白绒水龙骨可减少 UVA 和 UVB 诱导的红斑及日光性荨麻疹的发生（Caccialanza 等，2007），并且可预防多发性红斑狼疮（Tanew 等，2012）。PL 将来有望成为预防各种类型光线性皮肤病的一个选择。

13.3.2 类胡萝卜素

类胡萝卜素是一种存在于植物中的天然色素。目前已知的类胡萝卜素有 600 多种，蔬菜和水果中富含的重要的类胡萝卜素包括 α 胡萝卜素、β 胡萝卜素、番茄红素、叶黄素和玉米黄质。类胡萝卜素被证实能够抑制活性成分如单线态氧和自由基。一项针对健康志愿者的研究证实，进食西红柿 10～12 周，其内富含的番茄红素，能够明显降低紫外线诱导的红斑敏感性（Stahl 等，2006）。一项对照研究表明，口服类胡萝卜素混合物（24 mg/d，其内含有 β 胡萝卜素、番茄红素、叶黄素各 8 mg/d），与口服安慰剂组相比，实验组可明显抑制紫外线诱导的红斑（Heinrich 等，2003）。临床上有采用 β 胡萝卜素治疗红细胞生成性原卟啉病的光过敏，但疗效尚不确切（Mathews-Roth，1990）。

13.3.3 绿茶

绿茶中含有表儿茶酸衍生物，统称为茶多酚，其具有抗氧化、抗炎和抗肿瘤的作用（Katiyar，

2003)。体内体外动物和人体试验表明绿茶多酚有光保护作用，能够预防紫外线诱导的红斑、光老化和皮肤癌（Elmets 等，2001；Katiyar，2003）。

13.3.4　阿佛拉诺肽

阿佛拉诺肽 [Nle^4-D-Phe^7-α 黑色素细胞刺激素又称 SCENESSE（CUV1647）] 是亚利桑那大学研发的一种 α-黑色素激素类似物，它能够同黑色素细胞上的黑色素受体 1 结合，从而刺激黑色素细胞再生并上调酪氨酸酶活性（Langan，Nie 和 Rhodes，2010）。目前，临床上有各种试验采用阿佛拉诺肽皮下种植来治疗一些皮肤病，如红细胞生成性原卟啉病、多发性红斑狼疮、日光性荨麻疹、白癜风、系统性光动力治疗的光毒性、光化性角化病以及器官移植病人鳞状细胞癌（Harms 等，2009；Haylett 等，2011）。

13.4　衣物的光保护作用

穿戴合适的衣物也是一种光保护的方法，我们通常用紫外线防护系数（UV protection factor，UPF）来衡量紫外线对衣物的穿透性（Morison，2003）。

衣物的 UPF 取决于以下几个因素，如衣物材质、编织方法、颜色、制作工艺和是否掺有添加剂等（Hoffmann 等，2001）。涤纶的 UPF 通常较高，尼龙、羊毛和丝绸比纯棉和人造丝的防护系数高；布料颜色越深，UPF 越高（Hoffmann 等，2001）。衣物的状态与是否拉伸、收缩、水化或洗熨有关。斯坦福的 Georgouras 和 Pailthorpe 研究了紫外线对全棉衬衣的穿透性，发现洗用 10 周后，其 UPF 从 19.0 增加到 40.6。究其原因是皱缩后衣物上的孔不断缩小所致（Stanford，Georgouras 和 Pailthorpe，1995）。目前，在洗熨时往衣物中掺入吸收紫外线的添加剂，可增强衣物防紫外线的能力（Wang 等，2001）。

戴帽子同样可以帮助面部防紫外线。与衣物相同，深色布料做的帽子比浅色能更好地提供紫外线防护。Gies 等人研究在澳大利亚学校常见的不同类帽子（宽檐帽、渔夫帽、学生帽、士兵帽）对紫外线的防护效果，发现宽檐帽和渔夫帽防护作用最强。所有的帽子对前额都有良好的保护作用（保护系数 8.8～16）。士兵帽侧后较宽可以很好地保护耳朵和后颈部，对鼻子和脖子效果也不错。学生帽对面颊、耳朵和下巴防护最少（Gies 等，2006）。

13.5　玻璃的光保护

我们可能并没有意识到，即使在室内也有可能会暴露在过多的紫外线照射下。标准的窗户玻璃能够过滤 UVB，但是 UVA、可见光和红外线则能够穿透玻璃。为了预防受到过多 UVA 的辐射，已经研发了几种新型玻璃可以防护 UVA 和红外线。Tuchinda、Srivannaboon 和 Lim 做了一个玻璃防护的全面测评，他们发现能够紫外隔离的玻璃的防紫外线特性最好，夹层玻璃、低辐射玻璃、彩色玻璃和透明玻璃的防护作用也都不错。只有 0.1% 的紫外线能够穿透双层紫外隔离玻璃，0.5% 的紫外线能够穿透双层复合玻璃，而双层透明玻璃可透过 57% 的紫外线（Tuchinda，Srivannaboon 和 Lim，2006）。

通过玻璃接触紫外线的另一个来源是车内。出于安全因素，所有的挡风玻璃都是由夹层玻璃构成的，它能滤过绝大多数 UVA（仅有 2%～3% 的 UVA 可以穿透）。然而，个人自驾旅行肯定会受到足量的 UVA 经侧窗和后窗照射（近 50%），这些窗户由钢化玻璃（非夹层玻璃）做成（Tuchinda，Srivannaboon 和 Lim，2006）。有研究表明，在驾驶员长期暴露在紫外线照射下的这一侧，会出现紫外线辐射慢性病变如光老化和皮肤癌前病变（Foley，Lanzer 和 Marks，1986；Singer 等，1994）。所以出于安全考虑，最好侧窗或后窗也由夹层玻璃制成。如果侧窗或后窗是钢化玻璃制成，那么减少紫外线穿透的最佳方法就是在玻璃上贴上一层薄膜。薄膜颜色的深浅决定可见光的穿透力。一份研究证实能够让

35％和 20％可见光穿透的车窗薄膜能够分别滤过 370 nm 和 380 nm 以下的 UVA（Johnson 和 Fusaro，1992）。已有报道证实，有紫外线吸收膜的侧窗只有 0.4％的紫外线透过率，而没有薄膜的车窗紫外线穿透多达 79％（Bernstein 等，2006）。使用车窗薄膜必须符合联邦和各州最低允许可见光穿透的规定。

13.6　结论与展望

为了使光保护作用达到最大化，每个人都应该去使用多种光保护措施，如在上午 10 时至下午 2 时寻找阴凉处躲避，穿戴合适的衣帽和太阳镜或定期使用 SPF 至少为 30 的广谱防晒霜。使用紫外线防护玻璃或窗膜也有帮助。在过去十年间，不断有新技术出现来改善防晒霜的效能和安全性。如今，新一代的宽谱防晒霜已经日益普及。未来，紫外线防护的测评以及技术的不断改进将会使所有人受益。

参考文献

[1] Antoniou, C., M. G. Kosmadaki, A. J. Stratigos, and A. D. Katsambas. 2008. Sunscreens—What's important to know. J Eur Acad Dermatol Venereol 22: 1110 - 1118.

[2] Beasley, D. G., and T. A. Meyer. 2010. Characterization of the UVA protection provided by avobenzone, zinc oxide, and titanium dioxide in broad-spectrum sunscreen products. Am J Clin Dermatol 11: 413 - 421.

[3] Bech-Thomsen, N., and H. C. Wulf. 1992. Sunbathers' application of sunscreen is probably inadequate to obtain the sun protection factor assigned to the preparation. Photodermatol Photoimmunol Photomed 9: 242 - 244.

[4] Bernstein, E. F., M. Schwartz, R. Viehmeyer et al. 2006. Measurement of protection afforded by ultraviolet-absorbing window film using an in vitro model of photodamage. Lasers Surg Med 38: 337 - 342.

[5] Bryden, A. M., H. Moseley, S. H. Ibbotson et al. 2006. Photopatch testing of 1155 patients: Results of the U. K. multicentre photopatch study group. Br J Dermatol 155: 737 - 747.

[6] Burnett, M. E., and S. Q. Wang. 2011. Current sunscreen controversies: A critical review. Photodermatol Photoimmunol Photomed 27: 58 - 67.

[7] Caccialanza, M., S. Percivalle, R. Piccinno, and R. Brambilla. 2007. Photoprotective activity of oral polypodium leucotomos extract in 25 patients with idiopathic photodermatoses. Photodermatol Photoimmunol Photomed 23: 46 - 47.

[8] Chatelain, E., and B. Gabard. 2001. Photostabilization of butyl methoxydibenzoylmethane (Avobenzone) and ethylhexyl methoxycinnamate by bis-ethylhexyloxyphenol methoxyphenyl triazine (Tinosorb S), a new UV broadband filter. Photochem Photobiol 74: 401 - 406.

[9] Cusack, C., C. Danby, J. C. Fallon et al. 2008. Photoprotective behaviour and sunscreen use: impact on vitamin D levels in cutaneous lupus erythematosus. Photodermatol Photoimmunol Photomed 24: 260 - 267.

[10] Darvay, A., I. R. White, R. J. Rycroft et al. 2001. Photoallergic contact dermatitis is uncommon. Br J Dermatol 145: 597 - 601.

[11] Diffey, B. L. 1994. A method for broad spectrum classification of sunscreens. Int J Cosmet Sci 16: 47 - 52.

[12] Duteil, I., C. Queille-Roussel, A. Rougier, A. Richard, and J. P. Ortonne. 2002. High protective effect of a broad-spectrum sunscreen against tetracycline phototoxicity. Eur J Dermatol 12: X - XI.

[13] Elmets, C. A., D. Singh, K. Tubesing et al. 2001. Cutaneous photoprotection from ultraviolet injury by green tea polyphenols. J Am Acad Dermatol 44: 425 - 432.

[14] Faurschou, A., and H. C. Wulf. 2007. The relation between sun protection factor and amount of sunscreen applied in vivo. Br J Dermatol 156: 716 - 719.

[15] Foley, P., D. Lanzer, and R. Marks. 1986. Are solar keratoses more common on the driver's side? Br Med J (Clin Res Ed) 293: 18.

[16] Fourtanier, A. 1996. Mexoryl SX protects against solar-simulated UVR-induced photocarcinogenesis in mice. Photochem Photobiol 64: 688 - 693.

[17] Gies, P., J. Javorniczky, C. Roy, and S. Henderson. 2006. Measurements of the UVR protection provided by hats

used at school. Photochem Photobiol 82: 750 - 754.

[18] Gonzalez, S., Y. Gilaberte, and N. Philips. 2010. Mechanistic insights in the use of a Polypodium leucotomos extract as an oral and topical photoprotective agent. Photochem Photobiol Sci 9: 559 - 563.

[19] Green, A., G. Williams, R. Neale et al. 1999. Daily sunscreen application and betacarotene supplementation in prevention of basal-cell and squamous-cell carcinomas of the skin: A randomised controlled trial. Lancet 354: 723 - 729.

[20] Green, A. C., G. M. Williams, V. Logan, and G. M. Strutton. 2011. Reduced melanoma after regular sunscreen use: Randomized trial follow-up. J Clin Oncol 29: 257 - 263.

[21] Harms, J., S. Lautenschlager, C. E. Minder, and E. I. Minder. 2009. An alpha-melanocyte-stimulating hormone analogue in erythropoietic protoporphyria. N Engl J Med 360: 306 - 307.

[22] Haylett, A. K., Z. Nie, M. Brownrigg, R. Taylor, and L. E. Rhodes. 2011. Systemic photoprotection in solar urticaria with alpha-melanocyte-stimulating hormone analogue [Nle^4-D-phe^7]-alpha-MSH. Br J Dermatol 164: 407 - 414.

[23] Heinrich, U., C. Gartner, M. Wiebusch et al. 2003. Supplementation with beta-carotene or a similar amount of mixed carotenoids protects humans from UV-induced erythema. J Nutr 133: 98 - 101.

[24] Hoffmann, K., J. Laperre, A. Avermaete, P. Altmeyer, and T. Gambichler. 2001. Defined UV protection by apparel textiles. Arch Dermatol 137: 1089 - 1094.

[25] Holick, M. F. 2007. Optimal vitamin D status for the prevention and treatment of osteoporosis. Drugs Aging 24: 1017 - 1029.

[26] Holme, S. A., A. V. Anstey, M. N. Badminton, and G. H. Elder. 2008. Serum 25-hydroxyvitamin D in erythropoietic protoporphyria. Br J Dermatol 159: 211 - 213.

[27] Janjua, N. R., B. Kongshoj, A. M. Andersson, and H. C. Wulf. 2008. Sunscreens in human plasma and urine after repeated whole-body topical application. J Eur Acad Dermatol Venereol 22: 456 - 461.

[28] Johnson, J. A., and R. M. Fusaro. 1992. Broad-spectrum photoprotection: The roles of tinted auto windows, sunscreens and browning agents in the diagnosis and treatment of photosensitivity. Dermatology 185: 237 - 241.

[29] Kaidbey, K. H., and A. Barnes. 1991. Determination of UVA protection factors by means of immediate pigment darkening in normal skin. J Am Acad Dermatol 25: 262 - 266.

[30] Katiyar, S. K. 2003. Skin photoprotection by green tea: antioxidant and immunomodulatory effects. Curr Drug Targets Immune Endocr Metabol Disord 3: 234 - 242.

[31] Kim, S. M., B. H. Oh, Y. W. Lee, Y. B. Choe, and K. J. Ahn. 2010. The relation between the amount of sunscreen applied and the sun protection factor in Asian skin. J Am Acad Dermatol 62: 218 - 222.

[32] Kullavanijaya, P., and H. W. Lim. 2005. Photoprotection. J Am Acad Dermatol 52: 937 - 958; quiz 959 - 962.

[33] Langan, E. A., Z. Nie, and L. E. Rhodes. 2010. Melanotropic peptides: More than just 'Barbie drugs' and 'suntan jabs'? Br J Dermatol 163: 451 - 455.

[34] Linos, E., E. Keiser, M. Kanzler et al. 2012. Sun protective behaviors and vitamin D levels in the US population: NHANES 2003 - 2006. Cancer Causes Control 23: 133 - 140.

[35] Mahmoud, B. H., E. Ruvolo, C. L. Hexsel et al. 2010. Impact of long-wavelength UVA and visible light on melanocompetent skin. J Invest Dermatol 130: 2092 - 2097.

[36] Mathews-Roth, M. M. 1990. Carotenoid functions in photoprotection and cancer prevention. J Environ Pathol Toxicol Oncol 10: 181 - 192.

[37] Middelkamp-Hup, M. A., M. A. Pathak, C. Parrado et al. 2004. Oral Polypodium leucotomos extract decreases ultraviolet-induced damage of human skin. J Am Acad Dermatol 51: 910 - 918.

[38] Morison, W. L. 2003. Photoprotection by clothing. Dermatol Ther 16: 16 - 22.

[39] Moyal, D. 2004. Prevention of ultraviolet-induced skin pigmentation. Photodermatol Photoimmunol Photomed 20: 243 - 247.

[40] Moyal, D., A. Chardon, and N. Kollias. 2000. UVA protection efficacy of sunscreens can be determined by the persistent pigment darkening (PPD) method. (Section 2). Photodermatol Photoimmunol Photomed 16: 250 - 255.

[41] Moyal, D., I. Duteil, C. Queille-Roussel et al. 2002. Prevention of solar-induced immunosuppression by a new high-

ly protective broadspectrum sunscreen. Eur J Dermatol 12: Ⅻ-ⅩⅣ.

[42] Nash, J. F., P. R. Tanner, and P. J. Matts. 2006. Ultraviolet A radiation: testing and labeling for sunscreen products. Dermatol Clin 24: 63 – 74.

[43] Naylor, M. F., A. Boyd, D. W. Smith et al. 1995. High sun protection factor sunscreens in the suppression of actinic neoplasia. Arch Dermatol 131: 170 – 175.

[44] Norval, M., and H. C. Wulf. 2009. Does chronic sunscreen use reduce vitamin D production to insufficient levels? Br J Dermatol 161: 732 – 736.

[45] Pinnell, S. R., D. Fairhurst, R. Gillies, M. A. Mitchnick, and N. Kollias. 2000. Microfine zinc oxide is a superior sunscreen ingredient to microfine titanium dioxide. Dermatol Surg 26: 309 – 314.

[46] Reich, A., M. Harupa, M. Bury, J. Chrzaszcz, and A. Starczewska. 2009. Application of sunscreen preparations: A need to change the regulations. Photodermatol Photoimmunol Photomed 25: 242 – 244.

[47] Ross, A. C., J. E. Manson, S. A. Abrams et al. 2011. The 2011 report on dietary reference intakes for calcium and vitamin D from the Institute of Medicine: What clinicians need to know. J Clin Endocrinol Metab 96: 53 – 58.

[48] Sambandan, D. R., and D. Ratner. 2011. Sunscreens: An overview and update. J Am Acad Dermatol 64: 748 – 758.

[49] Schalka, S., V. M. dos Reis, and L. C. Cuce. 2009. The influence of the amount of sunscreen applied and its sun protection factor (SPF): Evaluation of two sunscreens including the same ingredients at different concentrations. Photodermatol Photoimmunol Photomed 25: 175 – 180.

[50] Schalka, S., and V. M. dos Reis. 2011. Sun protection factor: meaning and controversies. An Bras Dermatol 86: 507 – 515.

[51] Schauder, S., and H. Ippen. 1997. Contact and photocontact sensitivity to sunscreens. Review of a 15-year experience and of the literature. Contact Dermatitis 37: 221 – 232.

[52] Shaw, T., B. Simpson, B. Wilson et al. 2010. True photoallergy to sunscreens is rare despite popular belief. Dermatitis 21: 185 – 198.

[53] Singer, R. S., T. A. Hamilton, J. J. Voorhees, and C. E. Griffiths. 1994. Association of asymmetrical facial photodamage with automobile driving. Arch Dermatol 130: 121 – 123.

[54] Stahl, W., U. Heinrich, O. Aust, H. Tronnier, and H. Sies. 2006. Lycopene-rich products and dietary photoprotection. Photochem Photobiol Sci 5: 238 – 242.

[55] Stanford, D. G., K. E. Georgouras, and M. T. Pailthorpe. 1995. Sun protection by a summer-weight garment: The effect of washing and wearing. The Medical Journal of Australia 162: 422 – 425.

[56] Stege, H., M. Budde, S. Grether-Beck et al. 2002. Sunscreens with high SPF values are not equivalent in protection from UVA induced polymorphous light eruption. Eur J Dermatol 12: Ⅳ-Ⅵ.

[57] Stege, H., M. A. Budde, S. Grether-Beck, and J. Krutmann. 2000. Evaluation of the capacity of sunscreens to photoprotect lupus erythematosus patients by employing the photoprovocation test. Photodermatol Photoimmunol Photomed 16: 256 – 259.

[58] Tanew, A., S. Radakovic, S. Gonzalez, M. Venturini, and P. Calzavara-Pinton. 2012. Oral administration of a hydrophilic extract of Polypodium leucotomos for the prevention of polymorphic light eruption. J Am Acad Dermatol 66: 58 – 62.

[59] Thompson, S. C., D. Jolley, and R. Marks. 1993. Reduction of solar keratoses by regular sunscreen use. N Engl J Med 329: 1147 – 1151.

[60] Tuchinda, C., H. W. Lim, U. Osterwalder, and A. Rougier. 2006a. Novel emerging sunscreen technologies. Dermatol Clin 24: 105 – 117.

[61] Tuchinda, C., S. Srivannaboon, and H. W. Lim. 2006b. Photoprotection by window glass, automobile glass, and sunglasses. J Am Acad Dermatol 54: 845 – 854.

[62] van der Pols, J. C., G. M. Williams, N. Pandeya, V. Logan, and A. C. Green. 2006. Prolonged prevention of squamous cell carcinoma of the skin by regular sunscreen use. Cancer Epidemiol Biomarkers Prev 15: 2546 – 2548.

[63] Vanchinathan, V., and H. W. Lim. 2012. A dermatologist's perspective on vitamin D. Mayo Clin Proc 87: 372 – 380.

[64] Wang, S. Q. , M. E. Burnett, and H. W. Lim. 2011. Safety of oxybenzone: Putting numbers into perspective. Archives of dermatology 147: 865 - 866.

[65] Wang, S. Q. , S. W. Dusza, and H. W. Lim. 2010. Safety of retinyl palmitate in sunscreens: A critical analysis. J Am Acad Dermatol 63: 903 - 906.

[66] Wang, S. Q. , A. W. Kopf, J. Marx et al. 2001. Reduction of ultraviolet transmission through cotton T-shirt fabrics with low ultraviolet protection by various laundering methods and dyeing: Clinical implications. J Am Acad Dermatol 44: 767 - 774.

[67] Wang, S. Q. , and H. W. Lim. 2011. Current status of the sunscreen regulation in the United States: 2011 Food and Drug Administration's final rule on labeling and effectiveness testing. J Am Acad Dermatol 65: 863 - 869.

[68] Wang, S. Q. , J. W. Stanfield, and U. Osterwalder. 2008. In vitro assessments of UVA protection by popular sunscreens available in the United States. J Am Acad Dermatol 59: 934 - 942.

14　光化学保护性植物抗氧化剂

14.1　引　言

紫外线辐射是导致晒伤、光损伤和皮肤癌等这类皮肤疾病的主要原因。由于基底细胞癌和鳞状细胞癌（如非黑色素性皮肤癌）的病人数量很多，皮肤癌是所有癌症中最常见的。当然这还是保守估计，因为很多此类病例无须上报到癌症统计部门。2006 年美国关于非黑色素性皮肤癌的发病率的报道中提到有 350 万人被诊断为此病，其中有 220 万人接受了治疗（Siegel，Naishadham 和 Jemal，2013）。如果能够早期发现早期治疗的话，这种病是最容易被治愈的。但是一旦任其发展，皮肤癌会导致毁容甚至死亡。许多以白种人为主的其他国家也报道了相似趋势。相比较而言，黑色素瘤是皮肤癌最严重的类型。据 2013 年数据统计分析，美国新诊断皮肤癌达 76690 例，相比 2011 年增加了 6460 例（Siegel，Naishadham 和 Jemal，2013）。与黑色素瘤有关的死亡病例，从 2012 年的 9180 例到 2013 年预计的 9480 例，增加了近 300 例。

据报道，紫外线辐射照射人或老鼠的皮肤能加速活性氧簇（reactive oxygen species，ROS）的生成（Bickers 和 Athar，2006），这是细胞固有的新陈代谢过程。通过一系列单电子转移，氧分子转化为超氧阴离子、过氧化氢以及羟基，最终生成水。大多数反应都在线粒体内进行，而且跟能量产生有关。细胞酶和其控制的代谢反应过程通常都能将对细胞的氧化损害降到最低水平（Bergendi 等，1999）。但是在氧化应激增加的时候，包括高水平代谢需求，外源性损伤（如阳光、吸烟和污染等）和可能会发生氧化损伤。根据之前的观察，ROS 通过损伤关键性细胞大分子（如 DNA、蛋白质、磷脂）或者刺激诱导细胞信号分子的生成来启动及促进肿瘤的发生。至少在某种程度上，ROS 可以介导光老化、光致癌这类皮肤相关疾病的发生。而且紫外线照射能诱导基质金属蛋白酶（matrix metalloproteinases，MMPs）的产生，它会分解皮肤的胶原蛋白和结缔组织成分，阻断转化生长因子 β_2（TGF-β_2）受体/Smad 信号通路，也会激活由丝裂原活化蛋白酶（mitogen-activated protein kinases，MAPKs）促进产生的激活蛋白 1（activator protein-1，AP-1）（Quan 等，2004）。另外，转录因子核因子 κB（nuclear factor kappa B，NF-κB）也可被紫外线照射所激活。需要强调的是 ROS 激活的 AP-1 和 NF-κB 可能会产生复杂的引导作用，从而导致一系列造成皮肤疾病的复杂生物反应的发生（Bowden，2004）（图 14.1）。

太阳光的照射是不可避免的，因此我们需要解决和紫外线照射相关的副作用。避免过多太阳光照射，穿防护服，涂防晒霜都是常用的保护措施，然而仍需要发明可以有效降低紫外照射副作用的无毒化学品。实验研究和流行病学调查研究发现一些植物多酚有显著的光保护作用，许多植物衍生的植物内生化素都具有光保护的作用。其中一些被称作"光化学防护剂"的药剂也存在于人类的食物当中。绿茶多酚（green tea polyphenols，GTPs）是最早被发现具有对抗紫外辐射诱导致癌作用的保护剂之一（Wang 等，1991）。接下来一系列的研究证实和阻断了光致癌有关的其他天然化合物及其机制（Afaq，Ahmad 和 Mukhtar，2003）。观察到绿茶成分中的表没食子儿茶素没食子酸酯（epigallocatechin-3-gallate，EGCG）在 NF-κB 和 MAPKs 通路中的调节作用是其光化学保护作用的分子基础（Afaq，Ahmad 和 Mukhtar，2003）（表 14.1）。在各种护肤品中都可以找到许多类似的药剂。因此，清楚认知这些药剂如何发挥作用是十分重要的，这样可以改进光化学保护产品，使它们的效果更好，能够普遍为人们所用。

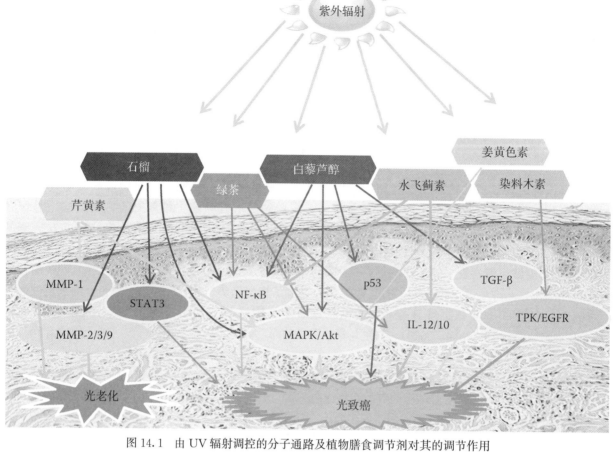

图 14.1　由 UV 辐射调控的分子通路及植物膳食调节剂对其的调节作用

表 14.1　　　　　　　　　　植物制剂在光化学保护中作用的总结

植物药剂	体外研究	体内研究	参考文献
绿茶	角质细胞		Katiyar et al.（2001）； Afaq, Ahmad，and Mukhtar（2003）
	XPA-显性成纤维细胞		Katiyar et al.（2010）
		SKH-1 小鼠	Afaq, Adhami and Ahmad（2003）；Afaq, Ahmad and mukhtar（2003）；Mittal et al.（2003）
		C3H/Hen 小鼠	Katiyar et al.（1999）；Katiyar and Mukhtar（2001）
		人类皮肤	Katiyar et al.（1999）；Katiyar et al.（2001）；Elmets et al.（2001）
白藜芦醇	角质形成细胞		Adhami，Afaq and Ahmad（2003）
		SKH-1 小鼠	Afaq，Adhami and Ahmad（2003）
	黑色素瘤细胞		Lee，Kumar and Glickman（2012）；Kim et al.（2011）
	人类 431 SCC 细胞		
水飞蓟素	XPA-显性成纤维细胞	C3H/Hen 小鼠	Katiyar（2002）；Meeran et al.（2006）；Gu et al.（2005）
		SKH-1 小鼠	
染料木黄酮	A431 细胞	SENCAR 小鼠	Moore et al.（2006）；Okura et al.（1988）
	人重组皮肤 NIH3T3 细胞		

续表

植物药剂	体外研究	体内研究	参考文献
姜黄	HaCaT 细胞		Park and Lee（2007）
芹菜（苷）配基	人真皮成纤维 HaCaT 细胞		Sim et al.（2007）
			Hwang et al.（2011）
石榴	角质形成细胞	SKH-1 小鼠	Afaq et al.（2005）；Afaq et al.（2010）；Khan et al.（2011）
		小鼠皮肤	

14.2　光致癌

光致癌是一个复杂的多阶段现象，包含了 3 个显著的阶段：起始、增殖、浸润（Bowden，2004），其中每一个阶段都由多个细胞、生物化学和分子机制所调控。第一，癌的发生一旦开始就是不可逆的，在此过程中基因发生了转变，最终导致 DNA 的损伤。第二，肿瘤增殖在肿瘤的发展过程中十分重要，包括起始细胞的克隆扩增，导致癌前病变，直至最后发展为恶性病变，从根本上改变了信号传导通路。第三，肿瘤浸润包括从癌前病变以及恶性病变转变为具有侵袭性和潜在转移能力的恶性肿瘤（Bowden，2004）。虽然在 UVA 范围内（320～400 nm）有一个活动的峰值，但鳞状细胞癌的产生大部分应归因于 UVB 光谱的照射（deGruijl 和 Van der Leun，1994）。具体来说 UVB 主要导致肿瘤的起始发生，UVA 主要导致肿瘤的增殖。皮肤癌的发生发展过程主要包括了 DNA 合成的刺激、DNA 损伤、细胞增殖、炎症、上皮增生、免疫抑制、细胞周期失调、抗氧化酶的缺失、信号传导通路损伤、鸟氨酸脱羧酶（ornithine decarboxylase，ODC）和环氧合酶 2（cyclooxygenase-2，COX-2）的诱导产生（Afaq 等，2005）。

14.3　紫外线辐射诱导的老化或光老化

皮肤老化是一个动态的、多因素的过程，由两个主要部分组成：①内源性老化或自然老化是由基因决定且不可避免的（Quan 等，2004）；②外源性老化表现为皮肤上的变化，其由外源性因素诱发且可以避免。活性氧物质（ROS）的产生同时影响着内源性及外源性老化过程。导致外源性老化的因素有很多，但太阳光紫外线辐射是主要因素。我们将 UVB 辐射引起的皮肤过早老化称为光老化，其取决于 UVB 辐射的量和形式以及个人皮肤类型（Quan 等，2004）。太阳光紫外线辐射对于暴露的皮肤有深远的影响，它能加速皮肤老化，包括粗或细的皱纹，粗糙的皮肤纹理，干燥，毛细管扩张，色素异常沉着包括肾斑样痣，点滴状黑色素沉着症等。研究表明皮肤在紫外线暴露下会加速 ROS 的产生，它会使机体抗氧化机制失衡，导致氧化应激和皮肤中蛋白质及其他大分子的氧化性光损伤。DNA 光损伤和紫外线诱导 ROS 的生成是起始分子事件，其导致了慢性皮肤光损伤大部分典型的组织学和临床表现。这些因素被认为是导致光老化过程至关重要的介质（Quan 等，2004）；例如，ROS 能修饰组织蛋白形成甲基衍生物，它们积累在光损伤皮肤的表皮乳头层（Sander 等，2002）；光损伤皮肤里增多的肥大细胞和巨噬细胞数量，被认为参与了光老化的过程（Bosset 等，2003）；人或老鼠的皮肤暴露在紫外辐射时诱导了参与光老化过程的 MMPs（Fisher 等，1996）。到目前研究为止，紫外辐射通过 MAPKs 途径激活 AP-1，随之刺激 MMP 基因的转录，而 MMP 基因编码皮肤细胞的 MMP-1（胶原酶）、MMP-9（基质金属蛋白酶）和 MMP-3（基质降解酶）。综合起来，这些 MMPs 能降解皮肤中的胶原结构和结缔组织中的其他成分（Fisher 等，1996）。研究表明太阳紫外线通过阻断 TGF-β_2 受体/Smad 信号通路（Quan 等，2004），从而减少光老化皮肤中的胶原含量。另外，紫外线辐射激活的 NF-κB 能刺激中性粒细胞的趋化，从而将中性粒细胞胶原酶（MMP-8）带到辐射部位，引起更进一步的基质降解。

14.4　皮肤癌的光化学防护

最近几年，光化学防护成为对抗紫外线辐射诱导皮肤损伤的重要方式。为了预防光损伤和皮肤癌，关于太阳紫外光的危害作用、避免过度暴露于紫外线的必要性，穿防护服和使用防晒霜的相关教育被一再强调。不幸的是，这些建议只起到了部分作用。因此，我们需要更多的努力来保护皮肤不受 UVB 暴露的有害影响。化学预防是阻止皮肤癌发生的一种方法，其定义为：控制癌症的一种手段，通过局部使用或口服天然药物完全预防、减缓或者逆转癌症的发生。广义的癌症化学预防包括癌前病变的化疗，对于皮肤癌来说可以逆转光线性角化病。

14.5　防晒霜远远不够

对于紫外线防护有着里程碑式意义的就是防晒霜的使用。即使防晒霜能有效阻止紫外线，但由于涂抹不均匀、使用量不够、和汗一起被擦掉等原因，它还是无法完全保护皮肤。阻止皮肤受到光损伤的防晒霜，其金标准是能有效吸收紫外线的同时不产生红斑。但是在实际应用过程中，防晒霜的防晒作用远不及期望值。防晒系数（SPF）在皮肤上测试能达到 2 mg/cm² （Wulf，Stender 和 Lock-Andersen，1997）。但对照分析发现实际防晒霜使用时最多只能达到 0.5 mg/cm²。SPF 不是线性比例关系，因此，在用量为 0.5 mg/cm² 时，没有防晒霜能提供 3～5 倍的防晒作用（Wulf，Stender 和 Lock-Andersen，1997）。另外，一些重要的生物事件如 DNA 损伤（通过测量胸腺嘧啶二聚体和 8-羟基-2'-脱氧鸟苷的生成），以及 p53 的诱导和紫外线的免疫抑制作用，将在亚红斑照射水平上持续进行（Liardet 等，2001）。防晒霜可能会给我们传递一种错误的"安全感"，因为实际上没有任何产品能提供全光谱的防晒作用。防晒霜里的某些成分在被紫外线活化后还可能产生自由基，而且防晒霜里的化学成分还可能被皮肤吸收，从而产生潜在伤害（Liardet 等，2001）。

14.6　植物性抗氧化剂的光化学保护作用

植物持续暴露在阳光下，因此它们更需要"防晒"。事实上，它们更需要努力保护自己不被氧化致死，因为它们无法移动来躲避阳光。所有的植物都能合成维生素 C 和维生素 E 来保护它们自己不受到阳光的伤害（Smirnoff，Conklin 和 Loewus，2001）。而且，它们还能合成黄酮类化合物——最强的多酚抗氧化剂。植物提取物已经被广泛应用于伤口愈合、抗老化和疾病的治疗。这些产品包括绿茶、银杏、紫锥菊、人参、葡萄籽、柠檬、薰衣草、迷迭香、柏、沙士、大豆、仙人球、山艾、荷荷巴油、芦荟胶、尿囊素、泽兰、血根草、蒲公英、番木瓜，等等。这些植物的共同特征就是都能产生含酚类结构的黄酮类化合物。这些植物化学物质对于其他化合物来说是高反应活性的物质，比如说 ROS 和生物大分子，从而抵消自由基或者诱发生物反应。大量的酚类植物化学物，包括多酚类化合物（绿茶中发现的儿茶酚），在促进人类健康方面有着深远的意义。

14.6.1　绿茶

EGCG 是绿茶中发现的最主要和最活跃的多酚类成分，也是在光防护方面被研究得最透彻的植物化学成分之一。EGCG 作为潜在抗氧化剂可以清除 ROS，比如脂质自由基、超氧化物自由基、羟基自由基、过氧化氢和单线态氧（Afaq，Ahmad 和 Mukhtar，2003）。EGCG 作用于正常人的表皮角质形成细胞（normal human epidermal Keratinocytes，NHEKs）时可以以剂量和时间依赖的方式来抑制 UVB 介导的 IKKα 磷酸化和降解、IKKα 和 NF-κB 的活化和 MAPK 磷酸化（Afaq，Ahmad 和 Mukhtar，

2003），这些数据表明，EGCG 通过调节 NF-κB 和丝裂原活化蛋白激酶途径来保护机体免受紫外线辐射的不利影响。EGCG 抵抗紫外线诱导的氧化应激的机制在人类身上也适用。在健康志愿者皮肤上涂抹的绿茶提取物能减少晒伤细胞数量的同时还能避免表皮朗格汉斯细胞受到紫外线的损伤。绿茶提取物也能减少紫外辐射后的 DNA 损伤（Elmets 等，2001）。在另外一项研究中，绿茶提取物仅在志愿者皮肤暴露在 4 倍最小红斑剂量（minimal erythema dose，MED）紫外线辐射之前使用，它能显著降低过氧化氢和氮氧化物产物的产生，同时还能减少真皮和表皮层的脂质氧化物的产生（Katiyar 等，2001）。一项关于口服 EGCG 作为 MED 及紫外线诱导的皮肤损伤的强抗氧化剂疗效的调查发现，规律服用 EGCG 能通过增加 MED 从而加强皮肤的抵抗力，防止紫外线诱导破坏表皮屏障作用和皮肤损害。这些都表明了 EGCG 具有十分有效的系统性光防护效果（Jeon 等，2009）。

在 SKH-1 无毛鼠身上局部使用含有 EGCG 的亲水软膏基质配方，能强有效地抑制每组肿瘤的发生率（60%），肿瘤的多样性（86%）以及肿瘤生长速率/体积（95%）（Mittal 等，2003）。这些结果显示局部使用 EGCG 配方能增加皮肤内层的穿透及吸收能力。在接触紫外线辐射之前，在老鼠皮肤上局部应用 EGCG，结果显示其能抑制对接触性过敏剂引起的接触性超敏反应（contact hypersensitivity response，CHS），降低巨噬细胞（CD11b+ 细胞）和中性粒细胞的浸润数量，下调紫外线诱导产物 IL-10，增加皮肤和引流淋巴结中诱导产物 IL-12（Katiyar 等，1999）。EGCG 被证实可调控 IL-10/IL-12 细胞因子的平衡。这个效应可由皮肤和引流淋巴结中的抗原呈递细胞所介导，或者通过阻断分泌 IL-10 的 CD11b+ 巨噬细胞浸润到辐射部位（Katiyar 等，1999）。通过阻止紫外线诱导抑制对局部和系统模型中接触性过敏剂引起的接触性超敏反应（CHS），给小鼠用水喂服 GTPs 可阻止光致癌的发生。作者证实在小鼠皮肤内 GTPs 能更快地修复紫外线诱导 DNA 损伤，此时环丁烷嘧啶二聚体（cyclobutane pyrimidine dimer，CPD）阳性细胞数量减少，同时 CPD 阳性细胞从皮肤到引流淋巴结的转移也减少。GTPs 能修复着色性干皮病互补群体 A（xeroderma pigmentosum complementation group A，XPA）——来源于健康人群成熟细胞中紫外线诱导的 CPD，但不能修复源于 XPA 病人的缺陷细胞。这些数据显示饮用 GTPs 阻止紫外线诱导的免疫抑制机制，主要归因于 GTPs 在阻止光致癌中的化学防护作用（Katiyar 等，2010）。另外，干预组的紫外线诱导红斑显著减少，在 6 周及 12 周后分别减少了 16% 和 25%。摄入 GTP 饮料 12 周能增加皮肤的血流量和氧输送能力。总而言之，这些研究显示溶解在饮品中的 GTP 能增强微循环，帮助皮肤抵御有害紫外线辐射，改善女性整体皮肤质量（Heinrich 等，2011）。

14.6.2　白藜芦醇

白藜芦醇（trans-3,4',5-trihydroxystilbene，Resveratrol，RES）是多酚类植物抗毒素，大量存在于红葡萄、樱桃、坚果、水果、红酒中，它被认为是一种有效的抗氧化剂，具有抗炎和抗增殖的能力（Afaq，Adhami 和 Ahmad，2003；Adhami，Afaq 和 Ahmad，2003）。暴露于 UVB 辐射之前，给 SKH-1 无毛小鼠局部单独使用 RES，能显著抑制 UVB 诱导的照射部位皮肤产生水肿，并显著减少 UVB 介导的 H_2O_2 的产生和白细胞的浸润（Afaq，Adhami 和 Ahmad，2003）。通过 RES 治疗小鼠皮肤发现它也能显著抑制 UVB 介导的诱导 COX 和 ODC 酶的活性和蛋白的表达，这两种酶和蛋白是公认的肿瘤增殖标志物。同时还观察到 RES 抑制 UVB 介导的脂类过氧化物——氧化应激标记物的水平增加（Afaq，Adhami 和 Ahmad，2003）。在另外一个研究中，用 RES 处理 NHEK 后，通过控制用量和时间来抑制 UVB 介导的 NF-κB 通路活化（Adhami，Afaq 和 Ahmad，2003）。此外，NHEK 的 RES 治疗也能防止 UVB 介导的 IκBα 的磷酸化和降解，及 IKKα 的激活（Adhami，Afaq 和 Ahmad，2003）。近期植物化学调制的研究显示用 1～2 μmol 的 RES 或熊果酸（ursolic acid，UA）对细胞进行预处理能在 24 小时光暴露后显著降低 NF-κB 的磷酸化（Lee，Kumar 和 Glickman，2012）。在暴露的细胞中，用 RE 预处理细胞可减少 25% 的光诱导蛋白羰基加合物的负担（Lee，Kumar 和 Glickman，2012）。用 UA 治疗后，黑色素瘤细胞对紫外辐射的敏感性显著提高，同时，对视网膜色素上皮细胞具有一定的光防护作用。这些观察结果显示植物化学物质具有特定的细胞信号通路（Lee，Kumar 和 Glickman，2012）。

高度肿瘤易感性 p53（+/-）/SKH-1 小鼠口服 RES 后，能显著延迟紫外线诱导的皮肤肿瘤发生，降低良性乳头状瘤向鳞状细胞癌（SCC）的恶性转变。同时，RES 提高了上皮钙粘着蛋白水平，TGF-β_2 的含量在 RES 治疗 SCC 皮肤中是降低的。这种 RES 介导的 TGF-β_2 下调导致 TGF-β_2/Smad 依赖性和非依赖性途径同时受到抑制，也抑制了 A431 细胞的侵袭性。此外，作者发现 TGF-β_2，而不是 TGF-β_1，逆转 RES 介导的 p-extracellular、信号调控激酶 1/2、p-Smad3 和 α-平滑肌肌动蛋白的下调。RES 治疗降低了 Akt 和 pCREB 的磷酸化。连续的活性 Akt 表达阻断了 RES 对 CREB 和 TGF-β_2 抑制，也能逆转 RES 对细胞侵袭性的抑制作用。这些数据显示 RES 抑制了紫外线诱导恶性肿瘤在 p53（+/-）/SKH-1 小鼠中的进展。同样，人类 A431 SCC 细胞的侵袭性也能被 RES 抑制，在某种程度上，表现为通过下调 Akt 介导的 TGF-β_2 下调（Kim 等，2011）。最近的研究显示 RES 引起人类 A431 SCC 细胞的早衰，这和自噬溶酶体形成的阻断有关。此外，作者还发现，RES 下调了 mTORC2 的一个组成部分 Rictor 的水平，导致 RhoA-GTP 酶降低，肌动蛋白-细胞骨架结构改变。Rictor 的外源性过表达可修复 RhoA-GTP 酶活性和肌钙蛋白细胞骨架网，亦可降低 RES 引起的衰老相关的 β-gal 活性，这一切表明了 Rictor 在引起衰老的过程中的直接作用。RES 降低了 Rictor 在紫外线诱导鼠类 SCCs 中的过表达。这些数据显示 RES 通过调控 Rictor 减弱了自噬过程，并且 Rictor 的下调可能是紫外线诱导产生的抑制肿瘤表达机制（Back 等，2012）。

14.6.3　石榴

石榴（punica granatum）富含花青素和水解鞣质，具有很强的抗炎抗氧化以及抗增殖特性。有研究表明，在正常表皮角化细胞上涂抹石榴提取物会抑制 UVB 介导 ERK1/2、JNK1/2 和 p38 蛋白的磷酸化，且具有时间跟浓度的依赖性（Afaq 等，2005）。这项研究还发现，在正常表皮角质形成细胞上涂抹石榴提取物还可抑制 UVB 介导的 IκBα 的退化和磷酸化以及 IKKα 的活化，且此过程具有剂量跟时间依赖性；在正常表皮角化细胞上涂抹石榴提取物会抑制 UVB 介导的核移位和 NF-κB/p65（Ser [536]）的磷酸化，且具有剂量和时间依赖性。此项研究的作者们得出结论：石榴提取物可通过抑制 UVB 介导的对 NF-κB 和 MAPK 通路的调制来防止 UVB 辐射的不良反应，并且为石榴提取物的光化学作用提供了分子基础。这些作者在另一项研究中，通过在再造人皮肤上涂抹石榴提取物证明了石榴提取物的抗 UVB 介导的损伤作用，并揭露了其抑制 UVB 介导的 MMP-2 和 MMP-9 的活化作用。石榴提取物也能抑制 UVB 介导的 c-Fos 蛋白的表达和 c-Jun 的磷酸化。因此，这些结果表明，石榴可以预防 UVB 对人皮肤造成的损伤（Afaq 等，2009）。

与 UVB 发生的交互作用相似，暴露在 UVA 之前，在人正常角质细胞上涂抹石榴提取物可以抑制 UVA 介导的信号转导和转录激活因子-3（signal transducers and activators of transcription-3，STAT 3）（Tyr [705] 水平）、蛋白激酶 B（AKT）（Ser [473] 水平）以及细胞外信号调节激酶（ERK1/2）的磷酸化。此研究的作者还发现，UVA 作用于正常人角质细胞后可导致哺乳动物雷帕霉素靶蛋白（mammalian target rapamycin，mTOR）（Thr [2448] 水平）和 p70S6 激酶（Thr [421]/Ser [424] 水平）的磷酸化。石榴提取物预处理可剂量依赖性地抑制 mTOR（Thr [2448] 水平）和 p70S6 激酶（Thr [421]/Ser [424] 水平）的磷酸化，并可诱导 UVA 介导的 Bax 和 Bad 蛋白表达活性和 Bcl-xL 的下调（Syed 等，2006）。经口服予以 SKH-1 裸鼠石榴提取物可抑制 UVB 介导的皮肤水肿、增生、白细胞浸润和过氧化氢生成的增加及 DNA 以嘧啶二聚体和 8-羟基-2 啶二脱氧鸟苷形式的损伤（Afaq 等，2010）。此外，经口服石榴提取物还可抑制 UVB 介导的 PCNA、ODC 和 COX-2 的蛋白表达，并诱导 UVB 介导的 p21 和 p53 蛋白表达的增加（Afaq 等，2010）。另一个 SKH-1 裸鼠实验证明这种经内服石榴提取物的方式抑制了 UVB 介导的上皮增生、白细胞浸润、蛋白氧化以及脂质过氧化。石榴提取物的这一作用是通过其对核移位、NF-κB/p65 磷酸化、IκBα 的下调、IKKα/IKKβ 的活化及促分裂原活化蛋白激酶蛋白和 c-Jun 磷酸化的抑制来证明的。石榴提取物的摄入也抑制了 UVB 介导的小鼠皮肤上的 COX-2，iNOS，PCNA，cyclin D1，MMP-2，MMP-3，MMP-9 等蛋白的表达。总而言之，这些数据表明，石榴提取物的使用能够通过调控 UVB

介导的信号通路来预防小鼠因 UVB 辐射产生的不良反应（Khan 等，2011）。

14.6.4 水飞蓟素

水飞蓟素，一种从奶蓟草中提取出来的多酚类黄酮，是黄酮木脂素的混合物，包括水飞蓟宾、水飞蓟素、水飞蓟宁、水飞蓟亭和异水飞蓟宾。水飞蓟宾能够修复 UVB 引起的生存蛋白的损耗，这跟 NF-κB DNA 结合活性上调有关（Dhanalakshmi 等，2004）。再者，水飞蓟宾的使用可上调 UVB 介导的 ERK1/2 磷酸化，延长 S 期的持续时间，可能为有效的 DNA 修复提供更长的时间（Dhanalakshmi 等，2004）。

给 C3H/HeN 大鼠局部使用水飞蓟素或者其主要成分水飞蓟宾，能显著抑制在免疫抑制的局部模型中 UVB 介导的对 CHS 的抑制作用，并在接触性过敏的系统模型中也有适度的抑制作用。水飞蓟素能削弱 UVB 诱导的免疫抑制细胞因子（IL-10）皮肤引流淋巴结水平的增强；并提高免疫活化因子 IL-12 的水平（Meeran 等，2006）。在单一的 UVB 照射前给予 SKH-1 裸鼠饮食喂养水飞蓟宾两周，可使 UVB 介导的胸腺嘧啶二聚体阳性细胞和增殖细胞的核抗原显著减少，末端脱氧核苷酰转移酶介导的 dUTP 缺口末端标记和凋亡晒伤细胞也显著减少，而表皮 p53 和 p21/cip1 阳性细胞的数目增多（Gu 等，2005）。

此外，局部使用水飞蓟素可以预防大鼠的光致癌。SKH-1 裸鼠被拿来做三组实验：肿瘤由 UVB 诱导初发，接着由十四烷酰佛波醇- 13 -醋酸酯促发癌症（实验组 1）；肿瘤由 7，12-DMBA 诱导初发，接着由 UVB 促发癌症（实验组 2）；肿瘤初发跟促发都是 UVB（实验组 3）。三个实验组在暴露于 UVB 或者 DMBA 之前都先局部使用水飞蓟素，显著地降低了癌症的发生、多发率以及每只老鼠的平均肿瘤体积（Katiyar 等，1997）。此外，短期的实验表明，局部使用水飞蓟素可有效抑制 UVB 介导的皮肤水肿、皮肤晒伤、细胞凋亡及过氧化氢酶活性，并促进 COX-2 和 ODC 活性以及 ODC mRNA 的表达。这些研究表明，局部使用水飞蓟素能很可观地预防 UVB 导致的小鼠皮肤的损伤，其机制是利用水飞蓟素在 UVB 介导的癌变不同时期的强大的抗氧化作用（Katiyar 等，1997）。Roy 等人的一项最近研究（2012）表明，水飞蓟宾也可抑制 UVB 介导的对小鼠上皮 JB6 细胞及 SKH1 裸鼠皮肤的损伤。在这项研究中，水飞蓟宾的预处理可以防止 JB6 细胞凋亡，并能加速由每天中等剂量的 UVB（50 mJ/cm^2）辐射介导的环丁烷型嘧二聚体的修复。另外，水飞蓟宾消除了 UVB 介导的 S 期的阻滞，降低了活性 DNA 的合成和处于不活化的 S 期的细胞数目。此外，经 UVB 辐射过的细胞表现出磷酸化（Ser-15 和 Ser-392）和总 p53 的瞬时上调，而水飞蓟宾预处理可导致更加持续的 p53 的上调及在细胞核中更强的定位。水飞蓟宾也可以上调 GADD45α，这是 p53 下游通路的一个靶点，被认为与 DNA 修复和细胞周期的调节有关。在 UVB 照射之前或者照射后立即在 SKH-1 裸鼠皮肤上局部涂抹水飞蓟宾可使 p53 和 GADD45α 水平持续升高，并加速环丁烷型嘧二聚体的清除。这项研究提出，水飞蓟宾可预防 UVB 介导的光动力损伤，并可降低或者抑制非黑素瘤皮肤癌的早期发作（Roy 等，2012）。另外，基于水飞蓟宾可减弱紫外区的辐射能量，这基于 2011 年的研究证明其是一种前景很好的新型防晒剂。将近 15 mg 的含有不同浓度水飞蓟宾的水包油乳剂涂抹在粗糙的有机玻璃板上，用导游积分球的分光光度计来测量，水飞蓟宾在水包油乳剂中的浓度为 10% 时，其防晒指数跟甲氧基肉桂酸辛酯（一种防晒剂）相似。

14.6.5 金雀异黄素

金雀异黄素（5，7，4'-三羟基异黄酮）是一种最先从大豆分离出的异黄酮。它在大多数动物身上只显示了非常低水平的毒性。虽然大豆中含有许多具有抗癌活性的成分，但金雀异黄素是其中最重要的一种，有关学者对其化学预防性和抗癌活性进行了广泛的研究。金雀异黄素在不影响正常细胞生长的情况下特异性抑制 ras 癌基因转染的 NIH 3T3 细胞的生长，并且抑制了 c-Fos 和 c-Jun 在血小板源生长因子诱导的 CH310T1/2 成纤维细胞中的表达（Okura 等，1988）。

在人类再造皮肤的研究中显示，增殖的细胞群拥有更高浓度的金雀异黄素以及在金雀异黄素缺乏状态下，PCNA 免疫反应明显下降，这些证明了经特定剂量金雀异黄素处理的皮肤再育和修复技术是可以实现的。经 CPD 免疫组化表达图谱的评估后，金雀异黄素对紫外线引起的 DNA 损伤的抑制与局部金雀异黄素浓度成反比关系。当金雀异黄素缺乏时，UVB 的照射可诱导 CPD 形成，同时还可观察到金雀异黄素浓度的增加对 UVB 诱导 CPD 形成的抑制有剂量依赖性。总的来说，与未经处理的样本相比，所有经金雀异黄素预处理的样本均表现出明显的组织学结构保护。在 UVB 照射前对裸鼠进行的金雀异黄素预处理明显抑制了 UVB 介导的皮肤中的过氧化氢和 MDA 以及表皮和内脏器官中的 8‐羟基 2'‐脱氧鸟苷（8-hydroxy 2'-deoxyguanosine，8-OHdG）。金雀异黄素可抑制 8-OHdG 形成这一观点已经在经 UVA 和 UVB 照射的纯化 DNA 中得到证实（Wei 等，2002）。

通过控制剂量，金雀异黄素的应用显著降低了补骨脂素联合 A 波段紫外线（psoralen plus UVA radiation，PUVA）所引起的皮肤增厚，同时也大大减少了皮肤红斑和溃疡。组织学检查表明，PUVA 处理小鼠皮肤引起的显著炎症变化遍及整个表皮，而局部使用金雀异黄素预防这些变化并无明显不良反应。与未经照射的皮肤相比，经 PUVA 照射的皮肤中包含活化型聚腺苷二磷酸‐核糖聚合酶（PARP）和活化型半胱天冬酶‐3 的细胞明显增加。局部应用金雀异黄素可完全抑制 PARP 和半胱天冬酶‐3 的活化。与 PUVA 联合金雀异黄素处理过的样本和对照样本相比，在经 PUVA 处理的样本中可在表皮基底层区域观察到 PCNA 阳性细胞显著下降（Shyong 等，2002）。

此外，在 UVB 照射前，通过控制剂量的方式局部应用金雀异黄素可减少 c-Fos 和 c-Jun 在致癌因子敏感鼠皮肤中的表达。与高剂量（15 kJ/cm²）UVB 照射组相比，暴露于低剂量组（5 kJ/cm²）中抑制表现得更为明显。金雀异黄素应用于 UVB 照射之后也会使 c-Fos 和 c-Jun 的表达下调，但相比于在照射前应用，此下调程度较小。剂量依赖性的金雀异黄素应用也会使 A431 人类表皮癌细胞中 UVB 介导的 TPK 依赖性表皮生长因子受体的磷酸化下调（Wang 等，1998）。

另有一项研究调查了在不同浓度，单独或联合使用金雀异黄素与黄豆苷元的光保护作用。在 60 mJ/cm² UVB 照射下，BJ-5ta 人类皮肤成纤维细胞中 COX-2 的表达水平，生长抑制和 DNA 损伤诱导的（Gadd45）基因均可被测定。该研究还确定了 UVB 诱导的 DNA 损伤的细胞反应。因此，他们认为金雀异黄素与黄豆苷元在特定的浓度和比例下的联合可发挥协同光保护作用，此作用大于异黄酮单独的效用，这些可能是预防紫外线诱导的光损伤的保护剂的很好的候选成分（Iovine 等，2011）。

14.6.6 姜黄素

姜黄素，作为一种从姜黄中提取的天然化合物，其抑癌特性已经被大量研究。近年来，人们开始关注饮食中的植物化合物，例如，姜黄素可修复光损伤，防止由紫外线辐射导致的皮肤损害。姜黄素可以诱导细胞凋亡，并且毒性低，吸引了许多学者去探索其在多种皮肤疾病中的应用。姜黄素的抗癌和化学防护作用主要建立在其对某些靶分子的调控上，这些靶分子包括转录因子、生长调节剂、黏附分子、凋亡基因、血管生成调节剂以及细胞信号分子。

对 HaCaT 细胞进行紫外线照射，同时联合使用姜黄素，结果发现细胞通过激活 caspase-8、caspase-3、caspase-9，进而活化 C 反应蛋白，最终导致细胞凋亡。另外，紫外线照射后的 HaCaT 细胞经姜黄素处理后环氧合酶 2（COX-2）mRNA 和蛋白质的表达明显下降，而且紫外线照射激活的 MAPK p38 和 JNK 受到显著抑制，转录因子 AP-1 的 DNA 结合活性也显著下降。这些结果表明姜黄素可能可通过抑制 MAPK p38 和 JNK 活性来抑制 HaCaT 细胞中环氧合酶 2（COX-2）的表达（Cho 等，2005）。

14.6.7 芹黄素

芹黄素（5，7，4'‐三羟基黄酮）是一种天然的黄酮类化合物，存在于管径植物的叶子、茎及果实中。黄酮类化合物已被证实可有效预防或治疗皮肤疾病。一项用小鼠皮肤进行的研究显示芹黄素可抑制紫外线介导产生的鸟氨酸脱羧酶活性，降低癌症发病率并且增加无肿瘤的生存率（Birt 等，1997）。此外，有研究表明芹黄素可在紫外线波长 212 nm、269 nm 和 337 nm 处达到最大吸收值，因此将芹黄素应用到各种表皮也许可预防皮肤癌（Li 和 Birt，1996）。

　　天然黄酮类化合物，包括芹黄素，尽管因化学结构不同导致其作用机制不同，但它们都可通过抑制 AP-1 活性，下调 MMP-1 并降低 MMP-1 活性。Sim 等人（2007）对黄酮类化合物的结构与抗氧化特性之间的关系进行了研究，结果发现芹黄素对人类表皮成纤维细胞胶原蛋白酶的抑制作用取决于其黄酮基结构中的羟基（OH）数目，羟基数目高的可更有效防止皮肤光衰老。一项研究评估了芹黄素和洋地黄黄酮（木樨草素）在 UVA 照射后的 HaCaT 细胞中的作用，结果表明芹黄素和毛地黄黄酮（木樨草素）通过干扰钙离子依赖的 MAKPs 和 AP-1 信号通路，抑制了 UVA 诱导的 MMP-1 的产生，这表明这些黄酮类化合物可能在预防和治疗皮肤光老化方面有潜在用处（Hwang 等，2011）。

14.7 小　　结

　　饮食成分对全身性光保护的作用是近年来新兴的公共卫生及预防医学热点。体外试验如细胞实验和动物研究都证实，许多饮食成分有助于防止过量的紫外线引起的光照损害。各种研究的结果都指向这样一个观点：光致癌可能是过度暴露于阳光后的结果，并且与其引起的氧化应激相关。在过去的几十年中，人们接收到的 UVB 辐射量显著增加，导致皮肤癌发病率不断上升。尽管皮肤癌不断增加，但是有必要指出一点，目前它被认为是最可能预防的癌症之一。大家都知道阳光中 UVB 光谱对人体有害，可以通过穿防护服或者涂抹防晒霜来预防光损伤和皮肤疾病。就 SPF 而言，通过个别饮食成分获得的保护可能比使用局部防晒霜获得的保护要低得多。但是，通过饮食结构的调整可达到对皮肤的全面保护，且效果持久。大量的实验表明许多食用植物成分具有抗氧化特性，可以抗炎、抗癌、抗光衰老以及作为光保护剂。护肤产品里添加几种植物有效成分可达到更好的化学防护效果，这可能是减少人 UVB 产生的、ROS 介导的光老化和皮肤癌的有效方法。

参考文献

[1] Adhami, V. M., F. Afaq, and N. Ahmad. 2003. Suppression of ultraviolet B exposure-mediated activation of NF-kappaB in normal human keratinocytes by resveratrol. Neoplasia 5: 74 – 82.

[2] Afaq, F., V. M. Adhami, and N. Ahmad. 2003. Prevention of short-term ultraviolet B radiation-mediated damages by resveratrol in SKH-1 hairless mice. Toxicol Appl Pharmacol 186: 28 – 37.

[3] Afaq, F., N. Ahmad, and H. Mukhtar. 2003. Suppression of UVB-induced phosphorylation of mitogen-activated protein kinases and nuclear factor kappa B by green tea polyphenol in SKH-1 hairless mice. Oncogene 22: 9254 – 9264.

[4] Afaq, F., N. Khan, D. N. Syed, and H. Mukhtar. 2010. Oral feeding of pomegranate fruit extract inhibits early biomarkers of UVB radiation-induced carcinogenesis in SKH-1 hairless mouse epidermis. Photochem Photobiol 86: 1318 – 1326.

[5] Afaq, F., A. Malik, D. Syed et al. 2005. Pomegranate fruit extract modulates UVB-mediated phosphorylation of mitogen-activated protein kinases and activation of nuclear factor kappa B in normal human epidermal keratinocytes paragraph sign. Photochem Photobiol 81: 38 – 45.

[6] Afaq, F., M. A. Zaid, N. Khan, M. Dreher, and H. Mukhtar. 2009. Protective effect of pomegranate-derived products on UVB-mediated damage in human reconstituted skin. Exp Dermatol 18: 553 – 561.

[7] Back, J. H., Y. Zhu, A. Calabro et al. 2012. Resveratrol-mediated downregulation of rictor attenuates autophagic process and suppresses UV-induced skin carcinogenesis. Photochem Photobiol 88: 1165 – 1172.

[8] Bergendi, L., L. Benes, Z. Durackova, and M. Ferencik. 1999. Chemistry, physiology and pathology of free radicals. Life Sci 65: 1865 – 1874.

[9] Bickers, D. R., and M. Athar. 2006. Oxidative stress in the pathogenesis of skin disease. J Invest Dermatol 126: 2565 – 2575.

［10］ Birt, D. F., D. Mitchell, B. Gold, P. Pour, and H. C. Pinch. 1997. Inhibition of ultraviolet light induced skin carcinogenesis in SKH-1 mice by apigenin, a plant flavonoid. Anticancer Res 17: 85 - 91.

［11］ Bosset, S., M. Bonnet-Duquennoy, P. Barre et al. 2003. Photoageing shows histological features of chronic skin inflammation without clinical and molecular abnormalities. Br J Dermatol 149: 826 - 835.

［12］ Bowden, G. T. 2004. Prevention of non-melanoma skin cancer by targeting ultraviolet-B-light signalling. Nat Rev Cancer 4: 23 - 35.

［13］ Cho, J. W., K. Park, G. R. Kweon et al. 2005. Curcumin inhibits the expression of COX-2 in UVB-irradiated human keratino-cytes (HaCaT) by inhibiting activation of AP-1: p38 MAP kinase and JNK as potential upstream targets. Exp Mol Med 37: 186 - 192.

［14］ Couteau, C., C. Cheignon, E. Paparis, and L. J. Coiffard. 2011. Silymarin, a molecule of interest for topical photoprotection. Nat Prod Res 26: 2211 - 2214.

［15］ de Gruijl, F. R., and J. C. Van der Leun. 1994. Estimate of the wave-length dependency of ultraviolet carcinogenesis in humans and its relevance to the risk assessment of a stratospheric ozone depletion. Health Phys 67: 319 - 325.

［16］ Dhanalakshmi, S., G. U. Mallikarjuna, R. P. Singh, and R. Agarwal. 2004. Dual efficacy of silibinin in protecting or enhancing ultraviolet B radiation-caused apoptosis in HaCaT human immortalized keratinocytes. Carcinogenesis 25: 99 - 106.

［17］ Elmets, C. A., D. Singh, K. Tubesing et al. 2001. Cutaneous photoprotection from ultraviolet injury by green tea polyphenols. J Am Acad Dermatol 44: 425 - 432.

［18］ Fisher, G. J., S. C. Datta, H. S. Talwar et al. 1996. Molecular basis of sun-induced premature skin ageing and retinoid antagonism. Nature 379: 335 - 339.

［19］ Gu, M., S. Dhanalakshmi, R. P. Singh, and R. Agarwal. 2005. Dietary feeding of silibinin prevents early biomarkers of UVB radiation-induced carcinogenesis in SKH-1 hairless mouse epidermis. Cancer Epidemiol Biomarkers Prev 14: 1344 - 1349.

［20］ Heinrich, U., C. E. Moore, S. De Spirt, H. Tronnier, and W. Stahl. 2011. Green tea polyphenols provide photoprotection, increase microcirculation, and modulate skin properties of women. J Nutr 141: 1202 - 1208.

［21］ Hwang, Y. P., K. N. Oh, H. J. Yun, and H. G. Jeong. 2011. The flavonoids apigenin and luteolin suppress ultraviolet A-induced matrix metalloproteinase-1 expression via MAPKs and AP-1-dependent signaling in HaCaT cells. J Dermatol Sci 61: 23 - 31.

［22］ Iovine, B., M. L. Iannella, F. Gasparri, G. Monfrecola, and M. A. Bevilacqua. 2011. Synergic effect of genistein and daidzein on UVB-induced DNA damage: An effective photoprotective combination. J Biomed Biotechnol 2011: 692846.

［23］ Jeon, H. Y., J. K. Kim, W. G. Kim, and S. J. Lee. 2009. Effects of oral epigallocatechin gallate supplementation on the minimal erythema dose and UV-induced skin damage. Skin Pharmacol Physiol 22: 137 - 141.

［24］ Katiyar, S. K. 2002. Treatment of silymarin, a plant flavonoid, prevents ultraviolet light-induced immune suppression and oxidative stress in mouse skin. Int J Oncol 6: 1213 - 1222.

［25］ Katiyar, S. K. and H. Mukhtar. 2001. Green tea polyphenol (-)-epigallocatechin-3-gallate treatment to mouse skin prevents UVB-induced infiltration of leukocytes, depletion of antigen-presenting cells, and oxidative stress. J Leukocyte Biol 5: 719 - 726.

［26］ Katiyar, S. K., F. Afaq, A. Perez, and H. Mukhtar. 2001. Green tea polyphenol (-)-epigallocatechin-3-gallate treatment of human skin inhibits ultraviolet radiation-induced oxidative stress. Carcinogenesis 22: 287 - 294.

［27］ Katiyar, S. K., A. Challa, T. S. McCormick, K. D. Cooper, and H. Mukhtar. 1999. Prevention of UVB-induced immunosuppression in mice by the green tea polyphenol (-)-epigal-locatechin-3-gallate may be associated with alterations in IL-10 and IL-12 production. Carcinogenesis 20: 2117 - 2124.

［28］ Katiyar, S. K., N. J. Korman, H. Mukhtar, and R. Agarwal. 1997. Protective effects of silymarin against photocarcinogenesis in a mouse skin model. J Natl Cancer Inst 89: 556 - 566.

［29］ Katiyar, S. K., M. Vaid, H. van Steeg, and S. M. Meeran. 2010. Green tea polyphenols prevent UV-induced immunosuppression by rapid repair of DNA damage and enhancement of nucleotide excision repair genes. Cancer Prev

Res (Phila) 3: 179 - 189.

[30] Khan, N., D. N. Syed, H. C. Pal, H. Mukhtar, and F. Afaq. 2011. Pomegranate fruit extract inhibits UVB-induced inflammation and proliferation by modulating NF-kappaB and MAPK signaling pathways in mouse skin. Photochem Photobiol 88: 1126 - 1134.

[31] Kim, K. H., J. H. Back, Y. Zhu et al. 2011. Resveratrol targets trans-forming growth factor-beta2 signaling to block UV-induced tumor progression. J Invest Dermatol 131: 195 - 202.

[32] Lee, Y. H., N. C. Kumar, and R. D. Glickman. 2012. Modulation of photochemical damage in normal and malignant cells by naturally-occurring compounds. Photochem Photobiol 88: 1385 - 1395.

[33] Li, B., and D. F. Birt. 1996. In vivo and in vitro percutaneous absorption of cancer preventive flavonoid apigenin in different vehicles in mouse skin. Pharm Res 13: 1710 - 1715.

[34] Liardet, S., C. Scaletta, R. Panizzon, P. Hohlfeld, and L. Laurent-Applegate. 2001. Protection against pyrimidine dimers, p53, and 8-hydroxy-2′-deoxyguanosine expression in ultraviolet-irradiated human skin by sunscreens: Difference between UVB + UVA and UVB alone sunscreens. J Invest Dermatol 117: 1437 - 1441.

[35] Meeran, S. M., S. Katiyar, C. A. Elmets, and S. K. Katiyar. 2006. Silymarin inhibits UV radiation-induced immunosuppression through augmentation of interleukin-12 in mice. Mol Cancer Ther 5: 1660 - 1668.

[36] Mittal, A., C. Piyathilake, Y. Hara, and S. K. Katiyar. 2003. Exceptionally high protection of photocarcinogenesis by topical application of (−)-epigallocatechin-3-gallate in hydrophilic cream in SKH-1 hairless mouse model: Relationship to inhibition of UVB-induced global DNA hypomethylation. Neoplasia 5: 555 - 565.

[37] Moore, J. O., Y. Wang, W. G. Stebbins et al. 2006. Photoprotective effect of isoflavone genistein on ultraviolet B-induced pyrimidine dimer formation and PCNA expression in human reconstituted skin and its implications in dermatology and prevention of cutaneous carcinogenesis. Carcinogenesis 27: 1627 - 1635.

[38] Okura, A., H. Arakawa, H. Oka, T. Yoshinari, and Y. Monden. 1988. Effect of genistein on topoisomerase activity and on the growth of[Val 12] Ha-ras-transformed NIH 3T3 cells. Biochem Biophys Res Commun 157: 183 - 189.

[39] Park, K., and J. H. Lee. 2007. Photosensitizer effect of curcumin on UVB-irradiated HaCaT cells through activation of caspase pathways. Oncol Rep 17: 537 - 540.

[40] Quan, T., T. He, S. Kang, J. J. Voorhees, and G. J. Fisher. 2004. Solar ultraviolet irradiation reduces collagen in photoaged human skin by blocking transforming growth factor-beta type II receptor/Smad signaling. Am J Pathol 165: 741 - 751.

[41] Roy, S., G. Deep, C. Agarwal, and R. Agarwal. 2012. Silibinin prevents ultraviolet B radiation-induced epidermal damages in JB6 cells and mouse skin in a p53-GADD45alpha-dependent manner. Carcinogenesis 33: 629 - 636.

[42] Sander, C. S., H. Chang, S. Salzmann et al. 2002. Photoaging is associated with protein oxidation in human skin in vivo. J Invest Dermatol 118: 618 - 625.

[43] Shyong, E. Q., Y. Lu, A. Lazinsky et al. 2002. Effects of the isoflavone 4′,5,7-trihydroxyisoflavone (genistein) on psoralen plus ultraviolet A radiation (PUVA)-induced photodamage. Carcinogenesis 23: 317 - 321.

[44] Siegel, R., D. Naishadham, and A. Jemal. 2013. Cancer statistics, 2012. CA Cancer J Clin 62: 10 - 29.

[45] Sim, G. S., B. C. Lee, H. S. Cho et al. 2007. Structure activity relationship of antioxidative property of flavonoids and inhibitory effect on matrix metalloproteinase activity in UVA-irradiated human dermal fibroblast. Arch Pharm Res 30: 290 - 298.

[46] Smirnoff, N., P. L. Conklin, and F. A. Loewus. 2001. Biosynthesis of ascorbic acid in plants: A renaissance. Annu Rev Plant Physiol Plant Mol Biol 52: 437 - 467.

[47] Syed, D. N., A. Malik, N. Hadi et al. 2006. Photochemopreventive effect of pomegranate fruit extract on UVA-mediated activation of cellular pathways in normal human epidermal keratinocytes. Photochem Photobiol 82: 398 - 405.

[48] Wang, Y., X. Zhang, M. Lebwohl, V. DeLeo, and H. Wei. 1998. Inhibition of ultraviolet B (UVB)-induced c-fos and c-jun expression in vivo by a tyrosine kinase inhibitor genistein. Carcinogenesis 19: 649 - 654.

[49] Wang, Z. Y., R. Agarwal, D. R. Bickers, and H. Mukhtar. 1991. Protection against ultraviolet B radiation-induced photocarcinogenesis in hairless mice by green tea polyphenols. Carcinogenesis 12: 1527 - 1530.

［50］ Wei, H. , X. Zhang, Y. Wang, and M. Lebwohl. 2002. Inhibition of ultraviolet light-induced oxidative events in the skin and internal organs of hairless mice by isoflavone genistein. Cancer Lett 185: 21 - 29.

［51］ Wulf, H. C. , I. M. Stender, and J. Lock-Andersen. 1997. Sunscreens used at the beach do not protect against erythema: a new definition of SPF is proposed. Photodermatol Photoimmunol Photomed 13: 129 - 132.

15 DNA 修复脂质体逆转皮肤 DNA 损伤

15.1 功能性 DNA 修复的意义

紫外线辐射可导致皮肤 DNA 损伤，如果没有及时修复，可导致肿瘤的发生，形成皮肤癌（Ananthaswamy 和 Kanjilal，1996）。有效的 DNA 修复在抑制皮肤癌变中起着重要作用，如着色性干皮病（xeroderma pig-mentosum，XP），一种由于核苷酸切除修复缺陷导致的遗传性疾病。XP 可导致多种皮肤癌的发生，XP 病人患皮肤癌的概率为正常人的 1000 倍以上，且发病早（Kraemer 等，1994）。来自 XP 病人和正常人群的非黑色素瘤皮肤癌的分子分析显示，肿瘤抑制基因（如 p53、INK4a-ARF 和 pathed）以及癌基因（如 RAS）（Ananthaswamy 和 Kanjilal，1996）的双嘧啶位点显示出典型的 UV 指纹图谱（即，C→T 或 CC→TT 突变），这是未修复的 DNA 光化产物 [如环丁烷嘧啶二聚体（cyclobutane pyrimidine dimers，CPD）] 引起的直接后果。而紫外线引起的 DNA 损伤还是触发紫外线相关免疫抑制的原因之一（Applegate 等，1989；Kripke 等，1992），这在啮齿动物皮肤癌变中得到证实，人类中亦可能如此。例如，XP 病人表现出重度免疫改变，可以在肿瘤发生后加速肿瘤的生长（Norris 等，1990）。但在正常个体中，阳光暴晒导致的 DNA 损伤超过内源性 DNA 修复能力或同时存在 DNA 修复能力的轻微减弱也可致皮肤癌发生。Munch-Peterson 等人（1985）使用非程序 DNA 合成技术观察到患多种皮肤癌的病人中正常淋巴细胞对 UV 的耐受性下降。Lambert、Ringborg 和 Swanbeck（1976）在体外用紫外线辐射光化性角化病病人的淋巴细胞后，其 DNA 修复能力减弱，光线性角化病是鳞状细胞癌（squamous cell carcinoma，SCC）的癌前病变。经不同剂量的紫外线照射后，[3H] 胸腺嘧啶在羟基脲存在的情况下培养出淋巴细胞，通过建立每个人紫外线诱导 DNA 修复合成的计量-反应关系，我们得出光化性角化病病人的平均修复率比对照组低约 30%。Sbano 等人（1978）利用放射自显影术计数测量了慢性光化性角化病病人和年龄相近的健康志愿者皮肤成纤维细胞中紫外线诱导的 DNA 非程序性合成。为了研究经常暴露在阳光中的身体部位和不常曝光部位间可能存在的 DNA 修复差异，试验使用两种细胞株：一种是从前额皮肤分离出来的，另一种是从腹部或腋下皮肤分离出来的。非程序性 DNA 合成分析证实了与对照组相比，光化性角化病病人的 DNA 修复受到抑制。Thielmann 等人（1987）证明了暴露在紫外线辐射中时，与对照组相比，SCC 和基底细胞癌（basal cell carcinoma，BCC）病人成纤维细胞 DNA 修复能力减弱了 82%（碱性洗脱技术测定）。Alcalay 等人（1990）的研究表明，与正常对照组相比，BCC 病人的皮肤对模拟日光照射诱导 CPD 的修复能力减弱（二聚体特异性核酸内切酶测定法测量）。Grossman、Wei（1995）和 Wei 等人（1994，1995）研究发现的分子流行病学数据表明，在正常人群中，BCC 的发病与 DNA 修复功能受损有关。他们发现，在一处或多处皮肤患有 BCC 的受试者中，较低的 DNA 修复能力与皮肤肿瘤的数量密切相关（Wei 等，1994）。Wang 等人（2005）在一项以医院为基础的病例对照研究中评估了 UVB 诱导的染色体断裂，发现诱变剂的敏感性和患 BCC、SCC 之间存在剂量效应关系。

15.2　DNA 修复酶脂质体

15.2.1　酶技术

尽管强效防晒霜具有高防晒保护作用，皮肤癌仍然是一个威胁人类健康的主要问题。例如，两种最常见的皮肤癌 BCC 和 SCC，仅在美国每年就影响着超过一百万人的健康（http：//www.skincancer.org）。因此，除了防晒霜，还需要其他的辅助方法来减少阳光的伤害。

包含有原核 DNA 修复酶的脂质体（包括多层磷脂层），如 T4 内切核酸酶 V（T4N5），被新定义为次级光保护物（Wolf 等，1995；Wolf、Yarosh 和 Kripke，1993；Cafardi 和 Elmets，2008；Zahid 和 Brownell，2008）。T4N5 是噬菌体 T4 denV 基因的产物，通过裂解 5'嘧啶的糖苷键启动 CPD 的修复，随后在无嘧啶位点打断 DNA，这个过程被认为是切除修复的限速步骤（Yarosh 等，1996；本文中引用）。目前已克隆出 denV 基因，并且确定了其完整的核苷酸序列及氨基酸编码序列（Radnay 等，1984）。其所表达的 T4N5 蛋白已纯化至同质化的商业品质。T4N5 脂质体可以穿透小鼠的皮肤角质层和人类皮肤外植体，并将 T4N5 运送到表皮细胞（Ceccoli 等，1989；Yarosh 等，1994）。所用脂质体的膜对 pH 敏感，这促进了酶在细胞内的释放（Yarosh 等，1994）。脂质体的重要性不仅在于将酶携带至皮肤内，同时还能保护酶不受细菌和/或皮肤表面酸性环境的影响而失活。此外，脂质体可以通过与二级蛋白质结构相互作用来辅助蛋白质的重新折叠（Zardeneta 和 Horowitz，1994）。这可能发生在使用热变性酶作为载体对照的研究中，并且这些研究中发现了热变性酶部分活性（Yarosh 等，1999）。特别是在日常生活条件下，脂质体辅助蛋白质重新折叠对于保留剂型和/或制剂的活性可能有很大帮助，例如，在海滩上，当制剂和/或皮肤瞬时暴露于高温时，可能会破坏该制剂中具有 DNA 修复作用成分的活性。

15.2.2　外用 DNA 修复酶制剂的临床前研究

T4N5 脂质体增强了从 XP 病人和 DNA 修复正常受试者培养的成纤维细胞和角质形成细胞中的 DNA 修复能力（Yarosh 等，1991）。在其他各种研究中，DNA 修复脂质体影响了其他紫外线诱导的改变。Gilchrest 等人（1993）报道：通过在 UV 暴露后 16～96 小时内测量黑色素含量、酪氨酸酶活性、14C-多巴的嵌入以及视觉评估小鼠黑色素瘤细胞和人角化细胞，发现使用 T4N5 增强了体外 UV 诱导的黑色素生成。在试验后期，观察到 T4N5 引起黑色素生成增加的效果最为显著，这与由自然阳光诱导的延迟晒黑反应一致。从藤黄微球菌（一种广泛存在于哺乳动物皮肤正常菌群、未经巴氏消毒的牛奶、海水，甚至土壤中的微生物）提取出的脂质体也增强了 Cloudman S91 黑色素瘤细胞的 DNA 修复和黑色素生成（Yarosh，Kibitel 和 O'Connor，1997）。然而，紫外线照射后 DNA 修复酶诱导的黑色素生成的确切机制仍有待确定。

在 DNA 修复功能正常的小鼠中，UV 暴露后用 T4N5 脂质体治疗对各种生物学终点具有强烈影响。T4N5 脂质体增强了 CPD 修复（Yarosh 等，1992），并且减少了紫外线诱导的晒伤细胞形成。此外，它们可以防止紫外线诱导的朗格汉斯细胞和 Thy-1＋树突状表皮 T 细胞的改变（Wolf 等，1995）、抗原呈递细胞功能受损（Vink 等，1996）、免疫抑制细胞因子白细胞介素-10 的产生（Nishigori 等，1996）、抑制性 T 细胞（现在所说的调节性 T 细胞）的出现（Kripke 等，1992）以及局部和全身功能性免疫抑制（Kripke 等，1992；Wolf 等，1995；Wolf，Yarosh 和 Kripke，1993）。此外，T4N5 治疗延缓了慢性紫外线照射小鼠中 p53 蛋白表达的异常升高（Bito 等，1995），并降低了小鼠皮肤癌的发病率和数量（Bito 等，1995；Yarosh 等，1992）。总之，数据表明 T4N5 脂质体可以增强紫外线照射小鼠的 DNA 修复，并可以通过减少肿瘤发生的 DNA 损伤以及保留肿瘤排斥所必需的免疫反应来预防皮肤癌。值得注意的是，通过皮肤水肿我们看到，T4N5 脂质体对皮肤晒伤反应只有轻微影响，但能明显减少 DNA 损伤和其他紫外线诱导的生物学改变，包括免疫抑制（Wolf 等，1995）。Vink 等人（1997）使用含有光裂合酶的脂质体，在吸收可见光活化后，可分解 UVB 诱导的 CPD 以恢复小鼠皮肤中树突细胞的抗原呈递活性的功能。他们使用异补骨脂素加 UVA（PUVA）作为对照，以证明光激活修复过程是 UVB 损伤所特有的，因为它无法恢复 PUVA 光产物。在小鼠的一项研究中（Wolf，Yarosh 和 Kripke，1993），直接比较含有标准紫外线过滤剂（2-乙基己基 - 对甲氧基肉桂酸酯、辛基- N -二甲基 -对氨基苯甲酸酯或二苯甲酮- 3）的防晒霜与 T4N5 脂质体的作用。值得注意的是，防晒霜比脂质体能更好地保护机体免受紫外线诱导的炎症反应（97％ vs 39％）；相反，脂质体比防晒霜能更好地防止免疫抑制（通过全身抑制对白念珠菌的迟发型超敏反应来测量）（82％ vs 42％）。

15.2.3　外用 DNA 修复酶制剂的临床研究

外用 DNA 修复酶制剂的临床研究成果见表 15.1。Yarosh 等人（1996）首次提出了 T4N5 脂质体的急性和慢性安全测试，结果显示受试个体既没有出现不良反应，也没有出现血生化和皮肤组织学的显著变化。与对照组相比，使用 DNA 修复脂质体治疗的 XP 病人皮肤具有更少的 CPD 和红斑。

表 15.1　　　　　　　　　　　　含有 DNA 修复酶的脂质体作用的临床研究

研　究	酶	效　果
Yarosh 等，1996	T4N5	在 XP 病人中促进 DNA 修复
Wolf 等，2000	T4N5	消除紫外线诱导的 IL-10 和 TNF-α 在皮肤癌中的生成
Stege 等，2000	光解酶	减少紫外线诱导的 CPDs 和恢复干扰素 γ 诱导的 ICAM-1 在皮肤中的表达
Yarosh 等，2001	T4N5	减少 XP 病人光化性角化病和基底细胞癌的发生
Halliday 等，2004	T4N5	预防在镍过敏模型中紫外线诱导免疫抑制
Kuchel，Barnetson 和 Halliday，2005	T4N5	减少在镍过敏模型中紫外线诱导免疫抑制、皮肤表皮树突状细胞改变及巨噬细胞浸润
Ke 等，2008	黄微球菌裂解物	减少 DNCB 接触过敏症模型的局部免疫抑制
Lucas 等，2008	黄微球菌裂解物	预防 DNCB 接触过敏症模型中的免疫抑制
DeBoyes 等，2010	T4N5	减少伴皮肤中度至重度光损伤的光化性角化病的发病率
Hofer 等，2011	光解酶和黄微球菌裂解物	避免 PLE

注：T4N5，噬菌体 T4 核酸内切酶 V；光裂解酶，从 Anacystis nidulans 中提取；黄微球菌裂解物，含具有紫外线特异性内切酶活性的 DNA 修复酶；DNCB，二硝基氯苯。

Wolf 等人（2000）研究了有多发性皮肤癌病史的非 XP 病人，其臀部皮肤暴露于紫外线时 T4N5 脂质体的渗透性和它对生物学终点的影响。免疫金标记和抗 T4N5 染色后用透射电子显微镜观察发现，T4N5 酶内装在脂质体中并渗透到皮肤，T4N5 标记的金颗粒出现在角化细胞和朗格汉斯细胞的细胞质和细胞核中。研究者通过皮肤反射光谱测量发现 T4N5 脂质体对紫外线引起的红斑没有影响，通过免疫组化抗体染色发现去除 CPD 作用仅有微弱的改善。然而，与热火活的对照脂质体相比，有活性的 T4N5 脂质体几乎能完全消除暴露在 2 个最小红斑剂量紫外线暴露受试区紫外线诱导的白介素- 10 和 TNF-α 的上调。总之，这表明，即使适度增加总的 DNA 修复都可能对后续紫外线导致的生物变化产生巨大影响，如对免疫功能的影响，这可能是对基因组某些特定部位的选择性修复所致（Kripke 等，1992；Yarosh 等，1996）。

Halliday 等人（2004）和 Kuchel 等人（2005）使用 T4N5 脂质体来明确 CPD 的形成是否参与了紫外线诱导的免疫抑制。镍过敏志愿者接受了模拟日光紫外线剂量范围的照射，并在照射后接受了 T4N5 或空脂质体的治疗。通过反射光谱法评估镍诱导的回忆免疫。T4N5 脂质体抑制了镍反应，防止日光紫外线辐射引起的表皮树突状细胞减少，并减少了浸润到照射处皮肤的巨噬细胞。与其他研究结果（Wolf 等，2000）相一致，脂质体 T4N5 对紫外线引起的红斑反应没有显著影响。

Stege 等人（2000）所采用的 DNA 修复酶光裂合酶是从组囊藻中提取的，在接受光活化光线照射后能特异性地将 CPDs 转换为其原来的 DNA 结构从而修复 UVB 辐射引起的 DNA 损伤。将含有光裂合酶的脂质体外用于 UVB 照射的皮肤上，随后暴露于光活化光线作用的光下，能使 UVB 辐射诱导的 CPD 数量减少 40%～45%。此外，应用光裂合酶能防止 UVB 引起的细胞间黏附分子 - 1（ICAM-1）的抑制作用，而表皮的免疫和炎性反应需要 ICAM-1 的参与。光裂合酶治疗还能预防紫外线诱导的对硫酸镍超敏反应启动的抑制、晒伤细胞的形成和红斑。如果使用空的脂质体（不含光合酶）或使用光合酶的脂质体但不予光活化光照射则不会出现上述效应。

Ke 等人（2008）研究了从藤黄微球菌提取出的含 DNA 修复酶或 RNA 片段（UVC 照射的球蛋白 mRNA 以提高人角质形成细胞对紫外线损伤的抗性并增强 DNA 修复）的外用制剂对 8 名紫外线引起的局部接触过敏（contact hypersensitivity，CHS）病人的抑制效应，使用接触变应原二硝基氯苯进行体内测定。与未经照射致敏的对照组相比，暴露于单一的 0.75 最小红斑量（minimum erythema dose，MED）的模拟阳光辐射导致未受保护的受试者 64% 的 CHS 抑制。与此相反，DNA 修复酶组和 RNA 片段组紫外线引起的 CHS 抑制分别减少到 19% 和 7%。另外 9 名志愿者活检结果显示，相对于紫外线辐射未受保护的皮肤，使用 DNA 修复酶和 RNA 片段的受辐射皮肤胸腺嘧啶二聚体减少了 18%。研究人员认为，外用 RNA 片段以及 DNA 修复酶都可以作为光保护剂。Lucas 等人在 2008 年的一项研究中使用含 DNA 修复酶的市售的保湿霜也得出了 UV 诱导抑制 CHS 的类似结果。

Yarosh 等人（2001）发表了一项具有前瞻性的多中心双盲安慰剂对照研究的结果：在 XP 病人中常规每天（越接近中午越好）日晒后使用含 T4N5 脂质体的乳液，为期 12 个月，可将光化性角化病和 BCC 的发病率分别减少 68% 和 30%。有趣的是，早在治疗开始后 3 个月即可观察到其对光化性角化病病灶数量的影响，这表明快速作用的过程（如 DNA 修复酶诱导的免疫保护，而不是预防突变的形成）可能与晒后乳液的治疗作用相关。然而，由于数据分析时使用的统计学方法有差异（Lachenbruch 等，2001；Yarosh，2001），因此，需要进行更多的（相关）研究，以证实 T4N5 脂质体针对 XP 病人的功效。

最近，DeBoyes 等人（2010）评估了 17 例中度至重度皮肤光损伤的正常个体在外用 T4N5 脂质体乳液 48 周以上后出现光化性角化病的差异。相较于基线状态，治疗期后光化性角化病病灶的数量显著减少，有统计学差异。Wolf 等人在一项对病人有多种皮肤癌病史的修复和系统治疗的病人中，加强光保护的一项初步研究中，评估了专有的 SPF 30 的防晒霜和防晒霜的效果（两者都含有光裂解酶的混合物，来自组囊藻和藤黄微球菌的溶解产物）（http：//www.clinicaltrals.gov/show/NCT00555633）。13 例病人（包括 5 例 XP，1 例变异 XP，3 例基底细胞痣综合征和 4 例正常病人）被要求每天接触日晒前规律地在脸部和胳膊上使用防晒霜和晒后乳液（尽可能接近中午）24 个月。相比研究前的 24 个月，研究期间的 24 个月中，BCC 发生趋势有所减少。此外，本研究的结果表明，强化的光保护策略可能有助于减缓皮肤老化。病人自我报告的分析表明，皮肤的平滑性、皱纹、色斑和毛细血管扩张等方面改善，具有统计学意义。最早开始于治疗后的第 3 个月，最大效应显现在第 12 个月（图 15.1）。研究期间没有出现不良反应。

Hofer 等人（2011）将 DNA 修复酶脂质体的研究引入了光线性皮肤病领域（Gruber-Wackernagel 等，2009；Wolf 等，2009）。他们在一项多形性日光疹（polymorphic light eruption，PLE）病人的随机双盲左右侧身体对照研究中使用了一种专有的晒后乳液，其中一种含光裂合酶与黄褐微球菌裂解物的混合物。14 名 PLE 病人接受了连续 4 天的近红斑太阳模拟紫外线的治疗，照射野位于对称位置的单个 PLE 好发部位。按照新确定的 PLE 特异性测试评分，和未经处理或使用安慰剂的位置相比，使用有活性的 DNA 修复乳液外加后续蓝光治疗处理的 PLE 症状显著减少。在第一次 UV 曝光 144 小时（PLE 症状最明显的时间点）后，使用活性酶处理区域的平均评分较未处理区域降低了 61%（而用安慰剂治

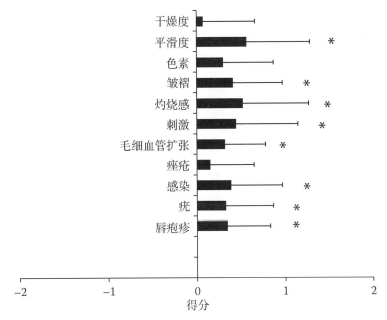

图 15.1　使用 SPF 30 防晒霜和晒后乳液（两者都含有来自 Anacystis nidulans 的光解酶和藤黄微球菌裂解液的混合成分）在修复缺陷（XP）或修复正常的多发性皮肤癌病人的试验研究中强化光保护的效果。病人在 24 个月的研究期间以 3 个月的间隔评估治疗区域（面部，前臂和手）的皮肤状态，评分范围从－2（最大恶化）～＋2（最大改善）。显示的数据来自 12 个月的观察时间点。*P ＜0.05（Wilcoxon 检验）。

疗处仅减少 27％）。这些结果表明 DNA 损害可能引发 PLE，而增加 DNA 修复可能会减少 PLE 症状的出现。然而，其机制仍有待进一步阐明。光免疫保护机制并不能很好地解释这一结果，因为 PLE 病人与对照组相比已经明显表现出对紫外线引起的免疫抑制的抵抗（通过测定诱导的 CHS）（Koulu 等，2010；Palmer 等，2004；van de Pas 等，2004）。此外，紫外线暴露后皮肤中缺少嗜中性粒细胞的浸润，以及随后不能对紫外线诱导的新抗原产生免疫抑制，已被假设为 PLE 发生的原因（Schornagel 等，2004）。因此，至少在理论上，光（光的免疫保护作用）通过增强 DNA 修复应该会恶化 PLE，而不是预防 PLE。研究者们推测，增强的 DNA 修复可能会减少 DNA 光产物相关新抗原（潜在的 PLE 发病链的起始点）的形成。DNA 修复酶治疗能显著改善 PLE 的症状，但对紫外线引起的红斑没有明显作用。这与既往的研究结果一致，外用 DNA 修复酶对晒伤反应效果轻微或根本无效，但却减少了 DNA 损伤和其他紫外线诱导的生物学变化，包括免疫抑制（Ke 等，2008；Stege 等，2000；Wolf 等，1995，2000）。

15.3　展　　望

　　外用含 DNA 修复酶的脂质体是一种新的光保护方法。有数家公司已经在销售含有 DNA 修复酶（从组囊藻提取的光裂合酶和/或从藤黄微球菌裂解液中提取的核酸内切酶）的美容防晒护理产品（晒后乳液和防晒霜）。传统的含有化学和/或物理的 UV 防晒霜必须在紫外线照射前使用才具有保护作用，而含 DNA 修复酶脂质体的制剂在紫外线暴露后和晒伤反应发生时依然有效。但含 DNA 修复酶脂质体的制剂几乎无法预防红斑的形成（Kuchel 等，2005；Wolf 等，2000）。因此，它们需要与含标准化学和/或物理紫外线过滤作用的防晒霜合用。一项对照研究的结果表明，外用 DNA 修复酶至少可以降低有 DNA 修复缺陷的 XP 病人皮肤癌发生概率（Yarosh 等，2001）。然而，到目前为止，只有含 DNA 修复酶的化妆品制剂在售（Hofer 等，2011；Lucas 等，2008），还没有供人们使用的医药制剂。DNA 修复酶制剂在获得药物批准前必须进行更多的研究和临床对照试验，很有可能成为面向 XP 病人的罕见疾病药物资格认定中第一个被批准的药物。此外，也有必要进行相应的比较研究，以确定哪种是最有效的次级光保护酶治疗策略（核酸内切酶介导的切除修复以及光复活修复）。

参考文献

[1] Alcalay, J., S. E. Freeman, L. H. Goldberg, and J. E. Wolf. 1990. Excision repair of pyrimidine dimers induced by simulated solar radiation in the skin of patients with basal cell carcinoma. J Invest Dermatol 95: 506 - 509.

[2] Ananthaswamy, H. N., and S. Kanjilal. 1996. Oncogenes and tumor suppressor genes in photocarcinogenesis. Photochem Photobiol 63: 428 - 432.

[3] Applegate, L. A., R. D. Ley, J. Alcalay, and M. L. Kripke. 1989. Identification of the molecular target for the suppression of contact hypersensitivity by ultraviolet radiation. J Exp Med 170: 1117 - 1131.

[4] Bito, T., M. Ueda, T. Nagano, S. Fujii, and M. Ichihashi. 1995. Reduction of ultraviolet-induced skin cancer in mice by topical application of DNA excision repair enzymes. Photodermatol Photoimmunol Photomed 11: 9 - 13.

[5] Cafardi, J. A., and C. A. Elmets. 2008. T4 endonuclease V: Review and application to dermatology. Expert Opin Biol Ther 8: 829 - 838.

[6] Ceccoli, J., N. Rosales, J. Tsimis, and D. B. Yarosh. 1989. Encapsulation of the UV-DNA repair enzyme T4 endonuclease V in liposomes and delivery to human cells. J Invest Dermatol 93: 190 - 194.

[7] DeBoyes, T., D. Kouba, D. Ozog et al. 2010. Reduced number of actinic keratoses with topical application of DNA repair enzyme creams. J Drugs Dermatol 9: 1519 - 1521.

[8] Gilchrest, B. A., S. Zhai, M. S. Eller, D. B. Yarosh, and M. Yaar. 1993. Treatment of human melanocytes and S91 melanoma cells with the DNA repair enzyme T4 endonuclease V enhances melanogenesis after ultraviolet irradiation. J. Invest Dermatol 101: 666 - 672.

[9] Grossman, L., and Q. Wei. 1995. DNA repair and epidemiology of basal cell carcinoma. Clin Chem 41: 1854 - 1863.

[10] Gruber-Wackernagel, A., S. N. Byrne, and P. Wolf. 2009. Pathogenic mechanisms of polymorphic light eruption. Front Biosci (Elite Ed) 1: 341 - 354.

[11] Halliday, G. M., S. N. Byrne, J. M. Kuchel, T. S. Poon, and R. S. Barnetson. 2004. The suppression of immunity by ultraviolet radiation: UVA, nitric oxide and DNA damage. Photochem Photobiol Sci 3: 736 - 740.

[12] Hofer, A., F. J. Legat, A. Gruber-Wackernagel, F. Quehenberger, and P. Wolf. 2011. Topical liposomal DNA-repair enzymes in polymorphic light eruption. Photochem Photobiol Sci 10: 1118 - 1128.

[13] Ke, M. S., M. M. Camouse, F. R. Swain et al. 2008. UV protective effects of DNA repair enzymes and RNA lotion. Photochem Photobiol 84: 180 - 184.

[14] Koulu, L. M., J. K. Laihia, H. H. Peltoniemi, and C. T. Jansen. 2010. UV-induced tolerance to a contact allergen is impaired in polymorphic light eruption. J Invest Dermatol 130: 2578 - 2582.

[15] Kraemer, K. H., M. M. Lee, A. D. Andrews, and W. C. Lambert. 1994. The role of sunlight and DNA repair in melanoma and nonmelanoma skin cancer. The xeroderma pigmento-sum paradigm. Arch Dermatol 130: 1018 - 1021.

[16] Kripke, M. L., P. A. Cox, L. G. Alas, and D. B. Yarosh. 1992. Pyrimidine dimers in DNA initiate systemic immunosup-pression in UV-irradiated mice. Proc Natl Acad Sci U S A 89: 7516 - 7520.

[17] Kuchel, J. M., R. S. Barnetson, and G. M. Halliday. 2005. Cyclobutane pyrimidine dimer formation is a molecular trigger for solar-simulated ultraviolet radiation-induced suppression of memory immunity in humans. Photochem Photobiol Sci 4: 577 - 582.

[18] Lachenbruch, P., L. Marzella, W. Schwieterman, K. Weiss, and J. Siegel. 2001. Poisson distribution to assess actinic keratoses in xeroderma pigmentosum. Lancet 358: 925.

[19] Lambert, B., U. Ringborg, and G. Swanbeck. 1976. Ultraviolet-induced DNA repair synthesis in lymphocytes from patients with actinic keratosis. J Invest Dermatol 67: 594 - 598.

[20] Lucas, C. R., M. S. Ke, M. S. Matsui et al. 2008. Immune protective effect of a moisturizer with DNA repair ingredients. J. Cosmet Dermatol 7: 132 - 135.

[21] Munch-Petersen, B., G. Frentz, B. Squire et al. 1985. Abnormal lymphocyte response to U. V. radiation in multiple

skin cancer. Carcinogenesis 6: 843 - 845.

[22] Nishigori, C., D. B. Yarosh, S. E. Ullrich et al. 1996. Evidence that DNA damage triggers interleukin 10 cytokine production in UV-irradiated murine keratinocytes. Proc Natl Acad Sci U S A 93: 10354 - 10359.

[23] Norris, P. G., G. A. Limb, A. S. Hamblin et al. 1990. Immune function, mutant frequency, and cancer risk in the DNA repair defective genodermatoses xeroderma pigmentosum, Cockayne's syndrome, and trichothiodystrophy. J Invest Dermatol 4: 94 - 100.

[24] Palmer, R. A., and P. S. Friedmann. 2004. Ultraviolet radiation causes less immunosuppression in patients with polymorphic light eruption than in controls. J Invest Dermatol 122: 291 - 294.

[25] Radnay, E., L. Naumovski, J. Love et al. 1984. Physical mapping and complete nucleotide sequence of denV gene of bacteriophage T4. J Virol 52: 846 - 856.

[26] Sbano, E., L. Andreassi, M. Fimiani, A. Valentino, and R. Baiocchi. 1978. DNA-repair after UV-irradiation in skin fibroblasts from patients with actinic keratosis. Arch Dermatol Res 262: 55 - 61.

[27] Schornagel, I. J., V. Sigurdsson, E. H. Nijhuis, C. A. Bruijnzeel-Koomen, and E. F. Knol. 2004. Decreased neutrophil skin infiltration after UVB exposure in patients with polymorphous light eruption. J Invest Dermatol 123: 202 - 206.

[28] Stege, H., L. Roza, A. A. Vink et al. 2000. Enzyme plus light therapy to repair DNA damage in ultraviolet-B-irradiated human skin. Proc Natl Acad Sci U S A 97: 1790 - 1795.

[29] Thielmann, H. W., L. Edler, M. R. Burkhardt, and E. G. Jung. 1987. DNA repair synthesis in fibroblast strains from patients with actinic keratosis, squamous cell carcinoma, basal cell carcinoma, or malignant melanoma after treatment with ultraviolet light, N-acetoxy-2-acetyl-aminofluorene, methyl methanesulfonate, and N-methyl-N-nitrosourea. J Cancer Res Clin Oncol 113: 171 - 186.

[30] van de Pas, C. B., D. A. Kelly, P. T. Seed et al. 2004. Ultraviolet-radiation-induced erythema and suppression of contact hypersensitivity responses in patients with polymorphic light eruption. J Invest Dermatol 122: 295 - 299.

[31] Vink, A. A., A. M. Moodycliffe, V. Shreedhar et al. 1997. The inhibition of antigen-presenting activity of dendritic cells resulting from UV irradiation of murine skin is restored by in vitro photorepair of cyclobutane pyrimidine dimers. Proc Natl Acad Sci U S A 94: 5255 - 5260.

[32] Vink, A. A., F. M. Strickland, C. Bucana et al. 1996. Localization of DNA damage and its role in altered antigen-presenting cell function in ultraviolet-irradiated mice. J Exp Med 183: 1491 - 1500.

[33] Wang, L. E., P. Xiong, S. S. Strom et al. 2005. In vitro sensitivity to ultraviolet B light and skin cancer risk: A case-control analysis. J Natl Cancer Inst 97: 1822 - 1831.

[34] Wei, Q., G. M. Matanoski, E. R. Farmer, M. A. Hedayati, and L. Grossman. 1994. DNA repair and susceptibility to basal cell carcinoma: a case-control study. Am J Epidemiol 140: 598 - 607.

[35] Wei, Q., G. M. Matanoski, E. R. Farmer, M. A. Hedayati, and L. Grossman. 1995. DNA repair capacity for ultraviolet light-induced damage is reduced in peripheral lymphocytes from patients with basal cell carcinoma. J Invest Dermatol 104: 933 - 936.

[36] Wolf, P., S. N. Byrne, and A. Gruber-Wackernagel. 2009. New insights into the mechanisms of polymorphic light eruption: resistance to ultraviolet radiation-induced immune suppression as an aetiological factor. Exp Dermatol 18: 350 - 356.

[37] Wolf, P., P. Cox, D. B. Yarosh, and M. L. Kripke. 1995. Sunscreens and T4N5 liposomes differ in their ability to protect against ultraviolet-induced sunburn cell formation, alterations of dendritic epidermal cells, and local suppression of contact hypersensitivity. J Invest Dermatol 104: 287 - 292.

[38] Wolf, P., H. Maier, R. R. Mullegger et al. 2000. Topical treatment with liposomes containing T4 endonuclease V protects human skin in vivo from ultraviolet-induced upregulation of interleukin-10 and tumor necrosis factor-alpha. J Invest Dermatol 114: 149 - 156.

[39] Wolf, P., D. B. Yarosh, and M. L. Kripke. 1993. Effects of sunscreens and a DNA excision repair enzyme on ultraviolet radiation-induced inflammation, immune suppression, and cyclobutane pyrimidine dimer formation in mice. J Invest Dermatol 101: 523 - 527.

［40］Yarosh, D. for the XP study group. 2001. Poisson distribution to assess actinic keratoses in xeroderma pigmentosum. Lancet 358: 925.

［41］Yarosh, D. , L. G. Alas, V. Yee et al. 1992. Pyrimidine dimer removal enhanced by DNA repair liposomes reduces the incidence of UV skin cancer in mice. Cancer Res 52: 4227 - 4231.

［42］Yarosh, D. , C. Bucana, P. Cox et al. 1994. Localization of liposomes containing a DNA repair enzyme in murine skin. J. Invest Dermatol 103: 461 - 468.

［43］Yarosh, D. , J. Kibitel, and A. O'Connor. 1997. DNA repair liposomes in antimutagenesis. J Environ Pathol Toxicol Oncol 16: 287 - 292.

［44］Yarosh, D. , J. Klein, J. Kibitel et al. 1996. Enzyme therapy of xeroderma pigmentosum: Safety and efficacy testing of T4N5 liposome lotion containing a prokaryotic DNA repair enzyme. Photodermatol Photoimmunol Photomed 12: 122 - 130.

［45］Yarosh, D. , J. Klein, A. O'Connor et al. 2001. Effect of topically applied T4 endonuclease V in liposomes on skin cancer in xeroderma pigmentosum: a randomised study. Xeroderma Pigmentosum Study Group. Lancet 357: 926 - 929.

［46］Yarosh, D. B. , J. T. Kibitel, L. A. Green, and A. Spinowitz. 1991. Enhanced unscheduled DNA synthesis in UV-irradiated human skin explants treated with T4N5 liposomes. J Invest Dermatol 97: 147 - 150.

［47］Yarosh, D. B. , A. O'Connor, L. Alas, C. Potten, and P. Wolf. 1999. Photoprotection by topical DNA repair enzymes: molecular correlates of clinical studies. Photochem Photobiol 69: 136 - 140.

［48］Zahid, S. , and I. Brownell. 2008. Repairing DNA damage in xeroderma pigmentosum: T4N5 lotion and gene therapy. J. Drugs Dermatol 7: 405 - 408.

［49］Zardeneta, G. , and P. M. Horowitz. 1994. Detergent, liposome, and micelle-assisted protein refolding. Anal Biochem 223: 1 - 6.

16　气候变化与紫外线辐射

16.1　引　　言

太阳辐射是地球表面热能的根本来源。到达地球的太阳辐射中，有一小部分波长较短的紫外线——紫外线B（ultraviolet B，UVB），它能对人体健康造成严重损伤，包括晒伤、皮肤癌，影响视力和免疫系统。幸运的是，大部分UVB到达地表前，已经被大气平流层中的臭氧层这一重要的防护罩所吸收。

人体吸入大量臭氧时会引起中毒甚至死亡，但人类的存在部分归功于大气中臭氧的存在。正是它强大的吸收紫外线的作用，隔绝了大部分波长为200～320 nm的有害紫外线，才使得地球表面的生物体得以生存。

臭氧在19世纪中叶被发现（Schonbein，1840；Barigney，1885），它的产生和大气中氧气含量的升高密不可分（Ilyas，1975；Blake和Carver，1977）。后来，人们证实大气中的臭氧，尤其是存在于平流层内的臭氧层，能够吸收太阳辐射中的紫外线而具有保护作用，并且对大气中的臭氧含量进行了测量（Dutsch，1971）。人们进一步认识到，臭氧在气候变化中有着重要的作用（Chapman，1930；Ohring和Muench，1960），也开始研究紫外线与臭氧相互作用的基本机制（Dobson和Harrison，1926）。

16.2　太阳紫外线辐射、臭氧层空洞与人类健康

大约40年前，人们意识到一些无意中的活动（例如，预计超音速飞机出行、大量使用含氯氟烃（CFCs）和哈龙，以及核爆炸）可能导致臭氧消耗，后来被普遍称为南极臭氧空洞（Gutzen，1970；Johnston，1971；Whitten，Borucki和Turco，1975；Raowland和Molina，1975）。由于人类健康需要通过大气臭氧调节，在这一背景下，太阳紫外线辐射气候学问题凸显出科学重要性。人们也充分认识到臭氧消耗对于低纬度地区的潜在重要性（Ilyas，1981、1986、1989a、1991）。人们启动示踪实验，进行了有关气候效应的研究（Lovelock，1971；Dickinson，1974），随后，对紫外线辐射进行了更加精密的测量（MO和Green，1974；Ilyas和Apandi，1979；Ilyas和Barton，1983；Ilyas，1993），也开展了和皮肤癌等相关的模型实验（Scotto，Fears和Gori，1976；Robertson，1969）。接下来，在世界范围内掀起了相关研究热潮。考虑到热带地区受到的潜在威胁，Ilyas和同事对马来西亚的垂直臭氧（测深）、UVB、UVA、地面臭氧，以及云量等气候参数进行了长达25年的监测（Ilyas，1994）。结果他们在所得数据的基础上，证明UVB是对人体产生危害、引起热带病等疾病的元凶，这一发现对于炎热潮湿而紫外线照射强的热带地区意义重大（Ilyas，1986，1989 b、c），制定全球范围内的相关政策也有了充分理由（Ilyas，1989a，1997）。

为了消除臭氧层空洞可能带来的广泛危害，各国签署的《蒙特利尔议定书》制订了进一步的防治措施，逐步禁用大多数消耗臭氧层的气体物质。由于臭氧层的逐渐恢复，预计在未来几十年内，臭氧层破坏后增加的UVB辐射也将逐渐减少（Prestre，Reid和Morehouse，1998）。

但是，热带地区的情形仍然不容乐观：根据在赤道热带地区如前所述的对臭氧、气候、云量、紫外线辐射等的监测数据，在热带和亚热带地区，我们面临着"气候臭氧空洞"的威胁（Ilyas，2004，2007）。这是因为，这些地区的高温高湿气候加重了紫外线辐射带来的健康损害，而且程度比我们预计

的要更严重。结果是，未来的气候变化将进一步导致辐射对人类健康造成损害，其方式类似于臭氧消耗导致 UVB 辐射增强；加深气候臭氧空洞。有关细节将在本章详述。

16.3　紫外线、臭氧光化学与气候

"臭氧层"是我们的习惯说法，事实上，即使在浓度最大处，大气中臭氧的浓度也不过百万分之几（图 16.1）；如果把从地面到大气层顶的垂直气柱内的所有臭氧分子在标准状况（标准温度与压力）下压缩为纯臭氧，那么厚度也只有平均 0.3～0.5 mm（把大气层内所有气体压缩后是 8 km，其中氮气 1.68 km，氧气 6.25 km，二氧化碳 2.6 m）。（译注：这段内容按原文译出，根据相关资料以及图 16.3，这里臭氧的厚度应该为 0.3 cm；其后括号中的氮气和氧气的厚度也写反了）

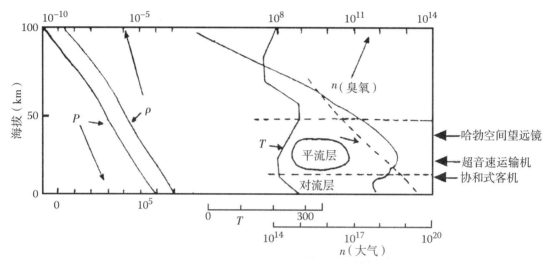

图 16.1　大气气压（P），气温（T，K），密度（ρ）的垂直分布，
以及几种超音速飞行器的飞行高度作为对比

臭氧在从地表到中间层的大气中都有分布，但绝大部分集中在平流层（图 16.2）。标准状况下的臭氧气柱总量随时间和纬度的变化规律见图 16.3。臭氧主要在海拔 25 km 以上的大气中通过光化学作用产生，然后向下混合到海拔更低的平流层下部（15～25 km）和对流层（0～15 km）。（译注：图 16.2 中纵坐标有两个 200，第一个应为 100）

平流层上部的氧气分子，在太阳紫外线辐射作用下通过光解作用而产生臭氧。只有波长短于 242 nm

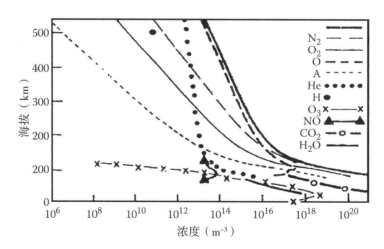

图 16.2　上层大气中各种气体成分的分布

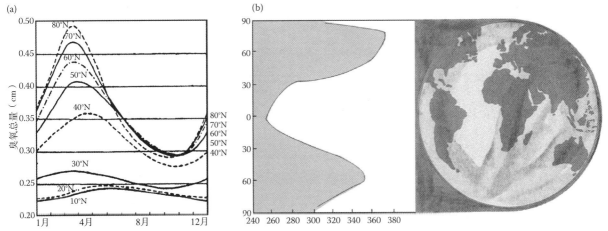

图 16.3 （a）以 10°为单位划分的不同纬度地区的臭氧总量在一年内的变化情况。可以看到在热带地区臭氧总量最低，同时变化较小，因此到达这些地区地面的紫外线 B 辐射也最高。（b）通过不同纬度地区的臭氧总量年变化可以清楚地看到赤道热带地区的臭氧气柱总量是最低的，事实上在这些地区外层大气和地表受到的紫外线辐射都最高（见图 16.7）。

的紫外线辐射才有足够能量使氧键断裂。臭氧具有很强的吸收紫外辐射的功能，而它自身在吸收紫外线辐射后也可光解。因此，在紫外线照射下，大气层特定区域内形成了一个产生和分解臭氧分子的光化学平衡。这个过程称为 Chapman 反应，化学反应方程式如下：

产生

$$O_2+h\upsilon\ (\lambda<242\ nm)\rightarrow O+O \tag{16.1}$$

$$O+O_2+M\rightarrow O_3+M \tag{16.2}$$

分解

$$O_3+h\upsilon\rightarrow O_2+O \tag{16.3}$$

$$O_3+O\rightarrow 2O_2 \tag{16.4}$$

可以看出方程式 16.1 中的反应主要受紫外线辐射量限制，因为氧气供应是足量的，而方程式 16.2 中的反应则在高气压、低海拔的条件下更容易进行，因为有更多的分子来参与三体反应。因此，臭氧的生成量与透过大气层的辐射轨迹和日射角有关。也就是说，热带地区会比极地地区生成更多的臭氧，另外在紫外线（波长<242 nm）辐射量充足且大气密度满足三体反应的海拔也会产生更多的臭氧。

除了光解作用，臭氧分子和大气中任何可氧化物质的反应也是另一重要因素，因为臭氧本身是强氧化剂。穿入对流层的臭氧分子由于湍流混合只有相对较短的寿命，因此对流层的臭氧浓度比平流层低得多。臭氧还通过如下的催化循环被消耗——某种物质 X 先从臭氧分子中夺走一个氧原子，变成 XO，然后通过与原子氧的反应又重新变回 X：

$$X+O_3\rightarrow XO+O_2 \tag{16.5}$$

$$XO+O\rightarrow X+O_2 \tag{16.6}$$

$$O+O_3\rightarrow O_2+O_2 \tag{16.5+16.6}$$

这个循环中的物质 X 可以是 H、HO、NO、Cl 和 Br。在这些物质的催化下，可以得到和方程式 16.4 中相同的反应结果，而且需要的活化能更低。

通过方程式 16.1 和方程式 16.3 中的反应，太阳紫外线辐射中波长在 $100\sim290\ nm$ 之间的真空紫外线辐射（Vacuum Ultraviolet，VUV）被消耗而无法到达地表。

臭氧吸收紫外线辐射的能量而增温，使得平流层内的大气温度随着高度的上升反而升高，这是这个区域温度变化较小的原因（见图 16.4），因此，可以看出臭氧在气象学中的重要性。臭氧的垂直分布和总体柱深度都与平流层内的环流以及各种天气现象息息相关。

虽然臭氧在大气中只占很小的一部分，而且只局限分布在高度低于大约 80 km 的区域内，但它却在低层大气的气象与气候变化中扮演着非常重要的角色。因为正如前文所述，臭氧吸收能量的过程是平流层热能的主要来源，这也使得平流层上部的气温随高度增加而上升（Ilyas，1991）。

马来西亚臭氧浓度和温度垂直分布曲线

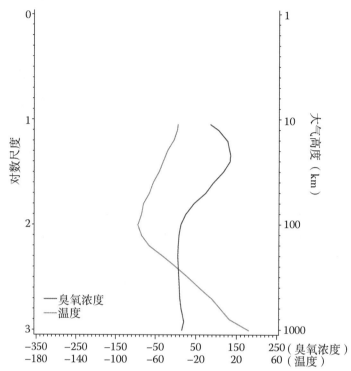

图 16.4   在赤道附近地区（马来西亚）的臭氧浓度和温度平均水平的垂直分布曲线
注意文中提及的臭氧吸收紫外线辐射后产生的热效应（译注：原文图中没有标注单位）。

16.4   具有重要医学意义的 UVB 和臭氧耗竭

尽管臭氧层提供了一道防御紫外线辐射的屏障，却仍然会有一些波长介于 280～320 nm 之间的有害紫外线辐射（用 UVB 表示）到达地球表面（图 16.5）。这不仅会对动植物造成伤害，更会导致晒伤、皮肤提前老化和皮肤癌，并且紫外线还会加剧光化学污染（Urbach，1969；Prestre，Reid 和 Morehouse，1998）。

一般来说，臭氧的生成和分解之间存在自然平衡，净余的臭氧足以吸收大部分射往地表的太阳 UVB 辐射。

到达地表的太阳 UVB 辐射量随时间（季节）和纬度变化，从极地到热带地区逐渐升高，并在赤道达到最高值，这主要是因为垂直臭氧含量随季节和纬度变化（Ilyas，1991）。

除赤道——热带地区和亚热带高原地区外，在自然平衡条件下只有很小剂量的紫外线辐射到达地表。但是只要臭氧被损耗，就会使得辐射增加，不仅会损害各种生物体和水生系统，还会使人患上皮肤癌、白内障、免疫系统缺陷等疾病。

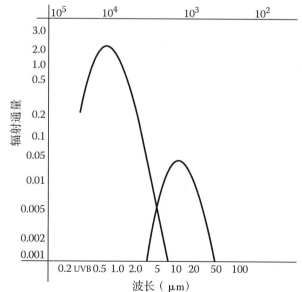

图 16.5   大气层外的太阳辐射和地表辐射的对比。太阳辐射中大部分波长较短的部分都被吸收了，包括在图中最左侧的紫外线。右侧是波长较长的红外线和来自地球表面的无线电波。UVB，即紫外线 B 受平流层下部臭氧层的影响，已在文中讨论过。

多年来，我们一直在研究一些人类活动可能对臭氧层造成的危害。值得一提的是，超音速飞行器，尤其是美国的超音速运输机（SSTs）对平流层造成的污染问题在很久之前就引发了很多关注。这是因为超音速运输机直接排放到平流层的废气中，含有水蒸气和氮氧化物（NOx），而氮氧化物可以通过前面提到过的催化循环过程，导致臭氧的消耗。

比超音速运输机更加引人关注的是碳氟化合物与臭氧层的关系。Rowland 和 Molina 于 1975 年首先指出，由于在陆地、海洋和对流层都不具备分解这类化合物的条件，这些化合物将进入海拔 25 km 以上的平流层。在那里，它们将在波长 180～220 nm 的远紫外光作用下分解，或者与单线态氧反应产生可以破坏臭氧层的氯原子。

紫外线辐射也能促进一些反应性化学物质的产生，如地表臭氧。臭氧的化学性质非常活跃且有毒性，所以当它存在于地表时，会对人体和动植物造成危害，也可以破坏橡胶、木材、油漆等建筑材料。存在于近地表时，臭氧作为一种温室气体，还可能使地球的温室效应和气候变化增强。

如前所述，在自然平衡条件下，通常只有少量的紫外线辐射到达地表，人类、其他生物和水生系统都已经普遍适应。然而，在热带和赤道带地区的情况并非如此。从不同纬度地区垂直臭氧柱的季节分布中可以清楚地看到这一点（图 16.6）。在低纬度地区，臭氧柱浓度明显更低，随季节波动也不大。因此低纬度地区输入的太阳紫外线辐射在一年四季都是最高的。臭氧含量低以及赤纬角的季节变化小带来的总体效应，导致了如图 16.7 所显示的年红斑剂量（根据皮肤红斑效应光谱加权的入射辐射量）的纬度分布（Mo 和 Green，1974）。从图上可看出从高纬度地区到赤道地区，有害的 UVB 辐射成倍增加。

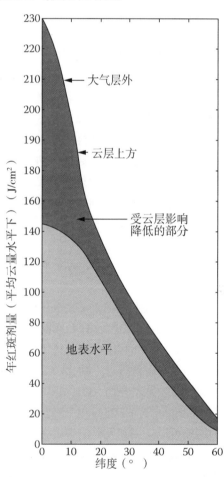

图 16.7　在考虑了不同纬度地区的平均云量水平对辐射的削弱作用（见图 16.6）后，每年分别在没有云层的高空（上曲线）以及地面（下曲线）射入的太阳紫外线红斑剂量。在赤道-热带地区有相对较多的云量，因此，所受辐射被大幅度削弱。如前所述，到达地面的净辐射是引起皮肤癌和免疫抑制等相关医学效应的原因。在热带地区，辐射引起的效应在高气候参数的作用下进一步增强（见讨论）。

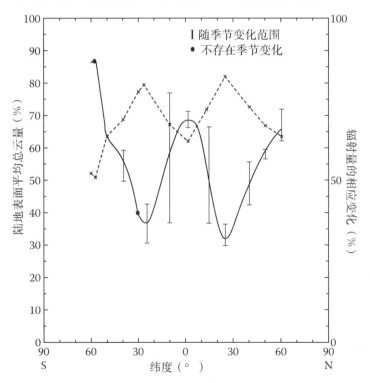

图 16.6　全球陆地表面的年平均总云量（左）与纬度的关系图，虚线表示与没有云时相比，在云层的影响下，射入的辐射量的变化情况（用百分比表示）。竖条表示云量随季节变化的范围。赤道地区的云量多，对太阳辐射的削弱作用也强（见图 16.7）。

在工业生产活动中，排放到大气的二氧化碳（CO_2）、甲烷（CH_4），以及能破坏臭氧的氯氟烃（CFCs）等化学物质，也是导致温室效应的原因。氯氟烃、二氧化碳、甲烷和其他温室气体导致的全球变暖，如果继续发展下去可能将使海平面显著上升。近年来，气候变化和海平面上升的相关问题已经受到了联合国政府间气候变化专门委员会（Intergovernmental Panel on Climate Change，IPCC）的密切关注。

16.5 气候与人类健康效应

人们最早是从对热舒适的生理学研究中认识到气候因素对人类健康和福祉的重要性。通过研究，我们得到了一个最适宜的环境温度范围"适温范围"，并试图通过制冷和制热来调节环境温度，让人体感到舒适（McGregor 和 Loh，1941）。环境湿度也可以影响人体的感觉（Ellis，1953）。例如，湿度的增加会使得人的体感温度更高；换句话说，湿度越高时，我们需要越低的温度来保持同等的舒适感。温度增加和湿度增加是等效的。而在既湿又炎热的热带地区，这一效应对人体健康的副作用格外突出，会造成皮肤老化和健康水平普遍下降。根据英国的报道介绍，可能正因如此，马来西亚的公务员在 55 岁时就早早退休，因为他们长时间在高温和高湿的环境下工作，在这个年龄生产活动就会停止，并且应该退休去享受他们应得的休息。到了这个年龄，他们应该已经完成了所有的生产性工作。

一系列更加直接的动物实验表明，温度和湿度亦可导致皮肤癌，其效应在某种程度上和 UVB 类似，而且这个效应是可以量化的。这些实验也确认了热舒适的一般生理影响因素，并且使我们能够在实验结果不适用的低温条件下估计气候因素的影响。

在这一章中，我们讨论了热带地区普遍的气候条件下气候对 UVB 辐射量的影响，还讨论了潜在的气候变化与皮肤癌（紫外线导致），尤其是非黑色素瘤皮肤癌（nonmelanoma skin cancer，NMSC）的关系以及其他不良影响。不论臭氧层是否恢复，这都有助于我们今后评估低纬度地区气候变化直接带来的危害，以及气候变化使 UVB 辐射增强带来的危害。

16.6 热带地区的气候臭氧空洞和 UVB 辐射量

目前，人们似乎尚未采取任何切实可行的方法来认识实际环境条件下温度升高对紫外线辐射的影响。Bain、Rusch 和 Kline（1943）以及 Freeman 和 Knox（1964）利用动物研究了温度对 UVB 剂量损伤（dose damage，DD）的影响。他们的研究表明，温度对引起皮肤癌（紫外线导致）的 UVB 辐射剂量有影响，并且在相同辐射剂量下，约 23 ℃以上的较高温环境产生的损伤更重。这使得剂量损伤增大，我们可以将其定义为有效剂量损伤（effective dose damage，EDD）。温度对损伤程度的影响并未呈现出严格的线性关系，而是温度每升高 1 ℃时在+3%～+7%之间浮动。温度每升高 1 ℃，我们取合理估计值+5%，动物实验的结果可以应用到人类作为第一近似值（van der Leun 和 de Gruijl，2002）。

地表 UVB 辐射大部分接收于正午的几小时之内。因此，在这段时间内衡量温度状况的最佳指标即为日平均最高温度。Pearce 和 Smith（1984）经过多年测定，得到了许多地方有关温度和湿度条件的重要数据。通过参考他们的研究结果，我们考虑研究赤道地区的表层，因为该处的辐射输入在很广的纬度范围内几乎恒定不变。我们发现（Pearce 和 Smith，1984）通常情况下赤道——热带地区的年均日平均最高温度为 30 ℃～32 ℃，比增温正效应的阈值高出近 10 ℃（Freeman 和 Knox，1964）。随后我们会看到，与高纬度地区相比，在热带地区即使是较小的温差也会使损伤大大增加。即使有几个月的温差较大而另几个月的温差较小，在热带地区，白天的最高温度也远高于造成损伤的阈值。因此，我们可以说高温使得与皮肤癌相关的有效剂量损伤（EDD）增加了大约 50%（增加 5%/℃×10 ℃）。

Owen 和 Knox（1978）利用小鼠进行了一系列实验，研究了湿度对紫外线致癌作用的影响，结果明确表明湿度会增强 UVB 损伤；湿度越大，损伤也就越大。在潮湿环境中利用白兔对剂量损伤（DD）进行了定量评价。测量结果表明使皮肤产生红斑所需的能量平均降低了 33%，最多降低 40%。假定在

100%到0%的湿度值范围内，损伤与湿度之间呈线性关系，我们估计湿度每变化10%时，对损伤的平均效应为+4%。热带地区正午时分的湿度值在70%~80%的范围内（Pearce 和 Smith，1984），这时有无线性关系并不特别重要，因为我们已接近测量上限。对于潮湿（人口稠密）的热带地区，取年平均日均正午湿度值（白天最小值）为70%，我们估计损伤将增大30%。再次假设在小鼠和白兔身上得到的结果，如前所述，可以应用到人类作为第一近似值，我们可以将其转化为对人类皮肤的损伤剂量（Ilyas，2007）。另一种与人体更加相关的方法是利用不同湿度下达到相同生理舒适度时所对应的等效温度，也可以在某种程度上评价湿度的影响。即使生理效应与红斑之间的关系并不明确（McGreger 和 Loh，1941；Ellis，1953），我们还是可以比较这种方法与前面所提到的实验研究之间的优劣。用这种方法的好处是我们有中间数据点，可以更好地进行内插。在这种方法中，我们利用了湿度水平越高，提供给人体舒适平衡所需要的温度越低这一事实。换句话说，湿度上升相当于温度升高。根据之前所述，我们可以认为湿度和温度均对 UVB 的剂量损伤产生正效应。基于对人体热舒适性的标准评价方法（Ilyas，Pang 和 Chan，1981），在标准风力条件（10 cm/s）下，我们可以把一个特定的湿度水平转化为提供相同的生理舒适度所需的等效温度，具体如表16.1：

表 16.1	不同温度下达到相同生理舒适度时所对应的等效温度
湿度/%	温度/℃
0	38
42	32
100	27

为便于讨论，对于低纬度的热带地区，我们取一个标准的湿度水平70%，提供同样的舒适性所需的温度值为30 ℃。换言之，70%的湿度水平（相对于0%）相当于有效温度增加8 ℃，也相当于使与皮肤癌相关的 UVB 损伤或者说有效剂量损伤增加的效应增强了40%（增加5%/℃×8 ℃）。非常有趣的一点是，我们发现这一结果值与之前动物实验的测量结果所推导出的值是相近的，因此，动物实验结果可以应用到人类这一假设是合理的。

UVA 辐射本身不会造成皮肤癌变，但当 UVB 存在时，它会增强其损伤作用（Diffey，1982）。在热带地区，我们会受到大量的 UVB 和 UVA 辐射（Ilyas，Pandy 和 Jaafar，2001；Ilyas，Aziz 和 Tajuddin，1988），我们估计在这样的高 UVB 辐射条件下，UVA 使有效剂量损伤额外增加了10%。因此，我们可以综合考虑前面这三个因素，来计算热带地区与皮肤癌相关辐射损伤增加的程度：

总有效剂量损伤的增加50%+40%+10%=+100%。

我们可以这样说，在热带地区，高热高湿气候盛行，使得辐射损伤增加了整整一倍，这相当于臭氧消耗50%（取臭氧消耗 UVB 的放大系数为2）。我们可以称此为一个巨大的永久性"气候臭氧空洞"，它加大了 UVB 辐射对人体健康的不良影响。

16.7　热带地区 UVB 辐射损伤的增加

根据在大气层外和在地表对 UVB 辐射的直接测量，并结合全球云量的影响（Ilyas，1987）（见图16.6），我们估计不同地区将受到的剂量损伤（DD）如表16.2（参考图16.7和图16.8）（剂量单位为 J/cm²）（Ilyas，1991）：

表 16.2	不同地区的地表紫外线辐射剂量
中纬度地区	27
热带地区	145

我们发现在热带地区，所受到的有害的 UVB 辐射的剂量（EDD）是中纬度地区的近5.4倍（即超过大约500%）。

我们现在可以结合由温度、湿度和 UVA 的放大作用所带来的 100% 增量（2 倍），来评价热带地区的总体有效剂量损伤。相较于中纬度地区，热带地区的基本有效剂量损伤会从 500%（145 单位）增至 1000%（500%×2，即 10 倍），因为在中纬度地区湿度和温度的影响不太显著，具体见后文。

人们普遍认为，热带地区人种的皮肤已经晒成深黑色，这种肤色更有利于防止皮肤受到前述强紫外线辐射的损伤。虽然这种保护作用可能的确存在，但在这些评估中一般不会考虑到热带地区和中纬度地区所输入辐射剂量之间的巨大差距（Ilyas，1989a，1991）。一般来说，在相似的辐射条件下，假定白色皮肤所受到的损伤效能（damage efficiency，DE），即光子损伤效能的系数为 100，那么褐色皮肤以及深色皮肤则分别为 10 和 1（Ilyas，2007）。对于居住在热带地区的很多人来说，这一系数可以处于 30（赤道地区肤色较深的人群，如印度尼西亚人和马来西亚人）至 70 之间（如伊朗和克什米尔地区肤色接近白色的人群），尤其是当损伤因素只有辐射时。因此，尽管深色皮肤能减少所受辐射损伤，但我们在之前的章节中已经提到，热带地区所受到的

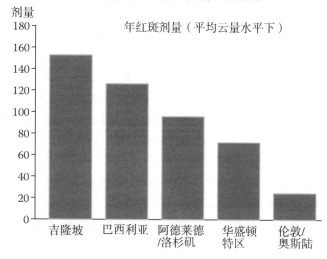

图 16.8 比较沿纬度带的几个不同地区在平均云量水平下的地表红斑紫外线辐射剂量（基于图 16.7 中的数据），以说明赤道——热带地区所受到的高水平辐射输入（以马来西亚和吉隆坡为代表）。

有效辐射剂量是中纬度地区的 10 倍之多（见图 16.7），对热带地区的大多数人群来说，这仍然意味着巨大的辐射损伤；损伤接近（在某些情况下甚至超过）居住在中纬度地区的浅肤色人群。

为了获取热带地区辐射危害程度的总体情况，我们可通过将有效剂量损伤（EDD）与损伤效能（DE）相乘，计算出总危险因素（total danger factor，TDF）。不考虑未来的气候恶化，在目前的气候条件下，假如损伤效能（DE）分别取一个相对保守的数值 15 和一个更加接近实际的数值 30 时，热带地区的 TDF 值分别为：

TDF（热带 1）：290×15＝4350 单位

TDF（热带 2）：290×30＝8700 单位

即使作最乐观的估计（DE 值取 15），热带地区的 TDF 值也是中纬度地区的最悲观估计值的近两倍（见下文）。

16.8 从低纬度到高纬度气候变化对人类健康的影响

我们首先将热带地区与高纬度地区的相关因素进行比较。高纬度（如纬度 60°）地区输入的辐射量很小（大约 5 单位），不会产生明显的影响。而对居住于中纬度地区的浅肤色人群则需要加以考虑。我们发现靠近纬度 40° 的地方，如秋田、卡利亚里、内皮尔和帕尔马，其年平均温度和湿度分别约为 19 ℃ 和 65%，而靠近纬度 45° 的地方，如基督城和威尼斯，其年平均温度和湿度分别约为 17 ℃ 和 65%。这些地区的温度通常低于 22 ℃ 的阈值水平，因此，不会增加辐射损伤。

前述 Owen 和 Knox 的研究（1978）是在约 32 ℃ 的条件下进行的，所以我们不能将其结果应用于温度较低的环境。然而，从热舒适角度来看，在 20 ℃ 左右的环境温度下，湿度并不会使人体产生生理不适。因此，我们可以说，在中纬度地区，UVB 辐射损伤因温度和湿度而增加的量可忽略不计。尽管与热带地区相比，在中纬度地区有显著的 UVA 辐射，但导致皮肤癌和免疫缺陷的附加效应并不明显。这是因为 UVA 在 UVB 辐射存在时可以增强其效应，但在中纬度地区，地表的 UVB 辐射通量相对来说是很小的（27 单位），因此，该因素的总体影响预计不会太大。无论如何，我们可以看看 27 单

位的辐射所能产生的 TDF 值是多少（DE 值取 85，最坏情况下的上限值）：

TDF（中纬度地区）：$27 \times 85 = 2295$ 单位

由此可见，即使我们将 UVA 产生的效应考虑进来，对热带地区最乐观估计下的 TDF 值（见上一节）也要比中纬度地区最悲观估计下的 TDF 值要高得多。这是热带地区高辐射输入以及气候因素作用导致的结果。

在 IPCC 于 2006 年模拟的多种未来气候变化情景中（IPCC，2006；Hegerl 等，2006），预测的温度上升量差异较大。然而，以下对温度（T）和湿度（e）的中值预测是可信的：

（1）温度将上升 4 ℃；

（2）湿度将由 70％增至 90％，相当于温度上升 2 ℃；

（3）因此，气候变化产生的总效应相当于温度上升了 6 ℃，将使 UVB 辐射产生的有效剂量损伤增加 +30％（5％/℃×6 ℃）。

全球气候变暖会导致云量增加。假设湿度的确是从 70％增至 90％，那么在此条件下云量也将增长 20％，我们估计（Ilyas，1987；IPCC，2006）这会使到达地表的 UVB 辐射减少约 11％。但总体而言，有效剂量损伤（EDD）或者说 UVB 辐射致皮肤癌的作用还是会显著增强达 19％（30％-11％）。

<h2 style="text-align:center">16.9　讨　论</h2>

有两个关键因素会使热带地区的人们所受到的辐射损伤加剧。首先，我们面对的是大量来自教育和意识水平落后地区的人群。他们往往对紫外线辐射不屑一顾，没有任何防护意识。其次，由于这些地区的人们普遍贫困、营养不良且健康状况欠佳，他们的免疫系统更容易受到紫外线辐射的损伤，并因此患病（如疱疹），进而缩短寿命。而且正如 De Fabo 和 Noonan（1983）所讨论的那样，热带地区的人们经

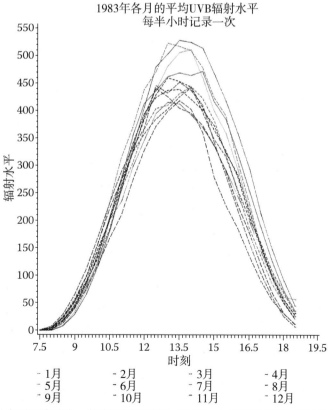

图 16.9　位于赤道上的马来西亚槟城在一年中不同的时间（季节）内每天的 UVB 辐射的变化。我们发现全年的辐射几乎基本保持不变，而且辐射量都很高，不像在高纬度地区，辐射量低且只有夏季的辐射量相对较高。

常在高温和高湿环境下进行日间工作，从而受到了高强度的太阳紫外线辐射（图 16.9 和图 16.10），深色皮肤比白色皮肤吸收的可见光更多，因此温度升高更明显，这些都更加增强了辐射损伤。

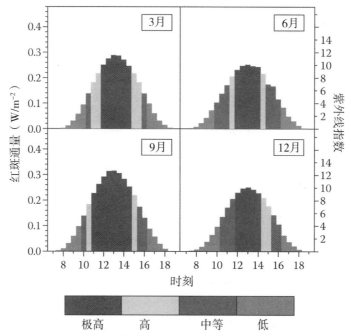

图 16.10　在接近赤道的位置（马来西亚槟城）于晴天时测量的数据表明，用紫外线指数系统来分析，辐射通量在一年中几乎平均匀分布，而且在大部分日子里，辐射在一天中的大部分时间保持在极高与高水平之间。这印证了文中讨论过的，辐射和气候效应带来的皮肤红斑和其他相关健康损害。给出的是在晴天的高辐射水平下所得到的数据，不难理解，如果使用的是平均云量影响下的 UVB 辐射数据（见文中所述），计算出的剂量损伤（DD）值将会是下阈值；而在晴天时（参见图 16.7），这个值是有所上调的。

　　通过前面给出的这些信息，我们总体上认为，热带地区皮肤损伤的发病率至少应与中纬度地区相当。遗憾的是，鲜有关于收集热带地区皮肤癌发病资料的研究。这很可能是因为皮肤疾病（除痤疮外）通常以一般的方法进行治疗，还没有人有机会来进行有组织的研究。而且，我们普遍认为热带地区的人均寿命相对较短，很多人还没有出现明显可见的累积效应就已经去世了；实际上，由免疫系统受损和频繁感染造成的早逝在热带地区人群中确实很常见。因此，如果皮肤病学家和生物学家、卫生部门等能进行有组织的研究，收集这些地区的数据，并就免疫缺陷对这方面的影响进行研究，那将会非常有意义。此外，对热带地区的 UVB 辐射进行的具体测量还是太少（SAP，2007），覆盖面还不够广。这里要指出的是，一些科学和政策论坛上已经体现出了对高 UVB 辐射相关健康效应的特别关注（Ilyas，1989，1997）。

16.10　小　　结

　　通过《蒙特利尔议定书》，造成臭氧层破坏的一些人类活动已经得到有效的控制，如将氯氟烃排放到大气中，因此，臭氧层的恢复已经有所进展，地表 UVB 辐射的增加也将得到限制。然而，大多数人还没有认识到，即使是在臭氧层恢复后，在湿热的环境条件下，气候因素仍会增加 UVB 辐射所导致的损伤。而且，未来的气候变化可能会进一步加剧紫外线辐射对人体的损伤。由于赤道——热带地区的 UVB 水平高于中纬度和高纬度地区，而且人们常在错误的时间进行户外活动，如学校将体育课安排在下午等，对日晒的防护又更差（图 16.10），这种效应在这些地区将尤为严重。这对热带地区大多数人群的健康有着重要意义，并且在评估 UVB 和气候因素对免疫缺陷、病毒感染的影响，以及在目前和未来可能气候条件下的整体公共卫生时，都应该考虑到这一点。另外，在热带环境下，高温和高湿也会直接对人体造成不利影响。

致谢：

在此向对本章节相关研究提供帮助的人表示感谢。特别对为该研究提供技术支持的 Anjung Uni-MAP、马来西亚玻璃市大学和 Norernahezreen Hamzah 女士致以我诚挚的谢意。

参考文献

[1] Bain, J., H. Rusch, and B. Kline. 1943. The effect of temperature upon ultraviolet carcinogenesis with wavelengths 2800-3400A. Cancer Res 3: 610-612.

[2] Berigny, A. 1855. Observations faites a l'observatoire meteorologique de Versailles avec le papierditozonemetrique de M. Schonbein (de Bale) pendant le moisd'aout1855 a 6 heures du matin, midi, 6 heures du soir et minui. Crit Rev 41: 426.

[3] Blake, A., and J. Carver. 1977. The evolutionary role of atmospheric ozone. J Atmos Sci 34: 720.

[4] Chapman, S. 1930. A theory of upper atmospheric ozone. J R Meteorological Soc 3: 103.

[5] Crutzen, P. 1970. The influence of nitrogen oxides on the atmospheric ozone concept. Q J R Meteorological Soc 96: 320-325.

[6] De Fabo, E., and F. Noonan. 1983. Mechanism of immune suppression by ultraviolet irradiation in vivo I: Evidence for the existence of a unique photoreceptor in skin and its role in photoimmunology. J Exp Med 157: 84-98.

[7] Dickinson, R. 1974. Climatic effects of stratospheric chemistry. Can J Chem 52: 1616-1624.

[8] Diffey, B. 1982. Ultraviolet Radiation in Medicine. Adam Hilger, Bristol.

[9] Dobson, G., and D. Harrison. 1926. Measurements of the amount of ozone in the Earth's atmosphere and its relation to other geophysical conditions. Proc R Soc Lond 110: 660.

[10] Dutsch, H. 1971. Photochemistry of atmospheric ozone. Adv Geophys 15: 219-322.

[11] Ellis, E. 1953. Thermal comfort in warm and humid atmospheres. J Hyg 51: 386.

[12] Freeman, R., and J. Knox. 1964. Influence of temperature on ultraviolet injury. Arch Dermatol 89: 858-864.

[13] Hegerl, G., T. Crowley, W. Hyde, and D. Frame. 2006. Climate sensitivity constrained by temperature reconstructions over the past seven centuries. Nature 440: 1029-1032.

[14] Ilyas, M. 1975. The evolution of atmospheric oxygen. Sci Rep 12: 251-256.

[15] Ilyas, M. 1981. Adverse biological and climatic effects of ozone layer depleting activities—SSTs, aerosol cans, nitrogen fertilizers: An overview in Malaysian context. Sains Malays 8: 13-37.

[16] Ilyas, M. 1986. Ozone modification: Importance for countries in tropical/equatorial region. In Effects of Changes in Stratospheric Ozone and Global Climate, vol. 2. Environmental Protection Agency, Washington, DC.

[17] Ilyas, M. 1987. Effect of cloudiness on solar ultraviolet radiation reaching the surface. Atmos Environ 21: 1483-1484.

[18] Ilyas, M. 1989a. Potential effects of ozone depletion with special reference to the developing countries. Keynote paper presented at the Ministerial London Conference on Saving the Ozone Layer, London, March 5-7, 1989.

[19] Ilyas, M. 1989b. Atmospheric ozone and solar ultraviolet radiation: The tropical scene. In Ozone in the Atmosphere, R. Bojkov and P. Fabian, editors. Deepak Publishing, Hampton, VA.

[20] Ilyas, M. 1989c. The danger of ozone depletion to the tropics. Search 20: 148-149.

[21] Ilyas, M., editor. 1991. Ozone Depletion: Implications for the Tropics. United Nations Environment Programme, Nairobi, Kenya.

[22] Ilyas, M. 1993. UV radiation in the tropics (1979-1989). In Frontiers of Photobiology, A. Shima et al. Elsevier Science, New York.

[23] Ilyas, M. 1994. Proceedings of the Quadrennial International Ozone Symposium, Charlottesville. Deepak Publishing, Hampton, Virginia.

[24] Ilyas, M. 1997. Issues in ecosystem effects of ozone depletion. 10th Anniversary Colloquium, Montreal Protocol, Montreal, Canada, September 13, 1997.

[25] Ilyas, M. 2004. Impact of climate change on ozone depletion and UV radiation effects in tropics. Proceedings of the SPARC General Assembly 3, Canada.

[26] Ilyas, M. 2007. Climate augmentation of erythemal UV-B radiation dose damage in the tropics and global change. Curr Sci 91: 1605.

[27] Ilyas, M. and A. Apandi. 1979. Medical Journal of Malaysia 34: 181 - 184.

[28] Ilyas, M., D. Aziz, and M. Tajuddin. 1988. Medically important solar ultraviolet-A radiation measurements. Int J Dermatol 27: 315 - 318.

[29] Ilyas, M., and I. Barton. 1983. Surface dosage measurements of erythemal ultraviolet radiation near the equator. Atmos Environ 17: 2069 - 2073.

[30] Ilyas, M., A. Pandy, and M. Jaafar. 2001. Changes to the surface level solar ultraviolet-B radiation due to haze perturbation. J Atmos Chem 40: 111 - 121.

[31] Ilyas, M., C. Pang, and A. Chan. 1981. Effective temperature comfort indices for some Malaysian towns. Singap J Trop Geogr 2: 27 - 31.

[32] IPCC. 2006. Impact of Climate Change (IPCC Fourth Assessment Report). Cambridge University Press, Cambridge.

[33] Johnston, H. 1971. Reduction of stratospheric ozone by nitrogen oxide catalyst from supersonic transport exhaust. Science 173: 517 - 522.

[34] Lovelock, J. 1971. Atmospheric fluorine compounds as indicators of air movements. Nature (Lond) 230: 379.

[35] McGregor, R., and G. Loh. 1941. The influence of a tropical environment upon the basal metabolism, pulse rate and blood pressure in Europeans. J Physiol 99: 496 - 509.

[36] Mo, T., and A. Green. 1974. A climatology of solar erythema dose. Photochem Photobiol 20: 483 - 496.

[37] Ohring, G., and H. Muench. 1960. Relationships between ozone and meteorological parameters in the lower stratosphere. J. Meteorol 17: 195 - 206.

[38] Owen, D., and J. Knox. 1978. Influence of heat, wind, and humidity on ultraviolet radiation injury. In International Conference on Ultraviolet Carcinogenesis, National Cancer Institute Monograph 50, M. Kripke and E. Sass, editors. U.S. Department of Health, Education and Welfare Publication no. (NIH) 78 - 1532.

[39] Pearce, E., and C. Smith. 1984. The Hutchinson World Weather Guide. Hutchinson, London.

[40] Prestre, P., J. Reid, and E. Morehouse Jr., editors. 1998. Protecting the Ozone Layer: Lessons, Models, and Prospects. Kluwer Academic, Dordrecht, The Netherlands.

[41] Robertson, D. 1969. Correlation of observed ultraviolet exposure and skin cancer, incidence in the populations in Queensland and New Guinea. In The Biological Effects of UV Radiation, F. Urbach, editor. Pergamon Press, Oxford.

[42] Rowland, F., and M. Molina. 1975. Chlorofluoromethanes in the environment. Rev Geophys Space Phys 13: 1 - 36.

[43] SAP. 2007. Surface ultraviolet radiation. In Scientific Assessment of Ozone Depletion. WMO/UNEP, Geneva, Switzerland.

[44] Schonbein, C. 1840. Recherchessur la nature de l'odeur quise manifestedanscer-taines actions chimiques. Crit Rev 10: 706.

[45] Scotto, J., T. Fears, and G. Gori, editors. 1976. Measurements of Ultraviolet Radiation in the United States and Comparisons with Skin Cancer Data, DHEW NO (NEH) 76 - 1029. National Cancer Institute, Washington, DC.

[46] Urbach, F., editor. 1969. The Biologic Effects of Ultraviolet Radiation. Pergamon Press, Oxford.

[47] van der Leun, J., and F. de Gruijl. 2002. Climate change and skin cancer. Photochem Photobiol Sci 1: 324 - 326.

[48] Whitten, R., W. Borucki, and R. Turco. 1975. Possible ozone depletions following nuclear explosions. Nature (Lond) 257: 38 - 39.

17 维生素 D 的光化学和光生物效应

17.1 史前背景

维生素 D 是最古老的激素之一，即使不是最古老的，其在生命体中的存在也已超过 5 亿年（Holick，1989）。赫氏圆石藻（Emiliania huxleyi）是一种浮游植物，在马尾藻海毫无改变地存在了超过 5 亿年。对这种微生物进行培养，然后将其暴露于紫外线（UV）后，该微生物体内的麦角固醇（前维生素 D_2）被转化为前维生素 D_2（Holick，2003）。同样地，曼氏骨条藻（Skeletonema menzelii）是一种细胞骨架含有碳酸钙的浮游植物，当对其进行 UV 光照后，同样能使麦角固醇转化为前维生素 D_2。相反，前维生素 D_2 可以异构化成为维生素 D_2。值得注意的是，存在于赫氏圆石藻（E. huxleyi）的麦角固醇含量为 1 μg/g。针对大西洋中浮游生物的一项调查发现了一系列同时存在于浮游植物和浮游动物中的维生素 D，其中包括麦角固醇和 7 - 脱氢胆固醇（7-dehydrocholesterol，7-DHC）（Holick，1989，2003）。

虽然前维生素 D 在浮游植物或浮游动物中的功能尚不明确，但人们推测其至少存在有三个功能。在人体皮肤的研究中发现麦角固醇存在于细胞质膜，并夹在脂肪酸侧链和甘油三酯极性基团间。麦角固醇能够有效吸收高至 315 nm 的紫外线辐射（图 17.1）。麦角固醇吸收紫外线辐射后能将其转换为前维生素 D_2。从图 17.1 中可以看出，前维生素 D_2 及其热异构化产物维生素 D_2 的吸收光谱与 DNA 和 RNA 的吸收光谱几乎一样。因此，太阳紫外光在损伤 DNA 和 RNA 之前可以被它们吸收。前维生素 D_2 的一种光产物是速甾醇，其紫外线吸收最高峰在 282 nm，因此其可以有效吸收对 UV 敏感蛋白有害的 UV 辐射（Holick，2003）（图 17.1）。因此，麦角固醇、前维生素 D_2 及其光产物非常适合充当天然防晒物质，能够吸收对 UV 敏感的大分子（包括 DNA、RNA 和蛋白质）有伤害的 UV 辐射。

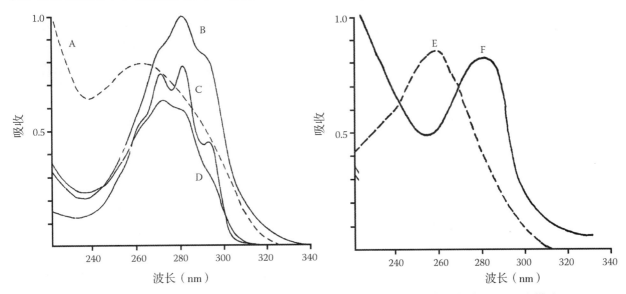

图 17.1 紫外吸收峰：（A）前维生素 D_3；（B）速甾醇；（C）前维生素 D_3（7 -脱氢胆固醇）；（D）光甾醇；（E）DNA；（F）清蛋白（Reproduced from Holick, M., N. Engl. J. Med., 357, 266-281, 2007. With permission）。

　　麦角固醇被光分解为前维生素 D$_2$ 的另一种功能可能在于其能够使细胞膜开放，令大量存在于海洋中的钙进入细胞中。一旦前维生素 D$_2$ 形成后，它能迅速转换成维生素 D$_2$，然后离开细胞膜，打开一个离子通道，使钙进入细胞内。这可能是为什么在整个进化过程中，太阳光在钙的代谢以及脊椎动物的进化中起着如此重要作用的原因（Holick，2003）。

　　也有人推测，由于维生素 D 光产物在维持脊椎动物骨架中扮演着重要角色，当小行星 6500 万年前撞击地球后，恐龙快速消亡的原因之一就在于：灰尘笼罩大地多年使得它们体内不能合成维生素 D，这导致骨架不良钙化以及钙信号传导紊乱，而这些在代谢过程中都起着非常重要的作用（Holick，2003）。

17.2　历史发展

　　在 17 世纪中叶人们发现，生活在欧洲工业中心的儿童会患上一种危及生命的骨骼畸形疾病，即佝偻病。这种疾病能引起生长迟缓和腿、手腕、肋骨以及颅骨的畸形（Holick，2006）（图 17.2）。在北欧，佝偻病成为工业革命带来的一个严重的副产物，并蔓延到美国东北区域。据估计，20 世纪初，超过 80% 生活在欧洲及美国东北部的孩子表现出佝偻病的症状（Holick，2006）。虽然在 19 世纪中期人们发现鱼肝油能够有效治疗并预防佝偻病，但直到 1919 年 Huldschinsky（1919）的报道才指出接受了汞弧光灯照射的孩子其佝偻病病变在影像学上有明显改善（图 17.3）。两年后 Hess 和 Unger（1921）报告说接受阳光照射的孩子其佝偻病能得到有效改善。正是由于观察到在阳光照射或 UV 辐射下能够治疗佝偻病，Hess 和 Weinstock（1924）以及 Steenbock 和 Black（1924）引入了一种理念，用紫外线照射食物来增强抗佝偻病的能力。最终人们在牛奶中加入麦角固醇，然后照射牛奶来产生维生素 D（Steenbock，1924）。当维生素 D 能够低成本生产后，它可以直接加入牛奶中。在这个简单的过程中，使得在 20 世纪 30 年代和 40 年代，基本上根除了整个美国的佝偻病。但是，在 20 世纪 50 年代，

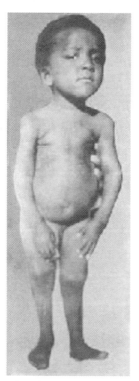

方形前额突出

肋骨串珠样改变

手腕增宽

肌无力

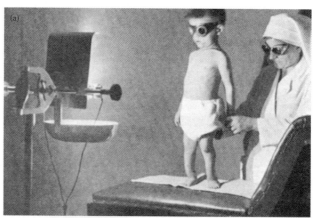

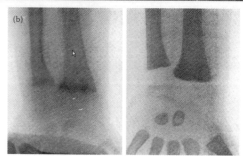

图 17.2　儿童佝偻病表现为肌肉无力、佝偻病串珠肋、手腕增宽、前额突出，并且头顶呈方形（Reproduced from Holick, M., N. Engl. J. Med., 357, 266-281, 2007. With permission）。

图 17.3　(a) 佝偻病患儿接受紫外光照射（UVR）。(b) 佝偻病患儿的手和手腕（左图）以及经 UVR 治疗 1 小时，每周 2 次，持续 8 周治疗后的同一手和腕部的 X 片。注意腕骨和骨骺板的钙化（右图）。

英国暴发了一场与高钙血症有关的"维生素 D 中毒"，人们认为这是由于牛奶中添加了过量的维生素 D（British Pediatric Association，1956）。这引发了很大的恐慌，甚至在整个欧洲范围内，都制定法律明文禁止在任何食品和产品中加入维生素 D，目前大多数欧洲国家仍在实行。然而，很可能是这些儿童患有威廉姆斯综合征，目前已知该病会导致维生素 D 过敏。直到最近，芬兰和瑞典才批准在乳制品中添加维生素 D。

17.3　前维生素 D 的光化学效应

当暴露于阳光下时，波长在 290～315 nm 的紫外线（UVB）（图 17.4）能够穿透皮肤表层，被 7 - 脱氢胆固醇吸收（MacLaughlin，Anderson 和 Holick，1982）。这使 7 - 脱氢胆固醇开放 B 环，进而导致维生素 D_3 前体的形成（Holick 等，1980；Holick，Tian 和 Allen，1995）（图 17.5）。一般在体温条件下（37 ℃），50% 的前维生素 D_3 异构化为维生素 D_3 大约需要 24 小时。但在人的皮肤内，异构化的速度更快，前维生素 D_3 全部转化为维生素 D_3 仅需不到 8 小时（Tian 等，1993）（图 17.5）。能迅速异构化的原因在于 7 - 脱氢胆固醇渗入脂质双层，经紫外线辐射后，转变为热力学不稳定的顺-顺构象，就能迅速转化为维生素 D_3（Tian 等，1993）（图 17.6）。热力学稳定的构象（顺-反）反而不能异构化为维生素 D_3。在溶液中，前维生素 D_3 主要是稳定的顺-反构象形式，与其顺-顺构象保持一种相对平衡。因此，需要一段相当长的时间才能使顺-反构象的前维生素 D_3 向顺-顺结构均衡，从而使其能异构化为维生素 D_3。这种非酶催化反应不仅发生在人皮肤中，甚至也发生在蝾螈皮和蘑菇中，并有可能存在了超过 5 亿年（Holick，Tian 和 Allen，1995）。

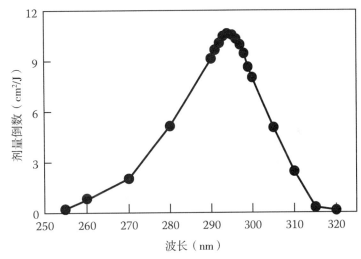

图 17.4　7-DHC 变成前维生素 D_3 的作用光谱（Reproduced from M.，N. Engl. J. Med.，357，266 - 281，2007. With permission）

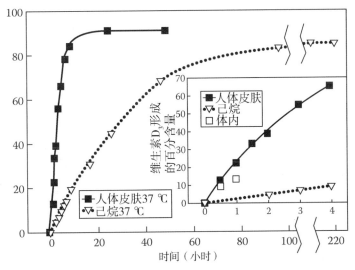

图 17.5　37 ℃下人皮肤和正己烷中、前维生素 D_3 转变为维生素 D_3 的时间变化。插图表示在体内试验中人皮肤前维生素 D_3 转变为维生素 D_3，并与正己烷和人皮肤的体外试验在 37 ℃下进行对比（Reproduced from Holick，1993. With permission）。

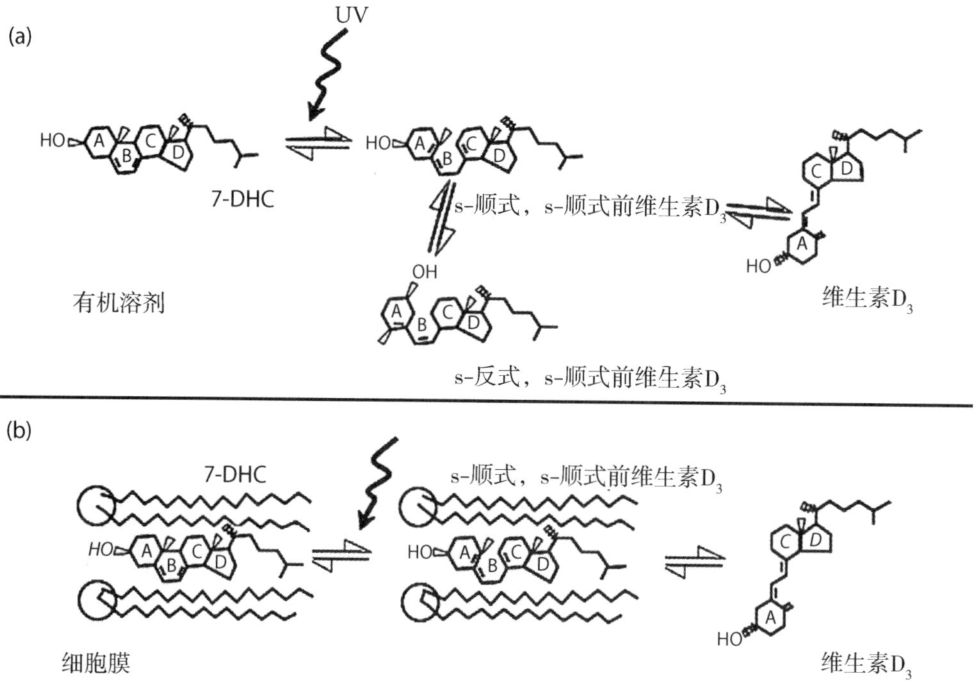

图 17.6 （a）前维生素 D_3（pro-D_3；7-脱氢胆固醇）光分解成前维生素 D_3（pre-D_3）以及在皮肤和正己烷中热异构化为维生素 D_3。在正己烷中，pro-D_3 光分解为 s-顺式，s-顺式前维生素 D_3。这种活跃的不稳定构象一旦形成将迅速发生构象变化，生成 s-反式，s-顺式前维生素 D_3。只有 s-顺式，s-顺式前维生素 D_3。能够热异构化为维生素 D_3。（b）pre-D_3 的 s-顺式，s-顺式构象在磷脂双层间稳定，主要是由于 3β-hydroxl 基团与脂质头部之间的亲水性相互作用，以及甾体环、侧链结构和脂质的疏水尾部之间的范德华相互作用。这种相互作用能够有效减少 s-顺式，s-顺式构象转变为 s-反式，s-顺式构象，因此，有利于 s-顺式，s-顺式前维生素 D_3 热异构化为维生素 D_3（Reproduced from Holick, M., N. Engl. J. Med., 357, 266-281, 2007. With permission）。

　　一旦维生素 D 被活体皮肤细胞产生后，它将移动到细胞外基质中，然后扩散到真皮毛细血管床。它可以结合维生素 D 结合蛋白（D binding protein，DBP），并转运到肝脏（Haddad 等，1976）。

17.4　皮肤中维生素 D_3 合成的调节

　　尚未有报道经阳光照射下产生维生素 D 中毒的案例。有人推测生活在赤道附近的人的皮肤色素沉着能够防止其在阳光照射下维生素 D 中毒（Loomis，1967）。然而，在光照期间，前维生素 D_3 吸收 UVB 后能够转化为光甾醇和速甾醇（Holick，MacLaughlin 和 Doppelt，1981）（图 17.7）。这些光产物对钙代谢没有任何影响（Holick，MacLaughlin 和 Doppelt，1981）。当维生素 D 在皮肤中产生后，它同样可以吸收 UVB 产生超甾醇（Webb，Kline 和 Holick，1988）。因此，阳光本身负责调节皮肤中维生素 D_3 的产生，不需要我们生活在赤道附近的祖先通过黑色素的进化来抑制维生素 D 的产生。

　　人类进化出黑色素最可能是为了保护皮肤免受高强度 UVA 和 UVB 辐射造成的损害。黑色素是一种有效的天然防晒物质，能够有效吸收太阳 UVA 和 UVB 的辐射。因此，它能吸收 UVB，而 UVB 是维生素 D_3 合成的条件之一。皮肤黑色素含量增多后，经太阳光产生维生素 D_3 的效率反而下降。当白种人和非裔美国成年人在晒黑床上同时暴露于相同剂量的太阳光下，白种成年人血液中维生素 D_3 的含量上升超过 60 倍，而非裔美国人体内的维生素 D_3 含量没有明显变化（Clemens 等，1982）（图 17.8）。当非裔美国人在接近 6 倍剂量的模拟光照后，她或他体内的维生素 D_3 的含量终于上升了约 30 倍。这相当于白种人涂抹了 10～15 防晒系数（SPF）的防晒霜。使用防晒系数为 15 的防晒霜能够使皮肤的维生素 D_3 产量下降超过 90％。而 SPF 为 30 的防晒霜能够降低皮肤维生素 D_3 合成超过 97％（Matsuoka 等，1987）（图 17.9）。

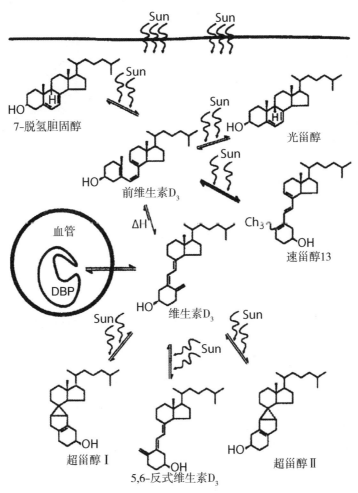

图 17.7　导致皮肤维生素 D₃ 合成和调节的光化学事件。DBP，血浆维生素 D 结合蛋白（Reproduced from Holick，M.，N. Engl. J. Med.，357，266 - 281，2007. With permission）。

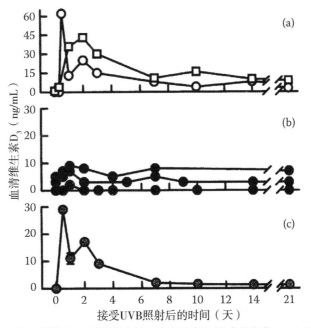

图 17.8　经 54 mJ/cm² 的 UVB 全身照射后，不同受试者血清维生素 D 浓度的变化：（a）两名浅色白种人（皮肤 Ⅱ 型）。（b）三名深色黑种人（皮肤 Ⅴ 型）。（c）表示 b 组中的一名黑种人受试者再次接受 320 mJ/cm² 的 UVB 照射后，循环中维生素 D 的一系列变化（Reproduced from clemens，T. et al.，Lancet，1：74 - 76，1982. With permission）。

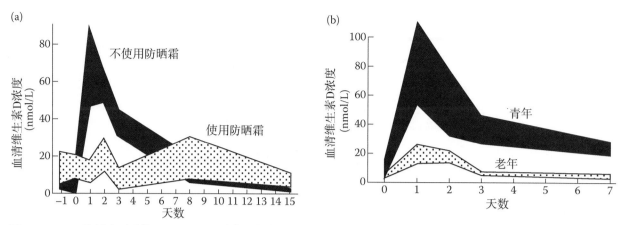

图 17.9 （a）使用防晒系数 8（SPF＝8）或安慰剂在接受 1 单位最小红斑剂量照射后维生素 D_3 的循环浓度。（b）健康青年和老年受试者在接受全身 1 单位最小红斑剂量照射后维生素 D 的循环浓度（Reproduced from Holick，1994. With permission）。

17.5　影响皮肤维生素 D_3 合成的因素

太阳天顶角对皮肤前维生素 D_3 的合成有着巨大影响（Webb，Kline 和 Holick，1988）（图 17.10）。在夏天中午，只有 0.5％～1％ 的 UVB 能够穿透臭氧层并到达地球表面。因此，随着太阳天顶角的增加，UVB 通过臭氧层就需要更长的路径，因此，更多的 UVB 将会被臭氧层所吸收。在冬季，基本上所有的 UVB 光子都被臭氧层吸收，因此，只有很少的维生素 D_3 在皮肤内合成。生活在纬度约 33° 的成人或小孩在春季、夏季和秋季的光照时能够合成维生素 D_3，而冬季不行（Holick，2003；Webb，Kline 和 Holick，1988）（图 17.11 和图 17.12）。此外，一天中的时间变化也可以影响到太阳高度角，因此，季节和每天时间变化对前维生素 D_3 的合成都有着重要的影响（图 17.11）。即使在夏季，每天清晨和傍晚前维生素 D_3 的合成都很少。最有效的时间是上午 10 时和下午 3 时（Holick，2003；Holick，Chen 和 Sauter，2007）（图 17.11 和图 17.12）之间。因此，很多皮肤科医生建议，在清晨和傍晚是晒太阳的最佳时间，并且不需要保护措施，因为此时对皮肤的损伤最少，又可以使皮肤合成维生素 D_3，然而这个观点是错误的。早晨和傍晚是最不适宜晒太阳的时间，因为那时皮肤接受高剂量的 UVA 辐射，这能够

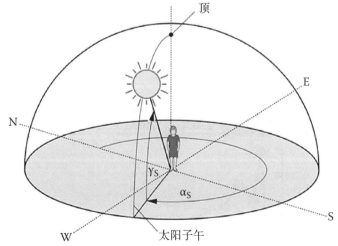

图 17.10　太阳天顶角是太阳光相对于垂直方向形成的角度。这个角度在高纬度地区，清晨和下午晚些时候（太阳不直接在头顶上）和冬季期间都会增加。随着太阳天顶角的增加，到达地球表面的 UVB 辐射量减少。因此，在纬度越高，离赤道越远的地方，被臭氧层吸收的 UVB 就越多，从而减少或消除了皮肤中产生的维生素 D_3（Reproduced from Holick，M.，J. Clin. Investig.，116，8，2062-2072，2006. With permission）。

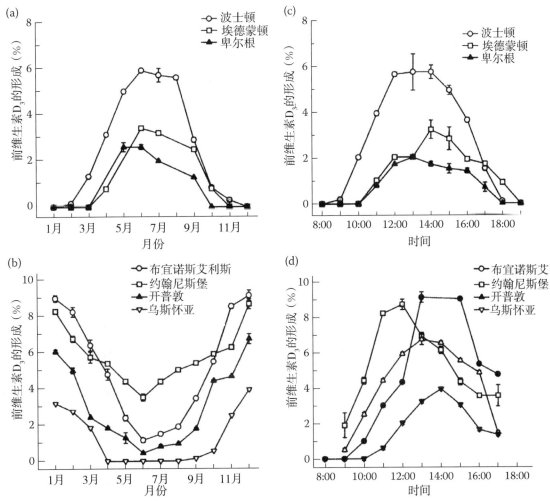

图 17.11 不同季节、时间、纬度对前维生素 D₃ 合成的影响：北半球（a 和 c），南半球（b 和 d）。(c) 和 (d) 中所说的时间是指曝光 1 小时后的时间（Reproduced from Holick, 1998. With permission）。

增加皮肤起皱和非黑色素以及黑色素皮肤肿瘤的风险，并且不会显著促进维生素 D₃ 的生成。

海拔越高，臭氧含量越低，因此，皮肤接受的 UVB 辐射越多，产生的前维生素 D₃ 的含量就越多。如图 17.13，11 月份相同纬度下，印度阿格拉（泰姬陵所处城市）的前维生素 D₃ 产出很少，而在海拔较高的区域和珠峰大本营，前维生素 D₃ 的含量就多得多。类似的，云层等能够吸收 UVB 辐射，减少皮肤维生素 D₃ 的合成（Holick，Chen 和 Sauter，2007）（图 17.12）。

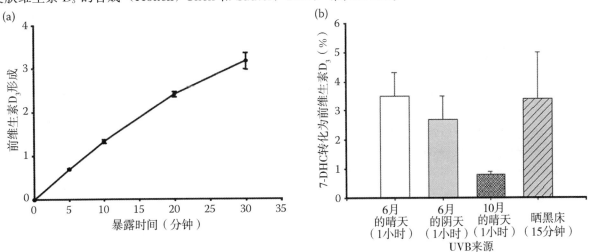

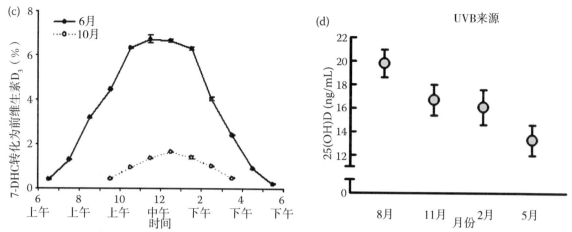

图 17.12　（a）将装有 7-脱氢胆固醇和乙醇的安瓿瓶在波士顿 6 月份中午暴露于阳光下。用高效液相色谱法分析前维生素 D_3 的含量。（b）将装有 7-脱氢胆固醇的安瓿瓶分别在 6 月份晴天、阴天以及 10 月份晴天下午 12 时到 1 时间进行曝光，用高效液相色谱法分析前维生素 D_3 的含量，并且与光照 15 分钟后产生的前维生素 D_3 量进行对比。（c）波士顿 10 月份和 6 月份晴天全天不同时间 7-脱氢胆固醇转变为前维生素 D_3 的含量。注意，每半小时绘制数据点，来代表时间点前 30 分钟和后 30 分钟的时间，也就是上午 6 时至上午 7 时，等等。（d）每年的不同季节在健康自由生活在疗养院的病人中测量 25(OH)D 的循环浓度（Reproduced from Holick, M. et al., J. Bone Miner. Res., 22, V28－V33, 2007. With permission）。

　　衰老能够影响各种各样的代谢过程，对皮肤的组成和完整性有显著的影响。20 岁年轻人表皮中 7-脱氢胆固醇的含量大致是 70 岁老年人的 4～5 倍（MacLaughlin 和 Holick，1985）（图 17.14）。因此，

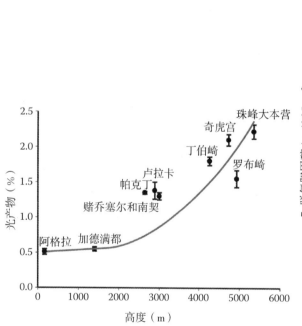

图 17.13　印度北纬 27°以北的不同高度下将装有 7-脱氢胆固醇和乙醇的安瓿瓶在上午 11:30 和下午 12:30 间曝光 1 小时。用高效液相色谱法测定 7-脱氢胆固醇转化为前维生素 D_3 及其光产物的量（Reproduced from Holick, M. et al., J. Bone Miner. Res., 22, V28－V33, 2007. With permission）。

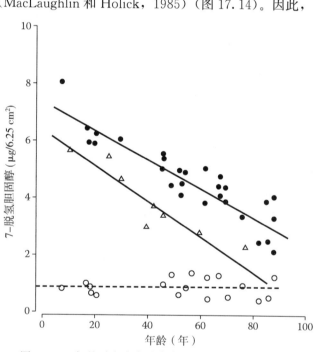

图 17.14　年龄对人表皮及真皮中 7-脱氢胆固醇浓度的影响。单位面积 7-脱氢胆固醇浓度：人表皮（●），基底层（△）和真皮（○），结果来自不同年龄捐助者的手术标本。线性回归分析得到斜率分别为－0.05、－0.06 和－0.0005。表皮（$R=-0.89$），基底层（$R=-0.92$），真皮（$R=-0.04$）。表皮、基底层和斜率与真皮的斜率有显著性差异（$P<0.001$）（Reproduced from MacLaughlin, J. and Holick, M., J. Clin. Investig., 76, 1536－1538, 1985. With permission）。

在相同剂量的光照下，70 岁老年人合成的维生素 D_3 量仅为 20 岁年轻人的 25%（Holick，2009）（图 17.9）。然而，由于皮肤具有很强合成维生素 D_3 的能力，即使是老年人，也能在光照下提高他们的维生素 D 含量（Holick，Chen 和 Sauter，2007）（图 17.15）

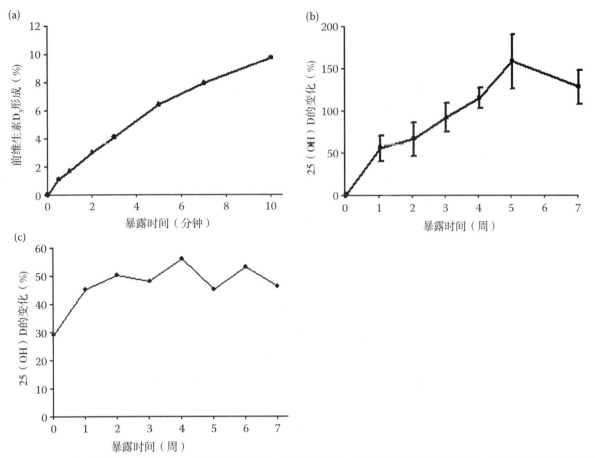

图 17.15 （a）在不同时间下将含有 7-脱氢胆固醇放置于日光浴床上，用高效液相色谱法测定 7-脱氢胆固醇转化产生的前维生素 D_3。（b）健康成年人在晒黑床上每周 3 次暴露于 0.75 MED 光照，持续 7 周。25(OH)D 循环浓度的基线测定后，每周一次测定其浓度。（c）一个 76 岁的健康男性每周 3 次在日光浴床上暴露于 0.75 MED 光照下，每隔一周测定他的 25(OH)D 循环浓度（Reproduced from Holick, M., N. Engl. J. Med., 357, 266-281, 2007. With permission）。

17.6 在 UVB 辐射下血液中维生素 D_3 的含量

人们进行了一项研究来探究和口服维生素 D_3 相比，接受模拟日光照射后血液中维生素 D_3 的含量有无差别。穿着游泳衣的健康男性暴露于最小红斑剂量（1 MED）的光照下产生的维生素 D_3 量相当于直接口服 15000~20000 IU 的维生素 D（Holick，2009）（图 17.16）。有趣的是，与直接服用补充剂相比，皮肤合成的维生素 D_3 在血液中维持的时间更长。这并不出乎意料，因为前维生素 D_3 需要时间来转化为维生素 D_3，然后维生素 D_3 又需要时间来扩散到血液中，从而使得维生素 D_3 在血液中浓度的保持时间至少比口服补充剂长 2~3 倍。

17.7 维生素 D 对钙代谢平衡的影响

皮肤一旦合成维生素 D_3 或者从食物中吸收维生素 D_2 和维生素 D_3（维生素 D 代表维生素 D_2 或维生素 D_3），它将转运到肝脏并在那转换为 25-羟维生素 D [25(OH)D]（图 17.17）。25(OH)D 是临床

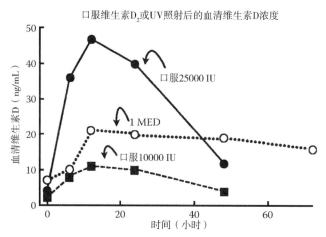

图 17.16　直接口服 15000～20000 IU 的维生素 D_2 与全身暴露于最少红斑剂量（1 MED）的光照下着泳裤的男性（女性穿着比基尼）血清维生素 D_3 水平量两者之间的比较（Reproduced from Holick，1994. With permission）。

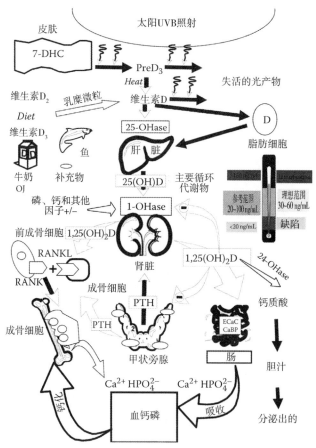

图 17.17　维生素 D 的合成及代谢，以及调节钙、磷代谢，骨代谢示意图。在光暴露期间，7-脱氢胆固醇在皮肤被转化为前维生素 D_3。在皮肤中产生或经食物摄取的维生素 D（维生素 D_2 或维生素 D_3）转运到肝脏，并经维生素 D-25-羟化酶催化为 25(OH)D。这是临床医生测量体内维生素 D 水平的主要循环形式（虽然大部分参考实验室报告正常范围为 20～100 ng/mL，优选的健康的范围为 30～60 ng/mL），然后在肾脏中通过 25-羟维生素 D-1a 羟化酶（1-OHase）催化成具有生物活性的形式 1,25(OH)₂D。1,25(OH)₂D 通过刺激上皮钙通道（ECaC）以及增加钙结合蛋白 9K（CaBP）的表达来增强小肠对钙的吸收。1,25(OH)₂D 能够被成骨细胞上的受体识别，导致 NF-κB 配体（RANKL）受体激活剂的表达。增加破骨细胞前体细胞的受体 RANK 与 RANKL 结合后使其转变为成熟的破骨细胞。成熟的破骨细胞能够降低骨中钙、磷的含量，维持血液中钙、磷的含量。充足的钙、磷能够促进骨骼的钙化（Reproduced from Holick，M.，N. Engl. J. Med.，357，266-281，2007. With permission）。

医生确定人体内维生素 D 水平的主要循环形式。然而，该代谢物在钙的代谢中无生物活性，并且需要在肾脏内的碳-1 上进一步羟化形成 1, 25 -二羟维生素 D [1,25(OH)$_2$D]。1,25(OH)$_2$D 被认为是维生素 D 的活化形式。它转运到小肠中，并与维生素 D 受体（vitamin D receptor，VDR）结合，释放遗传信息，从而增加小肠对钙的吸收（Christakos 等，2003）。它也可以转运到骨，与成骨细胞上的 VDR 结合，激活 NF-κB 核因子受体活化因子（RANKL）。单个核细胞上受体配体间的相互作用，能刺激其成为成熟的骨吸收破骨细胞（Holick，2007；Khosla，2001）（图 17.17）。因此，肾脏产生的 1, 25 (OH)$_2$D 的主要功能在于维持血钙在一个正常生理范围，这对维持各种各样代谢功能的信号传导以及骨骼钙含量极其重要。

17.8　25(OH)D 的肾外代谢和非血钙影响

人们现在认识到，大多数细胞和器官，包括皮肤、乳腺、结肠、脑、前列腺、胰腺和巨噬细胞，不仅有 VDR，而且含有 25 -羟基维生素 D - 1 羟化酶（1-OHase）（Adams 和 Hewison，2010；Bikle，2009；Merewood 等，2010）（图 17.18）。据估计，多达 2000 个基因直接或间接控制 1,25(OH)$_2$D 的表达。1,25(OH)$_2$D 是一种能够抑制 DNA 合成和诱导细胞成熟的激素。它还能够抑制血管生成和诱导凋

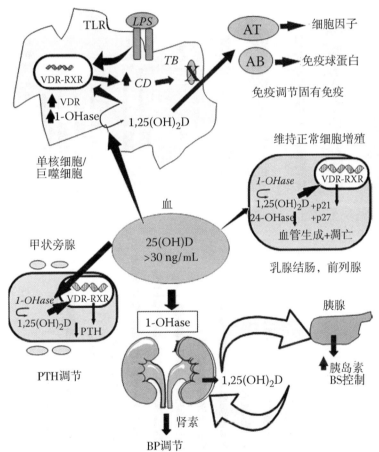

图 17.18　25 -羟维生素 D [25(OH)D] 代谢为 1, 25 -二羟基维生素 D [1,25(OH)$_2$D] 的非骨骼功能。当单核/巨噬细胞通过其 Toll 样受体 2/1（TLR2/1）受到感染性物质如结核分枝杆菌（TB），减其脂多糖（LPS）的刺激时，就会上调维生素 D 受体（VDR）和 25 -羟基维生素 D - 1 羟化酶（1-OHase）的表达。25(OH)D 水平＞30 ng/mL 时能为 1-OHase 催化转换成 1,25(OH)$_2$D 提供足够的底物。1,25(OH)$_2$D 返回到细胞核中，增加抗菌肽（CD）的表达，这是一种能促进先天免疫和诱导病原微生物破坏的多肽。1,25(OH)$_2$D 同样能够通过调节基因来控制细胞生长，调节血压和葡萄糖代谢。1,25(OH)$_2$D 在肾脏产生并进入血循环，在肾脏能够下调肾素的产生，在胰腺能够刺激 β 胰岛细胞分泌胰岛素（Reproduced from Holick，M.，N. Engl. J. Med.，357，266 - 281，2007. With permission）。

亡（Mantell 等，2000；Nagpal，Na 和 Rathnachalam，2005）。1,25(OH)$_2$D 是一种有效的免疫系统调节剂。当巨噬细胞吞噬感染病原体，如结核分枝杆菌，Tool 样受体被激活，导致信号转导刺激 VDR 和 1-OHase 的表达（Liu 等，2006）（图 17.18）。结果将使 25(OH)D 转化为 1,25(OH)$_2$D。1,25(OH)$_2$D 重新进入巨噬细胞的细胞核，增加抗菌肽的表达。抗菌肽是一种防御多肽，能够和感染病原体结合，导致其死亡。1,25(OH)$_2$D 也能刺激胰岛素的产生，因此在糖代谢中起着重要的作用（Pittas 等，2006）。它还能下调肾素（一种控制血压的激素）的表达。

17.9　维生素 D 缺乏和不足的定义

维生素 D 缺乏症是指 25(OH)D＜20 ng/mL，而维生素 D 不足是指 25(OH)D 在 21～29 ng/mL 之间。现在，人们已经认识到这两者均为全球性常见疾病（图 17.19）。在美国，有报道说 32％的美国人维生素 D 缺乏（Holick 等，2012）。一项针对儿童的研究发现 1～5 岁的儿童有 50％存在维生素 D 不足或缺乏，而 6～11 岁的儿童有 70％存在这种情况（Mansbach，Ginde 和 Camargo，2009）。即使在澳大利亚，儿童和成人也处于高风险（Daly 等，2012）。造成维生素 D 缺乏症流行的主要原因在于人们错误

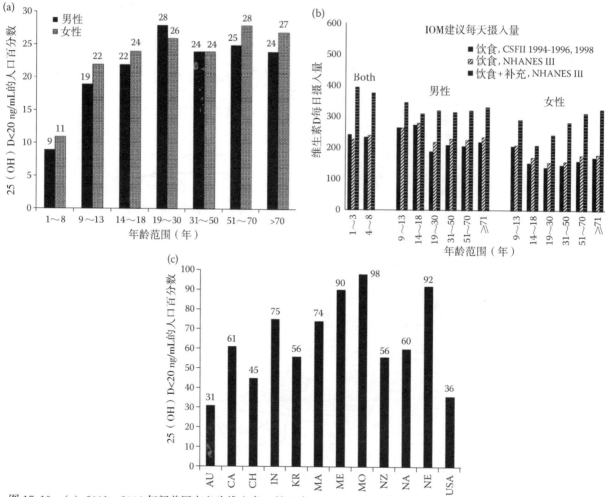

图 17.19　（a）2001—2006 年间美国定义为维生素 D 缺乏症（25-羟基维生素 D＜12～20 ng/mL）按年龄和性别的分布。（b）来源于 1994—1996 年和 1998 年个人食物摄取的持续调查（CSFII）以及 1988—1994 年第三次全国健康和营养调查（NHANES III）的平均食物维生素 D 摄入量。（c）维生素 D 缺乏症（25-羟基维生素 D＜20 ng/mL）在世界各地的发病率。包括澳大利亚（AU），加拿大（CA），中国（CH），印度（IN），韩国（KR），马来西亚（MA），中东（ME），蒙古（MO），新西兰（NZ），北非（NA），北欧（NE）和美国（USA）（Reproduced from Holick，M. et al.，J. Clin. Endocrinol. Metab.，97，1153-1158，2012. With permission）。

地认为儿童和成人都能从食物中摄取到足够的维生素D。然而，即使在美国，日常食物包括乳制品、果汁，以及其他富含维生素D的食物，儿童和成人也很难从这些食物中摄取到足够的维生素D来满足其所需的维生素D（图17.19）。另一个原因在于，人类进化过程中维生素D的主要来源一直并将持续来自阳光的照射，然而人们缺乏对这个事实的认识（Holick，Chen和Sauter，2007；Holick，2007）。有证据证明血液中25(OH)D的含量在冬天为最低点，而在夏季末达到最高值（Holick，Chen和Sauter，2007；Brot等，2001）（图17.12和图17.20）。对于生活在无论是丹麦还是澳大利亚的成年人来说，阳光照射的剂量和季节对其血液中25(OH)D的循环含量都有着显著的影响（图17.20和图17.21）

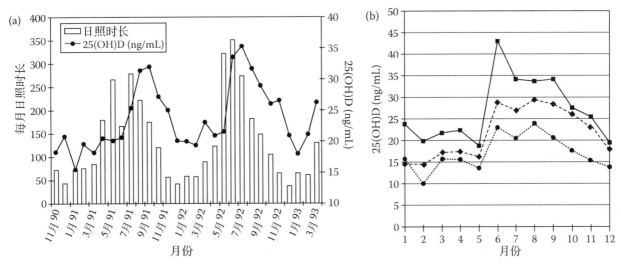

图17.20　（a）照射时间与25(OH)D血浓度之间的关系。（b）根据阳光暴露频率25(OH)D血浓度的季节变化。■常规光照；◆偶尔光照；■避免直接光照（Reproduced from Brot，C. et al.，Br. J. Nutr.，86，1，S97-S103，2001. With permission）。

17.10　缺乏阳光照射和维生素D不足所导致的慢性疾病

早在1915年人们就发现，与室外工作者相比，室内工作者更易死于肿瘤相关疾病（Spina等，2006）。Apperly（1941）报道，与生活在美国南方的人相比，生活在美国东北部的人死于肿瘤的风险增大。也有报道称如果你出生和生活在赤道附近，你患上1型糖尿病的风险将是其他人的1/15~1/10（Mohr等，2008）（图17.21）。如果你出生于佐治亚州亚特兰大（约北纬33°），并生活10年，无论你后来生活在什么地方，你余生患上多发性硬化症的风险将增加1倍（Posonby，McMichael和van der Mei，2002）。这也证明，生活在高纬度地区的人患高血压的风险增加（Rostand，1979）（图17.21）。

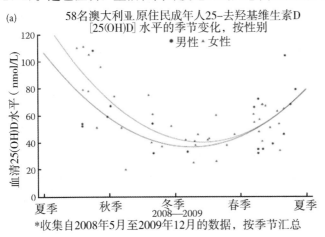

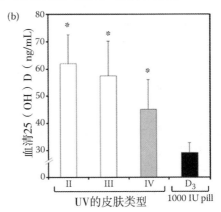

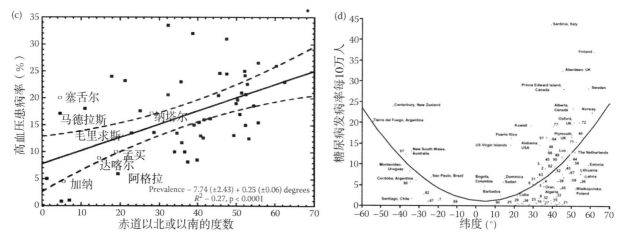

图 17.21 （a）58 位澳大利亚原住民男人（实心圆）和女人（实心三角）的 25 -羟维生素 D 随季节的变化。（b）身着游泳衣的健康成年人每周接受亚红斑剂量（0.5MED）紫外光照射，为期 3 个月；在冬季或初春，每天接受 1000 单位维生素 D_3 的健康成年人，为期 11 周，比较两者的 25(OH)D 血浓度。皮肤类型是基于 Fitzpatrick 模型。数据以平均值±均数的标准差（SEM）表示。（c）高血压患病率与距离赤道以北或以南距离之间的关系。虚线表示 95％的置信区间。线性回归以及置信区间仅源自 INTERSALT 中心。（d）2002 年，全球 51 个地区每 10 万 14 岁以下男孩的 1 型糖尿病标准年龄发病率与纬度之间的关系。$R^2 = 0.25$，$P<0.001$（Reproduced from Holick, M. F. Endocrine Practice, 17, 143 - 149. 2011a. with permission）。

25(OH)D 的循环水平与多种慢性疾病联系起来，包括癌症（乳腺癌、结肠癌和前列腺癌）、自身免疫性疾病（1 型糖尿病、风湿性关节炎、多发性硬化症）、心血管疾病、2 型糖尿病以及感染性疾病（Holick，2011）（图 17.22）。最近的前瞻性研究也支持这些关联研究。日本孩子在冬季接受 1200 IU 维生素 D_3 注射后其患上甲型流感的风险下降了 42％（Urashima 等，2010）。澳大利亚的一项研究发现成年人 25(OH)D 循环量在 5 年以上都处于高值的话，其不大可能患上 2 型糖尿病（Gagnon 等，2012）。对美国黑人青少年每天注射 2000 IU 维生素 D_3，为期 4 个月后其血管健康方面得到改善（Dong 等，2010）。当 25(OH)D 的循环浓度超过 30 ng/mL 时，全因死亡率将会下降（Melamed 等，2008；Thomas 等，2012）。

17. 11　维生素 D 缺乏症的预防和治疗

内分泌实践指南委员会建议，为预防和治疗维生素 D 缺乏症，年龄在 0～1 岁的孩子需要维生素 D 400～1000 IU/d，年龄在 1～18 岁的儿童需要 600～1000 IU/d，成年人需要 1500～2000 IU/d，这比医学研究所建议的高得多（Holick 等，2012；IOM，2011）（表 17.1）。因为肥胖者的体脂可以隔离维生素 D，其维生素 D 的需要量往往是 2～3 倍以上（Holick 等，2012）。一个治疗维生素 D 缺乏症的有效方式是每周给予 50000 IU 的维生素 D_2，为期 8 周。为了防止维生素缺乏和不足的复发，可每两周予以病人 50000 IU 维生素 D。这是保持 25(OH)D 血浓度在 40～60 ng/mL 间的有效方法（Pietras 等，2009）（图 17.23）。6 年后没有任何病人发生副作用。光照射同样也是维生素 D 很好的来源之一。日晒量取决于每天的时间、季节、纬度、海拔高度和气候条件。经验法则是，如果你知道你的皮肤在暴露于阳光下 1 小时（1 MED）后的 24 小时会出现轻微的粉红色，那么将你的皮肤尽可能多地暴露，如手臂、腿、腹部和背部，暴露到大约 50％的时间（即 30 分钟）将产生 1000～15000 IU 的维生素 D_3，具体取决于暴露的区域（图 17.21）。不要照射在脸上，因为脸部只占体表面积 9％，但却是最易晒伤，最易发展为非黑色素皮肤肿瘤的部位。如果你在一周内进行 2～3 次，这将有助于维持维生素 D 的水平。对于那些愿意在外面待更长时间的人，我建议适当使用防晒指数至少为 30 的防晒霜，从而在享受阳光带来的好处的同时防止过度暴晒带来的伤害。

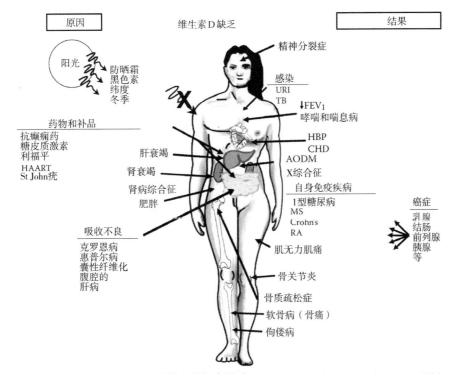

图 17.22 维生素 D 缺乏的主要原因及其潜在的健康影响（Reproduced from Holick，2010. With permission）

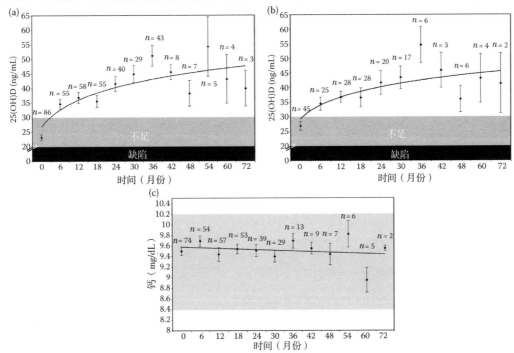

图 17.23 平均血清 25﹣羟基维生素 D［25(OH)D］和钙的水平。结果为每隔 6 个月的平均值（SEM）。时间 0 表示治疗开始。(a) 每 2 周给予 50000 IU 维生素 D₂ 治疗的病人其 25(OH)D 的平均水平（维持治疗，n＝86）。其中 41 名病人维生素 D 不足或缺乏，首先每周接受 50000 IU 维生素 D₂ 治疗 8 周，然后每 2 周接受 50000 IU 维生素 D₂ 的维持治疗。每 6 个月的平均 25(OH)D 水平与初始 25(OH)D 水平比较各时间均有显著性差异（P＜0.001）。转化为纳摩尔每升单位时，乘以 2.469。(b) 仅接受维持治疗的病人的平均血清 25(OH)D 水平。38 个为维生素 D 不足病人［25(OH)D＜21～29 ng/mL］和 7 个维生素 D 充足病人［25(OH)D≤30 ng/mL］接受每 2 周 50000 IU 维生素 D₂ 的维持治疗。平均 25(OH)D 的水平相比，每隔 6 个月的平均 25(OH)D 值之间的差别有统计学意义，在所有时间点上 P＜0.001 并长达 48 个月。60～72 个月中间的数据进行的汇集，与基线相比，具有统计学意义 P＜0.01。(c) 血清钙的水平。接受 50000 IU 维生素 D₂ 治疗的所有 86 位病人的结果。血清钙的参考范围为 8.5～10.2 mg/d（转化为毫摩尔每升时，需乘以 0.25）（Pietras et al.，Arch. Intern. Med.，169，1806—1808，2009. With permission）。

表 17.1　　　　　　　　　　　　　　**维生素 D 的推荐摄入量**

| | | | IOM 建议 | | 委员会建议 | |
人生阶段组	AI	EAR	RDA	UL	每天摄入量/ (IU · d⁻¹)	UL/IU
婴儿						
0～6 月	400 IU (10 μg)	—	—	1000 IU (25 μg)	400～1000	2000
6～12 月	400 IU (10 μg)	—	—	1500 IU (38 μg)	400～1000	2000
儿童						
1～3 年	—	400 IU (10 μg)	600 IU (15 μg)	2500 IU (63 μg)	600～1000	4000
4～8 年	—	400 IU (10 μg)	600 IU (15 μg)	3000 IU (75 μg)	600～1000	4000
男性						
9～13 年	—	400 IU (10 μg)	600 IU (15 μg)	4000 IU (100 μg)	600～1000	4000
14～18 年	—	400 IU (10 μg)	600 IU (15 μg)	4000 IU (100 μg)	600～1000	4000
19～30 年	—	400 IU (10 μg)	600 IU (15 μg)	4000 IU (100 μg)	1500～2000	10000
31～50 年	—	400 IU (10 μg)	600 IU (15 μg)	4000 IU (100 μg)	1500～2000	10000
51～70 年	—	400 IU (10 μg)	600 IU (15 μg)	4000 IU (100 μg)	1500～2000	10000
>70 年	—	400 IU (10 μg)	800 IU (20 μg)	4000 IU (100 μg)	1500～2000	10000
女性						
9～13 年	—	400 IU (10 μg)	600 IU (15 μg)	4000 IU (100 μg)	600～1000	4000
14～18 年	—	400 IU (10 μg)	600 IU (15 μg)	4000 IU (100 μg)	600～1000	4000
19～30 年	—	400 IU (10 μg)	600 IU (15 μg)	4000 IU (100 μg)	1500～2000	10000
31～50 年	—	400 IU (10 μg)	600 IU (15 μg)	4000 IU (100 μg)	1500～2000	10000
51～70 年	—	400 IU (10 μg)	600 IU (15 μg)	4000 IU (100 μg)	1500～2000	10,000
>70 年	—	400 IU (10 μg)	800 D (20 μg)	4000 IU (100 μg)	1500～2000	10000
孕妇						
14～18 年	—	400 IU (10 μg)	600 IU (15 μg)	4000 IU (100 μg)	600～1000	4000
19～30 年	—	400 IU (10 μg)	600 IU (15 μg)	4000 IU (100 μg)	1500～2000	10000
31～50 年	—	400 IU (10 μg)	600 IU (15 μg)	4000 IU (100 μg)	1500～2000	10000
哺乳期[a]						
14～18 年	—	400 IU (10 μg)	600 IU (15 μg)	4000 IU (100 μg)	600～1000	4000
19～30 年	—	400 IU (10 μg)	600 IU (15 μg)	4000 IU (100 μg)	1500～2000	10000
31～50 年	—	400 IU (10 μg)	600 IU (15 μg)	4000 IU (100 μg)	1500～2000	10000

来源：来自 Hollick et al. J. Clin. Endocrinal Metab., 97, 1153-1158, 2012。

注：AI=摄入充足；EAR=估计平均需要量；IU=国际单位；RDA=推荐膳食量；UL=可耐受最高摄入量。

a　母亲的需求量，4000～6000 IU/d（如果婴儿没有摄入 400 IU/d 时，母亲为满足婴儿需求而所需的摄入量）。

17.12　小　结

在过去的 40 年里，对于人们是否该接触任何直射阳光一直存在着许多争议（Wolpowitz 和 Gilchrest，2006）。美国皮肤病协会继续建议回避所有的阳光直射。虽然过度的日晒将增加患非黑色素皮肤肿瘤的风险，但这类肿瘤往往容易发现和治疗，并且如果发现得早，通常不会致命。黑色素瘤通常是致命性的，已被证明与阳光照射有关（Wolpowitz 和 Gilchrest，2006）。但是，大多是黑色素瘤发生在太阳暴露较少的区域，职业性的阳光照射可以降低其风险（Kennedy 等，2003）。黑色素瘤发生的主要原因有：红发、儿童及成年期有多次晒伤的经历、对于该致命性的癌症有遗传易感性以及有大量的痣（Kennedy 等，2003）。即使在世界"皮肤癌之都"澳大利亚，维生素 D 缺乏症也已经成为一个重要的健康问题（Daly 等，2012），澳大利亚皮肤科协会现在建议将合理的阳光照射作为儿童和成年人重要的维生素 D 来源。正如内分泌学会指南所指出的一样，本质上，改善一个人体内维生素 D 的情况并没有任何缺点。不断有证据证明，提高儿童和成年人维生素 D 的水平不仅能够最大限度地提高骨骼健康，减少后期发生骨质疏松症和骨折的风险，而且能够降低许多慢性疾病的患病风险，这与图 17.22 概括的一样。将 25(OH)D 的血浓度维持在 >30 ng/mL 一般认为是合理的，并且浓度在 100 ng/mL 以下是安全的（除非有慢性肉芽肿疾病，如结节病）（Holick 等，2012）。通过合理的阳光照射以及饮食补充维生素 D，能够使 25(OH)D 的血浓度达到 40～60 ng/mL 这样一个较优的水平。

致谢：
该研究为 UV 基金会和蘑菇理事会的资助项目

参考文献

[1] Adams, J., and M. Hewison. 2010. Update in vitamin D. J Clin Endocrinol Metab 95 (2): 471-478.

[2] Apperly, F. 1941. The relation of solar radiation to cancer mortality in North America, Cancer Res 1: 191-195.

[3] Bikle, D. 2009. Nonclassic actions of vitamin D. J Clin Endocrinol Metab 94 (1): 26-34.

[4] British Pediatric Association. 1956. Hypercalcemia in infants and vitamin D. Br Med J 2: 149-151.

[5] Brot, C., P. Vestergaard, N. Kolthoff, J. Gram, A. Hermann, and O. Sorensen. 2001. Vitamin D status and its adequacy in healthy Danish perimenopausal women: Relationships to dietary intake, sun exposure and serum parathyroid hormone. Br J Nutr 86 (1): S97-S103.

[6] Christakos, S., P. Dhawan, Y. Liu, X. Peng, and A. Porta. 2003. New insights into the mechanisms of vitamin D action. J Cell Biochem 88: 695-705.

[7] Clemens, T., S. Henderson, J. Adams et al. 1982. Increased skin pigment reduces the capacity of skin to synthesise vitamin D_3. Lancet 1: 74-76.

[8] Daly, R., C. Gagnon, Z. Lu, D. Magliano, D. Dunstan, K. Sikaris, P. Zimmet, P. Ebeling, and J. Shaw. 2012. Prevalence of vitamin D deficiency and its determinants in Australian adults aged 25 years and older: A national, population-based study. Clin Endocrinol 77: 26-35.

[9] Dong, Y., I. Stallmann-Jorgenson, N. Pollock, R. Harris, D. Keeton, Y. Huang, R. Bassali, D. Gao, J. Thomas, G..Pierce, .J. White, M. Holick, and H. Zhu. 2010. A 16-week randomized clinical trial of 2,000 IU daily vitamin D3 supplementation in black youth: 25-hydroxyvitamin D, adiposity, and arterial stiffness. J Clin Endocrinol. Metab 95 (10): 4584-4591.

[10] Gagnon, C., Z. Lu, D. Magliano, D. Dunstan, J. Shaw, P. Zimmet, K. Sikaris, P. Ebeling, and R. Daly. 2012. Low serum 25-hydroxyvitamin D is associated with increased risk of the development of the metabolic syndrome at five years: Results from a national, population-based prospective study (The Australian Diabetes, Obesity and Lifestyle Study: AusDiab). J Clin Endocrinol Metab 97 (6): 1953-1961.

[11] Haddad, J., J. Walgate, C. Miyyn et al. 1976. Vitamin D metabolitebinding proteins in humantissue. Biochim Biophys Acta 444: 921 – 925.

[12] Hess, A., and L. Unger. 1921. The cure of infantile rickets by sunlight. J Am Med Assoc 77: 39 – 41.

[13] Hess, A., and M. Weinstock. 1924. Antirachitic properties imparted to inert fluids and to green vegetables by ultraviolet irradiation. J Biol Chem 62: 301 – 313.

[14] Holick, M. 1989. Phylogenetic and evolutionary aspects of vitamin D from phytoplankton to humans. In Vertebrate Endocrinology: Fundamentals and Biomedical Implications, vol. 3, P. Pang, and M. Schreibman, editors. Academic Press, Orlando, FL.

[15] Holick, M. 2003. Vitamin D: A millennium perspective. J Cell Biochem 88: 296 – 307.

[16] Holick, M. 2006. Resurrection of vitamin D deficiency and rickets. J Clin Invest 116 (8): 2062 – 2072.

[17] Holick, M. 2007. Vitamin D deficiency. N Engl J Med 357: 266 – 281.

[18] Holick, M. 2009. Vitamin D and health: Evolution, biologic functions, and recommended dietary intakes for vitamin D. Clin Rev Bone Miner Metab 7 (1): 2 – 19.

[19] Holick, M. 2011. Health benefits of vitamin D and sunlight: A D-bate. Nat Rev Endocrinol 7: 73 – 75.

[20] Holick M. F. 2011a. The D-Batable Institute of Medicine Report: A D-lightful perspective. Endocrine Practice 17 (1): 143 – 149.

[21] Holick, M., N. Binkley, H. Bischoff-Ferrari, C. Gordon, D. Hanley, R. Heaney, M. Murad, and C. Weaver. 2012. Controversy in clinical endocrinology: Guidelines for preventing and treating vitamin D deficiency and insufficiency revisited. J Clin Endocrinol Metab 97: 1153 – 1158.

[22] Holick, M., T. Chen, and E. Sauter. 2007. Vitamin D and skin physiology: A D-lightful story. J Bone Miner Res 22 (suppl. 2): V28 – V33.

[23] Holick, M., J. MacLaughlin, M. Clark, S. Holick, J. Potts, Jr., R. Anderson, I. Blank, J. Parrish, and P. Elias. 1980. Photosynthesis of previtamin D_3 in human skin and the physiologic consequences. Science 210: 203 – 205.

[24] Holick, M., J. MacLaughlin and S. Doppelt. 1981. Regulation of cutaneous previtamin D_3 photosynthesis in man: Skin pigment is not an essential regulator. Science 211: 590 – 593.

[25] Holick, M., X. Tian, and M. Allen. 1995. Evolutionary importance for the membrane enhancement of the production of vitamin D_3 in the skin of poikilothermic animals. Proc. Natl Acad Sci 92: 3124 – 3126.

[26] Huldschinsky, K. 1919. Heilung von Rachitis durch kunstliche Hohensonne. Dtsch Med Wochenschr 45: 712 – 713.

[27] IOM (Institute of Medicine). 2011. Dietary Reference Intakes for Calcium and Vitamin D. The National Academies Press, Washington, DC.

[28] Kennedy, C., C. Bajdik, R. Willemze et al. 2003. The influence of painful sunburns and lifetime of sun exposure on the risk of actinic keratoses, seborrheic warts, melanocytic nevi, atypical nevi and skin cancer. J Invest Dermatol 120 (6): 1087 – 1093.

[29] Khosla, S. 2001. The OPG/RANKL/RANK system. Endocrinology 142 (12): 5050 – 5055.

[30] Liu, P., S. Stenger, H. Li, L. Wenzel, B. Tan, S. Krutzik, M. Ochoa, J. Schauber, K. Wu, C. Meinken, D. Kamen, M. Wagner, R. . Bals, A. Steinmeyer, U. Zugel, R. Gallo, D. Eisenberg, M. Hewison, B. Hollis, J. Adams, B. Bloom, and R. Modlin. 2006. Toll-like receptor triggering of a vitamin D-mediated human antimicrobial response. Science 3: 1770 – 1773.

[31] Loomis, W. 1967. Skin pigment regulation of vitamin D biosynthesis in man. Science 157 (3788): 501 – 506.

[32] MacLaughlin, J., R. Anderson, and M. Holick. 1982. Spectral character of sunlight modulates the photosynthesis of previtamin D_3 and its photoisomers in human skin. Science 216: 1001 – 1003.

[33] MacLaughlin, J., and M. Holick. 1985. Aging decreases the capacity of human skin to produce vitamin D_3. J Clin Invest 76: 1536 – 1538.

[34] Mansbach, J., A. Ginde, and C. Camargo. 2009. Serum 25-hydroxyvitamin D levels among US children aged 1 to 11 years: Do children need more vitamin D? Pediatrics 124: 1404 – 1410.

[35] Mantell, D., P. Owens, N. Bundred et al. 2000. 1α, 25-dihydroxyvitamin D_3 inhibits angiogenesis in vitro and in vivo. Circ Res 87: 214 – 220.

[36] Matsuoka, L., L. Ide, J. Wortsman et al. 1987. Sunscreens suppress cutaneous vitamin D_3 synthesis. J Clin Endocrinol Metab 64: 1165 – 1168.

[37] Melamed, M., E. Michos, W. Post, and B. Astor. 2008. 25-hydroxyvitamin D levels and the risk of mortality in the general population. Arch Intern Med 168 (15): 1629 – 1637.

[38] Merewood, A., S. Mehta, X. Grossman, T. Chen, J. Mathieu, M. Holick et al. 2010. Widespread vitamin D deficiency in urban Massachusetts newborns and their mothers. Pediatrics 125: 640 – 647.

[39] Mohr, S., C. Garland, E. Gorham, and F. Garland. 2008. The asso-ciation between ultraviolet B irradiance, vitamin D status and incidence rates of type 1 diabetes in 51 regions worldwide. Diabetologia 51: 1391 – 1398.

[40] Nagpal, S., S. Na, and R. Rathnachalam. 2005. Noncalcemic actions of vitamin D receptor ligands. Endocr Rev 26: 662 – 687.

[41] Pietras, S., B. Obayan, M. Cai, and M. Holick. 2009. Vitamin D_2 treatment for vitamin D deficiency and insufficiency for up to 6 years. Arch Intern Med 169: 1806 – 1808.

[42] Pittas, A., B. Dawson-Hughes, T. Li et al. 2006. Vitamin D and calcium intake in relation to type 2 diabetes in women. Diabetes Care 29: 650 – 656.

[43] Ponsonby, A., A. McMichael, and I. van der Mei. 2002. Ultraviolet radiation and autoimmune disease: Insights from epidemiological research. Toxocology 181 – 182: 71 – 78.

[44] Rostand, S. 1979. Ultraviolet light may contribute to geographic and racial blood pressure differences. Hypertension 30: 150 – 156.

[45] Spina, C., V. Tangpricha, M. Uskokovic, L. Adorinic, H. Maehr, and M. Holick. 2006. Vitamin D and cancer. Anticancer Res 26 (4a): 2515 – 2524.

[46] Steenbock, H. 1924. The induction of growth-prompting and calcifying properties in a ration exposed to light. Science 60: 224 – 225.

[47] Steenbock, H., and A. Black. 1924. The reduction of growth-promoting and calcifying properties in a ration by exposure to ultraviolet light. J Biol Chem 61: 408 – 422.

[48] Thomas, G., B. Hartaigh, J. Bosch, S. Pilz, A. Loerbroks, M. Kleber, J. Fischer, T. Grammer, B. Bohm, and W. Marz. 2012. Vitamin D levels predict all-cause and cardiovascular disease mortality in subjects with the metabolic syndrome: The Ludwigshafen Risk and Cardiovascular Health (LURIC) study. Diabetes Care 35: 1158 – 1164.

[49] Tian, X., T. Chen, L. Matsuoka, J. Wortsman, and M. Holick. 1993. Kinetic and thermodynamic studies of the conversion of previtamin D_3 in human skin. J Biol Chem 268: 14888 – 14892.

[50] Urashima, M., T. Segawa, M. Okazaki, M. Kurihara, Y. Wada, and H. Ida. 2010. Randomized trial of vitamin D supplementation to prevent seasonal influenza A in schoolchildren. Am J Clin Nutr 91: 1255 – 1260.

[51] Webb, A., L. Kline, and M. Holick. 1988. Influence of season and latitude on the cutaneous synthesis of vitamin D_3: Exposure to winter sunlight in Boston and Edmonton will not promote vitamin D_3 synthesis in human skin. J Clin Endocrinol Metab 67: 373 – 378.

[52] Wolpowitz, D., and B. Gilchrest. 2006. The vitamin D questions: How much do you need and how should you get it? J Am Acad Dermatol 54: 301 – 317.

第三篇
紫外线光疗法

18　银屑病的 UVB 光疗

18.1　UVB 光疗简介

光疗是一种针对许多皮肤病症的有效治疗方法，其出现极大地丰富了皮肤病学的治疗途径。它通过调节或抑制致病机制从而达到预防和逆转疾病进程的目的。中波紫外线（Ultraviolet B，UVB）光疗是一种基于多次进行波长在 290～320 nm 的非电离辐射的疗法，几十年来该疗法已成功地运用于治疗银屑病和其他炎症性皮肤病。本章将针对银屑病的 UVB 治疗作整体概述，因为它是处理这一常见的炎症性皮肤病最深入的治疗方式之一。

18.1.1　历史回顾

光疗始于日光疗法，早在千百年前就有了利用自然光治疗皮肤病的记载。至 19 世纪，紫外线（Ultraviolet，UV）的概念才出现。到 19 世纪后半叶，人工辐射源已用于治疗那时最主要的皮肤疾病：痤疮、麻风病、寻常狼疮、糙皮病、银屑病、瘙痒和梅毒（Roelandts，2002）。1903 年，皮肤科医生 Niels Ryberg Finsen 因利用碳弧灯的强辐射治疗寻常狼疮（一种皮肤结核）的开创性工作，获得诺贝尔医学和生理学奖。这种人工辐射源也适用于银屑病病人。随着对光疗物理特性的深入了解，特定波长可针对性地用于治疗包括银屑病在内的各种皮肤疾病，新型辐射源的开发也得到不断发展。

18.1.2　什么是银屑病?

为了更好地理解光疗对银屑病的治疗作用，在这里我们先为没有医学背景的读者介绍一下这种皮肤病。银屑病是一种常见的皮肤病，世界上约 2% 的人口患有该病证，其分布有地域差异性，临床表现为红色丘疹或斑块上覆有厚厚的银白色（或云母样）的鳞屑。银屑病的发病范围可以从单个、硬币大小的斑点泛发到整个身体表面。当然，后者的情况十分罕见。这种炎症性皮肤病的发病机制是多因素的。针对家族聚集性病例和双胞胎的研究早就提出了银屑病的遗传倾向。已经鉴定出了几种能导致银屑病发病风险增高的基因，此外，多种环境因素可能会触发具有遗传背景的银屑病的发生。发病位置通常与身体创伤的位置相关，如大关节（膝盖和肘部），这暗示了身体创伤是诱发银屑病的一个因素。如划痕、晒伤或皮疹这样的轻微皮肤外伤都可能诱发这些部位的病变。链球菌属感染（脓毒性咽喉炎）是诱发银屑病从水滴大小到广泛爆发的常见因素，特别是在年轻人群体中。感染、内分泌变化、药物治疗和情绪紧张亦可促发本病。大量饮酒、吸烟和肥胖均为银屑病发病的相关因素。尽管现已有多种治疗手段来缓解银屑病，但许多病人仍会反复发作。由于银屑病的遗传倾向无法改变，当前尚无彻底治愈的方法。

图 18.1 示一个患有慢性银屑病的成年人的膝盖部位。在患处，皮肤厚而硬，并覆盖着白色鳞屑固体层。鳞屑刮除后可见到红色的皮肤底层，且该区域易出血。皮肤的结构基本分为 3 层：表皮层，由角质形成细胞构成；真皮层，位于表皮层下，含有血液可为表皮层供养；皮下组织，即皮肤的脂肪层。组织学图像显示表皮的增厚与角质形成细胞成熟有关（即肉眼可见的鳞屑），炎性细胞浸润在真皮层和扩张的血管里（这些血管在鳞屑剥离后易出血）。小插图显示的是一部分周围正常的皮肤，这部分的表皮与银屑病表皮厚的红色鳞屑不同，是很薄的成熟表皮层。

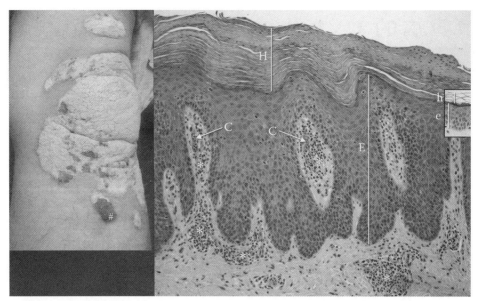

图 18.1　银屑病。左侧为慢性斑状银屑病的临床表现。♯图示银屑病的皮肤表面没有鳞屑。右侧为银屑病皮
肤垂直截面的显微镜图像；右边小插图为正常表皮参照。E 和 e 表明银屑病和正常表皮的厚度；H 和 h 指示
银屑病角质层（鳞屑）和正常皮肤的厚度；C 表示扩张毛细血管中的红细胞；＊表示炎性细胞的浸润。

由于银屑病角质形成细胞的增殖速率往往比正常皮肤更高，故既往认为银屑病是原发性表皮细胞即角质形成细胞性疾病。在过去的 25 年里，人们认识到这种增殖由炎性细胞和炎性介质导致。如今，T 淋巴细胞被视为银屑病致病过程的主要原因。随着人们逐渐了解银屑病的致病机制，对光疗如何作用于银屑病的理解也有所增强。早期光疗机制认为是由于紫外线引起的 DNA 损伤抑制了角质细胞过度增殖分裂，如今淋巴细胞在银屑病中起到的作用使得人们更好地理解发病机制。实验数据表明，促使活化的淋巴细胞凋亡在光疗中起到决定性作用。

18.2　原理与机制

UVB 光疗是指利用人工紫外线照射人体而无须添加外源性光敏剂的一种治疗方法。它可以通过改变皮肤的免疫功能来有效地治疗银屑病。由于紫外光对皮肤的穿透深度有限，故紫外线的生物学效能主要作用于表皮层和真皮层最上部。由于银屑病是一种与表皮角质形成细胞过度增殖及活化的 T 淋巴细胞浸润有关的疾病，因此 UVB 是一种合理的治疗选择。尽管目前对 UVB 是如何改善银屑病等皮肤疾病的机制尚未完全阐明，但 UVB 引起的一些生物效应已经明确。

（1）UVB 照射可通过影响 DNA 的合成从而抑制角质细胞和淋巴细胞的增殖。核 DNA 是紫外线辐射中一个主要的内源性生色团，它吸收 UVB 并生成光产物（Kulms 等，1999）。

（2）光疗对 DNA 的影响主要在于导致嘧啶二聚体的形成，这也是大多数光生理学效应的原因；光疗对 DNA 的其他影响也包括 6,4′-光产物的形成（量虽少但作用大，如可能导致细胞癌变）。

（3）UVB 诱导的 DNA 损伤通过抑癌基因 p53 参与细胞周期控制，影响 DNA 修复、细胞存活以及细胞活化、凋亡和死亡的过程。

（4）除了 DNA 损伤外，UVB 还会影响包括分子在内的细胞表面结构，例如，细胞因子、白细胞介素-1 和表皮生长因子。它们联合死亡受体 CD95 可以影响转录调控、增殖和存活（Rosette 和 Karin，1996；Leverkus，Yaar 和 Gilchrest，1997）。

（5）UVB 通过减少炎症细胞因子，调节 T 辅助淋巴细胞的比例，诱导调节性 T 细胞以及改变 T 细胞形态来抑制炎症细胞（Weichenthal 和 Schwarz，2005）。UVB 能抑制朗格汉斯细胞（是皮肤免疫功能的核心）并减少其数量（Gruner 等，1992；DeSilva 等，2008）。

（6）UVB 对尿刊酸有异构作用，经紫外照射后尿刊酸从顺式变成反式，从而引起更多的免疫抑制作用。

成功的 UVB 光疗效果可使银屑病皮损表皮中的细胞和分子变化恢复到正常的表皮状态。如角蛋白 16，α3 - 整联蛋白和类胰岛素生长因子受体等蛋白质在银屑病皮肤中增加，它们作为过度增殖标志物，经 UVB 治疗后会减少（Krueger 等，1995）。

18.3　作用光谱

作用光谱是不同波长对应其效应的图谱。它展示了吸收光子产生一个特定结果时最有效的辐射波长。例如，红斑的作用光谱（见图 18.2），该图描述了紫外波长诱导晒伤反应的相对效率。由于银屑病需多次光疗才能清除鳞屑，故治疗银屑病的作用光谱较难确定。尽管如此，仍有不少研究人员为确定最有效的治疗波长做出了不懈的努力。

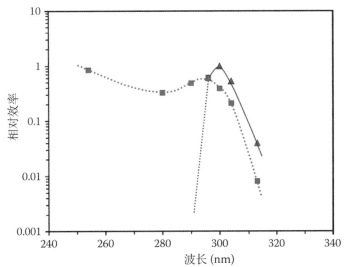

图 18.2　银屑病光疗的作用光谱。该作用光谱显示的是病人在不同波长下祛除银屑病最低有效剂量的倒数（三角形）。虚线显示了同一病人的红斑作用光谱（正方形）。对于该病人，300～313 nm 是最有效的波长范围。综合上述数据，最佳波长为 313 nm（From Parrish, J. and Jaenicke, K., J. Investig. Dermatol., 76, 359 - 362, 1981）。

18.3.1　实验数据

Torkel Fischer（1976）曾发表文献称，313 nm 的光疗能有效祛除斑块状银屑病。尽管他测试的波长数量有限，但他的结果指出了一个具有治疗功效的特定波长。Parrish 和 Jaenicke（1981）延续了 Fischer 的研究，他们探索了大量 UVC 和 UVB 范围内波长的银屑病治疗效果，其结果显示，波长达到 290 nm 时，尽管会引起红斑却无治疗效果（见图 18.2）。而 296～313 nm 间的波长引起的红斑可产生显著的清除效果。尽管此项研究例数不多，但结果再次证明 313 nm 的辐射具有良好的银屑病治疗效果（Parrish 和 Jaenicke，1981）。Van Weelden 等人（1980）利用具有不同峰值的宽带紫外光源照射银屑病病人，发现较长的波长对银屑病无疗效，而波长越短疗效越弱，最佳的治疗波长在 UVB 波段的约 310 nm 处。Phillips TL-01 荧光灯能产生约 311 nm 的窄峰光［现通常被称为窄谱 UVB（narrowband UVB，NB-UVB）］，是目前用于治疗银屑病的主要光源设备。

18.4　光疗在银屑病治疗中的临床应用

光疗是一种治疗银屑病高效又安全的方法。根据光源的频谱性能，它通常可分为宽谱中波紫外线光疗（Broad-band UVB，BB-UVB）和窄谱中波紫外线光疗（NB-UVB）。光疗可在医院、门诊甚至病人家中进行，全身光疗通常使用一种整体浴箱式的装置，内置紫外线灯管（见图18.3）。应用补骨脂素加上长波紫外线照射的光化学疗法（Psoralen plus UVA，PUVA）是另一种类型的皮肤光疗方法，该方法在本书的另一章进行了详细描述。

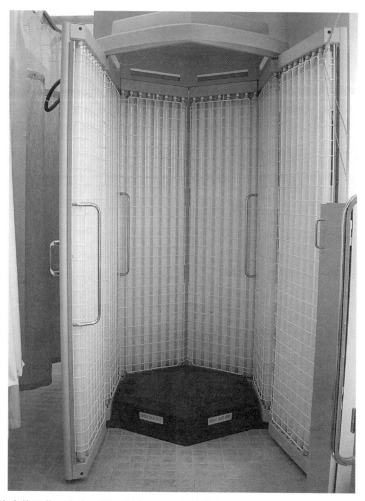

图18.3　光疗室。该浴箱式装置截面为六边形，配有UVB发射荧光管。其他光疗室也可能是圆形或正方形的。最现代化的光疗室都内置电子控制和集成剂量调控装置，以避免无意间过度照射的危险。为了防止室内过热，空气从底部平台进入，从顶部的狭缝中排出。

18.4.1　BB-UVB 与 NB-UVB 的比较

BB-UVB是日光疗法外最先用于治疗银屑病的光疗方式。传统的BB-UVB灯发射的是整个UVB波段的光线，包括用于治疗皮肤疾病效果最佳的较长波长以及能引起皮肤灼伤的较短波长。过量的光照可能会引起光毒性作用，从而抵消了光疗的治疗效果，因此需根据病人的舒适度和治疗效果选择最佳UVB剂量。多年来，人们不断开发出新的辐射源以提高效率并减小潜在的副作用。通常这些光源都能减少低效短波UVB（290～300 nm）的辐射。图18.4为UVB治疗辐射源的发射光谱。

近年来，在许多地方NB-UVB已取代BB-UVB，因为NB-UVB似乎对银屑病治疗更有效。NB-UVB灯的输出波长包含了最佳治疗波长范围的窄峰，且在较短波长范围内的辐射量很少。理论上，NB-UVB要比传统的BB-UVB更安全、更高效，即能更好地清除皮损且更快地缓解病情。尽管如此，仍有小部分银屑病病人不能耐受NB-UVB，却对BB-UVB光疗有良好的临床反应，因此BB-UVB仍是NB-UVB有效的替代方案（Pugashetti，Lim 和 Koo，2010）。

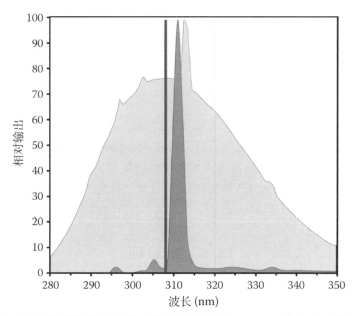

图 18.4 用于光疗的 UVB 辐射源的发射光谱。浅灰色表示 Philips TL12 宽带 UVB 管；深灰色表示 Philips TL01 窄谱 UVB 管；黑线表示 XeCl 准分子激光。低于 296 nm 的波长会引起皮肤光毒性，而无银屑病治疗效果；使用窄谱光源发射窄波可以提高治疗功效。

18.4.2 准分子激光和准分子灯

单频准分子光（monochromatic excimer light，MEL）可由激光器或特殊的灯发射，适用于受累面积小于体表面积 10% 的局限性的银屑病和顽固性的病变。单频准分子激光器通过惰性稀有气体（如氙气）和活性卤化物气体（如氯气）共同作用产生一个受激二聚物（准分子），从而发射出 UV 范围的波长（在此为 308 nm）。准分子灯也是通过使用氙气和氯气来发射 308 nm 的非相干辐射光。与准分子激光相比，它的优势在于可以治疗较大面积的银屑病皮损且具有较高的成本效益（Lapolla 等，2011；Mudigonda，Dabade 和 Feldman，2012）。与全身光疗相比，使用单频准分子激光作为靶向的 NB-UVB 治疗方式，其毒性更低，疗程更短且紫外线累积剂量也更低（Stein，Pearce 和 Feldman，2008）。

18.4.3 治疗方案

病人在进行光疗之前应先测试个体紫外线的光敏感性。UVB 是通过最小红斑量（minimal erythema dose，MED）来确定照射剂量的。最小红斑量是紫外线照射皮肤引起界限清晰的粉红斑的最小剂量，通常在 24 小时后观察结果。UVB 的初始治疗剂量为 50%～70% MED，每周照射 2～5 次，随后根据皮肤对光疗的反应程度逐渐增加剂量。由于 UVB 红斑的发生高峰在 24 小时内，增量可能会随着每次连续治疗的情况作出相应的调整。

既往银屑病治疗指南推荐 BB-UVB 治疗银屑病应以 70% MED 为初始剂量，每周 3～4 次治疗，每次治疗增加 10% MED 的剂量，共治疗 15～25 次（Zanolli，2004）。后续的多个治疗指南建议使用 NB-UVB。标准方案建议以 50%～70% MED 为初始剂量，每周 3 次治疗，每次较前次递增 10%～30% MED（Lapolla 等，2011）。UVB 治疗需要连续进行直到皮损完全清除或改善至最佳状态。

18.4.4 辅助治疗

UVB 可以被增加到、联合局部或全身疗法以增强疗效及降低紫外线的累积量，来减少长期治疗的副作用。维生素 D 衍生物卡泊三醇可增强疗效但应在 UVB 照射后使用，这是因为该化合物在紫外线照射下会失活（Kragballe，2002）。地蒽酚与 UVB 是一种有效的联合治疗方法（Hönigsmann，2001）。

补骨脂素和视黄酸也能增强 UVB 的疗效（Ortel 等，1993；Guenther，2003）。还有文献提出口服甲氨蝶呤与 UVB 联合治疗可产生良好的疗效（Asawanonda 和 Nateetongrungsak，2006）。但需要注意的是，UVB 辐射引起的回忆反应可能是引起副作用的原因。

18.4.5　其他应用

目前，人们对 UVB 光疗的研究不仅仅限于银屑病的治疗，还对 UVB 尤其是 NB-UVB 在其他皮肤疾病上的应用进行了研究。UVB 疗法也适用于特应性皮炎、白癜风、皮肤 T 细胞淋巴瘤、扁平苔藓，以及某些类型的慢性荨麻疹、瘙痒症、脂溢性皮炎和移植物抗宿主病等的治疗。光敏性疾病如多形性光疹、日光性荨麻疹和种痘样水疱病经过 UVB 光疗后，看似"硬化"的病证均可得到改善（Bandow 和 Koo，2004；Gambichler 等，2005；Feldstein 等，2011）。本章内容未对这些疾病的治疗方案进行描述。

18.5　禁忌证

UVB 光疗法的绝对禁忌证包括但不限于患有光敏性疾病如红斑狼疮、迟发性皮肤卟啉病和着色性干皮病，以及患有自身免疫性疱病的病人等；体检不合格的病人，如患有严重心血管或呼吸系统疾病而无法站立的病人，也不能进行 UVB 光疗。

UVB 的相对禁忌证包括有皮肤癌或非典型痣综合征、既往接受过放疗的病人，以及光致癫痫或癫痫控制不佳者。常见的光敏药物有胺碘酮、地尔硫䓬、呋塞米、噻嗪类利尿药、四环素类、磺胺类、口服抗真菌药和某些抗抑郁药，这些都是相对的禁忌证。值得注意的是，UVB 对怀孕病人无禁忌。

18.6　副作用

虽然 UVB 治疗银屑病总体是有效的，但也存在一定的缺点。从应用上来说光疗既耗时又不方便。最常见的短期副作用是过度光照导致的光毒性，包括瘙痒、红斑或光毒性水疱，严重的 UVB 灼伤会引起疼痛，及细胞因子释放所引发的全身不适。这些并发症可以通过局部或全身使用皮质类固醇及非类固醇抗炎药来缓解。其他的副作用如皮肤干燥和复发性单纯疱疹，可以通过使用润肤剂、温和的护肤品或抗病毒药来控制。

长程 UVB 疗法最令人关注的长期风险是皮肤癌，众所周知，紫外线照射皮肤是存在风险的。迄今为止，许多研究表明 UVB 光疗并没有增加黑色素瘤或非黑色素瘤皮肤癌的风险（Lee，Koo 和 Berger，2005；Hearn 等，2008）。为更好地了解其致癌风险，可能需要更长时间的随访。

18.7　小　　结

UVB 光疗是治疗银屑病的一种安全有效的医疗手段。在进行光疗之前，医生必须详细地了解病人病史和服药史。另外，临床医生还应该知道光疗的优点和缺点，并根据病人的需求调整治疗方案。此外，在必要时也可以使用其他的一线治疗药物如局部类固醇、系统性药物和生物制剂。同样重要的是，医生应考虑病人的偏好，因为这可能会决定病人对治疗的整体的依从性。

参考文献

[1] Asawanonda, P., and Y. Nateetongrungsak. 2006. Methotrexate plus narrowband UVB phototherapy versus narrowband UVB phototherapy alone in the treatment of plaque-type psoriasis: A randomized, placebo-controlled study. J Am Acad Dermatol 54 (6): 1013-1018.

[2] Bandow, G., and J. Koo. 2004. Narrow-band ultraviolet B radiation: A review of the current literature. Int J Dermatol 43 (8): 555 – 561.

[3] DeSilva, B., R. McKenzie, J. Hunter, and M. Norval. 2008. Local effects of TL01 phototherapy in psoriasis. Photodermatol Photoimmunol Photomed 24: 268 – 269.

[4] Dotterud, L., T. Wilsgaard, L. Vorland, and E. Falk. 2008. The effect of UVB radiation on skin microbiota in patients with atopic dermatitis and healthy controls. Int J Circumpolar Health 67: 254 – 260.

[5] Feldstein, J., J. Bolaños-Meade, V. Anders, and R. Abuav. 2011. Narrowband ultraviolet B phototherapy for the treatment of steroid-refractory and steroid-dependent acute graft-versus-host disease of the skin. J Am Acad Dermatol 65 (4): 733 – 738.

[6] Fischer, T. 1976. UV-light treatment of psoriasis. Acta Derm Venereol 56: 473 – 479.

[7] Gambichler, T., F. Breuckmann, S. Boms, P. Altmeyer, and A. Kreuter. 2005. Narrowband UVB phototherapy in skin conditions beyond psoriasis. J Am Acad Dermatol 52 (4): 660 – 670.

[8] Glaser, R., F. Navid, W. Schuller, C. Jantschitsch, J. Harder, J. Schroder et al. 2009. UV-B radiation induces the expression of antimicrobial peptides in human keratinocytes in vitro and in vivo. J Allergy Clin Immunol 123: 1117 – 1123.

[9] Gruner, S., A. Zwirner, D. Strunk, and N. Sonnichsen. 1992. The influence of topical dermatological treatment modalities on epidermal Langerhans cells and contact sensitization in mice. Contact Dermatitis 26: 241 – 247.

[10] Guenther, L. 2003. Optimizing treatment with topical tazarotene. Am J Clin Dermatol 4 (3): 197 – 202.

[11] Hearn, R., A. Kerr, K. Rahim, J. Ferguson, and R. Dawe. 2008. Incidence of skin cancers in 3867 patients treated with narrowband ultraviolet B phototherapy. Br J Dermatol 159 (4): 931 – 935.

[12] H. nigsmann, H. 2001. Phototherapy for psoriasis. Clin Exp Dermatol 26 (4): 343 – 350.

[13] Kragballe, K. 2002. Vitamin D and UVB radiation therapy. Cutis 70 (suppl. 5): 9 – 12.

[14] Krueger, J., J. Wolfe, R. Nabeya, V. Vallat, P. Gilleaudeau, N. Heftler, L. Austin, and A. Gottlieb. 1995. Successful ultraviolet B treatment of psoriasis is accompanied by a reversal of keratinocyte pathology and by selective depletion of intraepidermal T cells. J Exp Med 182 (6): 2057 – 2068.

[15] Kulms, D., B. Poppelmann, D. Yarosh, T. Luger, J. Krutmann, and T. Schwarz. 1999. Nuclear and cell membrane effects contribute independently to the induction of apoptosis in human cells exposed to ultraviolet B radiation. Proc Natl Acad Sci 96: 7974 – 7979.

[16] Lapolla, W., B. Yentzer, J. Bagel, C. Halvorson, and S. Feldman. 2011. A review of phototherapy protocols for psoriasis treatment. J Am Acad Dermatol 64 (5): 936 – 949.

[17] Lee, E., J. Koo, and T. Berger. 2005. UVB phototherapy and skin cancer risk: A review of the literature. Int J Dermatol 44 (5): 355 – 360.

[18] Leverkus, M., M. Yaar, and B. Gilchrest. 1997. Fas/Fas ligand interaction contributes to UV-induced apoptosis in human keratinocytes. Exp Cell Res 232: 255 – 262.

[19] Mudigonda, T., T. Dabade, and S. Feldman. 2012. A review of targeted ultraviolet B phototherapy for psoriasis. J Am Acad Dermatol 66 (4): 664 – 672.

[20] Ortel, B., S. Perl, T. Kinaciyan, P. Calzavara-Pinton, and H. Hönigsmann. 1993. Comparison of narrow-band (311 nm) UVB and broad-band UVA after oral or bath-water 8-methoxypsoralen in the treatment of psoriasis. J Am Acad Dermatol 29 (5, pt. 1): 736 – 740.

[21] Parrish, J., and K. Jaenicke. 1981. Action spectrum for photo-therapy of psoriasis. J Invest Dermatol 76: 359 – 362.

[22] Pugashetti, R., H. Lim, and J. Koo. 2010. Broadband UVB revisited: Is the narrowband UVB fad limiting our therapeutic options? J Dermatolog Treat 21 (6): 326 – 330.

[23] Roelandts, R. 2002. The history of phototherapy: Something new under the sun? J Am Acad Dermatol 46 (6): 926 – 930.

[24] Rosette, C., and M. Karin. 1996. Ultraviolet light and osmotic stress: Activation of the JNK cascade through multiple growth factor and cytokine receptors. Science 274 (5290): 1194 – 1197.

[25] Stein, K., D. Pearce, and S. Feldman. 2008. Targeted UV therapy in the treatment of psoriasis. J Dermatolog Treat 19: 141 – 145.

[26] Van Weelden, H., E. Young, and J. van der Leun. 1980. Therapy of psoriasis: Comparison of photochemotherapy and several variants of phototherapy. Br J Dermatol 103 (1): 1 - 9.

[27] Weichenthal, M., and T. Schwarz. 2005. Phototherapy: How does UV work? Photodermatol Photoimmunol Photomed 21: 260 - 266.

[28] Yoshimura, M., S. Namura, H. Akamatsu, and T. Horio. 1996. Antimicrobial effects of phototherapy and photochemotherapy in vivo and in vitro. Br J Dermatol 135: 528 - 532.

[29] Zanolli, M. 2004. Phototherapy arsenal in the treatment of psoriasis. Dermatol Clin 22: 397 - 406.

19　PUVA 治疗

19.1　引　言

　　紫外线辐射（Ultraviolet radiation，UVR）对皮肤的穿透深度取决于波长。紫外线辐射叫引起多种生物效应，其中一些与皮肤疾病的治疗有关。尤其是紫外线光疗，通过改变细胞表面相关分子的表达来发挥免疫调节作用，产生可溶性介质，并诱导病变细胞的凋亡。

　　补骨脂素光化学疗法（psoralen photochemotherapy，PUVA）是一种联合使用补骨脂素和 UVA 照射（320～400 nm）的特殊治疗形式。作为可被 UVA 活化的化合物，补骨脂素在光疗中的主要作用是增强 UVA 波长范围内固有的生物学效应（相比 UVB 照射引起的生物效应要弱得多）。以日光和中草药制剂为基础的 PUVA 治疗白癜风的历史可以追溯到数千年前，但直到 1974 年 PUVA 才被证明是一种治疗银屑病的有效疗法（Parrish 等，1974）。1982 年，美国 FDA 批准 PUVA 用于银屑病治疗，PUVA 已经成为一些重症银屑病病人的主要治疗手段，这些病人一般对其他治疗方法无效或需住院治疗。在过去的 30 年中，PUVA 已成功用于各种其他皮肤疾病，包括白癜风、蕈样肉芽肿、特应性皮炎等。然而现今，新的替代疗法以及对其致癌性的担忧已导致 PUVA 的使用率下降。

19.2　原理与机制

　　PUVA 的原理是 UVA 和补骨脂素共同作用的光疗法。系统应用补骨脂素后药物遍布全身，并在皮肤的紫外线穿透深度处激活。在 PUVA 治疗中，补骨脂素和低剂量的 UVA 缺一不可。

19.2.1　暗反应

　　补骨脂素是植物中天然存在的一种呋喃香豆素。呋喃香豆素是一种三环、亲脂性的化合物，容易渗透入细胞，它们可以在没有 UV 辐射的情况下插入到 DNA 双螺旋结构内部的非极性环境中。在本章中所涉及的补骨脂素大部分指的是 8-甲氧基补骨脂素（methoxsalen，8-MOP），它是应用最广泛的补骨脂素。其他几种呋喃香豆素，包括未被甲基取代的补骨脂素、5-甲氧基补骨脂素和 4,5',8-三甲基补骨脂素，也都已用于 PUVA（图 19.1）。补骨脂素还可与其他亲脂性结构相结合，如细胞膜。

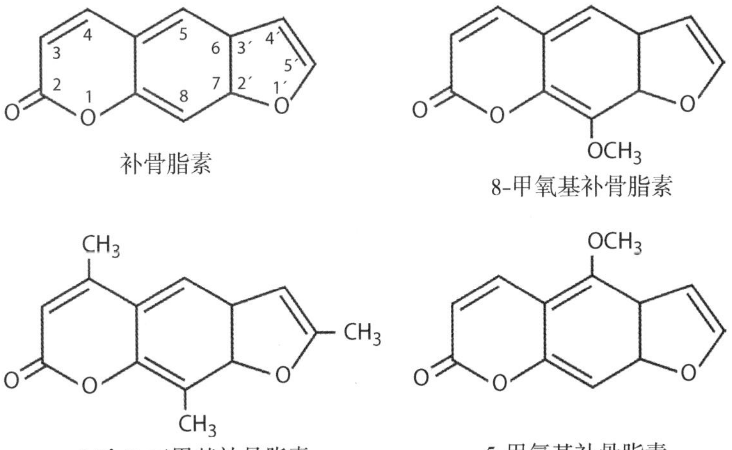

图 19.1　目前用于 PUVA 的补骨脂素的结构。8-甲氧基补骨脂素是实验和临床数据中应用最广泛的补骨脂素。三甲基补骨脂（TMP）一直主要用于局部 PUVA 光浴。

19.2.2　光化学反应

　　补骨脂素经紫外线照射后激活，只

能作用于 UVA 穿透的皮肤层，即表皮和乳头真皮层。在 UVA 范围（320～400 nm）内，补骨脂素吸收一个光子即可被激发成激发单重态。这些受激分子一部分发生系间跨越而形成激发三重态，继而产生两种光化学反应类型。

Ⅰ型（直接）光化学反应即补骨脂与嘧啶碱基发生光加成反应，生成 3,4 - 或 4',5' - 双键补骨脂素的单官能团加合物。仅在 4',5' - 双键补骨脂素加合的产物吸收第二个光子后，其 3,4 - 双键可继续与 DNA 链的核酸结合，形成双功能补骨脂素加合物（交联）（图 19.2）。补骨脂素的加成和交联反应抑制了 DNA 的合成，从而抑制角质形成细胞和淋巴细胞的增殖（Stern，2007）。这些光生物效应构成了治疗作用的基础。

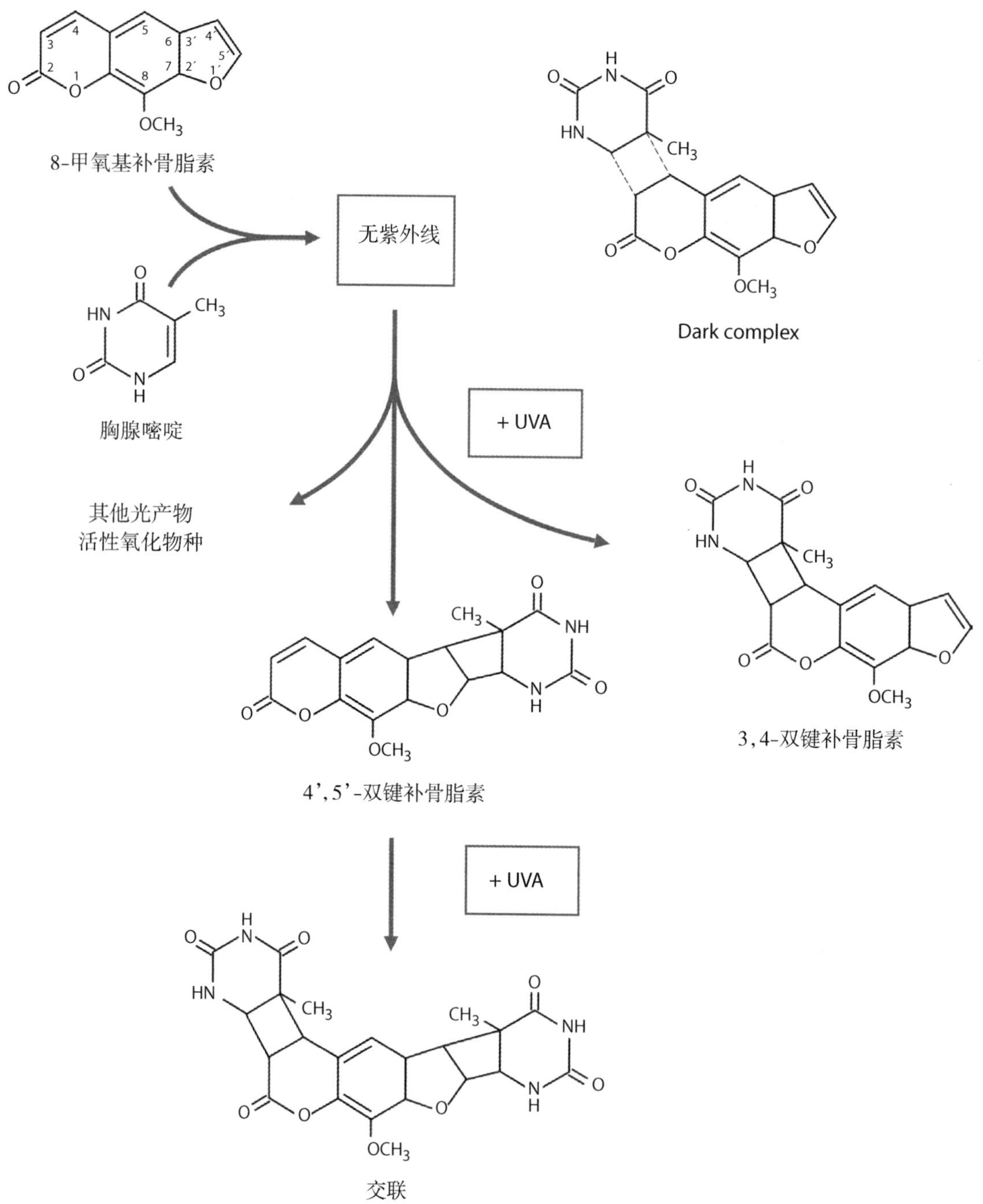

图 19.2　8-MOP 的 UVA 诱导光化学方案。未照光射 8-MOP 插入到 DNA 中，当暴露于 UVA 时产生不同的光化学反应。它需要通过两个 UVA 光子的 8-MOP 连续地吸收。

Ⅱ型（间接）光化学反应导致了活性氧簇（reactive oxygen species，ROS），如单线态氧（Joshi 等，1983）的形成。活性氧是通过补骨脂素光化学产生的，已证实可以破坏细胞膜，引起线粒体功能障碍，并诱导角质形成细胞和淋巴细胞的凋亡。然而，Ⅱ型反应的临床背景仍是未知的。

19.2.3 作用光谱

8-MOP 致滞后红斑的峰值作用光谱是 330～335 nm（Cripps，Lowe 和 Lerner，1982；Kaidbey，1985）。目前只对银屑病进行了红斑作用光谱的治疗相关性评估。研究表明，其抗银屑病活性与 8-MOP 诱导的红斑作用光谱一致（Farr 等，1991）。传统的 UVA 荧光灯管辐射治疗可完整覆盖补骨脂素作用光谱。

19.3 生物效应

如上文光化学反应部分所述，补骨脂素和生物分子加成反应以及所产生的活性氧，导致了细胞水平上的光毒性效应。已有研究阐明一些 PUVA 治疗银屑病的分子和细胞途径（McEvoy 和 Stern，1987；Laskin 等，1994）。补骨脂素受光照后可以改变多种细胞因子和生长因子的表达，包括降低肿瘤坏死因子-α（tumor necrosis factor，TNF）和血管内皮生长因子（vascular endothelial growth factor，VEGF）的表达。它也可以通过与表皮细胞生长因子（epidermal growth factor，EGF）的受体结合对其加以抑制，从而进一步抑制银屑病表皮细胞过度增殖。朗格汉斯细胞是皮肤中主要的抗原呈递细胞，对补骨脂素的光毒性高度敏感（Erkin 等，2007）。活化的 T 淋巴细胞在银屑病的发病机制中起主导作用，在皮肤暴露于 PUVA 时容易凋亡（Coven，1999）。PUVA 治疗银屑病的高效性是由于 PUVA 对角质形成细胞和产生炎症驱化因子的重要细胞均有效应。

19.4 临床应用

经过几周多次进行控制光毒性的 PUVA 疗法可明显缓解皮肤疾病（图 19.3）。PUVA 经 Parrish 等人（1974）发展后已成为治疗银屑病这种常见皮肤病的有效疗法，而且关于 PUVA 治疗银屑病的研究仍在持续进行。除了银屑病，白癜风的 PUVA 治疗也已通过了美国 FDA 的批准。也有很多疾病的 PUVA 治疗未经 FDA 批准，如蕈样肉芽肿、过敏性皮炎、苔藓样糠疹、淋巴瘤样丘疹病、色素性荨麻疹、结节性痒疹、特发性皮肤瘙痒症、多形性日光疹和日光性荨麻疹。这些疾病中大多数在实施 PUVA 疗法时方案会略加调整。

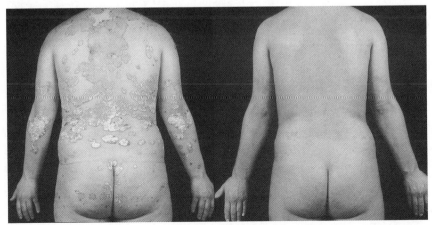

图 19.3 PUVA 在临床情况下的治疗效果。左图是慢性斑块状银屑病病人接受 PUVA 治疗之前，右图是口服补骨脂素＋UVA（PUVA）一个疗程之后。注意左侧的预处理，拍摄了在光毒性测试后位于臀部的环状红斑。

19.5　治疗方法

19.5.1　方案

所有治疗方案都包括两个步骤。先进行补骨脂素给药；然后对皮肤进行 UVA 照射。反复治疗直到出现期望的治疗效果。现已发展了两种 PUVA 用于银屑病的治疗方案（Lapolla 等，2011）。在美国应用最普遍的方案是，先根据病人的皮肤光敏类型确定初始 UVA 剂量，再持续递增光照剂量，每周 2～3 次治疗。另一种，大部分欧洲中心使用的初始光照是基于病人的最小光毒性剂量（minimum phototoxic dose，MPD），即光照后 72 小时引起皮肤均匀发红的最小 UVA 光照剂量。每次增加前一次曝光剂量的一部分，每周进行 4 次治疗，周三休息，直到皮损完全清除。对比研究结果显示，病人采取任一治疗方案的治疗效果并没有显著的临床差异（Collins 等，1996）。

19.5.1.1　补骨脂素给药

补骨脂素是亲脂性的化合物，水溶性差，可全身或局部用药。口服补骨脂素会从胃肠道吸收，可与血清蛋白（主要是白蛋白）可逆性结合，在肝脏中代谢形成羟基化合物和葡糖苷酸。由于明显的首关效应（first-pass effect，又称首过效应、第一关卡效应，是指某些药物首次通过肠壁或经门静脉进入肝脏时被其中的酶所代谢致使进入体循环药量减少的一种现象），口服补骨脂素剂量的微小变化可能会在一定程度上改变血浆的药物水平。此现象和肠道吸收不一致，因此导致 8-MOP 在个体内和个体间的血浆中药物浓度有较大差异。在美国，8-MOP 是目前用于 PUVA 的唯一制剂。8-MOP 可制成胶囊或者晶体形式，称为 8-MOP 胶囊，也可溶解于凝胶，制成甲氧沙林软胶囊（商品名 Oxsoralen-Ultra）。8-MOP 应在 UVA 照射前 2 小时给药，剂量为 0.6～0.8 mg/kg。由于甲氧沙林软胶囊有反应迅速和高效的特点，病人可在 UVA 照射前 90 分钟服用 0.4～0.6 mg/kg 的剂量。外用给药方式包括软膏和洗液，以及在含有补骨脂素的水中浸泡。正如前文所述，所有的外用给药还需后续的 UVA 辐射才能使补骨脂素激活。

19.5.1.2　PUVA 浴疗

补骨脂素的浴疗越来越普遍，因为它可使全身皮肤药物分布均匀，且具有补骨脂素血浆水平低及利于皮肤残余药剂快速清除等特点。由于不是全身给药，8-MOP 浴疗可以避免所有肠胃副作用和潜在的眼睛损伤。皮肤的补骨脂素水平变化很快，光敏感性不超过 2 小时。斯堪的纳维亚半岛进行的 PUVA 浴疗使用的是三甲基补骨脂（trimethylpsoralen，TMP），但现在也使用 8-MOP。PUVA 浴疗，即将整个身体（或手和脚）浸泡在盛有含 0.5～5.0 mg/L 补骨脂素水溶液的浴盆中 15～20 分钟。浸泡结束后应立即进行光照，否则补骨脂素的光敏作用会迅速降低。TMP 外用时具有较高的光毒反应，因此使用时应比 8-MOP 浓度要低。

19.5.1.3　UVA 照射

UVA 照射应在门诊进行。在最常见的辐照设备中，病人站立在装有高输出荧光灯的立式灯箱内。曝光期间必须佩戴阻挡 UVA 的护目镜，在摄入补骨脂素后的至少 12 小时内，白天在室外时也必须使用不透 UVA 的太阳眼镜。由于光敏的持续性，病人在治疗当天和隔天不能接受日晒或其他光照。与 UVB 引起灼伤的峰值在 24 小时内不同，PUVA 引起的皮肤光毒性峰值通常在治疗后 72～96 小时。而欧洲治疗方案中每两次治疗间会隔一段时间，就是为了避免累积过多的光毒性。这也解释了为什么 MPD 要在治疗后 72 小时再测定。一项随机半身对照实验表明，每周 2 次和每周 3 次 PUVA 治疗，经 25 个疗程后，两个方案在银屑病皮损和严重程度指数（psoriasis area and severity index，PASI）评分上没有显著区别。然而，每周 2 次治疗的方案所累积的 UVA 剂量是相当低的（Valbuena 等，2007）。一个随机对照研究显示，肤色较深的病人也有类似的结果，即每周 2 次的光疗方案不仅可以保持 PUVA 疗效，还可以提高风险收益比（El-Mofty 等，2008）。

19.5.1.4 治疗效果

通常在完成 10～15 次治疗后开始对疗效进行评估。在经过 20～30 次治疗后，近 90％病人的皮损可以得到显著改善或清除（Melski 等，1977）。一旦大部分病灶被清除，治疗频率要在 4～12 周（维持治疗）内逐渐减小直至停止。缓解期通常持续 3～6 个月（Spuls 等，1997；Griffiths 等，2000）。理想的治疗次数应控制在每年 50 次以内，但是严重的病人仍可能需要更多次数的治疗。目前关于 PUVA 维持治疗的风险和益处的数据仍然有限。有些病人即使没有接受维持治疗也能获得长期皮损清除的疗效（Koo 和 Lebwohl，1999）。许多治疗方案建议一旦皮损清除即停止治疗，只有较快复发的病人才建议进行持续的 PUVA 治疗（British Photodermatology Group，1994）。一项左右对比、前瞻性研究评估了慢性复发性银屑病病人接受短期维持治疗的效果，发现并没有表现出任何显著的差异（Radakovic 等，2009）。由于 PUVA 的高效性，它经常用于其他方案疗效的对照。在其他章节中也描述了另一种光疗——UVB 光疗。已有研究证实，PUVA 在银屑病的治疗中比传统的宽谱中波紫外线光疗（Broadband UVB，BB-UVB）（Boer 等，1984；Morison，1995）更有效，或至少可以达到与 BB-UVB 的同等疗效（Spuls 等，1997；Yones 等，2006；Gordon 等，1999；Markham，Rogers 和 Collins，2003）。即使疗效相同，接受 PUVA 的病人通常比接受窄谱中波紫外线光疗（Narrowband UVB，NB-UVB）的病人更快清除皮损且疗程更短（Dayal，Mayanka 和 Jain，2010）。一项包含 100 例病人的随机研究表明，PUVA 治疗的皮损清除率明显高于 NB-UVB 治疗（分别是 84％和 63％）。此外，经 6 个月的治疗，接受 NB-UVB 治疗的病人和接受 PUVA 治疗的病人相比，其皮损清除率分别是 12％ 和 35％（Gordon 等，1999）。

19.5.1.5 联合治疗

在首次 PUVA 照射约一个星期之前开始口服视黄酸，可以显著提高 PUVA 的疗效。视黄酸是一种维生素 A 衍生物，对表皮细胞增殖和分化起调节作用。这种组合也被称为 RePUVA。RePUVA 可以减少清除银屑病皮损所需的曝光次数、持续时间以及累积剂量。一项研究表明，为病人进行 RePUVA 治疗比单纯的 PUVA 治疗在 UVA 总剂量上减少了 42％，所需治疗时间也减少 10 天（Tanew，Guggenbichler 和 Hönigsmann，1991）。也有研究证明，RePUVA 可以改善单独使用 PUVA 治疗效果差的病人的状况（Fritsch 等，1978；Saurat 等，1988；Lebwohl 等，2001）。PUVA 与口服维 A 酸联合使用是理想的治疗方法，因为该疗法不仅发挥了二者的协同作用，而且还可以降低彼此的副作用。目前关于 PUVA 与视黄酸的协同机制尚未完全了解。此外，加速银屑病斑块的脱屑（通过除去银屑病鳞屑或使之变薄）可以增强 UVA 对皮肤的渗透；而视黄酸的免疫调节作用也可能有助于减少炎性细胞的浸润。其他联合治疗方案尚未获得普遍认可。

19.6 禁忌证

PUVA 治疗的绝对禁忌证包括：患有自身免疫疾病如天疱疮、大疱性类天疱疮或红斑狼疮，因为这些疾病在 PUVA 治疗中可能会恶化；除此之外，着色性干皮病或其他相关 DNA 修复失常的遗传疾病，以及有补骨脂素过敏史（见表 19.1）的病人都禁忌使用。相对禁忌证包括：对日光过敏或正在服用光敏药物，有黑色素瘤的个人或家族病史和皮肤癌的病史，以及儿童或青少年。妊娠或哺乳期的母亲也不适用于 PUVA。最后还应注意的是，肝脏、心脏或肾功能不全者以及吸收障碍综合征的病人需谨慎使用。

表 19.1	副作用	
	短期	长期
A. 摄入补骨脂素		
	恶心	
	呕吐	

续表

短期	长期
B. 光毒性	
瘙痒	非黑色素皮肤癌
皮肤干燥症	黑色素瘤
红斑	慢基因
发热/不适	光老化/毛细血管扩张
光线性甲分离	
甲下出血	
摩擦性水疱	
多毛症	

19.7　副作用

19.7.1　短期副作用

PUVA 的短期副作用与补骨脂素的服用或过度光毒性有关（Morison，1990；Morison，Marwaha 和 Beck，1997）。8-MOP 引起的副作用主要表现为恶心和呕吐。这些可以通过补骨脂素与姜汁同时服用，或在进食 30 分钟内服用补骨脂素胶囊来缓解，很少需要使用止吐药。有条件的时候，可以用 1.2～1.5 mg/kg 的 5-MOP 替代 8-MOP，因为其不会引起恶心。

光毒副作用初期可能会出现全身皮肤瘙痒、干燥症或刺痛感。急性光毒反应类似于晒伤，但持续时间相比于一般的晒伤要长。若光毒作用严重时，可能会导致水疱形成和表皮坏死，并可能伴有全身症状，包括发热和全身不适（主要由于细胞因子大量释放）。此时应根据症状的严重程度调整治疗方案，如减少后续的 UVA 剂量或跳过几个 PUVA 疗程。另外，PUVA 光毒性的短期副作用还包括光线性甲剥离、甲下出血、结膜炎、摩擦水疱和多毛症。

19.7.2　长期副作用

PUVA 疗法的长期副作用与它的致突变性和免疫抑制作用有关。曾有研究指出，长期使用 PUVA 会导致患非黑色素瘤皮肤癌和黑色素瘤的风险增加。大部分关于 PUVA 致癌性的数据源于美国的 PUVA 随访研究。多个机构组成了一个科研队伍，研究了 1975—1976 年间 1380 例接受 PUVA 治疗的银屑病病人，并跟进了近 3000 例中度至重度的银屑病病人。研究发现，接受 PUVA 的病人罹患鳞状细胞癌（Squamous cell cancers，SCCs）的概率比对照组（未接受 PUVA）的病人高出 30 多倍。发生 SCCs 的危险性与 PUVA 的总剂量有关。当接受 PUVA 治疗次数<150 次时不会导致患 SCCs 的概率明显增加；但当治疗次数超过 350 次时，患皮肤癌概率则可能增加 20 倍。

在这些接受 PUVA 治疗的银屑病病人中，有过使用焦油和 UVB 治疗史的男性病人的生殖器特别容易受到 PUVA 的致癌刺激（Stern，1990），但对于仅接受了 PUVA 治疗的病人，这种危险性似乎没有增加（Wolff 和 Honigsmann，1991）。有研究曾回顾了 5400 例在 1978—1998 年间接受治疗的法国病人，在 UVA 照射时病人并没有采取对生殖器部位的特殊保护，结果也没有发现一例外阴皮肤癌。这引起了人们对 PUVA 治疗时是否有必要遮蔽保护生殖器进行了探讨（Aubin 等，2001）。

对于基底细胞癌（basal cell carcinoma，BBC）而言，PUVA 治疗次数即使超过 450 次，患 BBC 的概率也只高 4 倍（Stern，2012）。这些问题导致人们在使用 PUVA 时显得更为谨慎。对于无皮肤癌或光损伤病史的病人，PUVA 是一个不错的治疗选择；一些病人先前已有病况，其他银屑病治疗方法的风险较高，如某些免疫抑制系统疗法，对于这些病人而言，也可考虑应用 PUVA 治疗。

该 PUVA 随访研究还记录了病人自 1975—1976 年首次接受 PUVA 治疗以来黑色素瘤的发病概率（Stern，2001）。在接受大剂量 PUVA 治疗的病人中，初次治疗后大约 15 年，发现黑色素瘤的危险性开始提高。数据还表明，病人接受的 PUVA 的剂量越高，患黑色素瘤的风险也就越大。Ⅰ和Ⅱ型皮肤的病人接受 PUVA 治疗较易患黑色素瘤，Ⅳ 及以上的皮肤类型则几乎不发生黑色素瘤。这项研究表明，潜伏期（即从首次曝光到发生黑色素瘤的时间）是决定病人接受 PUVA 治疗后发生黑色素瘤的最终风险的一个重要因素。此外，在欧洲人群中，这种致癌性的程度尚未得到证实，这一点差异可能是因为欧洲 PUVA 治疗的方法不同于其他地方。

其他长期副作用包括如真皮硬化的光老化现象、毛细血管扩张、表皮萎缩和 PUVA 雀斑样痣（Stern 等，1985；Rhodes，Harrist 和 Momtaz，1983；Stern，1994）。

19.8　监测指南

为接受 PUVA 治疗的病人建立了专门的监测指南。在治疗开始之前建议先进行基底皮肤和眼科检查以及肾和肝功能化验。尽管 PUVA 应用时已考虑到眼科后遗症（如白内障）的发生，但在临床上如若没做好眼部防护，则需要考虑到 PUVA 诱发的结膜炎（Calzavara-Pinton 等，1994）。此外，建议 PUVA 治疗期间每 6～12 个月及治疗结束后每年都应进行全面的皮肤检查，包括可疑病变的活检（Drake 等，1994）。

19.9　小结与展望

现代 PUVA 的发展源于 20 世纪 80 年代早期，当时新的治疗原理和技术迅速崛起。其优异的疗效推动了这种新的治疗方法前行，成为一种可以成功治疗多种皮肤疾病（如银屑病）的有效疗法（见图 19.3）。三甲基补骨脂素和 5 -甲氧基补骨脂素也已被用于多种临床试验和常规临床应用中。由于研究发现 PUVA 治疗存在致癌性，故 PUVA 已逐渐被 NB-UVB 光疗所取代。此外，获取 8-MOP 变得越来越难，在许多国家，所有用于治疗的其他补骨脂素也非常难获取。但是由于 PUVA 的疗效可靠，它仍是一些病人的治疗选择，如银屑病、移植物抗宿主病、湿疹、白癜风以及其他较严重的皮肤疾病。

参考文献

[1] Aubin, F., E. Puzenat, P. Arveux et al. 2001. Genital squamous cell carcinoma in men treated by photochemotherapy: A cancer registry-based study from 1978 to 1998. Br J Dermatol 144 (6): 1204 - 1206.

[2] Boer, J., J. Hermans, A. Schothorst et al. 1984. Comparison of phototherapy (UV-B) and photochemotherapy (PUVA) for clearing and maintenance therapy for psoriasis. Arch Dermatol 120: 52 - 57.

[3] British Photodermatology Group. 1994. British Photodermatology Group guidelines for PUVA. Br J Dermatol 130: 246 - 255.

[4] Calzavara-Pinton, P., A. Carlino, E. Manfredi et al. 1994. Ocular side-effects PUVA-treated patients refusing eye sun protection. Acta Derm Venereol Suppl 186: 164 - 165.

[5] Collins, P., N. Wainwright, I. Amorim et al. 1996. 8-MOP PUVA for psoriasis: A comparison of a minimal phototoxic dose-based regimen with a skin-type approach. Br J Dermatol 135: 248 - 254.

[6] Coven, T. R., I. B. Walters, I. Cardinale, and J. G. Krueger. 1999. PUVA-induced lymphocyte apoptosis: Mechanism of action in psoriasis. Photodermatol Photoimmunol Photomed 15 (1): 22 - 27.

[7] Cripps, D., N. Lowe, and A. Lerner. 1982. Action spectra of topical psoralens: A reevaluation. Br J Dermatol 107:

77 - 82.

[8] Dayal, S., Mayanka, and V. Jain. 2010. Comparative evaluation of NBUVB phototherapy and PUVA photochemotherapy in chronic plaque psoriasis. Indian J Dermatol Venereol Leprol 76 (5): 533 - 537.

[9] Drake, L., R. Ceilley, W. Dorner et al. 1994. Guidelines of care for phototherapy and photochemotherapy. J Am Acad Dermatol 31: 643 - 648.

[10] El-Mofty, M., H. El Weshahy, R. Youssef et al. 2008. A comparative study of different treatment frequencies of psoralen and ultraviolet A in psoriatic patients with darker skin types (randomized-control study). Photodermatol Photoimmunol Photomed 24 (1): 38 - 42.

[11] Erkin, G., Y. Ugur, C. Gurer et al. 2007. Effect of PUVA, narrow-band UVB and cyclosporine on inflammatory cells of the psoriatic plaque. J Cutan Pathol 34: 213 - 219.

[12] Farr, P., B. Diffey, E. Higgins et al. 1991. The action spectrum between 320 nm and 400 nm for clearance of psoriasis by psoralenphotochemotherapy. Br J Dermatol 124: 443 - 448.

[13] Fritsch, P., H. H. nigsmann, E. Jaschke et al. 1978. Augmentation of oral methoxsalen-photochemotherapy with an oral retinoic acid derivative. J Invest Dermatol 70: 178 - 182.

[14] Gordon, P., B. Diffey, J. Matthews et al. 1999. A randomized comparison of narrow-band TL-01 phototherapy and PUVA photocheotherapy for psoriasis. J Am Acad Dermatol 41: 728 - 732.

[15] Griffiths, C., C. Clarck, R. Charlmers et al. 2000. A systematic review of treatments for severe psoriasis. Health Technol Assess 4: 1 - 125.

[16] Kaidbey, K. H. 1985. An action spectrum for 8-methoxypsoralen-sensitized inhibition of DNA synthesis in vivo. J Invest Dermatol 85 (2): 98 - 101.

[17] Koo, J., and M. Lebwohl. 1999. Duration of remission of psoriasis therapies. J Am Acad Dermatol 41: 51 - 59.

[18] Lapolla, W., B. Yentzer, J. Bagel et al. 2011. A review of phototherapy protocols for psoriasis treatment. J Am Acad Dermatol 64: 936 - 949.

[19] Laskin, J., E. Lee, D. Laskin et al. 1986. Psoralens potentiate ultraviolet light-induced inhibition of epidermal growth factor binding. Proc. Natl Acad Sci 83: 8211 - 8215.

[20] Lebwohl, M., L. Drake, A. Menter et al. 2001. Consensus conference: Acitretin in combination with UVB or PUVA in the treatment of psoriasis. J Am Acad Dermatol 45: 544 - 553.

[21] Markham, T., S. Rogers, and P. Collins. 2003. Narrowband UV-B (TL-01) phototherapy vs oral 8-methoxypsoralen psoralen-UV-A for the treatment of chronic plaque psoriasis. Arch Dermatol 139: 325 - 328.

[22] McEvoy, M., and R. Stern. 1987. Psoralens and related compounds in the treatment of psoriasis. Pharmacol Ther 34: 75 - 97.

[23] Melski, J., L. Tanenbaum, J. Parrish et al. 1977. Oral methoxsalen-photochemotherapy for the treatment of psoriasis: A cooperative clinical trial. J Invest Dermatol 68: 328 - 335.

[24] Morison, W. 1990. Phototherapy and Photochemotherapy of Skin Disease, 2nd ed. Raven Press, New York.

[25] Morison, W., S. Marwaha, and L. Beck. 1997. PUVA-induced phototoxicity: Incidence and causes. J Am Acad Dermatol 36: 183 - 185.

[26] Parrish, J., T. Fitzpatrick, L. Tanenbaum et al. 1974. Photoche-motherapy of psoriasis with oral methoxsalen and long-wave ultraviolet light. N Engl J Med 291: 1207 - 1211.

[27] Pathak, M. A., and P. C. Joshi. 1983. The nature and molecular basis of cutaneous photosensitivity reactions to psoralens and coal tar. J Invest Dermatol 80: 66 - 74.

[28] Radakovic, S., A. Seeber, H. Hönigsmann et al. 2009. Failure of shortterm psoralen and ultraviolet A light maintenance treatment to prevent early relapse in patients with chronic recurring plaque-type psoriasis. Photodermatol Photoimmunol Photomed 25 (2): 90 - 93.

[29] Rhodes, A., T. Harrist, and T. Momtaz. 1983. The PUVA-induced pigmented macule: Alentiginous proliferation of large, sometimes cytologically atypical, melanocytes. J Am Acad Dermatol 9: 47 - 58.

[30] Saurat, J., J. Geiger, P. Amblard et al. 1988. Randomized double-blind multicenter study comparing acitretin-PUVA, etretinate-PUVA and placebo-PUVA in the treatment of severe psoriasis. Dermatologica 177 (4): 218 - 224.

[31] Spuls, P., L. Witkamp, P. Bossuyt et al. 1997. A systematic review of five systemic treatments for severe psoriasis. Br J Dermatol 137: 943 – 949.

[32] Stern, R. 1990. Genital tumors among men with psoriasis exposed to psoralens and ultraviolet A radiation (PUVA) and ultraviolet B radiation. The Photochemotherapy Follow-up Study. N Engl J Med 322 (16): 1093 – 1097.

[33] Stern, R. 1994. The Photochemotherapy Follow-up Study. 1994. Ocular lens findings in patients treated with PU-VA. J Invest Dermatol 103: 534 – 538.

[34] Stern, R. 2001. The risk of melanoma in association with long-term exposure to PUVA. J Am Acad Dermatol 44: 755 – 761.

[35] Stern, R. 2007. Psoralen and ultraviolet A light therapy for psoriasis. N Engl J Med 357: 682 – 690.

[36] Stern, R. 2012. The risk of squamous cell and basal cell cancer associated with psoralen and ultraviolet A therapy: A 30-year prospective study. J Am Acad Dermatol 4: 1 – 10.

[37] Stern, R., J. Parrish, T. Fitzpatrick et al. 1985. Actinic degeneration in association with long-term use of PUVA. J Invest Dermatol 84: 135 – 138.

[38] Tanew, A., A. Guggenbichler, and H. Hönigsmann. 1991. Photochemotherapy for severe psoriasis without or in combination with acitretin: A randomized, double-blind comparison study. J Am Acad Dermatol 25: 682 – 684.

[39] Valbuena, M., O. Hernandez, M. Rey et al. 2007. Twice-vs. thriceweekly MPD PUVA in psoriasis: A randomized-controlled efficacy study. Photodermatol Photoimmunol Photomed 23: 126 – 129.

[40] Wolff, K., and H. Hönigsmann. 1991. Genital carcinomas in psoriasis patients treated with photochemotherapy. Lancet 337 (8738): 439.

[41] Yones, S., R. Palmer, T. T. Garibaldinos, and J. L. Hawk. 2006. Randomized double-blind trial of the treatment of chronic plaque psoriasis: Efficacy of psoralen-UV-A therapy vs narrowband UV-B therapy. Arch Dermatol 142 (7): 836 – 842.

20   体外光化学疗法

20.1   引   言

体外光化学疗法（Extracorporeal photopheresis，ECP）是一种细胞免疫调节疗法，最早由 Edelson 等人于 1987 年研发用于治疗皮肤 T 细胞淋巴瘤（Cutaneous T-cell lymphoma，CTCL）。目前该技术已成功应用于治疗 CTCL 以及其他 T 细胞介导的疾病，包括急性和慢性移植物抗宿主病（Graft-versus-host disease，GvHD）和实体器官移植排斥。本章将总结以往已开展的研究工作，阐明 ECP 的作用机制并概述其技术程序和它的安全性。还会就 ECP 对 CTCL、GvHD 和其他疾病的治疗作用进行讨论。

20.2   ECP 的作用机制

ECP 的作用机制在世界范围内是一个积极研究的课题。ECP 的原理可能是多方面机制共同作用的结果，但目前还只能解释其中的一部分。该技术已引起研究者们极大的兴趣，因为它似乎可以产生两种相反的效果：在 CTCL 中能激活免疫系统，而在 GvHD 中能下调同种异体免疫反应。那些长期接受 ECP 治疗的 CTCL 或 GvHD 病人并没有增加患恶性肿瘤或感染的风险。此外，该治疗似乎不会抑制 T 或 B 细胞对新型抗原或记忆抗原的反应。这些研究表明，ECP 可能不会引起全身免疫抑制，但可能会通过调节免疫系统发挥作用（reviewed in Marshall，2006）。

20.2.1   细胞凋亡

8-甲氧补骨脂素（8-MOP）和紫外线（Ultraviolet，UV）联合使用的过程中，由于单加成物的形成及 DNA 的共价交联会引起 DNA 损伤。现已证明补骨脂素联合使用 A 波段紫外线（Psoralen plus ultraviolet A，PUVA）疗法会诱导淋巴细胞凋亡（Marks 和 Fox，1991）。而 ECP 过程中，只有小部分（约 10%）的循环 T 细胞暴露于 PUVA，这表明仅从淋巴细胞的凋亡这一方面无法解释 ECP 技术的功效原理（reviewed in Fimiani，Di Renzo 和 Rubegni，2004）。

20.2.2   抗克隆免疫

在 CTCL 治疗中，ECP 可以通过诱导"类疫苗"反应产生抗克隆免疫。Khavari 等人建立了一个小鼠模型，经 8-MOP/UVA 处理过的单克隆致病 T 细胞回输到小鼠体内后，会对经同一克隆后未处理的 T 细胞产生靶向效应（Khavari 等，1988）。据推测，这种"疫苗接种"效应是单核细胞刺激的结果。现已有一些研究表明，ECP 可以诱导单核细胞产生抗凋亡效应（reviewed in Bladon 和 Taylor，2006）。Berger 等人（2001）的研究显示经 ECP 治疗后过夜培养的单核细胞可以分化成未成熟的树突状细胞。这被认为是单核细胞在 ECP 过程中暂时黏附到 ECP 设备塑料表面的结果（Berger 等，2001）。这些活化的树突状细胞可吞噬凋亡细胞，呈递肿瘤抗原，刺激毒性 T 细胞和自然杀伤细胞，形成类似于疫苗的反应（reviewed in Marshall，2006）。这一理论得到了使用 ECP 治疗的 CTCL 病人临床数据上的支持，这些病人经 ECP 治疗后均检测出恶性外周 T 细胞克隆体和相对免疫成分，后者可产生"类疫苗"

反应 (reviewed in Bladon 和 Taylor，2006)。

20.2.3 细胞因子的变化

抗原呈递细胞 (Antigen-presenting cells，APCs) 清除凋亡细胞的过程可以引起免疫反应的调节及 APC 免疫耐受的生成。凋亡细胞的清除可以调节细胞因子的产生和总体抗炎效应，尤其是白细胞介素 (Interleukin，IL)-10 和转化生长因子 β (reviewed in Marshall，2006)。研究证明 ECP 可以降低促炎症细胞因子的水平，包括肿瘤坏死因子 (Tumor necrosis factor，TNF) α、IL-1A、IL-1B、IL-6 和 IL-8，这就解释了 ECP 对像 GvHD 这样的炎症性疾病产生疗效的原因 (reviewed in Bladon 和 Taylor，2006)。

20.2.4 调节性 T 细胞

在 GvHD 的发病机制里，调节性 T 细胞可能起重要作用，不过尚未得到确切证实 (Edinger 等，2003)。在一些小鼠模型实验中，ECP 可减少供体 T 细胞的同种异体反应并增加调节性 Foxp3+T 细胞 (Gatza 等，2008)。由此可推测，ECP 清除凋亡细胞可能会刺激调节性 T 细胞的产生 (reviewed in Peritt，2006)。

20.3 ECP 技术

ECP 治疗过程分为 3 个阶段：①白细胞分离；②用 8-MOP/UVA 进行体外光活化；③血沉棕黄层回输。这个过程需要 3～4 小时，一个周期的 ECP 包括两个连续的过程 (Scarisbrick，2009)。治疗过程中可通过外部设备 (采用 Kimal black-eye 穿刺针，规格为 16～18 G) 或单腔导管 (长度为 10.8 Fr) 连续 2 天进行静脉注射。

在收集阶段，将血液装入 Latham 离心机碗，当离心速度超过 4500 r/min. 时可以分离出血液中的白细胞，此时离心机在 2700 g 下工作时，离心后得到的血沉棕黄层主要由白细胞构成，以及些许血浆和红细胞 (Scarisbrick 等，2008)。既往光活化采取的是全身 8-MOP (口服)，但现在已被体外光敏剂 (局部用药) 取代 (甲氧沙林，Therakos，Ascot，UK)。甲氧沙林可在 UVA 照射之前直接注入血沉棕黄层，从而避免口服补骨脂素产生的全身性毒性。该产物是第二代 UVAR XTS (Therakos) 系统中重要的部分，也是 ECP 治疗中唯一封闭系统的市售产品，尽管欧洲的一些治疗中心曾使用过单独的成分。目前第三代系统 (CellEx，Therakos) 也已投入使用，这不仅使得获取血沉棕黄层的处理时间从 4 小时缩短到 1 小时以内，还提高了获取量 (Scarisbrick，2009)。

20.3.1 安全考虑

一些研究已证实了 ECP 的安全性 (reviewed in Scarisbrick，2009)。ECP 的过程是比较安全的，且极少出现严重的副作用。短暂轻微的副作用包括疲劳、头痛、发热、畏寒和恶心，其中恶心是最常见的。通常产生副作用的病人占总数的比例＜1%。更严重的副作用包括低血压和晕厥，但这些是十分罕见的。有研究人员曾对一些病人进行了 5 年以上的随访，研究表明 ECP 没有长期的副作用，且不会增加患恶性肿瘤或感染的风险 (Scarisbrick，2009)。这种治疗方法很重要的一点是，病人不会产生免疫抑制，因此没有感染的风险，这种治疗方法的成功使得一些药物疗法逐渐减少乃至消失 (reviewed in Marshall，2006)。那些需要留置血管通路装置的病人可能出现相关的并发症，如插入管路的感染或血栓。

肝素是细胞单采中常用的抗凝剂，但很少有其副作用的报道 (Heshmati，2010)。病人在接受 ECP 治疗尤其是强度很大时，可能出现贫血或血小板减少的情况，这时就需要对病人进行输血 (Heshmati，2010)。易感病人血液回输可能会导致体液超负荷，但新的 Cell Ex 系统具有更高的灵活性，可通过流体血液主导的方法来消除体外体积（www. therakos. com）。

20.4　ECP 对 CTCL 的治疗作用

20.4.1　皮肤 T 细胞淋巴瘤

原发性 CTCL 包括一系列原发性皮肤淋巴瘤，其中蕈样肉芽肿（Mycosis fungoides，MF）和 Sézary 综合征（Sézary syndrome，SS）是最常见的。在美国，CTCL 的发病率逐年提高。总体发病率为 6.4/100 万人，男性和老年群体发病率较高。

CTCL 常被认作是一种病程缓慢的疾病，但像 SS 这类亚型的平均生存时间仅 3 年。皮肤靶向治疗（Skin-directed therapies，SDT）是早期治疗 CTCL 最适宜的治疗。而对于 SDT 难以治愈或有继发性疾病的病人，可能需要全身治疗，而且如果有可能的话，应进入临床试验。

ECP 推荐用于Ⅲ期或ⅣA 红皮病型 CTCL（Kim 等，2003；Willemze 等，2005），包括红皮病症 MF 和 SS。ECP 虽在疾病的早期阶段已显示出一些优势，但应仅限于临床试验。

20.4.2　CTCL 的 ECP 治疗

20.4.2.1　早期（ⅠA～ⅡA）

ECP 治疗对早期临床阶段（ⅠB，ⅡA）和皮肤阶段（T2 和 T4）的 MF 和 SS 是有效的（Zic，2003）。使用 ECP 治疗ⅠA 阶段疾病存在争议，因为 ECP 的成本高且该阶段的病人预后良好。

Miller 等人（2007）在 ECP 对 CTCL 治疗作用的综述中，总结了 1987—2007 年发表的 16 篇研究，其中有 124 名早期病人接受了 ECP 或 ECP 辅助治疗，ECP 和 ECP 辅助治疗的缓解率为 33%～88%（Miller 等，2007）。

在最近的一项研究中，19 例早期 MF［ⅠA（$n=3$），ⅠB（$n=14$）及ⅡA（$n=2$）］病人，在平均 12 个月内（3～32 个月）接受了平均 12 个 ECP 疗程（3～32 个疗程），显示总体缓解率为 42%（8：19，包括 8 例缓解和 1 例完全缓解），平均缓解总时间为 6.5 个月（1～48 个月）。该研究还对病人进行了生活质量问卷调查，结果表明病人接受 ECP 治疗后情绪评分也得到了改善（Talpur 等，2011）。

Child 等人进行了一项随机交叉研究，16 例 MF 病人交替接受为期 3 个月每周 2 次的 PUVA 治疗和每月一次持续 6 个月的 ECP 治疗，结果表明交替接受 PUVA 治疗的病人比 8 例接受完整 ECP 的病人的皮肤评分有所改善（Child 等，2004）。

与其他全身治疗相比，ECP 对 CTCL 的治疗具有更高的安全性。ECP 可能有利于 CTCL 早期阶段的治疗，但这还需要进一步与其他标准治疗进行比较的临床试验，以确定 ECP 对 CTCL 早期阶段的疗效。

20.4.2.2　中等风险（Ⅲ期）MF/SS 和高风险（Ⅱb/ⅣA、ⅣB 期）MF/SS

ECP 是治疗红皮病型 CTCL 的一种有效方法（Scarisbrick，2009；Crovetti 等，2000）。不同的研究表明 ECP 的缓解率相差很大。一项对 30 多篇已发表非随机研究（大多是回顾性研究）的综述总结道，ECP 治疗的 650 余例 CTCL 病人的平均缓解率为 63%（43%～100%）（Scarisbrick 等，2008）。ECP 对红皮病型 CTCL 的缓解率较高。在 27 项研究（涉及 527 名接受 ECP 治疗的病人）中，完全缓解率（complete response，CR）达 20%。这些缓解率的差异可能与选择参与 ECP 治疗的病人差异有关，如外周 T 细胞克隆、疾病阶段、预处理、ECP 方案、ECP 治疗时间以及缓解标准。在研究接受 ECP 的红皮病型 CTCL 病人的存活问题时，同样要考虑类似问题。

尽管这些研究的控制性不足，但仍证明 ECP 是治疗红皮病型病人和 SS 的一种有效且耐受性良好的治疗方法。

20.4.3 治疗起始和治疗周期

Edelson 等人最早通常使用 2 天的连续治疗（1987），每 2~4 周重复一次，对于高血肿瘤负荷的病人要进行最高频率的治疗。产生治疗反应可能要 6 个月，ECP 常常持续到治疗反应消失的时间，不同中心的平均治疗次数在 10~32 次之间（Scarisbrick 等，2008），甚至有些病人要接受超过 5 年的治疗。

起始治疗可采用单一疗法或者联合辅助治疗，最常用的辅助治疗是 INF-α 和/或贝沙罗汀，但出于安全性考虑最好与多种辅助治疗联合使用（Suchin 等，2002；Duvic，Chiao 和 Talpur，2003；Tsirigotis 等，2007；Scarisbrick 等，2008）。辅助治疗也可在保证安全的条件下进行，以改善接受 ECP 的病人的反应，且一些病人可能会受益于 ECP 联合治疗方案。

20.4.4 对治疗反应的监测

英国共识推荐每 3 个月要进行一次正式评估（Scarisbrick 等，2008）。要对皮肤、血液和淋巴结中的反应进行测量，并且应进行生活质量问卷调查，一般调查结果都表现出积极的 ECP 响应。研究应完全符合临床终点反应标准（Olsen 等，2011）。

20.5 ECP 对 GvHD 的治疗作用

20.5.1 移植物抗宿主病（GvHD）

造血干细胞移植（hematopoietic stem cell transplantation，HSCT）是治疗恶性肿瘤和非恶性血液疾病常用的治疗方法。GvHD 是造血干细胞移植的主要障碍。GvHD 是由病人和捐助者之间的免疫差异导致的具有极高发病率和死亡率的疾病。GvHD 是常见的一种造血干细胞移植并发症。受者接受完全匹配的同胞供者移植时，急性 GvHD 的发病率为 35%~45%；而受者接受抗原 HLA 不匹配的供体移植时，急性 GvHD 的患病率为 60%~80%（Ferrara 等，2009）。急性 GvHD 通常发生在移植的早期，主要病变发生在皮肤、肠道和肝脏。慢性 GvHD 的临床表现分布很广且异质性明显，几乎每一个器官系统都可能受累。美国国立卫生研究院（The National Institute for Health，NIH）最近已明确慢性移植物抗宿主病的诊断标准（Filipovich 等，2005）。

GvHD 的治疗主要在于抑制移植供体的免疫系统。以往采取的主要治疗是使用免疫抑制药如类固醇和钙调磷酸酶抑制药，但这种疗法增加了相关感染和疾病复发的潜在风险。众所周知，激素难治性的 GvHD 一直以来治疗困难。临床上开始出现一些三线疗法（如化疗药物、霉酚酸酯、单克隆抗体），但目前所有疗法都具有包括感染在内的明显副作用。在不同研究中，这些疗法的成功率相差很大，总体约为 30%（Antin 等，2004）。ECP 作为慢性 GvHD 的一种疗法已应用于临床多年；最近，ECP 被认定在治疗急性 GvHD 上也很有希望。

20.5.2 慢性移植物抗宿主病

Owsianowski 等人在 1994 年发表研究，首次使用 ECP 治疗一例慢性 GvHD，结果表明病人的皮肤病变、关节挛缩以及干燥综合征均得到改善（Owsianowski 等，1994）。在一些非随机、非盲的研究中，甚至在系统性硬化病皮肤病人中，都有报道称 ECP 对慢性皮肤 GvHD 病人有良好的反应和类固醇保守效应。圣汤姆斯医院于 2003 年发表的一项前瞻性研究中，陈述了对 28 例皮肤慢性移植物抗宿主病的治疗情况。ECP 治疗 6 个月后，病人的系统性硬化病和苔藓样变的皮肤评分平均下降了 53%（$P = 0.003$）（Seaton 等，2003）。Apisarnthanarax 等人（2003）对 32 例接受治疗的激素依赖或激素难治性疾病进行了回顾性分析。经过平均 36 个周期的 ECP 治疗，完全或部分缓解的病人占总数的 56%。此外，64% 的病人能够减少 50% 类固醇剂量（Apisarnthanarax 等，2003）。Couriel 等人（2006）研究了

71 例皮肤、口腔和肝脏病变的病人，结果表明在接受 1 年的 ECP 治疗后缓解率可达 61%，其中 22% 的病人停用类固醇。最近也有研究探索了 82 例皮肤黏膜疾病病人接受 ECP 治疗后的效果。其中 69 例可评估的病人中有 65 例部分或完全缓解，且 77% 的病人免疫抑制减轻（Dignan 等，2012）。

Flowers 等人（2008）进行了使用 ECP 治疗移植物抗宿主病的 2 期临床试验，包括激素依赖、激素难治性和激素不耐受的病人。95 例病人随机接受 ECP 联合标准治疗（糖皮质激素＋其他免疫抑制剂，包括环孢素、他克莫司或霉酚酸酯）或仅标准治疗。该研究将经过 12 周的 ECP 治疗后皮肤总体评分百分数的增量作为治疗终点。接受 ECP 治疗的总体皮肤评分百分数的下降比没有接受 ECP 治疗的评分下降要多，但是结果不具有统计学意义（$P=0.48$）。接受 ECP 治疗的病人中激素的使用剂量降低了至少 50%，且 12 周总体皮肤评分减少 25% 的比例为 8.3%，而对照组为 0（$P=0.04$）（Flowers 等，2008）。该研究的局限性在于，进行慢性 GvHD 的临床试验时存在如治疗时间短等方法论上的误差，只使用皮肤的反应作为主要的终点评估，减少激素使用量的时间有限（6 周）以及免疫抑制方案上的差异也是不严谨之处。

内脏 GvHD 病人如肝脏 GvHD 的 ECP 疗效差异巨大。2006 年，Greinix 等人研究了 ECP 治疗慢性肝脏 GvHD 的效果，其完全缓解率为 68%（17：25）（Greinix 等，2006a）。同样，Couriel 等人（2006）的研究表明肝慢性 GvHD 的部分缓解率为 15：21（71%）。然而，并不是所有研究的结果都是如此。Foss 等人（2005）研究了 6 例肝 GvHD 但无疗效，Seaton 等人（2003）所研究的 25 名病人中仅有 8 名病人有部分缓解的效果。针对肠、肺、关节及眼部慢性 GvHD 的 ECP 治疗研究迄今仍较为有限，ECP 对这些疾病的治疗作用尚不太明确。

20.5.3　急性移植物抗宿主病

相比于慢性 GvHD，关于 ECP 对急性 GvHD 疗效的研究较少。最初的报告中病例虽然少，但表明急性 GvHD 病人接受 ECP 治疗后有良好疗效（Smith 等，1998）。一项回顾性研究中，23 例急性激素难治性 GvHD 的完全缓解率达 52%，但Ⅳ级 GvHD 的病人都不能达到完全缓解。与未接受 ECP 治疗的对照组相比，ECP 可有效提高Ⅲ/Ⅳ级 GvHD 病人的生存率（38% vs 16%，$P=0.08$）（Perfetti 等，2008）。Greinix 等人（2006b）进行了目前为止最大的系列研究。在这项二期前瞻性研究中，59 例激素难治性或激素依赖的 GvHD 病人每周接受 2 次连续性 ECP 治疗，累及皮肤的病人中完全缓解率为 82%，累及肝脏的病人中完全缓解率为 61%，累及肠道的病人中完全缓解率为 61%。

20.5.4　生存率和生活质量

研究表明，接受 ECP 治疗的病人的生存时间明显长于未接受 ECP 治疗的病人。Couriel 等人（2006）建议在治疗初期将对 ECP 的反应和血小板计数作为最强有力的死亡预测因子。Greinix 等人（2006b）的研究表明，急性 GvHD 病人接受 ECP 后死亡率为 14%，而未接受 ECP 的病人死亡率为 73%（$P<0.0001$）。此外，接受 ECP 治疗的病人其生活质量可得到一定的提高，这主要与使用皮质类固醇剂量降低，疾病症状得到改善有关，同时由于病人知晓自己的治疗方案，安慰剂效应也起到了一定作用（Flowers 等，2008）。卡氏行为得分可以作为生活质量的替代指标，结果显示接受 ECP 治疗的病人的得分由 50%～60% 增加至 90%（Smith 等，1998）。

20.5.5　起始治疗

应用 ECP 治疗 GvHD 的研究主要针对激素难治、激素依赖或激素不耐受的病人。这些病人已经使用了多种免疫抑制药。最近的欧洲共识报告指出，ECP 可以作为治疗慢性 GvHD 的二线选择（Wolff 等，2011）。对于急性 GvHD 病人，Greinix 等人建议（2006b）在 GvHD 病人发病的早期就应接受 ECP 治疗，即病人使用类固醇约 17 天后开始治疗。

20.5.6　治疗强度

ECP 用于慢性 GvHD 的治疗，关于其治疗强度、疗程以及治疗持续时间，不同文献所持的观点各异。有的提到了多种疗程安排（Foss 等，2005；Apisarnthanarax 等，2005），有的认为应该根据治疗反应减少治疗频率（Couriel 等，2006）。Cuoriel 等人研究了一种起始治疗强度很大的方案，每周 2～4 次（再根据治疗反应调整），总共平均接受 32 次治疗。

英国的共识声明提出，对于累及皮肤、黏膜和肝脏的慢性 GvHD 病人，应优先考虑 ECP 治疗。该共识讨论团体还提出了一个治疗方案，每 2 周连续 2 天进行 2 次 ECP 治疗，根据疗效可减少每月进行治疗的频率（Scarisbrick 等，2008）。本书作者最近研究了 82 例使用 ECP 治疗皮肤 GvHD 的疗效，发现该方案对慢性 GvHD 的治疗是可行且有效的。每 2 周一次的方案能方便那些离治疗中心很远的病人。治疗的平均周期数为 15（30 次治疗），治疗平均持续 330 天（Dignan 等，2012）。

Greinix 等人（2006b）研究了一个 ECP 治疗急性 GvHD 的方案：每周 2 次 ECP 治疗，治疗的平均时间为 1.2 个月，最大效应出现后治疗停止。

20.5.7　治疗效果的监测

英国共识小组建议 ECP 治疗 3 个月后应对其疗效进行正式评估。疗效可以通过免疫抑制剂使用量及基于 NIH 标准的临床反应来评估（Pavletic 等，2006）。此外，可以采用标准化问卷进行生活质量评估（Pidala 等，2011）。

20.6　ECP 对其他疾病的治疗作用

ECP 对 CTCL 治疗的成功应用以及其表现出的高安全性，促进了 ECP 用于其他 T 细胞相关疾病的治疗。已有将 ECP 成功用于降低肺、肾和心脏移植排斥反应的治疗案例，关于 ECP 对自体免疫疾病（包括克罗恩病、糖尿病和多发性硬化）治疗效果的研究也在进行。

20.6.1　实体器官移植排斥反应

ECP 已用于实体器官移植，主要在心脏和肺移植排斥反应的治疗等方面。超过 200 例病人接受了 ECP 对心脏移植排斥反应的治疗，170 例病人接受了 ECP 对肺移植排斥反应的治疗（reviewed in Marques 和 Schwartz，2011）。一项多中心随机双盲研究证实 ECP 能预防心脏移植急性排斥反应。经过 6 个月的随访，发现同时接受 ECP 和标准治疗的病人与仅接受标准治疗的病人相比，发生急性排斥反应的病人数量明显更少（Barr 等，1998）。还有一些研究探索了 ECP 对心脏移植急性排斥反应的作用。

ECP 最早于 1995 年用于肺移植排斥反应的治疗，最初的研究表明，ECP 可能可以起到稳定肺功能的作用（Slovis，Loyd 和 King，1995）。近期也有 2 项更大的研究发表。Benden 等人（2008）研究了 24 例接受 ECP 治疗的闭塞性细支气管炎综合征（bronchiolitis obliterans syndrome，BOS）或急性排斥反应的情况。结果显示，一秒用力呼气容积（Forced expiratory volume in 1 second，FEV1）没有显著改善，但是病人的 FEV1 下降速率确实比接受 ECP 之前有显著降低（Benden 等，2008）。早期 BOS 病人似乎比晚期病人反应更好。Morrell 等人（2010）的研究表明，60 例病人接受 ECP 治疗后，肺功能均有所降低。

ECP 在肾移植领域也有所应用。Urbani 等人（2008）的研究表明，在肝移植病人中，ECP 可以延迟钙调磷酸酶抑制药的摄入，从而预防 ABO 血型不合肝移植受者的急性细胞排斥反应，降低丙型病毒性肝炎病人的免疫负担。也有研究利用 ECP 治疗肾移植排斥反应获得了一定成果，但迄今为止仍无相关的大型研究（Dall'Amico 等，1998）。

20.6.2 自身免疫性疾病

人们已经对 ECP 在各种自身免疫疾病的作用展开了研究。一些小型研究表明，ECP 对克罗恩病活动指数分数（Crohn's disease activity index，CDAI）和类固醇的使用剂量有积极影响。迄今最大的一项研究是由 Abreu 等人于 2009 年所开展的，该前瞻性非对照试验分析了 28 例病人。病人均有中到重度克罗恩疾病（CDAI 评价），且对免疫抑制剂和/或抗肿瘤坏死因子不耐受或难治性。结果证明，50％的病人有临床反应，25％得到缓解（Abreu 等，2009）。ECP 也曾应用于一些针对 1 型糖尿病、多发性硬化和全身硬化治疗的随机对照试验中，但没有表现出明确的临床效果（reviewed in Maeda，2009）。

20.7 小 结

ECP 已广泛用于 CTCL、急性 GvHD 或慢性 GvHD 和器官移植排斥反应的治疗。ECP 治疗这些疾病时均表现出极佳的安全性和有效性。但仍需要更多的研究以完全确定 ECP 的最佳方案和最佳治疗时间。ECP 的作用机制目前尚未完全阐明，这也是世界范围内的研究热点之一。

参考文献

[1] Abreu, M., C. von Tirpitz, R. Hardi et al. 2009. Crohn's disease photopheresis study group: Extracorporeal photopheresis for the treatment of refractory Crohn's disease: Results of an open-label pilot study. Inflamm Bowel Dis 15 (6): 829-836.

[2] Antin, J., A. Chen, D. Couriel et al. 2004. Novel approaches to the therapy of steroid-resistant acute graft-versus-host disease. Biol Blood Marrow Transplant 10 (10): 655-668.

[3] Apisarnthanarax, N., M. Donato, M. K. rbling et al. 2003. Extracorporeal photopheresis therapy in the manage-ment of steroid-refractory or steroid-dependent cutaneous chronic graft-versus-host disease after allogeneic stem cell transplantation: Feasibility and results. Bone Marrow Transplant 31: 459-465.

[4] Barr, M., B. Meiser, H. Eisen et al. 1998. Photopheresis for the prevention of rejection in cardiac transplantation: Photopheresis Transplantation Study Group. N Engl J Med 339 (24): 1744-1751.

[5] Benden, C., R. Speich, G. Hofbauer et al. 2008. Extracorporeal photopheresis after lung transplantation: A 10-year singlecenter experience. Transplantation 86 (11): 1625-1627.

[6] Berger, C., A. Xu, D. Hanlon et al. 2001. Induction of human tumor-loaded dendritic cells. Int J Cancer 91 (4): 438-447.

[7] Bladon, J., and P. Taylor. 2006. Extracorporeal photopheresis: A focus on apoptosis and cytokines. J Dermatol Sci 43 (2): 85-94.

[8] Child, F., T. Mitchell, S. Whittaker et al. 2004. A randomized cross-over study to compare PUVA and extracorporeal photopheresis in the treatment of plaque stage (T2) mycosis fungoides. Clin Exp Dermatol 29 (3): 231-236.

[9] Couriel, D., C. Hosing, R. Saliba et al. 2006. Extracorporeal photochemotherapy for the treatment of steroid-resistant chronic GvHD. Blood 107 (8): 3074-3080.

[10] Crovetti, G., A. Carabelli, E. Berti et al. 2000. Photopheresis in cutaneous T-cell lymphoma: Five-year experience. Int J Artif Organs 23 (1): 55-62.

[11] Dall'Amico, R., L. Murer, G. Montini et al. 1998. Successful treat-ment of recurrent rejection in renal transplant patients with photopheresis. J Am Soc Nephrol 9 (1): 121-127.

[12] Dignan, F., D. Greenblatt, M. Cox et al. 2012. Efficacy of bimonthly extracorporeal photopheresis in refractory chronic mucocutaneous GvHD. Bone Marrow Transplant 47 (6): 824-830.

[13] Duvic, M., N. Chiao, and R. Talpur. 2003. Extracorporeal photopheresis for the treatment of cutaneous T-cell lymphoma. J. Cutan Med Surg 7 (4S): 3-7.

[14] Edelson, R., C. Berger, F. Gasparro et al. 1987. Treatment of cutaneous T-cell lymphoma by extracorporeal photo-chemotherapy: Preliminary results. N Engl J Med 316: 297 – 303.

[15] Edinger, M., P. Hoffmann, J. Ermann et al. 2003. CD4＋CD25＋regulatory T cells preserve graft-versus-tumor activity while inhibiting graft-versus-host disease after bone marrow transplantation. Nat Med 9 (9): 1144 – 1150.

[16] Ferrara, J., J. Levine, P. Reddy, and E. Holler. 2009. Graft-versus-hostdisease. Lancet 2373 (9674): 1550 – 1561.

[17] Filipovich, A., D. Weisdorf, S. Pavletic et al. 2005. National Institutes of Health consensus development project on criteria for clinical trials in chronic graft-versus-host disease: I. Diagnosis and staging working group report. Biol Blood Marrow Transplant 11 (12): 945 – 956.

[18] Fimiani, M., M. Di Renzo, and P. Rubegni. 2004. Mechanism of action of extracorporeal photochemotherapy in chronic graft-versus-host disease. Br J Dermatol 150 (6): 1055 – 1060.

[19] Flowers, M., J. Apperley, K. van Besien et al. 2008. A multicenter prospective phase 2 randomized study of extra-corporeal photopheresis for treatment of chronic graft-versus-host disease. Blood 112 (7): 2667 – 2674.

[20] Foss, F., G. DiVenuti, K. Chin et al. 2005. Prospective study of extracorporeal photopheres is in steroid-refractory or steroid-resistant extensive chronic graft-versus-host disease: Analysis of response and survival incorporating prognostic factors. Bone Marrow Transplant 35 (12): 1187 – 1193.

[21] Gatza, E., C. Rogers, S. Clouthier et al. 2008. Extracorporeal photopheresis reverses experimental graft-versus-host disease through regulatory T cells. Blood 112 (4): 1515 – 1521.

[22] Greinix, H., R. Knobler, N. Worel et al. 2006. The effect of intensified extracorporeal photochemotherapy on long-term survival in patients with severe acute graft-versus-host disease. Haematologica 91: 405 – 408.

[23] Greinix, H., G. Socié, A. Bacigalupo et al. 2006. Assessing the potential role of photo pheresis in hematopoietic stem cell transplant. Bone Marrow Transplant 38 (4): 265 – 273.

[24] Heshmati, F. 2010. Extracorporeal photo chemotherapy (ECP) in acute and chronic GvHD. Transfus Apher Sci 43 (2): 211 – 215.

[25] Khavari, P., R. Edelson, O. Lider et al. 1988. Specific vaccination against photoinactivated cloned T cells. Clin Res 36: 662.

[26] Kim, Y., H. Liu, S. Mraz-Gernhard et al. 2003. Long-term outcome of 525 patients with mycosis fungoides and Sézary syndrome. Arch Dermatol 139: 857 – 866.

[27] Maeda, A. 2009. Extracorporeal photochemotherapy. J Dermatol Sci 54 (3): 150 – 156.

[28] Marks, D., and R. Fox. 1991. Mechanisms of photochemotherapy-induced apoptotic cell death in lymphoid cells. Biochem Cell Biol 69 (10 – 11): 754 – 760.

[29] Marques, M., and J. Schwartz. 2011. Update on extracorporeal photopheresis in heart and lung transplantation. J Clin Apher 26 (3): 146 – 151.

[30] Marshall, S. 2006. Technology insight: ECP for the treatment of GvHD—Can we offer selective immune control without generalized immunosuppression? Nat Clin Pract Oncol 3 (6): 302 – 314.

[31] Miller, J., E. Kirkland, D. Domingo et al. 2007. Review of extracorporeal photopheresis in early-stage (IA, IB, and IIA) cutaneous T-cell lymphoma. Photodermatol Photoimmunol Photomed 23 (5): 163 – 171.

[32] Morrell, M., G. Despotis, D. Lublin et al. 2010. The efficacy of photopheresis for bronchiolitis obliterans syndrome after lung transplantation. J Heart Lung Transplant 29 (4): 424 – 431.

[33] Olsen, E., S. Whittaker, Y. Kim et al. 2011. Clinical endpoints and response criteria in mycosis fungoides and Sézary syndrome. J Clin Oncol 29 (18): 2598 – 2607.

[34] Owsianowski, M., H. Gollnick, W. Siegert, R. Schwerdtfeger, and C. Orfanos. 1994. Successful treatment of chronic graft-versus-host disease with extracorporeal photopheresis. Bone Marrow Transplant 14 (5): 845 – 848.

[35] Pavletic, S., P. Martin, S. Lee et al. 2006. Measuring therapeutic response in chronic graft-versus-host disease: National Institutes of Health Consensus Development Project on Criteria for Clinical Trials in Chronic Graft-versus-Host Disease: IV. Response Criteria Working Group report. Biol Blood Marrow Transplant 12 (3): 252 – 266.

[36] Perfetti, P., P. Carlier, P. Strada et al. 2008. Extracorporeal photopheresis for the treatment of steroid refractory aGvHD. Bone Marrow Transplant 42: 609 – 617.

[37] Peritt, D. 2006. Potential mechanisms of photopheresis in hematopoietic stem cell transplantation. Biol Blood Marrow Transplant 12 (1 suppl. 2): 7 – 12.

[38] Pidala, J., B. Kurland, X. Chai et al. 2011. Patient-reported quality of life is associated with severity of chronic graft-versus-host disease as measured by NIH criteria: Report on baseline data from the Chronic GvHD Consortium. Blood 117 (17): 4651 – 4657.

[39] Scarisbrick, J. 2009. Extracorporealphotopheresis: What is it and when should it be used? Clin Exp Dermatol 34 (7): 757 – 760.

[40] Scarisbrick, J., P. Taylor, U. Holtick et al. 2008. Photopheresis Expert Group: U.K. consensus statement on the use of extracorporeal photopheresis for treatment of cutaneous T-cell lymphoma and chronic graft-versus-host disease. Br J Dermatol 158 (4): 659 – 678.

[41] Seaton, E., R. Szydlo, E. Kanfer, J. Apperley, and R. Russell-Jones. 2003. Influence of extracorporeal photopheresis on clinical and laboratory parameters in chronic graft-versus-host disease and analysis of predictors of response. Blood 102 (4): 1217 – 1223.

[42] Slovis, B., J. Loyd, and L. King, Jr. 1995. Photopheresis for chronic rejection of lung allografts. N Engl J Med 332 (14): 962.

[43] Smith, E., I. Sniecinski, A. Dagis et al. 1998. Extracorporeal photochemotherapy for treatment of drug-resistant graft-versus-host disease. Biol Blood Marrow Transplant 4: 27 – 37.

[44] Suchin, K., A. Cucchiara, S. Gottleib et al. 2002. Treatment of cutaneous T-cell lymphoma with combined immunomodulatory therapy: A14-year experience at a single institution. Arch Dermatol 138 (8): 1054 – 1060.

[45] Talpur, R., M. Demierre, L. Geskin et al. 2011. Multicenter photopheresis intervention trial in early-stage mycosis fungoides. Clin Lymphoma Myeloma Leuk 11 (2): 219 – 227.

[46] Tsirigotis, P., V. Pappa, S. Papageorgiou et al. 2007. Extracorporeal photopheresis in combination with bexarotene in the treatment of mycosis fungoides and Sézary syndrome. Br J Dermatol 156 (6): 1379 – 1381.

[47] Urbani, L., A. Mazzoni, P. Colombatto et al. 2008. Potential applications of extracorporeal photopheresis in liver transplantation. Transplant Proc 40 (4): 1175 – 1178.

[48] Willemze, R., E. Jaffe, G. Burg et al. 2005. WHO-EORTC classification for cutaneous lymphomas. Blood 105: 3768 – 3785.

[49] Wolff, D., M. Schleuning, S. von Harsdorf et al. 2011. Consensus Conference on Clinical Practice in Chronic GvHD: Second-line treatment of chronic graft-versus-host disease. Biol Blood Marrow Transplant 17 (1): 1 – 17.

[50] Zic, J. 2003. The treatment of cutaneous T-cell lymphoma with photopheresis. Dermatol Ther 16 (4): 337 – 346.

21　UVC 治疗感染

21.1　引　言

随着抗生素的过度使用，多重耐药微生物引起的感染性疾病患病率在全世界急剧增加（Bell，2003）。最近，人们又从美国泌尿道感染的病人体内新分离出一种危险的变异基因（称为 NMD-1 基因）（Park，2010），这种基因的存在使一些细菌对几乎所有抗生素耐药（Centers for Disease Control 和 Prevention，2010）。由于抗生素耐药性的存在，寻找一种不易使细菌产生耐受性的替代疗法成为一个重要的研究方向。

紫外线（ultraviolet，UV）是一种波长为 100～400 nm 的电磁辐射，介于可见光（400～700 nm）与 X 线（<100 nm）之间（图 21.1）。根据其波谱范围，紫外线又可分为 4 种：真空 UV（100～200 nm），UVC（200～280 nm），UVB（280～315 nm）和 UVA（315～400 nm）（Vázquez 和 Hanslmeier，2006）（图 21.1）。UVC 灭活微生物的机制是破坏细胞核内或病毒体内的核酸（Chang 等，1985）。微生物体内的核酸对 UVC 有强烈的吸收作用，尤其是 250～270 nm 这一波段，因此，使用这一波段的紫外线照射对微生物最为致命。这一波段的紫外线也被称为杀菌波段，其中 262 nm 为杀菌峰值波长（Gurzadyan，Gorner 和 Schulte-Frohlinde，1995）。光通过嘧啶的二聚反应对微生物 DNA 和 RNA 造成损伤。特别是胸腺嘧啶（仅在 DNA 中）产生环丁烷二聚体。当胸腺嘧啶分子二聚时，核酸复制变得非常困难。如果复制还是发生了，这种有缺陷的复制也可有效防止生物体变异。

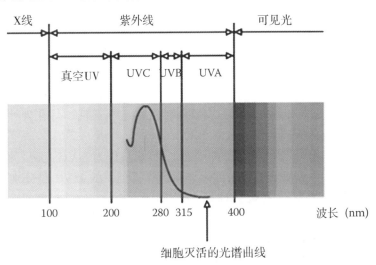

图 21.1　紫外线光谱

尽管在过去的 100 年里人们已经知道 UVC 照射的杀菌能力很强，但使用 UVC 照射对局部感染进行预防和治疗仍在非常早期的发展阶段。大多数研究局限于体外和离体水平，体内动物研究和临床研究很罕见。研究已经检测了 UVC 对耐药细菌的灭活，发现这些耐药细菌和那些天然的细菌一样敏感（Conner-Kerr 等，1998）。在 UVC 波长范围内，由汞低压蒸汽灯产生的 254 nm UVC 接近杀菌作用的最佳波长。由于 UVC 照射到活体组织的传递几乎是一个局部过程，所以用于传染病的 UVC 可能只适用于局部感染。

在本章中，我们将讨论 UVC 照射作为治疗局部感染替代方法的可能性。内容包括 UVC 对局部感染的疗效，UVC 对伤口愈合的影响，UVC 对哺乳动物组织和细胞的影响，以及微生物对 UVC 产生耐药性的可能性。据我们所知，这是关于将 UVC 用于局部感染的首次全面讨论。

21.2 UVC 照射治疗感染

UVC 灭活微生物的机制在于通过改变 DNA 链的化学结构来对 DNA 分子造成损伤。环丁烷嘧啶二聚体（cyclobutane pyrimidine dimers，CPDs）形成，使 DNA 分子变形，最终导致细胞复制功能紊乱及细胞死亡。

21.2.1 体外/离体实验

Taylor，Leeming 和 Bannister（1993）进行了一项离体实验，以研究 UVC（254 nm）用于预防外科手术局部感染的效果。该研究使用琼脂、羊的肌肉和脂肪组织分别模拟一个被空气中的细菌轻度污染的手术创伤。结果发现在琼脂中，UVC 对细菌的抑制作用比在肌肉组织中更为快速和彻底。在肌肉组织表面，由于血液覆盖肌肉表面的微生物，使 UVC 的效果大幅度降低。在功率密度为 1.2 mW/cm² （在灯孔处计算得到）时，UVC 照射 1 分钟使琼脂表面的细菌菌落（colony forming units，CFUs）减少 99.9%，肌肉组织表面的菌落减少 97.1%（$P = 0.046$）。当肌肉组织表面覆盖血液时，细菌菌落仅能减少 53.5%（$P < 0.001$）。为了在 UVC 照射前清除细菌表面覆盖的血液，该研究还将脉动射流清洗与 UVC 联合，发现二者联用能使细菌菌落降低 97.7%。

Conner-Kerr 等人（1998）探讨了 254 nm UVC 对抗生素耐药的金黄色葡萄球菌和粪肠球菌的体外抗菌效果。他们将 10^8 CFU/mL 的细菌悬液涂布于固体培养基，随后使用 UVC 照射。光源出口处计算得到的 UVC 功率密度为 15.54 mW/cm²，光源距琼脂平板 25.4 mm。对耐甲氧西林的金黄色葡萄球菌（methicillin-resistant strain of S. aureus，MRSA）来说，当照射时间为 5 秒时，细菌灭活率为 99.9%；照射 90 秒，细菌灭活率为 100%。对耐万古霉素的粪肠球菌而言，照射 5 秒能灭活 99.9% 的细菌；照射 45 秒能灭活 100% 的细菌。这些结果显示 254 nm 的 UVC 仅照射 5 秒就能对抗生素耐药的金黄色葡萄球菌和粪肠球菌产生杀菌作用。

Rao 等人（2011）进行了一个类似的实验，他们使用不同剂量的 UVC 分别对平板培养基上的不同微生物进行照射，结果发现最短 5 秒（耐甲氧西林的凝固酶阴性葡萄球菌和酿脓链球菌）、最长 15 秒（甲氧西林敏感的金黄色葡萄球菌和肠球菌属），就能将细菌 100% 灭活。灯孔处计算得到的功率密度为 5 mW/cm²。光源与平皿之间的距离为 10 cm。

Dean 等人（2011）则使用波长为 265 nm 的固态 LED 模块作为 UVC 光源，探讨了体外 UVC 治疗角膜细菌感染的疗效。用 1.93 mW/cm²（在目标平面计算得到）的 UVC 对分别涂布有金黄色葡萄球菌、大肠埃希菌、铜绿假单胞菌和酿脓链球菌的琼脂平板进行不同时间的照射，发现照射 1 秒（1.93 mJ/cm²）即可 100% 抑制以上几种菌株的生长。在这项研究中，他们也将培养于玻璃盖玻片上的人角膜上皮细胞在同一 LED 设备发出的相同光照条件下暴露。

Bak 等人（2009）则提出利用 UVC 清除导管生物膜的想法，并确定了清除导管生物膜所需的 UVC 剂量。他们将从病人体内取出的污染的导尿管作为测试样本。从导尿管中分离出的菌株包括大肠埃希菌（$n = 32$）、凝固酶阴性葡萄球菌（$n = 22$）、粪肠球菌（$n = 13$）、链球菌属（$n = 13$）、铜绿假单胞菌（$n = 12$）及棒状杆菌（$n = 7$）等。UVC 对导管生物膜中细菌的平均杀伤率分别为 89.6%（11.8 mJ/cm²）、98%（47 mJ/cm²）和 99%（1400 mJ/cm²）。该文中使用的能量密度由照射的目标平面计算得到。

Mohr 等人（2009）描述了 UVC 照射后血小板浓缩液中细菌的减少情况。他们发现剧烈震荡稍作固定的血小板浓缩液包装能解决 UVC 照射对细菌灭活过程中的一个问题：光在含有蛋白质的混悬液或细胞悬液中的淬灭。震荡能使 UVC 穿透悬液从而充分灭活 6 种微生物，包括革兰氏阳性的蜡样芽孢杆菌、金黄色葡萄球菌和表皮葡萄球菌以及革兰氏阴性的大肠埃希菌、肺炎克雷伯菌和铜绿假单胞菌。所有测试菌株在 400 mJ/cm² （在放置血小板浓缩液样本的石英平皿表面计算得到）照射条件下，细菌数量均减少了 4log₁₀ 以上。这项研究也证明了在相同剂量的 UVC 照射下，血小板的损伤有限。血小板的体外活性及其他变量仅受到中度影响，血小板浓缩液储存的稳定性未受影响。葡萄糖的消耗轻度增加，乳酸盐的累积量与未处理组相比有轻度增加。相反，UVC 照射血小板浓缩液可使血小板代谢增强，这可以由储存过程中乳酸盐累积和 pH 下降更明显的现象来证明。

Sullivan 和 Conner-Kerr（2000）比较了 UVC 对致病细菌及真菌单一菌株悬液和混合菌株悬液灭活的有效性。光孔处计算得到的功率密度为 15.54 mW/cm²，光源与菌悬液表面距离 25.4 mm。照射 3～5 秒后，UVC 对铜绿假单胞菌和脓肿分枝杆菌的灭活达到 99.9%。而真菌（白念珠菌、烟曲霉菌）则需要 15～30 秒的 UVC 照射才能达到 99.9% 的灭活。

Dai 等人（2008）验证了 UVC 对皮肤癣菌悬液体外灭活的效果，以及对离体的甲真菌病模型的作用活性。以能量密度为 120 mJ/cm²（在菌悬液表面测得）的 UVC（254 nm）对红色毛癣菌、须毛癣菌、絮状毛癣菌和犬小孢子菌悬液进行照射，对存活的真菌细胞进行定量。而后对红色毛癣菌感染的猪蹄片和人趾甲碎片分别进行 36～864 J/cm² 的 UVC 照射，体外实验证明，120 mJ/cm² 的 UVC 照射能使皮肤癣菌活性降低 3log₁₀～5log₁₀。根据离体模型的厚度和感染程度等因素，完全灭活皮肤癣菌一般需要数十到数百焦耳每平方厘米的 UVC 照射。

21.2.2　动物实验

出人意料的是，目前仅有一项针对 UVC 用于治疗感染动物的研究。Dai 等人（2011a）探讨了 UVC（254 nm）治疗三度烧伤的小鼠皮肤白念珠菌感染的效果。所使用的白念珠菌稳定地转入了 Gaussia princeps 荧光素酶基因，这使得对白念珠菌的感染进程能进行实时荧光成像。感染当天（感染后 30 分钟）进行一次 2.92 J/cm² 的 UVC 照射治疗能使真菌的荧光值平均降低 2.16log₁₀（99.2%）。感染后 24 小时，使用 6.48 J/cm² 的 UVC 照射则能使真菌荧光值降低 1.94log₁₀（95.8%）（图 21.2）。UVC 的能量密度为小鼠感染皮肤表面处的计算值。统计学分析显示在感染当天及感染后一天进行 UVC 照射治疗，能使感染皮肤的真菌量分别显著减少 99.2%（$P = 0.003$）和 99.2%（$P = 0.004$）。并且，UVC 治疗的作用要强于局部涂抹制霉菌素软膏的效果（$P = 0.028$）。

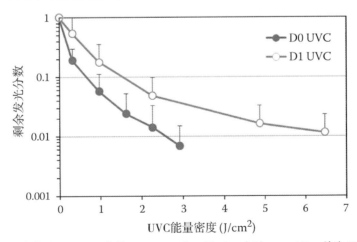

图 21.2　小鼠烧伤感染白念珠菌后 0 天（30 分钟，$n = 11$）和 1 天（24 小时，$n = 12$），单次 UVC 治疗剂量-平均真菌荧光反应数据显示为平均值±标准差（经允许，资料源于 Dai, T. et al., Photochem Photobiol, 87, 342 - 349, 2011）。

21.2.3　临床研究

Taylor，Bannister 和 Leeming（1995）首次进行了 UVC 的临床研究，他们将 254 nm 的 UVC 用于

全关节置换术中的手术创伤消毒。术后 10 分钟开始 UVC 照射，使得创伤能直接暴露于空气中。他们使用了 0.1 mW/cm² 和 0.3 mW/cm² 两种功率密度（灯孔处的计算值），伤口的细菌量用 47 mm 直径，5 μm 厚的醋酸纤维素酯和硝酸纤维素酯混合滤膜贴附获得。经过 10 分钟的 UVC 照射，与暴露于开放环境中不经 UVC 照射的处理组相比（$n=13$），0.1 mW/cm² 照射使伤口菌落数平均降低 87%（$n=18$，$P<0.001$）；0.3 mW/cm² 照射使菌落数平均降低 92%（$n=13$，$P<0.001$）。

Shimomura 等人（1995）探讨了 UVC（254 nm）对导管出口处感染的抑制作用。首先，在 24 个月的观察期内，对 68 位连续性非卧床腹膜透析的门诊病人 6 次取样，在其导管出口处的液体拭子中得到细菌培养的情况。然后，验证 UVC 在导管出口处的杀菌作用。该研究作者发现：①虽然导管出口严格按照 1～2 次/d 的聚维酮碘处理程序进行消毒，却仍有 23%～45% 的导管出口检出微生物；②在病人鼻腔中，金黄色葡萄球菌检出率为 20%～25%。在鼻腔携带金黄色葡萄球菌的病人中，导管出口的感染率更高；③对在导管出口的培养物中持续发现细菌的 18 例病人进行 UVC 照射治疗（2 次/d，30～60 秒/次），发现有 10 例（55%）病人的培养物中细菌转为阴性，3 例显示微生物减少，5 例未见改变。该结果显示，UVC 能清除细菌并且能用于导管出口感染的预防性治疗。

Thai 等人（2002）研究了 UVC 在皮肤溃疡感染中的应用。在该研究中，3 名伴有 MRSA 感染的慢性溃疡病人接受了 254 nm 的 UVC 治疗。每个伤口均在 15.54 mW/cm²（光孔处的计算值）的功率密度条件下照射 180 秒，光源距溃疡 25.4 mm。在 3 名病人中，UVC 均减少了伤口处细菌的相对量，并且促进了溃疡的愈合。其中 2 名病人在接受 UVC 治疗 1 周后伤口完全闭合。在 Thai 等人（2005）随后的一项研究中，他们对至少表现出两项感染体征并且检出细菌定植的 22 名慢性溃疡病人施行了 180 秒的 UVC 单次治疗。在治疗前后即刻，分别用半定量的拭子评价伤口上细菌负荷量的变化。在单次 UVC 治疗后，细菌相对量明显减少（$P<0.0001$）。半定量拭子评分下降最为明显的是由铜绿假单胞菌定植的伤口以及仅有一种细菌定植的伤口。在有 MRSA 存在的 12 例溃疡中，细菌的相对量也明显降低（$P<0.05$）。

Boker 等人（2007）使用 UVC 进行甲真菌病的治疗。30 名累及≤35% 趾甲的轻到中度甲真菌病人随机分配到两组中，并接受 4 周的 UVC 治疗，两组分别采用低压汞灯输出的 22 J/cm² 的 UVC，或氙脉冲光束输出的 2～4 J/cm² 的 UVC 照射趾甲表面。采用 Investigators' Global Assessment（IGA）标准对疗效进行评估。在氙脉冲光治疗组中，60% 的病人在 16 项 IGA 标准中，至少有一项与基线相比有所改善（$P<0.01$）。该组的治疗效果如图 21.3 所示。在低压汞灯治疗组中，26% 的病人在 16 项 IGA 标准中至少有一项与基线相比有所改善（$P<0.01$）。病人对于两种治疗方法均耐受良好，少见的轻微副作用包括被照射脚趾的暂时性轻度红斑。

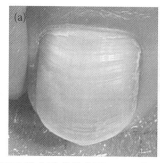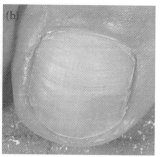

图 21.3　UVC 治疗甲真菌病图：(a) 为 UVC 治疗前图。(b) 为 UVC 治疗 28 周后。

综上所述，体外实验表明多重耐药的病原微生物对 UVC 也高度敏感。另外，与哺乳动物细胞相比，微生物对 UVC 更加敏感。因此，在合适的剂量下，UVC 能选择性灭活病原微生物，且对哺乳动物细胞产生的非特异性损伤最低。这种选择性在 UVC 应用于局部感染的治疗也至关重要。一般认为，与真菌细胞相比，细菌对 UVC 更加敏感。

在体实验中（例如，在 Thai 等人 2005 年的研究中 UVC 照射时间为 180 秒），为了得到使治疗效果充分的细菌灭活比例，UVC 剂量通常需要比体外实验（例如，在 Conner-Kerr 等人 1998 年的研究中照射时间为 5 秒）更高。这是因为 UVC 在穿透组织的过程中会以指数方式衰减。与使用抗生素相比，使用 UVC 治疗的一个优势是它能更快地清除微生物（在体实验中低于 1 小时的照射即能清除 $2\log_{10} \sim 3\log_{10}$ 的微生物），而抗生素则通常需要数天才能起效，特别是在烧伤和慢性创面等血液供应遭到破坏的部位。UVC 与常用的抗生素相比，也有更高的成本-效益比。

21.3　UVC 对创伤愈合的作用

UVC 除了能清除阻碍伤口愈合的微生物以外，人们推测合适的 UVC 照射还有利于伤口愈合以及皮肤稳态的恢复。UVC 对伤口愈合的作用包括刺激增生，增强表皮再植，促进溃疡周边前缘的上皮细胞脱落，肉芽组织形成以及坏死组织脱落（Kloth，1995）。另外，UVC 照射能刺激并恢复表皮再植的创面中正常的黑色素细胞数量和排列方式，防止色素减退（Rennekampff 等，2010）。除此以外，UVC 照射表皮再植的伤口能通过黑色素细胞分泌黑色素对皮肤产生光保护作用（Rennekampff 等，2010）。因此，有人提议在皮肤创面愈合过程的早期即应使用中度的 UVC 照射（Kloth，1995；Rennekampff，2010）。多年以来，理疗师已将 UVC 照射作为促进伤口愈合的一种治疗方式，但社区医生对 UVC 的利用则有所落后（Ennis，Lee 和 Meneses，2007）。

21.3.1　体外实验

Morykwas 和 Mark（1998）进行了 254 nm 的 UVC 对皮肤成纤维细胞作用的体外实验。对 15 例新生儿包皮成纤维细胞的培养进行了 UVC 光处理。研究者们观察到，与不照光的成纤维细胞相比，UVC 照射后的成纤维细胞表面结合的纤连蛋白减少（平均 14%），释放到培养基中的纤连蛋白增多（平均 42%）。另外，UVC 照射后的成纤维细胞组成的胶原网架在 7 天内收缩明显加快。该研究表明纤连蛋白释放能通过促进创面收缩加快愈合过程。

21.3.2　动物实验

Basford 等人（1986）在猪模型中比较了几种方法对伤口愈合的作用，包括 He－Ne 激光（632.8 nm）、UVC 照射（254 nm），闭合伤口和空气暴露。UVC 处理组给予两次最小红斑量的治疗，每天 2 次，每周 6 天。虽然 UVC 处理的伤口与暴露于空气的伤口相比有较快的愈合趋势，但这种差异没有临床上的显著性。作者认为使用 UVC 治疗并无优势。

Suo，Wang 和 Wang（2002）研究了 UVC 对大鼠伤口中转化生长因子 TGF-β 表达的影响。他们在每只大鼠（$n=30$）的背部建立了 3 个全厚度创面（$n=30$），然后分别使用 0 mJ/cm²、15 mJ/cm² 和 60 mJ/cm² 的 UVC 连续 3 天进行干预。UVC 的剂量由创伤表面计算。TGF-β 的表达通过原位分子杂交和免疫组织化学进行其 mRNA 和蛋白水平的测量。作者观察到创伤形成后 7 天，用 15 mJ/cm² 的 UVC 治疗的组中 TGF-β 的表达水平高于 60 mJ/cm² 治疗组及非治疗组（$P<0.05$）。创伤建立后 21 天，用 60 mJ/cm² 的 UVC 治疗的组中 TGF-β 的表达水平高于 15 mJ/cm² 治疗组及非治疗组。其研究者总结，在创伤愈合的早期，15 mJ/cm² 的 UVC 能增加 TGF-β 的表达，可能有利于加速伤口愈合。在创伤愈合的晚期，用 60 mJ/cm² 的 UVC 照射能使 TGF-β 的表达上调。

在随后的一个同样的大鼠创伤模型中（Suo 等，2003），该课题组又研究了不同剂量的 UVC 对大鼠创伤中成纤维细胞生长因子（basic fibroblast growth factor，bFGF）表达的影响。他们同样在每只大鼠（$n=30$）的背部建立了 3 个全厚的创伤模型，然后分别使用 0 mJ/cm²、15 mJ/cm² 和 60 mJ/cm² 的 UVC 连续 3 天进行干预。创伤形成后 7 天，15 mJ/cm² 和 60 mJ/cm² 的 UVC 治疗组中 bFGF 的表达水平高于非治疗组（$P<0.01$）。并且 60 mJ/cm² 的 UVC 治疗组中 bFGF 水平高于 15 mJ/cm² 治疗组。创伤后 14 天，60 mJ/cm² 的 UVC 治疗组中 bFGF 的表达水平明显下降，并且低于 15 mJ/cm² 治

疗组及非治疗组（$P<0.01$）。其研究者总结，在创伤愈合的早期，UVC 能增加肉芽组织中 bFGF 的表达，60 mJ/cm² 的 UVC 作用较为急剧，而 15 mJ/cm² 的 UVC 作用是持续的。

21.3.3　临床研究

早在 1963 年，就有关于 UVC 对伤口愈合影响的临床研究。在该研究中，Freytes，Fernandez 和 Fleming（1965）用汞汽灯发射的 254 nm 的 UVC 照射 3 名病人的无痛性溃疡，溃疡区域在 UVC 下暴露 150 秒（最小红斑剂量），每周治疗一次。第一名病人治疗前，病灶为直径 25.4 mm（1 英寸）的深溃疡，接受了 4 次治疗后，溃疡大小约为 6.35 mm（1/4 英寸），且清洁，含有较好的肉芽组织。第二名病人治疗前病灶直径约为 63.5 mm（2.5 英寸），接受 4 次治疗后溃疡完全痊愈。第三名病人有多发性硬化及褥疮性溃疡，对常规治疗耐受。治疗前溃疡直径为 50.8 mm（2 英寸），深度为 6.35 mm（1/4 英寸），接受 5 次治疗后，溃疡直径为 12.7 mm（1/2 英寸），且清洁，肉芽组织良好。

Nussbaum，Biemann 和 Mustard（1994）比较了 UVC 联合超声（UVC/US）、低剂量激光以及标准护理 3 种方法治疗压疮创面的愈合效果。UVC 由冷石英灯发射，波长为 250 nm。UVC 治疗剂量根据创伤的外观不同。超声频率为 3 MHz，空间平均强度为 0.2 W/cm²（1：4 脉冲比）。20 名病人随机分为 3 组，结果显示 UVC/US 治疗对创面愈合的效果优于单纯护理或护理结合激光治疗。UVC/US 组、标准护理组及低剂量激光组平均一周愈合率分别为 53.5%、32.4% 和 23.7%。

总之，UVC 照射对伤口愈合的效果在研究报告中不尽相同。这些结果的差异可能是因为不同的研究使用的 UVC 参数不同，在所有关于 UVC 对创伤愈合效果的动物和临床研究中，UVC 都是用于非感染创伤的治疗。大部分的研究结果显示 UVC 能促进创面愈合，没有研究显示 UVC 会延缓伤口愈合。我们可以预测当有病原菌阻碍感染伤口的愈合时，使用 UVC 清除微生物能够促进感染伤口的愈合。

21.4　UVC 对哺乳动物组织和细胞的作用

众所周知，长时间 UV 照射会损伤人体组织，特别是皮肤。UVB 对皮肤的照射已经得到充分研究，并被认为是导致皮肤癌的主要原因（Ichihashi 等，2003）。人们推荐通过正确使用防晒霜并选择正确的生活方式来避免皮肤长时间暴露于 UVB 下（Albert 和 Ostheimer，2003；Suo，Wang 和 Wang，2002）。但是，在通过对风险-效益进行适宜的评估之后，为了治疗黏膜疾病，美国每年仍然有数百万病人接受 UVB 治疗（Sage 和 Lim，2010）。已有研究证明，UVB 是安全系数高、副作用明确的有效治疗方法（Hearn 等，2008；Weischer 等，2004）。

关于使用 UVC 照射人类皮肤的研究较少，但已明确其能导致同样的损伤（Trevisan 等，2006）。为了将 UVC 用于治疗局部感染，检测有效抗感染剂量的 UVC 在正常哺乳动物细胞和组织的作用显然十分重要，这能够避免治疗同时产生病人无法接受的损伤。

21.4.1　UVC 对微生物灭活的选择性

安全的 UVC 治疗需要对病原微生物有选择地灭活，而正常组织细胞不受影响。Sosnin 等人（2004）比较了哺乳动物细胞和细菌对 UVC 照射的体外敏感性。光源是发射峰为 206 nm 的窄谱 UVC 灯。他们使用了中国仓鼠卵巢（CHO-K1）细胞（成纤维细胞）和大肠埃希菌（在肠道菌群中对 UV 照射最为耐受的菌株）。成纤维细胞为单细胞层培养，大肠埃希菌在琼脂平皿上形成菌落。研究者们发现引起成纤维细胞坏死的 UVC 剂量是灭活大肠埃希菌所需剂量的 10 倍多。25 mJ/cm² 的 UVC 能灭活 2log₁₀ 大肠埃希菌，这一剂量对成纤维细胞不能产生任何杀伤作用。他们总结，UVC 可能可以成为一种选择性杀伤细菌的伤口消毒方法，它不会杀伤宿主细胞，从而不会影响伤口愈合。他们也指出，在 UVC 治疗中存活的哺乳动物细胞是否存在 DNA 损伤也有待长期研究。

Dai 等人还进行了另一项体外研究（2011b），即在融合单层培养中，悬浮液中细菌对角质形成细胞的 UVC 灭活选择性。平均而言，当用 11 mJ/cm² UVC 辐射时，如图 21.4 所示，角质形成细胞的生存能力损失仅约 0.24log$_{10}$（约 57%），而在相似条件下，失活的细菌（铜绿假单胞菌和金黄色葡萄球菌）的平均值超过 6log$_{10}$，导致细菌在角质形成细胞上的选择性失活超过 5log$_{10}$。如果我们把 2log$_{10}$（99%）的细菌失活作为一个足够的治疗分数，那么在相同 UVC 剂量下，角质形成细胞的生存能力损失大约只有 6%。

在 Dai 等人进行的另一项研究中（2011a），研究者们比较角质细胞和白念珠菌对 UVC 的敏感性。他们发现，和角质细胞相比，UVC 能呈剂量依赖性地选择性灭活白念珠菌。平均而言，当 UVC 照射剂量为 19.2 mJ/cm² 时，角质细胞的活性降低约 1.22log$_{10}$，而相同条件下白念珠菌活性降低约为 3.02log$_{10}$（$P<0.001$），白念珠菌相对角质细胞的选择性失活约为 2log$_{10}$。如果我们将 2log$_{10}$（99%）细菌失活视为治疗充分，那么在同一 UVC 剂量下，角质细胞的活性仅下降约 0.77log$_{10}$（18.9%）。

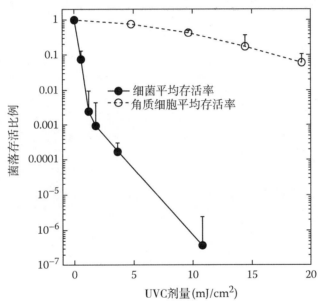

图 21.4 细菌与角质细胞在相同 UVC 照射条件和 CFU 定量方法下光剂量依赖的平均存活率比较
曲线：标准差（经允许，资料源于 Dai, T. et al., photochem. Photobiol., 87, 250-255, 2011）。

为了研究 UVC 治疗角膜感染的安全性，Dean 等人（2011）比较了原代培养的人角膜上皮细胞和角膜病原菌对 UVC（265 nm）的体外敏感性。研究者发现，将单层培养的人角膜上皮细胞暴露于 57.95 mJ/cm² 的 UVC（在细胞培养的表面计算）下时，与非照射组相比，存活与死亡细胞比例无明显变化（$P=0.877$）。1.93 mJ/cm² 的 UVC 能够 100% 抑制琼脂平皿上所有菌株的生长。研究者认为，合适剂量的 UVC 能治疗角膜表面的感染而不引起明显的副作用。

21.4.2 UVC 对宿主组织的作用

在 BALB/c 小鼠的动物实验中，Dai 等人（2011a）对小鼠皮肤能否耐受抗真菌剂量的 UVC 照射进行研究。图 21.5(a)～图 21.5(c) 显示 BALB/c 小鼠皮肤在治疗前、6.48 J/cm² 的 UVC 治疗后即刻的及治疗后 24 小时的典型病理学形态。6.48 J/cm² 的 UVC 在感染后 1 天仍然具备有效的抗真菌效果。他们观察到，UVC 治疗后即刻，小鼠皮肤仅轻微皱褶，治疗后 24 小时，皱褶更加明显，在随后的几天中，皱褶消失。在 UVC 治疗后 24 小时，能观察到一小块皮损 [图 21.5(c) 中方块的顶部]，但该皮损最终痊愈。UVC 治疗后即刻的免疫荧光照片中，能观察到环丁烷嘧啶二聚体呈阳性的细胞核 [图 21.5(e)]。但是，这一损伤在 UVC 处理后 24 小时基本恢复，仅有一些荧光的痕迹残留 [图 21.5(f)]。UVC 治疗后 24 小时能观察到轻微的表皮皱缩 [图 21.5 (1)]。

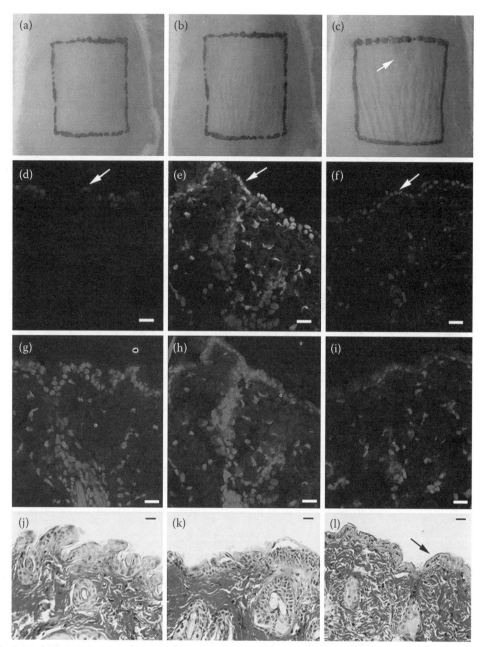

图 21.5　（颜色插入所示）[图 21.5(a)～图 21.5(c)] 治疗前、6.48 J/cm² UVC 治疗后即刻、治疗后 24 小时的小鼠皮肤典型形态学图像。[图 21.5(d)～图 21.5(f)] 皮肤细胞核中环丁烷嘧啶二聚体的典型免疫荧光图像。[图 21.5(g)～图 21.5(i)] 联脒-2-苯基吲哚复染色细胞核的图像。[图 21.5(j)～图 21.5(l)] Masson 三色胶原切片染色图像，标本取于同一只小鼠治疗前 (d，g，j)、6.48 J/cm² UVC 治疗后即刻 (e，h，k) 和治疗后 24 小时 (f，i，l)。(c) 中的箭头：UVC 引起的小鼠皮肤损伤。[图 21.5(d)～图 21.5(f)] 中的箭头：小鼠皮肤表面。面板 l 显示表皮收缩。比例尺：20 μm（经允许，资料源于 Dai，T. et al.，Photochem. Photobiol.，87，342 - 349，2011）。

　　在另一个动物实验中，Sterenborg，van der Putte 和 van der Leun（1988）使用无毛的小鼠比较了 UVC（254 nm）及 UVB（313 nm）在小鼠身上的致癌效果。UVC 或 UVB 的照射剂量为每天 1 次，每次 57.5～460 mJ/cm²（在灯孔处计算得到）。在不同剂量的处理组中，大部分的动物在实验的某阶段会长出大量的肿瘤，其中大部分为鳞状细胞癌。对 UVC 和 UVB 两者而言，肿瘤的诱导时间与每天照射的能量成正比（UVC 和 UVB 的能量分别为-0.2 和-0.58）。在该实验使用的所有每日照射剂量条件中，UVC 都比 UVB 致癌性低。另一个有趣的区别还在于，UVC 诱发的肿瘤在受辐射的动物身上，比 UVB 诱发的肿瘤更分散。总之，研究发现有效抗菌剂量的 UVC 在某种程度上确实能引起哺乳动物细胞 DNA 损伤，但与此同时，人们也发现，UVC 诱导的 DNA 损伤能够很快被宿主的 DNA 修复酶修复。为了进一步减少 UVC 引起的 DNA 损伤，可以将 UVC 与 DNA 保护剂（如绿茶）（Camouse 等，2009）和 DNA 修复剂（如 DNA 修复脂质体）（Wolf 等，2000）联合使用。在 UVC 治疗期间可在照射部位使用绿茶，而脂质体可以在 UVC 治疗后使用。另外，待处理部位周围的完整皮肤也需要与 UVC 光线隔离（Dai 等，2011a；Thai 等，2005）。

21.5　微生物能否对 UVC 治疗产生耐受性

微生物的快速复制率使它们容易适应环境压力。其 DNA 能产生一些有利的突变，如果这些突变能带来竞争优势，突变就会扩散到整个微生物群体。这一现象很大程度上与临床治疗中的耐药性的产生有关。因为 UVC 的一个主要效应是损伤微生物 DNA，那么 UVC 治疗能否诱导对其耐受性增加的突变呢？

在利用 UVC 治疗甲癣的一项研究中，Dai 等人（2008）通过连续 5 次亚致死剂量的 UVC 灭活体外实验，测试了红色毛癣菌是否能对 254 nm 的 UVC 产生耐受性。在 5 个连续的周期中，使用 120 mJ/cm^2 的 UVC 照射，细菌的灭活率无明显差异（图 21.6，$P = 0.66$）。这一现象表明红色毛癣菌重复暴露于亚致死剂量的 UVC 照射时，并未很快获得对 UVC 的耐受性。

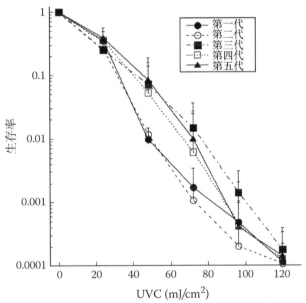

图 21.6　红色毛癣菌对连续五次不完全 UVC 灭活的体外剂量反应。数据显示为三次代表性实验的结果，以平均值±标准差表示（经允许，资料来源于 Dai, T. et al.，Br. J. Dermatol.，158，1239 - 1246，2008）。

Alcantara-Diaz，Brena-Valle 和 Serment-Guerrero（2004）研究了大肠埃希菌对重复的 254 nm UVC 照射的不同适应情况。五株野生型的大肠埃希菌 PQ30 暴露于连续 80 个生长-照射循环中。每一个生长-照射循环都包含以下步骤：取处于生长平台早期的细菌培养液 1 mL [5×($10^8 \sim 10^9$) 细胞]，用 UVC 杀菌灯在 0.1 mW/cm^2 条件下照射；照射后，将 0.1 mL 的菌液接种于 1 mL 新鲜的 LB 培养基，在 37 ℃下培养 6 小时，再次到达早期生长平台期。在各周期中，照射剂量由 1 mJ/cm^2 开始，每 10 个生长-照射周期，光剂量增加 2 倍。他们还将对数生长期的细菌重悬于 PBS 中，并暴露于不同剂量的紫外光下，得到定量的光剂量-反应曲线。照射后立刻将菌液用 PBS 稀释并涂布于 LB 固体培养基。最后，根据光剂量-反应定量曲线，发现所有五株细菌对 UVC 均出现不同程度的耐受性。研究者发现，对 UVC 循环照射的适应性是对 DNA 修复和复制有关的多种基因有利突变选择的结果。

总之，多次 UVC 治疗可能引起微生物对其产生耐受性。Dai 等人（2008）的研究中没有观察到真菌细胞对 UVC 照射的耐受，这可能是由于进行的 UVC 照射周期有限。目前还没有对人体组织可接受 UVC 暴露剂量的限制，我们希望有人能阐明可接受的最大 UVC 重复治疗次数或一生累计 UVC 暴露剂量。对于感染伤口的治疗来说，我们认为只需要有限的 UVC 重复治疗次数，而 UV 诱导的致癌突变是一个长期效应。

21.6　专家述评

　　UVC 照射在预防及治疗局部感染方面的应用仍然处在发展的初期。大部分的研究仍处在体外和离体水平，动物体内实验以及临床研究都很少。

　　一些体外水平的研究认为多重耐药的病原微生物也对 UVC 高度敏感，细菌比真菌对 UVC 更敏感。微生物与哺乳动物细胞相比对 UVC 更敏感。

　　UVC 和抗生素相比的一个优势是，UVC 灭活微生物更为快速。UVC 可能比常用的抗生素具有更高的成本-效益比。

　　UVC 用于预防伤口感染通常比用于治疗易感染伤口更加安全有效。这是因为，感染后，病原微生物能深入组织，并且经常能形成生物膜。治疗已确立的感染需要更高的照射剂量（如 Dai 等人在 2011 年中的研究），因为 UVC 在穿透组织的过程中会迅速衰减。类似地，灭活生物膜比灭活相应的浮游菌需要更高的光剂量。由于灭活作用的选择性丧失及 UVC 对组织的损伤，使用较高的光剂量很可能出现更严重的副作用。

　　UVC 照射对创面愈合的效果也已有研究，结果不尽相同。由于微生物会阻碍伤口的愈合，我们可以预测用 UVC 清除微生物能够促进感染伤口的愈合。

　　研究发现，有效抗微生物剂量的 UVC 确实能够在某种程度上引起哺乳动物细胞的 DNA 损伤，但同时 UVC 引起的 DNA 损伤能够很快被 DNA 修复酶修复。

　　UVB 对人类皮肤和组织的慢性作用已有大量研究，相比之下，还未见到类似的关于 UVC 长期效果的研究。但是，动物研究认为 UVC 与 UVB 相比致癌性较低（Sterenborg，van der Putte 和 van der Leun，1988），因为前者穿透深度更浅。"一层异常分化的细胞会最终脱落（UVC），不会造成伤害，但是基底细胞层的突变（UVA 或 UVB）将会引起皮肤癌"（Sterenborg，van der Putte 和 van der Leun，1988）。另一方面，已有研究表明，UVB 治疗对于许多人类皮肤疾病来说是一个安全有效的选择。研究者进行了一项对 195 名银屑病病人进行 UVB 治疗的回顾性研究，在长达 9 年的随访过程中并未发现患皮肤癌的风险增加（Weischer 等，2004）。在一项包含 3867 个病例的研究中，病人接受了 18 年的 UVB 治疗，中位治疗次数是 29 次，有 352 名病人接受 100 次甚至更多次的治疗，这些病人均随访 6 个月以上。结果显示患任何皮肤癌的风险均未增加（Hearn 等，2008）。

　　目前已发现，经过重复（例如，80 个周期）的 UVC 治疗后，微生物可能会对其产生耐受性（Al-cantara-Diaz，Brena-Valle 和 Serment-Guerrero，2004）。因此，与传统的抗生素类似，也应避免过度或长期的 UVC 治疗。

　　值得注意的是，UVC 用于日光敏感的病人（或者红斑狼疮的病人）应非常谨慎。众所周知，日光照射——主要是其中的 UVA 和 UVB 成分——能造成红斑狼疮病人的光敏感（Bijl 和 Kallenberg，2006）。这种光敏性是人类皮肤对日光的非正常反应。类似的反应也能由 UVC 诱导引起（Cripps 和 Rankin，1973）。

　　同样需要注意的是，UVC 在人皮肤和组织的穿透深度有限，因此，局部照射不足以到达深部感染并灭活其中的病原微生物。但是随着现代光纤技术的发展（Oto 等，2001；Parpura 和 Haydon，1999），这种限制将会通过 UVC 介入感染部位而克服。另外，光透明技术（Khan 等，2004；Tuchin，2006）最近也得到了广泛关注，这种技术为增加 UVC 在人皮肤和组织的穿透性提供了另外一种可能。

　　总而言之，我们相信 UVC 在治疗局部感染方面存在着良好的风险-收益比，尤其是在微生物耐药的情况下。目前对人体组织并无明确的 UVC 暴露剂量的限制，我们希望能有可接受重复治疗的最大次数，或者对一生累积总 UVC 暴露量的限制。对于伤口感染，我们认为仅需要有限的 UVC 重复治疗次数，而 UV 引起的癌变是延长使用 UVC 的长期效应。

21.7　五年展望

病原体对抗生素耐药性的不断增加为未来的临床实践带来挑战。UVC 应该作为预防和治疗感染性疾病（特别是耐药病原体引起的感染）的替代疗法进行研究。UVC 的使用应该注意将其副作用降到最低，并且避免微生物对 UVC 产生耐受性。因此，我们需要进行更多的动物实验和临床研究来探讨并优化 UVC 治疗方案，例如，对不同阶段、不同严重程度的局部感染的最低 UVC 有效抗感染剂量。为增加 UVC 在人体皮肤和组织的穿透深度，应对光传导技术进行研究，如光纤和光透明技术。减少 UVC 治疗副作用的方法（例如，提升 UVC 引起的人体细胞 DNA 损伤的修复效果，在 UVC 治疗过程中选择性地保护人体组织和细胞不受 UVC 损伤）同样也值得进一步研究。除了对表皮细胞的治疗效果，UVC 对人骨骼、血管、神经（在开放性伤口也能暴露于 UVC 照射）及淋巴细胞（是重要的限制感染扩散的防御机制）的作用同样也值得研究。

资助及竞争性利益声明：

本研究为空运研究基金会四肢创伤研究基金（grant ♯ 109421 to TD），整形外科创伤协会基础研究基金（2012 cycle grant ♯ 16 to TD）及国立卫生研究院（NIH，grant RO1AI050875 to MRH）部分资助项目。

参考文献

[1] Albert, M., and K. Ostheimer. 2003. The evolution of current medical and popular attitudes toward ultraviolet light exposure: Part 2. J Am Acad Dermatol 48: 909 - 918.

[2] Alcantara-Diaz, D., M. Brena-Valle, and J. Serment-Guerrero. 2004. Divergent adaptation of Escherichia coli to cyclic ultraviolet light exposures. Mutagenesis 19: 349 - 354.

[3] Bak, J., S. Ladefoged, M. Tvede, T. Begovic, and A. Gregersen. 2009. Dose requirements for UVC disinfection of catheter biofilms. Biofouling 25: 289 - 296.

[4] Basford, J., H. Hallman, C. Sheffield, and G. Mackey. 1986. Comparison of cold-quartz ultraviolet, low-energy laser, and occlusion in wound healing in a swine model. Arch Phys Med Rehabil 67: 151 - 154.

[5] Bell, S. 2003. Antibiotic resistance: Is the end of an era near? Neonatal Netw 22: 47 - 54.

[6] Bijl, M., and C. Kallenberg. 2006. Ultraviolet light and cutaneous lupus. Lupus 15: 724 - 727.

[7] Boker, A., G. Rolz-Cruz, B. Cumbie, and A. Kimball. 2007. A single-center, prospective, open-label, pilot study of the safety, local tolerability, and efficacy of ultraviolet-C (UVC) phototherapy for the treatment of great toenail onychomy-cosis. J Am Acad Dermatol 58: AB82.

[8] Camouse, M., D. Domingo, F. Swain et al. 2009. Topical application of green and white tea extracts provides protection from solar-simulated ultraviolet light in human skin. Exp Dermatol 18: 522 - 526.

[9] Centers for Disease Control and Prevention. 2010. Detection of enterobacteriaceae isolates carrying metallo-beta-lactamase: United States, 2010. MMWR Morb Mortal Wkly Rep 59: 750.

[10] Chang, J., S. Ossoff, D. Lobe et al. 1985. UV inactivation of pathogenic and indicator microorganisms. Appl Environ Microbiol 49: 1361 - 1365.

[11] Conner-Kerr, T., P. Sullivan, J. Gaillard, M. Franklin, and R. Jones. 1998. The effects of ultraviolet radiation on antibioticresistant bacteria in vitro. Ostomy Wound Manage 44: 50 - 56.

[12] Cripps, D., and J. Rankin. 1973. Action spectra of lupus erythematosus and experimental immunofluorescence. Arch

Dermatol 107: 563－567.

[13] Dai, T., G. Kharkwal, J. Zhao et al. 2011a. Ultraviolet-C light for treatment of Candida albicans burn infection in mice. Photochem Photobiol 87: 342－349.

[14] Dai, T., G. Tegos, G. Rolz-Cruz, W. Cumbie, and M. Hamblin. 2008a. Ultraviolet C inactivation of dermatophytes: Implications for treatment of onychomycosis. Br J Dermatol 158: 1239－1246.

[15] Dai, T., G. Tegos, T. St Denis et al. 2011b. Ultraviolet-C irradiation for prevention of central venous catheter-related infections: An in vitro study. Photochem Photobiol 87: 250－255.

[16] Dean, S., A. Petty, S. Swift et al. 2011. Efficacy and safety assessment of a novel ultraviolet C device for treating corneal bacterial infections. Clin Exp Ophthalmol 39: 156－163.

[17] Ennis, W., C. Lee, and P. Meneses. 2007. A biochemical approach to wound healing through the use of modalities. Clin Dermatol 25: 63－72.

[18] Freytes, H., B. Fernandez, and W. Fleming. 1965. Ultraviolet light in the treatment of indolent ulcers. South Med J 58: 223－226.

[19] Gurzadyan, G., H. Gorner, and D. Schulte-Frohlinde. 1995. Ultraviolet (193, 216 and 254 nm) photoinactivation of Escherichia coli strains with different repair deficiencies. Radiat Res 141: 244－251.

[20] Hearn, R., A. Kerr, K. Rahim, J. Ferguson, and R. Dawe. 2008. Incidence of skin cancers in 3867 patients treated with narrowband ultraviolet B phototherapy. Br J Dermatol 159: 931－935.

[21] Ichihashi, M., M. Ueda, A. Budiyanto et al. 2003. UV-induced skin damage. Toxicology 189: 21－39.

[22] Khan, M., B. Choi, S. Chess et al. 2004. Optical clearing of in vivo human skin: Implications for light-based diagnostic imaging and therapeutics. Lasers Surg Med 34: 83－85.

[23] Kloth, L. 1995. Physical modalities in wound management: UVC, therapeutic heating and electrical stimulation. Ostomy Wound Manage 41: 18－20, 22－14, 26－17.

[24] Mohr, H., L. Steil, U. Gravemann et al. 2009. A novel approach to pathogen reduction in platelet concentrates using shortwave ultraviolet light. Transfusion 49: 2612－2624.

[25] Morykwas, M., and M. Mark. 1998. Effects of ultraviolet light on fibroblast fibronectin production and lattice contraction. Wounds 10: 111－117.

[26] Nussbaum, E., I. Biemann, and B. Mustard. 1994. Comparison of ultrasound/ultraviolet-C and laser for treatment of pressure ulcers in patients with spinal cord injury. Phys Ther 74: 812－823.

[27] Oto, M., S. Kikugawa, N. Sarukura, M. Hirano, and H. Hosono. 2001. Optical fiber for deep ultraviolet light. IEEE Photonics Technol Lett 13: 978－980.

[28] Park, A. 2010. Antibiotics: NDM-1 how dangerous is the mutation? Time 176: 20.

[29] Parpura, V., and P. Haydon. 1999. Uncaging' using optical fibers to deliver UV light directly to the sample. Croatian Med J 40: 340－345.

[30] Rao, B., P. Kumar, S. Rao, and B. Gurung. 2011. Bactericidal effect of ultraviolet C (UVC), direct and filtered through transparent plastic, on Gram-positive cocci: An in vitro study. Ostomy Wound Manage 57: 46－52.

[31] Rennekampff, H., M. Busche, K. Knobloch, and M. Tenenhaus. 2010. Is UV radiation beneficial in postburn wound healing? Med Hypotheses 75: 436－438.

[32] Sage, R., and H. Lim. 2010. UV-based therapy and vitamin D, Dermatol Ther 23: 72－81.

[33] Shimomura, A., D. Tahara, M. Tominaga et al. 1995. The effect of ultraviolet rays on the prevention of exitsite infections. Adv Perit Dial 11: 152－156.

[34] Sosnin, E., E. Stoffels, M. Erofeev, I. Kieft, and S. Kunts. 2004. The effects of UV irradiation and gas plasma treatment on living mammalian cells and bacteria: A comparative approach. IEEE Trans Plasma Sci 32: 1544－1550.

[35] Sterenborg, H., S. van der Putte, and J. van der Leun. 1988. The dose-response relationship of tumorigenesis by ultraviolet radiation of 254 nm. Photochem Photobiol 47: 245－253.

[36] Sullivan, P., and T. Conner-Kerr. 2000. A comparative study of the effects of UVC irradiation on select procaryotic and eucaryotic wound pathogens. Ostomy Wound Manage 46: 28－34.

[37] Suo, W., H. Guo, X. Wang, and D. Wang. 2003. Effect of ultraviolet C light on the expression of basic fibro-

blast growth factor in rat wounds. Chin J Phys Med Rehabil 25: 651 – 654.

[38] Suo, W. , X. Wang, and D. Wang. 2002. Effect of ultraviolet c irradiation on expression of transforming growth factor-β in wound. Chin J Rehabil Theor Pract 8: 5 – 7.

[39] Taylor, G. , G. Bannister, and J. Leeming. 1995. Wound disinfection with ultraviolet radiation. J Hosp Infect 30: 85 – 93.

[40] Taylor, G. , J. Leeming, and G. Bannister. 1993. Effect of antiseptics, ultraviolet light and lavage on airborne bacteria in a model wound. J Bone Joint Surgery Br 75: 724 – 730.

[41] Thai, T. , P. Houghton, K. Campbell, and M. Woodbury. 2002. Ultraviolet light C in the treatment of chronic wounds with MRSA: A case study. Ostomy Wound Manage 48: 52 – 60.

[42] Thai, T. , D. Keast, K. Campbell, M. Woodbury, and P. Houghton. 2005. Effect of ultraviolet light C on bacterial colonization in chronic wounds. Ostomy Wound Manage 51: 32 – 45.

[43] Trevisan, A. , S. Piovesan, A. Leonardi et al. 2006. Unusual high exposure to ultraviolet-C radiation. Photochem Photobiol 82: 1077 – 1079.

[44] Tuchin, V. 2006. Optical Clearing of Tissues and Blood. SPIE Press, Bellingham, WA.

[45] Vázquez, M. , and A. Hanslmeier. 2006. Ultraviolet Radiation in the Solar System. Springer, Dordrecht.

[46] Weischer, M. , A. Blum, F. Eberhard, M. Rocken, and M. Berneburg. 2004. No evidence for increased skin cancer risk in psoriasis patients treated with broadband or narrowband UVB phototherapy: A first retrospective study. Acta Dermato-Venereol 84: 370 – 374.

[47] Wolf, P. , H. Maier, R. Mullegger et al. 2000. Topical treatment with liposomes containing T4 endonuclease V protects human skin in vivo from ultraviolet-induced upregulation of interleukin-10 and tumor necrosis factor-alpha. J. Invest Dermatol 114: 149 – 156.

第四篇
光动力疗法（PDT）

22　光动力疗法中光敏剂的开发和改良

22.1　光动力疗法中光敏剂开发和改良的研究进展

光动力疗法（PDT）是将光敏剂（photosensitizer，PS）药物局部富集，即 PS 在肿瘤组织聚集，并通过光照而激活的一种治疗方法。活化的 PS 通过三态氧反应，产生单线态氧（van Lier，1990），引起细胞毒性反应，从而对肿瘤造成破坏（Ethirajan 等，2011）。PS 通过特定波长的光激活，而光的组织穿透深度取决于其波长（Gudgin Dickson，Goyan 和 Pottier，2002）。因此，肿瘤的位置决定了 PDT 所用 PS 的种类及激发光的波长（National Cancer Institute，2011. http：//www. cancer. gov/cancer-topics/factsheet/Therapy/photodynamic）。

PDT 包含三要素：光敏剂、光和氧。其中，光敏剂将能量从光传递到氧分子，从而产生活性氧（reactive oxygen species，ROS）（图 22.1）。

光敏剂吸收光后从基态（^1PS）变为激发单重态（$^1PS*$）（图 22.1 和图 22.2）。光敏剂的激发单重态可以通过发出荧光转为基态而衰减，其所发出的荧光可用于检测特定肿瘤（图 22.1）。然而，要将光动力效应应用于治疗，光敏剂需经电子自旋转换至三重态（$^3PS*$）（图 22.1 和图 22.2）（http：//www. cancer. gov/cancertopics/factsheet/Therapy/photodynamic）。

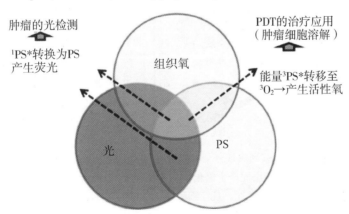

图 22.1　PDT 三大构成如该维恩图所示

受激发时，PS 通过荧光反应从单重激发态（$^1PS*$）回到它的基态（PS）；氧分子是 PDT 治疗的必需部分，通过从 PS 的三重态（$^3PS*$）获得能量产生单线态氧（$^1O_2*$）。

我们知道，与正常组织相比，光敏剂更易在肿瘤中聚集。但有些光敏剂在正常组织中比其他光敏剂聚集得更多，为了解决这个问题，我们必须开发一种在肿瘤组织中更能有效聚集且更具选择性的光敏剂。

第一代光敏剂 Photofrin 是美国食品药品监督管理局（Food and Drug Administration，FDA）唯一批准在各种癌症治疗中使用的药物。然而，它有如下缺点：

（1）虽然这类光敏剂可在肿瘤组织中聚集，但就选择目标组织和健康组织的比率来说，它的整体选择性较差（Konan，Gurny 和 Allemann，2002；Ethirajan 等，2008）。

（2）第一代光敏剂在激发波长下消光系数低，所以为了得到最佳治疗效果，必须大量给药

（Konan，Gurny 和 Allemann，2002；Ethirajan 等，2008）。

（3）第一代光敏剂的最大吸收波长较短（630 nm）。在光激发光敏剂时，这种短波长光的组织的穿透力差。由于光反应需要光激活才能破坏肿瘤组织，较差的组织穿透性阻碍了深部肿瘤的破坏（Konan，Gurny 和 Allemann，2002；Ethirajan 等，2008）。

（4）由于第一代光敏剂对靶组织和正常组织的选择性差，致使其普遍在皮肤中高度蓄积。光敏剂在皮肤周围的高度蓄积会引起光敏性。PDT 治疗后，为了避免严重的晒伤反应，临床医生建议病人避光 6～8 周（Konan，Gurny 和 Allemann，2002；Ethirajan 等，2008）。

各国卫生管理机构对 Photofrin 的批准促使科研人员开发了其他类型的第二代光敏剂，如二氢卟酚、细菌卟吩（又称菌绿素）、酞菁和其他卟啉衍生物。这些二代光敏剂在性能方面有以下改进：

（1）第二代光敏剂对靶组织的选择性提高（Konan，Gurny 和 Allemann，2002；Ethirajan 等，2008）。

（2）第二代光敏剂的最长吸收光波长比第一代光敏剂长，它的吸收范围在 650～800 nm，可提高光对靶组织的穿透力（Konan，Gurny 和 Allemann，2002；Ethirajan 等，2008）。

（3）相较第一代光敏剂而言，这一代更易从机体中清除，从而降低了皮肤光毒性的副作用（Konan，Gurny 和 Allemann，2002；Ethirajan 等，2008）。

（4）第二代光敏剂已被证明可以更有效地生成单线态氧。

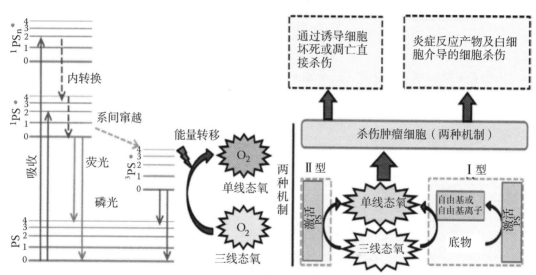

图 22.2　能量从激发三重态下的光敏剂转移到氧气分子有两种方式：受激分子可直接通过质子或电子转移与底物反应，形成自由基或自由基离子，它能与氧相互作用而产生氧化物（Ⅰ型反应）；或者激活态光敏剂的能量直接转移到氧而形成单线态氧（Ⅱ型反应），单线态氧极具细胞毒性，且在细胞杀伤过程中发挥主要作用（Dennis 等，2003）。

22.1.1　光敏剂的光物理学

卟啉及其他四吡咯类化合物是研究最多的光敏剂。这些光敏剂在约 400 nm 处有一强吸收带，称为索瑞氏带（Soret 带）（MacDonald 和 Dougherty，2001）然而，索瑞氏带不用于光动力疗法，因为这段波长范围的光组织穿透力低，并且血红蛋白也会吸收这一波段的光。根据 π 电子总数，四吡咯化合物卟啉可分为 3 类：卟啉（1）、二氢卟酚（2）、细菌卟吩（3）（图 22.3）。卟啉是 22π 电子芳香环，在约 400 nm（Soret 带）展示出强 π～π* 转换的光谱特性且通常是 4 个 Q 频带。在卟啉系统中，位于吡咯环对面的两个外围双键是交叉共轭的，且对于维持芳香性来说并非必需。减少一个或两个共轭键仍可保持芳香性，并可分别形成两个系统：二氢卟酚和细菌卟吩（Spikes，1984）。

Q 频带（600～800 nm）光更利于光动力疗法的应用。PDT 通常应该选择组织穿透性更深的光（图 22.4）。由于外周位置取代基的性质不同，卟啉在约 630 nm 处有一微弱的最大吸收值，而二氢卟酚和细

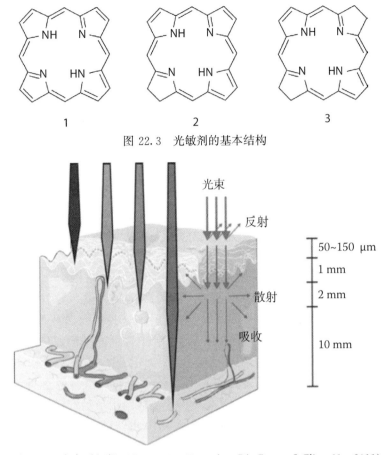

图 22.3　光敏剂的基本结构

图 22.4　光穿透组织（Agostinis，P. et al.，CA Cancer J Clin，61，2011）

菌卟吩分别在 650～700 nm 和 720～800 nm 波长范围处有最大吸收值（化学结构如图 22.3 所示）（MacDonald 和 Dougherty，2001）。然而，细菌卟吩生色团的稳定性比叶绿素弱。最高占据分子轨道（highest occupied molecular orbital，HOMO）和最低未占据分子轨道（lowest unoccupied molecular orbital，LUMO）的能隙按如下顺序递增：细菌卟吩＜异细菌卟吩＜二氢卟酚＜卟啉，而氧化所需的能量按如下顺序递减：卟啉＞二氢卟酚＞异细菌卟吩＞细菌卟吩（Pandey 和 Zheng，2000）。一个双键的损耗会导致二氢卟酚的 π 系统不稳定，且会使最高占据分子轨道（HOMO）能量上升，因此分子更易氧化（Yang 等，2011）。细菌卟吩有最红移的第一吸收带，这是大多数天然细菌卟吩类似化合物对氧化极其敏感且会迅速转化成二氢卟酚的原因。这一特性可因金属的存在和缺乏或各种取代基而改变。

　　Pandey 等人合成了一系列具有稳定自由基且金属化的细菌卟吩 [Zn(Ⅱ) 或 Pd(Ⅱ)]，也对它们的光物理和光化学性质进行了研究（Fukuzumi 等，2008）。在所有这些化合物中，钯细菌卟吩的光激发可以激发三重态而不产生荧光，可形成高量子产率的单态氧（由于钯的重原子效应）。从电化学研究的角度来看，锌细菌卟吩有最小的 HOMO-LUMO 能隙，这个值低于苯甲腈化合物激发三重态的能量。HOMO-LUMO 能隙小于三重态能量这一条件导致了分子间的光诱导电子转移，即从光敏剂的三重激发态转移到基态，并产生自由基正离子和自由基负离子。由此产生的自由基负离子能转移一个电子到氧分子而产生超氧阴离子。同时，锌细菌卟吩也可以作为一种有效的单线态氧发生器。因此，锌细菌卟吩作光敏剂时有双重作用：它在非质子溶剂（苯甲腈）中既能产生单线态氧也可以产生超氧阴离子。

　　此外，酞菁（4）和萘酞菁（5）（图 22.5）比相应的二氢卟酚和细菌卟吩显示出更大的红移，且表现出更长的最大吸收波长（Ethirajan 等，2008）。

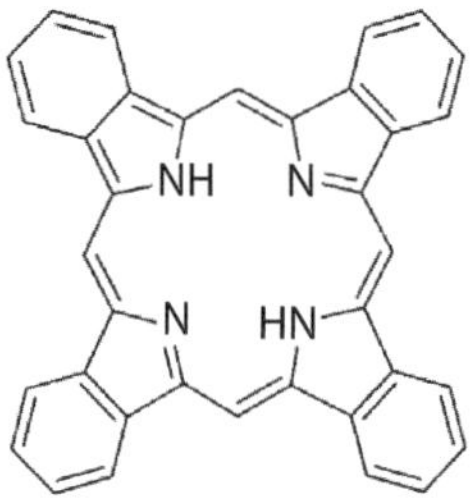

图 22.5 酞菁和萘酞菁的基本结构

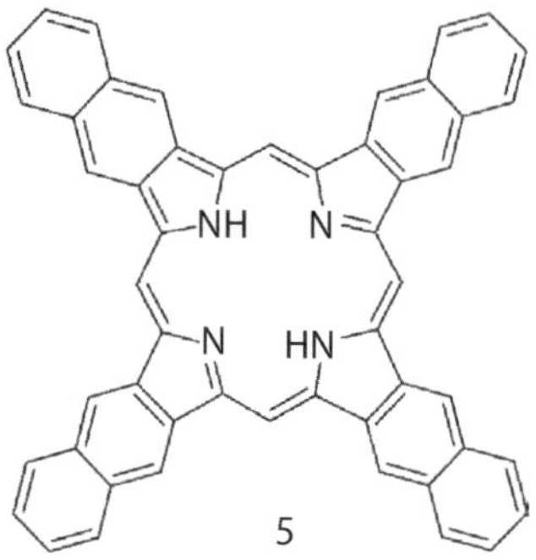

22.2 光动力疗法的历史

古埃及的亚伯斯古医籍（前 1550）和古印度的《阿达婆吠陀》（约前 1000）中均有使用光治疗的描述（El-Mofy，1968；Wyss，2000；Baden，1984）。古埃及人从欧洲防风草、欧芹和圣约翰草等这些植物中提取干粉，用于治疗白斑皮肤病（白癜风）。现在已确定这些植物含有天然光敏剂——补骨脂素。治疗过程为：先应用植物粉剂，再将病人暴露在阳光下。阳光激活光敏剂，对皮肤产生一种类晒伤效应（El-Mofy，1968；Wyss，2000；Fahmy 和 Abu-Shady，1948）。另一本希腊著作 *Mofradat Al Adwiya*（13 世纪）描述了使用补骨脂素含量高的蜂蜜酊和白芷种子粉剂对白癜风进行治疗（Fahmy 和 Abu-Shady，1948；Baden，1984）。同样，《阿达婆吠陀》中所描述的用于治疗白癜风的 Beivechi（补骨脂素内酯）种子也含有补骨脂素。在约公元前 200 年的佛经和 10 世纪的中国文献中也发现了使用补骨脂草治疗白癜风的记录（Wyss，2000）；（莫斯科激光医学中心，http：//www.magicray.ru/ENG/lecture/1.html）。

在现代，光疗法是因为丹麦医生 Niels Finsen 的工作第一次受到人们关注。Finsen（1901）用红光照射来阻止天花脓疱的形成及排脓，并且利用太阳紫外线治疗皮肤结核。他因此在 1903 年获得诺贝尔奖（Finsen，1901；Dennis，2003）。Oscar Raab（1900）是慕尼黑大学药理研究所教授 H. Von Tappeiner 的学生，他的研究表明吖啶溶液在某一特定波长的光照射下可以杀死草履虫。Von Tappeiner 和 Jesionek（1903）在基底细胞癌接受光照射前局部应用曙红，这是 PDT 的首次临床应用。之后，他们将 PDT 定义为光、光敏剂和氧之间的动态交互作用而造成组织破坏的过程（von Tappeiner 和 Jodlbauer，1907；Triesscheijna 等，2006）。Hausmann（1910）研究了血卟啉的光毒性，并且描述了它对草履虫和红细胞的效果。在另一个重要的实验中，他将血卟啉注入小鼠体内，结果显示血卟啉对小鼠皮肤有光敏性和光毒性（Hausmann，1908）。Meyer-Betz（1913）在 1912 年通过将血卟啉注射到自己体内，检测到了血卟啉在人体内的光敏效应。暴露在阳光下，他发现水肿和色素沉着过度持续达 2 个月（Meyer-Betz，1913）。从 1924 年的 A. Policard 开始，许多研究人员观察到血卟啉在肿瘤的蓄积超过健康组织，从而提议将血卟啉荧光用于肿瘤诊断（Policard，1924；Auler 和 Banzer，1942）。Figge，Weiland 和 Manganiello（1948）证明了卟啉化合物对肿瘤细胞具有选择性。血卟啉本身是活性卟啉和惰性卟啉的混合物，Schwartz，Absolon 和 Vermund（1955）通过用浓硫酸和乙酸处理血卟啉得到了血卟啉衍生物 HpD。Lipson 和 Baldes 于 1960 年在梅奥诊所对血卟啉衍生物 HpD 进行了测试，结果发现它可产生更好的光动力效应（Lipson，Baldes 和 Olsen，1961）。

Dougherty 等人（1975）使用 HpD 联合红光根除了小鼠的乳腺肿瘤。随后他们进行了 HpD 治疗人皮肤肿瘤和膀胱癌的临床试验，结果大获成功（Dougherty 等，1978；Kelly 和 Snell，1976）。Dougherty 团队接着去除了血卟啉的惰性部分。纯化后的血卟啉产品被命名为光 Photofrin（卟吩姆钠）。Photofrin 的成功试验使其成为第一个获得批准用于癌症治疗的光敏剂（Triesscheijna 等，2006）。

自那以后，至少有 3 种光敏剂也被批准用于临床，其中包括 5 - 氨基酮戊酸（ALA，Levulan，DUSA 制药公司，马萨诸塞州威尔明顿）、ALA 甲酯（Metvix，Photocure ASA，挪威奥斯陆）和内旋-四羟基苯基二氢卟酚（mTHPC，temoporfin，Foscan，Biolitec 制药有限公司，爱尔兰都柏林）。与以前相比，PDT 作为局部肿瘤治疗方法正在获得越来越多的认可（Triesscheijna 等，2006）。

许多像 Tookad（6）和 3-去乙烯基-3 -（1'-己氧基）乙基-焦脱镁叶绿酸（HPPH）（7）这样的 PDT 药物正处在临床试验的不同阶段，并且某些光敏剂需要波长较长的光激发。另外如 PS 605 Me（8，一种细菌卟吩，）和 PS 531（9，碘叶绿素 a 类似化合物）（图 22.6），在荧光图像引导治疗和正电子发射体层摄影（positron emission tomography，PET）的应用方面，正在进行临床前研究。

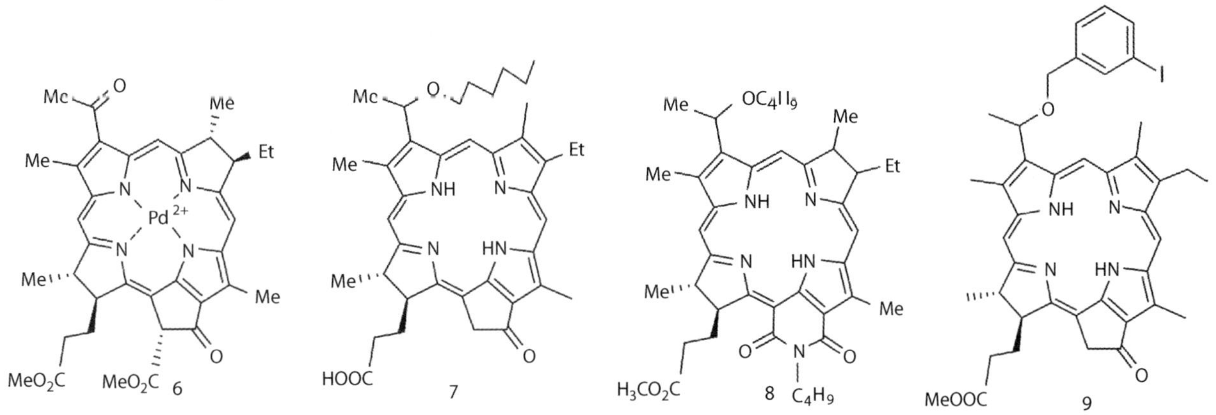

图 22.6　PDT 药剂的结构

22. 3　光敏剂的种类

22.3.1　卟啉类化合物

血卟啉衍生物（hematoporphyrin derivative，HpD）在肿瘤中的活性为现代 PDT 打开了大门，不过这些混合物的性质还不是很理想，这更凸显了发展新型光敏剂的需要。Photofrin——第一个 FDA 批准的光敏剂，是血卟啉衍生物的低聚体复杂混合物，目前用于各种癌症的治疗。虽然有效，但是它有多种缺点（Youngjae 等，2003；Bellnier 和 Daugherty，1996）。Photofrin 的相关缺点促进了对特异性和功效更强的新型光敏剂的研究（Sharman，Allen 和 van Lier，1999；Detty，2001）。如将各种各样的内消旋取代基纳入卟啉分子，可以提高其最大吸收波长，还有一些方法用于新型、改良型卟啉的合成。其中一类是基于内消旋-5,10,15,20 -四芳基卟啉［如 H_2（TPP）（10）］的研究。四磺酸化的内消旋-四苯基卟啉 H_2（TPPS_4）（11）具有肿瘤定位功能（Winkelaman，Slater 和 Grossman，1967）（图 22.7）。虽然这些化合物具有较高的单线态氧产率，但其在体内和体外的光化学效率较低（Evensen 和 Moan，1987）。

20 世纪 80 年代初，四羟基苯基卟啉（tetra hydroxyphenyl porphyrin，THPP）（12）作为一类新型卟啉出现，具有成为光敏剂的潜力。Berenbaum 等人（1986）将内消旋-四（羟基苯基）卟啉的三种同分异构体与 HpD 和 Photofrin Ⅱ（Akande 等，1986）进行比较。Songca 合成并研究了四羟基苯基卟啉的含氟衍生物，发现它们是强效的光敏剂。其中元羟基化合物 5,10,15,20 -四肽（2 -氟- 3 -羟基苯基）卟啉（13）和 5,10,15,20 -四肽（2,4 -二氟- 3 -羟基苯基）（14）表现出最强的光毒性（Songca，2001）（图 22.7）。

同时具有亲水和疏水基团的两亲性分子更容易被肿瘤摄取且可以更长时间地滞留在肿瘤部位（Osterloh 和 Vicente，2002）。为了观察具有不同取代基的苯基团在内消旋位置的效果，Banfi 等人（2006）合成了一系列的四芳基卟啉和二芳基卟啉，并研究了该系列化合物对 HCT 116 人结肠腺癌细胞的光毒性作用。结果显示二芳基四吡咯化合物比四吡咯衍生物更有效，同时研究发现二芳基系列中的羟基化合物比甲氧基取代的衍生物更有效。单芳基卟啉是5，15-二芳基卟啉合成分离的副产物，被认为是有前途的光敏剂，它的IC50值与二芳基卟啉的值相媲美甚至优于二芳基卟啉。经体外实验发现，化合物15，16和17（图22.8）对HCT116人结肠癌细胞的作用比临床批准的光敏剂Photofrin和替莫卟吩更有效（Banfi等，2006）

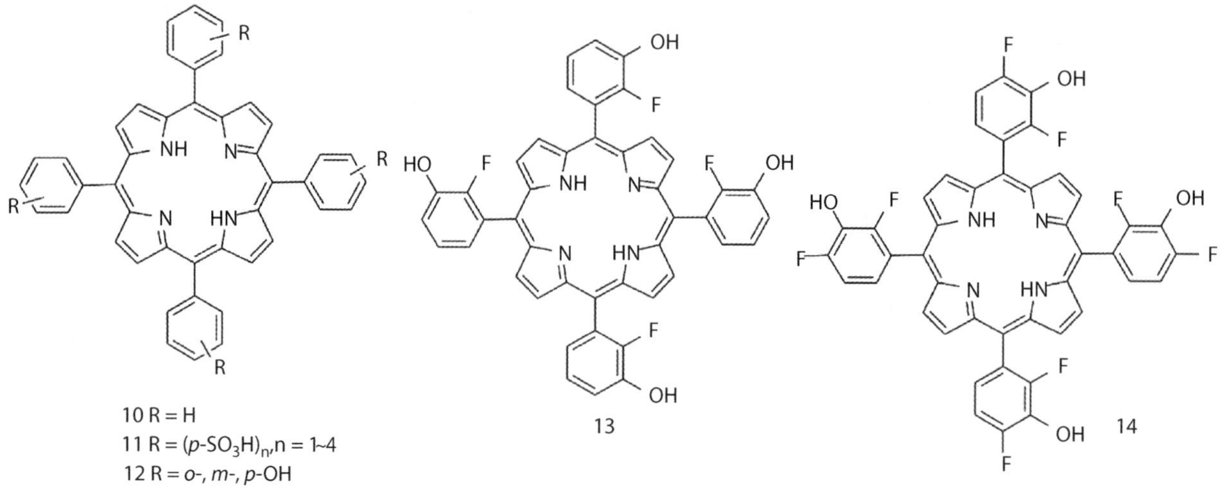

10 R = H
11 R = (p-SO₃H)ₙ, n = 1~4
12 R = o-, m-, p-OH

13

14

图22.7 四羟基卟啉及其氟化衍生物

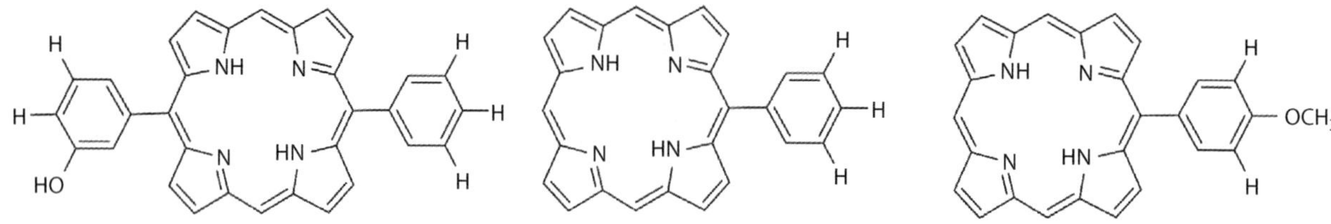

15　　　　　16　　　　　17

图22.8 单甲基卟吩和二甲基卟吩的结构

近年来，有研究通过将内消旋-四芳基卟啉（18~25）进行对位或间位连接，成功合成了含有1~4个低相对分子质量二醇链二醇官能化的卟啉链，并评估了其在体外和体内PDT的疗效（Kralova等，2008）（图22.9）。结构-活性关系显示化合物22比18更加有效，说明氟化反应增强了苯基衍生物的光敏作用。羟基醇卟啉（18,20,22,24,25）与甲氧基衍生物（19，21，23）相比，其细胞内摄取和光毒性更明显。

间位乙二醇（20）在体外和体内表现出更好的细胞内摄取和PDT效能，似乎是体内PDT的更好选择。Mitra等人（2011）评估了内消旋-四（N-甲基-4-吡啶基）卟啉四甲苯-PDT在体外和在动物模型中治疗白念珠菌感染的有效性。

22.3.2 二氢卟酚

二氢卟酚是一类20π电子芳香四吡咯，其光物理性质类似于卟啉类化合物（Cubeddn等，1987），但它们的Q带红移有所增强（670~700 nm），使二氢卟酚类化合物更适于PDT。叶绿素a是典型的二氢卟酚类天然产物。它在光合的植物、藻类和蓝藻中作为集光生色团（Montforts和Glasenapp-Breiling，2002）。它可以从某些螺旋藻物种中提取且不会混杂其他类型的叶绿素（Smith，Goff和Simpson，1985）。许多不为人知的二氢卟酚也发挥重要的生物学作用。环脱镁叶绿酸和相关化合物被认为可以抑制某些海洋物种的破坏性氧化过程（Karuso等，1986；Watanabe等，1993），并且在海生蠕虫绿叉蟋体内，二氢卟酚化合物是负责性分化的激素（Agius等，1979）。迄今为止，在所有合成的叶绿素a衍生物中，焦脱镁叶绿酸a类似化合物最为引人关注（Pandey等，1991，1996）。Pandey等人

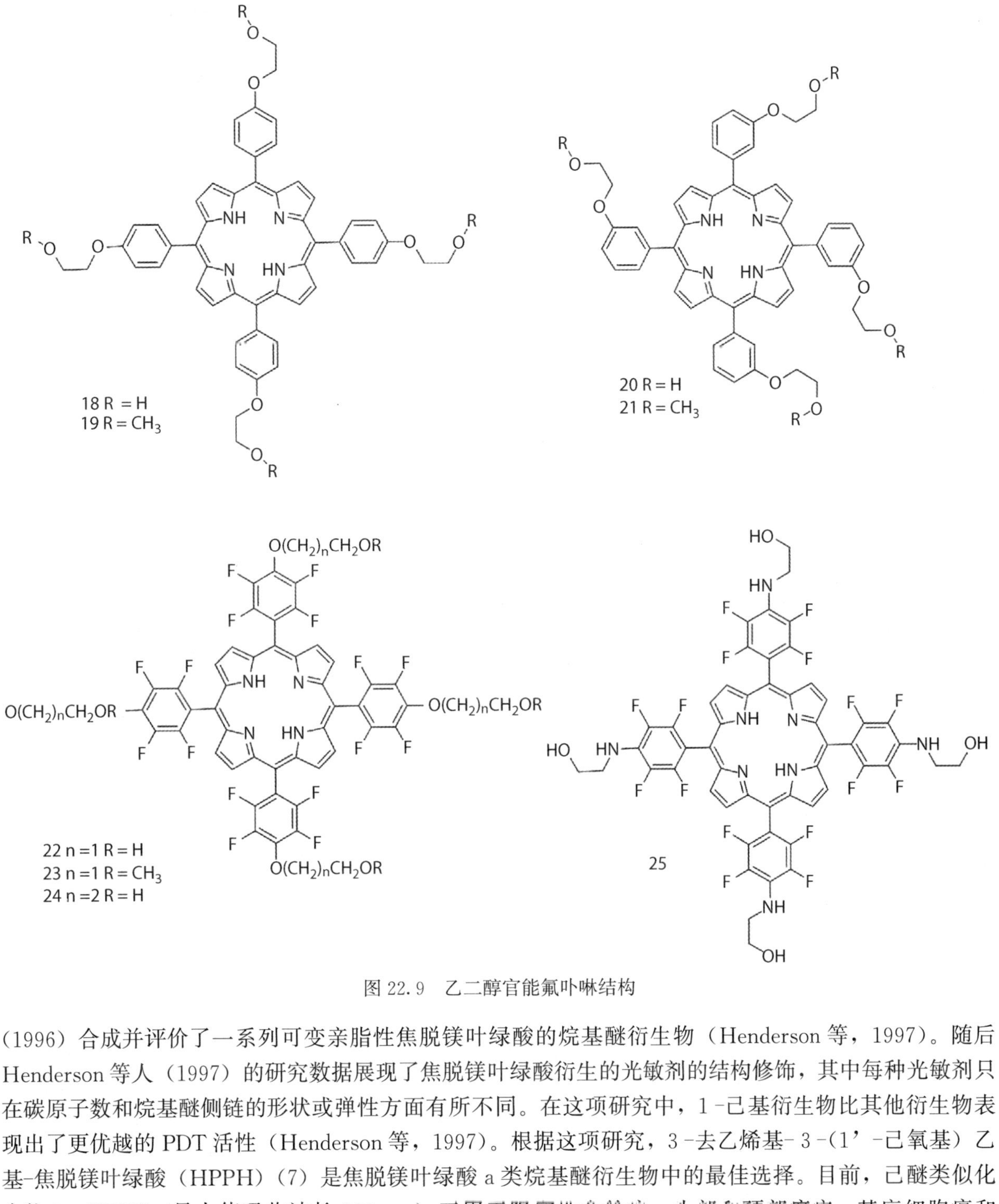

图 22.9 乙二醇官能氟卟啉结构

（1996）合成并评价了一系列可变亲脂性焦脱镁叶绿酸的烷基醚衍生物（Henderson 等，1997）。随后 Henderson 等人（1997）的研究数据展现了焦脱镁叶绿酸衍生的光敏剂的结构修饰，其中每种光敏剂只在碳原子数和烷基醚侧链的形状或弹性方面有所不同。在这项研究中，1-己基衍生物比其他衍生物表现出了更优越的 PDT 活性（Henderson 等，1997）。根据这项研究，3-去乙烯基-3-(1'-己氧基) 乙基-焦脱镁叶绿酸（HPPH）（7）是焦脱镁叶绿酸 a 类烷基醚衍生物中的最佳选择。目前，己醚类似化合物 7，HPPH（最大值吸收波长 660 nm）正用于阻塞性食管癌、头部和颈部癌症，基底细胞癌和 Barrett 食管高度不典型增生的 I / II 期人体临床试验（Bellnier 等，该结果未发表）。HPPH-PDT 的临床资料（Bellnier 等，1993，2003，2004，2006；Chen 等，2005；Anderson 等，2003；Lobel 等，2001；Dougherty 等，2000；Potter 等，1999；Magne 等，1997；Furukawa 等，1994a，b）表明其在治疗某些类型癌症方面具有巨大潜力。

Pandey 等人（1996）使用 SAR 法从一系列的焦脱-a 烷基醚类似化合物中开发出了有效的光敏剂，这对选择高效的 HPPH 光敏剂非常有用（Henderson 等，1997）。他们继而将这种方法扩展到红紫素酰亚胺类化合物，并且合成了一系列在两个不同的位置 [3 (1'-O-烷基) 和 132-N-烷基] 具有可变碳单元的相应烷基醚类似化合物，其吸收波长高达近 700 nm 并可高效产生单态氧（Zheng 等，2001）。在这一化合物中，含有 N-丁基和 O-丁基侧链的 PS（26）目前正在进行毒理学研究评估。选择它作为 PDT 是因为其在体 PDT 的疗效及易于合成的特点（Ethirajan 等，2011）（图 22.10）。

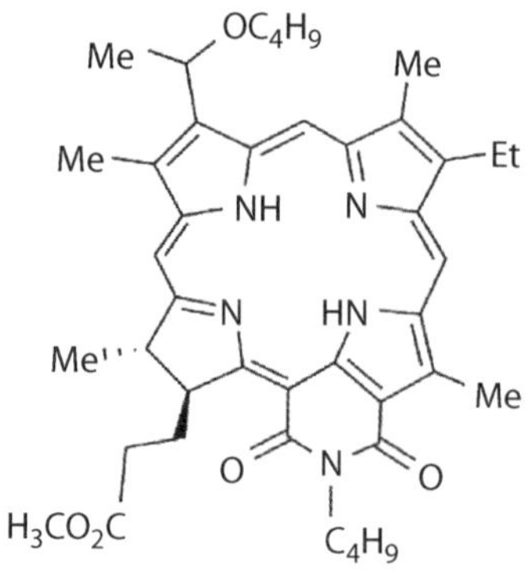

氟在药物化学的重要性是众所周知的（Surya Prakash 和 Yudin，1997）。氟取代基可以提高脂溶性，从而提高生物活性化合物的跨类脂膜转运率（Banks，Smart 和 Tatlow，1994）。为了研究氟化效应，Gryshuk 等人利用早期的方法合成了类似化合物，其中烷基醚侧链被替换为三氟甲基苄基醚基团（Gryshuk 等，2002）。这一系列的光敏剂相比无氟类似化合物，其含氟衍生物显示出更好的 PDT 效果（MacDonald 和 Dougherty，2001）。

图 22.10　二氢基光敏剂（摘自 Ethirajan, M. et al., Chem. Soc. Rev., 40, 2011）

苯并卟啉衍生物作为 PS，是一种已在临床上使用的二氢卟酚样化合物（Richter 等，1987）。作为二氢卟酚的另一类型，苯并二氢卟酚是由融合了四吡咯结构的苯环组成，首次由 Arnold 等人从八乙基卟啉（octaethylporphyrin，OEP）中制备获得（1978）。Morgan 等人（1989，1992）证实这一类化合物可以在 PDT 中用作光敏剂。Li 等人（2001）合成了一系列具有可变亲油性的含氟和无氟的八乙基卟啉基苯并二氢卟酚，并以 2.5 μmol/L 的浓度和 4 J/cm^2 的光剂量照射，发现所有苯并二氢卟酚都产生了显著的体外光敏效应。该团队随后研究了一系列具有可变亲油性的苯并二氢卟酚（37～46）在体内和体外试验中的构效关系。此研究中评估的结构特征包括烷基的长度，以及通过一个醚键或碳-碳键连接在六元环外的氟烷基团（Graham 等，2003）（图 22.11）。

在所有的类似物中，在六元外环上承载甲基（38）、三氟甲基（37）和全氟辛烷磺酰基（42）的苯并二氢卟酚类似化合物表现出更强的 PDT 效果（图 22.12）。另外，锌苯并二氢卟酚（37）比相关游离基药物（47）表现出更好的 PDT 疗效。

22.3.3　天然和合成的细菌卟吩（又称菌绿素）

我们之前讨论过，在 650～700 nm 范围内，二氢卟酚比卟啉有一个更加强烈的红移波长，这几乎使入射光的组织穿透力翻了一倍。然而，能吸收 800 nm 光的光敏剂更加理想，因为此波长有理想的组织穿透力，而且作为激活光敏剂的二极管激光器较为便宜。大多数天然存在的细菌卟吩就是这样的理想选择，因为它们在接近 800 nm 波长表现出较好的吸收值。然而，由于它们性质不稳定，合成稳定的细菌卟吩已经成为世界各地化学家面临的挑战。

Eisner（1957）阐明了细菌卟吩的构造。细菌卟吩 a（48）是一种天然存在的细菌卟吩，具有良好的单线态氧生成能力，且吸收峰为 780 nm（消光系数＞70000），接近组织穿透的最佳波长。Henderson 等人（1991）发现细菌卟吩是一种有效的光敏剂，但其在体内不稳定。Beens 等人（1987）研究了细菌卟吩 a（48）的两种水溶性衍生物，分别为细菌叶绿酸 a（49）和细菌二氢卟酚 a（50）（图 22.13）。细菌二氢卟酚 a（50）在体外和体内试验中被证明是有效的光敏剂（Post 等，1996）。

Prinsep 等人（1992）从一种蓝绿藻 Tolypothrix nodosa 中提取出的托尼卟吩（51），是唯一不参与光合作用的天然细菌卟吩。人们发现仅 1 μg 剂量的该药物即可提高阿霉素或长春碱对于 SKVLB 细胞的细胞毒性，并且它具有多重耐药特性（multidrug resistance，MDR）。Minehan 和 Kishi（1997）研究了托尼卟吩生色团的合成，之后该团队（Wang 和 Kishi，1999）改变了托尼卟吩的结构（52）（图 22.14）。这种天然存在的细菌卟吩被认为是一种可以有效治疗 EMT-6 肿瘤细胞的光敏剂。它既对体外 EMT-6 肿瘤细胞悬浮液或单层生长细胞有效，也对植入于 C. B17/Icr 严重联合免疫缺陷小鼠背部的肿瘤有效（Morliere 等，1998）。在体外 EMT-6 肿瘤细胞的光动力治疗过程中，托尼卟吩的光杀伤效应比 Photofrin Ⅱ 高约 5000 倍。在对 EMT-6 小鼠肿瘤模型进行的体内研究表明，相比 Photofrin Ⅱ 及其他

Photofrin 更有效的脱镁叶绿类第二代光敏剂而言，托尼卟吩具有极好的效果。

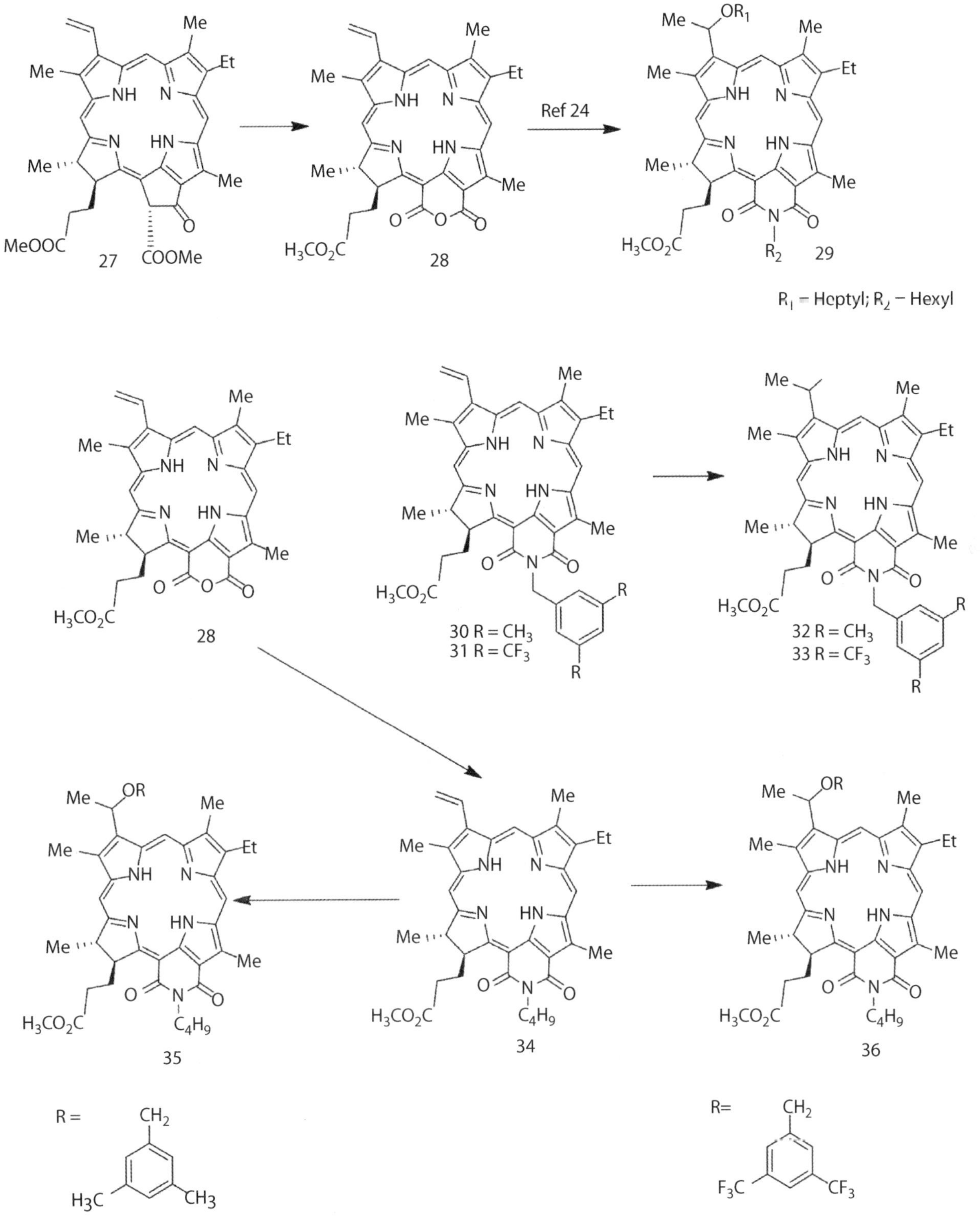

图 22.11 氟化和非氟化的二氢基光敏剂的合成过程（来自 Graham，A. et al. Photochem. Photobiol.，77，5，2003）

天然存在的细菌卟吩大多具有介于 760 nm 和 780 nm 的吸收峰，并且对氧化非常敏感，这会导致其迅速转变为二氢卟酚，使得最大吸收峰下降到 650～660 nm。这些细菌卟吩在体内光动力过程中受到进一步的激发后会氧化并形成激发窗外的生色团，从而减少光动力效应。因此，合成具有合适光化学性能的稳定细菌卟吩是获取长波长光敏剂的一个重要目标。

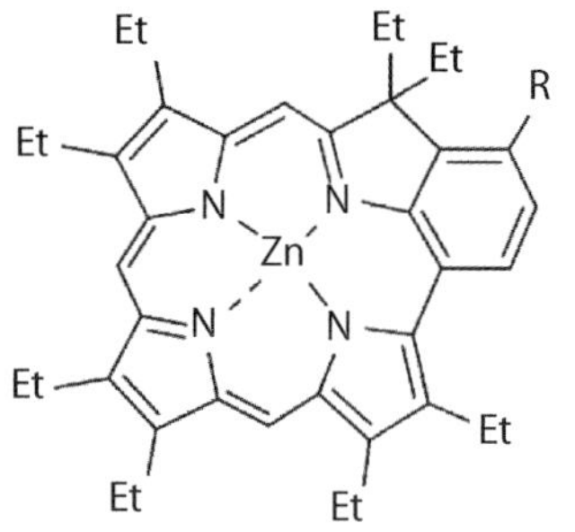

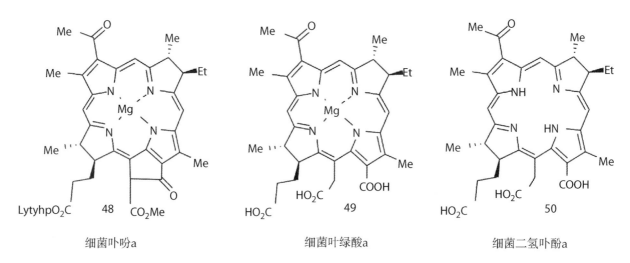

37 R = CF₃　　　42 R = (CF₂)₇CH₃
38 R = CH₃　　　43 R = CH(OCH₃)CH₃
39 R = (CH₂)₅CH₃　44 R = CH[O(CH₂)₅CH₃]CH₃
40 R = (CH₂)₉CH₃　45 R = CH[O(CH₂)₉CH₃]CH₃
41 R = (CH₂)₁₇CH₃　46 R = CH[O(CH₂)₁₇CH₃]CH₃

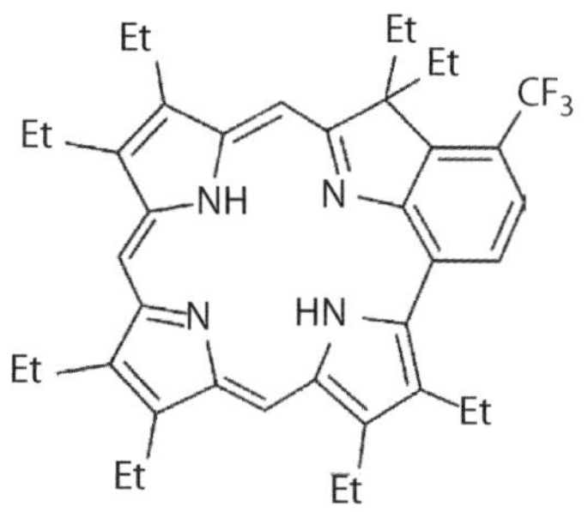

图 22.12　苯并卟啉类似化合物结构

细菌卟吩a　　　　细菌叶绿酸a　　　　细菌二氢卟酚a

图 22.13　部分天然存在的细菌卟吩结构（来自 Beens，E. et al. Photochem. Photobiol.，45，1987）

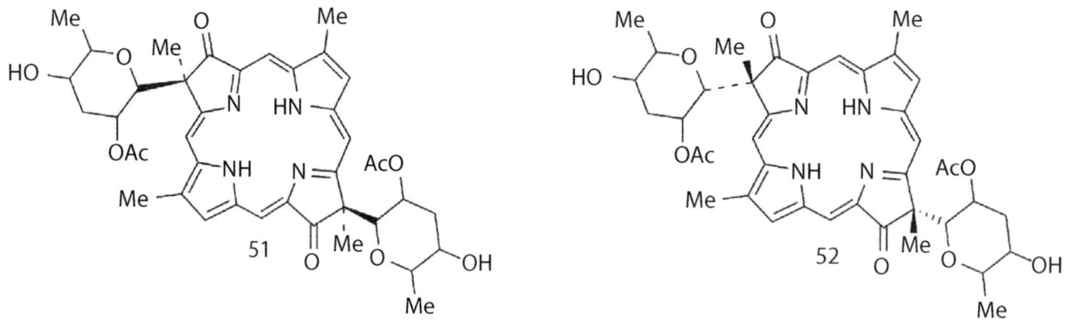

图 22.14　原始及改进后的托尼卟吩结构

　　含有六元酰亚胺环体系（如红紫素酰亚胺）的二氢卟酚经研究发现比含有酸酐和异酰亚胺环体系的二氢卟酚具有更好的抗氧化性（Grahn 等，1997）。Pandey 团队（Chen 等，2007）利用从 Rb 球形菌中分离出来的菌紫素-18 制备了一系列稳定的细菌红紫素酰亚胺。为了检测酰亚胺环系统的效能，他们还合成了一系列具有可变亲油性的开链细菌卟吩（细菌卟吩 p₆）。在他们的方法中，Rb 球形菌的一个成分，细菌卟吩 a（53），能以高产率转化成菌紫素 a（Chen 等，2007）（图 22.15）。

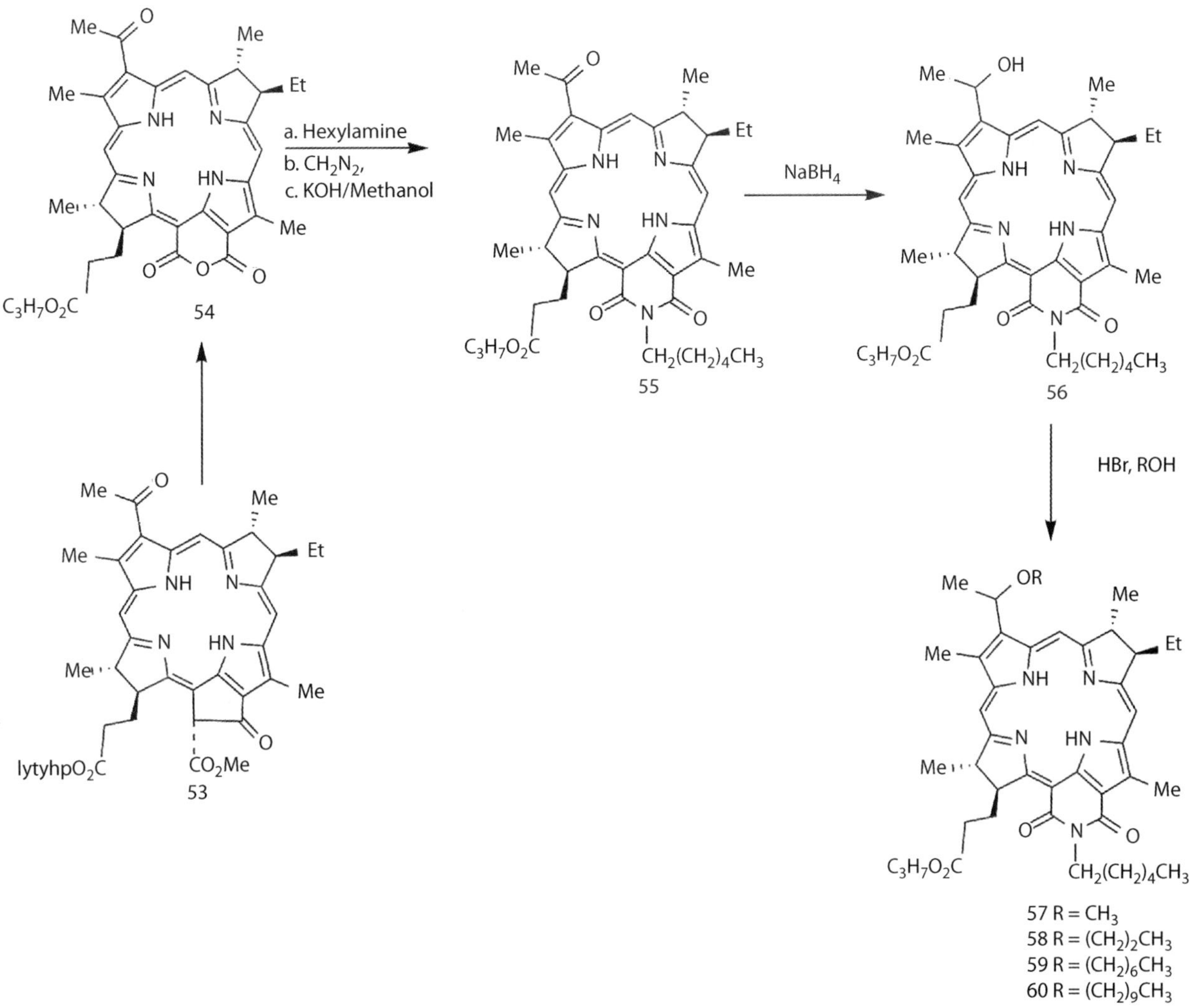

图 22.15 N-取代 3-(1-烷氧基乙基）菌紫红素酰亚胺（摘自 Chen，Y. et al. Bioconjugate Chem.，18，5，2007）

菌紫素 a 经过一系列的反应转化为两类细菌卟吩：熔凝酰亚胺环系统的细菌紫红素酰亚胺和开链系统的菌紫素 p_6。两个系列之间，含稠酰亚胺环（57～60）的细菌红紫素酰亚胺在荷瘤小鼠（带有 RIF 肿瘤的 C3H 小鼠）体内更具效能。

研究者开发了一系列 N-羧基酰亚胺和 N-氨酰基酰亚胺细菌卟吩 p 衍生物（Mironov 等，2003a，b，2004；Mironov，Grin 和 Tsyprovskiy，2002；Mironov，Kozyrev 和 Brandis，1993），据研究报告其中许多衍生物对肿瘤细胞有光毒性（Mironov 等，2003b；Sharonov 等，2004）。有研究者发表了此系列化合物 PDT 相关性能的详细报告；在各衍生物中，化合物（61～64）有望作为有效的 PDT 光敏剂使用（Sharonov 等，2006）（图 22.16）。

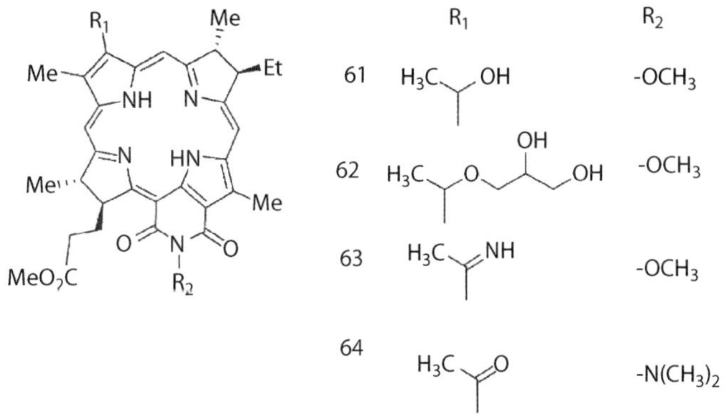

图 22.16 细菌卟吩 p_6 衍生物的结构

为了克服天然细菌卟吩的局限，Kim 和 Lindsey（2005）研究了一种新的合成方法（图 22.17）。这种合成方法的主要特征是 B 环和 D 环具有偕二甲基（66，67 和 68），这可以阻碍脱氢和互变异构反应，由此为细菌卟吩生色团提供化学稳定性（Fan，Taniguchi 和 Lindsey，2007；Borbas，Ruzié 和 Lindsey，2008；Ruzié 等，2008）。与 Photofrin 和 Lu-Tex 相比，这些合成细菌卟吩对着色和非着色黑色素细胞均有显著的 PDT 效应。此外，细菌卟吩（69～71）尤其是细菌卟吩 70 和细菌卟吩 71（图 22.18）在很低的浓度下也有效（Mroz 等，2010）。人们还研究了一系列含各类取代基的合成细菌卟吩（Kim 和 Lindsey，2005；Fan，Taniguchi 和 Lindsey，2007；Borbas，Ruzié 和 Lindsey，2008；Ruzié 等，2008；Ruzié，Krayer 和 Lindsey，2009）作为光敏剂对 HeLa 人宫颈癌细胞的效果（Huang 等，2010）。

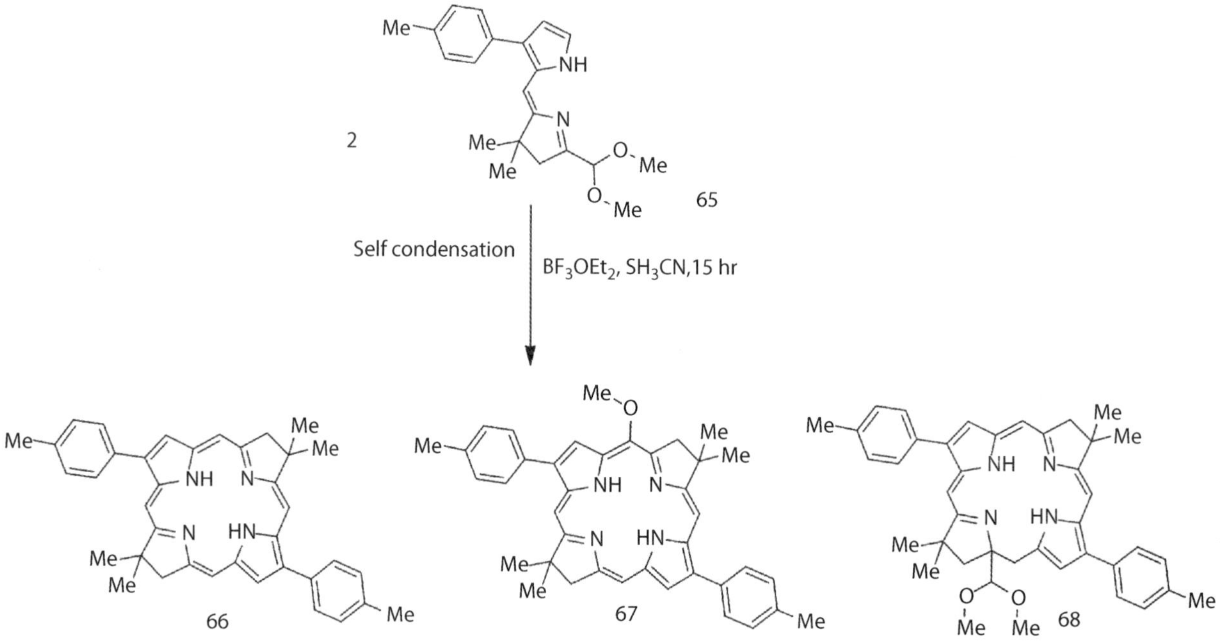

图 22.17　细菌卟吩的合成路线

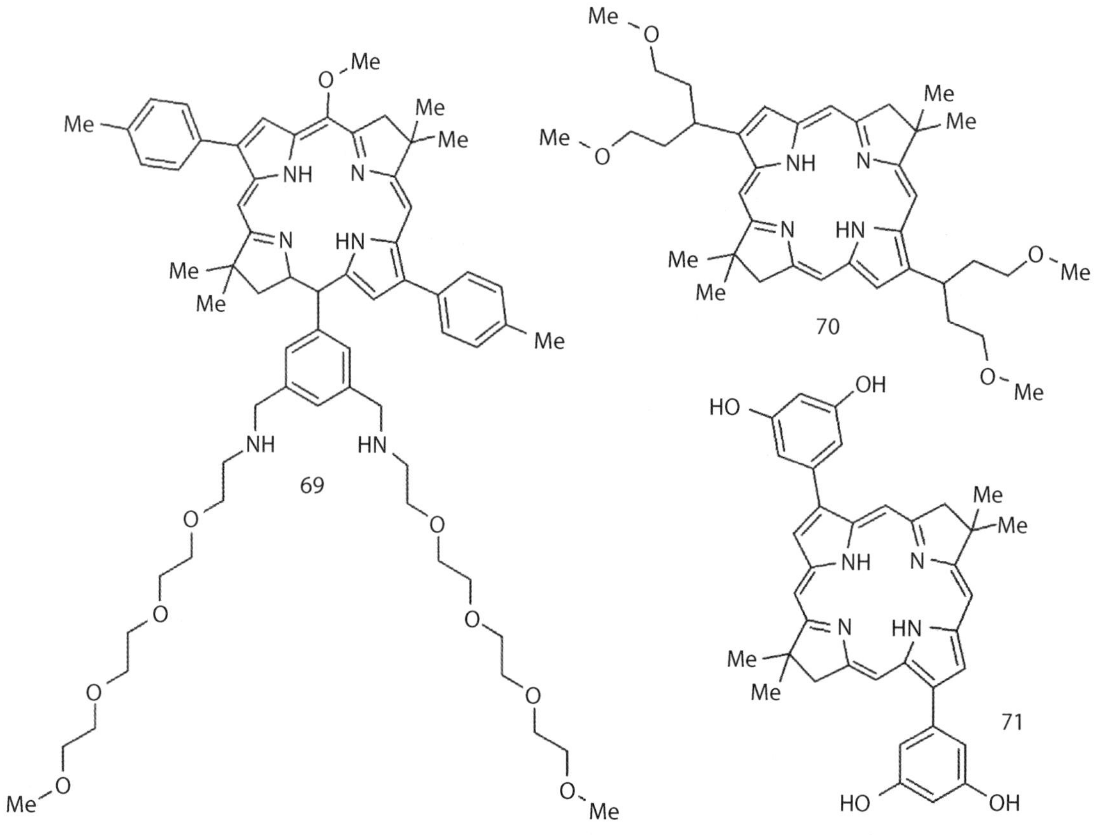

图 22.18　高度稳定的人造细菌卟吩

Joshi 等人（2011）合成了一系列经 FeCl₃ 或 DDQ 氧化的细菌卟吩。由此得到的二氢卟酚可在片呐醇-片呐酮的条件下反应生成酮细菌卟吩。新合成的细菌卟吩（72～75）具有很强的长波长吸收能力，并在体外（Colon 26 细胞）产生了显著的光敏作用（图 22.19）。所有这些化合物中，在 B 环 7 号位含酮基团且五元碳环裂解的细菌卟吩有最佳的效应。

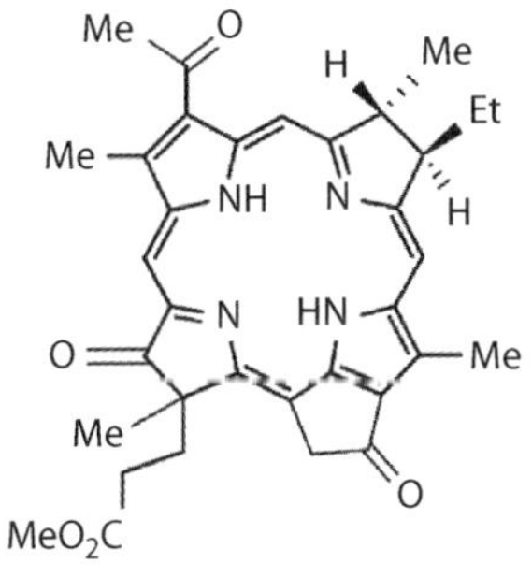

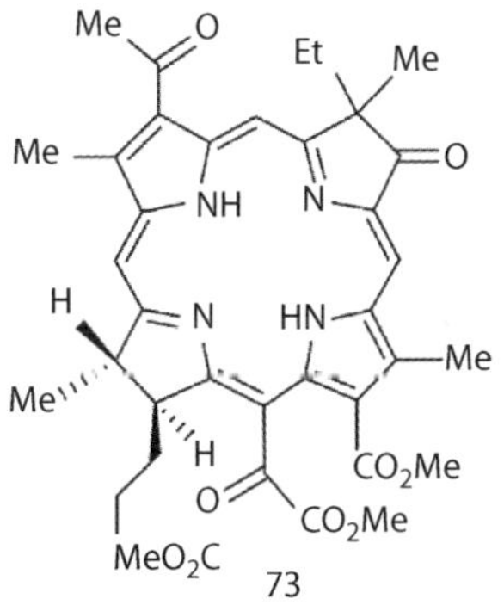

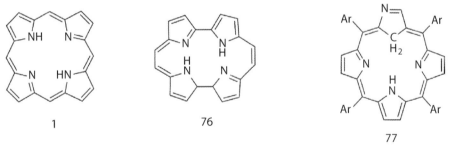

图 22.19　各类酮细菌卟吩的结构

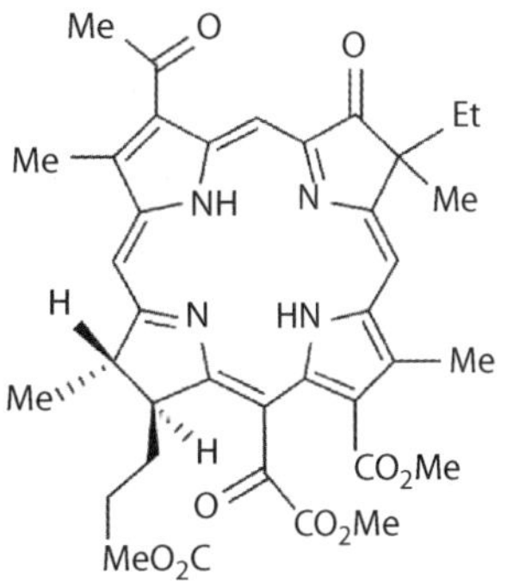

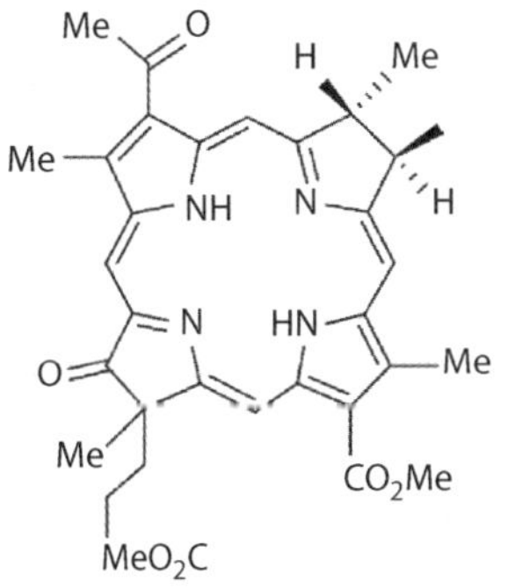

22.3.4　卟啉的同分异构体卟啉烯和反卟啉

卟啉烯（76）是最早构建的一种卟啉（1）的同分异构体，由 Vogel 等人制备而成（1986）（图 22.20）。结构上，这类化合物包含两个双键连接的两个 2，2'-二吡咯亚基，其中一种平面芳香族大环化合物称为 [18] 卟啉-(2.0.2.0)（Gosmann 和 Frank，1986）。与卟啉相比，卟啉烯环的特征是它的结构对称性较低。导致其对光谱红色部分的吸收系数是卟啉的 20 倍（waluk 等，1991；Hayashi 等，2002；Hasegawa 等，2005；Sánchez-Ganchez 和 Sessler，2008）。Vogel 等人（1995）发现，由于强氢键 NH-N 的存在，卟啉烯比卟啉更稳定。

图 22.20　卟啉的结构异构体

四丙基卟啉（78）是第一个在 PDT 中作为光敏剂使用的卟啉烯同分异构体。Guardiano 等人（1989）研究表明化合物 78 转运到肿瘤组织有良好的效率和选择性。在发现卟啉烯之后，研究人员又合成了它的几种衍生物，其中一些已被证明是有效的体内抗肿瘤药（Richert 等，1994；Canete 等，1997；Luo，Chang 和 Kessel，1996；Segalla 等，1997）。

由于多数卟啉烯结构异构体具有不稳定性，最终只成功合成了其中的两个（半卟啉和正卟啉）（Wu 等，1997）（图 22.21）。八乙基-半卟啉（79）和八乙基-正卟啉（80）两者均能有效产生单线态氧（分别是 0.58 和 0.48），这两种化合物都是潜在的 PDT 光敏剂。

Shimakoshi 等人（2008）研究了一系列化合物（81～84）的合成（图 22.22），他们直接将重原子溴掺入卟啉大环化合物中通过自旋轨道耦合从而促进系统间跨越（Azenha 等，2002）。这一系列的化合物中，二溴化卟啉（82）在可见光下的单线态氧产率最高，故具有最高的光敏效能（量子产率 0.95）（图 22.23）。

最近，Ragas 等人（2010）报道了第一个芳香三阳离子水溶性卟啉烯的合成及其在抗菌 PDT 上的

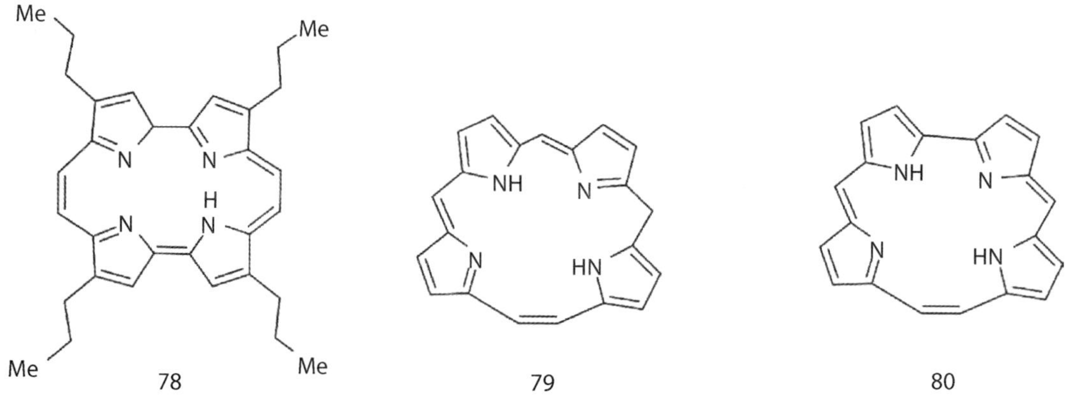

图 22.21　卟啉的结构异构体

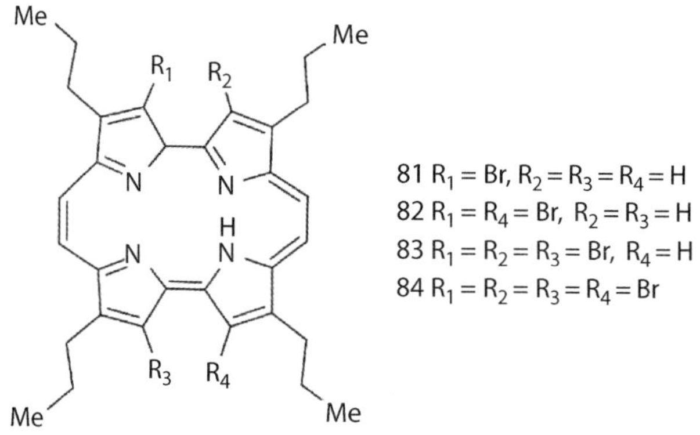

81 $R_1 = Br, R_2 = R_3 = R_4 = H$
82 $R_1 = R_4 = Br, R_2 = R_3 = H$
83 $R_1 = R_2 = R_3 = Br, R_4 = H$
84 $R_1 = R_2 = R_3 = R_4 = Br$

图 22.22　溴化卟啉的结构

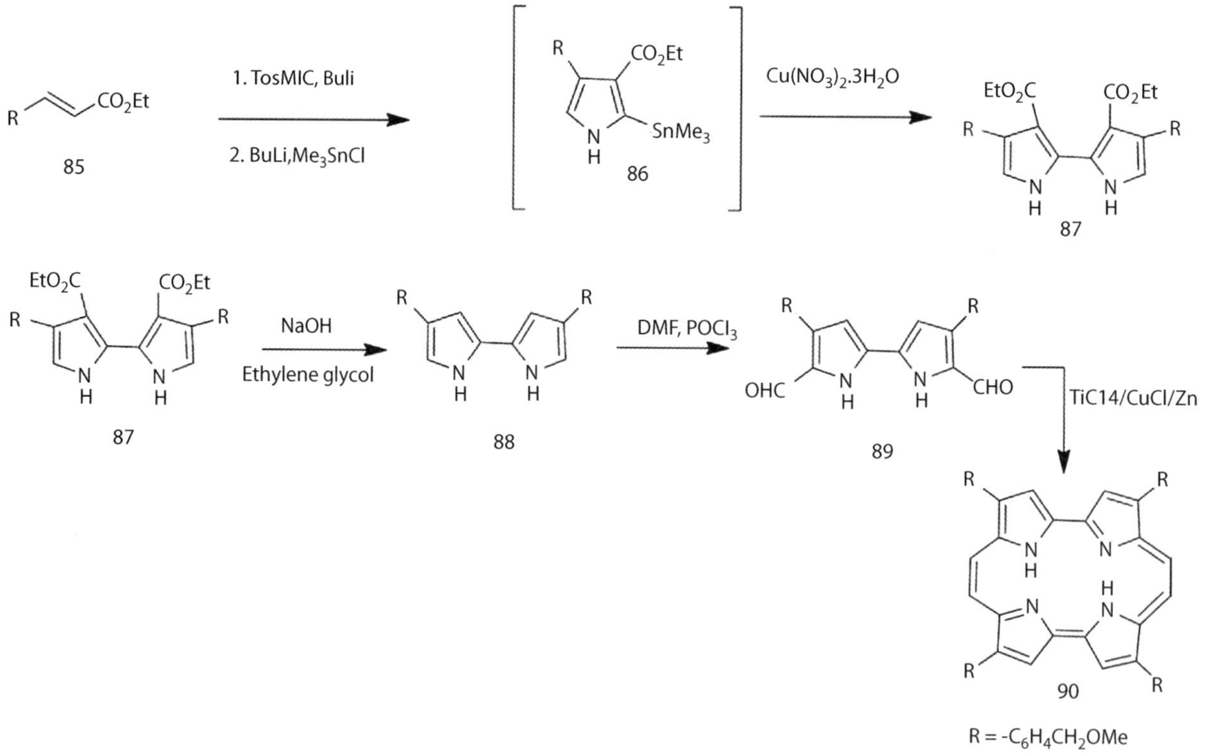

图 22.23　取代卟啉烯的合成（摘自 Azenha，E. et al. Chem. Phys.，280，2002）

潜在用途。他们采用 Sanchez-Garcia，Borrell 和 Nonell（2009）的方法，合成了 2，7，12，17 -四-［对-（甲氧基甲基）苯基］卟啉烯（90）。芳基三阳离子水溶性卟啉烯（93）在体外实验中，能成功抑制多种革兰氏阳性和革兰氏阴性细菌以及真菌物种（念珠菌），且其效应具有药物剂量和光剂量依赖性

（图 22.24）。低浓度的卟啉烯（<2 μmol/L）和低的光剂量（<30 J/cm^2）就足以完全杀灭所有的革兰氏阳性菌，更高的光剂量（>60 J/cm^2）和高浓度 PS（<10 μmol/L）能使革兰氏阴性菌灭活。他们还用它在体内进行感染模型的治疗，该模型为耐甲氧西林金黄色葡萄球菌感染的三度烧伤小鼠模型（Ragas 等，2010）。

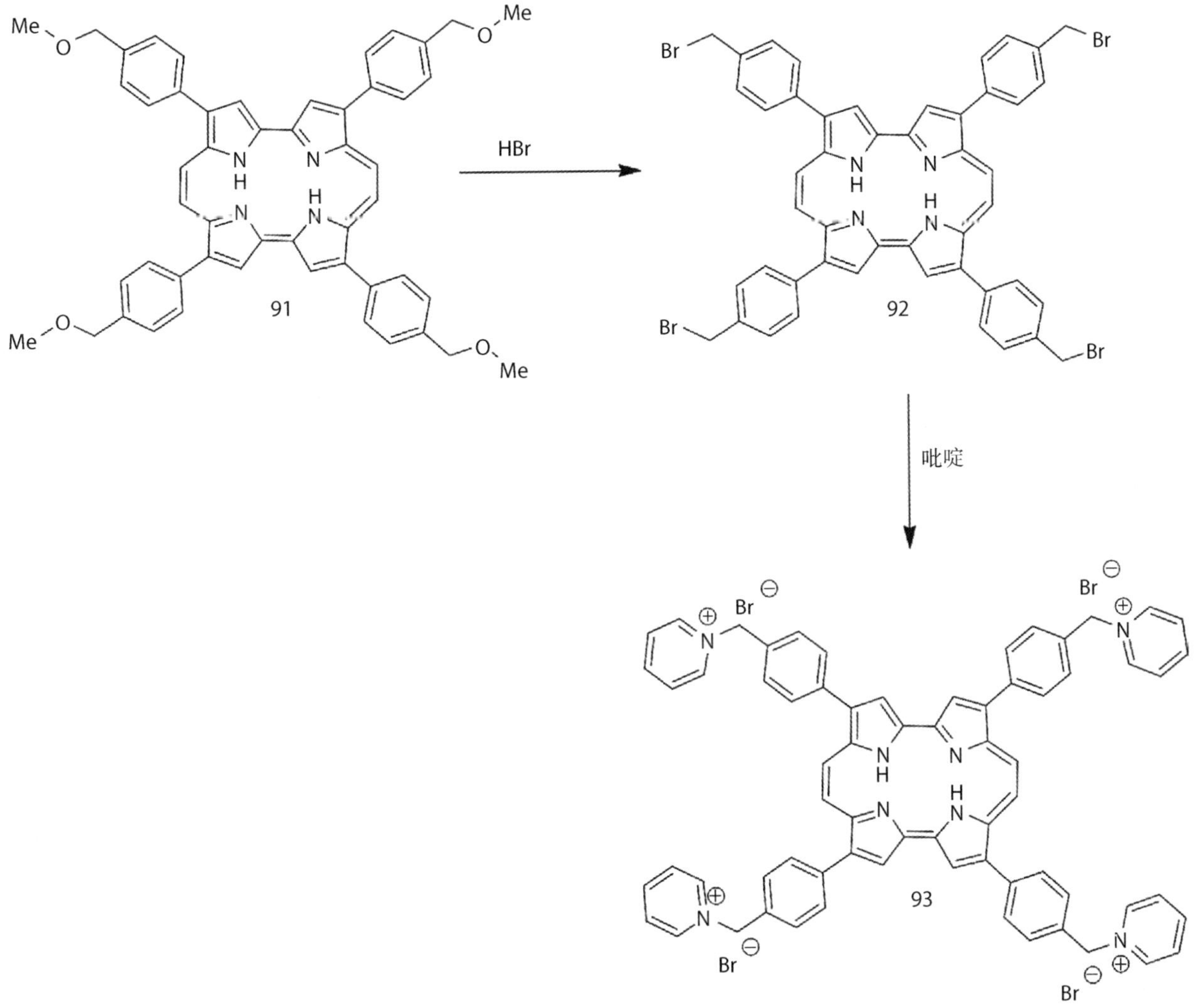

图 22.24 水溶性卟啉烯的合成

反式或 N-结合卟啉（N-confused porphyrin，NCP）与反卟啉（77）及其各自的类似化合物的化学研究始于 1994 年。Furuta，Asano 和 Ogawa（1994）以及 Chmielewski 等人（1994）几乎同时各自合成了 N-结合卟啉（NCP），NCP 的一个吡咯环在正常卟啉基本结构的 α 和 β′ 位点与内旋碳连接（图 22.20）。内旋取代 N-结合卟啉（95，96）是通过罗斯蒙德型反应（Rothemund，1939）即通过酸催化的吡咯-醛缩合反应合成的（图 22.25），这一反应也能同时合成普通卟啉。虽然 1994 年发表的报告中分离产量较低，但 Geier，Haynes 和 Lindsey（1999）及 Geier 和 Lindsey（1999）等人将反应产量提高到了 39%（Narayanan 等，1998）。

另一方面，Liu、Brückner、Dolphin（1996）以及 Lash、Richter、Shiner（1999）等人使用酸催化麦克唐纳德型 [2+2] 和 [3+2] 逐级缩合反应制备成了内旋游离型的 NCP（99，102，103 和 104）（图 22.25）。研究人员 [Heo，Shin 和 Lee，1996；Heo 和 Lee，1996；Lee 和 Kim，1997；Lee，Kim 和 Yoon，1999；Yoon 和 Lee，2000；Sprutta 和 Latos-Grazynski，1999；Pacholska 等，2000；Sprutta 和 Latos-Grazynski，2001；Pushpan 等，2001] 合成了含有杂原子如 O、S 和 Se 的 NCP 类似化合物。

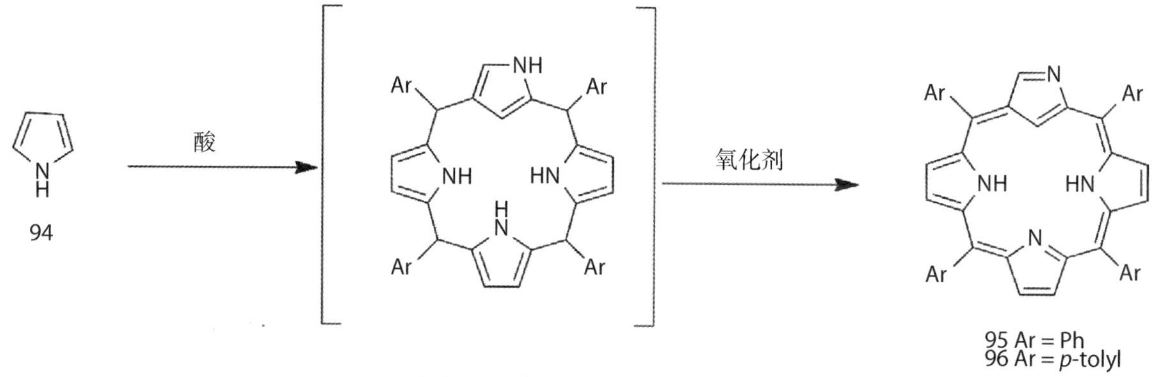

（a）罗斯蒙德型反应

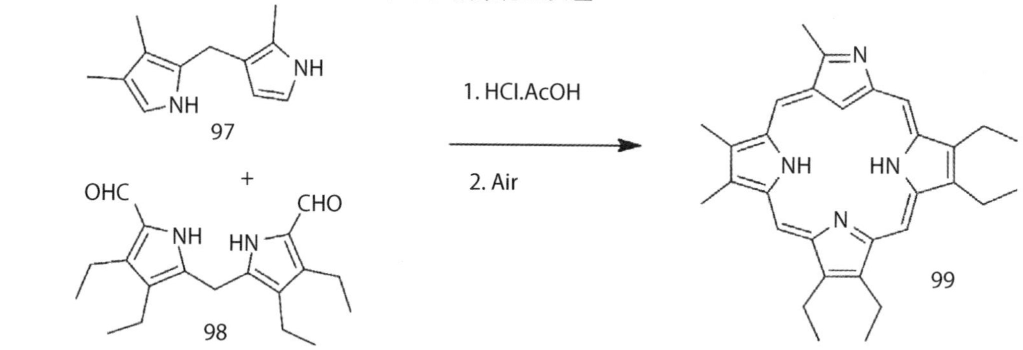

（b）麦克唐纳德型［2+2］浓缩

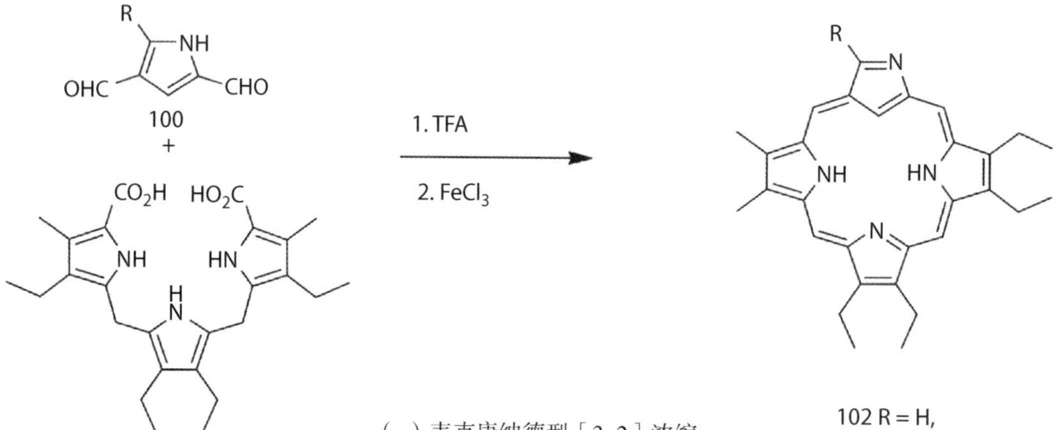

（c）麦克唐纳德型［3+2］浓缩

101

102 R = H,
103 R = Me
104 R = Et

图 22.25 N-修饰卟啉或反卟啉的合成

22.3.5 大环卟啉和德克萨卟啉

在合成维生素 B_{12} 的过程中，研究人员意外发现了大环卟啉化合物（105），（Bauer 等，1983）（图 22.26）。大环卟啉化合物拥有一个 22π 电子通路，因此比对应的卟啉化合物（18π 电子通路）具有更强的电子亲和力（Springs 等，1999）。

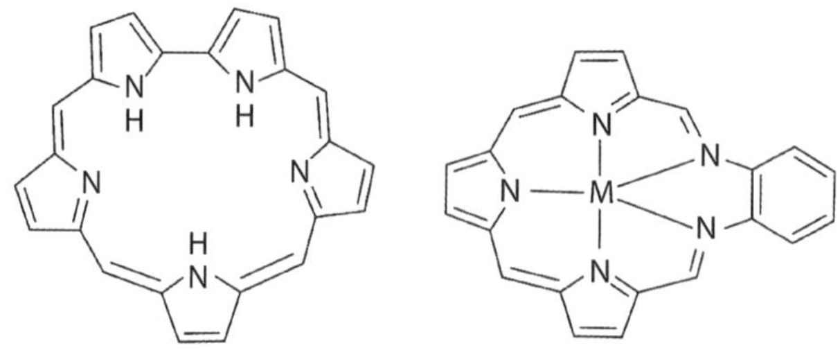

105 106

图 22.26 扩展卟啉的结构

这些物质具有近红外线吸收特性及相对较高

的单线态氧产率，这使得它们有潜力成为用于光动力疗法的光敏剂（Judy 等，1991；Maiya 等，1990）。Kral 等人（2002）制备并定性了几种新型水溶性大环卟啉化合物（107～111）（图 22.27），并发现它们在移植胰腺癌组织的小鼠模型中有选择性富集能力。研究发现带有中性增溶基团的大环卟啉化合物（107～109）对肿瘤组织具有选择性。带电基团与大环卟啉化合物的结合（110 和 111）会显著降低对肿瘤的选择性。四羟基的大环卟啉化合物（107）表现出最高的肿瘤-肌肉摄取比（280±80），而大环卟啉化合物（109）核心与葡萄糖酰胺结合可具有最高的肿瘤-肝脏摄取比（880±120）。到目前为止，大环卟啉化合物仅被作为抗癌剂开发。但是最近，Hooker 等人（2012）证实了大环卟啉化合物和杂合卟啉化合物在光照下具有抑制利什曼原虫的能力。

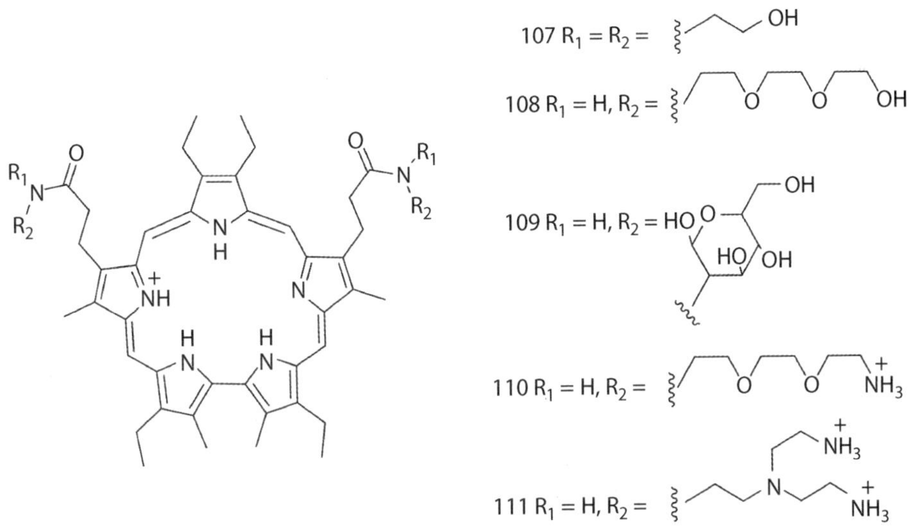

图 22.27　水溶性大环卟啉的结构

另外一类扩展的卟啉是五氮齿大环类。由 Sessler 等人（1988）首次用二甲酰基三吡喃和 1，2-苯二胺经席夫碱缩合成了德克萨卟啉（106）（图 22.26）。这种方案已经被用于大量制备镉德克萨卟啉和一系列金属德克萨卟啉复合物（Sessler 等，1994）。Hannah 等人合成了不含金属成分的德克萨卟啉（2001）。早期德克萨卟啉只能通过金属复合物形式获得。使用二茂铁阳离子作为氧化剂，并以一种德克萨卟啉的还原卟啉样的非芳香族形式作为底物（112），可通过它的六氟磷酸盐的形式分离出无金属的氧化德克萨卟啉（113）（图 22.28）。

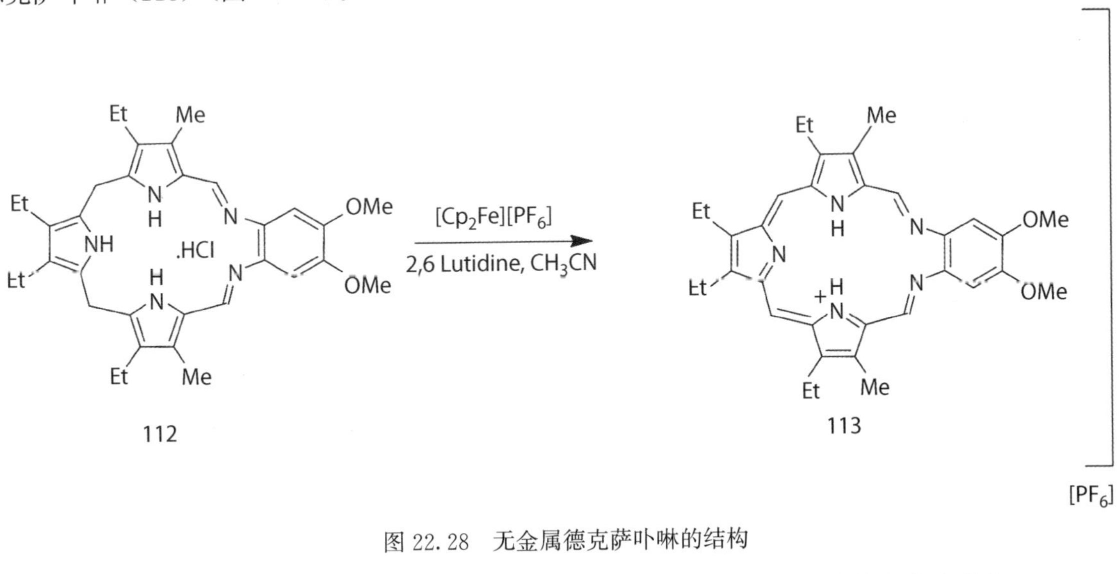

图 22.28　无金属德克萨卟啉的结构

金属类卟啉的光物理特性在光动力治疗中是具有特殊意义的，这是因为德克萨卟啉在 720～780 nm

的光谱区具有强吸收性。德克萨卟啉作光敏剂时其产生单线态氧的效率惊人，这在光动力治疗中也同样十分重要。迄今所有用于 PDT 的金属类卟啉中，镥（Ⅲ）类卟啉（114）是最有前景的（Young 等，1996）（图 22.29）。不同剂型的这类化合物 114 作为光敏剂已被应用于以下方面：①光动力治疗复发性乳腺癌（Lutrin，Ⅱ期临床试验中）；②外周动脉粥样硬化的光血管成形术（Antrin，Ⅱ临床试验中）；③年龄相关湿性黄斑变性的光动力治疗（Optrin，Ⅰ期临床试验中）（Sessler 和 Miller，2000）。镁类卟啉复合物也已被证明是 PDT 光敏剂的可靠选择（Lanzo，Russo 和 Sicilia，2008）。

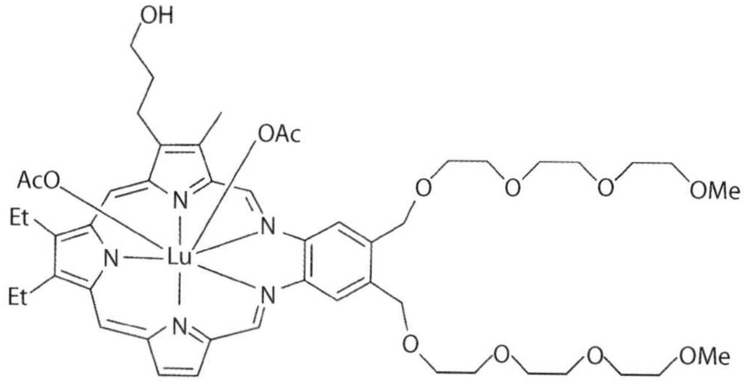

图 22.29   LUTRIN（114）和苯并类卟啉的结构

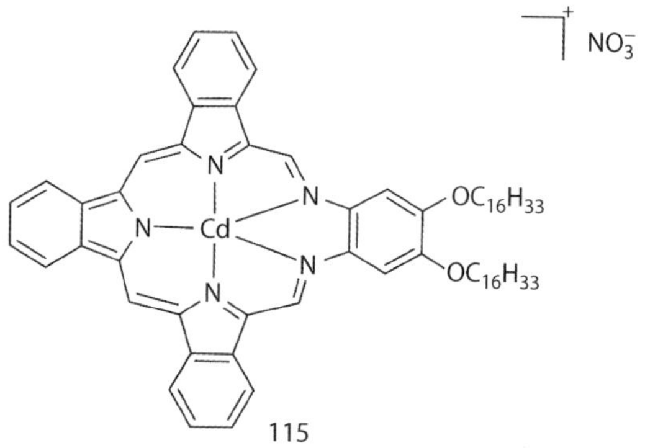

为进一步使德克萨卟啉发生 Q 波段红移，研究人员首次合成了具有广泛离域 π 电子体系的苯并类卟啉（115）（Lu 等，2008）（图 22.29）。由于存在扩展的 π‐共轭体，苯并类卟啉的 Q 波段红移至 810 nm，且其在甲醇中能高效产生单线态氧（Δφ＝0.65）。

因此，苯并类卟啉可以作为 PDT 治疗的近红外光敏剂，且具有潜力应用于成像技术。

22.3.6   酞菁和萘酞菁

酞菁（Pc）4 和萘酞菁（Nc）5 包含氮原子连接的四个异吲哚基，可以视为氮杂卟啉（van Lier 和 Spikes，1989）（图 22.5）。现在正将它们作为 PDT 的光敏剂进行研究。相较于 Photofrin，它们具有更高的消光系数（约 10^5），它们能吸收 680 nm（P_C）和 780 nm（N_C）的光。这两者都可以很好地产生单线态氧，且金属离子的螯合作用将单线态氧的效率提高至近 100%（Baden，1984）。Durmus 和 Nyokong 首次制备了水溶性铟（Ⅲ）酞菁复合体（2007）。研究者还合成了 3‐羟基吡啶四元取代的铟（Ⅲ）酞菁（118，121）和它们的季铵化衍生物（122，123）。化合物 118 和 121 表现出优异的水溶性和较高的单线态氧量子产率（＞0.55），这使得它们具有成为 PDT 光敏剂的潜力（图 22.30）。

de Oliveira 等人（2009）进行了对含有酞菁‐ALA（5‐氨基乙酰丙酸）共轭（124，125）的水溶性双重光敏剂的合成及其光物理特性的评估（图 22.31）。

化合物 124 和 125 所测得的 Φ_Δ 值分别为 0.52 和 0.58，这表明这些新的水溶性酞菁可能成为 PDT 的良好选择。

Jiang 等人（2010a，b）研究了氨基基团取代的硅（Ⅳ）酞菁（图 22.32）。这些化合物具有明显的 pH 依赖性，在较低的 pH 下，其荧光特性和单线态氧生成效率得到了明显的提升。

受到这一结果的鼓舞，该研究团队合成了一系列在轴向位置（126～134）含多胺基团的新型硅（Ⅳ）酞菁。研究发现这些新型硅（Ⅳ）酞菁对 HT29 细胞具有强效的光敏作用，IC50 值低至约 1 nmol/L（图 22.32）。同时也证实了这些试剂对 HT29 荷瘤裸鼠有体内 PDT 治疗的功效（Jiang 等，2011）。

为了结合查耳酮的血管破坏作用与酞菁的光动力作用，Tuncel 等人（2012）设计了一类新的复合材料，酞菁‐查耳轭合物（135）（图 22.33）。但目前还没有这种复合材料 135 的光毒性、暗细胞毒性、细胞摄取以及血管破坏效应的研究。研究人员合成并评估了等量锌（Ⅱ）酞菁 2，9（10），16（17），

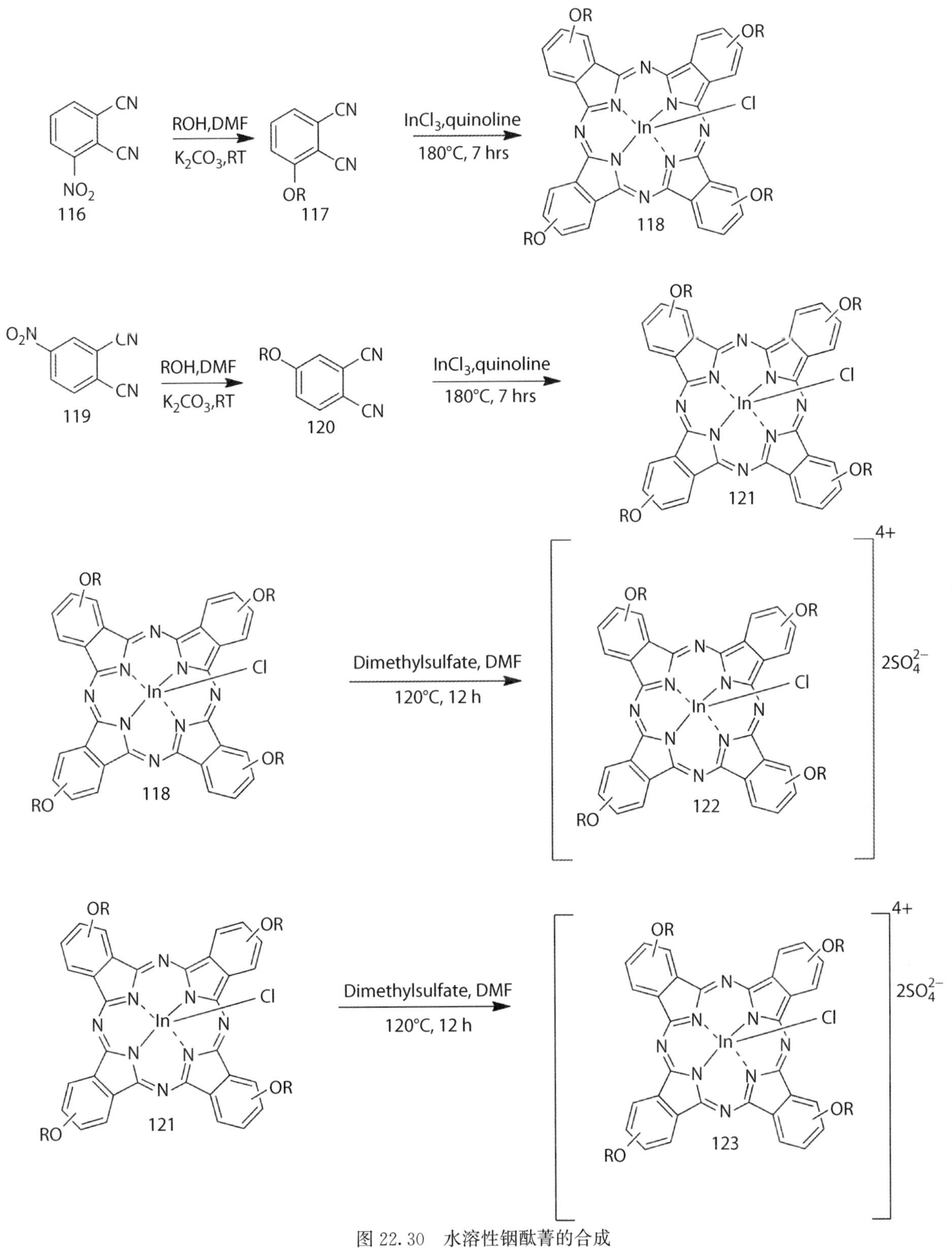

图 22.30　水溶性铟酞菁的合成

23（24）-四［（N-丁基-N-甲基铵）乙硫基］酞菁锌（Ⅱ）四碘化物（136）和 2，9（10），16（17），23（24）-四［（N-丁基-N-甲基铵基）乙氧基］酞菁锌（Ⅱ）四碘化物（137）的 PDT 效应（Gauna 等，2011）（图 22.34）。

该研究组的早期工作表明，一种名为 2，9（10），16（17），23（24）-四［（2-三甲基铵）乙基硫烷基］酞菁锌（Ⅱ）四碘化物的硫联阳离子染料比氧联阳离子脂族酞 2，9（10），16（17），23（24）-四-

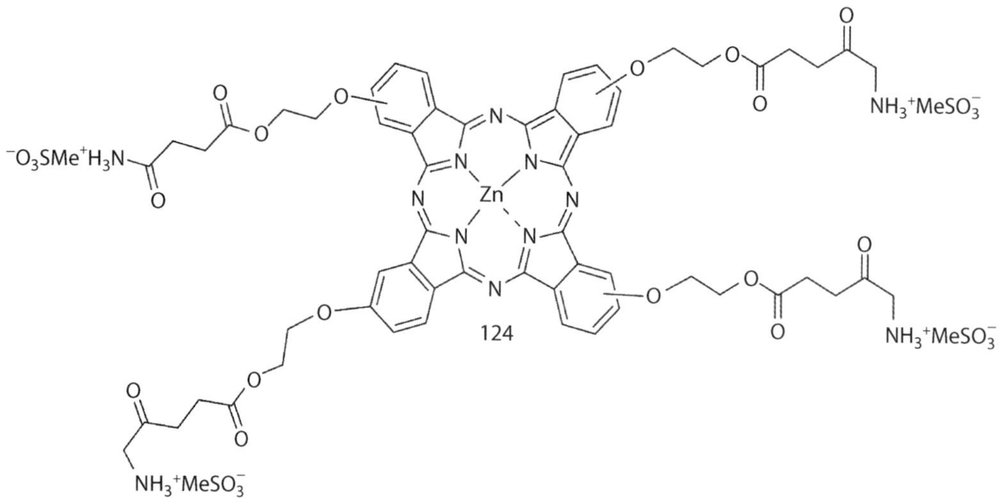

图 22.31　复合 PS：酞菁- ALA 轭合物

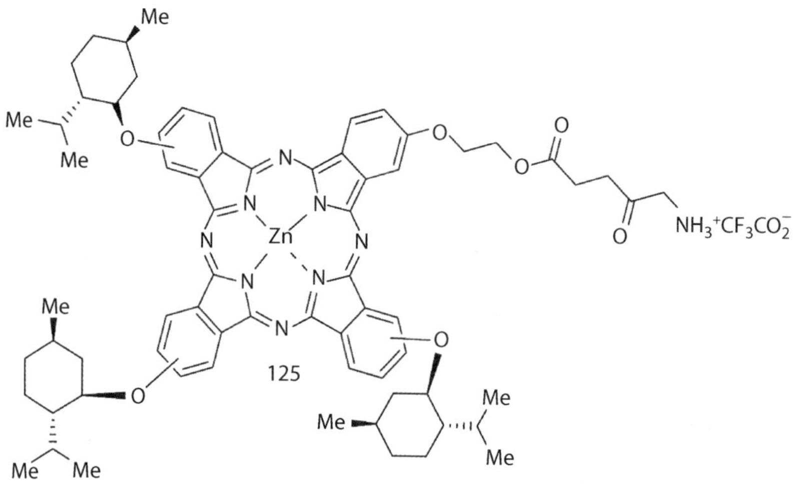

126　R =
127　R =
128　R =
129　R =
130　R =

131　R =
132　R =
　　　　82
133　R =
　　　　83
134　R =

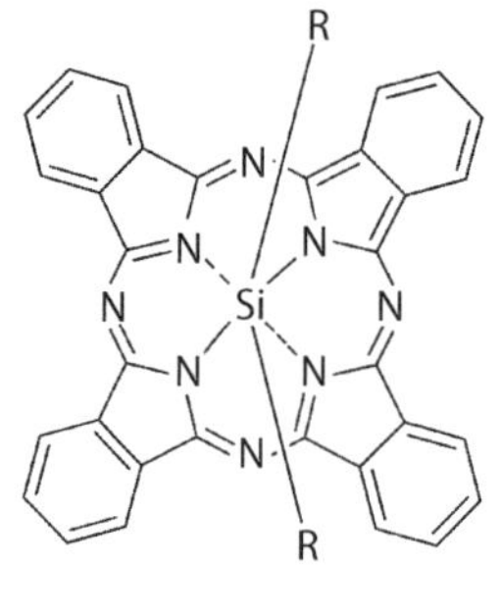

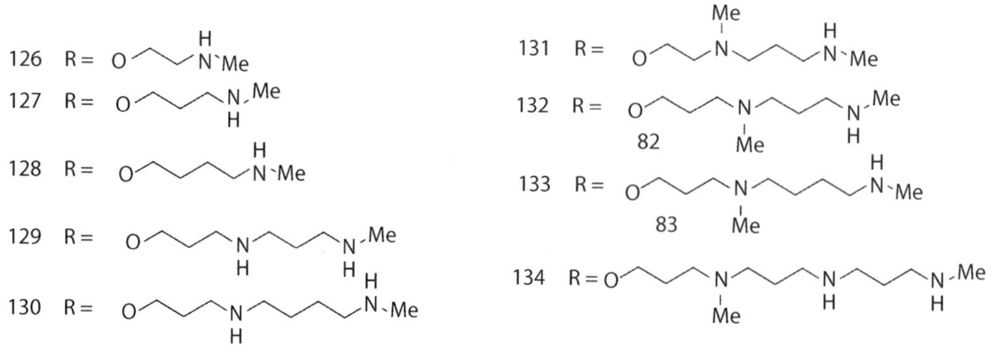

图 22.32　硅（Ⅳ）酞菁的结构

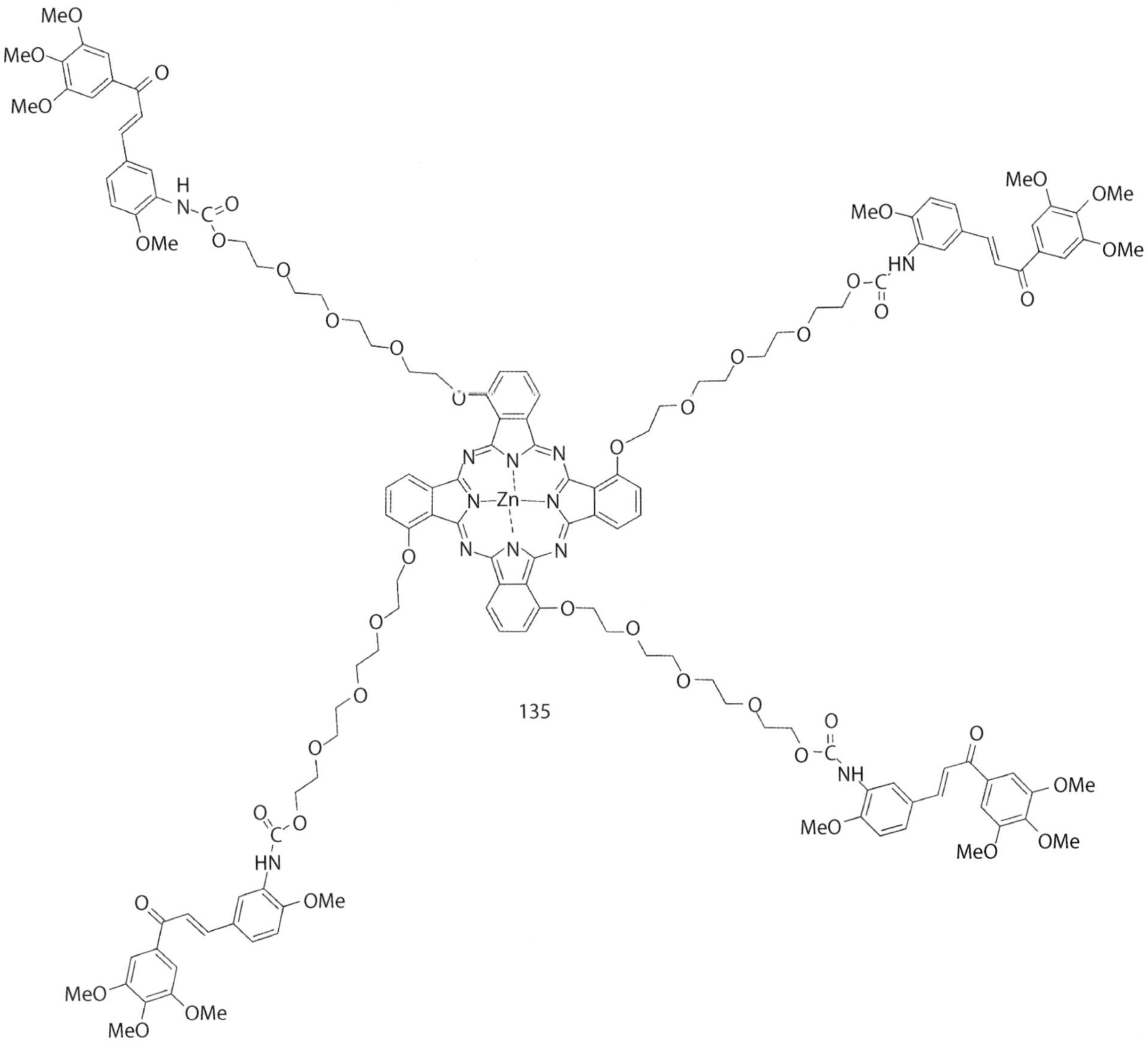

图 22.33　酞菁-查耳酮共轭结构

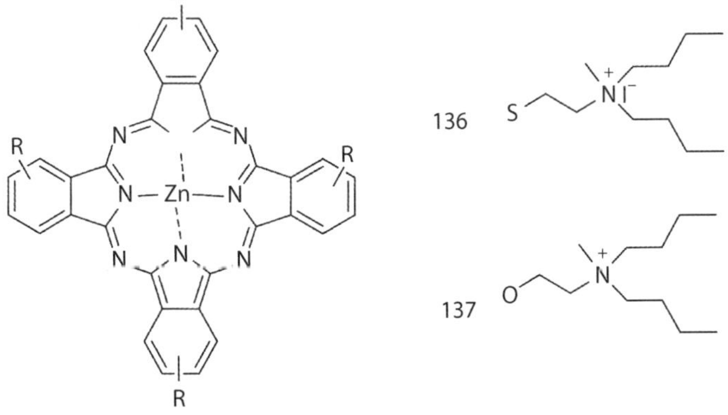

图 22.34　同配锌酞菁的结构

[(2-三甲基铵基) 乙氧基] 酞菁锌（Ⅱ）四碘化物更活跃（Marino 等，2010）。研究人员评估了两个新型酞菁 136 和 137 对人体鼻咽 KB 癌细胞的光毒性作用。可看出，硫联阳离子菁（136）[IC50＝(1.45±1)mmol/L] 相对于氧联菁（137）[IC 50＝(10.5±2)mmol/L] 有更好的光毒性效果。然而相比 136

（0.42），137 的单线态氧产量较高（0.67），但 136 有更强的细胞摄取能力，这与其主要在溶酶体内定位有关（Gauna 等，2011）。

　　Oda 和同事证实氟化锌酞菁作为光敏剂要优于无氟衍生物（Oda，Ogura 和 Okura，2000；Alleman 等，1995）。Yslas、Rivarola 和 Durantini（2005）证实，带有甲氧基和三氟甲基苄氧基取代基的锌（Ⅱ）酞菁衍生物能表现出较高的细胞毒性（138，139）（图 22.35）。据研究，光照时酞菁类化合物中聚乙二醇化锌酞菁（109～111，113，114）对 HT29 人类结直肠癌和 HEPG₂ 人类肝癌细胞具有更高的细胞毒性，IC50 值低至 0.02 μmol/L（Liu 等，2008）（图 22.36）。

　　金属萘酞菁（MNc）在 800～900 nm 范围内具有很强的光吸收能力，并已被证明可以有效地在实体瘤中蓄积（Jori 等，1990）。它们具有光热效应（Camerin 等，2005；Busetti 等，1999）。Camerin 等人（2009）展示了钯（Ⅱ）-5，9，14，18，23，27，32，36-八丁氧基-2，3-萘酞菁（158）和相应的铂（Ⅱ）-（159）衍生物对 B78H1 无色素性黑色素瘤细胞系的亲和力和光热活性（图 22.37）。

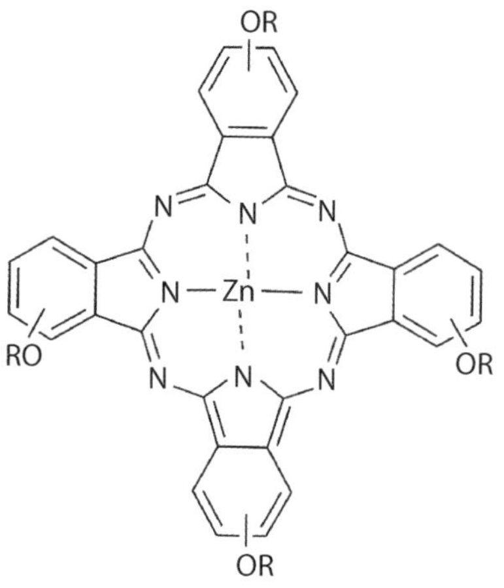

138   R = CH₃

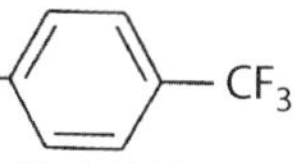

139   R = H₂C—⟨benzene⟩—CF₃

图 22.35　氟化和非氟化锌酞菁结构

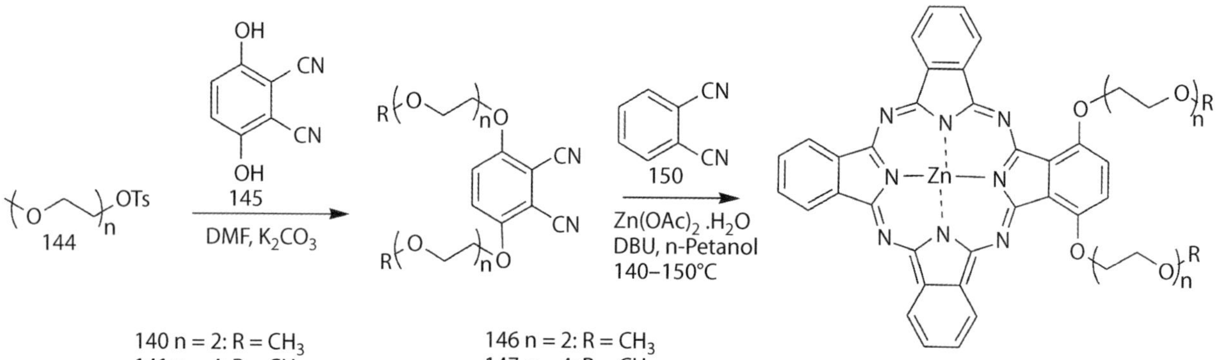

140 n = 2: R = CH₃
141 n = 4: R = CH₃
142 n = 12: R = CH₃
143 n = 4: R = H

146 n = 2: R = CH₃
147 n = 4: R = CH₃
148 n = 12: R = CH₃
149 n = 4: R = H

151 n = 2: R = CH₃
152 n = 4: R = CH₃
153 n = 12: R = CH₃
154 n = 4: R = H

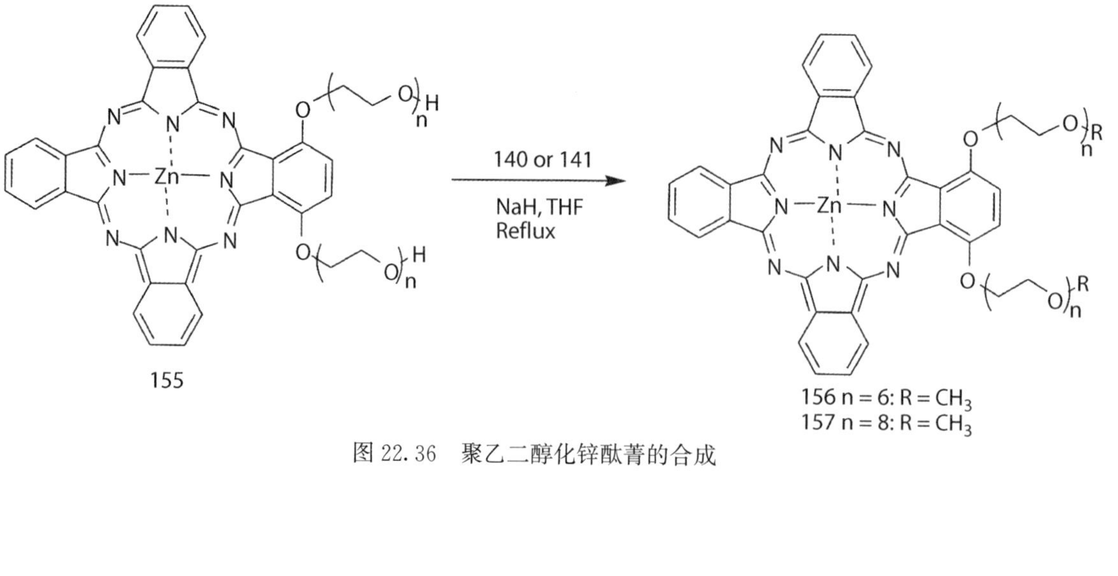

155

156 n = 6: R = CH₃
157 n = 8: R = CH₃

图 22.36　聚乙二醇化锌酞菁的合成

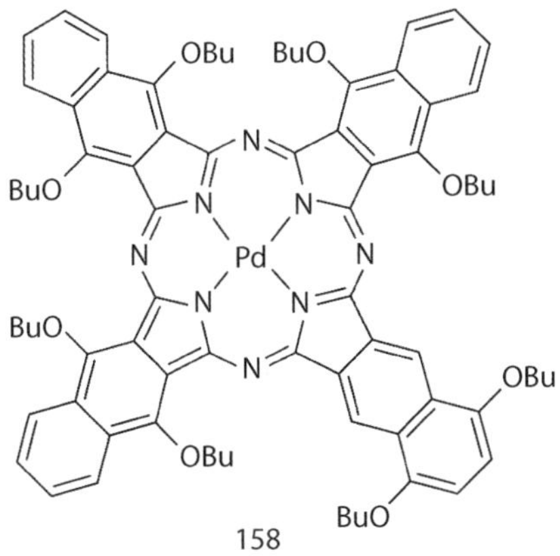

图 22.37 钯和铂酞菁结构

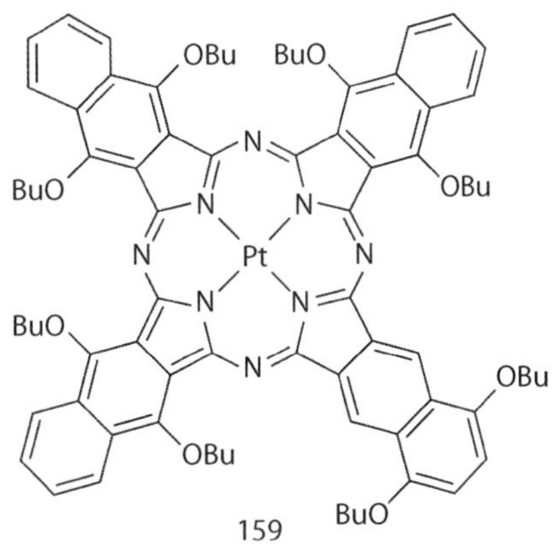

22.4 开发 PDT 肿瘤特异性光敏剂的方法

在高效光敏剂的开发方面，研究人员已取得了一定进展，但还需要更大的进步。例如，使亲水性光敏剂在循环中保持时间更长，扩散到细胞结构中更慢，而疏水性分子扩散到细胞结构的速度相对更快（Solban，Rizvi 和 Hasan，2006）。在循环中滞留更长时间说明亲水性分子在靶组织中的存留量可能偏低（Solban，Rizvi 和 Hasan，2006）。据研究发现，一旦光敏剂在传输过程中遇到细胞，就可能会影响 PDT 效应（Mroz 等，2009）。影响线粒体功能的 PS 似乎比不影响线粒体的 PS 能更有效地杀灭肿瘤细胞。

疏水性光敏剂虽然能更快扩散进入靶细胞，但也会带来水溶性较低的问题。有一种方法可以规避溶解度的问题，那就是使用传递系统。理想的传递系统可以使药物选择性地在靶组织积聚，而在非靶组织中很少或不会被吸收（Konan，Gurny 和 Allemann，2002）。传递系统建立后，光敏剂在载体内必须保持活性才能维持整体的治疗反应。

随着 PDT 的不断发展，人们逐渐识别了许多在治疗中起重要作用的因素。这些因素引导研究人员改变或修改光敏剂的结构设计，以优化并提高治疗效果。这些因素包括但不限于光物理和光化学特性、光传输效率和光敏剂的定位（Ethirajan 等，2008）。要优化 PDT，有几种策略可以选择。其中一种是设计不会造成持久性皮肤过敏的光敏剂。目前，对光敏剂设计的修改及其对 PDT 结果的影响已有喜人的进展，但仍需努力确定使 PS 在靶组织中具有高效积聚性和选择性的结构参数。对光敏剂的修改旨在提高其可用性、有效性和选择性。可以选择以下方法：结合靶向分子，将高荧光成分附着到 PS 上用于成像（双功能试剂）（Pandey 等，2005），对其化学结构进行轻微修改，修改光敏剂的亲脂性或在环系统核心加入金属（Chen 等，2005b）。这些方法可以单独或结合使用，从而合成更有效的光敏剂。

在下面的几节中，本文将讨论研究人员正在使用的几种方法。首先，会讨论将蛋白质、抗体、肽和碳水化合物与光敏剂结合的靶向方法。在这之后，会有用于血管靶向的最新方法，并对其靶向肿瘤血管系统原理作简短讨论。也会进一步说明"重原子效应"及与其相关的提高光动力效应的方法。此外，文章还涉及光敏剂化学结构修改后的效应。最后，会讨论纳米材料作为传递系统的最新应用，以及对目前如何使用纳米材料提高肿瘤组织选择性进行论述。

22.4.1 靶向策略

22.4.1.1 将蛋白作为运载工具

Verma 等人（2007）在一篇文献综述中，对提高 PDT 效果的方法进行了讨论，其中一种是将血清蛋白作为载体分子。给药后，大多数药物会与血液中的蛋白质结合，包括高密度或低密度的脂蛋白和白蛋白。然而血液中各种蛋白质与光敏剂的相互作用具有多样性。一类在血液中通常与光敏剂结合的蛋白质是低密度脂蛋白（LDLs）。Allison、Pritchard 和 Levy（1994）的研究证实，许多光敏剂在循环中能与 LDL 结合。Mishra，Patel 和 Datta（2006）研究了卟吩 P_6（160）和红紫素 18（161）的相互作用（结构如图 22.38 所示），以确定这些光敏剂是否可与血浆、血清白蛋白或脂蛋白结合（Mishra，Patel 和 Datta，2006）。研究结果显示，这两种光敏剂可较好地与 LDL 结合（Mishra，Patel 和 Datta，2006）。此外，Misawa 等人（2005）证实，在新生血管内皮细胞和肿瘤细胞内，LDL 受体通常具有高表达特性，这是细胞增殖增强的结果。Misawa 等人的研究表明，将低密度脂蛋白作为一种光敏剂载体分子是适用的。还有人针对多种光敏剂和 LDL 受体的结合进行了研究，其结果表明 LDL 受体作为载体分子具有减少光毒性的作用（Verma 等，2007；Allison，Pritchard 和 Levy，1994；Polo 等，2002；Aquaron 等，2002；Kessel，Whitcomb 和 Schulz，1992；Schmidt-Erfurth 等，1997）。

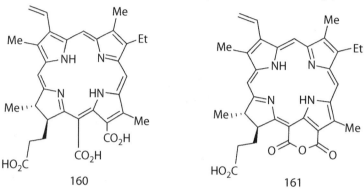

图 22.38　二氢卟酚 P_6（160）和红紫素 18（161）的结构（Mishra，P. et al. Phys. Chem. B，110，2006）

Hamblin、Miller 和 Ortel（2000）讨论了将光敏剂与一种配体共价结合的方法，这一配体可被细胞表面受体特异性识别并内化。他们使用巨噬细胞的 A 类 1 型清道夫受体来评估这种方法，因为它能高效识别马来酰化血清白蛋白（Hamblin，Miller 和 Ortel，2000）。这种方法使用二氢卟酚 e_6 作为光敏剂，通过改变摩尔取代比（染料与蛋白质）将其共价连接到牛血清白蛋白上（Hamblin，Miller 和 Ortel，2000）。该缀合物的摩尔取代比为 1∶1 和 3∶1，之后通过马来酰化对其进行修饰（Hamblin，Miller 和 Ortel，2000）。使用靶巨噬细胞 J774 与该缀合物共培养，缀合物被吸收且引起了细胞损伤。然而，当用非巨噬靶细胞 OVCAR-5 与缀合物共孵育后，其吸收量很少，也没有发现细胞损伤（Hamblin，Miller 和 Ortel，2000）。图 22.39 所示为 J774 和 OVCAR-5 细胞对纯化缀合物的摄取和细胞损伤

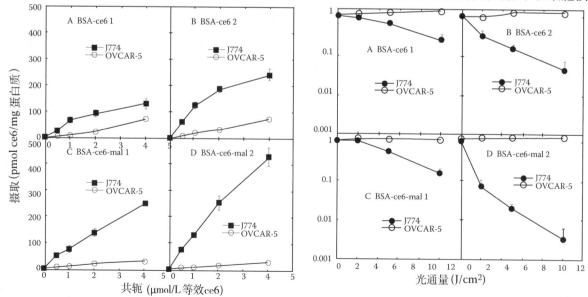

图 22.39　（马来酰化和非马来酰化的）PS 缀合物在 J774 巨噬细胞和 OVCAR-5 细胞中摄取
及光毒性的对比（Hamblin，M. et al.，Photochem. Photobiol.，72，4，2000）

效果。Hamblin，Miller 和 Ortel（2000）的研究表明，清道夫受体靶向 PDT 能产生对巨噬细胞高度的特异性，也许可以应用于肿瘤和动脉粥样硬化的治疗。

22.4.1.2 单克隆抗体共轭光敏剂

为提高选择性，人们使用单克隆抗体（monoclonal antibody，MAb）来作为另一种靶向方法。那些肿瘤细胞上过度表达的抗原或配体能吸引单克隆抗体。MAbs 的能力并不只限于识别肿瘤相关抗原，它还可以识别与某一类型肿瘤受体结合的蛋白质。Kuimova 等人（2007）通过能特异性识别 HER2 受体（C6.5）的单链抗体片段（single-chain antibody fragment，scFv）与焦脱镁叶绿酸- a（pyropheophorbide-a，PPa）和维替泊芬（verteporfin，VP）合成了相应的缀合物。使用这一方法可以靶向乳腺癌和卵巢癌特异表达的受体 HER2（Kuimova 等，2007）。HER2 阳性（SKOV-3）和 HER2 -阴性（KB）上皮细胞系摄取 HER2 受体特异 scFv 偶联物的特性如图 22.40 所示（Kuimova 等，2007）。该研究表明，将光敏剂与特异抗体耦合（抗体能靶向乳腺癌和卵巢癌中特异性表达高的受体），可以提高 PS 的靶向性。

22.4.1.3 肽-光敏剂结合物

提高选择性的另一种方法是使用肽作为靶向载体。某些肽能特异性识别在靶组织中过度表达的受体。Allen 等人（2002）将肽与铝二磺基酞菁共轭，本研究中使用的肽是精氨酸 -甘氨酸-天冬氨酸（Arg-Gly-Asp，RGD），而精氨酸-甘氨酸-天冬氨酸（RGD）的基序已知能与几种整联蛋白受体类型结合。在大多数情况下，可溶性 RGD 肽能诱导细胞系凋亡（Allen 等，2002）。Allen 等人（2002）证实，铝二磺基酞菁与 RGD 肽的缀合产物能诱导更高程度的细胞凋亡。

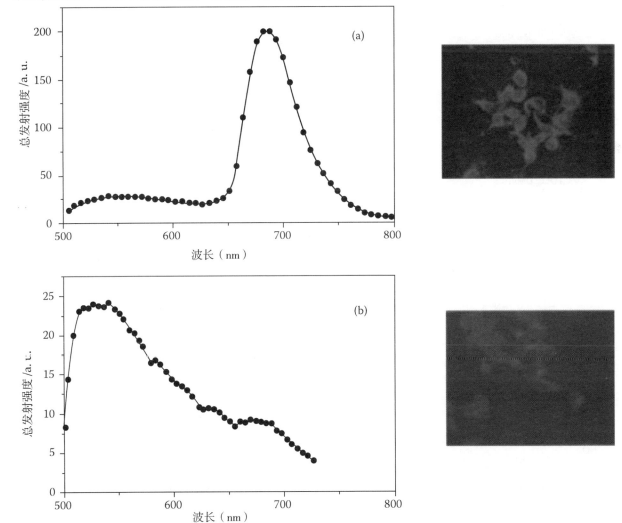

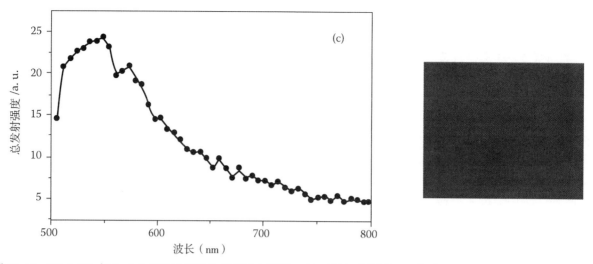

图 22.40　C6.5-PPa 加入（a）HER2 阳性的 SKOV-3 细胞，（b）HER2 阴性的 KB 细胞，以及（c）空白培养基孵育的 KB 细胞，该图使用共焦显微镜显示其细胞摄取的荧光光谱和相应荧光图像（摘自 Kuimova, M. et al. Photochem. Photobiol. Sci., 6, 2007）。

　　近期，Srivatsan 等人（2011a）的研究展示了一系列 HPPH–肽缀合物在体外和体内的作用，证实了 HPPH–肽缀合物的有效性。在这些共轭物中，共轭物 HPPH-cRGD（如图 22.41，结构 165 所示）

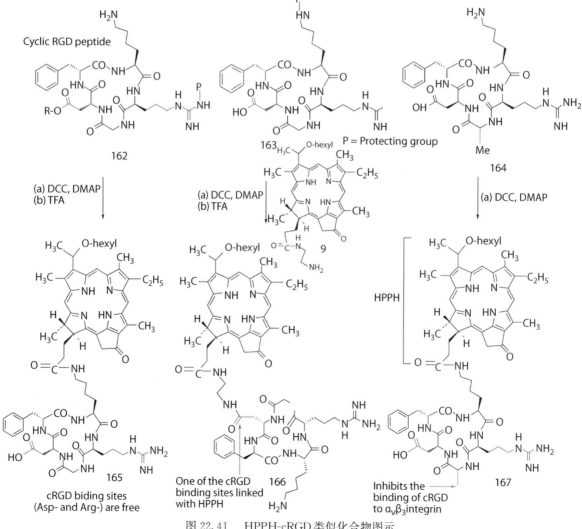

图 22.41　HPPH-cRGD 类似化合物图示

具有体内清除快、肿瘤成像最强的特点，并且比单独使用 HPPH 的 PDT 效果更好。HPPH 及其相应肽偶联物的体外光敏效果如图 22.42 所示。环状精氨酸-甘氨酸-天冬氨酸（cRGD）肽是一种选择性 $\alpha_v\beta_3$ 整合素配体，已经广泛用于新生血管的研究、治疗和诊断（Srivatsan 等，2011a）。

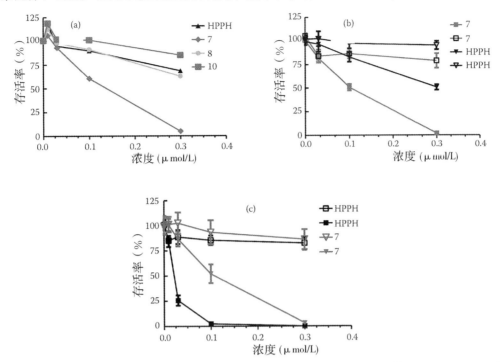

图 22.42 体外 HPPH 及其相应肽结合物 165，166 和 167 分别在（a）U87（$\alpha_v\beta_3$ 阳性），（b）4T1$\alpha_v\beta_3$ 阳性和（c）A431（$\alpha_v\beta_3$ 阴性）肿瘤细胞中光敏效应的比较（摘自 Srivatsan，A et al.，Mol. Pharm. 8，2011）。

22.4.1.4 PS-糖缀合物

糖类是自然界最丰富的一类生物分子，并且是许多生理过程所必需的物质。糖类有成为癌症治疗药物的潜能，能用于提高 PDT 的疗效。McCarthy 等人（2009）使用反应性羧酸连接基，分别将葡萄糖修饰的二氢卟酚和细菌卟吩连接到靶向分子上（结构 170，如图 22.43 所示）。

葡萄糖基团增加了相对疏水的 PS 的极性，但保持了整体中性的电荷（McCarthy 等，2009）。

多种卟啉和非卟啉化合物与糖偶联后，可以作为细胞外源凝集素（如半乳凝素）底物，这些凝集素已知在许多肿瘤细胞中有较高表达（Liu 和 Rabinovich，2005）。Chen 等人（2004a）合成了一种卟啉糖缀合物，其 PDT 效应随共轭结构变化而改变。PDT 的结果依赖于缀合物的浓度和照射能量的高低，可以表现为凋亡、坏死以及细胞迁移减少（Chen 等，2004）。Zheng 等人（2009）研究了一系列 HPPH 糖缀合物 170~178（合成见图 22.44）在体内和体外的光动力效应。糖缀合光敏剂对半乳凝素-3 具有高亲和性。

Alvarez-Mico 等人（2006）首次报道了一种酞菁的异头糖化缀合物，糖类酞菁缀合物能通过糖苷键与大环化合物连接。Ermeydan 等人（2010）合成了两种类型的两亲性酞菁-糖缀合物（如图 22.45 所示）。已经合成和定性的光敏剂糖缀合物使用的糖类包括葡萄糖、半乳糖、甘露糖或乳糖。

22.4.1.5 其他靶向策略：血管靶向

PDT 的一个主要效应是对肿瘤组织血管的损害。研究表明，PDT 的血管破坏作用可以导致组织瘀血和出血，使肿瘤细胞因缺乏氧气和营养物质而死亡（MacDonald 和 Daugherty，2001）。经光照处理后，由于缺乏重要营养素，癌细胞的存活降低，从而增强肿瘤的破坏效应。Henderson 和 Fingar（1987）通过直接测量肿瘤组织的氧浓度，表明 PDT 治疗后的缺氧效应可以杀死肿瘤细胞（MacDonald 和 Daugherty，2001）。照射期间，血管闭塞或损害的程度会影响光动力效应，因为如果照射期间供氧受限，光动力效应会受到抑制（Busch，2006）。

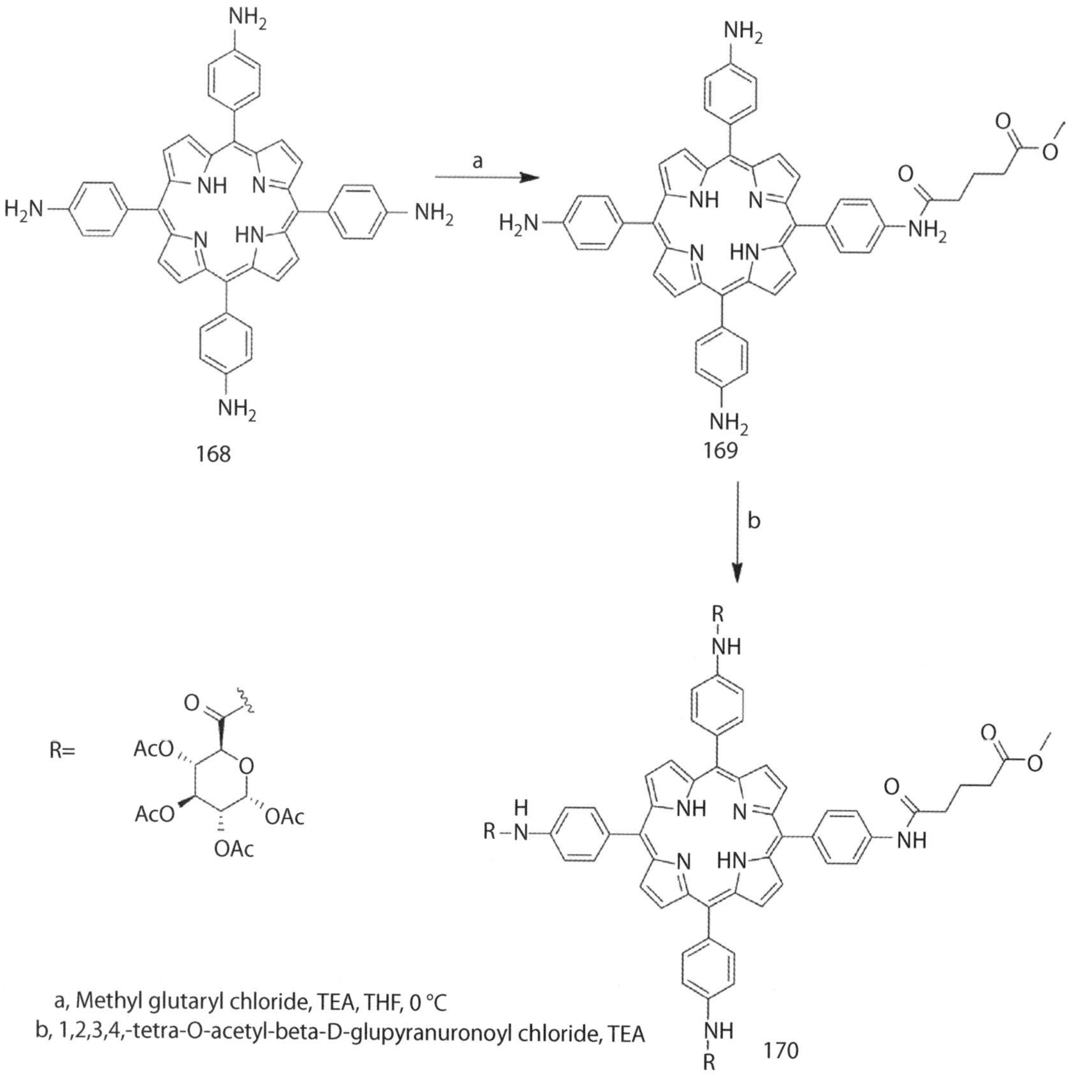

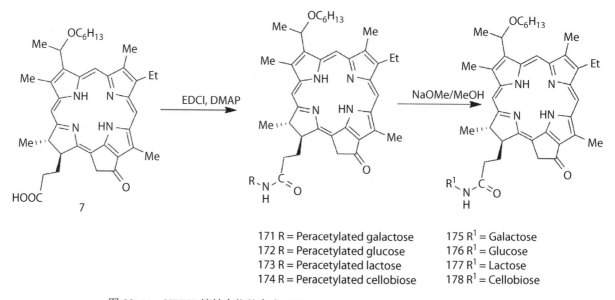

图 22.43 卟啉-糖结合物的合成（McCarthy，J. et al. l.，Org. Biomol. Chem.，7，2009）

171 R = Peracetylated galactose　　175 R¹ = Galactose
172 R = Peracetylated glucose　　　176 R¹ = Glucose
173 R = Peracetylated lactose　　　177 R¹ = Lactose
174 R = Peracetylated cellobiose　　178 R¹ = Cellobiose

图 22.44 HPPH-糖结合物的合成（Zheng, X. et al. J. Med. Chem.，52，2009）

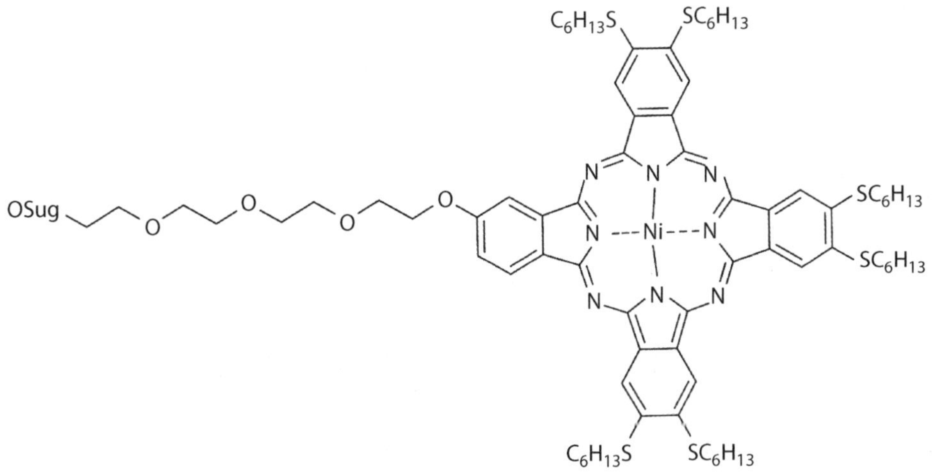

179

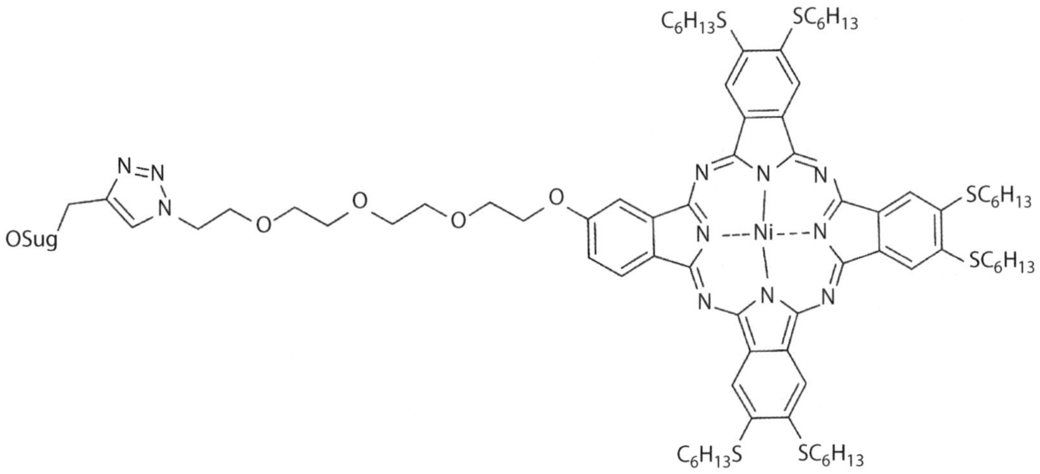

180

图 22.45　糖化酞菁结构和用糖单元结合酞菁糖（Sug）部分（β-D-Glc，β-D-半乳糖，
à-D-Man，β-Lac）的结构（Ermeydan, M. et al., N. J. Chem., 34, 2010）

血管的破坏似乎是光照时和光照后评估光敏剂效果的一个重要影响因素。通过靶向肿瘤组织的血管系统可以优化光动力效应。应用肿瘤血管靶向治疗的总体目标之一是，有选择性地破坏肿瘤血管，同时将对正常组织功能的影响最小化。

为实现血管靶向，光敏剂可进行结构修饰；常用于光敏剂修饰的是一种对内皮细胞标记物或血管支承结构具高亲和力的靶向分子（Chen 等，2008）。含血管靶向基团的光敏剂有望选择性地在血管组织中积聚，从而在受到光激活以后，能产生精确、特定位置的光动力效应（Chen 等，2008）。血管内层由内皮细胞组成，在血管生成中有重要作用，也是 PDT 治疗肿瘤后肿瘤再生长的一个原因（Ferrario 等，2000）。血管生成可由几十种不同蛋白质和几种小分子刺激引起（如图 22.46 所示）。

蛋白

1. 酸性成纤维细胞生长因子
2. 血管生成素
3. 碱性成纤维细胞生长因子
4. 表皮长生因子
5. 粒细胞集落刺激因子
6. 肝细胞生长因子
7. 白细胞介素8
8. 胎盘生长因子
9. 血小板衍生内皮生长因子
10. 扩散因子
11. 转化生长因子α
12. 肿瘤坏死因子α
13. 血管内皮生长因子

小分子

1. 腺苷
2. 1-丁酰甘油
3. 烟酰胺
4. 前列腺素E₁和E₂

（国家癌症研究所网站）
图 22.46　血管生成的活化因子

这些分子中，维持肿瘤生长最重要的两个蛋白质是血管内皮生长因子（vascular endothelial growth factor，VEGF）和碱性成纤维细胞生长因子（basic fibroblast growth factor，bFGF）。此前的研究表明，PDT 会显著提高 VEGF 在肿瘤组织中的表达，使用抑制剂可以削弱血管内皮生长因子的血管生成作用，并最终提高 PDT 疗效（Ethira-jan 等，2011；Ferrario 等，2000；Bhuvaneswari 等，2007）。此外，需要在细胞和分子水平方面研究内皮细胞是如何响应光动力效应的（因为不同类型的光敏剂会影响转录因子的活化）。Volanti，Matroule 和 Piette（2002）以及 Volanti 等人（2004）的研究表明，光敏作用通过 ROS 介导的机制来激活内皮细胞核转录因子 NF-κB。

22.5　通过金属化优化单线态氧的产生

我们知道，氧是 PDT 的主要组成部分之一。在 PDT 过程中三重态的氧转变为单线态氧，而单线态氧被认为是主要的细胞毒性物质。提高单线态氧的产率能显著提高 PDT 疗效。在光敏剂分子中心引入一个金属离子如铟、钯或镓，是一种促进单线态氧产生的有效方法。这些金属离子能延长光敏剂分子三重态激发态的寿命，因而能增加三重态卟啉的量子产率（Ethirajan 等，2008；Wainwright，2008；Josefsen 和 Boyle，2008）。量子产率直接关系到产生单线态氧的效率，因此，中心含金属的 PS 分子可通过"重原子效应"而更加有效地产生单线态氧。Brun 等人（2004）测定了在雌性 EMT6 荷瘤的 BALB/c 小鼠体内，WST09（6）的药代动力学和组织分布，以确定该药物是否能在肿瘤组织中选择性积聚。钯菌脱镁叶绿酸 WST09，现称为 Tookad，是一种钯取代基细菌卟吩衍生物，用于治疗复发性前列腺癌。Tookad 在近红外区（763 nm）有强吸收力，照射时能有效地产生单线态氧，可在体内相对快速地被清除，其有效性已在多种动物模型中得到了证实（Chen 等，2002；Huang 等，2004，2005，2007）。

Chen 等人（2005b）合成了焦脱镁叶绿酸及其金属配合物。并研究了它们的 PDT 疗效。为了确定中心金属的效应，焦脱镁叶绿酸-a 被转化成相应的锌（Ⅱ）、铟（Ⅲ）和镍（Ⅱ）配合物（图 22.47）。金属的存在对光敏效果有重要影响，研究结果证明，铟（Ⅲ）配合物是最有效的，这可能是因为其可以

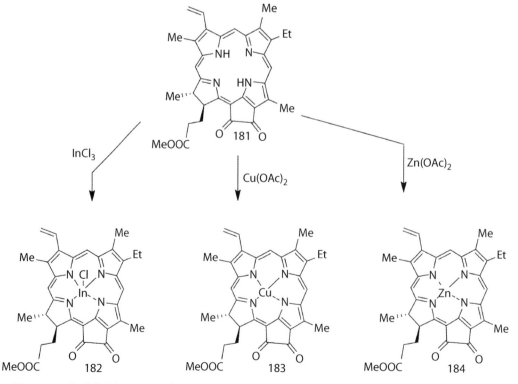

图 22.47　焦脱镁叶绿酸-α 及其金属类似物的结构（Chen, Y. et al. , J. Med. Chem. , 48，2005）

更高效地产生单线态氧的结果。此外，据研究，焦酚脱镁叶绿酸的铟（Ⅲ）复合体可以作为年龄相关湿性黄斑变性治疗的潜在药物（Dolmans 等，2002；Ciulla 等，2005）。这一疾病是导致 60 岁以上人群失明的最普遍原因。

Saenz 等人（2011）研究了铟苯并卟啉衍生物的光敏效应（如图 22.48 所示）。与苯并卟啉二甲酯和它的 8-（1'-己氧基）乙基类似化合物相比，相应的铟（Ⅲ）复合体在 colon-26 结肠肿瘤细胞系中表现出了更强的体内光敏效应（如图 22.49 所示）。

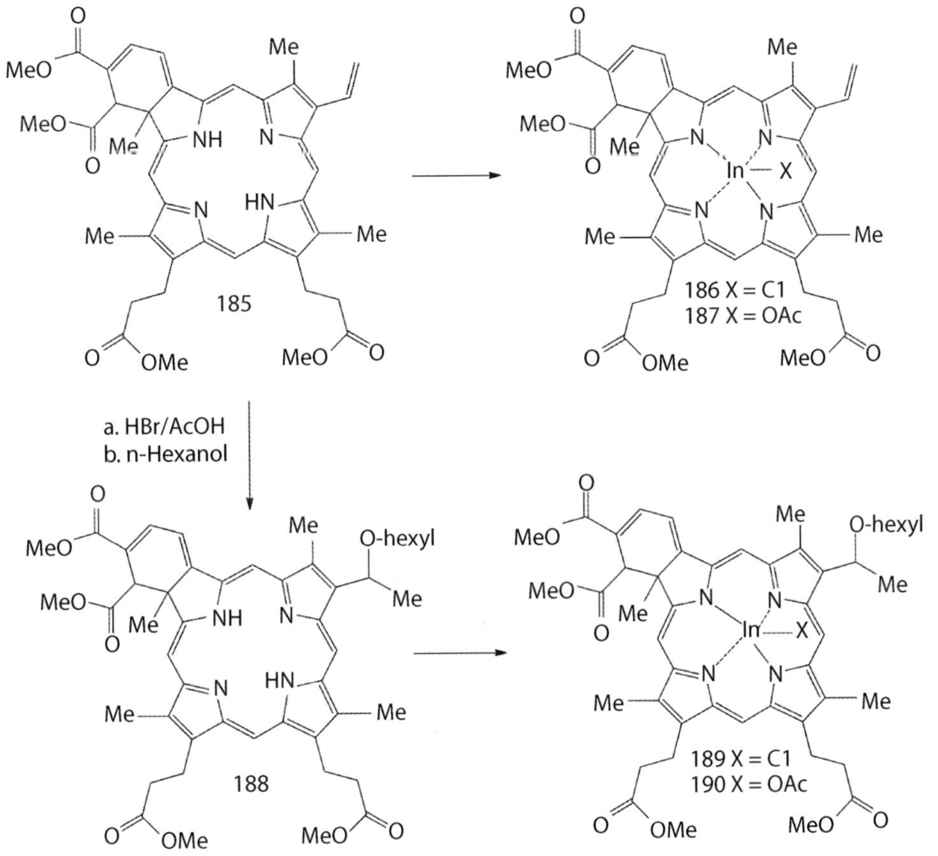

图 22.48　苯并卟啉二甲酯的铟（Ⅲ）配合物的合成（Saenz，C. et al.，J. Porphyrins Phthalocyanines，15，2011）

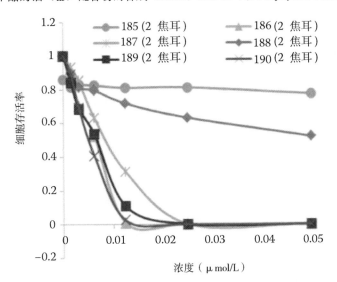

图 22.49　通过 colon-26 细胞系的 MTT 试验，测量 BPD 和相应铟（Ⅲ）类似化合物的剂量反应（Saenz，C. et al.，J. Porphyrins Phthalocyanines，15，2011）

Rosenfield 等人（2006）研究了一系列焦脱镁叶绿酸-a 及其金属复合体在位置 13^2 上附加酮基后的效应。研究表明在环系统中插入铟（Ⅲ）可增强其光毒性（Rosenfield 等，2006）。

随着光敏剂的不断发展，PDT 过程中产生的单线态氧因其细胞毒性也许可以有其他应用。在其他领域，单线态氧的产生和应用为研究人员提供了很多研究思路。为了探索单线态氧的使用，许多科学家正在开发新策略来提高光动力效应。最新的一些策略有望能够提升对肿瘤组织的选择性及其破坏效果。但是在这些策略中，研究人员仍无法断定某一单一靶向策略是否优于另一种。他们会继续开发新方法以提高治疗效果和特异性，并减少某些光敏剂常出现的不良反应。

22.6　同分异构体对光动力疗效的影响

分子的结构活性对于指导光敏剂开发很有价值。光敏剂有不同的异构体形式，包括立体异构体和构造异构体，那么化合物同分异构体是如何影响 PDT 疗效的呢？对于立体异构体而言，大多数研究发现 R 和 S 异构体间的治疗效果没有差异；但有一些研究则值得注意，如确定哪些异构体是安全和有效的，而另一些是有毒的和/或无效的（Chen 等，2004b）。历史上最悲痛的例子是沙利度胺［N-（2，6-二氧代-3-哌啶基）苯邻二甲酰亚胺］，这种药主要用于抑制孕妇恶心，它有两种异构体，S-对映异构体可产生镇静功效，而 R-对映异构体具有致畸性，且会引起肢体严重发育不全（Chen 等，2004b）。

已经有一些相关研究讨论了 PS 的 R 和 S 异构体对于 PDT 疗效的影响。Chen 等人（2004b）证实，纯 3（1-庚乙氧基）-3-二乙酰菌紫素-18-N-己胺（R-异构体和 S-异构体）的合成、分离和识别，他们发现手性异构体对光敏作用存在明显差异。两个庚醚衍生物（R-异构体和 S-异构体）都主要定位在线粒体，并表现出相似的体外光敏效应和有限的皮肤光毒性。然而，体内初步筛选发现，与 S-异构体相比，相应的 R-异构体在体内 PDT 效能更强（Chen 等，2004b）。最近 Srivatsan 等人（2011b）研究了衍生自叶绿素 a 和菌绿素 a 的异构体的光敏性和成像潜力。该研究显示，在所研究的光敏剂中，D 环和 B 环都降低了二氢卟酚（-3 位上含间碘苄氧乙基团，-172 位上有羧酸官能团）所表现出的最大肿瘤细胞吸收和光依赖性光反应，这些性质导致在荷有 colon-26 结肠癌的 BALB/c 小鼠细胞中肿瘤成像和长期 PDT 疗效的差异（Srivatsan 等，2011b）。

22.7　PDT 纳米材料的应用

纳米技术在医学领域中发展迅速，特别是其与药物传递的相关领域。纳米颗粒有可能降低当前 FDA 批准的光敏剂的毒性和副作用。理想的纳米颗粒传输系统可以直接将光敏剂传递到目标组织，从而避免损坏附近的正常组织。有效的光敏剂及合适的纳米传递系统是保证 PDT 疗效的关键。使用纳米载体作为 PS 的传递载体是一种有前景的方法，它可以提高 PDT 的有效性，并且可克服传统 PDT 相关的副作用（Paszko 等，2011）。如前所述，PDT 研究的一个主要焦点是提高光敏剂的治疗浓度，且保证在正常组织中没有光敏剂存在。在由 Paszko 等人（2011）撰写的综述中对许多问题进行了讨论，包括如何通过纳米材料改善药物递送状况，如何通过提高水溶性药物的溶解度来获得最大的治疗效果，如何延长药物的血液循环半衰期，如何减小给药后药物的降解，减少副作用及提高药物的生物利用度（Paszko 等，2011）。

如图 22.50 所示，通过以下各种方法（封装、共轭和后载）可以获得纳米颗粒制剂（Wang 等，2011）。在所测试的 PDT 纳米制剂中，后载的制剂表现出最佳的体外光毒性，且无明显的暗毒性反应，数据见图 22.51。

此外，Wang 等人（2011）证实后载 HPPH 能增强光动力反应，有最高的单线态氧产率。Cinteza 等人（2006）使用了一种同时装载了 HPPH 和磁性四氧化三铁纳米颗粒的纳米载体，这种方法能磁性引导 PDT 并提高目标区域的药物积累量。

（a）制备改良的HPPH

（b）制备PAA纳米颗粒

（c）制备HPPH封载的PAA纳米颗粒

（d）制备HPPH–PAA的np共轭产物

（e）制备后载HPPH的PAA纳米颗粒

AHM =
3-(acryloyloxy)-2-hydroxypropyl methacrylate
APMA =
3-(aminopropyl)methacrylamide

PAA NPs

图22.50 改良 HPPH、空白 PAA 纳米粒子，以及相应纳米试剂的制备（摘自 Wang, S. et al., Lasers Surg. Med., 43, 2011）

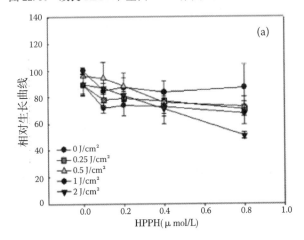

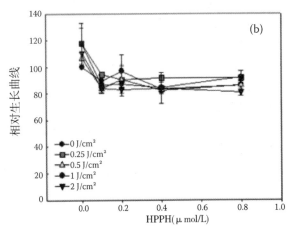

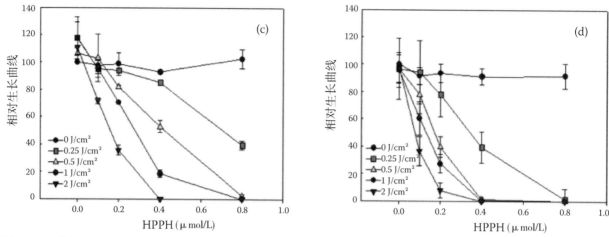

图 22.51 使用 AFPAA 纳米颗粒的不同制剂孵育 4 小时后，给予功率为 3.2 mW/cm² 的光照，Colon 26 细胞的光毒性 (a) 封装 HPPH（PAA-E）；(b) 共轭 HPPH（PAA-CONJ）；(c) 后载 HPPH（PAA-PL）；(d) 游离 HPPH（Wang, S. et al. Lasers Surg. Med.，43，2011）。

　　Roy 等人（2003）通过使用掺杂有机二氧化硅的纳米颗粒修饰的 PS，结果显示其具有体外破坏肿瘤细胞的作用。纳米粒子的合成方案见图 22.52。体外研究表明这种纳米颗粒有作为光动力药物载体的潜力。

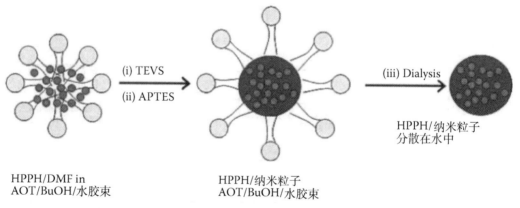

图 22.52 胶束介质中 HPPH 掺杂二氧化硅纳米颗粒的合成与纯化

　　还有其他方法可以最大化实现纳米材料运输光敏剂的效果。一种方法是将靶向分子连接到纳米颗粒表面。靶向纳米颗粒可以通过受体-配体相互作用以及其介导的内吞作用进入细胞内，之后药物可以释放出来。Reddy 等人（2006）通过靶向纳米粒子 PDT 治疗了患脑胶质瘤的大白鼠，较注射非靶向纳米颗粒或全身性光敏剂后接受 PDT 的动物，其存活率显著提高。该研究中使用的靶向部分是已证实具有细胞穿透性的血管归巢肽 F3。对于可特异性摄取 F3 肽的肿瘤来说，细胞表面核仁素是肿瘤血管生成内皮细胞的特异性标志物（Reddy 等，2006）。核仁素是一种在细胞膜和细胞核之间移动的穿梭蛋白（Reddy 等，2006）。其在细胞表面的表达是肿瘤特异性摄取 F3 肽的先决条件（Reddy 等，2006）。Reddy 团队的研究表明，相较非靶向 Photofrin 纳米颗粒和单独 Photofrin，F3 靶向 Photofrin 纳米颗粒有更好的 PDT 疗效。

　　Stuchinskaya 等人（2011）采用抗体 PS-金纳米粒子结合物靶向治疗乳腺癌细胞。抗 HER2 单克隆抗体通过聚乙二醇末端羧基基团与纳米颗粒共价结合。细胞实验表明，该纳米颗粒缀合物选择性地靶向过表达 HER2 表皮生长因子的乳腺癌细胞表面受体，因此此缀合物是有效的 PDT 药物（Stuchin-skaya 等，2011）。

22.8　PDT 的其他应用

PDT 不仅被用于癌症领域。最近，PDT 在抗感染临床方面的应用也逐渐被开发。PDT 在感染性疾病中的临床应用渐增，是因为 PDT 有快速杀灭细菌以及不易产生耐药性的特点。Gad 等人（2004）证实了 PDT 在药物耐药、软组织感染方面的应用潜能。在这项研究中，Gad 等人（2004）使用生物发光的金黄色葡萄球菌在小鼠体内建立软组织感染模型，并通过注射环磷酰胺造成其暂时性中性粒细胞减少。该感染用聚阳离子 PS 缀合物治疗，即将此缀合物注射到感染区域，然后暴露于红色激光下（用于激活 PS）。此前研究显示，PDT 能有效地杀灭小鼠伤口的大肠埃希菌非致病性菌株和铜绿假单胞菌高致病性菌株（Hamblin 等，2002，2003）。Gad 等人（2004）讨论了 PDT 在活体中有效治疗感染所必须满足的条件：

- 光敏剂需对细菌有选择性，而不是对组织和细胞有选择性。
- 必须有合适的给药途径，使光敏剂到达感染区。
- 感染区必须可进行有效的光照。
- 应该采用适当的方法监测治疗的效果。

此外，抗感染 PDT 已成功用于控制生物膜和治疗口腔生物膜感染（Wainwright，1998；Wilson，2004；Zanin 等，2006；Meisel 和 Kocher，2005）。为了改进抗感染 PDT，Suci 等人（2007）将 PS 耦合到靶向配体，可以提高抗微生物 PDT 的选择性。Suci 等人探索了使用靶向纳米平台结合光敏剂，达到光动力灭活金黄色葡萄球菌的效果。结果表明，蛋白质笼结构可以作为工程纳米平台的多功能模板，进行靶向抗感染 PDT（Suci 等，2007）。

致谢：

本研究的部分成果为美国国立卫生研究院（NIH）资助项目（PO1 CA55791 和 RO1 CA127369）。

缩略语表：

FDA，美国食品药品监督管理局；HOMO，最高占据分子轨道；HpD，血卟啉衍生物；HPPH，3-去乙烯基-3-（1'-己氧基）乙基-焦脱镁叶绿酸-a；LDL，低密度脂蛋白；LUMO，最低未占有分子轨道；MDR，多药耐药；MNc，金属萘；NC，萘酞菁；NCP，N-错位卟啉；NPs，纳米粒子；PAA，聚丙烯酰胺；PDT，光动力疗法；PET，正电子发射计算机断层；PL，后装；PS，光敏剂；ROS，活性氧；TPP，四苯基卟啉

参考文献

[1] Agius, L., J. Ballantine, V. Ferrito et al. 1979. The structure and physiological activity of bonellin-a unique chlorin derived from Bonellia viridis. Pure Appl Chem 51: 1847.

[2] Agostinis, P., K. Berg, K. Cengel et al. 2011. Photodynamic therapy of cancer: An update. CA Cancer J Clin 61: 250 - 281.

[3] Alleman, E., N. Brasser, O. Benrezzak et al. 1995. PEG-coated poly (lactic acid) nanoparticles for the delivery of hexadecafluoro zinc phthalocyanine to EMT-6 mouse mammary tumours. Pharm Pharmacol 47: 382 - 387.

[4] Allen, C., W. Sharman, C. La Madeleine, J. van Lier, and J. Weber. 2002. Attenuation of photodynamically induced apoptosis by an RGD containing peptide. Photochem Photobiol Sci 1: 246 - 254.

[5] Allison, B., P. Pritchard, and J. Levy. 1994. Evidence for low density protein receptor-mediated uptake of benzoporphyrin derivative. Br J Cancer 69: 833 - 839.

[6] AlvarezMico, X., M. Calvete, M. Hanack, and T. Ziegler. 2006. The first example of anomeric glycoconjugation to phthalocyanines. Tetrahedron Lett 47: 3283 - 3286.

［7］ Aekand, M., S. Bonnett, R. Kaur et al. 1986. MesoTetra (hydroxyphenyl)porphyrins, a new class of potent tumour photosensitisers with favourable selectivity. Br J Cancer 54: 717 - 725.

［8］ Anderson, T., T. Dougherty, D. Tan et al. 2003. Photodynamic therapy for sarcoma pulmonary metastases. Anticancer Res 23: 3713.

［9］ Aquaron, R., O. Forzano, J. Murati et al. 2002. Simple, reliable and fast spectrofluorometric method for determination of plasma verteporfin (Visudyne) levels during photodynamic therapy for choroidal neovascularization. Cell Mol Biol 48: 925 - 930.

［10］ Arnold, D., R. Gaete-Holmes, A. Johnson, and G. Williams. 1978. Wittig condensation products from nickel meso- formyl - octaethyl-porphyrin aetioporphyrin I and some cyclization reactions. J Chem Soc Perkin Trans 1: 1660.

［11］ Auler, H., and G. Banzer. 1942. Untersuchung uber die Rolle der Porphyrine bei geschwulstkranken Menschen und Tieren. Z Krebsforsch Bd 53: S65 - S68.

［12］ Azenha, E., A. Serra, M. Pineiro et al. 2002. Heavy-atom effects on metalloporphyrins and polyhalogenated porphyrins. Chem Phys 280: 177 - 190.

［13］ Baden, H., editor. 1984. The Chemotherapy of Psoriasis. Pergamon, New York.

［14］ Banfi, S., E. Caruso, L. Buccafurni et al. 2006. Gramatic PP. Comparison between 5,10,15,20-Tetraaryl-and 5,15-Diarylporphyrins as photosensitizers: Synthesis, photodynamic activity, and quantitative structure - activity relationship modeling. J Med Chem 49: 3293 - 3330.

［15］ Banks, R., B. Smart, and J. Tatlow. 1994. Organofluorine Chemistry: Principles and Commercial Applications. Plenum Press, New York.

［16］ Bauer, V., D. Clive, D. Dolphin et al. Sapphyrins: Novel aromatic pentapyrrolic macrocycles. J Am Chem Soc 105: 6429 - 6436.

［17］ Beens, E., T. Dubbelman, J. Lugtenberg et al. 1987. Photosensitizing properties of bacteriochlorophyllin-a and bacteriochlorin a two derivatives of bacteriochlorophyll a Photochem Photobiol., Photochem Photobiol 45: 639.

［18］ Bellnier, D., and T. Dougherty. 1996. A preliminary pharmacokinetic study of intravenous photofrin in patients. J Clin Laser Med Surg 14: 311 - 314.

［19］ Bellnier, D., W. Greco, G. Loewen et al. 2003. Population pharmacokinetics of the photodynamic therapy agent 2-[1-hexyloxyethyl]-2-devinyl pyropheophorbide-a in cancer patients. Cancer Res 63: 1806.

［20］ Bellnier, D., W. Greco, H. Nava, G. Loewen, A. Oseroff, and T. Dougherty. 2006. Mild skin photosensitivity in cancer patients following injection of Photochlor (2-1-[1-hexyloxyethyl]-2-devinylpyropheophorbide-a) for photodynamic therapy. Cancer Chemother Pharmacol 57: 40.

［21］ Bellnier, D., B. Henderson, R. Pandey, W. Potter, and T. Dougherty. 1993. Murine pharmokinetics and antitumor efficacy of the photodynamic sensitizer 2-[1-hexyloxyethyl]-2-devinyl pyropheophorbide-a. J Photochem Photobiol B 20: 55.

［22］ Berenbaum, M. C., S. L. Akande, R. Bonnett, H. Kaur, S. Ioannou, R..D. White, and U. J. Winfield. 1986. MesoTetra (hydroxyphenyl)porphyrins, a new class of potential tumour photosensitisers with favourable selectivity. Br J Cancer 54: 717 - 25.

［23］ Bhuvaneswari, R., G. Yuen, S. Chee, and M. Olivo. 2007. Hypericin-mediated photodynamic therapy in combination with Avastin (bevacizumab) improves tumor response by downregulating angiogenic proteins. Photochem Photobiol Sci 6: 1275 - 1283.

［24］ Borbas, K., C. Ruzié, and J. Lindsey. 2008. Swallowtail bacteriochlorins. Lipophilic absorbers for the near-infrared. Org Lett 10: 1931 - 1934.

［25］ Brun, P., J. DeGroot, E. Dickson, M. Farahani, and R. Pottier. 2004. Determination of the in vivo pharmacokinetics of palladiumbacteriopheophorbide (WST09) in EMT6 tumour-bearing BALB/c mice using graphite furnace atomic absorption spectroscopy. Photochem Photobiol Sci 3: 1006 - 1010.

［26］ Busch, T. 2006. Local physiological changes during photodynamic. Lasers Surg Med 38: 494 - 499.

［27］ Busetti, A., M. Soncin, E. Reddi et al. 1999. Irradiation of amelanotic melanoma cells with 532 nm high peak power pulsed laser radiation in the presence of the photothermal sensitizer Cu (Ⅱ)-hematoporphyrin: A new approach to cell photoinactivation. Photochem Photobiol B: Biol 53: 103 - 109.

[28] Camerin, M., S. Rello, A. Villanueva et al. 2005. Eur J Cancer 41: 1203 - 1212.

[29] Camerin, M., S. Rello-Varona, A. Villanueva, M. Rodgers, and G. Jori. 2009. Photothermal sensitisation as a novel therapeutic approach for tumours: Studies at the cellular and animal level. Lasers Surg Med 41: 665 - 673.

[30] Canete, M., M. Lapena, A. Juarranz et al. 1997. Uptake of tetraphenylporphycene and its photoeffects on actin and cytokeratin elements of HeLa cells. Anticancer Drug Des 12: 543 - 554.

[31] Chen, B., C. He, P. deWitte et al. 2008. Photosensitizers for photodynamic therapy. In Advances in Photodynamic Therapy Basic, Translational and Clinical, M. Hamblin et al., editors. Artech House, Boston.

[32] Chen, Q., Z. Huang, D. Luck et al. 2002. Preclinical studies in normal canine prostate of a novel palladium-bacteriopheophorbide (WST09) photosensitizer for photodynamic therapy of prostate cancer. Photochem Photobiol 76: 438 - 445.

[33] Chen, X., L. Hui, D. Foster, and C. Drain. 2004a. Drain CM. Efficient synthesis and photodynamic activity of porphyrinsaccharide conjugates: Targeting and incapacitating cancer cells. Biochemistry 43: 10918 - 10929.

[34] Chen, Y., R. Miclea, T. Srikrisnan et al. 2005a. Investigation of human serum albumin (HSA) binding specificity of certain photosensitizers related to pyropheophorbide-a and bacteriopurpurinimide by circular dichroism spectroscopy and its correlation with in vivo photosensitizing efficacy. Bioorg Med Chem Lett 15: 3189.

[35] Chen, Y., W. Potter, J. Missert, J. Morgan, and R. Pandey. 2007. Bioconjuga comparative in vitro and in vivo studies on long-wavelength phototosensitizers derived from bacteriopurpurinimide and bacteriochlorin p6: Fused imide ring enhances the in vivo PDT efficacy. Bioconjugate Chem 18 (5): 1460 - 1473.

[36] Chen, Y., A. Sumlin, J. Morgan et al. 2004b. Synthesis and photosensitizing efficacy of isomerically pure bacteriopurpurinimides. J Med Chem 47: 4814 - 4817.

[37] Chen, Y., X. Zheng, M. Dobhal et al. 2005b. Methyl pyropheophorbide-a analogues: Potential fluorescent probes for the peripheral-type benzodiazepine receptor. Effect of central metal in photosensitizing efficacy. J Med Chem 48: 3692 - 3695.

[38] Chmielewski, P., L. Latos-Grazynski, K. Rachlewicz, and T. Glowiak. 1994. Tetra-p-tolylporphyrin with an inverted pyrrole ring: A novel isomer of porphyrin. Angew Chem Int Ed Engl 33: 779.

[39] Cinteza, L., T. Ohulchanskyy, Y. Sahoo et al. 2006. Diacyllipid micelle-based nanocarrier for magnetically guided delivery of drugs in photodynamic therapy. Mol Pharm 3 (4): 415 - 423.

[40] Ciulla, T., M. Criswell, W. Snyder, and W. Small IV. 2005. Photodynamic therapy with photopoint photosensitizer MV6401, indium chloride methyl pyropheophorbide, achieves selective closure of rat corneal neovacularisation and rabbit choriocapillaris. Br J Ophthalmol 89: 113 - 119.

[41] Cubeddn, R., W. Keir, R. Rampson, and T. Truscott. 1987. Photophysical properties of porphyrin-chlorin systems in the presence of surfactants. Photochem Photobiol 46: 633.

[42] de Oliveira, K., F. de Assis, A. Ribeiro et al. 2009. Synthesis of phthalocyanines-ALA conjugates: Water-soluble compounds with low aggregation. Org Chem 74: 7962 - 7965.

[43] Dennis, E., G. Dolmans, D. Fukumura, and R. Jain. 2003. Photodynamic therapy of cancer. Nature 3: 380.

[44] Detty, M. 2001. Photosensitizers for the photodynamic therapy of cancer and other diseases. Expert Opin Ther Pat 11: 1849 - 1860.

[45] Dolmans, D., A. Kadambi, J. Hill et al. 2002. Vascular Accumulation of a novel photosensitizer, MV6401, causes selective thrombosis in tumor vessels after photodynamic therapy. Cancer Res 62: 2151 - 2156.

[46] Dougherty, T., G. Grindey, R. Fiel et al. 1975. Photoradiation therapy. II. Cure of animal tumors with hematoporphyrin and light. J Natl Cancer Inst 55: 115 - 121.

[47] Dougherty, T., J. Kaufman, A. Goldfarb et al. 1978. Photoradiation for the treatment of malignant tumors. Cancer Res 38: 2628 - 2635.

[48] Dougherty, T., R. Pandey, H. Nava et al. 2000. Preliminary clinicaldata on a new photodynamictherapy photosensitizer: 2-[1-hexyloxyethyl]-2-devinyl pyropheophorbide - a (HPPH) for treatment of obstructive esophageal cancer. Proc SPIE 3909: 25.

［49］Durmus, M., and T. Nyokong. 2007. Synthesis, photophysical and photochemical properties of novel water-soluble cationic indium（Ⅲ）phthalocyanines. Photochem Photobiol Sci 6: 659 – 668.

［50］Eisner, U. 1957. Some novel hydroporphyrins. J Chem Soc（0, Resumed）3461 – 3469.

［51］El-Mofy, A. 1968. Vitiligo and Psoralens. Pergamon Press, Oxford.

［52］Ermeydan, M., F. Dumoulin, T. Basova et al. 2010. Amphiphilic carbohydrate-phthalocyanine conjugates obtained by glycosylation or by azide-alkyne click reaction. New J Chem 34: 1153 – 1162.

［53］Ethirajan, M., Y. Chen, P. Joshi, and R. Pandey. 2011. The role of. porphyrin. chemistry in tumor imaging and photodynamic therapy. Chem Soc Rev 40: 340 – 362.

［54］Ethirajan, M., C. Saenz, A. Gupta, M. Dobhal, and R. Pandey. 2008. Photosensitizers for photodynamic therapy. In Advances in Photodynamic Therapy Basic, Translational and Clinical, Hamblin et al., editors. Artech House, Boston.

［55］Evensen, J., and J. Moan. 1987. A test of different photosensitizers for photodynamic treatment of cancer in a murine tumor model. Photochem Photobiol 46: 859.

［56］Fahmy, I., and H. Abu-Shady. 1948. Ammi majus linn: The isolation and properties of ammoidin, ammidin and majudin, and their effect in the treatment of leukoderma. J Pharm Pharmacol 21: 499 – 503.

［57］Fan, D., M. Taniguchi, and J. Lindsey. 2007. Regioselective 15-bromination and functionalization of a stable synthetic bacteriohlorin. J Org Chem 72: 5350 – 5357.

［58］Ferrario, A., K. von Tiehl, N. Rucker et al. 2000. Antiangiogenic treatment enhances photodynamic therapy responsiveness in a mouse mammary carcinoma. Cancer Res 60: 4066 – 4069.

［59］Figge, F., G. Weiland, and O. Manganiello. 1948. Cancer detection and therapy: Affinity of neoplastic, embryonic, and traumatized tissues for porphyrins and metalloporphyrins. Proc Soc Exp Biol Med 68: 640 – 664.

［60］Finsen, N. 1901. Phototherapy. Edward Arnold, London.

［61］Fukuzumi, S., K. Ohkuba, X. Zheng, Y. Chen, and R. Pandey. 2008. Metal bacteriochlorins which act as dual singlet oxygen and superoxide generators. J Phys Chem B 112（9）: 2738 – 2746.

［62］Furukawa, K., D. Green, H. Kato, and T. Dougherty. 1994a. Point fluorescence measurements of transformed tissues using 2-[1-hexyloxyethel]-2-devinyl pyropheophorbide-a. Proc SPIE 2133: 170.

［63］Furukawa, K., D. Green, T. Mang, H. Kato, and T. Dougherty. 1994b. Fluorescence detection of premalignant, malignant, and micrometastatic disease using hexylpyropheophorbide. Proc SPIE 2371: 510.

［64］Furuta, H., T. Asano, and T. Ogawa. 1994. "N-confused por-phyrin": A new isomer of tetraphenylporphyrin. J Am Chem Soc 116: 767.

［65］Gad, F., T. Zahra, K. Francis, T. Hasan, and M. Hamblin. 2004. Targeted photodynamic therapy of established softtissue infections in mice. Photochem Photobiol Sci 3: 451 – 458.

［66］Gauna, G., J. Marino, M. García, L. Roguin Vior, and J. Awruch. 2011. Synthesis and comparative photodynamic properties of two isosteric alkyl substituted zinc（Ⅱ）phthalocyanines. Eur J Med Chem 45: 5532 – 5539.

［67］Geier, G., D. Haynes, and J. Lindsey. 1999. An efficient one-flask synthesis of N-confused tetraphenylporphyrin. Org Lett 1: 1455.

［68］Geier, G., and J. Lindsey. 1999. N-Confused tetraphenylporphyrin and tetraphenylsapphyrin formation in one-flask syntheses of tetraphenylporphyrin. J Org Chem 64: 1596.

［69］Gosmann, M., and B. Franck. 1986. Synthesis of a fourfold enlarged porphyrin with an extremely large, diamagnetic ring current. Angew Chem Int Ed Engl 25: 1100.

［70］Graham, A., G. Li, Y. Chen et al. 2003. Structure-activity relationship of new octaethylporphyrin-based benzochlorins as photosensitizers for photodynamic therapy. Photochem Photobiol 77（5）: 561 – 566.

［71］Grahn, M., A. McGuinness, R. Benzie et al. 1997. Intracellular uptake, absorption spectrum and stability of the bacteriochlorin photosensitizer 5,10,15,20-tetrakis（m-hydroxyphenyl）bacteriochlorin（mTHPBC）with 5,10,15,20-tetrakis（mhydroxyphenyl）chlorin.（mTHPC）. Photochem Photobiol B 37（3）: 261 – 266.

［72］Gryshuk, A., A. Graham, R. Pandey et al. 2002. A first comparative study of purpurinimide-based fluorinated vs. nonfluorinated photosensitizers for photodynamic therapy. Photochem Photobiol 76: 555.

[73] Guardiano, M., R. Biolo, G. Jori, and K. Schaffner. 1989. Tetra-n-propylporphycene as a tumour localizer: Pharmacokinetic and phototherapeutic studies in mice. Cancer Lett 44: 1 - 6.

[74] Gudgin Dickson, E., R. Goyan, and R. Pottier. 2002. Directions in photodynamic therapy. Cell Mol Biol 48 (8): 939 - 954.

[75] Hamblin, M., J. Miller, and B. Ortel. 2000. Scavenger-receptor targeted photodynamic therapy. Photochem Photobiol 72 (4): 533 - 540.

[76] Hamblin, M., D. O'Donnell, N. Murthy, C. Contag, and T. Hasan. 2002. Photochem Photobiol 75: 51 - 57. Recent Advances in Developing Improved Agents for PDT 261.

[77] Hamblin, M., T. Zahra, C. Contag, A. McManus, and T. Hasan. 2003. Optical monitoring and treatment of potentially lethal wound infections in vivo. J Infect Dis 187: 1717 - 1725.

[78] Hannah, S., V. Lynch, N. Gerasimchuk, D. Maqda, and J. Sessler. 2001. Synthesis of a metal-free texaphyrin. Org Lett 3: 3911 - 3914.

[79] Hasegawa, J., K. Takata, T. Miyahara et al. 2005. Excited states of porphyrin isomers and porphycene derivatives: A SAC-CI study. J Phys Chem 109: 3187 - 3200.

[80] Hausmann, W. 1908. Die sensibilisierende wirkung tierischer farbstoffe und ihre physiologische bedeutungWien. Klin Wochenschr 21: 1527 - 1529.

[81] Hausmann, W. 1910. Die sensibilisierende wirkung des hamatoporphyrins. Biochem Z 30: 276 - 316.

[82] Hayashi, T., H. Dejima, T. Matsuo et al. 2002. Blue myoglobin reconstituted with an iron porphycene shows extremely high oxygen affinity. J Am Chem Soc 124: 11226 - 11227.

[83] Henderson, B., D. Bellnier, W. Greco et al. 1997. An in vivo quantitative structure-activity relationship for a congeneric series of pyropheophorbide derivatives as photosensitizers for photodynamic therapy. Cancer Res 57: 4000 - 4007.

[84] Henderson, B. W., A. B. Sumlin, B. L. Owczarczak, T. J. Dougherty. 1991. Bacteriochlorophyll-a as a photosensitizer for photodynamic treatment of transplantable murine tumors. J Photochem Photobiol B 10: 303 - 313.

[85] Henderson, B., and V. Fingar. 1987. Relationship between tumor hypoxia and response to photodynamic therapy treatment in an experimental mouse model. Cancer Res 47: 3110 - 3114.

[86] Heo, P., and C. Lee. 1996. Rearrangement of 2, 4-bisalkylpyrrole unit to 2, 5-bisalkylpyrrole unit in the ligand-modified porphyrinogens. Bull Korean Chem Soc 17: 778.

[87] Heo, P., K. Shin, and C. Lee. 1996. Stepwise syntheses of coremodified, meso-substituted porphyrins. Tetrahedron Lett 37: 197.

[88] Hooker, J., V. Nguyen, V. Taylor et al. 2012. New application for expanded porphyrins: Sapphyrin and heterosapphyrins as inhibitors of Leishmania parasites. Photochem Photobiol 88: 194 - 120.

[89] Huang, Y., P. Mroz, T. Zhiyentayev et al. 2010. In vitro photodynamic therapy and quantitative structure-activity relationship studies with stable synthetic near-infraredabsorbing bacteriochlorin photosensitizers. J Med Chem 53: 4018 - 4027.

[90] Huang, Z., Q. Chen, K. Dole et al. 2007. The effect of Tookadmediated photodynamic ablation of the prostate gland on adjacent tissues-in vivo study in a canine model. Photochem Photobiol Sci 6: 1318 - 1324.

[91] Huang, Z., Q. Chen, D. Luck et al. 2005. Studies of a vascular-acting photosensitizer, Pd-bacteriopheophorbide (TOOKAD), in normal canine prostate and spontaneous canine prostate cancer. Lasers Surg Med 36: 390 - 397.

[92] Huang, Z., Q. Chen, N. Trncic et al. 2004. Effects of Pd-bacteriopheophorbide (TOOKAD)-mediated photodynamic therapy on canine prostate pretreated with ionizing radiation. Radiat Res 161: 723 - 731.

[93] Jiang, X., P. Lo, Y. Tsang et al. 2010a. Phthalocyanine-polyamine Conjugates as pH-controlled photosensitizers for photodynamic therapy. Chem Eur J 16: 4777 - 4783.

[94] Jiang, X., P. Lo, S. Yeung, W. Fong, and D. Ng. 2010b. A pH-responsive fluorescence probe and photosensitiser based on a tetraamino silicon (IV) phthalocyanine. Chem Commun 46: 3188 - 3190.

[95] Jiang, X., S. Yeung, P. Lo, W. Fong, and D. Ng. 2011. Phthalocyaninepolyamine conjugates as highly efficient photosensitizers for photodynamic therapy. J Med Chem 54: 320 - 330.

[96] Jori, G., B. Rihter, M. Kenney, and M. Rodgers. 1990. Naphthalocyanine as a photodynamic sensitiser for experimental tumours: Pharmacokinetic and phototherapeutic studies. Br J Cancer 62: 966 – 970.

[97] Josefsen, L., and R. Boyle. 2008. Photodynamic therapy and the development of metal-based photosensitizers. Metal-Based Drugs, article ID 276109.

[98] Joshi, P., M. Ethirajan, L. Goswami et al. 2011. Synthesis, spectroscopic, and in vitro photosensitizing efficacy of ketobacteriochlorins derived from ring-B and ring-D reduced chlorins via pinacol-pinacolone rearrangement. J Org Chem 76: 8629 – 8640.

[99] Judy, M., J. Matthews, J. Newman et al. 1991. In vitro photody-namic inactivation of herpes simplex virus with sapphyrins: 22 pielectron porphyrin-like macrocycles. Photochem Photobiol 53: 101 – 107.

[100] Karuso, P., P. Berguquist, J. Buckleton et al. 1986. 132 172-Cyclopheophorbide enol, the first porphyrin isolated from a sponge. Tetrahedron Lett 27: 2177 – 2178.

[101] Kelly, J., and M. Snell. 1976. Hematoporphyrin derivative: A possible aid in the diagnosis and and therapy of carcinoma of the bladder. J Urol 115: 150 – 151.

[102] Kessel, D., K. Whitcomb, and V. Schulz. 1992 Lipoproteinmediated distribution of N-aspartylchlorin e6 in the mouse. Photochem Photobiol 56: 51 – 56.

[103] Kim, H., and J. Lindsey. 2005. De novo synthesis of stable tetrahydro-porphyrinic macrocycles: Bacteriochlorins and a tetrahydrocorrin. J Org Chem 70: 5475 – 5486.

[104] Konan, Y., R. Gurny, and E. Allemann. 2002. State of the art in the delivery of photosensitizers for photodynamic therapy. J.Photochem Photobiol B 66: 89 – 106.

[105] Kral, V., J. Davis, A. Andrievsky et al. 2002. Synthesis and biolocalization of water-soluble sapphyrins. J Med Chem 45: 1073 – 1078.

[106] Kralova, J., T. Briza, I. Moserova et al. 2008. Glycol porphyrin derivatives as potent photodynamic inducers of apoptosis in tumor cells. J Med Chem 51: 5964 – 5973.

[107] Kuimova, M., M. Bhatti, M. Deonarain et al. 2007. Fluorescence characterization of multiply-loaded anti-HER2 single chain Fv-photosensitizer conjugates suitable for photodynamic therapy. Photochem Photobiol Sci 6: 933 – 939.

[108] Lash, T., D. Richter, and C. Shiner. 1999. Synthesis of hexa-and heptaalkyl-substituted inverted or N-confused porphyrins by the "3 + 1" methodology. J Org Chem 64: 7973.

[109] Lanzo, I., N. Russo, and E. Sicilia. 2008. J Phys Chem B 112: 4123 – 4130.

[110] Lee, C., and H. Kim. 1997. Synthesis of meso-tetraphenylthiaporphyrins bearing one inverted pyrrole. Tetrahedron Lett 38: 3935.

[111] Lee, C., H. Kim, and D. Yoon. 1999. Synthesis of core-modified porphyrins and studies of their temperature-dependent tautomerism. Bull Korean Chem Soc 20: 276.

[112] Li, G., A. Graham, W. Potter et al. 2001. A simple and efficient approach for the synthesis of fluorinated and nonfluorinated octaethylporphyrin-based benzochlorins with variable lipophilicity, their in vivo tumor uptake, and the preliminary in vitro photosensitizing efficacy. J Org Chem 66: 1316 – 1332.

[113] Lipson, R., E. Baldes, and A. Olsen. 1961. Hematoporphyrin derivative: a new aid for endoscopic detection of malignant disease. J Thorac Cardiovasc Surg 42: 623 – 629.

[114] Liu, B., C. Brückner, and D. Dolphin. 1996. A meso-unsubstituted N-confused porphyrin prepared by rational synthesis. Chem Commun 18: 2141.

[115] Liu, F., and G. Rabinovich. 2005. Galectins as modulators of tumour progression. Nat Rev Cancer 5: 29 – 41.

[116] Liu, J., X. Jiang, W. Fong, and D. Nq. 2008. Highly photocytotoxic 1,4-dipegylated zinc (II) phthalocyanines. Org Biomol Chem 6: 4560 – 4566.

[117] Lobel, J., I. MacDonald, M. Ciesielski et al. 2001. 2-[1-hexyloxy-ethyl]-2-devinyl pyropheophorbide-a (HPPH) in a nude rat glioma. Lasers Surg Med 29: 397.

[118] Lu, T., P. Shao, I. Mathew, A. Sand, and W. Sun. 2008. Synthesis and photophysics of benzotexaphyrin: A near-infrared emitter and photosensitizer. Am Chem Soc 130 (47): 15782 – 15783.

[119] Luo, Y., C. Chang, and D. Kessel. 1996. Rapid initiation of apoptosis by photodynamic therapy. Photochem Pho-

tobiol 63: 528 - 534.

[120] MacDonald, I., and T. Dougherty. 2001. Basic principles of photodynamic therapy. J Porphyrins Phthalocyanines 5: 105 - 129.

[121] Magic Ray Moscow Center of Laser Medicine. Retrieved from: http://www.magicray.ru/ENG/lecture/1.html.

[122] Magne, M., C. Rodriguez, A. Autry et al. 1997. Photodynamic therapy of facial squamous cell carcinoma in cats u-sing a new photosensitizer. Lasers Surg Med 20: 202.

[123] Maiya, B., M. Cyr, A. Harriman, and J. Sessler. 1990. In vitro photodynamic inactivation of herpes simplex virus with sapphyrins: 22 pi-electron porphyrin-like macrocycles. J Phys Chem 94: 3597 - 3601.

[124] Marino, J., M. García Vior, L. Dicelio, L. Roguin, and J. Awruch. 2010. Photodynamic effects of isosteric water-soluble phthalocyanines on human nasopharynx KB carcinoma cells. J Eur J Med Chem 45: 4129 - 4139.

[125] McCarthy, J., J. Bhaumik, N. Merbouh, and R. Weissleder. 2009. High-yielding syntheses of hydrophilic conju-gatable chlorins and bacteriochlorins. Org Biomol Chem 7: 3430 - 3436.

[126] Meisel, P., and T. Kocher. 2005. Photodynamic therapy for periodontal diseases: State of the art. J Photochem Photobiol B - Biol 79: 159 - 170.

[127] Meyer-Betz, F. 1913. Untersuchung uber die biologische (photo-dynamische) wirkung des hamatoporphyrins und anderer derivate des blutund gallenfarbstoffs. Dtsch Arch Klin Med 112: 476 - 503.

[128] Minehan, T., and Y. Kishi. 1997. Extension of the Eschenmoser sulfide contraction/iminoester cyclization method to the synthesis of tolyporphin chromophore. Tetrahedron Lett 39: 6811.

[129] Mironov, A., M. Grin, A. Tsyprovskiy et al. 2003a. New photosensitizers of bacteriochlorin series for photody-namic cancer therapy. Bioorg Khim 29: 214 - 221.

[130] Mironov, A., M. Grin, A. Tsyprovskiy et al. 2004. Synthesis of cationic bacteriochlorins. Mendeleev Commun 5: 204 - 207.

[131] Mironov, A., M. Grin, A. Tsyprovskiy et al. 2003b. New bacteriochlorin derivatives with a fused N-aminoimide ring. J Porphyr Phthalocya 7: 725 - 730.

[132] Mironov, A., M. Grin, and A. Tsyprovskiy. 2002. Synthesis of the first N-hydroxycycloimide in the bacteriochlo-rophyll-a series. J Porphyr Phthalocya 6: 358 - 361.

[133] Mironov, A., A. Kozyrev, and A. Brandis. 1993. Sensitizers of second generation for photodynamic therapy of cancer based on chlorophyll and bacteriochlotophyll derivatives. Proc. SPIE. 1922: 204 - 208.

[134] Misawa, J., S. Moriwaki, E. Kohno et al. 2005. The role of lowdensity lipoprotein receptors in sensitivity to killing by photofrin-mediated photodynamic therapy in cultured human tumor cell lines. J Dermatol Sci 40: 59 - 61.

[135] Mishra, P., S. Patel, and A. Datta. 2006. Effect of increased hydrophobicity on the binding of two model amphi-philic chlorin drugs for photodynamic therapy with blood plasma and its components. J Phys Chem B 110: 21238 - 21244.

[136] Mitra, S., C. Haidaris, S. Snell et al. 2011. Effective photosensitization and selectivity in vivo of Candida Albicans by meso-tetra (N-methyl-4-pyridyl) porphine tetra tosylate. Lasers Surg Med 43 (4): 324 - 332.

[137] Montforts, F., and M. Glasenapp-Breiling. 2002. In Progress in the Chemistry of Organic Natural Products, W. Herz, H. Falk, and G. Kirby, editors. Springer, Wien, New York.

[138] Morgan, A., G. Garbo, A. Rampersaud et al. 1989. Photodynamic action of benzochlorins. Proc SPIE 1065: 146.

[139] Morgan, A., S. Skalkos, G. Maguire et al. 1992. Observations on the synthesis and in vivo photodynamic activity of some benzochlorins. Photochem Photobiol 55: 13.

[140] Morliere, P., J. Maziere, R. Santus et al. 1998. Tolyporphin: A natural product from cyanobacteria with potent photosensitizing activity against tumor cells. in vitro. and in vivo. Cancer Res 58 (16): 3571 - 3578.

[141] Mroz, P., J. Bhaumik, D. Dogutan et al. 2009. Imidazole metalloporphyrins as photosensitizers for photodynamic therapy: Role of molecular charge, central metal and hydroxyl radical protection. Cancer Lett 282: 63 - 76.

[142] Mroz, P., Y. Huang, A. Szokalska et al. 2010. Stable synthetic bacteriochlorins overcome the resistance of mela-noma to photodynamic therapy. FASEB J 24: 3160 - 3170.

[143] Narayanan, S., B. Sridevi, A. Srinivasan, T. Chandrashekar, and R. Roy. 1998. One step synthesis of sapphyrin

and N-confused porphyrin using dipyrromethane. Tetrahedron Lett 39: 7389.

[144] National Cancer Institute. 2011. Retrieved from: http://www..cancer.gov/cancertopics/factsheet/Therapy/photodynamic.

[145] Oda, K., S. Ogura, and I. Okura. 2000. Preparation of a watersoluble fluorinated zinc phthalocyanine and its effect for photodynamic therapy. Photochem Photobiol 59: 20 – 25.

[146] Osterloh, J., and M. Vicente. 2002. Mechanism of porphyrinoid localization in tumors. J Porphyrins Phthalocyanine 6 (5): 305 – 324.

[147] Pacholska, E., L. Latos-Grazynski, L. Szterenberg, and Z. Ciunik. 2000. Pyrrole-inverted isomer of 5,10,15,20-tetraaryl-21-selenaporphyrin. J Org Chem 65: 8188.

[148] Pandey, R., D. Bellnier, K. Smith, and T. Dougherty. 1991. Chlorin and porphyrin derivatives as potential photosensitizers in photodynamic therapy. Photochem Photobiol 53: 65.

[149] Pandey, R., A. Sumlin, W. Potter et al. 1996. Alkyl ether analogs of chlorophyll-a derivatives: Part 1. Synthesis, photophysical properties and photodynamic efficacy. Photochem Photobiol 63: 194 – 205.

[150] Pandey, R., and G. Zheng. 2000. In The Porphyrin Handbook, K. Kadish et al., editors. Academic Press, Boston. vol. 6, 157 – 230.

[151] Pandey, S., A. Gryshuk, M. Sajjad et al. 2005. Multimodality agents from tumor imaging (PET, Fluorescence) and photodynamic therapy. A possible "see and treat" approach. J. Med Chem 48: 6286 – 6295.

[152] Paszko, E., C. Ehrhardt, M. Senge, D. Kelleher, and J. Reynolds. 2011. Nanodrug applications in photodynamic therapy. Photodiagnosis Photodyn Ther 8: 14 – 29.

[153] Policard, A. 1924. Etudes sur les aspects offerts par des tumeurs experimentales examines a la lumiere de wood. CR Soc Biol 9: 1423 – 1424.

[154] Polo, L., G. Valduga, G. Jori, and E. Reddi. 2002. Low-density lipoprotein receptors in the uptake of tumour photosensitizers by human and rat transformed fibroblasts. Int J Biochem Cell Biol 34: 10 – 23.

[155] Post, J., J. Poele, J. Schuitmaker, and F. Stewart. 1996. A comparison of functional bladder after intravesical photodynamic therapy with three different photosensitizers. Photochem Photobiol 63: 314.

[156] Potter, W., B. Henderson, D. Bellnier et al. 1999. Parabolic quan-titative structure-activity relationships and photodynamic therapy: Application of a three-compartment model with clearance to the in vivo quantitative structure-activity relationships of a congeneric series of pyropheophorbide derivatives used as photosensitizers for photodynamic therapy. Photochem Photobiol 70: 781.

[157] Prinsep, M., F. Caplan, R. Moore, G. Patterson, and C. Smith. 1992. Tolyporphin, a novel multidrug resistance reversing agent from the blue-green alga Tolypothrix nodosa. J Am Chem Soc 114: 385.

[158] Pushpan, S., A. Srinivasan, V. Anand et al. 2001. Inverted mesoaryl porphyrins with heteroatoms; characterization of thia, selena, and oxa N-confused porphyrins. Org Chem 66: 15.

[159] Raab, O. 1900. Uber die wirkung fluoreszierender stoffe auf infusorien. Zeitung Biol 39: 524 – 526.

[160] Ragas, X., D. Sanchez-Garcia, R. Ruiz-Gonzalez et al. 2010. Cationic porphycenes as potential photosensitizers for antimicrobial photodynamic therapy. J Med Chem 53: 7796 – 7803.

[161] Reddy, G., M. Bhojani, P. McConville et al. 2006. Vascular targeted nanoparticles for imaging and treatment of brain tumors. Clin Cancer Res 12 (22): 6677 – 6686.

[162] Richert, C., J. Wessels, M. Muller et al. 1994. Photodynamic antitumor agents: Beta-methoxyethyl groups give access to functionalized porphycenes and enhance cellular uptake and activity. J Med Chem 37: 2797 – 2807.

[163] Richter, A., B. Kelly, J. Chow et al. 1987. Preliminary studies on a more effective phototoxic agent than hematoporphyrin. J. Natl Cancer Inst 79: 1327 – 1332.

[164] Rosenfield, A., J. Morgan, L. Goswami et al. 2006. Photosensitizers derived from 132 – oxo-methyl pyropheophorbide-a: Enhanced effect of indium (Ⅲ) as a central metal in in vitro and in vivo photosensitizing efficacy. Photochem Photobiol 82: 626 – 634.

[165] Rothemund, P. 1939. Porphyrin studies. Ⅲ. The structure of the porphine ring system. J Am Chem Soc 61: 2912.

[166] Roy, I., T. Ohulchanskyy, H. Pudavar et al. 2003. Ceramic-based nanoparticles entrapping water-insoluble photo-

sensitizing anticancer drugs: A novel drug-carrier system for photodynamic therapy. J Am Chem Soc 125: 7860 – 7865.

[167] Ruzié, C., M. Krayer, T. Balasubramanian, and J. Lindsey. 2008. Tailoring a bacteriochlorin building block with cationic, amphipathic, or lipophilic substituents. J Org Chem 73: 5806 – 5820.

[168] Ruzié, C., M. Krayer, and J. Lindsey. 2009. Fast and robust route to hydroporphyrin-chalcone with extended red or near infrared absorption. Org Lett 11: 1761 – 1764.

[169] Saenz, C., M. Ethirajan, G. Iacobucci et al. 2011. Indium as a central metal enhances the photosensitizing efficacy of benzoporphyrin derivatives. J Porphyrins Phthalocyanines 15: 1 – 7.

[170] Sánchez-Ganchez, D., and J. Sessler, J. 2008. Porphycenes: Synthesis and derivatives. Chem Soc Rev 37: 215 – 232.

[171] Sanchez-Garcia, D., J. Borrell, and S. Nonell. 2009. One-pot synthesis of substituted 2,2'- bipyrroles. A straightforward route to aryl porphycenes. Org Lett 11: 77 – 79.

[172] Songca, S. P. 2001. In-vitro activity and tissue distribution of new fluorinated meso-tetrahydroxyphenylporphyrin photosensitizers. J Pharm Pharmacol 53: 1469 – 1476.

[173] Schmidt-Erfurth, U., H. Diddens, R. Birngruber, and T. Hasan. 1997. Photodynamic targeting of human retinoblastoma cells using covalently low-density lipoprotein conjugates. Br.J Cancer 75: 54 – 61.

[174] Schwartz, S., K. Absolon, and H. Vermund. 1955. Some relationships of porphyrins, X-rays and tumors. Bull Minn Univ School Med 27: 7 – 13.

[175] Segalla, A., F. Fedeli, E. Redd, G. Jori, and A. Cross. 1997. Effect of chemical structure and hydrophobicity on the pharmacokinetic properties of porphycenes in tumour-bearing mice. Int J Cancer 72: 3.

[176] Sessler, J., G. Hemmi, T. Mody et al. 1994. Texaphyrins: Synthesis and applications. Acc Chem Res 27: 43 – 50.

[177] Sessler, J., and R. Miller. 2000. Exaphyrins: New drugs with diverse clinical applications in radiation and photodynamic therapy. Biochem Pharmacol 59: 733 – 739.

[178] Sessler, J., T. Murai, V. Lynch, and M. Cyr. 1988. An "expanded porphyrin": The synthesis and structure of a new aromatic pentadentate ligand. J Am Chem Soc 110: 5586.

[179] Sharman, W., C. Allen, and van Lier. 1999. Photodynamic therapeutics: Basic principles and clinical applications. J Drug Discovery Today 4: 507 – 517.

[180] Sharonov, G., T. Karmakova, R. Kassies et al. 2004. Chem Listy 98: s17.

[181] Sharonov, G., T. Karmakova, R. Kassies et al. 2006. Cycloimide bacteriochlorin p derivatives: Photodynamic properties and cellular and tissue distribution. Free Radical Biol Med 40: 407 – 419.

[182] Shimakoshi, H., T. Baba, Y. Iseki et al. 2008. Photophysical and photosensitizing properties of brominated porphycenes. Chem Commun 2882 – 2884.

[183] Smith, K., D. Goff, and D. Simpson. 1985. The meso substitution of chlorophyll derivatives: direct route for transformation of bacteriopheophorbides d into bacteriopheophorbides c. J Am Chem Soc 107: 4946.

[184] Solban, N., I. Rizvi, and T. Hasan. 2006. Targeted photodynamic therapy. Lasers Surg Med 38: 522 – 531.

[185] Spikes, J. 1984. In Porphyrins Localization and Treatment of Tumors, D. Doiron, and C. Gomer, editors. Alan R. Liss, New York.

[186] Springs, S., D. Gosztola, M. Wasielewski et al. 1999. Picosecond dynamics of energy transfer in porphyrin-sapphyrin noncovalent assemblies. J Am Chem Soc 121: 2281 – 2289.

[187] Sprutta, N., and L. Latos-Grażyński. 1999. A tetraphenylthiaporphyrin with an inverted thiopene ring. Tetrahedron Lett 40: 8457 – 8460.

[188] Sprutta, N., and L. Latos-Grazynski. 2001. 25,27-Dithiasapphyrin and pyrrole-inverted isomer of 21, 23-dithiaporphyrin from condensation of pyrrole and 2,5-Bis (p-tolylhydroxymethyl)thiophene. Org Lett 3: 1933.

[189] Srivatsan, A., M. Ethirajan, S. Pandey et al. 2011a. Conjugation of cRGD peptide to chlorophyll-a based photosensitizer (HPPH) alters its pharmacokinetics with enhanced tumorimaging and photosensitizing (PDT) efficacy. Mol Pharm 8: 1186 – 1197.

[190] Srivatsan, A., Y. Wang, P. Joshi et al. 2011b. In vitro cellular uptake and dimerization of signal transducer and ac-

tivator of transcription-3 (STAT3) identify the photosensitizing and imaging-potential of isomeric photosensitizers derived from chlorophyll-a and bacteriochlorophyll-a. J Med Chem 54 (19): 6859 – 6873.

[191] Stuchinskaya, T., M. Moreno, M. Cook, D. Edwards, and D. Russell. 2011. Targeted photodynamic therapy of breast cancer cells using antibody-phthalocyanine-gold nanoparticles conju-gates. Photochem Photobiol Sci 10: 822 – 831.

[192] Suci, P., Z. Varpness, E. Gillitzer, T. Douglas, and M. Young. 2007. Targeting and photodynamic killing of a microbial pathogen using protein cage architectures functionalized with a photosensitizer. Langmuir 23: 12280 – 12286.

[193] Surya Prakash, G., and A. Yudin. 1997. Perfluoroalkylation with organosilicon reagents. Chem Rev 97: 757.

[194] Triesscheijna, M., P. Paul Baas, J. Schellensa, and F. Stewarta. 2006. Photodynamic therapy in oncology. Oncologist 11: 1034 – 1044.

[195] Tuncel, S., J. Chabert, F. Albrieux et al. 2012. Towards dual photodynamic and antiangiogenic agents: Design and synthesis of a phthalocyanine – chalcone conjugate. Org Biol Chem 10 (6): 1154 – 1157.

[196] van Lier, J. 1990. Phthalocyanines as sensitizers for PDT of cancer. In Photodynamic Therapy of Neoplastic Disease, 1, D. Kessel editor. CRC Press, Boca Raton, FL.

[197] van Lier, J., and J. Spikes. 1989. The chemistry, photophysics and photosensitizing properties of phythalocyanines. Ciba Found Symp 146: 17 – 32.

[198] Verma, S., G. Watt, Z. Mai, and T. Hasan. 2007. Strategies for enhanced photodynamic therapy effects. Photochem Photobiol 83: 996 – 1005.

[199] Vogel, E., M. Broring, J. Fink et al. 1995. From porphyrin isomers to octapyrrolic "Figure Eight". Angew Chem Int Ed Eng 34: 2511.

[200] Vogel, E., M. Kocher, H. Schmickler, and J. Lex. 1986. Porphycene A novel porphin isomer. Angew Chem Int Ed Eng 25: 257.

[201] Volanti, C., G. Gloire, A. Vanderplasschen et al. 2004. Downregulation of ICAM-1 and VCAM-1 expression in endothelial cells treated by photodynamic therapy. Oncogene 23: 8649 – 8658.

[202] Volanti, C., J. Matroule, and J. Piette. 2002. Involvement of oxidative stress in NF-κB activation in endothelial cells treated by photodynamic therapy. Photochem Photobiol 75 (1): 36 – 45.

[203] von Tappeiner, H., and H. Jesionek. 1903. Therapeutische versuche mit fluoreszierenden stoffen. Munch Med Wochenschr 47: 2042 – 2044.

[204] von Tappeiner, H., and A. Jodlbauer. 1907. Die sensibilisierende wirkung fluorescierender substanzen: Gesammelte untersuchungen über die photodynamische erscheinung. F.C.W. Vogel, Leipzig.

[205] Wainwright, M. 1998. Photodynamic antimicrobial chemotherapy (PACT) photosensitizers. J Antimicrob Chemother 42: 13 – 28.

[206] Wainwright, M. 2008. The development of new photosensitizers. Anti-Cancer Agents Med Chem 8: 280 – 291.

[207] Waluk, J., M. Muller, P. Swiderek et al. 1991. Electronic states of porphycenes. J Am Chem Soc 113: 5511 – 5527.

[208] Wang, S., W. Fan, G. Kim et al. 2011. Novel methods to incorporate photosensitizers into nanocarriers for cancer treatment by photodynamic therapy. Lasers Surg Med 43: 686 – 695.

[209] Wang, W., and Y. Kishi. 1999. Synthesis and structure of tolyporphin A O,O-diacetate. Org Lett 1 (7): 1129 – 1132.

[210] Watanabe, N., K. Yamamoto, H. Ihshikawa, and A. Yagi. 1993. New chlorophyll-a related compound isolated as antioxidants from marine bivalves. J Nat Prod 56: 305 – 317.

[211] Wilson, M. 2004. Lethal photosensitisation of oral bacteria and its potential application in the photodynamic therapy of oral infections. Photochem Photobiol Sci 3: 412 – 418.

[212] Winkelaman, J., G. Slater, and J. Grossman. 1967. The concentration in tumor and other tissues of parenterally administered tritium-and 14-C-labeled tetraphenylporphinesulfonate. Cancer Res 27: 2060.

[213] Wu, Y., K. Chan, C. Yip et al. 1997. Porphyrin isomers: Geometry, tautomerism, geometrical isomerism, and

stability. J Org Chem 2: 9240.

[214] Wyss, P. 2000. Photomedicine in gynecology and reproduction. In History of Photomedicine, P. Wyss, Y. Tadir, B. Tromberg, and U. Haller, editors. Karger, Basel.

[215] Yang, E., C. Kirmaier, M. Krayer et al. 2011. Photophysical properties and electronic structure of stable, tunable-synthetic bacteriochlorins: Extending the features of native photo-synthetic pigments. J Phys Chem B 115: 10801 – 10816.

[216] Yoon, D., and C. Lee. 2000. Synthesis and NMR studies of coremodified, N-confused porphyrins possessing alkyl groups at the rim nitrogen. Bull Korean Chem Soc 21: 618.

[217] Young, S., K. Woodburn, M. Wright et al. 1996. Lutetium texaphyrin (PCI-0123): A near-infrared, water-soluble photosensitizer. Photochem Photobiol 63: 892.

[218] Youngjae, Y., S. Gibson, R. Hilf et al. 2003. Water soluble core modified porphyrins. 3. Synthesis, photophysical properties and in vitro studies of photosensitization, uptake, localization with carboxylic acid-substituted derivatives. J Med Chem 46: 3734 – 3747.

[219] Yslas, E., V. Rivarola, and E. Durantini. 2005. Synthesis and photodynamic activity of zinc (Ⅱ) phthalocyanine derivatives bearing methoxy and trifluoromethylbenzyloxy substituents in homogeneous and biological media. Biorg Med Chem 13 (1): 39 – 46.

[220] Zanin, I., M. Lobo, L. Rodrigues et al. 2006. Photosensitization of in vitro biofilms by toluidine blue O combined with a lightemitting diode. Eur J Oral Sci 114: 64 – 69.

[221] Zheng, X., J. Morgan, S. Pandey et al. 2009. Conjugation of 2- (1'-Hexyloxyethyl)-2-devinylpyropheophorbide-a (HPPH) to carbohydrates changes its subcellular distribution and enhances photodynamic activity in vivo. J Med Chem 52: 4306 – 4318.

[222] Zheng, G., W. Potter, S. Camacho et al. 2001. Synthesis, photo-physical properties, tumor uptake, and preliminary in vivo photosensitizing efficacy, of a homologous series of, 3- (1'-alkyloxy)ethyl-3-devinylpurpurin, -18-N-alkylimides with variable lipophilicity. J Med Chem 44: 1540.

23　5-氨基酮戊酸及其衍生物

23.1　5-氨基酮戊酸用于光动力治疗的早期历史

5-氨基酮戊酸（5-Aminolevulinic acid，ALA）是一种天然氨基酸，它是卟啉和血红素生物合成途径中的首个化合物。1956年，人们第一次注意到外用ALA能够引起卟啉的短暂聚集和皮肤的光过敏反应（Berlin，Neuberger和Scott，1956）。1979年，Malik和Djaldetti用实验证实ALA能提高内源性光敏剂原卟啉Ⅸ（Porphyrin Ⅸ，PpⅨ）在Friend病毒诱导的红白血病细胞株内的浓度。后来这一发现在小鼠实验中也得到了进一步证实，对小鼠局部使用ALA后，发现该处皮肤细胞能够合成并积聚较高浓度的原卟啉Ⅸ（Pottier等，1986）。ALA——光动力治疗（Photodynamic therapy，PDT）开始于1987年，Malik和Lugaci用ALA诱导出原卟啉Ⅸ，使其在光的辅助下成功杀死体外细胞。1990年，Kennedy，Pottier和Pross报道了第一例使用ALA-PDT治疗皮肤恶性肿瘤和癌前病变的临床实验。自此，ALA-PDT成了一种令人振奋的新的PDT治疗方式（Peng等，1997；Klein等，2008）。虽然PDT已被证实对多种恶性肿瘤治疗有效，如结肠癌、泌尿生殖道癌、脑肿瘤等，但ALA-PDT的真正潜能在于治疗皮肤病（Peng等，1997；Klein等，2008）。ALA相对分子质量较小（167.6 Da）（表23.1），能穿透角化层，因此对PDT局部治疗的前景较好。在过去的几十年，ALA-PDT已经成功地用于治疗各种皮肤病（Klein等，2008），如今它的运用已经延伸到了医学美容领域，如光子嫩肤、皮质腺增生和痤疮的治疗等（Zakhary和Ellis，2005；Babilas，Landthaler和Szeimies，2006；Klein等，2008；Sakamoto，Lopes和Anderson，2010）。

表 23.1　　　　5-氨基酮戊酸（ALA），甲基氨基酮戊酸盐（MAL），己基酮戊酸盐（HAL）和原卟啉Ⅸ（PpⅨ）的相对分子质量、分子式和化学结构

化合物	相对分子质量	分子式	化学结构
ALA HCl	167.6	$C_5H_{10}ClNO_3$	
MAL HCl	181.6	$C_6H_{12}ClNO_3$	
HAL HCl	251.8	$C_{11}H_{22}ClNO_3$	

续表

化合物	相对分子质量	分子式	化学结构
PpⅨ	562.7	$C_{34}H_{34}N_4O_4$	

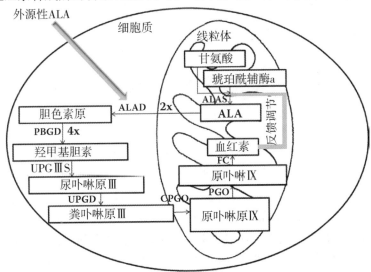

23.2 血红素的生物合成

人体内除红细胞以外的所有细胞都能合成血红素（Ponka，1999）。合成的第一步发生在线粒体内。ALA 是由 ALA 合成酶催化琥珀酰辅酶 A 与甘氨酸缩合而成（图 23.1）。两个 ALA 分子被运输至细胞质内，在 ALA 脱氢酶的催化下脱水生成胆色素原（PBG）。四个胆色素原在胆色素原脱氨酶的催化下生成一分子的羟甲基胆素，后者在尿卟啉原Ⅲ合酶的催化下脱水生成尿卟啉原Ⅲ。接下来，尿卟啉原Ⅲ经尿卟啉原Ⅲ脱羧酶催化生成粪卟啉原Ⅲ。粪卟啉原Ⅲ再次进入线粒体，经粪卟啉原氧化酶作用，脱羧形成原卟啉原Ⅸ。随后的另一氧化过程是经原卟啉原氧化酶催化，生成原卟啉Ⅸ。血红素生物合成的最后一步是经亚铁螯合酶催化，亚铁与原卟啉Ⅸ结合，生成血红素。血红素生物合成的第一步和最后一步都是限速控制反应。血红素合成酶的数量严格受细胞内血红素数量的负反馈调节。简单来说就是高浓度的血红素能够阻止血红素合成酶的转录和翻译。另一方面，血红素的浓度又取决于细胞内亚铁的多少。

图 23.1 血红素的生物合成和 ALA 外源性给药后原卟啉Ⅸ的积聚机制

ALAD，ALA 脱水酶；ALAS，ALA 合成酶；CPGO，粪卟啉原氯化酶；FC，亚铁螯合酶；PBGD，胆色素原脱氨酶；PGO，原卟啉原氧化酶；UPGD，尿卟啉原脱羧酶；UPGⅢS，尿卟啉原Ⅲ合酶。

这种调节能够避免任何中间产物浓度过高导致的光敏反应。但外源性 ALA 能够避开这种反馈调节，同时由于铁的含量有限，因此，原卟啉Ⅸ能够聚集并达到光毒浓度。

23.3　原卟啉Ⅸ在肿瘤组织选择性生成

在多数情况下，细胞摄入 ALA 之后，原卟啉Ⅸ是主要产生的光敏剂，其中一个原因是因为尿卟啉和粪卟啉都是亲水的，所以能快速地从体内清除（Strauss 等，1997）。另一个原因是特定类型的肿瘤组织生成的原卟啉Ⅸ比邻近正常组织多得多（Collaud 等，2004）。原卟啉Ⅸ在肿瘤组织选择性聚集可能由形态学、环境、细胞周期和酶等多方面原因造成，并取决于肿瘤的类型、位置、阶段、分化，以及所使用的原卟啉Ⅸ的前体及其使用方式。此外，在一些恶性肿瘤细胞内，胆色素原脱氨酶活性增加，亚铁螯合酶活性降低，会导致肿瘤细胞对 ALA 的选择性摄取增加（与正常细胞相比）（Hinnen 等，1998；Collaud 等，2004；Ohgari 等，2005），周围正常细胞对铁的低利用率是导致这一现象的一个原因。

23.3.1　原卟啉Ⅸ的光激活

积聚的原卟啉Ⅸ能够被不同波长的光激活，它的吸收光谱和荧光发射光谱如图 23.2 所示。由于原卟啉Ⅸ的吸收光谱和光在组织的穿透深度限制，不是所有波长的光都能十分有效地激活原卟啉Ⅸ（Moan，Iani 和 Ma，1996；Nielsen 等，2005）。原卟啉Ⅸ最有效激发波长是 410 nm（Soret band），其次是 510 nm、540 nm、580 nm 和 632 nm（Q-bands）（图 23.2）。由于处在蓝色和绿色光谱的光都不能穿透到深层组织（图 23.2），所以虽然红光不能像蓝光一样有效激活原卟啉Ⅸ，632 nm 的光（红光）依然因其更深的穿透深度而被用于局部的光动力治疗。因此，可以使用蓝光激活原卟啉Ⅸ用于浅表组织（厚度＜1 mm）的治疗，而把具有更深的穿透深度的红光作为深层组织治疗的最佳选择（Moan，Iani 和 Ma，1996）。

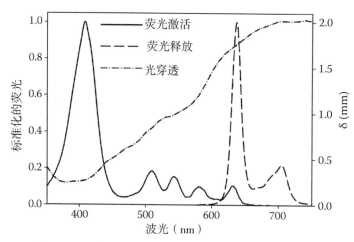

图 23.2　原卟啉Ⅸ在人皮肤标准化的荧光激发和发射光谱

荧光激发波长为 705 nm，荧光发射波长为 405 nm，光可穿透健康人皮肤。

原卟啉Ⅸ的最大荧光发射峰在 636 nm（图 23.2）。这一特性结合原卟啉Ⅸ高肿瘤-周围组织积聚浓度比，已经被用于光动力诊断（Photodiagnosis，PDD）（Juzeniene，Peng 和 Moan，2007）。当使用紫蓝光激活时，原卟啉Ⅸ能发出红色荧光，这对于术中和精确活检中的肿瘤组织成像都十分有用。

ALA 诱导的原卟啉Ⅸ会在 1～8 小时后达到浓度最高峰（取决于使用方法、时间和浓度），并在 24～48 小时之内经自身代谢从体内清除（Peng 等，1997）。这使得 PDD 和 PDT 成为简单安全的诊治方式，不会引起长时间的光过敏或者毒性蓄积。

23.4 ALA-光动力治疗的缺点

光动力局部治疗的主要缺点在于 ALA 的穿透深度浅（<2 mm）且光照时会引起疼痛。

23.4.1 穿透深度浅

ALA-PDT 的治疗效果有限，是因为亲水性 ALA 经过组织时穿透性差以及所使用配方的稳定性较差。ALA 是一个小分子，虽然能穿透角化层，但无法进一步穿透深部组织。ALA 的穿透深度取决于它的浓度、使用时间、剂型和病变组织类型（完整还是破坏的角化层）。适当延长使用时间可以增加穿透深度。然而，与短时间应用（1~6 小时）相比，长时间使用会导致 ALA 选择性下降。在实践中主要有两种提高 ALA 穿透力的方法：物理法和化学法（表 23.2）。

表 23.2　　　　　　　　　　　　**增加 ALA 组织渗透的不同方法**

机械/物理方法	化学方法
刮除术（减积术）	化学促渗剂
微晶磨皮术	（二甲基亚砜，依地酸，油酸）
超声	ALA 的衍生物
离子导入	甲基 ALA（MAL）
电穿孔	丁基 ALA
电泳	己基 ALA（HAL）
微针	辛基 ALA
升高皮肤温度	

经角质层扩散是局部 ALA-PDT 耗时最长的限速限制步骤。脂质双分子层能够阻止亲水性 ALA 的快速渗透。通过轻微刮除术或者减积手术机械地去除浅层，是提高 ALA 在组织中穿透能力的一种有效方法（Souza 等，2007）。超声、离子导入、电穿孔和电泳也能增加 ALA 的转运（Gerritsen 等，2009），但是这些物理增强法的设备使用十分复杂，使得 ALA 应用步骤变得更加繁琐。

在光动力治疗时，温度会影响许多参数（Juzeniene，Neilsen 和 Moan，2006；Juzeniene 等，2006）。提高皮肤温度不但能提高前体在皮肤中的穿透力和细胞的摄取，而且能提高血红素合成酶的活性，从而使细胞内的原卟啉IX水平升高。在更高温度下，组织氧浓度也会增强。提高皮肤温度和氧浓度，光的局部穿透能力也将发生改变：蓝光区域的局部穿透能力将下降，红光区域则会增加。我们已在体外实验证实，在接受光照时，细胞内原卟啉IX的光漂白率随着温度的升高而增加（Juzeniene 等，2006）。此外，在光照前加热细胞（<41 ℃）或光照后冷却细胞能够增加光钝化作用。上述作用可能与光敏剂的定位改变、单态氧的扩散、药物聚集和细胞修复程度有关。通过治疗前加热肿瘤所在区域和治疗后立即冷却该区域，ALA 或其衍生物的 PDT 的疗效也许能明显提高（Juzeniene 等，2006）。近期的临床研究支持了我们的实验结果（Barolet 和 Boucher，2010；Fuchs 等，2004）。

最近，硅微针（Microneedles，MNs）已经被应用到治疗中（Mikola-jewska 等，2010）。将低浓度的 ALA［2% 和 8%（w/w）］经短时间甲基酮戊酸盐（MAL）处理后（4 小时）与硅微针结合，与未经预处理的原卟啉IX组相比，前者皮肤中原卟啉IX荧光将增大 2~3 倍（Mikolajewska 等，2010）。硅微针是一种微创方式，相比胶带剥离、针头穿刺和刮除术，它是改善皮肤渗透性的一种安全有效的方法。这种方式下，可降低 ALA 的用药浓度，不仅提高了制剂的稳定性还能减少每次治疗的费用，从而使更多的病人都能接受这种治疗。然而，物理方法（表 23.2）也有可能会导致药物的渗透剂量不均匀，因此在这些物理方法投入临床使用之前，需要进一步的研究。

在 ALA 制剂中添加化学渗透增强剂（如 DMSO）可以增加 ALA 的渗透性，如通过破坏角质层中高度组织化的脂质结构，影响与胞内蛋白相互作用，或者改善在角质层添加药物或溶剂的配比

（Williams，2003）。此外，还可通过降低 ALA 的亲水性来增强其渗透性。ALA 的衍生物可以通过增加亲脂性从而提高其渗透性（Gaullier 等，1997），烷基链长度越长，分子亲脂性越好，因而它也能更有效地穿透角质层。局部使用 ALA 酯类可使 PpⅨ仅积聚在使用部位及附近，而 ALA 的全身给药可导致远处组织产生荧光效应（Juzeniene 等，2002）。这是由于局部给药时，ALA 衍生物被限制在皮肤的亲脂性区域内，一旦 ALA 通过血液给药，就可以被运输到其他部位，同时也需要一段相当长的时间，ALA 酯类才能产生和局部使用 ALA 诱导出的相同水平的原卟啉Ⅸ。在 ALA-PDT 的非皮肤应用中可以观察到不同的情况，在这种情况下渗透障碍不同于角质层，如膀胱（Williams，2003）。但由 ALA 以及 ALA 酯诱导的原卟啉Ⅸ在其他部位的分布对于病人并没有风险，因为人体将在 24～48 小时之内清除体内的原卟啉Ⅸ。

除了 ALA 的亲水性会带来问题，在碱性条件下 ALA 也易于生成二聚体和其他缩合产物（Kaliszewski 等，2004）。这对于 ALA 的使用是具有挑战性的，因为溶液的温度、pH、浓度和氧化作用将影响 ALA 配方的稳定性（Donnelly，McCarron 和 Woolfson，2005）。为了解决稳定性问题，一般 ALA 的原液 pH 被设置为 2.00。然而，这样的 pH 可能会刺激皮肤。因此，每次治疗前需将 ALA 溶液先缓冲至生理值（pH 5.5 或 7.4）。

23.4.2　疼痛和红斑

使用 ALA 或其衍生物进行 PDT 时，有 70% 的病人会经历不同程度的疼痛（Warren 等，2009；Halldin 等，2011；Miller 等，2011）。有 20% 的病人由于疼痛，不能完成光动力治疗。疼痛可表现为瘙痒、烧灼感或刺痛感，在光照开始数秒内出现且可持续长达几小时。疼痛的严重程度受病变的位置、大小和类型影响。面部和头皮病变的 PDT 治疗比身体其他部位的治疗带来的疼痛更明显，这可能是和神经末梢的密度或皮肤的厚度有关（Lange 等，1999）。多病灶治疗比单一病灶治疗带来的疼痛更强（Gadmar 等，2002），如牛皮癣病人比光化性角化病或基底细胞癌病人遭受更多的疼痛困扰（Radakovic-Fijan 等，2005）。这可能是由于病变组织角质化水平不同导致原卟啉Ⅸ在病变组织的蓄积模式不同导致的。影响疼痛感觉的其他因素还包括波长、功率密度、能量密度和光照模式（连续与脉冲）。相比于高能量密度连续光照，采用低于 60 mW/cm² 功率密度，在黑暗中脉冲照射将大大减轻病人痛苦（Kasche 等，2006）。波长的选择先前已经讨论过，还应该考虑到被破坏组织的厚度和特性。已经有研究证实，暴露于红光时 MAL 比 ALA 诱发的疼痛要轻，但是暴露于蓝光时，两者却没有差别（Miller 等，2011）。

至今为止，导致疼痛的机制尚不清楚。有一些理论可以解释这种感觉的部分特征（外周神经刺激；ALA 通过 GABA 受体转运进入神经末梢；炎症介质的释放，如组织胺；热受体刺激）（Sandberg 等，2006）。由于疼痛背后的机制尚未完全阐明，疼痛的管理也难以实现。迄今为止，只有皮下浸润麻醉、神经阻滞及用空气或水冷却治疗区域能够有效地缓解疼痛（Clark 等，2004）。然而，这些方法也都存在一定的副作用。皮下浸润麻醉需要多个注射点，可能导致肿胀（在内眼附近特别危险）以及增加感染风险。神经阻滞是缓解疼痛最有效的方法，但这种方法可能会导致潜在的血管损伤或神经损伤从而导致轻瘫（Halldin 等，2009）。相比较来说，冷却治疗区域不会引起任何直接的风险，此方法的有效性与降低组织的代谢密切相关，不仅可以减轻损伤的影响并且还限制炎症介质的释放。但不幸的是这同时也降低了原卟啉Ⅸ光漂白速率，从而降低了 PDT 的疗效（Tyrrell，Campbell 和 Curnow，2011）。

虽然红斑是局部光动力疗法中仅次于疼痛（最常见的副作用）的副作用，但是大家对于它的起因、甚至病程却知之甚少。它的程度和持续时间在病人之间差异显著，并且它似乎与治疗部位和光源的类型无关。

23.5　ALA 及其衍生物的光动力治疗和光动力诊断

ALA/MAL-PDT 是目前 PDT 应用最广泛的方式，常被用于皮肤科、妇科、泌尿外科、消化科和神经科（Krammer 和 Plaetzer，2008），其原因是：①ALA 及其酯类对细胞的暗毒性很低；②因为药物可选择性地应用于治疗区域，局部使用 ALA 及其衍生物不会出现长时间的光敏反应；③内源性产生的原卟啉Ⅸ能迅速从体内清除；④在靶组织中，从应用 ALA 及其酯类到原卟啉Ⅸ达到最大积聚量所需要的时间间隔短，更能被病人接受。除了在 PDT 上的应用，ALA 及其衍生物还可以用于光动力诊断（PDD）。

细菌的耐药性是一个日益严重的问题。现在人们正在进行 PDT 灭菌的研究。无论是在体外还是体内，细菌的光敏化效率都不受耐药性的影响（Demidova 和 Hamblin，2004）。ALA 可在多种革兰氏阳性或阴性菌内，诱导卟啉的产生（Nitzan 等，2004）。ALA-PDT 抗感染治疗可用于牙周病、脓疱病、特应性皮炎、寻常痤疮、感染的伤口和反复感染的银屑病斑块（Maisch 等，2004）。

ALA-PDT 在美容行业是一项有前景的新技术，并已被用于光子嫩肤和痤疮、皮脂腺增生、酒渣鼻以及多毛症的治疗（Zakhary 和 Ellis，2005）。使用 ALA-PDT 光子嫩肤，可改善皱纹、毛孔大小、皮肤纹理，以及酒渣鼻和皮脂腺增生（Gold，2007）。

过去几十年皮肤癌的发病率一直在增加。超过 80% 的皮肤癌与阳光暴晒有关。最近的研究表明，传统的防晒霜可能不足以防止皮肤癌的发生。Moan 和 Bissonnette 在 2001 年发明了一种新的防晒霜，这种防晒霜所基于的原理与传统的防晒霜完全不同：它含有一种 ALA 的衍生物，能在皮肤细胞内生成原卟啉Ⅸ。小鼠模型实验已经证实，这种防晒霜可以延迟紫外线诱导的皮肤癌的发生（Sharfaei 等，2002）。此外，它还能诱导色素沉着（Monfrecola 等，2002），减少光老化和光损伤（Zakhary 和 Ellis，2005）。事实上，这款面霜也可用于光子嫩肤。

自 1999 年以来（表 23.3），ALA-PDT 已在美国、加拿大和许多欧洲国家被批准用于面部和头皮的非过度角化的光化性角化病的临床治疗。DUSA 制药公司将 Kerastic 与蓝光光源 BLU-U 组合在一起销售。Kerastic 由一根塑料管（含有两个玻璃安瓿）和一个涂药尖端组成。一个安瓿中装有 ALA 粉末，另一个装有乙醇溶剂。使用之前，先破坏管内的玻璃瓶并晃动 Kerastic 来混合安瓿内的物质，在使用溶液 14～18 小时后进行光照。该系统可用于单一病灶的治疗。

表 23.3　　　　　　　　　　　　　　　**ALA 及其脂类的 PDT 临床应用领域**

活性成分	商品名	适应证
ALA	5-氨基酮戊酸制剂（Levulan）	治疗**光化性角化病**，光化性唇炎，鳞状细胞癌，皮肤 T 细胞淋巴瘤，局部性页面网状结节病，外阴上皮内瘤变，乳房外 Paget 病，粉刺，Hailey-Hailey 病，毛囊角化病，扁平苔藓，病毒性手疣，尖锐湿疣，外阴苔藓，结节病，外生殖器苔藓，皮肤利什曼病，银屑病，光子嫩肤，局限性硬皮病，酒渣鼻，口周皮炎，静脉性腿部溃疡，传染性软疣，疣状表皮发育不良，趾间真菌病。
MAL	美特维克（Metvix/Metvixia）	治疗**基底细胞癌，光化性角化病**，Bowen 病，光化性唇炎，皮肤 T 细胞淋巴瘤，肾源性纤维化皮肤病，外阴 paget 病，粉刺，皮肤利什曼病，光子嫩肤，渐进性坏死，海洋分枝杆菌，类脂质，Goltz 综合征的肉芽肿，酒渣鼻。
HAL	Hexvix	**膀胱癌**的光动力治疗。

注：加粗为已证实的应用领域。

ALA 甲酯的 PDT 也已经获得相关国家的批准。Metvix（在美国和法国被称为 Metvixia）在美国、加拿大、欧盟和欧洲经济区被批准用于治疗面部和头皮上的薄的或非过度角化性和非色素性光化性角化病、表面和/或结节性基底细胞癌以及 Bowen 病。此外，在新西兰 Metvix 被批准用于光化性角化病的治疗。Metvix 可以与 Aktilite CL128 联合使用，Aktilite CL128 是一种 LED 窄波段（630 nm）红光设备；或可与宽带治疗光联合使用（Curelight 01，红光波段）。该药霜含 160 mg/g MAL，开管后的保质期为 1 周，可直接涂于病灶，3～6 小时后进行光照。

此外，ALA 已酯（hexyl aminolevulinate，HAL）已被批准用于已确诊或疑似膀胱癌病人的诊断，即膀胱非肌层浸润性乳头状癌的 PDD。它的商品名是 Hexvix（欧洲外为 Cysview），是一种规格 85 mg 的静脉注射用粉剂。

参考文献

［1］ Babilas, P., M. Landthaler, and R. Szeimies. 2006. Photodynamic therapy in dermatology. Eur J Dermatol 16: 340 - 348.

［2］ Barolet, D., and A. Boucher. 2010. Radiant near infrared light emitting diode exposure as skin preparation to enhance photodynamic therapy inflammatory type acne treatment outcome. Lasers Surg Med 42: 171 - 178.

［3］ Berlin, N., A. Neuberger, and J. Scott. 1956. The metabolism of delta-aminolaevulic acid. 1. Normal pathways, studied with the aid of 15N. Biochem J 64: 80 - 90.

［4］ Clark, C., R. Dawe, H. Moseley et al. 2004. The characteristics of erythema induced by topical 5-aminolaevulinic acid photodynamic therapy. Photodermatol Photoimmunol Photomed 20: 105 - 107.

［5］ Collaud, S., A. Juzeniene, J. Moan et al. 2004. On the selectivity of 5-aminolevulinic acid-induced protoporphyrin Ⅸ formation. Curr Med Chem Anticancer Agents 4: 301 - 316.

［6］ Cottrell, W., A. Paquette, K. Keymel et al. 2008. Irradiancedependent photobleaching and pain in delta-aminolevulinic acid-photodynamic therapy of superficial basal cell carcinomas. Clin Cancer Res 14: 4475 - 4483.

［7］ Demidova, T., and M. Hamblin. 2004. Photodynamic therapy targeted to pathogens. Int J Immunopathol Pharmacol 17: 245 - 254.

［8］ Donnelly, R., P. McCarron, and A. Woolfson. 2005. Drug delivery of aminolevulinic acid from topical formulations intended for photodynamic therapy. Photochem Photobiol 81: 750 - 767.

［9］ Fuchs, S., J. Fluhr, L. Bankova et al. 2004. Photodynamic therapy (PDT) and waterfiltered infrared A (wIRA) in patients with recalcitrant common hand and foot warts. Ger Med Sci 2: doc08.

［10］ Gadmar, O., J. Moan, E. Scheie et al. 2002. The stability of 5-aminolevulinic acid in solution. J Photochem Photobiol B: Biol 67: 187 - 193.

［11］ Gaullier, J., K. Berg, Q. Peng et al. 1997. Use of 5-aminolevulinic acid esters to improve photodynamic therapy on cells in culture. Cancer Res 57: 1481 - 1486.

［12］ Gerritsen, M., T. Smits, M. Kleinpenning et al. 2009. Pretreatment to enhance protoporphyrin Ⅸ accumulation in photodynamic therapy. Dermatology 218: 193 - 202.

［13］ Gold, M. 2007. Photodynamic therapy with lasers and intense pulsed light. Facial Plast Surg Clin North Am 15: 145 - 160.

［14］ Halldin, C., M. Gillstedt, J. Paoli et al. 2011. Predictors of pain associated with photodynamic therapy: A retrospective study of 658 treatments. Acta Derm Venereol 91: 545 - 551.

［15］ Halldin, C., J. Paoli, C. Sandberg et al. 2009. Nerve blocks enable adequate pain relief during topical photodynamic therapy of field cancerization on the forehead and scalp. Br J Dermatol 160: 795 - 800.

［16］ Hinnen, P., F. de Rooij, M. van Velthuysen et al. 1998. Biochemical basis of 5-aminolaevulinic acid-induced protoporphyrin Ⅸ accumulation: A study in patients with (pre)malignant lesions of the oesophagus. Br J Cancer 78: 679 - 682.

［17］ Juzeniene, A., P. Juzenas, I. Bronshtein et al. 2006. The influence of temperature on photodynamic cell killing in vitro with 5-aminolevulinic acid. J Photochem Photobiol B 84: 161 - 166.

［18］ Juzeniene, A., P. Juzenas, V. Iani et al. 2002. Topical application of 5-aminolevulinic acid and its methylester, hexylester and octylester derivatives: Considerations for dosimetry in mouse skin model. Photochem Photobiol 76: 329 - 334.

［19］ Juzeniene, A., K. Nielsen, and J. Moan. 2006. Biophysical aspects of photodynamic therapy. J Environ Pathol Toxicol Oncol 25: 7 - 28.

[20] Juzeniene, A., Q. Peng, and J. Moan. 2007. Milestones in the development of photodynamic therapy and fluorescence diagnosis. Photochem Photobiol Sci 6: 1234 – 1245.

[21] Kaliszewski, M., M. Kwasny, J. Kaminski et al. 2004. The stability of 5-aminolevulinic acid and its ester derivatives. Acta Pol Pharm 61: 15 – 19.

[22] Kasche, A., S. Luderschmidt, J. Ring et al. 2006. Photodynamic therapy induces less pain in patients treated with methyl aminolevulinate compared to aminolevulinic acid. J Drugs Dermatol 5: 353 – 356.

[23] Kennedy, J., R. Pottier, and D. Pross. 1990. Photodynamic therapy with endogenous protoporphyrin IX: Basic principles and present clinical experience. J Photochem Photobiol B 6: 143 – 148.

[24] Klein, A., P. Babilas, S. Karrer et al. 2008. Photodynamic therapy in dermatology: An update 2008. J Dtsch Dermatol Ges 6: 839 – 846.

[25] Krammer, B., and K. Plaetzer. 2008. ALA and its clinical impact, from bench to bedside. Photochem Photobiol Sci 7: 283 – 289.

[26] Lange, N., P. Jichlinski, M. Zellweger et al. 1999. Photodetection of early human bladder cancer based on the fluorescence of 5-aminolevulinic acid hexylester-induced protoporphyrin IX. Br J Cancer 80: 185 – 193.

[27] Maisch, T., R. Szeimies, G. Jori et al. 2004. Antibacterial photo-dynamic therapy in dermatology. Photochem Photobiol Sci 3: 907 – 917.

[28] Malik, Z., and M. Djaldetti. 1979. 5-Aminolevulinic acid stimulation of porphyrin and hemoglobin synthesis by uninduced Friend erythroleukemic cells. Cell Differ 8: 223 – 233.

[29] Malik, Z., and H. Lugaci. 1987. Destruction of erythroleukaemic cells by photoactivation of endogenous porphyrins. Br J Cancer 56: 589 – 595.

[30] Mikolajewska, P., R. Donnelly, M. Garland et al. 2010. Microneedle pretreatment of human skin improves 5-aminolevulininc acid (ALA)-and 5-aminolevulinic acid. methyl ester. (MAL)-induced PpIX production for topical photodynamic therapy without increase in pain or erythema. Pharm Res 27: 2213 – 2220.

[31] Miller, I., J. Nielsen, S. Lophaven et al. 2011. Factors related to pain during routine photodynamic therapy: A descriptive study of 301 patients. J Eur Acad Dermatol-Venereol 10: 3083.

[32] Moan, J., and R. Bissonnette. 2001. Skin preparation. Patent 10/275,557 US 6,911,194 B2.

[33] Moan, J., V. Iani, and L. Ma. 1996. Choice of the proper wavelength for photochemotherapy. Proc SPIE 2625: 544 – 549.

[34] Monfrecola, G., E. Procaccini, D. D'Onofrio et al. 2002. Hyperpigmentation induced by topical 5-aminolaevulinic acid plus visible light. J Photochem Photobiol B 68: 147 – 155.

[35] Nielsen, K., A. Juzeniene, P. Juzenas et al. 2005. Choice of optimal wavelength for PDT: The significance of oxygen depletion. Photochem Photobiol 81: 1190 – 1194.

[36] Nitzan, Y., M. Salmon-Divon, E. Shporen et al. 2004. ALA induced photodynamic effects on Gram positive and negative bacteria. Photochem Photobiol Sci 3: 430 – 435.

[37] Ohgari, Y., Y. Nakayasu, S. Kitajima et al. 2005. Mechanisms involved in delta-aminolevulinic acid (ALA)-induced photosensitivity of tumor cells: Relation of ferrochelatase and uptake of ALA to the accumulation of protoporphyrin. Biochem Pharmacol 71: 42 – 49.

[38] Peng, Q., T. Warloe, K. Berg et al. 1997. 5-Aminolevulinic acidbased photodynamic therapy: Clinical research and future challenges. Cancer 79: 2282 – 2308.

[39] Ponka, P. 1999. Cell biology of heme. Am J Med Sci 318: 241 – 256.

[40] Pottier, R., Y. Chow, J. LaPlante et al. 1986. Non-invasive technique for obtaining fluorescence excitation and emission spectra in vivo. Photochem Photobiol 44: 679 – 687.

[41] Radakovic-Fijan, S., U. Blecha-Thalhammer, V. Schleyer et al. 2005. Topical aminolaevulinic acid-based photodynamic therapy as a treatment option for psoriasis? Results of a randomized, observer-blinded study. Br J Dermatol 152: 279 – 283.

[42] Sakamoto, F., J. Lopes, and R. Anderson. 2010. Photodynamic therapy for acne vulgaris: Acritical review from basics to clinical practice: Part I. Acne vulgaris: When and why consider photodynamic therapy? J Am Acad Derma-

tol 63: 183 – 193.

[43] Sandberg, C., B. Stenquist, I. Rosdahl et al. 2006. Important factors for pain during photodynamic therapy for actinic keratosis. Acta Derm Venereol 86: 404 – 408.

[44] Sharfaei, S., P. Juzenas, J. Moan et al. 2002. Weekly topical application of methyl aminolevulinate followed by light exposure delays the appearance of UV-induced skin tumours in mice. Arch Dermatol Res 294: 237 – 242.

[45] Souza, C., A. Neves, L. Felicio et al. 2007. Optimized photodynamic therapy with systemic photosensitizer following debulking technique for nonmelanoma skin cancers. Dermatol Surg 33: 194 – 198.

[46] Strauss, W., R. Sailer, H. Schneckenburger et al. 1997. Photodynamic efficacy of naturally occurring porphyrins in endothelial cells in vitro and microvasculature in vivo. J. Photochem Photobiol B 39: 176 – 184.

[47] Tyrrell, J., S. Campbell, and A. Curnow. 2011. The effect of air cooling pain relief on protoporphyrin IX photobleaching and clinical efficacy during dermatological photodynamic therapy. J Photochem Photobiol B 103: 1 – 7.

[48] Warren, C., L. Karai, A. Vidimos et al. 2009. Pain associated with aminolevulininc acid-photodynamic therapy of skin disease. J Am Acad Dermatol 61: 1033 – 1043.

[49] Williams, A. 2003. Transdermal and Topical Drug Delivery. Pharmaceutical Press, London.

[50] Zakhary, K., and D. Ellis. 2005. Applications of aminolevulinic acidbased photodynamic therapy in cosmetic facial plastic practices. Facial Plast Surg 21: 110 – 116.

24   基因编码的光敏剂：结构、光敏机制和在光动力治疗的潜在应用

24.1   引   言

控制光敏剂定位的能力，对在预期位点造成光动力损伤至关重要。通过对光敏剂进行修饰来改变其溶解性和/或使其与特定的分子或大分子形成络合物，可以影响它在细胞内的定位（Ogilby，2010）。然而，非特异性结合是难以避免的，并且可能会导致不可控制性光损伤。用光敏剂标记特定蛋白质（Jing 和 Cornish，2011；Keppler 和 Ellenberg，2009）或基因编码光敏剂结合序列（Tour 等，2003）的策略已经实现，但这些方法仍然需要额外添加光敏剂，不能完全解决非特异性结合的问题。另一方面，完全基因编码的光敏剂几乎可融合到任何蛋白质中，并且在细胞中不需要添加任何外部的辅助因子就可以表达，同时具有很好的靶标特异性，因此，光敏剂的定位是绝对可控的。基因编码的光敏剂最初是基于源自水母和其他海洋生物的绿色或红色荧光蛋白（green fluorescent protein，GFP；red fluorescent protein，RFP）发展而来的。此类蛋白的一些衍生物常用于荧光显微镜和生物传感领域，并已经开发成有效的活性氧（reactive oxygen species，ROS）发生剂，应用于发色基团辅助光失活（chromophore-assisted light inactivation，CALI）和其他方面。KillerRed 是一种来源于 GFP 样水螅色素蛋白（Bulina 等，2006a）的光毒性蛋白。这种蛋白由两个 27 kDa 单元组成，可被 540～580 nm 的光激发。最初认为它能产生单线态氧（Bulina 等，2006），但现在已确定它产生的 ROS 主要是氧自由基（可能是超氧化物）（Serebrovskaya 等，2009；Vegh 等，2011）。虽然已经有一些研究探索了荧光蛋白（fluorent proteins，FPs）（通常荧光微镜的光漂白背景中）的 ROS 光敏化的问题（Bell 等，2003；Dixit 和 Cyr，2003；Greenbaum 等，2000），但 KillerRed 的出现无疑加快了对荧光蛋白在分子层面上的 ROS 光敏化的研究。笔者也将在后文讨论，越来越多的科学文献针对 ROS 光敏化的机制以及与这些蛋白质结构的关系提供了更加详细的视角。

研究人员以向光素感光器为基础设计出了另一种单线态氧光敏蛋白质 MiniSOG（Shu 等，2011）。MiniSOG 是一种 15 kDa 的黄素蛋白，它在结构上与 GFP 不相关，比 GFP 样蛋白质具有更高的单线态氧光敏化效率，从而有望改变所有与基因编码单线态氧的生成有关的应用。

到目前为止，这些应用集中在 CALI、光电关联显微镜（correlative light and electron microscopy，CLEM）、光遗传学和细菌的光动力灭活（见第 24.3 节）等领域。不过，其他潜在的应用也已被提出，特别是在光动力治疗方面（Bulina 等，2006b；Shirmanova 等，2013）。应用策略是通过适当的转基因法或使用光敏剂与抗体的融合以构建"基因编码的免疫光敏剂"（Serebrovskaya 等，2009）。

在本章中，笔者将在分子层面描述不同蛋白质的光敏机制，以及不同光物理性质与其结构的相关性。随后，将详细讨论上面提到的基因编码光敏剂的应用情况，包括其在光医学的应用前景。

24.2   光敏机制：超氧化物与单线态氧（结构方面）

如上所述，最初的报告认为 KillerRed 产生光毒性的主要机制是光诱导形成单线态氧。然而，后来

的证据表明Ⅰ型反应机制在其光毒性中起更重要的作用（Serebrovskaya 等，2009；Vegh 等，2011）。基于自由基荧光探针和电子顺磁共振的研究表明，KillerRed 经光照射产生的氧自由基最可能是超氧化物和过氧化氢（Vegh 等，2011），这和 D_2O 比 H_2O 更能降低光毒性的发现一致（Serebrovskaya 等，2009），这与原来认为的Ⅱ型反应机制相反。KilledRed 光毒性作用机制的结构原因还不清楚，但晶体学数据已经提供了一些有趣的观点。KillerRed 单体（生理条件下是二聚体），具有典型的 β 桶状结构，这种结构由一个 β 折叠与 α 螺旋（能共价结合生色团）组成，生色团（从序列 Gln65-Tyr66-Gly67 中自身催化形成）从中心经过，这与其他的 GFP 样蛋白类似。KillerRed 最显著的结构特征是，具有连接生色团和外部溶剂的水通道（Carpentier 等，2009；Pletnev 等，2009）[图 24.1(a)]。此通道也存在于无光毒性的荧光蛋白，但它被认为与 KillerRed 光毒性的增强有关，因为它可以促进氧分子和 ROS 进出蛋白的 β 桶状结构（Carpentier 等，2009；Pletnev 等，2009；Roy 等，2010）。电子从激发态的生色团转移到氧分子将会产生超氧阴离子自由基（Carpentier 等，2009），反过来电子（至少部分地）也会被歧化到氧分子和过氧化氢中（Vegh 等，2011）。

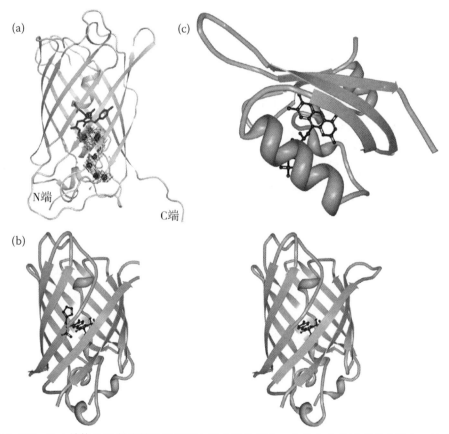

图 24.1 （a）KillerRed 单体的 X 射线结构显示蛋白质主链为灰色，色基和水分子通道为黑色（摘自 Carpentier, P. et al., FEBS Lett., 583, 2839-2842, 2009. With permission）；（b）当大分子氨基酸 His148 结构存在时，S65T GFP 的 β 桶状结构中的通道关闭（左），缺失时打开（右）；（c）MiniSOG 的结构。

相反，源于其他 GFP 样蛋白的光敏剂主要产生单线态氧，如增强型绿色荧光蛋白（Enhanced-GFP，EGFP）和标记的红色荧光蛋白（TagRFP）。EGFP 引起单线态氧的自敏化，是先前在单线态氧参与荧光光漂白的情况下提出的（Bell 等，2003；Greenbaum 等，2000）。更多的研究结果还指出在 CALI 中单线态氧是 EGFP 起作用的主要原因，在叠氮化钠存在的情况下，可通过 CALI 的还原效应来判断这种作用（McLean 等，2009）。

2008 年，首次有直接的光谱证据表明 EGFP 具有单线态氧光敏化作用（Jimenez-Banzo 等，2008）。单线态氧在 1270 nm 处磷光性的时间分辨检测可用于研究由 EGFP 激活的单线态氧生成和衰减的动力学，并与它的合成生色团 4-羟基亚苄基-1,2-二甲基咪唑啉（4-hydroxybenzylidene-1,2-dimethylimid-azoline，HBDI）比较。通过 EGFP 光敏产生的单线态氧具有相对较短的寿命（4 微秒，HBDI 有 20 微秒），这表明周围蛋白残基具有显著的淬灭作用。此外，绿色荧光蛋白在空气饱和溶液中有较长的三重态寿命（约 25 微秒），相比而言 HBDI 的三重态寿命是 3 微秒，这突显了蛋白质的 β 桶状结构在防止氧气接近埋藏在内部的生色团的作用。随后的工作通过引入 GFP 的特定突变体，突显了 β 桶状刚性结构对单线态氧光敏和三重态性质的影响（Jimenez-Banzo 等，2010）。例如，用体积更小的残基替换 His148 能提高单线态氧的光敏效率，从而使得氧分子能更好地接近生色团 [图 24.1(b)]。

因为在 1270 nm 处记录到 GFP 蛋白磷光信号较弱，所以不可能估计单线态氧光敏化的量子产率（Φ_Δ）。使用绿色荧光探针可以探测单线态氧，代替对 RFP 和 TagRFP 的 Φ_Δ 的估测（Ragas 等，2011）。TagRFP 的 Φ_Δ 是 0.004，这是首次估计荧光蛋白的 Φ_Δ，并且还提供了三重态形成的量子产率下限（Ψ_T）。此外，TagRFP 三重态的时间分辨光谱数据也被用于提取结构信息。二重态 3 微秒的寿命表明：与增强型绿色荧光蛋白相比，生色团相对更易接近氧。将这些结果与 X 射线晶体学（Subach 等，2010）和分子动力学（Roy 等，2010）获得的证据相结合，就有了荧光蛋白激活单线态氧的产生与作用的分子机制图。我们已经证实 β 桶状结构上孔道的存在（如在 KillerRed）不是蛋白质渗透氧分子和活性氧的唯一机制，蛋白质链的瞬时呼吸对于荧光蛋白光毒性也很重要（Ragas 等，2011）。

由于 GFP 样蛋白的单线态氧量子产率低，科学家已将注意力转移到其他蛋白家族，这些蛋白家族预计有更强的光敏单线态氧的产生能力，它们是一种植物光感受器——向光素的 LOV2 黄素结合域。黄素存在于所有细胞中，能有效地产生单线态氧，但 LOV2 会转移被黄素吸收的光能用于生成与半胱氨酸相连的共价键。为了防止这种情况出现，可以用甘氨酸取代半胱氨酸以创建 MiniSOG（小型单态氧制造者）（Shu 等，2011），它是一种 15 kDa 的单体光敏绿色荧光黄素蛋白（106 个氨基酸，KillerRed 的一半大小）。MiniSOG 和 GFP 样蛋白质 [图 24.1(c)] 之间最明显的结构差异在于生色团的性质以及是否存在 β 桶状结构。MiniSOG 在 448 nm 和 473 nm 有最大吸收峰 [ε 分别是 17000/(mol·cm) 和 14000/(mol·cm)]，具有绿色荧光且有一个报道称其 Φ_Δ 为 0.47，它的 Φ_Δ 比 TagRFP 的值高两个数量级，而 TagRFP 是唯一被报道过 Φ_Δ 参数的 GFP 样蛋白。

24.3 基因编码的光敏剂的应用

24.3.1 生色团协助激光灭活

基因编码光敏剂的早期应用是在生色团辅助光失活（chromophore-assisted light inactivation，CALI）中，CALI 是一种研究活细胞中蛋白质功能的技术，它通过光化学损伤来特异性地灭活靶蛋白（Jacobson 等，2008；Wang 和 Jay，1996）。CALI 一般可以通过照射邻近的有机染料实现，这些染料能够产生活性氧。然而，染料的非特异性结合会引起不可控性光损伤。另一种方法是使用 FP，通常 FP 产生的 CALI 效应较小，但它能够由基因完全编码，可以避免非特异性损伤。通过使用单光子和双光子激活的绿色荧光蛋白，已经多次体现了 FP 在 CALI 中的作用（Monier 等，2010；Ou 等，2010；Raijfur 等，2002；Surrey 等，1998；Tanabe 等，2005；Vitriol 等，2007）。例如，已有研究表明，对 CALI 来说，EGFP 标记的肌球蛋白是一种有用的工具，这种工具可用来调控和了解肌球蛋白在细胞不对称分裂中的作用（Ou 等，2010）。KillerRed 介导的 CALI 的效率估计是 EGFP 的 7 倍（Bulina 等，2006a），KillerRed 介导的 CALI 的例子包括磷脂酶 Cδ1 的脂质相互作用结构域的膜靶向性丧失（Bulina 等，2006a），抑制细胞周期进程（Serebrovskaya 等，2011），以及通过灭活水通道蛋白以阻碍水的运输（Baumgart，Rossi 和 Verkman，2012）。

24.3.2 光遗传学

光遗传学是将光学和遗传学的方法相结合，以在活组织特定的靶细胞中诱导和操纵特定事件（Deisseroth，2011）。已在原理验证实验中实现了对表达膜标记 KillerRed 的斑马鱼的光遗传学操作。（Teh 等，2010）。这种操作可能会通过 KillerRed 在心脏内以剂量依赖的方式介导 ROS 的产生，引起斑马鱼的心输出量降低以及随之而来的心包水肿。在另一项研究中，通过破坏特定 KillerRed 标记的中间神经元使斑马鱼丧失捕食能力，这些神经元主要负责应对强视觉刺激（DelBene 等，2010）。最近的一篇论文很好地展现了 MiniSOG 在细胞消融中的应用，同时表明它有可能成为研究复杂细胞网络中特定细胞作用的重要工具（Qi，2012）。

24.3.3　光电关联显微镜（CLEM）

荧光和电子显微镜结合，能以高空间分辨率研究生物标本并且识别分子身份信息 CLEM 使用的荧光探针，能够为电子显微镜提供对比（Giepmans，2008）。由这些探针所产生的单线态氧可以将 3，3'-二氨基联苯胺（3，3'-diaminobenzidine，DAB）光氧化为嗜锇聚合物。添加四氧化锇到固定样本中，会产生不透电子的斑点，而斑点能用于电子显微镜成像。基因编码的 FP 可以产生单线态氧，因而是 CLEM 备受追捧的工具。在多项研究中，EGFP 已广泛用于 CLEM（Grabenbauer 等，2005；Meisslitzer-Ruppitsch 等，2008；Monosov 等，1996），但它的低 Φ_Δ 妨碍了它更广泛的使用。MiniSOG 是专门针对 CLEM 开发的，它的 Φ_Δ 只有 0.47，是一个重要的突破（Shu 等，2011）。Shu 等人提出"MiniSOG 之于电子显微镜的作用就像过去 GFP 之于荧光显微镜"。

24.3.4　微生物的光动力灭活

光动力灭活微生物有望替代抗生素，因为它能够杀死耐药性病原体，同时它的作用方式也不太可能诱发耐药株形成。大多数情况下，外源使用的光敏剂既会积聚在病原体也会积聚在周围的健康组织中，会导致不必要的光毒性。基因编码光敏剂是一种有吸引力的选择，因为它将提高光动力治疗的选择性。全基因编码的光敏剂已被证实可以实现细菌的光动力灭活。KillerRed 能够在 1 W/cm² 白光照射 10 分钟后，通过 I 型光动力机制（Bulina 等，2006a）杀死 96％ 的大肠埃希菌（Serebrovskaya 等，2009；Vegh 等，2011）。

已证实光动力可以将能够表达 TagRFP 的大肠埃希菌灭活（Ruiz-González 等），单线态氧是主要的细胞毒性物质。由于 TagRFP 的光敏效率（Φ_Δ＝0.004）低，在 532 nm 的波长时，需要 3200 J/cm² 的光剂量才能使大肠埃希菌的总体数目减少 $3.7\log_{10}$（此数据为在含氘的溶液中，而在水溶液中则为 $2.4\log_{10}$）（图 24.2）。在表达 MiniSOG 的大肠埃希菌细胞质中也进行了类似的实验。用轻度的光剂量

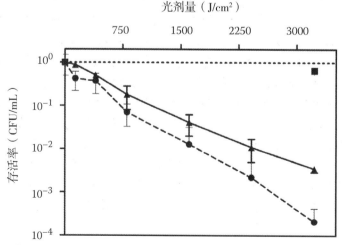

图 24.2　在水溶液（实线）和重氢液（折线）中，532 nm 的激光照射下，表达 Tag 的大肠埃希菌中细胞质的光动力灭活作用。对照组细菌不表达 Tag（黑色方块）（摘自 Ruiz-González，R. et al.，Photochem. Photobiol. Sci.，11，1411-1413，2012. 已授权）。

（2.5 J/cm²）照射后，总体数目减少了超过 $1-\log_{10}$ 单位，而用 12 J/cm² 治疗后总数目减少达到 $3.5-\log_{10}$ 单位。该治疗的光剂量数量级比之前红色荧光蛋白介导的细菌光动力灭活的数量级低，并与 KillerRed 的剂量相差无几。当在重氢溶液中进行实验时，可以观察到 TagRFP 光诱导的细胞死亡能力的增强（Ruiz-González 等，2013）。

机理检测表明光损伤似乎首先发生在内膜，如果光敏剂的效率足够高则可延伸到外膜（Ruiz-González 等，2013）。这些观察与使用外部光敏剂所报道的结果明显不同（Spesia 等，2009），并突显了单线态氧的主要产生部位是造成不同类型细胞损伤的关键。这项研究首次表明细胞内产生的单线态氧是足以在胞内杀死细菌的（Ruiz-González 等，2013）。

24.4　小结与展望

全基因编码光敏剂的定位是绝对可控的，因此，对需要控制 ROS 产生位置的研究和应用来说，它是一种理想工具。已证实 EGFP 和 TagRFP 激活单线态氧的效率偏低，但足够有效。另一方面，现在普遍认为 KillerRed 的作用机制是通过 I 型反应产生超氧阴离子或过氧化氢。蛋白质结构和光敏特性之间的关系仍然是不清楚的，但是氧分子进入生色团和活性氧的释放至少需要两个促进因素：β 桶状结构中的某种通道和/或蛋白质结构的瞬时呼吸引起的氧分子渗入 β 桶状结构。

虽然可以选择的基因编码光敏剂仍然不多，对 ROS 光敏化的机理过程仍知之甚少，但它们广泛的应用范围，如 CALI、CLEM 和光遗传学，可能会促进新型和改进型光敏剂的发展。从光物理角度来看，未来基因编码光敏剂的发展应该包括扩宽激发波长，进而能够有双色光上的应用，如应用在 CALI 或光遗传学中。尽管相对于其他的橙红色荧光蛋白，TagRFP 具有相对较高的价值（Drobizhev 等，2009），但更高的双光子吸收截面应该也是有用的。更高效率的 ROS 光敏作用也可能是有益的，但 ROS 产生太多可能会适得其反，因为背景光会导致光漂白或细胞光损伤。就已知 ROS 的种类和效率而言，需要更好地了解不同光敏特性的结构基础。更加详细地了解每一种光敏蛋白产生的 ROS 特性，有助于进一步研究局部 ROS 水平升高会带来的下游效应。在过氧化物酶体基质中，采用时空可控的方式，研究 KillerRed 诱导的氧化应激表明了这种方法的前景（Ivashchenko 等，2011）。

虽然既往认为全基因编码光敏剂的潜力有限，但随着 ROS 生成效率的提高，及 KillerRed 和 MiniSOG 的发展，这种情况最近已经有所改变。较高的光敏化效率可以降低光剂量。在光动力治疗癌症中，基因编码的免疫光敏剂可以进一步得到开发，这种光敏剂可以避免普通光敏剂药物与抗体化学生物结合的终端。目前，由 KillerRed 基因与 p185 抗体的 4D5 单链 Fv 片段基因组成（p185 是一种肿瘤标记物）的免疫光敏剂，经培养后予以白光照射，可以有效地清除卵巢癌细胞系 SKOV-3（Serebrovskaya 等，2009）。KillerRed 对小鼠肿瘤的光毒性作用已被证实（Shirmanova 等，2013）。在这项实验中，稳定表达 KillerRed（在线粒体或细胞核）的 HeLa Kyoto 细胞被注射到小鼠体内并形成肿瘤。这项研究是一项用基因编码光敏剂光动力疗法治疗癌症的原理论证。

对于肿瘤光动力治疗或细菌光动力灭活而言，有必要采用合适的转基因方法来开发其全部潜力。通过病毒载体将光敏剂或免疫光敏剂的基因导入细菌或肿瘤细胞会造成特定的光诱导细胞杀伤作用（Yu 等，2003，2004）。

参考文献

[1] Baumgart, F., A. Rossi, and A. S. Verkman. 2012. Light inactivation of water transport and protein-protein interactions of aquaporin-Killer Red chimeras. J Gen Physiol 139: 83 – 91.

[2] Bell, A. F., D. Stoner-Ma, R. M. Wachter, and P. J. Tonge. 2003. Light-driven decarboxylation of wild-type green fluorescent protein. J Am Chem Soc 125: 6919 – 6926.

［3］ Bulina, M. E., D. M. Chudakov, O. V. Britanova et al. 2006a. A genetically encoded photosensitizer. Nat Biotechnol 24: 95 - 99.

［4］ Bulina, M. E., K. A. Lukyanov, O. V. Britanova et al. 2006b. Chromophore-assisted light inactivation (CALI) using the phototoxic fluorescent protein KillerRed. Nat Protoc. 1: 947 - 953.

［5］ Carpentier, P., S. Violot, L. Blanchoin, and D. Bourgeois. 2009. Structural basis for the phototoxicity of the fluorescent protein KillerRed. FEBS Lett 583: 2839 - 2842.

［6］ Deisseroth, K. 2011. Optogenetics. Nat Methods 8: 26 - 29.

［7］ Del Bene, F., C. Wyart, E. Robles et al. 2010. Filtering of visual information in the tectum by an identified neural circuit. Science (New York) 330: 669 - 673.

［8］ Dixit, R., and R. Cyr. 2003. Cell damage and reactive oxygen species production induced by fluorescence microscopy: Effect on mitosis and guidelines for non-invasive fluorescence microscopy. Plant J 36: 280 - 290.

［9］ Drobizhev, M., S. Tillo, N. S. Makarov, T. E. Hughes, and A. Rebane. 2009. Absolute two-photon absorption spectra and two-photon brightness of orange and red fluorescent proteins. J. Phys Chem B 113: 855 - 859.

［10］ Giepmans, B. N. 2008. Bridging fluorescence microscopy and electron microscopy. Histochem Cell Biol 130: 211 - 217.

［11］ Grabenbauer, M., W. J. C. Geerts, J. Fernandez-Rodriguez et al. 2005. Correlative microscopy and electron tomography of GFP through photooxidation. Nat Methods 2: 857 - 862.

［12］ Greenbaum, L., C. Rothmann, R. Lavie, and Z. Malik. 2000. Green fluorescent protein photobleaching: A model for protein damage by endogenous and exogenous singlet oxygen. Biol Chem 381: 1251 - 1258.

［13］ Ivashchenko, O., P. P. Van Veldhoven, C. Brees et al. 2011. Intraperoxisomal redox balance in mammalian cells: Oxidative stress and interorganellar crosstalk. Mol Biol Cell 22: 1440 - 1451.

［14］ Jacobson, K., Z. Rajfur, E. Vitriol, and K. Hahn. 2008. Chromophore-assisted laser inactivation in cell biology. Trends Cell Biol 18: 443 - 450.

［15］ Jimenez-Banzo, A., S. Nonell, J. Hofkens, and C. Flors. 2008. Singlet oxygen photosensitization by EGFP and its chromophore HBDI. Biophys J 94: 168 - 172.

［16］ Jimenez-Banzo, A., X. Ragas, S. Abbruzzetti et al. 2010. Singlet oxygen photosensitisation by GFP mutants: Oxygen accessibility to the chromophore. Photochem Photobiol Sci 9: 1336 - 1341.

［17］ Jing, C. and V. W. Cornish. 2011. Chemical tags for labeling proteins inside living cells. Acc Chem Res 44: 784 - 792.

［18］ Keppler, A., and J. Ellenberg. 2009. Chromophore-assisted laser inactivation of alpha-and gamma-tubulin SNAP-tag fusion proteins inside living cells. ACS Chem Biol 4: 127 - 138.

［19］ McLean, M. A., Z. Rajfur, Z. Z. Chen et al. 2009. Mechanism of chromophore assisted laser inactivation employing fluorescent proteins. Anal Chem 81: 1755 - 1761.

［20］ Meisslitzer-Ruppitsch, C., M. Vetterlein, H. Stangl et al. 2008. Electron microscopic visualization of fluorescent signals in cellular compartments and organelles by means of DABphotoconversion. Histochem Cell Biol 130: 407 - 419.

［21］ Monier, B., A. Pelissier-Monier, A. H. Brand, and B. Sanson. 2010. An actomyosin-based barrier inhibits cell mixing at compartmental boundaries in Drosophila embryos. Nat Cell Biol 60 - 65 (suppl.): 61 - 69.

［22］ Monosov, E. Z., T. J. Wenzel, G. H. Luers, J. A. Heyman, and S. Subramani. 1996. Labeling of peroxisomes with green fluorescent protein in living P. pastoris cells. J Histochem Cytochem 44: 581 - 589.

［23］ Ogilby, P. R. 2010. Singlet oxygen: There is still something new under the sun, and it is better than ever. Photochem Photobiol Sci 9: 1543 - 1560.

［24］ Ou, G., N. Stuurman, M. D'Ambrosio, and R. D. Vale. 2010. Polarized myosin produces unequal-size daughters during asymmetric cell division. Science (New York) 330: 677 - 680.

［25］ Pletnev, S., N. G. Gurskaya, N. V. Pletneva et al. 2009. Structural basis for phototoxicity of the genetically encoded photosensitizer KillerRed. J Biol Chem 284: 32028 - 32039.

［26］ Qi, Y. B., E. J. Garren, X. Shu, R. Y. Tsien, and Y. Jin. 2012. Photoinducible cell ablation in Caenorhabditis elegans using the genetically encoded singlet oxygen generating protein miniSOG. Proc Natl Acad Sci 109: 7499 – 7504.

[27] Ragas, X., L. P. Cooper, J. H. White, S. Nonell, and C. Flors. 2011. Quantification of photosensitized singlet oxygen production by a fluorescent protein. Chemphyschem 12: 161 – 165.

[28] Raijfur, Z., P. Roy, C. Otey, L. Romer, and K. Jacobson. 2002. Dissecting the link between stress fibres and focal adhesions by CALI with EGFP fusion proteins. Nat Cell Biol 4: 286 – 293.

[29] Roy, A., P. Carpentier, D. Bourgeois, and M. Field. 2010. Diffusion pathways of oxygen species in the phototoxic fluorescent protein KillerRed. Photochem Photobiol Sci 9: 1342 – 1350.

[30] Ruiz-González, R., J. H. White, A. L. Cortajarena, M. Agut, S. Nonell and C. Flors. 2013. Fluorescent proteins as singlet oxygen photosensitizers: Mechanistic studies in photodynamic inactivation of bacteria. Proc SPIE 8596: 859609.

[31] Ruiz-González, R., J. H. White, M. Agut, S. Nonell, and C. Flors. 2012. A genetically-encoded photosensitiser demonstrates killing of bacteria by purely endogenous singlet oxygen. Photochem Photobiol Sci 11: 1411 – 1413.

[32] Serebrovskaya, E. O., E. F. Edelweiss, O. A. Stremovskiy et al. 2009. Targeting cancer cells by using an antireceptor antibody-photosensitizer fusion protein. Proc Natl Acad Sci USA 106: 9221 – 9225.

[33] Serebrovskaya, E. O., T. V. Gorodnicheva, G. V. Ermakova et al. 2011. Light-induced blockage of cell division with a chromatin-targeted phototoxic fluorescent protein. Biochem J 435: 65 – 71.

[34] Shirmanova, M. V., E. O. Serebrovskaya, K. A. Lukyanov, L. B. Snopova, M. A. Sirotkina, N. N. Prodanetz, M. L. Bugrova, E. A. Minakova, I. V. Turchin, V. A. Kamensky, S. A. Lukyanov and E. V. Zagaynova. 2013. Phototoxic effects of fluorescent protein KillerRed on tumor cells in mice. J. .Biophotonics 6: 283 – 290.

[35] Shu, X., V. Lev-Ram, T. J. Deerinck et al. 2011. A genetically encoded tag for correlated light and electron microscopy of intact cells, tissues, and organisms. PLoS Biol 9: e1001041.

[36] Spesia, M. B., D. A. Caminos, P. Pons, and E. N. Durantini. 2009. Mechanistic insight of the photodynamic inactivation of Escherichia coli by a tetracationic zinc (Ⅱ) phthalocyanine derivative. Photodiagnosis Photodyn Ther 6: 52 – 61.

[37] Subach, O. M., V. N. Malashkevich, W. D. Zencheck et al. 2010. Structural characterization of acyliminecontaining blue and red chromophores in mTagBFP and TagRFP fluorescent proteins. Chem. Biol 17: 333 – 341.

[38] Surrey, T., M. B. Elowitz, P.-E. Wolf et al. 1998. Chromophoreassisted light inactivation and self-organization of microtubules and motors. Proc Natl Acad Sci USA 95: 4293 – 4298.

[39] Tanabe, T., M. Oyamada, K. Fujita et al. 2005. Multiphoton excitation-evoked chromophore-assisted laser inactivation using green fluorescent protein. Nat Methods 2: 503 – 505.

[40] Teh, C., D. M. Chudakov, K. L. Poon et al. 2010. Optogenetic in vivo cell manipulation in KillerRed-expressing zebrafish transgenics. BMC Dev Biol 10: 110.

[41] Tour, O., R. M. Meijer, D. A. Zacharias, S. R. Adams, and R. Y. Tsien. 2003. Genetically targeted chromophore-assited light inactivation. Nat Biotechnol 21: 1505 – 1508.

[42] Vegh, R. B., K. M. Solntsev, M. K. Kuimova et al. 2011. Reactive oxygen species in photochemistry of the red fluorescent protein "Killer Red". Chem Commun (Camb) 47: 4887 – 4889.

[43] Vitriol, E. A., A. C. Uetrecht, F. M. Shen, K. Jacobson, and J. E. Bear. 2007. Enhanced EGFP-chromophore-assisted laser inactivation using deficient cells rescued with functional EGFP-fusion proteins. Proc Natl Acad Sci USA 104: 6702 – 6707.

[44] Wang, F. S., and D. G. Jay. 1996. Chromophore-assisted laser inactivation (CALI): Probing protein function in situ with a high degree of spatial and temporal resolution. Trends Cell Biol 6: 442 – 445.

[45] Yu, Y. A., S. Shabahang, T. M. Timiryasova et al. 2004. Visualization of tumors and metastases in live animals with bacteria and vaccinia virus encoding light-emitting proteins. Nat Biotechnol 22: 313 – 320.

[46] Yu, Y. A., T. Timiryasova, Q. Zhang, R. Beltz, and A. A. Szalay. 2003. Optical imaging: Bacteria, viruses, and mammalian cells encoding light-emitting proteins reveal the locations of primary tumors and metastases in animals. Anal Bioanal Chem 377: 964 – 972.

25　　光动力疗法的光剂量学：基本概念

25.1　引　言

光动力疗法（photodynamic therapy，PDT）的剂量学研究已经有三十余年，而且不少研究仍在进行中（Wilson 和 Patterson，2008）。但是，在 PDT 的临床应用及临床前试验研究中，光剂量学仍未达成共识。这其中主要原因可能是光医学是一个多学科领域，高水平的物理、数学和光学技术并不是所有涉及 PDT 的学科都能获得的。

本章的主要目的是讲述 PDT 光剂量学中已经达成共识的一些基本概念。

25.2　光在组织中的传输

光和组织之间的相互作用有两个主要过程：光吸收和弹性光散射。还有一些其他作用，如非弹性散射（Raman 散射）和非线性效应。但是在本章内，这些作用将不予考虑，因为它们在正常 PDT 条件下并不会对光在组织中的传输产生显著影响。

25.2.1　光吸收

光的吸收发生在分子水平上。吸收会终止光子的寿命并将其能量转移到吸收光子的分子上。吸光系数 μ_a 由 Beer 定律定义：

$$I(\ell) = I_0 e^{(-\mu_a \ell)}$$

I_0 代表最初的能量，$I(\ell)$ 代表距离为 ℓ 的能量。吸收参数 μ_a 是吸收物的百分比浓度，c_a 是质量吸收系数。

$$\mu_a = c_a \mu_{ao} [m^{-1}]$$

不同的吸收分子有不同的吸收光谱。组织中常见的光吸收分子有血红蛋白、氧合血红蛋白、水和脂肪（Zijlstra，Buursma 和 van assendelft，2000；van Veen 等，2005；Anderson 等，2006；Nachabé 等，2010）（图 25.1，吸收和散射光谱）。当这些分子吸收光子时，通常所有的能量都转换为热能，随之迅速弥散在组织中。但在一些特定的分子中，仅有一部分能量转换为热能，另外一部分能量转化为一个能量稍低的光子重新释放。这种现象就是荧光效应。同时有些能量用于启动光化学反应，如 PDT 中发生的反应。这些光化学反应的具体细节在本书的其他章节详细阐述。

25.2.2　弹性光散射

说起光和激光，映入我们脑海的第一印象就是一束束的光线。在 PDT 中，事实是截然不同的。光和组织间的主要反应是弹性散射，它能改变单个光子运行的方向。

散射是由组织折射率的局部变化引起的。由于组织中所测量的散射系数依赖于波长，我们可以得出结论认为主要的散射过程是米氏散射。散射的波长依赖性符合米氏理论，组织中光散射主要是来源于大小为 100～200 nm 之间的折射率的变化（Graaff 等，1992）。这些微观变化的性质目前还不清楚。米氏理论是基于光的波动性质，可以导出散射的角度分布。但是散射时实际的散射方向并不是预先确定的，

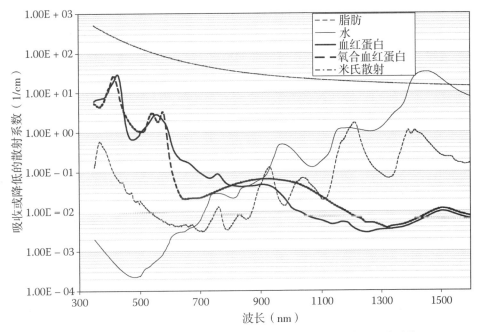

图 25.1 Mie 散射的插图和组织的四个最常见的吸收成分的吸收系数

而是由概率密度函数随机抽样形成的。因此，尽管米氏散射高度定向，但它仍是一种随机现象。散射系数 μ_s，也可与 μ_a 一样根据 Beer 定律定义（在不存在吸收的情况下）：

$$I(\ell) = I_0 e^{(-\mu_s \ell)}$$

散射对光分布的影响是巨大的。虽然单个光子的运动具有弹道学特征，它们像子弹一样以光速直线前行，但是作为一个整体，它们表象却截然不同。平均而言，光子在其生命因吸收或离开组织而终止之前，它们会经历多次散射事件。散射具有很强的随机性，一群光子中的所有散射事件是不相关的。因此，在高度散射的介质中传播的平行光子束，很快变成了弥散的光云。图 25.2 所示的实验中描述了这种现象。它显示了一束红色激光束在水中传播的情况。通过添加牛奶这种散射成分，光束迅速衰减，光线分布由有向光束变成弥散的光云。这个实验清楚地表明散射对光传输的强烈影响。事实上，散射时光对深层的穿透力远小于没有散射时。

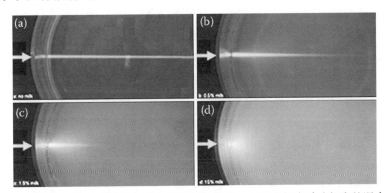

图 25.2 弹性光散射对散射介质中光分布的影响，水和牛奶在玻璃杯中的混合物。
从没有散射（a）到强散射（d），光分布从平行光束变为散射光云。

25.2.3 散射光

光在组织中的扩散性是一个很难把握的概念，因为它的工作原理相当违反直觉。

我们预计当光照明物体时，照明模式由照明光束决定。当照射高度散射的物体时，内部光分布在一定程度上依赖于照明光束的形状，但也受到照明介质的光学特性的强烈影响。数学上描述高散射介质中光分布的最常用方式是散射近似函数（Jacques 和 Pogue，2008）。它把光看成在各个方向上扩散的散射实体（如热量）。并且根据能量守恒原理，通过计算 $\vec{x}$ 特定位置处的特定体积中的光子数量，该扩散方程可以从玻尔兹曼输运方程推导出来。在连续光源的情况下，方程进一步简化为以下形式：

$$\mu_a\varphi(\vec{x}) - D\nabla^2\varphi(\vec{x}) = S(\vec{x})$$

其中，φ 表示能流率（W/m²），μ_a 为吸收系数，S 为光子源项，D 为通过以下方程给出的扩散系数：

$$D = \frac{1}{3(\mu_a + \mu_s')}$$

原则上，散射方程近似的解在均匀散射的无限均匀介质中很简单。然而，组织不是均匀的，米氏散射是强烈向前指向性，散射角 g 的平均余弦值在 0.7～0.999 范围内（vanGemert 等，1989）。为了解决这个问题，扩散方法使用了有效散射系数 $\mu_s' = (1-g)\mu_s$。它假设 $1/(1-g)$ 连续的米氏散射事件对光的分布具有与单一各向同性散射事件相同的影响。其他问题是由于组织不均匀而造成的：

组织的表面-空气界面的折射率呈阶梯变化，这将导致强烈的内部反射。内部反射系数取决于光子撞击内表面的角度。这种与角度有关的内部反射使得光在组织-空气边界处不能完全散射。Farrell，Patterson 和 Wilson（1992）在数学上部分地解决了这个问题。

血液是组织中光的主要吸收物，集中在血管中。这些高度吸收的区域会导致计算的散射光分布的局部偏差。例如，在血管中心的一些吸收分子比其他吸收分子曝光更少，这取决于血管的大小和吸收系数。这种效应将部分吸收体屏蔽起来并减少光线的整体吸收（van Veen，Verkruysse 和 Sterenborg，2002a）建议使用有效的吸收系数来补偿这种效应。

不均匀分布的吸收体在相同能流率可能会导致局部"冷点"。特别是血管附近，我们预计其能流率比基于均匀血液计算的能流率低得多。这些局部"冷点"可能对 PDT 反应有影响，因为该局部传递的光更少。

不均匀分布的散射可能导致能流率分布中出现热点和冷点。预计在不同组合物组织之间的边界处会出现这种问题（Nachabé 等，2010）。

当不均匀性在振幅和空间分布上都得到很好表征时，处理所有这些问题在技术上是可行的。使用其他数学方法，例如，有限元方法或蒙特卡罗模拟（Wang，Jacques 和 Zheng，1995；Dwivedi，Krishnan 和 Suryanarayanan，2007），我们可以更详细地计算光的分布。然而，每个病人和每个治疗的肿瘤其光学特性的详细分布将是不同的。事实上，甚至在治疗期间都可能会改变。根据测量的光学特性分布的详细信息计算能流率的实时分布是目前的一个研究课题（参见下一章），而目前这种方法不适用于常规使用。

尽管有这些限制，但散射理论作为组织中光分布的一阶近似非常有用。它可以帮助预测组织中光的一般行为。光学穿透深度是一个常用的概念，δ。它被定义为

$$\delta = 1/\sqrt{3\mu_a\mu_{tr}}$$

及

$$\mu_{tr} = \mu_a + \mu_s'$$

光学穿透深度指示出散射能流率下降的距离。在不同的几何结构中，随距离变化能流率的降低是不同的：

$\varphi(z) \cong e^{-z/\delta}$ 用于无限介质中的平坦表面上的宽光源

$\varphi(r) \cong \dfrac{e^{-r/\delta}}{\sqrt{r/\delta}}$ 用于无限介质中的无限长圆柱形光源

$\varphi(r) \cong \dfrac{e^{-r/\delta}}{r/\delta}$ 用于无限介质中的各向同性点光源

其中 z 表示表面以下的深度，r 表示到间质源的距离。当然，能流率的绝对值取决于光源发出的功率，或者在表面照射情况下的入射辐照度。另外，诸如折射率和散射特性等因素也起着重要作用。如图 25.3 所示，其中我们根据蒙特卡罗模拟将能流率描绘为深度的函数（Jacques 和 Wang，1995）。我们可

以清楚地看到，在散射的情况下，光的穿透比没有散射的要少得多。

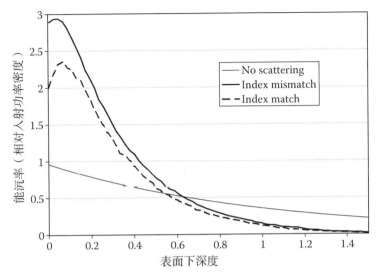

图 25.3　在各种条件下组织的能流率。散射在表面下增加了能流率，并降低光在组织中的穿透。

　　我们在这里可以观察到的另一个显著特征是所谓的表面下通量峰值。散射使得光子在小体积内反弹，产生比入射光束更高的光子密度。当在表面存在的反射指数显著增加时，如在正常的组织-空气界面中，内部的漫反射会进一步增加表面下的能流率。当使用线性或球形间质光源时，也会出现由散射产生的能流率的累积，但并不明显。这是剂量学的一个非常重要的方面，因为它在局部增加了能流率，使其远远高于根据所提供的光所预期的能流率。

　　光穿透深度取决于吸收和散射，因此取决于组织的组成。图 25.4 给出了在宽波长范围内计算出的不同组织的光学穿透深度。最常用于临床 PDT 的波长位于最大光学渗透度为 1～2 cm 的区域，例如，630 nm［血卟啉，原卟啉 IX（protoporphyrin IX，PpIX）］，652 nm［间-四（羟基苯基）二氢卟酚（meta-tetra（hydroxyphenyl）chlorin，mTHPC），Foscan］和 690 nm（维替泊芬）。治疗深度，即要达到治疗效果的深度，与光穿透深度有关但不相等。然而，在一些情况下，治疗深度受光敏剂的深度分布限制。例如，在局部皮肤损伤的 5-氨基乙酰丙酸（aminolevulinic acid，ALA）PDT 中，用于激活 PpIX 的 632 nm 光的穿透深度为 5～10 mm。然而，由于 PpIX 的沉积被限制在大约 2 mm 的深度，所以 ALA PDT 仅对表面病灶有效。由于光敏剂在这里的分布局限在小于光穿透深度的区域，增加光通量只会增加反应的强度，直到发生组织可能的最大反应。另一方面，当光敏剂更均匀地分布时，如全身施用

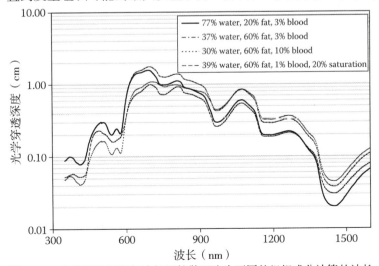

图 25.4　光学穿透深度与波长用扩散理论为不同的组织成分计算的波长

时，产生治疗效果的范围随着光通量的增加而增加。例如，在猪肝脏的间质性 PDT 中，治疗的病灶的大小随着总的光通量呈对数增加（Rovers 等，2000）。显然，治疗深度可以随着治疗效果的改变而改变。正如我们在这里所描述的那样，能流率和分段照光会强烈影响光通量和光动力效率之间的关系。

PDT 光学特性在治疗期间可能发生变化。这可能是由于组织光学中的主要成分之一血液的量和氧化作用的变化引起的。这些可能由 PDT 直接诱发，例如，PDT 氧耗或 PDT 诱导的血管效应，或间接引起，如病人肢体活动、体温变化或局部麻醉药的影响。此外，重要的是要认识到 PDT 引起的变化在治疗的不同区域可能是不同的，甚至相反，可能是由不同的诱发因素引起的，或者仅仅是由不同的组织敏感性引起的。好的一方面是，所有光学性质的变化都可以被测量，使我们能够实时了解治疗对组织的效果。这些现象将在下一章讨论。

25.3 光通量与能流率

光治疗参数的选择，如光通量和能流率，显然是很重要的考虑因素，因为它们与传递给组织的 PDT 剂量以及由此产生的有效性有关。虽然可以在自由空间或组织体积内定义和测量，但能流率具有与辐照强度相同的 SI 单位，W/m^2，传统上，光通量密度以 mW/cm^2 为单位，在临床 PDT 中使用 630 nm 和 800 nm 时，通常范围为 10~200 mW/cm^2。从以往的经验上看，能流率应尽可能选择这个范围内的上限，以尽量减少治疗时间，同时避免产热。在 20 世纪 90 年代早期开创性的理论和实验研究使人们更深入地了解了氧扩散在 PDT 中的作用（Foster 等，1991；Foster 和 Gao，1992；Tromberg 等，1990）并且显示氧消耗是影响在 PDT 常规使用的能流率的一个重要因素。其他研究人员的研究已经有高能流率降低疗效的可信生物学构型（Chen，Chen 和 Hetzel，1996；Robinson 等，1998；Coutier 等，2002；Henderson 等，2004；Busch，2006）。

在本节中，我们将考虑光通过不同的能流率传送时发挥作用的范围，包括通过短脉冲运输非常高的能流率，通过连续波辐照传输的中等能流率以及通过分段照光传输非常低的能流率。

Sterenborg 和 van Gemert（1996）提供的理论分析表明，当使用相同的平均功率时，短脉冲激光源比连续波光源的效率更低。这种影响的原因是每个高能流率（即 $< 4 \times 10^8 W/m^2$）脉冲的第一部分耗尽了处于基态的光敏剂分子的数量，因此，剩余的能量不被吸收，并且不会促成活性氧的形成。这意味着高能量脉冲光源（$> 1 mJ/cm^2$）效率较低，应避免使用。

在中等能流率下，光敏剂基态耗损并没有显著影响，但氧的耗损仍然非常重要。Foster 首先表明，例如，在 100 mW/cm^2 时，光化学耗氧量的局部速率可以比含有典型的光敏剂浓度和适度的单线态氧的任何组织的代谢耗氧速率高一个数量级，而这些典型浓度的光敏剂的单线态氧产量并不高。因此，许多组织的脉管系统不能充分地满足这种对氧的需求就不足为奇了，正是这种差异限制了活性氧的产生。一系列复杂的体外和体内的理论性研究包含更复杂的效应，如不同的光化学衰减模式，光敏剂光漂白作用和空间不均匀的单线态氧生成，导致了进一步提示在中等能流率下氧耗损的重要性（Finlay，2004；Wang，Mitra 和 Foster，2007）。

上述研究中的计算和临床前生物学证据都支持使用较低的能流率。但只有极少数的临床研究调查了使用较低能流率的情况。部分原因在于，如果要达到相同的治疗光通量，治疗次数将大大增加。对于机构内伦理审查委员会而言，在相同时间的以较低的光通量（密度）治疗是一个具有挑战性的概念。

氧耗的强烈影响导致一些研究人员研究分次照射作为让氧恢复的方法。这个概念是指每隔几秒钟的黑暗间隔时间（开-关辐照光方法）克服了氧气耗尽，因为组织在光照暂停的黑暗区间（Curnow，Haller 和 Bown，2000）中可重新充氧。复氧作用的细节很重要，尤其是辐照光开启时确切的能流率，这些方法与以平均能流率传输光的效果相当。

到目前为止我们的考虑是基于由局部微血管营养组织中的细胞光敏作用。另一个需要考虑的关键因素是脉管系统细胞本身在一定程度上被光敏化的情况。这是使用全身施用的及预制的光敏剂和一些局部卟啉前体的 PDT 时主要考虑的一个因素。这里我们也注意到了强能流率效应（Busch，2006；Henderson 等，2004；Cottrell 等，2008）。在这种情况下，高和低的能流率对 PDT 的免疫反应是不同的（Henderson 等，2004）。

进一步降低能流率（或使用暗分离时间长于几十分钟的光分隔）会带来不仅限于光物理学、光化学和血管生理学的影响。细胞修复和氧化应激的分子反应在此时变得重要（Oleinick 和 Evans，1998；Veenhuizen 和 Stewart，1995）。如节律性 PDT 的开创性工作所示，细胞死亡机制可从坏死转移到细胞凋亡（Lilge，Portnoy 和 Wilson，2000；Bisland 等，2004）。我们已经表明，使用具有 2 小时量级的长时间暗间隔的分段照光可以增强疗效，这与复氧无关，但是第一次小 PDT 剂量照光治疗后，细胞对第二次光照仍然敏感（de Bruijn 等，2006；de Haas，2006）。

在关于能流率的选择和效果的讨论中，一个关键的却常被忽视的因素是本节所述的影响的大小，它非常依赖于光敏剂的光物理特性和位置，这可能取决于施用方法和照射的间隔。普及光敏剂和特定应用时应该注意。通过比较 Photofrin 和 Foscan 的功效可以很好地说明不同光敏剂的效果、光通量和能流率之间关系的差异（Mitra 和 Foster，2005）。

25.4 剂量学实践：PDT 治疗中的光分布

25.4.1 设备

两种重要的为 PDT 光传输和剂量测定开发的光纤设备是柱状散射端光纤和球状散射端光纤（图25.5）。球状光纤主要用于测量散射光。它们对来自各个方向的光线同样敏感。散射端的校准可以在校准积分球中进行，最好在水中进行，因为这类似于在组织中的情况。必须特别注意使用不同的散射端来测量不同介质表面上的能流率（Murrer，Marijnissen 和 Star，1995）。散射端也可以用作散射点光源。更常见的散射源是柱状散射端光纤。它们有多种长度可供选择，可在一个通过校准的积分球中，测量散射端的输出。

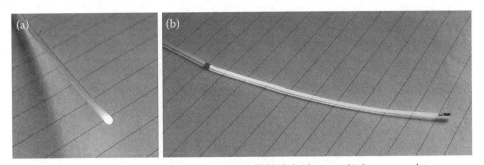

图 25.5 球状散射端光纤（a）和柱状散射端光纤（b）（长度：7 cm，右）

25.4.2 表面照射

使用宽光束照射表面，如图 25.6(a) 所示，是执行 PDT 的最简单的几何学治疗形式。这是治疗皮肤病和头颈部癌症的一些常见方法。曝光量通常是指每单位面积的入射功率即传输了多少光。然而，如前所述，表面以下的能流率可能本质上更高。通过在表面上放置散射检测器可以很容易地测量能流率，因此可以同时收集入射辐照度和背向散射的散射光。然而，在这种几何形状中使用的探测器需要特殊的校准（Murrer，arijnissen 和 Star，1995）。

在临床实践中，宽平行光束很少使用。光纤或滤光灯产生发散光束，由此产生的能流率很大程度上依赖光源到表面的距离，而这取决于身体的位置，可能难以保持不变。现在皮肤科常见的一种非常实用的方法就是使用大面积的 LED 灯。由于距离较近且光源尺寸较大，因此，得到的能流率与灯和病人之间

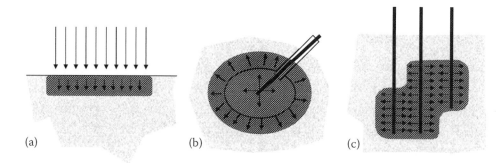

图 25.6　几何学治疗：（a）表面，（b）空腔，（c）间质。

的距离无关。

这种几何形状也用于细胞培养实验，从上方用宽光束照射培养皿或多孔板。原则上，这里的光照剂量测定相对简单。尽管可能有一些内部反射，特别是在 96 孔板中，但其程度相对较低。主要问题在于培养基。取决于所使用光敏剂的多少和能流率的大小，液体中的氧气可以在照光开始后的几秒内消耗掉。结果，孔底部的细胞依赖于从培养基表面向下扩散的氧气。由于在水环境中氧气的弥散长度大约为 0.1 mm 级，所以这些细胞顶部几毫米量级的介质将形成强大的氧气屏障。在这样的几何形状中，PDT 将发生在低氧环境中，但介质的轻微搅动可以克服这一点。

25.4.3　空腔

空腔的内表面与开放环境中的表面表现不同。这是因为弹性散射会导致大量的光线漫反射。在一个开放的表面上，这种反射光会消失，但是在一个空腔中，来自一个区域的反射光会反射到相反的表面上，并增加接收的总剂量［图 25.6(b)］。这种效果与积分球中的效果相似。能流率的积累量可能相当大。它随着使用反射系数的增加而增加，而反射系数随着弹性散射的增加和吸收的减少而增加。Marijnissen 等人（1993）报道了在膀胱中的累积因子高达七倍。它在不同的病人中有所不同，并且在治疗期间可以动态变化。图 25.7 显示了 ALA-PDT 期间在食管表面测量能流率的例子（van Veen 等，2002b）。照射功率密度为 100 mW/cm^2。它显示出能流率积累从 1.5~3.5 不等，并在治疗过程中迅速变化。我们认为这些变化是由于食管壁肌肉快速收缩、血液从组织中挤出，以及治疗反应导致的血容量缓慢变化所致。我们认为空腔内的剂量测量应该以腔体内的实际能流率为基础。

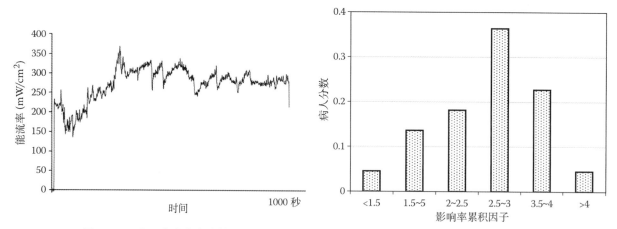

图 25.7　（左）能流率在食管的表面中的 ALA PDT 测量。入射功率密度为 100 mW/cm^2。
（右）22 例病人能流率累积因素的分布测定。

25.4.3.1　专用光照器
在技术上光在空腔中的传输是复杂的；通常光线通过内镜进入的光纤进行传输。以可重复的方式放置光源和测量探针是具有挑战性的。因此，专用的光照器得到了开发。这种光照器是专门为膀胱（Marijnissen 等，1993）、脑（Muller 和 Wilson，1985）、中央呼吸道（Murreret 等，1997）、胸膜腔（van Veen 等，2001）、子宫颈（Soergel 等，2008）、食管（van Veen 等，2002b）、鼻咽（Nyst 等，2007）和肛门（Kruijt 等，2010）设计的。图 25.6 给出了一个专用光照器的例子。它已经被用于鼻咽部的 PDT。在这种光照器的设计中，我们力求在我们打算治疗的表面产生可重复的，并且尽可能均匀的能流率分布，并且防止我们想要保护的区域被曝光。然而，由于空腔的不规则形状，这是具有挑战性的，并且通常是不可能的。最好的折中方案通常是将最高能流率限制在最大值以避免氧气耗尽，并延长治疗时间以确保在低光通量区域有充足的光照剂量（图 25.8）。

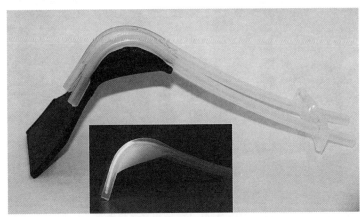

图 25.8　PDT 在鼻咽部的光照器。光照器通过口腔插入，两根长管从鼻子伸出，弯曲部分在鼻咽部重复定位。本图显示了通过柱状光纤的照光。黑色的保护膜可以保护软腭免受暴露。

25.4.4　组织间照光

可以通过将一个或多个柱状光纤插入组织来治疗深层肿瘤和较大肿瘤［图 25.6(c)］。理论上，只要我们可以用空心针到达该区域来定位光纤，并且我们可以准确地放置这些针，我们就可以在任何深度处理任何体积的肿瘤。为此，我们需要关于肿瘤位置的空间信息以及指导定位的方法。现已有几种方法问世，来自霍珀小组的 Jerjes 等人（Jerjes 等，2010）开创了头部和颈部区域的组织间 PDT，并使用坐标方格定位裸光纤，并在照光过程中将其缓慢收回。这种坐标方格定位方法是受近距离放射治疗的启发。同样，一些研究人员利用前列腺癌近距离治疗中常见的基于坐标方格的定位方法（Haider 等，2007；Yu 等，2006；Swartling 等，2010）开发了前列腺组织间 PDT（interstitial PDT，iPDT）技术。

鹿特丹研究人员与阿姆斯特丹荷兰癌症研究所（Karakullukcu 等，2012）合作开发的使用 Foscan 治疗舌根复发性癌症的组织间 PDT，目前的实践步骤稍微复杂一些。它由以下步骤组成：

（1）首先，我们在 MRI 或 CT 扫描的每一个过程切片中绘制肿瘤边界，这是放射治疗的标准程序（图 25.9，红色虚线）。

（2）预处理计划：接下来，我们确定柱状光纤的理想位置及其所需的数量、方向和长度。由于我们目前使用 Foscan，我们假设以柱状光纤为圆心的治疗半径为 1 cm。目前我们还没有使用任何自动化算法来做到这一点。放置光纤时主要考虑的是最大的覆盖目标体积（即肿瘤），同时最小的覆盖风险体积。这里的风险大小不可预见。在这个区域 PDT 考虑的第一个风险是颈动脉。在我们这个研究中出现的病人，我们有足够的安全距离，但在其他情况下，防护措施是必要的。严重的副作用可能包括皮肤和皮下肌肉损伤。这个区域的高光通量会导致皮肤上的破损，这样需要手术治疗。

图 25.9 所示的治疗计划明确避免了这些区域的高剂量治疗。显然，当目标剂量和风险剂量接近时，治疗计划就更具挑战性。

（3）放置：通常在几天后，我们将病人带到手术室（operatingroom，OR）并在全身麻醉下手动插

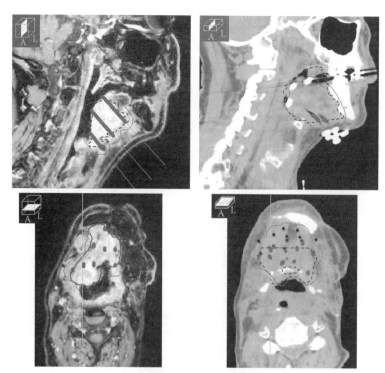

图 25.9　iPDT 处理的示例

左：预处理 CT 扫描，肿瘤边界绘制为粗红线。柱状光纤的位置（粗红点和线）产生的坏死区域用细红线表示。

右：插入纤维后拍摄的磁共振图像（红色粗点和线条）肿瘤体积用虚线表示，预期坏死区域用细红线表示。

入空心针。通过这些针头，我们插入透明导管，然后取出针头。这个程序是从近距离放疗中借鉴过来的。导管的孔足以允许插入柱状光纤（并起到防护作用）。

（4）验证：我们采用 CT 来验证定位（图 25.9，右）。可以看出还是有很大的差异。部分原因是难以获得可比性的图像。然而，现实是我们不可能完全按照计划手动定位穿刺针。预处理计划是一个很好的指导方法；它使人们在实际操作之前仔细考虑操作方法和可能出现的问题，但光纤的实际定位是一个艰难的过程，在此过程中，对针的实际位置几乎没有任何反馈。因此验证步骤非常重要。

（5）更正：如果发现目标体积没有完全覆盖，我们必须采取行动。我们有几种选择：可以重新定位光纤，也可以添加额外的光纤，或者可以改变光纤柱状散射端的长度，还可以增加治疗区域中一个或多个光纤的光通量。

（6）治疗：我们提供 30 J/cm 散射端长度的标准光通量（使用 Foscan，输出 100 mW/cm^2 长度，波长 652 nm）。出于实际的原因，我们没有同时照射所有的光纤。目前，我们使用 Biolitec 定制的四通道激光器，能让我们同时照射四根光纤。

组织中存在多根光纤，这将使我们能够在治疗过程中实时测量光学特性。这可以用来修改各光纤的输出功率，以纠正光学性能的变化或光纤的轻微错位。Johansson 等人（2007）表明这种操作在技术上是可行的。然而，目前尚不清楚这是否有助于改善临床疗效。显然，我们倾向于整个治疗体积中的光通量和能流率维持平均分布。然而，如上所述，治疗的有效性还取决于其他因素，如药物和氧气供应。而在治疗大体积肿瘤中，这可能导致更大的问题。理想情况下，人们希望将氧气和药物可用性的信息添加到常规的剂量测定方法中。尽管从科学角度来看，它看起来非常有吸引力，但这种方法隐藏着一个非常基础的问题，就是我们有很多想控制的变量，但只有几个是可控的。这与我们使用的柱状光纤有关。这些柱状光纤将相同的能量的光传输到一系列组织体素（tissue voxels），而这些体素可能需要不同的能流率。只有当我们在直径等于光穿透深度 δ 的每个体素中插入一个各向同性的点光源时，才有可能产生想要的能流率分布。当使用柱状光纤时，我们需放弃对每位病人的个体化能流率分布的概念，而采取低要求的方法。这种借鉴自放射治疗中的概念——以使用最大能流率的最低光通量覆盖目标区域，而相应的在危险区应用最大光通量，因其直接与临床终点密切相关，不失为一种可选方案。

目前，我们认为治疗中的第一个关键步骤，即光纤的精确定位，需要我们在添加其他技术之前先予以关注。到目前为止，已有多达 24 名病人接受了所述方法的治疗。这些病人的随访仍在进行中。

25.5 未来的研究方向

25.5.1 隐式与显示剂量法的比较

Wilson，Patterson 和 Lilge（1997）提出的隐式剂量学的概念是通过测量治疗的直接效应来获得治疗有效性的信息。一个例子是 PpⅨ 的荧光漂白（Robinson 等，2000）。PpⅨ 的光漂白是由于光敏剂光动力学活化的直接作用，所以漂白率是评估治疗效果的一个很好的指标（Robinson 等，1998）。其他人已经表明单线态氧量可以在治疗过程中直接测量（Jarvi，Patterson 和 Wilson，2012），但是直接监测单线态氧的发光，其空间分布以及与 PDT 剂量的关系存在一系列基本问题。到目前为止，隐式剂量测定法尚未找到可作为常规临床剂量测定的方法。这个话题将在下一章更详细地讨论。

PDT 开始于 Photofrin，这是一种吸收峰主要位于 630 nm 的光敏剂，其光学穿透深度约为 5 mm。与 Photofrin 相比，开发可吸收更长波长以及更深穿透深度的光敏剂已成为一个令药物开发人员忙碌数十年的话题。其结果是目前已批准了光敏剂 Foscan（652 nm）和 Verteporphyrin（690 nm）。最近，已经开发了特殊的上转换纳米粒子，可以在 900 nm 以上波长的两步吸收来激发耦联的光敏剂。有人提出，在这些波长下，可以达到更深的穿透。然而，图 25.4 清楚地表明情况并非如此。而且，两步激活光敏剂的治疗效果会随光强的平方而下降。因此，其治疗深度将是光学穿透深度的一半。

光敏剂的分子靶向一直是近十年来的热点问题。如果成功的话，它可以将正常组织和癌组织的损伤阈值分开。然而就目前来说，这些阈值相差不大，PDT 的选择性主要基于正确的治疗计划。光敏剂的分子靶向可能代表 PDT 的重大突破，因为它最终可以对病变组织进行选择性敏化。这是一种具有挑战性的方法，但类似的靶向策略的可行性已被证实。然而，其中最大的挑战可能在于避免光敏剂在正常组织中的定位，通过适当的剂量测定，我们可以更好地摧毁靶组织，同时避免损伤周围的正常组织。

参考文献

[1] Anderson, R., W. Farinelli, H. Laubach et al. 2006. Selective. photo-thermolysis of lipid-rich tissues: A free electron laser study. Lasers Surg Med 38: 913 – 919.

[2] Bisland, S., L. Lilge, A. Lin, R. Rusnov, and B. Wilson. 2004. Metronomic photodynamic therapy as a new paradigm for photodynamic therapy: Rationale and preclinical evaluation of technical feasibility for treating malignant brain tumors. Photochem Photobiol 80: 22 – 30.

[3] Busch, T. 2006. Local physiological changes during photodynamic. therapy. Lasers Surg Med 38: 494 – 509.

[4] Chen, Q., H. Chen, and F. Hetzel. 1996. Tumor oxygenation changes post-photodynamic therapy. Photochem Photobiol 63: 128 – 131.

[5] Cottrell, W., A. Paquette, K. Keymel, T. Foster, and A. Oseroff. 2008. Irradiance-dependent photobleaching and pain in delta-aminolevulinic acid-photodynamic therapy of superficial basal cell carcinomas. Clin Cancer Res 14: 4475 – 4483.

[6] Coutier, S., L. Bezdetnaya, T. Foster, R. Parache, and F. Guillemin. 2002. Effect of irradiation fluence rate on the efficacy of photodynamic therapy and tumor oxygenation in meta-tetra (hydroxyphenyl) chlorin mTHPC)-sensitized HT29 xenografts in nude mice. Radiat Res 158: 339 – 345.

[7] Curnow, A., J. Haller, and S. Bown. 2000. Oxygen monitoring during 5-aminolaevulinic acid induced photodynamic therapy in normal rat colon: Comparison of continuous and fractionated light regimes. J Photochem Photobiol B 58:

149 – 155.

[8] de Bruijn, H., A. van der Ploeg-van den Heuvel, H. Sterenborg, and D. Robinson. 2006. Fractionated illumination after topical application of 5-aminolevulinic acid on normal skin of hairless mice: The influence of the dark interval. J Photochem Photobiol B 1 (85): 184 – 190.

[9] de Haas, E., B. Kruijt, H. Sterenborg, H. Martino Neumann, and D. Robinson. 2006. Fractionated illumination significantly improves the response of superficial basal cell carcinoma to aminolevulinic acid photodynamic therapy. J Invest Dermatol 126: 2679 – 2786.

[10] Dwivedi, S., K. Krishnan, and S. Suryanarayanan. 2007. Digital mouse phantom for optical imaging. J Biomed Opt 12: 051804.

[11] Farrell, T., M. Patterson, and B. Wilson. 1992. A diffusion theory model of spatially resolved, steady-state diffuse reflectance for the noninvasive determination of tissue optical properties in vivo. Med Phys 19: 879 – 888.

[12] Finlay, J., S. Mitra, M. Patterson, and T. Foster. 2004. Photobleaching kinetics of Photofrin in vivo and in multicell tumour spheroids indicate two simultaneous bleaching mechanisms. Phys Med Biol 49: 4837 – 4860.

[13] Foster, T., and L. Gao. 1992. Dosimetry in photodynamic therapy: Oxygen and the critical importance of capillary density. Radiat Res 130: 379 – 383.

[14] Foster, T., R. Murant, R. Bryant et al. 1991. Oxygen consumption and diffusion effects in photodynamic therapy. Radiat Res 126: 296 – 303.

[15] Graaff, R., J. Aarnoudse, J. Zijp et al. 1992. Reduced light-scattering properties for mixtures of spherical particles: A simple approximation derived from Mie calculations. Appl Opt 31: 1370 – 1376.

[16] Haider, M., S. Davidson, A. Kale et al. 2007. Prostate gland: MR imaging appearance after vascular targeted photodynamic therapy with palladium-bacteriopheophorbide. Radiology 244: 196 – 204.

[17] Henderson, B., S. Gollnick, J. Snyder et al. 2004. Choice of oxygen-conserving treatment regimen determines the inflammatory response and outcome of photodynamic therapy of tumors. Cancer Res 64: 2120 – 2126.

[18] Jacques, S., and Pogue, B. 2008. Tutorial on diffuse light transport. J Biomed Opt 13: 041302.

[19] Jacques, S., and L. Wang. 1995. Monte Carlo modelling of light transport in tissue. In Optical Thermal Response of Laser Irradiated Tissue, A. Welch, and M. van Gemert, editors. Plenum Press. New York.

[20] Jarvi, M., M. Patterson, and B. Wilson. 2012. Insights into photodynamic therapy dosimetry: Simultaneous singlet oxygen luminescence and photosensitizer photobleaching measurements. Biophys J 102: 661 – 671.

[21] Jerjes, W., T. Upile, S. Akram, and C. Hopper. 2010. The surgical palliation of advanced head and neck cancer using photodynamic therapy. Clin Oncol (R Coll Radiol) 22: 785 – 791.

[22] Johansson, A., J. Axelsson, S. Andersson-Engels, and J. Swartling. 2007. Realtime light dosimetry software tools for interstitial photodynamic therapy of the human prostate. Med Phys 34: 4309 – 4321.

[23] Karakullukcu, B., H. Nyst, R. van Veen et al. 2012. mTHPC mediated interstitial photodynamic therapy of recurrent nonmetastatic base of tongue cancers: Development of a new method. Head Neck. 31: doi: 10.1002/hed.21969.

[24] Kruijt, B., E. Snoek, H. Sterenborg, A. Amelink, and D. Robinson. 2010. A dedicated light applicator for light delivery and monitoring of PDT of intra-anal intraepithelial neoplasia. Photodiagnosis Photodyn Ther 7: 3 – 9.

[25] Lilge, L., M. Portnoy, and B. Wilson, B. 2000. Apoptosis induced in vivo by photodynamic therapy in normal brain and intracranial tumour tissue. Br J Cancer 83: 1110 – 1017.

[26] Marijnissen, J., W. Star, H. in't Zandt, M. D'Hallewin, and L. Baert. 1993. In situ light dosimetry during whole bladder wall photodynamic therapy. Phys Med Biol 38: 567 – 582.

[27] Mitra, S., and T. Foster. 2005. Photophysical parameters, photosensitizer retention and tissue optical properties completely account for the higher photodynamic efficacy of meso-tetra-hydroxyphenyl-chlorin vs Photofrin. Photochem Photobiol 81: 849 – 859.

[28] Muller, P., and B. Wilson. 1985. Photodynamic therapy: Cavitary photoillumination of malignant cerebral tumours using a laser coupled inflatable balloon. Can J Neurol Sci 12: 371 – 373.

[29] Murrer, L., J. Marijnissen, P. Baas, N. van Znadwijk, and W. Star. 1997. Applicator for light delivery and in situ light dosimetry during endobronchial photodynamic therapy: First measurements in humans. Lasers Med Sci 12:

253 - 259.

[30] Murrer, L., J. Marijnissen, and W. Star. 1995. Ex vivo light dosimetry and Monte Carlo simulations for endobronchial PDT. Phys Med Biol 40: 1807 - 1817.

[31] Nachabé, R., B. Hendriks, M. van der Voort, A. Desjardins, and H. Sterenborg. 2010. Estimation of biological chromophores using diffuse optical spectroscopy: Benefit of extending the UV-VIS wavelength range to include 1000 to 1600 nm. Biomed Opt Exp 1: 1432 - 1442.

[32] Nyst, H., R. van Veen, I. Tan et al. 2007. Performance of a dedicated light delivery and dosimetry device for photodynamic therapy of nasopharyngeal carcinoma: Phantom and volunteer experiments. Lasers Surg Med 39: 847 - 853.

[33] Oleinick, N., and H. Evans. 1998. The photobiology of photodynamic therapy: Cellular targets and mechanisms. Radiat Res 150: S146 - S156.

[34] Robinson, D., H. de Bruijn, W. de Wolf, H. Sterenborg, and W. Star. 2000. Topical 5-aminolevulinic acid-photodynamic therapy of hairless mouse skin using two-fold illumination schemes: PpIX fluorescence kinetics, photobleaching and biological effect. Photochem Photobiol 72: 794 - 802.

[35] Robinson, D., H. de Bruijn, N. van der Veen et al. 1998. Fluorescence photobleaching of ALA-induced protoporphyrin IX during photodynamic therapy of normal hairless mouse skin: The effect of light dose and irradiance and the resulting biological effect. Photochem Photobiol 67: 140 - 149.

[36] Rovers, J., M. de Jode, Rezzoug, and M. Grahn, M. 2000. In vivo photodynamic characteristics of the near infrared photosensitiser 5,10,15,20-tetrakis (M-hydroxyphenyl) Bacteriochlorin. Photochem Photobiol 72: 358 - 364.

[37] Soergel, P., X. Wang, H. Stepp, H. Hertel, and P. Hillemanns. 2008. Photodynamic therapy of cervical intraepithelial neoplasia with hexaminolevulinate. Lasers Surg Med 40: 611 - 615.

[38] Sterenborg, H., and M. van Gemert. 1996. Photodynamic therapy with pulsed sources: A theoretical analysis. Phys Med Biol 41: 835 - 850.

[39] Swartling, J., J. Axelsson, G. Ahlgren et al. 2010. System for interstitial photodynamic therapy with online dosimetry: First clinical experiences of prostate cancer. J Biomed Opt 15: 058003.

[40] Tromberg, B., A. Orenstein, S. Kimel et al. 1990. In vivo tumor oxygen-tension measurements for the evaluation of the efficiency of photodynamic therapy. Photochem Photobiol 52: 375 - 385.

[41] van Gemert, M., S. Jacques, H. Sterenborg, and W. Star. 1989. Skin optics. IEEE Trans Biomed Eng 36: 1146 - 1154.

[42] van Veen, R., M. Aalders, K. Pasma et al. 2002b. In situ light dosimetry during photodynamic therapy of Barrett's esophagus with 5-aminolevulinic acid. Lasers Surg Med 31: 299 - 304.

[43] van Veen, R., H. Schouwink, W. Star et al. 2001. Wedge-shaped applicator for additional light delivery and dosimetry in the diaphragmal sinus during photodynamic therapy for malignant pleural mesothelioma. Phys Med Biol 46: 1873 - 1883.

[44] van Veen, R., H. Sterenborg, A. Pifferi et al. 2005. Determination of visible near-IR absorption coefficients of mammalian fat using time-and spatially resolved diffuse reflectance and transmission spectroscopy. J. Biomed Opt 10: 054004.

[45] van Veen, R., W. Verkruijsse, and H. Sterenborg. 2002a. Diffuse reflectance spectroscopy from 500 to 1060 nm by correction for inhomogenously distributed absorbers. Opt Lett 27: 246 - 248.

[46] Veenhuizen, R., and F. Stewart. 1995. The importance of fluence rate in photodynamic therapy: Is there a parallel with ionizing-radiation dose-rate effects. Radiother Oncol 37: 131 - 135.

[47] Wang, L., S. Jacques, and L. Zheng. 1995. MCML: Monte Carlo modeling of light transport in multi-layered tissues. Comput Methods Programs Biomed 47: 131 - 146.

[48] Wang, K., S. Mitra, and T. Foster. 2007. Comprehensive mathematical model of microscopic dose deposition in photodynamic therapy. Med Phys 34: 282 - 293.

[49] Wilson, B., and M. Patterson. 2008. The physics, biophysics and technology of photodynamic therapy. Phys Med Biol 2008: 61 - 109.

[50] Wilson, B., M. Patterson, and L. Lilge. 1997. Implicit and explicit dosimetry in photodynamic therapy: A new par-

adigm. Lasers Med Sci 12: 182 – 199.

[51] Yu, G., T. Durduran, C. Zhou et al. 2006. Real-time in situ monitoring of human prostate photodynamic therapy with diffuse light. Photochem Photobiol 82: 1279 – 1284.

[52] Zijlstra, W., A. Buursma, and O. Van Assendelft. 2000. Visible and Near Infrared Absorption Spectra of Human and Animal Haemoglobin. Utrecht: VSP Publishing.

26　多模式剂量学

26.1　引　言

前一章对光动力疗法（photodynamic therapy，PDT）中光剂量学作了概述。本章将这一讨论扩展到影响光动力剂量的其他因素，包括光敏剂浓度、组织氧供应和生理因素。了解这些因素是如何影响剂量测定的关键在于了解光敏剂、氧和组织之间的基本化学和光化学相互作用。本章的第一部分将回顾这些相互作用及其与剂量学模型的结合。本章其余部分将回顾该模型的各种应用以及 PDT 剂量测定的相关方法。

26.2　单线态氧和光敏剂的扩散和反应模型概述

PDT 的大部分工作都涉及Ⅱ型光敏剂，其中大多数是通过单线态氧反应产生其大部分细胞毒性作用。在过去的二十年中，光、基态光敏剂和激发态光敏剂与氧之间的基本相互作用已经在各种环境和条件下建模。如图 26.1 所示，这些相互作用在分子水平上相对简单。图中粗体箭头表示构成 PDT 过程中

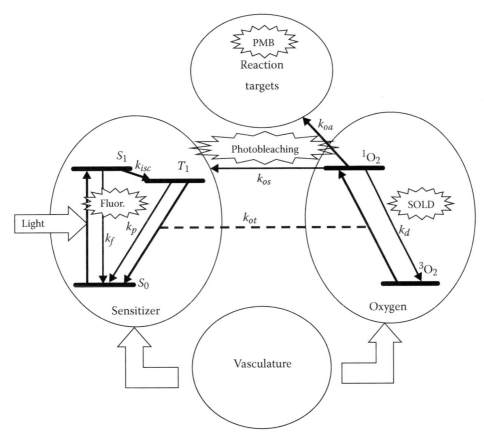

图 26.1　PDT 治疗中能量流动示意图。导致光动力效应的步骤用粗体箭头表示。用于多模式剂量测定的检测技术显示在每个能级转换的旁边。

预期能量传递过程的反应和相互作用，每一个相互作用都可以通过反应常数来表征。这些相互作用在图中由每个箭头旁边指示的变量表示。所使用的概念是由 Finlay，Mitra 和 Foster（2004）以及 Georgakoudi 和 Foster（1998）提出的。光能被基态（S_0）光敏剂吸收，促使其进入激发单线态（S_1）。光敏剂分子随后经历自发的系间窜跃到其激发三重态（T_1）或自发荧光发射，从而使其回到基态。T_1 和荧光发射的累积是同时进行的过程，从而与可用 S_1 数目形成竞争。因此，良好的光敏剂需要足够高的 k_{isc} 和 k_f 的比率以有效地填充三重态。光敏剂单线态的寿命由以下方程给出：

$$\tau_{S_1} = \frac{1}{k_{isc} + k_f} \tag{26.1}$$

处于 T_1 状态的分子可以通过发射磷光或将能量转移到分子氧（$^3O_2$）而返回到基态。后面反应的一部分 S_Δ 将产生单线态氧（$^1O_2$）。正如前面提到的情况一样，这是一个竞争过程。但是，在这种情况下，氧的浓度也很重要。三重态的寿命如下：

$$\tau_{T_1} = \frac{1}{k_{ot}[^3O_2] + k_p} \tag{26.2}$$

氧的局部浓度越大，三重态寿命越短，因此，涉及三重态相互作用的可能性越低。

最后，单线态氧与肿瘤细胞内的靶点发生反应，消耗氧气并引起光化学损伤，最终导致细胞死亡并达到治疗效果。细胞死亡的具体目标和机制的细节超出了本章的范围，但是这仍是一个积极研究的领域。为了模拟光动力学效应，假设在组织中反应的单线态氧的浓度可以对光动力效应进行预测。

由于单线态氧的反应通常是不可逆的，所以光动力过程要消耗氧气。氧气通过与外部环境或脉管系统的弥散而得到不断补充。快速驱动光动力学过程，使得氧气消耗量超过补给量，从而可能导致光化学氧耗竭。在极端情况下，氧气耗竭可能足以使氧成为光动力学过程中的限制因素。在这种情况下，光敏剂将继续以相同的速度吸收光，但与氧合良好的组织相比，光动力效应将随着单线态氧的产生减少而显著降低。

光敏剂也可以在 PDT 期间通过与单线态氧反应而消耗，这种效应称为光漂白。光漂白的可能性由双分子速率常数 k_{os} 定量。这些反应消耗氧气和光敏剂，但不影响光动力效应。幸运的是，这些反应通常与典型的 PDT 治疗过程中产生的总单线态氧反应相比是可以忽略的小部分。它们所产生的耗氧量一般可以忽略不计，但它们对光敏剂浓度的影响是显著的。

光动力学过程的动力学可以用一系列的微分方程来模拟，每个分子的状态都有一个方程。即便对可能发生反应的数目最小的最简单的情况而言，这也会产生五个耦合的微分方程（三个光敏剂方程和两个氧方程）。然而，通过观察发现，涉及的各种过程发生在三个极其不同的时间尺度上，因此，该系统可以显著简化。光的传输、各个分子状态之间的转换以及分子之间的反应快到在微秒或更少的时间数量级上达到平衡。氧的弥散速度要慢得多，需要几秒或几十秒才能达到平衡。典型的 PDT 治疗需要数百秒或数千秒。因为我们主要关心这些过程中较慢的过程（耗氧量和单线态氧反应的积累），所以我们可以做一个简化的假设，即光敏剂和氧气状态之间的转换处于平衡状态。光敏剂的激发态的相对数目由以下方程给出：

$$[S_1] = \frac{\Phi[S_0]\frac{\sigma_S}{h\nu}}{(k_f + k_{isc})} \tag{26.3}$$

和

$$[T_1] = \frac{k_{isc}[S_1]}{(k_p + k_{ot}[^3O_2])} \tag{26.4}$$

其中 Φ 是光通量密度，σ_S 是光敏剂的吸收截面积，并且 $h\nu$ 是由光子数量决定的光子能量。单线态氧的相应关系如下：

$$[^1O_2] = \left[\Phi[S_0]\frac{\sigma_S}{h\nu}S_\Delta\frac{k_{isc}}{(k_f + k_{isc})}\right]\left[\frac{k_{ot}[^3O_2]}{(k_p + k_{ot})[^3O_2]}\right]\left[\frac{1}{k_d + k_{oa}[A] + k_{os}[S_0]}\right] \tag{26.5}$$

其中 k_{oa} 和 $[A]$ 表示单线态氧与光敏剂以外的目标的反应速率常数以及这些目标的浓度。这个等式中的三项可以分别看成是模拟三重态光敏剂的生成、转变到单线态氧和消耗单线态氧。

总之，方程 26.3～26.5 使我们能够模拟光敏剂或氧相对于各自基态的任何激发态的数量。然后可以通过结合反应和弥散导致的消耗来模拟基态数目。还可以在这些方程中增加附加项目，以解释额外的影响，如由不涉及单线态氧的反应介导的光漂白（Finlay，Mitra 和 Foster，2004；Georgakoudi 和 Foster，1998）。

26.2.1　微观实验模型剂量学

多细胞肿瘤球体（Dubessy 等，2000）是定量模拟光和光敏剂在通过从外部弥散提供氧气和营养介质中的相互作用的最简单的实验生物模型。如图 26.2 所示，球体为体内肿瘤环境提供了一个有效的类比模型，在这个模型中细胞通过从微血管网络的弥散获得氧气和营养。球体模型可以在体内血管间隔的尺度上生长至几百微米的直径。它们具有生物学意义，因为它们表现出真正肿瘤的许多特征，包括氧气和药物吸收的梯度、缺氧的发展过程、大球体中央缺氧区域的自发性坏死（Dubessy 等，2000）。此外，在体内有显著影响的各种细胞间过程在三维模型（如球体）中的重现性比在单层培养基中更接近（Hirschhaeuser 等，2010）。

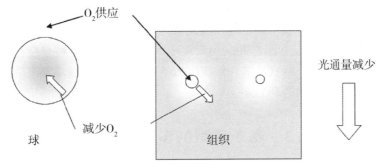

图 26.2　用于确定光动力学速率常数（左）的多细胞球体环境和体内环境之间的异同（右）

从基础光物理学的角度来看，球体是 PDT 剂量学的理想模型，它提供了一个理想环境，在该环境中光分布是容易控制的，氧气的供应和运输对于模型是直接的，光敏剂的分布是可以使用诸如共聚焦荧光显微镜等技术来成像的。在这一领域的早期工作中，利用微电极测量氧浓度，以量化由 PDT 引起的径向氧分布和氧耗竭的时间进程。这些测量可以通过将先前描述的基本动力学模型与空间解析的氧化特征模型相结合（Nichols 和 Foster，1994）。弥散反应模型以及观察到的氧气消耗和球体周边的恢复，限制了前面所述基本反应速率常数的比值（Georgakoudi 和 Foster，1998；Georgakoudi，Nichols 和 Foster，1997）。尽管球状体和组织之间单线态氧的生成动力学、生理反应和光分布差别很大，但预计这些基本的化学相互作用常数会很相似。

此外，球体在反应单线态氧中沿径向呈现单调梯度。球体的最外层最靠近氧气供应接受最高的单线态氧剂量，而球体的中心变得缺氧接受较低的单线态氧剂量。处理后存活的细胞部分可以转化为一定体积的细胞，并且由于球形几何形状特征，可以达到极限半径。计算该半径处单线态氧反应的剂量可以估计细胞杀伤所需的单线态氧的阈值剂量（Nichols 和 Foster，1994）。

26.2.2　宏观模型的扩展

单态氧的光动力学沉积的微观模型在微观水平上是定量准确的。如图 26.2 所示，球体模型的基本特征被保留。然而，将这种模型扩展到宏观组织却面临几个重要的挑战。首先，从体内测量得到的信息通常仅限于体积平均数据。这是由临床上实际测量的分辨率以及在 PDT 期间治疗的组织体积是球体体积数百万倍共同导致的结果。其次，氧气和营养物质的供应是动态的，由脉管系统提供，而不是像氧饱和介质所包围的球体那样是静态的。脉管系统的几何形状比球体的氧供应要复杂得多，特别是在肿瘤中。第三，球体的体积小和血红蛋白缺乏意味着它不会明显地干扰入射到其上的光的分布，所以球体上的光通量密度大致均匀。相反，组织是高度吸收和散射光的，导致光通量密度梯度与氧化及光敏剂梯度无关。

尽管存在这些挑战，但动力学方程对于理解光动力学过程的潜在机制是有效的，其中至少有许多在组织中被定性的再现。他们预测，高光通量密度消耗氧气的速率比脉管系统供氧的速率快，这可导致光化学诱导的缺氧。即使没有明确考虑氧气弥散的细节，该模型定性地解释了不同氧气和光敏剂浓度下的多重光漂白机制的影响（Finlay，Mitra 和 Foster，2004）以及不同光敏剂有效性的差异（Mitra 和 Foster，2005）。

Wang，Mitra 和 Foster（2007）提出了一种定量模型，该模型同时考虑了光动力学过程中所涉及的微观反应动力学和脉管系统中氧气的供给。这样的模型需要对诸如血管间隔、血流速率和动脉氧合等参数进行简单设定，这些参数在目前可用的测量模型的微观尺度上通常是不可获得的。由此产生的模型可对这些生理参数变化产生的影响进行定量预测。

另一种方法是不将动力学方程应用于组织的微观区域，而是应用于可用于临床测量的体积平均数量来推广微观模型。这种方法显著简化了假设。例如，如果将供氧速率模型化为批量供应（Hu 等，2005）或近似弥散（Wang 等，2010），而不是通过血管逐个弥散，这样光敏剂和血液供应通常认为是均匀的。适合这些模型的反应速率常数与应用于微观模型的反应速率常数不完全相同也就不足为奇了。然而，体内实验表明，这种宏观建模可以定量预测光动力治疗引起的坏死深度（Wang 等，2010）。

PDT 所涉及反应的复杂性以及在距离和时间尺度上非常不同的重要数量变化的可能性意味着光剂量本身可能不足以预测临床结果，并且从第一原理模拟整个过程将需要非常惊人的大量数据输入。本章的其余部分将介绍解决这些挑战的各种方法。

26.3 基于模型的多模式剂量学

PDT 剂量测定的第一套方法属于剂量学模型的范畴（Wilson，Patterson 和 Lilge，1997）。该模型为正向计算 PDT 剂量或"显式"剂量测定提供了依据。这些方法的共同策略是测量导致 PDT 效应的组成部分，并使用经验或理论模型（如前一章中所述）来预测 PDT 效应。这一策略的几个变型已经开发完成，并且这方面的工作仍在进行中。

26.3.1 药物-光乘积

显示计量测定的最简单的测量方法是药物-光乘积，称为光动力剂量（Patterson，Wilson 和 Graff，1990）。使用该量的基本原理是，光敏剂吸收光子的速率与局部光敏剂和局部光通量密度的乘积成正比。在之前使用的概念中，

$$D = \int \frac{\sigma_s}{h\nu} \Phi [S_0] dt \tag{26.6}$$

该定义使剂量与光敏剂吸收的总能量成正比。这个数量类似于电离辐射治疗中通常使用的定义，其中剂量被定义为每单位质量组织吸收的能量。$\frac{\sigma_s}{h\nu}$ 因子使得定义取决于光敏剂吸收的光子数量，从而说明不同光源中光子能量的差异。与单独使用光剂量相比，在使用光敏剂苯并卟啉衍生物（benzoporphyrin derivative，BPD）的情况下，根据药物-光乘积规定的剂量产生较小的肿瘤反应变异性（Zhou 等，2006）。

26.3.1.1 光敏剂浓度的定量

使用药物-光乘积作为剂量学工具的主要挑战是定量测量光敏剂浓度。一种解决方案是测量其光吸收。这种方法在清亮的溶液中是直接易行的，但在散射介质如细胞悬浮液和组织中变得更具挑战性。我

们已经使用漫反射或透射光开发了许多技术来定量测量组织的吸收和散射特性（Farrell，Patterson 和 Wilson，1992；Finlay 和 Foster，2004；Kienle 等，1996；Kienle 和 Patterson，1997）。过去二十年来，这些方法已被用于测量临床和临床前试验中的光敏剂吸收（Patterson 等，1987；Yu 等，2006）。光敏剂对光的吸收会与背景吸收剂特别是血红蛋白对光的吸收相竞争。由于这种重叠，有必要使用吸收光谱法将由光敏剂产生的吸收与组织自身的吸收分开。因此，吸收测量最适合于在血红蛋白吸收较少，而光敏剂吸收很强的波长范围内进行。许多第二代光敏剂是为了利用这个波长范围而特别开发的。在极端情况下，莫特沙芬镥（Motexafin Lutetium，MLu）在 730 nm 处有一个吸收峰，血红蛋白在该区域的吸收接近最小值。在临床相关浓度下，MLu 可以导致在 730 nm 处的大部分吸收（Zhu，Finlay 和 Hahn，2005）。

目前临床使用的大多数光敏剂都是可发荧光的。在吸收光谱不够充分敏感的情况下，常常可以检测到光敏剂荧光。因此，荧光光谱法在许多情况下已成为量化光敏剂浓度的一种可选择方式。由于组织自体荧光的潜在干扰，光谱法通常比单波长荧光发射的测量更可靠。荧光光谱由于激发光和发射的荧光在组织中受到吸收和散射而变得更加复杂，这会扭曲荧光发射的强度和其光谱形状。这种失真可以通过各种方法进行校正，包括除以在对应于发射和/或激发波长的波长上进行的漫反射测量，通过使用一种对基于已知吸收体的散射和吸收效应的显示建模，以及不受散射影响的光学探针（Diamond，Patterson 和 Farrell，2003；Finlayet 等，2001，2006；Mulleret 等，2001；Wu，Feld 和 Rava，1993；Diamond，Patterson 和 Farrell，2003；Finlay 和 Foster，2005）。对于特定的临床应用的最适合方法将取决于光学探针的可获得性、测量的几何形状、所使用的光敏剂和处理波长以及被处理组织的背景光学性质和自体荧光等细节。

26.3.1.2 光漂白效应

剂量的药物–光乘积定义的潜在挑战之一是许多光敏剂在治疗过程中会发生明显的光漂白。在这种情况下，光敏剂浓度会在治疗过程中发生动态变化，因此，必须动态测量浓度。测量可以在治疗中断期间定期进行；然而，临床上治疗中断并不总是可行的。另一种方法是监测由治疗光自身激发的光敏剂发射的长波长光。治疗光被适当的光学滤光片阻挡，并且基于已知的光敏剂的吸收光谱定量测量光敏剂浓度。该策略已成功应用于皮肤 ALA –敏化 PDT 的临床试验（Cottrell 等，2008），并可能在其他领域应用。公式 26.6 与光敏剂浓度和光通量密度的动态变化（前一章中描述）兼容，可以实时计算光动力剂量。

26.3.2 氧合模型

PDT 的第三个也是最动态的组成部分是由组织提供的氧气。组织的氧分与血管氧含量相关并通过弥散和消耗达到平衡。不同组织之间以及肿瘤与正常组织之间的组织氧合可能存在显著差异。此外，PDT 治疗可以产生足够的光化学耗氧量以导致局部缺氧，特别是在高光通量密度下（Sitnik 和 Henderson，1998）。这种关系已经被详细描述（Wang，Mitra 和 Foster，2007）；然而，很难在会发生变化的微观水平上量化组织氧合。

量化氧合的最常用方法是通过其光吸收来测量血红蛋白氧饱和度。由于血红蛋白被限制在血液中，因此，血红蛋白吸收可以测量脉管系统的氧含量。这可能与组织通过适当的弥散模式进行的氧合有关（Wang，Mitra 和 Foster，2007）。血红蛋白饱和度的测量已纳入几项 PDT 临床试验中（Johansson 等，2007；Tyrrell 等，2011；Wang 等，2005；Zhu，Finlay 和 Hahn，2005）；然而，将结果纳入单一的、统一的临床剂量学测量仍然是一项正在进行的工作。

26.4　直接的单线态氧监测剂量学

在生物环境中，绝大多数单线态氧在激发单态时会与底物发生反应。然而，少数单线态氧分子将长时间保持未反应状态以经历自发磷光，返回其三重态基态并发射 1270 nm 光（Jimenez-Banzo 等，2008）。原则上，检测这种发射光，或通过单线态氧发光剂量学（singlet oxygen luminescence dosimetry，SOLD）检测得到的剂量学数量，与 PDT 引起的单线态氧浓度最密切相关。

在实践中，它的测量有几项重大挑战。首先，最常用的光电探测器在 1270 nm 处具有低灵敏度。这是一项主要的技术挑战。最近几代光电倍增管（photomultipliers，PMTs）具有足够的量子效率，使直接单线态氧检测成为可能（Jimenez-Banzo 等，2008）。未来技术的改进很可能会提高性能并降低与 SOLD 兼容的探测器的成本。

其次，测量信号的方式是困难的。测得的信号与单线态氧浓度成正比；然而，比例取决于单线态氧的寿命（Jarvi 等，2011）。单线态氧的寿命取决于自发衰变速率（k_d）和与靶组织（$k_{oa}[A]$）的反应。在可能存在单线态氧猝灭剂和单线态氧反应的环境中，$k_{oa}[A]$ 增加，寿命随之缩短。因此，单线态氧信号在单线态氧不反应的区域中反而最强。由于这个原因，单纯测量单线态氧发光信号不足以测量细胞或体内单线态氧的生成（Niedre，Patterson 和 Wilson，2002）。通过测量脉冲激光激发的时间分辨的单线态氧信号可以克服这个挑战。单线态氧发光呈现特征性的尖锐（亚微秒）上升，随后在几微秒内缓慢衰减。这种长衰减曲线的形状取决于光敏剂三重态（$k_p+k_{ot}[^3O_2]$）和单线态氧（$k_d+k_{oa}[A]$）的衰减速率。

由于三重态的寿命通常比单线态氧的寿命长得多，所以衰减曲线可以测量三重态的寿命，这暗示了局部氧浓度。然而，完全分离这两个衰减率仍然是一个技术挑战（Jarvi 等，2011）。

26.5 化学或生化监测剂量学

由于显性剂量测定法和直接单线态氧检测的技术挑战以及显式剂量学的复杂性，促使替代方案的发展，其中即包括使用易于检测的组织效应替代物来监测 PDT。

26.5.1 光敏剂漂白：隐式剂量测定法

检测组织损伤最简单的替代物即光敏剂本身。因为降解光敏剂的化学反应与破坏组织的反应相似，所以光漂白程度可以指示组织损伤情况。一些可单纯由单线态氧介导漂白的特殊光敏剂，在微观水平上观察到，光漂白引起的光敏剂浓度的分数变化与沉积在组织中参与反应的单态氧的绝对剂量有关（Georgakoudi，Nichols 和 Foster，1997）。这种观察是"隐式剂量测定"（Wilson，Patterson 和 Lilge，1997）的基础，即通过测量荧光光漂白来评估 PDT 效应。

正如预测的那样，在高辐射度及缺氧处理下，观察到更低效的光漂白，同时也表现出更低效的治疗性单线态氧反应（Finlay，2003；Robinson 等，1999）。隐式剂量测定法会自动考虑不同氧和光敏剂浓度的影响，因为它测量单线态氧产生的损害，而不是造成损害的因素。氧浓度下降不仅使得 PDT 效果减弱，也降低了单线态氧介导的光漂白效率。光敏剂漂白已成功用于减少 ALA-PpIX 介导的皮肤 PDT 引起的疼痛（Cottrell 等，2008）。

隐式剂量测定法的一个关键优点是它在本质上解释了氧消耗的影响。但是，这需要假定光敏剂仅通过单线态氧反应漂白。光敏剂漂白的动力学在不同的光敏剂中差异很大。在动物模型中，所有不同的光敏剂在低辐射度下都表现出更高效的细胞毒效应，有的表现出更高效的光漂白效应（Finlay 等，2001），有的则是无法区分光漂白（Finlay，Mitra 和 Foster，2004）、低效的光漂白，或是表现出通过基本动力学不易理解的拥有复杂特征的光漂白（Finlay，Mitra 和 Foster，2002）。

之前提到一些光敏剂可能通过三重态光敏剂的反应而漂白。在氧气耗尽的情况下，光敏剂三重态的碰撞失活由于缺少有效氧而减少，因此三重态时间增加。如等式 26.4 所示，这增加三重态光敏剂的数量，使三重态反应发生的可能性更大。结果是，尽管单线态氧剂量更少，但应用三重态介导漂白机制的光敏剂在低氧区域漂白效果更好。这不仅使作为剂量测定手段的漂白无效化，而且也耗尽了缺氧区域中的光敏剂，使得剂量模型更加复杂化。

鉴于这种复杂性，在临床上使用隐式剂量测定之前，了解光敏剂的光漂白机制和动力学是非常重要的。最近有人提出，SOLD 测量可用于验证单个光敏剂的光漂白的剂量指标（Jarvi，Patterson 和 Wilson，2012）。这种方法为光漂白和单线态氧剂量之间的关系提供了直接证据。在 SOLD 尚未临床应用的情况下，可以通过光漂白来监测这种特性的光敏剂。

如前所述，吸收和散射在 PDT 过程中可能会发生动态变化，再加上背景自动荧光的存在，使得荧光检测复杂化。另外，许多光敏剂与单线态氧反应产生一种或多种光产物，它们本身具荧光性，并且在某些情况下具有光动力学活性。当母体光敏剂被漂白，其信号变弱，这些光产物的荧光强度可能与其接近。正因为两者具有相似的重叠发射光谱，所以需要复杂的光谱拟合算法来定量分离它们。

光产物的复杂动力学特性也会有优势：如在使用 Photofrin 的情况下，不同的光敏剂和氧浓度方案，光漂白剂不能预测单线态氧的剂量，而是初级光产物的累积可能可以（Finlay，Mitra 和 Foster，2004）。这是由于在对氧气依赖性的多种漂白机制之间（如单线态氧和三线态光敏剂介导的漂白）竞争造成的，其中仅一种机制产生光产物。在其他情况下，光产物有助于确认基于光漂白的预测或额外的生物信息（Finlay 等，2001）。

26.5.2 剂量的共轭或共输标记

在过去的几十年中，各种纳米粒子被设计作为光敏剂以及造影剂的载体，使其分布可适用于各种形式的成像（Celli 等，2010）。这些药物由于对特定肿瘤类型中过表达的分子具有选择性，而被设计可以将光敏剂靶向运输至靶组织。虽然有发展前景，但它们并没有专门解决剂量测定问题。然而，用于剂量学的融合药物已引起研究兴趣。

由 Bisland 等人（2004）提出的光计量纳米颗粒结合了一个可以被单线态氧漂白的荧光团和一个通过近似非氧依赖机制与入射光通量成比例漂白的荧光团。在这种情况下，尽管光敏剂本身不漂白或通过非指示剂量机制的漂白，但是指示剂荧光团的降解可以用作沉积光和单线态氧剂量的度量。

光动力分子信标（Photodynamic molecular beacons，PMBs）进一步采取这种方法。在此，光敏剂通过肽链与淬灭剂连接。在其给药形式中，肽使光敏剂靠近淬灭剂，使其不发荧光。该肽为可被特定的蛋白酶（半胱氨酸蛋白酶-3）切割，它可以用于指示 PDT 的细胞凋亡反应。当肽被切割时，光敏剂重新获得其荧光性（Stefflova 等，2006）。这种方法的优点是剂量产生正反差而不是光漂白固有的负反差。这一主题的变化包括纳米颗粒，它不仅调节荧光，而且还调节特定细胞靶点的单线态氧的产生（Chen 等，2008）。

鉴于 PDT 有引起血管损伤的倾向，有理由假设 PDT 治疗将导致治疗区域血流量不可恢复地减少。人们观察到血流长期减少，特别是在血管靶向治疗方案中，因此，PDT 损伤和血管反应之间的整体关系要复杂得多。Yu 等人（2005）在使用 Photofrin-PDT 期间监测动物的血流量，并发现血流量初始增加，然后降低至初始值以下的可重复模式。这种特异性的血流反应可用于预测治疗结果。这一结果很有前景，因为血流的实时测量可以用作 PDT 剂量的度量并用于指导治疗。与迄今讨论的其他剂量测定方案不同，不管基础光化学输入如何，该方法对生理反应都很敏感。

然而，其中一个挑战是，这种反应取决于肿瘤微环境和脉管系统（Maas 等，2012），预计在不同肿瘤和病人之间可能会有差异。已经观察到在具有相同肿瘤类型和光敏剂的小鼠品系之间（Mesquita 等，2012），小鼠和人之间，以及使用相同光敏剂的不同肿瘤类型的人类之间的反应细节不同（Becker 等，2010）。这并不影响血流监测的临床实用性，但可能限制其作为定量剂量指标用于指导治疗的作用。

26.6 剂量学的生理监测

迄今为止所描述的所有 PDT 剂量的测量方法都将沉积在组织中的单线态氧浓度能预测生物反应的

假设作为其基本前提。虽然这是一个合理的假设，也是合理的剂量测定起点，但过去十年的发展已经对这一假设提出了质疑。其中包括已观察到在细胞培养或球体模型中杀死细胞所需的单线态氧的浓度似乎比实现体内细胞毒效应所需要的浓度高一个数量级（Wang，Mitra 和 Foster，2008）。即使细胞水平的损伤严格与局部细胞内沉积的单线态氧的浓度成比例，但临床相关的终点（如局部肿瘤控制和长期存活）要复杂得多，因为它们涉及细胞杀伤以外的各种效应。

人们很早就认识到 PDT 至少部分通过损伤血管系统起作用。血管作用和细胞效应之间的平衡可能受到光敏剂的选择，药物-光照间期和辐照方案选择的影响。已经证明，增加药物-光照间隔从而增加脉管系统中药物的比例，即使在相同的模型系统内，损伤的机制也从血管损伤转变为直接的细胞损伤；然而，仍然存在一些血管损伤（Chen 等，2003，2005）。在用维替泊芬治疗黄斑变性的极端情况下，预期的效应完全是血管性的，所以要使用较短的药物-光照间隔。

26.7　未来研究方向

越来越多的人认识到在整个医疗领域需要采取个性化的治疗方法。同时，依靠单一治疗方法或技术已经过时。总的来说，PDT 治疗和 PDT 剂量学的发展是这些总体趋势的一部分。我们可以预计 PDT 剂量测定的复杂性会增加，并纳入更多的技术和更多的病人特异性测量值。

理想的剂量测定系统将产生可直接预测 PDT 结果的度量标准，同时能够在治疗时为临床医生提供指导。这两个目标在一定程度上是相互矛盾的。一方面，光通量密度，药物-光乘积，光漂白或 SOLD 的测量为临床医生提供实时反馈，并明确指导应采取何种措施，在此情况下，达到规定剂量时即停止治疗。然而，这些都没有真正衡量肿瘤的最终反应，甚至有些情况下每种测量都无法预测反应。相反，诸如血流反应或光动力分子信标（PMBs）的凋亡损伤累积等测量结果可能直接报告对 PDT 的反应，但医生应采取什么行动是不明确的。例如，给定肿瘤的血管结构或细胞凋亡倾向等生理参数对于治疗结果是重要的，但不能像激光所提供的光通量密度那样容易地进行控制。

最终，临床方案可能取决于生理监测和基本剂量测定的组合。

另一种开始进入 PDT 剂量学的医学趋势是从单一数据点测量到成像，从点剂量计算到剂量分布的三维计算。近十年来，光学成像技术出现了爆炸性增长，特别是在显微镜领域。药物摄取，细胞结构甚至基因表达的三维成像已经在细胞水平上变得常规。在尺寸刻度的另一端，MRI，PET 和 CT 技术在空间和时间上都获得了更高的分辨率，并且可以对各种造影剂进行成像。因为它是一种光学干预，所以 PDT 很可能受益于基于光学检测的成像模式，例如，使用光学层析成像和光学相干层析成像，其倾向于在这些极端之间具有空间分辨率。

参考文献

［1］Becker, T. L., A. D. Paquette, K. R. Keymel, B. W. Henderson, and U. Sunar. 2010. Monitoring blood flow responses during topical ALA-PDT. Biomed Opt Express 2: 123 - 130.

［2］Bisland, S. K., J. W. Austin, D. P. Hubert, and L. Lilge. 2004. Photodynamic actinometry using microspheres: Concept, development and responsivity. Photochem Photobiol 79: 371 - 378.

［3］Celli, J. P., B. Q. Spring, I. Rizvi et al. 2010. Imaging and photodynamic therapy: Mechanisms, monitoring, and optimization. Chem Rev 110: 2795 - 2838.

［4］Chen, B., B. W. Pogue, I. A. Goodwin et al. 2003. Blood flow dynamics after photodynamic therapy with verteporfin in the RIF-1 tumor. Radiat Res 160: 452 - 459.

［5］Chen, B., B. W. Pogue, P. J. Hoopes, and T. Hasan. 2005. Combining vascular and cellular targeting regimens enhances the efficacy of photodynamic therapy. Int J Radiat Oncol Biol Phys 61: 1216 - 1226.

［6］Chen, J., J. F. Lovell, P. C. Lo et al. 2008. A tumor mRNA-triggered photodynamic molecular beacon based on oligonucleotide hairpin control of singlet oxygen production. Photochem Photobiol Sci 7: 775 – 781.

[7] Cottrell, W. J., A. D. Paquette, K. R. Keymel, T. H. Foster, and A. R. Oseroff. 2008. Irradiance-dependent photobleaching and pain in delta-aminolevulinic acid-photodynamic therapy of superficial basal cell carcinomas. Clin Cancer Res 14: 4475 – 4483.

[8] Diamond, K. R., M. S. Patterson, and T. J. Farrell. 2003. Quantification of fluorophore concentration in tissuesimulating media by fluorescence measurements with a single optical fiber. Appl. Opt. 42: 2436 – 2442.

[9] Dubessy, C., J. M. Merlin, C. Marchal, and F. Guillemin. 2000. Spheroids in radiobiology and photodynamic therapy. Crit Rev Oncol/Hematol 36: 179 – 192.

[10] Farrell, T. J., M. S. Patterson, and B. Wilson. 1992. A diffusion theory model of spatially resolved, steady-state diffuse reflectance for the noninvasive determination of tissue optical properties in vivo. Med Phys 19: 879 – 888.

[11] Finlay, J. C. 2003. Reflectance and Fluorescence Spectroscopies in Photodynamic Therapy. University of Rochester, Rochester, NY.

[12] Finlay, J. C., D. L. Conover, E. L. Hull, and T. H. Foster. 2001. Porphyrin bleaching and PDT-induced spectral changes are irradiance dependent in ALA-sensitized normal rat skin in vivo. Photochem Photobiol 73: 54 – 63.

[13] Finlay, J. C., and T. H. Foster. 2004. Hemoglobin oxygen saturations in phantoms and in vivo from measurements of steady state diffuse reflectance at a single, short source-detector separation. Med Phys 31: 1949 – 1959.

[14] Finlay, J. C., and T. H. Foster. 2005. Recovery of hemoglobin oxygen saturation and intrinsic fluorescence using a forward adjoint model of fluorescence. Appl Opt 44: 1917 – 1933.

[15] Finlay, J. C., S. Mitra, and T. H. Foster. 2002. In vivo mTHPC photobleaching in normal rat skin exhibits unique irradiance-dependent features. Photochem Photobiol 75: 282 – 288.

[16] Finlay, J. C., S. Mitra, and T. H. Foster. 2004. Photobleaching kinetics of Photofrin in vivo and in multicell tumor spheroids indicate multiple simultaneous bleaching mechanisms. Phys Med Biol 49: 4837 – 4860.

[17] Finlay, J. C., T. C. Zhu, A. Dimofte et al. 2006. Interstitial fluorescence spectroscopy in the human prostate during motexafin lutetium-mediated photodynamic therapy. Photochem Photobiol 82: 1270 – 1278.

[18] Georgakoudi, I., and T. H. Foster. 1998. Singlet oxygen-versus nonsinglet oxygen-mediated mechanisms of sensitizer photobleaching and their effects on photodynamic dosimetry. Photochem Photobiol 67: 612 – 625.

[19] Georgakoudi, I., M. G. Nichols, and T. H. Foster. 1997. The mechanism of Photofrin photobleaching and its consequences for photodynamic dosimetry. Photochem Photobiol 65: 135 – 144.

[20] Hirschhaeuser, F., H. Menne, C. Dittfeld et al. 2010. Multicellular tumor spheroids: An underestimated tool is catching up again. J. Biotechnol 148: 3 – 15.

[21] Hu, X. H., Y. Feng, J. Q. Lu et al. 2005. Modeling of a type II photofrin-mediated photodynamic therapy process in a heterogeneous tissue phantom. Photochem Photobiol 81: 1460 – 1468.

[22] Jarvi, M. T., M. J. Niedre, M. S. Patterson, and B. C. Wilson. 2011. The influence of oxygen depletion and photosensitizer triplet-state dynamics during photodynamic therapy on accurate singlet oxygen luminescence monitoring and analysis of treatment dose response. Photochem Photobiol 87: 223 – 234.

[23] Jarvi, M. T., M. S. Patterson, and B. C. Wilson. 2012. Insights into photodynamic therapy dosimetry: Simultaneous singlet oxygen luminescence and photosensitizer photobleaching measurements. Biophys J 102: 661 – 671.

[24] Jimenez-Banzo, A., X. Ragas, P. Kapusta, and S. Nonell. 2008. Time-resolved methods in biophysics. 7. Photon counting vs. analog time-resolved singlet oxygen phosphorescence detection. Photochem Photobiol Sci 7: 1003 – 1010.

[25] Johansson, A., J. Axelsson, S. Andersson-Engels, and J. Swartling. 2007. Realtime light dosimetry software tools for interstitial photodynamic therapy of the human prostate. Med Phys 34: 4309 – 4321.

[26] Kienle, A., L. Lilge, M. S. Patterson et al. 1996. Spatially resolved absolute diffuse reflectance measurements for noninvasive determination of the optical scattering and absorption coefficients of biological tissue. Appl Opt 35: 2304 – 2314.

[27] Kienle, A., and M. S. Patterson. 1997. Determination of the optical properties of semi-infinite turbid media from frequency-domain reflectance close to the source. Phys Med Biol 42: 1801 – 1819.

[28] Maas, A. L., S. L. Carter, E. P. Wileyto et al. 2012. Tumor vascular microenvironment determines responsiveness

to photodynamic therapy. Cancer Res 72: 2079 - 2088.

[29] Mesquita, R. C., S. W. Han, J. Miller et al. 2012. Tumor blood. flow differs between mouse strains: Consequences for vasoresponse to photodynamic therapy. PloS one 7: e37322.

[30] Mitra, S., and T. H. Foster. 2005. Photophysical parameters, photosensitizer retention and tissue optical properties completely account for the higher photodynamic efficacy of meso-tetra-hydroxyphenyl-chlorin vs Photofrin. Photochem Photobiol 81: 849 - 859.

[31] Muller, M. G., I. Georgakoudi, Q. Zhang, J. Wu, and M. S. Feld. 2001. Intrinsic fluorescence spectroscopy in turbid media: Disentangling effects of scattering and absorption. Appl Opt 40: 4633 - 4646.

[32] Nichols, M. G., and T. H. Foster. 1994. Oxygen diffusion and reaction kinetics in the photodynamic therapy of multicell tumour spheroids. Phys Med Biol 39: 2161 - 2181.

[33] Niedre, M., M. S. Patterson, and B. C. Wilson. 2002. Direct near-infrared luminescence detection of singlet oxygen generated by photodynamic therapy in cells in vitro and tissues in. vivo. Photochem Photobiol 75: 382 - 391.

[34] Patterson, M. S., B. C. Wilson, J. W. Feather, D. M. Burns, and W. Pushka. 1987. The measurement of dihematoporphyrin ether concentration in tissue by reflectance spectrophotometry. Photochem Photobiol 46: 337 - 343.

[35] Patterson, M. S., B. C. Wilson, and R. Graff. 1990. In vivo tests of the concept of photodynamic threshold dose in normal rat liver photosensitized by aluminum chlorosulphonated phthalocyanine. Photochem Photobiol 51: 343 - 349.

[36] Robinson, D. J., H. S. de Bruijn, N. van der Veen et al. 1999. Protoporphyrin IX fluorescence photobleaching during ALA-mediated photodynamic therapy of UVB-induced tumors in hairless mouse skin. Photochem Photobiol 69: 61 - 70.

[37] Sitnik, T. M., and B. W. Henderson. 1998. Reduction of tumor oxygenation during and after photodynamic therapy in vivo: Effects of fluence rate. Br J Cancer 77: 1386 - 1394.

[38] Stefflova, K., J. Chen, D. Marotta, H. Li, and G. Zheng. 2006. Photodynamic therapy agent with a built-in apoptosis sensor for evaluating its own therapeutic outcome in situ. J Med Chem 49: 3850 - 3856.

[39] Tyrrell, J., C. Thorn, A. Shore, S. Campbell, and A. Curnow. 2011. Oxygen saturation and perfusion changes during dermatological methylaminolaevulinate photodynamic therapy. Br J Dermatol 165: 1323 - 1331.

[40] Wang, H. W., T. C. Zhu, M. E. Putt et al. 2005. Broadband reflectance measurements of light penetration, blood oxygenation, hemoglobin concentration, and drug concentration in human intraperitoneal tissues before and after photodynamic therapy. J Biomed Opt 10: 14004.

[41] Wang, K. K., J. C. Finlay, T. M. Busch, S. M. Hahn, and T. C. Zhu. 2010. Explicit dosimetry for photodynamic therapy: Macroscopic singlet oxygen modeling. J Biophoton 3: 304 - 318.

[42] Wang, K. K., S. Mitra, and T. H. Foster. 2007. A comprehensive mathematical model of microscopic dose deposition in photodynamic therapy. Med Phys 34: 282 - 293.

[43] Wang, K. K., S. Mitra, and T. H. Foster. 2008. Photodynamic dose does not correlate with long-term tumor response to mTHPC-PDT performed at several drug-light intervals. Med Phys 35: 3518 - 3526.

[44] Wilson, B. C., M. S. Patterson, and L. Lilge. 1997. Implicit and explicit dosimetry in photodynamic therapy: A new paradigm. Lasers Med Sci 12: 182 - 199.

[45] Wu, J., M. S. Feld, and R. P. Rava. 1993. Analytical model for extracting intrinsic fluorescence in turbid media. Appl Opt 32: 3583 - 3595.

[46] Yu, G., T. Durduran, C. Zhou et al. 2005. Noninvasive monitoring of murine tumor blood flow during and after photodynamic therapy provides early assessment of therapeutic efficacy. Clin Cancer Res 11: 3543 - 3552.

[47] Yu, G., T. Durduran, C. Zhou et al. 2006. Real-time in situ monitoring of human prostate photodynamic therapy with diffuse light. Photochem Photobiol 82: 1279 - 1284.

[48] Zhou, X., B. W. Pogue, B. Chen et al. 2006. Pretreatment photosensitizer dosimetry reduces variation in treatment response. Int J Radiat Oncol Biol Phys 64: 1211 - 1220.

[49] Zhu, T. C., J. C. Finlay, and S. M. Hahn. 2005. Determination of the distribution of light, optical properties, drug concentration, and tissue oxygenation in vivo in human prostate during motexafin lutetium-mediated photodynamic therapy. J. Photochem Photobiol B Biol 79: 231 - 241.

27　细胞死亡和基于光动力疗法的光氧化应激

27.1　引　言

光动力疗法（photodynamic therapy，PDT）介导细胞死亡的能力是一个系统的过程。这个过程是通过光敏剂（photosensitizer，PS）在细胞内的蓄积开始，然后在光辐照（根据光敏剂的特定激发光谱选择合适波长的光）下激活（有氧存在），进而在细胞内产生活性氧（reactive oxygen species，ROS）（Agostinis 等，2011）。活性氧（或光氧化）可以与脂类、蛋白质等生物分子发生反应从而介导细胞死亡或促进细胞死亡。对肿瘤而言，除了直接杀伤肿瘤细胞，PDT 还可以破坏肿瘤的血管（导致肿瘤缺血性坏死），以及激活免疫系统，从而达到长期抑制肿瘤生长的效果（Agostinis 等，2004；Garg 等，2010）。因此，影响 PDT 介导细胞杀伤作用的效果及信号通路的因素有很多，例如，供氧量、光敏剂浓度、光敏剂理化性质、光敏剂的亚细胞定位、光源的波长、强度以及细胞的类型（Castano，Demidova 和 Hamblin，2005）。

在这个章节中，我们将讨论 PDT 的光氧化作用诱发各种细胞死亡程序或导致杀伤作用的原理，以及就目前的知识讨论产生光氧化应激细胞通路的本质和多样性。

27.2　细胞死亡：从生物化学到免疫生物学

PDT 介导细胞死亡或光杀伤作用的相关研究一直深受更广的细胞死亡领域影响，新发现的细胞死亡子程序被适时地和 PDT 介导的光氧化应激性反应联系起来（回顾性的和前瞻性的）（Agostinis 等，2011）。因此，在讨论光氧化应激介导的细胞死亡的趋势之前，有必要简短地介绍一下细胞死亡相关的概述。在接下来的部分，我们会简要地总结目前最被广为接受的细胞死亡相关术语和细胞死亡子程序的定义及特征。

27.2.1　细胞死亡：主要过程的基本生化特征

坏死和凋亡是公认的细胞应激性程序性死亡的两个主要途径（图 27.1）。虽然近年来这两个概念（即规范化、程序化的凋亡和非程序化、随机意外的坏死）曾经严格的界线已经越来越模糊，但是两者之间还是存在显著的生物化学及形态学方面的差异。

坏死在形态学上有诸多鲜明的细胞生物学特征，包括细胞质肿胀，细胞膜破裂导致细胞内容物及促炎因子的释放（图 27.1）。坏死在生物化学过程的显著特征包括细胞凋亡蛋白酶的激活，细胞色素 c 的释放及 DNA 片段裂解。坏死通常是被动的、自发的死亡过程，因此长期被认为是一种意外的死亡机制，也称意外性或原发性坏死。然而，最近有研究表明坏死性的细胞死亡能作为部分分子信号的传导通路，而丝氨酸/苏氨酸激酶受体相互作用蛋白 1（receptor-interacting protein 1，RIP1）、半胱天冬酶-8 和活性氧是该通路的核心分子（Vanlangenakker 等，2008）。这种形式的坏死性细胞死亡也被称为程序性坏死或坏死性凋亡（图 27.1）。另一方面，凋亡是一种完全受基因控制或程序性的细胞死亡模式，其典型的形态学特征包括：细胞皱缩、胞膜空泡化、凋亡小体形成以及染色体 DNA 裂解成核小体间的 DNA 片段，凋亡小体形成时不伴有细胞膜的破裂和染色质的聚缩（Plaetzer 等，2003）。几乎所有的凋

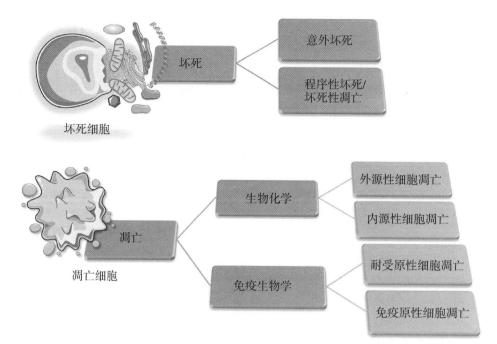

图 27.1　细胞死亡程序：从生物化学到免疫生物学的简要描述。按照已有的了解，坏死和凋亡是细胞死亡的两个主要的、公认的程序。从生物化学的角度来看，坏死可以分为意外坏死和程序性坏死/坏死性凋亡。从免疫生物学来看，不管是意外的还是程序性的坏死都存在较重的炎症反应。另一方面，按生物化学来说，凋亡主要分为外源性细胞凋亡和内源性细胞凋亡，而按免疫生物学来说，凋亡可出现主动免疫抑制或耐受（耐受原性细胞凋亡），也可出现免疫原性增强（免疫原性细胞凋亡）。

亡途径依赖或聚集于线粒体，因此线粒体被认为是凋亡的核心细胞器。各种细胞内外的凋亡信号集中反馈到线粒体，线粒体在接收信号后执行细胞凋亡程序（Green 和 Reed，1998）。线粒体在细胞凋亡中的主要作用是在各种凋亡信号作用下，释放一些蛋白质到胞质，如凋亡诱导因子（apoptosis-inducing factor，AIF）、一些酶原、细胞色素 c、低 pI 的凋亡抑制蛋白直接结合蛋白（direct IAP binding protein with low pI，DIABLO）和第二线粒体源性半胱天冬酶激酶（second mitochondria-derived activator of caspases，SMAC）（Oleinick，Morris 和 Belichenko，2002）。这些蛋白质的释放是通过寡聚促凋亡蛋白 BAX/BAK 使线粒体外膜通道开放实现的（Buytaert 等，2006；Garrido 和 Kroemer，2004；Gottlieb，2000）。这些蛋白从线粒体释放后激活凋亡效应器，如半胱天冬酶，后者再激发凋亡相关的信号通路。半胱天冬酶是高度保守的酶家族，依赖于半胱氨酸的天冬氨酸特异性蛋白酶家族，在人类身体中确认存在的有 11 个（Garrido 和 Kroemer，2004；Kroemer 和 Levine，2008）。虽然大多数的凋亡都具有半胱天冬酶依赖性，但还是有非半胱天冬酶依赖性凋亡存在。非半胱天冬酶依赖性细胞凋亡能表现出与半胱天冬酶依赖性凋亡相似的特征，但它不是激活半胱天冬酶，而是激活并释放其他蛋白酶，如线粒体内的 AIF，Omi/HtrA2 或核酸内切酶 G（Chipuk 和 Green，2005），这些酶的释放由需钙蛋白酶的裂解进行调控（Broker，Kruyt 和 Giaccone，2005）。

根据凋亡信号产生并到达线粒体的途径，凋亡分为两种类型：外源性凋亡和内源性凋亡（图 27.1）。外源性凋亡，顾名思义，受外部刺激介导或激活细胞表面死亡受体的配体（主要是肿瘤坏死因子受体 TNFR 家族），然后传递线粒体凋亡信号（在死亡区域或形成死亡诱导信号复合物 DISC）（Ashkenazi，2002；Naismith 和 Sprang，1998；Scaffidi 等，1998）。半胱天冬酶-8 是半胱天冬酶家族中参与外源性凋亡的主要成员（Scaffidi 等，1998）。另一方面，诱发内源性凋亡的刺激往往来源于细胞内部，如 DNA 损伤、氧化应激、饥饿以及特定细胞器的应激反应和放疗、化疗、PDT（及其他经批准或处于试验阶段的临床治疗）引起的刺激（Kaufmann 和 Earnshaw，2000；Wang，2001）。半胱天冬酶-9 是半胱天冬酶家族中参与内源性凋亡的主要成员。在内源性凋亡中，细胞内应激的部位如内质网（endoplasmic reticulum，ER）、溶酶体，能够启用其特有的信号级联放大，进而将凋亡信号传至线粒体，这与后面将讨论到的 PDT 诱导的细胞死亡密切相关。

最后，讨论自噬性细胞死亡，这是一个有争议的细胞死亡过程。细胞死亡程序也被称为自噬性细胞死亡，但最近研究表明，相比其他细胞死亡的术语，将其称为自噬性细胞死亡并不恰当（Kroemer 和 Levine，2008）。从定义来看，自噬性细胞死亡是缺乏染色体浓缩，伴有大量胞质自噬空泡形成的一个死亡过程（Kroemer 和 Levine，2008）。有学者提出，这一类细胞的过度自噬，可以通过过度的自我消化及降解重要细胞成分，或者激活某种尚未明确的半胱天冬酶依赖性细胞凋亡途径来促进细胞死亡（Maiuri 等，2007）。然而，近年来越来越多的证据表明，自噬并不是自行执行细胞死亡，相反，在伴随着细胞死亡的过程中，它是细胞为了生存对适应致死性应激做出的最后一次尝试（Shen，Kepp 和 Kroemer，2012）。最近一次对 1400 种细胞毒性化合物筛选的大规模研究表明，当一定量的复合物诱发自噬潮，引起自噬效应后并不能以此杀死细胞，因为敲除自噬关键基因（ATG5 或 ATG7）后未能减少细胞死亡（Shen 等，2011）。事实上，敲除自噬关键基因后，在相同的治疗条件下加速了细胞死亡，因此研究者认为自噬在细胞死亡过程中起到了支持细胞生存的作用（Shen 等，2011）。此外笔者的研究表明，在 PDT 治疗中激活的自噬更像是一种细胞生存途径而不是细胞死亡途径（Dewaele 等，2011）。为此，在本章我们没有将自噬视作一种真正的细胞死亡程序，而是集中讨论那些更加确切的死亡程序，如坏死、凋亡及其生化或免疫的多样性。

27.2.2　细胞死亡的免疫生物学特征

在过去 30 年中，关于细胞死亡特征的研究主要集中于细胞死亡程序的生物化学、分子和形态学特征，从前面的讨论中可以明显看出，这一程序的大多数分类都是基于生物化学方面是否有磷脂酰丝氨酸的表达，分子方面是否存在半胱天冬酶的活化，形态学方面是否有空泡形成及细胞皱缩（图 27.1）。然而，细胞死亡的另外一个类别——免疫生物学近年来非常热门。按照免疫生物学，细胞死亡程序可以根据其介导免疫调节的能力（包括潜在信号及实际免疫诱发的水平）进一步分类。

无论是意外的、原发的还是程序性的坏死，这类细胞死亡都是具有高度炎症性的，有时甚至是有害的（Vakkila 和 Lotze，2004），这是由于各种细胞因子突然释放（Peter，Wesselborg 和 Lauber，2009）。坏死释放的免疫刺激分子前文已有所提及（Garg 等，2010b）。这些分子能够刺激或吸引多种专职或非专职的免疫吞噬细胞，后者又可进一步分泌各种促炎因子、趋化因子和酶（如 IL-8、巨噬细胞炎性蛋白和 TNF）（Napirei 和 Mannherz，2009）。

另一方面，多数形式的凋亡是免疫沉默或者免疫耐受的（Tesniere 等，2008）——也就是耐受原性凋亡（图 27.1）。这种对凋亡的免疫耐受，被认为是一种重要的宿主保护机制（Tesniere 等，2008）。经历耐受原性凋亡的细胞，通常会在细胞表面表达各种吸引吞噬细胞（"吃我"）的信号［如修饰后的 ICAM-3、PS、磷脂酰乙醇胺、磷脂酰肌醇、修饰后的低密度脂蛋白（LDL）、PTX3 结合位点、调理素、血小板反应蛋白的结合位点、乳铁蛋白和 HRG1 结合位点］，同时抑制阻碍细胞吞噬（"别吃我"）的信号的表达［如质膜表达 CD31（Brown 等，2002）和 CD47（Gardai 等，2005）］，从而很快被吞噬细胞识别并清理（Savill 等，2002；Napirei 和 Mannherz，2009）。巨噬细胞清除耐受原性凋亡的细胞过程中，不会诱发免疫应答，因为细胞会释放或表达如"吃我""找我"之类的抗炎信号（Napirei 和 Mannherz，2009）。除了这些耐受原性凋亡的自分泌或旁分泌效应，这些细胞也可通过与巨噬细胞结合、其抗炎效应不是依赖吞噬过程或者分泌可溶性因子（Birge 和 Ucker，2008）。

耐受原性凋亡本质上是一个关于凋亡免疫生物学的概念，把它强行附加到观察到的所有凋亡程序中去是没有意义的。已经有研究发现某些化疗药物或其他凋亡刺激能够产生活性氧并介导内质网应激，从而诱发伴随着免疫原性增强的凋亡过程，称为免疫原性凋亡（Garg 等，2010b；Kepp 等，2009）（图 27.1）。免疫原性凋亡拥有所有耐受原性凋亡的生化标志，并且主要有两个后者不具备的特征：①具有暴露或分泌重要免疫原性信号，或损伤相关分子模式（damage-associated molecular patterns，DAMPs）

的能力；②具有激活宿主免疫系统的能力［使抗原提呈细胞（antigen-presenting cells，APCS）成熟，启动适应性免疫细胞］（Panaretakis 等，2009；Zitvogel 等，2010）。DAMPs 分子（也称为危险信号、警报素或无领导分泌蛋白）在正常情况下存在于细胞内，当它被受损或死亡的细胞分泌出来或表达在细胞表面的时候会具有免疫原性及促炎性（Bianchi，2007；Garg 等，2010b；Verfaillie，Garg 和 Agostinis，2013）。DAMPs 的类型、多样性和出现的方式（暴露、分泌或释放）都与特定的细胞凋亡程序的生化特点有着复杂的联系（Garg 等，2011；Zitvogel 等，2010）。DAMPs 对凋亡程序至关重要，其重要性包括以下几个方面：表达钙网织蛋白（ecto-CRT；一个重要的"吃我"信号）（Garg 等，2012c，d；Obeid 等，2007；Panaretakis 等，2009）；表达 HSP90（ecto-HSP90）（Spisek 等，2007）；分泌 ATP（一个"找到我"的信号和促炎因子）（Garg 等，2012d；Ghiringhelli 等，2009）；释放 HMGB1（对某些抗原表达至关重要）（Green 等，2009；Zitvogel 等，2010）；并且分泌或释放热休克蛋白，如 HSP70、CRT 和 HSP90（能够使树突状细胞成熟，对某些抗原处理及肿瘤抗原携带者至关重要）（Garg 等，2010b，2011；Green 等，2009；Kepp 等，2009；Zitvogel，Kepp 和 Kroemer，2010）。关于 DAMPs 的更多知识以及它和免疫原性凋亡的联系在其他综述中有所提及（Garg 等，2010b，2011；Green 等，2009；Krysko 等，2011；Zitvogel 等，2010）。

27.3   细胞死亡和光动力疗法介导的光氧化应激：剂量与细胞死亡程序关系概述

    从 1972 年首次提出凋亡的概念以后，坏死和凋亡的区别逐渐得以阐明（Kerr，Wyllie 和 Currie，1972）。如前文所述，凋亡被认为和坏死不同，因为凋亡的产物便于再循环及消除，所以它是一种将炎症反应最小化的细胞死亡模式。直到 1991 年，凋亡才出现在 PDT 介导的光氧化应激的研究中（Agarwal 等，1991）。这个发现使学者们更加关注 PDT 相关的细胞内机制，即凋亡、修复、存活及坏死（Agostinis 等，2011；Plaetzer 等，2003）。

    近年来发现，光氧化应激对不同细胞产生损伤的严重程度不同，不同细胞对光氧化应激的反应也有差异（图 27.2）。各种光化学反应中产生了光氧化应激及热力应激，也使目标细胞产生致死性（促死亡）和非致死性（促死亡同时促存活）的信号（Moor，Ortel 和 Hasan，2003）。这时候细胞是死亡还是存活取决于光氧化应激或 PDT 的剂量，应激的亚细胞定位和应激强度可以调节细胞死亡的途径，一些特定细胞在光氧化应激的作用下会死亡（Agostinis 等，2004；Buytaert，Dewaele 和 Agostinis，2007；Garg 等，2012a；Moor，Ortel 和 Hasan，2003）。不断增强的应激通常将导致各种细胞器和大小生物分子的严重损害。所有这些因素加起来通过特定的机制导致或控制细胞的死亡过程，这些机制包括凋亡、坏死或伴随着自噬性细胞死亡。

    因此，低剂量光氧化应激或 PDT（表 27.1）通常主要导致生存策略的激活，如自噬、p38MAPK 信号或 JNK 信号（图 27.2）。低剂量光氧化应激可能也会导致少量的凋亡，但是意外的坏死是可以忽略不计或不存在的。中剂量光氧化应激或 PDT（表 27.1）将导致凋亡细胞的比例升高，并伴随有自噬凋亡比例的增加（图 27.1）。中剂量下，意外坏死同样可以忽略不计。大剂量光氧化应激和 PDT（表 27.1）则在治疗的同时造成相当大一部分细胞凋亡。在这些细胞中仍然存在自噬，而意外性坏死虽然数量不多，但已经可以观察到。然而随着剂量的增加，当应用最大剂量光氧化应激和 PDT（表 27.1），将导致大部分细胞凋亡以及相当一部分的意外性坏死。自噬仍然出现，但比例较前明显减低。如果剂量持续增加（表 27.1），通常将导致大量细胞意外性坏死。但是，依然存在小部分的凋亡及少量的存活细胞。因此，在治疗剂量由低到高的调节过程中，细胞的应答也从最初的存活为主，转变为凋亡为主，最后到坏死为主（Garg 等，2012a，d）。总的来说，除了在低剂量光氧化应激情况下，处于应激状态的细胞会同时出现生存策略活化细胞、凋亡细胞和坏死细胞 3 种情况，这 3 种情况所占比例如钟形曲线相互

表 27.1   在不同剂量光氧化应激/PDT 治疗下细胞死亡的大概比例

剂量	细胞死亡的大概范围（和未处理的细胞相比）
低剂量光氧化应激/PDT 治疗	1～2 小时后，少于 5％的细胞死亡 24 小时后，少于 20％的细胞死亡
中剂量光氧化应激/PDT 治疗	1～2 小时后，少于 5％的细胞死亡 24 小时后，50％～60％的细胞死亡
高剂量光氧化应激/PDT 治疗	1～2 小时后，少于 10％的细胞死亡 24 小时后，60％～80％的细胞死亡
更高剂量光氧化应激/PDT 治疗	1～4 小时后，少于 50％的细胞死亡 24 小时后，70％～90％的细胞死亡
极高剂量光氧化应激/PDT 治疗	1～2 小时后，30％～50％的细胞死亡 24 小时后，85％～95％的细胞死亡

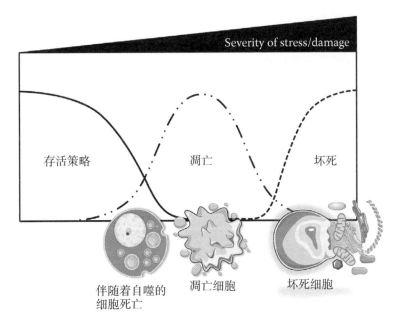

图 27.2 应激和细胞死亡或存活应答的关系。细胞暴露于应激之后，随着应激水平的增大，细胞的结局也从存活转变为凋亡再转变为坏死。低水平的应激通常主要激活存活策略，很少有或没有细胞死亡。亚致死性水平的应激导致凋亡、自噬或其他存活机制的激活。此后，随着应激水平的增加，细胞的应答也开始转变，从单纯的凋亡到凋亡和坏死并存，再到严重应激时的单纯坏死。

重叠（图 27.2）。各情况所占比例取决于应激或损害的严重程度（Garg 等，2012a）。PDT 的因素，如光敏剂的类型、照射时光敏剂的定位、照射时间和治疗剂量、光通量、细胞的类型、氧化水平等一起调节细胞对光氧化应激的应答（Agostinis 等，2004；Buytaert，Dewaele 和 Agostinis，2007；Castano，Demidova 和 Hamblin，2005；Garg 等，2012a）。最后，光敏剂浓度和光通量结合起来可以对特定数量的治疗细胞产生"单纯"的或不同比例的凋亡和坏死。

　　光氧化应激时细胞死亡（特别是凋亡）的确切机制，很可能取决于治疗细胞内受到最大光损伤的部位，当然这与光敏剂在细胞内的定位也密切相关。因此，光敏剂是集中于线粒体（Garg 等，2012a）、内质网（Garg 等，2012d）还是溶酶体，会激发特定细胞器相关的信号通路，最后引起凋亡（Buytaert，Dewaele 和 Agostinis，2007）。在接下来的部分，将更详细地讨论细胞对光氧化应激的死亡应答。

27. 4　光氧化应激诱导的意外坏死

如前文所述，坏死在极端的外部应激或细胞内损伤严重的情况下出现，而且是不可逆的（Plaetzer 等，2003）。在光氧化应激或 PDT 中，高浓度的光敏剂、活化氧的产物和高通量通常导致坏死（Buytaert，Dewaele 和 Agostinis，2007；Garg 等，2012a）。亲脂性染料、阴离子染料和光敏剂（尤其是定位在生物膜上）会影响不同的不饱和磷脂和膜胆固醇，导致过度的脂过氧化作用（Zhou，1989）。PDT 中的此类过氧化反应通常由光氧化应激介导，此反应将导致大范围的膜改变，膜完整性和流动性的缺失，膜蛋白系统的失活，从而引发坏死（Girotti，1990；Proskuryakov，Konoplyannikov 和 Gabai，2003）。除了膜定位的酶，线粒体的酶也同样被抑制，从而导致细胞内能量供应不足，这也是光氧化应激介导细胞坏死的关键环节（Gibson 和 Hilf，1985；Salet 和 Moreno，1990）。其他与光氧化应激介导坏死相关的环节包括抑制 DNA 修复，膜转运系统障碍及溶酶体酶失活（Plaetzer 等，2003）。研究也发现线粒体渗透性转化（mitochondrial permeability transition，mPT）导致 $\Delta\varphi_m$（线粒体跨膜电位势能）损失，但并不总会引起凋亡（Yuan，2006）。持续的 mPT 激活也能导致坏死，尤其是在氧化应激诱导的环境下（Garg 等，2012a；Yuan，2006）。

因此，不管应用什么类型的光敏剂（表 27.1），只要光氧化应激的水平较高或者光敏剂主要定位于质膜，光氧化应激都可以介导意外性坏死。

27. 5　光氧化应激介导的程序性坏死和坏死性凋亡

关于光氧化应激诱导坏死性凋亡的报道很少。这也是因为这个特定的死亡程序术语（2005 年首次提出）与意外性或原发性坏死和凋亡比起来提出的时间不长（Degterev 等，2005）。坏死性凋亡主要通过 RIP3 激酶调节，最近研究表明 5-氨基酮戊酸（5-aminolevulinic acid，5-ALA）-PDT 介导的严重线粒体光氧化应激可以引起坏死性凋亡（Coupienne 等，2011）。而且，具体来说，5-ALA-PDT 单线态氧的产生可以触发光氧化应激反应 RIP3 介导的程序性坏死。执行这种细胞死亡模式的复合体是由 RIP1 和 RIP3 激酶组成，而不是半胱天冬酶-8 和 FADD（Coupienne 等，2011）。

然而，PDT 中有多少其他种类的光敏剂可以导致坏死性凋亡，或者是否有特定的光敏剂能在 PDT 之后引起坏死性凋亡，仍然有待进一步研究。当然，不排除这只是一个依赖于细胞类型的现象，即对坏死性凋亡易感型的细胞（或者半胱天冬酶激活途径有缺陷的细胞）来说，任何种类的光氧化应激方法都可以导致坏死性凋亡。

27. 6　光氧化应激介导的凋亡：内源性或外源性生物化学执行途径

在最近几十年，新的生物技术和成像技术证实了细胞凋亡是体内 PDT 介导细胞死亡的主要途径，这使得现今主要研究方向转向研究体外凋亡性光杀伤过程的生物化学机制（Agostinis 等，2011；Banihashemi 等，2008；Bhuvaneswari 等，2009）。光氧化应激的机制和分子级联光激活是极其复杂的，这也是最近相关综述的热点话题（Agostinis 等，2011；Buytaert，Dewaele 和 Agostinis，2007；Oleinick，Morris 和 Belichenko，2002；Plaetzer 等，2003）。

光氧化应激能够诱发的凋亡生物化学级联反应主要有两种，即外源性（或死亡受体，death-receptor，DR）和内源性（或线粒体）途径（Buytaert，Dewaele 和 Agostinis，2007）。研究发现 PDT 介导的外源性凋亡通常是由光氧化应激或死亡细胞释放的细胞因子激活的（Buytaert，Dewaele 和 Agostinis，2007）。另一方面，光氧化应激之后的内源性凋亡的则直接由线粒体损伤诱导（通过线粒体光氧化应激）或继发于由光氧化应激介导的由于其他细胞器（如溶酶体、内质网）损害而激活的信号通路。作为普遍的凋亡执行程序，对 PDT 也一样，线粒体膜通透性（membrane permeabilization，MMP）至关重要，它是非 p53 依赖性的，由 Bcl-2 家族成员控制（Buytaert，Dewaele 和 Agostinis，2007）。在此类光氧化应激介导的凋亡途径中，多区域的 BAX 和 BAK 促凋亡蛋白也颇为重要（Buytaert 等，2006）。

有趣的是，光氧化应激中，半胱天冬酶抑制只会延迟而不会抑制光杀伤作用（与典型的化学或化疗凋亡诱导剂一样）。这表明光氧化应激介导的细胞死亡信号也能以非半胱天冬酶依赖的模式传播。而且，研究发现半胱天冬酶抑制或凋亡机制核心元件的遗传缺陷，可以将光氧化应激介导的凋亡转化为坏死（Buytaert，Dewaele 和 Agostinis，2007）或坏死性凋亡（Coupienne 等，2011）。另外，最近研究发现光氧化应激诱导的细胞死亡程序会受自噬刺激的影响（Buytaert，Dewaele 和 Agostinis，2007；Martinet 等，2009）。自噬的激活可能可以阻止光氧化应激介导的细胞杀伤。

另一方面，特别是在光氧化应激介导的内源性凋亡，光敏剂介导的亚细胞定位可以限定具体的细胞器信号并最终导向内源性凋亡。这是因为光敏剂的细胞定位往往是细胞内光化学反应的主要靶点位置，而且光化学反应产生活性氧的时间很短（<0.05 微秒），反应活性高，扩散距离 <0.02 μm（He 等，2008；Moan 和 Berg，1991）。因此，这种活化氧可能只能在光敏剂定位的细胞器或其分布周围产生效应。相应地，光敏剂位于胞膜时其膜破坏能力更容易引起坏死，光敏剂集中在线粒体、细胞质或其他细胞器的时候更容易引发其他的凋亡途径并最终导向凋亡（Plaetzer 等，2003）。一些研究证实，光照后光敏剂可能会自行重新定位，因此发生损伤的亚细胞元件并不是光敏剂光照前定位的亚细胞结构（Berg 等，1991；Kessel，2002；Marchal 等，2007）。光敏剂在细胞内的定位会受更多因素的影响来调节。单纯从理化标准来分析，亲水性的光敏剂通常分布在细胞质、线粒体和/或溶酶体，而亲脂性的光敏剂通常分布在膜表面（Plaetzer 等，2003）。然而，在某些情况下，细胞类型和光敏剂的浓度也会影响到光敏剂的亚细胞分布（He 等，2008），例如，玫瑰红（Rose bengal，RB）被发现定位于小鼠的单核细胞表面（Kochevar 等，1994）。但是，在宫颈癌 HeLa 细胞中，玫瑰红定位在线粒体和高尔基体上（Bottone 等，2007；Soldani 等，2004）。在疏水性的光敏剂中，光敏剂的亚细胞定位也可被光敏剂的某些磷脂亲和力所影响，如光敏剂金丝桃素（hypericin，Hyp）对卵磷脂的亲和力（Fox 等，1998；Lajos 等，2009；Lavie 等，1995）可能是其定位于内质网膜的原因（Garg 等，2012b，d）。从质膜到内质网，细胞内卵磷脂的浓度随血浆浓度的升高而升高，内质网是细胞内卵磷脂浓度最高的细胞器（van Meer，Voelker 和 Feigenson，2008）。进一步支持这个理论的是 Hyp 介导的 PDT 能损伤内质网的膜转运蛋白 SERCA2（Buytaert 等，2006），而这个蛋白主要存在于富含卵磷脂的环境中（Sonntag 等，2011）。

根据目前的了解，光氧化应激领域主要包含了 3 种细胞器介导的内源性凋亡信号通路（Buytaert 等，2007），即：①内质网介导的细胞凋亡；②线粒体介导的细胞凋亡；③溶酶体介导的细胞凋亡。当然，如前文所述，这 3 种信号级联反应都是由与这些不同的细胞器相关的光敏剂参与的光氧化应激诱发的。接下来将简短地介绍一下这些内源性凋亡的信号级联反应。应该注意到的是，这些信号通路既包括光氧化应激光敏剂作用于细胞器，直接损伤相关细胞器时产生的由应激强度调节的促死亡和促存活应激信号，还包括线粒体凋亡信号下游中的抗细胞死亡程序（如促凋亡蛋白和半胱天冬酶的溶解、自噬的增加或抗凋亡蛋白的过度表达）。

27.6.1 内质网光氧化应激介导的凋亡

PDT 介导的内质网相关光敏剂激活所产生的光氧化应激即内质网光氧化应激，已证实它会引起多种内质网分子伴侣的上调，如葡萄糖调节蛋白或结合蛋白（GRP78/Bip）、GRP94 和蛋白质二硫键异构酶（protein disulfide isomerase，PDI），同时伴随着内质网应激应答的激活，即展开蛋白反应（unfolded protein response，UPR 或 UPR^{ER}）（Agostinis 等，2004；Buytaert，Dewaele 和 Agostinis，2007；Garg 等，2012d）。内质网光氧化应激同样能够引起内质网内的 Ca^{2+} 释放到细胞质中（Hubmer 等，1996）。而且，致死性的内质网光氧化应激可以激活 CCAAT/增强子结合蛋白（C/EBP）同源蛋白

（CHOP），它是内质网应激应答中关键的促凋亡转录因子。总而言之，严重的内质网应激可以通过UPR 表达毒性信号，这些信号可以促进表达不同的 BH3-only 促凋亡蛋白如 Bim（Puthalakath 等，2007）、Noxa（Verfaillie 等，2012）等来诱发 MMP 介导的凋亡。

最近的研究发现，3 个主要的 UPR^{ER} 感应器（PERK，IRE1 和 ATF6）能传递促死亡信号，内质网光氧化应激主要通过 PERK 将死亡信号从内质网传递到线粒体（ROS 和 Ca^{2+} 介导），进而引发 BAX/BAK 依赖性的凋亡（Verfaillie 等，2012）。

值得注意的是，内质网光氧化应激的 UPR^{ER} 信号既有促存活的能力又有促凋亡的能力。这两种信号级联反应的选择取决于光氧化应激的强度，如严重的内质网光氧化应激（中到高剂量光氧化应激引起，表 27.1）能激发更多促死亡信号级联（如凋亡），而少量或低水平的内质网光氧化应激（低或中剂量光氧化应激引起，表 27.1）能激发更多促存活信号级联（如自噬、p38MAPK 信号、抗氧化信号和氨基端激酶 JNK 信号）（Verfaillie，Garg 和 Agostinis，2013）。

27.6.2　线粒体光氧化应激介导的凋亡

PDT 介导线粒体相关光敏剂的激活所产生的光氧化应激，即线粒体光氧化应激，能直接损伤线粒体相关的抗凋亡蛋白 Bcl-2（Kessel 和 Castelli，2001），从而利于 BAX 或 BAK 介导的 MMP 及随后释放的半胱天冬酶激活物如细胞素 c、SMAC/DIABLO 或包括 AIF 在内的其他促凋亡分子发挥作用。

而且有研究表明线粒体光氧化应激可以引起线粒体膜内发生大量脂类的过氧化反应，从而导致线粒体转运膜势能（$\Delta\varphi_m$）的快速减少（Bernardi，1992；Lam，Oleinick 和 Nieminen，2001）。$\Delta\varphi_m$ 的减少会导致压力敏感性阴离子通道（voltage-dependent anion channels，VDACs）及渗透性转变孔复合体（permeability transition pore complex，PTPC）的开放（Bernardi，1992；Oleinick，Morris 和 Belichenko，2002）。腺嘌呤核苷酸转位体（adenine nucleotide translocator，ANT）周围脂类的过氧化反应也会导致 PTPCs 等通道的改变，从而破坏线粒体膜的完整性（Plaetzer 等，2003）。而且线粒体内的 Ca^{2+} 也会促进膜的去极化，最终导致通道开放以及线粒体膜蛋白的结构改变（Kowaltowski 和 Castilho，1997；Kowaltowski，Castilho 和 Vercesi，2001）。

在线粒体水平，细胞抵抗总体 MMP 或 $\Delta\varphi_m$ 变动的能力（使线粒体生物化学过程变化、抗凋亡 Bcl-2 蛋白信号增加或线粒体自噬）（Garg 等，2012a），也成就了细胞抗线粒体光氧化应激介导的细胞凋亡的部分能力。线粒体光氧化应激是否能够激活线粒体 UPR 过程（Mt-UPR 或 UPR^{mt}）尚未完全明了，这一机制在不久后或将得以阐明（Haynes 和 Ron，2010）。未来也需要解释，为什么线粒体光氧化应激和内质网光氧化应激既能传达促死亡又能传达促存活信号。

27.6.3　溶酶体光氧化应激介导的凋亡

PDT 介导溶酶体相关光敏剂的激活所产生的光氧化应激，即溶酶体光氧化应激，能使受到光损伤的溶酶体释放组织蛋白酶，导致 BH3-only 促凋亡蛋白的裂解及随之而来的 MMP 的产生（Buytaert，Dewaele 和 Agostinis，2007；Kessel 和 Luo，1998）。组织蛋白酶同样可以在溶酶体光氧化应激之后直接激活半胱天冬酶（Hishita 等，2001；Ishisaka 等，1999）并促进内源性细胞凋亡（Stoka 等，2001）。

27.7　光氧化应激介导的凋亡：耐受原性和免疫原性免疫生物学特性

光氧化应激后，大部分凋亡的细胞都体现出耐受性免疫生物学的特点。在相当一部分例子中，光氧化应激能够增强免疫原性（Garg 等，2010a，2011；Gollnick 和 Brackett，2010），但这些研究的多数对象是肿瘤细胞裂解产物，主要是光氧化应激的坏死细胞而不是凋亡细胞。而且，虽然光氧化应激特别是线粒体光氧化应激，能够引起 DAMPs 在细胞表面表达（ecto-）或释放到细胞外（exo-）（Garg 等，2011），如 ecto-CRT、ecto-HSP70、ecto-HSP60、ecto-GRP94、ecto-GRP78 和 exo-HSP70（Korbelik

和 Sun，2006；Korbelik，Sun 和 Cecic，2005；Korbelik，Zhang 和 Merchant，2011），但这些研究未能证明光氧化应激后的凋亡是否伴随免疫增强（即免疫原性凋亡）。

　　通常，免疫原性凋亡是应激原依赖性的，只能被特定的药物诱发，如米托蒽醌、阿霉素（Obeid 等，2007；Panaretakis 等，2009）、奥沙利铂（Tesniere 等，2010）、紫外线照射、γ-辐射（Obeid 等，2007；Panaretakis 等，2009）、硼替佐米（Spisek 等，2007）、环磷酰胺（Schiavoni 等，2011），顺铂和毒胡萝卜内酯的联合应用（Martins 等，2011），以及热休克、紫外线照射和 γ-辐射的联合治疗（Zappasodi 等，2010）。如前文所述，这是因为只有这些药物能够明显诱导活性氧介导的内质网应激，但在绝大部分情况下其诱导是非靶向的（Garg 等，2012b）。然而最近，研究者首次通过金丝桃素 PDT 介导的内质网光氧化应激，来实现主要靶向活性氧介导的内质网应激（Garg 等，2012b）诱导免疫原性凋亡（Garg 等，2012b，d）。在凋亡前阶段（光敏剂暴露之前），内质网光氧化应激介导的免疫原性凋亡伴随着多种免疫原性凋亡的免疫学特征出现，如 ecto-CRT，分泌 ATP 和 ecto-HSP70（Garg 等，2012c，d）。实际上，在预防接种的小鼠模型中，发现内质网光氧化应激介导的免疫原性增强，在接受治疗的和治愈的小鼠中也证实了这点（Sanovic 等，2011）。这是光氧化应激中首次证实的免疫原性凋亡。而且，研究者发现 Photofrin-PDT 主要产生线粒体光氧化应激，以及少部分内质网光氧化应激，其表达的前凋亡 ecto-CRT 不如 Hyp-PDT 介导的靶向内质网应激那么多（Garg 等，2012d）。然而，值得注意的是，最近有研究报告显示，米托蒽醌有作为光敏剂的潜能，其介导的 PDT 能够诱导有效的细胞死亡（Montazerabadi 等，2012）。米托蒽醌介导的 PDT 能否进一步强化目前所观察到的米托蒽醌诱导有效免疫原性凋亡的能力，还有待进一步研究（Garg 等，2010b）。不仅如此，除了内质网光氧化应激之外，线粒体光氧化应激和溶酶体光氧化应激是否也能诱导免疫原性凋亡，也是一个亟待解决的问题。

参考文献

［1］ Agarwal, M. L., M. E. Clay, E. J. Harvey et al. 1991. Photodynamic therapy induces rapid cell death by apoptosis in L5178Y mouse lymphoma cells. Cancer Res 51: 5993 - 5996.

［2］ Agostinis, P., K. Berg, K. A. Cengel et al. 2011. Photodynamic therapy of cancer: an update. CA Cancer J Clin 61: 250 - 281.

［3］ Agostinis, P., E. Buytaert, H. Breyssens, and N. Hendrickx. 2004. Regulatory pathways in photodynamic therapy induced apoptosis. Photochem Photobiol Sci 3: 721 - 729.

［4］ Ashkenazi, A. 2002. Targeting death and decoy receptors of the tumour-necrosis factor superfamily. Nat Rev Cancer 2: 420 - 430.

［5］ Banihashemi, B., R. Vlad, B. Debeljevic et al. 2008. Ultrasound imaging of apoptosis in tumor response: Novel preclinical monitoring of photodynamic therapy effects. Cancer Res 68: 8590 - 8596.

［6］ Berg, K., K. Madslien, J. C. Bommer et al. 1991. Light induced relocalization of sulfonated meso-tetraphenylporphines in NHIK 3025 cells and effects of dose fractionation. Photochem Photobiol 53: 203 - 210.

［7］ Bernardi, P. 1992. Modulation of the mitochondrial cyclosporin A-sensitive permeability transition pore by the proton electrochemical gradient. Evidence that the pore can be opened by membrane depolarization. J Biol Chem 267: 8834 - 8839.

［8］ Bhuvaneswari, R., Y. Y. Gan, K. C. Soo, and M. Olivo. 2009. Targeting EGFR with photodynamic therapy in combination with Erbitux enhances in vivo bladder tumor response. Mol Cancer 8: 94.

［9］ Bianchi, M. E. 2007. DAMPs, PAMPs and alarmins: All we need to know about danger. J Leukoc Biol 81: 1 - 5.

［10］ Birge, R. B., and D. S. Ucker. 2008. Innate apoptotic immunity: The calming touch of death. Cell Death Differ 15: 1096 - 1102.

［11］ Bottone, M. G., C. Soldani, A. Fraschini et al. 2007. Enzymeassisted photosensitization with rose Bengal acetate induces structural and functional alteration of mitochondria in HeLa cells. Histochem Cell Biol 127: 263 - 271.

［12］ Broker, L. E., F. A. Kruyt, and G. Giaccone. 2005. Cell death independent of caspases: A review. Clin Cancer Res

11: 3155 – 3162.

[13] Brown, S., I. Heinisch, E. Ross et al. 2002. Apoptosis disables CD31-mediated cell detachment from phagocytes promoting binding and engulfment. Nature 418: 200 – 203.

[14] Buytaert, E., G. Callewaert, N. Hendrickx et al. 2006. Role of endoplasmic reticulum depletion and multidomain proapoptotic BAX and BAK proteins in shaping cell death after hypericin-mediated photodynamic therapy. FASEB J 20: 756 – 758.

[15] Buytaert, E., M. Dewaele, and P. Agostinis. 2007. Molecular effectors of multiple cell death pathways initiated by photodynamic therapy. Biochim Biophys Acta 1776: 86 – 107.

[16] Castano, A. P., T. N. Demidova, and M. R. Hamblin. 2005. Mechanisms in photodynamic therapy: Part three—Photosensitiser pharmacokinetics, biodistribution, tumour localization and modes of tumour destruction. Photodiagn Photodyn Ther 2: 91 – 106.

[17] Chipuk, J. E., and D. R. Green. 2005. Do inducers of apoptosis trigger caspase-independent cell death? Nat Rev Mol Cell Biol 6: 268 – 275.

[18] Coupienne, I., G. Fettweis, N. Rubio, P. Agostinis, and J. Piette. 2011. 5-ALA-PDT induces RIP3-dependent necrosis in glioblastoma. Photochem Photobiol Sci 10: 1868 – 1878.

[19] Degterev, A., Z. Huang, M. Boyce et al. 2005. Chemical inhibitor of nonapoptotic cell death with therapeutic potential for ischemic brain injury. Nat Chem Biol 1: 112 – 119.

[20] Dewaele, M., W. Martinet, N. Rubio et al. 2011. Autophagy pathways activated in response to PDT contribute to cell resistance against ROS damage. J Cell Mol Med 15: 1402 – 1414.

[21] Fox, F. E., Z. Niu, A. Tobia, and A. H. Rook. 1998. Photoactivated hypericin is an anti-proliferative agent that induces a high rate of apoptotic death of normal, transformed, and malignant T lymphocytes: Implications for the treatment of cutaneous lymphoproliferative and inflammatory disorders. J Invest Dermatol 111: 327 – 332.

[22] Gardai, S. J., K. A. McPhillips, S. C. Frasch et al. 2005. Cell-surface calreticulin initiates clearance of viable or apoptotic cells through trans-activation of LRP on the phagocyte. Cell 123: 321 – 334.

[23] Garg, A. D., M. Bose, M. I. Ahmed, W. A. Bonass, and S. R. Wood. 2012a. In vitro studies on erythrosine-based photodynamic therapy of malignant and premalignant oral epithelial cells. PLoS ONE 7: e34475.

[24] Garg, A. D., D. V. Krysko, P. Vandenabeele, and P. Agostinis. 2011. DAMPs and PDT-mediated photo-oxidative stress: Exploring the unknown. Photochem Photobiol Sci 10: 670 – 680.

[25] Garg, A. D., D. V. Krysko, P. Vandenabeele, and P. Agostinis. 2012b. The emergence of phox-ER stress induced immunogenic apoptosis. Oncoimmunology 1: 787 – 789.

[26] Garg, A. D., D. V. Krysko, P. Vandenabeele, and P. Agostinis. 2012c. Hypericin-based photodynamic therapy induces surface exposure of damage-associated molecular patterns like HSP70 and calreticulin. Cancer Immunol Immunother 61: 215 – 221.

[27] Garg, A. D., D. V. Krysko, T. Verfaillie et al. 2012d. A novel pathway combining calreticulin exposure and ATP secretion in immunogenic cancer cell death. EMBO J 31: 1062 – 1079.

[28] Garg, A. D., D. Nowis, J. Golab, and P. Agostinis. 2010a. Photodynamic therapy: Illuminating the road from cell death towards antitumour immunity. Apoptosis 15: 1050 – 1071.

[29] Garg, A. D., D. Nowis, J. Golab et al. 2010b. Immunogenic cell death, DAMPs and anticancer therapeutics: An emerging amalgamation. Biochim Biophys Acta 1805: 53 – 71.

[30] Garrido, C., and G. Kroemer. 2004. Life's smile, death's grin: Vital functions of apoptosis-executing proteins. Curr Opin Cell Biol 16: 639 – 646.

[31] Ghiringhelli, F., L. Apetoh, A. Tesniere et al. 2009. Activation of the NLRP3 inflammasome in dendritic cells induces IL-1beta-dependent adaptive immunity against tumors. Nat Med 15: 1170 – 1178.

[32] Gibson, S. L., and R. Hilf. 1985. Interdependence of fluence, drug dose and oxygen on hematoporphyrin derivative induced photosensitization of tumor mitochondria. Photochem Photobiol 42: 367 – 373.

[33] Girotti, A. W. 1990. Photodynamic lipid peroxidation in biological systems. Photochem Photobiol 51: 497 – 509.

[34] Gollnick, S. O., and C. M. Brackett. 2010. Enhancement of antitumor immunity by photodynamic therapy. Immu-

nol Res 46: 216 – 226.

[35] Gottlieb, R. A. 2000. Mitochondria: execution central. FEBS Lett 482: 6 – 12.

[36] Green, D. R., T. Ferguson, L. Zitvogel, and G. Kroemer. 2009. Immunogenic and tolerogenic cell death. Nat Rev Immunol 9: 353 – 363.

[37] Green, D. R., and J. C. Reed. 1998. Mitochondria and apoptosis. Science 281: 1309 – 1312.

[38] Haynes, C. M., and D. Ron. 2010. The mitochondrial UPR—Protecting organelle protein homeostasis. J Cell Sci 123: 3849 – 3855.

[39] He, Y. Y., S. E. Council, L. Feng, M. G. Bonini, and C. F. Chignell. 2008. Spatial distribution of protein damage by singlet oxygen in keratinocytes. Photochem Photobiol 84: 69 – 74.

[40] Hishita, T., S. Tada-Oikawa, K. Tohyama et al. 2001. Caspase-3 activation by lysosomal enzymes in cytochrome c-independent apoptosis in myelodysplastic syndrome-derived cell line P39. Cancer Res 61: 2878 – 2884.

[41] Hubmer, A., A. Hermann, K. Uberriegler, and B. Krammer. 1996. Role of calcium in photodynamically induced cell damage of human fibroblasts. Photochem Photobiol 64: 211 – 215.

[42] Ishisaka, R., T. Utsumi, T. Kanno et al. 1999. Participation of a cathepsin L-type protease in the activation of caspase-3. Cell Struct Funct 24: 465 – 470.

[43] Kaufmann, S. H., and W. C. Earnshaw. 2000. Induction of apoptosis by cancer chemotherapy. Exp Cell Res 256: 42 – 49.

[44] Kepp, O., A. Tesniere, L. Zitvogel, and G. Kroemer. 2009. The immunogenicity of tumor cell death. Curr Opin Oncol 21: 71 – 76.

[45] Kerr, J. F., A. H. Wyllie, and A. R. Currie. 1972. Apoptosis: A basic biological phenomenon with wide-ranging implications in tissue kinetics. Br J Cancer 26: 239 – 257.

[46] Kessel, D. 2002. Relocalization of cationic porphyrins during photodynamic therapy. Photochem Photobiol Sci 1: 837 – 840.

[47] Kessel, D., and M. Castelli. 2001. Evidence that bcl-2 is the target of three photosensitizers that induce a rapid apoptotic response. Photochem Photobiol 74: 318 – 322.

[48] Kessel, D., and Y. Luo. 1998. Mitochondrial photodamage and PDT-induced apoptosis. J Photochem Photobiol B 42: 89 – 95.

[49] Kochevar, I. E., J. Bouvier, M. Lynch, and C. W. Lin. 1994. Influence of dye and protein location on photosensitization of the plasma membrane. Biochim Biophys Acta 1196: 172 – 180.

[50] Korbelik, M., and J. Sun. 2006. Photodynamic therapy-generated vaccine for cancer therapy. Cancer Immunol Immunother 55: 900 – 909.

[51] Korbelik, M., J. Sun, and I. Cecic. 2005. Photodynamic therapy-induced cell surface expression and release of heat shock proteins: relevance for tumor response. Cancer Res 65: 1018 – 1026.

[52] Korbelik, M., W. Zhang, and S. Merchant. 2011. Involvement of damage-associated molecular patterns in tumor response to photodynamic therapy: Surface expression of calreticulin and high-mobility group box-1 release. Cancer Immunol Immunother 60: 1431 – 1437.

[53] Kowaltowski, A. J., and R. F. Castilho. 1997. Ca^{2+} acting at the external side of the inner mitochondrial membrane can stimulate mitochondrial permeability transition induced by phenylarsine oxide. Biochim Biophys Acta 1322: 221 – 229.

[54] Kowaltowski, A. J., R. F. Castilho, and A. E. Vercesi. 2001. Mitochondrial permeability transition and oxidative stress. FEBS Lett 495: 12 – 15.

[55] Kroemer, G., and B. Levine. 2008. Autophagic cell death: The story of a misnomer. Nat Rev Mol Cell Biol 9: 1004 – 1010.

[56] Krysko, D. V., P. Agostinis, O. Krysko et al. 2011. Emerging role of damage-associated molecular patterns derived from mitochondria in inflammation. Trends Immunol 32: 157 – 164.

[57] Lajos, G., D. Jancura, P. Miskovsky, J. V. Garcilla-Ramos, and S. Sanchez-Cortes. 2009. Interaction of the photosensitizer hypericin with low-density lipoproteins and phosphati-dylcholine: A surface-enhanced Raman scattering

and surface-enhanced fluorescence study. J Phys Chem C 113: 7147 - 7154.

[58] Lam, M., N. L. Oleinick, and A. L. Nieminen. 2001. Photodynamic therapy-induced apoptosis in epidermoid carcinoma cells. Reactive oxygen species and mitochondrial inner membrane permeabilization. J Biol Chem 276: 47379 - 47386.

[59] Lavie, G., Y. Mazur, D. Lavie, and D. Meruelo. 1995. The chemical and biological properties of hypericin—A compound with a broad spectrum of biological activities. Med Res Rev 15: 111 - 119.

[60] Maiuri, M. C., E. Zalckvar, A. Kimchi, and G. Kroemer. 2007. Self-eating and self-killing: Crosstalk between autophagy and apoptosis. Nat Rev Mol Cell Biol 8: 741 - 752.

[61] Marchal, S., A. Francois, D. Dumas, F. Guillemin, and L. Bezdetnaya. 2007. Relationship between subcellular localisation of Foscan and caspase activation in photosensitised MCF-7 cells. Br J Cancer 96: 944 - 951.

[62] Martinet, W., P. Agostinis, B. Vanhoecke, M. Dewaele, and G. R. De Meyer. 2009. Autophagy in disease: A double-edged sword with therapeutic potential. Clin Sci (Lond) 116: 697 - 712.

[63] Martins, I., O. Kepp, F. Schlemmer et al. 2011. Restoration of the immunogenicity of cisplatin-induced cancer cell death by endoplasmic reticulum stress. Oncogene 30: 1147 - 1158.

[64] Moan, J., and K. Berg. 1991. The photodegradation of porphyrins in cells can be used to estimate the lifetime of singlet oxygen. Photochem Photobiol 53: 549 - 553.

[65] Montazerabadi, A. R., A. Sazgarnia, M. H. Bahreyni-Toosi et al. 2012. Mitoxantrone as a prospective photosensitizer for photodynamic therapy of breast cancer. Photodiagn Photodyn Ther 9: 46 - 51.

[66] Moor, A. C. E., B. Ortel, and T. Hasan. 2003. Mechanisms of photodynamic therapy. In Photodynamic Therapy. T. Patrice, editor. The Royal Society of Chemistry, Cambridge, 19 - 57.

[67] Naismith, J. H., and S. R. Sprang. 1998. Modularity in the TNF-receptor family. Trends Biochem Sci 23: 74 - 79.

[68] Napirei, M., and H. G. Mannherz. 2009. Molecules involved in recognition and clearance of apoptotic/necrotic cells and cell debris. In Phagocytosis of Dying Cells. D. V. Krysko, and P. Vandenabeele, editors. Springer Science + Business Media B. V., Berlin, 103 - 145.

[69] Obeid, M., A. Tesniere, F. Ghiringhelli et al. 2007. Calreticulin exposure dictates the immunogenicity of cancer cell death. Nat Med 13: 54 - 61.

[70] Oleinick, N. L., R. L. Morris, and I. Belichenko. 2002. The role of apoptosis in response to photodynamic therapy: What, where, why, and how. Photochem Photobiol Sci 1: 1 - 21.

[71] Panaretakis, T., O. Kepp, U. Brockmeier et al. 2009. Mechanisms of preapoptotic calreticulin exposure in immunogenic cell death. EMBO J 28: 578 - 590.

[72] Peter, C., S. Wesselborg, and K. Lauber. 2009. Role of attraction and danger signals in the uptake of apoptotic and necrotic cells and its immunological outcome. In Phagocytosis of Dying Cells. D. V. Krysko, and P. Vandenabeele, editors. Springer Science + Business Media B. V., Berlin, 63 - 101.

[73] Plaetzer, K., T. Kiesslich, T. Verwanger, and B. Krammer. 2003. The modes of cell death induced by PDT: An Overview. Med Laser Appl 18: 7 - 19.

[74] Proskuryakov, S. Y., A. G. Konoplyannikov, and V. L. Gabai. 2003. Necrosis: A specific form of programmed cell death? Exp Cell Res 283: 1 - 16.

[75] Puthalakath, H., L. A. O'Reilly, P. Gunn et al. 2007. ER stress triggers apoptosis by activating BH3-only protein Bim. Cell 129: 1337 - 1349.

[76] Salet, C., and G. Moreno. 1990. Photosensitization of mitochondria. Molecular and cellular aspects. J Photochem Photobiol B 5: 133 - 150.

[77] Sanovic, R., T. Verwanger, A. Hartl, and B. Krammer. 2011. Low dose hypericin-PDT induces complete tumor regression in BALB/c mice bearing CT26 colon carcinoma. Photodiagn Photodyn Ther 8: 291 - 296.

[78] Savill, J., I. Dransfield, C. Gregory, and C. Haslett. 2002. A blast from the past: clearance of apoptotic cells regulates immune responses. Nat Rev Immunol 2: 965 - 975.

[79] Scaffidi, C., S. Fulda, A. Srinivasan et al. 1998. Two CD95 (APO-1/Fas) signaling pathways. EMBO J 17: 1675 - 1687.

[80] Schiavoni, G., A. Sistigu, M. Valentini et al. 2011. Cyclophosphamide synergizes with type I interferons through systemic dendritic cell reactivation and induction of immunogenic tumor apoptosis. Cancer Res 71: 768 - 778.

[81] Shen, S., O. Kepp, and G. Kroemer. 2012. The end of autophagic cell death? Autophagy 8: 1 - 3.

[82] Shen, S., O. Kepp, M. Michaud et al. 2011. Association and dissociation of autophagy, apoptosis and necrosis by systematic chemical study. Oncogene 30: 4544 - 4556.

[83] Soldani, C., M. G. Bottone, A. C. Croce et al. 2004. The Golgi apparatus is a primary site of intracellular damage after photosensitization with Rose Bengal acetate. Eur J Histochem 48: 443 - 448.

[84] Sonntag, Y., M. Musgaard, C. Olesen et al. 2011. Mutual adaptation of a membrane protein and its lipid bilayer during conformational changes. Nat Commun 2: 304.

[85] Spisek, R., A. Charalambous, A. Mazumder et al. 2007. Bortezomib enhances dendritic cell (DC)-mediated induction of immunity to human myeloma via exposure of cell surface heat shock protein 90 on dying tumor cells: Therapeutic implications. Blood 109: 4839 - 4845.

[86] Stoka, V., B. Turk, S. L. Schendel et al. 2001. Lysosomal protease pathways to apoptosis. Cleavage of bid, not procaspases, is the most likely route. J Biol Chem 276: 3149 - 3157.

[87] Tesniere, A., T. Panaretakis, O. Kepp et al. 2008. Molecular characteristics of immunogenic cancer cell death. Cell Death Differ 15: 3 - 12.

[88] Tesniere, A., F. Schlemmer, V. Boige et al. 2010. Immunogenic death of colon cancer cells treated with oxaliplatin. Oncogene 29: 482 - 491.

[89] Vakkila, J., and M. T. Lotze. 2004. Inflammation and necrosis promote tumour growth. Nat Rev Immunol 4: 641 - 648.

[90] van Meer, G., D. R. Voelker, and G. W. Feigenson. 2008. Membrane lipids: Where they are and how they behave. Nat Rev Mol Cell Biol 9: 112 - 124.

[91] Vanlangenakker, N., T. V. Berghe, D. V. Krysko, N. Festjens, and P. Vandenabeele. 2008. Molecular mechanisms and pathophysiology of necrotic cell death. Curr Mol Med 8: 207 - 220.

[92] Verfaillie, T. et al. 2012. PERK is required at the ER-mitochondrial contact sites to convey apoptosis after ROS-based ER stress. Cell Death Differ 19: 1880 - 1891.

[93] Verfaillie, T., A. D. Garg, and P. Agostinis. 2013. Targeting ER stress induced apoptosis and inflammation in cancer. Cancer Lett 332: 249 - 264.

[94] Wang, X. 2001. The expanding role of mitochondria in apoptosis. Genes Dev 15: 2922 - 2933.

[95] Yuan, J. 2006. Divergence from a dedicated cellular suicide mechanism: Exploring the evolution of cell death. Mol Cell 23: 1 - 12.

[96] Zappasodi, R., S. M. Pupa, G. C. Ghedini et al. 2010. Improved clinical outcome in indolent B-cell lymphoma patients vaccinated with autologous tumor cells experiencing immunogenic death. Cancer Res 70: 9062 - 9072.

[97] Zhou, C. N. 1989. Mechanisms of tumor necrosis induced by photodynamic therapy. J Photochem Photobiol B 3: 299 - 318.

[98] Zitvogel, L., O. Kepp, and G. Kroemer. 2010a. Decoding cell death signals in inflammation and immunity. Cell 140: 798 - 804.

[99] Zitvogel, L., O. Kepp, L. Senovilla et al. 2010b. Immunogenic tumor cell death for optimal anticancer therapy: the calreticulin exposure pathway. Clin Cancer Res 16: 3100 - 3104.

28　血管和细胞靶向的光动力疗法

28.1　引　　言

光动力疗法（photodynamic therapy，PDT）是一种在光敏剂积聚之后予以光照的治疗方式，其介导的氧化损伤可以对包括肿瘤细胞和间质细胞在内的任何组织产生直接细胞毒性作用。在这个章节中，首先会讲述 PDT 介导的细胞毒性作用的机制和结果，随后着重阐明恶性组织或病变组织血管损伤在PDT 中的成功作用。我们将描述肿瘤血流量如何变化和 PDT 血管损伤的疗效和范围。最后，我们也会介绍肿瘤氧化、血管构成以及肿瘤微环境的一些其他特征如何影响 PDT 对细胞和血管的损伤。

28.2　PDT 介导的细胞应答

PDT 介导细胞死亡应答的机制是多方面的，包括凋亡、自噬和坏死，事实上，细胞死亡机制的激活通常出现在使用细胞毒性剂量的 PDT 之后。例如，在宫颈癌 HeLa 细胞中玫瑰红醋酸酯（Rose bengal acetate，RBAc）介导的 PDT 引发一系列的细胞死亡机制，包括由内源性凋亡到外源性凋亡，最后迅速地以自噬结束（Panzarini，Inguscio 和 Dini，2011）。在很多情况下，PDT 导致细胞死亡的主要模式受到亚细胞损伤部位影响，而损伤部位与光敏剂的细胞内定位有关。光敏剂定位于线粒体、内质网和溶酶体时更倾向于诱导凋亡性和/或自噬性细胞死亡，而当光敏剂定位于质膜时则更多地诱发坏死（Buytaert，Dewaele 和 Agostinis，2007）。光敏剂如维替泊芬和四羟基氯苯酚定位于线粒体和内质网，而金丝桃素定位于溶酶体和内质网，在卟啉类药物中，原卟啉Ⅸ（PpⅨ）通常定位于线粒体、溶酶体膜，而 Photofrin 定位于高尔基体和细胞膜（Buytaert，Dewaele 和 Agostinis，2007）。

PDT 激活的细胞死亡通路得到平衡后可以诱发细胞存活通路的信号传导。PDT 能促进表皮生长因子受体（EGFR）、存活素、缺氧诱导因子- 1α（HIF-1α）和环氧化酶2（COX-2）的表达，以上这些都可以促进血管生成和存活信号的表达（Edmonds 等，2012；Ferrario 等，2007；Gomer 等，2006）。为了减轻光治疗导致的这一后果，许多研究证实 PDT 和针对这些途径的分子靶向药物相联合可以增加疗效。例如，在动物模型中，PDT 和 EGFR 靶向抗体西妥昔单抗联合使用后会引起凋亡增加，对细胞周期进程重要的基因（如 cyclin-D1、c-myc）表达下调及肿瘤应答的增强（Abu-Yousif 等，2012；Bhuvaneswari 等，2009b；del Carmen 等，2005）。在 PDT 联合 COX-2 抑制剂 NS-398（Gomer 等，2006）治疗辐射诱发的纤维肉瘤（RIF）后也可以观察到同样的治疗获益，体外实验证实：靶向存活素或其结合热休克蛋白 90（heat shock protein 90，HSP90）可以提高黑色素细胞瘤的 PDT 治疗效果（Ferrario 等，2007）。

除了针对肿瘤细胞本身的疗效，PDT 也能损害肿瘤相关的免疫细胞，特别是淋巴细胞。PDT 诱导的免疫抑制常常与接触性超敏反应的抑制有关（Castano，Mroz 和 Hamblin，2006）。许多 PDT 方案会刺激损伤部位，募集中性粒细胞和巨噬细胞，还可以促进细胞因子释放，这些细胞因子既可促进细胞死亡又可调节细胞存活（Brackett 等，2011；Castano，Mroz 和 Hamblin，2006）。例如，PDT 可以促进肿瘤坏死因子（tumor necrosis factor，TNF）- α 的产生，TNF－α 有利于白细胞穿过血管内皮细胞屏障到达损伤部位（如肿瘤组织）并黏附其上，进而杀伤肿瘤细胞或血管内皮细胞（Bhuvaneswari 等，

2009a；Chen 等，2006）。相反，PDT 诱导的促炎因子白介素（interleukin，IL）-6 的分泌增加具有细胞保护作用和野生小鼠相比，在白介素缺乏的小鼠上接种 Colo26 肿瘤后，可以促进促凋亡蛋白 BAX 的表达，在 PDT 治疗 8～24 小时之后促进细胞死亡（Brackett 等，2011）。PDT 应答产生的其他细胞因子包括 IL-1β、IL-8、IL-10，特别是粒细胞集落刺激因子（Castano，Mroz 和 Hamblin，2006），然而值得注意的是，PDT 诱导释放的是促炎因子还是抗炎因子受光敏剂和治疗方案不同而变化（Bhuvaneswari 等，2009a）。

28.3 PDT 介导的血管损伤

PDT 对肿瘤血管系统的直接细胞毒性作用可以导致血管功能恶化，并对 PDT 整体治疗效果产生长远影响。许多 PDT 治疗方案可导致某种形式的血管损害，然而血管损伤程度受特定治疗条件的影响。在光敏剂从循环中大量清除前，缩短给药和光照间隔可以使 PDT 直接损伤靶组织血管（Chen 等，2006）。这种所谓 PDT 介导的血管损伤的被动治疗方法可以通过一些光敏剂来实现，如钯-细菌脱镁叶绿酸（Tookad）、维替泊芬（Verteporfin）或莫特沙芬镥（Motexafin Lutetium）。例如，静脉使用维替泊芬 15 分钟后进行光照（Chen 等，2006），而在莫特沙芬镥给药后 3 小时进行光照（Busch 等，2010），可以确保 PDT 过程中血浆和血管内皮实现高药物浓度。Tookad 是一种疏水性细菌性脱镁叶绿酸钯化合物，在血浆中的半衰期约为 20 分钟，因此用药光照间隔时间最好小于 30 分钟（Chen 等，2006）。以上 PDT 介导的血管损伤相关的光敏剂都已得到研究或用于临床。维替泊芬作为一种经 FDA 批准的 PDT 光敏剂，可用于治疗年龄相关性黄斑退变的脉络膜新生血管（Chen 等，2006），莫特沙芬镥正被研究是否可治疗放疗后局部复发的前列腺癌（Patel 等，2008），Tookad 已被研究用于治疗原发性前列腺癌（Arumainayagam 等，2010）。

PDT 介导的血管损伤不仅仅局限于靶向的血管。即使治疗方案中没有发射光，但由于光敏剂对血管内皮细胞（Chang 等，1999）和血管的基底膜（Maas 等，2012）亲和力较高，且在循环中光敏剂浓度较高的时候也能诱导产生一定的血管损伤。总的来说，当使用 Photofrin、酞菁类染料和二氢卟酚类药物作为光敏剂时，PDT 对血管的效应包括血管收缩、凝血级联反应的激活、血栓形成、血管渗漏和血流瘀滞（Bhuvaneswari 等，2009a）。然而，还有一些光敏剂不会产生任何急性的血管效应，如二磺酸锌或铝菁铝（Fingar 等，2000）。

PDT 介导的血管损伤由血管内皮细胞屏障的完整性缺失引起，该效应导致血管基底膜的暴露，继而诱发血小板聚集、凝血反应，以及血栓形成和血流瘀滞（Fingar 等，2000）。这个过程还能被基底膜本身的光敏作用进一步加强，在体内和体外可分别表现为促进血小板聚集和血管充血（Fungaloi 等，2002；Maas 等，2012）。PDT 光传输过程可诱导血栓形成、缺氧和营养缺乏，这会对肿瘤细胞起到杀伤作用，但同时阻碍了光的分布和光毒性作用所需的光化学反应，因此不利于 PDT 的长期治疗。在 Photofrin 介导的 PDT 实施前添加肝素可以提高光分布，改善氧气供应和血流灌注，和单纯的 PDT 治疗相比，添加肝素能够增强肿瘤的应答（Yang 等，2010）。反之，Fingar 等人（1993）研究发现 PDT 前或 PDT 期间应用血栓素抑制药会起到消极的作用。特别是添加了靶向血栓素合成、释放或活性的抑制药会减少血管收缩，同时会使 PDT 的肿瘤治愈率降低。总的来说，这些研究突出了了解 PDT 血管损伤潜在原因的重要性，而这些因素在血管损伤实验设计的时候应该要考虑进去。

重要却往往不利的是：PDT 能够诱导促血管生成因子的释放，如血管内皮生长因子（vascular endothelial growth factor，VEGF），COX-2 和基质金属蛋白酶（matrix metalloproteinases，MMPs）（Gomer 等，2006），这些因子能够促使肿瘤血管重建从而影响治疗效果。在多种肿瘤细胞株和动物模型（包括人脑胶质瘤和前列腺癌）的 PDT 研究中都发现了 VEGF 分泌增加（Deininger 等，2002；Solban 等，2006）。与生存信号一样，抗血管生成化合物和 PDT 的结合作为提高疗效的机制得到了越来越多的关注。例如，在人非小细胞肺癌（H460）的小鼠模型中，贝伐单抗和维替泊芬-PDT 结合使用可以使

PDT 诱导升高的 VEGF 水平降低，从而提高肿瘤治愈率（Gallagher-Colombo 等，2012）。同样，在人膀胱癌的小鼠模型（Bhuvaneswari 等，2010）和小鼠的乳腺癌模型（Ferrario 等，2000）中，PDT 分别联合贝伐单抗和抗血管生成复合体 EMAPII 或 IM862 都可以提高疗效。

　　另一个促进 PDT 介导的血管损伤的方法是使用激活靶向血管系统的光敏剂。这种方法需要通过光敏剂的结构修饰来更长时间地滞留血管中，或者将光敏剂与靶向血管内皮细胞特异的细胞表面受体或整合素的分子结合起来（Chen 等，2006）。设计能与肿瘤血管特异性靶向结合的血管靶向基团技术比普通的肿瘤靶向技术困难得多，因为肿瘤血管的特异性标志物尚未找到，如细胞表面受体或内皮细胞上优先表达的整合素。然而，将光敏剂与在血管内皮细胞中高表达的多肽结合起来后也可以增强其疗效。例如，在脉络膜新生血管疾病的小鼠模型的视网膜中观察到的特征性新生血管可以用维替泊芬联合 VEG-FR-2 结合肽治疗（Renno 等，2004）。维替泊芬也可联合鼠因子Ⅶ蛋白，后者可以与组织因子结合细胞因子，高度表达于新生血管内皮细胞和肿瘤细胞表面。这种结合体的优势在于既可以靶向肿瘤组织，又可以靶向肿瘤血管的内皮细胞，同时也避免了对正常组织和血管的损伤（Hu 等，2010）。

28.4　PDT 的血流动力学效应

　　PDT 介导血管损伤的结果是引起局部组织的缺血，进而导致缺氧和营养缺乏。很多光敏剂和光敏条件介导的 PDT 相关的血管损伤都会导致缺血，它可以由 PDT 的血管收缩效应造成（Fingar 等，2000），也可以通过 PDT 诱导凝血级联信号激活血管充血引起（Dolmans 等，2002）。血管收缩及血栓形成（He，Agharkar 和 Chen，2008）在 PDT 诱导栓子的形成中是快速瞬态事件，同时也能导致 PDT 所治疗组织的血流动力学改变。

　　最近，由于非侵入性检测方面的技术进步，测量 PDT 造成的血流动力学改变在时间和空间方面的精确性都较之前有所提高。通过这些测量发现，光照后血流的变化是动态的，升高或者降低的流速改变都非常迅速（仅持续数秒或数分钟）（Madar-Balakirski 等，2010）。而且，在光照中出现了肿瘤血流动力反应中的治疗方案依赖模式。例如，当 Photofrin 采用常规的 24 小时给药光照间歇后，肿瘤的血流动力学最初血液流速急剧上升，随后出现显著降低（Standish 等，2008；Yu 等，2005）（图 28.1）。接

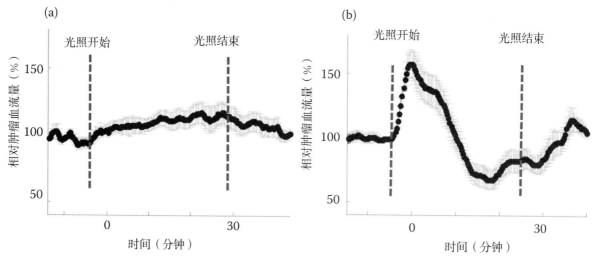

图 28.1　Photofrin-PDT 的血流动力学反应

用弥散相关光谱测量肿瘤相关血流量（rBF），根据光照前的基础流量以百分比的形式表达。对照动物组（a）接受光照但不使用光敏剂，在光照后出现轻微的血流动力学波动。PDT 治疗组动物（b）使用光敏剂，在光照后出现先上升后下降的波形。趋势线图的数值取平均值（±SE）（对照组 $n=10$，实验组 $n=15$）。RIF 肿瘤模型光卟啉 5 mg/kg 静脉给药 24 小时后予以光照，PDT 光照强度为 75 mW/cm²，能量及波长为 135 J/cm²（630 nm）（来自 Yu G. et al. Clin Cancer Res，11，2005. With permission）。

下来的血流动力学波动因不同的实验动物而异，在治疗最后可回归到预治疗的水平。相反，使用莫特沙芬镥作为光敏剂时，在3小时的给药光照间歇后，血流产生快速急剧下降又快速恢复，随后的治疗过程中出现了一个缓坡式下降（Busch 等，2010）（图 28.2）。奇怪的是，氨基乙酰丙酸（aminolevulinic acid，ALA）- PDT（一般是3小时的给药光照间歇）产生了一个相似的急剧下降、恢复、再缓慢下降过程，有时则会在最初出现一个小而短暂的上升（Becker 等，2010）。

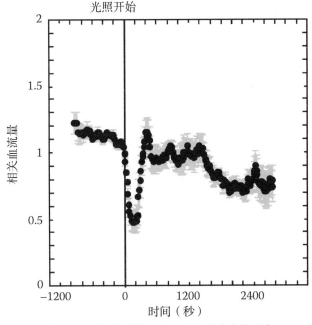

图 28.2 莫特沙芬镥 PDT 的血流动力学反应

PDT 光照后诱导一个迅速而短暂的血流量下降。在血流量图中可以表现出一个典型的线条改变。在 RIF 肿瘤模型中静脉用药莫特沙芬镥（10 mg/kg，3 小时光照间隔），光照条件为 200 J/cm²、75 mW/cm²（730 nm）。在 PDT 之前将基线值标准化。以分数形式而非之前图 28.1 应用的百分比形式记录下相关血流量（来自 Busch，T. et al.，Radiat Res，174，2010. With permission）。

　　PDT 治疗中血流动力学改变的协议依赖性差异可能与光敏剂的定位有关。例如，可以假设 Photofrin-PDT 中血流量最初的升高可能继发于肿瘤组织治疗导致的光化学氧消耗，而随后的血流下降和 Photofrin 引起的血管收缩与血栓形成相符合（Fingar 等，2000）。莫特沙芬镥和 ALA 所产生的快速短暂的缺血效应可能是由于光敏化的血管有力而快速地收缩引起的血流动力学效应，随后缓和的血流则是活性氧损伤导致血管松弛所致。这种血流动力学改变可能是由于给药光照间隔时间较短而导致的血管中高血药浓度引起（Busch 等，2010），或者使用 ALA 时，由血管内皮的 PpIX 聚积产生（Rodriguez 等，2009）。就这一点而言，有意思的是，有研究发现在缩短维替泊芬的给药光照间隔时间导致的血管损伤中，PDT 治疗时血管直径并无改变（He，Agharkar 和 Chen，2008），或者是另一种情况，在个体血管层面，PDT 诱发的急性血管收缩导致血流量上升（Khurana 等，2008）。综合这些研究数据发现，不管是个体血管的光动力效应还是前文提到的莫特沙芬镥的肿瘤平均血管效应，都表明定位于血管的光敏剂接受光照后，其引发的血流动力学反应和光敏剂的类型有关。在 Tookad 作为光敏剂的研究中，进一步验证了靶向血管 PDT 血流动力学反应的药物依赖性，Tookad PDT 接受光照后，肿瘤滋养血管产生一个非常迅速的血管扩张反应，随后出现血管收缩和闭塞性血栓形成（Madar-Balakirski 等，2010）。此文的作者推断在 Tookad 的光敏化作用中，Tookad 没有从循环中溢出，血栓的形成是由于光照激发的血管直径极快速改变引起，这与其他血管靶向光敏剂造成的血管内皮损害截然相反（Madar-Balakirski 等，2010）。

　　在小鼠模型 PDT 相关的血流动力学研究中有一个意义重大的发现：治疗导致的血流量改变可以用来预测肿瘤的杀伤作用和长期疗效。例如，研究者发现 Photofrin-PDT 中，肿瘤血流量的下降速度和肿瘤的应答相对应，以 400 mm³ 肿瘤体积的再生长延迟来测量（Yu 等，2005）。这种关联表现为血流量下降幅度减小，导致肿瘤再生长延迟的持续时间延长，与光照中缺血导致缺氧，从而削弱 PDT 的氧化损伤作用的机制相一致。Standish 等人（2008）同样发现 Photofrin-PDT 中肿瘤组织的血流下降缓慢时会出现更多的坏死（PDT 后 24 小时）。有学者发现当维替泊芬的给药光照间隔为 5 分钟时，予以光照后产生的血流改变也会影响治疗效果（Pham 等，2001）。在维替泊芬 PDT 过程中，发现肿瘤血流量（以血红蛋白为测量指标）和肿瘤氧化作用（以血氧饱和度为测量指标）显著下降。然而，和 Photofrin-PDT 的结果相反，维替泊芬 PDT 血流量的下降是有益的，因为 PDT 过程中肿瘤血流量或氧化作用的大幅下降在治疗后 72 小时会引起更多的坏死。这些结果表明维替泊芬 PDT 在这样的情况下会导致血管的永久性闭塞，在扩大治疗过程中缺氧产生直接光毒性作用的同时，减轻了光照期间因缺氧造成的直接细胞毒的限制，可以产生理想的（坏死性）结局。

28.5 肿瘤微环境作为 PDT 介导的细胞和血管损害的效应器

不管损伤是由血管机制还是细胞机制介导，肿瘤微环境都具有促进或者阻碍 PDT 治疗的作用。肿瘤的特征，如它的氧合作用、血管形成和基质成分，都会影响 PDT 反应过程，包括光敏剂的累积和分布、组织的光穿透性和氧依赖性细胞毒性物质的产生。总的来说，PDT 的氧依赖性起源于 Ⅱ 型光化学反应，它和许多（但不是所有）光敏剂都有关系，它产生的单线态氧（可以使底物氧化的高活性分子）导致了 PDT 相关的细胞毒性反应。作为 Ⅱ 型光化学反应的结果，光照中当基态氧的消除快于机体的补充时（如光化学氧消耗），PDT 介导的缺氧可以迅速产生。如前文所述，PDT 对血液流动的影响能够严格限制氧气的运输，进而导致光照期间肿瘤组织进一步缺氧（Busch，2006）。而且，因为氧合血红蛋白和脱氧血红蛋白的吸收光谱不同，肿瘤组织的氧合状态也会影响 PDT 相关波长光的穿透（Mitra 和 Foster，2004）。因此，在研究 PDT 介导的肿瘤损伤的微环境效应时，不仅要考虑肿瘤缺氧的存在，还要考虑肿瘤在光照期间的发展。

将光照中 PDT 产生的缺氧反应最小化，可以提高光照对肿瘤区域的直接光毒性反应以及对血管的损伤作用。例如，将光照分为多次实施或光照中留有间隔时间，可以让肿瘤组织在光照间歇补充氧，从而增加细胞内或组织的损害（Curnow，Haller 和 Bown，2000；Iinuma 等，1999；Sotiriou 等，2012）。同样，在临床前以及临床中研究发现，光照中予以高压氧可以提高 PDT 过程中肿瘤组织的氧气供应进而提高疗效（Chen 等，2002；Maier 等，2000）。另外，在一系列老鼠模型的研究中还发现，降低光照中光的能流率可以促进肿瘤氧化作用，这引导我们在一系列老鼠试验中检验了肿瘤氧合和血管应答的光能流率效应（Busch 等，2002，2009，2010）。在这个研究中，我们发现较低的能流率可以减轻 PDT 导致的远离血管（氧源）的肿瘤组织和邻近血管的肿瘤细胞缺氧程度（Busch 等，2002）。与这个结果相一致的是，低光能流率可以帮助维持 PDT 期间的肿瘤灌注（Busch 等，2002），并促进治疗相关的细胞毒性作用（Busch 等，2009）。此外，这些研究发现低能流率可以减少光照中瘤内组织缺氧的非均一性，从而减少瘤内 PDT 介导损伤的变异性（Busch 等，2009）。低能流率的另一个优点是，与总光能量一致的情况下使用高能流率相比可以增加治疗时间。我们（Busch 等，2010）和别人发表的文章（Seshadri 等，2008）已证实，光照时间延长可以造成更多的血管损害，并产生更好的疗效，这和低能流率所致氧保护的获益是分开的。

尽管 PDT 过程中对治疗相关缺氧的控制优先于提供一个合适的肿瘤微环境至关重要，PDT 应答中肿瘤微环境的作用仍然重要。早期研究发现，预先存在的、严重的缺氧会限制 PDT 的疗效（Fingar 等，1992）。然而，对肿瘤内氧合的异质性研究发现，低含氧量（<8 mmHg）的区域更容易受 PDT 相关氧化作用下降的影响，这可能和血管损伤有关（Pogue 等，2001）。这表明预先存在的肿瘤的低灌注区域受治疗相关的血管损伤的风险更大。后来的研究同样证明在接受 PDT 之后，与相同条件下流速较高的情况相比，初始血管流速较低时，能更快地出现完全血流停滞（He，Agharkar 和 Chen，2008）。

最近的一项研究表明，PDT 诱导的缺血反应在不同小鼠种系的同一肿瘤模型中也是不同的。这可以解释为种系之间不同的肿瘤血流动力学差异可能是由肿瘤血管的大小或其他因素导致的（Mesquita 等，2012）。总的来说，这些数据显示的肿瘤内和肿瘤间血管结构及功能的差异是 PDT 诱导的急性血管损伤的原因。

　　肿瘤血管网的组成可以影响光敏剂的累积和分布情况，从而改变 PDT 的效应。许多研究表明，提高肿瘤的血管通透性可以增加光敏剂的累积（Chen 等，2005；Roberts 和 Hasan，1993）。血管间质的结构组成可以影响药物在血管内的定位，进一步影响光敏剂的分布。就这一点而言，我们最近发现 Photofrin 在血管基底膜胶原蛋白的定位可以显著增加那些预先存在更多胶原蛋白的肿瘤组织血管损伤（Maas 等，2012）（图 28.3），因此胶原蛋白含量高的肿瘤，其 PDT 治愈率也高。并且，在胶原沉积多的肿瘤中表现为血管分布和 PDT 时血流动力学具有更好的瘤内均一性。因此，这些肿瘤对 PDT 较好的反应也在其他的研究中得以体现（Zhou 等，2006），可以通过减少光敏剂摄取不均匀来降低在不同肿瘤之间 PDT 应答的变异性。

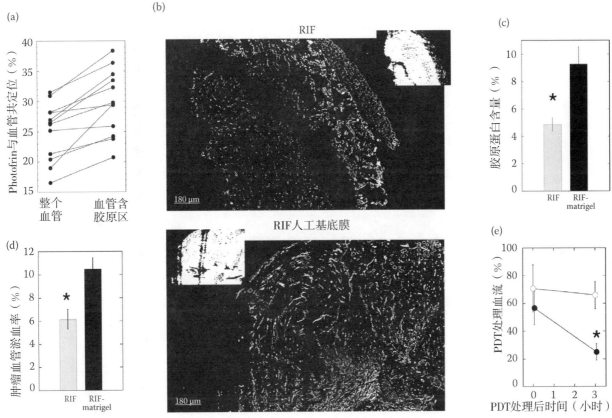

图 28.3　光敏纤维定位于Ⅳ型胶原，介导 PDT 诱导血管损伤。荧光显微镜下的光敏纤维分布结合肿瘤血管结构的免疫组织化学，显示光敏纤维在血管基底膜上的Ⅳ型胶原定位优于在整个血管上的定位（a）这个含有较多胶原的肿瘤模型的 PDT 反应有关；例如，补充基底膜基质（RIF-matrigel）的 RIF 肿瘤（b 图，c 图定量）比单纯基质 RIF 肿瘤（RIF）含有更多胶原蛋白。由于胶原蛋白含量增加，RIF-matrigel 肿瘤接受 PDT 后血管损伤更严重，包括血栓形成（d）和更多插图描绘了切片上肿瘤区域。＊表示 RIF 与 RIF-matrigel 的比较 $P < 0.05$（来自 Maas, A. et al., Cancer Res, 72, 2012. with Permission）。

28.6　小　　结

　　细胞和血管损伤是 PDT 产生疗效的基础机制。PDT 对不同目标的作用程度会因治疗方案和目标组织的微环境特征不同而出现差异。缩短给药光照间隔，可以使治疗区域的血管收缩和血栓闭塞，进而成功损伤病变组织。然而，重要的是光敏剂在肿瘤和间质中分布较循环中浓度高时，予以光照的治疗策略也会伴随着血管效应。PDT 过程中血流非侵入性检测技术的出现为 PDT 对肿瘤血流动力学的实时效应监测提供了可能，它可以监测治疗结果，优化临床治疗方案。另外，对组织微环境如何影响 PDT 的细胞和血管效应的研究可以促进临床应用的进步，进而有助于选择更好的光照方案，选择更适宜的病人，以及为探索 PDT 肿瘤微环境的生物学和分子起源提供基础。

致谢：

本章节为美国国立卫生研究院资助项目，批准号：R01-CA085831，R01-CA129554，PPG-CA87971（for TMB），T32-CA009677（for SGC）。

参考文献

[1] Abu-Yousif, A. O., A. C. Moor, X. Zheng et al. 2012. Epidermal growth factor receptor-targeted photosensitizer selectively inhibits EGFR signaling and induces targeted phototoxicity in ovarian cancer cells. Cancer Lett 321 (2): 120 – 127.

[2] Edmonds, C., S. Hagan, S. M. Gallaher-Colombo, T. M. Busch, and K. A. Cengel. 2012. Photodynamic therapy activated signaling from epidermal growth factor receptor and STAT3: Targeting survival pathways to increase PDT efficacy in ovarian and lung cancer. Cancer Biology & Therapy 13 (14): 1463 – 1470.

[3] Arumainayagam, N., C. M. Moore, H. U. Ahmed, and M. Emberton. 2010. Photodynamic therapy for focal ablation of the prostate. World J Urol 28: 571 – 576.

[4] Becker, T. L., A. D. Paquette, K. R. Keymel, B. W. Henderson, and U. Sunar. 2010. Monitoring blood flow responses during topical ALA-PDT. Biomed Opt Express 2: 123 – 130.

[5] Bhuvaneswari, R., Y. Y. Gan, K. C. Soo, and M. Olivo. 2009a. The effect of photodynamic therapy on tumor angiogenesis. Cell Molec Life Sci 66: 2275 – 2283.

[6] Bhuvaneswari, R., Y. Y. Gan, K. C. Soo, and M. Olivo. 2009b. Targeting EGFR with photodynamic therapy in combination with Erbitux enhances in vivo bladder tumor response. Mol Cancer 8: 94.

[7] Bhuvaneswari, R., P. S. Thong, Y. Y. Gan, K. C. Soo, and M. Olivo. 2010. Evaluation of hypericin-mediated photodynamic therapy in combination with angiogenesis inhibitor bevacizumab using in vivo fluorescence confocal endomicroscopy. J Biomed Opt 15: 011114.

[8] Brackett, C. M., B. Owczarczak, K. Ramsey, P. G. Maier, and S. O. Gollnick. 2011. IL-6 potentiates tumor resistance to photodynamic therapy (PDT). Lasers Surg Med 43: 676 – 685.

[9] Busch, T. M. 2006. Local physiological changes during photodynamic therapy. Lasers Surg Med 38: 494 – 499.

[10] Busch, T. M., H. W. Wang, E. P. Wileyto, G. Yu, and R. M. Bunte. 2010. Increasing damage to tumor blood vessels during motexafin lutetium-PDT through use of low fluence rate. Radiat Res 174: 331 – 340.

[11] Busch, T. M., E. P. Wileyto, M. J. Emanuele et al. 2002. Photodynamic therapy creates fluence rate-dependent gradients in the intratumoral spatial distribution of oxygen. Cancer Res 62: 7273 – 7279.

[12] Busch, T. M., X. Xing, G. Yu et al. 2009. Fluence rate-dependent intratumor heterogeneity in physiologic and cytotoxic responses to Photofrin photodynamic therapy. Photochem Photobiol Sci 8: 1683 – 1693.

[13] Buytaert, E., M. Dewaele, and P. Agostinis. 2007. Molecular effectors of multiple cell death pathways initiated by photodynamic therapy. Biochim Biophys Acta 1776: 86 – 107.

[14] Castano, A. P., P. Mroz, and M. R. Hamblin. 2006. Photodynamic therapy and antitumour immunity. Nat Rev Cancer 6: 535 – 545.

[15] Chang, C. J., C. H. Sun, L. H. Liaw, M. W. Berns, and J. S. Nelson. 1999. In vitro and in vivo photosensitizing capabilities of 5-ALA versus photofrin in vascular endothelial cells. Lasers Surg Med 24: 178 – 186.

[16] Chen, B., B. W. Pogue, P. J. Hoopes, and T. Hasan. 2006. Vascular and cellular targeting for photodynamic therapy. Crit Rev Eukaryot Gene Express 16: 279 – 305.

[17] Chen, B., B. W. Pogue, X. Zhou et al. 2005. Effect of tumor host microenvironment on photodynamic therapy in a rat prostate tumor model. Clin Cancer Res 11: 720 – 727.

[18] Chen, Q., Z. Huang, H. Chen et al. 2002. Improvement of tumor response by manipulation of tumor oxygenation during photodynamic therapy. Photochem Photobiol 76: 197 – 203.

[19] Curnow, A., J. C. Haller, and S. G. Bown. 2000. Oxygen monitoring during 5-aminolaevulinic acid induced photodynamic therapy in normal rat colon. Comparison of continuous and fractionated light regimes. J Photochem Photobiol B Biol 58: 149 – 155.

[20] Deininger, M. H., T. Weinschenk, M. H. Morgalla, R. Meyermann, and H. J. Schluesener. 2002. Release of regulators of angiogenesis following Hypocrellin-A and-B photody-namic therapy of human brain tumor cells. Biochem Biophys Res Commun 298: 520 – 530.

[21] del Carmen, M. G., I. Rizvi, Y. Chang et al. 2005. Synergism of epidermal growth factor receptor-targeted immunotherapy with photodynamic treatment of ovarian cancer in vivo. J. Natl Cancer Inst 97: 1516 – 1524.

[22] Dolmans, D. E., A. Kadambi, J. S. Hill et al. 2002. Vascular accumulation of a novel photosensitizer, MV6401, causes selective thrombosis in tumor vessels after photodynamic therapy. Cancer Res 62: 2151 – 2156.

[23] Ferrario, A., N. Rucker, S. Wong, M. Luna, and C. J. Gomer. 2007. Survivin, a member of the inhibitor of apoptosis family, is induced by photodynamic therapy and is a target for improving treatment response. Cancer Res 67: 4989 – 4995.

[24] Ferrario, A., K. F. von Tiehl, N. Rucker et al. 2000. Antiangiogenic treatment enhances photodynamic therapy responsiveness in a mouse mammary carcinoma. Cancer Res 60: 4066 – 4069.

[25] Fingar, V. H., K. A. Siegel, T. J. Wieman, and K. W. Doak. 1993. The effects of thromboxane inhibitors on the microvascular and tumor response to photodynamic therapy. Photochem Photobiol 58: 393 – 399.

[26] Fingar, V. H., S. W. Taber, P. S. Haydon et al. 2000. Vascular damage after photodynamic therapy of solid tumors: A view and comparison of effect in preclinical and clinical models at the University of Louisville. In Vivo 14: 93 – 100.

[27] Fingar, V. H., T. J. Wieman, Y. J. Park, and B. W. Henderson. 1992. Implications of a preexisting tumor hypoxic fraction on photodynamic therapy. J Surg Res 53: 524 – 528.

[28] Fungaloi, P., R. Statius van Eps, Y. P. Wu et al. 2002. Platelet adhesion to photodynamic therapy-treated extracellular matrix proteins. Photochem Photobiol 75: 412 – 417.

[29] Gallagher-Colombo, S. M., A. L. Maas, M. Yuan, and T. M. Busch. 2012. Photodynamic therapy-induced angiogenic signaling: Consequences and solutions to improve therapeutic response. Israel J Chem 52: 681 – 690.

[30] Gomer, C. J., A. Ferrario, M. Luna, N. Rucker, and S. Wong. 2006. Photodynamic therapy: Combined modality approaches targeting the tumor microenvironment. Lasers Surg Med 38: 516 – 521.

[31] He, C., P. Agharkar, and B. Chen. 2008. Intravital microscopic analysis of vascular perfusion and macromolecule extravasation after photodynamic vascular targeting therapy. Pharm Res 25: 1873 – 1880.

[32] Hu, Z., B. Rao, S. Chen, and J. Duanmu. 2010. Targeting tissue factor on tumour cells and angiogenic vascular endothelial cells by factor VII-targeted verteporfin photodynamic therapy for breast cancer in vitro and in vivo in mice. BMC Cancer 10: 235.

[33] Iinuma, S., K. T. Schomacker, G. Wagnieres et al. 1999. In vivo fluence rate and fractionation effects on tumor response and photobleaching: Photodynamic therapy with two photosensitizers in an orthotopic rat tumor model. Cancer Res 59: 6164 – 6170.

[34] Khurana, M., E. H. Moriyama, A. Mariampillai, and B. C. Wilson. 2008. Intravital high-resolution optical imaging of individual vessel response to photodynamic treatment. J Biomed Opt 13: 040502.

[35] Maas, A. L., S. L. Carter, E. P. Wileyto et al. 2012. Tumor vascular microenvironment determines responsiveness to photodynamic therapy. Cancer Res 72: 2079 – 2088.

[36] Madar-Balakirski, N., C. Tempel-Brami, V. Kalchenko et al. 2010. Permanent occlusion of feeding arteries and draining veins in solid mouse tumors by vascular targeted photodynamic therapy (VTP) with Tookad. PLoS One 5: e10282.

[37] Maier, A., F. Tomaselli, U. Anegg et al. 2000. Combined photodynamic therapy and hyperbaric oxygenation in carcinoma of the esophagus and the esophago-gastric junction. Eur J Cardiothorac Surg 18: 649 – 654; discussion 654 – 655.

[38] Mesquita, R. C., H. S. Miller, S. S. Schenkel et al. 2012. Tumor blood flow differs between mouse strains: Consequences for vasoresponse to photodynamic therapy. PLoS ONE 7: e37322.

[39] Mitra, S., and T. H. Foster. 2004. Carbogen breathing significantly enhances the penetration of red light in murine tumours in vivo. Phys Med Biol 49: 1891 – 1904.

[40] Panzarini, E., V. Inguscio, and L. Dini. 2011. Timing the multiple cell death pathways initiated by Rose Bengal acetate photodynamic therapy. Cell Death Dis 2: e169.

[41] Patel, H., R. Mick, J. Finlay et al. 2008. Motexafin lutetium-photodynamic therapy of prostate cancer: Short-and long-term effects on prostate-specific antigen. Clin Cancer Res 14: 4869 – 4876.

[42] Pham, T. H., R. Hornung, M. W. Berns, Y. Tadir, and B. J. Tromberg. 2001. Monitoring tumor response during photodynamic therapy using near-infrared photon-migration spectroscopy. Photochem Photobiol 73: 669 – 677.

[43] Pogue, B. W., R. D. Braun, J. L. Lanzen, C. Erickson, and M..W. Dewhirst. 2001. Analysis of the heterogeneity of pO2 dynamics during photodynamic therapy with verteporfin. Photochem Photobiol 74: 700 – 706.

[44] Renno, R. Z., Y. Terada, M. J. Haddadin et al. 2004. Selective photodynamic therapy by targeted verteporfin delivery to experimental choroidal neovascularization mediated by a homing peptide to vascular endothelial growth factor receptor-2. Arch Ophthalmol 122: 1002 – 1011.

[45] Roberts, W. G., and T. Hasan. 1993. Tumor-secreted vascular permeability factor/vascular endothelial growth factor influences photosensitizer uptake. Cancer Res 53: 153 – 157.

[46] Rodriguez, L., H. S. de Bruijn, G. Di Venosa et al. 2009. Porphyrin synthesis from aminolevulinic acid esters in endothelial cells and its role in photodynamic therapy. J Photochem Photobiol B 96: 249 – 254.

[47] Seshadri, M., D. A. Bellnier, L. A. Vaughan et al. 2008. Light delivery over extended time periods enhances the effectiveness of photodynamic therapy. Clin Cancer Res 14: 2796 – 2805.

[48] Solban, N., P. K. Selbo, A. K. Sinha, S. K. Chang, and T. Hasan. 2006. Mechanistic investigation and implications of photodynamic therapy induction of vascular endothelial growth factor in prostate cancer. Cancer Res 66: 5633 – 5640.

[49] Sotiriou, E., Z. Apalla, E. Chovarda et al. 2012. Single vs. fractionated photodynamic therapy for face and scalp actinic keratoses: A randomized, intraindividual comparison trial with 12-month follow-up. J Eur Acad Dermatol Venereol 26: 36 – 40.

[50] Standish, B. A., K. K. Lee, X. Jin et al. 2008. Interstitial Doppler optical coherence tomography as a local tumor necrosis predictor in photodynamic therapy of prostatic carcinoma: an in vivo study. Cancer Res 68: 9987 – 9995.

[51] Yang, L., Y. Wei, D. Xing, and Q. Chen. 2010. Increasing the efficiency of photodynamic therapy by improved light delivery and oxygen supply using an anticoagulant in a solid tumor model. Lasers Surg Med 42: 671 – 679.

[52] Yu, G., T. Durduran, C. Zhou et al. 2005. Noninvasive monitoring of murine tumor blood flow during and after photodynamic therapy provides early assessment of therapeutic efficacy. Clin Cancer Res 11: 3543 – 3552.

[53] Zhou, X., B. W. Pogue, B. Chen et al. 2006. Pretreatment photosensitizer dosimetry reduces variation in tumor response. Int J Radiat Oncol Biol Phys 64: 1211 – 1220.

29　光动力疗法用于增强抗肿瘤药传递

29.1　引　言

29.1.1　全身性药物传递

所有药物的效应都依赖于其到达治疗靶标的能力。静脉注射全身药物后，药物能否传递到特定组织受该组织的血液供应、药物穿透血管壁的能力以及在胞间隙间扩散（传送）能力的影响。优化药物在靶组织聚积的选择性可以从以下 3 个主要方面着手：第一，药物的配方和物理化学性质需要保证其在血液循环中滞留时间足够长，才能使其达到身体的作用靶点。通过纳米包埋、脂质体包裹和/或聚乙二醇化可以避免被网状内皮系统（reticuloendothelial system，RES）摄取，从而提高药物的循环时间。第二，设计药物或者载体使之能有效地滞留在靶点，而使非靶点的药物积聚最小化（如选择性靶向）。第三，药物的活性成分能按设计的时间和足以引起药理活性的浓度有效地释放至靶点（Bae 和 Park，2011；Narang 和 Varia，2011）。

对于肿瘤治疗来说，理想的靶向药物传递系统能专一地将药物传递至靶肿瘤。但事实上，这样的理想状态很难达到，通常药物传递至特定肿瘤部位的量会远远低于注射剂量的 5%。因此，很大一部分化疗药物会积聚在正常组织，引起副作用并限制药物对靶组织的作用（Bae 和 Park，2011）。独立器官导管已经用于局部灌注以提高化疗药物的浓度（Alexande 和 Butler，2010；Grootenboers 等，2006；Han 等，2011）。虽然这可以防止副作用对健康器官的影响，但仅能部分提高肿瘤治疗的特异性效应。现今有很多药物传递方法包括药物载体或制剂，在某种程度上能选择性定位肿瘤组织，也希望能减少药物在实体肿瘤组织中的分布不均问题。目前，研究者已经开发了多种用于促进治疗药物进入肿瘤，提高药物在组织靶标中的积聚以及减少毒性反应的方法。

虽然纳米颗粒设计或抗体技术、特定位点活化的前体药物应用，以及配体选择性靶向肿瘤细胞标志物的研究进展很大，但是由于血液循环和药物从血管漏出的效率因素，一定程度上，药物传递至靶点以及配体-受体之间的相互作用总是有限的（Bae 和 Park，2011）。例如，图 29.1 显示了在实验中经常遇到的肿瘤组织中化疗药物摄取和分布较差的典型情况。在该图像中，我们应该注意到化疗药物（阿霉素）发出的荧光信号在给肿瘤供血的血管壁和正常肺实质中要比在肿瘤细胞本身中高得多。

使用一些治疗策略，如热疗、光疗或血管活性因子，可以破坏肿瘤位点的内皮屏障完整性（van Nieuw Amerongen 和 van Hinsbergh，2002）。遵循同样的原理，本章讨论的新策略包括提高化疗药物从肿瘤供血血管向间质和肿瘤细胞的外渗。

29.1.2　光动力疗法的血管效应

光动力疗法（photodynamic therapy，PDT）对人体有 3 个独特的效应：杀灭肿瘤细胞；破坏血管内皮细胞，引起血栓和血流停滞；同时也能调节免疫系统。PDT 诱导的组织定位损伤受光敏剂（photosensitizer，PS）、药物配方和/或使用的载体以及实验条件的影响（Fingar，1996；Sharman，Allen 和 van Lier，1999）。例如，静脉注射后的短期内，维替泊芬（一种苯并卟啉衍生物）主要定位在血管网。因此，静脉注射后短期（10 分钟）照光，维替泊芬-PDT 主要引起血管破坏。这种"血管靶向"

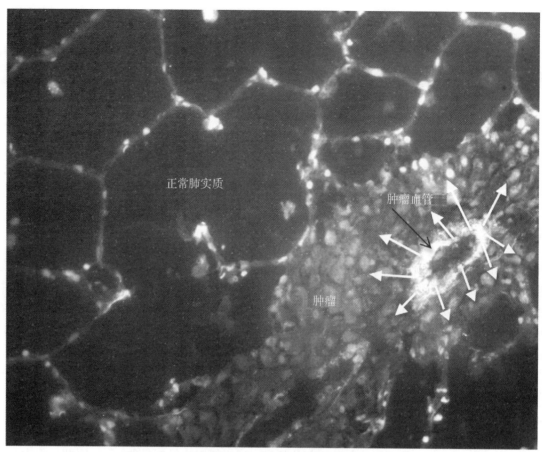

图 29.1　典型的化疗药物在肿瘤组织中的低摄取和低分布

图中，化疗药物（阿霉素）在肿瘤血管壁和正常肺实质中的荧光信号明显高于肿瘤细胞本身。

PDT 在 2001 年就已经用于临床治疗渗出性年龄相关性黄斑变性（age-related maculardegeneration，AMD）的典型病例，也用于治疗视网膜脉络膜新生血管的闭塞。在抗血管内皮生长因子（antivascular endothelial growth factor，anti-VEGF）药物出现以前，PDT 是这些病人主要且可靠的治疗方式，而且它对小的典型病变效果更好（Schmidt-Erfurth 等，2007）。血管 PDT 治疗能消耗氧，局部闭塞血管，从而降低组织的氧供。PDT 诱导的低氧能引起 HIF-1α 产生，联合 PDT 诱导的炎症反应，导致治疗区域血管的渗透性增加。Sickenberg 等人在使用木樨草素德克萨卟啉（Lutetium texaphyrin，Lu-Tex）-PDT 治疗 AMD 时，观察到了这样的血管漏出增强效应（数据未发表）。Michels 和 Schmidt-Erfurth（2003）在使用维替泊芬-PDT 治疗 AMD 病人时，也记录了视网膜在短时间内发生了相似的血管漏出现象。Fingar 等人（1992）可能也观察到了这一现象，他们第一次在临床前模型上进行了 PDT 诱导血管漏出的详细研究。他们证实在大鼠睾提肌模型上，使用 Photofrin-PDT，在一定药物-光照条件下，可以提高小静脉渗透性和漏出。

　　PDT 诱导的血管漏出被认为是临床治疗的一种缺陷，但也表明其能用于提高药物如 anti-VEGF 或化疗药物的局部传递。因此，血管 PDT 可以依次发挥其两种效应，用于肿瘤和其他疾病的治疗。PDT 可先用作局部药物的递送，然后再通过化疗药物阻塞病理性血管。图 29.2 给出了这种具有增强药物递送机制并引起后续血管闭合的联合 PDT 示意图。

　　PDT 诱导的漏出机制是非常复杂的，具有多种因素。静脉注射药物不仅能简单地通过血管壁孔隙扩散，其他生化和免疫因子也会参与其中。其他团队针对这个方面进行了多项研究（Chen 等，2006b，2008；He，Agharkar 和 Chen，2008；Hirschberg 等，2008；Snyder 等，2003）。现在我们需要确定 PDT 能选择性诱导血管漏出的有效临床前模型。因此，我们需要观察并了解涉及这个复杂过程的不同因素和机制，这样才有可能找到将这种药物传递技术转化到临床的最优治疗条件。

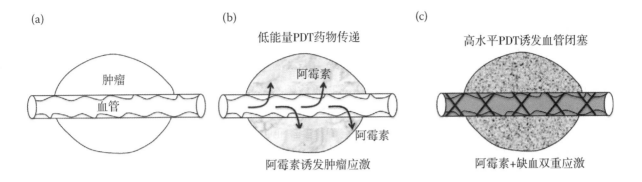

图 29.2 此研究中，鼠肺胸膜下种植了一颗肿瘤，之后采用独立肺灌注（isolated lung perfusion，ILP）高剂量的化疗药物阿霉素。杀死后进行组织观察，阿霉素具有荧光性。肿瘤组织切片在荧光显微镜下很容易看到阿霉素的组织分布情况。ILP 便于高剂量药物输注，而不需系统性循环用药。相比静脉用药，ILP 能产生更好的肿瘤化疗药物积聚。然而，观察发现药物主要积聚在肿瘤血管中，而不是肿瘤组织本身。事实上，荧光最亮区域是肿瘤血管壁和正常肺实质。我们需要获得的是肿瘤整体均质的荧光信号，而不只在肿瘤血管内。选择性化疗药物漏出（箭头所示），可能会提高化疗药物的功效。

29.2 多种机制研究的实验数据

29.2.1 在啮齿动物模型中证实的相关概念

我们在靶组织及其周围区域进行低剂量血管 PDT 预治疗，研究了其对于提高化疗药物（脂质体阿霉素）对肿瘤组织选择性递送的可能性。此实验中，我们使用了左肺表面长有同源的胸膜下肉瘤 Fisher 大鼠模型。图 29.3(a) 所示为此模型进行了胸廓切开术暴露左肺及肿瘤，利于治疗。在不同的治疗组中，大鼠分别接受两种不同剂量的维替泊芬静脉注射，15 分钟后进行光照，照射部位仅为中心含有肿瘤的下肺叶。图 29.3(b) 所示为本实验的实验操作。照射后，静脉注射脂质体阿霉素，循环 1、3、6 小时后处死动物。样本采用高效液相色谱法（high-performance liquid chromatography，HPLC）定量分

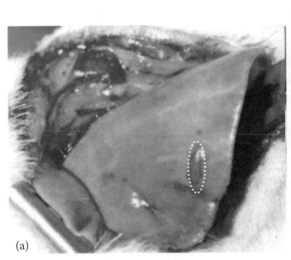

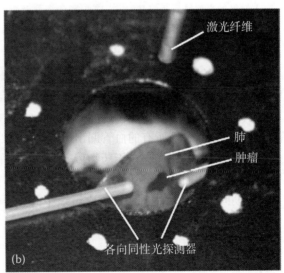

图 29.3 (a) 实验中通过胸廓切开术，暴露鼠左肺下叶，胸膜下种植一表面肉瘤（见圈），是在 10 天前通过胸膜下注射肉瘤细胞悬液产生的。(b) PDT 预治疗，遮蔽周围组织，放置光纤进行非接触、非过热表面照射，两个各向同性光探测器（白色光纤）放置在入射光束处，用于连续记录能率和累积能率。

析不同组织的阿霉素浓度。肿瘤和周围正常肺组织暴露在相同 PDT 条件下，但分别分析组织的药物浓度，此模型能用于评估 PDT 诱导的正常组织和肿瘤的大分子药物摄取情况。结果显示（图 29.4），维替泊芬-PDT 预处理能引起肿瘤组织对脂质体阿霉素的选择性摄取显著增加，而对周围正常肺实质影响不大。因此，相比单独静脉给药，PDT 预处理能明显提高药物的肿瘤-正常肺组织比率。PDT 预处理的治疗优势在于，相比无 PDT 的单纯静脉用药，脂质体阿霉素的循环时间提高到 6 小时。因此我们认为光动力药物递送具有阳性结果（图 29.4）。此原理也在其他实验如前列腺（Chen 等，2006b）、结肠癌（Snyder 等，2003）大鼠模型中得以证实。进一步实验证明，PDT 的选择性药物传递方式对肿瘤类型没有依赖性，如肺和胸膜转移癌，前提是肿瘤有足够的血管化（Cheng 等，2010；Wang 等，2012a）。

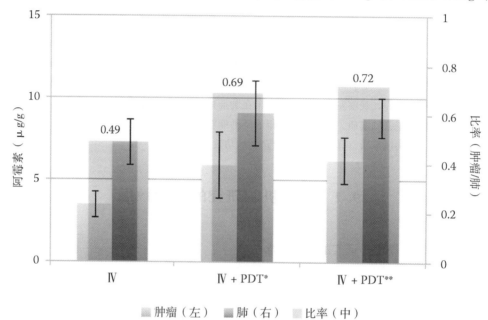

图 29.4　维替泊芬-PDT 在肿瘤（左）和正常左肺下叶（右）对脂质体阿霉素摄取的影响（μg/g）。肿瘤对正常左肺下叶脂质体阿霉素的比率见中柱。比较单独Ⅳ注射和Ⅳ注射＋两种浓度 PDT（0.0625 mg/kg、0.125 mg/kg）联合治疗（脂质体阿霉素循环后 3 小时照射）。PDT 条件为，维替泊芬Ⅳ注射后 15 分钟，690 nm 激光照射肿瘤和周围组织（距离治疗点位 30 mm），能率 35 mW/cm²，总能量 10 J/cm²。本实验显示令人鼓舞的良好结果。维替泊芬-PDT 预治疗使肿瘤对脂质体阿霉素产生了明显的选择性摄取增强，而周围正常肺实质药物浓度并没有增加。因此，相比单独应用Ⅳ药物来说，PDT 预治疗有更好的肿瘤-正常肺药物比率。这种摄取增强作用在脂质体阿霉素循环时间为 1 小时和 6 小时也存在。

虽然 PDT 的选择性药物传递效应在多种动物模型和治疗条件下反复得以证实，但其最优条件和参数仍需要被确定。临床中用于肿瘤、AMD 或其他疾病靶向血管时，充分了解光敏作用诱导的血管渗透效应是优化这种治疗所必需的。过去十年的 PDT 诱导和其他方式诱导的血管漏出的研究文献表明，没有单一一种机制能解释所有的血管漏出类型。

为了观察、了解并优化用于药物传递系统的血管 PDT 参数，需要进行非侵入性、实时的体内观察。最理想的状况是我们需要在细胞和分子水平监测不同人的血流速度和血管反应，以及不同治疗条件下 PDT 治疗期间和治疗后，肿瘤和正常组织中的大分子药物的分布。

29.2.2　绒毛尿囊膜模型的机制研究

鸡胚绒毛尿囊膜（chorioallantoic membrane，CAM）模型是体内监测血管化的一种有效模型（Vargas 等，2007）。此模型能用于体内观察 PDT 诱导血管损伤和/或漏出所涉及的基本机制，实验只会带来轻微的免疫和炎性系统干扰（鸡胚的免疫和炎性系统此时还未成熟），也不会有某些肿瘤模型中遇到的肿瘤间质压力高的问题。

使用维替泊芬-PDT 处理 CAM 血管，可以观察到治疗期间和治疗后动脉明显的收缩和血小板聚集，以及静脉发生血液凝固（Debefve 等，2008；Lange 等，2001），详见连续图 29.5。动静脉的相关现象都会降低治疗区域的血流量，潜在地引起血管的最终闭塞，也会限制 PDT 治疗期间和治疗后的漏出性。

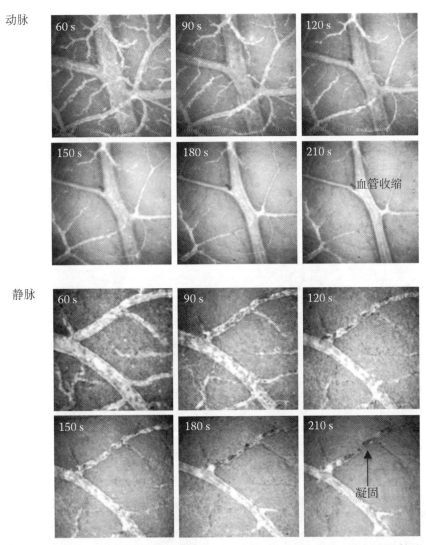

图 29.5　两组维替泊芬-PDT 治疗期间的血管成像。药物-光间隔是 60 秒，第一张图在照射后立即拍摄。第一组 6 张图是动脉相关的，第二组是直径相同的静脉 $[(150\pm20)\mu m]$ 的结果。整个区域由 (420 ± 20) nm 光照射，持续时间为 210 秒。动脉可以观察到照射期间血管直径发生了很大变化，而静脉还能看到血小板的黏附和聚集（见黑点，似乎从照射后 30 秒就会出现，如 90 秒时右上部血管，210 秒时静脉几乎完全闭塞）。在动脉中并没有观察到后面的现象。

图 29.6 所示为 PDT 诱导血管闭塞的一种简化模型（Debefve 等，2007）。我们知道血管 PDT 能引起细胞架构微扰，从而改变细胞形态。研究发现内皮细胞会变圆、收缩。内皮细胞形态变化会瓦解内皮细胞间的紧密连接，减少内皮细胞间的联系，暴露内皮下基膜并引起某些蛋白释放（Foster 等，1991）。图 29.7 所示为血管 PDT 后内皮细胞紧密结构瓦解，小型猪模型视网膜血管组织切片显示，紧密结构由抗闭合蛋白抗体染色成红色。对小型猪模型注射了一种光敏剂，其中一只眼睛暴露在治疗光剂量下，另一只眼睛则没有接受光照暴露（Stepinac 等，2005）。人们希望在这种条件下，在有光和药物暴露的眼中，药物漏出能由于新血管窗的出现而增强。但事实上，光动力内皮损伤激活了止血过程，如范威氏因子（von Willebrand factor，vWF）和其他凝血因子的释放，从而限制了 PDT 诱导的漏出。活化血小板

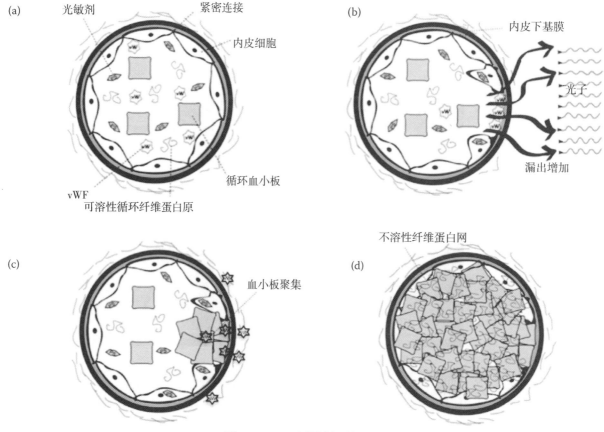

图 29.6　PDT 诱导凝血的过程

PS＝光敏剂；vWF＝von Willebrand factor。（a）PDT 治疗前的血管，内皮细胞排列整齐，通过紧密连接相互联系。Ⅳ注射后，PS 在血液中循环。（b）部分 PS 进入内皮细胞。之后进行光照，包括整个血管壁。PDT 诱导内皮细胞氧化应激，引起包括细胞骨架变化在内的多种细胞变化，造成细胞形态改变，打开紧密连接。内皮细胞收缩暴露基底内皮下结缔组织，释放凝血因子如 vWF，也可能引起血管通透性增强。（c）血栓形成。vWF 和其他凝血因子诱导血小板活化。PDT 对腹脂的破坏也会导致花生四烯酸的释放，花生四烯酸被环氧化酶转化为血栓素，激活并聚集血小板。（d）纤维蛋白原转化成纤维蛋白，纤维蛋白凝固从而形成稳定的血栓。血管之后不再流通。

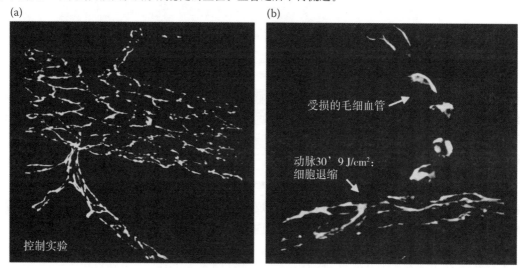

图 29.7　小型猪视网膜血管平置共焦显微镜和闭锁蛋白免疫定位

（a）该眼的血管没有接受 PDT 治疗。可以看到正常视网膜血管内皮细胞的紧密连接。（b）该眼血管接受了 PDT 治疗，PS 为 Pd-内消旋-4（4-羧基苯）卟啉（PdTCPP）并用 532 nm、9 J/cm² 的光照射，可以看到局部破坏引起的网状结构，血视网膜屏障严重损伤的指征为局部移位，毛细血管损伤：内皮细胞间无闭锁蛋白染色，内皮细胞退缩。

黏附到损伤的圆形内皮细胞间，并引起血小板的进一步聚集，导致血管栓塞。

通过延迟血液凝结限制凝血过程，似乎是提高 CAM 血管渗透性的关键。为了验证这个理论，需要进行一项三联疗法试验，使用阿司匹林或其他抗血小板因子联合维替泊芬- PDT 以及用于靶向传递的抑细胞增殖药物。为了简化实验，我们用荧光染料替代了抑细胞增殖药物，使用阿司匹林延迟血小板聚集。图 29.8 所示为 PDT 诱导漏出的结果（Debefve 等，2007）。血管 PDT 联合抗血小板因子（调节血管 PDT 光闭塞血管的血小板活化机制）为优化 PDT 诱导漏出的药物传递系统带来了新的前景。

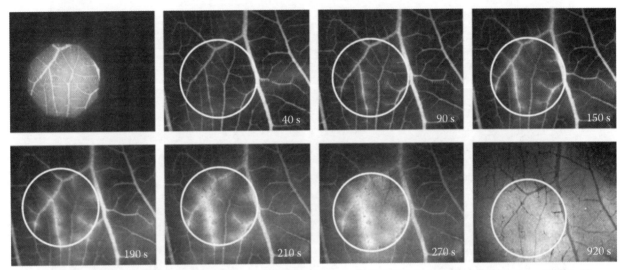

图 29.8　维替泊芬- PDT（能量为 20 J/cm²）联合阿司匹林（照射后马上开始应用，剂量为 80 μg/胚胎）的典型荧光药代动力学

染料为 FITC-右旋糖酐（FITC-D）10 kDa（25 mg/mL PBS）[λex=(470±20)nm；λem=500~550 nm]。第一张图示为维替泊芬与阿司匹林静脉共注射之后的荧光，λ≥ 610 nm。注射后 1 分钟进行放射治疗。所有其他的图片显示了 FITC-D 10 kDa 在 PDT 期间的荧光药物动力学。实验显示维替泊芬- PDT 联合阿司匹林能明显提高 FITC-D 10 kDa 的局部漏出。白圈标识为照射区域。

29.2.3　活体镜检法观察裸鼠皮肤褶室血管的 PDT 效应

图 29.9 所示为裸鼠背部皮肤褶室制备过程。通过玻璃窗可以实时观察内皮下微血管的变化（Lehret 等，1993）。笔者首次使用此模型通过荧光活体镜检评估正常组织的维替泊芬- PDT 效应，使用了高浓度光敏剂和光剂量，即 0.8 mg/kg 维替泊芬，（420±20)nm 光、剂量 200 J/cm²、功率密度 300 mW/cm²。笔者认为更好地了解 PDT 对正常血管效应具有重要意义，因为现有的 PDT 治疗并不严格局限在肿瘤组织，也对肿瘤周围组织有影响。这样的条件下，在所有动物的用药部位我们都观察到了明显的 PDT 诱导的 2000 kDa 荧光黄异硫氰酸盐右旋糖酐（fluorescein isothiocyanate dextran，FITC-D）的血管渗透作用（见图 29.10）。组织学分析此模型后，笔者确认 PDT 治疗后组织发生了明显的炎症。通过观察静脉中罗丹明-6- G 染色的白细胞行为，可以监测 PDT 治疗前、中、后的炎症发展变化。"白细胞滚动"数量可以作为炎症反应的最佳指标。白细胞识别静脉炎性内皮细胞表达的选择素，并降低其流速从而沿着血管壁滚动并黏附到内皮细胞上。这些白细胞之后溢出到间质组织。之后又研究了 PDT 后炎症在诱导血管渗透增强方面的作用（Debefve 等，2011）。使用能中和选择素的选择性抗体，可以抑制内皮细胞招募白细胞（如滚动），从而抑制 PDT 后的炎症反应，发现 PDT 并不能提高血管渗透性。此研究突显了在正常组织 PDT 诱导漏出中，PDT 炎症引起的白细胞招募的重要性。将 PDT 用于药物传递的机制及其发展上必须将此现象考虑进来。

我们可以针对肿瘤血管使用主动靶向策略，使 PS 相对正常组织更多积聚在肿瘤血管中。多种分子如整合素 $\alpha_v\beta_3$，已经确定在肿瘤血管中可以高表达，因此可以靶向这些在肿瘤血管内皮细胞高表达的分

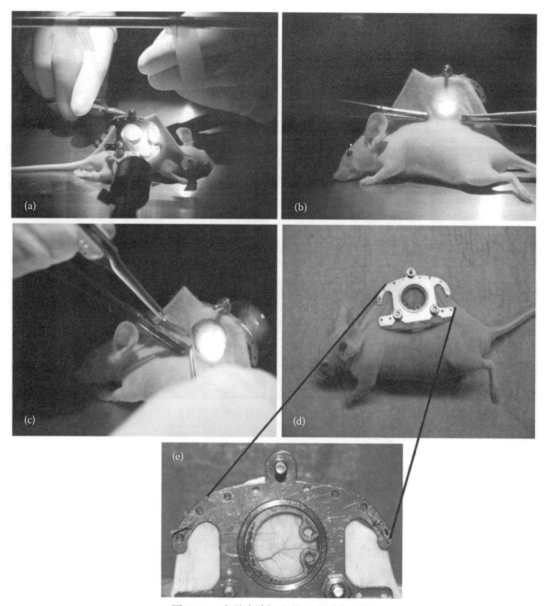

图 29.9　光学皮肤褶室的显微手术准备

（a）拉伸裸鼠背部皮肤形成双层皮皱。将一钛金属支架安置在一侧。（b）肽支架将皮肤固定。依皮肤透明度选择区域和血管。（c）在显微镜下仔细完整移除一直径 15 mm 的圆形区域皮肤。（d）盖玻片覆盖伤口并固定在支架上。（e）皮肤褶室。

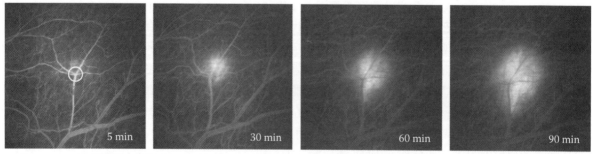

图 29.10　无瘤裸鼠皮肤褶室 PDT 治疗后 2 小时静脉注射，出现典型 FITC-D 漏出 ［2000 kDa；25 mg/mL PBS；$\lambda ex=(470\pm20)$ nm；$\lambda em=500\sim550$ nm］

上图分别是静脉注射后 5、30、60 和 90 分钟活体镜检结果。PDT 治疗条件是：维替泊芬 0.8 mg/kg；药物光间隔 10 分钟；$\lambda ex=(420\pm20)$ nm；光剂量＝200 J/cm²；功率密度为 300 mW/cm²。治疗区域见第一张图白圈所示。

子。一个很好的选择是去整合素分子，它是一种从蛇毒液中提取的蛋白质，包含 RGD 结构域，且能很好地与 $\alpha_v\beta_3$ 结合。一项正在进行的研究将光敏剂整合到去整合素上，用于提高光敏剂的选择性积聚作用，并将 PDT 效应限制在靶向肿瘤血管部位，原理见图 29.11。由于去整合素还具有抗血小板效应，因此其延迟血小板聚集在 PDT 诱导漏出上的潜能值得期待，如我们之前在 CAM 模型上所解释的那样。

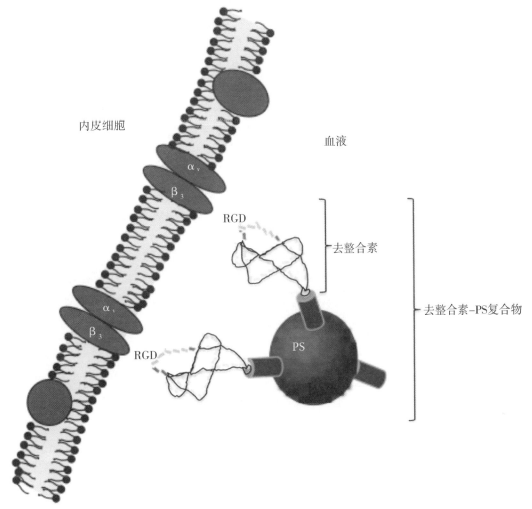

图 29.11　图解使用去整合素＋PS 选择性靶向肿瘤血管表达的 $\alpha_v\beta_3$ 的可能性
去整合素是从蛇毒提取的解聚素，含有识别 $\alpha_v\beta_3$ 的 RGD 结构域。去整合素与 PS 耦合
可以靶向血管，从而提高 PS 选择性积聚在特定区域的能力，提高 PDT 治疗的选择性。

　　寻找被动肿瘤血管靶向策略也是一种选择。这样我们可以尝试寻找正常血管和肿瘤血管生理反应的差异，而不是去研究二者蛋白表达的不同。以下就是这样的例子：笔者重复了之前总结的研究，发现 PDT 后正常组织静脉出现了白细胞活化，而肿瘤血管却没有。随后观察到了肿瘤和正常组织之间明显而有趣的差别。和正常组织一样，在 PDT 治疗皮肤褶室种植的肿瘤前注射抗选择素抗体，白细胞滚动也会抑制（Debefve 等，2011；Wang 等，2012b）。虽然使用抗体中和选择素有完整抑制正常组织 PDT 诱导漏出的倾向（Debefve 等，2011），但几乎不会影响肿瘤组织中的诱导渗透作用（Wang 等，2012b）。从过去在 CAM 模型中联合治疗的研究中推想，使用抗选择素抗体或其他更常见的分子，如抗炎药，也许可以使 PDT 诱导肿瘤组织的选择性漏出，而不影响周围正常组织的漏出。这种策略的实现不限于只照射肿瘤本身的情况。使用这种联合治疗的方式，漏出只会发生在肿瘤组织而不会影响正常血管，因此可以极大地扩大治疗窗。我们只需要寻找避免肿瘤血管闭塞的治疗条件，而不用考虑健康组织漏出的情况，本质上我们就可以不用考虑 PS 对肿瘤血管的选择性问题了。

29.3　PDT 用于药物传递的参数优化

29.3.1　PDT 治疗条件

PDT 用于药物传递需要将光敏作用主要限制在血管。PDT 对血管靶向和细胞靶向的倾向取决于 PS 在每个房室中的相对分布，该分布受 PS 药代动力学性质控制，并且可以通过 PS 给药、PS 分子结构和/或载体的修饰以及与药物注射有关的光照（给药-光照间隔）进行调节。PS 静脉注射后，较短的给药-光照间隔时间可以使之主要靶向血管，之后是内皮细胞（Chen 等，2003，2006a；Fingar 等，1999；Kurohane 等，2001）。PDT 介导的血管效应可表现为从暂时的血管收缩到永久的血管闭塞，后者是因为血管壁瓦解和栓塞。而在这两种极端情况之间，PDT 可以导致血管漏出，从而提高治疗药物的外渗。后者可以在 PS 注射的同时或稍晚给予。

PDT 治疗性药物的输注时机依赖于药物和光照条件。不恰当的 PDT 治疗条件可能会引起血管痉挛或栓塞，引起灌注受损或无血流灌注，从而导致组织内的药物分布不均。分布不均的部分原因是：小血管更易因 PDT 而闭塞，但大的血管可能只会产生漏出和/或收缩。相对低能量密度的 PDT 治疗可以提高脂质体阿霉素的血管渗透，治疗过程中不会引起血管塌陷或诱导肿瘤缺氧（Foster 和 Gao，1992；Sitnik，Hampton 和 Henderson，1998）。PDT 大分子药物的注射时间和先后顺序也会明显影响大分子药物传递至靶组织的效应。大分子药物分布在肿瘤血管的时间也是影响药物滞留在靶组织的重要参数。例如，之前讨论的在裸鼠上种植皮肤褶室的研究中，观察到与在 PDT 治疗后立即注射荧光染料相比 PDT 后 2 小时再注射染料，其荧光明显更小（Debefve 等，2010）。

29.3.2　血管结构

内皮细胞构成血管壁内层，静脉给予化疗药物主要需要穿过此生理屏障才能到达靶组织。内皮细胞不仅能防止血液成分不必要的外溢，也能主动且选择性地调节血流量和大分子进入周围组织（van Nieuw Amerongen 和 van Hinsbergh，2002）。生理条件下，毛细血管和毛细血管后微静脉都有细胞间的紧密连接。内皮细胞对大分子如化疗药物脂质体阿霉素，其通透性依赖于细胞间连接的完整性和肌动蛋白依赖的细胞收缩。这种屏障结构的通透性主要取决于内皮细胞骨架产生的收缩力与内皮细胞之间黏附力的平衡。这些结构因素的动态相互作用控制了细胞之间大分子通道的开放与闭合，因此是血-组织交换的重要调节机制（Yuan，2002）。已有研究证明，维替泊芬- PDT 能诱导内皮细胞微管快速解聚，引起内皮细胞收缩，使相邻内皮细胞的紧密连接受损（见图 29.7，使用的是其他 PS），从而导致内皮间隙增大，血管屏障瓦解（Bazzoni，2006；Chen 等，2006b）。血管基底膜也会随之暴露，暂时增加 PDT 后的大分子血管通透性（Fingar，Wieman 和 Haydon，1997；Krammer，2001）。

PDT 诱导的漏出可能受到内皮细胞内钙离子水平的影响。事实上，内皮细胞钙离子调节机制与平滑肌细胞形似。细胞质钙离子浓度的升高对于诱导内皮细胞通透性增加（通过肌动蛋白-肌球蛋白相互作用）至关重要。调控控制钙离子水平的通道的活性可能会影响相邻内皮细胞联结复合物的完整性（Dejana，Spagnuolo 和 Bazzoni，2001；Seebach 等，2005）。这种相互作用由蛋白激酶和多种络氨酸蛋白激酶调节（Bogatcheva 等，2003）。内皮细胞相互连接的调节可以影响内皮细胞的通透性，以及光动力药物传递的效率。钙离子螯合剂，一些脂肪酸、磷酸酯、表面活性剂、阳离子聚合物、环糊精，以及 NO 供体都已经确认为细胞紧密连接的调节因子，能提高内皮细胞的通透性（Deli，2009）。我们还可以观察到治疗后的血管结构不同会引起内皮细胞对 PDT 反应及光动力药物传递效应的差异（van Nieuw Amerongen 和 van Hinsbergh，2002）。

血管结构参数如下所列：

（1）血管直径和血管内层的构成，内膜（尤其是内弹性膜）；血管中膜的构成（有无血管平滑肌及其弹性如何）；外膜（有无神经和血管滋养毛细血管）。

（2）血管外形，直的/弯的，有无分支。

（3）血流速度，层流/湍流，连续/间断。

（4）循环血氧含量，动脉/静脉，系统/肺循环，PDT 可用氧。

（5）血管壁的蛋白表达及其与血细胞的相互作用（示例见第 29.2.3 节，PDT 诱导的静脉炎症和选择素的表达）。

（6）器官或组织的血管化，如神经系统的血-脑屏障（Hirschberg 等，2008；Madsen 和 Hirschberg，2010）。

（7）血管的成熟度，新生血管/成熟血管会表达不同的蛋白。

（8）血管的正常与否，正常/肿瘤、有窗或多孔，其血流速度不同。

血管床的每个差异会导致 PDT 诱导的渗出的反应变化。这些差异需要进一步研究，并可用于提高靶向性的手段。血管对 PDT 治疗敏感性的差异不应成为寻找 PDT 药物传递最优标准的困难，反而可以用于提高药物传递的选择性。例如，正常组织的成熟血管对血管靶向 PDT 的敏感性明显低于肿瘤组织血管。这种差异使得在低光敏剂剂量和光剂量条件下，PDT 治疗能对肿瘤进行选择性光动力药物传递而不增加周围正常组织的药物分布。

综上所述，血流速度也是影响血管对 PDT 反应的重要因素。高流速的血管对 PDT 诱导的血管闭塞抵抗力更强（He，Agharkar 和 Chen，2008）。由于肿瘤内部血流速度一般要低于邻近正常组织，肿瘤血管对 PDT 诱导的血管闭塞相比周围正常血管的敏感性更高（Fukumura 和 Jain，2007）。这部分解释了肿瘤血管不同深度对血管靶向 PDT 的反应的异质性。PDT 诱导药物摄取的增加在肿瘤边缘血管中明显高于内部血管（Chen 等，2008）。因此，PDT 后肿瘤内部缺乏功能性血管可能会限制 PDT 药物传递（Wang 等，2012a）。

29.3.3　血管损伤的生理反应

29.3.3.1　凝血

如上所述，PDT 能诱导紧密连接缺损，暴露血管基底膜，原则上虽然能暂时提高血管渗透和漏出，但也会诱导损伤部位血小板连接和聚集，并产生凝血。活化的血小板能释放血管活性因子，如血清素、血栓素，继而引发凝血级联反应，包括血小板活性增强、凝固和血管收缩。最终的结果是血管塌陷和血流停滞，导致 PDT 治疗后的新生血管产生暂时或永久闭塞（Fingar，1996；Fingar 等，1999；Fingar，Wieman 和 Haydon，1997；Krammer，2001）。光动力血管靶向治疗引起栓塞形成的机制很复杂。PDT 产生血管内活性氧，其对多种靶标如红细胞、血小板和内皮细胞，它们反过会来激活凝血级联反应并形成血栓（Debfve 等，2008；Fingar，1996；Krammer，2001）。如在第 29.2.2 节提到的，在 CAM 模型中使用抗栓塞或抗血小板药物能扩大 PDT 诱导血管变化的治疗窗（Debfve 等，2007），从而可能提高光动力药物传递效应。

29.3.3.2　血管收缩

PDT 治疗后的不同时间，细胞会释放具有相反效应的血管活性物质，这些物质会对血管直径产生相反的影响，有些血管会发生收缩，而有些会扩张。如前所述，根据血管的结构和收缩能力，PDT 治疗期间和治疗后，血管直径变化具有多样性。PDT 治疗期间或治疗后短期，即使使用的光敏剂剂量和光剂量较低，也能诱发小动脉的血管收缩，降低血流速度，限制损伤部位的出血。任何类型的血管损伤都会出现这种生理性的血管收缩。然后随着 PDT 治疗后时间的延长，可以观察到影响血管直径的更为复杂的机制。根据 PS 的不同，血管收缩可能是 PDT 介导的长期血管闭塞，也可能不是（Fingar 等，1992，1999；He，Agharkar 和 Chen，2008），血管直径的调整会影响 PDT 介导的漏出。后者证实血管对 PDT 反应的复杂性（He，Agharkar 和 Chen，2008），我们有必要研究每种 PS 在选择的 PDT 治疗条件下，照射后不同时间引起血管活性效应的差异。

上文我们描述了使用阿司匹林联合 PDT 治疗，可以避免 PDT 诱导的快速血管闭塞，从而保持治疗区域的血管化，继而能提高光动力药物传递效应。依此原理，我们也可以暂时抑制 PDT 诱导的血管收缩。

同时延迟血小板聚集和血管收缩也可能优化光动力药物的传递。

29.3.3.3 炎症

内皮细胞在血液和周围结缔组织之间形成隔离层。如前所述，PDT 诱导内皮细胞收缩、紧缩，从而使细胞外基质暴露于循环血液中。表达在内皮细胞、血小板和白细胞自身的多种选择素亚型，会引起白细胞活化（Debefve 等，2011）。白细胞识别多种来源的选择素，使其流速减慢、滚动并直接黏附在受损的内皮细胞上（de Vree 等，1996a；Debefve 等，2011）。白细胞和内皮细胞的相互作用以及白细胞本身释放的产物都能作用于内皮细胞，引起血管漏出增强。PDT 后白细胞的招募及其与小静脉的黏附作用在多项研究中均有涉及（Debefve 等，2011；Fingar 等，1992；Yuan 等，1995）。白细胞的这些行为是 PDT 后炎性反应的重要组成部分（Korbelik，2006）。根据炎性反应的严重程度和持续时间，血管漏出的起始和延长分为几个主要步骤：早期阶段，炎性调节因子诱导短暂的血管漏出（van Nieum Amerongen 和 van Hinsbarg，2002），包括多种蛋白酶和血管活性因子如组胺、凝血酶、血清酶、缓激肽以及前列腺素 E_2（prostaglandin E_2，PGE_2）。这些由活化白细胞释放的分子中的一些能提高大分子穿透内皮细胞的能力（Lentsch 和 Ward，2000）。如第 29.2.3 节所述，在正常血管中，使用抗选择素抗体功能性阻断白细胞和内皮细胞的相互作用，即使在高剂量 PDT 处理后，也几乎不会观察到炎性反应。这种情况下，选择素抗体完全抑制了白细胞滚动，PDT 诱导的微血管渗透也会明显减少（Debefve 等，2011）。在正常的血管中，白细胞-内皮细胞已被证明相互作用对于 PDT 诱导的药物传递至关重要。

相似的研究在小鼠恶性间皮瘤模型上进行时，抗选择素抗体也能明显减少白细胞招募，但不会影响 PDT 诱导的荧光染料（FITC-右旋糖酐）漏出。这个实验表明，与正常组织不同，白细胞-内皮细胞相互作用在 PDT 诱导的肿瘤组织血管漏出中不是必需的（Wang 等，2012a）。因此，肿瘤和正常血管之间的炎症反应在 PDT 诱导血管漏出中的作用存在差异，可以针对其研究，进一步提高光动力药物传递的肿瘤选择性。

整个微血管对炎性过程的反应较慢，在血管生成因子的作用下会产生明显的血管重构。这些血管生成因子会促进内皮细胞迁移从而影响细胞连接的完整性，同时一些血管生成因子，尤其是血管内皮生长因子，即血管通透因子（vascular permeability factor，VPF）会诱导脉管系统的高渗透状态。VEGF 被证实能通过形成空泡囊细胞器诱导跨内皮转移途径，囊泡相互联系形成通透内皮细胞的孔道（Bates 和 Harper，2002；Dvorak，2002；Feng 等，1996）。然而血管稳定因子，如血小板源性生长因子（plateletderived growth factor，PDGF）和血管生成素，能拮抗这些效应（Thurston，2002；van Nieuw Amerongen 和 van Hinsbergh，2002）。血管靶向 PDT 之后出现的炎性反应阶段和诱导的血管漏出，可以被联合疗法的不同药理学方法选择性地调节，从而影响或更好地控制光动力药物的传递。

29.3.4 待传递药物的性质

本章节描述的光动力药物传递系统能提高一些甄选药物的摄取。这些药物所需的性质如下所列（可能不全）：

（1）静脉注射后能快速、均匀分布在循环系统。
（2）优先在非靶向组织中有较弱的积聚。
（3）有相对长的循环时间和稳定的结构（活性），从血管中清除之前能有效地积聚在靶向组织中。
（4）对靶组织有合适的药理学效应。
（5）有合适的物理化学属性，尤其是利于选择性漏出的最优分子直径。

其中一些物理化学属性可以通过改变药物的配方来优化。许多技术可以用于改善药物的循环时间，如耦合一个聚乙二醇（polyethylene glycol，PEG）可以延迟药物的清除，因而提高它的循环时间。也可以通过将药物包埋在载体中，如脂质体、纳米颗粒或微球体，来影响药物的分布。这些载体可以经化学修饰或标记，使其优先在靶组织中积聚。如前所述，待传递药物的分子直径可能是重要的影响因素。化学稳定的药物注射到静脉后，血管内药物浓度自发下降，主要与其从血管内漏出到血管外以及被 RES 清除有关。总之，小分子或颗粒倾向于自发漏出，而大分子则迅速被 RES 迅速识别并在到达靶组织前被清除（Pegaz 等，2005）。因此需要明确药物的最优直径并设计相应的配方，才能保证每种待转运药物有合适的循环时间。

大分子主要通过内皮细胞的间隙穿过血管屏障，因此也主要受这些间隙的大小限制（Hobbs 等，1998；Yuan 等，1995）。这些间隙的大小受很多因素影响，如血管所在的器官，血管的结构，以及血管的成熟度、完整性和正常与否（相对新生血管来说）。在有孔的肿瘤血管中，也受肿瘤类型及其微环境的影响（Dreher 等，2006）。如前所述，血管 PDT 有破坏紧密连接的潜能，从而扩大内皮细胞间的间隙。想要了解 PDT 诱导的孔道大小，可以在 PDT 治疗间或治疗后，注射不同大小的荧光染料或微球体，观察治疗区域 PDT 诱导的漏出情况。比如，Snyder 等人进行的一项研究显示，相比 Evans 蓝，肿瘤对 2000 kDa FITD-D 的摄取量明显更高（Graff，Bjornaes 和 Rofstad，2001）。Evans 蓝能与白蛋白强烈连接，白蛋白的直径（67 kDa，直径 7 nm）正好与多数正常血管的有效孔道直径相同，而肿瘤血管的内皮细胞连接常常更为松散，因而其从肿瘤血管中漏出会明显提高（Roberts 和 Palade，1997）。Evans 蓝-白蛋白复合物的跨血管转运可能只有很小的障碍。因此，通过光敏作用进一步提高血管的通透性，可能对于已经能够通过肿瘤血管壁白蛋白溢出来说影响不大。

同样，PDT 也不会提高游离阿霉素的血管穿透率（Cowled，MacKenzie 和 Forbes，1987）。但是，在静脉注射大分子药物（染料）（如 FITC-D，2000 kDa）前使用低剂量 PDT 预处理组织，相比单独静脉注射，它们的摄取量能明显增高。事实上，这些大分子很难穿过内皮屏障，因而需要增强血管漏出才能使之分布在血管外（Chen 等，2006b）。

29.3.5 靶组织

为了将实验中的光动力药物传递转化到临床应用，首先要做的工作是调节针对靶器官的剂量学，进行剂量研究以确定治疗条件，尤其是光照条件。这些条件依赖于肿瘤及其周围组织的可达性和光学属性。血管密度和血管化的同质性也是需要考虑的重要参数，二者都能决定组织对血管 PDT 的敏感性。细胞外基质的构成和间质压力也会影响 PDT 诱导漏出的效果。内皮细胞间隙在没有驱动力下，并不会允许水或循环药物穿过。血管内与间质间隙之间的流体静力学压力梯度和/或胶体渗透压差异是必需的（Devefve 等，2011）。肿瘤间质的高压力是化疗药物转运及其效率的主要限制因素。相比周围正常组织，肿瘤血管漏出和淋巴引流的缺陷使得大分子药物能更多积聚在肿瘤组织，这个现象也就是增强渗透和滞留增强效应（enhanced permeability and retention，EPR）。因而肿瘤药物积聚增加，是细胞外溢增多及清除降低的共同结果（Maeda 等，2000）。

药物在肿瘤中分布相关的两个主要机制是转运和扩散（Jain，2005）。根据 Starling 方程，转运与肿瘤血管内外的静力学（hydrostatic，SHP）、胶体压力（oncotic pressure，OP）有关：

$$跨血管驱动力 = [SHP_{(血管内)} - SHP_{(间质)}] - [OP_{(血管内)} - OP_{(间质)}]$$

需要注意的是，在这个方程之上，从血管漏出到间质的物质损失将取决于血管的漏出。此外，OP 与漏出蛋白有关，其在不同组织中会有差异。然而扩散依赖于血管内外的药物浓度差异。由于化疗药物如脂质体阿霉素的分子大、反射系数高，因此，它们的扩散有限，其分布主要与转运有关。

提高肿瘤血管渗透力能提高药物转运这一观念目前还没被普遍接受。Jain、Tong 和 Munn（2007）的研究甚至提出通过降低血管渗透力从而降低间质静水压（interstitial fluid pressure，IFP）的肿瘤血管正常化可能会促进药物转运。肿瘤内部的高间质静水压会降低药物转运的驱动力。

已经证明，血管靶向 PDT 由于会增强血管的渗透性（Fingar，Wieman 和 Doak，1991；Leunig 等，1994），能进一步提高肿瘤的早期 IFP。然而，由于血管收缩或血管关闭，可以预期 PDT 治疗后肿瘤组织的 IFP 会出现下降。PDT 治疗一段时间后，由于 VEGF 诱导新血管生成会使 IFP 再一次上升（Bhu-vaneswari 等，2007；Fingar，Wieman 和 Doak，1991；Leunig 等，1994）。PDT 治疗后 IFP 变化是连续的，因此可以用来研究促进化疗药物的分布。依据此原理，可以考虑将光动力药物传递联合抗 VEGF 预治疗。抗 VEGF 预治疗能使肿瘤血管正常化，首先会降低肿瘤的 IFP。低 IFP 有利于增强血管 PDT 诱导的漏出，从而提高药物转运效率。

29.4　PDT 用于药物传递的展望：从实验室到临床

29.4.1　提高 PDT 诱导漏出的联合治疗

基于针对 PDT 治疗中或治疗后所发生的血管漏出不同类型和不同阶段的新机制研究，运用这些机制进行的药理学干预应该得到优化开发和利用。运用上文提到的不同参数可能会增强 PDT 诱导的漏出。例如，使用抗血小板因子延迟凝血可以扩大 PDT 治疗和血管关闭之间的治疗窗（Debefve 等，2007）。这种联合治疗能暂时或不可逆转地抑制 PDT 的部分诱导效应，即血管闭塞，维持内皮损伤状态，从而在不干扰血流的情况下提高药物-光剂量，潜在地增强药物传递途径。相似地，使用血管扩张剂、血管 PDT 和化疗的三联治疗会拮抗 PDT 诱导的血管收缩，也许可以成为光动力药物传递的良好辅助手段。

进一步研究肿瘤和正常血管间 PDT 药物传递的差异，能提高其对肿瘤组织的选择性，避免副作用对健康组织的影响。也可以使用抗炎药物来抑制白细胞活性，如前文所述，白细胞活性与正常组织的 PDT 诱导漏出相关，而不会影响肿瘤组织的药物转运。当然，对 PS 分子进行理化性质修饰，可以提高其对肿瘤血管的靶向性。

需要依据 PDT 诱导血管漏出的最佳机制、增强药物功效和提高血管漏出的联合治疗，并在体内微血管研究和临床研究中联合以上步骤才能得到最终结论。不管怎样，这些步骤提供了一个方向，使我们更好地理解基于这种有效的药物传递方法的新治疗方式（van Hinsbergh 和 van Nieuw Amerongen，2002）。我们对于 PDT 诱导血管漏出的理解基本处于成熟水平，这使我们可以开发能有效促进 PDT 诱导漏出的药物和治疗方法，从而使得光动力药物传递能用于临床治疗某些肿瘤。

29.4.2　可能的临床应用举例

29.4.2.1　胸膜：间皮瘤或胸膜肺转移

浅表扩散的胸腔恶性肿瘤如恶性胸膜间皮瘤或胸膜肺转移瘤的治疗非常有挑战性。目前，它们对于常规化疗的反应率只有 15%～45%（Chojniak，Yu 和 Younes，2006），部分原因是这些肿瘤中细胞生长抑制药物的异质性分布，使得有些肿瘤组织没有得到治疗，并可能成为肿瘤进一步发展的根源。使用低剂量 PDT 作为提高肿瘤选择性药物摄取的方式，对于治疗这种在胸膜表面扩散、抗化疗的肿瘤来说很有吸引力，并可以降低常规大范围、高剂量 PDT 带来的副作用。在静脉注射大分子细胞生长抑制药物之前，使用低侵入性的胸腔镜进行低剂量 PDT 治疗，是需要胸腔镜处理恶性胸膜积液病人的较佳选择。预计低剂量 PDT 联合化疗可以提高这些病例的临床效果（Wang 等，2012a）。从 2012 年始，笔者及其研究团队将在洛桑进行首次此类临床研究，共有 30 名病人麻醉后经过胸腔镜进行滑石粉粘连手术。

29.4.2.2　脑：恶性胶质瘤

PDT 破坏内皮紧密连接，能用于突破血-脑屏障（blood-brain barrier，BBB）（Deli，2009；Hirschberg 等，2008；Madsen 和 Hirschberg，2010）。暂时的血-脑屏障功能障碍，能用于提高缺血时脑的氧含量和营养供给，并有利于药物穿透血-脑屏障到达中枢神经系统。

29.4.2.3　视网膜：年龄相关性黄斑变性

年龄相关性黄斑变性的现行疗法为重复性治疗，每个月进行经玻璃体注射抗 VEGF 药物。针对这些病人的其他推荐治疗为维替泊芬-PDT 重复治疗。这两种方法可以联合治疗，使用 PDT 用于抗

VEGF 药物的传递，静脉给药而不是直接经玻璃体注射，从而可以降低反复经玻璃体注射造成的院内感染，并能潜在地减少治疗次数。

29.5 小 结

使用 PDT 预治疗来选择性地提高大分子化疗药物在浅表生长肿瘤中的分布，是一种极具吸引力的治疗方式。它有赖于最优的 PDT 条件，使光能相当均匀地传播到靶组织，同时也需要避免血管痉挛、血管栓塞和组织栓塞。为了确定何种联合治疗对于选择性光动力药物传递最有效，需要详细优化各种参数，更好地理解光敏作用如何调节血管功能和组织的药物分布。

参考文献

[1] Alexander, H. R., Jr., and C. C. Butler. 2010. Development of isolated hepatic perfusion via the operative and percutaneous techniques for patients with isolated and unresectable liver metastases. Cancer J 16: 132 – 141.

[2] Bae, Y. H., and K. Park. 2011. Targeted drug delivery to tumors: Myths, reality and possibility. J Control Release 153: 198 – 205.

[3] Bates, D. O., and S. J. Harper. 2002. Regulation of vascular permeability by vascular endothelial growth factors. Vascul Pharmacol 39: 225 – 237.

[4] Bazzoni, G. 2006. Endothelial tight junctions: Permeable barriers of the vessel wall. Thromb Haemost 95: 36 – 42.

[5] Bhuvaneswari, R., Y. Y. Gan, K. K. Yee, K. C. Soo, and M. Olivo. 2007. Effect of hypericin-mediated photodynamic therapy on the expression of vascular endothelial growth factor in human nasopharyngeal carcinoma. Int J Mol Med 20: 421 – 428.

[6] Bogatcheva, N. V., S. M. Dudek, J. G. Garcia, and A. D. Verin. 2003. Mitogen-activated protein kinases in endothelial pathophysiology. J Investig Med 51: 341 – 352.

[7] Chen, B., C. Crane, C. He et al. 2008. Disparity between prostate tumor interior versus peripheral vasculature in response to verteporfin-mediated vascular-targeting therapy. Int J Cancer 123: 695 – 701.

[8] Chen, B., B. W. Pogue, I. A. Goodwin et al. 2003. Blood flow dynamics after photodynamic therapy with verteporfin in the RIF-1 tumor. Radiat Res 160: 452 – 459.

[9] Chen, B., B. W. Pogue, P. J. Hoopes, and T. Hasan. 2006a. Vascular and cellular targeting for photodynamic therapy. Crit Rev Eukaryot Gene Expr 16: 279 – 305.

[10] Chen, B., B. W. Pogue, J. M. Luna et al. 2006b. Tumor vascular permeabilization by vascular-targeting photosensitization: Effects, mechanism, and therapeutic implications. Clin Cancer Res 12: 917 – 923.

[11] Cheng, C., E. Debefve, A. Haouala et al. 2010. Photodynamic therapy selectively enhances liposomal doxorubicin uptake in sarcoma tumors to rodent lungs. Lasers Surg Med 42: 391 – 399.

[12] Chojniak, R., L. S. Yu, and R. N. Younes. 2006. Response to chemotherapy in patients with lung metastases: How many nodules should be measured? Cancer Imaging 6: 107 – 112.

[13] Cowled, P. A., L. Mackenzie, and I. J. Forbes. 1987. Pharmacological modulation of photodynamic therapy with hematoporphyrin derivative and light. Cancer Res 47: 971 – 974.

[14] de Vree, W. J., M. C. Essers, H. S. de Bruijn et al. 1996a. Evidence for an important role of neutrophils in the efficacy of photodynamic therapy in vivo. Cancer Res 56: 2908 – 2911.

[15] de Vree, W. J., A. N. Fontijne-Dorsman, J. F. Koster, and W. Sluiter. 1996b. Photodynamic treatment of human endothelial cells promotes the adherence of neutrophils in vitro. Br J Cancer 73: 1335 – 1340.

[16] Debefve, E., C. Cheng, S. C. Schaefer et al. 2010. Photodynamic therapy induces selective extravasation of macromolecules: Insights using intravital microscopy. J Photochem Photobiol B 98: 69 – 76.

[17] Debefve, E., F. Mithieux, J. Y. Perentes et al. 2011. Leukocyte-endothelial cell interaction is necessary for photodynamic therapy induced vascular permeabilization. Lasers Surg Med 43: 696 – 704.

［18］ Debefve, E., B. Pegaz, J. P. Ballini, Y. N. Konan, and H. van den Bergh. 2007. Combination therapy using aspirin-enhanced photodynamic selective drug delivery. Vascul Pharmacol 46: 171 - 180.

［19］ Debefve, E., B. Pegaz, H. van den Bergh et al. 2008. Video monitoring of neovessel occlusion induced by photodynamic therapy with verteporfin (Visudyne), in the CAM model. Angiogenesis 11: 235 - 243.

［20］ Dejana, E., R. Spagnuolo, and G. Bazzoni. 2001. Interendothelial junctions and their role in the control of angiogenesis, vascular permeability and leukocyte transmigration. Thromb Haemost 86: 308 - 315.

［21］ Deli, M. A. 2009. Potential use of tight junction modulators to reversibly open membranous barriers and improve drug delivery. Biochim Biophys Acta 1788: 892 - 910.

［22］ Dreher, M. R., W. Liu, C. R. Michelich et al. 2006. Tumor vascular permeability, accumulation, and penetration of macromolecular drug carriers. J Natl Cancer Inst 98: 335 - 344.

［23］ Dvorak, H. F. 2002. Vascular permeability factor/vascular endo-thelial growth factor: A critical cytokine in tumor angiogenesis and a potential target for diagnosis and therapy. J.Clin Oncol 20: 4368 - 4380.

［24］ Feng, D., J. A. Nagy, J. Hipp, H. F. Dvorak, and A. M. Dvorak. 1996. Vesiculo-vacuolar organelles and the regulation of venule permeability to macromolecules by vascular permeability factor, histamine, and serotonin. J Exp Med 183: 1981 - 1986.

［25］ Fingar, V. H. 1996. Vascular effects of photodynamic therapy. J.Clin Laser Med Surg 14: 323 - 328.

［26］ Fingar, V. H., P. K. Kik, P. S. Haydon et al. 1999. Analysis of acute vascular damage after photodynamic therapy using benzoporphyrin derivative (BPD). Br J Cancer 79: 1702 - 1708.

［27］ Fingar, V. H., T. J. Wieman, and K. W. Doak. 1991. Changes in tumor interstitial pressure induced by photodynamic therapy. Photochem Photobiol 53: 763 - 768.

［28］ Fingar, V. H., T. J. Wieman, and P. S. Haydon. 1997. The effects of thrombocytopenia on vessel stasis and macromolecular leakage after photodynamic therapy using photofrin. Photochem Photobiol 66: 513 - 517.

［29］ Fingar, V. H., T. J. Wieman, S. A. Wiehle, and P. B. Cerrito. 1992. The role of microvascular damage in photodynamic therapy: The effect of treatment on vessel constriction, permeability, and leukocyte adhesion. Cancer Res 52: 4914 - 4921.

［30］ Foster, T. H., and L. Gao. 1992. Dosimetry in photodynamic therapy: Oxygen and the critical importance of capillary density. Radiat Res 130: 379 - 383.

［31］ Foster, T. H., M. C. Primavera, V. J. Marder, R. Hilf, and L. A. Sporn. 1991. Photosensitized release of von Willebrand factor from cultured human endothelial cells. Cancer Res 51: 3261 - 3266.

［32］ Fukumura, D., and R. K. Jain. 2007. Tumor microenvironment abnormalities: Causes, consequences, and strategies to normalize. J Cell Biochem 101: 937 - 949.

［33］ Graff, B. A., I. Bjornaes, and E. K. Rofstad. 2001. Microvascular permeability of human melanoma xenografts to macromolecules: Relationships to tumor volumetric growth rate, tumor angiogenesis, and VEGF expression. Microvasc Res 61: 187 - 198.

［34］ Grootenboers, M. J., J. Heeren, B. P. van Putte et al. 2006. Isolated lung perfusion for pulmonary metastases: A review and work in progress. Perfusion 21: 267 - 276.

［35］ Han, D., G. M. Beasley, D. S. Tyler, and J. S. Zager. 2011. Minimally invasive intra-arterial regional therapy for metastatic melanoma: Isolated limb infusion and percutaneous hepatic perfusion. Expert Opin Drug Metab Toxicol 7: 1383 - 1394.

［36］ He, C., P. Agharkar, and B. Chen. 2008. Intravital microscopic analysis of vascular perfusion and macromolecule extravasation after photodynamic vascular targeting therapy. Pharm Res 25: 1873 - 1880.

［37］ Hirschberg, H., F. A. Uzal, D. Chighvinadze et al. 2008. Disruption of the blood - brain barrier following ALA-mediated photodynamic therapy. Lasers Surg Med 40: 535 - 542.

［38］ Hobbs, S. K., W. L. Monsky, F. Yuan et al. 1998. Regulation of transport pathways in tumor vessels: Role of tumor type and microenvironment. Proc Natl Acad Sci USA 95: 4607 - 4612.

［39］ Jain, R. K. 2005. Normalization of tumor vasculature: An emerging concept in antiangiogenic therapy. Science 307: 58 - 62.

[40] Jain, R. K., R. T. Tong, and L. L. Munn. 2007. Effect of vascular normalization by antiangiogenic therapy on interstitial hypertension, peritumor edema, and lymphatic metastasis: Insights from a mathematical model. Cancer Res 67: 2729 – 2735.

[41] Korbelik, M. 2006. PDT-associated host response and its role in the therapy outcome. Lasers Surg Med 38: 500 – 508.

[42] Krammer, B. 2001. Vascular effects of photodynamic therapy. Anticancer Res 21: 4271 – 4277.

[43] Kurohane, K., A. Tominaga, K. Sato et al. 2001. Photodynamic therapy targeted to tumor-induced angiogenic vessels. Cancer Lett 167: 49 – 56.

[44] Lange, N., J. P. Ballini, G. Wagnieres, and H. van den Bergh. 2001. A new drug-screening procedure for photosensitizing agents used in photodynamic therapy for CNV. Invest Ophthalmol Vis Sci 42: 38 – 46.

[45] Lehr, H. A., M. Leunig, M. D. Menger, D. Nolte, and K. Messmer. 1993. Dorsal skinfold chamber technique for intravital microscopy in nude mice. Am J Pathol 143: 1055 – 1062.

[46] Lentsch, A. B., and P. A. Ward. 2000. Regulation of inflammatory vascular damage. J Pathol 190: 343 – 348.

[47] Leunig, M., A. E. Goetz, F. Gamarra et al. 1994. Photodynamic therapy-induced alterations in interstitial fluid pressure, volume and water content of an amelanotic melanoma in the hamster. Br J Cancer 69: 101 – 103.

[48] Madsen, S. J., and H. Hirschberg. 2010. Site-specific opening of the blood – brain barrier. J Biophotonics 3: 356 – 367.

[49] Maeda, H., J. Wu, T. Sawa, Y. Matsumura, and K. Hori. 2000. Tumor vascular permeability and the EPR effect in macromolecular therapeutics: A review. J Control Release 65: 271 – 284.

[50] Michels, S., and U. Schmidt-Erfurth. 2003. Sequence of early vascular events after photodynamic therapy. Invest Ophthalmol Vis Sci 44: 2147 – 2154.

[51] Narang, A. S., and S. Varia. 2011. Role of tumor vascular architecture in drug delivery. Adv Drug Deliv Rev 63: 640 – 658.

[52] Pegaz, B., E. Debefve, F. Borle et al. 2005. Encapsulation of porphyrins and chlorins in biodegradable nanoparticles: The effect of dye lipophilicity on the extravasation and the photothrombic activity. A comparative study. J Photochem Photobiol B 80: 19 – 27.

[53] Rahman, S., G. Flynn, A. Aitken et al. 2000. Differential recognition of snake venom proteins expressing specific Arg-Gly-Asp (RGD) sequence motifs by wild-type and variant integrin alphaIIbbeta3: Further evidence for distinct sites of RGD ligand recognition exhibiting negative allostery. Biochem J 345, pt. 3: 701 – 709.

[54] Roberts, W. G., and G. E. Palade. 1997. Neovasculature induced by vascular endothelial growth factor is fenestrated. Cancer Res 57: 765 – 772.

[55] Schmidt-Erfurth, U. M., G. Richard, A. Augustin et al. 2007. Guidance for the treatment of neovascular agerelated macular degeneration. Acta Ophthalmol Scand 85: 486 – 494.

[56] Seebach, J., H. J. Madler, B. Wojciak-Stothard, and H. J. Schnittler. 2005. Tyrosine phosphorylation and the small GTPase rac cross-talk in regulation of endothelial barrier function. Thromb Haemost 94: 620 – 629.

[57] Sharman, W. M., C. M. Allen, and J. E. van Lier. 1999. Photodynamic therapeutics: Basic principles and clinical applications. Drug Discov Today 4: 507 – 517.

[58] Sitnik, T. M., J. A. Hampton, and B. W. Henderson. 1998. Reduction of tumour oxygenation during and after photodynamic therapy in vivo: Effects of fluence rate. Br J Cancer 77: 1386 – 1394.

[59] Snyder, J. W., W. R. Greco, D. A. Bellnier, L. Vaughan, and B. W. Henderson. 2003. Photodynamic therapy: A means to enhanced drug delivery to tumors. Cancer Res 63: 8126 – 8131.

[60] Stepinac, T. K., S. R. Chamot, E. Rungger-Brandle et al. 2005. Light-induced retinal vascular damage by Pd-porphyrin luminescent oxygen probes. Invest Ophthalmol Vis Sci 46: 956 – 966.

[61] Thurston, G. 2002. Complementary actions of VEGF and angiopoietin-1 on blood vessel growth and leakage. J Anat 200: 575 – 580.

[62] van Hinsbergh, V. W., and G. P. van Nieuw Amerongen. 2002. Endothelial hyperpermeability in vascular leakage. Vascul Pharmacol 39: 171 – 172.

［63］ van Nieuw Amerongen, G. P., and V. W. van Hinsbergh. 2002. Targets for pharmacological intervention of endo-
thelial hyperpermeability and barrier function. Vascul Pharmacol 39: 257 – 272.

［64］ Vargas, A., M. Zeisser-Labouebe, N. Lange, R. Gurny, and F. Delie. 2007. The chick embryo and its chorioallan-
toic membrane (CAM) for the in vivo evaluation of drug delivery systems. Adv Drug Deliv Rev 59: 1162 – 1176.

［65］ Wang, Y., M. Gonzalez, C. Cheng et al. 2012a. Photodynamic induced uptake of liposomal doxorubicin to rat lung
tumors parallels tumor vascular density. Lasers Surg Med 44: 318 – 324.

［66］ Wang, Y., J. Y. Perentes, S. C. Schafer et al. 2012b. Photodynamic drug delivery enhancement in tumours does
not depend on leukocyte-endothelial interaction in a human mesothelioma xenograft model. Eur J Cardiothorac Surg
42: 348 – 354.

［67］ Yuan, F., M. Dellian, D. Fukumura et al. 1995. Vascular permeability in a human tumor xenograft: Molecular size
dependence and cutoff size. Cancer Res 55: 3752 – 3756.

［68］ Yuan, S. Y. 2002. Protein kinase signaling in the modulation of microvascular permeability. Vascul Pharmacol 39:
213 – 223.

30 用于癌症治疗的靶向光动力疗法

30 用于癌症治疗的靶向光动力疗法

30.1 引　言

　　光敏剂的选择及靶向运送至病变细胞是光动力疗法（photodynamic therapy，PDT）中极具挑战性的主要问题。其中一个重要的方面是靶向光敏剂的合成。靶向治疗是一种有前景的新型治疗方案，其被研发用于克服当代医学中越来越多的问题，如药物毒性及耐药性。这种方法的一个新兴方案是靶向PDT（targeted PDT，TPDT），其主要目的是提高光敏剂运送至癌组织的效率并且同时增强 PDT 的特异性和有效性。根据靶向机制，我们将 TPDT 方案分为"被动靶向""主动靶向"及"可激活靶向"，最后一种情况光敏剂只能在靶组织中激活。在本章中，将讲述一些 TPDT 比较新的概念，如多肽及核酸适配体辅助的靶向、通过磁场靶向的多功能纳米平台或通过酶及核酸活化的"光动力分子信标"。我们建议，引入一种新的 PDT 模式，重点关注肿瘤的异质性和动态变化。

　　从 TPDT 层面上讲，为了克服被动光敏剂靶向的缺点，越来越多的学者开始研究主动靶向策略，包括共轭有机分子和超分子载体平台，如树突状大分子、胶束、脂质体及纳米粒。许多有趣的研究已经表明，通过偶联各种配体（这些配体被称为靶向部分）至光敏剂或载体平台的表面（例如，多肽、生长因子、转铁蛋白或抗体片段、寡核苷酸适配体及小分子化合物，如叶酸），可获得更具特异性的药物靶向、更高细胞的摄取及生物利用度。所有这些策略的原理都来自肿瘤组织的生物学及分子特性。例如，在病变组织中特定细胞类型受体表达的改变。

　　这些主动靶向途径也许特别适用于血管的靶向 PDT（vascular-targeted PDT，VTP）。事实上，VTP 效应不但通过直接杀伤肿瘤细胞介导，而且也通过间接效应介导，两者都涉及抗肿瘤细胞抗原免疫反应的激活及肿瘤血管的破坏过程。

　　本章节将介绍 TPDT 的一些进展，这种方案在肿瘤靶向组织中能选择性提高光敏剂浓度，其重点是靶向特异性。本章集中介绍最近发表的有指导意义的文章（讲述了不同靶向方案）。

30.2 光敏剂的生物分布和自然选择性

　　PDT 由于光的可控性和一定程度上肿瘤光敏剂蓄积的选择性，从而具有双重选择性。光敏剂的生物分布和细胞结合在一定程度上取决于这些分子与等离子体中的转运分子之间的相互作用。大多数光敏剂在进入血液循环时，都表现为大分子，这是因为它们可与大的蛋白质分子结合或者形成分子间聚集。有研究认为肿瘤新生血管细胞对大分子的血管通透性的增加，是光敏剂在肿瘤中优先分布的原因。此外，也有研究认为肿瘤的淋巴引流不发达，从高渗透性肿瘤新生血管中渗出的大分子则保留在血管外空间。这意味着从间质进入肿瘤的治疗药剂比在正常组织中可停留更长时间。血管渗漏和淋巴引流的结合，是肿瘤血管的特征，这导致了所谓的增强渗透和保留效应（enhanced permeation and retention，EPR）（Byrne，Betancourt 和 Brannon-Peppas，2008）。PDT 的有效性很大程度上取决于局部生成$^1O_2$的效率，以及治疗浓度光敏剂在非目标细胞吸收最少的情况下以治疗浓度到达靶点的效率和选择性程度，还有随后进行的局部光照。

30.3 肿瘤新生血管的靶向

肿瘤血管的靶向已成为肿瘤新疗法的一个重要领域。众所周知，当肿瘤生长时，它对营养和氧气的需求会增加，因此血管的数量和大小会相应地增加，这种现象就是血管生成。通过影响肿瘤新生血管的生长环节，可以调节肿瘤的大小和转移能力。肿瘤新生血管靶向是开发活性光敏剂传递系统的重要研究方向，可提高肿瘤血管 PDT 的选择性和效率。在肿瘤血管靶向 PDT 中研究的主要靶向分子包括血管内皮生长因子受体（endothelial growth factor receptors，VEGFRs）、神经纤毛蛋白- 1（neuropilin-1，NRP-1）、组织因子受体（tissue factor，TF）、$\alpha_v\beta_3$ 整合蛋白及基质金属蛋白酶（matrix metalloproteinase，MMP）等。

30.3.1 血管内皮生长因子受体

VEGF 是目前已知直接作用最有效的血管生成蛋白之一。这种生长因子在大多数肿瘤细胞中表达上调，主要是由于许多肿瘤细胞对缺氧的反应，其过量表达与高微血管密度和不良预后有关。VEGF 的过度表达导致 VEGFR-1〔又称 FMS 样酪氨酸激酶 1（fms-like tyrosine kinase，flt-1）〕及 VEGFR-2〔胎肝激酶- 1（fetal liver kinase-1，flk-1）或激酶结构域（kinase domain region，KDR）〕的上调。EGFR-2 通常被认为是介导 VEGF 生物学活动的主要受体，在肿瘤相关血管生成中发挥重要作用。它在肿瘤新生血管内皮细胞中有很高的表达。因此，VEGFR-2 被认为是抗血管生成药物传递的一个有效的分子靶点，而 VEGFR-2 的特异性靶点可以为提高肿瘤新生血管选择性且高效传递光敏剂提供一种有前景的途径。

虽然靶向 VEGFR-2 已被广泛研究用于常规治疗（如放疗）药物的选择性运载，但关于选择性运载光敏剂的论文数量仍有限。Renno 等人（2004）已经证明，与无靶向的维替泊芬相比，使用维替泊芬偶联能结合 VEGFR-2 的胃蛋白酶多肽（ATWLPPR）的 PDT 能更有效地导致脉络膜血管、新生血管闭合。如他们所料想的那样，与非靶向药物相比，靶向维替泊芬的治疗效果更具选择性（Renno 等，2004）。这些研究表明，靶向 VEGFR-2 是一种有效的方法，可以将足够剂量的光敏剂限制在肿瘤新血管内，从而以最小的副作用增强血管光动力学效应。与其他人的研究结果一致（Perret 等，2004；Tirand 等，2006），笔者所在团队已证实这些多肽可靶向 NRP-1 而不是 KDR。VEGFR-2 仍是一个待探索的潜在靶点，NRP-1 作为靶向血管 PDT 的潜在靶点也引起了研究者们极大的兴趣。

神经纤毛蛋白（Neuropilins，NRP）也已经被明确为 VEGF$_{165}$ 异构体的受体。跨膜蛋白 NRP-1 已被描述为 VEGFR-2 的正调节子，因此是血管生成的关键诱导因子。神经纤毛蛋白在肿瘤新生血管及一些肿瘤细胞中特异性表达，且促进肿瘤血管生成进展。因此，靶向 NRP-1 能导致光敏剂的选择性血管定位，因此提高血管的光动力效应。Tirand 等人已将光敏剂〔5 -（4 -羧苯基）- 10，15，20 -三苯基-二氢卟酚（TPC）〕与七肽 ATWLPPR 偶联。我们团队通过在人脐静脉内皮细胞（human umbilical vein endothelial cells，HUVECs）（Tirand 等，2006）体外竞争实验及通过在移植有人 U87 胶质细胞瘤的裸鼠体内研究其分布，证实共轭光敏剂（特别是 TPC-Ahx-ATWLPPR）的部分集聚不仅与 NRP-1 依赖机制有关，也与非特异机制有关。利用 RNA 沉默技术（RNA 干扰），我们已经在 MDA-MB-231 乳腺癌细胞中选择性沉默 NRP-1 表达，为 NRP-1 的表达与共轭细胞的吸收有关提供了证明。我们也通过共轭的和非共轭的 PS 在体内测量 PDT 过程中肿瘤血流来观察血管效应，发现共轭的 PS 介导的血管靶向型 PDT 产生选择性血管效应，导致血管关闭及肿瘤生长延迟（Bechet 等，2010；Thomas 等，2009）。从生物学机制的角度来看，共轭的 PS 介导的血管效应意味着诱导 TF 蛋白表达，可能导致血管腔内的血栓形成效应。然而，NRP-1 的亲和力仍然很低，可能是由于：①TPC 中部分氯离子和肽分子内相互作用导致了空间障碍；②光敏剂分子的聚集；③多肽部分稳定性低，这可能是对循环肽酶作用敏感的结果。为了改进我们的系统，我们开发了多功能纳米颗粒作为光敏剂载体（Couleaud 等，2011）。

30.3.2 TF 及 凝血因子Ⅶ

TF 是一种细胞膜结合的糖蛋白，属于 2 类细胞因子受体家族。它由一个亲水的细胞外结构域、一个跨膜的疏水域和一个由 21 个残基组成的细胞质尾部组成，包括一个非二硫化物连接的半胱氨酸。TF 以其内源性配体、凝血因子Ⅶ（FⅦ）作为凝血途径的初始步骤，形成高亲和力的特异复合物（Nemerson，1988）。越来越多的证据表明，TF 在血管生成性血管内皮细胞和各种肿瘤细胞中异常过表达（Chen 等，2001），而在正常血管内皮细胞中不存在。部分研究已经发表了一些积极的结果，通过靶向 TF 抑制动物模型的肿瘤生长。此外，肿瘤细胞分泌的 VEGF 蛋白诱导肿瘤血管内皮细胞过表达 TF。上述特点表明，TF 可作为靶向药物，靶向肿瘤血管生成的具体治疗靶点给药。因此，已经开发了几种方法使用 FⅦ作为药物载体来选择性地将药物输送到表达 TF 的肿瘤血管和肿瘤中。本文描述了一种免疫治疗策略，利用免疫偶联物（icon）分子靶向肿瘤血管内皮细胞上的 TF，从而破坏肿瘤血管。最近，一个团队描述了一种在肿瘤细胞和血管生成性血管内皮细胞中靶向 TF 的方法，FⅦ-维替泊芬靶向 PDT 可在体外和体内治疗乳腺癌。作者证明：①FⅦ蛋白可以与维替泊芬结合而不影响其结合能力；②FⅦ介导的靶向 PDT 可选择性地影响表达 TF 的细胞和 VRGF 刺激血管生成人内皮细胞（human endothelial vein endothelial cells，HUVEC），但对非 TFR 表达未受刺激的细胞无副作用；③FⅦ靶向可增强维替泊芬 PDT 3～4 倍的效果；④FⅦ靶向 PDT 比非靶向 PDT 可诱导更强的凋亡和坏死；⑤FⅦ靶向 PDT 对小鼠乳腺肿瘤生长的抑制作用明显强于非靶向 PDT（Hu 等，2010）。由于受体 TF 表达于多种癌症细胞，且选择性地表达于血管生成性血管内皮细胞，这些发现表明 FⅦ靶向 PDT 可能具有广泛的治疗应用前景。Cheng（Chen）等人（2011）表明，体内 FⅦ-靶向 PDT 显著抑制或消除移植在无胸腺的裸鼠模型中的皮下 A549 和 H460 肿瘤，且没有明显的副作用，他们认为这种靶向策略可以在临床前研究中有效并安全地治疗人类肺癌。

30.3.3 整合素 $\alpha_v\beta_3$

$\alpha_v\beta_3$ 整合素在新生血管性内皮细胞上高表达，在钙依赖的信号通路中起重要作用，会导致内皮细胞迁移。它在许多肿瘤细胞中都有过表达，在活跃增殖的内皮细胞和肿瘤组织周围也有过表达。此外，$\alpha_v\beta_3$ 整合素是包含 RGD 肽段序列的细胞外基质（EMC）内皮细胞受体。因此，$\alpha_v\beta_3$ 整合素被认为是抗血管治疗的一个有吸引力的分子靶点。基于此，一些研究已经阐述了这种受体在 VTP 中的潜力。Chaleix 等人（2004）报道用四卟啉固相合成法生成了 $\alpha_v\beta_3$-整合蛋白配体 RGD（H-Arg-Gly-Asp-OH）三肽。制备的 3 个共轭体在 K562 白血病细胞系上显示了与 Photofrin Ⅱ 相当的光动力学活性。作者进一步阐明了包含 RGD 基序的环状肽的合成方法，并采用了显示对整合素亲和力增加的构象。为了提高酞菁的选择性，Allen 和 Cullis（2004）评估了利用病毒蛋白将光敏剂传递到选定的组织的能力。腺病毒会引起疾病，如肠胃炎、结膜炎和呼吸道疾病。它们作为基因治疗载体受到了广泛的关注。腺病毒在细胞内感染后能有效地破坏核内体，因此，腺病毒-光敏剂二价体可能将比游离光敏剂更能快速地靶向细胞核。与细胞质定位相比，细胞核定位让光敏剂的光动力活性增加了 2.5 倍。腺病毒戊基蛋白含有 RGD 肽序列基序，腺病毒 2 型结构蛋白的六邻体、五邻体基底部及纤维抗原已得到分离纯化。有人对腺病毒四磺化铝酞菁衍生物进行了体外和体内研究，在表达整合素（Allen 和 Cullis，2004）的两个阳性细胞系（A549，Hep2）中，戊基结合物在体外是最有效的。根据这项研究，腺病毒蛋白似乎可以用来靶向肿瘤细胞。尽管光动力活性并不理想，但体内的结果还是令人鼓舞的。然而，使用腺病毒蛋白载体靶向肿瘤可能会促进炎症和抗蛋白细胞免疫，这可能会限制其有效性。

笔者团队偶联了一种光敏剂 [5-（4-羧苯基）-10，15，20-三苯基二氢卟酚或卟啉] 到 RGD 基序作为共同序列（Frochot 等，2007）。我们报道了肽段光敏剂（具有线性或环状 [RGDfK] RGD 单元）的一个新家族的一种有效固相合成。含有线性及压缩 RGD 单元的二氢卟酚被分别压缩至 98 倍和 80 倍以上，与偶联的光敏剂相比，在过度表达 $\alpha_v\beta_3$ 整合蛋白的 HUVEC 中滞留超过 24 小时。该肽段部分也可导致鼠类乳腺癌细胞（EMT-6）的非特异性摄取增加，该细胞缺乏 RGD 结合受体。更高的光动力效率与偶合物更高的细胞摄取有关。生存测量表明 HUVECs 对该偶合物介导的 PDT 很敏感。该研究表明肽段是一种有前景的方法，如可引入疏水及亲水间的平衡。最近，我们描述了偶联至 RGD 亚型多肽的四苯基卟啉及四苯基二氢卟酚的合成、特性、荧光剂和单态氧量子产率。有研究报道这其中的一些化合物运用到 PDT 可能是很有前景的（Boisbrun 等，2008）。

30.3.4　金属基质蛋白酶

我们已知肿瘤相关蛋白酶在肿瘤进展的多个步骤中发挥作用，影响肿瘤的形成、生长、血管新生、血管内渗滤、渗出和转移。EMC 的蛋白降解对癌症的发展、侵袭和转移至关重要，所有这些都与几个蛋白酶家族的活性增加有关（Berdowska，2004；van Kempen，de Visser 和 Coussens，2006）。很多研究已经证明，在许多人类恶性组织类型中，MMPs 等蛋白酶的表达增加。因此，具有将生物反应药物运送到蛋白水解活性上调的疾病位点能力的对蛋白敏感的大分子前药已经引起了人们的兴趣，目前已有许多蛋白酶靶向 PDT 方案，其在体内被激活时可将没有活性的 PDT 前药转化为活性药物（Law 和 Tung，2009）。事实上，肿瘤相关的蛋白酶可以作为蛋白酶介导的 PDT 制剂的激活剂。

MMPs 是促进肿瘤的酶，在血管生成中起重要作用（Ferrario 等，2004；Sharwani 等，2006；Vihinen 和 Kahari，2002），因此是 PDT 潜在的靶点。蛋白酶激活的前药并不是新的概念，但是在 PDT 中，蛋白酶作为生物触发剂控制 $^1O_2$ 的产生是比较新颖的；目前已有许多 PDT 靶向策略来源于蛋白酶靶向，当其在体内被激活时，惰性前体药物将转化成活性药物（Law 和 Tung，2009）

因为 PDT 中使用的大多数光敏剂是卟啉的衍生物，可以吸收光能，随后将其转化至氧或释放荧光，有研究报道 $^1O_2$ 的产生与光敏剂的荧光强度密切相关。因此，当光敏剂处于荧光淬灭状态，其产生 $^1O_2$ 的能力也降低。基于 FRET 的分子信标，是一种靶向活性探针，可控制荧光发生以响应特定的靶点，如蛋白酶可作为肿瘤活体成像的有效工具。通过结合 FRET 和 PDT 的两个原理，Zheng 等人（2007）提出了光动力分子信标用于控制光敏剂产生 $^1O_2$ 从而控制其是动力活性的概念。他们描述了 MMP7 触发的光动力分子信标的合成及特性，使用：①叶绿酸作为光敏剂；②黑洞淬灭剂 3（Q）作为双重荧光剂和 $^1O_2$ 淬灭剂；③短肽序列作为 MMP7 可分裂的连接器。光敏剂及淬灭剂都连接于 MMP7 特定可分裂的肽连接器的末端，用来保证它们接近时可以关闭，使得 FRET 和 $^1O_2$ 淬灭形成为激活的前药。如此一来，光敏剂前药的光活性是被抑制的，直至有连接物与目标肿瘤相关的 MMP7 相互作用。

在溶液中确认 MMP7 触发的 $^1O_2$ 产生之后，研究人员证实了 MMP7 介导的光动力在肿瘤细胞中的细胞毒性。体内研究也显示了 MMP7 激活的 PDT 疗效（Zheng 等，2007）。

30.4　PDT：肿瘤细胞靶向

这一部分讨论光敏剂通过直接偶联或使用连接物或隔离物与不同的生物分子（糖、类固醇激素、氨基酸、蛋白质等）共价结合。这些生物分子作为靶向分子，可用来引导光敏剂对抗肿瘤细胞相关的特异性抗原。载体的耦合可以：①调节两亲性，增强这些化合物在生物介质中的溶解性，防止自聚集（被动靶向）；②促进细胞识别（主动靶向），以提高生物效率。其中有几种靶向策略具备通过细胞膜转运光敏剂的优势，从而导致光敏剂在细胞内的积累，这可能有助于靶向胞内光敏位点，从而提高胞内 PDT 效率。

30.4.1　内皮生长因子受体（EGF receptor，EGFR）

结合到 EGFR 的配体包括 EGF、转化生长因子-α（transforming growth factor-α，TGFα）、肝素结合的 EGF-氧生长因子（heparin-binding EGF-like growth factor，HB-EGF）、双调蛋白（amphiregulin，AR）、细胞素（betacellulin，BTC）、上皮调节蛋白（epiregulin，EPR）及上皮细胞有丝分裂蛋

白抗体。天然多肽生长因子的共同特征是：由六个空间保守的半胱氨酸残基组成的共有序列。这一共有序列被称为 EGF 模序，且对 HER 的受体酪氨酸激酶家族成员的结合至关重要。除了结合 EGFR，HB-EGF、BTC 及 EPR 也被报道结合 HER4。因为 EGFR 的高表达经常伴随着几种肿瘤类型的发生，如鳞状细胞癌，其天然配体 EGF 是药物靶向策略概念中一个具有吸引力的候选因子。一旦结合到受体上，EGF 通过受体介导的内吞作用内化入细胞内，使得光敏剂在细胞内聚集。基于这个概念，EGFR 为光敏剂选择性输送到肿瘤组织内提供一个可行的方法。

Lutsenko 等人（1999）将 EGF 与铝及钴肽菁磺化偶联，EGF：光敏剂的比例为 1：1，EGF－肽菁光敏剂比非偶联光敏剂呈现出更高的光活性。也有研究探索此药物对小鼠体内实体肿瘤（小鼠黑色素瘤 B16 细胞系）植入小鼠体内后的抗肿瘤活性，此偶联物极大地增加荷瘤动物的平均寿命及平均存活时间，而游离酞菁对这些参数没有影响（Lutsenko 等，1999）。

用靶向 EGFR 的抗体来转运光活性分子可以作为一个双臂反馈控制方法：光活性化合物光照后可靶向破坏 EGFR，且荧光特性也可以监控治疗进展。Soukos 等人（2001）研究了一种 EGFR 单克隆抗体偶联近红外光染料（C225）N, N′－二羧基戊基-吲哚碳花青- 5,5′-二磺酸（吲哚 Cy5.5）和二氢卟酚 e6（Ce6）的材料，用于检测或治疗：①静脉注射 C225 及 Ce6 偶联物确定能否有足够数量的药物到达临床尚未能明确的早期癌前病变；②检测 C225 及 Ce6 的偶联物的光动力疗效。研究者证实使用 C225-Cy5.5 偶联物的免疫光动力诊断可作为口腔癌前病变的诊断方法及潜在标记物。正如研究中所说，随着人们对医疗安全要求的逐步提高，使用近红外（near Infrared，NIR）激发荧光作为标记也许是替代同位素标记的一种更安全的选择。为了拓展其应用，使用 EGFR 单抗转运光活性分子的方法可同样用于治疗型光敏剂的靶向转运策略，而且免疫荧光诊断还可用于评估治疗反应 HER2，也称人表皮生长因子受体- 2，在肿瘤细胞表面是一个高度上调的靶点，例如乳腺癌。Bhatti 等人（2008）介绍了多种光敏剂（维替泊芬或脱镁叶绿酸 a）偶联抗 HER2 单链 Fv 抗体方法（single chain Fv，scFv）。他们证实光免疫偶联物在体内外杀伤肿瘤细胞比游离光敏剂更有效。抗 HER2 scFv 偶联 8～10 分子脱镁叶绿酸 a 的光免疫化合物的治疗能使活体肿瘤明显缩小。研究注意到免疫偶联物的清除比游离脱镁叶绿素 a 快，这表明从 scFv-脱镁叶绿素 a 给药到激光照射的这段时间内，皮肤光过敏的风险更低，优势更大。

Selbo 等人（2012）通过 EGFR 靶向的蛋白毒素 EGF－皂苷的光化学内化（photochemical internalization，PCI），探究其灭活细胞的能力。大多抗肿瘤药物是 ATP 结合转运蛋白 ABCG2/CD338/BCRP/MXR 的底物，人们认为其在多药耐药（multidrug resistance，MDR）和肿瘤干细胞对抗化疗和 PDT 的保护中起着重要作用。在这个研究中，研究者证实强两性 PCI－光敏剂（包括一个氯、一个卟啉及一个酞菁二氯化硅）并不是 ABCG2（使用 MA11 细胞系作为一个新的多重耐药模型）的底物。作为这个概念的证据，研究者证实 PCI 靶向毒素对表达 EGFR 的 MDR 细胞的特定点清除是一个高度有效的策略。

30.4.2 胆固醇及低密度脂蛋白

类固醇激素是一种可靶向光敏剂至肿瘤细胞的生物分子。其特点是，类固醇作为真核细胞的重要组成部分能被肿瘤细胞快速吸收。因此，与胆固醇共价偶联的光敏分子能够与低密度脂蛋白（low-density lipoprotein，LDL）相连，并增加其光动力疗效。此外，适当取代胆固醇的中心金属（Si，Ge，Al），一个亲脂的大体积配体，能减少酞菁的自我聚集（通过大环侧面的额外空间位阻抑制 π-π 富集），并增加脂质膜的交联。有人在两种黑色素细胞瘤（M3Dau 和 SK-MEL-2）上研究胆固醇-酞菁衍生物的光动力活性（Barge 等，2004）。M3Dau 细胞能在裸鼠上形成黑色素瘤，因此可以进一步进行体内验证。相关研究也曾使用 SK-MEL-2 细胞，为了阐明酞菁的光细胞毒性是否随所使用的黑色瘤细胞系变化，Segalla 等人（1994）证实胆固醇-酞菁衍生物（通过肌内注射移植 MS-2 纤维肉瘤的小鼠）被定量转化为血清脂蛋白且局限于肿瘤组织内，其肿瘤靶向选择性类似于所观察到的其他脂质体运载的酞菁（Cuomo 等，1991）。Maree 和 Nyokong（2001）制备了胆固醇的其他连接物。不过，研究者证实该偶合物在低浓度时极易聚集。但是，目前尚未对该化合物进行生物学评价。

　　已经表明LDLs能在肿瘤细胞内光敏剂的转运及释放中起重要作用。大量研究已经证实光敏剂（如酞菁、维替泊芬、二氢卟酚e6）在给药前与脂质体混合能增加光动力的疗效（Konan、Gurny和Allemann，2002）。Zheng等人（2002）制备了一个运载系统，该系统由包裹在脂质体内的脱镁叶绿素胆固醇油酸盐及适度的光敏剂载荷组成。激光共聚焦显微镜证实这种基于LDL的光敏剂仅被LDL受体（该受体在人肝母细胞瘤G2（hepatoblastoma G2，HepG2）肿瘤细胞过表达）内化（Zheng等，2002）。为了使肿瘤检测更有效并降低治疗的剂量，Li等人（2005）通过使用硅-酞菁作为新的近红外染料，设计了一种新的策略以提高LDL的光敏剂的运载。这种混合物的选择主要是基于硅-酞菁的中心硅原子允许两个大体积配体的并列，这些配体位于酞菁环的另一侧，可有效防止聚集（平面分子结构在溶液中经常遇到），因为这种聚集被认为是获得高探针/LDL运载的主要限制因素。共聚焦显微镜证实人HepG2细胞对偶联物内化仍然通过LDL受体途径介导。通过使用克隆形成试验，HepG2细胞的体外PDT反应表明其能显著提高LDL受体靶向PDT的疗效（Li等，2005）。Song等人（2007）介绍了重组于LDL纳米粒内的萘酞菁的制备及特性，并在肿瘤细胞和人HepG2肿瘤的小鼠内验证靶向此偶合物效果。共聚焦显微镜结果显示，包裹于LDL纳米粒内的光敏剂仍可被LDL受体介导的肿瘤细胞吸收。通过无创的光学成像技术在体内证实，相比正常组织该光敏剂被肿瘤组织优先吸收（Song等，2007）。

30.4.3　雌激素受体

　　为了提高酞菁衍生物在富含雌激素受体肿瘤内的吸收，Khan等人报道了酞菁－雌激素偶联物的合成（Khan等，2003）及其光动力活性。他们使用脂肪族及芳炔基连接酞菁-雌激素偶联物，以调节该分子的总体两亲性，（通过相对较长的连接子）可观察到最高的受体亲和性，然而磺化类似物显现出较低的亲和性。令人惊奇的是，与那些非偶联酞菁的报道相比，最亲水的三磺酸酞菁-雌激素表现出更高的光细胞毒性，但连接子的本身特性似乎没有影响生物活性。Maree、Phillips和Nyokong（2002）制备了雌激素与在乳腺癌细胞中过表达的雌二醇受体的前体偶联物。从光物理的角度来看，由于所有配合物中都存在轴向配体，因此阻止了聚集。从生物学的角度来看，八雌酮酞菁在荧光检测和治疗方面显示出最好的前景，因为它具有最长的三重态寿命。

30.4.4　细胞核及DNA

　　与细胞膜及其他细胞器相比，细胞核是最敏感的部位。因此，不管是通过诱导细胞坏死或凋亡，产生靠近肿瘤细胞DNA的 $^1O_2$ 分子将明显增加细胞死亡的可能。因此人们正在努力提高光敏剂运输至细胞核的效果。

　　有人用不同的细胞核定位信号（nuclear localization signal，NLS）序列来筛选靶向细胞核的蛋白，以期运输光敏剂至细胞核内（Schneider等，2006）。Gariépy团队设计出一种支链多肽，该多肽可作为多功能胞内运载工具（Singh等，1999）。这些运载工具包含8个相同的多肽臂序列，有两个主要的功能域、一个pentalysine域（作为细胞质的转运序列）和simian病毒SV40大T抗原NLS（NLS能指导它们的细胞核吸收）。这个八臂（乌贼样）胞内运载工具被称为loligomers。通过固相合成，他们实现了Ce6的细胞核-直向线性肽（Ce6 -肽）或分支肽（Ce6-loligomer）（由8个相同的臂组成）偶联。研究者已经证实，这两种偶联物在放射线诱发生物纤维肉瘤细胞（radiation-induced fbrosarcoma cells，RIF-1）内的细胞分布明显不同。但是相比Ce6 -肽，Ce6-loligomer细胞核定位仅仅提高1.5倍。为提高Ce6光动力活性（通过直接运载光敏剂），Sobolev（2009）证实通过使用交联模块的多肽转运子，光敏剂能够成功地在细胞内被重新定向，这些转运子拥有：①一个提供细胞特异转运的内化配体；②一个能从核内逃逸的模块；③一个能与Importin蛋白家族相互作用的NLS；④一个允许光敏剂附着的模块（图30.1）。

　　Rosenkranz等人（2003）介绍了细菌表达的模块重组转运体（modular recombinant transporters，

MRTs)（细菌卟吩 p6 的转运体）的设计、合成及特性：①使用 α-黑色素细胞刺激素作为内化配体；②优化 T-ag NLS；③使用大肠埃希菌血红蛋白氧蛋白作为转运体；④一种内容体两亲性多肽。MRT 可运载光敏剂至小鼠黑色素瘤细胞的细胞核内，且提供比游离光敏剂高出几个数量级的细胞杀伤效果。

在本章文献中已经介绍了大量核碱基卟啉，这些卟啉对细胞核靶向很有意义。Koval 等人（2001）首先报道了寡核苷酸-酞菁偶联物的合成，该偶合物在体内外用于特异 DNA 修饰，该 DNA 修饰可用于特异基因序列靶向药物的研发。由于酞菁核及腺嘌呤取代基的存在，这些化合物表现出强烈的分子间反应，导致其在常见有机溶剂中的溶解度低，且有不常见的光学特性（较强的聚集时可观察到荧光发射），但目前尚没有做过任何生物学评定。

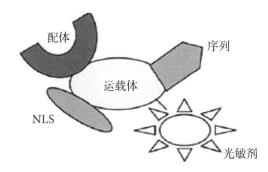

图 30.1　赋予光敏剂细胞特异靶向的不同模块的组合许多序列模块用于细胞表面的结合及吸收（一个配体），日 endosomolytic 序列、NLS 和光敏剂连接在这些运载模块上（Schneider，Ret al.，Anticancer Agents Med Chem 6：469-488，2006）。

30.4.5　叶酸受体

维生素叶酸是一个能靶向生物活性物质的配体，这些药物对叶酸受体（folate receptor，FR）阳性的肿瘤高度特异。叶酸受体是已知的肿瘤细胞相关蛋白，能通过内吞作用主动内化结合叶酸。叶酸受体主要有 3 种存在形式，即 FR-α、FR-β 和 FR-γ。FR-α 形式在各种肿瘤细胞内过表达，包括卵巢癌、子宫内膜癌、结直肠癌、乳腺癌、肺癌、肾癌和神经内分泌肿瘤及脑转移瘤。关于受体的相互作用，叶酸-受体混合物被细胞吸收且移向各种细胞器，这涉及胞饮、转运及胞质沉积。为了将叶酸连接到分子上以形成靶向给药系统，已有较明确的合成步骤。已证实谷氨酸的 γ-羧基团的修饰并没有导致受体对叶酸结合力的明显下降。此外，由于其高度稳定性、与有机溶剂及水溶液的相容性、廉价、非免疫原性、与多种分子耦合、相对分子质量小等特点，叶酸作为肿瘤检测的靶向试剂，已经引起广泛注意。已有许多利用叶酸吸收促进靶向及内化的例子，包括无机纳米粒、聚合纳米粒、聚合胶束、脂蛋白纳米粒、肿瘤成像剂和树突分子。例如，最近叶酸与硅烷偶联剂共价联合在金纳米棒上表面，由此产生的叶酸偶联硅调节金纳米棒表现出高度选择性靶向，能提高放疗及光热治疗对 MGC803 胃癌的疗效，也呈现出强 X 射线衰减（可用于活体 X 射线及 CT 成像）（Ding 等，2011）。

已有通过脱镁叶绿酸 a 和 FA 与肝素的化学结合合成的新型两性多糖/光敏剂的研究。与肝素相比，肝素-PhA（heparin-PhA，HP）和叶酸-肝素-PhA（folate-heparin-PhA，FHP）偶合物的抗凝活性明显降低，因此可能减少出血的副反应。HP 和 FHP 纳米粒对 HeLa 细胞表现出明显的光毒性，且没有光照时其暗毒性最低（Li 等，2011）。

我们团队合成了两种新的偶合物，这两种偶联物由叶酸通过两个短连接臂偶联 4-羧基卟啉组成，它们虽然性质不同但大小相似。两种偶联光敏剂都可以提高 KB 细胞的胞内吸收，KB 细胞可作为一个阳性对照，因为其过度表达 FR-α。使用短 PEG，2，2'-(亚乙二氧基)-二乙胺作为一个连接臂，我们团队证实这种偶联物的胞内吸收平均比四苯基卟啉（被作为参考）高出 7 倍，且细胞对叶酸偶联卟啉介导的 PDT 更敏感。我们也证实与 m-THPC 相比，在静脉注射 4 小时之后，偶联叶酸的 m-THPC 药光敏剂的选择性在活体 KB 肿瘤内呈现出更高的聚集（Gravier 等，2008）。偶联物在肿瘤与正常组织内的吸收比率（5∶1）呈现出一种十分有趣的选择性。叶酸介导的药物传递的一个重要方面是 FR 在细胞表面及其细胞内腔之间循环的速率。叶酸偶联物在 KB 细胞内的聚集不但取决于细胞表面的 FRs 的数量和可结合性，而且还取决于未结合受体能否重返细胞表面以结合额外的量子点（Quantum dots，QD）所需时间。通过使用放射激活的偶联物，Paulos 等人（2004）发现空的 FR+从卸载其转运物到重返细表面大概需要 8～12 小时。在 FR 靶向策略中使用叶酸连接药物被认为是提高抗肿瘤治疗选择性的一种有效方法，特别是对 FR+肿瘤细胞。

Stefflova 等人（2007）制备了一种偶联物（焦桐酚-肽-叶酸，pyro-peptide-folate，PPF），该结构由 3 种化合物组成：①脱镁叶绿酸为光敏剂；②多肽作为连接子；③叶酸作为靶向部分。与 HT1080（用作阴性对照）相比，他们观察到 PPF 在 KB 细胞内聚集更多，这可产生更强的光动力效应。通过 PPF 在 KB 肿瘤内的聚集也在体内证实了叶酸的作用（KB：HT1080 肿瘤 2.5：1）。有趣的是，短肽作为连接臂能提高转运效率，可减少 PPF 在肝脏及脾脏的吸收（大概减少 50 倍）。

30.4.6 胆囊收缩素 A 受体

已知肽激素胆囊收缩素 CCK8（H-Asp-Tyr-Met-Gly-Trp-Met-Asp-Phe-NH2）能与胆囊收缩素 A（cholecystokinin A，CCK_A）相互作用，CCK_A 是在结肠癌、胃癌、脑肿瘤中过度表达的一种受体（Reubi，2003）。De Luca 等人（2001）通过使用赖氨酸残基作为连接子，将 5，10，15-tris（2，6-dichlorophenyl)-20-(4 carboxyphenyl) porphyrin（简称 PK）共价结合到 CCK8。分子动力学分析表明，CCK8/CCK_A 受体-模型化合物和 PK-CCK8/CCK_A 受体-模型化合物的构象特征相似，这个证据支持了一个假说：卟啉-赖氨酸的引进没有影响配体结合到 CCK_A 受体模型。在二甲基亚砜进行的 PK-CCK_A 偶联物的磁共振（nuclear magnetic resonanc，NMR）构象没有观察到卟啉环的质子和分子肽链间的奥氏核效应，这表明卟啉分子并不接近 PK-CCK8 的肽部分。研究者得出的结论是，卟啉取代基在 CCK8 N 端并不干扰多肽残基的构象，该残基应该参与受体的结合。该研究表明多肽-光动力药物的偶联方法也许可用于靶向表达 CCK_A 受体的肿瘤细胞。

Cawston 和 Miller（2010）综述了 1 型胆囊收缩素受体的高选择性部分激动剂及变构调节剂的治疗潜力。这些多肽可偶联光敏剂，以靶向过表达 CCK 受体的肿瘤细胞。

30.4.7 促性腺激素释放激素受体

促性腺激素（Gonadotropin-releasing hormone，GnRH）被认为是神经系统和内分泌系统重要的联结者，且在生殖系统的调节中起关键作用。一些研究表明 GnRH 及其受体在许多正常组织或细胞和肿瘤组织或细胞中有类似的垂体作用（综述见 Aguilar-Rojas 和 Huerta-Reyes，2009）。因此，GnRH 类似物（激动药和拮抗药）由于在疾病治疗中的潜在运用，如前列腺癌和乳腺癌，已引起人们极大的兴趣。人们认为它们的作用机制与促性腺激素的不足有关。这种现象源于 GnRH 类似物的作用，该作用导致 GnRH 受体（GnRH-R）的下调及垂体促性腺细胞脱敏。已明确 GnRH-R 在不同肿瘤（乳腺癌、卵巢癌、子宫内膜癌、前列腺癌、肾癌、脑部肿瘤、黑色素瘤、胰腺癌、非霍奇金淋巴瘤等）中均有表达，且数量在正常组织中有所限制，这为肿瘤诊治方法提供了基础。Rahimipour 等人（2003）介绍了原卟啉Ⅸ偶联到多肽上作为 GnRH 的激动药，旨在选择性靶向过表达的 GnRH-R 的前列腺癌和乳腺癌。当在体外通过以 125I [D-Lys6] GnRH 为放射配体的置换分析，获得的偶联物对 GnRH 具有亲和力。人们发现光敏剂-多肽偶联物的亲和力比相应的多肽低。但是与非偶联型原卟啉Ⅸ相比，可提高表达 GnRH 的垂体促性腺激素 aT3-1 细胞的光动力活性（1.5 倍）。与母体多肽共孵育可减弱该偶联物的光动力活性，这表明光毒性是受体介导的（Rahimipour 等，2003）。

30.4.8 转铁蛋白受体

由于铁是细胞增殖和代谢的必需元素，且恶性肿瘤异常的增殖活性需要较高的铁供应，所以与正常细胞相比，各种肿瘤细胞过表达转铁蛋白受体（transferrin Receptors，TfR）。确实，转铁蛋白受体的表达及周转幅度与肿瘤组织的增殖活性呈正比。因为更高的增殖率需要更多的铁，因此，转换蛋白-转铁蛋白受体体系已被用于多种形式的光敏剂分子，以靶向不同类型的肿瘤细胞。

Gijsens 等人（2002）制备了 Tf-偶联聚乙二醇（polyethylene glycol，PEG)-脂质体，该脂质体包

含光敏剂酞菁铝四磺酸化合物的 Tf 共轭聚乙二醇（PEG）脂质体。评价靶向脂质体对 HeLa 肿瘤细胞的抗增活性，并与天然光敏剂和非靶向脂质体进行比较。在照射后，靶向偶联物的光毒性比游离光敏剂高出 10 倍，而非靶向偶合脂质体根本没表现出光毒性（Gijsens 等，2002）。靶向脂质体的高光细胞毒性被证明是 HeLa 细胞内高浓度的结果，通过与转铁蛋白孵育后竞争结合，可显著降低这种浓度。之后，该团队证实了该靶向脂质体在人 AY-27 转移性癌细胞和小鼠原位膀胱癌模型中的选择性吸收（Derycke 等，2004）。体内分布研究证实，与周围正常组织相比（正常膀胱上皮及黏膜下层/肌层），在 AY-27 细胞的膀胱肿瘤小鼠中，膀胱灌注靶向脂质体可导致脂质体在肿瘤组织中产生明显的选择性聚集（Derycke 等，2004）。最近，Laptev 等人（2006）证实 Tf 和血卟啉光敏剂组成的生物偶联物能显著提高 PDT 对红细胞性白血病细胞的特异性和疗效。

人们已经证实转铁蛋白与金属基药物的细胞聚集有关，例如，铂和钌化合物通过转铁蛋白介导的内吞作用，是由于这些金属药物也结合在这个血液转运体上。Schmitt 等人（2009）已经调整了吡啶卟啉的芳烃钌部分。他们证实钌（Ⅱ）有机金属化合物能提高人黑色素瘤细胞对卟啉的吸收，且这些化合物被细胞吸收后仍保持完整。此外，吡啶卟啉环的有机金属部分并没有改变光敏剂的光物理性质。通过使用荧光显微镜，他们研究这些化合物的细胞区室，注意到它们在黑色素瘤细胞质的聚集。此外，Lottner 等人（2004）研发了血卟啉（hematoporphyrin，HP）-钌（Ⅱ）偶联物，且证实在 J82 肿瘤细胞内与顺铂相比，该偶联物表现出同样的抗增殖活性。

30.4.9 凝集素受体

人们已合成许多偶联碳水化合物的光敏剂。因为寡糖在通过糖-受体相互作用的细胞传递中起重要作用，该作用通常是具体多价的，所以寡糖与光敏剂偶联能获得较高的选择性和特异性（DiStasio 等，2005）。在偶联碳水化合物的蛋白中，半乳凝素共有一个对 β-半乳糖苷有高亲和性的高度保守区域。Pandey 等人（2007）合成了一系列碳水化合物-光敏剂偶联物，这些偶联物具有不同的碳水化合物基团、偶联部位及连接子。这些偶联物的一系列同分异构体的体外（RIF 肿瘤细胞）和体内（RIF 肿瘤的 CH3 小鼠）比较研究表明它们的光敏功效存在明显的差别。通过酶联免疫吸附试验（Enzyme-linked immunosorbent assay，ELISA），发现碳水化合物结合半乳凝素-1 和半乳凝素-3 比相应的非偶联的紫嘌呤亚胺具有更高的亲和力（Pandey 等，2007）。D'Auria 等人（2009）基于其与 Zn/Mn 和 Au-卟啉紧密的相互作用，把人半乳凝素-1 定义为一种卟啉结合蛋白，这表明半乳凝素-1 具有作为靶向肿瘤细胞的运载分子的潜能。

也有报道脱唾液酸糖蛋白受体（ASGP）在肝癌细胞及哺乳类动物的肝细胞表面大量表达。研究表明，半乳糖残基能与细胞上的半乳糖受体特异性结合，所以通过引起半乳糖残基可实现靶向。Wu 等人（2010）叙述了基于卟啉和半乳糖基的两亲性共聚物胶束，并在 HEp2 和 HepG2 细胞中评估它们的靶向性及 PDT 疗效。卟啉和半乳糖基的聚合物胶束在半乳糖受体阳性的 HepG2 细胞中，比受体阴性的 Hep2 细胞表现出更好的靶向及 PDT 疗效（Wu 等，2010）。Brevet 等人（2009）合成了多孔二氧化硅纳米粒，能共价结合卟啉至中孔二氧化硅基质，可通过甘露糖靶向肿瘤细胞。通过甘露糖介导的内吞作用，这些纳米物质在体外比非功能化的纳米粒（在 MDA-MB-231 中）表现出更好的光敏功效（Brevet 等，2009）。

Ferreira 等人（2009）报道了 DNA 寡核酸适配体（能与黏蛋白的 O-聚糖肽特异结合）的合成，黏蛋白的 O-聚糖肽在上皮癌细胞广泛表达。他们发现当与 Ce6 结合并被运送至上皮癌细胞时，这些 DNA 寡核酸适配体在光照激发下，与游离药物相比，杀伤性明显增强（增加 500 倍以上），且对缺乏这类 O-聚糖肽的细胞没有细胞毒性作用（Ferreira 等，2009）。Ballut 等人（2009）报道，与缺乏糖的药物相比，糖化树突状卟啉与特定的凝集素（刀豆素 A）反应更明显。

Poiroux 等人（2011）共价连接一个卟啉分子至一个植物凝集素（Morniga G）上，已知该凝集素能识别肿瘤相关的 T 和 Tn 抗原。这种偶联可使光敏剂被 Tn 阳性的 Jurkat 白血病细胞迅速吸收，并使光敏剂诱导的光敏反应更有效。这种偶联可以明显增加光敏剂对白血病 Jurkat T 细胞的光毒性（增加 1000 倍），且可以从 Jurkat 白血病细胞（Tn 阳性）：健康淋巴细胞（Tn 阴性）为 1:1 的混合细胞中清除肿瘤细胞（Poiroux 等，2011）。Poiroux 等人将其他光敏剂［TPPS、Al（Ⅲ）-phthalocyanine AlPcS（4）和 Ce6］偶联到该蛋白上。每个蛋白分子包含一个 AlPcS4，其表现出很强的光毒性［LD（50）= 4 nM］；当在治疗窗内照射时，可优先杀伤癌变的淋巴细胞，且该分子凝集素部分的糖结合特异性仍保持不变。

Hammerer 等人（2011）合成了 π 共轭卟啉二聚体和三苯胺为中心的三聚体，该三聚物含单乙二醇-过乙酰化甘露醇的靶向分子，合成用于双光子吸收的 PDT。

30.4.10　肿瘤特异性抗原：靶向抗体

肿瘤恶性转化将产生新的、特异性的抗原标志物，而这些标志物不会出现在正常细胞中。大量研究已经表明通过使用单克隆抗体偶联光活化分子作为药物运输体系进入肿瘤组织可显著提升 PDT 的抗癌疗效（Solban，Rizvi 和 Hasan，2006）。使用单克隆抗体作为抗原特性载体，选择性运输光敏剂至肿瘤组织，也被称为光免疫治疗，这种方法结合了光敏剂的光毒性和单克隆抗体对肿瘤相关抗原的选择性。

HER2 是肿瘤细胞表面高度上调的靶向受体，如乳腺癌。为了提高肿瘤细胞对光敏剂免疫偶联物的吸收，Savellano 等人（2005）建议使用多表位 HER2 靶向策略。通过偶联两种单克隆抗体（HER50 和 HER66）至脱镁叶绿酸 a 上，合成抗 HER2 光敏剂免疫偶联物。使用人类癌细胞的吸收实验和光毒性实验揭示了在 HER2 过表达细胞上，免疫偶联物的选择性吸收和潜在的光动力疗效。此外，多表位靶向的光免疫治疗，比使用单个抗-HER2 光敏剂免疫偶联物的单表位靶向光免疫治疗明显更有效（Savellano 等，2005），这表明多靶向光免疫治疗应该对于过表达其他抗原受体的肿瘤有效。

最近，Jankun（2011）描述了一种直接作用于前列腺膜特异性抗原的抗体，且与 HP 偶联可用于治疗 LnCAP 人前列腺癌细胞。他的结果清楚地表明，单克隆抗体/HP 偶联物能运送 HP 至肿瘤细胞，这将导致循环系统中的 HP 明显减少，更少的 HP 被运送至正常组织，因此副作用减少。

但是，人们已经发现由于单克隆抗体相对分子质量大，将限制免疫偶联物渗透入实体、深部及血运载差的肿瘤。为了克服这些缺点，综合最近的数据表明，另一种方法是使用单克隆抗体的单链 Fv 片段（scFV），scFv 能更有效地渗透入肿瘤组织内，因为它们的相对分子质量更小；并且由于 scFv 缺乏 Fc 片段，它们能更有效地从循环系统中清除（Staneloudi 等，2007）。Staneloudi 及其同事描述了由两分子异硫氰基-卟啉偶联到结直肠癌特异性 scFv 构成的免疫偶联物的研发及特性。他们证实偶联物具有选择性光毒效应，正如结直肠癌细胞系的体外实验所表现的一样（Staneloudi 等，2007）。如第 30.4.1 节所述，最近 Bhatti 等人（2008）描述了多种光敏剂分子（维替泊芬或叶绿酸 a）与抗-HER2 scFv 的混合物，且在体外、体内实验中证实光免疫偶联物比游离光敏剂更能有效地杀伤肿瘤细胞。事实上，许多证据表明通过偶联光敏剂到重组单克隆抗体的 scFv 片段，不仅能特异靶向破坏肿瘤细胞，而且也能使单个 scFv 运载更多的光敏剂（比大分子的全单克隆抗体）（Bhatti 等，2008），因此能增加运送至肿瘤组织的药物量。

30.5　小　结

治疗剂量的光敏剂被选择性运送到病变组织，被认为是肿瘤 PDT 治疗有效性和安全性的绝对要求。这也是推广 PDT 用于各类肿瘤治疗的一大挑战，即使 PDT 具有其他传统治疗不具有的许多优点。为了实现 PDT 用于各类肿瘤的目的，靶向 PDT 的发展将依赖于肿瘤分子机制的研究进展。目前，大量的特异分子靶点已被确定和用于肿瘤靶向治疗，并合成了许多光敏剂，在体外、体内研究评估其疗效，但是只有极少部分达到了临床评估阶段。每一种光敏剂有特定特性，但是没有一种具备理想光敏剂的全部属性。即使第三代光敏剂被认为具有选择性靶向，但很少有被评估用于临床实践，因为它们的体内选择性不够高。纳米颗粒作为多功能平台，有望能够成为新型光敏剂载体，在 PDT 中大有前途。在生物纳米技术中，它们的发展能够克服传统光敏剂的大多数缺点。

参考文献

[1] Aguilar-Rojas, A., and M. Huerta-Reyes. 2009. Human gonadotropin-releasing hormone receptor-activated cellular functions and signaling pathways in extra-pituitary tissues and cancer cells (review). Oncol Rep 22: 981 - 990.

[2] Allen, T. M., and P. R. Cullis. 2004. Drug delivery systems: Entering the mainstream. Science 303: 1818 - 1822.

[3] Ballut, S., A. Makky, B. Loock et al. 2009. New strategy for targeting of photosensitizers: Synthesis of glycodendrimeric phenylporphyrins, incorporation into a liposome membrane and interaction with a specific lectin. Chem Commun. 224 - 226.

[4] Barge, J., R. Decreau, M. Julliard et al. 2004. Killing efficacy of a new silicon phthalocyanine in human melanoma cells treated with photodynamic therapy by early activation of mitochondrion-mediated apoptosis. Exp Dermatol 13: 33 - 44.

[5] Bechet, D., L. Tirand, B. Faivre et al. 2010. Neuropilin-1 targeting photosensitization-induced early stages of thrombosis via tissue factor release. Pharm Res 27: 468 - 479.

[6] Berdowska, I. 2004. Cysteine proteases as disease markers. Clin Chim Acta 342: 41 - 69.

[7] Bhatti, M., G. Yahioglu, L. R. Milgrom et al. 2008. Targeted photodynamic therapy with multiply-loaded recombinant antibody fragments. Int J Cancer 122: 1155 - 1163.

[8] Boisbrun, M., R. Vanderesse, P. Engrand et al. 2008. Design and photophysical properties of new RGD targeted tetraphenyl-chlorins and porphyrins. Tetrahedron 64: 3494 - 3504.

[9] Brevet, D., M. Gary-Bobo, L. Raehm et al. 2009. Mannose-targeted mesoporous silica nanoparticles for photodynamic therapy. Chem Commun: 1475 - 1477.

[10] Byrne, J. D., T. Betancourt, and L. Brannon-Peppas. 2008. Active targeting schemes for nanoparticle systems in cancer therapeutics. Adv Drug Deliv Rev 60: 1615 - 1626.

[11] Cawston, E. E., and L. J. Miller. 2010. Therapeutic potential for novel drugs targeting the type 1 cholecystokinin receptor. Br J Pharmacol 159: 1009 - 1021.

[12] Chaleix, V., V. Sol, M. Guilloton, R. Granet, and P. Krausz. 2004. Efficient synthesis of RGD-containing cyclic peptide-porphyrin conjugates by ring-closing metathesis on solid support. Tetrahedron Lett 45: 5295 - 5299.

[13] Chen, J., A. Bierhaus, S. Schiekofer et al. 2001. Tissue factor: A receptor involved in the control of cellular properties, including angiogenesis. Thromb Haemost 86: 334 - 345.

[14] Cheng, J., J. Xu, J. Duanmu et al. 2011. Effective treatment of human lung cancer by targeting tissue factor with a factor Ⅶ-targeted photodynamic therapy. Curr Cancer Drug Targets 119: 1069 - 1081.

[15] Couleaud, P., D. Bechet, R. Vanderesse et al. 2011. Functionalized silica-based nanoparticles for photodynamic therapy. Nanomedicine 6: 995 - 1009.

[16] Cuomo, V., G. Jori, B. Rihter, M. E. Kenney, and M. A. J. Rodgers. 1991. Tumor-localizing and tumor-photosensitizing properties of liposome-delivered Ge (Iv)-octabutoxy-phthalocyanine. Br J Cancer 64: 93 - 95.

[17] D'Auria, S., L. Petrova, C. John et al. 2009. Tumor-specific protein human galectin-1 interacts with anticancer agents. Mol Biosyst 5: 1331 - 1336.

[18] De Luca, S., D. Tesauro, P. Di Lello et al. 2001. Synthesis and solution characterization of a porphyrin-CCK8 conjugate. J Pept Sci 7: 386 - 394.

[19] Derycke, A. S. L., A. Kamuhabwa, A. Gijsens et al. 2004. Transferrin-conjugated liposome targeting of photosensitizer AlPcS4 to rat bladder carcinoma cells. J Natl Cancer Inst 96: 1620 - 1630.

[20] Di Stasio, B., C. Frochot, D. Dumas et al. 2005. The 2-aminoglucosamide motif improves cellular uptake and photodynamic activity of tetraphenylporphyrin. Eur J Med Chem 40: 1111 - 1122.

[21] Ding, H., B. D. Sumer, C. W. Kessinger et al. 2011. Nanoscopic micelle delivery improves the photophysical properties and efficacy of photodynamic therapy of protoporphyrin Ⅸ. J Control Release 151: 271 - 277.

[22] Ferrario, A., C. F. Chantrain, K. von Tiehl et al. 2004. The matrix metalloproteinase inhibitor prinomastat enhances photodynamic therapy responsiveness in a mouse tumor model. Cancer Res 64: 2328 - 2332.

[23] Ferreira, C. S. M., M. C. Cheung, S. Missailidis, S. Bisland, and J. Gariepy. 2009. Phototoxic aptamers selectively enter and kill epithelial cancer cells. Nucleic Acids Res 37: 866 - 876.

[24] Frochot, C., B. D. Stasio, R. Vanderesse et al. 2007. Interest of RGD-containing linear or cyclic peptide targeted tetraphenylchlorin as novel photosensitizers for selective photodynamic activity. Bioorg Chem 35: 205 - 220.

[25] Gijsens, A., A. Derycke, L. Missiaen et al. 2002. Targeting of the photocytotoxic compound AlPcS4 to HeLa cells by transferrin conjugated PEG-liposomes. Int J Cancer 101: 78 - 85.

[26] Gravier, J., R. Schneider, C. Frochot et al. 2008. Improvement of meta-tetra (hydroxyphenyl)chlorin-like photosensitizer selectivity with folate-based targeted delivery: Synthesis and in vivo delivery studies. J Med Chem 51: 3867 - 3877.

[27] Hammerer, F., S. Achelle, P. Baldeck, P. Maillard, and M. P. Teulade-Fichou. 2011. Influence of carbohydrate biological vectors on the two-photon resonance of porphyrin oligomers. J Phys Chem A 115: 6503 - 6508.

[28] Hu, Z., B. Rao, S. Chen et al. 2010. Targeting tissue factor on tumour cells and angiogenic vascular endothelial cells by factor Ⅶ-targeted verteporfin photodynamic therapy for breast cancer in vitro and in vivo in mice. BMC Cancer 10: 235.

[29] Jankun, J. 2011. Protein-based nanotechnology: Antibody conjugated with photosensitizer in targeted anticancer photoim-munotherapy. Int J Oncol 39: 949 - 953.

[30] Khan, E. H., H. Ali, H. J. Tian et al. 2003. Synthesis and biological activities of phthalocyanine-estradiol conjugates. Bioorg Med Chem Lett 13: 1287 - 1290.

[31] Konan, Y. N., R. Gurny, and E. Allemann. 2002. State of the art in the delivery of photosensitizers for photodynamic therapy. J.Photochem Photobiol B Biol 66: 89 - 106.

[32] Koval, V. V., A. A. Chernonosov, T. V. Abramova et al. 2001. Photosensitized and catalytic oxidation of DNA by metal-lophthalocyanine-oligonucleotide conjugates. Nucleosides Nucleotides Nucleic Acids 20: 1259 - 1262.

[33] Laptev, R., M. Nisnevitch, G. Siboni, Z. Malik, and M. A. Firer. 2006. Intracellular chemiluminescence activates targeted photodynamic destruction of leukaemic cells. Br J Cancer 95: 189 - 196.

[34] Law, B., and C. H. Tung. 2009. Proteolysis: A biological process adapted in drug delivery, therapy, and imaging. Bioconjugate Chem 20: 1683 - 1695.

[35] Li, H., D. E. Marotta, S. Kim et al. 2005. High payload delivery of optical imaging and photodynamic therapy agents to tumors using phthalocyanine-reconstituted low-density lipoprotein nanoparticles. J Biomed Optics 10 (4): 41203.

[36] Li, L., B. C. Bae, T. H. Tran et al. 2011. Self-quenchable biofunctional nanoparticles of heparin-folate-photosensitizer conjugates for photodynamic therapy. Carbohydr Polym 86: 708 - 715.

[37] Lottner, C., R. Knuechel, G. Bernhardt, and H. Brunner. 2004. Combined chemotherapeutic and photodynamic treatment on human bladder cells by hematoporphyrin-platinum (Ⅱ) conjugates. Cancer Lett 203: 171 - 180.

[38] Lutsenko, S. V., N. B. Feldman, G. V. Finakova et al. 1999. Targeting phthalocyanines to tumor cells using epidermal growth factor conjugates. Tumor Biol 20: 218 - 224.

[39] Maree, S., D. Phillips, and T. Nyokong. 2002. Synthesis, photophysical and photochemical studies of germanium and tin phthalocyanine complexes. J Porphyrins Phthalocyanines 6: 17 - 25.

[40] Maree, S. E., and T. Nyokong. 2001. Syntheses and photochemical properties of octasubstituted phthalocyaninato zinc complexes. J Porphyrins Phthalocyanines 5: 782 - 792.

[41] Nemerson, Y. 1988. Tissue factor and hemostasis. Blood 711: 1 - 8.

[42] Pandey, S. K., X. Zheng, J. Morgan et al. 2007. Purpurinimide carbohydrate conjugates: Effect of the position of

the carbohydrate moiety in photosensitizing efficacy. Mol Pharm 4: 448 - 464.

[43] Paulos, C. M., J. A. Reddy, C. P. Leamon, M. J. Turk, and P. S. Low. 2004. Ligand binding and kinetics of folate receptor recycling in vivo: Impact on receptor-mediated drug delivery. Mol Pharmacol 66: 1406 - 1414.

[44] Perret, G. Y., A. Starzec, N. Hauet et al. 2004. In vitro evaluation and biodistribution of a 99mTc-labeled anti-VEGF peptide targeting neuropilin-1. Nucl Med Biol 31: 575 - 581.

[45] Poiroux, G., M. Pitie, R. Culerrier et al. 2011. Targeting of T/Tn antigens with a plant lectin to kill human leukemia cells by photochemotherapy. PlosOne 6: e23315.

[46] Rahimipour, S., N. Ben-Aroya, K. Ziv et al. 2003. Receptor-mediated targeting of a photosensitizer by its conjugation to gonadotropin-releasing hormone analogues. J Med Chem 46: 3965 - 3974.

[47] Renno, R. Z., Y. Terada, M. J. Haddadin et al. 2004. Selective photodynamic therapy by targeted verteporfin delivery to experimental choroidal neovascularization mediated by a homing peptide to vascular endothelial growth factor receptor-2. Arch Ophthalmol 122: 1002 - 1011.

[48] Reubi, J. 2003. Peptide receptors as molecular targets for cancer diagnosis and therapy. Endocr Rev 24: 389 - 427.

[49] Rosenkranz, A. A., V. G. Lunin, P. V. Gulak et al. 2003. Recom-binant modular transporters for cell-specific nuclear delivery of locally acting drugs enhance photosensitizer activity. FASEB J 17: 1121.

[50] Savellano, M. D., B. W. Pogue, P. J. Hoopes, E. S. Vitetta, and K. D. Paulsen. 2005. Multiepitope HER2 targeting enhances photoimmunotherapy of HER2-overexpressing cancer cells with pyropheophorbide-a immunoconjugates. Cancer Res 65: 6371 - 6379.

[51] Schmitt, F., P. Govindaswamy, O. Zava et al. 2009. Combined arene ruthenium porphyrins as chemotherapeutics and photosensitizers for cancer therapy. J Biol Inorg Chem 14: 101 - 109.

[52] Schneider, R., L. Tirand, C. Frochot et al. 2006. Recent improvements in the use of synthetic peptides for a selective photodynamic therapy. Anticancer Agents Med Chem 6: 469 - 488.

[53] Segalla, A., C. Milanesi, G. Jori et al. 1994. CGP 55398, a liposomal Ge (IV) phthalocyanine bearing two axially ligated cholesterol moieties: a new potential agent for photodynamic therapy of tumours. Br J Cancer 695: 817 - 825.

[54] Selbo, P. K., A. Weyergang, M. S. Eng et al. 2012. Strongly amphiphilic photosensitizers are not substrates of the cancer stem cell marker ABCG2 and provides specific and efficient light-triggered drug delivery of an EGFR-targeted cytotoxic drug. J Control Release 159: 197 - 203.

[55] Sharwani, A., W. Jerjes, C. Hopper et al. 2006. Photodynamic therapy down-regulates the invasion promoting factors in human oral cancer. Arch Oral Biol 51: 1104 - 1111.

[56] Singh, D., S. K. Bisland, K. Kawamura, and J. Gariepy. 1999. Peptide-based intracellular shuttle able to facilitate gene transfer in mammalian cells. Bioconjugate Chem 10: 745 - 754.

[57] Sobolev, A. S. 2009. Novel modular transporters delivering anticancer drugs and foreign DNA to the nuclei of target cancer cells. J BUON 14 Suppl 1: S33 - 42.

[58] Solban, N., I. Rizvi, and T. Hasan. 2006. Targeted photodynamic therapy. Lasers Surg Med 38: 522 - 531.

[59] Song, L. P., H. Li, U. Sunar et al. 2007. Naphthalocyanine-reconstituted LDL nanoparticles for in vivo cancer imaging and treatment. Int J Nanomed 2: 767 - 774.

[60] Soukos, N. S., M. R. Hamblin, S. Keel et al. 2001. Epidermal growth factor receptor-targeted immunophotodiagnosis and photoimmunotherapy of oral precancer in vivo. Cancer Res 61: 4490 - 4496.

[61] Staneloudi, C., K. A. Smith, R. Hudson et al. 2007. Development and characterization of novel photosensitizer: scFv conjugates for use in photodynamic therapy of cancer. Immunology 120: 512 - 517.

[62] Stefflova, K., H. Li, J. Chen, and G. Zheng. 2007. Peptide-based pharmacomodulation of a cancer-targeted optical imaging and photodynamic therapy agent. Bioconjugate Chem 18: 379 - 388.

[63] Thomas, N., D. Bechet, P. Becuwe et al. 2009. Peptide-conjugated chlorin-type photosensitizer binds neuropilin-1 in vitro and in vivo. J Photochem Photobiol B Biol 96: 101 - 108.

[64] Tirand, L., C. Frochot, R. Vanderesse et al. 2006. A peptide competing with VEGF165 binding on neuropilin-1 me-

diates targeting of a chlorin-type photosensitizer and potentiates its photodynamic activity in human endothelial cells. J Control Release 111: 153 – 164.

[65] van Kempen, L. C. L. , K. E. de Visser, and L. M. Coussens. 2006. Inflammation, proteases and cancer. Eur J Cancer 42: 728 – 734.

[66] Vihinen, P. , and V. M. Kahari. 2002. Matrix metalloproteinases in cancer: Prognostic markers and therapeutic targets. Int J Cancer 99: 157 – 166.

[67] Wu, D. Q. , Z. Y. Li, C. Li et al. 2010. Porphyrin and galactosyl conjugated micelles for targeting photodynamic therapy. Pharm Res 27: 187 – 199.

[68] Zheng, G. , J. Chen, K. Stefflova et al. 2007. Photodynamic molecular beacon as an activatable photosensitizer based on protease-controlled singlet oxygen quenching and activation. Proc Natl Acad Sci USA 104: 8989 – 8994.

[69] Zheng, G. , H. Li, M. Zhang et al. 2002. Low-density lipoprotein reconstituted by pyropheophorbide cholesteryl oleate as target-specific photosensitizer. Bioconjugate Chem 13: 392 – 396.

31 提高癌症光动力疗法疗效的基于机制的联合策略

31.1 引　言

31.1.1 光动力效应

光动力疗法（PDT）是一项光化学技术，基于光敏剂（photosensitizer，PS）可以吸收光的原理，启动光化学过程，进行局部治疗。目前 PDT 治疗方案通过两个步骤来产生这种效应：首先应用无毒 PS，经过一段时间后，通过局部光照在光照区域产生细胞毒性效应（Wilson 和 Patterson，2008）（也可参看第 3.1 节）。最近，PDT 已经开始在临床上治疗肺癌、前列腺癌、食管癌，头部和颈部肿瘤及皮肤癌（Agostinis 等，2011）。此外，作为一线方案使用维替泊芬（Benzoporphyrin derivative-mediated PDT）治疗湿性年龄相关性黄斑变性也在 2001 年获得了美国食品药品监督管理局（FDA）的批准（Michels 和 Schmidt-Erfurth，2001）。目前，科学家和医生将继续优化 PDT 技术，以治疗、诊断并监测各种各样的疾病。

PDT 在治疗部位同时需要三种成分：光、组织氧和 PS。在 PDT 的过程中需要在电磁波谱的可见区域（400～800 nm）内实现照射。图 31.1 所示为雅布伦斯基图（Jablonski diagram）的简化版，图中显示了能量吸收及耗散的可能途径。在吸收光时，PS 可以从激发态分子的量子自旋中产生单线态（S_n）或三联态（T_n）激发态。对于典型的 PS 而言，在吸收光后最先形成的是第一单线态激发态 S_1。S_1 是 PDT 相关 PS 的短暂状态，因为系间窜越（k_{isc}）允许自旋状态相互转化而效率较高。相对短暂的（纳秒）S_1 激发态导致光化学优先启动时间较长的（毫秒到微秒）T_1 激发态。在生理环境中，PS 的光化学反应通常会导致自由基（·OH，·OH$^-$，O$_2^-$）的形成，或将能量转移给基态氧分子（$^3O_2$）并产生 $^1O_2$ 分子。通过碰撞，能量传递给了持续时间长的 PS 三重激发态产生的基态氧分子，这是目前研究的大多数 PSs 的主要作用模式，不过其他竞争机制也可能存在（Wilson 和 Patterson，2008）。

31.1.2 光动力诱导细胞死亡

根据 PS 光化学反应的位置和类型，不同的组织和亚细胞靶点可以立即受到 PDT 光化学效应的损伤，随后触发细胞死亡。通常，PDT 可以引导三种主要的细胞死亡方式：细胞凋亡、坏死及自噬相关性细胞死亡（Buytaert，Dewaele 和 Agostinis，2007）（也可参看第 28.4 节）。细胞凋亡是调节细胞死亡的过程，在光损伤主要细胞器［如线粒体、内质网（endoplasmic reticulum，ER）和溶酶体］后，半胱氨酸蛋白酶被激活，触发细胞凋亡。对于线粒体相关性 PSs 来说，光损伤膜结合部蛋白（Bcl-2）是一个许可信号，从线粒体外膜透化作用（mitochondria outer membrane permeabilization，MOMP）开始，并导致随后一系列的凋亡相关分子释放，如细胞色素 c、Smac 和凋亡诱导因子。对于溶酶体相关的 PS 而言，该过程会导致溶酶体膜破裂，组织蛋白酶泄漏进入胞液并诱导裂解，进行 MOMP。这些触发事件将进一步执行半胱氨酸蛋白酶依赖的凋亡程序（Agostinis 等，2011；Oleinick，Morris 和 Belichenko，2002）。

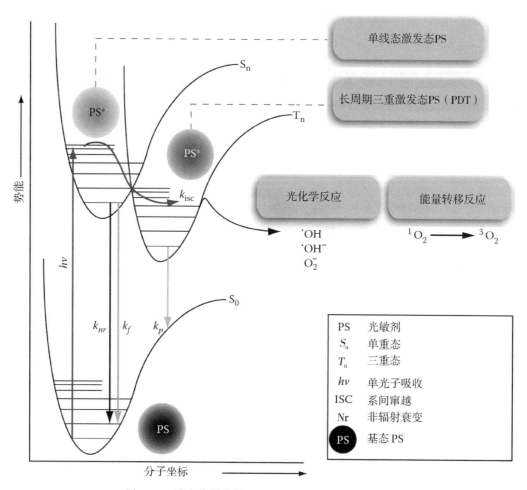

图 31.1　雅布伦斯基图（Jablonski diagram）的简化版

　　PDT 也会使细胞坏死而致其死亡，这种方式传统上被认为是不受控制的且没有任何信号成分参与。然而最近有研究证明，该过程的调控涉及激活受体与蛋白激酶 RIP1K 和 RIP3K 的相互作用，线粒体活性氧（reactive oxygen species，ROS）的积累，溶酶体的破坏以及细胞内钙离子超载。这种类型的细胞死亡在表型上类似于坏死，不过因为它就像细胞凋亡一样受程序控制，因此称为程序性坏死（Coupienne 等，2011）。

　　光损伤作用于细胞也可以促进自噬，正常细胞在营养不足的条件下进行生理活动时，会通过溶酶体进行细胞内蛋白质和细胞器的降解及回收利用（Levine 和 Kroemer，2008；Mizushima 和 Komatsu，2011）。最近的研究报告表明，PDT 引发的自噬通过去除并回收光损伤的相关蛋白来保护细胞，从而具有延长细胞寿命的功能（Buytaert 等，2006；Kessel，Vicente 和 Reiners，2006）。然而，在 PDT 破坏溶酶体的情况下，自噬过度积累，并加强凋亡相关细胞的光毒性，从而使得 PDT 诱导的自噬作用促成细胞的死亡（Andrzejak，Price 和 Kessel，2011）（也可参看第 28.4 节）。

31.1.3　PDT 诱导的肿瘤破坏

　　除了上文提到的直接通过光杀伤肿瘤细胞的方式外，两种其他的机制也已证明有助于 PDT 肿瘤破坏。研究表明，对肿瘤微血管造成相关损伤可使肿瘤形成血栓、出血、缺氧及营养不足，随后即可导致肿瘤破坏（Bhuvaneswari 等，2009；Chen 等，2006）。同样，PDT 疗法诱发急性炎症及细胞因子或应激反应的蛋白质的释放。随后，这些蛋白质会刺激免疫反应，使得白细胞侵入，调动淋巴细胞，从而促进局部肿瘤及其扩散病灶的破坏（Brackett 和 Gollnick，2011；Castano，Mroz 和 Hamblin，2006）（可参看第 28.4 节）。每个机制对整体治疗结果的相对重要性仍有待确定。然而，想要长期使肿瘤消退，取得最佳治疗效果，特别是已转移的肿瘤，还需要结合这些机制进行 PDT 治疗。

31.1.4　PDT 诱导的细胞信号

PDT 可在肿瘤中有效诱导细胞死亡通路；然而，经常出现治疗后肿瘤复发的情况，大概是因为一些部位接受的 PDT 剂量不足（见第 28.4 节）。因此，关键还在于了解剂量不足的 PDT 治疗诱导的肿瘤生物学和生理学改变。其中至关重要的是，这些治疗如何影响细胞信号通路，如细胞死亡、细胞周期进程、细胞代谢、基质相互作用及肿瘤血管形成。这些可以帮助识别关键分子反应，有助于日后设计有效的联合治疗策略，优化治疗结果。关于 PDT 的许多研究中已针对细胞信号进行了广泛细致的总结（Almeida 等，2004；Robertson，Evans 和 Abrahamse，2009）。在这一章，我们将重点讨论已选择的分子靶点家族以及已经有所研究的 PDT 联合治疗。

31.2　基于机制的 PDT 联合治疗策略

PDT 适用于治疗许多类型的癌症，且其临床结果也十分有前景。与其他疗法一样，为了将 PDT 发展成一种治疗方法，我们还需要了解 PDT 的机制，计划治疗策略，才能增强最后的治疗效果。通过一些联合治疗策略，将 PDT 和其他疗法结合可增加疗效：①可以减少 PDT 第二次治疗后，幸存肿瘤细胞引发的有害的分子反应；②加强 PDT 后的抗肿瘤免疫反应；③增加肿瘤细胞对 PDT 的易感性（Castano，Mroz 和 Hamblin，2006；Gomer 等，2006；Verma 等，2007）。在本节中，我们回顾了关键分子通路和增强 PDT 治疗的策略。通过对新兴和现有的分子靶点家族进行分类，我们希望能够为日后基于 PDT 的联合疗法带来更多视角，并做出高效的创新型设计（图 31.2）。

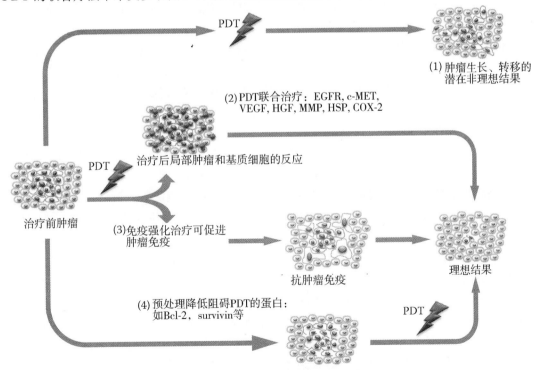

图 31.2　增强 PDT 的联合策略。在传统 PDT（1）中，残余癌细胞可能会再生及转移，导致不良结果。（2）显示，针对 PDT 分子反应进行二次处理可能会提高 PDT 的效果。通过（3），抗肿瘤免疫力提高后也可加强 PDT 的效果。（4）中，预处理可使癌细胞对 PDT 更敏感，并改善整体的治疗效果。

31.2.1　加强 PDT 直接杀伤细胞的能力

31.2.1.1　调节凋亡蛋白

作为由 PDT 引发的一种主要的细胞死亡通路，细胞凋亡的执行涉及一连串的信号介质和调节蛋白，它们可以促进或取消固有的细胞死亡程序（Oleinick，Morris 和 Belichenko，2002）。许多研究都支持促凋亡和抗凋亡蛋白的水平和比例会影响 PDT 治疗的结果这一发现。因此，人们一直认为这些凋亡调节蛋白的水平可能会增加 PDT 诱导细胞死亡的治疗效果。在此，我们会讨论一些研究，这些研究已经涉及通过调节凋亡蛋白增强了 PDT 的功效。

Bcl-2 是一个细胞凋亡调控蛋白家族，包括促凋亡蛋白成员（Bax，Bad，Bid，Bak）和抗凋亡蛋白成员（Bcl-2，Bcl-x_L，Mcl-1，Bcl-w，A/Bfl-1）。促存活蛋白成员可防止细胞毒性损伤引起的细胞凋亡进展（Cory 和 Adams，2002）。也有研究深入分析，PDT 通过线粒体/内质网选择性 PS 对抗凋亡蛋白 Bcl-2 和 Bcl-x_L 造成光损伤，然后 Bax 激活，细胞色素 c 的释放，半胱氨酸蛋白酶的激活，通过内源性途径导致细胞凋亡（Usuda 等，2003；Vantieghem 等，2002；Xue，Chiu 和 Oleinick，2001）。相反，Bcl-2 在肿瘤中超表达提供了一定保护，以防止 PDT 引发的细胞凋亡和细胞毒性（Xue 等，2007）。因为 Bcl-2 蛋白水平会影响 PDT 的功效，所以人们试图使用 Bcl-2 抑制剂来促进 PDT 疗效。Kessel（2008）使用 Bcl-2 拮抗药 HA14-1，在小鼠白血病 L1210 细胞中研究了这种效果。在这项研究中已经展示了次最佳 PDT 剂量与对 HA14-1 细胞预处理之间的协同作用。相似地，酪氨酸激酶抑制剂 geenstin 已被证明可以有效抑制＋Bcl-2 表达。在 genestein 的存在下使用金丝桃素 PDT，可以调节 Bcl-2 的下调和 Bax 的上调，降低乳腺腺癌细胞的存活（Ferenc 等，2010），从而提高了 PDT 的疗效。

除了 Bcl-2 家族的抗凋亡蛋白，细胞凋亡蛋白的抑制剂（inhibitor of apoptosis proteins，IAPs）也可以在 PDT 后被诱导，并磷酸化（Ferrario 等，2007）。IAP 家族成员在抑制半胱氨酸蛋白酶活性的过程中，在许多癌症病人体中都有非常夸张的过度表达。过度表达存活也与抑制线粒体相关的凋亡通路有关。因此，生存蛋白功能的任何破坏都会影响 PDT 的治疗反应。Ferrario 等人于 2007 年的研究证明，使用格尔德霉素衍生物 17 -烯丙基- 17 -去甲氧基格尔德霉素（17-allylamino-17-demethox-ygeldanamy-cin，17-AAG）促使生存蛋白的下调，可以使得细胞对 PDT 诱导的细胞凋亡敏感，导致细胞死亡增加。在另一项研究中，PDT 治疗前生存基因 siRNA 的沉默增强了细胞毒性反应及转移性乳腺癌 T47D 细胞的凋亡（Cogno 等，2011）。相反，生存蛋白的超表达会削弱 PDT 治疗 T47D 乳腺癌细胞的效果。

31.2.1.2　热休克蛋白应激反应的抑制

热休克蛋白（Heat shock proteins，HSPs）是细胞为应对各种各样的压力而进化出来的保护蛋白质。作为分子伴侣，HSPs 可以通过适当的蛋白质折叠及稳定化来保护细胞免受环境刺激。此外，这些蛋白质有助于隔离严重受损且需要降解的蛋白质（Bukau，Weissman 和 Horwich，2006）。由于这些功能，在许多癌症中经常发现 HSPs 的超表达。大量的研究表明，在应对体外和体内 PDT 时，HSP 家族的各种成员均有所上调（Gomer 等，1996；Moor，2000）。进一步详细的生化检查表明 PDT 施加的氧化应激直接导致 PDT 应激后的 HSP 基因启动子区域的转录。这一结果可以解释为，HSP 的表达是一种自然的细胞应激反应，旨在消除或再折叠过度光损伤的蛋白质。此外，研究表明，一些 HSP 的上调具有对抗光毒性的作用。这些结果表明在 PDT 后，HSP 上调可能会减弱 PDT 功效（Hanlon 等，2001；Shen 等，2005；Wang 等，2002）。一项联合治疗研究 在 PDT 治疗鼠乳腺癌肿瘤细胞和肿瘤模型中使用了 HSP90 抑制剂 17-AAG，发现靶向 HSP90 不仅减弱了 PDT 生物标志物（生存蛋白、苏氨酸蛋白激酶、HIF-1α、MMP-2 和 VEGF）的表达水平，也改善了长期肿瘤破坏的反应（Ferrario 和 Gomer，2010）。

31.2.2　针对肿瘤的生长途径

肿瘤生长的特征为细胞周期反常及对周围组织的侵犯。广泛检测启动及维护这些癌症表型的分子途径，有助于研发有针对性的治疗。在临床上会单独或组合使用一些靶向药物或生物制剂来治疗各类癌症。此处，我们会介绍针对肿瘤生长途径的重要 PDT 联合研究。

31.2.2.1 细胞周期的表皮生长因子受体途径

很多人类上皮细胞癌的特点是，上调表皮生长因子受体（epidermal growth factor receptor，EGFR）信号通路。表皮生长因子受体是人类表皮生长因子受体酪氨酸激酶家族的成员。这是一种跨膜受体，它可以通过在细胞外物域与配体结合而激活。配体结合后，表皮生长因子受体形成 ErbB 家族其他成员的同源或异源二聚体，通过酪氨酸激酶活性使得胞内域自身磷酸化，随后激活下游信号通路。这些下游通路包括典型的 Ras/Raf，MAPK 和 PI3K/AKT 通路，并与癌细胞的细胞周期相关联。另外，表皮生长因子受体可以被其他许多受体交叉激活，如间充质上皮转变因子（c-MET），或者基因突变可以保持持续激活状态（Takeuchi 和 Ito，2010；Weickhardt，Tebbutt 和 Mariadason，2010）。

一系列的早期研究者都是为了了解 EGFR 在 PDT 过程中的作用。Fanuel-Barret 等人（1997）探索了血卟啉介导的 PDT 对神经胶质瘤细胞系的作用。在全部三个细胞株测试中，PDT 后进行表皮生长因子（epidermal growth factor，EGF）治疗可减弱 PDT 的杀伤性。然而，在 PDT 前进行 EGF 治疗则不产生相关影响，这表明 EGF/EGFR 信号通路在 PDT 后具有抗 PDT 杀伤的作用（Fanuel-Barret 等，1997）。Ahmad，Kalka 和 Mukhtar（2001）使用 Pc4-PDT 治疗 A431 细胞模型和小鼠皮肤乳头瘤，对 EGFR 通路在其中的作用进行了研究。PDT 后，在体外和体内模型中都观察到了时间依赖性的 EGFR 表达的抑制及激活（Ahmad，Kalka 和 Mukhtar，2001）。这些早期的观察研究促进了针对表皮生长因子受体在 PDT 中作用机制的进一步详细研究。

除了对表皮生长因子受体在 PDT 之前或之后表达水平的研究，Wong 等人（2003）的探索表明，对于膜或线粒体有靶向性的 PS 来说，在时间窗期间，恶性肿瘤和正常细胞中都不能观察到应有的 EGF 刺激应答。此外，这种 EGF 应答的缺失只是暂时的，在治疗后 72 小时可恢复（Wong 等，2003）。事实上，后续研究证实，亚致死剂量的 PDT 治疗可能会立即抑制和/或降解膜结合表皮生长因子受体。然而，细胞膜上的表皮生长因子受体在缺失后可以恢复（Ahmad，Kalka 和 Mukhta，2001）。Abu-Yousif 等人（2012）的研究表明，LD50 的苯并卟啉衍生物（BPD）-PDT 治疗会导致卵巢癌细胞对 EGF 的应答迅速下降。随后，细胞表面 EGFR 恢复，且与基础水平相比 EGF 的应答能力有所提高，这表明 EGFR 通路的治疗相关性反应有利于癌细胞再生。

这些发现不仅阐释了 EGFR 通路在 PDT 中的动态参与，也促进了临床前研究对 EGFR 靶向 PDT 联合治疗的优化。在这些研究中，Carmen 等人（2005）检测了一种基于 PDT 的治疗方案的疗效，并在卵巢癌的原位模型（通常过度表达 EGFR）中结合 EGFR 单克隆抗体西妥昔单抗。他们发现这种联合治疗具有良好的耐受性，并展现出 EGFR 靶向免疫疗法和 PDT 的协同作用，在小鼠治疗效果方面有显著提高（del Carmen 等，2005）。在另一项体内研究中，Bhuvaneswari 等人（2009b）证实，PDT 联合西妥昔单抗疗法在膀胱癌异种移植模型中可强力抑制肿瘤的生长。

31.2.2.2 侵入性生长的 c-MET 通路

肝生长因子（hepatic growth factor，HGF）/间质上皮转变因素（c-MET）通路参与正常的器官发育过程，同时也参与癌症的侵袭性生长和转移，作用非常关键。在胚胎发育期间，c-MET 通路对特定细胞从上皮细胞瞬态转换至间质表型及其迁移和形成新的组织十分重要。基因研究明确阐释了 c-MET 在胎盘、肝、肺生长，产后组织修复和器官再生中的作用（Ohnishi 和 Daikuhara，2003）。然而，当 c-MET 通路被劫持时，可能会增加癌细胞的侵袭、扩散和转移。在癌细胞中，c-MET 通路可以通过多种机制调节，包括引发基因突变，刺激 c-MET 或其配体 HGF 的过度表达。组织微环境，特别是组织缺氧的情况也是另一个调节 c-MET 通路活动的直接因素。生化方面，缺氧通过缺氧诱导因子 1（hypoxia inducible factor 1，HIF-1α）可诱导癌细胞中的 c-MET 转录，因此增加了细胞对配体刺激的敏感性。随后的体内研究表明，缺氧同时促进了癌细胞的自我更新及表型迁移，从而促进细胞向良好的含氧环境迁移。这一观点已得到临床研究支持，高度缺氧的肿瘤比含氧足够的肿瘤更具侵袭性（Boccaccio 和

Comoglio，2006；Cooke 等，2012）。

　　我们知道，PDT 治疗可通过光化学耗氧和血管损伤导致肿瘤细胞缺氧。因此可以合理推测，PDT 治疗的肿瘤可能会由肿瘤缺氧微环境而触发 c-MET 通路的分子反应。Bhuvaneswari 等人（2008）进行了一项研究，旨在总结出金丝桃素 PDT 治疗后血管生成分子机制的变化；他们观察到膀胱肿瘤细胞中 HGF 的 mRNA 水平出现了 30 倍上调。另一项研究探索了对各种胰腺癌细胞进行亚致死剂量 PDT 治疗的影响。在 PANC-1 细胞体外和原位肿瘤模型中，均观察到，亚致死剂量 PDT 后 HGF 蛋白的剂量依赖性增加 [见图 31.3(a)]。在另一个不表达 HGF 的细胞系 AsPC-1 中，PDT 治疗后 24 小时激活 c-MET 的情况如其免疫印迹所示 [见图 31.3(b)]。虽然还没有针对 c-MET 或 HGF 的联合 PDT 治疗的报告发表，但初步结果表明，PDT 后 HGF/c-MET 通路对 PDT 后缺氧的胰腺癌细胞具有潜在的挽救作用。

(a)

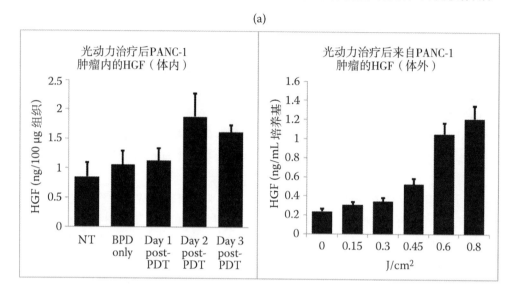

(b)

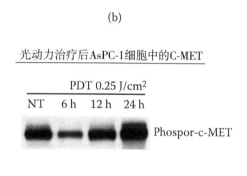

(c)

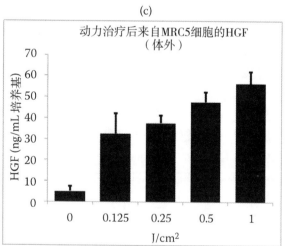

图 31.3　HGF/c-MET 作为 PDT 在胰腺癌细胞分子反应。（a）用 BPD-PDT 在 50 J/cm² 下治疗原位癌，在 PDT（左面板）不同时间使用 ELISA 测定肿瘤组织中的 HGF。用 BPD-PDT 在不同的 PDT 剂量下对 PANC-1 细胞进行治疗，用 ELISA 法测量细胞培养基中的 HGF 水平（右面板）。（b）BPD-PDT 在 0.25 J/cm² 下对 AsPC-1 细胞进行处理，在 PDT 处理的细胞中，用免疫印迹法 24 小时测定 PDT 处理细胞中磷-c-MET、总 c-MET 和 b-actin。（c）BPD-PDT 在不同的 PDT 剂量下对 MRC5 成纤维细胞进行治疗，并在 PDT 后用 ELISA 24 小时测定培养基中分泌的 HGFs。

31.2.3　靶向基质因子

　　肿瘤基质是实体肿瘤的一部分，由良性的宿主衍生的细胞外基质、浸润细胞和结缔组织组成。瘤内

PS 定位研究表明，亲水性 PS 经由白蛋白和球蛋白转运优先定位于肿瘤组织的血管基质。这与疏水性 PSs 形成对比，疏水性 PS 一般会与脂蛋白结合并定位于肿瘤实质（Peng 和 Nesland，2004）。基质不仅在肿瘤发展中具有被动支持作用，还可以通过产生及刺激生长因子和细胞因子的分泌积极推动恶性发展。例如，对周围组织的肿瘤侵袭需要对周围基质环境进行广泛的重塑，并可能影响肿瘤的进展。胰腺癌中过量的间质也与化疗耐药有关；然而，针对胰腺癌基质诱导因子的临床试验未能提供生存获益。不过，靶向基质和基质因子与 PDT 联合仍是一个可行的组合治疗策略，尤其是研究结果表明 PDT 可以靶向基质并可以提高肿瘤对化疗的敏感性（Rizvi 等，2010）。

31.2.3.1 改变肿瘤微环境的基质金属蛋白酶

基质金属蛋白酶（matrix metalloproteinases，MMPs）代表一个大的蛋白酶家族，它们可以在肿瘤形成的过程中在肿瘤微环境中介导基质变化。这类肽链内切酶对锌具有依赖性，最初以惰性酶状态表达，经其他蛋白酶处理后获得蛋白水解活性。基质金属蛋白酶应用于癌症治疗已有 40 多年的历史，MMP 介导的 ECM 降解与癌细胞的浸润和转移有关。体内基质金属蛋白酶的功能由多种生理抑制剂的平衡进行协调。基质金属蛋白酶及其抑制剂（TIMPs）的表达在肿瘤微环境中非常多样化。尽管各种组织产生的癌症细胞可以使基质金属蛋白酶表达，但这些蛋白酶主要还是生产于浸润肿瘤的基质细胞（Kessenbrock，Plaks 和 Werb，2010）。

PDT 和基质金属蛋白酶之间的关系已在癌症和基质细胞类型中进行了相关研究。研究发现，金丝桃素介导的 PDT 在两个鼻咽癌细胞株和动物肿瘤模型中可诱导 MMP-1 的表达。然而，在鼻咽癌细胞中进行金丝桃素介导 PDT 后，MMP-9 的 mRNA 和蛋白质表达下调（Du 等，2004，2007）。在另一项研究中，ALA 介导 PDT 可间接诱导纤维细胞中胶原降解 MMP-1 和 MMP-3，同时该过程依赖于 PDT 诱导的由角质形成细胞分泌的炎症细胞因子 IL-1 和 IL-6（Takahashi 等，2006）。随后人体研究显示，在治疗后 3 个月真皮层中 MMP-9 的表达显著增加，光损伤皮肤得到了显著改善（Almeida Issa 等，2009）。另一项通过脂质体制备的 ALA 介导 PDT 的研究表明，在肿瘤附近的组织中 MMP-3 可在肿瘤细胞中以最高水平表达（Osiecka 等，2010）。所有这些结果都指向一个假设，PDT 治疗可以直接或间接上调基质因子，如金属 MMP-1、MMP-3 和 MMP-9，这些因子能够重塑肿瘤组织边界的细胞外基质，也许能为癌细胞的入侵创造条件。这一假设在一项研究的治疗结果中得到了验证，结果中 MMP-9 有明显的上调；普啉司他，广谱 MMP 蛋白酶抑制剂可以显著改善 PDT 的肿瘤反应，这表明抑制基质衍生的 MMPs 与 PDT 联合具有可行性（Ferrario 等，2004）。

31.2.3.2 HGF/c-MET 介导肿瘤-基质串扰

除了基质金属蛋白酶，基质 HGF 和肿瘤 c-MET 串扰的旁分泌信号意味着这可以成为另一种潜在的靶向策略，也许能够提升 PDT 的效果。一系列在胰腺癌模型中进行的研究表明，HGF 在肿瘤间质成纤维细胞中有所上调，与 c-MET 在癌细胞中的超表达相结合，形成肿瘤-基质串扰，可推动胰腺癌侵袭性生长。经证明，PDT 诱导的缺氧可在金丝桃素介导的 PDT 后使 HGF 大幅上调。我们发现亚致死剂量的 BPD-PDT 治疗后，在基质 MRC5 成纤维细胞培养基中，HGF 以剂量依赖方式显著增加［见图 31.3（c）］。鉴于大部分胰腺肿瘤中 c-MET 都会超表达，靶向经 PDT 后基质产生的 HGF，可以预防由 HGF/c-MET 途径介导的肿瘤/基质串扰并通过限制该途径介导的肿瘤生存效应来提高治疗效果。

31.2.4 拮抗血管生成反应

我们已经知道，PDT 会导致微脉管系统阻塞。随着肿瘤增长，会更加依赖功能性血管系统供应的氧气和营养，诱导现有的微脉管系统损坏可以显著提高治疗疗效。矛盾的是，PDT 治疗的肿瘤严重缺氧，因为 PDT 治疗期间会消耗氧气。在这种缺氧组织中，可以观察到细胞适应反应的诱导，其特征是生成和分泌血管生成因子，如血管内皮生长因子（vascular endothelial growth factor，VEGF）等。这些因子在肿瘤的血管再生方面可发挥重要作用，且它们在 PDT 后的表达可能会削弱治疗效果。在本节中，我们将讨论一些有效的增强策略来对抗 PDT 引发的血管生成效应（Gomer 等，2006；Kosharskyy 等，2006；Solban 等，2006）。

31.2.4.1　血管生成途径 VEGF/VEGFR

血管生成因子 VEGF 具有良好表征，其表达可以应对各种刺激，如细胞因子、缺氧、氧化应激。VEGF 通过内皮细胞表面受体 VEGFR-1 和 VEGFR-2 特异性结合发挥作用。PDT 治疗消耗氧气，随即引发血管损伤，可导致严重的组织缺氧，进一步会导致 VEGF 通过低氧诱导因子-1（hypoxia-inducible factor-1，HIF-1）的转录因子表达（Ferrario 等，2000）。这种反应机制保护肿瘤细胞免受 PDT 引发的损伤，可能会限制 PDT 的疗效。因此，PDT 后使用靶向治疗药物阻断 VEGF 通路可能会提升 PDT 的治疗效果。

在早期的研究中，Roberts 和 Hasan（1993）的实践揭示了 VEGF 在肿瘤 PS 吸收过程中的作用。此外，Solban 等人（2006）的研究表明，使用光敏剂 BPD-MA 介导的 PDT 可增加 VEGF 在前列腺癌细胞中的表达。还有大量的研究采用各种血管生成抑制剂与 PDT 联合治疗，提升了 PDT 的疗效。这些血管生成抑制剂在 VEGF 信号级联方面有不同的通路。靶向可溶性或内容 VEGF 可以使用阿瓦斯丁（贝伐单抗，已获得 FDA 批准的，人源化单克隆抗体），方可与游离 VEGF 结合并阻断 VEGF 受体的激活。多项研究表明，阿瓦斯丁与 PDT 联合治疗可阻断 VEGF 通路，减少卡波济氏肉瘤（Kaposi's Sarcoma，KS）及小鼠和人类膀胱肿瘤模型中的肿瘤生长（Bhuvaneswari 等，2007，2011；Ferrario 和 Gomer，2006）。同样，使用抗体阻断 VEGF 受体（VEGFR-1 和 VEGFR-2）也已被证明可使 VEGF 信号通路减弱。由 Jiang 等人证实（2008）了在 U87 胶质母细胞瘤模型中将抗 VEGFR-1 和 VEGFR-2 的抗体与 PDT 联合的效果。联合治疗显著抑制了肿瘤的生长，；对比分别采用两种单一疗法，小鼠的生存时间均有所延长（Jianget 等，2008）。除了使用抗血管生成抗体，人造血管生成抑制剂与 PDT 联合也十分有效。目前已发现一种小分子抗血管生成剂 TNP-470 可以在前列腺原位癌模型使用 PDT 后降低 VEGF 分泌并抑制肿瘤生长（Kosharskyy 等，2006）。

31.2.4.2　血管生成因子调控剂：COX-2

环氧化酶-2（cyclooxygenase-2，COX-2）蛋白属于环氧合酶（cyclooxygenase，COX）家族，是花生四烯酸转换为前列腺素这一过程中的关键酶。COX-2 在炎症反应、有丝分裂发生、血管生成和细胞凋亡中也扮演着重要的角色。COX-2 也已被证明能够调节 PGE-2 的表达，PGE-2 可以直接调节 VEGF 的表达（Chang 等，2004）。越来越多的研究表明，COX-2 在肿瘤发展和耐药性方面具有一定作用（Liao，Mason 和 Milas，2007）。PDT 过程中使用卟啉和基于氯的 PS 可以使 COX-2 的表达增加，并随后释放 PGE-2（Hendrickx 等，2003）。因此，通过治疗阻止 PDT 介导的 COX-2 上调被认为可以提高 PDT 的治疗效果。

Ferrario 等人（2002）的研究表明，PDT 治疗后 COX-2 基因在小鼠乳腺癌（RIF）细胞中发生了超表达。使用选择性 COX-2 抑制剂 NS-398，在 RIF 肿瘤中 PDT 治疗的疗效有所增强（Ferrario 等，2002）。同样，Akita 等人（2004）在皮肤和口腔黏膜病变活检样本中对 COX-2 的表达进行了检测，证明了体外 5-氨基乙酰丙酸（aminolaevulinic acid，ALA）介导的 PDT 和选择性 COX-2 抑制剂尼美舒利（nimesulide）可发生协同效应。Makowski 等人（2003）的研究表明，进行 PDT 之前使用 COX-2 抑制剂并不会增强对结肠 C-26 腺癌的治疗效果；但在肿瘤接收光照后，COX-2 抑制剂可提高 PDT 功效，因此证明了 PDT 后 COX-2 上调的重要性（Makowski 等，2003）。此外，这项研究还表明，一系列药物和治疗顺序管理在协同结果中起着重要作用，因为只有 PDT 后的 COX-2 治疗增强了抗肿瘤作用。此外，抑制 COX-2 可以促进 PDT 效果也在机制上得到了后续血管生成和炎症因子下调现象的支持（Ferrario 等，2005）。然而，COX-2 抑制剂的剂量仍然需优化以减少不良的心血管毒性。

31.3 进一步提高 PDT 联合治疗效果

31.3.1 选择联合的靶点

了解 PDT 对特定治疗方案中涉及的分子靶点产生治疗反应的机制可以帮助设计高效的联合治疗策略。最成功的 PDT 联合治疗方法需要将 PDT 和能够提高 PDT 治疗疗效的方法相结合，旨在能够减少 PDT 后潜在的有害分子反应，或增加肿瘤细胞对 PDT 的敏感性。因此，在目标疾病中分析 PDT 的分子屏障可以提供一个客观的视角，来评估影响 PDT 疗效的候选靶点。通过在最初的分子分析结果中可以筛选候选靶点，且关键靶点也可以在实验模型中进行推导和验证。客观的分析和后续验证的过程也许能够优化联合治疗策略，由于可以得到个人疾病信息，从而提供了定制和优化治疗设计的空间。

另一个关键问题是，癌症具有多个由存在于癌细胞的冗余靶点刺激的管制信号通路，确保癌细胞在治疗干预下存活。因此，合理地将多种靶点与 PDT 联合治疗可以克服由冗余靶点造成的治疗抵抗。以血管生成因子家族为例，目前十多种可溶性因子已得到确定，证明它们在新血管形成和血管生成反应中具有支持作用，其中的几种（VEGF、HGF 和 c-MET）已应用于 PDT 治疗中。目前多靶点疗法已经有所应用，如 XL184，同时也可以在摩尔浓度方面抑制多种血管生成途径（包括 VEGFR1-3，c-MET 等）；对比先前 PDT 联合治疗中只抑制一个靶点的方法，这些强效药物的联合治疗可能会提升 PDT 的疗效。随着多靶点的小分子疗法成为一种发展趋势，抗癌治疗变得多样化，因此，产生的新型 PDT 联合策略也带来了令人振奋的新治疗机会。

31.3.2 联合治疗方法的药物传递策略

任何药物的成功应当能够准确地针对局部优先目标区域进行药物输送。使用 PDT 的治疗只有在辐照下才能促进局部 PS 产生细胞毒性效应。然而，与 PDT 联合使用的多靶点治疗要求药物传递的精确性更高，因为现在必须在 PDT 激活的窗口内同时对两种药物中行空间和时间定位（Agostinis 等，2011）。对于联合疗法而言，只有当药物和光照在正确的位置和适当的时间得到运用时才会产生最佳的组合效应（Buytaert，Dewaele 和 Agostinis，2007）。正如这一章的前文中所讨论的，PS 的施用及辐照可以诱导一定的血管生成和细胞死亡通路，它们有时可能会导致治疗结果不完整或者效果欠佳。因此，许多分子靶点已被指定为这些处理后反应中的关键因素（Buytaert，Dewaele 和 Agostinis，2007）。经证明，在 PDT 之前、期间或之后中采用分子靶点的治疗调节与适当的分子靶向化疗结合，可以促进肿瘤破坏并减少转移性增长。本质上来说，治疗过程中需要精确地输送多种药物进行治疗，特别是在体内，这样才能增加联合治疗的有效性。目前已经完成几种方法的开发，这些方法用以加强 PDT 联合疗法的药物传递，其中一些在下文中有所讨论。

PS 千差万别的药理学特性取决于它们的大小、电荷及亲脂性（Reddi，1997）。在一些临床使用的 PSs 中，在 PDT 激活窗口中有较长波长的吸收，延长其共轭 π 键可以增强 PS 基团的疏水和亲脂性（Konan，Gurny 和 Allemann，2002）。这种分子间性质在 PS 药理学中具有一个矛盾的作用，因为增加的疏水性增加了肿瘤组织中 PS 定位，同时导致了较差的清除动力学，给药后产生了较长时间的光敏感（Konan，Gurny 和 Allemann，2002）。出于这个原因，许多疏水性 PSs，包括 FDA 批准的苯并卟啉衍生物（维替泊芬），都已使用载体系统（即脂类、脂蛋白、树权状大分子进行配制，该系统可以增强 PS 在靶组织中的定位，同时提高其水溶性和药代动力学）（Jones，Vernon 和 Brown，2003；Schmidt-Erfurth 和 Hasan，2000）。

最近在药物配方方面，纳米技术开始扮演越来越重要的角色，也为设计合理的联合治疗提供了一个理想的平台（Al-Jamal 和 Kostarelos，2011；Drummond 等，2008，2009，2010；McCarthy 等，2005；Sengupta 等，2005）（也可参见第 33.4 节和第 34.4 节）。利用增强渗透和保留（enhanced permeability and retention，EPR）的效果，这些新的纳米材料具有结合单个药物药代动力学特征的能力，同时可以通过有效载荷的设计获得增效的药物比率（Al-Jamal 和 Kostarelos，2011；Drummond 等，2008，2009，2010；McCarthy 等，2005；Sengupta 等，2005）。虽然目前只有很少的关于制备 PS 的研究发表，分子的靶向治疗也不多，但一些研究小组正投入大量精力，使用现有的药物传递平台研发提升药物传递的方法（Chatterjee，Fong 和 Zhang，2008）。这些制剂无疑将挑战 PDT 中传统药物"鸡尾酒疗法"的未来。

为此，最初设计为单一治疗通路的脂质和聚合物材料正在被重新评估，因为它们有能力在单个结构中促进多个药物的协同传递（Al-Jamal 和 Kostarelos，2011；Boccaccio 和 Comoglio，2006；Cooke 等，2012；Ohnishi 和 Daikuhara，2003；Sengupta 等，2005）。例如，聚丙醇/聚乳酸纤维羟基乙酸（poly-lactic/glycolic acid，PLGA）的共聚合物可以用来封装各种亲水及疏水小分子，且可以被制定成纳米材料，能够优先运送药物到肿瘤组织（Chatterjee，Fong 和 Zhang，2008；Konan 等，2003a，b）。此外，这些生物可降解聚合物表现出独特的药物动力学；通过改变聚合物的大小、组成及聚乙二醇化负载药物，鸡尾酒疗法可以实现释放动力学可调（Chatterjee，Fong 和 Zhang，2008；Konan 等，2003a，b）。

脂质体药物输送方面的一些进步也被证明能够提高联合疗法的药物输送能力（Al-Jamal 和 Kosta-relos，2011；Cinteza 等，2006；Drummond 等，2008，2009，2010；Lovell 等，2011；Yavlovich 等，2010）。脂质体的化学结构提供了一种独特的方式使多种药物和 PS 共包封（Al-Jamal 和 Kostarelos，2011；Cinteza 等，2006；Drummond 等，2008，2009，2010；Lovell 等，2011；Yavlovich 等，2010）。该脂质体由亲水性表面、疏水性脂质双分子层和水核心构成，能够封装具有各种分子间属性的药物（Al-Jamal 和 Kostarelos，2011；Cinteza 等，2006；Drummond 等，2008，2009，2010；Lovell 等，2011；Yavlovich 等，2010）。脂质体的极性基团表面可以与药物反应，形成能够进行药物输送的共价化学物。Lovell 等人（2011）的研究报告中，这种轭合物被称为卟啉体，它们通过焦脱镁叶绿酸-卟啉 PSs 与溶血磷脂胆碱的酰化反应和自组装形成脂质样结构来实现（Lovell 等，2011）。研究发现这些轭合物能够改善体内的药物动力学模型以及 PS 的瘤内传递（Lovell 等，2011）。此外，共价连接的 PS 通过 PS 脂质键的酶切释放（Lovell 等，2011）。已有研究证明，脂质双分子层是高度疏水性 PSs（如维替泊芬、Foscan 和 Photofrin）理想的运输载体，且可以改善溶解性提高导致的药物剂量限制（Schmidt-Erfurth 和 Hasan，2000）。最后，通过使用 pH 梯度滴定加载技术，脂质体可在含有高浓度药物的水核心环境中形成纳米尺寸的晶体（Drummond 等，2010）。最成功的例子是 FDA 批准的药物 Doxil，它是抗肿瘤药阿霉素的脂质体配方（Drummond 等，2008）。

在发生肿瘤的组织中，单克隆抗体（Monoclonal antibodies，MABs）引发的受体过表达也一直是研究重点，它可以作为定点输送治疗药物的一种可行又有效的手段。具体来说，PS 抗体轭合物（通常称为光免疫偶联物，photoimmunoconjugates）已经成功地用于癌症中 PSs 的优先传递（Abu-Yousif 等，2012；Kuimova 等，2007；Savellano 和 Hasan，2003）（也可参看第 31.4 节）。此外，这些单克隆疗法也可以产生自己固有的治疗反应，从而增强 PDT 治疗效果。Hasan 等人已经证明改良的 BPD-MA 和 EGFR 单抗 C225（Erbitux）结合的抗 EGFR 偶联物，相对于游离 PS，可以提高 BPD 的选择性传递（Abu-Yousif 等，2012；Savellano 和 Hasan，2003）。同样的，抗 HER2 单链片段与焦脱镁叶绿酸或维替泊芬衍生物结合，已被证明在过表达 HER2 的细胞中定位，形成 PS 的优先积累并增加选择性（Kuimova 等，2007）。

31.4　小　　结

PDT 已经被证明在治疗癌症和非癌疾病，甚至在常规治疗失败的病例方面都具有前景。事实上，这种方法在癌症治疗中的潜能还没有得到完全探索，因为它通常用于治疗晚期疾病病人，或在剩余癌细胞抵抗化疗和放疗等其他形式时采用。可以有把握地推测，在非转移性疾病病灶很小（允许最佳光穿透）时，进行局部治疗会得到最好的效果；对此假设的证据来自非癌和癌前期应用，如 AMD 和日光性角化病的治疗。除此之外，PDT 的潜力在于基于机制的靶向性联合疗法，如果不对 PDT 引起分子反应加以限制，可能会大大影响其有效性。这与其他肿瘤治疗模式遇到的问题一致。包括我们在内的一些机构的研究（Gomer 等，2006；Kosharskyy 等，2006；Solban 等，2006）已经表明，PDT 可增强常规治疗的疗效，使肿瘤细胞对一些生物和化疗方案敏感。一项使用癌症病人细胞进行的研究表明，PDT 能使抵抗化疗药物的细胞再次产生敏感性（Duska 等，1999）。总之，可能还没有单一疗法能够有效治疗癌症；由此，PDT 也将是多种治疗方法中最有效的选择之一。

致谢：

该研究得到了美国国家癌症研究所（National Cancer Institute）5P01CA084203，5RC1CA146337，1R01CA158415 项目的资金支持。

参考文献

[1] Abu-Yousif, A. O., A. C. Moor, X. Zheng et al. 2012. Epidermal growth factor receptor-targeted photosensitizer selectively inhibits EGFR signaling and induces targeted phototoxicity in ovarian cancer cells. Cancer Lett 321: 120 – 127.

[2] Agostinis, P., K. Berg, K. A. Cengel et al. 2011. Photodynamic therapy of cancer: An update. CA Cancer J Clin 61: 250 – 281.

[3] Ahmad, N., K. Kalka, and H. Mukhtar. 2001. In vitro and in vivo inhibition of epidermal growth factor receptor-tyrosine kinase pathway by photodynamic therapy. Oncogene 20: 2314 – 2317.

[4] Akita, Y., K. Kozaki, A. Nakagawa et al. 2004. Cyclooxygenase-2 is a possible target of treatment approach in conjunction with photodynamic therapy for various disorders in skin and oral cavity. Br J Dermatol 151: 472 – 480.

[5] Al-Jamal, W. T., and K. Kostarelos. 2011. Liposomes: From a clinically established drug delivery system to a nanoparticle platform for theranostic nanomedicine. Acc Chem Res 44: 1094 – 1104.

[6] Almeida Issa, M. C., J. Pineiro-Maceira, R. E. Farias et al. 2009. Immunohistochemical expression of matrix metalloproteinases in photodamaged skin by photodynamic therapy. Br J Dermatol 161: 647 – 653.

[7] Almeida, R. D., B. J. Manadas, A. P. Carvalho, and C. B. Duarte. 2004. Intracellular signaling mechanisms in photodynamic therapy. Biochim Biophys Acta 1704: 59 – 86.

[8] Andrzejak, M., M. Price, and D. H. Kessel. 2011. Apoptotic and autophagic responses to photodynamic therapy in 1c1c7 murine hepatoma cells. Autophagy 7: 979 – 984.

[9] Bhuvaneswari, R., Y. Y. Gan, S. S. Lucky et al. 2008. Molecular profiling of angiogenesis in hypericin mediated photodynamic therapy. Mol Cancer 7: 56.

[10] Bhuvaneswari, R., Y. Y. Gan, K. C. Soo, and M. Olivo. 2009a. The effect of photodynamic therapy on tumor angiogenesis. Cell Mol Life Sci 66: 2275 – 2283.

[11] Bhuvaneswari, R., Y. Y. Gan, K. C. Soo, and M. Olivo. 2009b. Targeting EGFR with photodynamic therapy in combination with Erbitux enhances in vivo bladder tumor response. Mol Cancer 8: 94.

[12] Bhuvaneswari, R., G. Y. Yuen, S. K. Chee, and M. Olivo. 2007. Hypericin-mediated photodynamic therapy in combination with Avastin (bevacizumab) improves tumor response by downregulating angiogenic proteins. Photochem Photobiol Sci 6: 1275 – 1283.

[13] Bhuvaneswari, R., G. Y. Yuen, S. K. Chee, and M. Olivo. 2011. Antiangiogenesis agents avastin and erbitux enhance the efficacy of photodynamic therapy in a murine bladder tumor model. Lasers Surg Med 43: 651 – 662.

[14] Boccaccio, C., and P. M. Comoglio. 2006. Invasive growth: AMET-driven genetic programme for cancer and stem cells. Nat Rev Cancer 6: 637 – 645.

[15] Brackett, C. M., and S. O. Gollnick. 2011. Photodynamic therapy enhancement of antitumor immunity. Photochem Photobiol Sci 10: 649 – 652.

[16] Bukau, B., J. Weissman, and A. Horwich. 2006. Molecular chaperones and protein quality control. Cell 125: 443 - 451.

[17] Buytaert, E., G. Callewaert, J. R. Vandenheede, and P. Agostinis. 2006. Deficiency in apoptotic effectors Bax and Bak reveals an autophagic cell death pathway initiated by. photodamage to the endoplasmic reticulum. Autophagy 2: 238 - 240.

[18] Buytaert, E., M. Dewaele, and P. Agostinis. 2007. Molecular effectors of multiple cell death pathways initiated by photodynamic therapy. Biochim Biophys Acta 1776: 86 - 107.

[19] Castano, A. P., P. Mroz, and M. R. Hamblin. 2006. Photodynamic therapy and antitumour immunity. Nat Rev Cancer 6: 535 - 545.

[20] Chang, S.H., C. H. Liu, R. Conway et al. 2004. Role of prostaglandin E2-dependent angiogenic switch in cyclooxygenase 2-induced breast cancer progression. Proc Natl Acad Sci USA 101: 591 - 596.

[21] Chatterjee, D. K., L. S. Fong, and Y. Zhang. 2008. Nanoparticles in photodynamic therapy: An emerging paradigm. Adv Drug Deliv Rev 60: 1627 - 1637.

[22] Chen, B., B. W. Pogue, P. J. Hoopes, and T. Hasan. 2006. Vascular and cellular targeting for photodynamic therapy. Crit Rev Eukaryot Gene Expr 16: 279 - 305.

[23] Cinteza, L. O., T. Y. Ohulchanskyy, Y. Sahoo et al. 2006. Diacyllipid micelle-based nanocarrier for magnetically guided delivery of drugs in photodynamic therapy. Mol Pharm 3: 415 - 423.

[24] Cogno, I. S., N. B. Vittar, M. J. Lamberti, and V. A. Rivarola. 2011. Optimization of photodynamic therapy response by survivin gene knockdown in human metastatic breast cancer T47D cells. J Photochem Photobiol B 104: 434 - 443.

[25] Cooke, V. G., V. S. LeBleu, D. Keskin et al. 2012. Pericyte depletion results in hypoxia-associated epithelial-to-mesenchymal transition and metastasis mediated by met signaling pathway. Cancer Cell 21: 66 - 81.

[26] Cory, S., and J. M. Adams. 2002. The Bcl2 family: Regulators of the cellular life-or-death switch. Nat Rev Cancer 2: 647 - 656.

[27] Coupienne, I., G. Fettweis, N. Rubio, P. Agostinis, and J. Piette. 2011. 5-ALA-PDT induces RIP3-dependent necrosis in glioblastoma. Photochem Photobiol Sci 10: 1868 - 1878.

[28] del Carmen, M. G., I. Rizvi, Y. Chang et al. 2005. Synergism of epidermal growth factor receptor-targeted immunotherapy with photodynamic treatment of ovarian cancer in vivo. J. Natl Cancer Inst 97: 1516 - 1524.

[29] Drummond, D. C., C. O. Noble, Z. Guo et al. 2009. Improved pharmacokinetics and efficacy of a highly stable nanoliposomal vinorelbine. J Pharmacol Exp Ther 328: 321 - 330.

[30] Drummond, D. C., C. O. Noble, Z. Guo et al. 2010. Development of a highly stable and targetable nanoliposomal formulation of topotecan. J Control Release 141: 13 - 21.

[31] Drummond, D., C. Noble, M. Hayes, J. Park, and D. Kirpotin. 2008. Pharmacokinetics and in vivo drug release rates in liposomal nanocarrier development. J Pharm Sci 97: 4696 - 4740.

[32] Du, H., M. Olivo, R. Mahendran, and B. H. Bay. 2004. Modulation of Matrix metalloproteinase-1 in nasopharyngeal cancer cells by photoactivation of hypericin. Int J Oncol 24: 657 - 662.

[33] Du, H. Y., M. Olivo, R. Mahendran et al. 2007. Hypericin photoactivation triggers down-regulation of matrix metal-loproteinase-9 expression in well-differentiated human nasopharyngeal cancer cells. Cell Mol Life Sci 64: 979 - 988.

[34] Duska, L. R., M. R. Hamblin, J. L. Miller, and T. Hasan. 1999. Combination photoimmunotherapy and cisplatin: Effects on human ovarian cancer ex vivo. J Natl Cancer Inst 91: 1557 - 1563.

[35] Fanuel-Barret, D., T. Patrice, M. T. Foultier et al. 1997. Influence of epidermal growth factor on photodynamic therapy of glioblastoma cells in vitro. Res Exp Med (Berl) 197: 219 - 233.

[36] Ferenc, P., P. Solar, J. Kleban, J. Mikes, and P. Fedorocko. 2010. Down-regulation of Bcl-2 and Akt induced by combination of photoactivated hypericin and genistein in human breast cancer cells. J Photochem Photobiol B 98: 25 - 34.

[37] Ferrario, A., C. F. Chantrain, K. von Tiehl et al. 2004. The matrix metalloproteinase inhibitor prinomastat enhances photodynamic therapy responsiveness in a mouse tumor model. Cancer Res 64: 2328 - 2332.

[38] Ferrario, A., A. M. Fisher, N. Rucker, and C. J. Gomer. 2005. Celecoxib and NS-398 enhance photodynamic therapy by increasing in vitro apoptosis and decreasing in vivo inflam-matory and angiogenic factors. Cancer Res 65: 9473 - 9478.

[39] Ferrario, A., and C. J. Gomer. 2006. Avastin enhances photodynamic therapy treatment of Kaposi's sarcoma in a mouse tumor model. J Environ Pathol Toxicol Oncol 25: 251 - 259.

[40] Ferrario, A., and C. J. Gomer. 2010. Targeting the 90 kDa heat shock protein improves photodynamic therapy. Cancer Lett 289: 188 - 194.

[41] Ferrario, A., N. Rucker, S. Wong, M. Luna, and C. J. Gomer. 2007. Survivin, a member of the inhibitor of apoptosis family, is induced by photodynamic therapy and is a target for improving treatment response. Cancer Res 67: 4989 - 4995.

[42] Ferrario, A., K. F. von Tiehl, N. Rucker et al. 2000. Antiangiogenic treatment enhances photodynamic therapy responsiveness in a mouse mammary carcinoma. Cancer Res 60: 4066 - 4069.

[43] Ferrario, A., K. von Tiehl, S. Wong, M. Luna, and C. J. Gomer. 2002. Cyclooxygenase-2 inhibitor treatment enhances photodynamic therapy-mediated tumor response. Cancer Res 62: 3956 - 3961.

[44] Gomer, C. J., A. Ferrario, M. Luna, N. Rucker, and S. Wong. 2006. Photodynamic therapy: Combined modality approaches targeting the tumor microenvironment. Lasers Surg Med 38: 516 - 521.

[45] Gomer, C. J., S. W. Ryter, A. Ferrario et al. 1996. Photodynamic therapy-mediated oxidative stress can induce expression of heat shock proteins. Cancer Res 56: 2355 - 2360.

[46] Hanlon, J. G., K. Adams, A. J. Rainbow, R. S. Gupta, and G. Singh. 2001. Induction of Hsp60 by photofrin-mediated photodynamic therapy. J Photochem Photobiol B 64: 55 - 61.

[47] Hendrickx, N., C. Volanti, U. Moens et al. 2003. Up-regulation of cyclooxygenase-2 and apoptosis resistance by p38 MAPK in hypericin-mediated photodynamic therapy of human cancer cells. J Biol Chem 278: 52231 - 52239.

[48] Jiang, F., X. Zhang, S. N. Kalkanis et al. 2008. Combination therapy with antiangiogenic treatment and photodynamic therapy for the nude mouse bearing U87 glioblastoma. Photochem Photobiol 84: 128 - 137.

[49] Jones, H. J., D. I. Vernon, and S. B. Brown. 2003. Photodynamic therapy effect of m-THPC (Foscan) in vivo: Correlation with pharmacokinetics. Br J Cancer 89: 398 - 404.

[50] Kessel, D. 2008. Promotion of PDT efficacy by a Bcl-2 antagonist. Photochem Photobiol 84: 809 - 814.

[51] Kessel, D., M. G. Vicente, and J. J. Reiners, Jr. 2006. Initiation of apoptosis and autophagy by photodynamic therapy. Lasers Surg Med 38: 482 - 488.

[52] Kessenbrock, K., V. Plaks, and Z. Werb. 2010. Matrix metallopro-teinases: Regulators of the tumor microenvironment. Cell 141: 52 - 67.

[53] Konan, Y. N., R. Cerny, J. Favet et al. 2003a. Preparation and characterization of sterile sub-200 nm meso-tetra (4-hydroxyl-phenyl) porphyrin-loaded nanoparticles for photodynamic therapy. Eur J Pharm Biopharm 55: 115 - 124.

[54] Konan, Y. N., J. Chevallier, R. Gurny, and E. Allemann. 2003b. Encapsulation of p-THPP into nanoparticles: Cellular uptake, subcellular localization and effect of serum on photodynamic activity. Photochem Photobiol 77: 638 - 644.

[55] Konan, Y. N., R. Gurny, and E. Allemann. 2002. State of the art in the delivery of photosensitizers for photodynamic therapy. J. Photochem Photobiol B 66: 89 - 106.

[56] Kosharskyy, B., N. Solban, S. K. Chang et al. 2006. A mechanism-based combination therapy reduces local tumor growth and metastasis in an orthotopic model of prostate cancer. Cancer Res 66: 10953 - 10958.

[57] Kuimova, M. K., M. Bhatti, M. Deonarain et al. 2007. Fluorescence characterisation of multiply-loaded anti-HER2 single chain Fv-photosensitizer conjugates suitable for photodynamic therapy. Photochem Photobiol Sci 6: 933 - 939.

[58] Levine, B., and G. Kroemer. 2008. Autophagy in the pathogenesis of disease. Cell 132: 27 - 42.

[59] Liao, Z., K. A. Mason, and L. Milas. 2007. Cyclo-oxygenase-2 and its inhibition in cancer: Is there a role? Drugs 67: 821 - 845.

[60] Lovell, J. F., C. S. Jin, E. Huynh et al. 2011. Porphysome nanovesicles generated by porphyrin bilayers for use as multimodal biophotonic contrast agents. Nat Mater 10: 324 - 332.

[61] Makowski, M., T. Grzela, J. Niderla et al. 2003. Inhibition of cyclooxygenase-2 indirectly potentiates antitumor effects of photodynamic therapy in mice. Clin Cancer Res 9: 5417 – 5422.

[62] McCarthy, J. R., J. M. Perez, C. Bruckner, and R. Weissleder. 2005. Polymeric nanoparticle preparation that e-radicates tumors. Nano Lett 5: 2552 – 2556.

[63] Michels, S., and U. Schmidt-Erfurth. 2001. Photodynamic therapy with verteporfin: A new treatment in ophthal-mology. Semin Ophthalmol 16: 201 – 206.

[64] Mizushima, N., and M. Komatsu. 2011. Autophagy: Renovation of cells and tissues. Cell 147: 728 – 741.

[65] Moor, A. 2000. Signaling pathways in cell death and survival after photodynamic therapy. J Photochem Photobiol B 57: 1 – 13.

[66] Ohnishi, T., and Y. Daikuhara. 2003. Hepatocyte growth factor/scatter factor in development, inflammation and carcinogenesis: Its expression and role in oral tissues. Arch Oral Biol 48: 797 – 804.

[67] Oleinick, N. L., R. L. Morris, and I. Belichenko. 2002. The role of apoptosis in response to photodynamic therapy: What, where, why, and how. Photochem Photobiol Sci 1: 1 – 21.

[68] Osiecka, B., K. Jurczyszyn, K. Symonowicz et al. 2010. In vitro and in vivo matrix metalloproteinase expression after photodynamic therapy with a liposomal formulation of aminolevulinic acid and its methyl ester. Cell Mol Biol Lett 15: 630 – 650.

[69] Peng, Q., and J. M. Nesland. 2004. Effects of photodynamic therapy on tumor stroma. Ultrastruct Pathol 28: 333 – 340.

[70] Reddi, E. 1997. Role of delivery vehicles for photosensitizers in the photodynamic therapy of tumours. J Photochem Photobiol B 37: 189 – 195.

[71] Rizvi, I., J. P. Celli, C. L. Evans et al. 2010. Synergistic enhancement of carboplatin efficacy with photodynamic therapy in a three-dimensional model for micrometastatic ovarian cancer. Cancer Res 70: 9319 – 9328.

[72] Roberts, W. G., and T. Hasan. 1993. Tumor-secreted vascular permeability factor/vascular endothelial growth factor influences photosensitizer uptake. Cancer Res 53: 153 – 157.

[73] Robertson, C. A., D. H. Evans, and H. Abrahamse. 2009. Photodynamic therapy (PDT): A short review on cellular mechanisms and cancer research applications for PDT. J.Photochem Photobiol B 96: 1 – 8.

[74] Savellano, M. D., and T. Hasan. 2003. Targeting cells that overexpress the epidermal growth factor receptor with polyethylene glycolated BPD verteporfin photosensitizer immunoconjugates. Photochem Photobiol 77: 431 – 439.

[75] Schmidt-Erfurth, U., and T. Hasan. 2000. Mechanisms of action of photodynamic therapy with verteporfin for the treat-ment of age-related macular degeneration. Surv Ophthalmol 45: 195 – 214.

[76] Sengupta, S., D. Eavarone, I. Capila et al. 2005. Temporal targeting of tumour cells and neovasculature with a nanoscale delivery system. Nature 436: 568 – 572.

[77] Shen, X. Y., N. Zacal, G. Singh, and A. J. Rainbow. 2005. Alterations in mitochondrial and apoptosis-regulating gene expression in photodynamic therapy-resistant variants of HT29 colon carcinoma cells. Photochem Photobiol 81: 306 – 313.

[78] Solban, N., P. K. Selbo, A. K. Sinha, S. K. Chang, and T. Hasan. 2006. Mechanistic investigation and implications of photodynamic therapy induction of vascular endothelial growth factor in prostate cancer. Cancer Res 66: 5633 – 5640.

[79] Takahashi, H., S. Komatsu, M. Ibe et al. 2006. ATX-S10 (Na)-PDT shows more potent effect on collagen metabolism of human normal and scleroderma dermal fibroblasts than ALA-PDT. Arch Dermatol Res 298: 257 – 263.

[80] Takeuchi, K., and F. Ito. 2010. EGF receptor in relation to tumor development: Molecular basis of responsiveness of cancer cells to EGFR-targeting tyrosine kinase inhibitors. FEBS J 277: 316 – 326.

[81] Usuda, J., K. Azizuddin, S. M. Chiu, and N. L. Oleinick. 2003. Association between the photodynamic loss of Bcl-2 and the sensitivity to apoptosis caused by phthalocyanine photodynamic therapy. Photochem Photobiol 78: 1 – 8.

[82] Vantieghem, A., Y. Xu, Z. Assefa et al. 2002. Phosphorylation of Bcl-2 in G2/M phase-arrested cells following photody-namic therapy with hypericin involves a CDK1-mediated signal and delays the onset of apoptosis. J Biol Chem 277: 37718 – 37731.

[83] Verma, S., G. M. Watt, Z. Mai, and T. Hasan. 2007. Strategies for enhanced photodynamic therapy effects. Photochem Photobiol 83: 996 – 1005.

[84] Wang, H. P., J. G. Hanlon, A. J. Rainbow, M. Espiritu, and G. Singh. 2002. Up-regulation of Hsp27 plays a role in the resistance of human colon carcinoma HT29 cells to photooxidative stress. Photochem Photobiol 76: 98 – 104.

[85] Weickhardt, A. J., N. C. Tebbutt, and J. M. Mariadason. 2010. Strategies for overcoming inherent and acquired resis-tance to EGFR inhibitors by targeting downstream effectors in the RAS/PI3K pathway. Curr Cancer Drug Targets 10: 824 – 833.

[86] Wilson, B. C., and M. S. Patterson. 2008. The physics, biophysics and technology of photodynamic therapy. Phys Med Biol 53: R61 – R109.

[87] Wong, T. W., E. Tracy, A. R. Oseroff, and H. Baumann. 2003. Photodynamic therapy mediates immediate loss of cellular responsiveness to cytokines and growth factors. Cancer Res 63: 3812 – 3818.

[88] Xue, L. Y., S. M. Chiu, K. Azizuddin, S. Joseph, and N. L. Oleinick. 2007. The death of human cancer cells following photodynamic therapy: Apoptosis competence is necessary for Bcl-2 protection but not for induction of autophagy. Photochem Photobiol 83: 1016 – 1023.

[89] Xue, L. Y., S. M. Chiu, and N. L. Oleinick. 2001. Photochemical destruction of the Bcl-2 oncoprotein during photodynamic therapy with the phthalocyanine photosensitizer Pc 4. Oncogene 20: 3420 – 3427.

[90] Yavlovich, A., B. Smith, K. Gupta, R. Blumenthal, and A. Puri. 2010. Light-sensitive lipid-based nanoparticles. for drug. delivery: Design principles and future considerations for biological applications. Mol Membr Biol 27: 364 – 381.

32　用于光动力癌症治疗的纳米颗粒

32.1　简介：用于光动力治疗的纳米技术

　　由于具有出色的物理、化学和光学特性，纳米颗粒在应用方面得到了很大的发展。根据定义，直径低于 100 nm 的颗粒为纳米颗粒；材料在纳米级别时会呈现出不同于其本体状态的特点。从光催化和光伏发电到光诊断和光治疗，有关光与纳米粒子相互作用的研究愈发重要。除尺寸的优势以外，纳米颗粒具有可调节的大小、形状、表面积-体积比以及光化学或光物理特性，因此，成为多模态生物应用的选择。此类应用包括药物输送，生物成像，光治疗，以及其他各种临床诊断和治疗应用（Burda 等，2005）。这一章讨论的重点是纳米粒子用于肿瘤的光动力疗法（photodynamic therapy，PDT）。

　　肿瘤生长可以引起新的血管生成，同时引起血液大量流入。新生血管质量较差，跟健康的血管相比，它更易"渗漏"，从而会引起一种被称为"增强渗透和滞留"（enhanced permeability and retention，EPR）的效应（Maeda 等，2003）。在全身循环时间充足的情况下，纳米颗粒可以通过 EPR 效应在肿瘤内积聚，这使其成为一种有趣的抗肿瘤给药载体（Paciotti，Kingston 和 Tamarkin，2006）。

　　除了体积小以外，纳米颗粒也可以作为多功能治疗平台，能够通过与生物靶向配体结合，实现给药与癌肿特异性相结合。纳米粒子因其在水环境中保持疏水光敏剂的稳定性，及维持光敏剂光活化单态的能力而在光动力治疗领域引起了特别的关注。一些纳米粒子本身还具备其他的光物理特性，包括直接产生活性氧（ROS）和增强生物成像的能力（Bechet 等，2008）。这一章将突出展示纳米颗粒在光动力疗法治疗癌症方面的应用潜力；本章将概述这种纳米颗粒系统的合成、生物相容性、功能以及光毒性，并基于体内、体外实验讨论它们有效治疗癌症的临床应用潜力。

32.2　用于光动力治疗的纳米颗粒类型

32.2.1　金纳米颗粒

　　金纳米结构因其生物相容性、稳定性、尺寸控制和易于功能化等特点，在诸如光动力疗法的治疗中具有研究价值（Daniel 和 Astruc，2004）。因为金-硫之间可以形成共价键，在 PDT 中，巯基光敏剂分子和纳米金颗粒表面可以进行自组装（Hone 等，2002）。图 32.1 所示为表面有光敏剂的金纳米颗粒。附着在金纳米颗粒上的光敏剂在激发后，可以产生单线态氧和/或其他 ROS。其金核心也可用于等离子成像或高热疗法。

　　Russel 团队首次使用金纳米颗粒，通过 C11 巯烷基系链来负荷锌酞菁（phthalocyanine，Pc）光敏剂（Hone 等，2002）。在相转移试剂中（tetraoctylammonium bromide，TOAB，四辛基溴化铵），硼氢化钠可以还原氯化金，同时生成稳定的直径为 2～4 nm 的

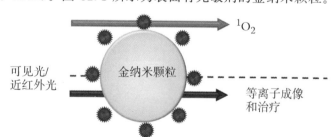

图 32.1　图解光敏剂改良金纳米颗粒
上：用光照射光敏剂导致单线态氧的产生。
下：用光照射金核心可以用于表面等离子成像和高热治疗。

纳米颗粒。TOAB 不仅能提高疏水系统在极性溶剂中的溶解度，还可增强单线态氧的量子产量。研究显示，与乳状游离光敏剂相比，相同的 Pc-金纳米系统能提高对 HeLa 宫颈腺癌细胞的光动力治疗效果（Wieder 等，2006）。体内研究进一步表明这些 Pc-金纳米颗粒复合物经照射后能抑制植入的无色素性黑色素瘤的生长，同时在小鼠体内静脉给药 3 小时后照射能有效抵抗肿瘤（Camerin 等，2010）。已有研究合成了携带有 Pc 光敏剂与聚乙二醇（polyethylene glycol，PEG）的金纳米颗粒（Stuchinskaya 等，2011）。除了能提供用于结合生物大分子的末端羧基，聚乙二醇还为纳米颗粒提供了水溶解性和胶体稳定性。经聚乙二醇结合的抗 HER-2 抗体金纳米颗粒能积极地靶向过度表达 HER-2 受体的人乳腺癌细胞，从而增强 PDT 疗效的肿瘤特异性。使用凝集素共轭 PEG-Pc 的金纳米颗粒能靶向定位于 HT-29 人结肠腺癌肿瘤细胞表面的糖类 T 抗原（Obaid 等，2012）。凝集素与金纳米颗粒结合物能诱导对 HT-29 结肠癌细胞的显著靶向毒性（95％～98％）。

近年来各种成分和形态纳米颗粒的有效性成了人们研究的焦点。Burda 团队利用小鼠肿瘤模型研究了经 PEG 修饰且携带有疏水硅酞菁光敏剂（Pc4）的 5nm 金纳米颗粒在体内的生物学分布、药代动力学和排泄机制（Cheng 等，2011）。光敏剂与脂肪族 PEG 单分子层是共价相联的，而与纳米颗粒是通过疏水相互作用非共价相联。众所周知，PEG 可延长纳米颗粒的全身循环时间（Paciotti，Kingston 和 Tamarkin，2006）。尾静脉内给药 4 小时后，纳米颗粒光敏剂达到最大积聚溶度。虽然这些纳米颗粒无法在细胞内内化，但它们仍可有效地将疏水的 Pc4 运送到细胞质中。通过荧光成像技术可以监测到光敏剂在体内的清除涉及肾和肝胆系统，纳米颗粒循环半衰期为 3 小时，从而避免被网状内皮系统（reticuloendothelial system，RES）快速清除。纳米颗粒从血液中被 RES 清除，限制了其通过 EPR 效应积聚在肿瘤位点的效力，并导致纳米颗粒大量积聚在富含 RES 的肝、脾中（Paciotti，Kingston 和 Tamarkin，2006）。虽然在用药的 7 天内，金纳米颗粒在肝和脾都有积聚，颗粒在肾脏的浓度在给药后 4 小时开始持续下降。这表明金纳米颗粒可能经肾清除并排泄出体外。

科学家已经将卟啉和马钱子碱组成的两种共轭物结合到经 3-巯基丙酸修饰，直径约为 15nm 的金纳米颗粒上（Zaruba 等，2010）。与游离光敏剂相比，尚无证据显示这些纳米颗粒在体外能增强 PDT 对 PE/CA-pj34 鳞状细胞癌细胞的光动力治疗疗效；这可能是由于纳米颗粒的聚集所致。而在体内，经过 PDT 后 30 天，这些纳米颗粒能完全消除皮下肿瘤。这被认为是由于纳米颗粒共轭物与血浆蛋白相互作用，促进它们在肿瘤位点积聚的结果。虽然这个系统似乎有强大的抗肿瘤特性，但纳米颗粒在体内的稳定性需要进一步被研究。

有团队通过体外试验比较直径为 15 nm 和 45 nm 的载有光敏剂血卟啉（hematoporphyrin，HP）的金纳米颗粒，来研究其 PDT 的疗效（Gamaleia 等，2010）。柠檬酸修饰的纳米颗粒（15 nm 和 45 nm）用一层吡咯烷酮（polyvinylpyrrolidone，PVP）来稳定，血卟啉随后吸附在聚合物内。经照射之后，与游离血卟啉相比，这些金-光敏剂共轭物，明显能产生更多的活性氧，显然金纳米颗粒具有催化作用。这些纳米颗粒共轭物在 MT4 和 Jurkat 白血病细胞的体外应用表明，尺寸为 45nm 金纳米颗粒共轭物的光动力破坏是最有效的。

纳米颗粒具有很好的吸收特性，因此可以结合光敏剂用于光热-光动力二重治疗。铝酞菁光敏剂与聚乙二醇与金纳米棒的共轭物，可用于体外和体内光动力、光热及光动力-光热联合疗法（Jang 等，2011）。游离或结合的酞菁的细胞吸收和生物分布可以用酞菁的荧光信号来监测。研究证明，纳米棒既增强了细胞对光敏剂的吸收，又提高了光敏剂至肿瘤的生理运送量。皮下植入式的 SCC7 小鼠肿瘤模型的体内研究表明，与单独使用光动力或者光热治疗相比，光动力-光热双重治疗能有效抑制肿瘤生长。

金纳米颗粒的表面有等离子体吸收特性，因此可用于以表面增强拉曼散射（surface enhanced Raman Scattering，SERS）作为基础的肿瘤细胞检测和联合光动力疗法的诊疗应用（联合治疗和诊断）。二氧化硅包覆的星状金纳米颗粒具有中心约为 900 nm 的表面等离子体吸收峰，可用于双重表面增强拉曼散射-光动力学疗法的诊疗（Fales，Yuan 和 Vo-Dinh，2011）。在二氧化硅包覆层掺杂了 SERS 染料和光敏剂亚甲蓝（methylene blue，MB），可以增强拉曼散射信号以及单线态氧的产生。照射后，此纳米共轭物可诱导 BT549 人乳腺癌细胞的显著杀伤。

金元素具有很好的物理和光学特点，既适合进行光敏剂的化学修饰，又能有效地供临床使用。体内和体外研究均表明，金纳米颗粒是稳定的 PDT 药物运输系统。未来需要对金纳米颗粒的生理作用进行研究，评估其在诸如肝、脾等器官中积累的程度和持续时间。

32. 2. 2 硅纳米颗粒

二氧化硅是一种具有可调化学特性的稳定材料。由于其多向聚合作用，二氧化硅可用于稳定光敏剂，或功能化各类纳米颗粒以用于医学方面（Couleaud 等，2010）。因为二氧化硅能有效地保持疏水光敏剂在水环境中的活性，因此硅纳米颗粒可载有各种各样的光敏剂。有机化修饰的二氧化硅（Organically modifed Silica，ORMOSIL），其纳米颗粒有可控的疏水/亲水特性，可以根据光敏剂疏水程度来调节纳米颗粒的特性，因此已被广泛使用（Couleaud 等，2010）。光敏剂不仅可以直接载入，也可以通过共价结合的方式由单硅前体而载入纳米颗粒内。经缩合后，纳米颗粒就可以与固定量的光敏剂共价结合（Couleaud 等，2010）。图 32.2 为载有光敏剂的硅纳米颗粒的示意图。

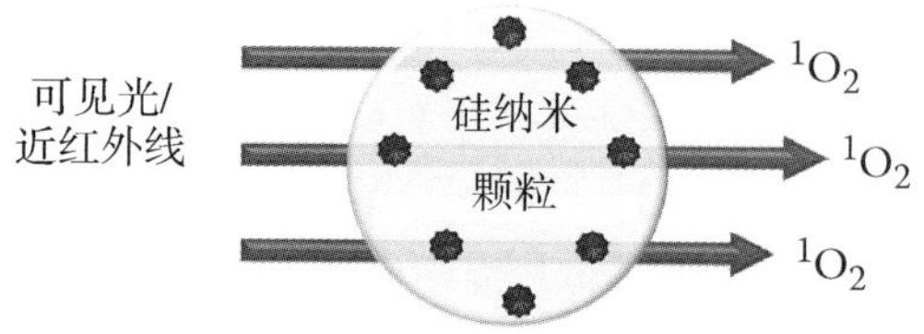

图 32.2 封装有光敏剂的硅纳米颗粒示意图。用光（箭头）照射光敏剂产生单线态氧。

Prasad 团队首次将光敏剂包埋到硅纳米颗粒中，该纳米颗粒能稳定并均匀地分散在水介质中（Roy 等，2003）。ORMOSIL 纳米颗粒是由光敏剂 2 - 丁炔基 - 2 - (1 - 己氧乙基) 焦脱镁叶绿酸 [photosensitizer 2-devinyl-2-(1-hexyloxyethyl) pyropheophorbide，HPPH] 与二氧化硅前体（乙烯基三乙氧基硅烷）和氨基烃基硅前体 [3 - 氨基丙基三乙氧基硅烷（aminopropyltriethoxysilane，APTES）] 混合装入胶束而成。完全缩合的二氧化硅前体所产生纳米颗粒的直径为 30 nm，它的疏水核心包埋了 HPPH，表面有 APTES 缩合而形成的亲水胺。这些包埋有 HPPH 的纳米颗粒能产生与游离 HPPH 水乳液相同水平的单线态氧，而且这些 ORMOSIL 颗粒在 HPPH 当量浓度为 20 μmol/L 时，对 HeLa 宫颈腺癌细胞和 UCI 107 巢癌细胞都能产生相当大的细胞毒性。Prasad 团队将二氧化硅前体 4 - (三乙氧基硅)-苯胺和乙烯基三乙氧基硅烷上碘苯焦脱镁叶绿酸（iodobenzylpyropheophorbide，IP），用共沉淀的方法制备了 20 nm 的 ORMOSIL 纳米颗粒（Ohulchanskyy 等，2007）。通过改变这两种硅前体的比例合成了三种不同类型的 ORMOSIL 纳米颗粒。所有合成的纳米颗粒均共价结合了 IP 光敏剂，并保留了光敏剂荧光特性及产生单线态氧的能力。荧光成像证实这三种纳米颗粒在 IP 当量浓度为 2 μmol/L 时可以被鼠结肠-26 腺癌细胞内化。在当 IP 量浓度为 0.5 μmol/L 时，光毒性能充分以光剂量依赖的模式产生。

硅前体 APTES 和光敏剂原卟啉 IX（protoporphyrin IX，PpIX）也可合成相应的 ORMOSIL 纳米颗粒（Rossi 等，2008）。由原卟啉IX衍生而生成的氨基官能化 ORMOSIL 纳米颗粒（约 70 nm）所产生的单线态氧，可以由 1270 nm 处特征性的单线态氧磷光和 532 nm 光照诱导的 1,3 - 二苯基异苯丙呋喃（1,3-diphenyliso-Benzofuran，DPBF）的光漂白所证实。这些研究观察到原卟啉IX纳米颗粒系统对单线态氧运送效率明显高于游离的原卟啉IX，进一步表明纳米颗粒可以保留光敏剂单体形式，同时也增加了单线态氧的产生。

原卟啉IX也可包埋在直径约 10 nm、25 nm、60 nm 的硅纳米颗粒内（Simon 等，2010）。硅前体乙烯基三乙氧基硅烷和原卟啉IX以及十八烷基四甲基吲哚二菁氯代苯（DID）缩合（可用于生物学显像）。这三种尺寸的纳米颗粒分别与 HCT 116 人肺腺癌细胞孵化，照射之后表明三种尺寸纳米颗粒的内化率及细胞毒性无差异。同时研究了掺有原卟啉IX的纳米颗粒（25 nm）在人类结肠癌、乳腺癌、表皮样癌和淋巴母细胞癌也具毒性。纳米颗粒在浓度达到半数有效浓度（EC$_{50}$）[(0.44±0.05)μmol/L] 时对 HCT 116 结肠癌细胞最有效。

载有共价结合光敏剂的甘露糖-功能化的硅纳米颗粒已被用于靶向结合 MDA MB 231 乳腺癌细胞表面的甘露糖结合凝集素，其显示出碳化合物具有选择性细胞黏附分子的潜力（Brevet 等，2009）。最近，研究也证实甘露糖残基提高硅纳米颗粒的生物黏附性和细胞摄取力（Gary Bobo 等，2011）。这种载有共价结合卟啉衍生物光敏剂的纳米颗粒能被 760 nm 激光多光子激活。体外 PDT 研究表明，纳米颗粒对关于 MCF-7 和 MDA MB 231 人乳腺癌细胞以及 HCT 116 人结肠腺癌细胞，没有表现出明显的暗毒性，然而，多光子激发的共轭物光毒性使得细胞存活率分别下降约 44％、33％和 27％。研究发现经静脉给药的 HCT 116 带瘤小鼠模型中，硅纳米颗粒在多光子激发下也表现出明显的体内光动力疗效，可以减少约 70％的肿瘤肿块。研究者借助电感偶联等离子体质谱（inductively coupled plasma mass spectrometry，ICP-MS）来监测经硅纳米颗粒处理过的小鼠尿液中硅的含量，发现尿液中的含硅量在光动力治疗后 6～8 天达到最大值，然后逐步减少，直至治疗后 14 天检测周期结束。这些发现表明硅纳米颗粒在静脉给药 2 周内可以经由肾脏清除并排出体外。

有研究将载有光敏剂吲哚菁绿的钙磷硅酸盐纳米颗粒结合到了抗 CD117 或抗 CD96 抗体上，从而达到靶向光动力治疗的目的（Barth 等，2011）。这项研究表明，过度表达 CD117 或 CD96 细胞表面受体的白血病细胞可以被选择性地靶向定位，从而实现肿瘤细胞特异性光动力治疗。

Prasad 团队还研究了载有近红外荧光染料或放射同位素碘-124 的 20 nm ORMOSIL 纳米颗粒在体内的生物分布和清除情况（Kumar 等，2010）。他们发现，几乎所有纳米颗粒在静脉给药后 6 天，可经肝胆系统从小鼠的体内清除。对肝、脾、肾、肺和皮肤给药后 15 天的检查表明没有残余的纳米颗粒通过所载染料的荧光性来测定，也没有细胞或组织的损伤。

有大量报告显示硅纳米颗粒在体外能干扰细胞功能及其存活，在体内可诱导全身毒性和损害器官。有团队已经研究了不同尺寸的二氧化硅粒子（40 nm～5 μm）对人和大鼠上皮细胞系的影响（Chen 和 von Mikecz，2005）。研究发现 40～70 nm 纳米颗粒能进入细胞核，而较大的纳米颗粒（0.2～5 μm）则被限制在细胞质内。一旦进入核浆，硅纳米颗粒（40～70 nm）能诱导一种称为拓扑异构酶 I 的 DNA 复制过程关键酶的异常聚集。随后，这些硅纳米颗粒会抑制 DNA 复制、转录和细胞增殖，而在含有 0.2～5 μm 颗粒的细胞内未能观察到这些影响（Chen 和 von Mikecz，2005）。一项体内研究发现，以 30 mg/kg 剂量静脉给予非多孔硅纳米颗粒（70 nm）可以致小鼠死亡，而更高剂量（100 mg/kg）的 300～1000 nm 硅纳米颗粒对小鼠并无影响（Nishimori 等，2009）。以亚致死剂量重复给予 70 nm 的硅纳米颗粒可导致小鼠肝纤维化，这表明硅纳米颗粒可以导致慢性肝损伤（Nishimori 等，2009）。

在 PDT 研究中，硅纳米颗粒是一种具有高度通用性和功能强大的纳米颗粒。由于纳米颗粒可以同光敏剂和显像试剂结合，因此它们可以作为潜在的诊疗纳米平台。体内及体外试验均显示，载有光敏剂的硅纳米颗粒具有很高的 PDT 疗效。另外，有证据表明硅纳米颗粒可经肾及肝胆管系统清除，提高了临床 PDT 研究的价值。然而，硅纳米颗粒可能会损伤细胞功能和活性，诱导全身毒性和器官损伤，引起了人们对它们在诊疗应用中的担忧，因此人们需要进一步进行毒理学研究。

32.2.3 聚合物纳米颗粒

合成的有机聚合物常用于封装纳米颗粒并且增加纳米颗粒在水环境中的稳定性。它们可以装载光敏剂，能进一步将生物分子功能化，因此聚合物纳米颗粒在肿瘤细胞特异性 PDT 中也可以作为潜在的纳米平台（Bechet 等，2008）。纳米颗粒大小和光敏剂装载效率能通过控制聚合物合成、反应条件以及光敏剂化学特征而进行准确调控（Bechet 等，2008）。某些光敏剂在与纳米颗粒聚合之前，和活性单体共价结合，这样就可以阻止在达到靶位点前由物理吸收引起的 PDT 药物释放（Qin 等，2011）。这项技术常常使用具有生物降解功能的聚合物，如乳酸-乙醇酸共聚物（polylactic-co-glycolic acid，PLGA）。因此，聚合纳米颗粒给药系统能被酶水解并从体内排出，从而将长时间的积聚效应最小化（Bechet 等，2008）。各种 PDT 药物的聚合物包埋技术所得的颗粒为微米级别，直径 117～988 nm（Bechet 等，2008）。图 32.3 的示意图显示了载有光敏剂分子的聚合纳米颗粒经特定波长可见光或近红外光照射后产生细胞毒性单线态氧的 PDT 反应。

早期研究表明，磺化的锌酞菁和萘酞菁能有效载入聚异氰基丙烯酸正丁酯和聚乙基-2-氰基丙烯酸正丁酯纳米颗粒，其直径为 10～380 nm（Labib 等，1991）。光敏剂存在时聚合形成纳米颗粒的大小，与 pH 息息相关，在碱性 pH 下能合成较小的纳米颗粒。

有研究使用 PLGA 纳米颗粒体包埋亲脂性二氢卟酚光敏剂内消旋-四苯基卟啉乳醇，并对其体内外效应进行了研究（McCarthy 等，2005）。这种纳米颗粒是疏水的，直径约 98 nm，且内消旋-四苯基卟啉乳醇装载效率为

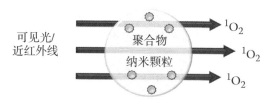

图 32.3　用光敏剂包埋多种纳米颗粒的示意图
用光照射光敏剂产生细胞毒性单线态氧。

12%。首先，纳米颗粒（10 μmol/L）与 9 L 胶质母细胞瘤细胞一起孵育 16 小时。经 650 nm 光照射，约 95% 的细胞被杀伤。对于种植有前列腺癌细胞的小鼠也可以通过静脉给药来治疗。照射后肿瘤明显缩小，在 PDT 后 27 天未观察到肿瘤再生。然而，由于光敏剂与纳米颗粒聚合，包埋降低了单线态氧的产生效率。同样，当光敏剂保存在 0.5% 脂类溶液中 360 分钟后，20% 光敏剂会从纳米颗粒中漏出，表明聚合纳米颗粒作为光敏剂载体的稳定性有限。

Kopelman 团队最近合成了两种亚甲基蓝（MB）衍生物进行共价结合的聚丙烯酰胺纳米颗粒，能提高光敏剂装载效率并阻止其从纳米颗粒中漏出（Qin 等，2011）。这种纳米颗粒平均直径分别为 74.4 nm 和 38.4 nm，这取决于 MB 的衍生物。两类纳米颗粒可用聚乙二醇（PEG）或一个名为 F3 的多肽修饰，其中 F3 肽是一种常见过度表达受体核仁素的特异分子。这种纳米颗粒的 PDT 效能可通过在体外与 MDA-MB-435 人乳腺癌细胞作用检测。活细胞和死细胞分别以钙黄绿素 AM 和碘化丙啶（propidium iodide，PI）染色，结果显示两种类型纳米颗粒并未表现出光毒性作用，然而，在使用 F3 肽纳米颗粒靶向细胞时，能观察到细胞毒性。

Hamblin 团队最近报道了由杂合二氢卟酚 e6（chlorin e6，Ce6）和高分支聚醚-酯单体构成的纳米颗粒，发现其能增强 PDT 对 Cal-28 人舌癌细胞的疗效（Li 等，2012）。这种水溶性纳米颗粒的平均直径约 50 nm。荧光共聚焦显像证实这种聚合纳米颗粒能定位于细胞内。与游离光敏剂相比，这种复合物对 Cal-27 细胞 PDT 杀伤力高 3～4 倍。

此外，其他两种聚丙烯酰胺纳米颗粒也在体外进行了测试。①载有聚赖氨酸修饰的铝酞菁四磺酸的纳米颗粒（约 45 nm）；②同时载有这种光敏剂和另一种表面结合卟啉光敏剂 5，10，15，20 -四顺-（4 - N -甲基吡啶）-卟啉的光敏剂（Kuruppuarachchi 等，2011）。通过流式细胞仪显示纳米颗粒在 HT-29 人结肠癌细胞中的摄取具有剂量依赖性，且于 18 小时达到最大值。研究发现，载有这两种光敏剂的聚丙烯酰胺纳米颗粒能表现出较好的细胞毒性。此外，未进行预孵化的细胞与那些经 PDT 之前孵化 25 小时的细胞相比，经照射后的纳米颗粒能更有效地杀死细胞。这些结果表明，在纳米颗粒系统中使用两种有着不同吸收谱的光敏剂比使用单一光敏剂更加有效。这也表明邻近细胞的纳米颗粒足以产生细胞毒性水平的单线态氧。

使用无毒、能被生物降解的纳米颗粒向癌细胞运送光敏剂已被证明是一种有效的方法。然而这类纳米颗粒也存在一些问题，如光敏剂会在聚合物基质中积聚，PDT 药物会从纳米颗粒中漏出从而降低光敏剂运送至肿瘤的效率。

32.2.4　磁性纳米颗粒

磁性纳米颗粒因其固有特性可以实现多重功能，包括增强磁共振成像（MRI），磁引导治疗和磁热疗法，因此受到了广泛的关注（Shubayev，Pisanic 和 Jin，2009）。一些研究显示，磁性纳米颗粒的内在特性与光敏剂强大的细胞毒作用可以相互结合用于癌症的治疗和诊断。由氧化铁和氧化镁组成的磁性纳米颗粒胶体悬浮液可以用于诊疗，它既可作为光敏剂有效的载体，也能增强 MRI 肿瘤成像和诊断。图 32.4 为载有光敏剂的多功能磁性纳米颗粒示意图。

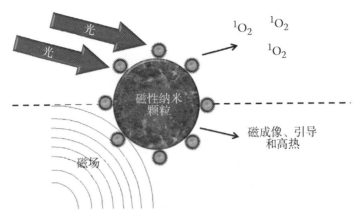

图 32.4　图示基于 PDT 系统的多功能磁纳米颗粒
上：用可见光或近红外线照射固定好的光敏剂可以产生单线态氧。
下：磁的纳米颗粒性质被用于磁场外影像、磁引导疗法和高热疗法。

Tedesco 团队合成了包裹有酞菁锌光敏剂的磁性纳米颗粒，这种纳米颗粒同时具有生物相容性（Oliveria 等，2005）。光谱表征证实酞菁在与磁性纳米颗粒结合后仍然具有光学特性，因此也保留了光敏化能力。因此，该系统具有 PDT-热疗双重治疗癌症的潜能。

第 1 个使用纳米颗粒进行 PDT 用于 MP2 成像的研究是由 Kopelman 团队进行的，他们用掺杂有 Photofrin 和 MRI 造影剂的酞菁纳米颗粒进行研究（Kopelman 等，2005）。他们发现，在 PDT 治疗时，表面连接有精氨酸-甘氨酸-天门冬氨酸肽链的纳米颗粒能靶向定位于过度表达 $\alpha_v\beta_3$ 整合蛋白的肿瘤血管，使体内肿瘤生长受到抑制。包埋的 MRI 造影剂可以用于检测体内肿瘤的破坏情况。

已有研究报道了载有卟啉光敏剂的合成氧化铁纳米颗粒（Gu 等，2005）。光敏剂的荧光信号显示这种纳米颗粒能被 HeLa 宫颈腺癌细胞摄取。545～580 nm 的光照能直接杀伤用纳米颗粒孵育过的 HeLa 细胞。尽管使用氧化铁纳米颗粒尚未被应用于高热疗法，有人认为其具有 PDT-高热治疗的双重潜力。Prasad 团队用含有 HPPH 光敏剂的 PEG 脂质胶团包被的氧化铁纳米颗粒，并且利用磁引导将纳米颗粒增强递送至肿瘤细胞来治疗 HeLa 宫颈腺癌细胞。利用光敏剂荧光效应可以证实细胞对纳米颗粒的摄取，而通过 MTT［3-(4,5-二甲基噻吩-2)-2,5-二苯基四氯唑嗅盐］存活率分析可以得到该系统诱导细胞死亡的情况。

Sun 等人研究了 MRI 引导的包埋 PHPP［2,7,12,18-四甲基-3,8-二-(1-丙氯基)-13,17-二-(3-羟丙基) 卟啉］的壳聚糖包衣氧化铁纳米颗粒，证实了其在体内 PDT 的效能（Sun 等，2009）。以磁性纳米颗粒复合物治疗 SW480 大肠腺癌细胞，并且通过 MTT 方法分析癌细胞存活率。体内的定量磁共振成像监测显示，PDT 纳米颗粒在外部磁场作用下可以成功靶向至小鼠肿瘤。纳米颗粒生物分布的研究表明，与在肝脏和皮肤积聚的情况相比，纳米颗粒更多聚集于肿瘤中。

同样，氧化铁纳米颗粒可与光敏剂二氢卟酚 e6（Ce6）共价连接（Huang 等，2011）。研究者将这种纳米颗粒复合物用于治疗 MGC803 胃癌小鼠模型，给药后 6 小时内就能通过光敏剂的荧光效应得到可分辨的 MRI 图像。他们发现纳米颗粒在外部磁场引导下更多积聚于肿瘤中，结合有 Ce6 的纳米颗粒荧光强度相应地增加，并且 MRI 对比图像变暗。经 PDT 处理后 28 天内，复合物对肿瘤生长显著。

氧化锰因具有顺磁性的特点，可成为 PDT 诊疗的一种潜在的替代材料。有研究将单分散的疏水性氧化锰纳米颗粒（直径约 14 nm）包裹在一个 PEG 壳中，同时将光敏剂 PpⅨ 与其共价结合（Schladt 等，2010）。研究显示，这种纳米颗粒兼具光敏剂的荧光特性以及磁性材料的顺磁性，可实现联合肿瘤细胞荧光和磁共振的成像，具有代替氧化铁纳米颗粒的潜力。而且，光敏剂在与纳米颗粒结合后仍保持着产生单线态氧的能力，这种纳米颗粒对 Caki-1 人肾癌细胞具有细胞毒性。

这些研究概述了磁性纳米颗粒用于改善 PDT 治疗肿瘤的广阔前景。通过外部磁场，这些用途广、功能多的磁性纳米颗粒复合物可以用于 MRI 肿瘤检测、纳米颗粒引导和高热疗法，为体内诊疗提供了一个新的方向。

32.2.5 光催化金属氧化物半导体纳米颗粒

在 PDT 肿瘤治疗中，纳米材料往往作为光敏剂的稳定剂和传送载体。然而，一些纳米颗粒具有天然光敏性并通常以 I 型反应生成 ROS 产物，如二氧化钛（TiO_2）和氧化锌（ZnO）纳米颗粒，这些半导体纳米晶体在光照射后能催化生成 ROS（Chen 和 Mao，2007）。经过能量大于等于材料带隙的光子激发后，这些金属氧化物纳米颗粒在其晶格位置会发生电荷分离，导致价带的电子跃迁到导带，最后留下一个带正电荷的空穴。跃迁的电子因为这种电子-空洞对（激子）的重组延迟而停留在导带。这使得电荷分离可以长期存在，提高了在纳米颗粒表面生成 ROS 的光催化效率。带正电荷的空穴能氧化水分子而产生羟基自由基（·OH），而导带中的电子能还原分子氧生成过氧化阴离子（$\cdot O_2^-$）和过氧化氢（H_2O_2）。而上述粒子都是具有细胞毒性的氧化物（Chen 和 Mao，2007）。图 32.5 阐释了这些纳米颗粒光诱导电荷分离及随后 ROS 生成的情况。

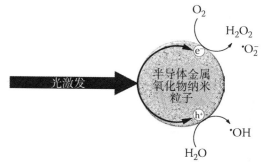

图 32.5 图示光诱导半导体金属氧化物纳米粒子充电，进而导致一个自由电子（e^-）和一个正电子空穴（h^+）产生

由于它们能高速催化光反应，很多研究都探索了金属氧化物纳米颗粒，尤其是 TiO_2 纳米颗粒，用于 PDT 治疗癌症的潜力。最早应用紫外线诱导 TiO_2 纳米颗粒的光毒性治疗癌症的研究显示，30 nm 的 TiO_2 纳米颗粒在紫外光照射下不仅能有效地破坏体外 HeLa 宫颈腺癌细胞，而且在小鼠体内也能抑制肿瘤生长（Cai 等，1992）。在第一次治疗 13 天后，即接受第二次 PDT 治疗周期时，肿瘤抑制非常显著。另外，掺有铂的 TiO_2 纳米颗粒对 HeLa 宫颈腺癌细胞的光毒性大大提高（Liu 等，2010）。而无掺杂的 TiO_2 则使癌细胞存活率降低约 35%，经紫外光照射后，掺有铂的 TiO_2 纳米颗粒能将癌细胞存活率降低约 85%。在体内研究进一步证明了 TiO_2 纳米颗粒的抗肿瘤潜能，使用由静脉注射将进入体内的 TiO_2 纳米颗粒并进行紫外线照射，可以使患有 U87 胶质母细胞瘤的小鼠的寿命延长约 14 天（Wang 等，2011）。然而，为了有效激发所注射的 TiO_2 纳米颗粒，小鼠的肿瘤需要切口并且被暂时移除表皮。这也显示使用紫外光治疗深处肿瘤的局限性。

有一些研究将 ZnO 纳米颗粒用于 PDT。例如，有研究者探讨了 20 nm、60 nm、100 nm 的用氨基聚硅氧烷包裹的 ZnO 纳米颗粒在不同光诱导下的对于 SMMC-7721 肝细胞癌细胞的毒性（Li 等，2010）。在纳米颗粒浓度较低时（2.5 $\mu g/mL$），直径 20 nm 的纳米颗粒经紫外光照射 180 秒后可以显著降低 SMMC-7721 细胞活性（约 80%）。尽管该纳米粒子具有不同程度的暗毒性，在浓度较高时（10 $\mu g/mL$），三种大小的纳米颗粒可以杀伤几乎所有细胞。这些发现明确指出 ZnO 纳米颗粒的光动力活性与颗粒大小及剂量密切相关，较小的（20 nm）ZnO 纳米颗粒在较低浓度表现出较高的光毒性；然而，它们在较高浓度也表现出较高的暗毒性。

ZnO 纳米颗粒也被用作卟啉光敏剂递送剂，这种光敏剂是通过 L-半胱氨酸结合到 ZnO 表面的（Liu 等，2008）。5 nm 的 ZnO 纳米颗粒在 300 nm 波长的光激发后产生 2 个荧光发射带，其中一个位于 445 nm。在 445 nm 处的发射带可以被用来激发结合的光敏剂，该过程的荧光共振能量转移（fuorescence resonance energy trans-Fer，FRET）效率为 83%。研究者将 NIH：OVCAR-3 人卵巢腺癌细胞与纳米颗粒结合物孵化，并以 365 nm 紫外光照射 30 分钟，发现细胞存活率下降至约 10%，而在暗环境下，细胞存活率保持在约 98%。然而实验显示单独的非复合 ZnO 纳米颗粒并不能诱导光动力反应，这显示 ZnO 的光动力治疗效果可能具有局限性。

总的来说，光催化金属氧化物半导体纳米颗粒，尤其是具有非凡光催化效率的 TiO_2 纳米颗粒，为高效 PDT 提供了许多可能性。然而，短波长激发是该方法的一个显著的缺点。

32.2.6　量子点

量子点（Quantum dots，QDs）是一种纳米晶体，由于它们固有的光物理特质，在荧光应用方面具有较好的前景，包括生物成像、生物分析和诊断。与有机荧光团相比，QDs 展示出更好的光稳定性，更高的荧光量子产量，更长的荧光生存时间以及更宽的吸收带。QDs 通常表现出量子尺寸效应，同时具有可微调吸收和放射光谱的特性：量子点带随着尺寸变大逐渐变窄，可导致吸收和光致发光的蓝移。此外，通过改变量子点组分和表面官能团可以控制 QDs 的光学特性（Alivisatos，1996）。镉是半导体晶体中一种常见的成分，而镉的急性毒性也成为 QD 一个明显的缺点。为了克服这个问题，在量子点上接入各种非多孔聚合物或壳，同时也尝试使用无毒荧光量子点如 ZnS、硅和碳量子点等（Derfus，Chan 和 Bhatia，2004）。例如，无镉磷化铟（InP）/ZnS 量子点，光敏剂二氢叶酚 e6（Ce6）被包裹在包裹纳米颗粒二氧化硅的薄壳中（Charron 等，2012）。这些研究发现，量子点激活 Ce6 产生单线态氧的速率决定步骤为纳米颗粒和光敏剂之间的距离依赖性能量转移。

在被适宜波长的光激活后量子点会产生电荷分离，然而，辐射激子容易发生重组，导致强荧光发射而 ROS 生成很少。有报道显示量子点经紫外光激活后产生的细胞毒性，实际归因于表面氧化、晶体破坏所导致的镉离子释放，而不是因为产生 ROS（Derfus，Chan 和 Bhatia，2004）。与之相反的是，碲化镉量子点的 ROS 生成量足以杀死癌细胞（约 80% 细胞毒性），由于这种量子点单线态氧产生率仅 1%，故其光敏过程为 I 型（Chen 等，2010）。量子点独特的荧光特性可用于将能量无损地转移至它们表面上的光敏剂。图 32.6 所示为一个关于量子点的能量转移致光敏剂激活的例子。

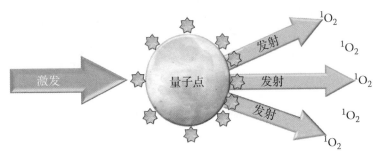

图 32.6　图解光敏剂被 FRET 激活，并绑定到量子点表面，随之纳米颗粒被激发。光激发的量子点发出可见光，随之被光敏剂吸收，并最终产生单线态氧。

Samia、Chen 和 Burda（2003）首次成功用酞菁（Pc4）光敏剂将 5 nm 的硒化镉（cadmium-selenide，CdSe）量子点功能化。他们发现在甲苯中游离量子点经活化后可产生单线态氧，但单线态氧量子产量只有约 5%。通过将 Pc4 与量子点结合，经 488 nm 光直接激活后量子点的 FRET 效率可以达到 77%，而光敏剂也可以在 680 nm 处发射出荧光。

负载有玫瑰红或 Ce6 光敏剂，用 ZnS 包被的 CdSe/CdS 量子点可以发出绿光和红光（Tsay 等，2007）。以 1270 nm 为中心的荧光光谱和 ADPA（9,10-二丙烯酸基）的光漂白效应证实这种复合物能产生单线态氧。研究发现，量子点既能作为高效的 FRET 供体，也（或）能作为生物成像及 PDT 的光敏剂载体。

多光子激发也被应用于量子点 PDT 系统。已有报道研究人员制备了用巯基丙酸修饰的 CdSe/ZnS 核-壳量子点（约 5.4 nm）（Fowley 等，2012）。该纳米颗粒最大吸收带位于 515 nm，最大发射波长为 535 nm。在 1,3-二苯基呋喃（1,3-diphenylisobenzofuran，DPBF）溶液中，用 400 nm 光照射这些量子点发现并没有产生单线态氧。如果一种最大吸收带位于 565 nm 的胺修饰的玫瑰红衍生物与量子点共价结合，即可以增强光敏剂的水溶性。365 nm 光照单光子激发 QD-玫瑰红复合物，并用 MTT 分析来测定体内细胞存活率，研究人员分别将 0 μmol/L、1 μmol/L、10 μmol/L 和 100 μmol/L 的量子点与 HeLa 人宫颈腺癌细胞孵育，发现量子点对于癌细胞无明显暗毒性，然而经照射后，100 μmol/L 组中的细胞存活率下降了 33%。

碲化硒量子点 也被用来光动力靶向治疗过度表达叶酸受体-α 的 KB 人头颈癌细胞（Morosini 等，2011）。研究发现，该量子点对 KB 细胞的光毒性比对不表达叶酸受体α 的 HT-29 细胞明显更高。

由于光漂白作用低并且荧光发射高度可调，量子点在光诊断和光治疗应用的前景非常广阔。尽管用于激活量子点的仅局限于短波长光，但研究表明多光子激活是足以进行 PDT 治疗的。尽管如此，一定程度上，现今基于量子点的 PDT 体系主要研究受限于 Cd 纳米晶体的毒性。

32. 2. 7   闪烁纳米颗粒

如何使光穿透生物组织是 PDT 在实体肿瘤内激活的一个障碍。闪烁纳米颗粒的研究就致力于解决这个 PDT 临床应用问题（Morgan 等，2009）。电离辐射能比紫外线或可见光波长穿透更深的人体组织，因此这些自发光纳米颗粒着力于吸收电离辐射如 X 射线和 γ 射线。吸收后，这些纳米颗粒会被激活，并且电子-空穴对会发生放射性重组，产生闪烁。如果闪烁纳米颗粒放射光谱和光敏剂吸收光谱之间有足够的重合，闪烁纳米颗粒能通过表面的光敏剂作为 FRET 的供体。利用这种闪烁现象，研究者已开发了多种能被高能射线激活的材料用于光动力和辐射治疗肿瘤，同样也能用于体内实体肿瘤成像（Morgan 等，2009）。图 32.7 为光敏剂分子修饰的多功能闪烁纳米颗粒模型示意图。

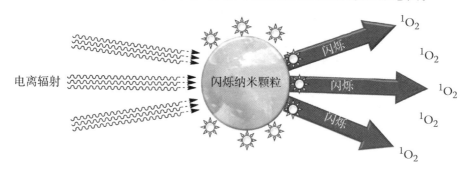

图 32.7   图示闪烁纳米颗粒被光敏剂覆盖。纳米颗粒被电离辐射照射，产生闪烁，因此发射出可见光，最终通过 FRET 激活光敏剂。

研究者合成了掺有铽离子（LaF₃：Tb³⁺）的闪烁镧氟化物纳米颗粒，并在颗粒上搭载内旋-四（4-羧基苯基）卟吩［meso-tetra（4-carboxyphenyl）Porphine，MTCP］光敏剂（Liu 等，2008）。以 260 nm 紫外光激活 LaF₃：Tb³⁺ 纳米颗粒（约 15 nm）时纳米颗粒可以有多个荧光发射带，其中心分别集中于 489 nm、542 nm、584 nm 和 621 nm，这些发射带与 MTCP 激活光谱存在明显的重叠。在 542 nm、584 nm 和 621 nm 处的发射带的 FRET 效率分别为 68%、52% 和 50%。研究者将 MTCP 包裹的 LaF₃：Tb³⁺ 纳米颗粒用 X 射线照射，并且用 ADPA 荧光发射降低来确定单线态氧的产生水平。研究者还发现游离 MTCP 以及 MTCP 和 LaF₃：Tb³⁺ 纳米颗粒复合物在 X 射线照射过程中均以时间依赖的方式产生单线态氧。但闪烁纳米材料复合物的效率更高。

具有氨基的量子点也被用作闪烁纳米颗粒，它经 X 射线激活后可以发出 520 nm 的光（Wang 等，2010）。这种纳米颗粒可以修饰光敏剂 Photofrin。当使用 6 MV 的 X 射线照射纳米颗粒时，FRET 借由波长为 520 nm 的光从量子点转移到复合 Photofrin 分子。研究表明，这些量子点复合物经 X 射线照射后以一种剂量依赖性方式（6～30 Gy）产生单线态氧。研究者将 H460 人肺癌细胞与 48 nm 的 Photofrin 结合的量子点孵育 24 小时，随后将细胞暴露于总剂量为 6 Gy 的 X 射线下。阳性 TUNEL 染色证实细胞凋亡是 PDT 细胞毒性的重要机制。

到目前为止，闪烁纳米粒子的初步研究大多是很乐观的，研究表明通过使用吸收电离辐射并闪烁来激活一种 PDT 药物的纳米颗粒可加强肿瘤放疗，因此闪烁纳米颗粒具有非凡的前景。如果体内研究验证成功，闪烁纳米颗粒能通过减少根除肿瘤所需的高能射线剂量来协助放疗，从而使治疗副作用降到最低。

32.2.8　上转换纳米颗粒

上转换现象被认为可以克服光穿透生物组织局限性。上转换现在是指：波长较长的光被某物质吸收并激活后，释放偏短波长的光。在 PDT 中，上转换纳米晶体通过这种光物理过程将被红外光激活。这些掺杂了稀土金属离子（如镧系元素离子）的纳米颗粒最终能发出可见光，然后用可见光即可激活上转换纳米颗粒表面的光敏剂。此过程需要使用组织穿透力强的波长来激活上转换现象（Wang，Cheng 和 Liu，2011）。图 32.8 是上转换纳米颗粒的原理图。

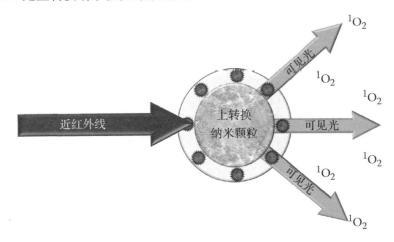

图 32.8　图示用包裹性的光敏剂分子在硅壳中包装裸纳米颗粒。随后用近红外光照射纳米颗粒，裸颗粒发射出可见光，最终激活光敏剂并产生单线态氧。

研究表明，共掺杂镱离子（Yb^{3+}）与铒离子（Er^{3+}）的氟化钇钠具有 PDT 潜力（Zhang 等，2007）。$NaYF_4$：Yb^{3+}，Er^{3+} 的上转换纳米颗粒（60～120 nm）经 974 nm 的近红外光激活后发出绿色光（537 nm）。上转换化合物与光敏剂部花青 540 被包裹在掺二氧化硅壳中。修饰后，上转换纳米颗粒可以保留其荧光特性。在缓冲溶液中，用近红外光照射这种纳米颗粒后可以产生单线态氧。为了协助肿瘤细胞特异性摄取，研究者将抗 MUCI 抗体添加到上转换纳米颗粒上，这种抗体能靶向结合于 MCF-7/AZ 人乳腺癌细胞过度表达的 MUCI 受体上。肿瘤细胞与纳米颗粒共轭物孵育，并且用 974 nm 的光照射 36 分钟后，细胞形态发生了改变，表明纳米颗粒产生了细胞毒性。

体内及体外研究凸显了上转换纳米颗粒用于肿瘤光动力治疗的潜力（Chatterjee 和 Yong，2008）。研究人员合成了聚乙烯亚胺 PEI 包裹 $NaYF_4$：Yb^{3+}，Er^{3+} 的上转换纳米颗粒（约 50 nm），这种纳米颗粒再通过共价键结合可以靶向肿瘤细胞的叶酸分子。光敏剂锌酞菁（ZnPc）通过物理作用附着在纳米颗粒表面，该复合物也具有光动力反应。研究者还在体外使用 MTT 分析方法研究这些复合物与 HT-29 人大肠腺癌细胞的光动力反应。其中上转换纳米颗粒复合物与 HT-29 细胞孵育 24 小时，并使用 980 nm 光照射 30 分钟。光动力治疗后细胞存活率下降了 80%～90%，表明经近红外光激活的上转换纳米颗粒-光敏剂复合物能产生足够杀死肿瘤细胞的单线态氧。

Wang 研究组使用了约 30 nm 的聚乙二醇化的 $NaYF_4$ 上转换纳米颗粒并对其 PDT 效果进行了体内及体外实验，纳米颗粒含 20% 的 Yb 和 2% 的 Er，光敏剂是 Ce6（Wang 等，2011b）。Ce6 分子可以与纳米颗粒表面的油酸通过疏水作用，吸附在纳米颗粒上。除了在体外进行单线态氧测量和 MTT 存活率分析，他们也开展肿瘤体积、小鼠存活率和上转换纳米颗粒药物动力学表现的体内研究。他们将 4T1 小鼠乳腺癌细胞与 5 $\mu mol/L$ Ce6 当量的 Ce6 修饰的上转换纳米颗粒孵育 2 小时，并以 980 nm 近红外光照射 10 分钟。实验可以观察到这些细胞的存活率和纳米颗粒剂量相关。非修饰的纳米颗粒和游离 Ce6 并未表现出明显的光毒性。当 Ce6-纳米颗粒复合物被直接注射入一只 4T1 小鼠模型肿瘤中并以 980 nm 光照射时，可以看到肿瘤显著缩小。大约 70% 经纳米颗粒复合物处理并照射的小鼠能存活达

60 天，然而对照组没有小鼠存活超过 23 天。

　　近期人们才开始考虑将上转换纳米颗粒用于 PDT。体内和体外试验的初步研究显示其具有巨大的潜力。然而，如果将这些掺杂镧的纳米晶体应用于临床 PDT，那么还需要系统研究它们在不同生理环境中的稳定性和毒性。

32.3　纳米颗粒在光动力治疗肿瘤中的前景

　　越来越多的研究突出了纳米颗粒用于光动力疗法的巨大潜力。正如本章所举例的纳米颗粒，其多种功能能大大提高光动力疗法的疗效。各种纳米颗粒可以通过提高疏水光敏剂的运送，提升光敏剂的生物功能性，将光敏剂分子在肿瘤中靶向积聚等方式将抗肿瘤效果最大化，最终达到提高肿瘤治疗效果的目的，还有最大化放疗的抗肿瘤效果的潜力。然而，大部分关于纳米颗粒用作光动力疗法的研究至今并没有超出体内、体外试验的初始阶段。尽管目前报告中的很多纳米颗粒没有表现出急性毒性，而且有证据表明某些纳米颗粒可经泌尿系统和肝胆管系统清除，但在转化为临床应用之前，仍需要进一步研究来阐明纳米颗粒长远的生理效应。总而言之，光动力治疗的纳米颗粒技术具有相当光明的前景。

参考文献

[1] Alivisatos, A. P. 1996. Semiconductor clusters, nanocrystals, and quantum dots. Science 271: 933 – 937.

[2] Barth, B. M., E. I. Altino. lu, S. S. Shanmugavelandy et al. 2011. Targeted indocyanine-green-loaded calcium phosphosilicate nanoparticles for in vivo photodynamic therapy of leukemia. ACS Nano 5: 5325 – 5337.

[3] Bechet, D., P. Couleaud, C. Frochot et al. 2008. Nanoparticles as vehicles for delivery of photodynamic therapy agents. Trends Biotechnol 26: 612 – 621.

[4] Brevet, D., M. Gary-Bobo, L. Raehm et al. 2009. Mannose-targeted mesoporous silica nanoparticles for photodynamic therapy. Chem Commun 12: 1475 – 1477.

[5] Burda, C., X. B. Chen, R. Narayanan, and M. A. El-Sayed. 2005. Chemistry and properties of nanocrystals of different shapes. Chem Rev 105: 1025 – 1102.

[6] Cai, R., Y. Kubota, T. Shuin et al. 1992. Induction of cytotoxicity by photoexcited TiO_2 particles. Cancer Res 52: 2346 – 2348.

[7] Camerin, M., M. Magaraggia, M. Soncin et al. 2010. The in vivo efficacy of phthalocyanine-nanoparticle conjugates for the photodynamic therapy of amelanotic melanoma. Eur J Cancer 46: 1910 – 1918.

[8] Charron, G., T. Stuchinskaya, D. R. Edwards, D. A. Russell, and T. Nann. 2012. Insights into the mechanism of quantum dot-sensitized singlet oxygen production for photodynamic therapy. J Phys Chem C 116: 9334 – 9342.

[9] Chatterjee, D. and Z. Yong. 2008. Upconverting nanoparticles as nanotransducers for photodynamic therapy in cancer cells. Nanomedicine 3: 73 – 82.

[10] Chen, J. Y., Y. M. Lee, D. Zhao et al. 2010. Quantum dot-mediated photoproduction of reactive oxygen species for cancer cell annihilation. Photochem Photobiol 86: 431 – 437.

[11] Chen, M., and A. von Mikecz. 2005. Formation of nucleoplasmic protein aggregates impairs nuclear function in response to SiO_2 nanoparticles. Exp Cell Res 305: 51 – 62.

[12] Chen, X., and S. Mao. 2007. Titanium dioxide nanomaterials: Synthesis, properties, modifications and applications. Chem Rev 107: 2891 – 2959.

[13] Cheng, Y., J. D. Meyers, A. M. Broome et al. 2011. Deep penetration of a PDT drug into tumors by noncovalent drug-gold nanoparticle conjugates. J Am Chem Soc 133: 2583 – 2591.

[14] Cinteza, L. O., T. Y. Ohulchanskyy, Y. Sahoo et al. 2006. Diacyllipid micelle-based nanocarrier for magnetically guided delivery of drugs in photodynamic therapy. Mol Pharm 3: 415 – 423.

[15] Couleaud, P., V. Morosini, C. Frochot et al. 2010. Silica-based nanoparticles for photodynamic therapy applications. Nanoscale 2: 1083–1095.

[16] Daniel, M. C., and D. Astruc. 2004. Gold nanoparticles: Assembly, supramolecular chemistry, quantum-size-related properties, and applications toward biology, catalysis, and nanotechnology. Chem Rev 104: 293–346.

[17] Derfus, A. M., W. C. W. Chan, and S. N. Bhatia. 2004. Probing the cytotoxicity of semiconductor quantum dots. Nano Letters 4: 11–18.

[18] Fales, A. M., H. Yuan, and T. Vo-Dinh. 2011. Silica-coated gold nanostars for combined surface-enhanced Raman scattering (SERS) detection and singlet-oxygen generation: A potential nanoplatform for theranostics. Langmuir 27: 12186–12190.

[19] Fowley, C., N. Nomikou, A. P. McHale et al. 2012. Water soluble quantum dots as hydrophilic carriers and two-photon excited energy donors in photodynamic therapy. J Mater Chem 22: 6456–6462.

[20] Gamaleia, N. F., E. D. Shishko, G. A. Dolinsky et al. 2010. Photodynamic activity of hematoporphyrin conjugates with gold nanoparticles: Experiments in vitro. Exp Oncol 32: 44–47.

[21] Gary-Bobo, M., Y. Mir, C. Rouxel et al. 2011. Mannose-functionalized mesoporous silica nanoparticles for efficient two-photon photodynamic therapy of solid tumors. Angew Chem Int Ed Engl 50: 11425–11429.

[22] Gu, H., K. Xu, Z. Yang, C. K. Chang, and B. Xu. 2005. Synthesis and cellular uptake of porphyrin decorated iron oxide nanoparticles: A potential candidate for bimodal anticancer therapy. Chem Commun 4270–4272.

[23] Hone, D. C., P. I. Walker, R. Evans-Gowing et al. 2002. Generation of cytotoxic singlet oxygen via phthalocyanine-stabilized gold nanoparticles: A potential delivery vehicle for photodynamic therapy. Langmuir 18: 2985–2987.

[24] Huang, P., Z. Li, J. Lin et al. 2011. Photosensitizer-conjugated magnetic nanoparticles for in vivo simultaneous magnetofluorescent imaging and targeting therapy. Biomaterials 32: 3447–3458.

[25] Jang, B., J. Y. Park, C. H. Tung, I. H. Kim, and Y. Choi. 2011. Gold nanorod-photosensitizer complex for near-infrared fluorescence imaging and photodynamic/photothermal therapy in vivo. ACS Nano 5: 1086–1094.

[26] Kopelman, R., Y.-E. L. Koo, M. Philbert et al. 2005. Multifunctional nanoparticle platforms for in vivo MRI enhancement and photodynamic therapy of a rat brain cancer. J Magn Magn Mater 293: 404–410.

[27] Kumar, R., I. Roy, T. Y. Ohulchanskky et al. 2010. In vivo biodistribution and clearance studies using multimodal organically modified silica nanoparticles. ACS Nano 4: 699–708.

[28] Kuruppuarachchi, M., H. Savoie, A. Lowry, C. Alonso, and R. Boyle. 2011. Polyacrylamide nanoparticles as a delivery system in photodynamic therapy. Mol Pharm 8: 920–931.

[29] Labib, A., V. Lenaerts, F. Chouinard et al. 1991. Biodegradable nanospheres containing phthalocyanines and naphthalocyanines for targeted photodynamic tumor therapy. Pharm Res 8: 1027–1031.

[30] Li, J., D. Guo, X. Wang et al. 2010. The photodynamic effect of different size ZnO nanoparticles on cancer cell proliferation in vitro. Nanoscale Res Lett 5: 1063–1071.

[31] Li, P., G. Zhou, X. Zhu et al. 2012. Photodynamic therapy with hyperbranched poly (ether-ester) chlorin (e6) nanoparticles on human tongue carcinoma CAL-27 cells. Photochem Photobiol Sci 9: 76–82.

[32] Liu, L., P. Miao, Y. Xu et al. 2010. Study of Pt/TiO$_2$ nanocomposite for cancer-cell treatment. J Photochem Photobiol B Biol 98: 207–210.

[33] Liu, Y., W. Chen, S. Wang, and A. Joly. 2008a. Investigation of water-soluble X-ray luminescence nanoparticles for photodynamic activation. Appl Phys Lett 92: 43901–43903.

[34] Liu, Y., Y. Zhang, S. Wang, C. Pope, and W. Chen. 2008b. Optical behaviors of ZnO-porphyrin conjugates and their potential applications for cancer treatment. Appl Phys Lett 92: 143901–143903.

[35] Maeda, H., J. Fang, T. Inutsuka, and Y. Kitamoto. 2003. Vascular permeability enhancement in solid tumor: Various factors, mechanisms involved and its implications. Int Immunopharmacol 3: 319–328.

[36] McCarthy, J. R., J. M. Perez, C. Bruckner, and R. Weissleder. 2005. Polymeric nanoparticle preparation that eradicates tumors. Nano Letters 5: 2552–2556.

[37] Morgan, N. Y., G. Kramer-Marek, P. D. Smith, K. Camphausen, and J. Capala. 2009. Nanoscintillator conjugates as photodynamic therapy-based radiosensitizers: Calculation of required physical parameters. Radiat Res 171:

236 – 244.

[38] Morosini, V., T. Bastogne, C. Frochot et al. 2011. Quantum dotfolic acid conjugates as potential photosensitizers in photodynamic therapy of cancer. Photochem Photobiol Sci 10: 842 – 851.

[39] Nishimori, H., M. Kondoh, K. Isoda et al. 2009. Silica nanoparticles as hepatotoxicants. Eur J Pharm Biopharm 72: 496 – 501.

[40] Obaid, G., I. Chambrier, M. J. Cook, and D. A. Russell. 2012. Targeting the oncofetal Thomsen – Friedenreich disaccharide using jacalin-PEG phthalocyanine gold nanoparticles for photodynamic cancer therapy. Angew Chem Int Ed Engl 51: 6158 – 6162.

[41] Ohulchanskyy, T. Y., I. Roy, L. N. Goswami et al. 2007. Organically modified silica nanoparticles with covalently incorporated photosensitizer for photodynamic therapy of cancer. Nano Letters 7: 2835 – 2842.

[42] Oliveira, D. M., P. P. Macaroff, K. F. Ribeiro et al. 2005. Studies of zinc phthalocyanine/magnetic fluid complex as a bifunctional agent for cancer treatment. J Magn Magn Mater 289: 476 – 479.

[43] Paciotti, G. F., D. G. I. Kingston, and L. Tamarkin. 2006. Colloidal gold nanoparticles: A novel nanoparticle platform for developing multifunctional tumor-targeted drug delivery vectors. Drug Dev Res 67: 47 – 54.

[44] Qin, M., H. J. Hah, G. Kim et al. 2011. Methylene blue covalently loaded polyacrylamide nanoparticles for enhanced tumor-targeted photodynamic therapy. Photochem Photobiol Sci 10: 832 – 841.

[45] Rossi, L. M., P. R. Silva, L. L. Vono et al. 2008. Protoporphyrin IX nanoparticle carrier: Preparation, optical properties, and singlet oxygen generation. Langmuir 24: 12534 – 12538.

[46] Roy, I., T. Y. Ohulchanskyy, H. E. Pudavar et al. 2003. Ceramic-based nanoparticles entrapping water-insoluble photosensitizing anticancer drugs: A novel drug. carrier system for photodynamic therapy. J Am Chem Soc 125: 7860 – 7865.

[47] Samia, A. C., X. Chen, and C. Burda. 2003. Semiconductor quantum dots for photodynamic therapy. J Am Chem Soc 125: 15736 – 15737.

[48] Schladt, T. D., K. Schneider, M. I. Shukoor et al. 2010. Highly soluble multifunctional MnO nanoparticles for simultaneous optical and MRI imaging and cancer treatment using photodynamic therapy. J Mater Chem 20: 8297 – 8304.

[49] Shubayev, V. I., T. R. Pisanic II, and S. Jin. 2009. Magnetic nanoparticles for theranostics. Adv Drug Del Rev 61: 467 – 477.

[50] Simon, V., C. Devaux, A. Darmon et al. 2010. PpIX silica nanoparticles demonstrate differential interactions with in vitro tumor cell lines and in vivo mouse models of human cancers. Photochem Photobiol 86: 213 – 222.

[51] Stuchinskaya, T., M. Moreno, M. J. Cook, D. R. Edwards, and D. A. Russell. 2011. Targeted photodynamic therapy of breast cancer cells using antibody-phthalocyanine-gold nanoparticle conjugates. Photochem Photobiol Sci 10: 822 – 831.

[52] Sun, Y., Z. I. Chen, X.-X. Yang et al. 2009. Magnetic chitosan nanoparticles as a drug delivery system for targeting photodynamic therapy. Nanotechnology 20: 135102.

[53] Tsay, J. M., M. Trzoss, L. Shi et al. 2007. Singlet oxygen production by peptide-coated quantum dot-photosensitizer conjugates. J Am Chem Soc 129: 6865 – 6871.

[54] Wang, C., S. Cao, X. Tie et al. 2011a. Induction of cytotoxicity by photoexcitation of TiO_2 can prolong survival in gliomabearing mice. Mol Biol Rep 38: 523 – 530.

[55] Wang, C., L. Cheng, and Z. Liu. 2011. Research spotlight: Upconversion nanoparticles for potential cancer theranostics. Ther Del 2: 1235 – 1239.

[56] Wang, C., H. Q. Tao, L. Cheng, and Z. Liu. 2011b. Near-infrared light induced in vivo photodynamic therapy of cancer based on upconversion nanoparticles. Biomaterials 32: 6145 – 6154.

[57] Wang, L., W. Yang, P. Read, J. Larner, and K. Sheng. 2010. Tumor cell apoptosis induced by nanoparticle conjugate in combination with radiation therapy. Nanotechnology 21: 475103.

[58] Wieder, M. E., D. C. Hone, M. J. Cook et al. 2006. Intercellular photodynamic therapy with photosensitizer-nanoparticle conjugates: Cancer therapy using a "Trojan horse". Photochem Photobiol Sci 5: 727 – 734.

[59] Zaruba, K. , J. Kralova, P. Rezanka et al. 2010. Modified porphyrinbrucine conjugated to gold nanoparticles and their application in photodynamic therapy. Organ Biomol Chem 8: 3202 – 3206.

[60] Zhang, P. , W. Steelant, M. Kumar, and M. Scholfield. 2007. Versatile photosensitizers for photodynamic therapy at infrared excitation. J Am Chem Soc 129: 4526 – 4527.

33　光动力治疗的药物传递策略

33.1　引　言

在临床光动力疗法（photodynamic therapy，PDT）或光动力抗菌化疗（photodynamic antimicrobial Chemotherapy，PACT）中，需要采用将光和光敏剂有效地转运至反应位点。由于光穿透组织的能力受限，临床 PACT 主要用于光能相对容易到达的部位，如皮肤和体腔。光照在皮肤上很简单，并经常用于非典型增生和肿瘤性疾病的光动力疗法。然而，光动力治疗中，光敏剂或其前体经常需要经口服或者静脉途径给药。由于非典型增生或肿瘤组织代谢紊乱及其特殊的血流动力学，积聚在靶病变部位的光敏剂药物浓度相对更高。通过这种方式将光敏剂用于伤口感染似乎不大可能，因此必须局部应用光敏药物。诸如光敏剂的理化性质，被转运的光敏剂百分比，靶位点的屏障作用以及病人的接纳度等因素，都会对药物传递产生重要影响。

33.2　局部药物运送

局部 PDT 和 PACT 的临床成功应用，更多地受到药物和理化因素的影响，如组织穿透性、光敏剂性质、用药途径简易程度，以及应用剂型的稳定性。反过来，这些因素又严重依赖于药物配方，尤其是转运系统的设计。在设计考虑任何配方之前，需要重视剂型基质的穿透过程，这也是大部分制剂控制药物运送过程的基本机制。

分子扩散是一种被动转运机制，总会将化学系统直接导向热力学平衡状态。它是一种随机过程，并且物质转运的驱动力来源于局部应用量型系统。例如，如果在皮肤给药，药物穿透深度既可限于皮肤位点，也能扩散至更深处的毛细血管网，并经皮肤转运至全身循环系统。这在局部 PDT 和 PACT 中是需要避免的。药物分子从较高浓度部位扩散至较低浓度部位，这个过程遵循"菲克第一定律"。在单位时间 t 内，药物流经横截面面积 S 的流量就是流率 J。流率是一个有转运强度及方向的矢量。考虑沿 x 分量的一维形式，流率与浓度梯度成比例，如下方程所示：

$$J = \frac{dM}{dt} \cdot \frac{1}{S} = -D \frac{\partial C}{\partial x} \partial \tag{33.1}$$

其中 M 是药物经距离 x 的扩散量，D 是扩散系数。

大部分药物释放试验使用被膜隔开的受体和供体相（如图 33.1 所示）。这种膜可以是生物屏障，如离体皮肤；也可以是模型膜，如硅胶薄腹。在试验开始时，距离为 x 处的弥散物质浓度会随着时间的变化而变化，这种不稳定的状态可以用菲克第二定律所描述。一段时间后，系统会达到一种类稳定状态（伪稳定状态），此时跨膜浓度梯度（$\partial C/\partial x$）保持恒定并不随时间变化。在这种状态下，表达方程为33.1 和 33.2，即

$$\frac{dM}{dt} = \frac{DSK(C_d - C_r)}{h} \tag{33.2}$$

其中 C_d 和 C_r 分别是供体和受体相中的浓度，h 是膜厚度，K 是自相进出膜的分隔系数。

药物从乳膏或软膏性运送系统的释放能通过合适的扩散单元来评估。经半固体基质的药物扩散成为

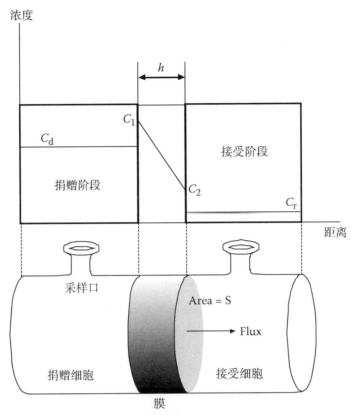

图 33.1 图示为一个典型的细胞肩并肩传播的装置。图的上部代表了跨越细胞的浓度。跨膜浓度梯度处于一
个稳定的状态。C_d 不应该等于 C_1，除非药物在受体相的分配系数是一样的。

一个重要的考虑点。如果供体相被配方样本所替代，膜可以决定药物通透至受体相的速率，或者也可以
仅仅作为分隔相。在后面一种情况中，膜对于药物扩散几乎没有限制。如果疏水配方与水性受体互不相
溶，供体相就会给药到膜。

将有限溶解度的药物与半固态基质结合可产生一种悬浊液配方，即使是中等剂配量的药物也会不可
避免地负载在固态相中且占有相当比例。在这种情况下，使用 Higuchi 方程，如下方程所示：

$$Q = [D(2A - C_S)C_S t]^{1/2} \tag{33.3}$$

其中 Q 是单位基质面积下消耗的药物量，C_S 是药物在基质中的溶解度，A 是单位体积内药物总
量。当 $A \gg C_S$ 时（正是这种情况），方程 33.3 对 t 求微分可得到以下方程：

$$\frac{\mathrm{d}Q}{\mathrm{d}t} = \sqrt{\frac{ADC_S}{2t}} \tag{33.4}$$

从方程 33.4 可清楚地看出，药物释放率能通过提高配方中药物总量、溶解度和扩散系数而提高。
通常在基质（整体配方）控制下的药物释放将显示出线性动力学特性。

在药物释放大大超过供体、受体相之间的任何界面的扩散阻力时，药物在这种载体中有很大的溶解
度，此时适用方程 33.3。当处方中光敏剂溶解度很高时，不再认为 $A \gg C_S$。然而，如果生物屏障对扩
散产生明显的阻碍，那么就要考虑屏障阻力。在这些情况下，当生物屏障（如皮肤的角质层）被认为是
控速因素时，屏障厚度 h 已知并恒定，适用方程 33.2。

许多抗菌光敏剂是水溶性分子，尽管使用高达 20% w/w 的装载率时，药物均以溶解状态存在，并
无固态药物。在 PACT 的多数局部系统中，假设的伪稳定状态时，$A < C_S$ 和菲克定律可转换成以下
公式：

$$M_t \approx 2A\sqrt{\frac{Dt}{\pi}} \tag{33.5}$$

并且对 t 求微分可以得到释放率：

$$\frac{dM_t}{dt} \approx A\sqrt{\frac{D}{\pi t}} \qquad (33.6)$$

其中 M_t 是单位面积在时间 t 内所释放溶质的量，此处将皮肤当作是一种完美的溶剂而不是通透的屏障。当亲水光敏剂用在完整皮肤上时，这与真实情况并不相符。然而，许多表面感染病变使皮肤结构紊乱和某些黏膜缺乏角质屏障如口腔、外阴上皮，此时方程 33.5 就可适用。

显然在方程 33.3 和方程 33.5 中，M_t 对 D 呈线性关系。这表明光敏剂自半固态基质如乳剂载体中释放，其量并不随时间保持恒定。因此，光敏剂在初始应用相中所释放的量较之后所释放的量要多。同样的，增加 A 和 D 能提高药物的释放量。实际上，这些策略在应用高装载的乳剂制剂和 5 - 氨基乙酰丙酸的烷化酯时得以证实，后一种前体药物的方法提高了母体化合物通过角质层多脂区域的扩散度。

方程 33.6 定义了药物扩散度和释放率之间的关系。亲水光敏剂经亲水性较差的基质（如一种含高比例脂类的乳化体系）的扩散度较低。然而当使用一种更亲水的载体（如结构化水性凝胶）时，光敏剂的水溶性使得流经基质的速度更快。由于光敏剂在表面结晶从而要渗透入生物屏障几乎是不可能的，除非溶解提前发生。

在过去 20 年间，局部 PDT 已成为研究的热点。尽管它仍被广泛认为是一种试验技术，但它在现代临床活动中的地位和价值在不断增长。氨基乙酰丙酸（ALA）及其他衍生物依然是局部 PDT 的首选药物，然而，众多缺陷却限制了它的广泛应用（Donnelly，2008）。

常规处方如乳剂或膏剂通常仅适用于身体干燥、平坦的区域，然而这些载体的水溶性会影响 ALA 稳定性，并且亲脂性成分延缓了药物释放。而且，已发表的临床试验缺乏对应用剂量的重现，使得几乎不可能对数据进行比较。新的药物传递策略，如新式斑点型系统，在克服这些限制上进行了深入的研究。

虽然表浅病变的疗效反应率持续令人关注，但 ALA 如何穿透入更深病变，如结节性基底细胞癌（basal cell carcinomas，BCCs），依然是需要考虑的问题（McLoone 等，2008）。诸如前体药物酯化及使用化学渗透增强剂等策略，在体外实验中被证明是有前景的（Morrow 等，2010）。但几乎没有临床证据表明这些途径明显优于传统的 ALA 制剂（Donnelly，McCarron 和 Woolfson 等，2009）。

最近许多药物运送方面的研究都努力尝试开发新技术将 ALA 最大化地运送至靶区域，并且体外实验呈现出了积极的结果。即便 ALA 的穿透性能显著提高，仍然存在许多问题。更值得注意的是，这会诱导更多 PpIX 的产生，随后引发更多肿瘤细胞的死亡吗？这会与病人增加的疼痛有关，令治疗无法进行吗？

一些团队已开始寻找增加预置光敏剂的灵活性的局部给药方法，像使用无针注射器和微加工微针阵列头等的物理技术，有着能易化运送相对分子质量相对较大的分子穿过皮肤的潜力（Donnelly 等，2007，2009；Clementoni，B-Roscher 和 Munavalli，2010）。这样的运送系统不仅能协助药物穿透至更深病变，还能实现即时的药物运送，因此也减少了光敏剂产生或 ALA 扩散的时间。而且，经更长波长激活的预置光敏剂将促进更深的光穿透，进一步优化这种治疗模式（Garland 等，2009）。

PACT 是一种对于局部感染可行的治疗选择。然而，诸如光敏剂运送至反应部位的可行性等因素，会阻碍 PACT 的发展并减少它的临床应用性。PACT 中药物运送的重要方面包括了反应位点、光敏剂理化性质和制剂的特点（Cassidy 等，2009）。

从口腔黏膜到皮肤表面，结构和靶位点的特征有着明显变化。药物运送方案应当在药物运送至口腔时能抵抗高度潮湿的环境且保证药物不会分解。另一种方案应当在运送至皮肤或感染癣的指甲时能提供光敏剂扩散至反应位点所必需的潮湿环境。在某些情况下，位点温度和 pH 也将影响药物的释放。

诸如分子大小、pKa 和亲脂性等因素将影响分子转运至反应位点。至于药物运送方案，剂型中药物的溶解度和扩散度以及化学稳定性是至关重要的。

处方中药物浓度、药物运送率、药物充分释放所需的与反应位点接触时间都被制剂本身所控制。诸如稳定性、易使用性和使用后清除等因素对于临床使用都十分重要（Cassidy 等，2009）。

迄今，当前的 PACT 研究已把焦点放在如何达到体外显著杀灭效应上，而几乎不在药物运送上。因此，随着研究从实验室经动物实验到临床环境的发展，药物运送的方法应该越来越简单。因为大多数病人将在一天内需要治疗然而在临床中并不可能在使用前立即制备光敏剂溶液。在这种情况下，除了临床医师时间受限之外，溶液准备和剂量中的误差都将使得 PACT 不可行。因此，需要更复杂的药物运送系统以易化光敏剂运送至反应位点。

目前在 PACT 药物运送领域已有重大成就。Levulan Kerastick 是一种减少临床医生准备时间的方案，该方案通过减少使用前测量光敏剂和溶剂的需要来缩短时间。然而，以溶液为基础的运送系统几乎不可能在位点保持足够的时间使药物被充分吸收。对于更复杂且受控的药物运送，当前开发的以补片为基础的系统为这个领域提供了一个令人兴奋的选择。剂量可通过接触这些补片的时间来控制，制剂会黏附在作用部位，将光敏剂传送到患者需要治疗的部位。

尽管在 PACT 领域发表了大量研究报告，但还没有合理的制剂设计方法。这也许是因为这一领域被临床医生和基础科学家所主导，而不是那些参与药物配方开发的研究人员。现今发表的研究中 PACT 使用了水性溶液、水/油乳剂、水凝胶、有机凝胶、立方相构型以及水性、溶剂为基础的补片（Cassidy 等，2009）。这些剂型在许多情况下似乎是随机选择的，并且选择时没有考虑这些材料的许多不同理化性质。当制定给药系统时，目标应当是最大限度地使载体中药物热力学活性达到最大，从而使得扩散浓度和体内靶位点与载体之间配分系数达到最大（Cassidy 等，2011）。当然，当光敏剂固定在不溶性载体上用于水消毒或作为植入式生物材料时，情况就不同了（Cassidy 等，2009）。在这些情况下，它们需要具有广谱抗菌活性，与此同时也应保证对人组织的损伤最小化。从可行角度来看，最终目标该是能够在相对短的时间内（以小时计而不是几天）清除高水平的附着微生物和近距离微生物，而不受显著的光漂白或光敏剂从不溶性载体上脱落的影响。鉴于它们已经证明对微生物细胞的亲和力超过哺乳动物细胞，我们很难看到应用 PACT 光敏剂靶向方案的真实益处（Embleton 等，2005）。情况尤其是如此，因为反对 PACT 发展的原因之一就是它具有多因素反应机制，这种机制可能包括靶向黏附于特定微生物结构而受到损害。

近年来，PACT 一直是实验室大力研究的方向，但是现在某种程度上也成了临床研究的热门。尽管它仍被认为是一种实验技术，但 PACT 在现代临床活动中地位和价值似乎持续增长，尤其是考虑到耐抗生素微生物相关感染事件与日俱增。希望像 Destiny Pharma 和 Photopharmica 这样的中小型企业所进行的小规模临床试验能为 PACT 带来更为广泛的应用，这最终将有益于全球的病人。

33.3　全身药物运送

经典 PDT 治疗实体肿瘤和血管生成性眼疾病时，需要注射光敏剂，并且经相当量的光照后来摧毁靶细胞。历史上，由于肿瘤和正常组织的积聚比较低，注射天然光敏剂（如血卟啉衍生物）能导致皮肤光敏性延长，经常持续数周（Sibani 等，2008）。人们对发展用于全身 PDT 的高效且特异的载体运送平台产生极大的兴趣，并且在减少副作用方面也取得了重大突破。近来学术界和企业的许多重大研究都聚焦于 PDT 靶向特异性的全身载体运送平台。有前景的全身 PDT 载体运送平台已带来了大量临床成功的案例，包括（如与抗体结合的）光敏剂共轭物、树突状大分子、胶束、脂质体和纳米颗粒，许多产品已上市（Sibani 等，2008；Camerin 等，2010；Bullous，Alonso 和 Boyle，2011；Stuchinskaya 等，2011）。光敏剂共轭物和超分子运送平台能通过靶组织的细胞特异性和生理特异性来提高 PDT 选择性（Li 等，2012；Schmitt 和 Juillerat-Jeanneret，2012）。肿瘤和血管生成上皮中的受体过度表达，使得通过其具有亲和力的部分能够对其进行靶向定位，从而选择性地摄取光敏剂共轭物，装配运送载体，然而由于 EPR 效应肿瘤异常血管生成诱导了光敏剂载体的特异积聚。另外，有研究已设计出由肿瘤酸性微环境或蛋白酶过度表达触发的聚合前体药物运送平台，并得到了广泛的评价（Sibani 等，2008；

Schmitt 和 Juillerat-Jeanneret，2012）。

33.4　小　　结

显然 PDT 在易照射部位肿瘤治疗中起着重要的作用。尽管对光敏剂药物全身运送系统的理解已达到一定深度，但局部运送载体却略显落后，我们仍需要做许多工作来增加局部运送载体的组织穿透性，并提高对病人的治疗效果，尤其是对于那些较深病变，如结节性基底细胞癌。光动力的抗感染应用并未得到太大发展，在没有赞助机构投资的情况下（这一情况会持续下去），目前这些赞助机构只对 PACT 有一定的好奇心，并不将其看作耐抗生素的外伤和烧伤感染的可行治疗方式。

参考文献

[1] Bullous, A. J., C. M. Alonso, and R. W. Boyle. 2011. Photosensitiserantibody conjugates for photodynamic therapy. Photochem Photobiol Sci 10: 721 - 750.

[2] Camerin, M., M. Magaraggia, M. Soncin et al. 2010. The in vivo efficacy of phthalocyanine-nanoparticle conjugates for the photodynamic therapy of amelanotic melanoma. Eur J Cancer 46: 1910 - 1918.

[3] Cassidy, C. M., M. M. Tunney, P. A. McCarron, and R. F. Donnelly. 2009. Drug delivery strategies for photodynamic antimicrobial chemotherapy: From benchtop to clinical practice. J Photochem Photobiol B 95: 71 - 80.

[4] Cassidy, C. M., M. M. Tunney, D. L. Caldwell, G. P. Andrews, and R. F. Donnelly. 2011. Development of novel oral formulations prepared via hot melt extrusion for targeted delivery of photosensitizer to the colon. Photochem Photobiol 87: 867 - 876.

[5] Clementoni, M. T., M. B-Roscher, and G. S. Munavalli. 2010. Photodynamic photorejuvenation of the face with a combination of microneedling, red light, and broadband pulsed light. Lasers Surg Med 42: 150 - 159.

[6] Donnelly, R. F., P. A. McCarron, D. I. Morrow, S. A. Sibani, and A. D. Woolfson. 2008. Photosensitiser delivery for photodynamic therapy. Part 1: Topical carrier platforms. Expert Opin Drug Deliv 5: 757 - 766.

[7] Donnelly, R. F., P. A. McCarron, and D. Woolfson. 2009. Drug delivery systems for photodynamic therapy. Recent Pat Drug Deliv Formul 3: 1 - 7.

[8] Donnelly, R. F., D. I. J. Morrow, P. A. McCarron, M. J. M. Garland, and A. D. Woolfson. 2007. Influence of solution viscosity and injection protocol on distribution patterns of jet injectors: Application to photodynamic tumour targeting. J. Photochem Photobiol B 89: 98 - 109.

[9] Donnelly, R. F., D. I. Morrow, P. A. McCarron et al. 2009. Microneedle arrays permit enhanced intradermal delivery of a preformed photosensitizer. Photochem Photobiol 85: 195 - 204.

[10] Embleton, M. L., S. P. Nair, W. Heywood et al. 2005. Development of a novel targeting system for lethal photosensitization of antibiotic-resistant strains of Staphylococcus aureus. Antimicrob Agents Chemother 49: 3690 - 3696.

[11] Garland, M. J., C. M. Cassidy, D. Woolfson, and R. F. Donnelly. 2009. Designing photosensitizers for photodynamic therapy: Strategies, challenges and promising developments. Future Med Chem 1: 667 - 691.

[12] Li, P., G. Zhou, X. Zhu et al. 2012. Photodynamic therapy with hyperbranched poly (ether-ester) chlorin (e6) nanoparticles on human tongue carcinoma CAL-27 cells. Photodiagn Photodyn Ther 9: 76 - 82.

[13] McLoone, N., R. F. Donnelly, M. Walsh et al. 2008. Aminolaevulinic acid diffusion characteristics in "in vitro" normal human skin and actinic keratosis: Implications for topical photodynamic therapy. Photodermatol Photoimmunol Photomed 24: 183 - 190.

[14] Morrow, D. I. J., P. A. McCarron, A. D. Woolfson et al. 2010. Hexyl aminolaevulinate is a more effective topical photosensitiser precursor than methyl aminolaevulinate and 5-amino-laevulinic acids when applied in equimolar doses. J Pharm Sci 99: 3486 - 3498.

[15] Schmitt, F., and L. Juillerat-Jeanneret. 2012. Drug targeting strategies for photodynamic therapy. Anticancer Agents Med Chem 12: 500 - 525.

[16] Sibani, S. A., P. A. McCarron, A. D. Woolfson, and R. F. Donnelly. 2008. Photosensitiser delivery for photodynamic therapy. Part 2: systemic carrier platforms. Expert Opin Drug Deliv 5: 1241 - 1254.

[17] Stuchinskaya, T., M. Moreno, M. J. M. Cook, D. R. Edwards, and D. A. Russell. 2011. Targeted photodynamic therapy of breast cancer cells using antibody-phthalocyanine-gold nanopar-ticle conjugates. Photochem Photobiol Sci 10: 822 - 831.

34　临床感染性疾病的抗菌光动力疗法

34.1　引　言

100 多年前，人们首次研究光动力活性化合物的抗微生物作用。Oskar Raab 发现盐酸吖啶对草履虫的杀伤作用与照射到实验混合物的光量相关。此外，他的老师 Hermann von Tappeiner 指出了该毒性作用并不是光照条件下受热的结果。后来，von Tappeiner 把光和氧与无毒性染料的结合称为"光动力反应"。荧光染料在无氧条件下对兼性厌氧的变形杆菌无杀伤作用，也证明了光动力反应中需要氧的参与。

20 世纪中叶，因为抗生素的发现，人们逐渐遗忘了抗菌光动力（antimicrobial photodynamic therapy, aPDT）疗法。Alexander Fleming 在 1928 年首次发现了第一个抗生素——青霉素。这是抗生素"黄金时代"的开始，几乎所有的金黄色葡萄球菌属对青霉素都敏感，然而在 1944 年，人们首次发现了耐青霉素的金黄色葡萄球菌；因此，在 1960 年，人们推出了甲氧西林，仅仅一年后，耐甲氧西林金黄色葡萄球菌（methicillin-resistant S. aureus strains, MRSA）出现了。即使各种类型的新抗生素层出不穷，仍然不能阻止多重耐药菌在世界范围内的传播，并且引起对严重疾病治疗的关注，因为新抗生素的研发并不完全顺利，所以这些情况还将加重。美国传染病学会（Infectious Diseases Society of America, IDSA）强调，在过去的几年里，新的抗生素的批准在逐渐减少；在过去十年里，批准的 8 种抗生素中只有 3 种被证实通过新的机制起作用，而另外 5 种只是对已知的抗生素进行了修改（Spellberg, 2008; Spellberg 等，2004）。耐药性菌株不断增加的原因有 3 个，一是在过去 50 年里抗生素的大量使用，二是病人没有完成治疗，三是在食物和农业中的滥用。在这种情况下，抗菌光动力疗法在未来或许是抗感染治疗的一个代替或协同治疗方法。

近几十年来，多种原因导致微生物感染的发病率大大增加，例如更频繁地使用侵入性检查，免疫抑制药和广谱抗生素大量应用，以及中性粒细胞减少和人类免疫缺陷病毒感染发病率的增加（Donnelly, McCarron 和 Tunney，2008）。

机会致病菌属念珠菌、曲霉菌、隐球菌可引起皮肤和黏膜感染或侵入性真菌感染，尤其对免疫功能低下的病人。在这些病人中，侵入性真菌感染常与高发病率和死亡率有关（Espinel-Ingroff, 2009; Groll 和 Tragiannidis，2009）。在大多数人类研究中，机会性真菌感染相关的粗死亡率仍然超过 50%（Romani, 2004）。皮肤真菌病感染了超过 20%～25% 的世界人口，使其成为感染最常见的形式之一（Dismukes, 2000）。只有少数药物可用于治疗这种感染，真菌耐药性的出现降低了传统疗法的疗效。治疗费时，且需要更多的卫生保健预算。此外，目前药物的抗菌谱有限，且通常存在药物毒性及药物间的相互作用。

治疗许多侵袭性或危及生命的真菌病时通常使用 20 世纪 50 年代发现的两性霉素 B（amphotericin B, Amp B），但它有剂量依赖性肾毒性（Martino 和 Girmenia, 1997; Neely 和 Ghannoum, 2000）。Amp B 的脂质制剂大大减少了 Amp B 的副作用，然而，这些化合物的采购成本比传统 Amp B 昂贵多，每剂成本要高 10～20 倍（Dismukes, 2000）。氟康唑，诞生于 1988 年，已被广泛用于治疗真菌感染，然而，最近出现的耐药菌可能会限制它在未来的使用。免疫功能低下的病人抗真菌治疗的失败与唑类药物抑制真菌的活性有关（Arana, Nombela 和 Pla, 2010）。15 年前发现的棘白霉素类是最新的抗真菌药，代表了第一类在临床上有效抑制真菌细胞壁合成的抗真菌药（Denning，2003）。耐棘白霉素药物卡泊芬净的白念珠菌逐渐出现，这与细胞壁的点突变（Perlin，2007）或几丁质水平的升高有关（Lee 等，2012）。尽管棘白霉素抗菌谱较广，但在体外棘白霉素无法杀伤一些重要的担子菌，包括隐球菌、红酵母和毛孢子菌属（Arana 等，2010）。

另一方面，真菌细胞表面形成生物膜的能力也与真菌耐药性和反复感染相关。真菌生物膜的形成不仅使真菌耐药性增强，还可以抵抗宿主免疫防御（Douglas2003；Kojic 和 Darouiche，2004）。

34.2 抗菌光动力疗法的一般特性

34.2.1 作用机制

抗菌光动力（aPDT）过程对治疗微生物感染有一些积极作用，包括作用范围广，对抗生素耐药菌株的有效杀伤，致突变潜力较低和缺乏耐光微生物细胞选择性（Jori 等，2006）。aPDT 是指应用一种无毒染料即光敏剂（photosensitizer，PS），再由可见光（390～700 nm）激活的过程。在照射下，光敏剂从基态越升至能量更高的三重态。在此过程中，激活的 PS 可以与生物分子直接发生化学反应产生自由基（电子转移，Ⅰ型反应）或与氧气反应生成高活性单线态氧（能量转移，Ⅱ型反应）（图 34.1）。在抗菌光动力疗法中，单线态氧是参与微生物损伤的主要活性物质，并且由于较短的存在时间和较小的作用半径（$0.02\ \mu m$）而适用于局部（如皮肤）杀灭细菌、病毒和真菌（Rajesh 等，2011）。同时不会引起周围组织损伤，使得Ⅱ型反应成为治疗局部感染的理想选择。单线态氧可引起多个细胞成分产生光氧化效应，包括酶/蛋白质的失活和脂质过氧化反应，从而导致细胞膜、溶酶体和线粒体的溶解（Bertoloni 等，1989）。因此，光敏剂激活产生的单线态氧是一种非特异性的氧化剂，且细胞没有相应的防御机制（Donnelly，McCarron 和 Tunney，2008）。

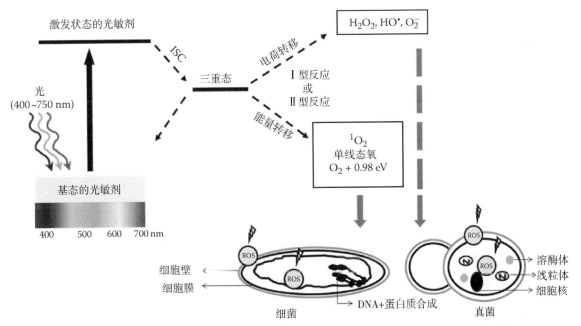

图 34.1 作用机制的图解。ROS 是通过被光激活后两条交替的途径产生的，基态的光敏剂在可见光（400～700 nm）中，吸收一个适当波长的光子后形成激发态的光敏剂，激发态的光敏剂存在时间短，可通过系统间交叉转换成为存在时间较长的三重态，或者通过荧光放射形成基态或两者兼而有之。一般来说，三重态充当Ⅰ/Ⅱ型光敏作用过程的中介物。Ⅰ型光敏作用过程：通过激发态的光敏剂的电荷转移而产生过氧化氢（H_2O_2），羟自由基（$HO^{\cdot}$），和超氧化物阴离子（O_2^-）。Ⅱ型光敏作用过程：三重态的光敏剂可以与三重态氧直接进行能量交换，形成单线态氧$^1O_2$。生成的氧自由基通过激发状态的光敏剂定位，快速地同周围的环境反应：细胞壁、脂质膜、多肽和核酸。

　　抗菌光动力疗法最适合应用于组织表面和局部感染的治疗，也可以减少皮肤表面多重耐药菌的院内感染。表面和局部治疗似乎是抗菌光动力疗法最有前途的方向，因为它既不伤害周围的组织也不影响组织其他的菌群。

34.2.2　抗菌光动力疗法对病原体的敏感性

　　细胞壁结构及其细胞大小的不同导致革兰氏阳性、革兰氏阴性细菌和真菌对 aPDT 敏感性的不同（图 34.2）。革兰氏阳性细菌的细胞壁是由 40～80 nm 脂磷壁酸和肽聚糖组成。虽然细胞壁包含 100 层的肽聚糖，但或多或少都有些孔隙而导致 PS 能够越过细胞壁（Malik，Ladan 和 Nitzan，1992）。此外，带负电荷的磷壁酸有助于连接阳离子剂（Lambert，2002；Minnock 等，2000）。相比之下，革兰氏阴性细菌的细胞壁由三层组成：①内部细胞质膜；②一个在壁膜间隙的小肽聚糖层；③带负电荷的脂多糖外膜（lipopolysaccharides，lps）。这个外膜提供了一个有效的渗透屏障，并能限制 PS 的吸附和渗透（Minnock 等，2000）。使用渗透剂（如缓冲液或多黏菌素九肽）能提高 aPDT 对革兰氏阴性细菌杀伤的

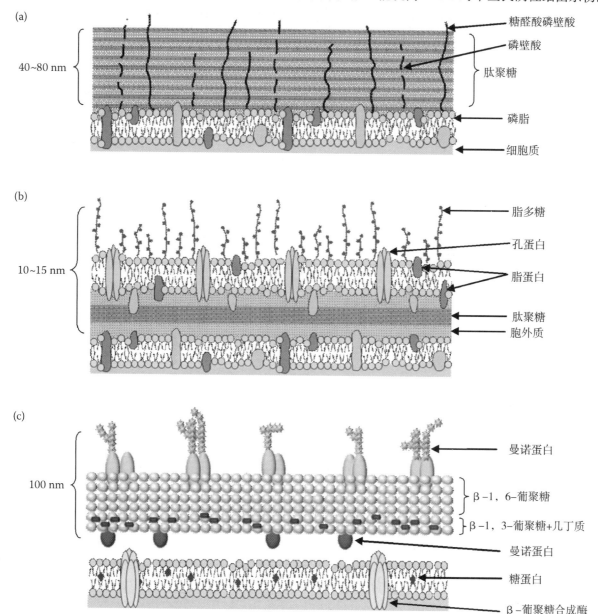

图 34.2　（a）革兰氏阳性菌细胞壁；（b）革兰氏阴性菌细胞壁；（c）真菌细胞壁（修改自 Kharkwal，G. B. et al.，Lasers Surg Med，43：755 - 767，2011）。

功效（Malik，Ladan 和 Nitzan，1992；Nitzan 等，1992；Valduga 等，1993），其原因是缓冲剂消除了二价阳离子，特别是负责稳定外膜带负电荷 LPS 分子的 Ca^{2+} 和 Mg^{2+}。

真菌细胞是真核生物，其整体呈负电荷。细胞周围是一层厚厚的由葡聚糖、甘露聚糖和几丁质组成的细胞壁［图 34.2(c)］。真菌的外膜相对渗透性较好，其渗透性介于革兰氏阳性和革兰氏阴性细菌之间。因此，即使带负电荷的卟啉衍生物如 Photofrin，也能在念珠菌属中积聚导致较广泛的光杀伤作用（Dai，Huang 和 Hamblin，2009）。然而，核膜的存在和相对较大的体积使白念珠菌比革兰氏阳性细菌更加耐受 aPDT（Bliss 等，2004；Demidova 和 Hamblin，2005）。

最近的报告表明，aPDT 在体外可以有效地杀灭酵母菌和皮肤真菌（Mang，Mikulski 和 Hall，2010；Smijs 和 Pavel，2011）。几乎没有研究探讨 aPDT 治疗临床感染的有效性，但是少有的一些发现增加了人们对于动物实验和临床试验的兴趣。人们可能更有兴趣选择 aPDT 作为治疗体内感染的途径，因为单线态氧的扩散距离有限，而且光敏剂和光源都直接作用于感染区域（Donnelly，McCarron 和 Tunney，2008）。

抗真菌光动力疗法的光敏剂应该具有亲水性以及带正电荷，这样可以更好地穿透细胞壁。由于核膜限制光敏剂渗入细胞核内，它会局限于细胞质内，从而影响 aPDT 的疗效。光动力破坏真菌细胞的作用机制是，活性氧破坏细胞壁和细胞膜，从而使光敏剂进入细胞内，一旦进入细胞内部，被光激发而产生的氧自由基对细胞内部细胞器产生光损伤，并最终导致细胞死亡（Bertoloni 等，1989；Donnelly，McCarron 和 Tunney，2008）。另外，在光动力疗法中，杀死真菌细胞的光能剂量远低于杀死角质细胞的光能剂量，这意味着光动力疗法的治疗窗是适宜的（Zeina 等，2002）。

照射参数是基于其应用而选择的。对生长在皮肤表面（角质层）的非定植微生物可以由蓝色灯光（波长大约 400 nm）灭活，而相对更深的感染，例如，既可以定植在角质层也可以定植在毛囊的皮肤癣菌，则需要红色灯光（波长大约 600 nm）才能灭活。尽管白念珠菌感染局限于角质层，但胞外酶可能会导致上皮最深层次的损伤，因此红色光源对于治疗该类感染可能更有效（Samaranayake 和 Samaranayake，2001）。光源输出功率通常在 $10\sim100$ mW/cm²，总光剂量 $10\sim200$ J/cm²（Donnelly，McCarron 和 Tunney，2008）。光剂量测定的一个关键点是，当 aPDT 所需的光剂量超过 100 mW/cm² 时需避免光热效应的影响。

34.3 光敏剂的分类及其在感染性疾病的应用

不同类型的光敏剂可以对革兰氏阳性和革兰氏阴性细菌以及真菌产生有效的杀伤作用。在 aPDT 中最常用的光敏剂是阳离子光敏剂（Sharma 等，2011），如卟啉或水溶性的阳离子锌酞菁（Minnock 等，1996）。此外，带正电的吩噻嗪类，如亚甲蓝（methylene blue，MB）和甲苯胺蓝，也已经被证实可用于革兰氏阳性、革兰氏阴性细菌和真菌细胞的治疗（Merchat 等，1996；Wainwright，1998）。

34.3.1 吩噻嗪类

亚甲蓝属于吩噻嗪类，主要特点是具有三环结构（图 34.3）。亚甲蓝在 $550\sim700$ nm 的范围内有很强的吸光度，量子产率为 $\Phi_\Delta = 0.52$（Redmond 和 Gamlin，1999）。将其甲基化/乙基化（二甲基 MB（dimethyl MB，DMMB），新亚甲蓝（new methylene blue，NMB）（图 34.3）或结合一个硝基（亚甲基绿），会增强对革兰氏阳性菌株金黄色葡萄球菌、粪肠球菌、蜡样芽孢杆菌、革兰氏阴性菌株大肠埃希菌和铜绿假单胞菌的杀伤作用（Wainwright 等，1997，1998）。Pal，Ghosh 和 Ghosh（1990）的研究表明，亲脂性的 DMMB 可以与革兰氏阳性细菌细胞壁中的磷壁酸分子结合。亲脂性的差异可能是造成 DMMB 比亚甲蓝更易灭活微生物的原因。同时亚甲蓝可与 DNA 的鸟嘌呤碱基反应，从而造成不可逆的 DNA 损伤而导致细胞死亡。即使在 10 mg/mL 的高浓度中，MB 对人体也无毒性作用（Creagh 等，1995；Schneider 等，1990）。对于真菌的治疗，乙基化的亚甲蓝的毒性比亚甲蓝的光毒性更强。与传统的亚甲蓝相比，亲脂性的亚甲基绿在控制念珠菌引起的感染时更加有效（Dai 等，2011）。

亚甲蓝一个重要的临床应用是对人类血液制品的灭菌。暂无研究表明亚甲蓝对人体有毒性作用，且它可以有效杀灭人体血浆中的病毒（DeRosa 和 Crutchley，2002）。吩噻嗪类的另一个体内应用是研究光动力疗法在杀伤牙周致病种梭状杆菌的临床和微生物学功效。软二极管激光（660 nm，60 mW/cm^2，60 秒）结合吩噻嗪氯类光敏剂可用于局部慢性牙周炎病人的治疗（sigusch 等，2010）。与对照组相比，接受了 PDT 治疗的病人显示在牙龈充血、出血、平均探测深度和临床附着水平等方面有显著改善。3 个月的观察发现，牙周炎症状好转，以及核梭状杆菌的 DNA 水平降低（Sigusch 等，2010）。

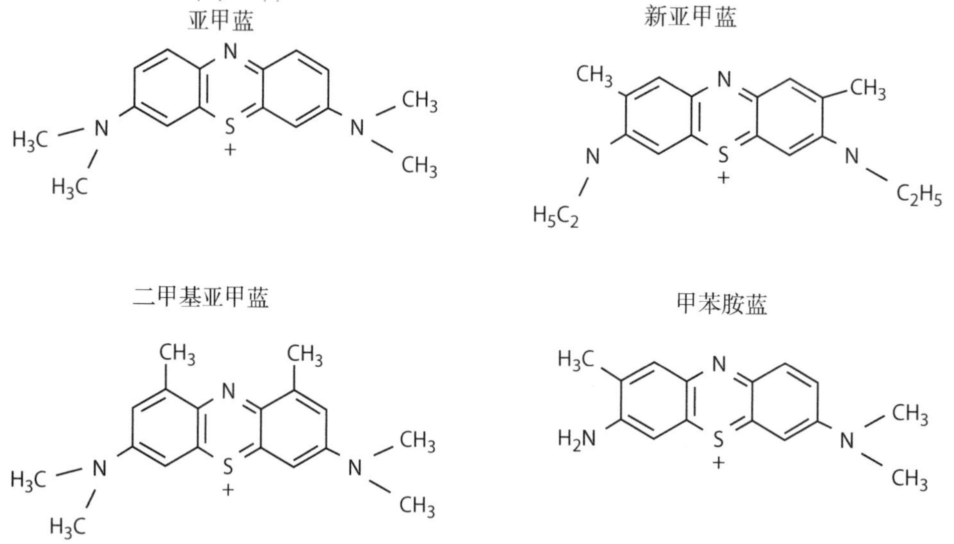

图 34.3 吩噻嗪类的化学结构

幽门螺杆菌是一种革兰氏阴性病原菌，可以感染人类的胃黏膜，与急性/慢性胃炎、消化性溃疡、胃癌等上消化道疾病密切相关（Venerito，Wex 和 Malfertheiner，2011）。据推测幽门螺杆菌 DNA 损伤修复能力很差，因为幽门螺杆菌基因组中只有少数基因与光致 DNA 损伤修复有关（Goosen 和 Moolenaar，2008）。此外，研究表明由于幽门螺杆菌自身能聚合卟啉，故幽门螺杆菌对光灭活作用具有内在的敏感性（Hamblin 等，2005）。在体外使用 0.2 mg/mL 亚甲蓝和内镜光源可以杀伤幽门螺杆菌。经过 2 分钟的照射后，活细胞的数量从 2.0×10^8 个减少到了 2.3×10^6 个，5 分钟光照（940 lx）后，活细胞减少了 99.99999%（Choi，Lee 和 Chae，2010）。

甲苯胺蓝（Toluidine blue O，TBO）是另一个主要用于口腔科的吩噻嗪类染料。Pinheiro 等人（2009，2010）发现，使用浓度为 0.005 mg/500 mL 的 50% 的甲苯胺蓝，可以使乳牙坏死，牙髓和牙周袋中的大肠埃希菌和变形链球菌急剧减少（81.24%～98%）。甲苯胺蓝可分别被红色激光（660 nm，4 J/cm^2，40 秒）或低强度激光二极管（632.8 nm，4 J/cm^2，60 秒）激活。此外，使用甲苯胺蓝（163.5 μmol/L）和红色发光二极管（636 nm，24 J/cm^2）可以使变形链球菌减少 99.9%（Rolim 等，2012）。

吩噻嗪类在酵母菌中通常定位于细胞膜，因此，细胞膜通常是首先受到光损害的结构。细胞死亡的可能原因是光损伤导致的渗透率增加（Paardekooper 等，1995）。着色芽生菌病是由暗色真菌创伤性接种引起的慢性皮肤真菌感染（裴氏着色真菌和卡氏枝孢霉）（Rubin 等，1991），常规治疗通常难以奏效（Queiroz-Telles 等，2009）。而亚甲蓝和红色 LED 照明灯被用于 10 名着色芽生菌病病人的治疗。治疗包括局部涂抹 20% 亚甲蓝霜剂 4 小时，随后予以 12.1 J/cm^2 的灯光照射，每次治疗间隔一周，经过 6 次治疗后所有病人的病变范围减小了 80%～90%，并且组织已开始愈合。治疗中及治疗后无不良反应。作者强调 aPDT 可以作为协同治疗使用，因为组织并没有达到完全恢复，但抗菌光动力治疗可以显著减小病变区域的面积和感染程度。

　　白念珠菌不仅是人类口腔真菌感染主要的病原体，同时也是艾滋病病人感染的最常见真菌（Sama-ranayake，Keung Leung 和 Jin，2009）。而大约有81%的 HIV 感染者会被耐唑菌株感染（Johnson 等，1995），局部的抗菌光动力治疗不会增加免疫系统的负担，也不会带来更多的副作用（Wainwright，1998）。在如下所述的研究中，通过白念珠菌菌株表达的荧光素酶，使用荧光成像无创性的实时监控小鼠感染的程度。研究抗菌光动力疗法对感染的预防和治疗疗效时，分别在小鼠体表伤口接种真菌后的30分钟和24小时开始光动力治疗。治疗联合使用 400 μmol/L 亚甲基绿和 78 J/cm^2（感染后30分钟）120 J/cm^2（感染后24小时）的光照，通过生物荧光成像发现，两种方式几乎都没有暗毒性反应，而且白念珠菌的数量都显著减少（Dai 等，2011）。

　　即使有效杀死微生物后，毒力因素可能依然存在，并可能会导致广泛的组织损伤。抗菌光动力疗法的一个重要特性是，氧自由基能摧毁那些分泌毒性的因素，尤其是蛋白质。白念珠菌产生的胞外酶，能引起组织破坏和感染侵入（Yordanov 等，2008）。Martins Jda 等人（2011）在大鼠模型中使用亚甲蓝和红色激光治疗口腔念珠菌病，并通过分析白念珠菌分泌的胞外酶来评估抗菌光动力疗法的效果。测量酵母菌的磷脂酶和蛋白酶活性，可以用来评估经抗菌光动力治疗后老鼠口腔内酵母菌的恢复情况，结果发现光动力治疗只抑制含蛋白酶细胞的活性（Martins Jda 等，2011）。治疗并不会引起健康舌背组织的任何组织学变化，这说明 aPDT 对宿主的健康组织不会造成影响（Martins Jda 等，2011）。研究人员推测，那些未被 aPDT 所杀死的酵母菌，其蛋白酶活性相对较低，这意味着 aPDT 影响了细胞分泌通路，这可能是 aPDT 的一个潜在作用机制。

　　此外，aPDT 还可诱发炎性信号，导致免疫细胞被激活，例如，激活巨噬细胞和嗜中性粒细胞可以参与酵母菌的灭活（Gollnick 等，1997）。念珠菌感染可以诱导细胞免疫，刺激 T 细胞的增殖导致细胞因子的合成，进一步增强中性粒细胞和巨噬细胞的功能（Ashman 和 Papadimitriou，1995）。

34.3.2　卟啉和酞菁

　　卟啉和酞菁是芳香族分子，由四个吡咯环（四吡咯环系统）构成。卟啉的四吡咯环系统通过甲基基团连接，酞菁的吡咯环通过氮键相连接，卟啉类光敏剂在波长为 400 nm（Soret 带）处有较强的吸收能力，另外还有 4 个在 600～650 nm 之间的卫星吸收波段（Q 波段）。卟啉类化合物原卟啉Ⅸ（protoporphyrin Ⅸ，PpⅨ）（图 34.4），其前体药物 5-氨基乙酰丙酸（5-aminolevulinic acid，5-ALA）可用于 PDT。在非光养细菌中，PpⅨ通过高度保守的血红素生物合成途径合成（Schobert 和 Jahn，2002）。

　　最近，新合成的酞菁衍生物可用来杀灭大肠埃希菌、硫酸盐还原梭菌的孢子和大肠埃希菌噬菌体，这些都是饮用水中常见的细菌（Kuznetsova 等，2009）。将带有吡啶甲基化或胆酸基化的两种八阳离子氧钛酞菁（每个 2.5 μmol/L）结合白光（500 W 卤素钨丝灯，240 W/m^2）应用于来自莫斯科河的水样，照射 30 分钟之后，通过确定每毫升集落数目，发现此处理导致大肠埃希菌细菌和大肠埃希菌噬菌体失活，仅有梭状芽孢杆菌孢子能够生长（疗效 95%～97%）（Kuznetsova 等，2009）。

　　2012 年，Maisch 和他的同事在体外实验中，使用强脉冲光（intense pulse light，IPL）源的短脉冲能灭活萎缩芽孢杆菌、金黄色葡萄球菌、大肠埃希菌和耐甲氧西林金黄色葡萄球菌（MRSA）。应用不同浓度（1 μmol/L、10 μmol/L、100 μmol/L）的 TMPyP（图 34.4），并使用脉冲时间为 83 毫秒或 100 毫秒（光剂量为 20～80 J/cm^2）的强脉冲光激活光敏剂。所有的待测菌株在几毫秒内，细菌失活效率达到 99.99999%。金黄色葡萄球菌可以被 10 μmol/L 的 TMPyP 和 1×10 J/cm^2 的光照灭活，在 100 μmol/L 的 TMPyP 和 2×20 J/cm^2 的光照下可以限制大肠埃希菌的增殖，耐甲氧西林金黄色葡萄球菌在 10 μmol/L 的 TMPyP 和 20 J/cm^2 增殖受限，萎缩芽孢杆菌可被 10 μmol/L TMPyP 和 1×10 J/cm^2 光照灭活。

　　另一项研究利用 N-甲基-4-吡啶基卟啉四甲苯磺酸盐（TMPyp）（图 34.4）用于体外治疗有浮游带和生物膜的洋葱伯克霍尔德菌（Burkholderia cepacia）引起的复杂感染（Cassidy 等，2012）。在囊性纤维化（cystic fbrosis，CF）病人中，洋葱伯克霍尔德菌和其他病原体如铜绿假单胞菌感染，可以引起慢性肺部感染，导致永久性肺部炎症和肺功能下降，发病率和死亡率很高。Cassidy 和他的同事使用波长 635 nm 的帕特森灯以 200 mW/cm² （总光剂量 200 J/cm²）的功率密度以及不同浓度的 TMPyP 进行研究，发现使用 TMPyP 浓度 250 mg/mL 以及 750 mg/mL 时，可以分别减少游离的和生物膜上 3log₁₀ 的细胞（Cassidy 等，2012）。由于洋葱伯克霍尔德菌广泛耐药，导致囊性纤维变性病人感染该菌后难以治疗，但 aPDT 治疗的结果看起来有一定效果。另外，2001 年就已经证明 aPDT 联合血卟啉衍生物对铜绿假单胞菌治疗是有效的（Szpakowska 等，2001）。

由于卟啉不被酵母细胞摄取，因此其光损伤作用是由连接在表面或细胞周围环境中的分子所引起（Bertoloni 等，1987；Bliss 等，2004）。光照后细胞膜出现局部改变，引发光敏剂渗透进入细胞内，导致细胞内的靶点如线粒体和核糖体产生光损伤（Bertoloni 等，1987）。四聚阳离子卟啉与绿色灯光联合治疗白念珠菌感染的小鼠耳郭模型，在光敏剂溶度为 0.3 mg/mL，光照剂量为 90 J/cm² 条件下，耳郭的感染逐渐完全愈合，且没有产生副损伤（Mitra 等，2011）。在舌头背面以白斑和伪膜形成为特征的小鼠口腔念珠菌病模型上，局部应用血卟啉衍生物，并用波长为 455nm（蓝光）或 630 nm（红光）的 LED（305 J/cm²）照射，可以得到与人口腔念珠菌相关性更高的结论。使用 500 mg/mL 的光敏剂和红色 LED 光可以使细菌减少 1.59log₁₀，而使用蓝色 LED 光可以使细菌减少 1.39log₁₀。尽管光敏剂对绿色光吸收更强，但红色的光能更好地穿透组织，从而增加光动力疗法的疗效。选择光源最重要的考量之一是，使用的光源放射谱需要与最大疗效的光敏剂吸收谱相匹配。尽管没有观察到细胞的完全失活，但此研究发现 aPDT 可以有效地降低白念珠菌的活性，此外，舌头的组织学结果表明，aPDT 对局部黏膜没有任何明显的不良反应（Mima 等，2010）。

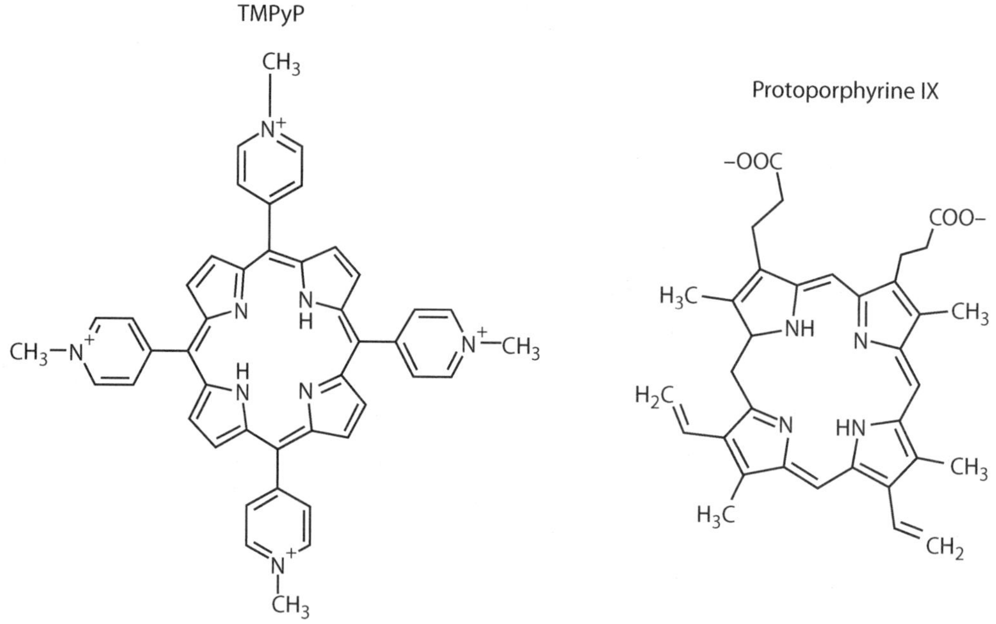

图 34.4　TMPyP 和 PpⅨ的化学结构

使用 aPDT 治疗 5 个由念珠菌引起的义齿性口炎病人，每周 2 次，总共 6 次治疗，总时间超过 15 天。在这些病人的颚部和义齿上喷洒 500 mg/mL 的光敏剂，避光 30 分钟。然后分别使用 37.5 J/cm² 和 122 J/cm² 光剂量的 LED 灯光照射病人上颚和义齿，并使用一种半导体贴片和一个空气冷却器来驱散热量，避免热效应。治疗后 4 个病人没有出现炎症反应，治疗后 1 个月和 2 个月的随访显示，两个病人完全康复，一个病人的炎症有所减轻，两个病人出现了感染复发。总之，这些结果表明，aPDT 可以作为义齿性口炎的有效治疗选择。在这些病例中，清除念珠菌感染可能需要更长时间的治疗。但这不是一个障碍，因为在治疗期间，病人没有出现任何副作用，治疗抵抗也不太可能出现（Mima 等，2011）。

34.3.3　5-氨基乙酰丙酸

氨基乙酰丙酸（Aminolevulinic acid，ALA）及其由胞内酶酯化（Katsambas 和 Dessinioti，2008）形成的亲脂性衍生物甲基氨基乙酰丙酸（methylaminolevulinate，MAL）（图 34.5）都没有光活性，但它们可直接由细菌、酵母、真菌和某些寄生虫摄取，之后可诱导原卟啉Ⅸ（protoporphyrin Ⅸ，PpⅨ）的积累。PpⅨ的吸收峰在 375～405 nm 和 630～633 nm，轻微光照 PpⅨ 后可使生物体细胞结构发生光损伤而导致其失活（Harris 和 Pierpoint，2012）。ALA/MAL 的光动力治疗已被证明在治疗一些恶性皮肤肿瘤和炎症性疾病时有效（Babilas，Landthaler 和 Szeimies，2006）。此外，皮肤科已经采用 ALA 或 MAL 用于 PDT 治疗痤疮。痤疮是一种毛囊皮脂腺的多形、多因素性病变，其特征为慢性炎性黑头粉刺，以及如丘疹、脓疱、结节之类的其他病变。

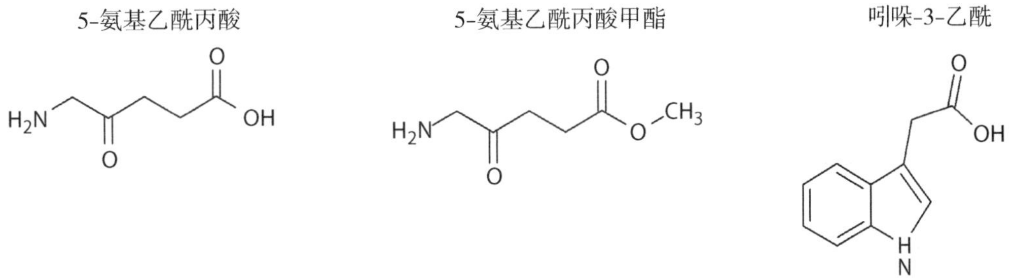

图 34.5　5-ALA，5-ALA methyl ester 和 Indole-3-acetic acid 的化学结构

痤疮丙酸杆菌在疾病发生时所扮演的角色仍存在争议（Shaheen 和 Gonzalez，2013），但研究者普遍认为，痤疮丙酸杆菌、金黄色葡萄球菌以及其他一些革兰氏阴性菌株参与了毛囊的慢性炎症。有些研究称，局部应用 ALA 或 MAL 及其相应的灯源（二极管激光器、宽带光、LED 和传统的多色的光）可减轻毛囊的炎症，临床症状也会显著改善（Hongcharu 等，2000；Horn 和 Wolf，2007；Pollock 等，2004）。然而，在使用 ALA-PDT 中常常会出现一些副作用，如疼痛、灼烧感、红斑以及毛囊水肿和色素沉着。

2011 年，人们引入了一个用于 aPDT 治疗痤疮的新光敏剂。吲哚-3-乙酸（Indole-3-acetic acid，IAA）（图 34.5）本身无毒，可以通过可见光和紫外线激活，最有效的激活发生在 520 nm（绿光）条件下（Na 等，2011）。在一个试点研究中，14 名痤疮病人在脸的一侧使用 0.015% IAA 和绿灯（520 nm，9 J/cm²），每次治疗 15 分钟，间隔 2 周，结果显示炎性病变和皮脂分泌都显著减少（Na 等，2011）。治疗过程中病人没有出现疼痛，也没有观察到不良反应。此外，IAA-PDT 治疗之后痤疮丙酸杆菌和金黄色葡萄球菌的数量显著减少。细菌的减少依赖于药剂的浓度，使用绿灯（520 nm，15 分钟，9 J/cm²）和 10 mM 的 IAA 可以使痤疮丙酸杆菌和金黄色葡萄球菌减少近 90%（Na 等，2011）。

甲真菌病是最常见的感染性皮肤病之一，很难治疗且容易复发。这种疾病主要影响免疫功能低下的病人（Schalka，Nunes 和 Gomes Neto，2012）。有一些使用局部 ALA 成功治疗甲真菌病的有趣案例。如对一位由红色毛癣菌引起脚趾甲癣的病人使用 aPDT-ALA 治疗。病人首先手术移除甲板和甲床过度角化的组织，再局部封闭敷裹 ALA，并用激光照射（100 J/cm²）。治疗重复了 3 次，每次间隔 15 天，1 年后对病人进行评估，证实残留的轻度创伤甲分离已完全愈合（Piraccini，Rech 和 Tosti，2008）。另一个相似的实验使用 20% 的 ALA 甲酯溶液和激光照射（630 nm，100 J/cm²）来治疗 2 名大脚趾感染皮肤真菌甲癣病人，治疗每隔一周进行一次，一共治疗 6～7 次直到完全治愈，随访观察 6 个月无复发，治疗也没有出现暗毒性和光过敏（Watanabe 等，2008）。

马拉色真菌引起的感染通常是周期性的，往往需要长期预防以防止复发，但也导致了耐药菌株产生（Levin，2009）。使用甲基-5-丙烯醛（MAL）和非相干红灯来治疗 6 名马拉色真菌毛囊炎病人（他们拒绝口服药物或者由于肝毒性无法再使用药物）。皮肤病变使用 MAL 乳剂和红色光源（37 J/cm²）照射，每次间隔 2 周，共治疗 3 次，1 个月后评估整个病变和病人反应率。结果显示 4 名病人的炎性损伤显著好转，1 名病人轻度好转，1 名病人则完全没有好转（Choi，Lee 和 Chae，2010）。

34.3.4　富勒烯

人们发现了一种名为富勒烯的新型光敏剂，目前正在深入研究其生物医学应用的可能性，富勒烯具有由 60～70 个碳原子构成的足球状结构（图 34.6）。富勒烯呈生物惰性，只有衍生成亲水或阳离子族时才能溶于水并作为光敏剂（Mroz 等，2007）。在离体实验中含有极性二烯醇和四吡咯烷的富勒烯可以有效地杀伤革兰氏阳性和革兰氏阴性细菌，如葡萄球菌、大肠埃希菌和铜绿假单胞菌以及真菌白念珠菌（Tegos 等，2005）。富勒烯可在 10 分钟内被宽带白光带滤波器（400～700 nm，能量为 200 mW/cm^2 的宽带白光）激活，并杀伤以上微生物（Tegos 等，2005）。

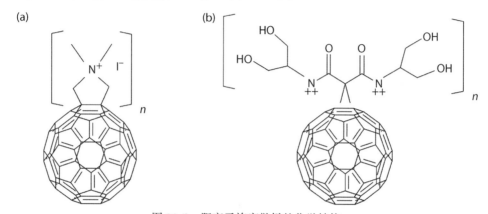

图 34.6　阳离子族富勒烯的化学结构

（a）富勒烯联合四吡咯烷（$n = 1 - 3$）；（b）富勒烯联合二苯乙醇（$n = 1 - 4$）

此外，在致命创伤模型上，小鼠背部感染伤口切除后接种生物荧光变形杆菌，应用富勒烯和宽带白光照明后，82% 的变形杆菌感染的小鼠存活了下来（Lu 等，2010）。相比之下，没有接受治疗的小鼠只有 8% 能存活。这是富勒烯介导体内治疗的首次研究，由此可知，富勒烯对于传染病的治疗有巨大潜力。

34.4　小结与展望

细菌耐药性的增加迫使我们寻找抗生素的替代治疗，如 aPDT。上述内容验证了 aPDT 用于细菌和真菌局部治疗的可行性。到目前为止，光敏剂和随后的局部反应都不会对病人造成任何毒副反应，也不会破坏局部生态微环境。此外，成功治愈多种耐药病原菌对于预防和控制病原菌院内传播和减少院内感染有重大意义。临床上标准预防对于耐甲氧西林金黄色葡萄球菌的清除率在 6%～75% 之间波动（Krishna 和 Gibb，2010），差异很大，杀灭耐甲氧西林金黄色葡萄球菌依赖于感染部位及病人和医护人员对于治疗方案的依从性。在这种情况下，aPDT 可以作为杀灭耐甲氧西林金黄色葡萄球菌的辅助选择，因为在卟啉类光敏剂接受照射以后，对治疗接种耐甲氧西林金黄色葡萄球菌的猪皮肤感染是有效的（Maisch 等，2007）。渗透性较差的皮肤角质层限制了光敏剂的皮肤毒性，在治疗表皮内或者角质层以下的病原体感染时，需要增强光敏剂的渗透性。已有研究取得进展，寻找到了合适的光敏剂剂型，既可以使之进入表皮层，又能不破坏皮肤细胞。aPDT 可能能一次性根除易感和易产生耐药性人群的口腔感染，免疫力低下者如艾滋病毒阳性病人或接受化疗的病人，这对于病人及医务人员都有很大的吸引力。

aPDT 除了可以消灭病原体外，还可以降低一些由革兰氏阴性和革兰氏阳性细菌产生的生物活性因子的活性。由革兰氏阴性细菌产生的内毒素和蛋白酶是引起炎症和组织损伤的重要因素，最近，Komerik，Wilson 和 Poole（2000）证实使用红色激光和光敏剂 TBO 可以影响大肠埃希菌、铜绿假单胞菌的毒性因子。

在这项研究中，TBO 的光动力活性可以降低内毒素刺激外周血单核细胞（peripheral blood mono-nuclear cell，PBMC）释放促炎性因子 IL-6 和 IL-8 的作用。此外，牙龈卟啉单胞菌的胞外蛋白酶是慢性牙周炎中引起组织损伤的主要因素，同样可以被 TBO 和红色激光灭活（Packer 等，2000）。除了革兰氏阴性毒力因素，金黄色葡萄球菌有超过 40 种不同的毒力因子（Arvidson 和 Tegmark，2001），几乎涉及宿主感染全过程，从而破坏组织的完整性，影响免疫系统和营养作用。最近，Tubby，Wilson 和 Nair（2009）首次证实光动力作用可以减少 V8 蛋白酶、α-溶血素和鞘磷脂酶，从而降低由葡萄球菌引起的毒力因子的毒性作用。

aPDT 对于微生物的杀伤机制是非特异性且多方面的，从而被认为不会引起耐药性，因此，aPDT 在此方面明显优于常规的抗生素治疗。微生物能否对单线态氧之类的 ROS 产生抵抗作用仍未清楚，其原因是光动力过程是多靶点的，且其作用机制与大多数抗生素不同。

总的来说，aPDT 是一种局部的治疗方法；重要的是，它可以阻止感染的扩散。本章节讨论了很多新研发的光敏剂，并证明有抗感染作用，但尚未接受供人体使用的安全性研究，如致突变毒性作用等，对人类细胞无基因毒性和致突变性是 aPDT 需要的长期安全性。到目前为止，最有发展前景的 aPDT 包括对皮肤表面非定植病原菌的治疗，对牙周炎、牙髓炎和黏膜炎等口腔疾病的治疗，对烧伤重叠感染的治疗，因为对于这些感染来说，应用光敏剂和光照相对容易。

参考文献

[1] Arana, D. M., C. Nombela, and J. Pla. 2010. Fluconazole at subinhibitory concentrations induces the oxidative-and nitrosative-responsive genes TRR1, GRE2 and YHB1, and enhances the resistance of Candida albicans to phagocytes. J. Antimicrob Chemother 65: 54 - 62.

[2] Arvidson, S., and K. Tegmark. 2001. Regulation of virulence determinants in Staphylococcus aureus. Int J Med Microbiol 291: 159 - 170.

[3] Ashman, R. B., and J. M. Papadimitriou. 1995. Production and function of cytokines in natural and acquired immunity to Candida albicans infection. Microbiol Rev 59: 646 - 672.

[4] Babilas, P., M. Landthaler, and R. M. Szeimies. 2006. Photodynamic therapy in dermatology. Eur J Dermatol 16: 340 - 348.

[5] Bertoloni, G., E. Reddi, M. Gatta, C. Burlini, and G. Jori. 1989. Factors influencing the haematoporphyrin-sensitized photo in activation of Candida albicans. J Gen Microbiol 135: 957 - 966.

[6] Bertoloni, G., F. Zambotto, L. Conventi, E. Reddi, and G. Jori. 1987. Role of specific cellular targets in the hematoporphyrin-sensitized photoinactivation of microbial cells. Photochem Photobiol 46: 695 - 698.

[7] Bliss, J. M., C. E. Bigelow, T. H. Foster, and C. G. Haidaris. 2004. Susceptibility of Candida species to photodynamic effects of photofrin. Antimicrob Agents Chemother 48: 2000 - 2006.

[8] Cassidy, C. M., R. F. Donnelly, J. S. Elborn, N. D. Magee, and M. M. Tunney. 2012. Photodynamic antimicrobial chemotherapy (PACT) in combination with antibiotics for treatment of Burkholderia cepacia complex infection. J Photochem Photobiol B Biol 106: 95 - 100.

[9] Choi, S. S., H. K. Lee, and H. S. Chae. 2010. In vitro photodynamic antimicrobial activity of methylene blue and endoscopic white light against Helicobacter pylori 26695. J Photochem Photobiol B Biol 101: 206 - 209.

[10] Creagh, T. A., M. Gleeson, D. Travis et al. 1995. Is there a role for in vivo methylene blue staining in the prediction of bladder tumour recurrence? Br J Urol 75: 477 - 479.

[11] Dai, T. H., V. J. B. de Arce, G. P. Tegos, and M. R. Hamblin. 2011. Blue dye and red light, a dynamic combination for prophylaxis and treatment of cutaneous Candida albicans infections in mice. Antimicrob Agents Chemother 55: 5710 - 5717.

[12] Dai, T., Y. Y. Huang, and M. R. Hamblin. 2009. Photodynamic therapy for localized infections: State of the art. Photodiagn Photodyn Ther 6: 170 - 188.

［13］ Demidova, T. N., and M. R. Hamblin. 2005. Effect of cell-photosensitizer binding and cell density on microbial photo-inactivation. Antimicrob Agents Chemother 49: 2329 - 2335.

［14］ Denning, D. W. 2003. Echinocandin antifungal drugs. Lancet 362: 1142 - 1151.

［15］ DeRosa, M. C., and R. J. Crutchley. 2002. Photosensitized singlet oxygen and its applications. Coord Chem Rev 233 - 234: 351 - 371.

［16］ Dismukes, W. E. 2000. Introduction to antifungal drugs. Clin Infect Dis 30: 653 - 657.

［17］ Donnelly, R. F., P. A. McCarron, and M. M. Tunney. 2008. Antifungal photodynamic therapy. Microbiol Res 163: 1 - 12.

［18］ Douglas, L. J. 2003. Candida biofilms and their role in infection. Trends Microbiol 11: 30 - 36.

［19］ Espinel-Ingroff, A. 2009. Novel antifungal agents, targets or therapeutic strategies for the treatment of invasive fungal diseases: A review of the literature (2005 - 2009). Rev Iberoam Micol 26: 15 - 22.

［20］ Gollnick, S. O., X. N. Liu, B. Owczarczak, D. A. Musser, and B. W. Henderson. 1997. Altered expression of interleukin 6 and interleukin 10 as a result of photodynamic therapy in vivo. Cancer Res 57: 3904 - 3909.

［21］ Goosen, N., and G. F. Moolenaar. 2008. Repair of UV damage in bacteria. DNA Repair 7: 353 - 379.

［22］ Groll, A. H., and A. Tragiannidis. 2009. Recent advances in antifungal prevention and treatment. Semin Hematol 46: 212 - 229.

［23］ Hamblin, M. R., J. Viveiros, C. Yang et al. 2005. Helicobacter pylori accumulates photoactive porphyrins and is killed by visible light. Antimicrob Agents Chemother 49: 2822 - 2827.

［24］ Harris, F., and L. Pierpoint. 2012. Photodynamic therapy based on 5-aminolevulinic acid and its use as an antimicrobial agent. Med Res Rev 32: 1292 - 1327.

［25］ Hongcharu, W., C. R. Taylor, Y. Chang et al. 2000. Topical ALA-photodynamic therapy for the treatment of acne vulgaris. J Invest Dermatol 115: 183 - 192.

［26］ Horn, M., and P. Wolf. 2007. Topical methyl aminolevulinate photodynamic therapy for the treatment of folliculitis. Photodermatol Photoimmunol Photomed 23: 145 - 147.

［27］ Johnson, E. M., D. W. Warnock, J. Luker, S. R. Porter, and C. Scully. 1995. Emergence of azole drug resistance in Candida species from HIV-infected patients receiving prolonged fluconazole therapy for oral candidosis. J Antimicrob Chemother 35: 103 - 114.

［28］ Jori, G., C. Fabris, M. Soncin et al. 2006. Photodynamic therapy in the treatment of microbial infections: Basic principles and perspective applications. Lasers Surg Med 38: 468 - 481.

［29］ Katsambas, A., and C. Dessinioti. 2008. New and emerging treatments in dermatology: Acne. Dermatol Ther 21: 86 - 95.

［30］ Kharkwal, G. B., S. K. Sharma, Y. Y. Huang, T. Dai, and M. R. Hamblin. 2011. Photodynamic therapy for infections: Clinical applications. Lasers Surg Med 43: 755 - 767.

［31］ Kojic, E. M., and R. O. Darouiche. 2004. Candida infections of medical devices. Clin Microbiol Rev 17: 255 - 267.

［32］ Komerik, N., M. Wilson, and S. Poole. 2000. The effect of photodynamic action on two virulence factors of Gram-negative bacteria. Photochem Photobiol 72: 676 - 680.

［33］ Krishna, B. V., and A. P. Gibb. 2010. Use of octenidine dihydrochloride in methicillin-resistant Staphylococcus aureus decolonisation regimens: A literature review. J Hosp Infect 74: 199 - 203.

［34］ Kuznetsova, N., D. Makarov, O. Yuzhakova et al. 2009. Photophysical properties and photodynamic activity of octacationic oxotitanium (Ⅳ) phthalocyanines. Photochem Photobiol Sci 8: 1724 - 1733.

［35］ Lambert, P. A. 2002. Cellular impermeability and uptake of biocides and antibiotics in Gram-positive bacteria and mycobacteria. J Appl Microbiol 92: 46S - 54S.

［36］ Lee, K. K., D. M. Maccallum, M. D. Jacobsen et al. 2012. Elevated cell wall chitin in Candida albicans confers echinocandin resistance in vivo. Antimicrob Agents Chemother 56: 208 - 217.

［37］ Levin, N. A. 2009. Beyond spaghetti and meatballs: Skin diseases associated with the Malassezia yeasts. Dermatol Nurs 21: 7 - 13.

［38］ Lu, Z., T. Dai, L. Huang et al. 2010. Photodynamic therapy with a cationic functionalized fullerene rescues mice from fatal wound infections. Nanomedicine (Lond) 5: 1525 - 1533.

[39] Maisch, T., C. Bosl, R. M. Szeimies, B. Love, and C. Abels. 2007. Determination of the antibacterial efficacy of a new porphyrin-based photosensitizer against MRSA ex vivo. Photochem Photobiol Sci 6: 545 - 551.

[40] Maisch, T., F. Spannberger, J. Regensburger, A. Felgenträger, and W. B. umler. 2012. Fast and effective: Intense pulse light photodynamic inactivation of bacteria. J Ind Microbiol Biotechnol 39: 1013 - 1021.

[41] Malik, Z., H. Ladan, and Y. Nitzan. 1992. Photodynamic inactivation of Gram-negative bacteria: Problems and possible solutions. J Photochem Photobiol B Biol 14: 262 - 266.

[42] Mang, T. S., L. Mikulski, and R. E. Hall. 2010. Photodynamic inactivation of normal and antifungal resistant Candida species. Photodiagn Photodyn Ther 7: 98 - 105.

[43] Martino, P., and C. Girmenia. 1997. Are we making progress in antifungal therapy? Curr Opin Oncol 9: 314 - 320.

[44] Martins Jda, S., J. C. Junqueira, R. Faria et al. 2011. Antimicrobial photodynamic therapy in rat experimental candidiasis: Evaluation of pathogenicity factors of Candida albicans. Oral Surg Oral Med Oral Pathol Oral Radiol Endod 111: 71 - 77.

[45] Merchat, M., G. Bertolini, P. Giacomini, A. Villanueva, and G. Jori. 1996. Meso-substituted cationic porphyrins as efficient photosensitizers of Gram-positive and Gram-negative bacteria. J Photochem Photobiol B Biol 32: 153 - 157.

[46] Mima, E. G., A. C. Pavarina, L. N. Dovigo et al. 2010. Susceptibility of Candida albicans to photodynamic therapy in a murine model of oral candidosis. Oral Surg Oral Med Oral Pathol Oral Radiol Endod 109: 392 - 401.

[47] Mima, E. G., A. C. Pavarina, M. M. Silva et al. 2011. Denture stomatitis treated with photodynamic therapy: Five cases. Oral Surg Oral Med Oral Pathol Oral Radiol Endod 112: 602 - 608.

[48] Minnock, A., D. I. Vernon, J. Schofield, et al. 1996. Photoinactivation of bacteria: Use of a cationic water-soluble zinc phthalocyanine to photoinactivate both Gram-negative and Gram-positive bacteria. J Photochem Photobiol B Biol 32: 159 - 164.

[49] Minnock, A., D. I. Vernon, J. Schofield et al. 2000. Mechanism of uptake of a cationic water-soluble pyridinium zinc phthalocyanine across the outer membrane of Escherichia coli. Antimicrob Agents Chemother 44: 522 - 527.

[50] Mitra, S., C. G. Haidaris, S. B. Snell et al. 2011. Effective photosensitization and selectivity in vivo of Candida Albicans by meso-tetra (N-methyl-4-pyridyl) porphine tetra tosylate. Lasers Surg Med 43: 324 - 332.

[51] Mroz, P., A. Pawlak, M. Satti et al. 2007. Functionalized fullerenes mediate photodynamic killing of cancer cells: Type I versus type II photochemical mechanism. Free Radical Biol Med 43: 711 - 719.

[52] Na, J. I., S. Y. Kim, J. H. Kim et al. 2011. Indole-3-acetic acid: A potential new photosensitizer for photodynamic therapy of acne vulgaris. Lasers Surg Med 43: 200 - 205.

[53] Neely, M. N., and M. A. Ghannoum. 2000. The exciting future of antifungal therapy. Eur J Clin Microbiol Infect Dis 19: 897 - 914.

[54] Nitzan, Y., M. Gutterman, Z. Malik, and B. Ehrenberg. 1992. Inactivation of Gram-negative bacteria by photosensitized porphyrins. Photochem Photobiol 55: 89 - 96.

[55] Paardekooper, M., A. W. De Bruijne, J. Van Steveninck, and P. J. Van den Broek. 1995. Intracellular damage in yeast cells caused by photodynamic treatment with toluidine blue. Photochem Photobiol 61: 84 - 89.

[56] Packer, S., M. Bhatti, T. Burns, and M. Wilson. 2000. Inactivation of proteoloytic enzymes from Porpyhromonas gingivalis using light-activated agents. Lasers Med Sci 15: 24 - 30.

[57] Pal, M. K., T. C. Ghosh, and J. K. Ghosh. 1990. Studies on the conformation of and metal ion binding by teichoic acid of Staphylococcus aureus. Biopolymers 30: 273 - 277.

[58] Perlin, D. S. 2007. Resistance to echinocandin-class antifungal drugs. Drug Resist Updat 10: 121 - 130.

[59] Pinheiro, S. L., J. M. Donega, L. M. Seabra et al. 2010. Capacity of photodynamic therapy for microbial reduction in periodontal pockets. Lasers Med Sci 25: 87 - 91.

[60] Pinheiro, S. L., A. A. Schenka, A. Neto et al. 2009. Photodynamic therapy in endodontic treatment of deciduous teeth. Lasers Med Sci 24: 521 - 526.

[61] Piraccini, B. M., G. Rech, and A. Tosti. 2008. Photodynamic therapy of onychomycosis caused by Trichophyton

rubrum. J Am Acad Dermatol 59: S75 - S76.

[62] Pollock, B., D. Turner, M. R. Stringer et al. 2004. Topical aminolaevulinic acid-photodynamic therapy for the treatment of acne vulgaris: A study of clinical efficacy and mechanism of action. Br J Dermatol 151: 616 - 622.

[63] Queiroz-Telles, F., P. Esterre, M. Perez-Blanco et al. 2009. Chromoblastomycosis: An overview of clinical manifestations, diagnosis and treatment. Med Mycol 47: 3 - 15.

[64] Rajesh, S., E. Koshi, K. Philip, and A. Mohan. 2011. Antimicrobial photodynamic therapy: An overview. J Indian Soc Periodontol 15: 323 - 327.

[65] Redmond, R. W., and J. N. Gamlin. 1999. A compilation of singlet oxygen yields from biologically relevant molecules. Photochem Photobiol 70: 391 - 475.

[66] Rolim, J. P., M. A. de-Melo, S. F. Guedes et al. 2012. The antimicrobial activity of photodynamic therapy against Streptococcus mutans using different photosensitizers. J Photochem Photobiol B Biol 106: 40 - 46.

[67] Romani, L. 2004. Immunity to fungal infections. Nat Rev Immunol 4: 1 - 23.

[68] Rubin, H. A., S. Bruce, T. Rosen, and M. E. McBride. 1991. Evidence for percutaneous inoculation as the mode of transmission for chromoblastomycosis. J Am Acad Dermatol 25: 951 - 954.

[69] Samaranayake, L. P., W. Keung Leung, and L. Jin. 2009. Oral mucosal fungal infections. Periodontology 49: 39 - 59.

[70] Samaranayake, Y. H., and L. P. Samaranayake. 2001. Experimental oral candidiasis in animal models. Clin Microbiol Rev 14: 398 - 429.

[71] Schalka, S., S. Nunes, and A. Gomes Neto. 2012. Comparative clinical evaluation of efficacy and safety of a formulation containing ciclopirox 8% in the form of a therapeutic nail lacquer in two different posologies for the treatment of onychomycosis of the toes. An Bras Dermatol 87: 19 - 25.

[72] Schneider, J. E., S. Price, L. Maidt, J. M. Gutteridge, and R. A. Floyd. 1990. Methylene blue plus light mediates 8-hydroxy 2'-deoxyguanosine formation in DNA preferentially over strand breakage. Nucleic Acids Res 18: 631 - 635.

[73] Schobert, M., and D. Jahn. 2002. Regulation of heme biosynthesis in non-phototrophic bacteria. J Mol Microbiol Biotechnol 4: 287 - 294.

[74] Shaheen, B., and M. Gonzalez. 2013. Acne sans P. acnes. J Eur Acad Dermatol Venereol 27: 1 - 10.

[75] Sharma, S. K., T. Dai, G. B. Kharkwal et al. 2011. Drug discovery of antimicrobial photosensitizers using animal models. Curr Pharm Des 17: 1303 - 1319.

[76] Sigusch, B. W., M. Engelbrecht, A. Volpel et al. 2010. Full-mouth anti-microbial photodynamic therapy in Fusobacterium nucleatum-infected periodontitis patients. J Periodontol 81: 975 - 981.

[77] Smijs, T. G., and S. Pavel. 2011. The susceptibility of dermatophytes to photodynamic treatment with special focus on Trichophyton rubrum. Photochem Photobiol 87: 2 - 13.

[78] Spellberg, B. 2008. Antibiotic resistance and antibiotic development. Lancet Infect Dis 8: 211 - 212.

[79] Spellberg, B., J. H. Powers, E. P. Brass, L. G. Miller, and J. E. Edwards Jr. 2004. Trends in antimicrobial drug development: Implications for the future. Clin Infect Dis 38: 1279 - 1286.

[80] Szpakowska, M., K. Lasocki, J. Grzybowski, and A. Graczyk. 2001. Photodynamic activity of the haematoporphyrin derivative with rutin and arginine substituents [HpD-Rut (2)-Arg (2)] against Staphylococcus aureus and Pseudomonas aeruginosa. Pharmacol Res 44: 243 - 246.

[81] Tegos, G. P., T. N. Demidova, D. Arcila-Lopez et al. 2005. Cationic fullerenes are effective and selective antimicrobial photosensitizers. Chem Biol 12: 1127 - 1135.

[82] Tubby, S., M. Wilson, and S. P. Nair. 2009. Inactivation of staphylococcal virulence factors using a light-activated antimicrobial agent. BMC Microbiol 9: 211.

[83] Valduga, G., G. Bertoloni, E. Reddi, and G. Jori. 1993. Effect of extracellularly generated singlet oxygen on Gram-positive and Gram-negative bacteria. J Photochem Photobiol B Biol 21: 81 - 86.

[84] Venerito, M., T. Wex, and P. Malfertheiner. 2011. Helicobacter pylori related and non-related lesions in the stomach. Minerva Gastroenterol Dietol 57: 395 - 403.

[85] Wainwright, M. 1998. Photodynamic antimicrobial chemotherapy (PACT). J Antimicrob Chemother 42: 13 - 28.

[86] Wainwright, M., D. A. Phoenix, S. L. Laycock, D. Wareing, and P. A. Wright. 1998. Photobactericidal activity of phenothiazinium dyes against methicillin-resistant strains of Staphylococcus aureus. FEMS Microbiol Lett 160: 177 - 181.

[87] Wainwright, M., D. A. Phoenix, J. Marland, D. R. Wareing, and F. J. Bolton. 1997. A study of photobactericidal activity in the phenothiazinium series. FEMS Immunol Med Microbiol 19: 75 - 80.

[88] Watanabe, D., C. Kawamura, Y. Masuda et al. 2008. Successful treatment of toenail onychomycosis with photodynamic therapy. Arch Dermatol 144: 19 - 21.

[89] Yordanov, M., P. Dimitrova, S. Patkar, L. Saso, and N. Ivanovska. .2008. Inhibition of Candida albicans extracellular enzyme activity by selected natural substances and their. application in Candida infection. Can J Microbiol 54: 435 - 440.

[90] Zeina, B., J. Greenman, D. Corry, and W. Purcell. 2002. Cytotoxic effects of antimicrobial photodynamic therapy on keratinocytes in vitro. Br J Dermatol 146: 568 - 573.

35 光动力疗法与免疫系统

35.1 引言

全球二十多年来的临床前和临床研究表明，光动力疗法（photodynamic therapy，PDT）是治疗癌症和其他恶性病变多模式治疗方法中必不可少的一部分。1993 年，在 Photofrin（一种市售的血卟啉衍生物）获得 FDA 批准用于早期和进展期肺癌治疗后，全世界加速进行对 PDT 的研究。现在，PDT 是一种临床认可的治疗模式，已被批准用于治疗肿瘤和良性疾病的治疗。

PDT 有 3 个基本组成部分：光敏剂（photosensitizer，PS）、光和分子氧（$^3O_2$）。单独使用时这 3 种成分均无毒性，但组合在一起时，会引起级联反应，最终产生高活性的单线态氧（$^1O_2$）。由于 PDT 的高度局限化（单线态氧的生命周期很短，为 10～320 纳秒，因此在细胞内扩散范围有限，为 10～55 nm）（Moan 等，1989），光动力损伤只发生在光敏剂附近。仍在广泛使用的传统光敏剂有一个类似卟啉分子的核心，能量转换也在此进行。它们作为能源转换平台能吸收可见光，并在发射过程中将介质的分子氧转化为一系列活性氧（reactive oxygen species，ROS）。生成的活性氧通过多种途径杀伤肿瘤（Castano，Mroz 和 Hamblin，2006）。有关 PDT 基础的更详细讨论，请参见 Tyler G. St. Denis 和 Michael R. Hamblin 编写的第 4 章。

PDT 最主要的作用途径是通过氧化应激对肿瘤细胞产生直接细胞毒作用和细胞膜损伤，从而导致坏死和/或凋亡（Oleinick，Morris 和 Belichenko，2002）。第二条途径是影响肿瘤血管，光照射以及 ROS 的产生会导致血管闭塞，从而影响肿瘤的氧气及营养物质的供应（Krammer，2001；Dolmans 等，2002）。最有前景的 PDT 效应在于引起免疫系统的改变，PDT 可以导致免疫刺激或者免疫抑制。这些机制的作用取决于某些因素，包括光敏剂的类型和剂量，光敏剂给药和光照的时间间隔，剂量和肿瘤氧浓度等（图 35.1）。人们正在进行这些因素组合效应的实验，测试在什么条件下可以通过抗肿瘤作用达到原发和转移瘤的长期控制（Castano，Mroz 和 Hamblin，2006；Dolmans，Fukumura 和 Jain，2003；Dougherty 等，1998；Gollnick 和 Brackett，2010）。对于 PDT 引起细胞死亡途径讨论的更多细节见 Patrizia Agostinis 撰写的第 27 章。

PDT 作为治疗癌症的一个重要组成部分，相比传统的单一方法有很多优势，最重要的是，临床批准使用的光敏剂不会在细胞核内积聚，对 DNA 造成的损伤也有限（DNA 的损伤可能会致癌或导致耐药克隆的形成）。其他重要的优势包括局限治疗，靶向治疗的可扩展性，最小的侵袭性，保护器官的解剖和功能的完整性，最小的副作用以及降低毒性和耐药性，可重复治疗等。其他的优势还包括无化疗及放疗的副作用，提高美容效果，在治疗期间和治疗后组织温度无显著改变，保护 PDT 治疗部位的结缔组织（致纤维化程度很少，并能减轻过度瘢痕形成和减少重建的需要）。同时，很多 PDT 过程可以在门诊或流动设施内实施，从而降低治疗费用。

PDT 疗效（3 种途径杀伤肿瘤细胞：凋亡、坏死和自噬性细胞死亡）源于其对肿瘤形成的多种联合效应，以及可以在细胞内产生直接细胞毒性和氧化应激引发的二级杀瘤作用来杀伤肿瘤（图 35.2）。这些继发的肿瘤杀伤作用可以引起一系列触发事件，并产生长期效果。它们对多个信号传导通路有重大影响，如上调应激蛋白，激活细胞凋亡基因及早期反应基因，以及上调某些细胞因子基因。例如，由于细胞膜和细胞器膜改变引起应激蛋白上调，而应激蛋白对细胞黏附和抗原呈递起重要作用，由此，引起

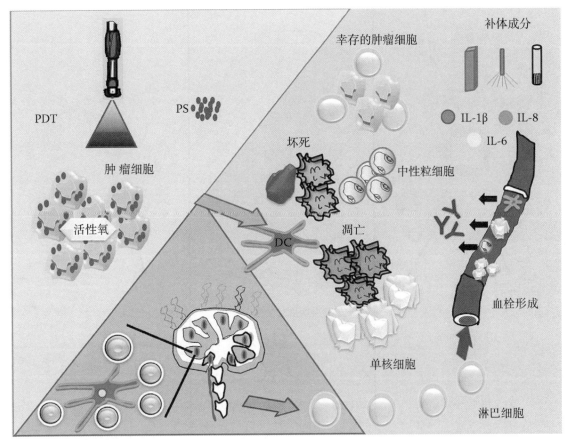

图 35.1 PDT 诱导效应在肿瘤中，含有 PS 的细胞在激发时生成氧自由基，这导致细胞凋亡和坏死。肿瘤
　　　　细胞的死亡伴随着补体级联激活，促炎细胞因子激活、快速的中性粒细胞，树突状细胞和巨噬细胞的招
　　　　募。死亡的肿瘤细胞和碎片被吞噬细胞和 DCs 吞噬，然后迁移到局部淋巴结并分化成抗原递呈细胞。紧
　　　　随其后的是肿瘤敏感淋巴细胞克隆扩充，然后迁徙至肿瘤部位，清除残余的肿瘤细胞。

全身炎症反应和免疫反应。然而，另一个 PDT 相关的膜改变是膜脂质的光氧化损伤，这种损伤导致膜
磷脂酶的快速激活，引起磷脂加速降解以及脂质碎片和花生四烯酸的大量释放，从而导致严重炎症反应
的发生。

　　肿瘤血管损伤也可以生成一个信号级联反应。例如，即使是很小的光毒性病变也能导致内皮细胞收
缩，从而暴露血管壁的基底膜。作为应答，该区域的循环中性粒细胞和血小板激增并附着在暴露部位。
损伤的结果是脉管系统功能受损，以及随后炎症介质的大量释放，这种自我反馈或循环释放免疫原性介
质的级联反应是 PDT 肿瘤抑制的核心。

　　总之，PDT 的抗肿瘤效应的核心是产生强烈的炎性反应。PDT 介导的免疫原性启动和应答的一个
重要方面是各种介质的释放，如（包括但不限于）自由基、细胞因子、生长因子、急性期蛋白质，以及
蛋白酶、过氧化物酶、白细胞趋化剂、血管活性物质和其他免疫物质。所有这些免疫效应将在本章中详
细地讨论。

35.2 光动力疗法的免疫效应

　　PDT 引起的细胞凋亡机制本质上是高免疫原性的，并且能够促进抗肿瘤免疫（Garg 等，2010b）。
通常，PDT 诱导氧化应激从而产生一个很强的急性炎症反应，氧化应激反应被认为导致了目标区域的
局部水肿。实际上，PDT 会对肿瘤组织产生化学和物理双重效应，而宿主视这种效应为局部的急性损
伤，从而启动机体的保护反应来对抗这些影响组织完整和稳定的损伤。由此产生的急性炎症反应是为了

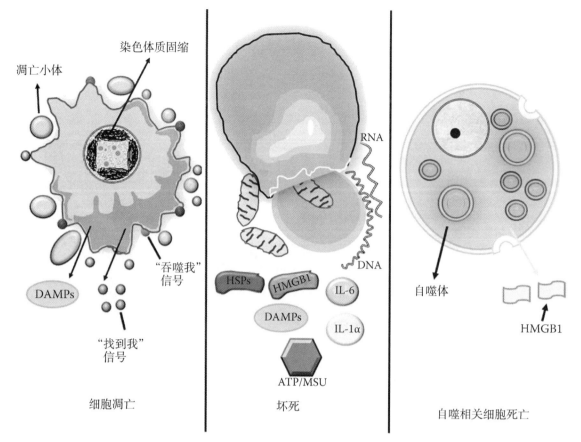

图 35.2　细胞死亡及免疫的主要过程。细胞凋亡见于正常的细胞更新，组织稳态、胚胎形成、免疫耐受的形成和维持以及内分泌依赖的组织萎缩，凋亡会影响单个细胞。特征性的形态特征和生物医学特点是，膜起泡（但没有失去完整性），染色质聚集在核膜，染色体 DNA 分裂为核小体，核和细胞质凝结或萎缩，细胞质和细胞核分区，线粒体的渗透性增加（Bcl-2 家族蛋白质参与的孔隙形成的结果），细胞分裂成更小的个体，小泡的形成（凋亡体）（它们迅速被巨噬细胞和/或邻近上皮细胞识别和吞噬，不会引起炎症反应），各种成分（细胞色素 c，AIF）通过线粒体释放至细胞质，细胞凋亡蛋白酶级联激活以及能量（ATP）依赖的过程（因此，凋亡是一个活跃的过程，并不发生在温度为 4 ℃的条件下）。坏死发生在细胞暴露于极端条件（低温、缺氧缺血、裂解病毒，等等）时，导致细胞膜损伤，并会影响相邻细胞。坏死始于细胞维持体内平衡能力的损伤（导致水和细胞外离子进入细胞内）。形态学特点是胞内细胞器、线粒体和整个细胞发生肿胀和破裂（导致细胞溶解）。由于细胞膜最终破裂，胞质内容物，包括溶酶体酶释放到细胞外液。因此，坏死细胞导致的炎症反应会引起广泛的组织损伤。它是一个被动的过程（不需要能源和/或增殖，可以发生在温度为 4 ℃的条件下）。自噬的特点是大量的细胞质液泡化。在这个过程中，被称为自噬体的双层膜结构形成，可以隔离细胞器和细胞质，并将它们运至溶酶体。自噬体与溶酶体融合，胞质成分通过溶酶体水解酶降解。在体内，自噬能作为自体消化途径（促进细胞在不利环境中存活）以及质量控制机制（通过移除受损的细胞器、有毒的代谢产物或细胞内病原体）。

抑制稳态的破坏、清除受损细胞，促进局部愈合和恢复正常的组织功能。实际上，PDT 引起的炎症是先天免疫系统对肿瘤抗原非特异性免疫的反应过程（Korbelik，2006）。该系统的识别单元，特别是模式识别受体，是负责检测 PDT 和肿瘤局部损伤存在的一线感受器（Korbelik，2006）。

　　PDT 可以快速有效地激发危险信号，这些危险信号被称为损伤相关分子模式（damage-associated molecular patterns，DAMPs）或者细胞死亡相关分子模式（cell death-associated molecular patterns，CDAMPs）。PDT 在肿瘤部位引起炎症后，肿瘤血管会发生很大的变化，如血管的通透性增加，血浆蛋白易于渗出，血管与炎症细胞黏附增强（Korbelik，2006）。PDT 治疗因趋化梯度使血管周围产生光氧化损伤，并迅速趋化中性粒细胞、肥大细胞以及单核细胞和巨噬细胞等炎症细胞，达到血管内皮之后细胞迅速增殖并在肿瘤部位浸润（Krosl，Korbelik 和 Oungherty，1995）。这些细胞的首要任务是清除受损的组织和损伤细胞、死亡细胞碎片以中和 DAMPs/CDAMPs。PDT 后，受损和功能失调的肿瘤血管将受损的组织隔离开，直到这些组织因吞噬作用而被清除。这种血管闭塞功效有助于保持损伤局部化，防止平衡紊乱的扩散（Korbelik，2006）。减少这些炎症细胞的数量或抑制它们的功能会降低 PDT 的疗效（Korbelik 和 Cecic，1999，2003；de Vree 等，1997；Kousis 等，2007）。

PDT 的另一个关键因素是调节炎症过程的细胞因子。研究表明白介素 6 和白介素 1β（IL-6 和 IL-1β）（Sun 等，2002；Gollnick 等，2003）以及 TNF-α、G-CSF、血栓素、前列腺素、白三烯和组胺（Cecic 和 Korbelik，2002）在肿瘤 PDT 反应中起核心作用。阻断细胞黏附分子的作用被证实不利于 PDT 治疗（Sun 等，2002；Gollnick 等，2003）。另一方面，阻断抗炎细胞因子的效应，如 IL-10 和 TGF-β，可明显提高 PDT 的治愈率（Korbelik，2006）。中性粒细胞的数目也是 PDT 启动免疫反应的关键。Roswell Park 癌症研究所的 Gollnick 等研究人员进行了一项开创性的研究，他们证实了中性粒细胞在 PDT 中的调控作用和抗肿瘤免疫作用。其研究表明，PDT 治疗小鼠肿瘤时，可以诱导急性炎症反应，中性粒细胞会快速浸润至肿瘤床。PDT 方案如果产生大量中性粒细胞浸润，最终也会引起肿瘤特异性的原始和记忆 CD8[+] T 细胞反应。相应地，如果 PDT 疗法只能诱导很少或没有中性粒细胞浸润，那么抗肿瘤免疫将不会发生。同样，中性粒细胞归巢至外周组织有缺陷或者清除中性粒细胞的小鼠经过 PDT 治疗后，不能引起 CD8[+] T 细胞的抗肿瘤反应。他们的研究结果表明，T 细胞增殖和/或生存直接受中性粒细胞的影响，因此肿瘤浸润性中性粒细胞是 PDT 治疗后形成抗肿瘤免疫的关键因素（Gollnick 和 Brackett，2010；Kousis 等，2007），有关 PDT 引起免疫刺激和免疫抑制影响的更详细讨论可见后文。

35.3　PDT 引起的免疫刺激效应

临床前和临床研究表明，PDT 可以触发免疫反应（有些情况会增强适应性免疫，有些可以抑制免疫反应）。决定哪种免疫反应主导地位（增强或抑制）的确切因素和准确机制并不完全清楚。但关于这些机制和触发效应，我们的确比之前知道得更多。现在已经确定，PDT 对于免疫系统的影响很大程度上依赖于治疗方案、光敏剂的类型和治疗区域等因素（Kousis 等，2007；Hunt 和 Levy，1998）。几十年前 Canti 等人（1994）通过从 PDT 治疗的小鼠的肿瘤引流淋巴结中分离的细胞可以将肿瘤抗性转移给未治疗的小鼠，证实了 PDT 的免疫增强效应，随后，又有实验证明，经过 PDT 治疗的小鼠能产生免疫记忆效应（Korbelik 和 Dougherty，1999）。

显然，PDT 的功效取决于其抗肿瘤免疫的诱导。体内研究表明，在免疫缺陷小鼠体内，长期的肿瘤反应是减弱甚至消失的（Korbelik 和 Cecic，1999；Korbelik 等，1996），但是使用免疫正常小鼠的骨髓或者 T 细胞重建免疫反应后，PDT 的疗效明显提高。同样，在外阴上皮内瘤（vulval intraepithelial neoplasia，VIN）病人中，对 PDT［采用前体药物 5-氨基乙酰丙酸（ALA）］治疗没有反应的病人比对 PDT 治疗有反应的病人更易发展成缺乏组织相容性复合物 I 的肿瘤（Abdel-Hady 等，2001）。这个差异似乎是由于识别组织相容性复合体 I 对激活 CD8[+] T 细胞至关重要，因此，缺乏组织相容性复合体 I 的肿瘤对抗细胞介导的肿瘤免疫具有抗性反应（Maeurer 等，1996）。另一方面，VIN 对 PDT 治疗敏感的病人 CD8[+] T 细胞浸润肿瘤的数目增加了。最近的研究报告表明，临床抗肿瘤的 PDT 治疗也会增加抗肿瘤免疫。PDT 在治疗头部和颈部多发血管肉瘤时，增强了免疫细胞向远处未治疗肿瘤的浸润并产生了肿瘤消退效果（Thong 等，2007）。在基底细胞癌的治疗中发现，PDT 增加了免疫细胞对基底细胞肿瘤相关抗原的活性（Kabingu 等，2009）。

PDT 增强抗肿瘤免疫的机制是什么？有实验表明，PDT 可以激活抗肿瘤体液免疫和抗肿瘤细胞免疫。例如，在人类和小鼠体内缺乏 CD8[+] T 细胞活化或者 CD8[+] T 细胞肿瘤浸润时，PDT 的疗效会降低（Korbelik 和 Cecic，1999；Abdel-Hady 等，2001；Kabingu 等，2007）。另外，现在很清楚的是，PDT 引起的抗肿瘤免疫是炎症诱导的结果（Henderson 等，2004）。因此，可以认为 CD8[+] T 细胞在诱导细胞介导的抗肿瘤免疫中扮演着关键角色。PDT 诱发的炎症（包括局部和全身的急性炎症）可以促进树突状细胞（dendritic cells，DCs）的活化和成熟，成熟的 DCs 对肿瘤特异性 CD8[+] T 细胞和诱导抗肿瘤免疫起关键作用（Reis 和 Sousa，2004）。激活后，DCs 迁移到肿瘤浸润的淋巴结，在那里它们会刺激 T 细胞活化（Gollnick 等，2003；Sur 等，2008）。PDT 引起的抗肿瘤免疫被认为是由快死或已死亡的肿瘤细胞刺激 DCs 引起的（Gollnick，Vaughan 和 Henderson，2002）；有趣的是，由 PDT 引起的急性炎症反应，导致大量的中性粒细胞和其他炎症细胞在治疗部位聚集（Krosl，Korbelik 和 Dougherty，1995；Cecic，Scott 和 Korbelik，2006）。除了刺激局部炎症反应，PDT 还可有效地诱导急性期反应，从而利于 DCs 成熟和激活，并增强它们归巢淋巴结的能力，由此将肿瘤抗原呈递给淋巴细胞（Gollnick，Owczarczak 和 Maier，2006），后者能杀伤远端抗原阳性的肿瘤（Mroz 等，2010）（图 35.3）。

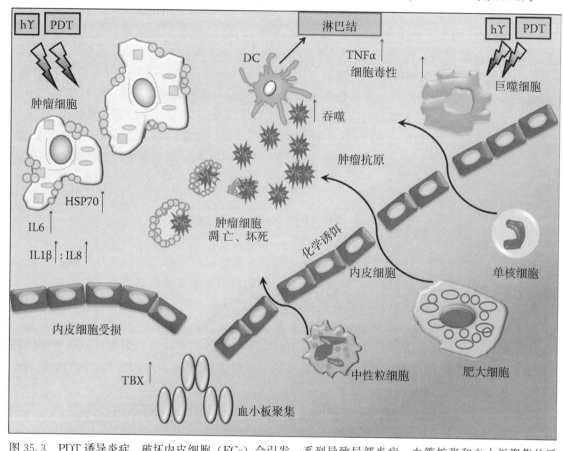

图 35.3　PDT 诱导炎症。破坏内皮细胞（ECs）会引发一系列导致局部炎症、血管扩张和血小板聚集的反应。这些反应大多是由血栓素（tbx）、细胞因子（如白介素 IL1β、IL-6、IL-8 和肿瘤坏死因子-α）的释放引起的，以及免疫系统细胞的炎症（坏死细胞和凋亡细胞向树突状细胞提供抗原转移到淋巴结）。

　　几种肿瘤模型已经证实了 PDT 的诱导效应，包括局部炎症反应（Castano，Mroz 和 Hamblin，2006；Cecic，Parkins 和 Korbelik，2001）和系统性免疫反应（Mroz 等，2010）。最近的体内研究发现，在表达肿瘤抗原 β-半乳糖抗原的结肠腺腺癌 BALB/c 及 CT26 野生型和 CT26.CL25 小鼠中，PDT 可以引起系统性的抗原特异性免疫反应。研究结果表明，PDT 治疗可能引起系统性抗原/表位特异性的抗肿瘤免疫反应，该反应能够引起远处（治疗区域以外）和已确认的抗原阳性肿瘤的消退。结果还表明，PDT 在表达 CT26WT 或 β-半乳糖抗原的 CT26.CL25 肿瘤中能诱导局部反应，可以使肿瘤体积缩小。然而治疗期间，CT26WT 肿瘤出现了局部复发，而 β-半乳糖抗原阳性 CT26.CL25 肿瘤不仅体积完全缩小，更重要的是所有的抗原阳性肿瘤均处于缓解期。通过以下步骤评估记忆免疫和记忆免疫的抗原特异性：往治愈小鼠对侧大腿接种一些表达 β-半乳糖抗原的 CT26.CL25 肿瘤细胞，为了证明记忆免疫的抗原特异性，给一些治愈小鼠（CT26.CL25 肿瘤细胞治愈）接种抗原阴性的 CT26WT 细胞；结果表明，95％的接种了 CT26.CL25 细胞小鼠对肿瘤有抗性，保持无瘤生存，而接种 CT26WT 肿瘤细胞的小鼠其肿瘤持续进展（Mroz 等，2010）。研究还通过测量肿瘤中分泌的细胞因子评估了局部免疫系统激活程度（Mroz 等，2010）。由于 PDT 治疗，CT26.CL25 抗原阳性肿瘤（非 CT26WT 抗原阴性肿瘤）TNFα 和 IFNγ 水平明显提高，表明 Th1 辅助的适应性免疫应答参与其中（Mroz 等，2010）。结果显示，PDT 诱发的细胞毒性 T 细胞能特异性地破坏抗原阳性癌细胞。同样的研究也表明，PDT 引起抗原特异性 CD8$^+$ T 细胞增多（Mroz 等，2010）。为了进一步评估 PDT 治疗是否可以刺激 β-半乳糖抗原特异性系统性免疫反应（也就是说，免疫强大到足以摧毁远处未治疗的肿瘤），小鼠模型携带了两个肿瘤位点。在这个模型中，采用光动力疗法照射一边肿瘤，另一边的肿瘤被遮挡，结果显示接种 β-半乳糖抗原阳性 CT26.CL25 肿瘤小鼠两边的肿瘤都减小，也就是说，远处未做治疗的肿瘤同样缩小了（Mroz 等，2010）。

为了确定对侧未做处理的肿瘤破坏是否具有抗原特异性，使用两组小鼠（每只小鼠都采用错配方式进行肿瘤抑制，抗原阴性的 CT26WT 肿瘤细胞在左腿和抗原阳性的 CT26.CL25 肿瘤细胞在右腿）做研究。一组小鼠只为 CT26WT 肿瘤进行 PDT 治疗，而另一组则只为 CT26.CL25 肿瘤进行 PDT 治疗。经过 PDT 处理的肿瘤显示了预期的 PDT 后效应，但短期内没有影响对侧肿瘤的大小和增长率（小鼠不可能等到长期结果）。为了证实 PDT 对免疫系统的效应（引起对侧肿瘤缓解），研究人员通过 LAMP-1（CD107a）标记物研究了肿瘤内浸润的活性细胞毒性 T 细胞（Mroz 等，2010；Betts 等，2003；Parkinson-Lawrence 等，2005）。经过 PDT 处理的 CT26.CL25 肿瘤出现了明显的 T 细胞浸润，但更重要的是，对侧抗原阳性的 CT26.CL25 肿瘤同样有大量 LAMP-1 阳性的 T 细胞浸润，此外，肿瘤的缩小率与 T 细胞浸润的数目呈正相关（Mroz 等，2010）。

证实 PDT 效应（引起免疫系统活化）的最终实验使用的是相同的实验方案（针对 β-半乳糖抗原阳性的 CT26.CL25 肿瘤），但是，在这一次肿瘤接种在免疫功能不全的 BALB/c Nu/Nu 型小鼠时，结果清晰地显示缺乏适应性免疫系统功能阻碍了 PDT 的抗肿瘤效应（Mroz 等，2010）。总的来说，这里提及的一系列的研究表明，有效的血管 PDT 疗法不仅作用于局部肿瘤，还可以被用于因各种原因无法手术的（通过诱导有效的、系统的抗原特异性抗肿瘤免疫）对侧的肿瘤。研究结果表明，激活的免疫反应可以使远处的不在光照范围内的肿瘤消退或者治愈，并且可以诱导长期的免疫记忆和抵抗肿瘤复发。这种肿瘤破坏效应由识别 β-半乳糖肿瘤抗原特异性的细胞毒性 T 细胞调节。总的来说，体内试验提示，PDT 可以作为某些表达肿瘤相关抗原的肿瘤（如黑色素瘤、肾细胞癌等）的有效治疗方式。

35.3.1 PDT 诱导肿瘤疫苗

利用 PDT 治疗的肿瘤细胞来制备抗肿瘤疫苗可以扩展 PDT 引起的抗肿瘤免疫效应（Gollnick，Vaughan 和 Henderson，2002）。迄今为止，这一假说已在各种研究中得到证实，基于预防和治疗目的，已有不同的研究使用了多种光敏剂和肿瘤模型（Korbelik 和 Cecic，2003；Gollnick，Vaughan 和 Henderson，2002；Korbelik 和 Sun，2006；Korbelik，Merchant 和 Huang，2009）。这些研究表明，使用 PDT 处理的肿瘤细胞孵化的未成熟树突状细胞，可以增强树突状细胞的成熟、活化以及刺激 T 细胞的能力（Gollnick，Vaughan 和 Henderson，2002；Jalili 等，2004）。在一个非常有趣的体内研究中，研究人员观察到，采用光敏剂为单-L-天门冬氨酸-e6（mono-L-aspartyl chlorine-e6）和锡黄嘌呤（tin etio-purpurin）的 PDT 能引起肿瘤中 HSP70 mRNA 水平升高（Gomer 等，1996），同样由于 PDT 的效应，与 HSP 结合的肿瘤抗原被释放并诱导细胞死亡，细胞的碎片可以很容易地被树突状细胞摄取（Mroz 和 Hamblin，2008）。该过程可概括如下：在肿瘤区域进行光动力疗法会导致细胞应激和细胞死亡（Henderson 和 Gollnick，2003；Oleinick 和 Evans，1998），由此，DAMPs/CAMPs 从垂死的细胞中分泌或者释放，这些反过来也可以激活树突状细胞（Gollnick，Owczarczak 和 Maier，2006；Korbelik，Sun 和 Cecic，2005；Korbelik，Scott 和 Sun，2007），PDT 诱导的 HSP70（Gomer 等，1996）是 DAMP 之一，可以与 TLR-2 和 TLR-4（又称作危险信号受体）相互作用（Vabulas，Wagner 和

Schil，2002）。研究表明，HSP70 表达水平与其激活 DC 成熟及引起炎症的能力相关（Korbelik，Sun 和 Cecic，2005；Scott 和 Korbelik，2007）。

近些年，癌症细胞死亡会引起免疫原性的概念得到了极大地发展，并出现了一种新的细胞凋亡类型，这种凋亡被定义为免疫原性细胞凋亡（Garg 等，2010b）。迄今为止，体内研究表明，抗原特异性的免疫原性癌细胞死亡具有诱导"抗癌疫苗效应"的能力。研究表明，DAMPS 的免疫学特性能够诱导分子水平的死亡通路，除了 HSP70，在应激条件下多种细胞内分子［如钙网蛋白（CRT）、热休克蛋白类 HSPs 和人高迁移率族蛋白 B1（HMGB1）］可引起这类特定类型的细胞死亡。这些发现使人们对识别新的 DAMPs、新的 DAMPs 的释放或分泌通路，及能研究诱导免疫原性细胞死亡的新光敏剂产生了动力。

因为 PDT 源性疫苗是通过细胞毒性 T 细胞反应诱导而来（并且是肿瘤特异性的），正是其机制的本质决定这种类型的疫苗不需要同时使用佐剂也能产生效果（Korbelik 和 Sun，2006；Gollnick，Vaughan 和 Henderson，2002）。Korbelik 和 Sun（2006）使用光敏剂苯并卟啉生物单酸环 A（benzo-porphyrin derivative，BPD）孵育鳞状上皮癌细胞（squamous cell carcinoma，SCC），并通过光照（辐射灭活）后，他们将这些细胞（制成了疫苗）通过皮下注射接种给老鼠（Korbelik 和 Sun，2006），发现其产生了显著的治疗效果（包括肿瘤生长迟缓、缩小，最后消失）。Gollnick，Vaughan 和 Henderson（2002）同样探讨了 PDT 制备疫苗对癌症治疗的有效性。在这项研究中，他们比较了分别由 PDT、紫外线照射和电离照射制备的疫苗的潜能，结果显示，PDT 制备的疫苗具有肿瘤特异性，能诱导细胞毒性 T 细胞反应，并且不需要同时服用佐剂，他们的结果印证了上述其他研究的结果。

35.3.2　PDT 引起中性粒细胞浸润

粒细胞细胞组（中性粒细胞、嗜碱粒细胞和嗜酸性粒细胞）的主要功能是分泌前列腺素、白细胞三烯和其他细胞因子以刺激炎症反应。有几项研究已经着眼于 PDT 对中性粒细胞活化和参与免疫原性反应的效应。Gollnick 等人（2003）证实，PDT 治疗后，中性粒细胞迁移到经过治疗的肿瘤区域。他们还描述了这种情况是如何发生的，也就是说，通过短暂局部的巨噬细胞炎症蛋白 2 趋化因子表达的升高（相当于小鼠的 IL-8），在这个过程中，黏附因子 E 选择素的表达同样有所升高（Gollnick 等，2003）。此外，他们的研究结果表明，IL-6 在局部和全身的表达升高并不是招募中性粒细胞所必需的，而是启动免疫反应所必需的。他们还证明，PDT 后，有中性粒细胞归巢缺陷和中心粒细胞缺乏的小鼠不能引起强烈的抗肿瘤 CD8$^+$ T 细胞反应（Kousis 等，2007）。根据 PDT 和中性粒细胞的协调研究结果显示，似乎缺乏中性粒细胞严重影响了 T 细胞的增殖和生存。这些研究结果支持中性粒细胞是启动抗肿瘤免疫力的关键。有趣的是，E 选择素水平升高同样可引起中性粒细胞黏附至微血管壁上（Sluiter 等，1996），而 EC 收缩时可通过 β_2-整合素受体使得中性粒细胞黏附至内皮下基质（de Vree 等，1996b）。

PDT 治疗后，中性粒细胞能浸润肿瘤位点并启动免疫反应，其具有重要意义，这可以推动针对其他黏附分子效应的研究。Volanti 等人研究了黏附分子 ICAM-1 和 VCAM-1 的表达水平与中性粒细胞迁徙至肿瘤（或者缺乏该能力）之间的关系。研究结果表明，经过 PDT 治疗后，EC 上的 ICAM-1 和 VCAM-1 表达水平受到抑制（Volanti 等，2004），此外，添加抗中性粒细胞血清，则可以完全抑制 PDT 的抗肿瘤作用（de Vree 等，1996a），从而证明了中性粒细胞浸润是启动抗肿瘤反应的必要条件。使用单克隆抗体中和 ICAM-1 可以减少萎缩/治愈肿瘤的数目，同时，抗 G-CSF 抗体可以减少中性粒细胞数量并降低 PDT 治疗的疗效。

35.4　PDT 引起的免疫抑制作用

我们已经讨论了 PDT 对诱导炎症和免疫反应的影响，并讨论了在免疫原性凋亡方面的作用。然而，有报告表明 PDT 也可能诱导免疫抑制（Hunt 和 Levy，1998；Lynch 等，1989）。

　　人们已经进行了多种研究，旨在确定 PDT 引起免疫抑制是局部的还是全身性的（通过过继转移和抗原特异性），何种免疫细胞参与其中，以及什么类型的细胞因子参与并引导了免疫抑制过程。Lynch 等人（1989）发现，PDT 可导致全身免疫抑制。他们确定了抑制性细胞是巨噬细胞，还发现抑制作用是通过脾细胞过继转移的（图 35.4）。关于光敏剂在免疫抑制反应中的角色问题，使用卟啉类光敏剂的一系列实验表明，免疫抑制是 PDT 最常见的副作用之一，同样的血卟啉衍生物光敏剂也存在免疫抑制作用，而 Photofrin Ⅱ 和 4-羧苯基则有延迟免疫抑制的作用（Musser 和 Fiel，1991）。研究表明，PDT 照射的部位也是一个引发免疫抑制效应的因素（Musser 等，1999）。已知细胞因子 IL-10 在免疫过程中发挥主导作用，考虑到这一点，它在 PDT 引起免疫抑制的作用被广泛研究（Simkin 等，2000；Gollnick 等，2001）。然而，研究数据显示 IL-10 并未参与 PDT 诱发的免疫抑制过程。

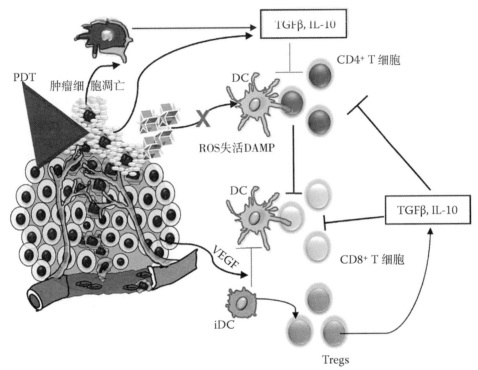

图 35.4　PDT 诱导局部和全身免疫抑制的潜在机制。PDT 产生的组织损伤导致一些引起免疫和调节反应的抗原释放。局部免疫原性反应可能导致树突状细胞移向局部淋巴结（LNs），最终抗原呈递给 naïveT 细胞。这种 PDT 介导的免疫激活可能会引起反作用，被证实为免疫抑制。树突状细胞在刺激性和耐受性中都可以将抗原呈递给 LNs。T 细胞如果被激活，其功能可能会被 Treg 细胞或免疫抑制细胞因子（PDT 导致的局部分泌）所抑制。Tregs 可能是 PDT 后观察到的引起全身免疫抑制的原因。PDT 的耐受诱导效应。PDT 后凋亡细胞的死亡可能导致 DAMPs 释放。然而，产生的活性氧可能使这些分子的免疫刺激电位失活。凋亡细胞也可能释放免疫抑制性细胞因子，如 IL-10 或 TGFβ，或刺激巨噬细胞。免疫抑制细胞因子可能激活 CD4⁺ T 细胞产生 Tregs，而缺乏 CD4⁺ T 细胞导致无活性 CD8⁺ T 细胞的产生。此外，PDT 过程中血管内皮生长因子水平的升高可能影响树突状细胞的成熟，从而产生高耐受性和免疫抑制介质。

　　光动力效应可诱发免疫抑制，同样研究者也在临床中对"光敏剂前体"进行了研究（Matthews 和 Damian，2010）。在这个研究中，对健康的和 PPD 阳性的志愿者给予 ALA 或者 MAL "光敏剂前体"（Matthews 和 Damian，2010）。PPD 结核菌素试剂用于光照部位和非光照部位产生超敏反应。结果显示，ALA-PDT 和 MLA-PDT 都可以明显地抑制红斑和反应的直径。有趣的是，单独使用红光可以显著抑制反应的直径，但不会减少红斑的程度。PDT 的免疫抑制反应不仅仅在接触性超敏反应中（T 细胞介导的免疫反应），还可以在其他的免疫调节反应中被观察到，例如，皮肤移植（Korbelik 和 Sun，2006；Qin 等，1993；Obochi，Ratkay 和 Levy，1997；Honey 等，2000）。

　　同时，人们也在小鼠自身免疫性疾病佐剂增强的关节炎模型中针对 PDT 引起的免疫抑制效应进行了研究，其模型是佐剂增强的 MRL/lpr 小鼠，模拟人类自身免疫性关节炎和系统性红斑狼疮（SLE）等自身免疫性疾病（Chowdhary 等，1994；Ratkay 等，1994）。在这些研究中可以观察到，与没有接受治疗的小鼠相比，PDT 治疗小鼠的关节炎开始较晚，其严重程度也较低。此外，PDT 可以防止软骨和骨组织的损伤，这是由于 PDT 选择性地杀伤循环和关节中佐剂激活的淋巴细胞（Chowdhary 等，1994；Ratkay 等，1994）。

尽管 PDT 引起的免疫抑制的机制还没有完全被阐明，似乎 PDT 引起局部炎性反应的同时也会诱导一个补偿性的抗炎反应，起到限制其他潜在的过度活跃的免疫反应的作用。PDT 介导炎症的双重效应可能倾向于产生免疫抑制。也有人认为 PDT 治疗可能会产生一个特异性局部免疫豁免（Mellor 和 Munn，2008）。这个"免疫豁免"与系统耐受不同，由于它是局部化的，但在某些情况下，它的确可能会随着时间的推移引起系统的免疫耐受。同时，PDT 治疗产生直接的局部免疫耐受，也就不会引起对肿瘤的系统性抗原特异性耐受。

研究 PDT 治疗后导致免疫抑制反应的因素时，PDT 治疗后引起的细胞死亡必须考虑在内，在前面的小节中，我们讨论了 PDT 后的细胞死亡可以引起免疫反应，然而，在一定条件下，死亡细胞也可能产生免疫耐受（Garg 等，2010a；Green 等，2009）。重要的是认识到细胞的死亡模式是产生系统性反应的关键决定性因素，无论是免疫耐受还是炎症反应。研究表明，消化坏死细胞残骸的 DC 细胞能有效激活 CD8$^+$ T 及 CD4$^+$ T 细胞，而凋亡细胞可能只会导致 CD8$^+$ T 细胞激活（Griffith 等，2007）。然而，有证据表明，没有 CD4$^+$ T 细胞的存在，CD8$^+$ T 细胞可能会失去活性和免疫耐受性（Griffith 等，2007）。

我们在前一节中指出了关于 PDT 的免疫刺激性作用，这种类型的免疫反应主要基于细胞死亡以及随后释放的 DAMPs（Garg 等，2010b）；然而研究表明，DAMP 分子也可以促进免疫耐受。被广泛研究的 DAMP 分子有一种是 DNA 结合高迁移率族蛋白 1（Scaffidi, Misteli 和 Bianchi，2002）通过与 Toll 样受体（Toll-like receptors，TLRs）结合，可以激活免疫反应（Bianchi 和 Manfredi，2007）。研究表明，由于 ROS 的产生，DAMP 分子可以进一步修饰（氧化修饰），这可能会妨碍免疫刺激，进而促进免疫耐受（Kazama 等，2008）。

另一个需要考虑的因素是 PDT 后线粒体的损伤，在细胞凋亡时，线粒体释放细胞色素 c 导致凋亡蛋白酶激活，紧接着这个级联反应的是线粒体复合物 NDuFS1 的裂解，NDuFS1 是电子转移链复合体 1 的一种成分（Ricci 等，2004）。复合体 1 的抑制反过来会诱导线粒体活性氧的产生，从而氧化 HMGB1 的一个关键半胱氨酸残基，并抵消 HMGB1 促进免疫反应的能力（Broady, Yu 和 Levings，2008）。考虑到产生 ROS 的环境有两种（一个来自 PDT 诱导的细胞死亡和另一个来自线粒体进程），这种累积效应完全有可能诱导免疫耐受。另外，有强有力的证据（Chung 等，2007；Fadok 等，1998；Voll 等，1997）表明，细胞发生凋亡时释放的免疫抑制因子如 TGFβ 和 IL-10，可能也有助于产生免疫耐受。

PDT 产生免疫抑制的另一个可能的机制是扰乱 DCs 的成熟。有证据表明，PDT 可以提高 VEGF 的水平，且与 PDT 疗效很差相关（Solban 等，2006）。VEGF 的促进血管生成作用是众所周知的，然而，许多研究发现其具有免疫抑制作用（Solban 等，2006；Ohm 和 Carbone，2001；Laxmanan 等，2005）。这些研究表明，VEGF 对于 DC 分化的抑制作用（Ohm 和 Carbone，2001）是破坏 DC 细胞分化过程的主要调节因子之一（Laxmanan 等，2005）。当这种情况发生时未成熟 DC（immature DCs，iDC）的积累可以诱导调节性 T 细胞分化，换句话说，iDC 的积累在分子水平上对免疫反应有双重效应，第一个是在抗原呈递上，第二个是在效应 T 细胞分化上（Johnson 等，2007）。阻断 VEGF 能增加"正常"DC 细胞的分化和功能（Ohm 和 Carbone，2001；Gabrilovich 等，1999；Ohm 等，2003）。总之，来源于肿瘤的可溶性因子，如 VEGF 可以调节 DCs 的异常分化和成熟，继而可能对 T 细胞介导的抗肿瘤免疫反应产生不利影响。

一般来说，调节 T 细胞可以看作是抑制免疫应答的 T 细胞类型。除了许多途径可以引起免疫抑制外，最近有人提出，调节细胞是通过抑制 DCs 的激活来控制 T 细胞活性的（Veldhoen 等，2006）。肿瘤诱导的调节 T 细胞增殖已被证明是肿瘤免疫治疗的一个主要障碍，因为其能抑制抗肿瘤免疫反应的启动（Zou，2006）。据我们所知，Hamblin 第一个意识到调节 T 细胞可能对 PDT 治疗产生的抗肿瘤免疫有抑制作用（Mroz 等，2011）。他们观察到调节 T 细胞数目可以被低剂量环磷酰胺（cyclophosphamide，CY）有效地降低，低剂量环磷酰胺（CY）联合 BPD 光动力治疗对网状细胞肉瘤有显著的疗效，且可抑制肿瘤复发（Castano 和 Hamblin，2005）。低剂量环磷酰胺（CY）消耗调节细胞的治疗方式，以及低剂量环磷酰胺（CY）联合 BPD 光动力的治疗都可以抑制肿瘤的复发，且两者单独都不能产生此效应。此外，利用 CY 消耗调节 T 细胞数目的方式，能用于阐明 PDT 介导的对自身抗原 gp70 的免疫反应，试验模型为结肠腺癌 CT26WT 小鼠模型。结果表明这一治疗方式能产生持久的免疫记忆效应。

尽管我们付出了很多努力，但到目前为止，关于 PDT 诱导的免疫抑制的机制和效应仍有很多不清楚的地方；在充分了解这些之后，我们也许能够设计出更好的治疗组合，并增强 PDT 诱导的免疫反应。更多关于 PDT 免疫抑制效果的细节，请参阅 Mary Norval 和 Prue H. Hart 合著的第 11 章。

35.5　PDT 新策略

目前的研究在于改善 PDT 的治疗效果的同时最小化其副作用。现在的研究重点是，开发能提供更好的定位及更易控制级联反应的系统，以及发展可以在更低和更窄能量范围激活，同时可以有更高穿透深度的新型光敏剂。在这里我们将讨论两个方向：基于双光子吸收（two-photon absorption，TPA）概念发展新型的光敏剂，以及如何利用 TLR 受体激动效应。

35.5.1　新型光敏剂的开发

诱导单线态氧（从三重态氧）是 PDT 技术的核心，此过程需要足够高的能量才能实现。长波长近红外线（near-IR，NIR）光（$\lambda_{ex} > 750$ nm）的光子能量太低，不能诱导三重态氧激发为单线态氧。幸运的是，随着被称为双光子生色团的新型光敏剂的产生，这个问题可以得到解决。这种光敏剂与传统的单光子吸收光敏剂不同，它具有非线性光学特性。从某种程度上说，TPA 可以结合两个光子的能量，从而在发射阶段能够将三重态氧转换成单线态氧。为什么 TPA 在 PDT 中如此重要？因为处于近红色波长（780~950 nm）的"光动力治疗窗"有更好的组织穿透。因此，由吸入的双光子横截面的 TPA 分子合成的光敏剂在近红外范围内能够产生单线态氧。在新型光敏剂中使用 TPA 可以极大地扩展 PDT 的应用范围。应用四吡咯为基础的 TPA 光敏剂可以治疗非小细胞肺癌、乳腺癌和胰腺癌等，Starkey 等人（2008）证实了使用新型光敏剂在近红外窗的优越性。关于经典光敏剂的更多信息，请参阅 Penny Joshi 等人撰写的第 22 章和 Marlene Pemot 等人撰写的第 30 章，关于基因编码的光敏剂的详细讨论参阅第 24 章。

35.5.2　抗肿瘤免疫治疗中 TLR 激动药

正如前文所述，可以在 PDT 治疗前、治疗中或治疗后，向肿瘤或周边组织注射固有免疫的微生物刺激物的生物分子或药物片段，这些分子可作为佐剂激活 TLR 和 DCs。

抗癌免疫治疗领域近年来显著扩大。TLR 受体激动药被认为是非常有前景的药物。美国国家癌症研究所将其列入治疗癌症最具潜力的免疫治疗名单以来，TLR 受体激动药的相关研究就出现了激增。众所周知，TLR 家族的每个成员会诱发不同的炎症因子的释放，因此，为了诱导最有效的抗肿瘤免疫效应，至关重要的一点是靶向哪种受体的激动药。一些专家认为，TLR 受体兴奋剂作为治疗性的癌症疫苗佐剂，能更好地激活免疫系统的 DCs，而 DCs 能识别特定的肿瘤抗原。TLR 系统主要用于防御外来入侵而不是对抗癌症，癌症则利用了这种通常用于防止自身免疫反应的保守机制。这使得应用 TLR 激动药时需要解决肿瘤的免疫抑制效应。

众所周知，肿瘤能分泌免疫抑制因子，并激活免疫调节系统。TLR 受体激动药似乎能诱导一个负反馈循环。这两个因素能够协同抑制不受控的急性炎症反应。局部使用咪喹莫特治疗的临床前研究表明，咪喹莫特可以诱导高水平的抗炎细胞因子 IL-10，而阻断 IL-10 增强咪喹莫特的抗肿瘤效应（Lu 等，2010）。该团队还计划在Ⅰ期临床试验中，将同样的组合策略用于治疗乳腺癌胸壁转移的病人。同样，由于临床前研究发现 TLR 兴奋剂和 P13K 抑制剂组合可以抑制 TLR 兴奋剂鞭毛蛋白诱导的 IL-10 和 TGFβ 的活性（Marshall 等，2012），TriMod 疗法正计划用于临床试验。而其他研究团队正在测试 TLR 受体兴奋剂与细胞毒性 T 淋巴细胞抗原 4（cytotoxic T lymphocyte antigen，CTLA）靶向药物的效应（Guha，2012）。

35.6　小　结

由于 PDT 的炎症和免疫效应诱导能力，PDT 可以与其他治疗方法联合起来对抗肿瘤，并实现长期的控制肿瘤。然而，在这一过程中人们必须注意可能阻碍免疫调节机制的危险进而引发过度免疫反应的潜在危险。本质上，这个问题的解决是为了让 PDT 治疗更有靶向性，使得过度炎症反应只出现在肿瘤部位，而不是整个身体。

术语表

ALA：5-Aminolevulinic acid（prodrug that needs to be converted to protoporphyrin in order to be active as a PS）

BPD：Benzoporphyrin derivative monoacid ring A

CDAMPs：Cell death-associated molecular patterns

CRT：Calreticulin

CY：Cyclophosphamide

DAMPs：Damage-associated molecular patterns

DCs：Dendritic cells

HMGB1：High-mobility group box-1 protein

HSPs：Heat-shock proteins

iDCs：Immature dendritic cells

IFNγ：Interferon gamma

MAL：Methylaminolevulinate

MHC Ⅰ：Major histocompatibility complex class Ⅰ

NDuFS1：NADH dehydrogenase Fe-S protein 1

NIR：Near infrared（780～950 nm）

PDT：Photodynamic therapy

PSs：Photosensitizer（s）

ROS：Reactive oxygen species

SCC：Squamous cell carcinoma

SLE：Systemic lupus erythematosus disease

TLR：Toll-like receptor

TNFα：Tumor necrosis factor alpha

TPA：Two-photon absorption

Treg：Regulatory T cells

VIN：Vulval intraepithelial neoplasia

参考文献

[1] Abdel-Hady, E. S., P. Martin-Hirsch, M. Duggan-Keen et al. 2001. Immunological and viral factors associated with the response of vulval intraepithelial neoplasia to photodynamic therapy. Cancer Res 61: 192 - 196.

[2] Betts, M. R., J. M. Brenchley, D. A. Price et al. 2003. Sensitive and viable identification of antigen-specific CD8$^+$ T cells by a flow cytometric assay for degranulation. J Immunol Methods 281: 65 - 78.

[3] Bianchi, M. E., and A. Manfredi. 2007. High-mobility group box 1 (HMGB1) protein at the crossroads between innate and adaptive immunity. Immunol Rev 220: 35 - 46.

[4] Broady, R., J. Yu, and M. K. Levings. 2008. Protolerogenic effects of photodynamic therapy with TH9402 on dendritic cells. J. Clin Apheresis 23: 82 - 91.

[5] Canti, G. L., D. Lattuada, A. Nicolin et al. 1994. Immuno-pharmacology studies on photosensitizers used in photodynamic therapy. Proc SPIE 2078: 268 - 275.

[6] Castano, A. P., and M. R. Hamblin. 2005. Anti-tumor immunity generated by photodynamic therapy in a metastatic murine tumor model. Proc SPIE 5695: 7 - 16.

[7] Castano, A. P., P. Mroz, and M. R. Hamblin. 2006. Photodynamic. therapy and antitumor immunity. Nat Rev Cancer 6: 535 - 545.

[8] Cecic, I., and M. Korbelik. 2002. Mediators of peripheral blood neutrophilia induced by photodynamic therapy of solid tumors. Cancer Lett 183: 43 - 45.

[9] Cecic, I., C. S. Parkins, and M. Korbelik. 2001. Induction of systemic neutrophil response in mice by photodynamic therapy in solid tumors. Photochem Photobiol 74: 712 - 720.

[10] Cecic, I., B. Scott, and M. Korbelik. 2006. Acute phase response-associated systemic neutrophil mobilization in mice bearing tumors treated by photodynamic therapy. Int Immunopharmacol 6 (8): 1259 - 1266.

[11] Chowdhary, R. K., L. G. Ratkay, H. C. Neyndorff et al. 1994. The use of transcutaneous photodynamic therapy in the prevention of adjuvant-enhanced arthritis in MRL/lpr mice. Clin Immunol Immunopathol 72 (2): 255 - 263.

[12] Chung, E. Y., J. Liu, Y. Homma et al. 2007. Interleukin-10 expression in macrophages during phagocytosis of apoptotic cells is mediated by homeodomain proteins pbx1 and prep-1. Immunity 27: 952 - 964.

[13] de Vree, W. J., M. C. Essers, H. S. de Bruijn et al. 1996a. Evidence. for. an important role of neutrophils in the efficacy of photodynamic therapy in vivo. Cancer Res 56 (13): 2908 - 2911.

[14] de Vree, W. J., M. C. Essers, J. F. Koster, and W. Sluiter. 1997. Role of interleukin 1 and granulocyte colony-stimulating factor in photofrin-based photodynamic therapy of rat rhabdomyosarcoma tumors. Cancer Res 57: 2555 - 2558.

[15] de Vree, W. J., A. N. Fontijne-Dorsman, J. F. Koster, and W. Sluiter. 1996b. Photodynamic treatment of human endothelial cells promotes the adherence of neutrophils in vitro. Br J Cancer 73 (11): 1335 - 1340.

[16] Dolmans, D. E., A. Kadambi, J. S. Hill et al. 2002. Vascular accumulation of a novel photosensitizer, MV6401, causes selective thrombosis in tumor vessels after photodynamic therapy. Cancer Res 62: 2151 - 2156.

[17] Dolmans, T. J., D. Fukumura, and R. K. Jain. 2003. Photodynamic therapy in cancer. Nat Rev Cancer 3: 380 - 387.

[18] Dougherty, T. J., C. J. Gomer, B. W. Henderson et al. 1998. Photodynamic therapy. J Natl Cancer Inst 90: 889 - 905.

[19] Fadok, V. A., D. L. Bratton, A. Konowal et al. 1998. Macrophages that have ingested apoptotic cells in vitro inhibit proinflammatory cytokine production through autocrine/paracrine mechanisms involving TGF-beta, PGE2, and PAF. J Clin Invest 101 (4): 890 - 898.

[20] Gabrilovich, D. G., S. Ishida, J. E. Nadaf et al. 1999. Antibodies to vascular endothelial growth factor enhance the efficacy of cancer immunotherapy by improving endogenous dendritic cell function. Clin Cancer Res 5: 2963 - 2970.

[21] Garg, A. D., D. Nowis, J. Golab, and P. Agostinis. 2010a. Photodynamic therapy: Illuminating the road from cell death towards antitumour immunity. Apoptosis 15: 1050 - 1071.

[22] Garg, A. D., D. Nowis, J. Golab et al. 2010b. Immunogenic cell death, DAMPs and anticancer therapeutics: An e-merging amalgamation. Biochim Biophys Acta 1805 (1): 53 - 71.

[23] Gollnick, S. O. and C. M. Brackett. 2010. Enhancement of antitumor immunity by photodynamic therapy. Immunol Res 46: 216 - 226.

[24] Gollnick, S. O., S. S. Evans, H. Baumann et al. 2003. Role of cytokines in photodynamic therapy-induced local and systemic inflammation. Br J Cancer 88 (11): 1772 - 1779.

[25] Gollnick, S. O., E. Kabingu, P. C. Kousis, and B. W. Henderson. 2004. Stimulation of the host immune response by photodynamic therapy (PDT). Proc SPIE 5319: 60 - 70.

[26] Gollnick, S. O., D. A. Musser, A. R. Oseroff et al. 2001. IL-10 does not play a role in cutaneous Photofrin photo-dynamic therapy-induced suppression of the contact hypersensitivity response. Photochem Photobiol 74: 811 - 816.

[27] Gollnick, S. O., B. Owczarczak, and P. Maier. 2006. Photodynamic therapy and anti-tumor immunity. Lasers Surg Med 38: 509 - 515.

[28] Gollnick, S. O., L. Vaughan, and B. W. Henderson. 2002. Generation of effective antitumor vaccines using photo-dynamic therapy. Cancer Res 62 (6): 1604 - 1608.

[29] Gomer, C. J., S. W. Ryter, A. Ferrario et al. 1996. Photodynamic therapy-mediated oxidative stress can induce ex-pression of heat shock proteins. Cancer Res 56: 2355 - 2360.

[30] Green, D. R., T. Ferguson, L. Zitvogel, and G. Kroemer. 2009. Immunogenic and tolerogenic cell death. Nat Rev Immunol 9 (5): 353 - 363.

[31] Griffith, T. S., H. Kazama, R. L. VanOosten et al. 2007. Apoptotic cells induce tolerance by generating helpless CD8[+] T cells that produce TRAIL. J Immunol 178: 2679 - 2687.

[32] Gruner, S., H. Meffert, H. D. Volk, R. Grunow, and S. Jahn. 1985. The influence of haematoporphyrin deriva-tive and visible light on murine skin graft survival, epidermal Langerhans cells and stimulation of the allogeneic mixed leukocyte reaction. Scand J Immunol 21: 267 - 273.

[33] Guha, M. 2012. Anticancer TLR agonists on the ropes. Nat Rev Drug Discov 11: 503 - 505.

[34] Henderson, B. W., and S. O. Gollnick. 2003. Mechanistic prin-ciples of photodynamic therapy. In Biomedical Pho-tonics Handbook. CRC Press, Boca Raton, FL, 36.1 - 36.27.

[35] Henderson, B. W., S. O. Gollnick, J. W. Snyder et al. 2004. Choice of oxygen-conserving treatment regimen de-termines the inflammatory response and outcome of photodynamic therapy in tumors. Cancer Res 64: 2120 - 2126.

[36] Honey, C. R., M. O. Obochi, H. Shen et al. 2000. Reduced xenograft rejection in rat striatum after pretransplant photodynamic therapy of murine neural xenografts. J Neurosurg 92 (1): 127 - 131.

[37] Hunt, D. W., and J. G. Levy. 1998. Immunomodulatory aspects of photodynamic therapy. Expert Opin Investig Drugs 7: 57 - 64.

[38] Jalili, A., M. Makowski, T. Switaj et al. 2004. Effective photoimmunotherapy of murine colon carcinoma induced by the combination of photodynamic therapy and dendritic cells. Clin Cancer Res 10: 4498 - 4508.

[39] Johnson, B. F., T. M. Clay, A. C. Hobeika, H. K. Lyerly, and M. A. Morse. 2007. Vascular endothelial growth factor and immunosuppression in cancer: Current knowledge and potential for new therapy. Expert Opin Biol Ther 7: 449 - 460.

[40] Kabingu, E., A. R. Oseroff, G. E. Wilding, and S. O. Gollnick. 2009. Enhanced systemic immune reactivity to a basal cell carcinoma associated antigen following photodynamic therapy. Clin Cancer Res 15: 4460 - 4466.

[41] Kabingu, E., L. Vaughan, B. Owczarczak, K. D. Ramsey, and S. O. Gollnick. 2007. CD8[+] T cell-mediated con-trol of distant tumors following local photodynamic therapy is indepen-dent of CD4[+] T cells and dependent on natural killer cells. Br J Cancer 96: 1839 - 1848.

[42] Kazama, H., J. E. Ricci, J. M. Herndon et al. 2008. Induction of immunological tolerance by apoptotic cells re-quires caspase-dependent oxidation of high-mobility group box-1 protein. Immunity 29 (1): 21 - 32.

[43] Korbelik, M. 2006. PDT-associated host response and its role in the therapy outcome. Lasers Surg Med 38: 500 - 508.

[44] Korbelik, M., and I. Cecic. 1999. Contribution of myeloid and lymphoid host cells to the curative outcome of mouse

sarcoma treatment by photodynamic therapy. Cancer Lett 137: 91 - 98.

[45] Korbelik, M. and I. Cecic. 2003. Mechanism of tumor destruction by photodynamic therapy. In Handbook of Photochemistry and Photobiology, H. S. Nalwa (ed), ISBN: 1 - 58883 - 004 - 7. American Scientific Publishers, Valencia, CA.

[46] Korbelik, M. and G. J. Dougherty. 1999. Photodynamic therapy-mediated immune response against subcutaneous mouse tumors. Cancer Res 59: 1941 - 1946.

[47] Korbelik, M., G. Krosl, J. Krosl, and G. J. Dougherty. 1996. The role of host lymphoid populations in the response of mouse EMT6 tumor to photodynamic therapy. Cancer Res 56: 5647 - 5652.

[48] Korbelik, M., S. Merchant, and N. Huang. 2009. Exploitation of immune response-eliciting properties of hypocrellin photosensitizer SL052-based photodynamic therapy for eradication of malignant tumors. Photochem Photobiol 85: 1418 - 1424.

[49] Korbelik, M., B. Scott, and J. Sun. 2007. Photodynamic therapy-generated vaccines: Relevance of tumour cell death expression. Br J Cancer 97: 1381 - 1387.

[50] Korbelik, M., and J. Sun. 2006. Photodynamic therapy-generated vaccine for cancer therapy. Cancer Immunol Immunother 55: 900 - 905.

[51] Korbelik, M., J. Sun, and I. Cecic. 2005. Photodynamic therapy-induced cell surface expression and release of heat shock proteins: Relevance for tumor response. Cancer Res 65: 1018 - 1026.

[52] Kousis, P. C., B. W. Henderson, P. G. Maier, and S. O. Gollnick. 2007. Photodynamic therapy enhancement of antitumor immunity is regulated be neutrophils. Cancer Res 67: 10501 - 10510.

[53] Krammer, B. 2001. Vascular effects of photodynamic therapy. Anticancer Res 21: 4271 - 4277.

[54] Krosl, G., M. Korbelik, and G. J. Dougherty. 1995. Introduction of immune cell infiltration into murine SCCVII tumor by photofrin-based photodynamic therapy. Br J Cancer 71: 549 - 555.

[55] Laxmanan, S., S. W. Robertson, E. Wang et al. 2005. Vascular endothelial growth factor impairs the functional ability of dendritic cells through Id pathways. Biochem Biophys Res Commun 334: 193 - 198.

[56] Lu, H., W. Wagner, E. Gad et al. 2010. Treatment failure of a TLR-7 agonist occurs due to self-regulation of acute inflammation and can be overcome by IL-10 blockade. J Immunol 184: 5360 - 5367.

[57] Lynch, D. H., S. Haddad et al. 1989. Systemic immunosuppression induced by photodynamic therapy (PDT) is adoptively transferred by macrophages. Photochem Photobiol 49: 453 - 458.

[58] Maeurer, M. J., S. M. Gollin, W. J. Storkus et al (1996. Tumor escape from immune recognition: Loss of HLA-A2 melanoma cell surface expression is associated with a complex rearrangement of the short arm of chromosome 6. Clin. Cancer Res 2: 641 - 652.

[59] Marshall, N. A., K. C. Galvin, A. B. Corcoran et al. 2012. Immunotherapy with PI3K inhibitor and Toll-like receptor agonist induces IFN-γ＋IL-17＋ polyfunctional T cells that mediate rejection of murine tumors. Cancer Res 72: 581 - 590.

[60] Matthews, Y. J., and D. L. Damian. 2010. Topical photodynamic therapy is immunosuppressive in humans. Br J Dermatol 162: 637 - 641.

[61] Mellor, A. L., and D. H. Munn. 2008. Creating immune privilege: Active local suppression that benefits friends, but protects foes. Nat Rev Immunol 8: 74 - 80.

[62] Moan, J., K. Berg, E. Kvam et al. 1989. Intracellular localization of photosensitizers. Ciba Found Symp 146: 95 107.

[63] Mroz, P., and M. R. Hamblin. 2008. PDT and cellular immunity. In Advances in Photodynamic Therapy: Basic, Translational, and Clinical, M. R. Hamblin (ed), ISBN-13: 978 - 1 - 59693 - 277 - 7. Artech House Publishers, Norwood, MA.

[64] Mroz, P., J. T. Hashmi, Y. Y. Huang, N. Lange, and M. R. Hamblin. 2011. Stimulation of antitumor immunity by photodynamic therapy. Expert Rev Clin Immunol 7 (1): 75 - 91.

[65] Mroz, P., A. Szokalska, M. X. Wu, and M. R. Hamblin. 2010. Photodynamic therapy of tumors can lead to development of systemic antigen-specific immune response. PLoS One 5: e15194.

［66］ Musser, D. A., S. H. Camacho, P. A. Manderscheid, and A. R. Oseroff. 1999. The anatomic site of photodynamic therapy is a determinant for immunosuppression in a murine model. Photochem Photobiol 69: 222 – 225.

［67］ Musser, D. A., and R. J. Fiel. 1991. Cutaneous photosensitizing and immunosuppressive effects of a series of tumoral localizing porphyrins. Photochem Photobiol 53: 119 – 123.

［68］ Obochi, M. O., L. G. Ratkay, and J. G. Levy. 1997. Prolonged skin allograft survival after photodynamic therapy associated with modification of donor skin antigenicity. Transplantation 63: 810 – 817.

［69］ Ohm, D. I., G. D. Gabrilovich, E. Sempowski et al. 2003. VEGF inhibits T-cell development and may contribute to tumorinduced immune suppression. Blood 101: 4878 – 4886.

［70］ Ohm, J. E., and P. D. Carbone. 2001. VEGF as a mediator of tumor-associated immunodeficiency. Immunol Res 23: 263 – 271.

［71］ Oleinick, N. L., and H. H. Evans. 1998. The photobiology of photodynamic therapy: Cellular targets and mechanisms. Radiat Res 150 (suppl. 5): 5146 – 5156.

［72］ Oleinick, N. L., R. L. Morris, and I. Belichenko. 2002. The role of apoptosis in response to photodynamic therapy: What, where, why, and how. Photochem Photobiol Sci 1: 1 – 21.

［73］ Parkinson-Lawrence, E. J., C. J. Dean, M. Chang et al. 2005. Immunochemical analysis of CD107a (LAMP-1). Cell Immunol 236: 161 – 166.

［74］ Qin, B., S. H. Selman, K. M. Payne, R. W. Keck, and D. W. Metzger. 1993. Enhanced skin allograft survival after photodynamic therapy: Association with lymphocyte inactivation and macrophage stimulation. Transplantation 56: 1481 – 1486.

［75］ Ratkay, L. G., R. K. Chowdhary, H. C. Neyndorff et al. 1994. Photodynamic therapy: A comparison with other immunomodulatory treatments of adjuvant-enhanced arthritis in MRL/lpr mice. Clin Exp Immunol 95: 373 – 377.

［76］ Reis, E., and C. Sousa. 2004. Activation of dendritic cells: Translating innate into adaptive immunity. Curr Opin Immunol 16: 21 – 25.

［77］ Ricci, J. E., C. Munoz-Pinedo, P. Fitzgerald et al. 2004. Disruption of mitochondrial function during apoptosis is mediated by caspase cleavage of the p75 subunit of complex I of the electron transport chain. Cell 117: 773 – 786.

［78］ Scaffidi, P., T. Misteli, and M. E. Bianchi. 2002. Release of chromatin protein HMGB1 by necrotic cells triggers inflammation. Nature 418: 191 – 195.

［79］ Scott, B., and M. Korbelik. 2007. Activation of complement C3, C5, and C9 genes in tumors treated by photodynamic therapy. Cancer Immunol Immunother 56: 649 – 658.

［80］ Simkin, G. O., J. S. Tao, J. G. Levy, and D. W. Hunt. 2000. IL-10 contributes to the inhibition of contact hypersensitivity in mice treated with photodynamic therapy. J Immunol 164: 2457 – 2462.

［81］ Sluiter, W., W. J. de Vree, A. Pietrsma, and J. F. Koster. 1996. Prevention of the late lumen loss after coronary angioplasty by photodynamic therapy: Role of activated neutrophils. Mol Cell Biochem 157 (1 – 2): 233 – 238.

［82］ Solban, N., P. K. Selbo, A. K. Sinha, S. K. Chang, and T. Hasan. 2006. Mechanistic investigation and implications of photodynamic therapy induction of vascular endothelial growth factor in prostate cancer. Cancer Res 66 (11): 5633 – 5640.

［83］ Starkey, J., et al. 2008. New two-photon activated photodynamic therapy sensitizers induce xenograft tumor regression after near-IR laser treatment through the body of the host mouse. Clin Cancer Res 14 (20): 6564 – 6573.

［84］ Sun, J., I. Cecic, C. S. Parkins, and M. Korbelik. 2002. Neutrophils as inflammatory and immune effectors in photodynamic therapy-treated mouse SCCVII tumors. Photochem Photobiol Sci 1: 690 – 695.

［85］ Sur, B. W., P. Nguyen, C. H. Sun, B. J. Tromberg, and E. L. Nelson. 2008. Immunotherapy using PDT combined with rapid intratumoral dendritic cell injection. Photochem Photobiol 84: 1257 – 1264.

［86］ Thong, P. S., K. W. Ong, N. S. Goh et al. 2007. Photodynamic-therapy-activated immune response against distant untreated tumors in recurrent angiosarcoma. Lancet Oncol 8: 950 – 952.

［87］ Vabulas, R. M., H. Wagner, and H. Schil. 2002. Heart shock proteins as ligands of toll-like receptors. Curr Top Microbiol Immunol 270: 167 – 184.

［88］ Veldhoen, M., H. Moncrieffe, R. J. Hocking, C. J. Atkins, and B. Stockinger. 2006. Modulation of dendritic cell function by na. ve and regulatory CD4$^+$ T cells. J Immunol 176 (10): 6202 – 6210.

[89] Volanti, C., G. Gloire, A. Vanderplasschen, N. Jacobs, Y. Habraken, and J. Piette. 2004. Downregulation of ICAM-1 and VCAM-1 expression in endothelial cells treated by photodynamic therapy. Oncogene 23 (53): 8649 – 8658.

[90] Voll, R. E., M. Herrmann, E. Roth et al. 1997. Immunosuppressive effects of apoptotic cells. Nature 390: 350 – 351.

[91] Zou, W. 2006. Regulatory T cell, tumor immunity and immunotherapy. Nat Rev Immunol 6 (4): 295 – 307.

36 荧光膀胱镜检查膀胱癌：从实验室到临床 ——Hexvix 的故事

36.1 引 言

36.1.1 艺术和医学的需要

膀胱肿瘤是男性第四大最常见的恶性肿瘤，是女性第八大最常见的恶性肿瘤，并且其罹患风险超过 3%（NIH，1990；Ries 等，1997）。在欧洲和美国，每年都有将近 20 万的新发病例。移动细胞癌占所有膀胱癌的 90%～95%，并且其中 70% 最初都是非肌层浸润性膀胱癌（Nonmuscle-invasive bladder cancer，NMIBC），其余是肌层浸润性膀胱癌（Oosterlinck 等，2002）。

不同原因引起的尿路上皮细胞突变和表观遗传修饰导致膀胱癌变，外源因素在一定程度上会促进这一过程，如环境暴露或香烟中的芳香胺。尿路上皮细胞癌的特点在于其具有恶变双重通路（乳突状/非侵袭性和扁平状/侵袭性），并且在每个临床分期和治疗中都可能复发，甚至可能发展成一种致命的疾病（Brandt，2009）。所以在疾病演变的整个过程中，在膀胱壁上获得足够精确的诊断信息就尤为重要了。

非肌层浸润性膀胱癌的进程极为多样。复发和恶变的概率主要跟肿瘤大小和多样性、肿瘤分期（Ta 和 T1）、组织学分级和是否存在原位癌（CIS）有关（Oosterlink 等，2002；Sylvester 等，2006）。根据预后可以把肿瘤划分为低危、中危和高危 3 种，这样有利于做出适当的处理。疾病第一年的复发率为 15%～61%，5 年内为 31%～78%，肿瘤进展概率在第一年为 <1%～17%，5 年内概率达到 1%～45%。NMIBC 的高复发率使得疾病的管理十分困难且昂贵（Botteman 等，2003）。因此，基于内镜技术对 NMIBC 实行最佳的外科治疗尤为重要。

目前，NMIBC 在初次诊断后的标准治疗是经尿道电切治疗（TUR）和基于白光膀胱尿道镜的后续监测（White-light cystourethroscopy，WL-CUS），采取哪种方式有时跟尿路上皮细胞学检查有关。随访在大多数情况下，硬镜或软镜 WL-CUS 能够发现外生性乳头状肿瘤，但一些小的病灶可能会被忽略掉。同时扁平状的细胞变异如高度不典型增生和原位癌通常不会被检测出。细胞学检查的准确性跟很多因素有关，如细胞样品的收集、转运和技术的限制。病理学的结果同样十分重要，但它通常与病理医生的经验有关。尿路上皮细胞学检查对高级别肿瘤和/或较大原位癌的敏感性和特异性超过 80%，但对于处于低危和中危的病灶来说，缺乏复杂标记技术使得它的敏感性和特异性都较低（Bubendorf，2001；Fradet 和 Loskart，1997；Rathert，1993）。原位癌作为遗传不稳定性和区域性致癌作用的标志，在整个"正常"周围膀胱上皮细胞中是具有高度恶变潜能的，因此在肿瘤局部和全身进展中具有重要的作用（Palmeira 等，2011）。超过半数高级别肿瘤的病人其正常外观黏膜上皮上会出现原位癌（Hara 等，2009），因此通过内镜及时发现原位癌存在的证据就显得尤为重要了。

在非肌层浸润型膀胱癌的治疗中，膀胱的保留很大程度上依赖于膀胱壁检查和肿瘤切除术的质量。目前的指南建议高级别肿瘤在初次治疗后的 4～6 周内实行第二次经尿道电切术，若第一次经尿道电切不彻底，即使是中危肿瘤也必须进行第二次经尿道电切术。这强调了优化首次内镜手术的必要性，即尽可能彻底清除肿瘤。

总的来说，在膀胱肿瘤的治疗过程中，需要应用新技术来探测和/或定位非肌层浸润型膀胱癌以及监测经尿道膀胱肿瘤电切术（transurethral resection of bladder tumor，TURBT）来确保膀胱内肿瘤能完全切除。目前，由于没有十分有效的预后指标能够常规用于临床，内镜检查仍然是最好的方法。本疾病的评估仍然主要依靠临床上的指标参数，如肿瘤的大小、外形、多灶性以及尿路上皮扁平状变异的存在与否，TURBT 后的残余肿瘤组织和复发的概率（Brausi 等，2002；Parmar 等，1989）。因此，基于荧光膀胱镜检查法的新技术的发展正符合了目前的医学需要。

36.1.2 荧光膀胱镜检查法的基本原理及其仪器

荧光膀胱镜检查（Fluorescence cystoscopy，FC）的基本原理为，使用荧光素在病变组织和其周围正常组织间形成光学对比从而产生影像，通常是用光敏感的卟啉类化合物（photoactive porphyrins，PAPs）作为荧光素，如原卟啉Ⅸ（protoporphyrin Ⅸ，PpⅨ）（Wagnieres，Star 和 Wilson，1998）（见图 36.1 和图 36.2）。选择 50 mL 含有卟啉前体［如 5 氨基酮戊酸（5-aminolevulinic acid，5-ALA）或它

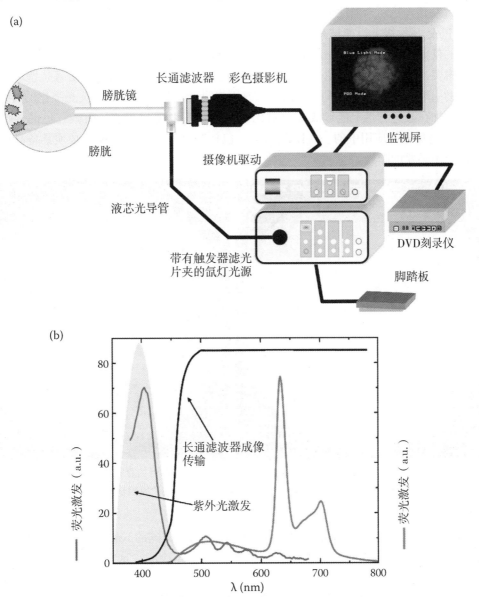

图 36.1 （a）图中的实验装置用于使膀胱壁荧光成像。长通（long-pass，LP）滤波器设置在照相机的前面，能够滤过大部分由光源发出的蓝紫色荧光激发光。（b）光谱设计用于膀胱壁荧光成像的实验装置。

的一个衍生物如其己酯基衍生物（hexaminolevulinate，HAL）］的溶液灌注膀胱，它能够选择性地在病变组织中诱导产生卟啉。灌注时间通常是 1～3 小时。5-ALA 和 PpⅨ是哺乳动物需氧细胞血红素合成过程中自然形成的中间产物。一般来说，亚铁血红素能通过负反馈调节机制抑制过量的内源性 5-ALA 的形成，这样也就避免了内源性 PpⅨ光敏化作用（Collaud 等，2004；Peng 等，1997）。然而，局部灌注外源性 5-ALA 或其衍生物经细胞内化后过量存在，能够暂时抑制这一调控机制，导致短暂产生过量的光敏性卟啉，这一过程主要发生在肿瘤组织中。许多文献讨论了这种选择性的因素，Collaud 等人（2004）与 Fotinos 等人（2006）对此进行了综述。除了代谢差异外，环境和形态上的差异也被认为能够影响光敏性卟啉在肿瘤组织中的选择性生成。一些研究小组提出，PAPs 选择性产生的机制可能是肿瘤组织中亚铁螯合酶酶活性减低，以及卟啉原脱氨酶活性相对性增加（Fukuda，Casas 和 Batlle，2005；Greenbaum 等，2003）。后者使 NMIBC 在暴露于卟啉前体后通过荧光成像和光谱学检测到。

荧光分子吸收的光子能量比重新发射的光子能量要高。这种能量变化，或者称作斯托克斯频移（Stokes shift），能够在激发光和荧光间产生一较大波长的变化。因此，滤光片能够很容易地阻止更密集的反向散射激发光，从而选择性地传导卟啉较弱的荧光发射。由于非选择性反射光的强度很弱，这样荧光素浓度在 1 μg/L 量级上也能被高敏探测器检测到。

目前使用的仪器既可用于荧光膀胱镜检查，也可用于传统白光内镜检查。在荧光模式中，它们能够显示红色的卟啉荧光，和少量的蓝色反向散射光和/或自体荧光。蓝色光能够使膀胱壁（包括血管）可视化，从而协助引导膀胱镜检查。使用彩色相机或用裸眼就能观察到经卟啉荧光强化的可疑组织，这是由于红色荧光叠加在蓝色背景上能形成颜色对比。正常组织表现为蓝色，而微红色的为可疑病变组织（图 36.2）。为了避免实际应用中的一些限制因素，包括卟啉的光漂白，仪器必须具备高度灵敏的荧光检测能力并避免不必要的曝光。

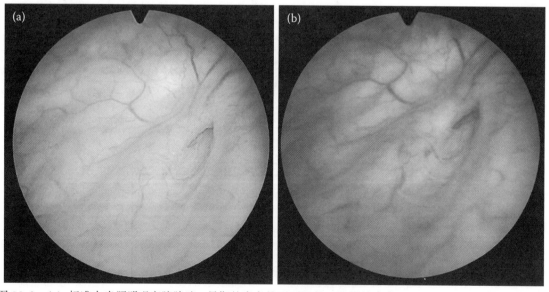

图 36.2 （a）标准白光照明观察膀胱壁。早期的癌症是不可见的。视野的直径：15 mm。（b）HAL 给药后，在荧光模式下观察到的相同位点。小的表浅肿瘤（原位癌）由于标记的原因清晰地发出红光（来源于 CHUV 医院）。

三大 FC 设备供应厂商为：日本的 Olympus Optical Co.、德国的 Karl Storz GmbH 和 Richard Wolf GmbH 公司。除了能用于白光的检测外，它们都能进行荧光检测。这些系统由以下部分组成［见图 36.1(a)］。

（1）一个拥有集成感光滤色片的高能量氙弧灯源，提供波长在 380～440 nm 间的荧光激发光。这些光源能够在白光模式和荧光模式间转换。此开关与摄像机控制单元连接，根据所选择的操作模式来调整增益和色彩平衡。因此，通过使用脚踏板或按下相机头上的按钮或光源，就可以迅速地进行任一常规白光或荧光模式之间切换。

（2）一个特殊的光传输设备，可耦合到膀胱镜上用于激发光的高效传输。

（3）膀胱镜，一个直接目视检查尿路上皮的专用内镜。荧光膀胱镜包含有为蓝紫色光照射而优化的光纤，和用于目视观察所用的滤光片，滤光片也可放在相机光学器件上。大多数膀胱镜拥有额外的通道来引导其他仪器进行活组织检查，或用于浅表膀胱肿瘤的切除。膀胱镜可以是硬镜或软镜，但 TURBT 只能通过硬膀胱镜进行。

（4）一个配有单芯片或三芯片成像探测器的高灵敏度彩色摄像机。这些相机可以在预设的色彩平衡和增益值下运行"荧光模式"，并且如上文所述，相机与光源连接。膀胱壁的图像通常显示在一个标准的视频监视器上。一些系统能够分别对 WL 和荧光模式进行两种独立的白色或彩色平衡校准。

所有的这些系统都能提供不受前体药物的灌注或内源性 PAPs 影响的标准白光膀胱镜检查图像。然而，过多使用白光膀胱镜可能会导致 PAPs 的光漂白效应。最后值得注意的是，荧光探测和膀胱肿瘤划分极少地改变了常规使用的"标准"白光膀胱镜检查技术在泌尿外科的使用。

36.2　Hexvix 的历史背景

Wagnières 等人（1998）提出，通过荧光成像探测和描述病变组织特征的方法可以划分为 3 个主要种类：①内源性荧光素能够使组织产生荧光（自发性荧光）（Richards-Kortum 和 Sevick-Muraca，1996；Wolfbeis，1993）；②以外源性药物给予的荧光素；③外源性的前体药物分子在组织内合成的荧光素（特别是 PAPs，包括原卟啉Ⅸ、5-ALA 及其衍生物）（Fotinos 等，2006）。每种荧光素都有其特有的优势及局限。

36.2.1　FC 和内源性荧光染料

正如 Richards-Kortum 和 Sevick-Muraca 概括的一样（1996），大多数内源性荧光团要么与组织的结构基质相关，要么参与细胞代谢过程。前者最重要的是胶原蛋白和弹性蛋白，其荧光反应主要是氨基酸交联反应的结果。参与细胞代谢过程的荧光素包括还原型烟酰胺腺嘌呤二核苷酸（NADH）和维生素 B₂。其他的荧光素包括芳香族氨基酸（如色氨酸、酪氨酸和苯丙氨酸）和多种卟啉类化合物以及由脂质代谢产生的脂质色素（如蜡样色素、脂褐素）。此外，由细菌诱导生成的卟啉引起的红色荧光在身体特定部位可能十分明显，包括膀胱和病变组织。利用自荧光检测癌前病变或早期癌症有赖于以下一个或多个因素的变化：①荧光素的浓度或空间分布；②组织的代谢状态（如 NADH 只在还原状态才具有荧光效应）；③组织的生化和/或生物物理微环境，这能改变荧光量子效率和峰值；④组织结构如黏膜增厚或基层结构的缺失，这会影响在该组织表面所测量的荧光信号的相对分布；⑤由于（非荧光）生色团，特别是血红蛋白浓度和分布而引起的波长相关的光衰减。

Anidjar，Ettori 和 Cussenot（1996）对膀胱的自发荧光（308 nm 激发）进行了研究。他们的研究表明恶性病变组织包括原位癌的发射光谱形状和正常的膀胱上皮不同。König 等人（1996）测量了在 337nm 激发光激发下，自发荧光在 385 nm 和 455 nm 的强度比值，并表明其发现（可见的）肿瘤的灵敏度和特异性超过 95%。Frimberger 等人（2001）发现自发荧光可能是区分膀胱良性和恶性病变的较佳方法。然而，仅利用内源性荧光来识别膀胱肿瘤，并未成为泌尿科医生常规的检测方法（D'Hallewin，Bezdetnaya 和 Guillemin，2002）。

然而应当注意的是，一些商品化的 FC 是基于检测组织的自体荧光，从而强化 PAPs 产生的肿瘤组织和正常组织（turmor-to-normal，T/N）的对比。其光谱设计的基本原理基于 Lausanne 团队（Lange，Jichlinski 和 Zellweger，1999）和 Singapore 团队（Zheng 等，2003）的研究成果，即当暴露于蓝紫色光时，蓝绿色自发荧光的减少和膀胱存在某些癌前病变/早期癌变组织有关。在蓝绿色影像背景中，病变组织自发荧光减少，而 PAPs 产生的红色荧光增强就可以提高 T/N 对比。

36.2.2 FC 和外源性荧光物质

用于临床研究的大多数外源性给药的荧光素主要开发成光敏剂，用于光动力治疗（photodynamic therapy，PDT）中的光敏剂，如血卟啉衍生物（HpD）（Profio 和 Sarnaik，1984），苯丙卟啉衍生物（benzoporphyrin derivative，BPD）（Kim 等，1997）和金丝桃素（D'Hallewin，Bezdetnaya 和 Guillemin，2002）。这些化合物具有特殊的 PDT 特性，如在"长"红光波长中具有强吸收力以及较高的三重态量子产率，然而这些特性并不是荧光诊断的最佳属性。另外，这些光敏剂对原位癌前病变和早期癌变组织的选择性普遍较差。由于光敏剂缺乏敏感性、特异性以及会引起一些副作用，因此，用荧光光敏剂如 HpD 来增强内镜对膀胱肿瘤检测的尝试并未用于临床实践中（Jocham 等，1989；Vicente，Chècile 和 Algaba，1987）。

一些团队研究或开发了用于体内荧光波谱分析和活体成像的无光毒性或光毒性较弱的荧光素。例如，20 世纪 60 年代早期，研究人员表明口服四环素后的紫外线膀胱镜检查简单而实用，其可能发现标准白光膀胱镜检查不能发现的恶性病变组织。然而肿瘤呈不均匀和非特异性的荧光，而且现在认为是低度恶性潜能的乳头状尿路上皮肿瘤的良性乳头状瘤和低级别乳头状尿路上皮癌并不会发出荧光（Barlow，Maurice 和 Atkins，1966；Whitmore 和 Bush，1968）。荧光素同样被认为能用于肿瘤成像（Braginskaja 等，1993），但由于它水溶性强并且能在体内被迅速清除，并不适合用于膀胱肿瘤的检测。尼罗蓝及其衍生物似乎能很好地定位于肿瘤，EtNBA 能发出荧光且没有光毒性（Cincotta 等，1994），因此能够作为一种单纯的诊断用药。然而，所有这些有微弱光毒性的外源性荧光物质到现在为止都还没有广泛应用于临床。

36.2.3 FC 和 5-氨基酮戊酸

用更好的技术来检测、描绘和表征 NMIBC 是一种医疗需要，但是基于外源性荧光成像或基于组织自发荧光技术的发展非常有限，这就需要寻找新的荧光成像技术。

大约 20 年前，继 Malik 和 Lugaci（1987）；Kennedy，Pottier 和 Pross（1990）用 5-ALA 针对皮肤病进行 PDT 治疗的早期探索之后，Kriegmair 等人（1993）尝试应用这种前体药物进行膀胱荧光诊断，这也是 5-ALA 膀胱内给药的第一次临床应用。与以前使用的荧光染料相比，5-ALA 发出的荧光拥有更强的对比度和更亮，而且这种成像仪器可以得到相对简化（例如，不需要图像的增强和处理过程）。1993 年，在瑞士洛桑，瑞士联邦理工学院（EPFL）和洛桑大学医疗中心（CHUV）的泌尿外科就 5-ALA 在 NMIBC 的光检测和治疗中的应用建立了合作关系。Jichlinski 等人（1997a，b）定量证实了慕尼黑团队的研究结果（Kriegmair，Baumgartner 和 Hofstetter，1992；Kriegmair 等，1993，1996；Kriegmair，Baumgartner 和 Knuechel，1994），并强调了在荧光膀胱镜检查中的临床意义。在人膀胱肿瘤中，使用光纤荧光谱仪测量 PpIX 发出的荧光强度和光谱，证实了与正常尿路上皮相比，原卟啉IX 能够高度选择性地在 NMIBC 中产生（Forrer，1995a，b），然而在不同的肿瘤之间，原卟啉IX 的荧光强度存在明显差异。5-ALA 介导的荧光膀胱镜检查迅速蔓延全球，并获得了大量数据（Kriegmair，Baumgartner 和 Knuechel，1994；Jichlinski 等，1997a；König 等，1999）。5-ALA 用于检测 NMIBC 的研究结果显示，其灵敏度普遍较高，达到 90%～100%（D'Hallewin，Bezdetnaya 和 Guillemin，2002），此外，它检测出 NMIBC 的量大约是白光膀胱镜检查的 2 倍多（D'Hallewin，Bezdetnaya 和 Guillemin，2002）。尽管多个利用 5-ALA 介导的 FC 进行 NMIBC 检测的临床研究取得了许多令人鼓舞的结果，该检测方法在医学界仍然缺乏广泛的接受度。在 Fotinos 等人的综述中，解释了 5-ALA 未能获批用于 NMIBC 诊断的一些原因。一个主要的原因与 5-ALA 本身的理化性质有关。事实上，5-ALA 是一种含有 5 个碳原子的小分子，其一端有氨基，另一端拥有羧基基团。在生理条件下，超过 90% 的 5-ALA 分子以两性离子存在，氨基端带正电荷，羧基端带负电荷。这类亲水性化合物最终通过被动扩散穿过细胞膜和线粒体膜进入靶细胞的能力有限。然而已经证实 5-ALA 可通过主动转运机制进入细胞内，该过程可能涉及二肽和三肽转运（Doring 等，1998；Rud 等，2000；Whitaker 等，2000）。因此，5-ALA 以一种非最佳的方式穿透组织，其分布不均匀，且光敏性卟啉的产率较低、速度较慢，所以需要浓度更高、数量更多的前体药物（Lange，Jichlinski 和 Zellweger，1999）。最后，5-ALA 结构稳定性相对较差，专利保护相对较弱，同样可以解释 5-ALA-FC 不能作为荧光膀胱镜检查方法而获得上市许可的原因。

36.3　Hexvix 的发展

36.3.1　5-ALA 化学衍生物研制的动机

对于外源性 5-ALA 或其衍生物能在肿瘤组织的优先积聚的原因，以及原卟啉Ⅸ合成和机制的详细说明，读者可以参阅 Asta Juzeniene 写的第 23 章，或 Collaud 等人（2004），Fotinos 等人（2006），以及 Fukuda，Casas 和 Batlle（2005），Peng 等人（1997）的综述。

一些团队致力于提高内源性原卟啉Ⅸ产量的初衷是因为含有 5-ALA 的制剂存在局限性，特别是用于荧光成像 NMIBC 时。如上所述，5-ALA 的大多数缺点可以归因于其本身两性解离的理化性质。因为生物膜的脂质双层相对不易被带电分子渗透，所以 5-ALA 的细胞摄取受限。另外，5-ALA 的低亲脂性也阻碍其完全渗透组织。

系统研究表明，通过添加烃链，将含有极性基团的药物，如带电荷的有机酸，进行了酯化、酰胺化或氨基甲酸酯化修饰，可以增强药物透过生物屏障的能力（Bridges，Sargent 和 Upshall，1979；Jain，1987a，b）。然而，使用这类衍生方法用于 5-ALA 时必须考虑到这种化合物能否到达胞质，并启动最终产生光敏性卟啉（PAP）的反应链。实际上，5-ALA 衍生物与生物膜及亲水性胞质的相互作用类型多种多样，例如，5-ALA 的长链酯由于亲脂性过强可能会卡在细胞膜上，而不是进入细胞质中。

通过上述方法，不同的 5-ALA 烷基酯类化合物在体内外实验中取得了良好的成果（Gaullier 等，1997；Kloek 和 Beijersbergen van Henegouwen，1996；Marti 等，1999；Peng 等，1996；Uehlinger 等，2000）。挪威一研究小组 1995 年 3 月提出专利申请，旨在保护 5-ALA 酯以及其在光学诊断和光化疗中的应用（Gierskcky 等，1995）。

然而，提高 5-ALA 衍生物转化成 PAP 的能力，亲脂性并不是唯一的途径。例如，Uehlinger 等人证实 5-ALA 己酯和 5-ALA 异硫氰酸环己酯本质上一样具有相同的统计学 P 值，但是它们的活性却有很大差别。这个结果也得到了 Whitaker 等人（2000）的证实。

如上文所述，人们认为细胞内至少能产生一些酯酶，使得 5-ALA 能进入亚铁血红素生物合成途径。但是，并不能排除参与该生物合成途径中的酶，同样能直接作用于 5-ALA 酯，最终产生酯化的原卟啉Ⅸ。出于这个原因，5-ALA 衍生物转运后合成的荧光染料更被广泛地称为 PAPs。

Kloek 和 Beijersbergen van Henegouwen 在初步的体外实验中（1996），研究了 5-ALA 衍生物的生物利用度。5-ALA 衍生物的培养时间很短（0～30 分钟，即穿透细胞膜的时间很短），然后洗涤细胞，发现有 PAP 的合成。研究表明，在很短的培养时间内，由 5-ALA 产生的 PAP 和由其酯类衍生物产生的 PAP 之间的差别最大。这些研究结果是由于相比 5-ALA，它的酯类能够更快被细胞吸收。因此，细胞内积聚的 PAP 前体药物足以在相当时间内产生 PAPs。

最后应该指出的是，也可以通过其他方法来提高 5-ALA 的转运，尤其是利用铁螯合剂（H. van den Bergh 和 R. Tyrell）或其载体，如二甲亚砜（DMSO）（Uehlinger 等，2006）。

36.3.2　ALA 己酯的早期进展

洛桑联邦理工学院和洛桑大学医院泌尿外科的合作始于 1993 年，之后又有洛桑大学生理研究所和洛桑大学医院病理研究所加入。他们研究了 ALA -己酯（HAL）及其制剂，之后进行了体外、临床前和临床研究，并与 Photocure ASA（一家挪威公司）一起进行了Ⅱ期和Ⅲ期临床实验。HAL 制剂的第一个商品名为 Hexvix，它的进一步开发也是在 Photocure ASA 的赞助下进行的。现在，Hexvix 主要在欧洲销售，而在美国这种药剂的商品名为 Cysview。Hexvix 现在在大多数西方国家都有医保报销，下文中会详细描述。

应当指出的是，洛桑团队所做出的巨大贡献不仅仅在于促进了 Hexvix 的发展，同时也优化了膀胱壁荧光成像方面某些仪器的光谱设计［见图 36.1(b)］。一些主要的研究成果如下所述。

该研究项目旨在尝试不同的策略，以优化 PAP 在泌尿系统肿瘤中积累和分布的条件。除了 5-ALA 的酯化反应之外，研究人员也试过其他方法：5-ALA 与 DMSO 和铁螯合剂结合用药如甲磺酸去铁胺（Desferal）和 PAP 前体药物一起给药（H. van den Bergh 和 R. Tyrell）。甲磺酸去铁胺通过消耗 PpⅨ 转换为血红素所需的铁，从而间接增加 PpⅨ 的细胞内浓度（Uehlinger 等，2006）。

36.3.2.1　用实验模型进行的研究

从新鲜屠宰动物中获得猪膀胱上皮（0.5 cm^2），对其显微标本做了初步优化处理。这些样品安放在一个双面透明的恒温（37 ℃）培养盒中，上方是循环介质，下方是组织样本（Kucera 和 Raddatz，1980）。如 Marti 等人（1999）所述，这个培养盒放置在经改装的荧光显微镜下。在这个模型中，洛桑研究组着重于研究多种 5-ALA 酯（大多是烷基酯）在不同的给药浓度下产生的效应。分析原卟啉Ⅸ在整个尿路上皮生成和分布的差异表明，HAL 在 4～8 mmol/L 给药时效果最好（比 5-ALA 浓度低 25 倍）。选择 HAL 用于荧光膀胱镜检查而不是其他正烷基链衍生物，不仅由于其在浓度很低的情况下能产生最高量的 PAP，还在于它有良好的水溶性。这种低剂量 ALA 烷基酯（包括 HAL）的制剂已经在 1998 年 4 月获得了专利保护（Marti 等，1998）。

在不同条件下的细胞培养中也得到了更多的、类似的结果，包括来源于人移行细胞癌的细胞（Uehlinger 等，2000）（参见图 36.3）。在该剂量反应的研究中，发现 PAPs 的产量与前体药物浓度达到最佳浓度呈正相关，在最佳浓度时可以检测到最高的荧光强度，但浓度继续增高时，PAP 的形成却急剧下降。PAP 产量下降可能与 5-ALA 衍生物本身或其代谢产物产生的细胞毒性有关。

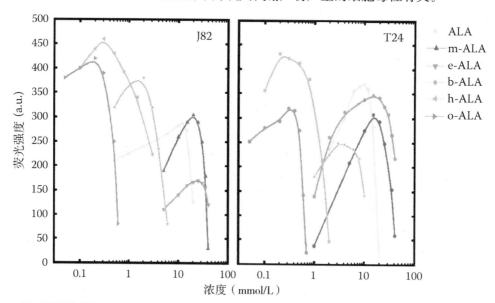

图 36.3　用不同前体药物培养两种人移行细胞癌细胞系 3 小时后，PAP 荧光强度呈浓度依赖性。m＝甲基，e＝乙基，b＝丁基，h＝己基，o＝ALA 辛酯（来自 Uehlinger, P. et al., J Photochem Photobio. B: Biol 54: 72-80，2000）。

这些研究证实了从猪尿路上皮细胞中得到的结果，也明确了 HAL 可以作为一种最佳的 PAP 前体药物。实际上，在比 5-ALA 浓度低 1～2 个数量级时，ALA 己基酯已能发出显著增高的最大 PAP 荧光。

36.3.2.2　前期临床测试

HAL 的第一次临床研究涉及 25 名病人。其结果表明，给药浓度比 5-ALA 低大约 20 倍时，就可以观察到显著（＞2 倍）增强的原卟啉Ⅸ荧光强度（Lange，Jichlinski 和 Zellweger，1999）。乳头状肿瘤的荧光强度随着时间增加迅速增强（在第 1 小时内），其最高值在 HAL 浓度为 8 mmol/L 时获得。对人膀胱肿瘤标本的显微荧光分析证实，PpⅨ在整个恶性上皮组织呈同质增强分布（Marti 等，2003）。在获得探测小膀胱肿瘤或 TURBT 有效切除病灶所需的最小荧光强度时，HAL 的灌注时间可以从 5-LAL 超过 2 小时的灌注时间明显缩短至 1 小时（Jichlinski，2003b）。随后一项涉及 143 例病人的研究，比较了两个灌注时间不同的方案，证实灌注时间减小到 1 小时以下并不会降低 HAL -荧光膀胱镜灵敏度和特异性。灌注时间减少在日常临床实践中具有显著优势。此外，研究还表明，HAL 除了具有更高的亲脂性，在低剂量时有良好的 PAP 产率外，与 5-ALA 相比其在水溶质中拥有更好的化学稳定性，因此具有更好的货架期（有效期）。

36.3.2.3　HAL-FC 的初步临床研究

第一个关于 HAL 荧光膀胱镜的敏感性及特异性的临床研究发表于 2003 年（Jichlinski，2003b），对 52 例 NMIBC 病人的结果进行研究分析。这项研究的剔除标准是，病人处于局部治疗（BCG）的 3 个月之内，并出现血尿或已知的卟啉病。研究者的结论是，HAL-FC 不仅在膀胱肿瘤检出率上高于白光膀胱镜检查，对单个 CIS 或有外生性肿瘤 CIS 的检测率也得到了提高，重要的是后者是重要的病理学预后因素。

36.3.3　多中心临床研究促使 HAL-FC 获得批准

在欧洲进行的一个更大型的临床试验（study：PCB301/01）证实了初步临床研究（也就是在洛桑进行的初步临床试验）得到的结果，这一试验涉及 19 个中心的 286 例病人（Schmidbauer 等，2004）。结果表明，与白光膀胱镜相比（78%），HAL-FC 对病变组织的检出率更高（97%）。研究同样证实了在检测 CIS 中 HAL-FC 的优越性，HAL-FC 的检出率为 97%，而 WL 膀胱镜的检出率只有 58%。同时要注意的是，参与这项研究的临床医生普遍对 WL 内镜检查拥有相当多的经验，这也可能意味着，由缺乏经验的泌尿科医生进行检测，研究的结果可能是更有利于 HAL。美国最近的多中心研究实验进一步确认了 HAL-FC 的功效（PCB302/01）（Fradet 和 Loskart，2007；Grossman 等，2007），其中 311 例病人在进行 WL 膀胱镜后再行 HAL-FC。

上述三项研究的结果表明，HAL-FC 操作简单，而且能提高膀胱肿瘤尤其是 CIS 的检出率，正逐渐成为膀胱癌诊治的一种非常重要的工具。膀胱灌注或膀胱壁照射后的副作用如排尿困难、血尿、膀胱疼痛和膀胱痉挛，虽有报道但非常罕见，且无特异性，可能与药物无关（Jocham，Stepp 和 Waidelich，2008）。事实上，这些副作用与 WL 膀胱镜检查带来的副作用相似，而且是轻微的、可逆的，与 TURBT 或病人合并症有关（Denzinger 等，2007a；Fradet 等，2007；Grossman 等，2007；Jichlinski，2003b；Jocham 等，2005；Schmidbauer 等，2004）。在相当比例的病人中，膀胱肿瘤检测率的提高会影响其后续治疗。这将在下文中更详细地讨论（Jocham 等，2005）。

36.3.4　临床研究证实了 HAL-FC 的临床获益，并推荐用于临床

欧洲泌尿外科协会从 10 多年前就开始推荐 HAL-FC 对已确诊的膀胱癌病人和依据膀胱镜或尿细胞学阳性怀疑膀胱癌病人进行检测。根据目前的指南，HAL-FC 应作为标准白光膀胱镜检查的辅助检查手段，从而引导活检。Witiges 等人对支持 HAL 应用的大量数据进行了总结（2010）。

简单地说，文献综述明确表示，在检测 NMIBC 方面，HAL-FC 明显优于白光膀胱镜检查（Fradet 等，2007；Grossman 等，2007；Jichlinski，2003b；Kausch 等，2010；Jocham 等，2005；Schmidbauer 等，2004）。Jichlinski 等人首次证实 HAL-FC 最大的优势在于检测 CIS（2003b）。与单独 WL 膀胱镜相比，联合 HAL-FC 和 WL 膀胱镜检查对 CIS 病灶检测率提高了大约 20%（Bab juk 等，2005；Jichlinski

和 Jacqmin，2008；Kriegmair 等，2002；Riedl 等，2001）。

正如上文所说，Jocham 等人（2005）研究了肿瘤检出率提高能给病人的后续治疗或改变治疗方案带来临床益处。欧洲多中心研究发现，HAL-PC 能使 17% 的病人疗效得到提高。2011 年 5 月，Photocure ASA 公布对 NMIBC 病人进行 5.5 年随访研究的结果，发现与单独接受 WL 膀胱镜检查相比，使用 Hexvix 有更好的长期获益。在 5.5 年间，使用 Hexvix-FC 的病人其膀胱肿瘤的复发率更低，并且复发所需的时间更长。这个临床研究（PCB305）包括了对 526 例病人的回顾性随访，他们在欧盟和北美的 28 个研究中心接受一项前瞻性随机Ⅲ期临床试验（Stenzl 等，2010）。Hermann（2011）等人发表的文献表明，使用 Hexvix 介导的膀胱镜检查辅助传统的 WL 膀胱镜检查，能提高膀胱癌的检出率并降低其复发率。这篇报告基于 Photocure 在丹麦两个研究中心针对 233 例病人进行的一项前瞻性随机临床试验。试验的结果表明在 49% 的病人中，Hexvix 能检测出单独用 WL 未发现病灶（包括残余的肿瘤）。同样也表明，病灶检出率提高能够显著降低肿瘤复发（12 个月内的结果）。在这项研究中，Ta 或 T1 期肿瘤病人接受 Hexvix 介导的膀胱镜检查以及 WL 膀胱镜检查后，复发率分别为 31% 和 47%（$P = 0.05$），Hexvix 膀胱镜检查的复发率相对减少了 36%。此外，Hexvix 组病人的缓解-复发间隔也明显更长。

重要的是，一项大样本、多中心、前瞻性的随机国际研究（Babjuk 等，2005；Daniltchenko 等，2005；Denzinger，2007a；Filbeck 等，2002）证实了 HAL-FC 引导切除的重要性。这些研究的结论是：使用 HAL-FC 的病人一年内的无瘤复发率为 66%~90%，而单独用 WL 治疗时则为 39%~74%。值得注意的是，HAL-FC 引导手术对多灶性或复发肿瘤的病人益处最大（Babjuk 等，2005）。

2012 年 12 月，欧洲泌尿外科协会（EAU）在巴黎的峰会上，公布了关于 Hexvix 对远期复发率影响的数据。这些数据来自 551 例病人长期的随访研究，结果表明 Hexvix 膀胱镜显著提高了膀胱癌的无复发生存率（Burger，2012）。

一篇关于北欧泌尿外科专家小组会议讨论的报告（Malmström 等，2012）表明，根据欧洲指南，HAL-FC 对 NMIBC 的初步检查以及评估 WL 膀胱镜检查后的肿瘤复发率方面有重要作用。该专家组对泌尿外科医生如何使用 HAL-PC 诊治 NMIBC 提供了实用性的建议和示范性操作。

与 WL 膀胱镜一样，FC 也有相对较高的假阳性率（Witjes 等，2010）。值得注意的是，在最近 TURBT 或卡介苗（BCG）的治疗中，以及对于最近或正患有泌尿道感染的病人来说（由于可能存在的瘢痕或炎症），其假阳性率会特别高。基于最新的证据（Draga 等，2010），建议在临床可行的情况下，应当在 TURBT 或 BCG 灌注后 9~12 周再进行 HAL-FC 检查。

在研究 HAL-FC 的临床效益的同时，人们也对这种方法在人体中应用的安全性做了研究（Klem 等，2006）。

最后，值得注意的是，为了消除 5-ALA 有限的局部组织相容性，人们最初建议要增加它的亲脂性，因此开发了一些不同的衍生物。然而，目前大多数临床和临床前的数据都针对单纯的 5-ALA 正烷基酯。只有两种 5-ALA 酯，甲基氨基乙酰丙酸（MAL）和 HAL，已经成功完成了治疗不同疾病的多中心Ⅲ期临床试验。在欧洲和澳大利亚，MAL 已经获得了上市许可，可用于光化性角化病和基底细胞癌的治疗。

36.4 产业发展

36.4.1 商业发展

HAL 制药技术的产业化发展是由 Photocure ASA 进行的，这是一家挪威公司，由来自奥斯陆的挪威雷锭医院的研究人员在 1993 年成立。Photocure 与世界各地的学术机构开展了广泛的合作。对 Hexvix 的基础、临床前和临床研究做出贡献的机构包括挪威雷锭医院，位于瑞士洛桑的洛桑联邦理工学院和洛桑大学医院。在后期发展阶段，欧洲和美国的大约 60 所大学的附属医院都参与了其临床研究。因此，Hexvix 的发展和 Photocure 及其合作伙伴密切相关。Photocure 在 2000 年 5 月正式成为上市公司，在这一年 Hexvix 的第一个关键性的临床研究正式启动。在 2001 年 6 月，Photocure 的第一个专利申请在欧洲获得了批准（编号 0820432），涵盖 5-ALA 衍生物和 HAL。由于其规模相对较小，Photocure 与一些大制药公司进行了战略合作，实现了 Hexvix 在更多区域的商业化。GE 医疗集团是其在 2006—2011 年间授权的合作伙伴。在 2011 年 9 月，Photocure 制定了一个新的商业战略，其中包括和 Ipsen 公司建立合作伙伴关系实现 Hexvix 在全球范围内的商业化，但不包括美国和北欧国家，由于 Photocure 自己负责在这些国家中的商业化，在美国称为 Cysview。

36.4.2　法规要求和医疗报销

Hexvix 的最初资料来源于在欧洲及美国、加拿大开展的三个Ⅲ期实验研究，其中包括 759 例已知或怀疑有膀胱癌的病人（Fradet 等，2007；Jocham 等，2005；Schmidbauer 等，2004）。这些研究都在病人间进行了 WL 和蓝光＋HAL 膀胱镜检测的比较。在两个研究中，其目标是比较两种诊断方法检测出的肿瘤的数目。在第三个研究中（Fradet 等，2007），其目的是评估 Hexvix 提高肿瘤检测率后是否能让病人临床受益。

HAL 第一个上市申请于 2002 年 12 月在瑞典（一个欧盟成员国）提出。瑞典当局在 2004 年 9 月同意了 Hexvix 的申请，使得瑞典成为在全球范围内第一个批准的国家。到 2005 年 3 月 1 日止，所有欧盟/欧洲经济区（EU/EA）国家通过互认程序批准通过了 Hexvix 的申请。在欧洲之外，Hexvix 也得到了包括韩国在内的国家的认可。

在美国，Photocure 于 2009 年 6 月提交了新药（NDA）申请，并获得了优先审查，计划在 2009 年 12 月 30 日前完成（Photocure，2010）。这个新药申请（NDA）来源于一个主要的和 4 个辅助的Ⅲ期研究数据。关键性的Ⅲ期研究开始于 2005 年 1 月，在 2007 年 9 月完成，包括了 814 例病人。在治疗意向分析中，与标准 WL 膀胱镜检查中没有检测到非浸润性乳头状癌相比，使用 Cysview 能显著提高非浸润性乳头状癌的检出率（$P=0.001$）。从而降低了 9 月内的复发率（$P=0.026$）。2009 年 12 月，Photocure 获得了美国食品药品监督管理局（FDA）对于 NDA 的积极响应。更精确地说，FDA 通知 Photocure，可能要在 Karl Storz 诊断系统上市前获得批准，以及 Photocure 和 FDA 之间在产品标签和上市后承诺方面达成共识之后，NDA 的批准才得到同意。美国的法规规定两种技术的结合必须以一种"组合产品"才能得到批准。（如 Hexvix 和 Karl Storz 的 HAL-FC 系统一起）。因此，Photocure 和 Karl Storz 公司签署了 Hexvix 和 Karl Storz 的 D-light 系统共同开发和市场营销的正式合同。Storz 的 D-light 系统在欧洲已经获得批准，与奥林巴斯和狼牌已经商业化的类似产品一样。

Cysview 在 2010 年 5 月获得了批准，Photocure 最终在 2012 年 5 月宣布，来自 Karl Storz 公司的 FC 系统得到了 FDA 的批准。在公布其成本效益之后，Hexvix 在许多西方国家，包括法国、西班牙、丹麦、比利时、希腊都获得了医疗报销，它一个重要的里程碑是在 2010 年 1 月在德国购买可以获得医疗报销。

36.4.3　成本效益

虽然医学研究的重点在于病人的预后，但医疗保健的资金问题也必须加以考虑。事实上在大多数情况下，就像 Hexvix 制药技术想获得医疗报销一样，人们需要比现有的金标准中更好的成本效益。WL 膀胱镜检查就被认为是检测、描述和经尿道切除 NMIBC 的金标准。但是，正如上文第 36.3.4 节所述，HAL-FC 已被证实能改善病人的预后。

相比其他肿瘤，膀胱肿瘤会需要更高的治疗成本，因此膀胱非浸润性尿路上皮癌会造成公共卫生系统巨大的经济负担。这主要是由于其伴随终生并频繁复发。我们将简要回顾一下一些旨在评估或提供有关财务委员会成本效益的研究。

Stenzl，Hoeltl 和 Bartsch（2001）第一次提出 FC 在膀胱肿瘤的诊治中能节约经济成本。2001 年，他们回顾性分析了由他们机构在 3 年时间内完成的 392 例 TURBT，每例的成本在 2073 欧元。他们计算，如果所有的 TURBT 都在 FC 辅助下进行，那就需要 51042 欧元的额外费用来支付与该技术相关的光学设备和额外材料及劳务时间费用。他们还估计，白光辅助 TURBT 中有 21% 疗效不高，需要 161710 欧元来支付反复予以干预措施的成本。基于这样的经济评估，Stenzl，Hoeltl 和 Bartsch 的结论是，HAL-FC 的成本效益是相当显著的。

Burger 等人报道了 301 例患有非浸润性尿路上皮癌病人的治疗效果。这些病人被预先随机分为两组，一组接受标准的 WL 经尿道膀胱肿瘤切除术，一组则接受 5-ALA 荧光介导的经尿道膀胱肿瘤切除术。他们对后续治疗以及 FC 相关的费用进行了评估（中位随访时间：7.1 年）。根据对每个病人的分析，WL 组的 42% 的病人发生了肿瘤复发，FC 组的病人只有 18%（$P=0.0003$）。在 WL 组，平均每个病人发生 1 个复发的尿路上皮癌病灶，而 FC 组则平均只有 0.3 个，从而导致在随访期间，每个 WL 组病人需要花费 1750 欧元，而每个 FC 组病人只需 420 欧元的成本。但最后的金额并不包括特定的 FC 开支。不过，可以预测的是，优化 FC 用于 NMIBC 治疗的后续方案可以减少它的全部成本。Zaak 等人发表的文章支持以上结论，在他们的治疗中，FC 相关的花费在第一年内就得到了医疗报销。此外，虽然光源和 FC 光学器件的额外费用大约是 16000 欧元，并且专门设计的摄像头价格在 9000 欧元左右（Witjes 和 Douglass，2007），但这些费用可以很容易通过其他用途而分摊。

最后应当指出的是，FC 可能不适用于所有的病人，并且有一种情况会限制一些可能会受益的病人享受这种技术。Sylvester 等人（2006）的报告认为复发的预测因子（如多灶性、既往膀胱癌病史、肿瘤分期、组织学分级）也能用于危险群体分级。膀胱肿瘤的 EAU 指南也倡导根据危险等级对病人进行分类（Oosterlinck 等，2006）。然而，Burger 等人（2007）指出所有危险群组的总体节约费用会与 FC 相关的额外支出抵消，特别是在中危的病人。这个发现与低危膀胱肿瘤中低复发率以及高危险膀胱肿瘤的不良预后（即使在使用 FC 的情况下）是一致的（Denzinger 等，2007b；Sylvester 等，2006）。

36.5　HAL 在其他器官治疗的应用

虽然大家公认在不同类型组织中，最佳的 ALA 衍生物并不一样（Fotinos 等，2006），但 HAL 在许多器官的检测、描绘和表征化中都极具价值。

HAL 介导的荧光成像的应用受限于光可到达的、能够局部给予 PAP 前体药物的器官，因此相较于其他部位的癌症，其更适用于妇科肿瘤（如卵巢癌、宫颈癌）和胃肠道肿瘤（如结直肠癌、癌前病变和高度不典型增生的 Barrett 食管）。

在 Fisher 大鼠中植入 NuTu-19 细胞（大鼠卵巢上皮细胞系），由 HAL-FD 可以得到令人鼓舞的临床前研究结果，与 WL 检查相比，HAL-FD 能够检测出 2 倍多的肿瘤病灶。与 5-ALA 相比，HAL 在卟啉选择性聚集方面同样表现出了更明显的优势（Ludicke 等，2003）。一个瑞士团队（Andrejevic Blant 等，2004）研究了依据 HAL 局部给药的时间，PAP 在子宫颈上皮内瘤变中形成的关系。他们确定 HAL 制剂给药 100 分钟后能在上皮细胞和固有层之间获得最佳 PAP 荧光比。对艾滋病病毒引起的宫颈癌的 PDT 治疗中，关键是 HAL 需要在子宫颈中产生足够数量的 PAPs（Soergel 等，2011）。除了用于膀胱和妇科肿瘤的诊断，HAL 介导的 FD 也用于胃肠道（GI）包括直肠腺瘤和恶性肿瘤的诊断。一项初步研究评估了灌注 HAL 溶液诱导直肠肿瘤（腺瘤和恶性肿瘤）选择性荧光的效率（Endlicher，Gelbmann 和 Knüchel，2004）。在特定条件下，PAP 荧光似乎可以选择性地从肿瘤中发出，表现为均匀荧光的腺瘤之间也观察到了显著的差别，然而，中度分化的肿瘤仅在肿瘤的边缘有荧光。

如上所述，与 5-ALA 相比，它的酯化物如 HAL 能够轻易地进入细胞内，迅速形成大量 PAP 前体，即使迅速中断局部给药，也足以在一段相当长的时间内维持 PAP 的合成。因此，与 ALA 相比，这些酯化物的给药时间可以显著地减少。在许多临床应用中，较短的给药时间会更具有优势。一个例子就是高度不典型增生的 Barrett 食管的检测（Stepinac 等，2003），其中，在口服药物之后，药物和黏膜之间的良好接触只能维持几分钟。

最后也是最重要的一点，低剂量 HAL 也被证明能提高内镜对中早期结肠肿瘤的检测。Photocure 已经完成了一项临床概念验证研究，结果表明在荧光纤维结肠镜检查之前给予这种药物会提高将近 40％ 的检出率（Mayinger 等，2010）。2010 年，Photocure 授权 Salix Pharmaceuticals Inc 在美国生产这种药物，并将这种产品（Lumacan）进一步开发和商业化，用于提高结肠病灶的检测率。Photocure 还与 Salix 公司合作共同致力于开发用于结肠癌诊断的口服制剂。

因此，Hexvix 在泌尿外科的成功发展，为那些预计能从检测、表征化和治疗中获益的重要疾病如结肠癌，开辟了非常有前途的新方法。

36.6 小　结

从 Hexvix 发展的历史分析中，可以发现每个引起这种技术进步的步骤都至关重要。在将技术公布之前的恰当的时候，该学术创新已经获得了专利，Hexvix 技术就是以这种有效的方式发展并转变为一个产业的。在制药产业成功开发之后，最终会得到许多国家监管部门的审批和报销。最后一步，也是目前正在进行中的一步就是努力和泌尿外科医生保持恰当的沟通。

人们一致认为，Hexvix/Cysview 的发展会是一项具有成本效益的技术，能显著提高膀胱肿瘤的内镜检测效率和 TURBT 的效果。这种方法主要的优点之一就是 HAL-FC 能提高不易发现的侵袭性 CIS 的检出率和切除率。该检测方法对病灶呈多灶性、浸润性和扁平状的病人尤为重要。HAL-FC 具有高灵敏度，如果没有可疑荧光出现，可以认为随机的组织活检或 TUR 是没有必要的。此外，毫无疑问的是 HAL-FC 有利于更彻底地进行切除，它的残余肿瘤和复发率更低。这是因为，HAL-FC 便于进行彻底的消融术，以及膀胱内灌注以后能为后续治疗提供肿瘤全面的解剖结构信息（Lerner 等，2012）。

然而，HAL-FD 特异性不高仍是它的一大弱点。假阳性与许多技术因素（操作员的技术，膀胱壁的切向照射）、时间以及以前的治疗方式（瘢痕，炎症），或者一些还没有明确的因素（正常黏膜，增生）有关（Grimbergen 等，2003；Jocham，Stepp 和 Waidelich，2008）。

因此，正在进行的研究致力于 HAL-FC 与组织表征技术相结合，例如高倍率放大成像（Lovisa 等，2010）或光学相干断层扫描（optical coherence tomography，OCT）（Schmidbauer 等，2008）。通过前一种方法可以得到有趣的结果，通过使用简单方便的系统对大约 50 μm 直径的尿路上皮血管成像。这种局部高放大倍率（约 150 倍）的膀胱镜检查可以避免 97％ 的 HAL-FC 假阳性（Lovisa 等，2010）。OCT 是一项在泌尿外科相对较新的技术。这种技术的物理原理跟 B 超相似，但不是通过声音而是用近红外波长实现的。它能提供横截面图像，使膀胱壁的微结构实时可视化。因此，这是用于补充 HAL-FC 或传统膀胱镜检查的一个表征化方法。正如 Encina 等人研究（2010）的那样，一些学者已经研究了 OCT 的诊断能力，发现它似乎比 WL 膀胱镜拥有更好的特异性。

窄带成像（NBI）由于其能提高影响膀胱壁病灶的检出率和表征化而引起人们的兴趣。NBI 基于与血红蛋白吸收谱对应的光谱带产生反向散射光的检测（通常是 415 nm 和 540 nm），当较长波长的光穿透更深的组织时，浅层血管会呈现蓝色，而在深层的血管就表现为绿色。Encina 等人的研究总结道，一些学者认为 NBI 的诊断能力与 WL 膀胱镜相比表现出更好的灵敏度，然而不幸的是它的特异性与 WL 结果相似。

膀胱镜仪器正确的保养对于从荧光膀胱镜检查中获得的信息的质量是很重要的，但是这个问题似乎被大多数厂商所低估。这是十分重要的，因为医务人员难以判断仪器是否以最佳状态运作。因此，为避免由于无法正常工作的设备所导致的错误诊断，有必要拟定一个质量检查的选项。这样的质量检查选项亟待开发，并集成在下一代荧光膀胱镜中。这种发展必须与一个事实相结合，即目前荧光诊断的仪器有着朝更高的光灵敏度和分辨率（高清晰度）发展的趋势。此外，其他的改进将来源于 WL 和/或荧光激发光的半导体光源在视频膀胱镜的末端集成。这些改进将带来更加友好和可靠的设备，特别是对于软镜来说，这是十分重要的，因为门诊膀胱镜随访通常使用软膀胱镜。因此，这种软膀胱镜的供应肯定能增加私人诊所对这种癌症检测方法的兴趣。HAL-FC 的两个小规模研究已经表明，荧光介导软性膀胱镜检查产生的结果能与硬性膀胱镜的检查结果相媲美（Bertrand 等，2012；Loidl 等，2005；Witjes 等，2005）。

参考文献

[1] Andrejevic Blant, S., A. Major, F. Ludicke et al. 2004. Time-dependent hexaminolaevulinate induced protoporphyrin Ⅸ distribution after topical application in patients with cervical intraepithelial neoplasia: A fluorescence microscopy study. Lasers Surg Med 35: 276 – 283.

[2] Anidjar, M., D. Ettori, and O. Cussenot. 1996. Laser-induced autofluorescence diagnosis of bladder tumors. Dependence on the excitation wavelength. J Urol 156: 1590 – 1596.

[3] Babjuk, M., V. Soukup, R. Petrik, M. Jirsa, and J. Dvoracek. 2005. 5-aminolaevulinic acid-induced fluorescence cystoscopy during transurethral resection reduces the risk of recurrence in stage Ta/T1 bladder cancer. BJU Int 96: 798 – 802.

[4] Barlow, K. A., B. A. Maurice, and P. Atkins. 1966. Ultraviolet fluorescence of bladder tumors following oral administration of tetracycline compounds. A macroscopic, microscopic, and fluorescence spectrophotometric study. Cancer 19: 1013 – 1018.

[5] Bertrand, J., L. Soustelle, P. Grès et al. 2012. Interest of flexible videocystoscopy in blue light (+Hexvix ®) in consultation for the diagnosis of vesical tumor. Prog Urol 22 (3): 172 – 177.

[6] Botteman, M., C. L. Pashos, A. Redaelli, B. Laskin, and R. Hauser. 2003. The health economics of bladder cancer: A comprehensive review of the published literature. Pharmacoeconomics 21: 1315 – 1330.

[7] Braginskaja, O. V., V. V. Lazarev, V. I. Polsachev, L. B. Rubin, and V. E. Stoskii. 1993. Fluorescent diagnosis of human gastric cancer and sodium fluorescein accumulation in experimental gastric cancer in rats. Cancer Lett 69: 117 – 121.

[8] Brandt, W. D., W. Matsui, J. E. Rosenberg, X. He, S. Ling, E. M. Schaeffer, and D. M. Berman. 2009. Urothelial carcinoma: Stem cells on the edge. Cancer and Metastasis Reviews 28 (3 – 4): 291 – 304.

[9] Brausi, M., L. Collette, K. Kurth et al. 2002. Variability in recur-rence rate at first follow-up cystoscopy after TUR in stage Ta T1 transitional cell carcinoma of the bladder: A combined analysis of seven EORTC studies. Eur Urol 41: 523 – 531.

[10] Bridges, J. W., N. S. E. Sargent, and D. G. Upshall. 1979. Rapid absorption from the urinary bladder of a series of n-alkyl carbamate: A route for the recirculation of drug. Br J Pharmacol 66: 283 – 289.

[11] Bubendorf, L., B. Grilli, G. Sauter et al. 2001. Multiprobe FISH for enhanced detection of bladder cancer in voided urine specimens and bladder washings. Am J Clin Pathol 116: 79 – 86.

[12] Burger, M. 2012. Paper presented at the poster session of the 27th EAU Congress, Paris, France, February 2012. Retrieved from http://www.eauparis2012.org/.

[13] Burger, M., D. Zaak, C. G. Stief et al. 2007. Photodynamic diagnostics and non-invasive bladder cancer: Is it cost-effective in long-term application? A Germany-based cost analysis. Eur Urol 52: 142 – 147.

[14] Cincotta, L., J. W. Foley, T. MacEachern, E. Lampros, and A. H. Cincotta. 1994. Novel photodynamic effects of a benzophenothiazine on two different murine carcinomas. Cancer Res 54: 1249 – 1258.

[15] Collaud, S., A. Juzeniene, J. Moan, and N. Lange. 2004. On the selectivity of 5-aminolevulinic acid-induced protoporphyrin IX formation. Curr Med Chem Anti-Cancer Agents 4: 301 – 316.

[16] D'Hallewin, M.-A., L. Bezdetnaya, and F. Guillemin. 2002. Fluorescence detection of bladder cancer: A review. Eur Urol 42: 417 – 425.

[17] Daniltchenko, D. I., C. R. Riedl, M. D. Sachs et al. 2005. Long-term benefit of 5-aminolevulinic acid fluorescence

assisted transurethral resection of superficial bladder cancer: 5-year results of a prospective randomized study. J Urol 174: 2129 - 2133.

[18] Denzinger, S., M. Burger, B. Walter et al. 2007a. Clinically relevant reduction in risk of recurrence of superficial bladder cancer using 5-aminolevulinic acidinduced fluorescence diagnosis: 8-year results of prospective randomized study. Urology 69: 675 - 679.

[19] Denzinger, S., W. F. Wieland, W. Otto et al. 2007b. Does photodynamic transurethral resection of bladder tumour improve the outcome of initial T1 high-grade bladder cancer? A long-term follow-up of a randomized study. BJU Int 101: 566 - 569.

[20] Doring, F., J. Walter, J. Will et al. 1998. Delta-aminolevulinic acid transport by intestinal and renal peptide transporters and its physiological and clinical implications. J Clin Invest 101: 2761 - 2767.

[21] Draga, R. O. P., M. C. M. Grimbergen, E. T. Kok et al. 2010. Photodynamic diagnosis (5-aminolevulinic acid) of transitional cell carcinoma after bacillus Calmette-Guerin immunotherapy and mitomycin C intravesical therapy. Eur Urol 57: 655 - 660.

[22] Encina, J. O., A. Marco Valdenebro, J. Pelegrí Gabarró, and C. Rioja Sanz. 2010 Beyond the photodynamic diagnosis: Searching for excellence in the diagnosis of non-muscle-invasive bladder cancer. Actas Urol Esp 34 (8): 657 - 668.

[23] Endlicher, E., C. M. Gelbmann, and R. Knüchel. 2004. Hexaminolevulinate-induced fluorescence endoscopy in patients with rectal adenoma and cancer: A pilot study. Gastrointest Endosc 60 (3): 449 - 454.

[24] Filbeck, T., U. Pichlmeier, R. Knuechel, W. F. Wieland, and W. Roessler. 2002. Clinically relevant improvement of recurrence-free survival with 5-aminolevulinic acid induced fluorescence diagnosis in patients with superficial bladder tumors. J Urol 168: 67 - 71.

[25] Forrer, M., T. Glanzmann, and J. Mizeret. 1995a. Fluorescence excitation and emission spectra of ALA induced protoporphyrin IX in normal and tumoral tissue of the human bladder. SPIE 2324: 84 - 88.

[26] Forrer, M., J. Mizeret, D. Braichotte et al. 1995b. Fluorescence imaging photodetection of early cancer in the bronchi with mTHPC and in the bladder with ALA-induced protoporphyrin IX: Preliminary clinical results. 5th International Photodynamic Assoc. Biennial Meeting, D. A. Cortese, editor. SPIE 2371: 109 - 114.

[27] Fotinos, N., M. A. Campo, F. Popowycz, R. Gurny, and N. Lange. 2006. 5-aminolevulinic acid derivatives in photomedicine: Characteristics, application and perspectives. Photochem Photobiol 82: 994 - 1015.

[28] Fradet, Y., H. B. Grossman, L. Gomella et al. 2007. A comparison of hexaminolevulinate fluorescence cystoscopy and white-light cystoscopy for the detection of carcinoma in situ in patients with bladder cancer: A phase III, multicenter study. J Urol 178: 68 - 73.

[29] Fradet, Y., and C. Loskart. 1997. The ImmunoCyt trialists. Performance characteristics of a new monoclonal antibody test for bladder cancer: ImmunoCyt. Can J Urol 3: 400 - 405.

[30] Frimberger, D., D. Zaak, H. Stepp et al. 2001. Autofluorescence imaging to optimize 5-ALA-induced fluorescence endoscopy of bladder carcinoma. Urology 58: 372 - 375.

[31] Fukuda, H., A. Casas, and A. Batlle. 2005. Aminolevulinic acid: From its unique biological function to its star role in photodynamic therapy. Int J Biochem Cell Biol 37: 272 - 276.

[32] Gaullier, J. M., K. Berg, Q. Peng et al. 1997. Use of 5-aminolaevu-linic acid esters to improve photodynamic therapy on cells in culture. Cancer Res 57: 1481 - 1486.

[33] Gierskcky, K. E., J. Moan, Q. Peng et al., Patent GB9504948.2, 1995.

[34] Greenbaum, L., D. J. Katcoff, H. Dou et al. 2003. A porphobilinogen deaminase (PBGD) Ran-binding protein interaction is implicated in nuclear trafficking of PBGD in differentiating glioma cells. Oncogene 22: 5221 - 5228.

[35] Grimbergen, M. C. M., C. F. P. van Swol, T. G. M. Jonges, T. A. Boon, R. J. A. van Moorselaar. 2003. Reduced specificity of 5-ALA induced fluorescence in photodynamic diagnosis of transitional cell carcinoma after previous intravesical therapy. Eur Urol 44: 51 - 56.

[36] Grossman, H. B., L. Gomella, Y. Fradet et al. 2007. A phase III, multicenter comparison of hexaminolevulinate fluorescence cystoscopy and white light cystoscopy for the detection of superficial papillary lesions in patients with

bladder cancer. J Urol 178: 62 - 67.

[37] Hara, T., M. Takahashi, T. Gondo et al. 2009. Risk of concomitant carcinoma in situ determining biopsy candidates among primary non-muscle-invasive bladder cancer patients: Retrospective analysis of 173 Japanese cases. Int J Urol 16 (3): 293 - 298.

[38] Hermann, G. G., K. Mogensen, S. Carlsson, N. Marcussen, and S. Duun. 2011. Fluorescence-guided transurethral resection of bladder tumors reduces bladder tumour recurrence due to less residual tumor tissue in Ta/T1 patients: A randomized two-centre study. BJU Int 108 (8b): E297 - E303.

[39] Jain, R. K. 1987a. Transport of molecules in the tumor interstitium: A review. Cancer Res 47: 3039 - 3305.

[40] Jain, R. K. 1987b. Transport of molecules across tumor vasculature. Cancer Metastasis Rev 6: 559 - 593.

[41] Jichlinski, P., M. Forrer, J. Mizeret et al. 1997a. Clinical evaluation of a method for detecting superficial transitional cell carcinoma of the bladder by light induced fluorescence of protoporphyrin IX following topical application of 5-aminolevulinic acid. Preliminary results. Lasers Surg Med 20: 402 - 408.

[42] Jichlinski, P., G. Wagnières, M. Forrer et al. 1997b. Clinical assessment of fluorescence cystoscopy during transurethral bladder resection in superficial bladder cancer. Urol Res 25: 3 - 6.

[43] Jichlinski, P., D. Aymon, G. Wagnières et al. 2003a. On the influence of the instillation time on the results of HAL (Hexvix ®) fluorescence detection of superficial bladder cancer. Proc SPIE 5141: 272 - 277.

[44] Jichlinski, P., L. Guillou, S. J. Karlsen et al. 2003b. Hexyl aminolevulinate fluorescence cystoscopy: A new diagnostic tool for the photodiagnosis of superficial bladder cancer—A multicenter study. J Urol 170: 226 - 229.

[45] Jichlinski, P., and D. Jacqmin. 2008. Photodynamic diagnosis in non - muscle invasive bladder cancer. Eur Urol 7: 529 - 535.

[46] Jocham, D., R. Baumgartner, N. Fuchs et al. 1989. Die fluoreszen-zdiagnose porphyrin-markierter urothelialer tumoren. Urologe A 28: 59 - 64.

[47] Jocham, D., H. Stepp, and R. Waidelich. 2008. Photodynamic diagnosis in urology: State-of-the-art. Eur Urol 53: 1138 - 1150.

[48] Jocham, D., F. Witjes, S. Wagner et al. 2005. Improved detection and treatment of bladder cancer using hexaminolevulinate imaging: A prospective, phase III multicenter study. J Urol 174: 862 - 866.

[49] Kausch, I., M. Sommerauer, F. Montorsi et al. 2010. Photodynamic diagnosis in non-muscle-invasive bladder cancer: A systematic review and cumulative analysis of prospective studies. Eur Urol 57: 595 - 606.

[50] Kennedy, J. C., R. H. Pottier, and D. C. Pross. 1990. Photodynamic therapy with endogenous protoporphyrin IX: Basic principles and present clinical experience. J Photochem Photobiol B6: 143 - 148.

[51] Kim, R. Y., L. K. Hu, T. J. Flotte, E. S. Gragoudas, and L. H. Y. Young. 1997. Digital angiography of experimental choroidal melanomas using benzoporphyrin derivative. Am J Ophthalmol 123: 810 - 816.

[52] Klem, B., G. Lappin, S. Nicholson et al. 2006. Determination of the bioavailability of [14C]-hexaminolevulinate using accelerator mass spectrometry after intravesical admin-istration to human volunteers. J Clin Pharmacol 46 (4): 456 - 460.

[53] Kloek, J., and G. M. J. Beijersbergen van Henegouwen. 1996. Prodrugs of 5-aminolaevulinic acid for photodynamic therapy. Photochem Photobiol 64: 994 - 1000.

[54] König, F., F. J. McGovern, A. F. Althausen, T. F. Deutsch, and K. T. Schomacker. 1996. Laser-induced autofluorescence diagnosis of bladder cancer. J Urol 156: 1597 - 1601.

[55] König, F., F. J. McGovern, R. Larne et al. 1999. Diagnosis of bladder carcinoma using protoporphyrin IX fluorescence induced by 5-aminolaevulinic acid. BJU Int 83: 129 - 135.

[56] Kriegmair, M., R. Baumgartner, and A. Hofstetter. 1992. Intravesikale Instillation von Delta-Aminol. vulins. ure (ALA)—Eine neue Methode zur photodynamischen Diagnostik und Therapie. Lasermedizin 8S: 83.

[57] Kriegmair, M., R. Baumgartner, R. Knuechel et al. 1994. Fluorescence photodetection of neoplastic urothelial lesions following intravesical instillation of 5-aminolevulinic acid. Urology 44 (6): 836 - 841.

[58] Kriegmair, M., R. Baumgartner, R. Knuechel et al. 1996. Detection of early bladder cancer by 5-aminolevulinic acid induced porphyrin fluorescence. J Urol 155: 105 - 110.

[59] Kriegmair, M., R. Baumgartner, W. Lumper et al. 1993. Fluorescence cystoscopy following intravesical instillation of 5-aminolevulinic acid (ALA). J Urol 149: 24OA.

[60] Kriegmair, M., D. Zaak, K. H. Rothenberger et al. 2002. Transurethral resection for bladder cancer using 5-aminolevulinic acid induced fluorescence endoscopy versus white light endoscopy. J Urol 168: 475 – 478.

[61] Kucera, P., and E. Raddatz. 1980. Spatio-temporal micromeasurements of the oxygen uptake in the developing chick embryo. Resp Physiol 39: 199 – 215.

[62] Lange, N., P. Jichlinski, and M. Zellweger. 1999. Photodetection of early human bladder cancer based on the fluorescence of 5-aminolaevulinic acid hexylester induced protoporphyrin IX: A pilot study. Br J Cancer 80: 185 – 193.

[63] Lerner, S. P., H. Liu, M. F. Wu, Y. K. Thomas, and J. A. Witjes. 2011. Fluorescence and white light cystoscopy for detection of carcinoma in situ of the urinary bladder. Urol Oncol 30 (3): 285 – 289.

[64] Loidl, W., J. Schmidbauer, M. Susani, and M. Marberger. 2005. Flexible cystoscopy assisted by hexaminolevulinate induced fluorescence: A new approach for bladder cancer detection and surveillance? Eur Urol 47: 323 – 326.

[65] Lovisa, B., P. Jichlinski, B.-C. Weber et al. 2010. High-magnification vascular imaging to reject false positive sites in situ during Hexvix ® fluorescence cystoscopy. J Biomed Optics. 15 (5): 051606.

[66] Ludicke, F., T. Gabrecht, N. Lange et al. 2003. Photodynamic diagnosis of ovarian cancer using hexaminolaevulinate: A preclinical study. Br J Cancer 88: 1780 – 1784.

[67] Malik, Z., and H. Lugaci. 1987. Destruction of erythroleukaemic cells by photoinactivation of endogenous porphyrins. Br J Cancer 56: 589 – 595.

[68] Malmström, P.-U., M. Grabe, E. S. Haug et al. 2012. Role of hexaminolevulinate-guided fluorescence cystoscopy in bladder cancer: Critical analysis of the latest data and European guidance. Scand J Urol Nephrol 46 (2): 108 – 116.

[69] Marti, A., N. Lange, M. Zellweger et al., Patent FR2777782, 1998.

[70] Marti, A., P. Jichlinski, N. Lange et al. 2003. Comparison of aminolevulinic acid and hexylester aminolevulinate induced protoporphyrin IX distribution in human bladder cancer. J Urol 170: 428 – 432.

[71] Marti, A., N. Lange, H. van den Bergh et al. 1999. Optimalisation of the formation and distribution of protoporphyrin IX in the urothelium: An in vitro approach. J Urol 162: 546.

[72] Mayinger, B., F. Neumann, C. Kastner, T. Haider, and D. Schwab. 2010. Hexaminolevulinate-induced fluorescence colonoscopy versus white light endoscopy for diagnosis of neoplastic lesions in the colon. Endoscopy 42 (1): 28 – 33.

[73] National Institutes of Health (NIH). 1990. Cancer of the Bladder, Publication No. 90 – 722. National Cancer Institute, Bethesda, MD.

[74] Oosterlinck, W., A. van der Meijden, R. Sylvester et al. 2006. Guidelines on TaT1 (Non-muscle Invasive) Bladder Cancer. European Association of Urology, Arnhem.

[75] Palmeira, C., C. Lameiras, T. Amaro et al. 2011. CIS is a surrogate marker of genetic instability and field carcinogenesis in the urothelial mucosa. Urol Oncol 29 (2): 205 – 211.

[76] Parmar, M. K. B., L. S. Friedman, T. B. Hargreave et al. 1989. Prognostic factors for recurrence. Follow-up policies in the treatment of superficial bladder cancer. Report from the British Medical Research Council Subgroup on Superficial Bladder Cancer. J Urol 142: 284 – 288.

[77] Peng, Q., K. Berg, J. Moan, M. Kongshaug and J. M. Nesland. 1997. 5-Aminolevulinic acid-based photodynamic therapy: Principles and experimental research. Photochem Photobiol 65: 235 – 251.

[78] Peng, Q., J. Moan, T. Warloe et al. 1996. Build-up of esterified aminolaevulinic-acid-derivative-induced porphyrin fluorescence in normal mouse skin. J Photochem Photobiol B 34: 96.

[79] Photocure press release. Retrieved June 5, 2012 from http://www.photocure.com/Pressmedia/News/US-approval-of-Cysview-/.

[80] Profio, A. E., and J. Sarnaik. 1984. Fluorescence of Hpd for tumor detection and dosimetry in photoradiation therapy. In Porphyrin Localization and Treatment of Tumors, Vol. 170, D. R. Doiron, and C. J. Gomer, editors, Alan R. Liss, Inc., New York, 163 – 175.

[81] Rathert, P., and S. Roth. 1993. Indications for urinary cytology. In Urinary Cytology, Manual and Atlas, ed. 2. P.

Rather, S. Roth, and M. S. Soloway, editors. Springer-Verlag, New York, 9 - 13.

[82] Richards-Kortum, R. , and E. Sevick-Muraca. 1996. Quantitative optical spectroscopy for tissue diagnosis. Annu Rev Phys Chem 47: 555 - 606.

[83] Riedl, C. R. , D. Daniltchenko, F. Koenig et al. 2001. Fluorescence endoscopy with 5-aminolevulinic acid reduces early recurrence rate in superficial bladder cancer. J Urol 165: 1121 - 1123.

[84] Ries, L. A. G. , C. L. Kosary, B. F. Hankey et al. 1997. SEER Cancer Statistics Review 1973 - 1994. National Institutes of Health Publication No. 94 - 2789. National Cancer Institute, Bethesda, MD.

[85] Rud, E. , O. Gederaas, A. Hogset, and K. Berg. 2000. 5-aminolevulinic acid, but not 5-aminolevulinic acid esters, is transported into adenocarcinoma cells by system BETA transporters. Photochem Photobiol 71: 640 - 647.

[86] Schmidbauer, J. , M. Remzi, G. Lindenau, M. Susani, and M. Marberger. 2008. Optical coherence tomography and hexaminolevulinate fluorescence cystoscopy in detecting urothelia carcinoma of the bladder. Eur Urol Suppl 7: 77 (abstract no. 28).

[87] Schmidbauer, J. , F. Witjes, N. Schmeller et al. 2004. Improved detection of urothelial carcinoma in situ with hexaminolev-ulinate fluorescence cystoscopy. J Urol 171: 135 - 138.

[88] Soergel, P. , L. Makowski, E. Makowski et al. 2011. Treatment of high grade cervical intraepithelial neoplasia by photodynamic therapy using hexylaminolevulinate may be cost effective compared to conisation procedures due to decreased pregnancy-related morbidity. Lasers Surg Med 43 (7): 713 - 720.

[89] Stenzl, A. , M. Burger, Y. Fradet et al. 2010. Hexaminolevulinate guided fluorescence cystoscopy reduces recurrence in patients with nonmuscle invasive bladder cancer. J Urol 184: 1907 - 1913.

[90] Stenzl, A. , L. Hoeltl, and G. Bartsch. 2001. Fluorescence assisted transurethral resection of bladder tumours: Is it cost effective? Eur Urol 39: 31.

[91] Stepinac, T. , C. Felley, P. Jomod et al. 2003. Endoscopic fluorescence detection of intraepithelial neoplasia in Barrett's esophagus after oral administration of aminolevulinic acid. Endoscopy 35: 663 - 668.

[92] Sylvester, R. , A. P. van der Meijden, W. Oosterlinck et al. 2006. Predicting recurrence and progression in individual patients with stage Ta T1 bladder cancer using EORTC risk tables: A combined analysis of 2596 patients from seven EORTC trials. Eur Urol 49: 466 - 477.

[93] Uehlinger, P. , J.-P. Ballini, H. van den Bergh, and G. Wagnières. 2006. On the role of iron and one of its chelating agents in the production of protoporphyrin IX generated by 5-aminolevulinic acid and its hexyl ester derivative tested on an epidermal equivalent of human skin. Photochem Photobiol 82: 1069 - 1076.

[94] Uehlinger, P. , M. Zellweger, G. Wagnières et al. 2000. 5-aminolevulinic acid and its derivatives: Physical chemical properties and protoporphyrin IX formation in cultured cells. J. Photochem Photobio B Biol 54: 72 - 80.

[95] Vicente, J. , G. Chècile, and F. Algaba. 1987. Value of in vivo mucosa-staining test with methylene blue in the diagnosis of pretumoral and tumoral lesions of the bladder. Eur Urol 13: 15 - 16.

[96] Wagnieres, G. A. , W. M. Star, and B. C. Wilson. 1998. In vivo fluorescence spectroscopy and imaging for oncological applications. Photochem Photobiol 68: 603 - 632.

[97] Whitaker, C. J. , S. H. Battah, M. J. Forsyth et al. 2000. Photosensitization of pancreatic tumour cells by delta-aminolaevulinic acid esters. Anticancer Drug Des 15: 161 - 170.

[98] Whitmore, W. F. Jr. , and I. M. Bush. 1968. Ultraviolet cystoscopy. JAMA 203: 1057 - 1059.

[99] Wolfbeis, O. S. 1993. Fluorescence of organic natural products. In Molecular Luminescence Spectroscopy, Vol. 1. S. G. Schulman, editor. John Wiley and Sons, New York, 167 - 370.

[100] Witjes, J. A. , and J. Douglass. 2007. The role of hexaminolevu-linate fluorescence cystoscopy in bladder cancer. Nat Clin Pract Urol 4: 542 - 549.

[101] Witjes, J. , P. M. Moonen, and A. G. van der Heijden. 2005. Comparison of hexaminolevulinate based flexible and rigid fluorescence cystoscopy with rigid white light cystoscopy in bladder cancer: Results of a prospective phase II study. Eur Urol 47: 319 - 322.

[102] Witjes, J. A. , J. Palou Redorta, D. Jacqmin et al. 2010. Hexaminolevulinate-guided Fluorescence cystoscopy in the diagnosis and follow-up of patients with non-muscle-invasive bladder cancer: Review of the evidence and recommen-

dations. Eur Urol 57: 607 – 614.

[103] Zaak, D., W. F. Wieland, C. G. Stief, and M. Burger. 2008. Routine use of photodynamic diagnosis of bladder cancer: Practical and economic issues. Eur Urol Suppl 7: 536 – 541.

[104] Zheng, W., L. Weber, Ch. Cheng, K. So, and M. Olivo. 2003. Optimal excitation-emission wavelengths for autofluorescence diagnosis of bladder tumors. Int J Cancer 104: 477 – 481.

37　光化学内化：一种从实验研究走向临床应用的新型大分子靶向治疗技术

37.1　引　言

应用大分子成功治疗肿瘤和其他疾病的相关报道越来越多。分子生物学和生物技术的最新进展，使得通过改进细胞毒性药物、DNA复合物和其他大分子的靶向性和分子设计以使其应用于临床成为可能。在许多情况下，大分子内化到细胞质是达到预期生物效应的关键。大分子通常不能穿过细胞膜，但能够通过内吞作用进入细胞，在溶酶体中不需任何干预就能被水解酶降解。因此在细胞内水平，治疗性大分子进入细胞质的最大障碍来自内吞囊泡的膜屏障（Varkouhi等，2010）。光化学内化（photochemical internalization，PCI）是使大分子经胞吞后释放到细胞质的一项新技术。对于许多大分子和不能轻易穿透细胞膜的分子来说，PCI被证实能够加强它们的生物学活性（Berg等，1999；Selbo等，2010）。因此，PCI也许能够用于大多数实体肿瘤的治疗，并且最近博来霉素的光化学内化在多种肿瘤应用中已经完成了Ⅰ/Ⅱ临床试验阶段（Berg等，2005）。本章节将会讨论PCI技术的机制基础、目前的研究阶段、潜在的临床优势和未来展望。

37.2　背　景

37.2.1　光动力疗法与PCI

光动力疗法（photodynamic therapy，PDT）是一种相对较新且极具前景的疗法（Agostinis，2011），已经用于多种疾病的治疗，包括多种肿瘤，例如基底细胞癌（basal cell carcinomas，BCC），头颈部鳞状细胞癌，肺、食管和膀胱的肿瘤，也包括光化性角化病和老年黄斑变性。PDT的基本原理在于一种称为光敏剂（photosensitizer，PS）的化合物在快速增殖的组织（如肿瘤）中会优先聚集并产生光活化效应。光敏剂经过可见光的照射后产生活性氧（reactive oxygen species，ROS），其中单线态氧被认为是最重要的，继而在光照区域会诱发细胞毒性作用（图37.1）。PDT的治疗作用可能跟光敏剂经光照后对细胞的直接杀伤有关，也与其会引起微血管关闭和炎症反应有关。与PDT类似，PCI技术也利用了光敏剂产生活性氧的作用，但不同于光化学反应产生直接治疗效果，PCI生成的ROS通过氧化作用将内吞囊泡中的治疗药物释放到细胞质中。在PCI的治疗过程中，治疗效果能否达成一部分在于PDT的作用，它需要产生足够多的活性氧单独发挥治疗作用；另一部分在于PCI的作用，它产生的活性氧能够激活包裹在内吞囊泡中的治疗分子，但自身不产生治疗效果。PCI的治疗效果最易表现为组织深层和肿瘤边缘的坏死（图37.2）（Dietze，2005；Norum等，2009b；Norum，Giercksky和Berg，2009）。在PDT的临床应用中，根据光敏剂的特性和治疗目标，用于全身给药的光敏剂会在光照前不久或提前几天注射（图37.3）。

对PCI来说，光敏剂通常在光照前4天第一次注射，第二次则在光照前3小时注射。然而，这种药/光照时间间隔可能会受PCI激活药物的药代动力学影响。

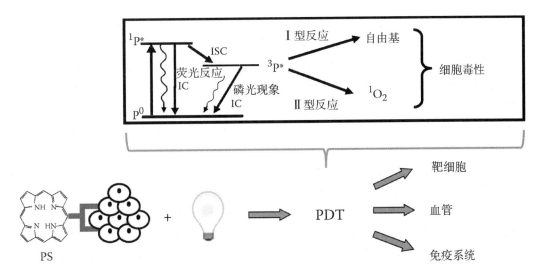

图 37.1 PDT 和主要治疗效应简图。光敏剂与靶组织（如肿瘤）结合，光敏剂吸收光照后，可能会在靶细胞和脉管系统上诱导治疗作用，并激活免疫系统。光动力过程中的光物理机制在 Jablonski 图解表（上部图片）中简单介绍。IC 为内转换。

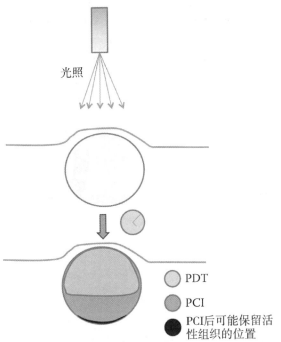

图 37.2 使用相同光敏剂在两种情况下治疗效果的区别：非最佳治疗区域的 PDT 治疗效应以及 PCI 的额外治疗效应。如图所示 PCI，使用 PDT 进行胞内内吞囊泡传递，其中积累的另一种药物的附加效果。使用 PDT 具有在胞内传递另一种药物至内吞囊泡中的额外效果 PCI 术后存活组织的潜在位置。

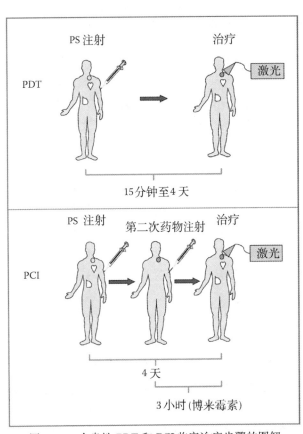

图 37.3 全身性 PDT 和 PCI 临床治疗步骤的图解

37.2.2 PCI 技术的机制

光敏剂的细胞摄取机制以及其在细胞内的定位取决于它的理化性质。只有两个以下（含两个）羧酸酯基团的 PS，如只有单一离子侧基的光敏剂核心卟啉类结构，通常能通过被动扩散的方式穿过细胞膜，然而拥有较多羧酸酯基团或带侧基的 PS 在生理情况下（如低解离常数）通常会完全电离，这样就不太可能穿透细胞膜（图 37.4）（Berg 和 Moan，1997）。但这种光敏剂能通过胞吞作用吸收进细胞，大多数亲水性 PS 通过胞饮作用进入细胞，而大多数两亲性 PS 通过吸附或 LDL 介导的内吞作用进入细胞。由于细胞能吸收聚集的光敏剂，有时能在内吞囊泡中发现一些高度疏水的光敏剂（Berg 等，1993）。此外，诸如吖啶橙和尼罗蓝衍生物之类的亲溶酶体弱碱性物质可以穿透细胞膜，但由于囊泡内 pH 较低而难以进入细胞质（Berg 和 Moan，1997；Lin 等，1991）。一些两亲性光敏剂［如中-四苯基卟吩（TPPS$_{2a}$）和铝酞菁（AlPcS$_{2a}$）］（图 37.4）经光照后被证实能够破坏内吞囊泡的囊泡膜，使得光敏剂重新分布于其他细胞区室（Berg 等，1991；Moan 等，1994）。内吞囊泡膜上被诱发的这种损害尚未完全阐明，但它不只能造成光敏剂这类小分子的转移，因为在光化学治疗后甚至能够在细胞质中找到存在于溶酶体（和晚期内体）中的水解酶（Berg 和 Moan，1994）。同样，外部加入的酶和不能穿透细胞膜的其他分子在光化学治疗后，也能以一种功能活化形式存在于细胞液中（Berg 等，1999）。与此相反，位于内吞囊泡基质的亲水性光敏剂会光氧化并使位于这些囊泡中的生物分子失活，从而以一种非活性形式被重新分布到细胞质中（Berg 和 Moan，1994）。最近，有研究发现高度双亲性的 PCI 光敏剂不是外排泵 ABCG2［一种待定的肿瘤干细胞标记物，能使其他光敏剂转移出肿瘤细胞（Robey 等，2005）］的底物（Selbo 等，2012）。

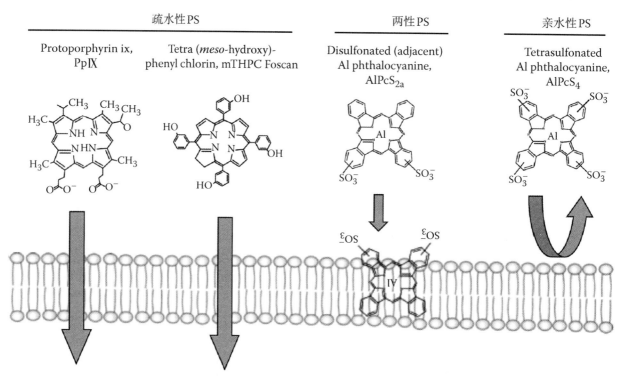

图 37.4　光敏剂穿透细胞膜会受其理化特性的影响。带有少量侧基的光敏剂在生理 pH（pH 在溶酶体中会大约下降到 5）条件下发生质子化且能够穿透细胞膜，但两亲性或强亲水性光敏剂反而能通过内吞作用入胞。

在 20 世纪 60 年代早期，de Duve 将溶酶体称为"自杀包"，因为溶酶体的破裂将会导致细胞死亡（de Duve，1963）。后来研究发现，溶酶体一些半胱氨酸蛋白酶在 pH 为 7.2～7.4 时发挥酶活性。而与之相反的，绝大部分溶酶体酶在 pH 为 5.5 左右时拥有最佳的酶活性，而当 pH＞7 时将失去活性（Bohley 和 Seglen，1992；Repnik 等，2012）。因此这些半胱氨酸蛋白酶被认为是溶酶体破裂后细胞坏死或凋亡的原因，至于是凋亡还是坏死则取决于溶酶体破裂的程度（Turk 和 Turk，2009；Wilson，Firestone 和 Lenard，1987）。但是，TPPS$_{2a}$ 和 AlPcS$_{2a}$ 介导的光化学治疗引起的溶酶体破裂只能导致较弱的细胞毒性（Berg 和 Moan，1994）。这种细胞毒性足以诱发光敏剂的重新分布，人们发现光敏剂 TPPS$_{2a}$ 在光照期间能够重新分布，并能够灭活内质网（endoplasmic reticulum，ER）标记酶 NADPH 细胞色素 c 还原酶（Rodal 等，1998）。由此可以设想，以 TPPS$_{2a}$ 为基础的 PDT 其毒性作用至少一部分是因为内质网的光学氧化。在光化学治疗后，细胞液中只能发现很低水平的组织蛋白酶活性（总活性低于 10%）（Berg 和 Moan，1994）。其中部分原因是半胱氨酸蛋白酶对 PDT 有相对较高的灵敏度（如组织蛋白酶 E+L 的活化），且溶酶体对 PDT 诱导破裂的敏感性具有差异，导致一部分溶酶体在治疗后仍然保持完整。另外，一种定位于细胞质中的名为 stefins（一型胱氨酸）的蛋白酶抑制剂能够抑制从溶酶体释放出的部分组织蛋白酶的活性（Repnik 等，2012）。但需要指出的一点是，较正常细胞，组织蛋白酶和 stefins 在肿瘤细胞中的浓度更不可控，这可能会对光化学诱导溶酶体破裂所造成的毒性作用和 PCI 效果造成影响（Kolwijck 等，2010；Strojan 等，2011）。

起初人们认为，在光照时，来自内吞囊泡的大分子和光敏剂必须位于同一区域。但最近发现，光化学治疗可以在大分子递送前 6~8 小时进行，并且不会减少该联合疗法的协同作用（"光优先"步骤）（Prasmickaite 等，2002）。光优先原理也在活体试验中得到验证，在小鼠体内会产生很强的抗肿瘤效果。用多花白树毒蛋白和 PCI 联合治疗试验动物，在瘤内注射核糖体失活蛋白毒素前就对皮下 WiDr 结肠腺癌进行光照和光延迟照射，引起的完全缓解率分别为>80%和>60%（Berg 等，2006）。针对这一现象，人们提出一种机制假说，认为新形成的囊泡能和光化学损伤小泡融合，形成新的融合小泡后，大分子就能释放进细胞质中。已经有研究发现，PCI 的靶向治疗如西妥昔单抗-皂草素在光优先的模式中效率偏低，最可能的原因还是光化学损伤了靶向受体，尽管质膜上的光敏剂数量几乎可以忽略（Weyergang，Kaalhus 和 Berg，2008；Weyergang，Selbo 和 Berg，2007；Yip 等，2007）。

37.3　得益于 PCI 技术的潜在疗法

目前针对肿瘤的治疗主要还是手术、放疗和化疗。尽管人们付出大量努力优化这些治疗方案，每年仍有大量病人因肿瘤死亡（只在美国每年就大约有 550000 人）。这些治疗失败的主要原因和当前治疗方式特异性不足有关，这会引起剂量相关性毒性，并导致原位复发、转移、多重耐药性和死亡。基于对肿瘤特性的新看法（Hanahan 和 Weinberg，2011）及对癌症亚型表达和突变概况的深入理解，人们提出了新的疗法，主要涉及大分子疗法和靶向小分子抑制剂。与传统的小分子药物化疗相比，大分子药物在发挥更高治疗特异性方面具有潜在的优势。这些大分子包括蛋白质（如单克隆抗体、与单抗结合的核糖体失活蛋白毒素、细胞表面靶向的生长因子），用作治疗性疫苗的多肽和信使核糖核酸（mRNA），用于基因治疗的脱氧核糖核酸（DNA），也包括寡核糖酸如核糖体酶、肽核酸，使基因沉默的短干扰 RNA（siRNA）以及纳米颗粒（Leonetti 和 Zupi，2007；Yang 等，2007）。

大分子的治疗效应包括自身作为药物发挥的治疗效应，也包括自身作为治疗靶点所起的作用。一些像单克隆抗体这样的大分子药物通过作用于靶细胞膜抑制细胞的传导通路并激活免疫系统，以及影响可溶性因子（如生长因子）而发挥作用。单抗也能和细胞外激活剂如放射性核素、免疫调节剂和前体药物激活酶共轭结合（Lu，Yang 和 Sega，2006）。这些治疗靶点位于细胞外的药物中有很多已获批准，可用于针对肿瘤和非肿瘤性疾病的治疗。

由于细胞膜穿透力有限，靶点位于细胞内的大分子治疗通常表现出较低的疗效，获准用于临床的此类药物也几乎没有。有些药物不能穿透细胞膜，但可以通过内吞作用，或通过受体介导和吸附的内吞作用或胞饮作用吸收入胞。内吞的分子药物被运输到晚期内体和溶酶体中降解。不能穿透囊泡且作用靶点位于细胞内的药物将会在内吞囊泡中降解，不会表现出治疗作用（图 37.5）。如前文所述，选择性靶向光敏剂的光动力治疗能够破坏内溶酶体膜而不引起剧烈的毒性反应，因此在内源性药物被降解前，可以用来使药物释放入胞质。人们已经发现 PCI 能够增强植物核糖体失活蛋白毒素的疗效，该效果也存在于免疫毒素、（质粒和病毒的）基因、PNAs、siRNAs 以及（用于疫苗接种的）多肽、多柔比星和博来霉素。人们在许多细胞株（>80）和源自常见肿瘤的 10 种主要肿瘤模型中做实验，在所有情况下都能发现协同作用。该结果表明 PCI 能够通过光介导将大分子高效地运输至细胞质。

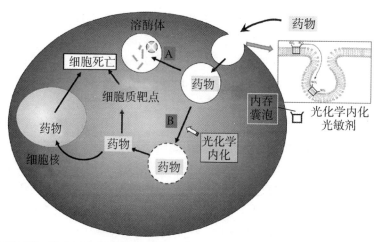

图 37.5　PCI 技术的原理图。被内吞的药物可能会在溶酶体中聚集，在这里它们会被酶水解而不能发挥治疗作用（路径 A）。相反，在酶水解前，通过 PCI 技术使药物释放到胞液，到达细胞核或细胞质的治疗靶点（路径 B）。

37.4　PCI 的临床发展和应用

　　PCI 的临床应用需要开发用于临床的光敏剂和能被 PCI 技术转运的合适药物。PCI 在实验室和临床前的研究主要基于两种光敏剂——TPPS$_{2a}$ 和 AlPcS$_{2a}$（图 37.6）。TPPS$_{2a}$，由于具有卟啉结构，且组织

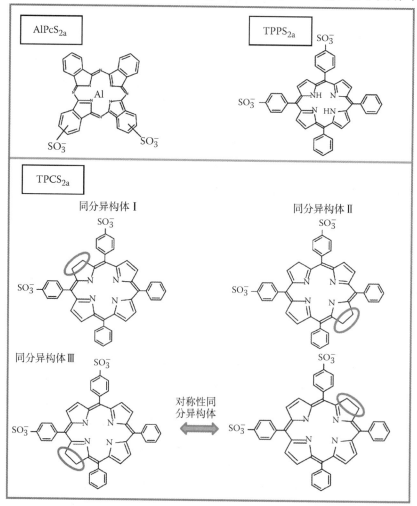

图 37.6　在 PCI 中所使用的光敏剂

光穿透力在最佳的光学窗口（600～800 nm）中吸收力较低，因此用于体外研究；$AlPcS_{2a}$，由于在 670 nm 左右的光照条件下具有高吸收力而被用在体内研究中。光敏剂 $AlPcS_{2a}$ 在临床前研究中显示出很好的效果，但是它包含很多异构体，且批次间的比例存在差异（Ali 等，1988；Berg，Bommer 和 Moan，1989）。各种异构体的生物效应在光照时可能会相差很大，从而导致药物随批次变化而有不同的临床反应（Brasseur 等，1987）。PCI 的临床发展需要一种适用于临床的化学药物，满足纯度、可控性和可再次合成等要求。在这基础上，人们研制出光敏剂二磺酸苯基卟吩（$TPCS_{2a}$）（Berg 等，2011）。$TPCS_{2a}$ 是一种二氢卟酚类的光敏剂，在卟啉 $TPPS_{2a}$ 的吡咯环的还原过程中，由于其结构不对称会导致三种可重复比例的异构体出现，在 652 nm 表现出强吸收性（图 37.6）。和 $TPPS_{2a}$、$AlPcS_{2a}$ 相比，$TPCS_{2a}$ 也能产生和它们一样的 PCI 疗效，并且在脂质体的光诱导渗透方面，$TPCS_{2a}$ 比内消旋-四（3-羟基苯基）二氢卟酚（mTHPC）和二氢卟酚效果更好（Mojzisova 等，2009）。

虽然人们采用 PCI 技术来向细胞内转运治疗性大分子，但一些化疗药可能由于它们的大小、电荷和相互间形成氢键的能力也可以在内吞囊泡中集聚。博来霉素是一种被批准用于多种肿瘤治疗的化疗药，但也因其可以积累于内吞囊泡中而著名（Pron 等，1999）。博来霉素的治疗效果有限，肺纤维化就是其治疗后可观察到的一种强烈的副作用（Chen 和 Stubbe，2005）。然而进入细胞质之后，人们发现博来霉素表现出高细胞毒性，估计大约只需 500 个药物分子就足以杀死一个细胞（Poddevin 等，1991）。在体外和体内实验中都能证实博来霉素 PCI 治疗能够改善博来霉素的细胞毒性（Berg 等，2005；Berg 等，2011；Hirschberg 等，2009；Norum 等，2009a），这意味着不仅像蛋白质和 DNA 这种大分子能得益于 PCI 为基础的联合治疗，一些不能高效穿过生物膜的小分子也能从中获益。PCI 的另一个好处在于能降低化疗药的副作用，因为低剂量的化疗药也足以发挥化疗效果。同时博来霉素的副作用与它积累的剂量有关，但在临床试验中只会注射一次标准剂量的博来霉素，因此 PCI 的临床益处可能更大。

在临床阶段规划和前期临床资料不断累积的基础上，使用 $TPCS_{2a}$ 进行胞内转运博来霉素，并用 652nm 激光（外照射）激活的 I/III 期临床研究已经完成（项目负责人：Colin Hopper，UCL Hospital，London）。剂量递增实验也已经完成，这个实验纳入 19 位头颈部鳞状细胞癌病人，采用单剂量博来霉素、单剂量光照，逐渐增加 $TPCS_{2a}$ 剂量直至出现不可耐受的副作用。全部病人对该治疗都有较强的反应。$TPCS_{2a}$ 看上去能被很好地耐受，除了光敏性之外，并没有严重的药物相关负性事件的报告（详情可见 www. pcibiotech. no）。

37.5 小　　结

尽管人们提出了大量新型的治疗方式来提高肿瘤治疗的效率和特异性，其疗效仍受到副作用和机体抵抗机制的限制。药物和基因的光化学激活是取代或替补其他给药方式的一种具有吸引力的方法，能提高药物的疗效和特异性。PCI 光活化可以为治疗带来可观的靶向性，而且甚至可能得到提高药物和基因的治疗效果。由于光敏剂在肿瘤组织中可以优先聚集，特异性就得到了很大的提高。因此，治疗性化合物的光化学传递可能增加治疗窗口，从而减少化合物的不良反应。在大多数有细胞内效应的靶向治疗中，药物需要具有转移到细胞质中的功能（如基因转运的载体和假单胞菌外毒素的膜转位功能）。然而，由于在正常细胞中靶向受体的表达和非特异性吸收，一些在正常组织中的细胞毒性反应很难避免。在 PCI 过程中，如果未受光照，药物可能会优先在内吞囊泡中集聚和降解。因此单独使用这些药物就可能不会发挥治疗作用或产生副作用。另外，PCI 与 PDT 有相同的特性而可能发挥一定的优势，如单次治疗方案可以降低产生治疗抗性的风险并提高病人的生活质量。同样，相同的过程能够用于多种肿瘤治疗，并且可以通过直接杀伤实质细胞，封闭微血管以及进行像抗肿瘤免疫这样的炎症反应产生治疗效果。

目前临床上 PCI 只被用于转运博来霉素。尽管这种疗法已经显示出良好的效果，但人们依旧期待

PCI 的靶向治疗能够大幅提高药物的特异性。因此，未来的研究目标就在于 PCI 靶向治疗的临床评估。

最后，我们认为可以考虑在多种临床治疗中使用药物和基因的光化学激活及转运，如治疗肿瘤、心血管疾病、自身免疫性疾病以及类风湿关节炎，也可作为 DNA 疫苗的转运方式（Hogset 等，2003）。

参考文献

［1］ Agostinis, P., K. Berg, K. A. Cengel et al. 2011. Photodynamic therapy of cancer: An update. CA Cancer J Clin 61: 250 – 281.

［2］ Ali, H., R. Langlois, J. R. Wagner et al. 1988. Biological activities of phthalocyanines—Ⅹ. Syntheses and analyses of sulfonated phthalocyanines. Photochem Photobiol 47: 713 – 717.

［3］ Berg, K., H. Anholt, J. Moan, A. Ronnestad, and C. Rimington. 1993. Photobiological properties of hematoporphyrin diesters: Evaluation for possible application in photochemo-therapy of cancer. J Photochem Photobiol B 20: 37 – 45.

［4］ Berg, K., J. C. Bommer, and J. Moan. 1989. Evaluation of sulfonated aluminum phthalocyanines for use in photochemotherapy. Cellular uptake studies. Cancer Lett 44: 7 – 15.

［5］ Berg, K., A. Dietze, O. Kaalhus, and A. Hogset. 2005. Site-specific drug delivery by photochemical internalization enhances the antitumor effect of bleomycin. Clin Cancer Res 11: 8476 – 8485.

［6］ Berg, K., A. H. gset, L. Prasmickaite et al. 2006. Photochemical internalization (PCI): A novel technology for activation of endocytosed therapeutic agents. Med Laser Appl 21: 239 – 250.

［7］ Berg, K., K. Madslien, J. C. Bommer et al. 1991. Light induced relocalization of sulfonated meso-tetraphenylporphines in NHIK 3025 cells and effects of dose fractionation. Photochem Photobiol 53: 203 – 210.

［8］ Berg, K., and J. Moan. 1994. Lysosomes as photochemical targets. Int J Cancer 59: 814 – 822.

［9］ Berg, K., and J. Moan. 1997. Lysosomes and microtubules as targets for photochemotherapy of cancer. Photochem Photobiol 65: 403 – 409.

［10］ Berg, K., S. Nordstrand, P. K. Selbo et al. 2011. Disulfonated tetraphenyl chlorin (TPCS2a), a novel photosensitizer developed for clinical utilization of photochemical internalization. Photochem Photobiol Sci 10: 1637 – 1651.

［11］ Berg, K., P. K. Selbo, L. Prasmickaite et al. 1999. Photochemical internalization: A novel technology for delivery of macromolecules into cytosol. Cancer Res 59: 1180 – 1183.

［12］ Bohley, P., and P. O. Seglen. 1992. Proteases and proteolysis in the lysosome. Experientia 48: 151 – 157.

［13］ Brasseur, N., H. Ali, R. Langlois, and J. E. van Lier. 1987. Biological activities of phthalocyanines—Ⅶ. Photoinactivation of V-79 Chinese hamster cells by selectively sulfonated gallium phthalocyanines. Photochem Photobiol 46: 739 – 744.

［14］ Chen, J., and J. Stubbe. 2005. Bleomycins: Towards better therapeutics. Nat Rev Cancer 5: 102 – 112.

［15］ de Duve, C. 1963. The lysosome. Sci Am 208: 64 – 72.

［16］ Dietze, A., Q. Peng, P. K. Selbo et al. 2005. Enhanced photodynamic destruction of a transplantable fibrosarcoma using photochemical internalisation of gelonin. Br J Cancer 92: 2004 – 2009.

［17］ Hanahan, D., and R. A. Weinberg. 2011. Hallmarks of cancer: The next generation. Cell 144: 646 – 674.

［18］ Hirschberg, H., M. J. Zhang, H. M. Gach et al. 2009. Targeted delivery of bleomycin to the brain using photochemical internalization of Clostridium perfringens epsilon prototoxin. J Neurooncol 95: 317 – 329.

［19］ Hogset, A., L. Prasmickaite, B. O. Engesaeter et al. 2003. Light directed gene transfer by photochemical internalisation. Curr Gene Ther 3: 89 – 112.

［20］ Kolwijck, E., J. Kos, N. Obermajer et al. 2010. The balance between extracellular cathepsins and cystatin C is of importance for ovarian cancer. Eur J Clin Invest 40: 591 – 599.

［21］ Leonetti, C., and G. Zupi. 2007. Targeting different signaling pathways with antisense oligonucleotides combination for cancer therapy. Curr Pharm Des 13: 463 – 470.

［22］ Lin, C. W., J. R. Shulok, S. D. Kirley, L. Cincotta, and J. W. Foley. 1991. Lysosomal localization and mechanism of uptake of Nile blue photosensitizers in tumor cells. Cancer Res 51: 2710 – 2719.

[23] Lu, Y., J. Yang, and E. Sega. 2006. Issues related to targeted delivery of proteins and peptides. AAPS J 8: E466 – E478.

[24] Moan, J., K. Berg, H. Anholt, and K. Madslien. 1994. Sulfonated aluminium phthalocyanines as sensitizers for photoche-motherapy. Effects of small light doses on localization, dye fluorescence and photosensitivity in V79 cells. Int J Cancer 58: 865 – 870.

[25] Mojzisova, H., S. Bonneau, P. Maillard, K. Berg, and D. Brault. 2009. Photosensitizing properties of chlorins in solution and in membrane-mimicking systems. Photochem Photobiol Sci 8: 778 – 787.

[26] Norum, O. J., O. S. Bruland, L. Gorunova, and K. Berg. 2009a. Photochemical internalization of bleomycin before external-beam radiotherapy improves locoregional control in a human sarcoma model. Int J Radiat Oncol Biol Phys 75: 878 – 885.

[27] Norum, O. J., J. V. Gaustad, E. Angell-Petersen et al. 2009b. Photochemical internalization of bleomycin is superior to photodynamic therapy due to the therapeutic effect in the tumor periphery. Photochem Photobiol 85: 740 – 749.

[28] Norum, O. J., K. E. Giercksky, and K. Berg. 2009. Photochemical internalization as an adjunct to marginal surgery in a human sarcoma model. Photochem Photobiol Sci 8: 758 – 762.

[29] Poddevin, B., S. Orlowski, J. Belehradek, Jr., and L. M. Mir. 1991. Very high cytotoxicity of bleomycin introduced into the cytosol of cells in culture. Biochem Pharmacol 42 Suppl: S67 – S75.

[30] Prasmickaite, L., A. Hogset, P. K. Selbo et al. 2002. Photochemical disruption of endocytic vesicles before delivery of drugs: A new strategy for cancer therapy. Br J Cancer 86: 652 – 657.

[31] Pron, G., N. Mahrour, S. Orlowski et al. 1999. Internalisation of the bleomycin molecules responsible for bleomycin toxicity: A receptor-mediated endocytosis mechanism. Biochem Pharmacol 57: 45 – 56.

[32] Repnik, U., V. Stoka, V. Turk, and B. Turk. 2012. Lysosomes and lysosomal cathepsins in cell death. Biochim Biophys Acta 1824: 22 – 33.

[33] Robey, R. W., K. Steadman, O. Polgar, and S. E. Bates. 2005. ABCG2-mediated transport of photosensitizers: Potential impact on photodynamic therapy. Cancer Biol Ther 4: 187 – 194.

[34] Rodal, G. H., S. K. Rodal, J. Moan, and K. Berg. 1998. Liposome-bound Zn (Ⅱ)-phthalocyanine. Mechanisms for cellular uptake and photosensitization. J Photochem Photobiol B 45: 150 – 159.

[35] Selbo, P. K., A. Weyergang, M. S. Eng et al. 2012. Strongly amphiphilic photosensitizers are not substrates of the cancer stem cell marker ABCG2 and provides specific and efficient light-triggered drug delivery of an EGFR-targeted cytotoxic drug. J Control Release 159: 197 – 203.

[36] Selbo, P. K., A. Weyergang, A. Hogset et al. 2010. Photochemical internalization provides time-and space-controlled endoly-sosomal escape of therapeutic molecules. J Control Release 148: 2 – 12.

[37] Strojan, P., A. Anicin, B. Svetic, L. Smid, and J. Kos. 2011. Proteolytic profile of cysteine proteases and inhibitors determines tumor cell phenotype in squamous cell carcinoma of the head and neck. Int J Biol Markers 26: 247 – 254.

[38] Turk, B. and V. Turk. 2009. Lysosomes as "suicide bags" in cell death: Myth or reality? J Biol Chem 284: 21783 – 21787.

[39] Varkouhi, A. K., R. M. Schiffelers, M. J. van Steenbergen et al. 2010. Photochemical internalization (PCI)-mediated enhancement of gene silencing efficiency of polymethacrylates and N, N, N-trimethylated chitosan (TMC) based siRNA polyplexes. J Control Release 148: e98 – e99.

[40] Weyergang, A., O. Kaalhus, and K. Berg. 2008. Photodynamic targeting of EGFR does not predict the treatment out-come in combination with the EGFR tyrosine kinase inhibitor Tyrphostin AG1478. Photochem Photobiol Sci 7: 1032 – 1040.

[41] Weyergang, A., P. K. Selbo, and K. Berg. 2007. Y1068 phosphorylation is the most sensitive target of disulfonated tetraphenylporphyrin-based photodynamic therapy on epidermal growth factor receptor. Biochem Pharmacol 74: 226 – 235.

[42] Wilson, P. D., R. A. Firestone, and J. Lenard. 1987. The role of lysosomal enzymes in killing of mammalian cells

by the lysosomotropic detergent N-dodecylimidazole. J Cell Biol. 104: 1223 - 1229.

[43] Yang, Z. R. , H. F. Wang, J. Zhao et al. 2007. Recent developments in the use of adenoviruses and immunotoxins in cancer gene therapy. Cancer Gene Ther 14: 599 - 615.

[44] Yip, W. L. , A. Weyergang, K. Berg, H. H. Tonnesen, and P. K. Selbo. 2007. Targeted delivery and enhanced cytotoxicity of cetuximab-saporin by photochemical internalization in EGFR-positive cancer cells. Mol Pharm 4: 241 - 251.

38   Tookad 的故事：从实验室到临床

Tookad（TOOKAD®，WST09）和可溶性 Tookad（Tookad Soluble，TS）是光合色素细菌叶绿素（Bacteriochlorophyll，Bchl-D）的两个衍生物，代表了新一代光敏剂及光动力疗法（photodynamic therapy，PDT）治疗癌症的新范例。这一新方法被称为 Tookad 介导的血管靶向光动力疗法（TS vascular targeted photodynamic therapy，TS VTP），已经在治疗局限性前列腺癌方面开展了后期临床试验（Arumainayagam 等，2011；Azzouzi 等，2011；Moore 等，2009，2011）。实质上，在静脉注射后，新型 Bchl-Ds 自发地与血浆蛋白形成复合物并停留在循环中直到从体内被清除，很少或不会渗出血管。近红外光激发血液中 Tookad 产生过氧化物、过氧化氢和羟基自由基形式的活性氧（reactive oxygen species，ROS）。重要的是，它们与目前使用的大多数 PDT 光敏剂产生的单线态氧不同。除了 ROS 的生成，同时有次生活性氮（reactive nitrogen species，RNS）的形成。这些自由基在血管腔内产生会导致植物样的超敏反应，同样地也见于动物的缺血再灌注损伤，从而引起肿瘤血管瞬间闭塞和永久性功能障碍，导致肿瘤组织迅速坏死或凋亡，肿瘤消融是一种基于自由基分子的过程，这一过程会引发植物和动物局部器官衰竭来应对各种病理威胁，这为癌症的治疗提供了一种新方法。这种治疗方法从实验到临床，打破了传统科学的界限，涉及学术界、医学实验、制药行业等多个研究团队的跨学科协作。本章描述了实现这一目标的道路上的里程碑。

光动力治疗是指光激活进入病变组织的光敏剂生成 ROS，从而介导治疗的过程。目前大部分使用的光敏剂通过将能量从三重激发态转移到其接触的氧分子来实现治疗作用（Ⅱ型机制）。然而，某些情况下，光激活后的光敏剂通过电子转移来还原其接触的氧分子（Ⅰ型机制）（Foote，1991）。现代光动力疗法始于 20 世纪前叶，当时使用第一代非卟啉染料和可见光来治疗皮肤癌和皮肤浅部的感染（Moan 和 Peng，2003；von Tappeiner 和 Jodlbauer，1904）。半个世纪之后，血卟啉及其衍生物进入光动力治疗，成为在该领域最常用的光敏剂（Diamond 等，1972；Dougherty 等，1975；Lipson 和 Baldes，1960；Schwartz 等，1955）。然而，在相当早期的发展阶段，光敏剂的一些严重缺陷影响了其从临床前试验到临床应用的发展。这些药物的主要缺陷是：①以卟啉为基础的光敏剂与血源性卟啉之间的光谱重叠将治疗深度限制在仅仅几毫米（Moan 和 Peng，2003）；②光敏剂清除速度相当缓慢，导致病人严重且长期的皮肤光毒性（Dougherty 等，1975）；③治疗中卟啉在正常和病变组织中的积累量遭受差异，但不足以保证靶向照射病灶部位（Vrouenraets 等，2003）。

分别减少卟啉在 2 号或 4 号 β 位置的四吡咯环（图 38.1）可以将它们分别转化成二氢卟酚和细菌卟吩（Scheer，1991，2003）。这种还原破坏了复合物的对称性，使其最大吸收峰转移至红/近红外光谱域，并将各自的光吸收截面增加了近两个数量级（Hanson，1991）。

这种转变促使一些研究小组致力于在Ⅱ型光动力机制框架下合成和利用还原卟啉的研究。二氢卟酚衍生物 Foscan 是其中的两个代表之一。虽然进入了后期临床试验，但表现出长期的皮肤毒性和其他副

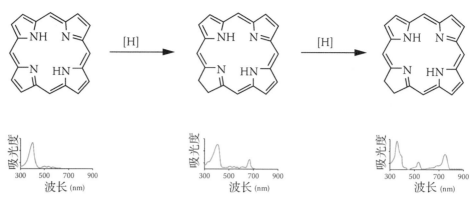

图 38.1　卟啉（左）、二氢卟酚（中间）和细菌卟吩（右）包括逐步减少 β 位置的四吡咯环。转换破坏分子的对称性所反映的最长的波长红移和加强转变（Q 波段）。

作用（Senge 和 Brandt，2011）。另一个维替泊芬，已被批准用于治疗年龄相关性黄斑变性（age-related macular degeneration，AMD）（Celli 等，2010；Cruess 等，2009；Verma 等，2007）。

　　研究者在研究如何增强光敏剂激活波长的同时，也着力于减少不良皮肤光毒性以及增加靶组织的特异性，后者不仅涉及定位在恶性肿瘤细胞，甚至包括定位其细胞器。研究者们为实现更好的Ⅱ型光动力机制开展了相关的研究，包括合成光敏剂纳米颗粒，与化疗药结合以及将光敏剂绑定到靶向特定肿瘤组织的运输平台（Chen 等，2005；Verma 等，2007）。

38.3　从光合作用到光动力治疗

　　20 世纪 80 年代末或 20 世纪 90 年代初，Avigdor Scherz 在家人罹患癌症的驱使下探索常用化疗的替代治疗方法。光动力治疗很有吸引力，但选择卟啉作为主要的光敏剂并努力将其转变为类似氯化物的分子似乎颇具讽刺意味。在原核生物和真核生物中，卟啉作为氧载体和涉及基态激活的分子氧连接催化反应的辅助因子发挥作用。细胞色素和血红蛋白是两个有代表性的例子（Voet 和 Voet，2011）。幸运的是，卟啉辅助因子在生物氧化还原中心经过优化后可避免光能或电子转移到分子氧。因为紫外-可见光谱（Ultraviolet-Visible Spectroscopy，UV-VIS）下，它有相对较低的消除系数及高氧化电位（Hanson，1991；Katz 等，1978）。相比之下，在 680～1000 nm（1.5～1.0 eV）的光照条件下，叶绿素（Chlorophylls，Chls）和光合色素细菌叶绿素（Bchls）通过收集太阳能来优化其能量转移、光氧化和光还原、为光合作用提供驱动力（Watanabe 和 Kobayashi，1991）。这个波长范围内（750～800 nm）的光呈现最强的动物组织穿透力。因此，可能预见基于叶绿素和细菌叶绿素的光敏剂在光动力治疗和肿瘤成像中优于卟啉类光敏剂。事实上，从激发态（B）叶绿素中产生能量传递的单线态氧是一个众所周知的有害现象，会导致Ⅱ型光动力反应中心发生不可逆损伤（Vass 和 Cser，2009）。

　　根据 Scherz 在实验室中研究光合作用电子和能量传递的经验（Braun 和 Scherz，1991；Kolbasov 和 Scherz，2000；Shlyk-Kerner 等，2006），我们可以预见有许多种（B）叶绿素广泛存在于自然界中。并且在厌氧细菌中的细菌叶绿素 a 和细菌叶绿素 b 可能更适合于能量和电子传递到分子氧。这是由于它们有更长的波长和更高的光活化消光性及较低的氧化电位（Watanabe 和 Kobayashi，1991）。在 PDT 中，电子从激活的细菌叶绿素转移到分子氧，这似乎是一个有吸引力的属性，潜在地增加了它们在细胞中的光毒性。事实上，实验室在早期的光物理、光化学及后期高量子领域的研究证实了高产率的单线态氧和氧自由基的生成强烈依赖于光敏剂环境（Ashur 等，2009；Tregub 等，1992；Vakrat-Haglili 等，2005）。根据这些观察结果，我们开始关注可以检测细菌叶绿素-D 优势的肿瘤相关靶点。

　　当时，Yoram Salomon（他是 Ilan 的长兄，Avigdor Scherz 高中时期的同学）在实验室研究一种致命的且无法治愈的癌症——黑色素瘤。实验室致力于研究激素调节信号转导的机制，旨在利用这些肿瘤细胞上表达的黑素细胞刺激激素（MSH）受体作为肿瘤治疗的靶点（Salomon 等，1993）。Weizmann

在校园的一个非正式会议期间，就最新的实验进展和可能的合作交换了意见。自此，靶向 PDT 在黑色素瘤细胞的应用试验正式展开。在这种背景下，我们旨在测试叶绿素和细菌叶绿素的光动力潜能，以及13-氨基酸-α-MSH 肽的靶向选择力（Tregub 等，1992）。紫外光穿透力相对较差，而我们假设原位黑色素能够被近红外光显著穿透。因此，我们认为用近红外光谱/细菌叶绿素-D PDT 治疗黑色素瘤是一个很好的尝试。MSH 肽与天然细菌叶绿素 a 共轭的体外研究显示（Gerst 等，1986），LD50（Lethal Dose 50%，致命剂量50%）值在纳摩尔范围（Fiedor 等，1993）。在高表达 MSH 小鼠肿瘤模型的体内研究中，我们首次在一个标准的 PDT 条件下测试这个天然光敏剂，即24小时药物/光间隔，用白光光源和滤光片获得在740～780 nm 范围内的不同光强。尽管在细胞培养中有令人满意的结果，但这些早先进行的 PDT 动物试验未能证明对动物实体肿瘤有任何作用。能解释这种差异的第一个原因是细菌叶绿素-D 的药代动力学。细菌叶绿素-D 在使用不到1小时的时间内，即从动物循环中快速清除并达到肿瘤和周围组织最小残留浓度（Rosenbach-Belkin 等，1996）。当将药/光间隔时间缩短至数分钟时，尽管不透明度高但不同的癌症细胞系相对较大的肿瘤仍被成功消融（Gross 等，2003；Kelleher 等，1999，2003，2004）。这些实验证明，细菌叶绿素-D 是高效的光敏剂，在5分钟内可获得最佳效果。此外，它可以从体内快速被清除，几乎消除皮肤的光毒性（治疗后2～3小时即没有皮肤毒性）（Brandis 等，2005；Mazor 等，2005；Rosenbach-Belkin 等，1996）。此外，近红外光谱激发可渗透至深部动物组织并成功根除大的黑色素瘤（Gross 等，2003；Mazor 等，2005；Zilberstein 等，1997）。使用新的氧微传感器可直接原位实时测量 PDT 过程中的氧耗。结果指出在光源开启时存在低氧瞬间（Zilberstein 等，1997）。

38.4 通过血氧水平依赖性磁共振在体监测血管靶向光动力疗法

为进一步阐明血管靶向光动力疗法的物理化学机制，我们对光化学驱动的血流动力学过程进行一系列非侵入性监测措施。我们假设血管靶向光动力疗法产生的 ROS 与耗氧量和循环中的还原血红蛋白（Deoxyhemoglobin，DexHeb）紧密相关。后者是一种天然的对比剂，可实现血氧相关磁共振成像（Blood oxygen level-dependent magnetic resonance imaging，BOLD-MRI）。神经活动中的血流动力学变化和大脑活动功能成像过程中，还原血红蛋白起着重要作用。运用 BOLD-MRI 监控血管靶向光动力疗法需对动物在磁共振操作台进行一系列干预措施（麻醉，光敏剂注入和照射）（Gross 等，2003；Tempel-Brami 等，2007）。现有的结果表明：①光敏剂 Tookad 注入后局部照射的确可以产生光依赖的 BDLD-MRI；②BOLD 与还原血红蛋白浓度成正比；③BOLD 对比剂的变化反映了光化学和血流动力学效应；④脉冲激光束可触发 BOLD 对比剂在目标组织中的瞬变，从而在 MRI 的监测下，用对比图可代表光照的时空分布。新概念光敏剂 BOLD-MRI 可以成为活体监测血管靶向光动力疗法和其他临床 PDT 的工具。

还有一些研究用了几年时间来解释低氧在提高肿瘤免疫原性（Preise 等，2011）和其崩解中的作用（Ashur 等，2009；Gal 等，2012；Gross 等，2003；Madar-Balakirski 等，2010）。

38.5 从光化学治疗到血管靶向的肿瘤消融术

光动力治疗通常被认为是光敏剂选择性浓聚在肿瘤细胞中的光化学治疗。根据这个定义，许多无杀伤作用的光敏剂靶向肿瘤细胞的特定细胞器，如单线态氧通过氧化重要的脂质体和蛋白质产生细胞毒性作用（Dougherty 等，1975；Zhu 和 Finlay，2008）。这个范例定义了合适的光敏剂选择和开发的步骤和策略。首先，选择或合成一种符合有较高单线态氧产生率的光物理和光化学特征的化合物；其次，其光毒作用在肿瘤细胞培养中得到验证；再次，进行了化学修饰减少副作用并增加肿瘤细胞的吸收；最后，这个光敏剂经静脉给药，经过肿瘤动物模型测试了光动力作用。

　　许多以上述目的研发的光敏剂是疏水性的，从而增强了细胞膜渗透压（Chen 等，2004；Dougherty 等，1975；Ethirajan 等，2011），且需要特定载体如脂质体、脂蛋白、胶束或树状支架进行局部或者全身给药（Ben-Dror 等，2006；Chen 等，2005；Derycke 和 de Witte，2004；Donnelly 等，2008；Dragicevic-Curic 和 Fahr，2012；Jori 和 Reddi，1993；Sibani 等，2008）。在这些限制条件下，与体外条件相比，试验药物的生物利用度发生了显著的变化，而这将会改变 PDT 疗效。在大多数情况下，使用 10% 血清培养基混合后进行细胞摄取峰和 PDT 活性测试。事实上，静脉注射光敏剂要面对更高的循环血清浓度，并经常与血清白蛋白（SA）以及高、低密度脂蛋白（分别为 ADL 和 LDL）进行非共价结合，从而改变肿瘤间质细胞的摄取（Ashur 等，2009；Celli 等，2010；Goldshaid 等，2010）。因此，许多抗肿瘤药被发现在体外有效而体内疗效差。从体外到体内微环境中的主要障碍可能是难以进入靶细胞达到足够高的浓度及难以与血清蛋白质结合甚至聚合（Brandis 等，2005）。

　　综合考虑所有因素后，在我们的 PDT 研究中得到两个重要的发现：①在生理（相当于体内）血清浓度下，细菌叶绿素不会积聚在目标肿瘤细胞内（Brandis 等，2005；Mazor 等，2005）；②注射细菌叶绿素后立即照射（药/光间隔为 0～5 分钟）有最佳的治疗功效（Zilberstein 等，2001）。因此，我们假设细菌叶绿素-D 在体内循环，这些光敏剂的主要作用在肿瘤血管系统而不是肿瘤细胞。

　　发现这一转变后，人们日益认识到肿瘤血管系统应作为癌症的主要治疗目标（Folkman，1971；Jain，2005）。越来越多的研究表明，肿瘤休眠和退化发生在抗新生血管治疗后（Jain，2005；Kerbel 和 Folkman，2002；Rak 和 Kerbel，1996）。事实上，在 20 世纪 80 年代中期，基于血卟啉的 PDT 已经显示对肿瘤血管系统具有强烈影响（Berns 和 Wile，1986；Rosenbach-Belkin 等，1998）。然而与此同时，大量研究表明早期抗血管治疗中，对治疗靶组织持续供给氧可能会导致 PDT 失效。相反，原位激发细菌叶绿素-D 诱导的瞬间缺氧（Zilberstein 等，1997）可提高 PDT 治疗成功率。细菌叶绿素-D PDT 主要目标为肿瘤血管系统，这促使我们努力提高光敏剂的亲水性：首先通过酯酶法交换的 c-17 内残留不同带电基团，然后催化缩合（Fiedor 等，1992；Rosenbach-Belkin 等，1996；Scherz 等，2000）。细菌叶绿素轭合物丝氨酸（Bchl-Ser）的亲水性显著高于非结合衍生品的亲水性，通过水解疏水的 c-17 位酯化醇基（图 38.2）以符合新聚合物的条件。

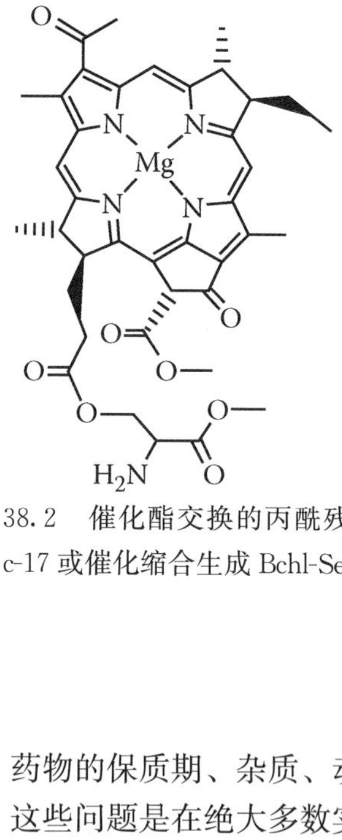

　　在动物模型中的研究同样有令人鼓舞的结果（Eichwurzel 等，1998；Katz 等，1998；Moser 等，1998；Rosenbach-Belkin 等，1998；Scherz 等，1998；Zilberstein 等，2001），这促使了与 Steba N. V. 的合作。目前 Steba 公司获得许可开发新型临床 PDT 细菌叶绿素类的光敏剂。

图 38.2　催化酯交换的丙酰残留在 c-17 或催化缩合生成 Bchl-Ser

38.6　从研究到应用

　　跟工业伙伴签订合同以及后续的临床应用让人们受到鼓舞。不久之后，药物的保质期、杂质、动物研究与临床领域的相关性以及治疗安全性和监管方面的现实问题凸显出来。这些问题是在绝大多数实验室中所不能发现的。虽然早期的细菌叶绿素-D 化合物，都包含中性的 Mg^{2+} 离子（图 38.2），从而在不同肿瘤动物模型的 PDT 中具有相对较高的功效（Katz 等，1998；Kelleher 等，1999；Rosenbach-Belkin 等，1996；Tregub 等，1992），但它们的保质期太短。此外，这些光敏剂都包含少量但显著的氧化产物，其特征是在约 650 nm 处具有新的吸收带，这些典型的二氢卟酚衍生物通常是细菌叶绿素化学反应的副产物（Chen 等，2004；Pandey 等，1991）。在有氧条件下，光照天然或人工合成的细菌叶绿素可产生上述产物（Ashur 等，2009；Brandis 等，2005；Vakrat-Haglili 等，2005）。这些氧化杂质往往不利于临床试验的进一步推进。此外，这种细菌叶绿素-D 的遗传不稳定性会干扰制药过程，需要在未来制药过程中增加额外的化学处理。后期通过与 HUGO Scheer（慕尼黑）更加紧密的合作，我们用 Pd^{2+} 代替了细菌叶绿素- D 的 Mg^{2+}，从而显著提高了光敏剂的稳定性（Hartwich 等，1998；Noy 等，1998；Teuchner 等，1997）。此外，Pd^{2+} 复合物展示出更高的激发三重态体系间跨越（Intersystem Crossing，ISC）能力，导致 ROS 产率更高（Teuchner 等，1997）。最初用于合并 Pd^{2+} 的金属化过程很快被避免使用有毒镉的 Pd^{2+} 直接合并所取代，从而避免了使用有毒的镉（Scherz 等，2003）。在这个阶段，临床应用的道路才得以开辟。Tookad 的第一代产物 Ser-Pd-Bchl 在水溶液中溶解度高，在动物实验中有良好的效果（Kelleher 等，2003；Zilberstein 等，2001），从而促进了大规模的临床前安全试验的开展。

但是长时间试验显示，该药物在生物环境下不稳定，我们终于决定采用简单的方法合成 Pd 替代的细菌叶绿素（图 38.3），之后它被称为 Tookad，其希伯来语含义为"燃烧"［在《圣经》中有多处引用，见《利未记》6：2，5，6（http：//www.mechon-mamre.org/p/pt/pt0306.htm）及《耶利米书》15：14，17：4］。

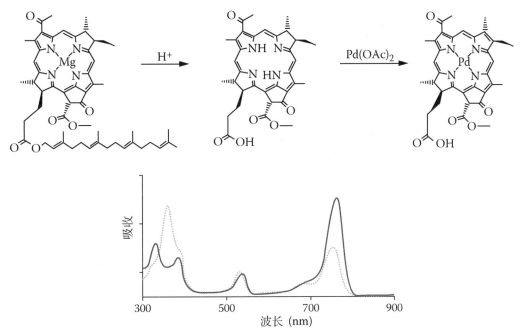

图 38.3　酸性水解细菌叶绿素（左）紧随其后的异构交换 PdAc 生产 Tookad（右）。值得注意的是，Q 波段强度明显增加。

在通过动物实验证明其疗效后，Tookad（WST09）被选为第一代用于临床 VTP 的细菌叶绿素化合物。Tookad 是疏水性的（虽然明显低于天然的细菌叶绿素 a），需要在胶囊或脂质溶剂中静脉注射。在动物实验中，Tookad 被发现是非常有效的（Borle 等，2003a，b；Schreiber 等，2002）且可被机体快速清除（Brun 等，2004）。根据其他使用疏水性药物（如紫杉醇）的研究经验（Fu 等，2009；Liebmann 等，1993）以及临床前研究中的安全性考量，最终使用氢化蓖麻油作为 Tookad 的注入溶剂，推动 Tookad 进入临床试验。

重要的是，经过上述研究与发展（R & D）周期，我们实验室始终致力于解决新出现的难题并提供了合成和生物技术的过程。这种合作使我们得以架起工业（"D"）和学术（"R"）之间的桥梁，正如下文所述，这是后续临床进展的关键。

38.7　选择局限性前列腺癌为第一个临床应用

在推动实验到临床的过程中，适应证的选择是一个关键问题。最常见的是寻找有"重磅炸弹"效果的适应证。然而，低利润甚至非盈利的罕见疾病市场（Joppi 等，2006，2009）反而提供了一条更快的临床捷径，这将为未来更大的市场打开了大门。法规要求明确定义治疗终点在开展临床试验后数年内完成治疗，有助于选择第一目标适应证。专注于科学研究和医学挑战的学术实验室在临床前基础研究中并不总能意识到这些问题。此外，未进入临床的药物研究往往集中在未转移癌症模型，而未转移癌症模型经常和临床环境略微相关。除此之外，转化总是需要繁琐的和长时间的适应。在 PDT 的背景下新光敏剂的合成往往涉及多个步骤，难以调整和适应最终选定的临床目标。例如，系统和局部毒性只是在实验室里完成测试。但对于额外、完整的临床前研究所需要的修改则要面对预测和实践的挑战。

在实验室研究和工厂中 Tookad 的合成都是相对简单的，涉及较少的步骤（Brandis 等，2005；Scherz 等，2004，2005，2008，2009）。化合物的稳定性涉及进一步化学修饰，这可能需要不同的生理学设置和靶标处理方法。

考虑到这些（不一定是纯学术方面的问题）我们必须选择最优的临床适应证。Tookad VTP 对不同类型的实体瘤显示出高疗效（Gross 等，2003；Kelleher 等，1999，2003；Koudinova 等，2003；Plaks 等，2004；Preise 等，2003；Vilensky 等，2005）。这一发现与肿瘤血管系统的理念相一致，即在多种实体肿瘤类型中有相似的性质和适合的治疗靶点。此外，对大、小鼠模型的 VTP 方案进行了预测并在回顾性研究中发现，VTP 与临床领域高度相关，而与恶性程度无关。虽然这些相关的考虑允许 VTP 在多种肿瘤性疾病中应用。但决定首先应用 Tookad VTP 于局限性前列腺癌（Chen 等，2002a，b；Hetzel 等，2002；Huang 等，2003，2005）。

选择前列腺癌是有原因的。一方面它是男性第二种最为常见的癌症，每年发达国家大约有 70 万新发病例（Jemal 等，2009）。在这些病人中，大部分病人处于癌症早期，肿瘤局限在前列腺局部，更重要的是肿瘤可以被不同的影像学检查结合活检诊断。在这样的病人中，Tookad VTP 的应用是相当简单的。另一方面，前列腺癌在转移前是一种进展缓慢的疾病。因此，很难证明在用新方法治疗后生存率相对传统治疗明显提高。而生存率提高是监管当局在批准这种新治疗方法时通常要求的结果。

在 2000 年初，早期前列腺的治疗方法已被确立并认为是有效的，而大多数实验方法都针对晚期转移阶段的肿瘤。因此，VTP 似乎不可能成为一线治疗，所以决定首先尝试将 Tookad VTP 应用在放射治疗失败后的前列腺癌病人的挽救治疗。按照这一方案，在犬类模型进行的几项研究获得令人鼓舞的结果（Chen 等，2002a；Hetzel 等，2002，2006；Vilensky 等，2005）。适当的药物和光剂量组合不仅可以有效地消除大的前列腺癌组织，且治疗对于尿道和神经束也是安全的（Dole 等，2005；Huang 等，2007）。临床药物代谢动力学的发现与啮齿动物数据符合（Hetzel 等，2002）。其清除半衰期<1 小时，治疗后病人皮肤毒性不显著。表明接受治疗的病人皮肤毒性微乎其微。

可以克服当前前列腺癌根治术所致副作用的新技术通常会得到泌尿科医师的关注，多伦多玛格丽特公主医院（Princess Margaret Hospital，PMH）的约翰·特拉亨伯格（John Trachtenberg）也是如此。2002 年夏天，在与布莱恩·威尔逊（Brian Wilson）在 PMH 的短暂休假期间，阿维格多·舍尔兹（Avigdor Scherz）和 Steba 公司的代表会见了约翰·特拉亨伯格，讨论了 Tookad VTP 在前列腺癌病人中应用的可能性。他只花了 1 小时来说服特拉亨伯格做 Tookad 临床试验。基于上述考虑，特拉亨伯格建议 Tookad VTP 首先应用于放射治疗失败的局部复发的病人。这些病人通常接受激素治疗，但迅速发展到激素抵抗阶段，从而导致肿瘤进展和迅速转移（Schellhammer 等，1993）。因此，治疗效果能普遍接受且可以快速评估。这个试验最终得到维多利亚医院的 Mustafa El Hil 和加拿大蒙特利尔的麦吉尔大学和其他几个加拿大机构的支持，使我们能够提前设立多中心临床试验。临床方案设计结合了来自我们实验室的前期经验和临床中心的短期实验结果。简而言之，静脉输注 Tookad 病人（10~20 分钟），选定在前列腺目标区域进行光照（755 nm，100~200 mW/cm²，持续 20~30 分钟）。使用经会阴的近距离放射疗法模板，通过超声引导下光纤插入而实现照光（Trachtenberg 等，2007），治疗效果评估使用增强 MRI 进行对比（7 天）和组织活检（6 个月）。近红外光照射前列腺组织的治疗计划由 Brian Wilson 研究团队提供（Davidson 等，2009；Weersink 等，2005a，b）。根据动物实验数据并考虑到 Tookad 快速清除率，决定在注射药物一半后进行光照，这是一个从未在癌症 PDT 治疗中使用的方法。

值得注意的是，使用维替泊芬的 AMD 治疗也受益于短 DLI（Cruess 等，2009），但那是为了避免光照间隔时间过长而药物扩散到周围组织导致的附带损伤。相反，Tookad，TS 和其他 Bchl-Ds 类光敏剂可快速从体内清除，对周围组织没有损伤（Mazor 等，2005）。

这些临床试验的结果与预测符合。使用最佳方案的 Tookad VTP 治疗肿瘤，活检 16 例中 9 例为阴性（> 60%），没有尿失禁和性功能障碍（Trachtenberg 等，2008）。在这些病人中，前列腺特异抗原（PSA）值下降到 < 0.5 ng/L。随访治疗成功的病人（已出组），随访结果显示 6 年后 9 个病人中有 8 个无瘤生存并且 PSA 值不高（John Trachtenberg，2012）。这些结果恰恰表明光动力对于放疗失败的病人是一个有吸引力的替代治疗方法。

这些令人鼓舞的结果为 Tookad VTP 的有效性提供了证据，并且 Tookad VTP 对于整个腺体进行治疗与其他局部治疗方法相比有更高的安全性，例如冷冻治疗和高强度聚焦超声（HIFU）相比，它对整个腺体的治疗具有更高的安全潜力 ⌊e. g.，cryotherapy and high-intensity focused ultrasound（HI-FU）⌋（Mouraviev 和 Polascik，2006）。另一方面，人们也认识到在早期进展期前列腺癌病人的治疗中，现在的治疗方案不够安全，主要是因为由放疗引起前列腺直肠壁的血管病变。基于这些考虑，加之 Tookad 已被证明有能力安全地缩小大前列腺体积和最小的损伤周围正常组织，Steba 生物技术公司决定治疗未转移的早期前列腺癌。这一策略导致了前列腺癌的主要治疗模式的改变。

38.8　Tookad VTP 与早期前列腺癌局部治疗的新概念

最近越来越多的泌尿科医生声称前列腺癌的治疗应该发生转变。过去几年中发表的几项大规模的研究指出接受或未接受激进治疗的早期前列腺癌病人的死亡率之间仅有很小差异（Wilt 等，2012）。这些研究质疑了目前指南所推荐的放疗方法治疗此类病人，更不要说相关的副作用和生活质量的降低。然而，密切的观察以及其他最近的研究指出，未接受治疗的早期前列腺癌病人疾病进展迅速。因此，早期前列腺癌病人面临接受激进治疗或者承担疾病快速进展风险的窘境。

一些针对整个腺体微创消融的方法已经在临床应用，这些包括超声聚焦（HIFU）、冷冻疗法和近距离放射疗法（Mouraviev 和 Polascik，2006）。不过，这些治疗虽然可以有效地消融整个前列腺，但阳痿和尿失禁的发生概率较高（Mouraviev 和 Polascik，2006）。Tookad VTP 比 HIFU 和冷冻疗法更安全，且在多伦多（Trachtenberg 等，2008）、伦敦 [Mark Emberton 团队（Nathan 等，2002）] 和法国（Azzouzi 等，2013）进行的二期临床实验表明，在随访的病人肿瘤组织明显减小（Moore 等，2011）。与此同时，越来越多的证据表明，虽然局部性前列腺癌通常是多病灶的，包括几个肿瘤病灶，但只有一个被称为"指数肿瘤"的病灶似乎能促进肿瘤的增殖和扩散（hmed 和 Emberton，2010；Lindner 等，2010；Nguyen 和 Jones，2011；Nomura 和 Mimata，2012；Scardino，2009）。这一结论支持了临床上前列腺癌的局部治疗的新思路。局部前列腺癌治疗旨在对早期病人的"指数肿瘤"进行安全的消融，同时保留周围器官结构和功能。应用 HIFU 或冷冻疑似病变组织甚至整个前列腺可能损害神经束和损伤尿道功能（Moore 等，2011）。不过，因为非选择性（热）诱导的损害，这两种方法副作用大，治疗时间与治疗目标体积呈正相关。相比之下，上述 Tookad VTP 治疗结果表明这种新方法可以克服其他局部治疗模式带来的挑战，从而提供了局部前列腺癌的微创疗法。然而，尽管 Tookad VTP 功效显著且无副作用，还是有一些接受治疗的病人会出现不可忽视的一过性药物注射后低血压，少数还会出现一过性的心脏副作用。

38.9　从 Tookad VTP 到 TS（WST11）VTP 的转变

在这个发展的重要时刻，由医师、公司制药专家和我们的研究团队组织的合作团队是至关重要的。由公司的研究团队和医疗团队提出的新方法迅速在我们实验室开展相关研究。

基于这些实验和文献数据，我们都赞成 Tookad 与发光团 18 结合可以减少观察到的副作用。分析动物实验研究结果与所有治疗病人的数据，我们得出结论，从长远看在侧链上对 Tookad 进行修饰使其成为更亲水化合物可能是最佳途径。

为此我们花了大约 1 年的时间来证明 WST11（图 38.4），现在称可溶性 Tookad（TS）。它为上述问题提供了一个很好的解决方案。

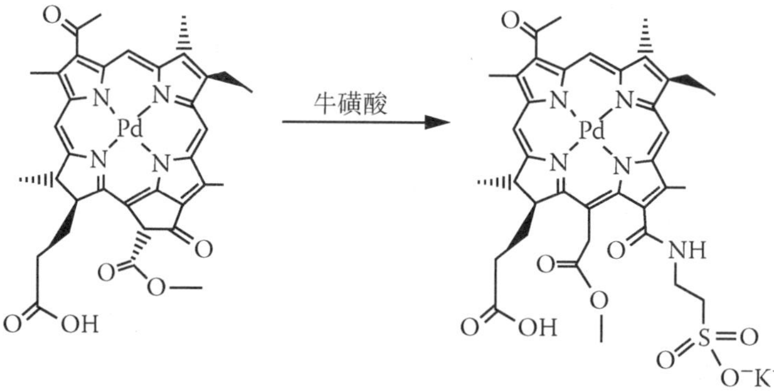

图 38.4 通过牛磺酸的作用分解氨基，开启胰岛环，生成亲水的 Tookad（WST11）

几年前根据假设，我们首次合成了这种化合物，亲水性增加应该可以提高 VTP 的应用（Brandis 等，2005；Brandis 等，2006；Mazor 等，2005；Plaks 等，2004）。基于其对内皮细胞的功效低，WST11 最初被认为不太适合临床癌症治疗和进一步开发，仅以 Stakel 的名称在 AMD 治疗中应用（Berdugo 等，2008）。有趣的是，在我们实验室的最新实验表明，如果应用得当，TS VTP 对肿瘤细胞的消融是非常有效的（Fleshker 等，2008；Mazor 等，2005；Preise 等，2003，2009；Tempel-Brami 等，2007；Vilensky 等，2005）。非共价结合的 WST11 与血清白蛋白（SA）在所有动物模型研究中被发现可以完全溶解在血液中，催化光照产生氧自由基（Ashur 等，2009），并快速从循环中清除，且没有观察到副作用（Steba Biotech, unpublished data；Chevalier 等，2011；Fabre 等，2007）。我们实验室的临床前实验中，通过啮齿动物获得的数据使得团队进一步批准在较大的动物（猪）模型中进行研究，以保证在临床条件下没有任何心血管及循环相关的副作用。此时，Steba 公司的管理和顾问团队决定继续开展 TS 的临床开发，启动了一项 I/II 期的桥接临床试验，这个决定并不简单，它在很大程度上提升了研发团队、制药和临床团队的信心和相互之间的协作。

38.10 TS：一种水溶性的高纯度 I 型光敏剂

先前对胶束 Tookad 在有机溶剂和水溶剂的研究清楚地显示出其可从纯 II 型光动力机制过渡到 I 和 II 型的混合机制。然而，这种结果可以归因于 Bchls 所在的这些混合环境（Vakrat-Haglili 等，2005）。TS 的水溶性使我们能首次在不涉及亲脂性包封的情况下，探索水溶液中的光化学和物理特性。我们与位于克拉科夫的 Tadeusz Sarna 实验室广泛合作，运用了许多的实验方法后证明了生成的过氧化物和羟基自由基没有显著的单线态氧的痕迹。其中一个实验是 WST11 水溶液由一个波长 755 nm 的激光激发（Ashur 等，2009）。SA 的存在增加化合物的稳定性并显著增加氧自由基生成并且它快速消耗自由氧。总体反应似乎是光照催化氧自由基和催化分子氧的消耗（Ashur 等，2009）。这些发现与体内观察到的 Tookad 和 TS VTP 暴露肿瘤中导致血管瞬时扩张后立即收缩有关（Madar Balakirski，2011）。

在动物模型中发现，Tookad 和 TS VTP 治疗肿瘤是非常有效的；尽管它不能通过生成的氧自由基实现直接杀伤肿瘤细胞（Brandis 等，2005）。我们的观察结果与之前的结论相一致，耗氧量与治疗效果不相关。我们最近发表的数据显示，肿瘤血管功能障碍开始于不可逆转的供血动脉和灌流静脉阻塞（Madar-Balakirski 等，2010），这代表着一种全新的抗血管癌症治疗方法（Nagy 和 Dvorak，2012）。事实上，Tookad 和 TS VTP 抗血管并没有像维替泊芬 VTP 一样参与到经典的纤维蛋白血栓形成，也并不靶向微细管。肿瘤主要供血动脉闭塞和静脉功能障碍使 TS VTP（Madar-Balakirski 等，2010）迅速导致肿瘤杀伤。最近与 J. Coleman，S. Kimm 和其他人员（Coleman 和 Scherz，2012）在纪念斯隆凯特林癌症中心（纽约）的研究表明，啮齿动物中，细胞死亡从接受光照的血管到肿瘤组织传播，导致血管附近肿瘤组织的坏死和凋亡。在温和的光照（< 200 mW/cm^2）下，组织坏死纯粹是通过光动力效应，在 500 mW/cm^2，可以观察到显著的热效应，为光激活 TS 开创了新途径（Tarin 等，2012）。

TS 更引人注目的现象之一是当非共价结合 SA 时，可以如前所述产生氧自由基（Ashur 等，2009）。静脉给药后这是药物的代谢形式，预计体内也发生类似催化反应。这种催化解释了照射区域及周围的迅速缺氧，这与已经观察到的 Bchl-Ds 早期研究相符合（Zilberstein 等，1997）。与单线态氧依赖性 PDT 相反，缺氧在 TS 的作用机制中起重要作用。显然，按生理学讲，快速释放一氧化氮可增强氧自由基的毒性作用，并产生有害的过氧亚硝基（Gal，submitted，Madar-Balakirski，2011）。活性氮（RNS）对 TS VTP 效果的积极影响是这种新药物的另一种作用机制。

38.11　TS VTP 的全身影响

最近，通过使用 CT-26 小鼠直肠癌的细胞模型和 4T1 小鼠乳腺癌细胞模型，我们发现免疫抑制的肿瘤小鼠对 TS VTP 的反应明显不如免疫功能正常的小鼠（Preise 等，2009，2011）。我们进一步证明，TS VTP 治疗需首先消灭肿瘤 T 细胞（CD3$^+$）并且随后大量招募新的 T 细胞，大约治疗 20 小时后达到峰值，然后慢慢减少。

TS VTP 后，肿瘤边缘嗜中性粒细胞快速聚集，约在 VTP 注射后 1 小时达到峰值，持续时间不超过 4 小时。例如在 CT-26 结直肠癌模型中就是这样（Preise 等，2009，2011）。尽管肿瘤边缘可观察到较高的中性粒细胞密度，但在肿瘤组织中也有明显的浸润。F4/80 巨噬细胞募集峰值约在治疗 20 小时后出现（Preise 等，2009）。

目前我们发现 TS VTP 似乎可以杀伤常驻巨噬细胞（F4/80＋），可能是粒细胞和 T 细胞［推测为调节性 T 细胞（Treg）］，接着是大规模产生暂住的免疫细胞，这些细胞完成了原发性肿瘤的根除并启动长时间肿瘤免疫。PDT 后长期免疫被其他研究报道为（作为综述，见 Mroz 等，2011）由树突状细胞介导（Preise 等，2009）。参与的树突细胞似乎通过 PDT 效应激活，以及随后的癌细胞抗原的启动和呈递而被激活。尽管如此，也有其他人报道 TS VTP 效果可以在没有树突细胞的情况下引起这样的反应（Jalili 等，2004）。此外，在各种不同细胞中可导致交叉免疫反应，提示有抗原的重叠。

38.12　TS VTP 治疗低风险、局限性前列腺癌

使用 TS 替代 Tookad TS 似乎可改变 Tookad VTP 的临床应用。在英国的 Emberton（Nathan 等，2002）和法国的 Azzouzi（Azzouzi 等，2013）进行了短期的桥接研究之后，一项针对 200 名病人的扩大的多中心二期临床试验在欧洲和美国展开（Coleman 和 Scherz，2012）。因为增加了水溶性，不用如前期那样使用聚氧乙烯蓖麻油来复溶。因此，没有之前报道的 Tookad 副作用出现。第一项研究（PCM201）旨在确定实现治疗后活检阴性的最佳治疗参数。根据收集到的数据，Mordon 小组（法国）能够确定以 4 mg/kg TS 注入病人 10 分钟后，完成前列腺组织消融所需的阈值光能量密度（DI）（Betrouni 等，2011）。

第二项研究（PCM203）的目标为评估使用最佳剂量的药物和光照，且根据前列腺治疗区域大小调整光纤长度来达到上述能量密度条件下，TS 介导的 VTP 的疗效、安全性以及病人的生活质量。本研究是一项针对符合积极监测条件的前列腺癌病人的，多中心、二期、开放标签，观察期为 6 个月的临床试验。在 2009 年 9 月至 2010 年 7 月总共有 85 名病人接受治疗。用于较小和较大的前列腺癌的 TS 剂量分别为 4 mg/kg 或 6 mg/kg，根据肿瘤位置，分为单叶或者多叶治疗。治疗成功的标准是治疗 6 个月后

活检阴性（主要终点）；且在治疗后 1 周进行 Gd-DTPA 对比增强磁共振成像，并在第 1、第 3、第 6 个月进行血清 PSA 水平检查，国际前列腺症状评分（IPSS），以及国际勃起功能指数（IIEF）得分评估（次要终点）。6 个月后活检阳性的病人再次行 TS VTP。本研究还结合靶点、剂量、光能量的组合进行评估。报告了六个相关的不良事件：前列腺炎（2）、血尿（1）、睾丸附睾炎（1）、视神经病变（1），一名病人因有前列腺尿道狭窄采用了经尿道前列腺切除术（TURP）。没有出现直肠瘘和尿失禁。所有病人的治疗叶的组织消融平均百分比（第 7 天的 MRI 无钆摄取）为 77％，而使用 4 mg/kg 的单侧叶治疗组则为 87％。总之，PCM201 研究发现使用最佳治疗参数的 TS VTP 具有耐受性和可重复性（Azzouzi 等，2011）。6 个月的病理检查显示在最佳治疗参数条件下治疗的病人肿瘤控制率＞80％（即将发表），这为Ⅲ期临床试验提供了基础。

TS VTP 最近进入了多中心Ⅲ期临床研究，在欧洲超过 40 个国家的低风险前列腺癌病人参与了这项研究。研究有两个组，每个组大约包括 200 名病人，对照组由接受密切随访的男性病人组成（"临床试验：与对照组相比，TOOKAD 治疗对局部前列腺癌的疗效和安全性研究。"主要研究者：Mark Emberton，英国伦敦大学学院医院教授。Clinical Trials. gov Identifier，NCT01310894）。

38.13　改进的 TS 和优于 VTP 的新型 Bchl-Ds

虽然 TS VTP 似乎不会破坏治疗组织胶原蛋白支架，但直接对结缔组织应用 TS 在近红外光照后有望生成氧自由基并启动胶原蛋白交联。这种假设促使我们开始治疗圆锥角膜和退行性近视，这是两种重要的眼科疾病。圆锥角膜是一种眼科疾病，由于各种过程削弱了胶原支架，角膜失去其较硬的帽状外形，隆起成圆锥的形状，导致图像失真。病人的视觉恶化程度随着时间的推移加重，它不能被普通的眼镜纠正，最终可能需要用健康捐献者的角膜进行移植。圆锥角膜目前治疗主要是局部应用核黄素后使用紫外线照射。尽管紫外线-核黄素治疗可以阻止病情发展，但紫外线的照射是有害的，因此这强调了代替治疗的必要性。严重退行性近视是一种过度的眼轴扩大导致视网膜脉络膜的拉伸和变薄导致视网膜脉络膜细胞萎缩、出血，最终不可逆转的视力丧失。退行性近视在中国和日本是无法治愈的失明的主要原因，在美国位居失明主要原因的第七位。目前这两种疾病的治疗方法对大部分的人来说是无效的、没有必要且不安全的。根据 TS 已被证明在光照下能高效生成氧自由基，且临床前研究也证实了其安全性。我们假设局部应用 WST11 与近红外光照射比紫外线-核黄素更安全，更有效。在最近的一项研究中，我们发现 WST11/近红外光处理的角膜，角膜与未处理眼睛相比显著增加，体内和体外都是如此（Marcovich 等，2012）。治疗角膜的极限应力随着药物应用时间和光照时间的增加可增加超过 2 倍。为了避免眼睛内皮损伤，使用前 WST11 混合了高分子右旋糖酐（形成 WST-D 复合物）。这种治疗限制了角膜前半部分的硬度并显著减少了治疗后水肿和上皮愈合时间。治疗后组织学显示前角膜角化细胞减少且没有损伤内皮细胞（Marcovich 等，2012）。

如上所述，TS 的相对稳定性和水溶性明显有助于化学修饰，且为 Bchl-D 光敏剂的新应用开辟了新的方向，使其成为一个超越 VTP 疗法的通用医疗技术应用台。两个重要的例子是 RGD 轭合物和阳离子化合物。WST11 的非金属化类似物或被锰（Mn）或铜（Cu）取代的化合物与整合素激活肽 Arg-Gly-Asp（RGD）的偶联提供了一种新的较强的方法，可用于定位出现坏死的不同癌症及其成像，以及可能的消融功率（Goldshaid 等，2010）。与阳离子残基结合而成的新分子被发现可用于选择性消融孕鼠胚胎组织从而应用于女性宫外孕治疗（Glinert 等，2008）。

38.14　氧化应激模型中 TS 的作用

ROS 包含一些治疗后产生的有害副产物，涉及许多常见疾病。了解它们在正常生理调节氧化还原信号通路中的作用十分重要。在生物环境中，详细研究氧自由基在生物环境中的动态功能是十分困难的，因为它们的化学反应活性高，浓低度，且寿命短。在细胞培养和相似的动物模型中 TS 被发现可用于建立急性和限制性氧化应激。氧化可从少量受损的内皮细胞扩到远距离部位启动循环疾病。这可能有助于理解循环生理学机制和设计心肌疾病治疗方案。

利用 TS 和其他细菌叶绿素-D，我们首先证明了控制性原位光激活产生氧自由基在亚毒性水平可以启动并调节培养黑色素瘤细胞生理反应。其中有 ROS 激活的特定酶反应〔（人蛋白激酶（MAPK），细胞外信号调节激酶（ERK），c-Jun N 端激酶（JNK）和丝氨酸-酪氨酸激酶（Akt）〕以及在亚细胞水平的磷酸化分布。此外，还观察了细胞形态和运动的变化以及随时间和光敏剂浓度的变化对细胞活力的影响（Gerst 等，1986；Plaks 等，2004；Posen 等，2005）。

最近，我们验证了局部氧化损伤内皮细胞通过间隙连接进行细胞通信（GJIC）的假说。为此，我们通过内皮细胞培养、使用 TS 孵化和近红外照射（波长大致为 6 μm）来生成氧自由基。局部氧化损伤向远端细胞的传播证明了信号通过 GJIC 从被照射的细胞传播到远端细胞并触发氧和硝基氧自由基的生成（Feine 等，2012）。

38.15 小 结

将细菌叶绿素-D 引入光动力治疗领域为不同医学领域的研究和应用开辟了新的途径。同时，它指导我们如何弥合各种研究和发展文化之间的差距。由此产生的协作对促进人类健康十分重要，我们希望在未来几年可进一步实现这一期望。

致谢：

Robert 和 Yaddele Sklare 是现任生物化学教授。Tillie 和 Charles Lubin 是现任内分泌生物化学教授。在此感谢 Ilan Samish 的批阅和审稿。

参考文献

[1] Ahmed, H. U., and M. Emberton. 2010. Benchmarks for success in focal therapy of prostate cancer: cure or control? World J Urol 28: 577 - 582.

[2] Arumainayagam, N., C. M. Moore, C. A. Mosse et al. 2011. Tookad soluble (WST-11) second generation vascular targeted photodynamic therapy (VTP) for prostate cancer: Safety and feasibility. Br J Surg 98: E10.

[3] Ashur, I., R. Goldschmidt, I. Pinkas et al. 2009. Photocatalytic generation of oxygen radicals by the water-soluble bacte-riochlorophyll derivative WST11, noncovalently bound to serum albumin. J Phys Chem A 113: 8027 - 8037.

[4] Azzouzi, A.-R., E. Barret, C. M. Moore et al. 2013. TOOKAD Soluble Vascular Targeted Photodynamic (VTP) therapy: determination of optimal treatment conditions and assessment of effects in patients with localised prostate cancer. BJU Int Accepted Manuscript online: 2013 Jun 5, DOI: 10.1111/bju.12265.

[5] Azzouzi, A. R., E. Barret, A. Villers et al. 2011. Results of Tookad soluble vascular targeted photodynamic therapy (VTP) for low risk localized prostate cancer (PCM201/PCM203). Eur Urol Suppl 10: 54.

[6] Ben-Dror, S., I. Bronshtein, A. Wiehe et al. 2006. On the correlation between hydrophobicity, liposome binding and cellular uptake of porphyrin sensitizers. Photochem Photobiol 82: 695 - 701.

[7] Berdugo, M., R. A. Bejjani, F. Valamanesh et al. 2008. Evaluation of the new photosensitizer Stakel (WST-11) for photodynamic choroidal vessel occlusion in rabbit and rat eyes. Invest Ophthalmol Vis Sci 49: 1633 - 1644.

[8] Berns, M. W. and A. G. Wile. 1986. Hematoporphyrin phototherapy of cancer. Radiother Oncol 7: 233 - 240.

[9] Betrouni, N., R. Lopes, P. Puech, P. Colin, and S. Mordon. 2011. A model to estimate the outcome of prostate cancer photodynamic therapy with TOOKAD Soluble WST11. Phys Med Biol 56: 4771 - 4783.

[10] Borle, F., A. Radu, C. Fontolliet et al. 2003a. Selectivity of the photosensitiser Tookad for photodynamic therapy e-valuated in the Syrian golden hamster cheek pouch tumour model. Br J Cancer 89: 2320 - 2326.

[11] Borle, F., A. Radu, P. Monnier, H. van den Bergh, and G. Wagnieres. 2003b. Evaluation of the photosensitizer Tookad for photodynamic therapy on the Syrian golden hamster cheek pouch model: Light dose, drug dose and drug-light interval effects. Photochem Photobiol 78: 377 – 383.

[12] Brandis, A., O. Mazor, E. Neumark et al. 2005. Novel water-soluble bacteriochlorophyll derivatives for vascular-targeted photodynamic therapy: Synthesis, solubility, phototoxicity and the effect of serum proteins. Photochem Photobiol 81: 983 – 993.

[13] Brandis, A., Y. Salomon, and A. Scherz. 2006. Bacteriochlorophyll sensitizers in photodynamic therapy. In Chlorophylls and Bacteriochlorophylls: Biochemistry, Biophysics, Functions and Applications. Advances in Photosynthesis and Respiration. B. Grimm, R. J. Porra, W. Rudiger, and H. Scheer, editors. Springer, Dordrecht. 485 – 494.

[14] Braun, P., and A. Scherz. 1991. Polypeptides and bacteriochlorophyll organization in the light-harvesting complex B850 of Rhodobacter sphaeroides R-26.1. Biochemistry 30: 5177 – 5184.

[15] Brun, P. H., J. L. DeGroot, E. F. Dickson, M. Farahani, and R. H. Pottier. 2004. Determination of the in vivo pharmacokinetics of palladium-bacteriopheophorbide (WST09) in EMT6 tumour-bearing Balb/c mice using graphite furnace atomic absorption spectroscopy. Photochem Photobiol Sci 3: 1006 – 1010.

[16] Celli, J. P., B. Q. Spring, I. Rizvi et al. 2010. Imaging and photodynamic therapy: Mechanisms, monitoring, and optimization. Chem Rev 110: 2795 – 2838.

[17] Chen, B., B. W. Pogue, and T. Hasan. 2005. Liposomal delivery of photosensitising agents. Expert Opin Drug Deliv 2: 477 – 487.

[18] Chen, Q., Z. Huang, D. Luck et al. 2002a. Preclinical studies in normal canine prostate of a novel palladium-bacteriopheophorbide (WST09) photosensitizer for photodynamic therapy of prostate cancers. Photochem Photobiol 76: 438 – 445.

[19] Chen, Q., Z. Huang, D. Luck et al. 2002b. WST09 (TOOKAD) mediated photodynamic therapy as an alternative modality in treatment of prostate cancer. In Optical Methods for Tumor Treatment and Detection: Mechanisms and Techniques in Photodynamic Therapy XI. T. J. Dougherty, editor. SPIE, Bellingham, WA, 29 – 39.

[20] Chen, Y., G. Li, and R. K. Pandey. 2004. Synthesis of bacteriochlorins and their potential utility in photodynamic therapy (PDT). Curr Org Chem 8: 1105 – 1134.

[21] Chevalier, S., M. Anidjar, E. Scarlata et al. 2011. Preclinical study of the novel vascular occluding agent, WST11, for photodynamic therapy of the canine prostate. J Urol 186: 302 – 309.

[22] ClinicalTrials. gov, National Library of Medicine (US). Identifier NCT01310894, Efficacy and Safety Study of TOOKAD Soluble for Localised Prostate Cancer Compared to Active Surveillance. (PCM301); 2011 March 1, [cited 2013 June 18]; Available from: http: //clinicaltrials.gov/show/NCT01310894.

[23] Coleman, J. and A. Scherz. 2012. Focal Therapy of Localised Prostate Cancer by Vascular Targeted Photodynamic Therapy with WST-11 (TOOKAD Soluble). EurUrol Rev 72: 106 – 108.

[24] Cruess, A. F., G. Zlateva, A. M. Pleil, and B. Wirostko. 2009. Photodynamic therapy with verteporfin in agerelated macular degeneration: A systematic review of efficacy, safety, treatment modifications and pharmacoeconomic properties. Acta Ophthalmol 87: 118 – 132.

[25] Davidson, S. R., R. A. Weersink, M. A. Haider et al. 2009. Treatment planning and dose analysis for interstitial photodynamic therapy of prostate cancer. Phys Med Biol 54: 2293 – 2313.

[26] Derycke, A. S., and P. A. de Witte. 2004. Liposomes for photodynamic therapy. Adv Drug Deliv Rev 56: 17 – 30.

[27] Diamond, I., S. G. Granelli, A. F. McDonagh et al. 1972. Photodynamic therapy of malignant tumours. Lancet 2: 1175 – 1177.

[28] Dole, K. C., Q. Chen, F. W. Hetzel et al. 2005. Effects of photodynamic therapy on peripheral nerve: In situ compoundaction potentials study in a canine model. Photomed Laser Surg 23: 172 – 176.

[29] Donnelly, R. F., P. A. McCarron, D. I. Morrow, S. A. Sibani, and A. D. Woolfson. 2008. Photosensitiser delivery for photodynamic therapy. Part 1: Topical carrier platforms. Expert Opin Drug Deliv 5: 757 – 766.

[30] Dougherty, T. J., G. B. Grindey, R. Fiel, K. R. Weishaupt, and D. G. Boyle. 1975. Photoradiation therapy. II. Cure of animal tumors with hematoporphyrin and light. J Natl Cancer Inst 55: 115 – 121.

[31] Dragicevic-Curic, N., and A. Fahr. 2012. Liposomes in topical photodynamic therapy. Expert Opin Drug Deliv 9: 1015 – 1032.

[32] Eichwurzel, I., H. Stiel, K. Teuchner et al. 1998. Photochemistry and photophysics of the PDT-sensitizer bacterio-chlorophyll-serine after short pulse excitation. Photochem Photobiol 62: 77s.

[33] Ethirajan, M., Y. Chen, P. Joshi, and R. K. Pandey. 2011. The role of porphyrin chemistry in tumor imaging and photodynamic therapy. Chem Soc Rev 40: 340 – 362.

[34] Fabre, M. A., E. Fuseau, and H. Ficheux. 2007. Selection of dosing regimen with WST11 by Monte Carlo simulations, using PK data collected after single Ⅳ administration in healthy subjects and population PK modeling. J Pharm Sci 96: 3444 – 3456.

[35] Feine, I., I. Pinkas, Y. Salomon, and A. Scherz. 2012. Local oxidative stress expansion through endothelial cells—A key role for gap junction intercellular communication. PLoS One 7: e41633.

[36] Fiedor, L., A. A. Gorman, I. Hamblett et al. 1993. A pulsed laser and pulse radiolysis study of amphiphilic chloro-phyll derivatives with PDT activity toward malignant melanoma. Photochem Photobiol 58: 506 – 511.

[37] Fiedor, L., V. Rosenbach-Belkin, and A. Scherz. 1992. The stereospecific interaction between chlorophylls and chlorophyllase. Possible implication for chlorophyll biosynthesis and degradation. J Biol Chem 267: 22043 – 22047.

[38] Fleshker, S., D. Preise, V. Kalchenko, A. Scherz, and Y. Salomon. 2008. Prompt assessment of WST11-VTP outcome using luciferase transfected tumors enables second treatment and increase in overall therapeutic rate. Photochem Photobiol 84: 1231 – 1237.

[39] Folkman, J. 1971. Tumor angiogenesis: Therapeutic implications. N Engl J Med 285: 1182 – 1186.

[40] Foote, C. S. 1991. Definition of type Ⅰ and type Ⅱ photosensitized oxidation. Photochem Photobiol 54: 659.

[41] Fu, Y., S. Li, Y. Zu et al. 2009. Medicinal chemistry of paclitaxel and its analogues. Curr Med Chem 16: 3966 – 3985.

[42] Gal, Y., N. Madar-Balakirski, R. Goldschmidt et al. 2012. Photogenerated oxido-nitrosative bursts in service of cancer therapy. Submitted.

[43] Gerst, J. E., J. Sole, J. P. Mather, and Y. Salomon. 1986. Regulation of adenylate cyclase by beta-melanotropin in the M2R melanoma cell line. Mol Cell Endocrinol 46: 137 – 147.

[44] Glinert, I. S., E. Geva, C. Tempel-Brami et al. 2008. Photodynamic ablation of a selected rat embryo: A model for the treatment of extrauterine pregnancy. Hum Reprod 23: 1491 – 1498.

[45] Goldshaid, L., E. Rubinstein, A. Brandis et al. 2010. Novel design principles enable specific targeting of imaging and therapeutic agents to necrotic domains in breast tumors. Breast Cancer Res 12: R29.

[46] Gross, S., A. Gilead, A. Scherz, M. Neeman, and Y. Salomon. 2003. Monitoring photodynamic therapy of solid tumors online by BOLD-contrast MRI. Nat Med 9: 1327 – 1331.

[47] Hanson, L. K. 1991. Molecular orbital theory of monomer pigments. In Chlorophylls. H. Scheer, editor. CRC Press, Boca Raton, FL. 993 – 1014.

[48] Hartwich, G., L. Fiedor, I. Simonin et al. 1998. Metal-substituted bacteriochlorophylls. 1. Preparation and influence of metal and coordination on spectra. J Am Chem Soc 120: 3675 – 3683.

[49] Hetzel, F. W., Q. Chen, K. C. Dole et al. 2006. Evaluation of Tookad-mediated photodynamic effect on peripheral nerve in a canine model. In Optical Methods for Tumor Treatment and Detection: Mechanisms and Techniques in Photodynamic Therapy ⅩⅤ. D. Kessel, editor. SPIE, Bellingham, WA, 110 – 115.

[50] Hetzel, F. W., Q. Chen, Z. Huang et al. 2002. Effect of WST09 mediated photodynamic therapy on normal canine prostate. Int J Cancer: 367 – 367.

[51] Huang, Z., Q. Chen, P. H. Brun et al. 2003. Studies of a novel photosensitizer palladium-bacteriopheophorbide (Tookad) for the treatment of prostate cancer. In Optical Methods for Tumor Treatment and Detection: Mechanisms and Techniques in Photodynamic Therapy Ⅻ. D. Kessel, editor. SPIE, Bellingham, WA, 104 – 114.

[52] Huang, Z., Q. Chen, K. C. Dole et al. 2007. The effect of Tookad-mediated photodynamic ablation of the prostate gland on adjacent tissues—In vivo study in a canine model. Photochem Photobiol Sci 6: 1318 – 1324.

[53] Huang, Z., Q. Chen, D. Luck et al. 2005. Studies of a vascular-acting photosensitizer, Pd-bacteriopheophorbide

(Tookad), in normal canine prostate and spontaneous canine prostate cancer. Lasers Surg Med 36: 390 – 397.

[54] Jain, R. K. 2005. Normalization of tumor vasculature: An emerging concept in antiangiogenic therapy. Science 307: 58 – 62.

[55] Jalili, A., M. Makowski, T. Switaj et al. 2004. Effective photoimmunotherapy of murine colon carcinoma induced by the combination of photodynamic therapy and dendritic cells. Clin Cancer Res 10: 4498 – 4508.

[56] Jemal, A., R. Siegel, E. Ward et al. 2009. Cancer statistics, 2009. CA Cancer J Clin 59: 225 – 249.

[57] Joppi, R., V. Bertele, and S. Garattini. 2006. Orphan drug development is progressing too slowly. Br J Clin Pharmacol 61: 355 – 360.

[58] Joppi, R., V. Bertele, and S. Garattini. 2009. Orphan drug development is not taking off. Br J Clin Pharmacol 67: 494 – 502.

[59] Jori, G., and E. Reddi. 1993. The role of lipoproteins in the delivery of tumour-targeting photosensitizers. Int J Biochem 25: 1369 – 1375.

[60] Katz, J. J., J. R. Norris, L. L. Shipman, M. C. Thurnauer and M. R. Wasielewski. 1978. Chlorophyll function in the photosynthetic reaction center. Annu Rev Biophys Bioeng 7: 393 – 434.

[61] Katz, S., Y. Vakrat, V. Brumfeld et al. 1998. Bacteriochlorophyll-serine generates only OH radicals under NIR illumination. In Proceedings of the 7th Biennial Congress, The International Photodynamic Association. T. Patrice, editor. ISPEN BIOTECH CD-ROM edition.

[62] Kelleher, D. K., O. Thews, J. Rzeznik et al. 1999. Water-filtered infrared-A radiation: A novel technique for localized hyperthermia in combination with bacteriochlorophyll-based photodynamic therapy. Int J Hyperthermia 15: 467 – 474.

[63] Kelleher, D. K., O. Thews, A. Scherz, Y. Salomon, and P. Vaupel. 2003. Combined hyperthermia and chlorophyll-based photodynamic therapy: Tumour growth and metabolic microenvironment. Br J Cancer 89: 2333 – 2339.

[64] Kelleher, D. K., O. Thews, A. Scherz, Y. Salomon and P. Vaupel. 2004. Perfusion, oxygenation status and growth of experimental tumors upon photodynamic therapy with Pd-bacteriopheophorbide. Int J Oncol 24: 1505 – 1511.

[65] Kerbel, R., and J. Folkman. 2002. Clinical translation of angiogenesis inhibitors. Nat Rev Cancer 2: 727 – 739.

[66] Kolbasov, D., and A. Scherz. 2000. Asymmetric electron transfer in reaction centers of purple bacteria strongly depends on different electron matrix elements in the active and inactive branches. J Phys Chem B 104: 1802 – 1809.

[67] Koudinova, N. V., J. H. Pinthus, A. Brandis et al. 2003. Photodynamic therapy with Pd-Bacteriopheophorbide (TOOKAD): Successful in vivo treatment of human prostatic small cell carcinoma xenografts. Int J Cancer 104: 782 – 789.

[68] Liebmann, J., J. A. Cook, and J. B. Mitchell. 1993. Cremophor EL, solvent for paclitaxel, and toxicity. Lancet 342: 1428.

[69] Lindner, U., J. Trachtenberg, and N. Lawrentschuk. 2010. Focal therapy in prostate cancer: Modalities, findings and future considerations. Nat Rev Urol 7: 562 – 571.

[70] Lipson, R. L., and E. J. Baldes. 1960. The photodynamic properties of a particular hematoporphyrin derivative. Arch Dermatol 82: 508 – 516.

[71] Madar-Balakirski, N. 2011. The role of oxido-nitrosative bursts in tumor eradication induced by vascular targeted photodynamic therapy (VTP) with bacteriochlorophyll-derivatives. PhD thesis, Weizmann Institute of Science.

[72] Madar-Balakirski, N., C. Tempel-Brami, V. Kalchenko et al. 2010. Permanent occlusion of feeding arteries and draining veins in solid mouse tumors by vascular targeted photodynamic therapy (VTP) with Tookad. PLoS One 5: e10282.

[73] Marcovich, A. L., A. Brandis, O. Daphna et al. 2012. Stiffening of rabbit corneas by the bacteriochlorophyll derivative WST11 using near infrared light. Invest Ophthalmol Vis Sci 53: 6378 – 6388.

[74] Mazor, O., A. Brandis, V. Plaks et al. 2005. WST11, a novel water-soluble bacteriochlorophyll derivative; cellular uptake, pharmacokinetics, biodistribution and vascular-targeted photodynamic activity using melanoma tumors as a model. Photochem Photobiol 81: 342 – 351.

[75] Moan, J., and Q. Peng. 2003. An outline of the hundred-year history of PDT. Anticancer Res 23: 3591–3600.

[76] Moore, C. M., M. Emberton, and S. G. Bown. 2011. Photodynamic therapy for prostate cancer—an emerging approach for organ-confined disease. Laser Surg Med 43: 768–775.

[77] Moore, C. M., D. Pendse, and M. Emberton. 2009. Photodynamic therapy for prostate cancer—a review of current status and future promise. Nat Clin Pract Urol 6: 18–30.

[78] Moser, J. G., V. Rosenbach-Belkin, A. Brandis et al. 1998. Bacteriochlorophyllide-serine: Cellular uptake kinetics and transformation. In Proceedings of the 7th Biennial Congress, The International Photodynamic Association. T. Patrice, editor. ISPEN BIOTECH CD-ROM edition.

[79] Mouraviev, V., and T. J. Polascik. 2006. Update on cryotherapy for prostate cancer in 2006. Curr Opin Urol 16: 152–156.

[80] Mroz, P., J. T. Hashmi, Y. Y. Huang, N. Lange, and M. R. Hamblin. 2011. Stimulation of anti-tumor immunity by photody-namic therapy. Expert Rev Clin Immunol 7: 75–91.

[81] Nagy, J. A., and H. F. Dvorak. 2012. Heterogeneity of the tumor vasculature: The need for new tumor blood vessel type-specific targets. Clin Exp Metastasis 29: 657–662.

[82] Nathan, T. R., D. E. Whitelaw, S. C. Chang, et al. 2002. Photodynamic therapy for prostate cancer recurrence after radiotherapy: a phase I study. J Urol 1684 Pt 1: 1427–1432.

[83] Nguyen, C. T., and J. S. Jones. 2011. Focal therapy in the management of localized prostate cancer. BJU Int 107: 1362–1368.

[84] Nomura, T., and H. Mimata. 2012. Focal therapy in the management of prostate cancer: An emerging approach for localized prostate cancer. Adv Urol 2012: 391–437.

[85] Noy, D., L. Fiedor, G. Hartwich, H. Scheer, and A. Scherz. 1998. Metal-substituted bacteriochlorophylls. 2. Changes in redox potentials and electronic transition energies are dominated by intramolecular electrostatic interactions. J Am Chem Soc 120: 3684–3693.

[86] Pandey, R. K., D. A. Bellnier, K. M. Smith, and T. J. Dougherty. 1991. Chlorin and porphyrin derivatives as potential photosensitizers in photodynamic therapy. Photochem Photobiol 53: 65–72.

[87] Plaks, V., Y. Posen, O. Mazor et al. 2004. Homologous adaptation to oxidative stress induced by the photosensitized Pd-bacteriochlorophyll derivative (WST11) in cultured endothelial cells. J Biol Chem 279: 45713–45720.

[88] Posen, Y., V. Kalchenko, R. Seger et al. 2005. Manipulation of redox signaling in mammalian cells enabled by controlled photogeneration of reactive oxygen species. J Cell Sci 118: 1957–1969.

[89] Preise, D., O. Mazor, N. Koudinova et al. 2003. Bypass of tumor drug resistance by antivascular therapy. Neoplasia 5: 475–480.

[90] Preise, D., R. Oren, I. Glinert et al. 2009. Systemic antitumor protection by vascular-targeted photodynamic therapy involves cellular and humoral immunity. Cancer Immunol Immunother 58: 71–84.

[91] Preise, D., A. Scherz, and Y. Salomon. 2011. Antitumor immunity promoted by vascular occluding therapy: Lessons from-vascular-targeted photodynamic therapy (VTP). Photochem Photobiol Sci 10: 681–688.

[92] Rak, J., and R. S. Kerbel. 1996. Treating cancer by inhibiting angio-genesis: New hopes and potential pitfalls. Cancer Metastasis Rev 15: 231–236.

[93] Rosenbach-Belkin, V., L. Chen, L. Fiedor, Y. Salomon, and A. Scherz. 1998. Chlorophyll and bacteriochlorophyll derivatives as photodynamic agents. In Photodynamic Tumor Therapy 2nd and 3rd Generation Photosensitizers. J. G. Moser, editor. Harwood Academic Publishers, Amsterdam, 117–126.

[94] Rosenbach-Belkin, V., L. Chen, L. Fiedor et al. 1996. Serine conjugates of chlorophyll and bacteriochlorophyll: Photocytotoxicity in vitro and tissue distribution in mice bearing melanoma tumors. Photochem Photobiol 64: 174–181.

[95] Salomon, Y., M. Zohar, J. O. Dejordy et al. 1993. Signaling mechanisms controlled by melanocortins in melanoma, lacrimal, and brain astroglial cells. Ann NY Acad Sci 680: 364–380.

[96] Scardino, P. T. 2009. Focal therapy for prostate cancer. Nat Rev Urol 6: 175.

[97] Scheer, H. 1991. Structure and occurence of chlorophylls. In Chlorophylls. H. Scheer, editor. CRC Press, Boca Ra-

ton, FL, 3 – 30.

[98] Scheer, H. 2003. Chemistry and spectroscopy of chlorophylls. In CRC Handbook of Organic Photochemistry and Photobiology. F. Lenci and W. Horspool, editors. CRC Press, Boca Raton, FL.

[99] Schellhammer, P. F., D. A. Kuban, and A. M. el-Mahdi. 1993. Treatment of clinical local failure after radiation therapy for prostate carcinoma. J Urol 150: 1851 – 1855.

[100] Scherz, A., A. Brandis, O. Mazor, Y. Salomon, and H. Scheer. 2004. Water-soluble anionic bacteriochlorophyll derivatives and their uses. U. S. Patent WO 2004045492.

[101] Scherz, A., A. Brandis, Y. Salomon, D. Eren, and A. Cohen. 2005. Cationic bacteriochlorophyll derivatives and uses thereof. U. S. Patent WO 2005120573.

[102] Scherz, A., L. Goldshaid, and Y. Salomon. 2009. RGD-(bacterio)chlorophyll conjugates for photodynamic therapy and imaging of necrotic tumors. U. S. Patent WO 2009107139.

[103] Scherz, A., S. Katz, Y. Vakrat et al. 1998. Bacteriochlorophyll-serine based photochemotherapy; type Ⅲ PDT? In Photosynthesis: Mechanisms and Effects. G. Garab, editor. Kluwer Academic Publishers, Dordrecht, 4207 – 4212.

[104] Scherz, A., Y. Salomon, A. Brandis, and H. Scheer. 2003. Palladium-substituted bacteriochlorophyll derivatives and use thereof. U. S. Patent 6569846.

[105] Scherz, A., Y. Salomon, L. Fiedor, and A. Brandis. 2000. Chlorophyll and bacteriochlorophyll derivatives, their preparation and pharmaceutical compositions comprising them. U. S. Patent 6147195.

[106] Scherz, A., Y. Salomon, E. Rubinstein et al. 2008. Conjugates of RGD peptides and porphyrin or (bacterio)chlorophyll photosensitizer and their uses. U. S. Patent WO 2008023378.

[107] Schreiber, S., S. Gross, A. Brandis et al. 2002. Local photodynamic therapy (PDT) of rat C6 glioma xenografts with Pd-bacteriopheophorbide leads to decreased metastases and increase of animal cure compared with surgery. Int J Cancer 99: 279 – 285.

[108] Schwartz, S. K., K. Abolon, and H. Vermund. 1955. Some relationships of porphyrins, x-rays and tumors. Univ Minn Med Bull 27: 7 – 8.

[109] Senge, M. O., and J. C. Brandt. 2011. Temoporfin [Foscan®, 5,10,.15,20-tetra (m-hydroxyphenyl)chlorin]—a second-generation photosensitizer. Photochem Photobiol 87: 1240 – 1296.

[110] Shlyk-Kerner, O., I. Samish, D. Kaftan et al. 2006. Protein flex-ibility acclimatizes photosynthetic energy conversion to the ambient temperature. Nature 442: 827 – 830.

[111] Sibani, S. A., P. A. McCarron, A. D. Woolfson, and R. F. Donnelly. 2008. Photosensitiser delivery for photodynamic therapy. Part 2: Systemic carrier platforms. Expert Opin Drug Deliv 5: 1241 – 1254.

[112] Tarin, T., S. Kimm, P. Zhao et al. 2012. 1505 Photothermal effect in vascular targeted photodynamic therapy. J Urology 187: e609.

[113] Tempel-Brami, C., I. Pinkas, A. Scherz, and Y. Salomon. 2007. Detection of light images by simple tissues as visualized by photosensitized magnetic resonance imaging. PLoS One 2: e1191.

[114] Teuchner, K., H. Stiel, D. Leupold et al. 1997. Fluorescence and excited state absorption in modified pigments of bacterial photosynthesis a comparative study of metal-substituted bacteriochlorophylls a. J Luminescence 72 – 74: 612 – 614.

[115] Trachtenberg, J., A. Bogaards, R. A. Weersink et al. 2007. Vascular targeted photodynamic therapy with palladium-bacteriopheophorbide photosensitizer for recurrent prostate cancer following definitive radiation therapy: Assessment of safety and treatment response. J Urol 178: 1974 – 1979; discussion 1979.

[116] Trachtenberg, J., R. A. Weersink, S. R. Davidson et al. 2008. Vascular-targeted photodynamic therapy (padoporfin, WST09) for recurrent prostate cancer after failure of external beam radiotherapy: A study of escalating light doses. BJU Int 1025: 556 – 562.

[117] Tregub, I., J. Schmidt-Sole, J. O. Dejordy et al. 1992. Application of chlorophyll and bacteriochlorophyll derivatives to PDT of malignant melanoma. In Proceedings of the Second International Congress on Interaction of Light with Biological Systems. M. Holick and A. Kligman, editors. de Gruyter, New York, 354 – 361.

[118] Vakrat-Haglili, Y., L. Weiner, V. Brumfeld et al. 2005. The micro-environment effect on the generation of reac-

tive oxygen species by Pd-bacteriopheophorbide. J Am Chem Soc 127: 6487 – 6497.

[119] Vass, I., and K. Cser. 2009. Janus-faced charge recombinations in photosystem II photoinhibition. Trends Plant Sci 14: 200 – 205.

[120] Verma, S., G. M. Watt, Z. Mai, and T. Hasan. 2007. Strategies for enhanced photodynamic therapy effects. Photochem Photobiol 83: 996 – 1005.

[121] Vilensky, J., N. V. Koudinova, A. Harmelin, A. Scherz, and Y. Salomon. 2005. Vascular-targeted photodynamic therapy (VTP) of a canine-transmissible venereal tumour in a murine model with Pd-bacteriopheophorbide (WST09). Vet Comp Oncol 3: 182 – 193.

[122] Voet, D., and J. G. Voet. 2011. Biochemistry. John Wiley & Sons, Hoboken, NJ.

[123] von Tappeiner, H., and A. Jodlbauer. 1904. über die Wirkung der photodynamischen (fluorescierenden) Stoffe auf Protozoen und Enzyme. Arch Klin Med 80: 427 – 487.

[124] Vrouenraets, M. B., G. W. Visser, G. B. Snow, and G. A. van Dongen. 2003. Basic principles, applications in oncology and improved selectivity of photodynamic therapy. Anticancer Res 23: 505 – 522.

[125] Watanabe, T., and M. Kobayashi. 1991. Electrochemistry of chlo-rophylls. In Chlorophylls. H. Scheer, editor. CRC Press, Boca Raton, FL, 287 – 316.

[126] Weersink, R. A., A. Bogaards, M. Gertner et al. 2005a. Techniques for delivery and monitoring of TOOKAD (WST09)-mediated photodynamic therapy of the prostate: Clinical experience and practicalities. J Photochem Photobiol B 79: 211 – 222.

[127] Weersink, R. A., J. Forbes, S. Bisland et al. 2005b. Assessment of cutaneous photosensitivity of TOOKAD (WST09) in preclinical animal models and in patients. Photochem Photobiol 81: 106 – 113.

[128] Wilt, T. J., M. K. Brawer, K. M. Jones et al. 2012. Radical prostatectomy versus observation for localized prostate cancer. N. Engl J Med 367: 203 – 213.

[129] Zhu, T. C., and J. C. Finlay. 2008. The role of photodynamic therapy (PDT) physics. Med Phys 35: 3127 – 3136.

[130] Zilberstein, J., A. Bromberg, A. Frantz et al. 1997. Light-dependent oxygen consumption in bacteriochlorophyll-serine-treated melanoma tumors: On-line determination using a tissue-inserted oxygen microsensor. Photochem Photobiol 65: 1012 – 1019.

[131] Zilberstein, J., S. Schreiber, M. C. Bloemers et al. 2001. Antivascular treatment of solid melanoma tumors with bacteriochlorophyll-serine-based photodynamic therapy. Photochem Photobiol 73: 257 – 266.

39　光动力疗法在眼科学的应用

39.1　引　言

20世纪90年代末，眼部光动力疗法（PDT）被认为是一种治疗年龄相关性黄斑变性（age-related macular degeneration，AMD）和脉络膜新生血管（choroidal neovascularization，CNV）形成继发病理性近视的常规的有效疗法。值得一提的是，维替泊芬光动力疗法（verteporfinPDT，v-PDT）是第一个批准用于黄斑病变的治疗用药，当时，这是唯一能避免视力进一步丧失和失明的方法。维替泊芬（苯并卟啉衍生物BPD-MA）是第二代亲脂性的/两亲性光敏剂，其吸收峰在689nm。它的脂质体制剂名为维速达尔（Visudyne）（Novartis Pharmaceuticals），它由两个异构体组成——每个都是由两个对映异构体组成的外消旋体。其他光敏剂，如血卟啉衍生物等在眼部疾病治疗的临床前和临床研究中也有获得可喜的结果。然而，这些药物由于其相关副作用以及较差的组织渗透性而被放弃，研究者因此继续寻找新的光敏剂。已有其他几种光敏剂通过了Ⅰ/Ⅱ期临床眼科试验，包括SnET2和Lu-tex，然而，它们仍然未能达到市场应用阶段（Koh和Haimovici，2004）。

在下面几节中，我们将讨论临床v-PDT在良恶性眼科疾病的疗效。此外，本章回顾了最近的综合疗法，旨在改进PDT的临床应用以及其在眼科领域应用的前景。

39.2　良性病变

39.2.1　脉络膜的新血管形成

脉络膜新生血管（CNV）常常与年龄相关性黄斑变性（AMD）病人伴随发生，也可以继发于其他疾病，如病理近视、炎症、血管样条纹、创伤，或脉络膜破裂。图39.1（a）描述了健康人眼的视网膜和黄斑中心。CNV多发于黄斑的中央凹。图39.1（b）显示了在光学相干断层扫描（optical coherence tomography，OCT）下健康视网膜的不同层面。健康的黄斑功能依赖于不同层的微观结构的完整性，其中包括脉络膜，布鲁赫膜（Bruch's membrane），视网膜色素上皮（retinal pigmented epithelium，RPE）和包含光感受器的神经视网膜。黄斑视网膜的"分层"结构横截面示意图如图39.1（d）所示。病理CNV的过程是由于新生血管从脉络膜血管长入布鲁赫膜中。新生血管往往局限于视网膜色素上皮和其下附近的布鲁赫膜，但有时也能够穿过视网膜色素上皮生长（Au Eong，2006；Coppens等，2011；Koh等，2011）［如图39.1（c）所示］。目前认为这个过程是由于视网膜色素上皮和布鲁赫膜发生了炎症和氧化应激反应诱导视网膜色素上皮及促血管生成因子而导致的（Qazi等，2009）。

39.2.1.1　年龄相关性黄斑变性

在之前已经广泛回顾了对于年龄相关性黄斑变性（AMD）并发CNV的治疗历史（Nowak-Sliwinska，2012；van den Bergh，2001）。在发达国家的老年人渗出性或湿性AMD与CNV是视力丧失的主要原因（Klein等，1992）。这种疾病呈高度年龄相关，主要导致高分辨率中央视野受损。湿性AMD是最严重的类型，经常导致视力快速丧失。其特点是CNV异常渗出，导致视网膜水肿。新生血管结构和功能异常，脂质和血浆渗透到视网膜，导致视网膜水肿增厚，并常伴视觉障碍［见图39.1（c）~图39.1

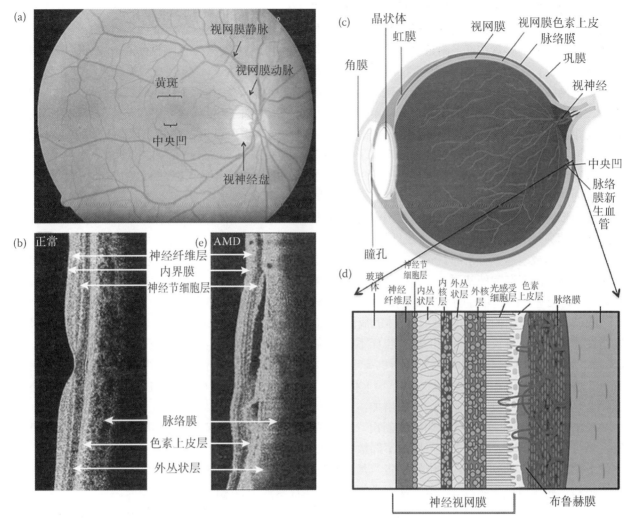

图 39.1　(a) 健康人眼视网膜图像。(b) 光学相干断层扫描（OCT）下健康视网膜的不同分层。(c) 人眼横断面示意图。(d) 黄斑横断面示意图。(e) 诊断为 AMD 的视网膜可视化新生血管膜组分的 OCT 图像。

(e)]。病变晚期，将导致视网膜瘢痕组织形成和视觉暗点。未经治疗的湿性 AMD 病人每月在早期糖尿病视网膜研究（early treatment diabetic retinopathy study，ETDRS）视力表上至少可能下降一个字母。目前对湿性 AMD 病因的研究中，认为视网膜色素上皮细胞在疾病发展中扮演着重要的角色（Ting 等，2009）。视网膜色素上皮细胞具有维护邻近毛细血管内皮结构完整和功能正常的作用，并刺激包括血管内皮生长因子（VEGF-A）、抗血管生成的色素上皮衍生因子（PEDF）在内的多种生长因子的表达，从而维持感光细胞的结构功能（Barnstable 和 Tombran-Tink，2004）。布鲁赫膜位于视网膜色素上皮和脉络膜之间，主要由胶原蛋白和弹性蛋白组成。感光细胞分泌亲脂性物质，沉积在视网膜色素上皮或者其下，形成玻璃膜疣。这是一个慢性过程，常随年龄增长，玻璃膜疣可以通过眼科检查较为容易发现。玻璃疣的大小和数量通常指示疾病进展，用于病情的预后判断（Seddon 等，2011）。玻璃膜疣可以进一步分成两种类型：硬玻璃膜疣是圆的、黄色的、有明确的边界，而软玻璃膜疣是平的、黄色的、缺乏明显的边界。目前已知软玻璃膜疣会导致基底部物质沉积于视网膜色素上皮细胞质膜和脉络膜毛细血管之间。

　　在黄斑区，由于视网膜没有视网膜血管，其营养供给主要来源于脉络膜毛细血管丛。光感细胞分为两种：视锥细胞，数量 600 万～700 万，主要位于黄斑的中部地区，称为中央凹，提供高分辨率视觉和分辨颜色。另一种是视杆细胞，约 1.2 亿，提供暗视觉和周边视觉。脊椎动物的感光细胞由一个对光敏感的外节和一个内节组成，内节包含了细胞的代谢中心以及以突触终端连接二级视网膜的神经元。外节包含一系列离散的膜盘，通过非运动纤毛与内节相连（Besharse 和 Pfenninger，1980）。膜盘的外节利用视网膜感光分子启动视觉流程。视网膜在不同的环境中可以嵌入视蛋白，由此产生出对各种光谱敏感的视锥细胞。新的膜盘在纤毛附近形成，旧膜盘被移到视锥细胞末端接近视网膜色素上皮处以腾出空间形成新的膜盘，老化（氧化）的膜盘在视锥远端被视网膜色素上皮细胞吞噬。视网膜色素上皮还负责脉络膜和视网膜的神经之间水分的运输。这种运输还包括其他物质，比如黄斑区的氧气，特别是中心凹的氧气。视网膜色素上皮功能的损伤与随年龄增加的亲脂性物质在视网膜色素上皮和布鲁赫膜沉积形成玻璃膜疣相关（Green，1999；Schmidt-Erfurth 等，1998）。这些物质影响视网膜色素上皮和布鲁赫膜之间的运输，包括分子、离子和氧的转运产生了负面影响。

氧运输受阻导致缺氧和低氧诱导因子-1（HIF-1）的增加，进而导致 VEGF-A 的表达增加。其他低氧诱导的基因，包括糖酵解酶、促红细胞生成素、诱导一氧化氮合酶，也被认为在这一过程中发挥作用并可能导致血管形成。血管生成的过程开始于脉络膜血管渗透性增加，暴露于 VEGF，促进血浆蛋白（纤维蛋白原）渗出。纤维蛋白原生成纤维蛋白凝块，支持新血管生长。内皮细胞开始繁殖更快，流动性上升，并形成表达整合素的血管芽（connolly 等，1989）。这些激活内皮细胞也产生基质金属蛋白酶。金属蛋白酶可降解细胞外基质，并允许迁移扩散的内皮细胞刺激血管生成。通过这一过程形成新的血管芽，再经过与邻近的血管芽吻合连接，成为血管网络的集成，最终形成毛细循环［参见图 39.1(d)］。

我们以上所介绍的湿性 AMD 其具体的病因目前仍不确定。虽然如此，基于本章的目的，我们假设亲脂性物质在布鲁赫膜集聚形成的玻璃膜疣不仅影响血浆物质扩散率也限制了氧扩散（van den Bergh，2001）。脉络膜的血运非常丰富，氧分压也高于大多数人体其他组织，这或许与视网膜中心凹高氧耗量有关。增厚、水肿的布鲁赫膜［图 39.1(e)］可能会导致神经视网膜和视网膜色素上皮中 PO_2 的额外降低，这是由于与脉络膜毛细血管的距离增加。

渗出性 AMD 有时可以在早期被诊断出，此时视力仍有可能接近正常。但是即使在疾病的早期阶段，仍可能观察到布鲁赫膜上玻璃膜疣不同数量和大小的分布。

干性 AMD 晚期常有中央部位的萎缩，大约占 90%（Biarnes 等，2011）。干性 AMD 中可观察到一些细胞死亡和视网膜变薄，但一般不伴有类似于一些湿性疾病中常见的快速视力丧失。

早在 2000 年，v-PDT 便获得美国食品药品监督管理局（FDA）批准，作为 AMD 的一种治疗方法。这种治疗包括光敏剂的静脉给药，并于其后以 689 nm 波长的光进行激活。多数情况下，PDT 应以 $600 \ mW/cm^2$ 的功率密度照射 83 秒以达到 $50 \ J/cm^2$ 的光剂量。标准功率密度 PDT 已有用于临床试验的记录，如光动力治疗年龄相关性黄斑变性试验（TAP）。这包含了两个同步随机双盲安慰剂对照试验，对象为罹患 AMD 继发性中央 CNV 的病人［光动力疗法治疗年龄相关性黄斑变性（TAP）研究组 1999］。本研究中，609 名病人每 3 个月接受一次治疗，如有必要，将接受荧光素造影检查，以排查复发或持续泄漏。第一次治疗后 12 个月，光动力治疗组病人与空白对照组相比表现出明显的视力改善，ETDRS 图表上提高了 1.3 行视力（Bressler，2001）。3 年的后续观察研究表明，试验组病人 1 年后的视力仍可以维持在正常水平。如果超过 24 个月还可观察到 CNV 荧光素渗漏点，则建议其再行 v-PDT 治疗（Kaiser，2006）。

由于试验中发现 PDT 可引起视网膜炎症，另外，使用 $42 \ J/cm^2$ 能量密度增加了治疗选择性，故其后又拟定了低功率密度 v-PDT 光照（$300 \ mW/cm^2$）试验方案（Michels 等，2006）。维替泊芬用于中心凹下的微小经典型 CNV（VIM）的试验采用标准和低功率密度的 v-PDT 作为两个试验组，和空白对照组进行对照试验，结果显示，与对照组相比，治疗组视力得到明显好转。然而，这项研究没有证明治疗后视觉好转的具体参数。本研究还发现，由于存在 PDT 治疗后闭塞血管的再充盈（Costa 等，2003）以及 PDT 诱导的血管生成（Gelisken 等，2004；Rudolf 等，2004；Weiss 等，2012），v-PDT 的重复治疗是必要的。这两种效应是多种因素综合导致的，包括：PDT 诱导的炎症（Gollnick 等，2003；Schmidt-Erfurth 等，2005），PDT 诱导的 VEGF-A（Rudolf 等，2004；Zhang 等，2005）及其他生长因子表达增强（Schmidt-Erfurth 等，2003），以及 PDT 诱导的组织缺氧。未行 v-PDT 之前，CNV 相关

AMD 的病变特点是某些血管生成细胞因子的水平升高，包括 VEGFs、纤维母细胞生长因子（bFGFs）以及血管生成素（Das 和 McGuire，2003；Grossniklaus 和 Green，2004；Hera 等，2005）。而研究结果表明 PDT 也可以抑制激酶的活性，从而导致其中一些细胞因子的表达增加，而不是针对这些细胞因子局部应用玻璃体内注射的化合物来阻断这些细胞因子中的一部分（Das 和 McGuire，2003）。

39.2.1.2 病理性近视

CNV 近视的发病通常与社会经济压力相关，且在不同国家、洲际内各不相同。维替泊芬光动力治疗（VIP）的研究是一个多中心，随机、双盲、安慰剂对照试验，在美国和欧洲北部的 28 个眼科中心进行。试验组 81 例中有 77 例（95%），对照组 39 例中有 33 例（92%）完成了这项 24 个月的试验。维替泊芬组的视力变化效果明显。其中 v-PDT 试验里视力平均提高至少 5 个字母（相当于至少 1 行）的病人在维替泊芬组中有 32 例（40%），而对照组中仅 5 例（13%）。此外，改善至少 15 个字母（至少 3 行）的在维替泊芬组 10 例（12%），对照组为零。平均重复治疗 5.1 次，没有明显的光敏性不良反应（Blinder 等，2003）。同前，Lam 等人对亚洲病人进行了相关前瞻性研究（2004）。24 个月的随访中，试验组病人视力改进平均值为 1.7 行；但是，PDT 在第一个两年需要再次治疗的平均值为 2.3，这明显低于 VIP 研究中随访 2 年后视力获益一直维持的结果，其主要结果没有统计学意义（Blinder 等，2003）。

39.2.1.3 特发性 CNV

由于 AMD 的不同，特发性 CNV 有别于 CNV。损伤更小，增长率较低，发病年龄较小。用于改善 AMD 中经典 CNV 病变的 v-PDT 在特发性 CNV 的 I 期和 II 期临床研究也被发现有效（Sickenberg 等，2000）。接受治疗的病人没有观察到视力恶化，大部分病人获得至少一个字母的视力改善。在经典 CNV 的研究中减少渗出区域的大小已经列为重要观察指标。v-PDT 治疗后 1 周，所有病人的视网膜渗出区域均有减少，CNV 中则观察到几乎一半区域完全没有渗漏。另有研究也报道，经回顾性分析发现病人 VA 值明显升高。另一项在亚洲的试验包括了 17 例病人，在 12 个月的随访中，94% 的病人的视力值都得到不同程度的稳定或改善，平均 VA 与基线相比有统计学意义的改善。12 个月的平均治疗次数为 1.8 次，且由 v-PDT 引起的主要临床并发症都得到有效控制（Chan 等，2003b）。

39.2.1.4 脉络膜的血管病变

息肉状脉络膜血管病变（polypoidal choroidal vasculopathy，PCV）是一种独特形式的 CNV，它的特点是异常的视网膜分支血管网。它可能占非洲和亚洲国家中湿性 AMD 病例的 50%。类似于 AMD 中 VEGF-A 的高表达，在 PCV 病人的相关人体组织中同样能够观察到。然而，在 PCV 抗 VEGF 治疗却疗效有限（Tsujikawa 等，2010）。虽然渗出减少可持续改善视力，但只有 25% 的病人观察到视力完全恢复（Hikichi 等，2010）。然而，许多研究显示，PDT 在 PCV 治疗中同样有着可靠的效果：经完整随访治疗 1 年后观察，病变在 95% 的病人得到控制甚至改善（Chan 等，2004）。此外，据报道 PDT 对于病人视力恢复的效果在 PCV 中更加有效：AMD 中恢复到 7.0 个字母而 PCV 中可达 8.0 个字母（Gomi 等，2008）。然而，尽管所有视网膜疾病都得到控制，其影响似乎并非永久性的，从长远来看有很高复发可能（Tsuchiya 等，2009）。最近报道，经过 PDT 治疗成功的病人，在其后 24 个月内复发率达 64%（Akaza 等，2008）。

39.2.1.5 炎症

CNV 可以出现以下疾病的并发症，包括葡萄膜炎，点状内层脉络膜病变（punctate inner choroidopathy，PIC），多灶性脉络膜炎（multifocal choroiditis，MC）和全葡萄膜炎。PIC 是一个相对不常见的炎症，主要影响年轻近视女性。特点是局限于眼球后极眼底多个较小、边界清晰、黄白色病变，而缺乏前房闪辉、前房或玻璃腔炎性细胞浸润等炎症表现（Amer 和 Lois，2011）。MC 是一种同样多发于近视女性的慢性炎性疾病，其特点是在眼球后极部及中周部多发性点状视网膜脉络膜病变，通常与玻璃体炎有关。视力下降由综合因素导致，包括囊样黄斑水肿、CNV、视网膜中心凹瘢痕或视网膜前膜。PIC 和 MC 病人的预后一般良好，然而，约 30% 的情况下可能产生 CNV 并导致视力丧失。v-PDT 同时对抗炎症和抗血管形成有很好的效果。Chan 等人的前瞻性和回顾性研究发现，CNV 病人经 v-PDT 治疗后在大多数情况下显示改善性 VA（2010）。将 PDT 与 IVTA（intravitreal triamcinolone，4mg）结合似乎是一个治疗特发性 CNV 和 PIC 继发 CNV 的有效方法，因为它相对于其他治疗方案拥有更少的治疗周期和更明显的视力改善（Chan 等，2008）。

39.2.1.6　血管样条纹症

血管样条纹症是一些小裂隙，常发生于脆弱的 Bruch's 膜。它一般发生在病人有全身性疾病的时候，如 Paget 骨病或镰状细胞性贫血。v-PDT 治疗血管条纹症的基本原理和治疗 AMD 或高度近视导致的 CNV 原理相似，即：封闭血管和减少泄漏或病灶的增长，从而减少视力丧失的风险。有一些研究使用基线视力评估 v-PDT 治疗血管样条纹症导致 CNV 的疗效。对 17 名病人进行空白对照研究，在平均 18 个月的试验过程中观察到，与未治疗病人（平均从 20/160 降至 20/640）相比，10 名 v-PDT 治疗病人（20/126 降至 20/500）的平均 VA 降低幅度较小（Arias 等，2006）。其他研究报告，基线视力较好的病人往往也显示更好的 v-PDT 治疗效果：12 个月不到 3 行 VA 损失（Menchini 等，2004）。同时，其他病例分析表明 v-PDT 一般耐受性良好，与未处理组相比，能够明显延缓视力丧失（Menchini 等，2004）。然而，其安全性和有效性仍需进一步进行长期评估。

39.2.2　中心性浆液性脉络膜视网膜病变

中心性浆液性脉络膜视网膜病变（central serous chorioretinopathy，CSCR）是在 RPE 损伤诱导下，毛细血管渗漏从而导致的局部神经视网膜浆液性脱离的一种并发症，多发于中年男性。如果渗透性病变持续存在或转为慢性将导致视觉丧失甚至永久失明（Chan 等，2003a）。CSCR 最常见于亚洲人和白种人。在一些病例中 CNV 是 CSCR 的并发症。PDT 是一种有效的治疗方法：在这种情况下，脉络膜血管治疗可以使脉络膜的血管低灌注、变窄，从而减少脉络膜的渗出并诱导血管重塑。v-PDT 的标准方案评估在两个前瞻性研究中进行。在第一个研究中，10 名被确诊为 CNV 导致中心性浆液性脉络膜视网膜病变的病人接收平均疗程为 12.6 个月的 v-PDT 治疗，其中 6 例（60%）VA 评估视力缺失达 2 行，无病例视力下降大于 2 行及以上（Chan 等，2003a）。最近报道，PDT 治疗 CSCR 的成效取决于吲哚菁绿血管造影（indocyanine green angiography，ICGA）中荧光的剂量。如果没有荧光显示，应实行其他治疗以吸收视网膜下积液（subretinal fuid，SRF）（Inoue 等，2010）。最近一项研究也表明，一半剂量密度（25 J/cm²）v-PDT 是有效治疗急性症状中心性浆液性脉络膜视网膜病变的方法（Smretschnig 等，2012）。因此，以上研究证明，v-PDT 是一种很有前途的治疗慢性 CSCR 方法，慢性 CSCR 病人也可通过解决浆液性黄斑脱离来缓解病情，然而该疗法尚需要更长时间随访，以确定安全 PDT 治疗参数。

39.2.3　脉络膜痣

脉络膜痣是眼内一种良性斑块。最近有研究合并使用 v-PDT 来治疗合并有视网膜下液（SRF）的脉络膜痣（Garcia-Arumi 等，2012）。所有 17 例肿瘤病人至少具备两个疾病相关的危险因素（如位置在视神经盘旁，橘黄色色素，症状，SRF 等）。该试验中，SRF 在所有病例中均表现为减少，其中 9 例病人（53%）在接受 PDT 治疗后完全消失。有 3 例（18%）肿瘤厚度增加，13 例（76%）保持不变，1 例（6%）病灶转归为视网膜脉络膜瘢痕。为评估这些病人的长期 PDT 的功效，需要更长时间随访。

39.3　恶性病变

眼部肿瘤可以是良性或恶性肿瘤。其中视网膜和脉络膜血管瘤被认为是良性的，在许多病例中与严重视觉缺失有关。眼科癌症，虽然罕见，却可能出现在各种各样的眼睛和眼眶结构中。黑色素瘤、视网膜母细胞瘤、鳞状细胞癌构成恶性眼部肿瘤的主要类型。对于眼部肿瘤的治疗一般采用联合方法，包括激光电凝术、冷冻手术、经上颌热疗、放疗、局部切除和辅助化疗。PDT 在光化学疗法治疗眼内肿瘤领域中具备两种主要的临床优势。首先，它对恶性肿瘤有高度选择性，大幅提高眼对治疗的耐受性；其次，也是最重要的优势，v-PDT 为治疗眼后极黄斑区域肿物以及靠近类似于视神经盘这样的重要结构的肿瘤提供了可能性，高效抑制肿瘤生长的同时保留相邻解剖结构，兼顾理想的美容效果。而且，这种治疗方法只需要在眼部进行。视网膜的主要血管瘤包括视网膜毛细血管瘤、视网膜海绵状血管瘤、视网膜血管增生性肿瘤、视网膜葡萄状血管瘤和 Wyburn-Mason 综合征。下面将详细讨论其中的几个。

39.3.1 视网膜毛细血管瘤

视网膜毛细血管瘤（retinal capillary hemangioma，RCH）是一种视网膜良性血管错构瘤。由于视网膜毛细血管瘤通常以孤立肿瘤的形式发生，因此，也被称为视网膜血管瘤病、视网膜成血管细胞瘤、von Hippel 疾病等。如果这些肿瘤发生在其他系统中，尤其是中枢神经系统成血管细胞瘤和肾细胞癌，则命名为 VHL（von Hippel-Lindau）病（Maher 等，2011）。尽管视网膜血管瘤是良性血管肿瘤，外观仅表现为眼后极的一个橙色斑块，其可产生一系列并发症最终导致视力丧失，包括视网膜渗出、渗出性视网膜脱离、视网膜前膜、玻璃体出血等。目前已经报告了多种治疗方法，包括激光光凝术、斑块放疗、视网膜手术等，但均未取得显著成效（Sachdeva 等，2010；Singh 等，2002）。此外，静脉注入抗-VEGF 的方法并不能限制肿瘤的大小和复发率。自从 PDT 被发现具有去除畸形脉络膜血管的作用后，利用这种方法特异性的对视网膜血管瘤病人进行治疗便成为一种可行的选择。治疗视网膜血管瘤的方案制定要基于肿瘤大小、位置，或视网膜张力和视觉敏锐度等具体情况。对于体积较大或视力受到影响的肿瘤，可与其他治疗方法包括激光凝固、冷冻疗法、PDT、放疗等联合使用。

39.3.2 视网膜血管增生性肿瘤

视网膜血管增生性肿瘤（vasoproliferative tumors of retina，VPTR）非常罕见，通常继发于其他疾病，究其根本原因是由于炎症、血管、创伤、视网膜退行性疾病等所致。一般多表现为视网膜的粉黄色结节样血管团块，通常位于视网膜下方。治疗该肿瘤存在多种治疗方案，其中就包括低温治疗和斑块近距离放射疗法。光凝固术和 PDT 在一些此类病人的治疗中获得过成功。对 3 名出现黄斑渗出性改变的 VPTRs 病人施以治疗，v-PDT 使用以下规格：按 $6\ mg/m^2$ 体表面积给予维替泊芬，再将波长为 689 nm 的光按能量密度 $100\ J/cm^2$，共照射 166 秒（Blasi 等，2006）。1 年随访中，病人肿瘤体积明显减小，并在没有后续治疗的情况下 VA 有所改善（平均 4.7）。然而，需要更多的指标、更多的病例和更长的随访时间来评估这些治疗方法效果。

39.3.3 脉络膜血管瘤

脉络膜血管肿瘤包括局限型脉络膜血管瘤和弥散性脉络膜血管瘤（Singh 等，2005）。此类肿瘤的治疗颇具挑战性，原因在于该类肿瘤常伴发渗出性视网膜脱离或者普遍伴存一系列极为复杂的病变机制，同时，又是长期视力障碍的常见病因。

局限型脉络膜血管瘤（circumscribed choroidal hemangioma，CCH）是一种良性错构瘤，表现为一个橙色脉络膜的斑块与周围的脉络膜分界不清。治疗主要需要考虑肿瘤的位置，是否存在 SRF，以及症状的严重程度。目前的治疗方案包括激光光凝术、放疗、经上颌热疗（transpupillary thermotherapy，TTT）和 PDT。PDT 是中心凹下或近中心凹的局限型脉络膜血管瘤的首选治疗方案，因为其他疗法在此位置肿瘤的治疗可导致严重的并发症。通常情况下，PDT 第一次治疗后肿瘤就会发生明显的改变，在 3 个月时改变显著（Madreperla，2001）。有报告称 v-PDT 在弥漫性脉络膜血管瘤合并 Sturge-Weber 综合征（SWS）病人的治疗中有效（Tsipursky 等，2011）。局部血管瘤和 SWS 合并的脉络膜血管瘤之间存在着显著的差异。在 SWS 病人中，血管瘤主要表现为弥漫性的软脑膜、皮肤和脉络膜的血管瘤，这些血管瘤一般发生在单侧或双侧。SWS 脉络膜恶性血管瘤可能表现为同局限性血管瘤一样的局部区域过度增厚。此类病人最有可能由于 SRF 发生转移，从而继发视网膜脱离。PDT 对于视觉恶化的弥漫性脉络膜血管瘤合并渗出性视网膜脱离病人是一种有效的治疗方案。

弥散性脉络膜血管瘤表现为在检查时发现橙色、弥漫性的脉络膜增厚。与局限型血管瘤类似，可能有合并的渗出性视网膜脱离，往往在青春期前并不明显。也有关于短期使用 PDT 治疗成功率的报道（Anand，2003）。PDT 具有优于放疗的潜在优势，包括避免辐射和相关并发症，延缓转移和更少的副作用。为求充分评估 PDT 治疗弥漫性的功效，需要更大规模的研究和长期随访。除去视网膜脱离所致的失明，大约有 70% 的 Sturge-Weber 综合征病人患有先天性青光眼。

39.3.4 葡萄膜黑色素瘤

葡萄膜黑色素瘤是最常见的成人原发性眼内恶性肿瘤。它们源自眼葡萄膜的色素细胞及其他色素细胞。基于解剖位置分为虹膜黑色素瘤、睫状体黑色素瘤和脉络膜恶性黑色素瘤 3 种类型。基于案例报告分析的治疗结果发现：小色素瘤、少量色素或无黑色素瘤适用 PDT，而富含色素的黑色素瘤不适合，这是由于黑色素和血红蛋白对光的吸收较少或根本没有反应。例如，Canal-Fontcuberta 等人（2012）曾报道 1 例脉络膜恶性黑色素瘤接受 PDT 作为主要治疗，随后肿瘤快速地生长，导致几年后病人行眼球摘除术，此例表明 v-PDT 对脉络膜恶性黑色素瘤不是有效的治疗方法。

39.3.5 鳞状细胞癌

结膜鳞状细胞癌（squamous cell cancer，SCC）的标准治疗方案往往会损害相邻眼部结构并极易复发。目前治疗方案包括手术切除、冷冻疗法和放疗、局部化疗、干扰素以及抗病毒药物治疗。在一项介入性案例研究中，Barbazetto 等人（2004）指出 SCC 病人使用标准剂量 v-PDT 治疗后一个月肿瘤消失。在 1 个或 2 个疗程后的整个随访时间内，观察到有 2 例病人的肿瘤完全消失（临床和血管造影下）。案例中一个特定肿瘤涉及大范围的结膜和角膜组织，在这种情况下，只有接受治疗的区域显示肿瘤消失。经 PDT 直接治疗后，仅对病人眼球造成最小的局部刺激，在 2 个病人中只出现了小结膜出血和轻度短暂的结膜水肿。有使用 v-PDT 成功治疗结膜表面鳞状上皮瘤转移至角膜的案例报道（Çekiç 等，2011）。在首次 PDT 后一半肿瘤消失，第二个疗程后剩余的病变几乎在 2 周内完全治愈。13 个月观察期内，病人情况基本保持稳定。

39.3.6 眼转移瘤

眼转移瘤是最常见的眼内癌症，并可能导致严重视力丧失。色素层是最常见转移部位，在葡萄膜内，88% 的转移位于脉络膜，其次是虹膜（9%）和睫状体（2%）。眼周转移癌的原发灶通常为乳腺癌（女性）或肺癌（男性）。其他原发病灶包括前列腺癌，肾、甲状腺、胃肠道肿瘤。治疗脉络膜的转移癌的方法包括激光光凝术、冷冻疗法、化疗、放疗或 PDT。v-PDT 已被报道在临床试验中不仅对视网膜脉络膜良性肿瘤如血管瘤等有疗效，对于恶性肿瘤包括脉络膜和眼色素层的转移癌也具有治疗作用。PDT 的优势在于内皮结构内腔的消融。

运用 v-PDT 治疗 9 例脉络膜转移癌合并浅层 SRF 的病人（Kaliki 等，2012）。行 PDT 之后，7 例（78%）达到完全控制，肿瘤厚度平均减少 39%。2 例肿瘤无明显变化，进一步行放疗。7 例中实现病情的改善稳定。只有 1 例导致视网膜出血并发症。这表明 PDT 可以有效地破坏恶性组织和诱导抗肿瘤。

39.4 PDT 和其他治疗方式结合

尽管在一些病例中观察到在视网膜色素上皮细胞中出现副作用，有的必须进行多次治疗，PDT 治疗 CNV 依然显示了积极的结果，这促使研究人员寻找有效的策略来提高 PDT 治疗的效率和减少治疗的副作用。PDT 结合其他治疗方法已被笔者和其他团队广泛应用于体外和体内模型的研究（Weiss 等，2012）。其中就包括结合抗血管生成药物或降脂类药物，报道较多的是治疗 AMD 所致的 CNV（见表

39.1 和图 39.2）。VEGF 抑制眼部新生血管形成研究试验表明，予以哌加他尼钠 0.3 mg，70％的病人视力下降在 15 个字母以内，与之相比对照组为 55％。因此，哌加他尼钠是一种有效的治疗 AMD 的方法。然而，这并不能促使视力改善（Chakravarthy 等，2006）。关于 Anti-VEGF 抗体治疗 AMD 中主要

表 39.1　　　　　　　　　　　　　v-PDT 治疗脉络膜新生血管临床试验总结

试验	复合物	治疗方案	随访期/月	结果
TAP	v-PDT	v-PDT	24	在因 AMD 引起的 CNV 中，v-PDT 降低了中度或重度视力丧失的风险。
VIP		v-PDT（北美，欧洲）	24	病理性近视导致的 CNV 中，经 v-PDT 治疗后 VA 视力至少改善 5 个字母。
Lam 等		v-PDT（亚洲病人）	24	VA 改善的中位数是 1.7 行，但是平均值在第一个试验 2 中需要进行多次 PDT 再治疗；年龄比 VIP 研究低 2.3 岁。
VISION	哌加他尼钠	哌加他尼钠（0.3 mg）	12	70％的病人视力下降少于 5 个字母，而对照组只有 55％，平均视力未见改善。
ANCHOR	雷珠单抗 v-PDT	雷珠单抗（0.3 mg 或 0.5 mg）v-PDT	12	雷珠单抗明显优于 PDT 对 VA 和解剖结果（病变大小和 CNV 渗漏）的影响。
FOCUS	v-PDT 雷珠单抗	雷珠单抗 0.5 mg/月 或每月第 0 天 SF v-PDT 假注射	24	联合治疗比 v-PDT 更有效单独用药，不良事件发生率低。
PROTECT	v-PDT 雷珠单抗	当天 SF v-PDT 和雷珠单抗 0.5 mg	12	视力改善，病变十分稳定，3 个月后继续行小剂量的治疗。
MONTBLANC	v-PDT 雷珠单抗	SF v-PDT，雷珠单抗 0.5 mg in CNV AMD	12	混合组 VA 改善情况不低于每月注射三剂量雷珠单抗。
DENALI		SF v-PDT，雷珠单抗 0.5 mg RF v-PDT，雷珠单抗 0.5 mg 雷珠单抗 0.5 mg in CNV AMD	12	与每月一次的雷珠单抗相比，DE-NALI 在 v-PDT 联合治疗中没有表现出优于雷珠单抗的视力增益。
EVEREST		SF v-PDT，雷珠单抗 0.5 mg in PCV	12	联合治疗组息肉样病变完全消退。
根治性试验	v-PDT 雷珠单抗 地塞米松	QFv-PDT＋2 小时雷珠单抗（0.5 mg）＋右旋咪酯（0.5 mg）HF v-PDT＋雷珠单抗（0.5 mg）＋地塞米松（5 mg）仅雷珠单抗（0.5 mg）	24	联合治疗所需的再治疗次数明显少于单抗治疗，治疗组平均 VA 较基线变化无统计学差异。
	v-PDT 雷珠单抗 地塞米松	DF v-PDT，16 小时后，地塞米松（800 μg）和贝伐单抗（1.5 mg）	9	接受这种疗法治疗的病人中，需要再治疗的不到四分之一。
三联治疗	v-PDT 贝伐单抗 TA	SF v-PDT＋立即注射贝伐单抗（1.25 mg）＋TA（4 mg）＋贝伐单抗（1.25 mg）每 3 个月	6	本研究的短期结果（6 个月时）显示再治疗率低，CNV 持续闭合，视力改善。

说明：QF，1/4 能量密度（15 J/cm²，180 mW/cm²），SF，标准能量密度（50 J/cm²，600 mW/cm²），VA，视敏度。

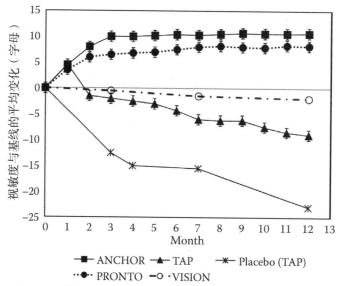

图 39.2　视力（VA）平均随时间变化与不同临床治疗的比较

脉络膜新血管形成的研究是一个多中心、双盲、Ⅲ期试验。试验比较了两组 AMD 病人分别使用两种剂量的雷珠单抗或 v-PDT 治疗。病人以 1∶1∶1 分成 v-PDT 或每月初给予雷珠单抗（0.3 mg 或 0.5 mg）注射三个组，每 3 个月重新行荧光素血管造影评估是否需要 v-PDT 再次治疗。这项研究显示，经过 2 年治疗后，发现雷珠单抗比 v-PDT 对于 AMD 诱导的 CNV 具有更大的临床效益（Brown 等，2006）。

AMD 的发病机制的特点在于：诸如炎症、细胞因子表达和氧化过程等因素均对疾病的发生和发展产生作用，这些因素可以加以干预。药物抑制 VEGF-A 产生将降低内皮细胞的增殖，同时募集其他细胞，如白细胞等以表达必要的细胞因子和蛋白酶，从而形成并稳定新生血管。一旦稳定的新血管形成，抗 VEGF 治疗将无效。PDT 破坏存在的新生血管，有效地充当"CNV 的清洗剂"，从而协同抗 VEGF 作用，起到抑制新生血管的进一步增长、渗出，具有抗炎和抗纤维化的作用（图 39.3）。因此，通过影响各种因素产生的协同效应，可以获得更好的治疗结果。

AMD 的发病机制在一定程度上是由于氧化应激和炎症导致血管生成，其中涉及各种细胞因子的表达增加。影响上述疾病发展中的所有这些因素都可以作为治疗目标。

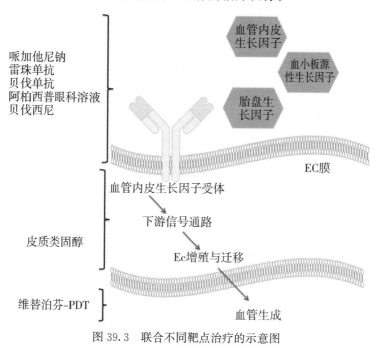

图 39.3　联合不同靶点治疗的示意图

此外，似乎还有更好的治疗方案值得探索，可以在同一时间通过针对多个目标进行治疗，以达到长期改善视觉的目的。通过 PDT 和抗血管复合物封闭的新生血管来防止新血管形成，以糖皮质激素抑制炎症，结合两者可产生一个更有效的综合治疗 AMD 的方案。这种联合治疗将更有效，因为 PDT 往往导致 VEGF-A 的增加（Fingar，1996；Nowak-Sliwinska 等，2010），从而诱导血管生成（Nowak-Sliwinska 等，2011，2012；van Beijnum 等，2011），以及某种程度的炎症反应。

寻求长期治疗 AMD 的研究仍在继续，目前关于协同性研究的进展如下述。

联合维速达尔 RhuFab V2 眼部治疗方案（FOCUS），是一个为期两年的 Ⅰ/Ⅱ 期评估试验，旨在比较雷珠单抗联合 v-PDT 与单独 v-PDT 治疗的安全性、耐受性和效疗。在该研究中，经典 AMD 诱导 CNV 病人每月注射（0.5 mg）雷珠单抗或不注射。所有病人在第一天接受 PDT，每季度根据需要重新 PDT 治疗。在两年时间内这项研究的结果表明，在两年研究期限内，联合 v-PDT 治疗比单独 v-PDT 更有效而且相关的不良反应更低（Antoszyk 等，2008）。

在另一项研究中，PROTECT 试验（雷珠单抗与 PDT 联合治疗 AMD 所致 CNV 病人），该试验为一个 Ⅱ 期、开放、多中心临床试验。病人第一天接受标准剂量的 v-PDT，并紧接着注射（0.5 mg）雷珠单抗，其后每 3 个月注射（0.5 mg）雷珠单抗。结果在 4 个月内，病人视力平均改善 6.9 个字母，第 9 个月相较第 2 个月视力测试改善 2.4 个字母。此外，在 9 个月的时间点，所有的病人没有复发。研究证明 v-PDT 联合治疗十分安全，极少发生严重的视力丧失或炎症反应。病变都十分稳定，只需要在 3 个月后继续行最低剂量的治疗（Schmidt-Erfurth 和 Wolf，2008）。

SUMMIT 试验是一个为期 12 个月的多中心、随机双盲、非劣效性 Ⅲ 期临床试验，由欧洲（MONT BLANC，勃朗峰）、北美（DENALI，德纳里峰）和亚洲（EVEREST，珠穆朗玛峰）研究所共同承担。本试验旨在确定雷珠单抗与 PDT 联合治疗 AMD 诱导的 CNV 病人比单独雷珠单抗治疗更有效（Spitzer 等，2008）。在 12 个月的时间勃朗峰试验中，联合治疗组平均视力改善 2.5 个字母，单药治疗组改善 4.4 个字母。这证实将标准能量密度 v-PDT 与雷珠单抗（0.5 mg）联合使用导致视力改善同样有效。如果不是更多，也要比雷珠单抗治疗方案效果更好，该方案包括 3 个雷珠单抗负荷剂量，然后按需要每月注射一次。

在德纳里峰的研究中，病人接受标准能量密度 v-PDT 和玻璃体内注射雷珠单抗（0.5 mg）联合治疗，低能量密度 v-PDT 和玻璃体内注射雷珠单抗（0.5 mg）联合治疗，或每月注射雷珠单抗（0.5 mg）单药治疗。接受联合治疗的病人接受 v-PDT 治疗后第一天、第 1 个月和第 2 个月接受雷珠单抗注射。在 12 个月中，标准能量密度 v-PDT 和注射雷珠单抗（0.5 mg）联合治疗较基线值增加 5.3 个字母，而低剂量 v-PDT 和注射雷珠单抗（0.5 mg）联合治疗平均增加 4.4 个字母。相比之下，接受每月单药治疗的病人获得了平均 8.1 个字母的视力改善。这项研究并没有表明 v-PDT 联合治疗比每月的单药治疗对视力改善更加有效。

许多研究也证实了在 AMD 的进展中炎症起到重要作用（Cook 和 Figg，2010；Couch 和 Bakri，2011）。AMD 病人体内系统性炎症生物标记物如 C 反应蛋白（CRP）、白细胞介素-6 和同型半胱氨酸等出现高表达。局部炎症导致补体级联激活，从而观察到玻璃膜疣的形成是 AMD 的特征性病变（Haines 等，2005）。这些结论为糖皮质激素类消炎药用于 AMD 的治疗提供了理论依据。此外，PDT 也被认为可以诱发炎症过程，其与类固醇激素协同治疗的方案已有人研究。接受 v-PDT 与消炎药共同治疗的病人较接受单独 v-PDT 治疗的病人对再次治疗的需求明显减少。然而，这些病人中有很多人没有表现出明显的视力改善（Couch 和 Bakri，2011），而这种组合也伴随着一些副作用，包括白内障和眼压升高（Frimpong-Boateng 等，2009），此类不良反应可能由糖皮质激素引发。有相关试验报道了对 PCV 病人给予 v-PDT 治疗，有或没有协同糖皮质激素治疗的研究成果，试验随访 2 年或以上（Lai 等，2010）。对 27 例 PDT 治疗下的病人进行分析，12 名病人单独使用 PDT 药物治疗，15 名病人使用 PDT 联合治疗。PDT 能够减少 PCV 病人在短期内的视力丧失的风险，但效果可能不会持续超过 1 年。PDT 联合治疗并没有起到更好的疗效。

　　珠穆朗玛峰研究所对 v-PDT 联合雷珠单抗治疗 PCV 6 个月疗效的随机前瞻性研究结果显示：联合治疗组 77.8％的病例病变在 6 个月内完全响应，单独光动力治疗组为 71.4％，仅行药物注射治疗组为 28.6％。VA 结果在这个研究中分别为＋10.9、＋7.5 和＋9.2，到目前为止，PDT 联合抗 VEGF 治疗信息有限。但是在 PCV 中，当抗 VEGF 疗效有限，治疗过程总出现持续或复发性渗出性改变时，联合治疗不失为一种选择。近日 Sagong 等人（2012）报道使用低能量密度 v-PDT 联合玻璃体内注射贝伐单抗进行治疗。在 12 个月内，56％的病例 BCVA 提高 3 行以上，37％的病例保持稳定，仅有 1 例因息肉复发导致视力降低。低能量密度 PDT 联合贝伐单抗 PCV 似乎具有有效改善视力、减少并发症的效果。

　　RADICAL 试验是一项 Ⅱ 期、多中心、随机、单盲的研究，目的是比较低能量密度 v-PDT 和雷珠单抗联合治疗（使用或不使用抗炎药地塞米松）与雷珠单抗单药治疗 CNV 继发于 AMD 病人的效果。本研究包括 4 个治疗组：四分之一能量密度 v-PDT（180 mW/cm^2，15 J/cm^2），在 2 小时内玻璃体内注射雷珠单抗（0.5 mg），然后在玻璃体内注射地塞米松（0.5 mg）；二分之一能量密度 v-PDT（300 mW/cm^2，25 J/cm^2），在 2 小时内玻璃体内注射雷珠单抗（0.5 mg），然后在玻璃体内注射地塞米松（0.5 mg）；二分之一能量密度 v-PDT（300 mW/cm^2，25 J/cm^2），在 2 小时内玻璃体内注射雷珠单抗（0.5 mg）；雷珠单抗单药治疗（0.5 mg）。在 24 个月的检查中发现，接受联合治疗的病人相较于接受单药治疗的病人，其再治疗的人数明显减少。视力的平均改善没有统计学意义，不同两组的样本大小不足以得出有关视力结果的最终结论。

　　Augustin（2009）还对 104 名病人进行了 v-PDT、抗 VEGF 和抗炎剂三联用药的探究试验。在这项研究中，v-PDT 使用低能量密度方案（42 J/cm^2 照射 70 秒），16 小时后行玻璃体切除术，并注射地塞米松（800 μg）和贝伐单抗（1.5 mg）于眼睛中心。平均 40 周的随访显示，两组病人视力显著增加（1.8 行），视网膜厚度变薄（182 μm）。此外，没有观察到严重的不良反应。不到 25％的病人在使用此方案后需要额外的治疗，通常给予一个重复的三联疗法或在随访期间行抗 VEGF 单药治疗。

　　Yip 等人（2009）对 36 例因 AMD 诱发 CNV 的病人进行了另一项关于三联疗法的研究。病人使用标准能量密度 v-PDT（600 mW/cm^2，50 J/cm^2）治疗，随后立即注射贝伐单抗（1.25 mg）和皮质类固醇（4 mg），然后予以贝伐单抗（1.25 mg），每 3 个月一次。6 个月后的结果显示，病人病变血管永久性闭合，视力改善，再次治疗必要性降低。最后，Bakri 等人（2009）也研究了三联疗法：使用低能量密度 PDT（300 mW/cm^2，25 J/cm^2），注射地塞米松（4 mg）和贝伐单抗（1.25 mg）治疗 AMD 病人。在这项研究中，接受或未接受抗 VEGF 治疗的病人视力均稳定，可观察到黄斑厚度变薄。三联疗法可以减少病人接受抗 VEGF 治疗的剂量，并使一些不需抗 VEGF 治疗的病人保持稳定的视力（Bakri 等，2009）。

39.5　小　　结

　　近年来，光动力在眼科学和肿瘤科学中的应用很热门。在某种程度上，这是由于新技术的出现，使得有更多的光源和光敏剂传递方式可以选择。一个很好的例子是最近报道的维替泊芬"震荡"PDT（OPDT）（Peyman 等，2011）。

　　OPDT 是有效治疗 CNV 病变和中央浆液性脉络膜视网膜病变（central serous retinopathy，CSR）的方法。由于其较少的副作用，目前预计 OPDT 将会是更加优于标准 PDT 治疗的方法。眼科 PDT 的进展可以通过使用新开发的具有更快清除率和更好选择性的光敏剂来实现。目前仍然需要解决的一个问题是，提高对脉络膜新生血管膜的靶向选择性是否有利于提升 PDT 的治疗结果，从而减少再次治疗率（Madar-Balakirski 等，2010）。此外，目前已经开始运用 PDT 治疗血管相关疾病，如视网膜母细胞瘤。视网膜母细胞瘤是最常见的恶性儿童眼内肿瘤。它发生在单侧或双侧眼球，可见白色或淡黄色的斑点，可导致视力下降或失明。最近有研究表明，使用两种光敏剂：mTHPC（腹腔给药）和维替泊芬（静脉内注射）的 PDT 在异种移植裸鼠模型中显示有效（Aerts 等，2010）。

另一个取得进步的领域是新开发的 PDT 药物输送系统。该系统包括一个小聚合物胶囊与一个名为封装细胞技术（encapsulated cell technology，ECT）的设备，它是在美国国家眼科研究所的支持下由 Neurotech 公司研发成功。这个设备正在研究用以释放一种蛋白质，睫状神经营养因子（ciliary neuro-trophic factor，CNTF）到病人的玻璃体，CNTF 是由 ECT 中含有的转基因细胞产生的。对 RP 和干性 AMD Ⅲ 期试验的结果在佛罗里达州劳德代尔堡举行的 2011 年度 ARVO 会议上报道。结果表明这个设备可以通过释放 CNTF，从而令初期具有良好视敏度的病人（至少 20/63）视力保持稳定，并减少视野损伤的发展。

当前使用 PDT 的主要驱动因素是其与其他治疗方法相结合的协同治疗策略。目前在抗血管领域新的、更有选择性的化合物正在飞速研发中。在过去的几十年里，许多新的机制在抗血管领域已被确定，使得针对更多新靶点和新机制的化合物不断研发产生。美国食品药品监督管理局基于 Ⅲ 期临床试验在 2011 年批准的阿帕西普（Aflibercept/VEGF Trap，Regeneron，Tarrytown，NY）用于湿性 AMD 的治疗（http：//www.ncbi.nlm.nih.gov/pubmed/23503202），还有一项小干扰 RNA 靶向 VEGF 的研究也在评估当中（Campa 和 Harding，2011）。微管蛋白结合剂如康普利婷或 OC-10X 也已进入临床试验（Nambu 等，2003）。癌症领域的重大成就是研发了许多酪氨酸激酶抑制药。由于其体积小，这些分子可以通过口服或局部使用以减少玻璃体内注射相关的并发症。最近的研究表明在临床中使用的小分子激酶抑制药索拉非尼（多吉美）、厄洛替尼（特罗凯）和舒尼替尼（索坦）具有与 PDT 联合应用的潜能。另一个酪氨酸激酶抑制药瓦他拉尼（Novartis，East Hanover，NJ），正在临床前研究中。瓦他拉尼（PTK787/ZK 222584；Bayer Schering Pharma AG，Berlin and Novartis，East Hanover，NJ）是一种口服型酪氨酸激酶抑制药（tyrosine kinase inhibitor，TKI），其抑制两个关键 KIT 激酶和血小板源生长因子受体（platelet-derived growth factor receptor-a，PDGFRa）以及所有的 3 个亚型 VEGF 受体（VEG-FR-1、VEGFR-2 和 VEGFR-3）。

AMD 治疗的最新进展还涉及影响 AMD 的遗传因素。在干性 AMD 病人的眼中可观察到 β-淀粉样蛋白积聚形成玻璃膜疣，但非 AMD 病人眼中则并无发现，表明 A-β-淀粉样蛋白是一种可行的 AMD 的治疗靶点。Ding 等人（2011）开展了在 AMD 的小鼠模型中针对 A-β-淀粉样蛋白的研究：该试验中对象表现出显著的治疗效果和视力改善。针对 A-β-淀粉样蛋白靶点单克隆抗体 ponezumab（PF-04360365）目前正由辉瑞公司进行研究，现阶段正在进行治疗阿尔茨海默病 Ⅱ 期临床试验。

另一个潜在的治疗 AMD 的方法是使用祖细胞替换受损和不健康的 RPE 细胞。在一项 10 名病人（其中 4 名患有 AMD）的研究中，对病人进行了人类神经视网膜祖细胞层和 RPE 层的移植。结果表明，所有 4 名 AMD 病人术前视力均在 20/200 或以下，术后表现为明显的视力改善，往后 6 年的随访中没有移植排斥反应（Yang 等，2008）。总之，PDT 是一个重要的治疗各种眼部疾病的方法，了解其局限性将有助于改进 PDT 疗法，实现视力的保护和长期改善。

参考文献

[1] Aerts, I., P. Leuraud, J. Blais et al. 2010. In vivo efficacy of photodynamic therapy in three new xenograft models of human retinoblastoma. Photodiagnosis Photodyn Ther 7: 275 - 283.

[2] Akaza, E., R. Mori, and M. Yuzawa. 2008. Long-term results of photodynamic therapy of polypoidal choroidal vasculo-pathy. Retina 28: 717 - 722.

[3] Amer, R., and N. Lois. 2011. Punctate inner choroidopathy. Surv Ophthalmol 56: 36 - 53.

[4] Anand, R. 2003. Photodynamic therapy for diffuse choroidal hemangioma associated with Sturge Weber syndrome. Am J Ophthalmol 136: 758 - 760.

[5] Antoszyk, A. N., L. Tuomi, C. Y. Chung, and A. Singh. 2008. Ranibizumab combined with verteporfin photodynamic therapy in neovascular agerelated macular degeneration (FOCUS): Year 2 results. Am J Ophthalmol 145: 862 -

874.

[6] Arias, L., O. Pujol, M. Rubio, and J. Caminal. 2006. Long-term results of photodynamic therapy for the treatment of choroidal neovascularization secondary to angioid streaks. Graefes Arch Clin Exp Ophthalmol 244: 753 – 757.

[7] Au Eong, K. G. 2006. Age-related macular degeneration: An emerging challenge for eye care and public health professionals in the Asia Pacific region. Ann Acad Med Singapore 35: 133 – 135.

[8] Augustin, A. 2009. Triple therapy for age-related macular degen-eration. Retina 29: S8 – S11.

[9] Bakri, S. J., S. M. Couch, C. A. McCannel, and A. O. Edwards. 2009. Same-day triple therapy with photodynamic therapy, intravitreal dexamethasone, and bevacizumab in wet age-related macular degeneration. Retina 29: 573 – 578.

[10] Barbazetto, I. A., T. C. Lee, and D. H. Abramson. 2004. Treatment of conjunctival squamous cell carcinoma with photodynamic therapy. Am J Ophthalmol 138: 183 – 189.

[11] Barnstable, C. J. and J. Tombran-Tink. 2004. Neuroprotective and antiangiogenic actions of PEDF in the eye: Molecular targets and therapeutic potential. Prog Retin Eye Res 23: 561 – 577.

[12] Besharse, J. C., and K. H. Pfenninger. 1980. Membrane assembly in retinal photoreceptors I. Freeze-fracture analysis of cytoplasmic vesicles in relationship to disc assembly. J Cell Biol 87: 451 – 463.

[13] Biarnes, M., J. Mones, J. Alonso, and L. Arias. 2011. Update on geographic atrophy in age-related macular degeneration. Optom Vis Sci 88: 881 – 889.

[14] Blasi, M. A., A. Scupola, A. C. Tiberti, P. Sasso, and E. Balestrazzi. 2006. Photodynamic therapy for vasoproliferative retinal tumors. Retina 26: 404 – 409.

[15] Blasi, M. A., A. C. Tiberti, A. Scupola et al. 2010. Photodynamic therapy with verteporfin for symptomatic circumscribed choroidal hemangioma: Five-year outcomes. Ophthalmology 117: 1630 – 1637.

[16] Blinder, K. J., M. S. Blumenkranz, N. M. Bressler et al. 2003. Verteporfin therapy of subfoveal choroidal neovascularization in pathologic myopia: 2-year results of a randomized clinical trial—VIP report no. 3. Ophthalmology 110: 667 – 673.

[17] Bressler, N. M. 2001. Photodynamic therapy of subfoveal choroidal neovascularization in age-related macular degeneration with verteporfin: Two-year results of 2 randomized clinical trials-tap report 2. Arch Ophthalmol 119: 198 – 207.

[18] Brown, D. M., P. K. Kaiser, M. Michels et al. 2006. Ranibizumab versus verteporfin for neovascular age-related macular degeneration. N Engl J Med 355: 1432 – 1444.

[19] Campa, C., and S. P. Harding. 2011. Anti-VEGF compounds in the treatment of neovascular age related macular degeneration. Curr Drug Targets 12: 173 – 181.

[20] Canal-Fontcuberta, I., D. R. Salomao, D. Robertson et al. 2012. Clinical and histopathologic findings after photodynamic therapy of choroidal melanoma. Retina 32: 942 – 948.

[21] Çekiç, O., Y. Bardak, and N. Kapucuoğ. lu. 2011. Photodynamic therapy for conjunctival ocular surface squamous neoplasia. J Ocul Pharmacol Ther 27: 205 – 207.

[22] Chakravarthy, U., A. P. Adamis, E. T. Cunningham, Jr. et al. 2006. Year 2 efficacy results of 2 randomized controlled clinical trials of pegaptanib for neovascular age-related macular degeneration. Ophthalmology 113: 1508. e1 – 25.

[23] Chan, W. M., T. Y. Lai, T. T. Lau et al. 2008. Combined photodynamic therapy and intravitreal triamcinolone for choroidal neovascularization secondary to punctate inner choroidopathy or of idiopathic origin: One-year results of a prospective series. Retina 28: 71 – 80.

[24] Chan, W. M., D. S. Lam, T. Y. Lai et al. 2003a. Choroidal vascular remodelling in central serous chorioretinopathy after indocyanine green guided photodynamic therapy with verteporfin: A novel treatment at the primary disease level. Br J Ophthalmol 87: 1453 – 1458.

[25] Chan, W. M., D. S. Lam, T. Y. Lai et al. 2004. Photodynamic therapy with verteporfin for symptomatic polypoidal choroidal vasculopathy: One-year results of a prospective case series. Ophthalmology 111: 1576 – 1584.

[26] Chan, W. M., D. S. Lam, T. H. Wong et al. 2003b. Photodynamic therapy with verteporfin for subfoveal idiopathic choroidal neovascularization: One-year results from a prospective case series. Ophthalmology 110: 2395 – 2402.

[27] Chan, W. M., T. H. Lim, A. Pece, R. Silva, and N. Yoshimura. 2010. Verteporfin PDT for non-standard indications—A review of current literature. Graefes Arch Clin Exp Ophthalmol 248: 613–626.

[28] Connolly, D. T., D. M. Heuvelman, R. Nelson et al. 1989. Tumor vascular permeability factor stimulates endothelial cell growth and angiogenesis. J Clin Invest 84: 1470–1478.

[29] Cook, K. M., and W. D. Figg. 2010. Angiogenesis inhibitors: Current strategies and future prospects. CA Cancer J Clin 60: 222–243.

[30] Coppens, G., L. Spielberg, and A. Leys. 2011. Polypoidal choroidal vasculopathy, diagnosis and management. Bull Soc Belge Ophtalmol 39–44.

[31] Costa, R. A., M. E. Farah, J. A. Cardillo, D. Calucci, and G. A. Williams. 2003. Immediate indocyanine green angiography and optical coherence tomography evaluation after photodynamic therapy for subfoveal choroidal neovascularization. Retina 23: 159–165.

[32] Couch, S. M., and S. J. Bakri. 2011. Review of combination therapies for neovascular age-related macular degeneration. Semin Ophthalmol 26: 114–120.

[33] Das, A., and P. G. McGuire. 2003. Retinal and choroidal angiogenesis: Pathophysiology and strategies for inhibition. Prog Retin Eye Res 22: 721–748.

[34] Ding, J. D., L. V. Johnson, R. Herrmann et al. 2011. Anti-amyloid therapy protects against retinal pigmented epithelium damage and vision loss in a model of age-related macular degeneration. Proc Natl Acad Sci USA 108: E279–287.

[35] Fingar, V. H. 1996. Vascular effects of photodynamic therapy. J Clin Laser Med Surg 14: 323–328.

[36] Frimpong-Boateng, A., A. Bunse, F. Rufer, and J. Roider. 2009. Photodynamic therapy with intravitreal application of triamcinolone acetonide in age-related macular degeneration: Functional results in 54 patients. Acta Ophthalmol 87: 183–187.

[37] Garcia-Arumi, J., L. Amselem, K. Gunduz et al. 2012. Photodynamic therapy for symptomatic subretinal fluid related to choroidal nevus. Retina 32: 936–941.

[38] Gelisken, F., B. A. Lafaut, W. Inhoffen et al. 2004. Clinicopathological findings of choroidal neovascularisation following verteporfin photodynamic therapy. Br J Ophthalmol 88: 207–211.

[39] Gollnick, S. O., S. S. Evans, H. Baumann et al. 2003. Role of cytokines in photodynamic therapy-induced local and systemic inflammation. Br J Cancer 88: 1772–1779.

[40] Gomi, F., M. Ohji, K. Sayanagi et al. 2008. One-year outcomes of photodynamic therapy in age-related macular degeneration and polypoidal choroidal vasculopathy in Japanese patients. Ophthalmology 115: 141–146.

[41] Green, W. R. 1999. Histopathology of age-related macular degeneration. Mol Vis 5: 27.

[42] Grossniklaus, H. E., and W. R. Green. 2004. Choroidal neovascularization. Am J Ophthalmol 137: 496–503.

[43] Haines, J. L., M. A. Hauser, S. Schmidt et al. 2005. Complement factor H variant increases the risk of age-related macular degeneration. Science 308: 419–421.

[44] Heier, J. S., D. Boyer, Q. D. Nguyen et al. 2011. The 1-year results of CLEAR-IT 2, a phase 2 study of vascular endothelial growth factor trap-eye dosed as-needed after 12-week fixed dosing. Ophthalmology 118: 1098–1106.

[45] Hera, R., M. Keramidas, M. Peoc'h et al. 2005. Expression of VEGF and angiopoietins in subfoveal membranes from patients with age-related macular degeneration. Am J Ophthalmol 139: 589–596.

[46] Hikichi, T., H. Ohtsuka, M. Higuchi et al. 2010. Improvement of angiographic findings of polypoidal choroidal vasculopathy after intravitreal injection of ranibizumab monthly for 3 months. Am J Ophthalmol 150: 674–682.

[47] Inoue, R., M. Sawa, M. Tsujikawa, and F. Gomi. 2010. Association between the efficacy of photodynamic therapy and indocyanine green angiography findings for central serous chorio-retinopathy. Am J Ophthalmol 149: 441–446.

[48] Jurklies, B., and N. Bornfeld. 2005. The role of photodynamic therapy in the treatment of symptomatic choroidal hemangioma. Graefes Arch Clin Exp Ophthalmol 243: 393–396.

[49] Kaiser, P. K. 2006. Verteporfin therapy of subfoveal choroidal neovascularization in age-related macular degeneration: 5-year results of two randomized clinical trials with an open-label extension: TAP report no. 8. Graefes Arch Clin Exp Ophthalmol 244: 1132–1142.

［50］Kaliki, S., C. L. Shields, S. A. Al-Dahmash, A. Mashayekhi and J. A. Shields. 2012. Photodynamic therapy for choroidal metastasis in 8 cases. Ophthalmology 119: 1218–1222.

［51］Klein, R., B. E. Klein, and K. L. Linton. 1992. Prevalence of age-related maculopathy. The Beaver Dam Eye Study. Ophthalmology 99: 933–943.

［52］Koh, A., T. H. Lim, K. G. Au Eong et al. 2011. Optimising the management of choroidal neovascularisation in Asian patients: Consensus on treatment recommendations for anti-VEGF therapy. Singapore Med J 52: 232–240.

［53］Koh, S., and R. Haimovici. 2004. Photodynamic Therapy of Ocular Diseases. Lippincott Williams & Wilkins, Philadelphia, PA.

［54］Lai, T. Y., C. P. Lam, F. O. Luk et al. 2010. Photodynamic therapy with or without intravitreal triamcinolone acetonide for symptomatic polypoidal choroidal vasculopathy. J Ocul Pharmacol Ther 26: 91–95.

［55］Lam, D. S., W. M. Chan, D. T. Liu et al. 2004. Photodynamic therapy with verteporfin for subfoveal choroidal neovascularisation of pathologic myopia in Chinese eyes: A prospective series of 1 and 2 year follow up. Br J Ophthalmol 88: 1315–1319.

［56］Madar-Balakirski, N., C. Tempel-Brami, V. Kalchenko et al. 2010. Permanent occlusion of feeding arteries and draining veins in solid mouse tumors by vascular targeted photodynamic therapy (VTP) with Tookad. PLoS One 5: e10282.

［57］Madreperla, S. A. 2001. Choroidal hemangioma treated with photodynamic therapy using verteporfin. Arch Ophthalmol 119: 1606–1610.

［58］Maher, E. R., H. P. Neumann, von Hippel-Lindau, R. S. 2011. Disease: a clinical and scientific review. Eur J Hum Genet 19 (6): 617–623.

［59］Menchini, U., G. Virgili, U. Introini et al. 2004. Outcome of choroidal neovascularization in angioid streaks after photodynamic therapy. Retina 24: 763–771.

［60］Michels, S., F. Hansmann, W. Geitzenauer, and U. Schmidt-Erfurth. 2006. Influence of treatment parameters on selectivity of verteporfin therapy. Invest Ophthalmol Vis Sci 47: 371–376.

［61］Nambu, H., R. Nambu, M. Melia, and P. A. Campochiaro. 2003. Combretastatin A-4 phosphate suppresses development and induces regression of choroidal neovascularization. Invest Ophthalmol Vis Sci 44: 3650–3655.

［62］Nowak-Sliwinska, P. 2012. Anti-angiogenic treatment for exudative age-related macular degeneration: New strategies are underway. Curr Angiogen 1: 318–334.

［63］Nowak-Sliwinska, P., M. Storto, T. Cataudella et al. 2012. Angiogenesis inhibition by the maleimide-based small molecule GNX-686. Microvasc Res 83: 105–110.

［64］Nowak-Sliwinska, P., J. van Beijnum, M. van Berkel, H. van den Bergh, and A. Griffioen. 2010. Vascular regrowth following photodynamic therapy in the chicken embryo chorioallantoic membrane. Angiogenesis 13: 281–292.

［65］Nowak-Sliwinska, P., J. R. van Beijnum, A. Casini et al. 2011. Organometallic ruthenium (Ⅱ) arene compounds with antiangiogenic activity. J Med Chem 54: 3895–3902.

［66］Peyman, G. A., M. Tsipursky, N. Nassiri, and M. Conway. 2011. Oscillatory photodynamic therapy for choroidal neovascularization and central serous retinopathy; a pilot study. J Ophthalmic Vis Res 6: 166–176.

［67］Qazi, Y., S. Maddula, and B. K. Ambati. 2009. Mediators of ocular angiogenesis. J Genet 88: 495–515.

［68］Rudolf, M., S. Michels, U. Schlotzer-Schrehardt, and U. Schmidt-Erfurth. 2004. [Expression of angiogenic factors by photody-namic therapy]. Klin Monatsbl Augenheilkd 221: 1026–1032.

［69］Sachdeva, R., H. Dadgostar, P. K. Kaiser, J. E. Sears, and A. D. Singh. 2010. Verteporfin photodynamic therapy of six eyes with retinal capillary haemangioma. Acta Ophthalmol 88: e334–e340.

［70］Sagong, M., S. Lim, and W. Chang. 2012. Reduced-fluence photodynamic therapy combined with intravitreal bevacizumab for polypoidal choroidal vasculopathy. Am J Ophthalmol 153: 873–882.

［71］Schmidt-Erfurth, U. M., S. Michels, C. Kusserow, B. Jurklies, and A. J. Augustin. 2002. Photodynamic therapy for symptomatic choroidal hemangioma: Visual and anatomic results. Ophthalmology 109: 2284–2294.

［72］Schmidt-Erfurth, U., J. Miller, M. Sickenberg et al. 1998. Photodynamic therapy of subfoveal choroidal neovascularization: Clinical and angiographic examples. Graefes Arch Clin Exp Ophthalmol 236: 365–374.

[73] Schmidt-Erfurth, U., M. Niemeyer, W. Geitzenauer, and S. Michels. 2005. Time course and morphology of vascular effects associated with photodynamic therapy. Ophthalmology 112: 2061 – 2069.

[74] Schmidt-Erfurth, U., U. Schlotzer-Schrehard, C. Cursiefen et al. 2003. Influence of photodynamic therapy on expression of vascular endothelial growth factor (VEGF), VEGF receptor 3, and pigment epithelium-derived factor. Invest Ophthalmol Vis Sci 44: 4473 – 4480.

[75] Schmidt-Erfurth, U., and S. Wolf. 2008. Same-day administration of verteporfin and ranibizumab 0.5 mg in patients with choroidal neovascularisation due to age-related macular degeneration. Br J Ophthalmol 92: 1628 – 1635.

[76] Seddon, J. M., R. Reynolds, Y. Yu, M. J. Daly, and B. Rosner. 2011. Risk models for progression to advanced age-related macular degeneration using demographic, environmental, genetic, and ocular factors. Ophthalmology 118: 2203 – 2211.

[77] Sickenberg, M., U. Schmidt-Erfurth, J. W. Miller et al. 2000. A preliminary study of photodynamic therapy using verteporfin for choroidal neovascularization in pathologic myopia, ocular histoplasmosis syndrome, angioid streaks, and idiopathic causes. Arch Ophthalmol 118: 327 – 336.

[78] Singh, A. D., P. K. Kaiser, and J. E. Sears. 2005. Choroidal hemangioma. Ophthalmol Clin North Am 18: 151 – 161, ix.

[79] Singh, A. D., M. Nouri, C. L. Shields, J. A. Shields, and N. Perez. 2002. Treatment of retinal capillary hemangioma. Ophthalmology 109: 1799 – 1806.

[80] Smretschnig, E., S. Ansari-Shahrezaei, S. Moussa et al. 2012. Half-fluence photodynamic therapy in acute central serous chorioretinopathy. Retina 32: 2014 – 2019.

[81] Spitzer, M. S., F. Ziemssen, K. U. Bartz-Schmidt, F. Gelisken, and P. Szurman. 2008. Treatment of age-related macular degeneration: Focus on ranibizumab. Clin Ophthalmol 2: 1 – 14.

[82] Strauss, O. 2005. The retinal pigment epithelium in visual function. Physiol Rev 85: 845 – 881.

[83] Ting, A. Y., T. K. Lee, and I. M. MacDonald. 2009. Genetics of age-related macular degeneration. Curr Opin Ophthalmol 20: 369 – 376.

[84] Treatment of Age-Related Macular Degeneration with Photodynamic Therapy (TAP) Study Group. 1999. Photodynamic therapy of subfoveal choroidal neovascularization in age-related macular degeneration with verteporfin: One-year results of 2 randomized clinical trials—TAP report. Arch Ophthalmol 117: 1329 – 1345.

[85] Tsipursky, M. S., P. R. Golchet, and L. M. Jampol. 2011. Photodynamic therapy of choroidal hemangioma in Sturge-Weber syndrome, with a review of treatments for diffuse and circumscribed choroidal hemangiomas. Surv Ophthalmol 56: 68 – 85.

[86] Tsuchiya, D., T. Yamamoto, R. Kawasaki, and H. Yamashita. 2009. Two-year visual outcomes after photodynamic therapy in age-related macular degeneration patients with or without polypoidal choroidal vasculopathy lesions. Retina 29: 960 – 965.

[87] Tsujikawa, A., S. Ooto, K. Yamashiro et al. 2010. Treatment of polypoidal choroidal vasculopathy by intravitreal injection of bevacizumab. Jpn J Ophthalmol 54: 310 – 319.

[88] van Beijnum, J. R., P. Nowak-Sliwinska, E. Van den Boezem, P. Hautvast, W. A. Buurman, A. W. Griffioen. 2013. Tumor angiogenesis is enforced by autocrine regulation of high-mobility group box 1. Oncogene 17;32: 363 – 374.

[89] van den Bergh, H. 2001. Photodynamic therapy of age-related macular degeneration: History and principles. Semin Ophthalmol 16: 181 – 200.

[90] Weiss, A., H. van den Bergh, A. W. Griffioen, and P. Nowak-Sliwinska. 2012. Angiogenesis inhibition for the improvement of photodynamic therapy: The revival of a promising idea. Biochim Biophys Acta 1826: 53 – 70.

[91] Yang, Z., C. Stratton, P. J. Francis et al. 2008. Toll-like receptor 3 and geographic atrophy in age-related macular degeneration. N Engl J Med 359: 1456 – 1463.

[92] Yip, P. P., C. F. Woo, H. H. Tang, and C. K. Ho. 2009. Triple ther-apy for neovascular age-related macular degeneration using single-session photodynamic therapy combined with intravitreal bevacizumab and triamcinolone. Br J Ophthalmol 93: 754 – 758.

[93] Zhang, X., F. Jiang, Z. G. Zhang et al. 2005. Low-dose photodynamic therapy increases endothelial cell proliferation and VEGF expression in nude mice brain. Lasers Med Sci 20: 74 - 79.

[94] Zhang, Y., W. Liu, Y. Fang et al. 2010. Photodynamic therapy for symptomatic circumscribed macular choroidal hemangioma in Chinese patients. Am J Ophthalmol 150: 710 - 715.

40   光动力疗法在皮肤病学的应用

40.1   引   言

早在 20 世纪初，德国的 von Tappeiner 和挪威的 Finsen 就发现了使用光治疗疾病的机制，并将其命名为"光动力"。这也是使用光动力疗法（photodynamic therapy，PDT）治疗皮肤疾病的最早历史。70 年后 Tom Dougherty 在工作中重新提出利用 PDT 进行治疗的想法（Dougherty，1984）。PDT 最早使用的光敏剂为光卟啉（Photofrin）和血卟啉衍生物（hematoporphyrin derivative，HPD），但该类药物会引起较长时间的光敏效应，因此限制了 PDT 在小面积或局部皮肤病的应用。

PDT 在皮肤病中应用的突破主要是新型光敏剂 5-氨基酮戊酸（5-ALA）的发现。5-ALA 直径较小，可以局部外用，可有效穿透皮肤屏障（Kennedy，Pottier 和 Pross，1990），降低了治疗区域的光敏效应并减少了 PDT 治疗的时间。局部外用 5-ALA 后，病灶部位前体药物将转化成活性增敏剂原卟啉 IX（Protoporphyrin IX，PpIX），病灶部位的转化的过程比正常皮肤快，因此具有选择性吸收的优点；其次，原卟啉 IX 在光照过程中易被消耗（漂白效应），不会出现过度治疗，这两个优点增加了人们对该疗法的关注。

简单回顾过去十年 PDT 发展史，对于我们把握 PDT 在皮肤科的应用现状是必不可少的。由于以往 ALA 并非注册药物，而是市场上可以买到的化学物质，而且 20 世纪 80 年代各国的法规各有不同，局部应用 PDT 的想法只在世界上某些大学的研究中心得以应用（当然现在 ALA 已经是许多国家正式批准的药物，是皮肤科 PDT 最常用的光敏剂）。与此同时，随着对 PDT 机制的广泛基础研究的进行，病人的治疗进展开始加速。尽管 PDT 在学术研究中取得了大量有前景的研究结果，且对其作用机制也有良好的阐述，但是将其变成监管机构批准的药物进行手术的问题仍然存在。只有经过临床试验，许多国家才会批准 PDT 治疗。在皮肤科领域，目前已有许多出版物和指南（Braathen 等，2007；Morton，McKenna 和 Rhodes，2008）的信息将其作为公认的治疗方式。

40.2   皮肤病局部 PDT 治疗的标准步骤

正如本书中其他章节所描述的一样，PDT 产生效应需要 3 个条件：有充足的氧的病变靶组织、光敏剂及光照，三者结合形成活性氧（reactive oxygen species，ROS）导致组织损伤，从而发挥治疗作用。在皮肤病中，已有局部应用的药物（见前述章节），并且可以选择性作用于病变组织。

局部 PDT 治疗的标准步骤为（Christensen 等，2010）：皮损准备工作（主要是去除表面的痂和皮屑），将光敏剂（通常是 ALA 或者甲基- ALA）敷于病灶部位，表面用敷料封闭。光敏剂渗透到病变组织后，转换成原卟啉 IX。当原卟啉 IX 在病变组织分布最高，能够选择性作用于病变组织时，就是光照的最佳时间点，揭开敷料，就可以进行 PDT 治疗了。就光照参数而言，波长应该与原卟啉 IX 吸收峰的波长一致，光能量密度应该足够达到预期治疗效果，但是光源的能量不能达到热效应的量。

PDT 的实施就是上面提及的三个条件在给定的预期范围内进行不同的变化，这就解释了为什么参考文献中所谓的标准会有所改变。

40.3　皮肤准备

在早期 PDT 治疗中，人们大大低估了皮肤准备的重要性。随着治疗经验的不断丰富，人们发现表面的痂皮和皮屑会影响局部光敏剂的渗透和吸收，如果在 PDT 治疗前软化痂皮，可以提高 PDT 治疗效果。目前推荐的预处理方法是刮勺去除表面的痂皮和皮屑（Christensen 等，2010），实施过程中应避免出血，如有出血，在 PDT 治疗之前应先止血。对于浅表的色素型基底细胞癌（basal cell carcinomas，BCCs），色素通常可以刮除；结节型基底细胞癌（nodular basal cell carcinomas，nBCCs），结节刮除后可以使位置较深或肥厚的皮损增加 PDT 治疗的敏感性。这种刮除应在 PDT 治疗的前几天进行。增加光敏剂穿透的新预处理方法还有电灼、二氧化碳（CO_2）激光（Togsverd-Bo 等，2012）和微针（Clementoni，B-Roscher 和 Munavalli，2010）。

40.4　光敏剂

20 世纪 90 年代初 Kennedy 和 Pottier 将 5-ALA 引入皮肤病治疗中（Kennedy，Pottier 和 Pross，1990）。该药可以穿透皮肤并代谢为原卟啉Ⅸ，原卟啉Ⅸ接受光照后产生活性氧（ROS），导致细胞凋亡，使病变组织坏死。目前许多研究中心仍然使用 20% 5-ALA 乳膏基质配成的药物，也有人曾尝试配合其他物质（如凝胶配方、羟基乙酸和油酸增强剂、二甲基亚砜等，根据不同的适应证选用不同的浓度），提高敷药温度（Gerritsen 等，2009）或加入亚铁螯合酶抑制剂来提高 5-ALA 活性，增加原卟啉Ⅸ的产量（Fijan，Honigsmann 和 Ortel，1995）。

美国批准用于特定设备（Kerastick）的 ALA 溶液（Levulan，DUSA Pharmaceuticals，Wilmington，MA）与蓝光源（Blue-U）联合治疗非角化型日光性角化病（actinic keratosis，AK）。尽管 Levulan/Kerastick 的指定敷药时间为 18～24 小时，但在 1 小时或 3 小时敷药后病人的反应率就已分别达到 76% 和 85%。

欧洲有企业对 5-ALA 进行甲基酯化的改进，被称为 MAL（Metvix or Metvixia，developed by Photocure S. A.，Norway，现在已属于 Galderma Pharmaceuticals，Paris，France）。该药（160 mg/g）已得到多国药监机构批准，用于治疗日光性角化病、鲍温病、浅表基底细胞癌、2 mm 以内的结节型基底细胞癌。MAL 的敷药时间（以肿瘤组织中原卟啉Ⅸ最高浓度与周围健康组织原卟啉Ⅸ浓度比值为评价标准）大约是 3 小时。除了敷药时间的不同（通常是 5～6 小时），ALA 乳膏和 MAL 的治疗过程是相似的。虽然两者存在一些化学差异（MAL 更具有亲脂性），但两者治疗反应率并没有明显的差异。最近出现了一种含有 ALA 的贴片，用来治疗轻中度日光性角化病，其优点是不需要进行预处理，只需要一次标准的红光治疗即可（Alacare，Spirig AG，Egerkingen，Switzerland）（Szeimies 等，2010b）。此外，还有 ALA 纳米乳凝胶（BF-200）与红光联合治疗日光性角化病，与 MAL 和安慰剂进行对比，这种方法显示出良好的效果（Szeimies 等，2010a）。

40.5　光源与光照参数

理想的治疗光源的发射波长必须与原卟啉Ⅸ的吸收峰对应（主要峰值为 410 nm，Q 波段在 505 nm、540 nm、580 nm 和 630 nm），同时还需要较长波长才能穿透一定深度的皮肤组织（这就是为什么大多数光源峰值定位到 630 nm）。不同的光源类型包括激光（单一波长，较小的辐射面积）、LED 阵列（光谱较窄、中度的辐射面积）、带滤光片的氙弧灯和金属卤化物灯（较宽的光谱、较大的辐射面积）、荧光灯和最近开始使用的日光（非常宽的光谱、很大的辐射面积）。理论上讲，目前使用的强脉冲光源（IPL）是比较合适的光源，但是使用 IPL 制造商提供的滤光片未出现光毒反应（Maisch 等，

2011)。因此，如果没有详细测量发射光谱和强度分布，一个强脉冲光源所产生的生物学效应和使用经验就不能用于另一个强脉冲光源上。其他类型的光源也同样缺乏可比性，在分析文献中的数据时，需要考虑到这一点。目前常用的 LED 阵列有 Aktilite16 和 128（法国 Galderma 公司）或 Omnilux（英国 Phototherapeutics 公司），它们的优势有容易操作，并且照射时间短。最近 Attili（Attili 等，2009）等研究了便携式 LED 设备，发现其缺点主要是照射范围太小；激光器虽然有扩散透镜，但仍然只能照射小片区域，并且价格昂贵，这就导致它们不能广泛使用。普通灯，如 Waldmann PDT 1200L（沃德曼，德国）有较大的照明区域，但设备相当笨重，且照射时间较长。市场上销售的光动力（PDT）光源的剂量范围是根据非黑色素皮肤癌（NMSC）的标准治疗剂量确定的，在炎症性皮肤病中，常采用低能量密度和多次治疗的方法。

提高局部光动力治疗（PDT）的效果可采取分段照射（可以使原卟啉Ⅸ在"黑暗"中再氧化并形成更多的原卟啉Ⅸ）。已有研究证明这个方法是有效的（de Haas 等，2008）。

过去几年提出以自然光作为光源治疗日光性角化病的理念（Wiegell 等，2011）。在斯堪的纳维亚（Scandinavia）的临床研究中，先将 MAL 敷药 30 分钟，随后暴露于自然光下 2.5 小时和 1.5 小时，由于该方法操作简单，且无明显疼痛，非常适合头部多发性日光性角化病的治疗，但它仍然是未被临床认可的方法，天气影响以及是否需要使用合适的防晒霜等问题还需要进一步研究。

40.6　荧光诊断

原卟啉Ⅸ产生的荧光可通过简单的手持式伍德（Wood's）灯［发射长波紫外光（UVA）］，或使用电荷耦合器件（CCD）照相机和数字图像分析仪的复杂计算机辅助系统来显示。虽然用简单的常规技术能解释所看到的现象，但电脑系统可以半定量地测量荧光。必须明确的是，上述方法只能检测到表面荧光。荧光诊断有助于确定肿瘤边界、检测亚临床病灶、残留病灶、肿瘤复发及识别瘢痕（Neus 等，2009）。

临床反应似乎与光漂白的量有关（Tyrrell，Campbell 和 Curnow，2010），而非初始荧光强度，但荧光强度似乎与病人在治疗过程中出现的疼痛成正比（Wiegell 等，2008）。

Mohs 显微外科手术期间曾通过检测荧光来确定肿瘤的边界，但至今尚无提高临床疗效的证据（Lee，Kim 和 Kim，2010）。

40.7　临床疗效与疼痛管理

虽然有一些病人对光敏剂（或其前体药物）不耐受（Korshoj 等，2009），但对大部分病人来说使用光敏剂本身不会产生任何问题。ALA 或者 MAL 经过一段时间代谢为原卟啉Ⅸ后，组织就具有光敏性，接受适当波长的光照后产生 ROS 导致细胞凋亡和组织坏死。局部组织的光敏性可持续两天（ALA 半衰期为 24 小时，MAL 诱导产生的原卟啉Ⅸ从正常皮肤中清除需要 24~48 小时）。

照光期间最主要的副作用是疼痛和烧灼感。这种疼痛因人而异，甚至不同的病灶之间也有差异。疼痛的机制尚不清楚，目前认为与神经 C 细胞和 Aδ 神经纤维的去极化（Ⅱ型疼痛，不是前列腺素和缓激肽介导引起的）和/或 ROS 引起的组织损伤有关。大多数病人在没有止痛药和麻醉干预的条件下可以耐受 PDT 治疗。最近一项研究提出有必要对有高风险出现疼痛的病人采取干预措施（Miller 等，2011）。危险因素包括 PDT 治疗的面积和部位（治疗面积较大、神经支配良好的区域，敏感皮肤以及合并炎症）。第二次治疗（通常是第一次治疗后 7 天）似乎比第一次治疗更加痛苦，尽管医生已经采取相当多的疼痛管理策略，但是并没有证据证明局部麻醉药（丁卡因凝胶，利多卡因/普鲁卡因混合液，吗啡凝胶体）及辣椒素的预处理是有效的。由于炎症介质在 PDT 疼痛中处于次要地位，口服非甾体消炎药（nonsteroidal antiphlogistic drugs，NSAR）几乎没有效果。

许多情况下，使用简单的冷风扇或冷水喷雾、冷水袋可以减轻疼痛直至耐受。由于冷气设备可以显著降低治疗部位的温度（Pagliaro 等，2004），因此有人担心由于血管收缩和降低生物化学反应导致活性氧产生减少而降低治疗效果（Tyrrell，Campbell 和 Curnow，2011）。

在前额或整个头皮等敏感部位，神经阻滞剂似乎能很好地缓解 PDT 引起的疼痛（Halldin 等，2009；Paoli 等，2008）。在一项双侧对比研究中，使用麻醉侧疼痛视觉模拟评分法（VAS），神经阻滞剂组 VAS 为 1.3，而另一侧非神经阻滞剂组 VAS 为 7.5；另一项研究显示，面部大范围日光性角化病病人接受治疗后，神经阻滞剂侧 VAS 评分为 1.0，而未麻醉侧为 6.4。

研究者一直关注 ALA 和 MAL 引起疼痛的差异。2007 年 Moloney 和 Collins 首次比较 MAL-PDT 与 ALA-PDT 治疗日光性角化病引起的疼痛（Moloney 和 Collins，2007），在这个试验中 MAL 敷药 3 小时，ALA 敷药 5～6 小时，结果前者引起的疼痛比后者程度要轻。在治疗痤疮的对照研究中，两种药物的敷药时间均为 3 小时，结果两者引起的疼痛感并无明显差异（Moloney 和 Collins，2007）。ALA-PDT 治疗时引起的疼痛比 MAL-PDT 更加显著，其原因可能是：ALA 由神经纤维的 Δ-氨基丁酸受体组成，而 MAL 不是；ALA 对病变组织的选择性较差（Wiegell 等，2003）。ALA-PDT 和 MAL-PDT 在病变组织中代谢产生的原卟啉IX量都比较高，其差异仅在于治疗区域内正常皮肤面积的大小。

此外，必须提到的是，在照射过程中，不能低估分散病人注意力等简单措施的效果。

照光后可能出现严重的炎症反应，表现为红斑和水肿，随后糜烂结痂，2～6 周愈合（Kerr，Ferguson 和 Ibbotson，2007）。炎症后色素改变相当少见，治疗后几天内避免紫外线辐射可以降低色素沉着的风险（Moseley 等，2006）。如果 PDT 治疗后出现瘢痕，它很有可能是疾病本身造成组织损伤的结果（如较厚的肿瘤组织），而不是治疗的副作用。同样如此的还有治疗区域的脱发，因为毛囊皮脂腺比较敏感。总体来说，PDT 治疗后的美容效果优于其他治疗方式（尤其是外科手术和冷冻疗法）。虽然 PDT 可以引起抗肿瘤及促肿瘤发生的机制，但促进癌变或肿瘤进展的风险似乎非常低（Morton，McKenna 和 Rhodes，2008）。

40.8　肿瘤学适应证

PDT 在皮肤科最早的适应证就是非黑色素皮肤癌（NMSCs）（Sidoroff，2007；Sidoroff 和 Thaler，2010；Szeimies 等，2005）。在过去几年里，癌变区域概念的提出和日光性角化病被认为是非侵入性癌（即原位癌）而不是癌前病变，增加了 PDT 在其他疾病中的局部应用（Braathen 等，2012）。

40.8.1　PDT 在日光性角化病治疗中的应用

日光性角化病与浸润性鳞状细胞癌（squamous cell carcinoma，SCC）具有相同的分子改变和危险因素。虽然单个日光性角化病进展为浸润性癌是一种罕见的事件，但由于人口原因和生活方式的改变（人口老年化，紫外线辐射增加），其发病率越来越高。日光性角化病对 PDT 治疗反应比较好，尤其是面部和头皮区域。另一方面，人们也意识到日光性角化病有太多可选择的治疗方式，从简单的冷冻疗法到可在家中应用的局部治疗（咪喹莫特、双氯酚酸钠、氟尿嘧啶），再到微创外科手术（刮除术、CO_2 激光）。临床病例的复杂多变，要求个体化治疗，特别是多发性、界限不清、美容要求高或者无法保证病人能进行正确的自我治疗的情况下，PDT 有其治疗优势。另一方面，疾病的管理应包括治疗和二级预防，有一项安慰剂对照研究显示，治疗区域晒伤皮肤需要更长时间并出现 p53 基因的表达下降时，才可能发展成新的日光性角化病，证实 PDT 有潜在的预防作用（Szeimies 等，2012）。

在治疗试验中，浅表的或中等厚度的病变在治疗 3 个月后清除率高达 92%。如果随访 1 年，这个数字会下降到 63%～69%。然而，这样的数据必须谨慎解读，特别是作为局部发病的日光性角化病，很难区分复发和新发病灶。这些治疗试验得出的基本结论是：有足够的证据支持 PDT 适合日光性角化病治疗（证据等级 1，推荐强度 A）（Piacquadio 等，2004；Szeimies 等，2002）。

2006 年 Morton 等报道一项随机分组试验（119 名病人有 1501 处日光性角化病），研究组采用 PDT 疗法［（注射甲基-氨基酮戊酸（MAL）3 小时后用波长为（634±3）nm 的 LED 红光照射］，对照组采用冷冻疗法。第一次治疗后，PDT 与冷冻疗法的初始治愈率分别为 87% 和 76%；对无应答者再次治疗，两组效果大致相同（89% vs 86%）。1 周后使用同样的方案行第二次 PDT 治疗，薄病灶清除率为 93%，中等厚度的病灶清除率为 70%。MAL-PDT 与冷冻疗法相比，6 个月的治疗清除率为 78%（冷冻疗法为 88%）；与咪喹莫特相比，中等厚度的病灶疗效显著（58% vs 37%），薄的病灶疗效相当（72%）。现在，MAL-PDT 已经获得临床使用批准，并推荐用于日光性角化病的治疗（方法如上所述），必要时 3 个月后可再次进行治疗。

肢端部位日光性角化病对 PDT 治疗的效果不如面部和/或头皮部位（超说明书使用），可能是在这些部位大多数病灶较厚，需采用其他治疗方式。

PDT 也被用来治疗光化性唇炎。虽然能清楚地看到一定效果，但较低的组织学清除率说明治疗过程还需要优化。理想的治疗方法是 PDT 联合其他局部治疗，如 MAL-PDT 治疗后再外用 5% 咪喹莫特乳膏，临床治愈率 80%，组织学治愈率 73%。

如前所述，对皮肤科使用的标准治疗方案有各种修订：如病灶的预处理，光敏剂黏合贴片，可移动光源（便携式光源或日光照射），分阶段照射等。这些方案大多数都能治疗日光性角化病，最近批准使用的是 BF-200 纳米乳剂的 ALA-PDT 治疗（与 MAL-PDT 对比，清除率为 90%：83%）（Szeimies 等，2010a）。

40.8.2　PDT 在鲍温病中的应用

虽然鲍温病［bowen's disease，BD，原位鳞状细胞癌（squamous cell carcinoma，SCC）］的发病率比日光性角化病低，但 PDT 已经确立了其作为鲍温病标准治疗的地位，尤其适用于手术易出现伤疤（大病灶）或某些难以愈合的病灶（如小腿、手和脚、辐射引起的皮炎、大疱性表皮松解症）。指南推荐选择 PDT 作为鲍温病的治疗方法（证据 1 级，推荐强度 A）（Cox，Eedy 和 Morton，2007）。研究表明 PDT 具有良好的美容效果，3 个月后的治疗有效率为 86%～93%，2 年后的有效率为 68%～71%。一个治疗周期包括两次治疗，间隔 7 天，必要时可以重复治疗。在另一项研究中，两次 MAL-PDT 治疗后，随访 16 个月后的治愈率为 76%。

虽然现有文献数量较少，且文献报道的治疗反应都较弱，但 PDT 仍可考虑用于 Queyrat（阴茎上皮内瘤变）增殖性红斑的治疗（Paoli 等，2006）。相对侵袭和肿瘤根治性手术切除的替代方案，病人可选择随访过程中重复 PDT 治疗。

40.8.3　PDT 在侵袭性鳞状细胞癌（SCC）中的应用

治疗深度是局部 PDT 的限制因素，较厚的病灶有很大可能性得不到充分治疗。此外，SCC 细胞的分化程度越低对 PDT 治疗的敏感性就越低。PDT 对微浸润性 SCC 的治愈率为 57%，而对结节性 SCC 的治愈率只有 26%，因此 PDT 不推荐用于治疗有转移风险的 SCC（Calzavara-Pinton 等，2008）。

40.8.4　PDT 在浅表基底细胞癌（superficial basal cell carcinomas，sBCC）中的应用

PDT 治疗早期浅表基底细胞癌（sBCC）的清除率高达 97%。对 12 项研究的回顾显示加权后的初始清除率为 87%（Peng 等，1997）。长期随访观察 3 年后的复发率为 22%，5 年后无进一步增加。与冷冻治疗相比，ALA-PDT 和 MAL-PDT 疗效相同，但美容效果更好、愈合时间更短。在统计学上，手术并没有提高 sBCC 的治愈率（PDT 初始清除率 92%，手术 99%，1 年后的复发率分别为 9% 和 0%）；但是，PDT 的美容效果更好，尤其是泛发的低风险病灶，手术切除会产生瘢痕，因此 PDT 被推荐为 sBCC 的首选治疗（证据等级 1 级，推荐强度 A）。推荐的标准方案是两次治疗，每次间隔 7 天，必要时 3 个月后重复治疗。研究（de Haas 等，2008）表明分次照光的疗效优于连续照光（12 个月后 97%：

89%）。

40.8.5 PDT 在结节型基底细胞癌（nodular basal cell carcinomas，nBCC）中的应用

已发表的结果中 nBCCs 的疗效更加难以解释。虽然已有足够的证据推荐 PDT 治疗 nBCCs（证据等级 1，推荐强度 B），但仍需全面考虑。首先，病灶越厚 PDT 效果越差；其次，在所谓的 H-区域疗效也不是很好。此外，病灶治疗前的准备工作也值得重视。目前推荐日光性角化病和 nBCCs 在 PDT 治疗前进行刮除，以清除表面过度角化物质、鳞屑和痂皮，对于 nBCCs 可以扩大刮除范围，这样可以明显降低组织厚度，以便获得更好的治疗效果。有人认为 PDT 治疗本身就包括术前准备工作，也有人认为这是手术与 PDT 联合治疗，但文献通常不会详细说明皮肤准备，因此很难比较这些治疗结果。

总体来说，PDT 治疗 nBCC 的疗效低于手术切除（手术初始清除率为 98%，5 年复发率为 4%；而 PDT 初始清除率为 91%，5 年复发率为 14%）。对 12 项研究比较得出加权后的初始清除率为 53%（Peng 等，1997）。PDT 治疗早期 nBBC 的清除率为 91%。随访 3 年清除率下降为 76%，但随访 5 年未出现复发。有两项研究，同时采用标准治疗方案（治疗 2 次，间隔 7 天，必要时 3 个月后重复一次）得出的结论并不相同，疗效在 33%～73%（面部疗效高达 89%），这两项结果的差异可能与肿瘤的预处理不同有关。与 sBCC 一样，ALA-PDT 和 MAL-PDT 治疗与冷冻相比，疗效相当（5 年后总清除率为 76%），但是 PDT 具有更好的美容效果。如果按 20 J/cm^2 和 80 J/cm^2 的方案进行分阶段治疗，两年后清除率为 80%，另一项 ALA-PDT 研究使用病灶刮除术和二甲基亚砜作为渗透增强剂，随访 5 年的结果相似（清除率 81%）。

对 Gorlin-Goltz 综合征（遗传性痣样基底细胞癌综合征）这种特殊病例，PDT 有助于减少手术次数，并得到病人认可（Morton，McKenna 和 Rhodes，2008）。

PDT 对硬斑病样 BCCs 疗效不好，这种类型的病灶不推荐使用 PDT 治疗。综上所述，PDT 治疗 nBCCs 时必须考虑复发的高风险。不过，在手术相对禁忌证、病人的选择权、美容效果或存在合并症时，PDT 也是可以考虑的选择，对接受 PDT 治疗的病人，随访时必须要考虑复发的风险。

40.8.6 PDT 在器官移植病人非黑色素瘤皮肤癌（non-melanoma skin cancer，NMSC）中的应用

接受器官移植的病人（organ transplant recipients，OTRs）不仅 NMSC 的发病比非免疫抑制者更常见，而且侵袭性比较强，皮损泛发全身。对这些病人应用 PDT 治疗，不仅可以治疗病灶，还有预防的作用（Basset-Seguin 等，2011）。很显然，对患有 NMSC 的 OTRs 必须密切随访他们对治疗的反应，以免出现早期转移，同时，PDT（包括其他非手术治疗）的治疗效果可能由于其免疫反应的差异而受到影响。

在一项随机对照研究中，比较 MAL-PDT 与安慰剂组治疗 AK 的疗效（两处 2 cm×2 cm 大小），前者清除率 90%（56：62），说明 PDT 是有效的。另一项研究的清除率也有 71%，但肢端反应较低，仅有 40%。另一项针对面部 32 个病灶的研究显示：21 个 BCCs，8 个 AKs 和 1 个角化棘皮瘤可以治愈，但是 2 个侵袭性 SCCs 没有效果。在一项对比研究中，MAL-PDT 比 5-FU 疗效更好，PDT 清除 8/9 的病灶，5-FU 仅清除 1/9 病灶（PDT 病灶面积减少 100%，5-FU 病灶面积减少 79%），但该项研究观察的病人样本量非常少，PDT 治疗 OTRs 病人和免疫功能正常病人 4 周后的疗效是相当的（OTRs 病人为 86%，免疫正常的病人为 94%），但是 OTRs 病人 2 个月后出现复发，疗效降到 48%，而对照组的疗效仍有 72%。

有研究试图评价 PDT 在 OTR 中的预防作用，但结果并不一致。一项随机、个体对照、开放研究显示：27 例肾移植病人通过外科切除和单次 MAL-PDT 治疗后，发现新病灶出现的时间明显延迟，分别为 9.6 个月、6.8 个月。12 个月后，PDT 治疗侧有 62% 未出现新发病灶，而未经治疗的对照侧仅有 35% 无新发病灶。81 位 OTRs 病人，分别在基线、治疗后 7 天、3 个月、9 个月、15 个月接受 MAL-PDT 治疗，结果显示同一病人治疗侧的复发率比未治疗侧显著降低。研究发现治疗后 27 个月这种效果

不再存在，说明需要较长时间的重复治疗（间隔时间尚未确定）。

上述提及的所有研究均参考欧洲治疗方案，NMSC 要求穿透较深，所以均采用了红光。有一项研究采用 ALA 联合蓝光照射，共治疗 40 例 OTRs 病人，2 年后治疗区域的 SCCs 数目并未减少。而另外一个同样采用 ALA 联合蓝光照射，治疗 12 例 OTRs 病人，2 年内每 4～8 周进行一次治疗，与治疗前相比，新发 SCCs 数目明显降低（24 个月时减少 95%）。

40.8.7　PDT 在乳房外 Paget 病（EMPD）中的应用

有一些病例报告和小样本的病例分析表明 PDT 治疗对乳房外 Paget 病（extramammary Paget's disease，EMPD）是有效的，对病人的生活质量产生了积极的影响，但由于疾病的自身特质，皮损表面的改善并不意味着肿瘤的清除。组织病理学检查（必要时可多个部位）对于评估治疗反应是至关重要的，但在已发表的文献中并没有相关检查。有 5 位病人接受 ALP-PDT 治疗后 6 个月，16 个病灶清除了 8 个，再随访 3～4 个月后，有 3 个出现复发（Shieh 等，2002）。另一篇小样本病例分析提出，一共 7 例复发性 EMPD 病人，其中 4 例 MAL-PDT 治疗有效，2 例 ALA-PDT 治疗有效。用 ALA 黏合贴片治疗的 4 例病人，组织病理学检查证实病灶已被清除。

40.8.8　PDT 在皮肤淋巴瘤中的应用

小样本的病例分析和个案报道显示 PDT 治疗皮肤 T 细胞淋巴瘤是有效的。大多数情况下，使用与 BCC 相同的治疗方案（ALA 或者 MAL），但必须进行多种治疗。PDT 可用于早期淋巴瘤疾病的治疗，或作为泛发性蕈样肉芽肿（mycosis fungoide，MF）的辅助治疗（Zane 等，2006）。也有一些文献报告 PDT 对治疗皮肤 B 细胞淋巴瘤同样有效（Mori 等，2006），但由于缺乏尚有力的证据，还需要更深入的研究来评估 PDT 治疗皮肤淋巴瘤的真实疗效。

40.9　非肿瘤学适应证

有研究者曾尝试将 PDT 应用于大量以毛囊皮脂腺为单位的良性皮肤病、感染、炎性皮肤病、遗传性疾病和皮肤硬化症的治疗，均取得不同程度的效果（Karrer 和 Szeimies，2007；Kohl 和 Karrer，2011）。尤其在以下两种情况下特别有用：①常见病，对治疗要求比较高；②罕见病，缺乏好的治疗方法。

40.9.1　PDT 在痤疮中的应用

从文献的数目来看研究者似乎对 PDT 治疗痤疮非常有兴趣，这些研究涉及预处理、光敏剂浓度、光照参数（低剂量与高剂量）、疗程等方面，有大量不同的治疗方案，说明对最佳治疗方案的研究还在探索当中。在高剂量红光照射的 PDT 治疗中，通常会出现疼痛和严重的炎症反应，并且持续地影响和破坏皮脂腺（Sakamoto，Torezan 和 Anderson，2010）。因此目前得出的结论是：PDT 能使痤疮长期缓解，但是目前尚无将疗效与副作用联系起来的最佳治疗参数。

40.9.2　PDT 在银屑病中的应用

银屑病是另外一种对公众健康影响很大的常见病，初步研究发现 PDT 可能对银屑病有所帮助。然而进一步的研究却无法达到预期治疗目的，现有的 PDT 治疗方案是有疼痛感、操作麻烦、结果也并不可靠。目前研究表明窄谱 UVB（311 nm）治疗银屑病有着明显的优势（BeaLtie 等，2004）。

40.9.3　PDT 在病毒疣中的应用

生殖器疣属于标准治疗方案效果满意度较低的复发性疾病，因此，尝试将 PDT 作为单一治疗或是

CO_2激光治疗的辅助治疗。小样本研究显示出相当令人鼓舞的结果，但在一项大样本的前瞻性、随机试验中，比较 PDT 联合 CO_2 激光治疗与单独 CO_2 激光治疗的复发率，两组均为 50%，说明 PDT 治疗并没有额外的优势（Szeimies 等，2009）。

手足病毒疣是皮肤科常见病，但常规治疗方法疗效并不理想，研究显示 PDT 治疗手足病毒疣是非常有前景的。当 ALA-PDT 与脉冲染料激光联合治疗时，清除率达到 100%（Smucler 和 Jatsova，2005）。但对某些病人来说，PDT 治疗过程是非常痛苦的，因此目前必须要有一个优化的治疗方案，才能在顽固性病毒疣病人中推广使用 PDT 治疗。

已有 ALA-PDT 成功治疗面部扁平疣和甲周疣的报道，但目前仍缺乏 MAL-PDT 治疗这些适应证的数据。

40.9.4　PDT 在皮肤利什曼病（Leishmaniasis）中的应用

有文献报道 MAL-PDT 或 ALA-PDT 治疗皮肤利什曼病取得了良好的效果。对 6 项研究的系统性回顾显示病灶治愈率为 94%~100%，该研究共纳入 39 例病人，77 个病灶（van der Snoek 等，2008），但尚不清楚的是，PDT 治疗的效果是由于非特异性组织的破坏，还是选择性影响了寄生虫（体外试验结果显示 PDT 可杀伤寄生虫）。

40.9.5　PDT 在局限性硬皮病的应用

研究发现局部应用 ALA-PDT 治疗 5 例局限性硬皮病是有效的（Karrer 等，2000）；因为该疾病的病理表现是在真皮层，而局部应用 ALA-PDT 不会对真皮层产生直接的影响，通过深入研究发现，PDT 可诱导成纤维细胞产生胶原降解基质金属蛋白酶（MMP1 和 MMP3）。

40.9.6　PDT 在其他疾病的应用

人们还尝试使用 PDT 治疗其他许多疾病，并且大多数个案报道和小样本量病例分析显示出较好的治疗效果。这些研究报告包括传染性软疣、毛囊角化病、萎缩性硬化性苔藓、口周皮炎、结节性耳轮软骨皮炎、增生性瘢痕等。只有进一步研究才能证实这些结果是否可重复，治疗是否可行，以及是否有较好的成本-效益。

40.9.7　抗微生物感染的 PDT 在皮肤科中的应用

抗微生物感染的 PDT（该概念在本书其他章节提及）在皮肤科同样有适应证。到目前为止，用 ALA-PDT 治疗真菌感染并未取得很好的效果，但随着新型光敏剂的出现，可直接或有选择性地影响有害微生物的光敏剂可能会开发出来。值得注意的是 PDT 治疗痤疮正是基于破坏痤疮丙酸杆菌的原理。

40.9.8　光动力嫩肤（光子嫩肤）

临床观察发现接受 PDT 治疗的日光性角化病病人，治疗区域中慢性晒伤的症状有所改善，这导致了一系列（主要是半脸对照）研究，以评估不同光源（发光二极管、强脉冲光源、脉冲染料激光）的 PDT 对诸如细纹、点状色素沉着、毛细血管扩张等光老化症状的影响。总体来说，PDT 能有效改善晒伤皮肤的美容外观，其机制是促进胶原蛋白的生成和上皮细胞的增殖（Kohl 等，2010）。

40.10　小　结

多项研究证明 PDT 是治疗浅表型 NMSCc 非常有效的方法，该方法被指南推荐为一线治疗（Braathen 等，2007；Morton，McKenna 和 Rhodes，2008）。许多国家已批准了用于 PDT 的药物和光源，使得该治疗方法越来越广泛运用；有人已经公布了 PDT 相关的经济效益分析（Aguilar 等，2010；Annemans 等，2008），但因为不同的国家医保报销政策不同，所以不同区域可能会有所差异。我们希望能有更多的病人可以从 PDT 治疗中获益。除了 NMSC，PDT 对许多疾病都表现出可喜的治疗结果，但现在仍然需要更多的随机对照实验，来确定 PDT 的标准治疗方案。

参考文献

[1] Aguilar, M., M. de Troya, L. Martin, N. Benitez, and M. Gonzalez. 2010. A cost analysis of photodynamic therapy with methyl aminolevulinate and imiquimod compared with conventional surgery for the treatment of superficial basal cell carcinoma and Bowen's disease of the lower extremities. J Eur Acad Dermatol Venereol 24: 1431 – 1436.

[2] Annemans, L., K. Caekelbergh, R. Roelandts et al. 2008. Real-life practice study of the clinical outcome and cost-effectiveness of photodynamic therapy using methyl aminolevulinate (MAL-PDT) in the management of actinic keratosis and basal cell carcinoma. Eur J Dermatol 18: 539 – 546.

[3] Attili, S. K., A. Lesar, A. McNeill et al. 2009. An open pilot study of ambulatory photodynamic therapy using a wearable low-irradiance organic lightemitting diode light source in the treatment of nonmelanoma skin cancer. Br J Dermatol 161: 170 – 173.

[4] Basset-Seguin, N., K. Baumann Conzett, M. J. Gerritsen et al. 2011. Photodynamic therapy for actinic keratosis in organ transplant patients. J Eur Acad Dermatol Venereol 27: 57 – 66.

[5] Beattie, P. E., R. S. Dawe, J. Ferguson, and S. H. Ibbotson. 2004. Lack of efficacy and tolerability of topical PDT for psoriasis in comparison with narrowband UVB phototherapy. Clin Exp Dermatol 29: 560 – 562.

[6] Braathen, L. R., C. A. Morton, N. Basset-Seguin et al. 2012. Photodynamic therapy for skin field cancerization: An international consensus. International Society for Photodynamic Therapy in Dermatology. J Eur Acad Dermatol Venereol 26: 1063 – 1066.

[7] Braathen, L. R., R. M. Szeimies, N. Basset-Seguin et al. 2007. Guidelines on the use of photodynamic therapy for nonmelanoma skin cancer: An international consensus. International Society for Photodynamic Therapy in Dermatology, 2005. J Am Acad Dermatol 56: 125 – 143.

[8] Calzavara-Pinton, P. G., M. Venturini, R. Sala et al. 2008. Methylaminolaevulinate-based photodynamic therapy of Bowen's disease and squamous cell carcinoma. Br J Dermatol 159: 137 – 144.

[9] Christensen, E., T. Warloe, S. Kroon et al. 2010. Guidelines for practical use of MAL-PDT in non-melanoma skin cancer. J Eur Acad Dermatol Venereol 24: 505 – 512.

[10] Clementoni, M. T., M. B-Roscher, and G. S. Munavalli. 2010. Photodynamic photorejuvenation of the face with a combination of microneedling, red light, and broadband pulsed light. Lasers Surg Med 42: 150 – 159.

[11] Cox, N. H., D. J. Eedy, and C. A. Morton. 2007. Guidelines for management of Bowen's disease: 2006 update. Br J Dermatol 156: 11 – 21.

[12] de Haas, E. R., H. S. de Bruijn, H. J. Sterenborg, H. A. Neumann, and D. J. Robinson. 2008. Microscopic distribution of protoporphyrin (PpIX) fluorescence in superficial basal cell carcinoma during light-fractionated aminolaevulinic acid photodynamic therapy. Acta Derm Venereol 88: 547 – 554.

[13] Dougherty, T. J. 1984. Photodynamic therapy (PDT) of malignant tumors. Crit Rev Oncol Hematol 2: 83 – 116.

[14] Fijan, S., H. Honigsmann, and B. Ortel. 1995. Photodynamic therapy of epithelial skin tumours using delta-aminolaevu-linic acid and desferrioxamine. Br J Dermatol 133: 282 – 288.

[15] Gerritsen, M. J., T. Smits, M. M. Kleinpenning, P. C. van de Kerkhof, and P. E. van Erp. 2009. Pretreatment to enhance protoporphyrin IX accumulation in photodynamic therapy. Dermatology 218: 193 – 202.

[16] Halldin, C. B., J. Paoli, C. Sandberg, H. Gonzalez, and A. M. Wennberg. 2009. Nerve blocks enable adequate pain relief during topical photodynamic therapy of field cancerization on the forehead and scalp. Br J Dermatol 160: 795 – 800.

[17] Karrer, S., C. Abels, M. Landthaler, and R. M. Szeimies. 2000. Topical photodynamic therapy for localized scleroderma. Acta Derm Venereol 80: 26 – 27.

[18] Karrer, S., and R. M. Szeimies. 2007. [Photodynamic therapy: Non-oncologic indications]. Hautarzt 58: 585 – 596.

[19] Kennedy, J. C., R. H. Pottier, and D. C. Pross. 1990. Photodynamic therapy with endogenous protoporphyrin IX: Basic principles and present clinical experience. J Photochem Photobiol B 6: 143 – 148.

[20] Kerr, A. C., J. Ferguson, and S. H. Ibbotson. 2007. Acute phototoxicity with urticarial features during topical 5-aminolaevulinic. acid photodynamic therapy. Clin Exp Dermatol 32: 201 – 202.

[21] Kohl, E., and S. Karrer. 2011. Photodynamic therapy for photore-juvenation and non-oncologic indications: Overview and update. G Ital Dermatol Venereol 146: 473 – 485.

[22] Kohl, E., L. A. Torezan, M. Landthaler, and R. M. Szeimies. 2010. Aesthetic effects of topical photodynamic therapy. J Eur Acad Dermatol Venereol 24: 1261 – 1269.

[23] Korshoj, S., H. Solvsten, M. Erlandsen, and M. Sommerlund. 2009. Frequency of sensitization to methyl aminolaevulinate after photodynamic therapy. Contact Dermatitis 60: 320 – 324.

[24] Lee, C. Y., K. H. Kim, and Y. H. Kim. 2010. The efficacy of photo-dynamic diagnosis in defining the lateral border between a tumor and a tumor-free area during Mohs micrographic surgery. Dermatol Surg 36: 1704 – 1710.

[25] Maisch, T., A. C. Moor, J. Regensburger et al. 2011. Intense pulse light and 5-ALA PDT: Phototoxic effects in vitro depend on the spectral overlap with protoporphyrine IX but do not match cut-off filter notations. Lasers Surg Med 43: 176 – 182.

[26] Miller, I. M., J. S. Nielsen, S. Lophaven, and G. B. Jemec. 2011. Factors related to pain during routine photodynamic therapy: A descriptive study of 301 patients. J Eur Acad Dermatol Venereol 25: 1275 – 1281.

[27] Moloney, F. J., and P. Collins. 2007. Randomized, double-blind, prospective study to compare topical 5-aminolaevulinic acid methylester with topical 5-aminolaevulinic acid photodynamic therapy for extensive scalp actinic keratosis. Br J Dermatol 157: 87 – 91.

[28] Mori, M., P. Campolmi, L. Mavilia et al. 2006. Topical photodynamic therapy for primary cutaneous B-cell lymphoma: A pilot study. J Am Acad Dermatol 54: 524 – 526.

[29] Morton, C., S. Campbell, G. Gupta et al. 2006. Intraindividual, right-left comparison of topical methyl aminolaevulinate-photodynamic therapy and cryotherapy in subjects with actinic keratoses: A multicentre, randomized controlled study. Br J Dermatol 155: 1029 – 1036.

[30] Morton, C. A., K. E. McKenna, and L. E. Rhodes. 2008. Guidelines for topical photodynamic therapy: Update. Br J Dermatol 159: 1245 – 1266.

[31] Moseley, H., S. Ibbotson, J. Woods et al. 2006. Clinical and research applications of photodynamic therapy in derma-tology: Experience of the Scottish PDT Centre. Lasers Surg Med 38: 403 – 416.

[32] Neus, S., T. Gambichler, F. G. Bechara, S. Wohl, and P. Lehmann. 2009. Preoperative assessment of basal cell carcinoma using conventional fluorescence diagnosis. Arch Dermatol Res 301: 289 – 294.

[33] Pagliaro, J., T. Elliott, M. Bulsara, C. King, and C. Vinciullo. 2004. Cold air analgesia in photodynamic therapy of basal cell carcinomas and Bowen's disease: An effective addition to treatment: A pilot study. Dermatol Surg 30: 63 – 66.

[34] Paoli, J., C. Halldin, M. B. Ericson, and A. M. Wennberg. 2008. Nerve blocks provide effective pain relief during topical photodynamic therapy for extensive facial actinic keratoses. Clin Exp Dermatol 33: 559 – 564.

[35] Paoli, J., A. Ternesten Bratel, G. B. Lowhagen et al. 2006. Penile intraepithelial neoplasia: Results of photodynamic therapy. Acta Derm Venereol 86: 418 – 421.

[36] Peng, Q., T. Warloe, K. Berg et al. 1997. 5-Aminolevulinic acid-based photodynamic therapy. Clinical research and future challenges. Cancer 79: 2282 – 2308.

[37] Piacquadio, D. J., D. M. Chen, H. F. Farber et al. 2004. Photodynamic therapy with aminolevulinic acid topical solution and visible blue light in the treatment of multiple actinic keratoses of the face and scalp: Investigator-blinded, phase 3, multicenter trials. Arch Dermatol 140: 41 – 46.

[38] Sakamoto, F. H., L. Torezan, and R. R. Anderson. 2010. Photodynamic therapy for acne vulgaris: A critical review from basics to clinical practice: Part II. Understanding parameters for acne treatment with photodynamic thera-

py. J Am Acad Dermatol 63: 195 - 211; quiz 211 - 212.

[39] Shieh, S., A. S. Dee, R. T. Cheney et al. 2002. Photodynamic therapy for the treatment of extramammary Paget's disease. Br J Dermatol 146: 1000 - 1005.

[40] Sidoroff, A. 2007. [Photodynamic therapy of cutaneous epithelial malignancies. An evidence-based review]. Hautarzt 58: 577 - 584.

[41] Sidoroff, A., and P. Thaler. 2010. Taking treatment decisions in nonmelanoma skin cancer—The place for topical photodynamic therapy (PDT). Photodiagnosis Photodyn Ther 7: 24 - 32.

[42] Smucler, R., and E. Jatsova. 2005. Comparative study of aminolevulic acid photodynamic therapy plus pulsed dye laser versus pulsed dye laser alone in treatment of viral warts. Photomed Laser Surg 23: 202 - 205.

[43] Szeimies, R. M., S. Karrer, S. Radakovic-Fijan et al. 2002. Photodynamic therapy using topical methyl 5-aminolevulinate compared with cryotherapy for actinic keratosis: A prospective, randomized study. J Am Acad Dermatol 47: 258 - 262.

[44] Szeimies, R. M., C. A. Morton, A. Sidoroff, and L. R. Braathen. 2005. Photodynamic therapy for nonmelanoma skin cancer. Acta Derm Venereol 85: 483 - 490.

[45] Szeimies, R. M., P. Radny, M. Sebastian et al. 2010a. Photodynamic therapy with BF-200 ALA for the treatment of actinic keratosis: Results of a prospective, randomized, double-blind, placebo-controlled phase III study. Br J Dermatol 163: 386 - 394.

[46] Szeimies, R. M., V. Schleyer, I. Moll et al. 2009. Adjuvant photodynamic therapy does not prevent recurrence of condylomata acuminata after carbon dioxide laser ablation-a phase III, prospective, randomized, bicentric, double-blind study. Dermatol Surg 35: 757 - 764.

[47] Szeimies, R. M., E. Stockfleth, G. Popp et al. 2010b. Long-term follow-up of photodynamic therapy with a self-adhesive 5-aminolaevulinic acid patch: 12 months data. Br J Dermatol 162: 410 - 414.

[48] Szeimies, R. M., L. Torezan, A. Niwa et al. 2012. Clinical, histopathological and immunohistochemical assessment of human skin field cancerization before and after photodynamic therapy. Br J Dermatol 167: 150 - 159.

[49] Togsverd-Bo, K., C. S. Haak, D. Thaysen-Petersen et al. 2012. Intensified photodynamic therapy of actinic keratoses with fractional CO_2 laser: A randomized clinical trial. Br J Dermatol 166: 1262 - 1269.

[50] Tyrrell, J. S., S. M. Campbell, and A. Curnow. 2010. The relationship between protoporphyrin IX photobleaching during realtime dermatological methyl-aminolevulinate photodynamic therapy (MAL-PDT) and subsequent clinical outcome. Lasers Surg Med 42: 613 - 619.

[51] Tyrrell, J., S. M. Campbell, and A. Curnow. 2011. The effect of air cooling pain relief on protoporphyrin IX photobleaching and clinical efficacy during dermatological photodynamic therapy. J Photochem Photobiol B 103: 1 - 7.

[52] van der Snoek, E. M., D. J. Robinson, J. J. van Hellemond, and H. A. Neumann. 2008. A review of photodynamic therapy in cutaneous leishmaniasis. J Eur Acad Dermatol Venereol 22: 918 - 922.

[53] Wiegell, S. R., J. Skiveren, P. A. Philipsen, and H. C. Wulf. 2008. Pain during photodynamic therapy is associated with protoporphyrin IX fluorescence and fluence rate. Br J Dermatol 158: 727 - 733.

[54] Wiegell, S. R., I. M. Stender, R. Na, and H. C. Wulf. 2003. Pain associated with photodynamic therapy using 5-aminolevulinic acid or 5-aminolevulinic acid methylester on tape-stripped normal skin. Arch Dermatol 139: 1173 - 1177.

[55] Wiegell, S. R., H. C. Wulf, R. M. Szeimies et al. 2011. Daylight photodynamic therapy for actinic keratosis: An international consensus: International Society for Photodynamic Therapy in Dermatology. J Eur Acad Dermatol Venereol 26: 673 - 679.

[56] Zane, C., M. Venturini, R. Sala, and P. Calzavara-Pinton. 2006. Photodynamic therapy with methylaminolevulinate as a valuable treatment option for unilesional cutaneous T-cell lym-phoma. Photodermatol Photoimmunol Photomed 22: 254 - 258.

41　光动力疗法在胃肠道的应用

41.1　引　言

2010 年，在美国诊断的新发胃肠道恶性肿瘤病人大约为 275000 例，占所有新诊断恶性肿瘤总数的 18％，但其死亡数却占所有恶性肿瘤死亡总数的近四分之一（Jemal 等，2011）。现在对胃肠道恶性肿瘤最好的治疗方法是手术治疗，然而在诊断时，大多数的胃肠道恶性肿瘤病人已不能耐受根治性切除术。对于这些病人来说，重点在于减轻癌症相关症状和延长寿命。对进展期肿瘤来说，PDT 和放疗、化疗一样已经成为一种基本的姑息治疗方法。20 世纪 80 年代以后，PDT 已经被应用于治疗食管和其他器官的梗阻性恶性肿瘤，同时也用于根治早期癌症和癌前病变组织。在过去的 30 年里，PDT 在食管癌和 Barrett's 食管（Barrett's esophagus，BE）中的应用已逐步减少，但其用于胆道和其他胃肠道恶性肿瘤的治疗越来越多。

41.2　光敏剂

PDT 的生物特性以及光敏剂的相关内容已在本书其他章节重点介绍。PDT 治疗胃肠道肿瘤始于 1995 年美国 FDA 批准将部分纯化的血卟啉衍生物（hematoporphyrin derivative，HPD），即光卟啉（Photofrin）用于缓解梗阻性食管癌。光卟啉先后有许多公司在生产并销售，现在主要是 Pinnacle 生物制剂公司（Bannockburn，Illiniois）分销。光卟啉由 630 nm 红光激活，可以提供更深的组织穿透力。这种药物具有了出色的组织光敏反应并且可以选择性地被肿瘤组织摄取，停留在肿瘤组织中。光卟啉必须给予静脉注射，由于其半衰期为 3 周，在治疗剂量下鲜有直接的副作用，这种光敏剂所致的皮肤光敏反应可以持续一个月或者更长。

光卟啉和 5-氨基酮戊酸（5-ALA）制剂（DUSA Pharmaceuticals，Inc.，Wilmington，Massachusetts）已经被应用于治疗癌前病变 Barrett's 食管和食管鳞状上皮异型增生。5-ALA 相对于其他光敏剂来说有一个更短的半衰期，因此可以减少皮肤光敏反应。5-ALA 也可以经静脉注射、口服甚至局部外用。由于红光的穿透深度有限，因此使用 5-ALA 作为光敏剂介导 PDT 时，需要使用蓝色或绿色光谱照射，而不是光卟啉介导时所使用的红光。目前 FDA 只批准了光卟啉用于食管和上呼吸道的 PDT 治疗，5-ALA 在食管、上呼吸道及胃肠道中的应用均未得到批准。

其他有效的光敏剂，如偏四羟基苯基氯（meta-tetrahydroxy-phenylchlorin，mTHPC，或称替莫泊芬），Foscan（Biolitec AG，Jena，Germany）也已经开始应用于胃肠道疾病。它们有与光卟啉光敏剂相似的效应，但是半衰期更短，产生皮肤光敏反应的时间可以短至 2～3 周。人们对其他光敏剂，如 2-（1-己氧基乙基）-2-乙烯基焦脱镁叶绿酸- a［2-(1-hexyloxyethyl)-2-devinyl-pyrophenophorbide-a，HPPH］也进行了一定的研究。但在胃肠道的治疗中，还没有新的光敏剂能符合 FDA 的标准以上市。

41.3　光源与发射装置

由于光源很难到达整个胃肠道，光必须经由内镜通过口腔或者肛门进入人体。在过去的半个世纪或者更长的时间里，可控轴的灵活内镜治疗已经成为非手术介入治疗的基础。以前的设备依靠光纤束照射靶组织并且将图像传给操作者，而新型内镜在其顶端设有一个小的电荷耦合装置（CCD）录像芯片，可用来给屏幕传回高分辨率的图像，这使得内镜能轻松地到达并拍摄食管、胃、十二指肠和结肠。而更加精密的仪器能够到达胆管和胰管，以及像小肠这样更深的区域。从理论上来说，经由内镜的 PDT 能到达胃肠道任何厘米级的腔隙。

许多光纤已经被设计成能通过内镜通道的装置。最常见的光纤类型是柱状光纤，它能选择性地在管腔内发射固定能量的光束。光剂量的计算是根据激光的总输出除以弥散端的长度再乘以组织暴露时间。举个例子，治疗一个 5 cm 的食管肿瘤，内镜医生可能会选择 2.5 cm 的柱状弥散光纤治疗 2 个点位，需要注意的是要避免在一个区域重叠和过度的照射。因为整个胃肠道都有蠕动和收缩，所以需要注意视野和光纤位置。治疗中明亮的光束常常会覆盖 CCD 处理器并且会引起白屏。定期暂停治疗对确保精确的定位和避免重叠照射非常重要。采用球囊定位光纤可以减少组织折叠产生的阴影，确保光纤和靶组织之间的恒定距离以及减少治疗过程中的移动。然而，球囊本身对各种光的吸收，还有球囊花费以及复杂的操作使之只能少量的应用。所有的光纤在使用之前都必须校正，光源本身在发射能量过程中也会损失一部分能量。光学石英纤维一般不能弯曲，所以在 PDT 治疗胆管癌时如何将光纤置入胆管是一个难点。与此同时，柔软灵活的光纤在欧洲已经广泛使用，但美国还未批准使用这种光纤。因此在深部胆道肿瘤中，短至 1 cm 或 2 cm 的光纤需要在荧光镜多重定位引导下才能进行胆道肿瘤治疗。

激光已经成为 PDT 治疗胃肠道肿瘤的一种光源选择，通过弥散光纤可以持续传递高能量、单一频率的激光。目前用于 PDT 胃肠道治疗的激光源是像氩离子染料和金属蒸汽激光器这样大而昂贵的光源，而在 20 世纪 90 年代最流行的是使用 630 nm 染料模块下的磷酸钛氧钾（potassium-titanyl-phosphate，KTP）激光。价格更低、更便携的二极管激光成为大多数光卟啉- PDT 治疗胃肠道肿瘤的选择。更多关于激光和传输装置的信息可参考本书的其他章节。

41.4 应　用

41.4.1 食管癌

美国每年有超过 17000 的食管癌新发病例，并造成约 15000 人死亡（http：//seer. cancer. gov/statfacts）。食管癌的死亡率比较高，部分原因是其起病隐匿，当病人出现如吞咽困难等症状时，通常肿瘤已较大且可能发生了转移。全世界癌症死亡率中食管癌排名第六，特别是中段和近端的鳞状细胞癌。像烟草、乙醇、营养不良之类的环境因素也会极大促进鳞状细胞癌的发展。鳞状细胞癌在中东到中国的区域更常见。在日本，已经常见到执行内镜筛查程序来诊断和治疗这类肿瘤。在美国，非洲血统的人食管癌患病率更高，特别是鳞状细胞癌，而欧洲血统的人患食管腺癌的概率则更高。在美国，食管癌的患病率在男性中不到 1%，在女性中约为 0.3%，患病率随着年龄的增长而增长，直到 75 岁左右。食管腺癌常发生在食管末端和胃食管连接处的腺体组织，通常是胃食管酸性物质反流造成的。吸烟和咀嚼烟草也是食管腺癌发生率增高的危险因素。

通常治疗食管癌的方法是手术。不幸的是，大约半数的病人出现症状时已经到了不可切除的状态，即使是技术上可行的病人也有不适合手术或者不愿意接受手术治疗的。甚至在接受成功的手术治疗后，更多的人也会复发。化疗和放疗可能可以根除小肿瘤，同时也可能会起到帮助维持营养、提高生活质量和延长生存率的作用。但是它们更多的是作为手术治疗的辅助手段用来缓解食管癌相关症状，如吞咽困难等。传统的化疗和放疗会有副作用，包括骨髓抑制、食管狭窄甚至瘘管形成。在处于进展期的疾病中，术前化疗/放疗优于单纯手术或者术后化疗/放疗。

由于许多食管癌病人不能接受手术治疗，所以缓解吞咽困难是治疗的重点。化疗和放疗可以有效地缩小早期食管鳞癌和腺癌的病灶大小，但是肿瘤容易复发，这使得不同类型的化疗效果降低而且放疗并不能多次重复使用。有许多技术可以将梗阻的肿瘤"推到一边"或"中间挖空"来使食管保持通畅，包括连续的扩张、乙醇注射、激光气化、冷冻疗法、放置支架和 PDT。PDT 能有效地缓解吞咽困难，有望成为一种有前景的食管癌姑息疗法（Lightdale 等，1995）。218 例进展期食管癌病人随机分组，一组接受光卟啉- PDT 治疗，一组接受 Nd：YAG 激光消融治疗。结果显示，两组中食管梗阻都得以缓解，而 PDT 组持续时间更长。此外，在 Nd：YAG 组中，食管穿孔的发生率为 7%，而 PDT 组病人仅为 1%。其他研究也证实了这一点，Litle（2003）等证实 PDT 可以提高 85% 的进展期鳞癌和腺癌病人的吞咽困难分数，中位持续时间可以达到 66 天。并发症包括穿孔（2%）、狭窄（2%）、胸腔积液（4%）和皮肤光敏反应（6%）。治疗相关的死亡率为 1.8%，中位生存期为 4.8 个月（Litle 等，2003）。

在过去 10 年，PDT 在缓解进展期食管癌方面的应用已经有所减少，主要有几方面原因。一是尽管 PDT 有效，但需要避光 1 个月甚至更长的时间让一些病人望而生畏。其次近些年来药物费用的增高使得开展 PDT 的医学中心仍然有限。最后其他消融治疗手段如冷冻疗法再一次引起了人们的关注。但是 PDT 使用减少的最大原因还是在于可扩张金属支架技术的进展。支架已经被广泛应用，其放置简单，并且可以迅速缓解食管梗阻症状。虽然还没有正式的头对头的临床试验发表，但 Canto 等人（2002）发表的文章研究了 56 个患有不可切除食管癌的病人，随机接受 PDT 或者可扩张支架治疗。尽管两组病人的吞咽困难都有显著的改善，副作用也相似，但支架减轻吞咽困难的时间比 PDT 更为持久。此外，PDT 组需要再次行介入手术的次数更多，花费也比支架治疗高 3 倍多。最终结果表明两组的生存率都没有显著的提高（Canto 等，2002）。

虽然如此，PDT 在治疗食管癌中仍然有一席之地。在高位食管癌存在短狭窄病人的治疗中，支架置入会危害气管，但在胃食管连接处放置支架会导致更厉害的反流，这种情况下使用 PDT 治疗更加合适。冷冻治疗已经被证明了是一种可以替代 PDT 的疗法，尽管剂量可能很难评估，结果可能差异比较大（Greenwald 等，2010）。近年来，尤其是在亚洲，PDT 治疗较大面积早期鳞状细胞癌的兴趣重新燃起。一个来自日本的最近研究表明，在 38 例没有淋巴结转移，但是面积太大而不能用内镜切除的早期（T1）鳞状细胞癌中，用光卟啉作为光敏剂行 PDT，完全缓解率（CR）达到了 87%，5 年生存率为 76%（Tanaka 等，2000）。这个研究表明 PDT 对早期癌症有实用价值。实际上，PDT 在食管癌中的许多价值都聚集到治疗早期癌症而不是缓解晚期癌症，其最成功的应用在于预防食管癌前病变转化为食管癌。

Barrett's（BE）食管被认为是腺癌的前兆，是在 1950 年以一个英国的外科医生命名的，他错误地将 BE 描述为先天性的病变而不是获得性的病变。BE 会出现在一些患有慢性食管酸性反流的病人身上。在这些人中，酸性损伤的食管使鳞状黏膜发炎，并且被类似于胃肠道的腺细胞所取代，病理学家称之为"肠化生"。BE 的特征性是其杯状细胞会分泌一个黏液层来防止酸性物质的损伤。然而自相矛盾的是，这层组织比原先的鳞状组织更不稳定，并且每年会有 0.5% 以上形成恶性病变。并不是所有的 BE 会马上发展为食管癌，BE 通常通过一系列发育不良的细胞和基因的改变而形成，我们称之为不典型增生。基于显微镜下的形态学改变，不典型增生可以进一步被分为低度或高度。病理学家在回顾通过内镜获得的组织活检结果发现，BE 病人通常经历 3～5 年时间不典型增生期。低度不典型增生表示基因损伤的累积效应引发了向癌症的转变，高度不典型增生表示其到了癌症发生的最后一步。高度不典型增生向癌症的转化率为每年 16%～80%（Wolfsen，2005）。病人被推荐增加监测来发现低度不典型增生，并且用 PDT、食管切除术等来干预治疗，使 BE 的等级停留在高度不典型增生。

虽然 BE 仅在小部分患有酸性反流的病人中发生，比例大概为 5%～8%，但已占食管腺癌的大部分。20 世纪 90 年代早期的研究表明，用热能或激光去除 BE 黏膜层然后消除酸性物质暴露能使正常的鳞状细胞取代肠型化生。这极大地引发了人们应用 PDT 来逆转 BE 的兴趣，以期降低其向食管癌转化的风险。

PDT 吸引研究者的地方在于，其不像激光或接触式加热装置那样通过一系列小的烧伤来处理病灶，它可以在大面积上提供可控、均匀、有限深度的组织破坏。由于 BE 能够从胃食管连接处向上延伸数个厘米或者更多，所以是否具有同时治疗大片区域的能力就显得相当重要。在一个前瞻性研究中，Overholt，Panjehpour 和 Haydek（1999）用光卟啉为光敏剂的 PDT 治疗了 84 例不典型增生或早期癌症，根治了 88％的重度不典型增生，92％的轻度不典型增生。除此之外，43％的病人肠化生表现出了完全逆转。其他的研究也出现了相同的研究结果。Wolfsen，Woodward 和 Raimondo（2002）用光卟啉或其他血卟啉衍生物 PDT 联合 APC 消融，清除了 88％的重度不典型增生。在所有研究中显著的副作用包括胸痛、吞咽困难、体重减轻和皮肤光敏反应。除此之外，有高达三分之一的病人发生了食管狭窄，并且需要内镜下扩张。减少食管狭窄所尝试的方法主要是通过包括同时口服类固醇激素在内的一系列技术，但是这并不成功。

为了减少光卟啉为光敏剂进行 PDT 的副作用，欧洲的研究者用 ALA 作为光敏剂，剂量为 30 mg/kg，并在 514 nm 的绿光下照射。在一个对患有轻度不典型增生的 36 名病人采取的双盲、随机、安慰剂对照试验中，英国研究者发现在 ALA-PDT 组中有 98％的病人不典型增生在 12 个月内消失，并且 BE 面积减少了 30％（Ackroyd 等，2000）。其他小型试验也显示了相似的结果；然而，ALA-PDT 的使用受到了限制，原因是它无法持续消除 BE 和促进鳞状表皮再植。此外，在 ALA-PDT 治疗之后持续的亚鳞状细胞腺样组织不典型增生也引起了额外的关注。

早期光卟啉的光动力学实验成功后，2005 年，Overholt 等人对在 30 个地区的 208 例病人进行的一项关键性的光卟啉-PDT 治疗和单独抑酸治疗国际多中心的随机临床对照研究中，PDT 根除了 77％高度不典型增生，而单独抑酸组中仅有 39％（$P<0.001$），在随访结果中少数病人发展为癌症（13％ vs 20％，$P<0.006$）（Overholt 等，2005）。这个研究有严格的入组标准，并且防止用其他治疗手段如 APC、黏膜切除术干扰随访结果，除此之外，该研究还清晰地论证了 PDT 治疗重度不典型增生的有效性和 PDT 阻止其向食管癌发展的能力。PDT 的副作用包括 69％的病人中不同程度的光敏反应，大多数比较温和，36％的病人有需要手术介入的食管狭窄。反对者认为 PDT 发生并发症的概率高，而且不能阻止向食管癌发展的进程，他们坚持高度不典型增生需要行食管切除术，但是目前主流趋势是反对手术，倾向内镜下治疗。

最后，使用 PDT 成功治疗 BE 不典型增生为射频消融（radiofrequency ablation，RFA）治疗铺平了道路，RFA 能均匀地损伤食管表面层，而没有与之同等程度的副作用。Barrx 医药公司（Covidien，Sunnyvale，California）的 Halo 360 系统采用一个表面缠绕一条 3 cm 的电极线圈的可膨胀气球，发射精确的短脉冲热能，从而在食管内造成浅表损伤。在一个 127 例病人的大样本试验中，RFA 根除了 81％病人的高度不典型增生，并完全逆转了 77％患有 BE 的病人（Shaheen 等，2009）。其副作用非常小，包括暂时性胸骨下疼痛，1 例有出血，6％的病人有狭窄形成并且需要切除。由于使用 RFA 可使症状相对减轻，副作用低，且在同等结果下花费相对较低，RFA 在美国实际上已经取代 PDT 来治疗 BE 不典型增生。

41.4.2 胃

世界范围内每年有几乎 100 万人患胃癌，大约有 65 万人死于胃癌。在美国，尽管发病率有所下降，每年仍然有约 2 万人患上了胃癌，其中约一半人死亡（http：//seer.cancer.gov/statfacts）。进展期胃癌应用手术和辅助治疗，生存率在过去的 40 年有轻微的增加，但是其 5 年生存率仍然为 22％。对于局部的、侵袭性疾病，手术仍然是为病人提供可以提高长期生存率的唯一合理机会。像食管癌一样，由于流行地区开展了内镜筛查，早期胃癌的检出率得到了提高。不幸的是，在确诊时，三分之二的病人已为进展期胃癌。

局限于黏膜层的病灶很少有淋巴结转移和远处转移。目前对早期疾病的治疗较少依靠根治性手术，而更多地采取内镜下治疗。对 PDT 治疗早期胃癌的兴趣已经被快速发展的内镜黏膜切除术（endoscopic mucosal resection，EMR）和内镜黏膜下剥离术（endoscopic submucosal dissection，ESD）所取代。

不过，使用 PDT 辅助治疗以增强 EMR/ESD 的效果并用于胃部区域的热情仍不减，特别是那些不能用其他内镜技术轻易达到的地方，如贲门部和近端胃小凹。

胃部早期临床研究表明 PDT 疗效明确，但是因为病例数较小，随访时间短和多种结果措施的可变性，这些结果是有瑕疵的。例如，一个早期研究表明，用血卟啉衍生物（hematoporphyrin derivative，HPD）或二血卟啉醚和酯（dihematoporphyrin ethers and esters，DHE）作为光敏剂介导 PDT 治疗胃癌的完全缓解率可达 100%，但是随访仅为 2～19 个月（Mimura，1994）。Nakamura 等人（2001）也研究用 DHE 治疗 7 例早期胃癌病人的效果，结果所有病人均获得了完全缓解。在一个大型研究中，日本 7 所医院分别用多种方案治疗了 120 例受试者，结果所有受试者均获得了完全缓解，但是有 23% 的病人在几个月内癌症复发（Kato 等，1990）。

许多病人在治疗过程中可能经历癌症的侵袭和转移性疾病。此外，早期光敏剂和光源可能会使一些病人疗效不足。Mimura 等人（1996）研究了 2 组用不同的光源处理的早期胃癌的病人对 HPD 或 DHE 的敏感性后发现，用氩离子染料激光（Ar dye laser，ADL，Spectra-Physics，Mountain View，California）治疗的黏膜癌症病人治愈率为 57%（23 例中有 13 例治愈），黏膜下癌症治愈率为 53%（19 例中有 10 例治愈），侵及肌层和固有层的治愈率则为 0（2 例中没有治愈）。另外一组则是用准分子激光（excimer dye laser，EDL；Hamamatsu Photonics，Hamamatsu，Japan）治疗，结果 100% 的表层癌症被治愈（15 例全部被治愈），75% 黏膜下层癌症被治愈（12 例中有 9 例被治愈），20% T2 型肿瘤被治愈（5 例中 1 例被治愈）（Mimura 等，1996）。

对食管来说，柱状光纤是十分理想的，但是对于体积比较大、形状不一的胃来说，其更像是一个手电筒照射靶区，更适合微透镜光纤。这种纤维有一个固定的焦距，通常约为 10 mm，并且有一个同等大小的治疗直径。由于大多数适合 PDT 的病变相对较小，两个或多个重叠的照射点即可覆盖治疗区域。

5-ALA 在胃部治疗中疗效并不好。在一个胃部癌前病变治疗研究中，7 例病人中仅有 2 例获得了完全缓解（Smolka，2006）。有一部分原因可能是因为光照不充分，但是研究中强调在胃中应用 PDT 治疗的难度，特别是应用温和的光敏剂，其主要的原因是胃的蠕动以及其具有较多的褶皱。Ell 等人（1998）用更强力的 mTHPC 光敏剂治疗了 22 例早期胃癌病人，剂量为 0.075 mg/kg，在 96 小时后用能量为 20 J/cm²，波长为 652nm 光照射。结果 22 例病人中有 16 例获得了完全缓解（73%），随访持续了 12～20 个月。虽然 7 例病人有皮肤光敏反应，12 例病人有短暂的腹痛，但均没有严重的不良反应报道（Ell 等，1998）。

PDT 作为胃癌姑息治疗手段没有得到很好的研究。局限的近端胃癌引起的吞咽困难可以如治疗食管癌一样使用柱状光纤环向照射的治疗方案。然而，由于进展期胃癌病灶浸润范围深而广，PDT 往往治疗疗效不佳，但针对胃癌导致的出血 PDT 有一定的治疗效果。Yanai 等人（2002）研究了 2 例不可切除的老年胃癌病人，用 PDT 联合注入自体活性 T 淋巴细胞来控制肿瘤侵袭性渗出。

41.4.3　十二指肠和壶腹部

在美国，每年新发生的小肠癌不到 8000 例，其中约 20% 的病例死亡。尽管小肠很长，十二指肠、空肠或回肠的恶性肿瘤仅占所有胃肠道肿瘤的 2%（http://seer.cancer.gov/statfacts）。患有 Peutz-Jeghers 综合征、家族息肉性综合征、乳糜泻、处于免疫缺陷状态以及患有克罗恩病的病人可能有更高的风险发展为小肠恶性肿瘤。虽然小肠癌的环境危险因素并没有特征性，但可能的环境危险因素包括饮食因素、吸烟、乙醇摄入和肥胖。

不幸的是，大多数十二指肠恶性肿瘤发现时已经是晚期，并且伴随有出血、黄疸或幽门梗阻。除了在肿瘤的最早期，手术是唯一有可能治愈的方式。对于晚期疾病和旁路手术，内镜下支架可能帮助缓解梗阻症状。姑息性的 PDT 并不适用于治疗出血，可能很难产生疗效。PDT 用于治疗早期十二指肠癌、壶腹部癌症以及进展期腺癌有一小部分的案例报告。Regula 等人（1995）研究了用 50～100 J/cm²

ALA-PDT 来治疗 3 例十二指肠腺瘤和 3 例壶腹部癌症的效果。ALA 治疗所有病灶区域后，经过原卟啉Ⅸ荧光镜检测，发现治疗后仅有小部分坏死。在另外一项研究中，用剂量为 2.5 mg/kg 的 DHE 治疗 6 例十二指肠息肉病人，用 200 J/cm² 光消融小息肉（<3 mm），但是超过半数的扁平息肉在 4～10 mm。副作用中包括 1 例胰腺炎和 5 例暂时性肝功能检查升高（Saurin，Chayvialle 和 Ponchon，1999）。

大约 60% 患有家族性腺瘤息肉病（familial adenomatous polyposis，FAP）的病人会发展为十二指肠和壶腹部息肉，如果未经治疗，许多会发展为癌症。已经接受预防性结肠切除术的 FAP 病人中，十二指肠和其他小肠癌是导致其过早死亡的主要原因。Mlkvy 等人（1995）用 ALA 或 DHE-PDT 治疗 6 例患有 FAP 和十二指肠、直肠树状息肉的病人。虽然随访很短，但是使用 DHE-PDT 较 ALA-PDT 可以获得更好的效果（Mlkvy 等，1995）。

Abulafi 等人（1995）用 HPD 治疗了 10 例不能耐受手术的壶腹恶性肿瘤病人，剂量为 4 mg/kg，使用 630 nm 激光以 50～200 J/cm² 能量照射，在 3～6 个月内间断重复 5 次。其中，3 例病人完全缓解，4 例病人的巨大肿瘤体积缩小，另外 3 例并没有变化。唯一的副作用是 3 例病人出现了皮肤光敏反应。

在胃部，内镜下黏膜切除术和内镜下壶腹部切除术已经被越来越多地运用于治疗早期十二指肠肿瘤和不典型增生的腺癌中。PDT 不太可能成为这些微创手术的可靠替代治疗方法。类似地，在进展期肿瘤中，尽管对 PDT 的研究仍有很多人关注，但手术和内镜下支架治疗仍是首选治疗方案。

41.4.4　胆道系统

胆管癌（cholangiocarcinoma，CCa）是一种发病率很低的疾病，发病率约为 1/100000（http：//seer. cancer. gov/statfacts）。肝内的病灶症状往往是非特异性的，如体重减轻腹痛，而肝外病灶典型症状是无痛性黄疸。肿瘤在诊断之前可能已经在胆道系统扩散，目前仅 20%～30% 病人能接受根治性手术治疗（Nekeeb 等，1996）。不接受治疗的病人中位生存期仅为 3～6 个月，死亡原因通常为肝衰竭或由胆道梗阻所致的胆管炎。化疗对于改善症状和延长生存期的效果是不确切的（Singh 和 Patel，2006）。肝脏对放疗十分敏感，所以应限制使用。胆管腔内近距离放疗可能对某些病例有效，但是技术上难实施，也没有广泛应用。肝移植已经在小范围内取得了疗效。

胆管癌的发病因素包括原发性硬化性胆管炎（primary sclerosing cholangitis，PSC）、胆总管囊肿、慢性胆管结石、寄生虫感染和暴露于某些工业化学物质。慢性病毒性肝炎、酗酒和肥胖也可能增加风险（Chapman，1999）。其分型主要是 TNM 分型，但是旧的 Bismuth-Corlette 分型也仍然在广泛应用，因为它描述了潜在的切除可能性。

胆道引流仍然是治疗胆管癌的基石。通常好的引流可以减少症状，保留肝功能，帮助避免胆管炎和提高生存率。手术引流相当困难并与发病率和死亡率显著相关，并且不比微创治疗的效果好。自膨式金属支架相较于塑料支架可能提供了一种更为优越的缓解方法，因为金属支架可以放置更久，减少频繁移位和尽可能避免再次介入治疗（Chahal 和 Baron，2006）。

应用 PDT 治疗胆管癌的病例报告在 20 世纪 90 年代开始涌现，但是直到 1998 年，Ortner 等人第一次报道了使用 PDT 治疗的经验，PDT 才开始受到广泛关注。在这个无对照观察的初步临床研究中，PDT 治疗 9 例不能接受手术，Bismuth Ⅲ/Ⅳ 型的胆管癌病人，作为对比的是 3 例只接受支架治疗的病人。研究终点的评估为生存时间、黄疸的缓解和生活质量。光敏剂用光卟啉，光照能量密度为 180 J/cm²，使用 630 nm 激光应用柱状光纤经内镜照射。在第二个月，PDT 组胆红素下降了 67%，卡氏评分指数增加了 32%～69%（P=0.008）。PDT 组中位生存期为 439 天，对照组仅为 74 天（P<0.05）。PDT 组 30 天内无病人死亡，1 年生存率为 78%。PDT 组的副作用为所有病人小范围皮肤色素沉着和发热，1 例病人出现腹痛。

5 年后该作者报道了另一个 PDT＋支架和单用支架用于不可手术的胆管癌的多中心、随机对照试验研究（Ortner 等，2003）。本研究共纳入 70 例病人；20 例随机接受与原始研究相同的治疗方案，19 例随机接受单独的双侧塑料支架治疗，另外 31 例拒绝随机或被排除入组的病人列入开放组，接受 PDT＋支架治疗。病人经历了平均 1.5 次 PDT 治疗（范围：1~4），15 cm 塑料支架每 3 个月更换 1 次。PDT＋支架组的中位生存期为 493 天，而单独支架组仅为 98 天（$P<0.0001$）。在卡氏评分下，PDT＋支架组生活质量得到了提高。此外，开放组的中位生存期为 426 天，与 PDT＋支架组的相似。由于两组间有很明显的生存期差异，这个研究提前结束。没有发生治疗相关死亡，但是 PDT 组更容易发生胆管炎和皮肤光敏反应。

其他研究也显示了类似的结果，尽管效果不那么显著。Witzigmann 等人（2006）在光卟啉介导 PDT 后置入支架治疗 68 例病人，56 例病人单独用支架治疗作为对比。PDT 组中位生存期为 12 个月，单独支架组为 6.4 个月（$P<0.01$）。胆道引流和卡氏评分在 PDT 组中也更好。Zoepf 等人（2005）完成了 32 例胆管癌病人的随机试验，16 例病人在放置支架后，用新型血卟啉衍生物，Photosan-3（SeeLab，Wesselburenerkoog，Germany），剂量为 2 mg/kg，经 633 nm 激光以 200 J/cm^2 能量照射，随后置入塑料支架，与单独放置支架作为对比。支架在所有病人中都每 3 个月更换一次。PDT 组中位生存期为 21 个月，而对照组则为 7 个月（$P=0.01$）。尽管胆管炎在 PDT 组中更为常见，但是所有病例在治疗中都可以得到控制。

在美国的一项大型实验研究中，Kahaleh（2008）等人将 19 例光卟啉介导的 PDT＋塑料支架治疗与 29 例病人单独支架治疗后的疗效进行对比，发现用光卟啉介导 PDT＋塑料支架治疗的病人生存显著受益。PDT 组中位生存期为 16.2 个月，对照组仅为 7.4 个月。超过三分之一病人发生了胆管炎，对照组中 2 例病人死亡。

尽管 PDT 治疗胆管癌的疗效明显，但美国 FDA 仍然认为这项疗法是实验性的。尽管如此，PDT 治疗胆管癌可能是 PDT 治疗胃肠道肿瘤中最有前景的，其相关研究仍在继续。

41.4.5　胰腺

胰腺癌在美国是结肠癌之后的第二大常见的消化道恶性肿瘤，2012 年有 44000 例新病例报道（http：//seer. cancer. gov/statfacts）。手术切除是治疗的唯一可能；然而，仅有大约 20％的新诊断胰腺癌病人能接受根治性手术。大约 40％在确诊时即已转移，另外 40％的病人会出现局部不可切除的肿瘤。对于这些局部进展期肿瘤，中位生存期为 8~12 个月，有转移灶的更短。对于那些没有淋巴转移，成功接受了手术的病人来说，5 年生存率也仅为 25％~30％，有淋巴转移的 5 年生存率仅为 10％（Trede，Schwall 和 Saeger，1990）。直到最近，胰腺癌的化疗、放疗试验才出现了新进展，但这些进展有限，虽然使中位生存期增加约 6 个月，但代价是显著增加了毒性的风险。

早期体外实验表明，PDT 对胰腺癌细胞有毒性作用。此外，PDT 能启动宿主对存活的癌细胞的免疫反应。Regula 等人发现将人类胰腺肿瘤移植到小鼠上用 ALA-PDT 处理的生存期要长于未经处理的小鼠。而且，HPD 和其他光敏剂相对于正常胰腺来说，可以优先聚集到肿瘤细胞（Schroder 等，1998）。光敏剂 mTHPC 在动物实验中可以引起大片组织坏死，但是同时也会影响内脏，导致十二指肠出血（Mlkvy 等，1996）。

胰腺肿瘤的解剖位置由于很难使用普通内镜经胰管到达，所以用 PDT 治疗是一件很有挑战性的工作。Bown 等人（2002）在围绕这个问题的 Ⅰ 期研究中，通过经皮穿刺来接近肿瘤。16 例病人用 mTHPC 作为光敏剂，剂量为 0.15 mg/kg，在 CT 引导下用 19 号针进行肿瘤部位的穿刺。将柱状光纤通过穿刺插入肿瘤，并在针前端留下 3 mm 的弥散端，用 652 nm 的红光照射，平均能量密度为 240 J/cm^2。2 周后，所有的病人 CT 下都发现有持续肿瘤坏死。2 例病人出现了局部肿瘤坏死导致的十二指肠动脉大出血。没有病人被发现有胰腺炎。中位生存期为 9.5 个月，16 例病人中有 7 例生存期超过了 1 年。

到目前为止，内镜下 PDT 治疗胰腺癌还没有被报道过。然而，Chan 等人（2004）成功在猪身上通过超声内镜引导经 19 号针穿刺到胰腺、肝脏、肾和脾脏并完成 PDT。

需要开发对胰腺肿瘤有更高的特异性的新型光敏剂，并且也需要研制出新的靶点和传输光传输系统。目前，胰腺癌的发病广泛，而其他治疗的生存率较差，这就需要我们做进一步的胰腺癌 PDT 临床试验研究。

41.4.6 结肠和直肠癌

尽管筛查项目取得了成功，并且公众意识到结肠癌和癌前息肉以及癌前息肉可以通过结肠镜检查来识别，但结肠癌在美国所有癌症死亡中仍占有 10%。在美国，每年有大约 140000 新病例被诊断为结肠癌，其中约三分之二在结肠，三分之一在直肠。2012 年，预测有超过 51000 例病人将死于这种疾病。这种疾病成为肺癌之后的第二大癌症死亡原因（http：//seer. cancer. gov/statfacts）。其危险因素包括家族史，特别是息肉综合征，如 FAP、Lynch 综合征等；身体情况如小肠炎症性疾病，肥胖，胆囊切除术史和糖尿病；环境因素如饮酒，吸烟，放射线照射，低纤维和高脂饮食。然而，大部分结肠癌发生在没有明显的危险因素的人群中。保护性因素可能包括低脂高纤维饮食，使用阿司匹林或非甾体抗炎药，还有使用他汀类药物和叶酸。

使用 PDT 治疗早期结肠、直肠癌和姑息治疗进展期癌症已经持续了很多年。动物实验表明结肠癌对 PDT 相当敏感，结肠壁能够承受高能量而不会发生穿孔。但是临床上 PDT 的应用却受到了限制，很大程度上是因为对于大的多发性息肉切除术、进展期肿瘤的支架缓解术、晚期疾病手术切除缓解疾病相对容易和可靠。

现在的一些病例报告和小型研究大多来自 20 年前或更早，都着眼于使用 PDT 根除结肠息肉并缓解结直肠大型肿瘤。但这些研究缺乏持续性治疗与疗效评估的标准，样本较小，随访期较短。

在最早的一个研究里，McCaughan（1992）用血卟啉醚治疗了 8 例直肠癌病人，并且平均生存期为 16 个月，在其他早期研究，用 HPD 治疗 9 例以前未完全接受 Nd：YAG 激光消融治疗的绒毛腺瘤病人，其中 8 例获得了完全缓解（Loh 等，1994）。7 例病人的息肉被完全切除，并且没有大的并发症。在英国，10 例患有结直肠癌的非手术病人接受 HPD 治疗。2 例小肿瘤病人获得了完全缓解，而有大肿瘤的病人出现了持续性症状如疼痛和尿急，1 例病人出现治疗后出血（Barr 等，1990）。在一项法国的研究中，用 HPD 治疗 21 例患有乙状结肠直肠癌的病人，50% 病人获得了完全缓解（Patrice 等，1990）。Spinelli，Mancini 和 DalFante（1995）发表文章称，他们成功治疗了 27 例进展期或结肠远端梗阻的病人，不过随访很短，也没有明确定义临床终点。

其他研究则很少表现出好的结果。在骨盆用 HPD-PDT 治疗 14 例盆腔残留或复发的结直肠癌病人，尽管有几例病人被报道有疼痛减轻，但是只有 2 例病人表现出完全缓解（Herrera-Ornelas 等，1986）。在一项涉及 93 例不能手术的结肠癌病人大型研究中，其中包括 18 例巨大息肉。光卟啉介导 PDT 的治疗效果并没有 Nd：YAG 激光消融的效果好（Krasner，1989）。

人们设计了新型治疗方法来治疗结肠癌肝转移。在 Vogel 等人（2004）的研究中，9 例通过经皮穿刺用 HPBC 介导激光照射来治疗肝转移。5 例病人获得了完全缓解。仅有的副作用为 2 例病人的皮肤出现光敏反应（Vogl 等，2004）。

PDT 也被用于治疗直肠癌所致的不可控制的出血。4 例病人用其他方法止血失败，而血卟啉醚介导的 PDT 治疗止血成功（McCaughan 等，1996）。HPD-PDT 也被用于治疗放射性直肠炎合并的出血。

由于内镜治疗和支架技术不断提高，用 PDT 治疗结直肠癌可能仅适用于少数适应证，如与出血和尿急相关的低位直肠肿瘤。如果有更新、更强力的、特异性更好的光敏剂出现，这种状况将会改变。动物实验表明光敏剂可能与特殊分子有联系，如癌胚抗原（CEA）和粒细胞刺激因子，因此可以尝试进一步增强治疗中的光毒效应（Carcenac 等，1999；Golab 等，2000）。这些领域的研究以及新的治疗手段在转移性病灶方面的应用，可能会引发人们将 PDT 用于下消化道治疗的兴趣。

参考文献

[1] Abulafi, A. M., J. T. Allardice, N. S. Wiliams et al. 1995. Photodynamic therapy for malignant tumours of the ampulla of Vater. Gut 36: 853 – 856.

[2] Ackroyd, R., N. J. Brown, M. F. Davis et al. 2000. Photodynamic therapy for dysplastic Barrett's oesophagus: A prospective, double blind, randomized placebo controlled trial. Gut 47: 612 – 617.

[3] Barr, H., N. Krasner, P. B. Boulos et al. 1990. Photodynamic therapy for colorectal cancer: A quantitative pilot study. Br J Surg 77: 93 – 96.

[4] Bown, S. G., A. Z. Rogowska, D. E. Whitelaw et al. 2002. Photodynamic therapy for cancer of the pancreas. Gut 50: 549 – 557.

[5] Canto, M. I., C. Smith, L. McClelland et al. 2002. Randomized trial of PDT vs. stent for palliation of malignant dysphagia: Cost-effectiveness and quality of life. Gastrointest Endosc 55: AB100.

[6] Carcenac, M., C. Larroque, R. Langlois et al. 1999. Preparation, phototoxicity and biodistribution studies of anti-carcinoembryonic antigen monoclonal antibody-phthalocyanine conjugates. Photochem Photobiol 70: 930 – 936.

[7] Chahal, P., and T. H. Baron. 2006. Endoscopic palliation of cholangiocarcinoma. Curr Opin Gastroenterol 22: 551 – 560.

[8] Chan, H. H., M. S. Nishioka, M. Mino et al. 2004. EUS-guided photodynamic therapy of the pancreas: A pilot study. Gastrointest Endosc 59: 95 – 99.

[9] Chapman, R. W. 1999. Risk factors for biliary tract carcinogenesis. Ann Oncol 10 (Suppl): 308 – 311.

[10] Ell, C., L. Gossner, A. May et al. 1998. Photodynamic ablation of early cancers of the stomach by means of mTHPC and laser irradiation: Preliminary clinical experience. Gut 43: 345 – 349.

[11] Golab, J., G. Wilcznski, R. Zagozdzon et al. 2000. Potentiation of the antitumour effects of Photofrin-based photodynamic therapy by localized treatment with G-CSF. Br J Cancer 82: 1485 – 1491.

[12] Greenwald, B. D., J. A. Dumont, J. A. Abrams et al. 2010. Endoscopic spray cryotherapy for esophageal cancer: Safety and efficacy. Gastrointest Endosc 71: 686 – 693.

[13] Herrera-Ornelas, L., N. J. Petrelli, A. Mittelman et al. 1986. Photodynamic therapy in patients with colorectal cancer. Cancer 57: 677 – 684.

[14] Jemal, A., F. Bray, M. M. Center et al. 2011. Global cancer statistics. CA Cancer J Clin 61: 69 – 90.

[15] Kahaleh, M., R. Misra, V. M. Shami et al. 2008. Unresectable cholangiocarcinoma: comparison of survival in biliary stenting versus stenting with photodynamic therapy. Clin Gastro Hep 6: 290 – 297.

[16] Kato, H., T. Kito, K. Furuse et al. 1990. Photodynamic therapy in the early treatment of cancer. Gan To Kagaku Ryoho 17: 1833 – 1838.

[17] Krasner, N. 1989. Laser therapy in the management of benign and malignant tumours in the colon and rectum. Int J Colorectal Dis 4: 2 – 5.

[18] Lightdale, C. J., S. K. Heier, N. E. Marcom et al. 1995. Photodynamic therapy with porfimer sodium versus thermal ablation therapy with Nd: YAG laser for palliation of esophageal cancer a multicenter randomized trial. Gastrointest Endosc 42: 507 – 512.

[19] Litle, V. R., J. D. Luketich, N. A. Christie et al. 2003. Photodynamic therapy as palliation for esophageal cancer: Experience in 215 patients. Ann Thor Surg 76: 1687 – 1693.

[20] Loh, C. S., P. Bliss, S. G. Bown et al. 1994. Photodynamic therapy for villous adenomas of the colon and rectum. Endoscopy 26: 243 – 246.

[21] McCaughan, J. S., Jr. 1992. Miscellaneous treatments. In Photodynamic Therapy for Malignancies: Clinical Manual. J. S. McCaughan Jr., editor. Landes, Austin, TX, 135 – 144.

[22] McCaughan, J. S., P. C. Hawley, J. C. LaRosa et al. 1996. Photodynamic therapy to control life-threatening hemorrhage from hereditary hemorrhagic telangiectasia. Lasers Surg Med 19: 492 – 494.

[23] Mimura, S. 1994. Photodynamic therapy for early gastric cancer. 5th International Photodynamic Association Biennial

Meeting, Amelia Island, FL.

[24] Mimura, S., H. Narahara, H. Uehara et al. 1996. Photodynamic therapy for gastric cancer. Gan To Kagaku Ryoho 23: 41 - 46.

[25] Mlkvy, P., H. Messmann, H. Debinski et al. 1995. Photodynamic therapy for polyps in familial adenomatous polyposis—A pilot study. Eur J Cancer 31A: 1160 - 1165.

[26] Mlkvy, P., H. Messmann, M. Pauer et al. 1996. Distribution and photodynamic effects of meso-tetrahydroxyphenylchlorin (mTHPC) in the pancreas and adjacent tissues in the Syrian golden hamster. Br J Cancer 73: 1473 - 1479.

[27] Nakamura, H., H. Yanai, and J. Nishikawa et al. 2001. Experience with photodynamic therapy for the treatment of early gastric cancer. Hepato-Gastroenterol 48: 1599 - 1603.

[28] Nekeeb, A., H. A. Pitt, T. A. Sohn et al. 1996. Cholangiocarcinoma: A spectrum of intrahepatic, perihilar, and distal tumors. Ann Surg 224: 463 - 473.

[29] Ortner, M. E., K. Caca, F. Berr et al. 2003. Successful photodynamic therapy for nonresectable cholangiocarcinoma: A randomized prospective study. Gastroenterol 125: 1355 - 1363.

[30] Ortner, M. E., J. Liebetruth, S. Schreiber et al. 1998. Photodynamic therapy of nonresectable cholangiocarcinoma. Gastroenterol 114: 536 - 542.

[31] Overholt, B. F., C. J. Lightdale, K. K. Wang et al. 2005. Photodynamic therapy with porfimer sodium for ablation of high-grade dysplasia in Barrett's esophagus: International, partially blinded, randomized phase III trial. Gastrointest Endosc 62: 488 - 498.

[32] Overholt, B. F., M. Panjehpour, and J. M. Haydek. 1999. Photodynamic therapy for Barrett's esophagus: Follow-up in 100 patients. Gastrointest Endosc 49: 1 - 7.

[33] Patrice, T., M. T. Foultier, S. Yactayo et al. 1990. Endoscopic photodynamic therapy with haematoporphyrin derivative in gastroenterology. J Photochem Photobiol B 6: 157 - 165.

[34] Regula, J., A. J. MacRobert, A. Gorchein et al. 1995. Photosensitisation and photodynamic therapy of oesophageal, duodenal and colorectal tumours using 5 aminolaevulinic acid induced protoporphyrin IX—A pilot study. Gut 36: 67 - 75.

[35] Saurin, J. C., J. A. Chayvialle, and T. Ponchon. 1999. Management of duodenal adenomas in familial adenomatous polyposis. Endoscopy 31: 472 - 478.

[36] Schroder, T., I. W. Chen, M. Sperling et al. 1988. Hematoporphyrin derivative uptake and photodynamic therapy in pancreatic carcinoma. J Surg Oncol 38: 4 - 9.

[37] SEER Cancer Stat Fact Sheet, Available at http://seer.cancer.gov/statfacts, retrieved August 2012.

[38] Shaheen, N. J., P. Sharma, B. F. Overholt et al. 2009. Radiofrequency ablation in Barrett's esophagus with dysplasia. NEJM 360: 2277 - 2288.

[39] Singh, P., and T. Patel. 2006. Advances in the diagnosis, evaluation and management of cholangiocarcinoma. Curr Op Gastroenterol 22: 294 - 299.

[40] Smolka, J. 2006. In vivo fluorescence diagnostics and photodynamic therapy of gastrointestinal superficial polyps with aminolevulinic acid. A clinical and spectroscopic study. Neoplasma 53: 418 - 423.

[41] Spinelli, P., A. Mancini, and M. Dal Fante. 1995. Endoscopic treatment of gastrointestinal tumors: Indications and results of laser photocoagulation and photodynamic therapy. Sem Surg Oncol 11: 307 - 318.

[42] Tanaka, T., S. Matono, T. Nagano et al. 2011. Photodynamic therapy for large superficial squamous cell carcinoma of the esophagus Gastrointest Endosc 73: 1 - 6.

[43] Trede, M., G. Schwall, and H. D. Saeger. 1990. Survival after pancreatoduodenectomy. 118 consecutive resections without an operative mortality. Ann Surg 211: 447 - 458.

[44] Vogl, T., K. Eichler, M. G. Mack et al. 2004. Interstitial photodynamic laser therapy in interventional oncology. Eur Radiol 14: 1063 - 1073.

[45] Witzigmann, J., F. Berr, U. Ringel et al. 2006. Surgical and palliative management and outcome in 184 patients with hilar cholangiocarcinoma. Ann Surg 244: 230 - 239.

[46] Wolfsen, H. C. 2005. Present status of photodynamic therapy for high-grade dysplasia in Barrett's esophagus. J Clin

Gastroenterol 39: 198 - 202.

[47] Wolfsen, H. C., T. A. Woodward, and M. Raimondo. 2002. Photodynamic therapy for Barrett's esophagus and early esophageal adenocarcinoma. Mayo Clin Proc 77: 1176 - 1181.

[48] Yanai, H., Y. Kuroiwa, N. Shimizu et al. 2002. The pilot experience of immunotherapy-combined photodynamic therapy for advanced gastric cancer in elderly patients. Int J Gastrointest Cancer 32: 139 - 142.

[49] Zoepf, T., R. Jakobs, J. C. Arnold et al. 2005. Palliation of nonresectable bile duct cancer: Improved survival after photodynamic therapy. Am J Gastro 100: 2426 - 2430.

42　光动力疗法在脑肿瘤的应用

42.1　引　言

　　恶性脑肿瘤（malignant brain tumors，MBTs）包括原发性恶性脑肿瘤（primary malignant brain tumors，PMBTs）和继发性脑肿瘤（secondary brain tumors，SBTs）。MBTs 年发病率为 5～10/100 万人，其死亡人数占全球恶性肿瘤死亡人数的 3%，是导致年轻人恶性肿瘤死亡的第二大常见原因，是青壮年的第六大死亡原因。其预后非常差，从诊断到死亡通常不超过 36 周或更短（Obwegeser 等，1995；Eljamel，2004）。原发性恶性脑肿瘤（颅内胶质瘤）占原发性脑肿瘤的 38%～40%，其中最常见的是多形性胶质母细胞瘤（Glioblastoma multiformes，GBMs）（Stupp，2007）。多形性胶质母细胞瘤分为原发性和继发性两种。原发性多形性胶质母细胞瘤占多形性胶质母细胞瘤的 60%，主要发生在超过 50 岁的人群。而继发性多形性胶质母细胞瘤占多形性胶质母细胞瘤的 40%，主要发生在 45 岁以下的人群。一些学者通过广泛研究，评估了多形性胶质母细胞瘤的预后和改善生存期的相关因素，确认了 3 个风险组（Lamborn，Chang 和 Prados，2004）：低风险组由年龄小于 40 岁的患有额叶肿瘤的年轻病人构成，中风险组由年龄在 40～65 岁之间、KPS 评分＞70 分且进行了病灶切除术的病人构成，高风险组由年龄在 40～65 岁之间且 KPS 评分＜80 分或只进行了活检的病人构成。一些最近的研究评估了遗传变异对多形性胶质母细胞瘤的影响（Rich 等，2005；Kleihues，Burger 和 Cavenee，1997）。在原发性和继发性多形性胶质母细胞瘤中，最常见的基因异常就是染色体组 10q 的杂合子丢失（Loss of heterozygosity，LOH），有这种现象的通常都预后不良。其发生率在所有多形性胶质母细胞瘤中占 60%～90%。这种变异对原发性多形性胶质母细胞瘤具有一定的特异性，但很少在其他级别的肿瘤中发生。p53 是肿瘤抑制基因，是星形胶质细胞瘤中发现的第一个遗传改变，在所有的多形性胶质母细胞瘤中约有 25%～40% 存在 p53 的缺失或改变，尤其发生在继发性多形性胶质母细胞瘤中（Watanabe 等，1997）。尽管进行了广泛的临床试验研究，多形性胶质母细胞瘤病人的中位生存期只有大概 12 个月，其中 2 年生存期病人不超过 25%，5 年生存期病人不超过 10%。在一个对 279 例多形性胶质母细胞瘤病人的研究当中，只有 5 例（1.8%）生存期达到 3 年（Scott 等，1998）。显然，采用更新的方法去治疗多形性胶质母细胞瘤迫在眉睫，同时，需要多学科联合治疗以改善疗效和预后。2008 年，美国神经外科医师协会（the American Association of Neurological Surgeons，AANS）和神经外科医师年会（the Congress of Neurological Surgeons，CNS）对初发的多形性胶质母细胞瘤病例制定了治疗指南（Olsen 等，2008）。指南推荐先在安全的情况下最大限度地切除病灶（Ⅱ级证据），术后对增强的病灶行放疗，剂量 60 Gy（Ⅰ级证据），同时对增强病灶周围 2 cm 的区域也要进行放疗（Ⅱ级证据）。指南同时推荐在开颅术后同步用替莫唑胺（Ⅰ级证据）和卡莫斯汀（Ⅱ级证据）化疗。研究表明替莫唑胺组的 2 年生存率为 26%，安慰剂组为 10%；替莫唑胺组中位生存期为 14.6 个月，安慰剂组为 12.1 个月；替莫唑胺组无进展生存期为 7.2 个月，安慰剂组为 5 个月（Olsen 等，2008）。另一方面，卡莫斯汀埋置剂可以延长生存期至 13.9 个月，安慰剂组为 11.9 个月（Vecht 等，1990）。由于局部的侵袭和复发，这类肿瘤的预后不好。大部分的复发是位于肿瘤切除边缘的 2 cm 以内，而且病人往往就是死于局部的复发，这就表明需要进一步的局部治疗以根除这些区域内的肿瘤。然而，这些肿瘤难以捉摸的性质是要根治性手术切除的障碍：即使借助于手术显微镜，大量的肿瘤细胞肉眼也看不到，这些肿瘤能够伪装自己，使得它们在手术中几乎不可能被识别出来。当病人有临床症状时，这类肿瘤大多已经广泛侵袭脑组织，使得切除肿瘤边缘变得不可能，即便是病灶位于非功能区。

继发性脑肿瘤比原发性恶性脑肿瘤要多见（Klos 等，2004）。脑转移瘤的年发病率为 12/10 万，其中15％～40％是由全身转移到脑。最常见的来源是肺癌（40％～50％）、乳腺癌（15％～25％）和恶性黑色素瘤（5％～20％）（Klos 等，2004）。由于影像技术的发展和越来越多的对原发肿瘤更有效的治疗，提高了其生存率，导致脑转移瘤的发生率提高了。其临床症状与原发性恶性脑肿瘤类似，如头痛、神经功能障碍、癫痫。详细的神经心理测试证实 65％的病人有认知障碍，病变通常涉及多个区域。

如果不去治疗这些继发性脑肿瘤，它们很快就会致命。局部控制主要的肿瘤对病人的生存期至关重要。外科手术适用于那些孤立的转移瘤，尤其是相对年轻（＜65 岁），KPS 评分较高（＞70），原发肿瘤控制较好的病人（Guillano 等，2008）。然而，要完全切除转移瘤是很难做到的，因为普通肿瘤的切除原则在脑部组织中并不能应用，其忽略了周围已经受肿瘤细胞浸润的脑组织。因此，要联合其他辅助治疗，如全脑放疗（whole-brain radiotherapy，WBRT）、立体定向放疗、化疗等（Komblith，1995）。

对于原发性恶性脑肿瘤和继发性脑肿瘤的远期预后，有以下几个问题值得思考：如果我们能找到一个方法使肿瘤可视化，那会怎么样？如果我们可以找到一个方法选择性地杀伤残留肿瘤细胞，而且还不会破坏周边的脑组织，那又会怎么样？光诊断（photodiagnosis，PD）和光动力治疗（photodynamic therapy，PDT）技术可以很好地回答这些问题，解开这些谜团。

42. 2　恶性脑肿瘤的光诊断

光诊断（PD）的基本原理是将对恶性脑肿瘤有选择性的光敏剂注入体内，含有光敏剂的细胞可被探测到荧光。因为光敏剂吸收蓝光（373～404 nm）后会发出红光（Aziz 等，2009；Eljamel，2004，2008；Zilidis 等，2008）。因此，在光路上用一个长通滤光器就可以使含光敏剂的肿瘤细胞可视化。由于高度增生的恶性组织能优先积聚光敏剂，因此其发出的荧光可以让外科医生准确地从正常、健康组织中分辨出恶性肿瘤组织，从而达到最大化切除肿瘤和最小化脑损伤。同时，也能分辨低级别胶质瘤中的恶性转化部分。

Stummer 等人首先探索了光诊断应用于恶性脑肿瘤的效果，他们于 2000 年对 52 例高级别胶质瘤进行前瞻性观察研究（Stummer 等，2000）。研究者发现光诊断具备高选择性（99.6％，223 个荧光活检切片中只有一个不含肿瘤细胞）和高敏感性（81.6％，272 个荧光活检切片中有 222 个含有肿瘤）。使用 5 - 氨基酮戊酸（5-ALA）作为光诊断的光敏剂，可使 MRI 增强病灶的全切率达到 63％（Stummer 等，2000）。此外，该研究证实超过 2 cm³ 残留肿瘤对生存期是个不良预后因素。在一个以5-ALA 为光敏剂的随机对照试验中，349 例病人被随机分为白光组和蓝光组（Stummer 等，2006），其中蓝光组 176 例，接受蓝光照射。试验组和对照组在年龄、性别、KPS 评分和肿瘤位置上均无明显差异。有 40 例病人被排出组外，因为他们的病理诊断并非高级别胶质瘤（其中 15 例是转移瘤，7 例是低级别胶质瘤，14 例为良性肿瘤）。MRI 增强病灶的全切率比较，蓝光组达到 64％（112∶176），白光组为 38％（65∶173）（P＜0.0001）。蓝光组的无瘤生存期更长（5.1 个月，对照组 3.6 个月，P＝0.022）。对在该研究的和其他类似研究的病人使用多变量分析，证实 KPS 评分 70 分或以上、年龄＜65岁、手术切除的范围为预后良好因素。切除 98％以上增强病灶比残留 2％以上肿瘤能延长预期寿命至少4.2 个月。能做到全切的多形性胶质母细胞瘤病人，平均生存期能达到 16.7 个月，对照组为 11.8 个月（Pichlmeier 等，2008）。光诊断在高级别胶质瘤中显示的肿瘤范围要大于钆增强的范围，因此能使切除范围大于 MRI 上的增强病灶。图 42.1 显示的是多形性胶质母细胞瘤在 MRI 增强影像、显微镜视野和荧光显影下的不同体积大小。该肿瘤位于右侧前颞叶，行右颞叶切除术后，将切除的标本切片，分别测量肿瘤在白光和蓝光照射下的最大径，在白光照射下为 35 mm，在蓝光照射下为 42 mm，而 MRI 显示的肿瘤最大径为 17 mm（Eljamel，2010）。笔者的研究组对 114 例颅内病变的荧光性和灵敏度的变化进

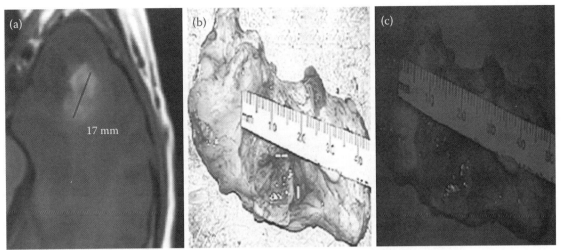

图 42.1　位于颞叶的多形性胶质母细胞瘤的（a）MRI 影像，（b）白光照射下的影像，（c）蓝光照射下的影像，证实了增强的 MRI 影像所显示的肿瘤大小小于肿瘤的实际大小。

行了研究，多形性胶质母细胞瘤的灵敏度为 87%，原发性淋巴瘤、室管膜瘤、骨髓瘤、脑膜瘤、乳腺癌和肺癌的脑转移瘤等均具有高灵敏度（Eljamel，2009）。采用光诊断技术的研究中观察到的假阴性结果大多数是由于取了肿瘤的坏死组织进行活检，而不是取到了侵袭性活跃的肿瘤边缘。在光诊断中，活的肿瘤细胞数量与荧光的强度具有良好的相关性，成团块状的恶性肿瘤显示红色荧光，混合有正常脑组织的肿瘤细胞和因先前进行过放疗的病人的放射性坏死组织显示为粉红色荧光。

42.2.1　荧光图像导航手术（Fluorescence Image-Guided Surgery，FIGS）

基于对光诊断的研究，衍生出了荧光图像导航手术（FIGS），欧盟药物署（EMAE）已批准，使用 5-ALA 诱导的荧光诊断用于多形性胶质母细胞瘤和 WHO Ⅲ级的星形细胞瘤［间变型星形细胞瘤 anaplastic astrocytoma（AA）］手术（商品名 Gliolan，Medac 公司，德国）。Stummer 等人使用 5-ALA 介导荧光图像导航手术在一组随机对照试验中达到了 64% 的肿瘤全切率，而使用白光显影的对照组为 36%（Eljamel 等，2008）。2006 年 Stummer 等人用 Photofrin（光卟啉，Axcan 制药，加拿大）和 5-ALA 介导的荧光图像导航手术在随机对照试验中达到了 77% 的肿瘤全切率，而 Kostron 研究组使用四间羟基苯基二氢卟酚（meta-tetrahydroxyphenylchlorin，mTHPC，又称 Foscan）（Biolitec，Ireland）在一个配对对照研究中也达到了 75% 的肿瘤全切率（Kostron 等，2006）。在另一组对 22 例多形性胶质母细胞瘤病人使用 Foscan 的研究中报告其具有 87.9% 的灵敏度和 95.7% 的特异性（Zimmermann 等，2001）。荧光图像导航手术能明显延长肿瘤进展的时间（$P < 0.001$）（Eljamel 等，2008；Kostron 等，2006；Stummer 等，2006），但在 Stummer 等人的研究中（Stummer 等，2008）并没有延长生存期，原因是没有达到肿瘤全切的病人比例达到了 36%，因而缺乏足够的证据去回答这个重要的问题。而且，两个组中肿瘤复发时的补救治疗缺乏对照。肿瘤得到全切的病人（122 例）的中位生存期为 16.7 个月，而没有全切肿瘤的病人（121 例）的中位生存期为 11.8 个月（$P = 0.0001$）（Stummer 等，2006）。其他荧光图像导航手术的使用者也获得了类似的最大限度切除肿瘤的效果（Grutsch 等，2009；Diez 等，2011）。后者更是证明了在其病人中应用荧光图像导航手术达到了切除 98% 以上肿瘤的效果。

下面是应用 5-ALA 进行荧光图像导航手术的标准流程，该流程也可能适用于其他的光敏剂（Eljamel，2008）。

（1）病人接受咨询并征求其手术同意。如果病人患有慢性肝衰竭，则不能进行手术。

（2）手术前 3 小时，按 2 mg/kg 体重的量给予病人口服混合 30 mL 水的 5-ALA［若使用其他光敏剂，则按照使用说明所推荐的时间和用法，如 Foscan 是术前 96 小时静脉注射；光卟啉（Photofrin）是术前 48 小时静脉注射］。

（3）运用图像导航系统设计手术入路（图 42.2）。

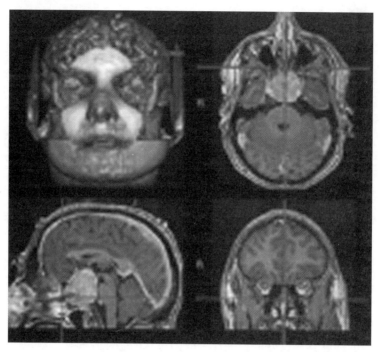

图 42.2　使用图像导航系统设计神经外科手术入路时的截屏图像

（4）开颅后剪开硬脑膜，显露脑表面。

1）如果可以直接看到肿瘤，则按常规方法切除这个容易辨认的肿瘤使其体积缩小。

2）如果不能直接看到肿瘤，则利用图像导航系统定位肿瘤，然后切除容易辨认的肿瘤。

（5）剩余的肿瘤则通过采用下述的荧光图像导航进行手术切除。

1）关掉手术室的光源。

2）打开蓝光灯。

3）观察蓝色术野中发出红色荧光的肿瘤（图 42.3 和图 42.4）。

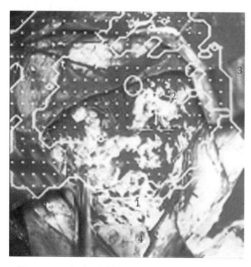

图 42.3　白光照射下的术中肿瘤显影，显示肿瘤（1）和正常脑组织（4）在外表上没有区别。术野中从图像导航系统（2）投射的描画轮廓为肿瘤的等高线。

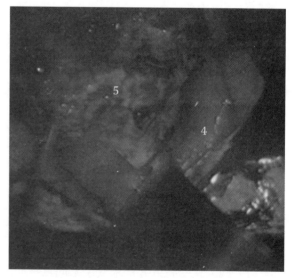

图 42.4　蓝光照射下的同一术野照片，显示了发红色荧光的残留肿瘤（5）和蓝色的正常脑组织（4）。

4）切除所有荧光组织（肿瘤）。

5）如果术野不清晰，则调回标准光源。

6）待吸干术野的液体，继续前述的荧光图像导航手术操作步骤，直到切除所有明显的发荧光组织。

（6）切除完毕后，确切止血。

（7）此时可进行其他辅助的术中治疗［如光动力疗法（photodynamic therapy，PDT），植入膜剂，术中放疗（intraoperative radiotherapy，IORT）等］。

（8）常规缝合硬膜，关颅，缝合头皮。

（9）麻醉复苏后，常规的术后护理。要注意的是，使用 5-ALA 后皮肤和视网膜对光敏感会持续约 24 小时，其他光敏剂会更长，因此麻醉师和护士需要注意这点，应避免在全身光敏感期进行持续脉搏血氧监测和眼底视网膜检查。

总之，荧光图像导航手术的目的是全切增强病灶，或者至少是要切除 98％以上的增强病灶。

42.2.2　荧光图像导航活检

有 40％的低级别胶质瘤能转化为多形性胶质母细胞瘤。治疗混合型胶质瘤要基于其高级别的部分。然而在术中，在白光和基本图像下是不可能分辨出肿瘤不同级别的部分的。为了使治疗充分，自从发现 5-ALA 介导的荧光显影能使多形性胶质母细胞瘤和间变型星形细胞瘤发出荧光，而Ⅰ、Ⅱ级的星形细胞瘤没有荧光，因此使用 5-ALA 和蓝光去分辨混合型胶质瘤的高级别部分成为保证取到有代表性活检样本的最好方法。一个刊登在 2010 年 *cancer* 杂志（Widhalm 等，2010）的研究证实在混合性病灶中，100％的Ⅱ级星形细胞瘤部分在荧光显影中呈阴性，而 89％的间变型星形细胞瘤部分呈阳性。

尽管框架型立体定向活检对诊断那些不适合手术的、位置深在的病灶依然有着相当重要的作用，然而假阴性结果并不罕见，可高达 11％（Feiden 等，1991）。因此一些作者建议取多点活检以降低假阴性率，但这样也增加了活检的风险。利用 5-ALA 介导的荧光显像技术在蓝光下观察取出的活检标本，可以提高立体定向活检的灵敏度（图 42.5），降低不必要的多点活检带来的风险。

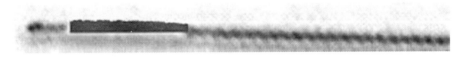

图 42.5　在蓝光下的立体定向活检取出的组织

42.3　恶性脑肿瘤的光动力治疗

光动力治疗的原理是在特定波长的激光照射下，光敏剂转化成对肿瘤细胞有杀作用的物质，使肿瘤细胞死亡。像 5-ALA、Photofrin、Foscan 这样的光敏剂吸收了光能后，能在细胞内产生出能杀伤肿瘤细胞的活性氧物质（Eljamel，2004，2005；Feiden 等，1991）。在肿瘤细胞实验、胶质瘤细胞株、多形性胶质母细胞瘤模型和临床实践中，光动力疗法已被证实能诱导肿瘤细胞死亡、凋亡和发生免疫应答（Eljamel，2004，2005；Feiden 等，1991）。有研究比较了光动力疗法在肿瘤细胞和神经元中的灵敏度，结果显示，在三维细胞培养中使用浓度为 15 $\mu g/mL$ 的 Foscan 介导的光动力疗法杀死了几乎所有的肿瘤细胞，而在没有血-脑屏障的情况下，只有 10％的神经元被杀死（Phillips，2008）。一项对 31 例深部恶性胶质瘤病人在不做其他辅助治疗的情况下进行立体定向光动力治疗的临床研究发现，治疗后的 MRI 显示病灶完全消失的病例占 64％，肿瘤体积缩小 50％～90％的病例占 26％，没有变化的病例占 10％（Kaneko，2008a）。因此，光敏剂对肿瘤的高选择性、肿瘤细胞内高浓度的光敏剂和匹配光敏剂特定波长的激光是光动力疗法的关键，使光动力疗法成为一种选择性的局部抗肿瘤方法，能最大限度地杀伤那些在最大化切除肿瘤后残留的肿瘤细胞。光动力疗法的局限性在于光在脑组织内的穿透力不够。

因此，当残余肿瘤的厚度超过激光穿透深度时，光动力治疗的效果会不甚理想。所以在进行光动力治疗前首先要在确保安全的情况下最大化地切除肿瘤（应用荧光图像导航手术技术）（Aziz 等，2009；Eljamel 等，2008）。

光动力治疗脑部肿瘤，相对于化疗来说没有那么大的全身性的副作用，相对于放疗来说不会发生继发性的脑部反应和迟发性的癌症，而且还可以多次重复治疗，也可以联合手术、荧光图像导航手术和术中分辨肿瘤组织以达到同期最大限度地安全切除肿瘤，而不必分期手术或担心再损伤的风险。相比传统的放疗、化疗，光动力疗法的副作用非常小。光敏剂在多形性胶质母细胞瘤细胞中比起在正常脑组织中具有高浓聚性的特点［在正常脑组织中和在多形性胶质母细胞瘤细胞中浓度比为（1～3）∶400］（Eljamel，2003）。早期的光动力治疗高级别胶质瘤的研究表明，中位生存期和 2 年生存期能延长 18％～28％（见图 42.6）（Eljamel，2005；Kaneko，2008a；Perria 等，1980；Pitchlmeier 等，2008）。

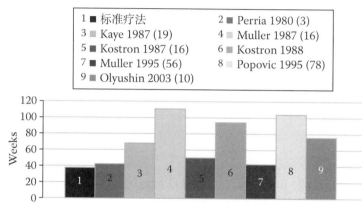

图 42.6　与标准治疗相比，在 20 世纪的 Ⅰ/Ⅱ 期试验中用 PDT 治疗 GBM 平均存活率的条形图

最多病例利用光动力治疗恶性脑肿瘤的报告来自澳洲的皇家墨尔本医院，该研究中共有 350 例病人被给予了血卟啉的衍生物介导的光动力治疗，能量密度为230 J/cm²，术中没有应用球囊漫射器。其中有 138 例（其中多形性胶质母细胞瘤 78 例，间变型星形细胞瘤 58 例）病人获得了 3 年以上的随访。所有病例术前 24 小时按 5 mg/kg 的量静脉注射 HPD，应用 KTP 激光照射，能量密度范围为70～240 J/cm²。有 29％的病人还接受了化疗。初发的多形性胶质母细胞瘤病人的中位生存期为 14.3 个月，复发的病例中位生存期为 13.5 个月，2 年存活率为 28％；初发的间变型星形细胞瘤病人的中位生存期为 76.5 个月，复发的病例中位生存期为 66.6 个月，2 年存活率为 37％。老年病人相对年轻病人预后更差［危险度为 1.25，可信区间（CI）1.05～1.49；P＝0.010］。这是个独立于肿瘤级别的因素，不管是对初发病例还是复发病例。在初发的多形性胶质母细胞瘤病人中，使用激光剂量≥230 J/cm² 的预后更好（危险度 0.502，95％可信区间 0.27～0.94，P＝0.033）。对于复发的多形性胶质母细胞瘤病人，激光剂量和生存期并没有显著的统计学意义。肿瘤的位置（如额叶或者其他部位）、病人性别、同步化疗等和生存期均没有统计学上的显著差异（Kaye 等，1987；Popovic 等，1995；Stylli 等，2005）。奥地利因斯布鲁克大学对 25 例初发的多形性胶质母细胞瘤病人进行 HPD 介导的光动力治疗，结果中位生存期为 18 个月，而同样接受光动力治疗的 67 例再发多形性胶质母细胞瘤病人中得到的中位生存期为 7 个月（Kostron，2009），还有 22 例是使用 Foscan 介导的光动力治疗，其中位生存期为 9 个月。日本北海道大学对 290 例病人使用了 5-ALA 荧光图像导航手术，对 35 例病人用 HPD 介导光动力治疗（Kaneko，2006），多形性胶质母细胞瘤病人的中位生存期为 20.5 个月，间变型星形细胞瘤病人的中位生存期为 36 个月。北美的加拿大多伦多大学的经验是，用 Photofrin 对 96 例高级别胶质瘤病人进行光动力治疗（病人总数为 112 例，其中 11 例为转移瘤，1 例为恶性脑膜瘤），术前 13～36 小时按 2 mg/kg 的量静脉注射 Photofrin，用 KTP 激光照射瘤腔，所有病人存活超过 1 年，2％的病人存活超过 2 年（Muller 和 Wilson，2006b）。一份 Meta 分析研究对超过 1000 例高级别胶质瘤病人光动力治疗的统计，初发的多

形性胶质母细胞瘤病例的中位生存期为 16.1 个月，复发性多形性胶质母细胞瘤病例的中位生存期为 10.3 个月。所有这些接受光动力治疗的病人的生存期结果都比接受标准治疗的要好。然而，循证医学者认为这些观察结果并不是通过双盲随机对照交叉试验（double-blind randomized placebo-controlled crossover trials，DBRPCCTs）得出的，证据不充分。但是双盲随机对照交叉试验并不能适用于所有的治疗，尤其是对手术这种非常重要的治疗，病人和手术医生都不可能做到盲法。而且双盲随机对照交叉试验也不适于像神经外科手术这种很依赖医生手术水平的操作（Smith 等，2003）。不管怎样，还是有几个高级别胶质瘤的光动力治疗研究是属于前瞻性试验的：它们是北美的一个使用 2 mg/kg 的 Photofrin 介导的光动力疗法辅助外科手术与标准外科切除手术比较的Ⅲ期多中心随机试验（Muller 和 Wilson，2006b），德国的一个使用 5-ALA 介导的光动力疗法研究（Stepp 等，2007），奥地利的一个用 Foscan 介导光动力疗法的匹配对照研究（Kostron 等，2006）和苏格兰的一个用 2 mg/kg Photofrin 介导的光动力疗法联合 5-ALA 介导的荧光图像导航手术的研究。在第一个随机对照试验中，光动力治疗组有 43 例病人，对照组有 34 例病人，光动力治疗组的中位生存期是 11 个月（95％可信区间，6～14 个月），对照组的中位生存期是 8 个月（95％可信区间，3～10 个月），光动力治疗组较对照组的中位生存期增加了 38％，有显著的统计学差异。然而生存曲线只跨越了 15 个月。导致 5-ALA 介导的荧光图像导航手术最终失败的原因有几个：两个组的手术切除范围的信息不清楚，这对手术试验研究是非常重要的；没有匹配的复发后治疗，如化疗；没有进一步的手术治疗，其原因是对照组病人在复发后都接受了光动力治疗。而后续治疗可能会消除掉先前进行光动力治疗的效果，各组在术后残留的肿瘤也可能会减弱光动力治疗的效果。在第二个随机对照试验中（Stepp 等，2007）是联合 5-ALA 介导的荧光图像导航手术和组织间光动力治疗，5-ALA 于麻醉前 3 小时按照 20 mg/kg 给予口服，用波长 635 nm 的激光照射，激光能量密度为 200 J/cm²。结果试验组有 41％的病人得到 6 个月无进展生存，而对照组只有 21％的病人得到 6 个月无进展生存（$P<0.001$）。奥地利的试验招募了 26 例病人，并在同一机构匹配了相似的一组作对照。该试验不是随机的，但有试验组和对照组，并且联合了 Foscan 介导的荧光图像导航手术和光动力疗法。Foscan 按 0.15 mg/kg 静脉推注，用波长 652 nm 的激光照射，激光能量密度为 20 J/cm²。该研究中荧光图像导航手术的灵敏度和选择度分别为 87.9％和 95.7％（共 172 个活检样本），准确率为 90.7％；试验组有 75％达到了全切增强病灶，而对照组为 52％；中位生存期试验组为 9 个月，对照组为 3.5 个月。最后一个试验招募了 42 例病人（Eljamel 等，2008），符合条件的有 27 例（14 例在组织学上是转移瘤，1 例死于不相关原因，均被排除），其中 13 例是随机应用 5-ALA 和 Photofrin 进行荧光图像导航手术和重复光动力治疗，14 例随机采用标准治疗。两组其他的预后因素像年龄、肿瘤位置等都能很好匹配。对复发病例的后续治疗也作了匹配，如化疗和放疗。光动力治疗的激光能量密度为 500 J/cm²，分 5 次在 5 天内完成。试验组中，无复发生存期为 8.6 个月，对照组为 4.8 个月（$P<0.01$）。通过 ITT（intent-to-treat）分析，试验组的中位生存期为 52.8 周（95％可信区间，40～65），对照组为 24.2 周（95％可信区间，18～30）。试验组在光动力治疗前后的中位 KPS 评分分别为 70 分和 80 分，而对照组在治疗前后的中位 KPS 评分分别为 80 分和 70 分。在该研究中，试验组虽然在术前 KPS 评分较对照组低，但在术后得到了改善（绝对差值有 20 分）。

42.3.1 光动力治疗对脑的安全性

不良事件（adverse event，AE）是指参与临床试验的受试者在接受治疗的过程中（如关于药物的研究、设备的应用研究等）或者在预先设定的治疗后的一段时间内，身上发生的不良改变或是副作用。不良事件可以分为严重不良事件（serious adverse event，SAE）和轻微不良事件（minor adverse event，MAE）；也可以分为可预期不良事件（expected adverse event，EAE）和非预期不良事件（unexpected adverse event，UAE）；还可以分为与研究相关的不良事件（study-related adverse event，SRAE）、可能与研究相关的不良事件（possibly studyrelated adverse event，PSRAE）和非研究相关不良事件（not study-related adverse event，NSRAE）。在光动力治疗的研究中，皮肤和视网膜的光敏性是可预期不良事件。根据我们在苏格兰光动力治疗中心的经验，我们对 150 例病人进行了超过 400 次的用 5-ALA 和 Photofrin 介导的脑肿瘤腔内光动力治疗，使用的是球囊漫射器和 630 nm 的二极管激光器，其中 7 例病人发生不良事件：3 例（2%）病人深部静脉血栓形成（deep venous thrombosis，DVT）（占 Photofrin 介导的光动力治疗的 0.7%，在 5-ALA 介导的光动力治疗中未出现），2 例（1.3%）病人因在夏季没有坚持避光出现皮肤光敏反应（占 Photofrin 介导的光动力治疗的 0.18%），2 例（1.3%）病人在光动力治疗后出现脑肿胀而需要治疗（占 Photofrin 介导的光动力治疗的 0.18%；在初发肿瘤病人中接受 5 次光动力治疗后也未出现明显脑肿胀），1 例（0.1%）病人因球囊漫射器断裂导致导管难以固定（占 Photofrin 介导的光动力治疗的 0.03%），1 例（0.1%）病人出现先前接受过放疗的皮瓣坏死和脑脊液漏（占 Photofrin 介导的光动力治疗的 0.03%）。这些副作用与标准治疗后出现的副作用不同。有一些作者报道（Whelan 等，2009；Schmidt 等，2004）对 20 例复发性多形性胶质母细胞瘤病人进行 Photofrin 介导的光动力治疗，采取从 0.75 mg/kg 到 2 mg/kg 逐步增加光敏剂剂量的方法，用 630 nm 的光通过发光二极管（light-emitting diode，LED）或激光与球囊漫射器 3 种腔内光照方式，病人没有出现神经毒性副作用。但也有作者报道 2 例接受肿瘤间质光动力治疗的病人出现神经毒性副作用，一例表现为共济失调，一例为面瘫。这些与研究相关的不良事件均是可预期的，任何没预先进行减少脑实质内脑肿瘤细胞的治疗均容易出现。实际上，这类肿瘤在活检和插入很多光纤后必然会导致很多可预期的与研究相关的不良事件发生。笔者认为，这两例与研究相关的不良事件的发生更可能是由于肿瘤间质插入光纤所造成，而非因为光动力治疗这一手段。该研究的作者总结，在他们应用光动力治疗神经肿瘤的经验中，这些不良事件的发生率是在可接受的范围内，他们也遇到过那些位于后颅窝和脑干附近的胶质瘤病人在治疗后没出现副作用的情况。在另一项更早期的研究中，研究人员对 20 例病人使用了 HPD 介导光动力治疗，用 630 nm 激光照射，有 5 例出现可预期的皮肤光敏反应，没有一例相关不良事件的发生（Stylli 等，2005）。在澳大利亚一个 136 例用 HPD 介导的光动力治疗的研究中，有 2 例病人（2%）出现与皮肤光敏反应相关的过度晒伤（可预期不良事件）（Kostron 等，1988），这两例病例均是没有遵循关于日光暴露方面的书面指示，这和我们碰到的情况类似。加拿大人早期的研究（Muller 和 Wilson，2006a）报道过光动力疗法有 2.7% 的死亡率，0.9% 出现腔内出血，3.6% 出现深静脉血栓形成，3.6% 出现伤口感染，0.9% 出现脑脊液漏，1.8% 出现皮肤光敏反应外，5.7% 出现逐渐加重的神经功能缺损。所有的这些不良事件，除了皮肤光敏反应，都不是光动力治疗所特有的，在任何开颅手术中都属于可预期不良事件。皮肤的光敏反应是光动力治疗所特有的可预期不良反应，多发生在没有严格按医嘱或书面指示进行避光的病人身上。在这个研究中，这些并发症的发生率都比较独特，在其他后来的光动力疗法的观察研究和前瞻性随机对照试验中都没有出现过。这些作者遇到的并发症主要跟以下 4 个因素有关：在肿瘤间质中插入光纤，不同的激光剂量，不同的治疗时间和陡峭的学习曲线。在该研究团队后来的随机对照试验研究报告中，就没出现那么高的并发症发生率（Muller 和 Wilson，2006b）。而我们的病人是分 5 次接受 500 J/cm² 的治疗。另外，间质光动力治疗和放疗后进行光动力治疗会有比较高的并发症发生率。一个研究报道了对 18 例病人进行总激光剂量为 1500～3700 J 的间质内光动力治疗后的疗效，无副作用发生；而接受总激光剂量为 3700～4400 J 的 6 例病人中有 2 例出现副作用；接受总能量密度为 4400～5900 J/cm² 的 6 例病人中有 3 例出现副作用（Krishnamurthy 等，2000）。然而这一研究不是随机的，不足以得出那样的结论。一些随机对照试验研究证明了这些副作用不属于研究相关不良事件（Stummer 等，2000；Stylli 等，2005；Kostron，2009）。在荧光显像导航手术中，蓝光组发生不良事件的情况（总发生率 42.8%）和白光组（44.5%）相比并没有显著差异（Stummer 等，2006）。言语障碍发生率的比较是 3.5%：0.6%（$P=0.07$，无显著差异），癫痫发生率的比较是 6%：2.9%（$P=21$，无显著差异），偏瘫发生率的比较是 4%：2.3%（$P=0.4$，无显著差异）。

42.3.2　恶性脑肿瘤腔内光动力治疗的方法

（1）根据相应的使用说明给病人使用光敏剂。

（2）给予光敏剂后，按要求等待一段时间。

（3）设计手术，根据前述的步骤，在荧光显影导航下实施手术（Eljamel，2008）。

（4）准备好球囊漫射器：

1）将光纤插入一个无菌的纤维板内。

2）将插入光纤的纤维板与球形漫射器的导管相连（图42.7A）。

3）将导管、无菌纤维板和光纤通过皮肤切口旁的穿刺口置入术野，确保其通过骨孔以防扭结，同时便于光动力治疗后取出。

4）用由0.8%英脱利匹特、哈特曼氏溶液、射线不透性溶液构成的混合液（0.4 mL英脱利匹特＋12.5 mL哈特曼氏溶液＋12.5 mL增强液）（Eljamel，2008）使球囊膨胀，充满瘤腔。

（5）测量球囊直径并根据表42.1算出激光剂量。

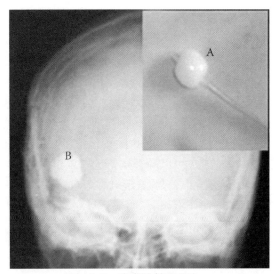

图42.7　球囊漫射器图片

A为置入前外观，B为X线片下的图像。

表 42.1　　　　　　　　使用光敏剂进行脑部腔内光动力治疗的光纤使用指南。

病变/球囊尺寸/cm	0.5	0.75	1	1.25
激光纤维扩散器/cm	1	1	1	1
激光功率/mW	400	400	400	400
能量密度/($J \cdot cm^{-2}$)	100	100	100	100
功率密度/($mW \cdot cm^{-2}$)	509	226	127	81
PDT 持续时间/s	196	442	785	1227
病变/球囊尺寸/cm	1.75	2	2.25	2.5
激光光纤扩散器/cm	1.5	1.5	1.5	2.5
激光功率/mW	600	600	600	1000
能量密度/($J \cdot cm^{-2}$)	100	100	100	100
功率密度/($mW \cdot cm^{-2}$)	62	48	38	51
PDT 持续时间/s	1604	2094	2651	1963

（6）缝合硬膜后，常规关颅，注意要避免用于光动力治疗的光纤复合体扭结。

（7）根据表42.1给予首次光动力治疗。

（8）进一步的光动力治疗可以在床边进行（图42.8）。笔者一般给那些没有接受过放疗的病人进行5次光动力治疗，没遇到过发生并发症。对于那些接受过放疗的病人，比较安全的做法是给予最多3次光动力治疗。

（9）一旦完成光动力治疗的全部剂量，抽出球囊漫射器的液体使之缩小。如果不确定是否缩小了，拍X线片，确保在拔出前球囊已完全瘪掉（图42.7B）。

42.3.3　光诊断和光动力治疗使用的光敏剂

用于颅内恶性肿瘤光诊断和光动力治疗的光敏剂有以下几种：HPD（Kaneko，2008b；Kaye等，1987；Perria等，1980；Popovic等，1995；Stylli等，2005）、光卟啉（Photofrin）（Eljamel等，2008；Muller和Wilson，2006a，b）、5-ALA（Eljamel等，2008；Muller和Wilson，2006a，b）和Foscan （mTHPC）（Kaneko，2008b）。然而，现在用于诊治恶性脑肿瘤最常用的光敏剂是 5-ALA，Photofrin 和 Foscan。这些用于脑肿瘤光动力治疗的光敏剂在很多国家都还没有注册，它们用于治疗脑肿瘤都是属于病人知情情况下的超说明书使用，目前只有 5-ALA 在欧洲被批准用于荧光显像导航手术。

42.3.3.1　ALA

目前 ALA 被用于探查和治疗癌前病变和癌病灶。它是所有哺乳动物活细胞内的亚铁血红素复合物的自然前体。ALA 在细胞内通过一系列的代谢转化成亚铁血红素，同时生成原卟啉Ⅸ（PpⅨ）。然而，在肿瘤细胞内，原卟啉Ⅸ转化成亚铁血红素的途径会被阻断，引起原卟啉Ⅸ在肿瘤细胞内蓄积（图 42.9）。ALA 可以局部用，也可以口服。在脑肿瘤的光诊断和光动力治疗中，在诱导麻醉前 3～4 小时按 15～20 mg/kg 的量混合在没气泡的橙汁里口服。细胞里有活性的原卟啉Ⅸ在用于光诊断的紫蓝光（波长 375～440 nm）照射下被激活，发出红色荧光（图 42.10），也可被用于光动力治疗的二极管激光（波长 635 nm）激活，该波长激光的组织穿透深度为 7～15 mm，所需激光能量密度为 100 J/cm²。服用 ALA 后对皮肤的光敏作用会持续 24～36 小时。

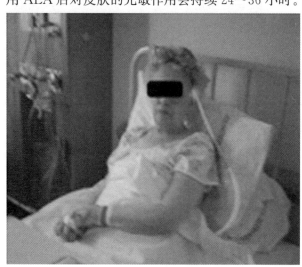

图 42.8　病人在床边接受光动力治疗的照片

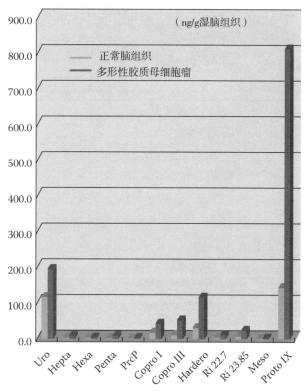

图 42.9　多形性胶质母细胞瘤和正常脑组织内的 ALA 浓度（此图由 Kaneko 医生提供）

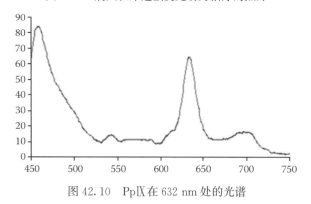

图 42.10　PpⅨ 在 632 nm 处的光谱

42.3.3.2　Photofrin（光卟啉）

光动力治疗前 48 小时，按 2 mg/kg 体重的量静脉注射 Photofrin，用波长 630 nm 的二极管激光照射。该波长激光的组织穿透深度为 7～12 mm，照射的能量密度为 100 J/cm²。对皮肤的光敏作用会持续 30 天，之后光敏作用会明显减弱，但一般要 90 天才会完全消退。

42.3.3.3　Foscan（替莫泊芬）

在光动力治疗前 96 小时，按 0.15 mg/kg 体重的量静脉注射 Foscan，用波长 652 nm 的激光照射。该波长激光的组织穿透深度为 10～15 mm，照射的能量密度为 20 J/cm²。对皮肤的光敏作用会持续 2 周。

总之，光敏剂可以口服（5-ALA），也可以静脉注射（Photofrin 和 Foscan），需要在术前 3 小时（ALA）、48 小时（Photofrin）或 96 小时（Foscan）使用，以便肿瘤细胞内有足够浓度的光敏剂。同时需要嘱咐病人避免暴露在强光和阳光下，防止皮肤和视网膜损伤。

42.4　脑内光诊断和光动力治疗的特殊设备

市场上可以买到的光诊断辅助脑内肿瘤切除的设备有 Olympus QTV55 和带连接长通滤光片内镜的 CLV-520 荧光系统，以及蔡司的 OPMI Pentero 和带 NC4 荧光带显微镜，还有就是 Lieca、Muller 或 Storz 等品牌的经过调整修正的显微镜和内镜。另一方面，光动力治疗还需要可膨胀和透光的球囊漫射器和二极管激光器，以便在切除肿瘤的瘤腔内，用与光敏剂波长相匹配的激光照射，如对于 Photofrin 的光动力治疗用铟镓铝磷（InGaAIP）二极管激光器 CW［(630±3)nm，英国剑桥 Diomed 公司］。

42.5　小　　结

（1）恶性脑肿瘤的光诊断和光动力治疗是安全、有选择性及灵敏的，并且不会增加这些肿瘤切除术不良事件的发生。

（2）荧光显像导航手术能显著延长无瘤生存期并且提高原发性恶性脑肿瘤在 MRI 上增强病灶的全切率。

（3）原发性恶性脑肿瘤的光动力治疗对于初发和复发的病人均能延长生存期。

（4）对于初发的原发性恶性脑肿瘤，通过荧光显像导航手术最大限度安全切除肿瘤后，再进行光动力治疗，能显著延长无瘤生存期、中位生存期，改善病人的生活质量。

（5）光动力治疗能改善继发性脑肿瘤的局部控制率。

（6）荧光显像导航活检（FIGB）能提高立体定向活检的灵敏度，减少并发症的产生。

这些结论都是根据本章节所提到的证据得出，包括大型的观察研究和随机对照实验。由于上述令人信服的原因，可以用于将来恶性脑肿瘤研究的唯一主要终点无瘤生存期、肿瘤全切的程度和术后的生存质量等。这些主要终点已经被两个关于荧光显像导航手术和光动力治疗的随机对照试验所证实。如果否定这些病人可以明显获益的治疗，是不合伦理的。在未来，我们还要努力去引导对荧光显像导航手术、光动力治疗和其他治疗形式的相互作用进行研究。

参考文献

［1］ Aziz, F., S. Telara, H. Moseley et al. 2009. Photodynamic therapy adjuvant to surgery in metastatic carcinoma in brain. Photodiagn Photodyn 6: 227 - 230.

［2］ Diez Valle, R., S. Tejada Solis, M. A. Idoate Gastearena et al. 2011. Surgery guided by 5-aminolevulinic fluorescence in glioblastoma: Volumetric analysis of extent of resection in single-center experience. J Neurooncol 102 (1): 105 - 113.

［3］ Eljamel M. S. 2003. New light on the brain: The role of photosensitising agents and laser light in the management of invasive intracranial tumours. Technol Cancer Res Treat 2 (4): 303 - 309.

［4］ Eljamel, M. S. 2004. Photodynamic assisted surgical resection and treatment of malignant brain tumors: technique, technology and clinical application. Photodiag Photodyn 1: 93 - 98.

［5］ Eljamel, M. S. 2005. Brain PDD and PDT unlocking the mystery of malignant gliomas. Photodiagn Photodyn 1: 303 - 310.

［6］ Eljamel, M. S. 2008. Fluorescence image guided surgery of brain tumors: Explained step-by-step. Photodiag Photodyn 5: 260 - 263.

[7] Eljamel, M. S. 2009. Which intracranial lesions would be suitable for 5-aminolevulenic acid-induced fluorescence-guided identification, localization, or resection? A prospective study of 114 consecutive intracranial lesions. Clin Neurosurg 56: 93 - 97.

[8] Eljamel, M. S. 2010. Photodynamic applications in brain tumors: A comprehensive review of the literature. Photodiagn Photodyn 7 (2): 76 - 85.

[9] Eljamel, M. S., C. Goodman, and H. Moseley. 2008. ALA and Photofrin (R) fluorescence-guided resection and repetitive PDT in glioblastoma multiforme: A single centre phase III randomised controlled trial. Lasers Med Sci 23: 361 - 367.

[10] Feiden, W., U. Steude, K. Bise, and O. Gündisch. 1991. Accuracy of stereotactic brain tumor biopsy: Comparison of the histologic findings in biopsy cylinders and resected tumor tissue. Neurosurg Rev 14: 51 - 56.

[11] Gautschi, O. P., K. van Leyen, D. Cadosch, G. Hildebrandt, and J. Y. Fournier. 2009. Fluorescence guided resection of malignant brain tumors—Breakthrough in the surgery of brain tumors. Praxis (Bern 1994) 98 (12): 643 - 647.

[12] Kaneko, S. 2006. Photodynamic therapy in high grade gliomas. Proceedings of the 7th International PDT Symposium, Brixen, Italy.

[13] Kaneko, S. 2008a. Recent advances in PDD and PDT for malignant brain tumors. APLS Proceedings 1 - 4.

[14] Kaneko, S. 2008b. A current overview: Photodynamic diagnosis and photodynamic therapy using ALA in neurosurgery. JJSLSM 29: 135 - 146.

[15] Kaye, A. H., G. Morstyn, and D. Brownbill. 1987. Adjuvant high-dose photoradiation therapy in the treatment of cerebral glioma, a phase I/II study. J Neurosurg 67: 500 - 505.

[16] Kleihues, P., P. C. Burger, and W. K. Cavenee. 1997. Glioblastoma. In WHO Classification: Pathology & Genetics of Tumours of the Nervous System. P. Kleihues and W. K. Cavenee, editors. International Agency for Research on Cancers, Lyon, France, 16 - 24.

[17] Klos, K. J., and B. P. O'Neill. 2004. Brain metastases. Neurologist 10: 31 - 46.

[18] Komblith, P. 1995. The role of cytotoxic chemotherapy in the treatment of malignant brain tumors. Surg Neurol 44: 551 - 552.

[19] Kostron, H. 2009. Photodynamic applications in neurosurgery. Proceedings of the International Photodynamic Therapy (IPA), Seattle, WA.

[20] Kostron, H., T. Fiegele, and E. Akatuna. 2006. Combination of FOSCAN. mediated fluorescence guided resection and photodynamic treatment as new therapeutic concept for malignant brain tumors. Med Laser Appl 21: 285 - 290.

[21] Kostron, H., E. Fritsch, and V. Grunert. 1988. Photodynamic therapy of malignant brain tumors; a phase I/II trial. Br J Neurosurg 2: 241 - 248.

[22] Krishnamurthy, S., S. K. Powers, P. Witmer, and T. Brown. 2000. Optimal light dose for interstitial photodynamic therapy in treatment for malignant brain tumors. Lasers Surg Med. 27: 224 - 234.

[23] Lamborn, K. R., S. M. Chang, and M. D. Prados. 2004. Prognostic factors for survival of patients with glioblastoma: Recursive partitioning analysis. Neurooncol 6 (3): 227 - 235.

[24] Muller, P., and B. Wilson. 2006a. Photodynamic therapy of brain tumors—A work in progress. Lasers Surg Med 38: 384 - 389.

[25] Muller, P., and B. Wilson. 2006b. A randomized two arm clinical trial of Photophrin PDT and standard therapy in high grade gliomas, phase III trial. Proceedings of the 6th International PDT Symposium, Brixen, Italy.

[26] Obwegeser, A., M. Ortler, M. Seiwald, H. Ulme, and H. Kostron. 1995. Therapy of glioblastoma multiforme, a cumulative experience of 10 years. Acta Neurochirur (Wein) 137: 29 - 33.

[27] Olsen, J. J., and T. Ryken. 2008. Guidelines for the treatment of newly diagnosed glioblastoma: Introduction. J Neurooncol 89: 255 - 258.

[28] Perria, C., T. Capuzzo, G. Cavagnaro, R. Datti, N. Francaviglia, C. Rivano, and V. E. Tercero. 1980. Fast attempts at the photodynamic treatment of human gliomas. J Neurosurg Sciences 1980; 24: 119 - 129.

[29] Phillips, J. B. 2008. Differences in sensitivity to mTHPC-mediated photodynamic therapy of neurons, glial cells and

MCF7 cells in a 3-dimensional cell culture model. Proceedings of the 7th International PDT Symposium, Brixen, Italy.

[30] Pichlmeier, U., A. Bink, G. Schackert, and W. Stummer. 2008. Resection and survival in glioblastoma multiforme: An RTOG recursive partitioning analysis of ALA study patients. Neurooncol 10: 1025 – 1034.

[31] Popovic, E. A., A. H. Kaye, and J. S. Hill. 1995. Photodynamic therapy of brain tumors. Semin Surg Oncol 11 (5): 335 – 345.

[32] Rich, J. N., C. Hans, B. Jones et al. 2005. Gene expression profiling and genetic markers in glioblastoma survival. Cancer Res 65: 4051 – 4058.

[33] Scott, J. N., N. B. Rewcastle, P. M. Brasher et al. 1998. Long-term glioblastoma multiforme survivors: A population-based study. Can J Neurol Sci 25: 197 – 201.

[34] Schmidt, M. H., G. A. Meyer, K. W. Reichert et al. 2004. Evaluation of photodynamic therapy near functional brain tissue in patients with recurrent brain tumors. J Neurooncol 67: 201 – 207.

[35] Smith, G. C. S., and J. P. Pell. 2003. Hazardous journey parachute use to prevent death and major trauma related to gravita-tional challenge: Systematic review of randomised controlled trials. BMJ 327: 1459 – 1461.

[36] Stepp, H., T. Beck, T. Pongratz et al. 2007. ALA and malignant glioma: Fluorescence-guided resection and photodynamic treatment. J Environ Pathol Toxicol Oncol 26: 157 – 164.

[37] Stummer, W., A., Novotny, H. Stepp et al. 2000. Fluorescence guided resection of glioblastoma multiforme by using 5-aminolevulenic acid induced porphyrins; a prospective study in 52 consecutive patients. J Neurosurg 93: 1003 – 1013.

[38] Stummer, W., U. Pitchimeier, T. Meinel et al. 2006. Fluorescence-guided surgery with 5-aminolevulinic acid for resection of malignant glioma: A randomized controlled multicentre phase III trial. Lancet Oncol 7: 392 – 401.

[39] Stummer, W., H. J. Reulen, T. Meinel et al. 2008. Extent of resection and survival in glioblastoma multiforme: Identification of and adjustment for bias. Neurosurgery 62 (3): 564 – 576.

[40] Stupp, R. 2007. Malignant gliomas: ESMO clinical recommendations for diagnosis, treatment and follow up. Ann Oncol 18 (Suppl 2): 60 – 70.

[41] Stylli, S. S., A. H. Kaye, L. MacGregor, M. Howes, and P. Rajendra. 2005. Photodynamic therapy of high grade glioma—Long term survival. J Clin Neurosci 12: 389 – 398.

[42] Vecht, C. J., C. J. Avezaat, W. L. van Putten, W. M. Eijkenboom, and S. Z. Stefanko. 1990. The influence of the extent of surgery on the neurological function and survival in malignant glioma. A retrospective analysis in 243 patients. J Neurol Neurosurg Psychiatry 53: 466 – 471.

[43] Watanabe, K., K. Sato, W. Biernat et al. 1997. Incidence and timing of p53 mutations during astrocytoma progression in patients with multiple biopsies. Clin Cancer Res 3: 523 – 530.

[44] Whelan, H., and S. Strivatsal. 2009. The proverbial light at the end of the tunnel in brain-tumor treatment. SPIE 10.1117/2.1200.907.1670, http://spie.org/documents/Newsroom/Imported/1670/1670 _ 3646 _ 1 _ 2009 – 07 – 08.pdf.

[45] Widhalm, G., S. Wolfsberger, G. Minchev et al. 2010. 5-aminolevulinic acid is a promising marker for detection of anaplastic foci in diffusely infiltrating gliomas with nonsignificant contrast enhancement. Cancer 116 (6): 1545 – 1552.

[46] Zilidis, G., F. Aziz, S. Telara, and M. S. Eljamel. 2008. Fluorescence image-guided surgery and repetitive photodynamic therapy in brain metastatic malignant melanoma. Photodiagn Photodyn Ther 5: 264 – 266.

[47] Zimmermann, A., M. Ritsch-Marte, and H. Kostron. 2001. mTHPC-mediated photodynamic diagnosis of malignant brain tumors. Photochem Photobiol 74 (4): 611 – 616.

43　恶性胸膜疾病的光动力治疗

43.1　引　言

　　胸膜腔是位于胸壁（胸膜壁层）与肺（胸膜脏层）之间潜在的腔隙（图 43.1）。在正常情况下，此间隙内含有很薄的一层浆液，在脏层和壁层之间起润滑和偶联作用。因其解剖位置的特性，发生在胸膜组织的恶性肿瘤常可迅速蔓延到脏层胸膜、肺、纵隔膜及心包。由于其表面积大且毗邻关键生理结构，因此，累及胸膜的恶性肿瘤在临床上最为致命且最难处理。

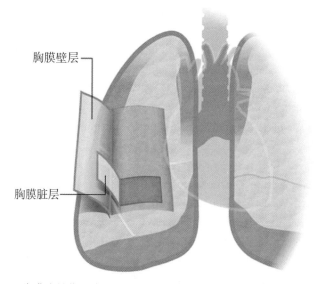

胸膜壁层

胸膜脏层

图 43.1　胸膜腔是位于胸壁（胸膜壁层）与肺（胸膜脏层）之间潜在的腔隙

　　胸膜恶性肿瘤可以是原发，也可以是起源于胸膜外的转移性肿瘤。胸膜的转移性肿瘤比原发性肿瘤更常见，可因胸内肿瘤直接蔓延（如肺及胸腺的肿瘤）或由胸腔外的肿瘤经血行转移（如肉瘤晚期及卵巢癌）。一般来说，恶性积液和/或大块胸膜占位病变往往提示为Ⅳ期肿瘤。原发性胸膜恶性肿瘤非常少见，其中，恶性胸膜间皮瘤（malignant pleural mesothelioma，MPM）最多见，在美国每年可诊断出大约 3000 例新发病例。

　　胸膜恶性肿瘤的治疗多为姑息治疗；胸膜恶性肿瘤多表现为胸腔积液，主要症状为呼吸困难。其他常见症状包括疼痛及食欲下降。姑息治疗包括生理治疗（如胸腔积液引流）、药物治疗（如化疗）及症状缓解治疗（如止痛）。姑息治疗的中位生存时间随发病阶段的不同而有很大的差异，但一般为 6～14 个月。一般来说，可靠的胸膜恶性肿瘤治疗必须尝试解决广泛转移的局部疾病及高风险的全身性疾病，并且要进行临床试验。由于胸膜恶性肿瘤易扩散，容易包裹并污染胸腔内的组织，所以手术常不作为单独治疗方法。因此，手术只是联合治疗方案的一部分，可以实现宏观上的完整切除（macroscopically complete resection，MCR），而其他治疗可以处理术后的微小病变。

　　胸膜恶性肿瘤光动力疗法（PDT）的特点在于，它既具有选择性破坏癌组织的潜能，又能广泛用于大面积区域的治疗。此外，由于可见光的内在物理属性，其穿透深层组织能力有限，因而会减少对深层组织的损伤。PDT 与 MCR 和全身化疗结合可以抑制局部及全身肿瘤；目前也正在研究 PDT 用于术中的辅助治疗。

43.2 恶性胸膜疾病的手术治疗

由于上文提到的困难，即使是最积极的手术治疗也不太可能治愈恶性胸膜肿瘤。因此，手术的目标是为 MCR 及治疗术后残留的局部或系统性微小病变做准备。手术治疗采用特殊的胸膜外全肺切除术（extrapleural pneumonectomy，EPP），通过整块切除壁层胸膜、隔膜、心包和肺达到 MCR。EPP 可以联合腔内或全身化疗和/或半胸放疗（radiation therapy，RT）。替代 EPP 术包括胸膜切除根治术/剥脱术（pleurectomy/decortication，P/D），可以在达到 MCR 的同时尝试保留肺和其他结构，如隔膜、心包和膈神经。保肺手术有一个明显的优势，正常肺的保留可以显著改善辅助治疗如化疗或放疗的治疗指数。现在还没有手术可以达到胸膜恶性肿瘤细胞减灭术的标准，且 EPP 或 P/D 的选择取决于许多因素，包括胸外科医生的专业技术，辅助/新辅助治疗的计划，肺部恶性肿瘤的参与以及病人的合并症。

43.2.1 细胞减灭术的手术标准

为病人进行外科细胞减灭术前必须考虑几个重要的标准。首先且最重要的是，病人必须在医学上适合这种方式的手术，排除检查包括肾、肝和心肺功能的多系统评估以及营养/代谢评价；第二个是病人的病情在手术切除后可以达到 MCR，且在一般情况下，病情应局限于一侧胸腔才能达到无瘤的 MCR；最后，病人必须在知情后明确同意，且理解这种手术属于研究性手术。除了影像学检查，有些从事胸膜恶性肿瘤治疗的医生也会采取一些有创检查明确肿瘤的分期，如支气管镜、纵隔镜检查，或其他淋巴结活检技术；对侧胸腔镜下胸膜活检；和/或腹腔镜下腹腔灌洗活检等。如若有影像学隐匿性转移的表征则判定为手术禁忌证。

43.2.2 外科手术后的局部复发

手术切除后，胸膜恶性肿瘤的局部复发率为 30%～70%（Forster 等，2003；Krug 等，2009；Tilleman 等，2009；Zellos 等，2009）。在患有恶性胸膜间皮瘤的病人中，同侧胸腔是复发的最初部位，约有三分之一行 EPP 的病人及三分之二行 P/D 的病人属于这种情况。需要明确的是，这些结果和复发率数据都是在联合治疗的情况下得到的，而单一手术治疗会造成近 100% 的局部复发。非小细胞肺癌（non-small-cell lung cancer，NSCLC）的病人即使仅单独出现切除后胸膜细胞学阳性，平均无进展生存期也会降低至 1 年，而无细胞学阳性的病人中 70% 的无进展生存期可达到 5 年（Aokage 等，2009）。这些结果表明辅助疗法联合手术能够减少病人胸腔恶性肿瘤的局部复发率。此外，由于新的全身药物提高了全身疾病控制率，胸膜肿瘤的局部治疗在联合治疗方案中的地位会更加重要。

43.2.3 综合治疗病人的总生存期

由于 MPM 病人的治疗方案不同，包括手术方式不同，因此不同组别之间的结果很难进行比较。很多病人处于不同的疾病阶段，而生存报告往往又不针对特定阶段的肿瘤病人。此外，在涉及新辅助化疗方案时，生存报告往往只记录完成了系统治疗的病人，但是却没有明确统计随着疾病治疗有所进展，各阶段病人所占比例的变化（如早期病人的最终人数是如何变多的）。最后，由于 MPM 是相对罕见的疾病，单个机构的研究对象往往比较少，从而少数异质体的存在可能会导致统计学差异。Flores 和他的同事（2008）汇总分析了多个机构病人的治疗结果，并得出了 663 例病人接受基于外科手术的多模式治疗的总体生存率。处于 MPM 早期阶段（Ⅰ/Ⅱ）的病人总体生存率为 18～46 个月，局部进展（Ⅲ/Ⅳ）MPM 的总体生存率为 4～13 个月。近期，一项多中心实验针对新辅助化疗、EPP 及术后半胸化疗进行了研究，39 例 Ⅰ/Ⅱ 期肿瘤病人的中位生存期为 17.3 个月，36 例 Ⅱ/Ⅲ 期 MPM 病人的总中位生存期为

16.8 个月（Krug 等，2009）。其他许多三联疗法的结果也与此相似。最近，一个由 35 例 MPM 病人参与的研究中，病人接受根治性胸膜切除术（radical pleurectomy，RP）后，再接受基于培美曲塞的化疗和引流部位放疗。结果显示，35 例病人中有 30 例为肺门/纵隔（N1/N2）淋巴结阴性，16 例Ⅰ/Ⅱ期病人和 19 例Ⅲ/Ⅳ期病人表现出的中位生存期分别为 14 个月和 30 个月（Bolukbas 等，2011）。在大多数以手术为基础的治疗，MPM 扩散到纵隔淋巴结时会使总体生存率显著降低，一般为 8～12 个月。

43.3 PDT 治疗恶性胸膜疾病的初步临床前进展

PDT 用于治疗累及浆膜表面的恶性肿瘤，例如，腹膜或胸膜的疾病，因为相对于正常组织来说，PDT 对于肿瘤组织具有选择性的杀伤作用，并且能治疗相对较大区域的肿瘤。然而相对于肠或肺等作为临床前模型的正常组织，病人的浆膜层恶性肿瘤对第一代或第二代光敏剂的摄取率差别并不大（Cengel 等，2007）。限制恶性肿瘤区域光的应用，可以避免影响到一些正常组织并将损伤最小化，也能形成对一些肿瘤细胞的选择性。由于可见光的物理特性限制，其穿透组织的深度有限，从而潜在地提高了 PDT 对肿瘤细胞的选择性，并且在可接受的毒性范围内能够治疗相对较大的表面区域。

Douglass 和他的同事们首次在动物模型中研究了浆膜 PDT（在腹膜转移癌中进行）的疗效（1983）。在这些试验中，Brown Pierce 将上皮瘤细胞植入兔子的肠、肝、胰腺和膀胱浆膜中，进行血卟啉衍生物（HPD）介导的 PDT 治疗（5 mg/kg HPD；光照波长为 632 nm）。治疗后的 5～7 天内，就发现了大量的肿瘤坏死。然而，这些实验使用了能量密度相当高的单一光斑的光（300 J/cm²），很有可能产生了热和 PDT 联合介导的肿瘤细胞杀伤。Tochner 和他的同事（1985）使用卵巢腹膜转移癌的小鼠模型进行了实验。在这些实验中，他们评估了使用 50 mg/kg HPD 和 514 nm 的光介导 PDT 的疗效。在小鼠腹膜内注射卵巢胚胎癌细胞，肿瘤接种后第 9 天进行随机分配，一组完全不接受治疗，一组只接受 HPD 治疗，一组只接受光照治疗，最后一组接受 HPD+光（HPD-PDT）治疗。HPD 和光均直接到达腹腔，治疗时腹腔肿瘤治疗负荷为 2～4 g。所有未进行治疗的以及仅接受 HPD 或光照治疗的实验对象在肿瘤接种后的 20～23 天内均死于疾病进展。在第 9 天接受 HPD-PDT 单次治疗方案的小鼠表现出生存期延长，但 16 只中仅有 1 只存活超过 34 天，这只存活超过 50 天的小鼠可认定为基本治愈。然而，第二组实验里在第 9 天和第 15 天共接受 2 次 HPD-PDT 治疗的小鼠中，16 只小鼠中有 6 只明显治愈。应该指出的是，在该肿瘤模型中，腹腔化疗是难以实现肿瘤根除的。腹腔注射阿霉素的根除率约有 70%，但仅在肿瘤负荷低时，如接种肿瘤后的第 2 天。如果实施 PDT 治疗的同一天注射阿霉素治疗（第 9 天），治愈率会<20%，可能是因为肿瘤负荷更高（Ozols 等，1979；Tochner 等，1985）。

目前，PDT 也已被开发用于临床上治疗支气管肺癌。腹膜内肿瘤的早期研究，及胸膜内恶性肿瘤和腹膜内恶性肿瘤性质上的相似性，共同推动了临床前研究，以探讨这项新疗法在胸膜恶性肿瘤中的潜在适用性。初步研究表明，包括恶性间皮瘤在内的多个胸部恶性肿瘤发展而成的细胞系，在体外对 PDT 诱导的细胞毒性高度敏感（Pass 和 Pogrebniak，1992）。其他的几组研究表明，通过 Photofrin（光卟啉）介导的 PDT 可以有效治疗人类的间皮瘤异种移植瘤。

PDT 在腹腔和胸腔应用的主要困难在于，其解剖学和几何构造可能会形成"阴影"效应而阻碍光的给药。解决方案之一是使用先进的光剂量测定系统，此项技术也正在不断发展中；另一个提高光剂量分布的方法是设计更好的给药程序和装置。通过使用临床前模型，目前已研究出了两种简单而精妙的解决方案，至今仍在手术室中使用。第一种方案是在空腔中使用光散射介质，这样可以允许更多的光到达潜在的阴影区域。对许多生物兼容性不同的物质进行测试以后，发现其中最好的是磷酸盐缓冲液和脂肪乳（全肠外营养中使用的生物相容性脂肪成分）混合液（Perry 等，1989）。将混合液预热到 37 ℃，填充整个体腔，并反复调整液体量，以防止肿瘤切除后从毛细血管床渗漏出少量血液混浊介质。第二种方案是在光传输装置的设计上的发展（DeLaney 等，1991），包括一个改进过的气管导管，在其中央通道里放置一根平切光纤。当密封并填充有脂肪乳时，该装置就变成了灵活的球形光源，非常适合手动将光输送到胸腔和腹腔的所有区域（图 43.2）。

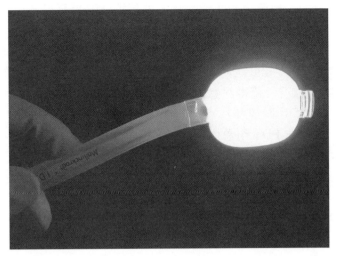

图 43.2　改良后的气管导管内填充有生理盐水及 0.1% 脂肪乳，用于散射从一根平切光纤中发出的光

43.4　PDT 治疗恶性胸膜间皮瘤的临床结果

临床上大多数胸膜间皮瘤 PDT 的临床试验都是使用 Photofrin（光卟啉）进行的。20 世纪初，罗斯维尔帕克癌症中心（Roswell Park Cancer Center）和美国国家癌症研究所（National Cancer Institute, NCI）进行了相关的 I 期和 II 期研究。Pass 及其同事（1994）在病人身上实施了 PDT 治疗恶性胸膜疾病 I 期的临床试验（包括 40 例恶性胸膜间皮瘤、8 例非小细胞肺癌、6 例胸膜肉瘤型/纤维性肿瘤），光敏剂为 Photofrin（光卟啉），剂量为 2 mg/kg，药物/光照间隔为 24～48 小时。该实验要求肿瘤是可手术切除的，且残留的病灶厚度在 5 mm 或以下。54 例病人入选，其中 42 例能在术中接受腔内 PDT 治疗；其余 12 例病人无法完成 PDT 治疗，原因是 3 例出现术中的并发症，9 例切除后的病灶无法控制在 5 mm 以内。最初的 33 例病人接受的药物/光照隔时间为 48 小时，最后的 9 例病人为 24 小时。使用前述联合脂肪乳加球形光扩散射器（630 nm），采用实时非各向同性的四点剂量测定系统进行测量。48 小时的药物/光间隔照射组的病人接受最高 35 J/cm² 的光能量密度，在 17.5 J/cm² 和 35 J/cm² 能量密度水平下，六分之一的病人出现可能与治疗方案相关的毒性反应。9 例病人接受药物/光照间隔为 24 小时的照射，三分之二的病人接受的能量密度为 32.5 J/cm² 时引起了食管穿孔（推断为剂量限制毒性）。6 例病人接受 30 J/cm² 能量密度下治疗，没有病人出现剂量限制毒性，因此，此剂量被确定为最大耐药剂量（maximally tolerated does, MTD）。虽然此试验没有设计总生存期，但整体样本的中位生存期达到了 13 个月，因此，可以认为这项治疗是有前景的，值得进一步研究。Takita 及其同事对 23 例 MPM 病人实施了手术切除联合术中 Photofrin（光卟啉）PDT 治疗的 II 期临床试验，药物/光间隔为 48 小时，光波长为 630 nm，光通量为 20～25 J/cm²（Moskal 等，1998；Takita 等，1994）。在这项试验中，光是通过四个经皮置入的球形扩散光纤输送的，根据术前使用的光学虚线测量确定光能量密度。6 例病人通过 EPP 切除病灶，15 例病人进行 RP，2 例病人被判定不可切除，因此，没有接受 PDT 治疗。针对接受手术切除和 PDT 治疗的病人进行生存分析，III 期和 IV 期病人的中位生存期为 7 个月，但与历史对照组相比，该结果并不佳，5 例 I 期和 II 期的病人仍然生存，并且到术后 33 个月无复发征兆（no evidence of disease, NED）。1998 年对该研究的更新数据表明，纳入的 40 例病人中 24 例 III/IV 期病人的中位生存期为 10 个月，但是 I/II 期病人的中位生存期为 36 个月，2 年生存率为 61%。由此可以得出结论，这种特殊的光传输方法非常适用于早期病人。

由于美国国家癌症研究所（NCI）的 I 期数据展现出广泛前景，一个手术与手术＋PDT 治疗恶性胸膜间质瘤的随机对照Ⅲ期临床研究得以实施（Pass 等，1997）。在这项试验中，经病理证实，病灶局限于一侧胸腔且手术可切除的恶性胸膜间皮瘤病人，被随机分配为两组；一组手术中接受 Photofrin-PDT 治疗，药物/光间隔为 24 小时，另外一组未接受 PDT。在所有病人接受手术后，辅助用他莫昔芬、顺铂和皮下干扰素 α 佐剂免疫疗法。在总共 63 例随机分组的病人中，由于以下种种因素，有 15 例不被纳入在内，如不能将肿瘤减灭在 5 mm 之内，存在术前进展期疾病或者病人拒绝手术。其余病人中，25 例接受 PDT 治疗，23 例没有接受。值得注意的是，25 例病人接受 EPP（14 例 PDT，11 例非 PDT），23 例接受 RP（11 例 PDT，12 例非 PDT）。无论是否痊愈，所有术后随访病人的中位生存期为 23 个月，无论是否存活，PDT 组和非 PDT 组总中位生存期没有显著差异（14.1 个月 vs 14.4 个月）；同样的，无复发者的中位生存期也没有显著差异（8.5 个月 vs 7.7 个月）。在后续公布确定的生存预后因素中，术前肿瘤体积对生存预测意义重大。有趣的是，在这个分析中，接受 EPP 病人的中位生存期为 11 个月，而接受 RP 的生存期为 22 个月（$P=0.07$）。

随着宾夕法尼亚大学胸膜疾病 PDT 治疗技术持续发展，越来越精密的外科手术和 PDT 剂量测定技术得到了使用，开启了 Photofrin-PDT 治疗恶性胸膜疾病的预试验。最新的报告总结了 52 例 MPM 病人的治疗结果。另一项研究将 14 例接受 EPP 及术中 PDT 治疗和 14 例接受 RP 及术中 PDT 治疗的病人生存率进行了比较（Friedberg 等，2011）。所有病人接受 Photofrin-PDT 治疗，药物/光间隔为 24 小时，光能量密度为 60 J/cm²，使用实时 7 个点位各向同性剂量的测定系统监测（经判定，与早期非各向同性检测器系统测定 30 J/cm² 的效果相同）。在这些病人中，大部分已经存在局部晚期（Ⅲ/Ⅳ期）疾病，研究发现 RP＋PDT 治疗总生存期（中位生存期为 2.1 年）优于经胸膜外肿瘤切除术＋PDT（中位生存期为 8.4 个月）。后续研究中，对 38 例恶性胸膜疾病的病人（38 人中 37 人为Ⅲ/Ⅳ期肿瘤）使用了 RP-PDT 治疗，最后的中位生存期为 31.7 个月，效果显著（Friedberg 等，2012）。在 31 例上皮恶性胸膜间皮瘤中位生存期为 41.2 个月，27 例纵隔淋巴结阳性（N2）病人的中位生存期为 31.7 个月，11 例纵隔淋巴结阴性（N0/N1）病人的中位总生存期为 57.1 个月。

有趣的是，对于上皮恶性胸膜间皮瘤的病人而言，其无疾病进展生存期和总生存曲线中存在一个明显的分离（图 43.3），这相对其他手术方法来说并不常见。这种经验与之前的 Photofrin 介导的 PDT 试验之间存在差异的原因仍然是一个需要研究的领域，但也可能与 PDT 和外科技术的进步有关。在以前的 NCI 经验中，病人接受 RP 后比接受 EPP 后的表现要更好；虽然并没有研究或分析表明在结合这两种方法中的 PDT 结果有任何差异。

使用的第二代光敏剂 mTHPC 的 PDT 已在一些临床研究中对间皮瘤的治疗进行了评估。在一项前瞻性研究中，8 名病人接受了 EPP-PDT 治疗，使用 0.3 mg/kg 的 mTHPC，药物/光间隔为 48 小时，采用 652 nm、10 J/cm² 的能量密度照射（Ris 等，1991，1996）。1 名病人在术后死于对侧肺炎；另外 7 名病人局部病灶通过 CT 扫描后发现得到控制，但是在随后的 4～18 个月发现了远处转移和对侧转移。Bass 和同事对恶性间皮瘤的病人实施了一项Ⅰ期 EPP-PDT 临床研究（Schouwink 等，2001）。在这项研究中，病人接受 mTHPC 的剂量范围为 0.075～0.15 mg/kg，药物/光间隔时间在 4～6 天。采用 4 个点位非各向性检测系统进行实时光剂量检测，并使用了一个独特的盐水充填施加器，可以填充整个胸腔。当采用剂量为 0.15 m/kg 的 THPC，药物/光间隔照射 4 天或 6 天，光的能量密度达到 10 J/cm² 时，会达到剂量限制毒性而产生 PDT 相关死亡。因此，该试验所得出的最大耐受剂量为 0.1 mg/kg 的 mTHPC，4 天药物/光间隔照射光能量密度为 10 J/cm²，波长为 652 nm。在宾夕法尼亚大学一个类似的平行试验中，26 例病人均接受了手术切除和术中 mTHPC-PDT 治疗。在这项试验中，7 例病人接受了 EPP，19 例病人接受了 RP。最初研究人员使用盐水填充的涂抹器进行光照；然而有人发现，在涂抹器和胸壁间有血栓频繁形成，后续的大多数病人随机使用了脂肪乳填充的改良气管导管进行治疗。在这项试验中，最大耐受剂量稍低于 0.1 mg/kg 的 mTHPC、药物/光间隔照射 6 天，652 nm 光，光能量密度为 10 J/cm²。三分之二的病人接受 0.1 mg/kg 的 mTHPC，652 nm 光，光能量密度为 10 J/cm²，4 天药物/光间隔照射的剂量水平，出现了细胞因子相关的毛细血管渗漏综合征，被认为与治疗方案相关，并且最终导致病人的死亡。尽管使用了第二代光敏剂，这些试验中的中位总体生存期为 10～12.4 个月。因此，虽然第二代光敏剂可能有药理学和生物物理方面的优越性能，但相对 Photofrin（光卟吩）的初期研究来说，第二代光敏剂的初期试验并没有证明其临床优势。目前，宾夕法尼亚州和罗斯维尔帕克癌症研究所正在进行 RP 联合单向折射实时光监测系统的 I 期临床试验。

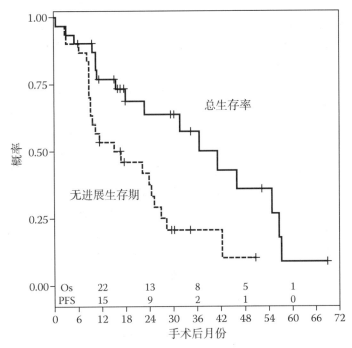

图 43.3　应用 RP-PDT 治疗上皮性间皮瘤并辅以培美曲塞化疗病人的无进展生存期及总体生存率

43.5　PDT 治疗非小细胞肺癌的临床结果

非小细胞肺癌（non-small cell lung cancer，NSCLC）胸腔转移是不可治愈的，中位生存期 6～9 个月，单纯手术不能局部控制这种疾病，与所公认的姑息性化疗相比，生存期亦无改善。基于充满前景的 I 期结果，开展了一项 Photofrin 介导的 PDT II 期试验，以探讨联合手术和 PDT 对复发性或原发性非小细胞肺癌合并胸腔转移的疗效（Friedberg 等，2004）。本研究共纳入 22 例病人，其中 5 例因肿瘤不可切除而无法接受光照，其中 3 例病人注射了 Photofrin（光卟啉），但在手术中被认为不可切除。剩下的 17 例病人在全肿瘤切除术前 24 小时接受了 Photofrin（光卟啉）（2 mg/kg），并且一侧胸腔被予以 30 J/cm^2 的光能量密度用 630 nm 的光进行照射。这批病人大多数预后不良，包括肺癌 N2 淋巴结转移以及胸膜巨大转移灶。在 15 例可评估的病人中有 11 例病人（73%）在 6 个月内对胸膜转移实现了局部控制，所有 22 例病人的中位总体生存期为 21.7 个月，这被认为很可能与 PDT 相关的毒性有关，其中包括术后发热、外周水肿、皮肤光过敏。2 例病人在术后早期死亡，其中 1 例死于成人呼吸窘迫综合征，可能与 PDT、手术有关或两者均相关，术后 2 个月的另 1 例病人的死亡是由于对侧肺部感染。但总体来看，PDT 在这类病人中的结果令人深受鼓舞，并建议有必要在这一领域进一步研究。

43.6　药物/光间断照射的影响与肺保留手术的重要性

临床前模型表明使用 mTHPC 光敏剂并采用 48 小时的药物/光时间间隔将取得更优越的治疗结果，

光敏剂的临床试验表明，药物/光时间间隔对治疗毒性具有很重要的影响，包括一种毛细血管泄露综合征，推测可能与在治疗期间或在治疗过程中释放的细胞因子有关。值得注意的是，宾夕法尼亚大学（University Of Pennsylvania）的经验中和使用 PDT 的最大耐受剂量发生在一段为期 6 天的药物/光间隔时间时，大多数病人接受了一项 RP，但在荷兰癌症研究所（Netherlands Cancer Institute）的经验中为期 4 天的药物/光间隔时间的所有病人都接受了 EPP 治疗。正常肺组织的 PDT 似乎有可能导致细胞因子释放，这是在接受肺 RP 的病人中，最大耐受剂量较低的一个重要因素。事实上，在目前正在进行的 2-［1-hexyloxyethyl］-2-devinyl pyropheophorbide-a（HPPH）介导的 PDT 试验中，一名接受 24 小时药物/光间隔治疗的病人出现了非常类似的毛细血管渗漏综合征，这可能是由细胞因子介导的。另一种可能性是，通过缩短的药物/光间隔的 PDT 增加了对血管的损伤，可能的解释为较短的间隔导致保肺过程中毒性增加。这个假说目前正在临床前模型中进行测试，在此试验中所有剩下的病人（到目前为止共 29 例）都接受了 48 小时的药物/光间隔治疗，并且没有经历过类似的并发症。因此，保肺手术联合 PDT 治疗时可能增加炎症并发症产生的概率。因此，在与 PDT 结合的情况下，肺损伤的过程可能会导致炎症并发症的增加。然而，当比较 EPP 与 RP 的结果时，很明显，正常肺的保留是在肿瘤切除和胸膜腔 PDT 后促进整体存活的关键因素。此外，接受 RP-PDT 治疗的病人似乎延长了生存期，这有助于提高总体生存率。可以允许病人接受更积极的抢救治疗或更好地耐受复发性疾病的代谢负担，那么人们就会期望，光照后正确辅以多种化疗的病人，会出现与无进展生存期相似的延长的总体生存期。到目前为止，对于这些病人的有限的经验来看，情况似乎并非如此。另一种可能性是，在正常的肺组织的 PDT，连同镜下残留癌细胞，不仅促进了炎症的增加，而且也提供了增加抗肿瘤免疫反应的机会。这些可能性令人兴奋，目前正在进行临床前和临床研究。

43.7 小 结

在过去超过 25 年里，PDT 已被作为恶性胸膜疾病的治疗方案而受到研究。在上皮 MPM 病人中，RP-PDT（包括一个宏观完全切除的肺保留手术，切除后术中采用的、各向同性的光检测器系统指导的 Photofrin 介导的 PDT）相比其他的多模式治疗，可以提供更惊人的总体存活期。在非小细胞肺癌胸膜转移的病人中，接受了术中 PDT 的病人可能会延长生存时间，尽管大多数时候这种疾病的性质使肺保留手术不太可行。目前需要进行临床试验以确定最合适的病人群体。此外，更多的研究，包括 MPM 的 RP 随机试验（带或不带 PDT 后辅助培美曲塞化疗），需要明确 PDT 在胸膜疾病的转归中所起的作用，并同时确定 PDT 可能延长这些病人的总体生存期的关键机制。

参考文献

［1］Aokage, K., J. Yoshida, G. Ishii et al. 2010. The impact on survival of positive intraoperative pleural lavage cytology in patients with non-small-cell lung cancer. J Thorac Cardiov Surg. 139: 1246 - 1252.

［2］Bolukbas, S., C. Manegold, M. Eberlein et al. 2011. Survival after trimodality therapy for malignant pleural meso-thelioma: Radical pleurectomy, chemotherapy with cisplatin/peme-trexed and radiotherapy. Lung Cancer 71: 75 - 81.

［3］Cengel, K. A., E. Glatstein, and S. M. Hahn. 2007. Intraperitoneal photodynamic therapy. Cancer Treat Res 134: 493 - 514.

［4］DeLaney, T. F., P. D. Smith, G. F. Thomas et al. 1991. A light-diffusing device for intraoperative photodynamic therapy in the peritoneal or pleural cavity. J Clin Laser Med Surg 9: 361 - 366.

［5］Douglass, H. O., Jr., H. R. Nava, K. R. Weishaupt et al. 1983. Intra-abdominal applications of hematoporphyrin photoradiation therapy. Adv Exp Med Biol 160: 15 - 21.

［6］Flores, R. M., H. I. Pass, V. E. Seshan et al. 2008. Extrapleural pneumonectomy versus pleurectomy/decortication in the surgical management of malignant pleural mesothelioma: Results in 663 patients. J Thorac Cardiov Sur 135:

620 - 626.

[7] Forster, K. M., W. R. Smythe, G. Starkschall et al. 2003. Intensity-modulated radiotherapy following extrapleural pneumo-nectomy for the treatment of malignant mesothelioma: Clinical implementation. Int J Radiat Oncol Biol Phys 55: 606 - 616.

[8] Friedberg, J. S., M. J. Culligan, R. Mick et al. 2012. Radical pleurectomy and intraoperative photodynamic therapy for malig-nant pleural mesothelioma. Ann Thorac Surg 93: 1658 - 1667.

[9] Friedberg, J. S., R. Mick, M. Culligan et al. 2011. Photodynamic therapy and the evolution of a lung-sparing surgical treatment for mesothelioma. Ann Thorac Surg 91: 1738 - 1745.

[10] Friedberg, J. S., R. Mick, J. P. Stevenson et al. 2004. Phase II trial of pleural photodynamic therapy and surgery for patients with non-small-cell lung cancer with pleural spread. J Clin Oncol 22: 2192 - 2201.

[11] Krug, L. M., H. I. Pass, V. W. Rusch et al. 2009. Multicenter phase II trial of neoadjuvant pemetrexed plus cis-platin followed by extrapleural pneumonectomy and radiation for malignant pleural mesothelioma. J Clin Oncol 27: 3007 - 3013.

[12] Moskal, T. L., T. J. Dougherty, J. D. Urschel et al. 1998. Operation and photodynamic therapy for pleural meso-thelioma: 6-year follow-up. Ann Thorac Surg 66: 1128 - 1133.

[13] Ozols, R. F., G. Y. Locker, J. H. Doroshow et al. 1979. Chemotherapy for murine ovarian cancer: A rationale for ip therapy with adriamycin. Cancer Treat Rep 63: 269 - 273.

[14] Pass, H. I., T. F. DeLaney, Z. Tochner et al. 1994. Intrapleural photodynamic therapy: Results of a phase I trial. Ann Surg Oncol 1: 28 - 37.

[15] Pass, H. I., and H. Pogrebniak. 1992. Photodynamic therapy for thoracic malignancies. Semin Surg Oncol 8: 217 - 225.

[16] Pass, H. I., B. K. Temeck, K. Kranda et al. 1997. Phase III randomized trial of surgery with or without intraoper-ative photodynamic therapy and postoperative immunochemotherapy for malignant pleural mesothelioma. Ann Surg Oncol 4: 628 - 633.

[17] Perry, R. R., S. Evans, W. Matthews et al. 1989. Potentiation of phototherapy cytotoxicity with light scattering media. J Surg Res 46: 386 - 390.

[18] Ris, H., H. Altermatt, B. Nachbur et al. 1996. Intraoperative photodynamic therapy with m-tetrahydroxyphenyl-chlorin for chest malignancies. Lasers Surg Med 18: 39 - 45.

[19] Ris, H. B., H. J. Altermatt, R. Inderbitzi et al. 1991. Photodynamic therapy with chlorins for diffuse malig-nant mesothelioma: Initial clinical results. Br J Cancer 64: 1116 - 1120.

[20] Schouwink, H., M. Ruevekamp, H. Oppelaar et al. 2001. Photodynamic therapy for malignant mesothelioma: Pre-clinical studies for optimization of treatment protocols. Photochem Photobiol 73: 410 - 417.

[21] Takita, H., T. S. Mang, G. M. Loewen et al. 1994. Operation and intracavitary photodynamic therapy for malig-nant pleural mesothelioma: A phase II study. Ann Thorac Surg 58: 995 - 998.

[22] Tilleman, T. R., W. G. Richards, L. Zellos et al. 2009. Extrapleural pneumonectomy followed by intracavitary in-traoperative hyperthermic cisplatin with pharmacologic cytoprotection for treatment of malignant pleural mesothelio-ma: A phase II prospective study. J Thorac Cardiov Surg 138: 405 - 411.

[23] Tochner, Z., J. B. Mitchell, F. S. Harrington et al. 1985. Treatment of murine intraperitoneal ovarian ascitic tumor with hematoporphyrin derivative and laser light. Cancer Res 45: 2983 - 2987.

[24] Zellos, L., W. G. Richards, L. Capalbo et al. 2009. A phase I study of extrapleural pneumonectomy and intracavit-ary intraoperative hyperthermic cisplatin with amifostine cytoprotection for malignant pleural mesothelioma. J Thorac Cardiov Surg 137: 453 - 458.

44　中国光动力疗法临床应用概况

44.1　引　言

在经历了 30 多年的临床前研究和临床实践后，中国已接受光动力治疗（PDT）这种药物器械联合的治疗方案，并且光动力疗法是中国地区现代光医学的重要组成部分。

在二十世纪八九十年代，PDT 在中文文献中常描述为激光化学治疗或者光化学治疗。由于血卟啉衍生物（HPD）的高度肿瘤选择性，基于 HPD 的 PDT 也经常被称为血卟啉光放疗或血卟啉激光抗肿瘤治疗。中国国内第一例用 PDT 治疗肿瘤（眼睑部肿瘤）的案例由邹进医生于 1981 年 7 月在北京同仁医院完成。这种新颖的治疗方式及其对恶性肿瘤的巨大治疗潜能一时间引起了中国医生的极大关注与兴趣。继 70 年代美国罗斯韦尔帕克癌症研究中心（Roswell Park Cancer Institute）的 Thomas Dougherty 重新发现 Schwartz 的 HPD 之后，作为政府组织的科研项目的一部分，中国在 80 年代早期开始研制 HPD。1980 年，利用动物血中的血卟啉成功制出国内首个 HPD。在过去的 20 多年，中国人继续不断地努力尝试创造更好的光敏剂和光源，合成了数十种光敏剂，并通过各种体内体外实验评估了它们所形成的光动力效应。对一些新型的药物和 PDT 光源进行了临床调查研究，且少数几种通过了相关监管部门的上市批准。一些中国的研究和 PDT 的方案确实已经达到了世界先进水平，能够对国际社会 PDT 的研究做出有价值的贡献。这一章将会重点介绍中国对 PDT 研究的一些独特的经验和成果。

44.2　PDT 的临床进展

44.2.1　PDT 的批准现状

44.2.1.1　光敏剂

喜泊分：一种 HPD 制剂，已经获批上市，商品名为喜泊分（血卟啉注射液），由重庆华鼎生物制药有限公司生产。在 2001 年经国家食品药品监督局（State Food and Drug Administration，SFDA）批准用于肿瘤治疗。

艾拉：一种局部使用含有卟啉前体氨基酮戊酸（ALA）的制剂。由上海复旦张江生物制药股份有限公司生产，并且在 2007 年初获批用于治疗尖锐湿疣。复旦张江公司最近在组织一项使用艾拉治疗中到重度的寻常性痤疮的多中心临床试验，希望能够获得 SFDA 的批准。

海姆泊芬：血卟啉单甲醚（hematoporphyrin monomethyl ether，HMME）为两种正同分异构体 [7(12)-(1-methoxyethyl)-12 (7)-(1-hydroxyethyl)-3,8,13,17-tetramethyl-21H，23H-porphin-2,18-dipropionic acid] 的混合物。在 20 世纪 90 年代早期，中国已经开始将 HMME 介导的血管靶向 PDT 应用于治疗葡萄酒色斑（port-wine stain，PWS）胎记（鲜红斑痣）。复旦张江生物制药股份有限公司已经取得了 HMME 上市批准，并且新药品（商品名：海姆泊芬注射液）的临床试验已于 2005 年获 SFDA 批准应用于治疗鲜红斑痣。海姆泊芬有望于 2012 年获得相关机构的监管批准。（译者注：海姆泊芬 2016 年 10 月 20 日已获批上市，商品名为复美达）

多替泊芬：一种 HPD 制剂，主要含有 3 (or 8)-(1-methoxyethyl)-8 (or 3)-(1-hydroxyethyl)-deuteroporphyrin Ⅸ（MHD）、3，8-di（1-methoxyethyl)-deuteroporphyrin Ⅸ（DMD）、3（or 8)-(1-methoxyethyl)-8（or 3)-vinyl-deuteroporphyrin Ⅸ（MVD）、3（or 8)-(1-hydroxyethyl)-8（or 3)-vinyl-deuteroporphyrin Ⅸ（HVD）和少量的原卟啉Ⅸ（Pp）。多替泊芬的主要活性物质是 MHD 和 DMD（>85%）。复旦张江生物制药股份有限公司已经取得了临床试验许可，新药的商品名是多替泊芬注射液，并已应用于肿瘤治疗。

舒他兰锌：配方为二磺化二邻苯二甲酰亚胺甲基酞菁锌（ZnPcS$_2$P$_2$），含有 2%（V/V）聚氧乙烯蓖麻油、20%（V/V）丙二醇和 0.9%（W/W）氯化钠。由福建大学功能材料研究所开发并授权给龙华制药有限公司（Liu，2007）。这种新药可用于食管癌的治疗，通用名为舒他兰锌（福大赛因注射液），于 2008 年初由 SFDA 批准用于临床试验。

Radion：一种含有卟啉前体 ALA 的局部用药，目前由 PharmaPower 生物制药公司研究开发。Radion 主要用于治疗口腔癌的癌前病变。2011 年 11 月台湾中原大学进行了临床前的仓鼠颊袋 PDT 试验（Chiang 等，2012；Hsu 等，2012）。2013 年 12 月将进行正式的临床试验，通过多中心的临床试验来获得用 Radion 治疗口腔癌癌前病变的上市许可。

除了本土新开发的光敏剂之处，从西方国家已上市的几种 PDT 光敏剂已经通过了 SFDA（如 Visudyne）和 TFDA（如 Visudyne，Photofrin）的许可，分别应用于中国大陆和台湾地区。还有一些获得了机构审查委员会（institutional review board，IRB）批准，正在进行桥接试验以获得 TFDA 的许可（如 Foscan），或者为了符合中国大陆及台湾地区医院和病人的特殊要求，正在进行相应的进口许可批准（如大陆的 Photofrin 和台湾地区的 Photosar）。

44.2.1.2　光源

与美国和欧洲一样，目前中国的 SFDA 也要对涉及特殊光源和临床适应证的新型 PDT 光敏剂进行注册申报。同时，不同的临床研究需要不同的光源。多种激光和非相干光源已经应用于中国（见表44.1），此外，一些大功率半导体激光和光纤（如微透镜与弥散端光纤）仍然需要进口。

表 44.1　　　　　　　　　　　　　　　　　　　中国使用的 PDT 光源

光源	波长/nm	适应证
氢离子激光	514.5	鲜红斑痣
氢激发燃料激光	630	膀胱癌、胃肠道癌、口腔癌及皮肤癌
发光二极管	635	口腔癌及癌前病变
发光二极管	600~700	皮肤癌
溴化铜激光	511~578	膀胱癌
铜蒸汽激光	511~578	膀胱癌、胃肠道及皮肤癌，鲜红斑痣
二极管激光	630	胃肠道癌、肺癌及口腔癌、眼 PDT、脑肿瘤
YAG 倍频泵浦脉冲染料激光	630	脑肿瘤
金蒸汽激光	630	胃肠道肿瘤
氦氖激光	630	胃肠道肿瘤、口腔癌及皮肤癌
氪激光	413	鲜红斑痣
钾钛磷激光	532	鲜红斑痣

在台湾地区，发光二极管（light-emitting diode，LED）作为光源应用于 PDT 治疗口腔癌癌前病变和口腔癌已有十多年的历史。台湾桃园 MedEx 公司研制了一种有精密界面的便携式 PDT 治疗仪，即 LED Wonderlight（图 44.1）。应用 PDT 治疗仓鼠颊袋癌前病变和肿瘤病损的动物模型取得了非常好的治疗效果（Chiang 等，2012；Hsu 等，2012），在应用 LED 治疗人类口腔癌癌前病变和肿瘤病损上也

取得了成功（Tsai 等，2004；Yu 等，2009）。更重要的是，局部 ALA-PDT 治疗口腔黏膜白斑和疣状增生时，先前的研究表明使用 LED 或者激光不会出现很大的差异（Lin 等，2010；Yu 等，2009）。现在，Wonderlight 正在多个国家进行应用批准。

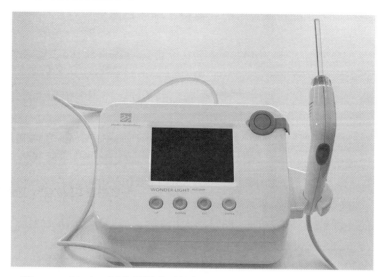

图 44.1　MedEx 医疗保健公司的新型二极管光源 PDT Wonderlight

44.2.2　PDT 临床应用现状

44.2.2.1　癌前病变和癌症

在过去的三十年，中国的临床医生使用 PDT 治疗了数千例癌症病人并且发表了很多临床报告。大多数都是关于可行性和/或疗效评估的案例报告或描述单一医院的经验。就研究设计而言，这些报告可以分为光导研究、对比研究或非随机性 I/II/III 期研究。基于中英文科学期刊的文献检索，作者已经总结出了较为完善的文献清单（Huang，2006a，b，2008；Xu，2007）。

一篇由中国医生发表的临床数据表明：在 1990—2001 年之间，3878 例肿瘤病例中大多数是胃肠道肿瘤（食管癌和胃癌），其次是膀胱癌和鼻咽癌（nasopharyngeal cancer，NPC）（Ding 等，2004）。由于在中国，某些癌前病变和癌症具有区域特异性，当地的医生已制定了独特的治疗鼻咽癌、口腔癌前病变和肝癌的癌前病变的 PDT 方案。

口腔癌癌前病变和口腔癌：在世界最常见癌症排行榜中，口腔癌排名第五（Jemal，2005；Lingen，Sturgis 和 Kies，2001；Parkin，2005），是台湾地区极其重要的一种疾病。它已经成为男性中排名第四的癌症，占所有恶性肿瘤的比例超过 6%（Department of Health，2006），是每年发病率和死亡率的主要原因之一。在台湾地区，引起口腔鳞状细胞癌的主要病因是嚼槟榔、吸烟和饮酒（Ko 等，1995；Kwan，1976）。世界上首次临床使用 635 nm 的 LED 红光用于 ALA-PDT 治疗口腔癌前病变的案例就在台湾。超过 130 例的各型口腔癌前病变病人接受了这种 ALA-PDT 治疗（局部 ALA-PDT 治疗，每周1~2 次，LED 红光波长为 635 nm）。局部 5-ALA-PDT 用于治疗人类口腔疣状增生、口腔黏膜白斑病变以及广泛的口腔疣状癌时，治疗方案为使用 LED 红光 [(635±5)nm] 进行 3 分钟分次照射，此方案可有效治疗上述癌前病变和癌症（Chen 等，2004，2005a，b）。

鼻咽癌（NPC）：在中国的一些地区，鼻咽癌的发病率和死亡率仍旧很高。在 20 世纪 80 年代后期，中国医生开始探索基于 HPD 的 PDT 治疗新发和复发鼻咽癌的可行性。据相关数据统计，其完全缓解率为 33%~55%，3 年和 5 年存活率分别为 44.6% 和 25.4%。自从 Photofrin 和 Diomed 630 激光治疗仪在 2000 年引进到中国，它们就被新建的几个 PDT 治疗中心应用于治疗多种恶性肿瘤，包括晚期鼻咽癌。尽管中国的数据来自不同亚群的病例、不同的 PDT 方案和不同的临床效果，但结果表明，对用尽所有标准治疗方法的晚期 NPC 病人而言，PDT 在改善生活质量和肿瘤控制方面可能提供更佳的选择。

原发性肝癌：在中国，原发性肝癌仍然是一种重要的健康问题，尽管许多病人早期即诊断出肝癌，并且接受手术切除或者接受更好的保守治疗从而获得良好的预后。早在 20 世纪 90 年代初，厦门大学肿瘤研究中心就开创性地应用 PDT 介入治疗晚期肝癌。给药 HPD 48 小时后，在局部麻醉下进行组织间 PDT。首先，定位探针通过超声引导经皮穿刺进入肿瘤，之后将光导纤维（芯的直径 400 μm，弥散端长度 1 cm）置入肿瘤。通过氩离子泵浦染料激光器（630 nm）偶联后通过三根光纤输出，同时照射 3 个点位，每个光纤的光剂量为 220 J/cm^2，能量密度为 300～350 mW/cm^2。

在一个或多个疗程之后，PDT 治疗后复查发现甲胎蛋白（alpha-fetoprotein，AFP）有不同程度的下降。长期（多达 5 年）随访 70 个病人发现，多疗程可以延长生存期，其中 1 个疗程的 1 年生存率为 10%（$n=30$），2 个疗程后的 1 年生存率为 50%（$n=12$），3 个疗程的 1 年生存率为 75%（$n=12$），4 个（或以上）疗程的一年生存率为 92%（$n=16$）。

44.2.2.2 非癌症性疾病

鲜红斑痣或葡萄酒色痣（port-wine stain，PWS）：是一种先天性血管畸形疾病，以皮肤乳头层毛细血管扩张为特征。在北美洲和欧洲，此病会选择脉冲染料激光（pulsed dye laser，PDL）进行治疗。然而，在中国，PDL 治疗 PWS 的地位受到了血管靶向 PDT 的挑战。在 20 世纪 90 年代早期，中国人民解放军总医院（北京 301 医院）完成了应用 HPD 的第一例临床研究。从那以后，各种光敏剂和光源被用于治疗 PWS 的各种亚型和各年龄阶段的严重病例。尽管在中国没有实施正式的随机对照试验，但一个回顾性分析表明，PDT 对粉红色扁平疣的疗效与 PDL 相当，但对紫色扁平疣的疗效则优于 PDL（Yuan 等，2007）。为了避免应用 HPD 所致的长期皮肤光敏反应，第二代光敏剂海姆泊芬已应用于临床。海姆泊芬将有望在 2012 年取得相关上市许可。（译者注：海姆泊芬 2016 年 10 月 20 日已获批上市，商品名为复美达）

生殖器疣：生殖器尖锐湿疣（condylomata acuminata，CA）或生殖器疣是最为流行的性传播疾病，往往被认为与 HPV 感染有重大联系。目前还没有一个令人十分满意的控制 CA 的治疗方案。尽管抗 HPV 疫苗可能减少 HPV 的感染因素，但仍旧迫切需要一个非侵入性的治疗来移除病损，同时消灭 HPV 感染。20 世纪 90 年代末，中国探索了应用 ALA-PDT 治疗男女性尿道和外生殖道尖锐湿疣的可行性。结果表明：ALA-PDT 的复发率较低，这很可能是因为根除了 HPV 感染（Chen 等，2007；Wang 等，2004）。除此之外，基于 ALA 的光诊断和 PDT 对亚临床及潜伏性 HPV 感染也有效。艾拉（丙基乙酰丙酸）是含有 ALA 的一种局部治疗药物，在 2007 年初已被批准治疗生殖器疣。

痤疮：寻常痤疮的主要病因包括皮脂过度分泌、导管异常角化和痤疮丙酸杆菌（P. acnes）的增殖。因此，可能需要针对漏斗管、皮脂腺、痤疮丙酸杆菌，还有可能起到调节炎症反应的毛囊皮脂腺进行靶向治疗。早期的研究表明，在痤疮部位局部应用 ALA 能被转化为 PpIX，基于 ALA 介导的 PDT 对局部持续存在的痤疮皮损和对异维甲酸及抗生素不耐受的病人是一种可能有效的治疗方法。2005 年以后，在中国已有几种基于多种波长的激光或 LED 的 PDT 光源已成功应用于局部 PDT 来缓解严重的痤疮（Wang 等，2010）。目前在中国，ALA-PDT 治疗也已成为一种面向市场的美容产品。

参考文献

[1] Chen, H. M., C. T. Chen, H. Yang et al. 2004. Successful treatment of oral verrucous hyperplasia with topical 5-aminolevulinic acid-mediated photodynamic therapy. Oral Oncol 40: 630 - 637.

[2] Chen, H. M., C. T. Chen, H. Yang et al. 2005a. Successful treatment of an extensive verrucous carcinoma with topical 5-aminolevulinic acid-mediated photodynamic therapy. J Oral Pathol Med 34: 253 - 256.

[3] Chen, H. M., C. H. Yu, P. C. Tu et al. 2005b. Successful treatment of oral verrucous hyperplasia and oral leukoplakia with topical 5-aminolevulinic acid-mediated photodynamic therapy. Lasers Surg Med 37: 114 - 122.

[4] Chen, K., B. Z. Chang, M. Ju, X. H. Zhang, and H. Gu. 2007. Comparative study of photodynamic therapy vs CO₂ laser vaporization in treatment of condylomata acuminata: A randomized clinical trial. Br J Dermatol 156: 516 – 520.

[5] Chiang, C.-P., W.-T. Huang, J.-W. Lee, and Y.-C. Hsu. 2012. Effective treatment of 7,12-dimethylbenz (a)anthracene-induced hamster buccal pouch precancerous lesions by topical photosan-mediated photodynamic therapy. Head Neck 34 (4): 505 – 512.

[6] Department of Health, The Executive Yuan, Taiwan. 2009. Taiwan area main causes of death, 2008. R.O.C. Cancer registry annual report in Taiwan area.

[7] Ding, X. M., Y. Gu, F. G. Liu, J. Zeng. 2004. Review of photodynamic therapy of neoplasms in the past 12 years in China—Analysis of 3878 cases. Chin J Clin Rehab 8: 2014 – 2017.

[8] Hsu, Y.-C., D.-F. Yang, C.-P. Chiang, J.-W. Lee, and M.-K. Tseng. 2012. Successful treatment of 7,12-dimethylbenz (a)anthracene-induced hamster buccal pouch precancerous lesions by topical 5-aminolevulinic acid-mediated photodynamic therapy. Photodiag Photodyn Ther 9: 310 – 318.

[9] Huang, Z. 2006a. Photodynamic therapy in China: Over 25 years of unique clinical experience. Part one—History and domestic photosensitizers. Photodiag Photodyn Ther 3: 3 – 10.

[10] Huang, Z. 2006b. Photodynamic therapy in China: Over 25 years of unique clinical experience. Part two—Clinical experience. Photodiag Photodyn Ther 3: 71 – 84.

[11] Huang, Z. 2008. An update on the regulatory status of PDT photosensitizers in China. Photodiag Photodyn Ther 5: 285 – 287.

[12] Jemal, A., T. Murray, E. Ward et al. 2005. Cancer statistics, 2005. CA Cancer J Clin 55: 10 – 30.

[13] Ko, Y. C., Y. L. Huang, C. H. Lee et al. 1995. Betel quid chewing, cigarette smoking and alcohol consumption related to oral cancer in Taiwan. J Oral Pathol Med 24: 450 – 453.

[14] Kwan, H. W. 1976. A statistical study on oral carcinomas in Taiwan with emphasis on the relationship with betel nut chewing: A preliminary report. J Formos Med Assoc 75: 497 – 505.

[15] Lin, H. P., H. M. Chen, C. H. Yu et al. 2010. Topical photodynamic therapy is very effective for oral verrucous hyperplasia and oral erythroleukoplakia. J Oral Pathol Med 39: 624 – 630.

[16] Lingen, M., E. M. Sturgis, and M. S. Kies. 2001. Squamous cell carcinoma of the head and neck in nonsmokers: Clinical and biologic characteristics and implications for management. Curr Opin Oncol 13: 176 – 182.

[17] Liu, W., N. Chen, H. Jin et al. 2007. Intravenous repeated-dose toxicity study of ZnPcS₂P₂-based-photodynamic therapy in beagle dogs. Regul Toxicol Pharmacol 47: 221 – 231.

[18] Parkin, D. M., F. Bray, J. Ferlay, and P. Pisani. 2005. Global cancer statistics. CA Cancer J Clin 55: 74 – 108.

[19] Tsai, J.-C., C.-P. Chiang, H.-M. Chen et al. 2004. Photodynamic therapy of oral dysplasia with topical 5-aminolevulinic and lightemitting diode array. Laser Surg Med 34: 18 – 24.

[20] Wang, X. L., H. W. Wang, H. S. Wang et al. 2004. Topical 5-aminolaevulinic acid-photodynamic therapy for the treatment of urethral condylomata acuminata. Br J Dermatol 151: 880 – 885.

[21] Wang, X. L., H. W. Wang, L. L. Zhang, M. X. Guo, and Z. Huang. 2010. Topical ALA PDT for the treatment of severe acne vulgaris. Photodiag Photodyn Ther 7: 33 – 38.

[22] Xu, D. Y. 2007. Research and development of photodynamic therapy photosensitizers in China. Photodiag Photodyn Ther 4: 13 – 25.

[23] Yu, C. H., H. P. Lin, H. M. Chen et al. 2009. Comparison of clinical outcomes of oral erythroleukoplakia treated with photodynamic therapy using either light-emitting diode or laser light. Laser Surg Med 41: 628 – 633.

[24] Yuan, K. H., Q. Li, W. L. Yu, C. Zhang, and Z. Huang. 2007. Retrospective analysis of treatment of port wine stain birthmarks—Photodynamic therapy vs pulsed dye laser. Photodiag Photodyn Ther 4: 100 – 105.

45　俄罗斯联邦光动力疗法和荧光诊断

45.1　引　言

俄罗斯联邦（Russian Federation，RF）光动力疗法（PDT）的发展立足于其国内光敏剂（photo-sensitizers，PSs）和激光器，有关 PDT 的研究和实验在著名化学和激光物理科学学院中进行，临床试验也都在俄罗斯开展。PDT 领域的实验研究始于 20 世纪 90 年代初，使用的是国内第一代 PS（Photo-gem，PG），类似于 Photofrin（光卟啉）。PG 为单体和低聚物血卟啉混合物，吸收峰在 405 nm、505 nm、580 nm 和 630 nm（Mironov，Seyanov 和 Pizhik，1992）。针对胃肠道肿瘤（GIC）、肺癌（LC）、口腔癌（OC）以及皮肤癌（SC）的临床试验在 NN Blochin 俄罗斯癌症研究中心（Russian Cancer Research Center of RAMS，RCRC），PA Hertzen 莫斯科研究肿瘤学学会（Moscow Research Oncological Insti-tute，MROI）以及激光医学国家研究中心进行（Kuvshinov 等，1996；sokolov 等，1996；Stranadko 等，1996；Vakulovskaya 等，1996a）。基于这些试验结果，PG 于 1999 年被俄罗斯联邦正式批准用于临床，但是 PG 并未被广泛使用。因为 1993 年更有效的第二代 PS（Photosens）进入临床试验，截至目前，有六种 PSs 的临床应用得到了俄罗斯联邦的批准，它们包括：PG，Photosens，Alasens（AS）（FSUE SSC，Niopic，Moscow，RF），Radachlorin（RC，Rada-Pharma，Moscow，RF），Photodithazin（PD，Veta-Grand，Moscow，RF）和 Photolon（PL，RUE Belmedpreparaty，Belarus）。PL 治疗基底细胞癌的临床试验在白俄罗斯进行，最终于 2006 年在俄罗斯联邦批准上市。

从 1955 年开始，PTS 和 AS 的实验和临床研究，以及新型 PSs 和激光的研究与莫斯科政府计划发展肿瘤及非肿瘤诊断和治疗的新方法相一致。自 1996 年以来，按照世界医学协会赫尔辛基宣言的科学和伦理原则，第二代 PSs 的正式临床试验在著名临床机构完成，符合 OCT42-511-99 "俄罗斯联邦关于良好临床试验的规定" 及人用药品注册技术要求国际协调会（ICH GCP）的规则，也符合俄罗斯联邦药物协会及伦理委员会已展开作为多中心开放前瞻性研究批准拟定草案，根据世界卫生组织（WHO）和国际抗癌联盟的建议并将完整的临床检查提供给所有病人，包括活检证实的肿瘤类型。所有病人均签署知情同意书，被告知该治疗的研究性质、可替代的治疗方法以及预期的副作用。我们将会讨论这些因为有高水平的 PDT 流程和良好的病人随访导致的较好的对照试验的结果。当今，PDT 作为一种被认可的治疗方法，它在基于或者不基于本地机构的协议下，在许多不同的诊疗机构进行，通常这些试验未设对照。PDT 治疗后 2 个月肿瘤反应的评估如下：完全缓解（complete response，CR），相隔时间不少于 4 周的两次观察肿瘤证据未发现有差异；部分缓解（partial response，PR），总的肿瘤负荷及稳定性下降超过了 50%，但肿瘤的总体积减小 < 50%；肿瘤恶化（progression），新的肿瘤部位出现或肿瘤质量增加超过了 25%。荧光诊断（fluorescent diagnosis，FD）的诊断能力评价分为：灵敏度（S），特异性（SP）和准确性（A）。

45.2　用于荧光诊断和 PDT 的激光和光源

荧光诊断是在使用光谱分析仪 LESA-6，LESA-01-Biospec［氦氖（氦氖）激光，λ = 633 nm，Biospec，莫斯科，俄罗斯联邦］下进行的，能区分反射的激光信号和组织的自体荧光，荧光对比值（Fluorescence contrast，FC）通过 PS 在肿瘤和周围组织的水平比值来估算。我们使用了光谱荧光图像与敏感的电荷耦合器件（charge-coupled device，CCD）摄像机来获得黑白荧光图像，以及视频荧光二极管器件（630-675-01-Biospec）。以下设备使用光敏剂 Alasens（AS）进行荧光诊断：光辐射源（Biospec，Moscow，RF）、荧光支气管镜、膀胱镜、D-light 荧光膀胱镜系统（Karl Storz GmbH，Germany）（它还能发出用于有色荧光图像的 380～442 nm 波长的光）。

在研究开始时，我们测试了各种各样的治疗激光器：氪激光器（$\lambda=647\sim675$ nm）、电子束泵油半导体激光器（$\lambda=670\sim674$ nm，$P=10$ W）、双频固体激光器 [$\lambda=(669\pm1)$ nm，$P1=8$ W（SPC polus）]、染料激光器（铜蒸气，$\lambda=640\sim690$ nm，Yakhroma-2，SPC Istok），金蒸气（$\lambda=620\sim650$ nm，SPC Mechatron）（Kuvshinov 等，1996；Sokolov 等，1996；Vakulovskaya 等，1996a，b）。其中有些大型激光需要固定的位置，与供水系统连接并在操作后进行长期冷却。在 20 世纪 90 年代末，半导体激光器开始出现并被广泛用于 PDT：LFT-670（$\lambda=670$ nm）、LFT-675（$\lambda=675$ nm）（JSC Biospec）与 PS，Milon [$\lambda=(662\pm3)$ nm，$P=1.5\sim2.5$ W]（Milon 激光）和 Atkus-2（$\lambda=661$ nm）（Poluprovodnikovye Pribory）。对于激光辐射的传输，JSC Biospec 与 RCRC 合作开发了石英光纤导管（有金属化的、有不同长度的、可侧向照射的球形或圆柱形扩散器的微透镜），能在体表和组织间进行多面积的照射。为了减少对视力的不良反应，RCRC 与天体物理研究所为进行荧光诊断及光动力治疗的医生研制了带有特殊过滤光片的护目镜。所有这些激光器获得俄罗斯政府批准并用于临床使用。

45.3   Photosens 的临床研究

Photosens（PTS），为含有 0.2% 的磺化、三磺化和四磺化酞菁铝混合物水溶液，吸收峰在 670 nm 处，其特点是化学稳定性好和光动力活性高（Lukiyanets，1998），同时，它还可以产生强烈的荧光放射，2001—2008 年经过对皮肤癌（基底细胞癌，鳞状细胞癌，复发的黑色素瘤）、口咽癌、唇癌、食管癌以及胃肠癌症、复发后的乳腺癌（BC）、皮肤转移癌、间皮瘤与胸膜转移癌和复发性喉癌（CL）Ⅰ～Ⅲ期的多中心性临床试验后，俄罗斯联邦卫生部和药物管理会批准了 PTS-PDT 的临床使用。目前等待审批的有光动力联合放疗（RT）治疗乳腺癌的皮肤转移，光动力联合氟尿嘧啶（5-FU）化疗治疗皮肤癌和胃癌。膀胱癌、前列腺癌和早期宫颈癌的临床试验也取得了进展。

在Ⅰ期临床试验中，将 PTS 溶解于 0.9% 氯化钠（NaCl）溶液中，以 2.0～2.5 mg/kg 的剂量静脉注射，在给药后 24 小时给予单次激光照射，光能量密度波动在 50～150 J/cm^2。治疗后我们观察到皮肤对阳光敏感性长期增加（8 周或以上），由于光照的限制，导致病人日常社会活动的改变。很多病人也出现了并发症（Sokolov 等，1996；Vakulovskaya 等，1996a）。RCRC 和俄罗斯科学院普通物理研究所的密切合作使 PTS 药代动力学的动态研究得以实施，通过测量病人的荧光光谱来估计 PS 在肿瘤和周围皮肤黏膜中的积累，及在肿瘤与正常组织的滞留时间（Stratonnikov 等，1996）。使用 PTS 药代动力学和生物分布的双室模型，其中血液是第一室，组织是第二室，以此来预测 PS 在病人组织中的可能残留量。我们的研究结果随后经侵入性方法直接测量血液的 PS 浓度被证实。我们的光谱测量结果表明，PTS 的剂量下降到 1.5 mg/kg 并不会影响荧光强度，但在不同组织结构的肿瘤病人中，剂量下降到 0.8 mg/kg 时荧光对比的效果显著降低，而组织中 PTS 的含量仍然足够进行有效的 PDT。在Ⅱ期的研究中，我们用了两种剂量的 PTS 对基底细胞癌病人进行了一项随机临床研究：0.8 mg/kg 及 0.5 mg/kg（156 例多中心研究病人）。在除外性别、年龄以及肿瘤扩散的差别之后，PDT 的疗效基本相当，CR 分别达到了 91.6% 和 90.4%，但高剂量的 PS 对皮肤的光毒性会更持久更严重（Vakulovskaya，2006a；Vakulovskaya 和 Chental，1999）。Ⅲ期试验将这些数据考虑在内后，我们将剂量减少到 0.5 mg/kg。近年来，我们已经测试了 PS 剂量为 0.3 mg/kg 和 0.4 mg/kg 时的疗效，而且在 PDT 重复治疗中，可以根据病人的组织剩余浓度，个性化选择 PS 剂量（0.2～0.4 mg/kg）。注射 PS 后的第一个小时可以观察到相对高水平的荧光，在 1 小时后对光照方案进行测试。然而在这个阶段，PTS 仍然处在血液循环中，并结合到血管的内皮细胞，因此无荧光对比，所以在给予 PTS 1 小时后进行光动力疗法会引起血管破坏，导致在光动力治疗的区域快速出现组织缺氧（Stratonnikov 和 Loschenov，2001；Stratonnikov，Meerovich 和 Loschenov，2000；Stratonnikov 等，2002）、降低治疗效果、增加肿瘤再生的风险。

在动态荧光研究中，我们发现第一次激光照射后在肿瘤中还会残余相当高浓度的 PTS。因此，我们开发了新的 PDT 疗法包括单次注射 PS 后，在 24～72 小时进行多次（2～6 次）激光辐射以及每次照射采取分级辐射光剂量（单次光能量密度为 80～100 J/cm²，总光能量密度高达 600 J/cm²）的方法。两个阶段之间的时间间隔是基于 PDT 治疗区域的血流量和氧的恢复情况而定的。因为在 PDT 治疗期间细胞损伤具有阈值，多次激光辐照能增强对肿瘤的损害，并且每次 PDT 都在最佳的氧合组织中进行，因此相对减少了对相邻的正常组织的损伤。在对基底细胞癌和喉癌的病人中进行 PDT 治疗区域（在 PS 的吸收光谱的基础上）的血液氧合动力学评估基础上，我们开发了 PDT 的多重分离疗法：在 PDT 的过程中，根据氧合情况以每次光能量密度为 25～30 J/cm² 进行调整，治疗间期为 3～5 分钟期间停止照射以恢复 PDT 治疗区域的组织氧合（Stratonnikov 等，2002；Vakulovskaya，2006a）。在研究中使用了表面照射、组织间照射或者两者结合的照射方式。

我们发现在注入 PTS 后所有的肿瘤部位都有荧光反应，除了色素瘤（黑色素瘤、痣和乳头状瘤）。在直径超过 2 cm 的肿瘤中可以发现药物分布不均匀。在 PDT 治疗期间，PTS 的光漂白作用见于所有的病人（Stratonnikov，Meerovich 和 Loschenov，2000）。PDT 后，可见肿瘤坏死区域，光谱学上可见到发射曲线的改变，表明坏死的程度。乳腺癌伴有皮肤转移和原发性多发基底细胞癌之间的荧光反应和荧光对比的强度在放疗前后所有不同。64.1%～82.6%患有不同癌症的病人，其荧光反应边界超出了临床确定的范围。在 4.4%～11.2%的实体瘤及 61.2%的乳腺癌转移病人中，能检测到更广的荧光区域，其中 93.8%～100%的病例可以得到肿瘤形态学确认。良性皮肤肿瘤及喉乳头瘤的荧光对比较低（1.1～1.4，P＜0.01）。总体而言，在所有的病人中，荧光诊断有很高的灵敏度 S（100%）、准确性 A（100%）和特异性 SP（95.8%～100%）。由于长期的皮肤光毒性，PTS 不太可能单独用于癌症治疗，因此可能需要良好计划且可控的 PDT，以通过更精确地识别肿瘤及亚临床病变检测提高治疗效果（Vakulovskaya，2006a；Vakulovskaya 等，1996a）。

PDT 的疗效在各组病人中均较高，除了黑色素瘤。在 89 例 T1-4N0M0 皮肤癌及复发的病人中，82.0%的病人完全缓解，16.9%的病人部分缓解，1.1%的病人稳定。基底细胞癌病人的疗效也很好，完全缓解为 86.2%，部分缓解为 13.8%，尤其在 T1-2 的病例疗效更高，完全缓解达到了 93.8%。

鳞状细胞癌的病人 PDT 疗效也很高（88.9%），但是完全缓解却很低，只有 4.4%。该差异在统计学上比较显著（P＜0.01）[图 45.1（a）和图 45.1（b）]。也有其他作者报道了 PDT 在黑色素瘤上有明显缓解，但我们仅在 18 例黑色素瘤病人取得较差疗效（Sokolov 等，1996；Stranadko 等，1996）。在一些局部晚期病人身上，我们采取了光动力联合冷冻治疗残余癌。这种联合治疗可以减少组织坏死形成的时间，并且使完全缓解增加到了 97.8%（Chental 等，1997）。在 6 年的随访中，所有的病人都没有复发（生存情况：2 年生存率为 100%，3 年生存率为 97.8%；无病生存率：1 年生存率为 94.4%，3 年生存率为 93.0%）（Vakulovskaya，2006a）。

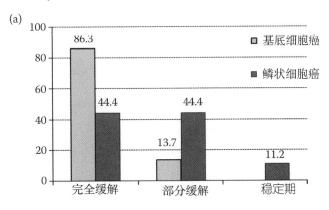

(a)

(b)

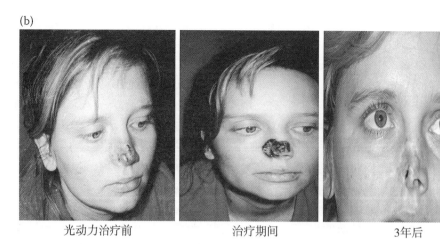

光动力治疗前　　　　　　治疗期间　　　　　　3年后

图 45.1 　（a）关于肿瘤形态结构，在基底细胞癌病人身上得到了很好的反应：86.2% CR，13.8% PR，在 T1 - 2，疗效更高：93.8% CR。鳞状细胞癌病人的疗效也很高（88.9%）；然而 CR 却很低：44.4%。这差别在数据上有显著差异（$P < 0.01$）。（b）病人 H，26 岁，基底细胞癌晚期局部复发病人（肿瘤浸润鼻子，右边及部分左边鼻腔，鼻中隔，并且破坏了右边软骨）在 PDT 治疗前、PDT 治疗中、PDT 治疗 3 年后。

在复发性头颈部肿瘤中，完全缓解率达到了 66.7%，部分缓解率达到了 29.8%，稳定为 3.5%。从发病部位来看，喉（图 45.2）癌及下唇癌 T1-3N0M0 疗效更好，其完全缓解率分别为 82.4% 和 76.5%（分别为 $P < 0.01$ 和 $P < 0.05$）而口腔癌仅为 52.5%。所有病人中，1 年生存率为 98.3%，2 年生存率为 93.0%，3 年生存率为 87.7%。在同样接受光动力治疗获得完全缓解的病人无病生存率分别如下：1 年生存率为 63.2% 和 94.7%；2 年生存率为 59.7% 和 89.5%（Vakulovskaya，2006a；Vakulovskaya 和 Chental，1999）。

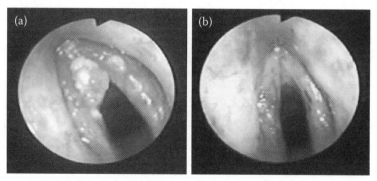

图 45.2 　复发喉癌，光动力治疗前（a）图，光动力治疗后（b）图，完全缓解

在原发性 T1-2N0-xM0 和复发性胃肠肿瘤中（病理：腺癌，未分化癌，鳞状细胞癌），观察到完全缓解为 26.1%，部分缓解为 65.2%，稳定为 8.7%。经过 3～5 年的随访［图 45.3（A）和图 45.3（B）］，60% 完全缓解的原发性胃癌病人均没有复发。在部分缓解的病人中，采用多次 PDT 疗程（2～6 个月），间隔 2～10 个月的疗法，病情可以获得长期稳定［平均疾病进展时间（21.2±3.8）个月］，病人的生活质量也会提高。病人的生存情况如下：1 年生存率为 95.7%；2 年生存率为 86.9%；3 年生存率为 65.2%（Vakulovskaya，2006a）。在 MROI 的相关研究中，报告了更高的 CR 率，在早期胃肠肿瘤和肺癌达到了 74%（Sokolov 等，2000）

近年来，人们正在研究联合治疗，包括研究把 PDT 纳入常规抗癌治疗的可能性。需要特别考虑 PTS 长期滞留在病人体内的情况。对皮肤癌和胃癌手术后复发的病人使用光动力联合氟尿嘧啶化疗（CT）的Ⅲ期前瞻性研究，采用 PDT 标准方案（单次注射的 PTS 的剂量 0.3 mg/kg，3 次放射间隔为 24～72 小时）和静脉注射氟尿嘧啶（1～5 天一次，治疗剂量为 375 mg/m²）。发现治疗过程中毒性没有明显的增加，在光动力治疗后 2 个月部分缓解率总体达到了 100%。按照当地批准的试验方案，我们

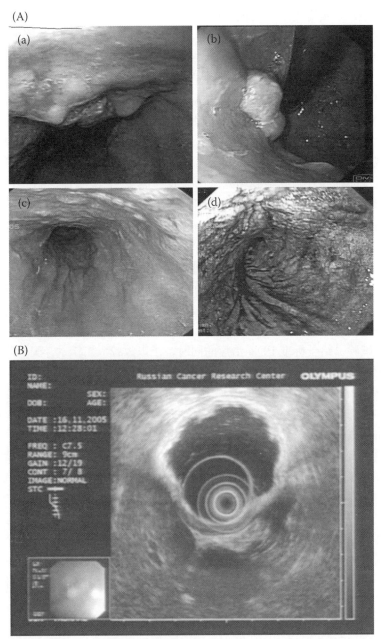

图 45.3 (A) 病人 R，79 岁 DS：胃癌 T2N0-xM0，PDT 治疗前（a）（b），PDT 治疗后（c）（d）完全缓解，6 年没有复发。(B) 9 个月后的超声内镜检查：完全缓解。

正在比较研究 PDT 联合内镜下黏膜切除术与单独内镜下切除黏膜和单独 PDT 治疗早期胃癌（26 例）的疗效。初步结果表明三种方式均有较高的疗效和安全性（Vakulovskaya 等，2008b）。

对 110 位传统治疗失败的乳腺癌复发病人（皮肤转移）进行光动力治疗。大多数病人在接受 PDT 治疗前，曾接受过间隔 2 个月的多个疗程化疗和放疗（40~80 Gy）。其中，34 例病人有单转移，69 例病人有多处转移（病理结果：浸润性导管癌或腺癌）。在所有病人中，该疾病的唯一标志是皮肤和皮下转移肿块。联合治疗后，复发时间的间隔为 6 个月至 8 年。在广泛复发及多重耐药的 7 例病人中，PDT 可以作为一种挽救疗法。

PDT 治疗后 2 个月，我们的结果显示，完全缓解率为 51.5%，部分缓解率为 35.9%，稳定为 3.9%，疾病恶化为 8.7%。就转移瘤数量来说只有单个转移瘤的女性治疗效果最好（91.2% CR 和 8.8% PR）。在多发性转移的病人中，仅有 31.9% 的完全缓解率、49.3% 的部分缓解率以及 5.8% 的稳定，其中 13.0% 疾病恶化，出现局部或远处转移。PDT 1 年后，53 名（37.8%）完全缓解的女性病人，未显示出恶化的迹象，然而皮肤癌出现新转移灶概率为 18.9%，在 PDT 治疗过的区域复发概率为 3.7%，远处转移至肺和骨骼的概率为 39.6%。1 年总生存期概率为 82.5%，2 年为 70.8%，3 年为 54.4%。全部病人和部分缓解病人的无病生存率分别为 1 年：19.4% 和 37.8%；2 年：15.5% 和 30.2%；3 年：11.7% 和 22.6%。在 12 名病人中重复进行 PDT，达到 CR 的有 9 名，PR 的有 3 名。7 例挽救治疗都能获得短期稳定（4～6 周）（Vakulovskaya，2006a；Vakulovskaya 等，2002）。

在 22 例 T1-T2N0M0 乳腺癌病人中，术前采用单次或多次组织间光动力治疗。金属导管在超声控制下经过标准穿刺针注入肿瘤中。乳腺癌改良根治术或保乳手术在 PDT 7～10 天后进行，随后进行组织学检查。可视区域可见到肿瘤坏死，17 例病人中可见到部分缓解（77.3%）。

组织学检查可见浸润性导管癌或腺癌坏死和出血及形成 2～4 级病理形态。5 个病人（23.7%）出现了 1 级病理形态或者肿瘤体积减小＜50%。术后阶段病人未出现不良反应，24 个月未出现复发迹象。在 17 名不能手术的乳腺癌病人中，我们对原发肿瘤及转移淋巴结行姑息 PDT 治疗和多个组织间照射。治疗的直接结果就是肿瘤体积减小及形成 4 级病理形态。直接疗效（1 个月后）就是部分缓解且形成 4 级病理形态及显著纤维化、硬化及几乎不可见的肿瘤细胞复合物改变。稳定期可达到 3～6 个月。在 PDT 治疗 6 个月后，所有病人均出现了恶化（无局部恶化，但出现远处肺或肝脏转移）（Vakulovskaya 等，2002）。

对乳腺癌伴有多处皮肤转移的女性病人予以 PDT 联合放疗（Radiation Therapy，RT）的治疗，目前正在进行Ⅲ期临床试验。给予标准 PDT 治疗的同时，予以放疗（2 Gy×5 天/周）治疗，剂量一直增加到 60～65 Gy（单侧手臂）和 40～45 Gy（双侧手臂）。以前的实验研究已经表明光敏剂在体外细胞系的放射增敏作用及 PDT 和放疗在体内移植瘤模型中的额外抗肿瘤效应（Kubasova，2012）。直接的临床结果表明这两种方式均有较高的疗效和安全性。长期疗效有待未来评估。光动力与激光热疗相结合的安全性和有效性已在基底细胞癌及乳腺癌多处皮肤转移癌中进行研究。

PDT 常见的副作用是激光照射时的疼痛和皮肤光毒性。在伴有皮肤癌（SC）和口腔癌（OC）的病人进行光动力治疗时，使用过不同的麻醉方式，因为皮肤光敏度增加，PTS 的初始给药剂量为 1.5～2.0 mg/kg，造成了所有病人皮肤暴露部位的高色素沉着，其中，出现光灼伤者占到 63.3%，皮炎者占到 14.7%。氧化状态的研究结果显示在 PDT 后会显著减少血浆天然抗氧化剂（β 胡萝卜素和 α-生育酚）的含量。这主要取决于 PDT 的初始水平给予高剂量的抗氧化剂可明显提高其在血浆中的水平，因此在生化水平上降低了氧化应激发展的风险（Bukin 等，1997）。降低 PTS 的剂量 0.8 mg/kg（第二阶段），随后以 0.4～0.5 mg/kg（第三阶段）与抗氧化剂复合物同时注入，显著降低了副作用的发生概率，色素沉着发生率降到了 6.3%，光灼伤降到了 5.6%，皮炎降到了 5.6%（$P < 0.01$），并将皮肤的光敏度耐受性降到了 4 周（Vakulovskaya，2006a；Vakulovskaya 和 Chental，1999）。

因此，PTS-PDT 能单独作为根治性治疗方式或联合其他抗癌方式，用于皮肤癌（除黑色素瘤）、头颈部肿瘤、早期胃肠肿瘤和肺癌以及乳腺癌的姑息治疗，并且作为复发胃肠肿瘤、肺癌和头颈部肿瘤的常规治疗。PDT 可产生良好的美容及功能性效果，并可以在伴有严重并发症的老年病人中展开应用。

已经进行了一些关于 PDT 及 PTS 用于非肿瘤病人适应证的研究，例如，牛皮癣，含 1% PTS 的水溶液应用 4 小时配合进行 8～12 次照射。有超过 100 名病人参加，其主要疗效是使病情稳定。用 0.2% 的 PTS 水溶液及 4～5 次照射处理未愈合伤口和溃疡（达 60 cm²），发现愈合的时间缩短，证实了 PDT 的抗感染作用。脉络膜新生血管和眼科肿瘤也可用其来治疗。

45.4　Radachlorin 的临床研究

Radachlorin（Rada-Pharma）是从螺旋藻属的微藻中提取的三种二氢卟酚的 0.35% 水溶液，其成分包括钠二氢卟酚 e6（88%～90%）、钠二氢 p6（5%～7%）和红紫素（1%～5%），强烈的吸收峰在（400±2）nm、（504±2）nm、（534±2）nm、（608±2）nm 和（662±2）nm。RC 具有较高的光动力活性，

并能发出强烈的荧光。RC 经过Ⅰ～Ⅱ期多中心临床试验（RCRC、MROI，Chelyabinsk 临床医院）已被批准用于皮肤癌。三个机构的 84 例病人参加了这个试验，其中 42 例在 RCRC。其中Ⅰ期临床试验为开放试验，共有 14 例 T1-T4N0M0 基底细胞癌、复发的基底细胞癌病人入组，Ⅲ期临床试验为随机双盲试验，共有 28 例 T2N0M0 基底细胞癌、复发的基底细胞癌病人入组。原发的 T1-T4N0M0 BCC 占 28.6%，复发的基底细胞癌占 71.4%，以及原发性多发癌 21 例（50%）。将剂量为 0.6 mg/kg、1.2 mg/kg 或 2.4 mg/kg 的 RC 分别进行静脉注射，注射 3 小时后进行 PDT，能量密度为 100～300 mW/cm^2，光剂量为 200 J/cm^2 或 300 J/cm^2。在 RC 注射前进行光谱荧光检查，每小时 1 次，直到 PDT 治疗后的第 6 天。注入 RC 3 小时后肿瘤的荧光强度达到最大，在 27 例（64.3%）给予 1.2 mg/kg 的病人中，FC 的平均值为 4.1±1.1。在有放疗史的病例中，FC 值较低（3.1±0.6），但是这种差异无统计学意义（$P > 0.05$）。荧光强度在接受高剂量（2.4 mg/kg RC）的病人中无增强。荧光强度在用量 0.6 mg/kg RC 的 9 个病人中比较低，FC 为 2.6±0.4。差异具有统计学意义（$P < 0.05$）。在 78.6% 的病人中，荧光边界超出了临床临界值，而在 21.4% 的病人中，边界一致。在 12 例原发性多发基底细胞癌病人中检测到 31 个额外的荧光区（占总病人的 28.6%，占原发性基底细胞癌的 40.0%），有 30 例基底细胞癌病人得到了形态学验证（96.8%）。FD 被证实具有高灵敏度（95.8%）、特异度（97.6%）和精确度（97.4%）。在 PDT 期间，RC 在所有病例中都有显著漂白作用，到最后达到了自体荧光的水平。荧光控制可作为一个光剂量选择的附加标准。在没有 PS 的肿瘤中，光剂量的进一步增加只会导致周围组织损伤更明显。通过光谱学的方式，在所有的病人中可见 RC 的快速消除。用药 4～6 天后，在病人的正常皮肤及黏膜可以检测到荧光反应。在 PDT 治疗后 2 个月，病例中 73.8% 达到完全缓解，23.8% 达到了部分缓解，2.4% 达到了稳定期（图 45.4）。治疗的效果取决于肿瘤扩散的速度：T1-2N0M0 的病人完全缓解达到 90%，且随访 3 年无复发。在复发的基底细胞癌中，CR 只能达到 70%，PR 只能达到 30%，与先前的组对比显著偏低（$P < 0.05$），1 年无病生存率达到 94%，2 年无病生存率达到 88.9%（Vakulovskaya，2006a；Vakulovskaya 等，2004；Vakulovskaya，Zalevskaya 和 Zalevskaya，2010）。光动力疗法在 84 例病人的疗效较好，是因为 T1～2 的病人较多。

RC 用于头颈部肿瘤、胃肠肿瘤、胆管癌、局限的晚期肺癌及口腔炎症性疾病病人治疗的初步研究结果均已发表。

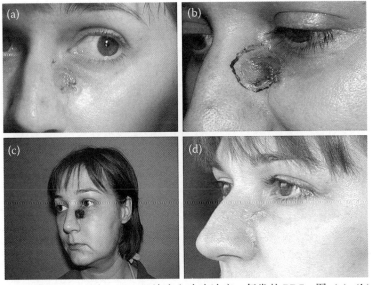

图 45.4　病人 Y，32 岁。DS：经放疗和冷冻治疗，复发的 BBC，图（a）（b）是 PDT 治疗前，（c）（d）是用 RC 治疗后，完全缓解。

45.5 Photoditazin 的临床研究

Photoditazin（Veta Grand，PD），是一种含有三种二氢卟酚的水溶液，其成分包括钠二氢卟酚 e6（92.5%~94.5%）、二氢钠 p6（3.0%~3.5%）和红紫素（<4.0%），吸收峰分别在（400±2）nm、（504±2）nm、（534±2）nm、（608±2）nm 和（662±2）nm 处。经过对皮肤癌（BBC）及复发肺癌的姑息性治疗的多中心临床试验后于 2006 年批准使用。试验在 RCRC、医疗放射学研究中心（奥布宁斯克）和 N. N 彼得罗夫肿瘤学学会（圣彼得堡）进行。三家机构共 30 例基底细胞癌的病人参与了试验，其中 10 例病人参加了 RCRC 的试验（4 例 T1-T2N0M0 期病人，6 例基底细胞癌复发的病人），其中 6 例为原发性多发性肿瘤。PD 以 0.7 mg/kg 体重静脉注射后 2 小时进行 PDT。在给予 PD 2~3 小时后，肿瘤的荧光反应强度达到峰值。既往有过放疗的病人荧光对比值的范围为（2.4：1）~（4.9：1），荧光对比值较低。在 5 例原发性多发基底细胞癌的病人中检测到 10 个额外荧光区，9 例基底细胞癌的病人得到形态学确认。PDT 后 2 个月，9 个病人达到了完全缓解，1 个病人达到了部分缓解。多中心研究中达到完全缓解的病人为 92.8%，部分缓解为 7.2%。

在 30 例处于进展期且不能手术的晚期肺癌中，PDT 可使疾病稳定、改善（减少咳嗽、咯血、呼吸困难及肺不张），在近 50% 的病人中表现得比较明显（Ragulin 等，2010）。在有限组别病人中进行的关于胃肠肿瘤、膀胱癌、脑肿瘤和胸膜转移瘤复发的研究结果已经发表。

对 BCC 病人采用 PTS-PDT 和 RC-PDT 的疗效及治疗耐受性比较研究，发现在原发性 T1-2 肿瘤中结果类似。RC 只造成短期皮肤光敏度的增加，所以是这些病人的首选制剂，然而，在局部晚期和复发性基底细胞癌，PDT 治疗 2 个月后，用 PTS 的疗效显著高于对照组（$P < 0.005$）（85.1%：70.0%），且复发率较低。在这种情况下，PTS 应该是首选的 PS。

45.6 Alasens 的临床研究

另一种使 PS 在肿瘤中达到有效浓度的方法是，通过注入前体药物从而刺激细胞产生内源性的光活性化合物，如 5-氨基乙酰丙酸，其商品名为 Alasens（AS），由 FSUE SSC Niopic 生产。通过对皮肤癌（BCC 及 SCC）、乳腺癌皮肤转移、膀胱癌、卵巢癌、胃肠肿瘤、喉癌、肺癌以及早期子宫内膜癌和宫颈癌的Ⅰ~Ⅱ期的临床研究，AS 获得了俄罗斯联邦卫生部及药物管理委员会的批准。荧光诊断是在卵巢癌病人（ovarian cancer，OC）伴有腹膜转移、胃肠肿瘤以及荧光辅助手术在原发性和转移性脑肿瘤中应用后才得以被批准。PDT 在原发和复发膀胱癌，以及辅助性 PDT 在原发性和转移性脑肿瘤的试验中均取得了较大的进展。

AS 以四种不同的形式得以运用：20% 乳脂和可降解的生物聚合物薄膜，用于滴注的 3% 无菌溶液，用于口服的 3% 溶液（20~30 mg/kg 服用）以及吸入的方式。

在我们的研究中，对于多数病人，结合光谱学分析是诊断的第一步，第二步我们需要获得荧光图像。光谱学分析能使我们获得荧光强度的定量特点，因此，它能作为鉴别诊断的标准。我们记录了原卟啉Ⅸ荧光在病人肿瘤不同部位的信号形状和振幅，以及整合后的荧光积分强度。我们确定了肿瘤的边界，以及手、脸、黏膜及下唇正常皮肤的荧光强度。通过口服给予 AS 或使用可降解生物的聚合物薄膜，我们监测了原卟啉Ⅸ在肿瘤和正常皮肤黏膜的给药前 1、2、3、4 小时及给药后 24 小时的动态积累信号。荧光强度在肿瘤中持续上升，并于 AS 给药后 3~4 小时达到最大值（图 45.5）。在女性宫颈癌病人中，局部或口服给予 AS 的荧光强度无显著差异。在口服给予 AS 20 mg/kg 和 30 mg/kg 时，病人正常的皮肤黏膜会出现荧光增强，但持续时间只有 24 小时。局部应用含有乳脂的 AS 时，可以观察到皮肤对日光直射敏感性未增加，原卟啉Ⅸ荧光反应及皮肤敏感性短时间的增加（几小时）（Vakulovskaya，2006a，B；Vakulovskaya 等，2002）。

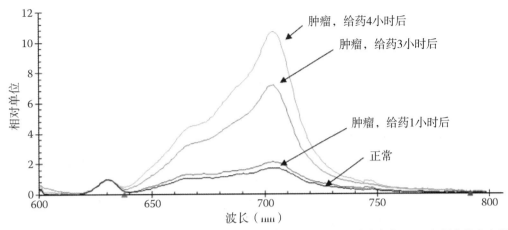

图 45.5 病人 P，DS：口腔癌病人。口服给予 AS 20 mg/kg 后 4 小时肿瘤中 PP-9 积累的荧光光谱。

我们观察到除恶性黑色素瘤与色素痣外，所有肿瘤部位的荧光反应均有所增加。在广泛播散的肿瘤中，可以看到原卟啉Ⅸ分布的显著异质性，荧光强度在溃烂区域显著增强。FC 为 2.2～19.0，不同形态学癌症有着显著差异。鳞状细胞癌和异型性癌病人的荧光强度高于基底细胞癌病人，良性肿瘤 FC 水平低于 1.8，FC 越高、侵袭性恶性肿瘤可能性越大。在外生性肿瘤中，荧光边界接近临床界定的肿瘤边界，而在浸润性生长的肿瘤中，荧光边界显著超过了临床检测的边界，检出超过边界的比率为 39.6%（卵巢癌伴腹膜转移）到 71.8%（乳腺癌伴皮肤转移）。许多肿瘤会发现额外的荧光区域，其中皮肤癌为 13.8%，口腔癌为 16.7%，转移性乳腺癌为 77.8%，肺癌为 3.8%。这其中 89.5% 的皮肤癌，87.5% 的口腔癌，99.3% 的乳腺转移癌，100% 肺癌病人可以从肿瘤形态学上得到确认。FD 的所有组中病人的灵敏度从 98.7% 上升到 100%，特异度从 78.3% 上升到 98.1%，准确度从 96.0% 上升到 99.1%（Vakulovskaya，2005，2006；Vakulovskaya 等，2002）。

在 15 例基底细胞癌病人中用能量密度 100～300 mW/cm²，光剂量 100 J/cm² 的激光照射。其中 12 例（80%）病人出现了表面坏死，3 例（20%）达到了完全缓解且随访 4 年无复发。因此，我们推荐 AS PDT 作为表浅 T1-N0M0 基底细胞癌的治疗方法。

对 280 例原发性和复发性膀胱癌病人进行 AS 诱导荧光的经尿道膀胱电切术（transurethral resection，TUR）对照研究。所有的病人在白光下进行膀胱镜检可见，经过短暂的蓝光照射，用荧光评估已检测到的肿瘤及其边界，然后清除膀胱壁上的肿瘤，此过程中不会导致明显的光漂白。标准 TUR 后，在蓝光下继续进行内镜检查，记录并切除所有的荧光病灶，并从荧光区和荧光阴性区取活检。13 例病人的活检被收集在黑盒里并在黑暗中进行光谱学分析。我们之所以能够在同一组病人中把荧光诊断及传统白光内镜的疗效相比较，以及评估单独在蓝色光下进行 TUR 的优势，是因为在我们的条件下光漂白并不显著，这还可使检测微小病变的概率增加。我们在所有可见的肿瘤中可检测到荧光反应，在 92% 病例中，发现额外的荧光区域，同时 61.1% 病例获得肿瘤形态学验证。原位癌及浅表乳头状瘤（Ta-1）肿瘤阳性活检概率分别为 48.5% 和 51.5%。病例中高度异型增生为 14.8%，低到中度不典型增生为 13.0%，炎症为 11.1%。我们通过光谱学的方法发现，与正常尿路上皮相比较，癌症的荧光强度为其 7.6 倍，高度异型增生为其 5.9 倍，炎症仅为其 1.4 倍。光谱学能提高荧光诊断的特异性。荧光诊断的灵敏度为 100%，准确度为 86.4%，特异性为 70.0%，当把具有高度异型增生的活检结果包括在内时，特异性可提高到 79.0%。而用白光进行的传统膀胱镜检查的敏感性为 60.7%，准确性为 75.2%；与 FD 相比其价值明显偏低（P<0.05）（Kudashev，2002；Vakulovskaya，2006a）。

在一个随访 3 年的前瞻性研究中，行 TUR 时进行荧光控制和未进行荧光控制的匹配组病人的复发概率中有显著差异。在前 12 个月中，常规治疗的复发率比荧光控组的 TUR 高 6～8 倍，并且在第 9 个月达到最大值。稍后，复发率的差异开始缩小，至 18 个月的随访后变至最小。在 TUR 中用 AS 诱导荧光膀胱镜检查可以使肿瘤的被忽略概率降低，从而导致了复发的数量相对减少（Kudashev，2002）。

在一项Ⅱ期临床试验中，我们评估了荧光腹腔镜（fuorescent laparoscopy，FL）在卵巢癌病人中的疗效、毒性和安全性。第一步，我们在全身麻醉常规腹腔镜白光下检查，并检查和检测在腹膜、盆腔、腹腔中的转移性病灶。我们继续使用了光谱学方法，比较 FL 与传统腹腔镜在同一组病人中发现腹膜转移的有效性（Vakulovskaya 等，2005）。

对 38 例 T3-4 的卵巢癌病人中进行 FL 检查，以评估使用复杂的治疗（肿瘤细胞减灭术，包括子宫，卵巢摘除，并网膜切除）联合 6～8 个疗程的化疗后的完全缓解的疗效，并在怀疑疾病复发的病例中使用 FL。所有病例的组织学结果是乳头状囊腺癌。全面的临床和仪器探查（超声，计算机断层扫描）均未显示腹腔腹膜转移或腹腔液体的迹象。除了 CA-125 增长超过 2 倍外，其他临床或仪器检查没有发现任何复发迹象。完成联合治疗的平均时间为 12.3 个月。

用白光进行腹腔镜检查，FL 检测荧光区域、扩散边界及适应正常腹膜后卵巢癌转移灶原卟啉Ⅸ的积累强度，这些操作均在口服给予 AS 4 小时后进行（20 mg/kg，150 mL 水溶液），使用白光可发现卵巢癌腹膜转移 26 例（68.4%）。在 35 名病人（92.1%）检测到腹膜表面强荧光区域，病人中荧光区域的数目是从 1～7，大小为 0.2～0.9 cm，转移瘤和邻近的正常腹膜间的 FC 是 2.5～8.0。即使在肉眼可见的转移癌中，也可以发现额外的荧光区域。在 4 例病人中，传统的白光腹腔镜检查及 FL 均未发现转移迹象。205 个活检取自所有的荧光区，38 个取自非荧光区，进行细胞学和组织学检查。在荧光区活检中，有 96.1% 的组织切片证实卵巢癌转移。有一个病人的荧光区域的活检显示为子宫内膜异位（假阳性）。在非荧光区域均未发现肿瘤。与传统白光腹腔镜相比：S 61.5%，A 70.6%（$P<0.005$），FL 显示更高的特异性（81.0%）、灵敏度（100%）和准确性（70.6%）（Poddubny 等，2005；Vakulovskaya，2006a；Vakulovskaya 等，2005）。我们也对胃肠肿瘤病人和肝癌病人进行了 FL，但在这些病例中，传统的腹腔镜下，我们也发现了广泛转移，因此 FL 的结果并不突出。

在 MROI 研究所，我们在胃癌伴有明确腹膜转移的病人中用同样的方案进行研究，如腹腔镜检查前已发现腹腔内有积液的情况。

2006 年，我们开始对恶性神经胶质瘤和脑转移瘤术中 AS 荧光引导下切除（fuorescence-guided resection，FGR）Ⅲ期临床试验，并评估此过程的疗效、毒性及安全性。我们对 18 例病人（22～67 岁）进行术中荧光引导下切除并评估完全切除疗效。这些病人中有 6 例是复发性恶性胶质瘤（recurrent malignant glioma，RMG），有 12 例是起源不同的（肺癌，乳腺癌，肾癌，黑色素瘤）单发脑转移瘤。所有病人均行传统的术前、术后的临床和仪器探查［CT，磁共振成像（MRT）］。在麻醉诱导前 3 小时口服含 AS 20 mg/kg 的 150 mL 溶液，以便进行术中 FGR。利用 Panther 手术显微镜和 D-Light 荧光系统（Karl Storz）可观察术中肿瘤荧光。使用光谱学检测荧光区，肿瘤边界，传播转移和手术切除前、中、后原卟啉Ⅸ积累强度。除了 2 例病人的病灶坏死区和 1 例黑色素瘤单发转移病人，所有病人在蓝光下均可见强烈的红色荧光区域。在 RMG 实体（高强度）和浸润部位（低强度）发现不同强度的荧光。转移癌显示低强度荧光。正常脑组织中未发现荧光反应。取自荧光区域的所有活检均得到了形态学验证。11 例病人中荧光区域全部被外科切除。手术后的 MR 图像证实了完整性切除。与传统的白光切除对比，术中或给药 AS 后均未发现副作用，我们证实了使用术中 AS 诱导的 FGR 对于完全切除肿瘤的安全性及显著效，在 RMB 病人及伴有高度残留的实体及浸润脑转移癌中均得到了证实（Vakulovskaya，2006，Karakhan 和 Aleshin，2007；Vakulovskaya 等，2008a）。FGR 显示的高根治性切除率，应给我们的研究提供新的动力，即根据可靠的统计学依据，完整切除是否影响随机试验的生存率。

我们的实验表明在不同部位癌症病人中使用 AS 的荧光诊断具有显著效果。FD 提供了有关肿瘤进展和肿瘤边界具有诊断意义的信息及对特定的亚临床病的鉴别具有较高的敏感性和特异性。与传统的检查、腹腔镜检查、内镜检查相比，其在早期发现转移癌及原位癌方面特异性、敏感性及准确性均有显著提高。

使用 AS 的 FD 及 PDT 在以下非肿瘤疾病中得到了研究：皮肤病（效果差的牛皮癣，痤疮）、牙科炎症性疾病、病毒相关的乳头状瘤和宫颈癌前期病变，外阴尖锐湿疣，女性外阴阴道念珠菌病。AS-

PDT 的抗病毒、抗细菌、抗真菌效果也得到了证实。

经过 20 年的研究，已有六种俄罗斯产光敏剂和各种治疗激光器，光谱仪器和诊断二极管设备获得俄罗斯政府批准，用于荧光诊断和 RF 中不同部位癌症的 PDT 治疗。卫生部已正式把 FD 和 PDT 纳入肿瘤标准的高科技治疗和诊断标准中。尽管这些技术在持续发展且临床使用越来越普及，但 PDT 仍然仅在莫斯科和少数大城市的知名院校机构中开展。

参考文献

[1] Bukin, Y., E. Vakulovskaya, V. Chental, and V. Draudin. 1997. Deficiency of beta-carotene and vitamin E and its correction after photodynamic therapy of cancer. 6th World Congress on Clinical Nutrition, Antioxidants and Disease, Alberta, Canada, 53.

[2] Chental, V., E. Vakoulovskaia, N. Abdoullin et al. 1997. Combination of photodynamic therapy and cryosurgery in treatment of advanced skin cancer. Acta Bio-Opt Info Med 3: 28.

[3] Kubasova, I. Y. 2012. PDT possibilities in treatment of malignant tumors (experimental study). Moscow, doctoral thesis, 42 [in Russian].

[4] Kudashev, B. V. 2002. The application of fluorescent diagnostics to enhance the radicalism of bladder transurethral resection. Moscow, Ph.D. thesis, 122.

[5] Kuvshinov, Y. P., B. K. Poddybny, A. F. Mironov et al. 1996. Endoscopic photodynamic therapy of tumors using gold vapor laser. In Laser Use in Oncology—CIS Selected Papers, Proc SPIE 2728: 206 – 209.

[6] Lukiyanets, E. A. 1998. New sensitizers for photodynamic therapy. Russ Chem J 42 (5): 9 – 16.

[7] Mironov, A. F., Seyanov, A. S. and Pizhik, V. M. 1992. Hematoporphyrin derivatives: Distribution in a living organism. J Photochem Photobiol B Biol 16: 341 – 346.

[8] Poddubny, B. K., A. N. Gubin, V. N. Sholokhov et al. 2005. Modern methods of laparoscopic diagnostics of malignant tumors of abdominal cavity [in Russian]. Curr Oncol 7 (3): 130 – 133.

[9] Ragulin, Y. A., M. A. Kaplan, V. N. Medvedev, V. N. Kapinus, and V. V. Peters. 2010. Photodynamic therapy for treatment of endobronchial tumors. Photodiagn Photodyn Ther 7 (Suppl. 1): S.15.

[10] Sokolov, V. V., V. I. Chissov, R. I. Yakubovskaya et al. 1996. Multicourse PDT of malignant tumors: The influence of primary tumor, metastatic spreading and homeostasis of cancer patients. Proc SPIE 2924: 322 – 329.

[11] Sokolov, V. V., N. N. Zharkova, E. V. Filonenko, L. V. Telegina, and E. S. Karpova. 2000. Present-day potentialities of endoscopic diagnostics and treatment of the early cancer in respiratory and digestive tracts. Proc SPIE 3909: 2 – 12.

[12] Stranadko, E. F., O. K. Skobelkin, G. S. Litwin, and T. V. Astrakhankina. 1996. Clinical photodynamic therapy of malignant neoplasms. Proc SPIE 2325: 240 – 246.

[13] Stratonnikov, A. A, N. E. Edinak, D. V. Klimov et al. 1996. The control of photosensitizer in tissue during photodynamic therapy by means of absorption spectroscopy. Proc SPIE 2924: 49 – 56.

[14] Stratonnikov, A. A., N. V. Ermishova, G. A. Meerovich et al. 2002. Simultaneous measurement of photosensitizer absorption and fluorescence in patients undergoing photodynamic therapy. Proc SPIE 4613: 162 – 173.

[15] Stratonnikov, A. A., and V. B Loschenov. 2001. Evaluation of blood oxygen saturation in vivo from diffuse reflectance spectra. J Biomed Opt 6 (4): 457 – 467.

[16] Stratonnikov, A. A., G. A. Meerovich, and V. B. Loschenov. 2000. Photobleaching of photosensitizers applied for photodynamic therapy. Proc SPIE 3909: 81 – 91.

[17] Vakulovskaya, E. 2005. Fluorescent diagnostics with Alasense in oral cancer patients. Oral Oncol (Suppl) 13 (1): 100.

[18] Vakulovskaya, E. G. 2006a. Photodynamic therapy and fluorescent diagnostics of tumors [in Russian]. Moscow, 264.

[19] Vakulovskaya, E. 2006b. Photodynamic therapy and fluorescent diagnostics of head and neck cancer with second-generation photosensitizers. In Current Research on Laser Use in Oncology: 2000 – 2004, Proc SPIE 5973: 08 – 1 –

08 - 6.

[20] Vakulovskaya, E. and V. Chental. 1999. New approaches to photodynamic therapy of tumors with Al phthalocya-nine. In Laser Use in Oncology Ⅱ, Proc SPIE 4059: 32 - 38.

[21] Vakulovskaya, E. G., V. V. Chental, N. A. Abdoullin et al. 1996a. Photodynamic therapy of head and neck tumors. Proc SPIE 2924: 309 - 313.

[22] Vakulovskaya, E., V. Chental, V. Letyagin et al. 2002. Photodynamic therapy and fluorescent diagnostics of breast cancer with Photosense and Alasense. Proc SPIE 4612: 174 - 177.

[23] Vakulovskaya, E., V. Chental, G. Meerovich, M. Ulasuyk, and E. Lukyanets. 1996b. Photodynamic therapy of spread skin malignancies with scanning electron-pumped semiconductive laser. In Laser Use in Oncology—CIS Selected Papers, Proc SPIE 2728: 210 - 213.

[24] Vakulovskaya, E., A. Gubin, E. Vakurova, and B. Poddubny. 2005. Laparoscopic fluorescent diagnostics of perito-neal dissemination of ovarian cancer with Alasense. Eur J Cancer (Suppl) 3 (2): 278.

[25] Vakulovskaya, E. G., V. B. Karakhan, and V. A. Aleshin. 2007. Fluorescent diagnostics with Alasense in patients with primary and metastatic brain tumors [in Russian]. Russ Biotherap J 6 (1): 64.

[26] Vakulovskaya, E. G., V. B. Karakhan, A. A. Stratonnikov, and V. A. Aleshin. 2008a. Fluorescent-guided resec-tion with Alasense in patients with primary and metastatic brain tumors. Photodiagn Photodyn Ther 5 (I.1): 86.

[27] Vakulovskaya, E. G., Y. P. Kemov, A. V. Reshentnikov, and I. D. Zalevsky. 2004. Photodynamic therapy and fluorescent diagnostics of skin cancer with radochlorin and Photosense: Comparing efficacy and toxicity. Proc SPIE 5315: 148 - 151.

[28] Vakulovskaya, E. G., Y. P. Kuvshinov, B. K. Poddubny, O. A. Malikhova, and I. S. Stilidi. 2008b. Photody-namic therapy of gastrointestinal cancer with Photosense. Photodiagn Photodyn Ther 5 (I.1): 73.

[29] Vakulovskaya, E. G., L. I. Zalevskaya, and O. I. Zalevskaya. 2010. Photodynamic therapy and combined treat-ment modalities in head and neck cancer patients with Radochlorin. Photodiagn Photodyn Ther 7 (Suppl 1): S.17.

第五篇
低能量激光（光）疗法

46 低能量激光疗法中的生色团

46.1 引 言

46.1 引　言

已知最早关于低能量激光疗法（Low-level laser therapy，LLLT）（又称激光生物刺激）的文献报道可追溯到 40 多年前，此后，围绕这一项至今仍有争议的治疗方法已经发表了超过 4000 份研究报道（Tuner 和 Hode，2010）。在 20 世纪 60 年代和 70 年代，东欧的医生们积极开展了激光生物刺激的相关研究，特别是在苏联和匈牙利。然而，许多世界各地的科学家们对这些研究的可信度仍然持怀疑态度，他们认为低强度的可见激光辐射是从分子水平直接作用于有机体。西方国家例如意大利、法国和西班牙的一些研究者和来自日本、中国的学者的支持者们也采用并发展了这种治疗手段，但仍然未能走进医学主流世界。在过去的几年里，美国已经开展了一些高质量的临床研究（Anders，2009；Eells 等，2003，2004；Pal 等，2007；Wong-Riley 等，2001，2005；Wu 等，2009），大家所感兴趣的激光生物刺激争议点在 20 世纪 80 年代末的一篇综述中被提及（Karu，1987，1989）。此后，利用相干光源（激光）或者是非相干光（发光二极管）的医学治疗方法已逐渐成熟完善。大部分早期的争议点已不再作为研究话题。现在认为，低能量激光疗法或称光生物调节，属于光疗法和物理疗法（Karu，2003，2007）。事实上，光疗法是人类历史上使用最古老的治疗方法之一（历史上如日光疗法，后来的彩光疗法和紫外线疗法）。关于不同生物体彩光疗法的实验研究的历史简述可参考其他文献（Karu，1987，1989），而使用激光和发光二极管作为光源是光疗法下一步技术发展的方向。

现在已经明确的是，激光治疗与利用一些物理因素的物理治疗方法息息相关，例如，低频脉冲电磁场、微波、时变、静态和联合磁场、聚焦超声、直流电等。Karu 等人在 1998 年对物理因素的生物应答的共同点进行了简析。

到 21 世纪，激光在疾病的诊断和治疗中的使用已有一定的发展和进步（例如光动力治疗，光学层析）。在低能量激光疗法方面，研究热点不再局限于光是否具有生物学效应，而集中于探索治疗使用的激光和发光二极管的辐射是如何在细胞和机体水平发挥作用，以及优化光源在不同治疗目的中的参数。

在这章主要从以下几个方面进行介绍。第 46.2 节将简述低能量激光疗法历史上的焦点问题：在同等波长和强度的情况下，相干光和偏振光是否优于非相干光。2003 年 Karu 在他的研究中详细地讨论了这个问题。

第 46.3 节中阐述了光的吸收对不同种类细胞的线粒体呼吸链的直接激活作用。详细介绍了主要的光受体和光作用于细胞的机制及细胞信号传导机制。第 46.4 节简要地描述了通过非线粒体光受体的激活和细胞第二信使的间接效果（直接激活后由细胞产生）而增强细胞代谢。

46.2　相干光和偏振光在低能量激光疗法中的作用

低能量激光疗法被物理治疗师（治疗多种急慢性骨骼肌的疼痛）、牙科医生（治疗口腔炎症和多种口腔溃疡）、皮肤科医生（治疗水肿、无痛性溃疡、烧伤和皮炎）、风湿科医生（用于缓解疼痛、治疗慢性炎症和自身免疫性疾病）和其他专科医生以及全科医生广泛使用。激光治疗在兽医学（特别是在赛马训练中心）、运动医学和康复中心也有广泛的应用，用于减少组织肿胀和血肿，减轻疼痛，增加肢体灵活性及治疗急性软组织损伤。激光和发光二极管被直接应用于特定领域（如伤口、损伤部位）或者是身体的不同点（如穴位、肌肉触发点等）。在第 49～第 58 章中将阐述其中的几个应用。

在低能量激光疗法的临床应用中，最有争议的问题之一是在相同波长和光强度下，跟来源于传统光源或是发光二极管的单色光相比，相干光和偏振激光辐射是否有其他的优点。

这一问题辨别以下两个方面：光本身的相干性和光与物质间的相干性（如生物分子、组织等）。Karu 在 2003 年和 2011 年的出版物中对这些问题进行了详细的介绍。

当光从分子水平上与生物组织相互作用时，光的相干特性就不能被体现出来。Karu 在 1987 年首次提出了这一问题，随后引发了人们进一步的思考激光生物刺激中相干光的必要性，或者说它仅仅是一个光生物学现象。结论是在生理学条件下，生物系统吸收的低强度光是完全不相干的光，因为光的去相干激发率数量级比光激发率高许多倍。光激发去相干的时间决定了与周围分子的相互作用（正常情况下 $<10^{-12}$ 秒）。平均激发时间取决于光强度（当光强度为 $1\ mW/cm^2$ 时，时间约为 1 秒）。据估计，温度为 300 K 条件下时，在用于吸收单色可见光的化合物的浓缩物质中，相干光与物质之间的相互作用开始发生的光强度高于千兆瓦每平方厘米的水平（Karu，1987）。需要注意的是在临床上使用的光强度不会超过几十或者几百毫瓦每平方厘米。事实上，在激光问世前，不同波段的可见光在生物体和细胞水平上的刺激作用早已被发现。

光源的空间（横向）相干性并非那么重要。当光的传导距离大于散射距离时（$L \gg l_{sc}$），光在生物组织中的散射现象很严重。这是因为散射介质中的每个区域都被广角（$\Phi \sim 1\ rd$）照射。这意味着 $l_{coh} = \lambda$（如空间相干性 l_{coh} 的大小减至光波长）。

当大块组织被照射时，光纵向相干长度 L_{coh} 这一重要参数决定照射组织的体积 V_{coh}。在这部分体积中，散射光波的随机干扰和空间粒子的随机非均匀性形成都会出现。对于非相干光源来说，相干长度是很短的（几十到几百微米）。而对于激光光源，这个参数要大很多。因此，如果相干辐射的额外治疗效果确实存在的话，应主要取决于光吸收和散射后穿透组织的深度（如衰减深度）和相干长度 L_{coh}。如前文所述，Karu 总结了不同光源相干性的定性特征表。最新的实验数据提示我们相干长度在激光光线治疗牙龈炎中起到一定作用（Qadri 等，2007）。就这张定性图片来看，在深层组织中光相干性作用的其他表现是可能的（如光受体分子经光吸收产生的其他效应）。这张图像也解释了为什么具有相同参数的相干和非相干光能够对单层细胞产生相同的生物学效应。实验证实细胞内光吸收后的基本过程不取决于光束偏振的程度。相干和偏振辐射的一些其他的治疗效果仅出现于大块组织的更深层面。迄今为止，尚未有实验从定性或定量角度来研究这些可能的其他效应。无论如何，治疗效果的产生主要取决于胞内光受体对光的吸收。

46.3　通过激活呼吸链增强细胞代谢：一种普遍的光生物学作用机制

46.3.1　可见光至近红外光光谱范围内的光受体细胞色素 c 氧化酶

光生物学反应与功能性光受体分子吸收某种特殊波长的光有关。低能量激光效应的光生物学特性意味着某些分子（光受体分子）必须首先吸收光来作为辐射源。这些分子达到电子激发态后的主要过程可产生细胞水平上可测量的生物学效应。而其中主要的问题是搞清楚哪种分子是光受体分子。当考虑到细胞效应时，这个问题需要通过作用谱回答。

随着波长 λ，波数 λ^{-1}，频率 υ，或者是光子能 e 而变化的光效应图被称为作用光谱。生物学效应的作用光谱类似于该光受体分子的吸收谱。结构化作用谱强有力地证明所研究的现象是一种光生物学现象（Hartman 在 1983 年证实，存在主要的光受体和细胞信号通路）。

20 世纪 80 年代早期曾报道了紫外至近红外光（313～860 nm）在大肠埃希菌内对 DNA 和 RNA 的合成率和生长刺激作用的首个作用谱，及在酵母菌中激光生物刺激后蛋白质合成的光电子生物学机制研究（Karu，1987，1988，1989，1990，1998，1999）。此外，在不同范围内的可见波长的其他作用光谱也相继被报道：紫光到绿光光谱范围内，人类淋巴细胞中 E-玫瑰花受体光刺激形成、L 细胞的有丝分裂、淋巴细胞中 DNA 因子作用（Gamaleya 等，1983）和紫光至蓝光光谱范围内线粒体的氧化磷酸化（Vekshin，1991）。上述被记录的光谱范围狭窄且波长数量有限，但也阻碍光受体分子的鉴别。

1988 年有研究表明，低能量激光疗法在细胞水平的机制是基于细胞呼吸链组分吸收单色可见光和近红外线辐射（Karu，1988）。电子激发状态的吸收和激发会改变分子氧化还原特性及加速电子传递（初级反应）。真核细胞线粒体中初级反应后在细胞质、细胞膜和细胞核中会发生一连串的次级反应（光信号转导和放大链及细胞信号传导）（Karu，1988，1999，2007，2008）。

尽管上述过程发生在细胞的不同部位（如细胞核和细胞质膜），但在 Karu 和 Kolyakov（2005）的研究中，所分析的五个作用光谱峰位非常相近（可信区间内），但峰值强度却不尽相同。图 46.1 列出的是在红色至近红外光谱范围内五个作用光谱（波长在低能量激光疗法中很重要）。

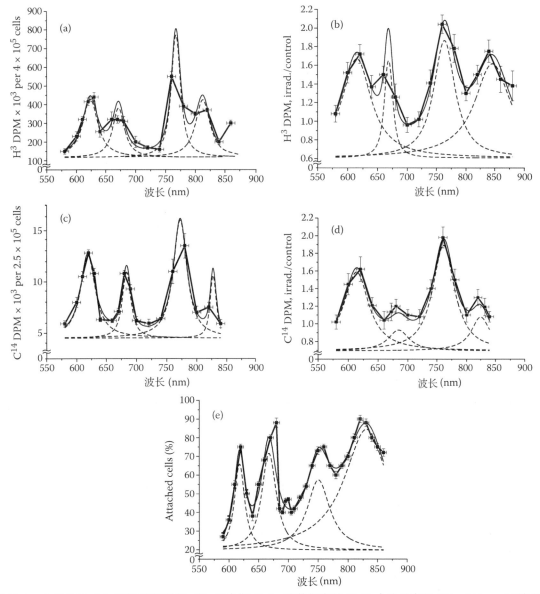

图 46.1　分别显示（a）刺激对数期和（b）平台期 HeLa 培养物中的 DNA 合成速率的 580～860 nm 区域中的作用谱；（c）刺激对数期和（d）平台期培养物中的 RNA 合成速率；（e）增加细胞与玻璃基质的附着。实验曲线（—■—），曲线配件（—）和洛伦兹配件（····）。剂量：100 J/m² ［(a)～(d)］ 或 52 J/m² (e)（采用 Karu, T. I and S. F. Kolyakov，Photomed Laser Surg 23：355-361，2005）。

　　从已记录的作用光谱中可得出两个结论。第一，近乎相同的峰位表明主要光受体是相同的。第二，作用光谱的存在表明胞内光受体和细胞核间、光受体和细胞膜间细胞存在信号传导通路。

　　可以通过将特定光谱范围内的金属-配位系统特性的吸收光谱类推，来识别相应的作用光谱带（Karu 和 Afanasyeva，1995）（参考 Karu，1998，1999，2007）。结论是，带宽范围在 400～450 nm 和 620～680 nm 范围内的波长与金属配位系统中电荷转移相关，760～830 nm 最可能是在 Cu（Ⅱ）中的 d-d 跃迁带，而带宽范围 400～420 nm 是典型的以卟啉环 π-π^* 跃迁的。一项可能的 d-d 跃迁线的比较分析和作用光谱中铜离子的电荷转移复合物表明光受体是线粒体呼吸链细胞色素 c 氧化酶中的终端酶。有研究表明在 825nm 带发挥主要作用的是氧化状态的 Cu_A，在 760 nm 带的是还原状态的 Cu_B，在 680 nm 带的是氧化状态的 Cu_B，而在 620 nm 带的是还原状态的 Cu_A。400～450 nm 带更有可能是在 350～500 nm 吸收带范围内一系列吸收带的合集。对作用光谱谱带形状和谱线强度比进行分析可发现，细胞色素 c 氧化酶在完全氧化或完全还原时不能作为主要光受体，除非当它是未知的中间形式之一时（部分还原或混合价酶）（Karu 和 Afanasyeva，1995；for reviews see Karu，1998，2007）。图 46.2 阐述了红光至近红外光谱区的这些结论。

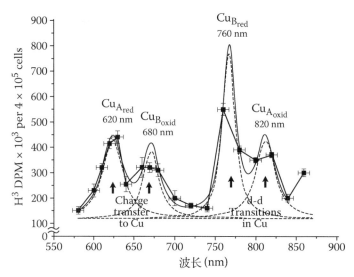

图 46.2　显示在细胞水平上刺激 DNA 合成速率的作用谱。标记的是参考吸光生色团，细胞色素 c 氧化酶。显示原始曲线（■），曲线拟合（——）和洛伦兹拟合（···）（Karu 2010 之后）。

　　总的来说，真核细胞（细胞色素 c 氧化酶）和大肠埃希菌原核细胞（细胞色素 bd 复合物，Tiphlova 和 Karu，1991a）中终端呼吸链氧化酶被认为是红色光至近红外线辐射的光受体分子。在紫色至蓝色光谱范围内，黄素蛋白也可能跟终端氧化酶一样是光受体分子［如呼吸链起始处的 NADH-脱氢酶（Karu，1998）］。

　　识别光受体分子中关键步骤是比较吸收光谱和作用光谱。科学家（Karu 等，1998，2001a，2005a）开发了一种敏感的多波段配准方法，可记录在不同波长单色光下的单层细胞的光吸收和研究辐射下光吸收变化情况。几年前曾以 650 nm 波长记录单个细胞的吸收光谱来确定呼吸链酶。Chance 和 Hess 在 1959 年发现在可见光范围内整个细胞的吸收光谱与单个线粒体相似。在 20 世纪 70 年代末，为了测量体内细胞色素 c 氧化酶的氧化还原表现，科学家研发了从可见光谱范围到远红外线和近红外线范围（650～1000 nm）的光学测量方法。这些研究促使了体内"近红外窗口"的发现和监测组织氧合作用的近红外光谱学的发展（Jöbsis-vander Vliet，1999）。

　　图 46.3 给出了 HeLa 细胞单层的完整吸收光谱（A、B、C），在 830 nm 照射后的相同光谱（A_1、B_1、C_1）及两个用于对照的作用光谱（D、E）。表 46.1 展示了所有通过洛伦兹拟合后呈现的吸收和作用光谱的峰位。所有的实验数据均来源于 Karu 在 2005 年发表的研究。

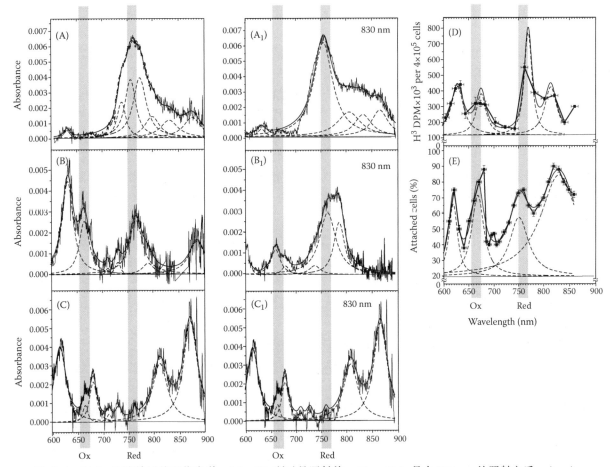

图 46.3 HeLa 细胞单层的吸收光谱：（A～C）所示是照射前，（A₁～C₁）是在 830 nm 处照射之后。A，A₁：
封闭的比色杯，B，B₁：敞开的比色杯，C，C₁：风干单分子层。显示原谱图，曲线拟合（——）和洛伦兹拟
合（···）（改编自 Karu，T. I. et al.，J Photochem Photobiol B：Biol 81：98-106，2005）。分别测量（D）刺激
DNA 合成和（E）刺激细胞黏附至玻璃基质的作用谱在照射单层 HeLa 细胞 1.5 小时后（$D=100$ J/m²，$t=$
10 秒，$I=10$ W/m²）和 HeLa 细胞悬液 30 分钟后（$D=52$ J/m²，$t=40$ 秒，$I=1.3$ W/m²）。Karu 和 Koly-
akov（2005）描述的实验曲线（-■-），曲线拟合（——）和洛伦兹拟合（···）。灰色线表示在 770 nm 附近相
对减少的光受体的特征谱带以及在 675 nm 附近的相对氧化的光受体的特征谱带（详情参见 Karu 等，2005a）。

表 46.1 Peak Positions in Absorption and Action Spectra of HeLa Cells in Red-to-NIR Region as Resolved by Lorentzian Fitting

Absorption Spectra						Action Spectra		
						D	E	
						DNA synthesis	Adhesion	
$AR^2=0.99$	$A_1R^2=0.98$	$BR^2=0.95$	$B_1R^2=0.98$	$CR^2=0.95$	$C_1R^2=0.95$	$R^2=0.97$	$R^2=0.91$	Characterization
—	—	—	—	616	616		618	Oxidized photoacceptor
(630)	(634)	633	—	—	—	624		Reduced photoacceptor
—	—	666	661	665	665	672	668	Gray line in Figure 46.3 Oxidized photoacceptor
—	—	—	681	681	681	—	—	
—	—	(711)	—	(712)	(712)			Reduced photoacceptor
736	—	(730)	739	(730)	(730)			
754	756	767	765	(762)	(762)	767	751	Gray line in Figure 46.3
773	—	—	—	—	—			
797	(791)	788	—	—	—			
—	807	—	—	813	813	813	—	Oxidized photoacceptor
830	834	—	—	—	—	—	831	
874	867	880	—	872	872	Not measured	Not measured	

来源：摘自 Karu，T. I. et al.，J Photochem Photobiol B：Biol 81：98-106，2005a。

注：A，B，C 为照射前的吸收光谱，A₁，B₁，C₁ 在 830 nm 处照射后。R^2：拟合的均方差，弱带用括号标记。

　　为了能够定量描述和比较已记录的吸收光谱，我们引入吸收带的强度比这一指标。我们用所有邻近 760 nm 的吸收光谱带（754 nm，756 nm，767 nm，765 nm 和 762 nm）作为相对还原光受体的一个特征带。并用邻近 665 nm 的光谱 B，B_1 和 C_1（666 nm，661 nm 和 665 nm）来描述相对氧化的光受体（参见表 46.1）。上述光谱带很薄弱，实验中光谱 A 和 A_1 属于最强烈的还原性光受体，因而不能够用洛伦兹方法来解决。因此，我们将它用于在 665 nm 水平的吸收曲线拟合光谱 A 和 A_1 的强度计算。图 46.3 中的灰色垂直线标注被选光谱带。强度比 I_{760}/I_{665} 用来定位光谱。计算中我们仅用峰强度（峰高度）而不是累积强度（峰面积），但峰面积这一指标对于进一步的研究是不可或缺的。在处于还原和氧化状态的光受体分子浓度相等时，I_{760}/I_{665} 比值为 1。当大部分光受体分子处于还原状态时，I_{760}/I_{665} 比值>1，而当主要处于氧化状态时，I_{760}/I_{665}<1。既往的研究表明，在细胞色素 c 氧化酶分子内部电子的转移通过各种氧化还原态的几种瞬态中间体引起分子氧的还原（Chance 和 Hess，1959；Jöbsis-vander Vliet，1999）。

　　I_{760}/I_{665} 标准值对于光谱 A 是 9.5，而对于光谱 B 是 1.0，对于频谱 C 是 0.36。根据这个标准，光谱 A（I_{760}/I_{665}=9.5）标记的细胞辐射可引起光受体分子的还原（对于光谱 A_1 I_{760}/I_{665} 是 16）。光谱 B 引发的细胞辐射也能够引起光受体的还原，光谱 B_1 的 I_{760}/I_{665} 比值从 1.0 增加到 2.5 也证实了这一点。相对于初始条件下有较少还原性光受体的细胞光谱（光谱 B），拥有更多原始还原光受体的细胞光谱（光谱 A）的受辐射后的还原程度更小（16/9.5=1.7）。这种情况下的强度比是 2.5/1=2.5。

　　图 46.3 也给出了两种作用光谱，一种是对 DNA 合成的刺激作用［图（D）］，另一种是对细胞依附于玻璃基质的刺激作用［图（E）］。研究表明在理想状态下，作用光谱应与光化学改变引起效应的光吸收分子的吸收光谱类似（Hartman，1983；Lipson，1995）。

　　图 46.3（D）和（E）中所示的两个作用光谱由四个位置相近的峰组成，分别在 624 nm 和 618 nm，672 nm 和 668 nm，及 767 nm 和 751 nm 处（见表 46.1）。在波长超过 800 nm 时光谱 D 和 E 的峰位有显著的不同（813 nm 和 831 nm，见表 46.1）。然而，在 813 nm 和 831 nm 处的峰位被吸收光谱 A，A_1 和 C，C_1 的反卷积来分辨（见表 46.1）。图 46.3 中吸收和作用光谱的比较表明，作用光谱 D 和 E 中所有光谱带同样存在于吸收光谱中（见表 46.1）。相对于作用光谱，在吸收光谱中，洛伦兹拟合方法能够得到更多的峰值。这种差别可用作用光谱的定义来解释，即作用光谱可反映原始光受体的吸收光谱。与其他类型的光谱学进行比较，这个是作用光谱学的优势和特异性。众所周知，细胞色素 c 氧化酶的代谢周期中的瞬变状态在生理状态下极难被光学手段检测到。原始的光受体被认为是细胞色素 c 氧化酶的未知中间产物（Karu 等，1998，2005a）。

　　在图 46.3 中可见，光谱 D 的 I_{760}/I_{665} 强度比是 2.4，光谱 E 的 I_{760}/I_{665} 强度比是 0.74，这表明这两种光谱中光受体分子的氧化还原状态是不同的由于光谱 D 中光受体分子被还原的更多。就 I_{760}/I_{665} 的强度比而言，光谱 D 接近于吸收光谱 B_1。图 46.3（D）和（E）可见，这两种光响应的作用光谱是发生在细胞中的不同部位，即细胞核和细胞膜。这意味着光受体中细胞信号的级联放大也可以不同（Karu，1988，2008）。但也有可能是细胞色素 c 氧化酶的中间产物在两种细胞应答的光受体中发挥了作用。在大肠埃希菌的细胞中也测量到了在 632.8 nm 辐射后的氧化还原-吸收的改变（Dube 等，1997）。

　　HeLa 细胞中光吸收的改变伴随着细胞色素 c 氧化酶中分子构象的改变［Kolyakov 等，2001；Karu 等，2001B，通过圆二色光谱仪（CD）测量］。在 566 nm，634 nm，680 nm，712 nm 和 741 nm 处发现对照细胞的 CD 光谱的不同最大值（光谱记录从 250 nm 到 780 nm）。经过 820 nm 光谱辐射后，峰位和 CD 光谱信号最显著的改变发生在 750～770 nm 之间，新峰值出现在 767 nm，二次辐射后峰值变成 757 nm。并且原处于 712 nm 和 741 nm 的峰值会消失，601 nm 处会出现新峰值。研究表明，细胞色素 c 氧化酶中生色团的氧化程度会随着它们邻近组织的构象的改变而变化。进一步研究表明这些改变发生在 Cu_B 的环境中（Karu 等，2001b）。即使是细胞色素 c 氧化酶的双核位点在结构上小的改变，也能够控制氧化还原率和内部电子及质子转移反应率（Chance 和 Hess，1959）。随后实验研究证实，细胞色素 c 氧化酶是光受体，负责红色至近红外光谱范围内光治疗中不同细胞应答反应（Eells 等，2003，2004；Pastore 等，2000；Wong-Riley 等，2001，2005）。

　　在 632.8 nm 辐射后细胞单层的吸收测量结果表明剂量依赖曲线的形状取决于细胞初始氧化还原状态（Karu 等，2008b）。最初以相对氧化的细胞色素 c 氧化酶为特征的细胞经辐射后（$\lambda = 632.8$ nm 照射 3 次，剂量＝6.3×10^3 J/m^2，$\tau_{irrad} = 10$ 秒，$\tau_{record} = 600$ 毫秒）发生先还原后氧化反应［钟形曲线，见图 46.4（a）］。而用相同的辐射照射最初是相对还原状态为主的细胞色素 c 氧化酶细胞，首先是氧化然后是酶的轻度还原［与钟形曲线方向相反的曲线，见图 46.4（b）］。结果证明，在 632.8 nm 的光辐射下，光受体初始氧化还原状态会决定光受体（假定为细胞色素 c 氧化酶）瞬时状态是相对还原还是相对氧化。剂量依赖的钟形曲线中的最大值及其反曲线的最小值分别是氧化和还原过程占主导地位的转折点。我们的结果显示，通常记录的各种细胞响应的钟形剂量依赖曲线也反应出光受体（细胞色素 c 氧化酶）中氧化还原变化特征（参考 Karu，1987，1989，1998）。需要强调的是另外一种类型的剂量反应曲线（如细胞培养的特殊条件），在细胞应答反应的研究中记录得很靠后［见图 46.4（b）］。

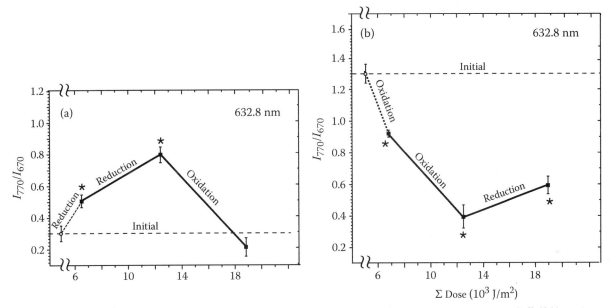

图 46.4　HeLa 细胞单层的吸收光谱中的峰强度比-标准 I_{770}/I_{670} 对辐射剂量（$\lambda = 632.8$ nm）的依赖性。星号表示初始值差异有统计学意义（$P < 0.05$）。细胞的最初氧化还原状态在同等条件下相对更多地被氧化（a）或同等条件下相对减少（b）（改编自 Karu, T. I. et al., Photomed Laser Surg 26：593-599，2008）。

　　研究结果支持 Karu 在 1988 年提出的假说：细胞水平上低能量激光疗法的机制是基于线粒体中氧化代谢的增加，是由呼吸链组分（特别是细胞色素 c 氧化酶）的电子激发引起的（Karu 等，1998，2001a，2005a）。研究结果也证实不同的波长（670 nm，632.8 nm 和 820 nm）可用于增强细胞呼吸活动。实验采用的波长与作用光谱的最大值一致（Karu 等，1998，2001a，b，2005a）（图 46.1）。值得一提的是，现在 632.8 nm（He-Ne 激光）和 820 nm（二极管激光或发光二极管）已经是在治疗光源中使用最广泛的波长（Tuner 和 Hode，2010）。

　　需要强调的是当可兴奋细胞（如神经元或者是心肌细胞）受到单色可见光照射时，光受体也是呼吸链组件的一部分。1947 年有研究表明，可兴奋细胞中的线粒体有感光性（Arvanitaki，Chalazonitis，1947）。有关兴奋细胞的一些实验数据简要的概括在图 46.5 中。这些实验研究与光疗法无关。实验数据表明，单色可见光辐射能够通过线粒体的吸收引起不包含特异性光受体的无色素兴奋细胞在生理的和形态学上改变（Berns 等，1972；Berns，Salet，1972；Salet 等，1979）。随后，在与低能量激光疗法相关的神经元中进行了相似的辐射实验（Balaban 等，1992）。这些临床研究的结果可参见其他出版物（Tuner，Hode，2010）。

（1）光谱=线粒体吸收光谱
　　(Arvanitaki, Chalazonitis, Arch. Sci. Physiol. 1:385, 1947)

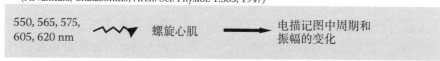

550, 565, 575, 605, 620 nm　〜〜〜▶　螺旋心肌　⟶　电描记图中周期和振幅的变化

（2）微波辐射技术照射，使细胞线粒体区域激活
　　(Berns et al., J. Mol. Cell. Cardiol. 4:71, 1972; 4:427, 1972; Salet, Exp. Cell Res. 73:360, 1972; Kitzest et al., J. Cell Physiol. 93:99, 1977)

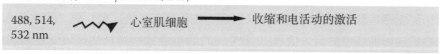

488, 514, 532 nm　〜〜〜▶　心室肌细胞　⟶　收缩和电活动的激活

（3）在微辐射技术的实验中，呼吸链抑制剂改变了辐射效应
　　(Salet et al., Exp. Cell Res. 120:25, 1979)

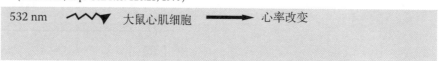

532 nm　〜〜〜▶　大鼠心肌细胞　⟶　心率改变

图 46.5　从可兴奋细胞的照射获得的实验数据，证明光受体位于线粒体中

46.3.2　光吸收后的初始反应

早在作用光谱出现前，关于光吸收的机制是 Karu 在 1981 年提出的单线态氧假说。已知光吸收分子像卟啉和黄素蛋白（某些呼吸链组分属于这些类型的化合物）能够被可逆性的转变成感光剂（Giese，1980）。基于 HeLa 细胞中可见激光对 RNA 合成率的作用及卟啉和黄素的光谱学数据，新的假说提出：这些分子对光量子的吸收促使了单线态氧 $^1O_2$ 的产生，从而提高了 RNA 和 DNA 的合成率（Karu 等，1981，1982）。这一假说是在细胞色素 c 氧化酶被发现之前提出的，被认为是在细胞被更高剂量和强度的光辐射情况下，发生的主要的抑制反应（Karu，1989，1998）。

现仅部分研究了细胞色素 c 氧化酶在吸收光量子后促进电子激发态后光作用的主要机制。研究结果概括在图 46.6 中。为简单起见，图中仅仅列出了单重态（S_0 和 S_1）。事实上，这其中也涉及三重态。

在发现光受体中细胞色素 c 氧化酶后，首次阐明机制的是 Karu 在 1988 年提出的氧化还原性质改变假说。细胞色素 c 氧化分子中某种生色团（如 Cu_A 和 Cu_B 及亚铁血红素 α 和 a_3）的光激发会影响这些中心的氧化还原状态，从而影响分子中电子的传递率（Karu，1988，1999）。

最新的研究表明，生理状态下，细胞色素 c 氧化酶的活性也受 NO 的调节（Brown，1999），其机制为线粒体呼吸链的可逆抑制作用。据推测（Karu 等，2004a，b），激光辐射和细胞色素 c 氧化酶分子中活化的电子流能够逆转 NO 对催化中心的部分抑制作用，从而增加氧气的结合和呼吸率（NO 假说，见图 46.6）。这些可能是氧化形态 Cu_B 的浓度增加的一个影响因素（参考图 46.6）。正如 Lane 在 2006 年提出，NO 修正辐照实验的结果并没有排除这一假说（Karu 等，2004a，2005b）。此外，在病理状态下，NO 的浓度的增加主要是归于巨噬细胞中 NO 的活化（Hothersall 等，1997）。这种环境也增加了不同细胞的呼吸活性被 NO 抑制的可能性。在这种情况下，细胞呼吸的光激活可能有正向效应。

当光吸收分子的电子状态被光激发时，部分激发能量不可避免地会转化成热量，引起吸收生色团温度的局部短暂上升（短暂局部加热假说，Karu 等，1991a，见图 46.6）。通过适当地控制辐射的强度和剂量来防止样本中出现明显的时间和空间的平均加热。吸收生物分子的局部温度的瞬时升高可引起结构的改变（如构象的改变）及引发生物化学活性改变（如细胞信号传导及继发的暗反应）（Karu 等，1991a）。

在 1993 年，研究表明辐射激活的呼吸链也能够增加超氧阴离子的产生（超氧阴离子假说，见图 46.6）。而超氧阴离子的产生主要依赖于线粒体的代谢状态（Forman 和 Boveris，1982）。

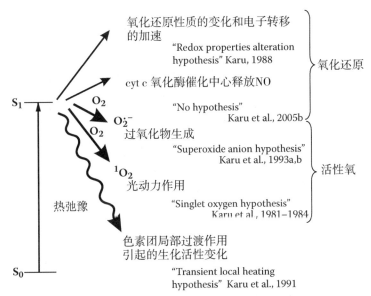

图 46.6 为促进激发电子态后，光受体分子（细胞色素 c 氧化酶）可能发生的主要反应

尚未有证据证实，当细胞受到照射并产生激发电子态时，上述反应中仅仅有一个会发生。问题在于哪个机制是正确的？上述所有讨论的机制很可能会得到一个相似的结论，即线粒体氧化还原状态的调整（向相对氧化状态的转化）。然而，在不同的光剂量和强度情况下，上述不同机制占主导地位。大肠埃希菌实验表明在不同的激光剂量下，为主的机制不同——在低剂量情况下，是光化学机制为主导；而在更高剂量的情况下，热能机制为主导。

46.3.3 细胞信号（次级信号）

如果光受体位于线粒体，那么光照射下在细胞核中呼吸链有关 DNA 和 RNA 的合成反应 ［图 46.1 (a)～图 46.1(d) 中的作用光谱］或细胞质膜的改变 ［见图 46.1(e)］ 的初始反应中是如何发生的？答案是这些事件都是次级反应（细胞信号级联或光电信号传导和放大链；见图 46.7）。

图 46.7 中呈现的是细胞信号级联反应的最新研究结果，在 1998 年 Karu 的文章中第一次提及，它解释了在 HeLa 细胞被单色可见光照射后 DNA 合成的加速过程，后来被命名为线粒体信号通路（Karu 等，2004a）。

cDNA 微矩阵技术现已被用于分析光照射细胞的基因表达谱（McDaniel 等，2010；Jaluria 等，2007；Zhang 等，2003）。这些实验详细阐释在线粒体和细胞核之间细胞信号是如何传递的。在 628nm 光照射的基因表达谱可证明，10 个种类中的 111 基因被上调（Zhang 等，2003）。激活的基因按功能能进行分类，它们中的大部分在增强细胞增殖和抑制细胞凋亡中发挥直接或间接的作用（Zhang 等，2003）。其中，光照后人类皮肤纤维原细胞中的基因表达发生改变且这种改变取决于光的强度（McDaniel 等，2010）。更重要的结果是，siat7e 和 lama4 这两种基因被发现与贴壁型 HeLa 细胞的黏附作用的调节相关联。回顾我们的研究可以发现 HeLa 细胞黏附是我们用化学物质对光效应的调整实验中大量使用的模型，在上文中这些结果提到过（相关综述请参阅 Karu 2007 年的研究）。

图 46.7 提出了三条调控途径。第一个是在细胞内三磷酸腺苷（ATP）水平上控制光受体。即使是在 ATP 水平的微小变化都可以显著改变细胞代谢（Brown，1992；Karu，2010a）。然而在很多情况下，氧化还原稳态的调节作用已被证实比 ATP 更重要。例如，细胞对缺氧损伤的易感性更多取决于维持细胞氧化还原稳态的能力，而非维持能量状态的能力（Chance 和 Hess，1959；Karu，2010b）。

第二条和第三条调节通路都是通过调节细胞氧化还原状态。这可能涉及对氧化还原敏感的转录因子（图 46.7 中所示的 NF-κB 和 AP-1）或在细胞质内通过胞膜向胞核传递稳态的级联反应（见图 46.7）。总之，图 46.7 中的示意图表明总体的细胞氧化还原电位的改变在光照射下会朝着更强的氧化作用发展。

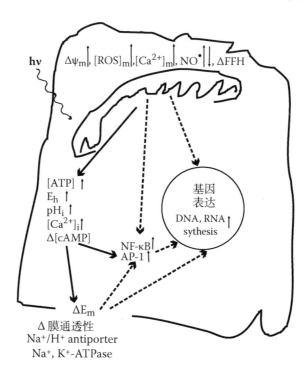

图 46.7　解释了光感受器细胞色素 c 氧化酶吸收可见光和 IR-A 辐射（标记为 $h\nu$）后推定的线粒体逆行信号传导途径的示意图。箭头 ↑ 和 ↓ 标记增加或减少的数值，括号内为 [ ] 标记浓度，ΔFFH：线粒体融合分裂体内平衡的变化，AP-1：激活蛋白-1 和 NF-κB：核因子 κB。实验证明（→）和理论上建议的（┈→）路径显示（改编自 Karu, T. I. , Photochem Photobiol 84：1091 - 1099，2008）。

详情参阅 Karu 在 2008 年和 2010 年的研究。

　　在 19 世纪 80 年代，学者们提出通过单色可见光激活细胞代谢是一种氧化还原反应调节现象（Karu，1988，1989）。光反应的特征是光照被呼吸链中组分吸收，这是氧化还原反应调节的起点。以下年份的实验数据支持这一说法。让我们回顾一下 Alexandratou 等人的工作结果（2002）。他们观察了波长为 647nm 的光照射下的人类成纤维细胞，在单个细胞水平使用共聚焦激光扫描显微镜实时检测线粒体膜电位的改变（$\Delta\Psi$），细胞内的 pH(pH_i)，细胞内钙离子（Ca_i^{2+}）的改变，以及光照射后活性氧（ROS）的生成。激光照射后的 15 分钟内，pH_i 值会逐渐碱化，随后正常化到基础水平。线粒体膜电位的最大增加值 $\Delta\Psi$ 在光照射 15 秒后的 2 分钟之内达到基础值的 30%，约在光照射的 4 分钟后恢复到基础水平。光照反复激发 Ca_i^{2+} 产生电位峰，并产生活性氧（Alexandratou 等，2002）。

　　各种生物反应（如次级反应）对光照射剂量、波长、脉冲模式及强度的依赖性在文献中均有报道（见 Karu 在 1987 年，1989 年，1998 年及 2007 年的综述）。主要特征如下：第一，生物反应剂量曲线通常是钟形的，有典型临界值，明显的最大值，及如图 46.4(a) 中曲线所示的下降期。然而，在某些特定的情况下（当光受体明显减少时），剂量依赖曲线可能表现为图 46.4(b) 中所示的形态。第二，在大多数情况下，光生物学效应仅依赖于照射剂量，而非照射强度和暴露时间（相互作用规则原理），但是在其他情况下，相互作用规则被证明是无效的（照射效果依赖于光强度）。DNA 合成速率对辐射强度依赖的实例见图 46.8。第三，尽管不同细胞对光照的生物反应在定性上可能相似，却可能在定量上有本质不同。第四，光照的生物学效应取决于照射波长（作用光谱）。同样的细胞对相同波长、相同平均强度及相同剂量的脉冲和连续波（CW）光的生物学效应可能都不相同（Karu，1998）。

　　图 46.9 解释了低能量激光效应的大小取决于细胞的初始氧化还原反应状态。图 46.9 表达的主要是，当细胞的整体氧化还原电位对于特定生长的条件是最佳或接近最适时，细胞反应是微弱的或不存在的（右侧虚线箭头）。当靶细胞从初始氧化还原电位移动至更低的状态（细胞内 pH 和 pH_i 是下降的）时，细胞反应会更强（左侧实线箭头）。这就解释了为什么细胞反应的程度在不同实验中会显著不同，

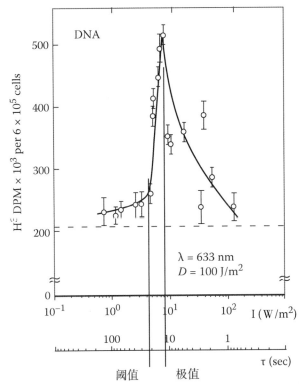

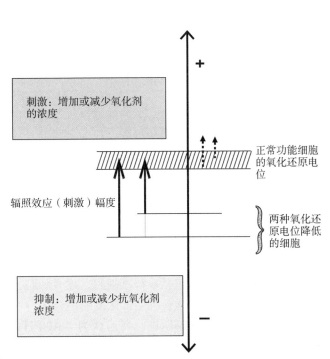

图 46.8 处于对数期 HeLa 细胞在氩激光泵浦的连续波染料激光（$\lambda = 633$ nm，$I_{max} = 1$ nm）照射 1.5 小时后测量的恒定剂量的 DNA 合成速率对光照强度或照射时间的刺激依赖性。虚线表示控制级别。（由 Karu 等，1984a，b 改进）。

图 46.9 单色可见光和近红外辐射作用原理的示意图。辐照使细胞氧化还原电位向更加氧化的方向移动。细胞反应大小由照射时的细胞氧化还原电位决定。

以及为什么有时不存在该反应。实验测量了由于光照射引起的 pH_i 跳跃〔在哺乳类细胞中为 0.20 个单位（Chopp 等，1990），在大肠埃希菌中为 0.32 个单位（Quickenden 等，1995）〕。

一直以来，低功率激光疗法的各种强度（无论强弱或者无效果）是其最受批判的方面之一。科学家（Tiphlova 和 Karu，1991b）试图根据大肠埃希菌细胞的代谢的状态量化辐照效应的大小，继而发现被照射细胞中的 ATP 的量与对照细胞中的 ATP 初始量之间存在相关性（Karu 等，2001）。

因此，在照射时细胞水平的低能量激光效应的幅度变化可被整体氧化还原反应状态（pH 和 pH_i）所解释，低 pH_i（氧化还原水平转向减少的水平）的细胞响应比常规值细胞或接近正常 pH_i 的细胞反应更强。

46.4 通过激活非线粒体光感受器增强细胞的代谢：间接激活/抑制

氧化还原反应调节机制不能单独通过呼吸链而发生（见第 46.3 节）。氧化还原链中包含的分子能够吸收可见光谱区域的光，这些分子通常是调节代谢通路的关键结构。例如，吞噬细胞中与非线粒体呼吸爆发相关的 NADPH 氧化酶。这个多组分的酶系统是一个氧化还原链，能够产生具有杀菌作用和激活作用的活性氧。

He-Ne 辐射和半导体激光以及发光二极管都能激活这条氧化还原链（参见 Karu 1998 年综述）。辐射诱导的非线粒体呼吸链爆发的特征必须遵循，这在我们以往的实验中已经用鲁米诺增大化学发光法（CL）进行了定性和定量测量（Karu，1998）。第一，非线粒体呼吸爆发能在均质细胞群体和细胞系统中（血液，脾脏细胞和骨髓）被连续波（CW）、脉冲激光和发光二极管诱发。定性分析可发现辐射后化学发光动力学的增强与白念珠菌（candida albicans）对细胞的吞噬治疗作用相似。定量分析发现辐射后诱导化学发光的强度低了近一个数量级。这适用于 He-Ne 激光辐射（Karu 等，1989）和不同脉冲的发光二极管辐射（Karu 等，1993a，b）。第二，对吞噬细胞的辐射效应（对化学发光的刺激和抑制作用）主要依赖于宿主机体的健康状态（Karu 等，1993a，1995，1996a、b、c，1997）。这种情况可用于诊断目的。第三，对于辐射参数有复杂的依赖关系；辐射能够抑制或激活非线粒体呼吸爆发（Karu 等，1993b，1995，1996c，1997）。在其他章节中有关于这些问题的详细讨论（Karu，1998）。

最后，受直接辐射的吞噬细胞能够诱导活性氧爆发，这能够激活或者使其他没被直接辐射的细胞失活。通过这种途径促使非辐射细胞中代谢通道的非直接激活。当从机体水平来考虑低能量激光疗法的机制时，不同细胞间通过第二信使［如活性氧，淋巴因子，细胞因子（Funk 等，1992）和 NO（Naim 等，1996）］的合作反应可能需要更多的研究。

在这章中，我们没有考虑机体水平的低能量激光治疗的系统性效果。产生这些效果的机制还没有得到阐明。也许 NO 作为第二信使在激光辐射的系统性效果中发挥了作用。在前文中我们考虑过 NO-细胞色素 c 氧化酶复合物相关的可能机制（见第 46.3.2 节）。此外，激光辐射的镇痛作用机制（Mrowiec 等，1997）和通过血液照射而发生的系统性治疗效果的机制（Vladimirov 等，2000）可能与 NO 有关。

最近的研究表明，包括成纤维细胞、成骨细胞、内皮细胞、软骨细胞、肾小球系膜细胞等在内的非吞噬细胞能够在受到刺激后产生低浓度的活性氧（主要是超氧阴离子）（Sbarra 和 Strauss，1988）。这些活性氧产物的作用尚不明确。普遍认为 NADPH-氧化酶（可能与吞噬细胞中的不同）也存在于非吞噬细胞中（Sbarra 和 Strauss，1988）。迄今为止，辐射对这种酶产生的效果尚无研究。

另外一个重要的氧化还原链的例子是 NO-合酶，这是一组与氧化还原-活性 P450 相似的细胞色素酶，与生理状态下 NO 的产生相关（Sharp 和 Shapman，1999）。到目前为止，辐射对这些系统的影响还没有明确的阐述。

46.5　小　结

在这章中我们认为单色激光激活单个细胞有 3 种主要的途径。通过激活呼吸链的光生物反应机制是一种普遍机制。初级光受体是末端氧化酶（真核细胞中的细胞色素 c 氧化酶和大肠埃希菌原核细胞中细胞色素 bd 复合物）及 NADH 脱氢酶（从蓝到红的光谱范围）。在光受体分子水平中或与光受体分子发生的初级反应通过生化稳态级联反应在细胞水平上导致光生物学应答（细胞信号或光信号传导及放大链）。这种细胞代谢激活的关键因素是细胞氧化还原电位朝着更大氧化反应方向发展。通过呼吸链激活的细胞代谢发生在所有对光照易感的细胞中。对光照易感性和激活能力取决于光照细胞的生理状态。其氧化还原电位转变成更加还原的状态（如在某种病理状态下）后细胞对光照射会更加敏感。最终的光生物学应答反应的特异性不是取决于呼吸链中的初级反应水平，而是取决于细胞信号级联反应中的转录水平。在某些情况下，细胞代谢中只有一部分得到激活（如淋巴细胞的预激）。所有的光诱发生物学效应取决于光照射参数（波长、剂量、强度、照射时间、连续波、脉冲模式和脉冲参数）。

通过光照射影响细胞代谢的第二种可能性如下：细胞中除呼吸链外的其他氧化还原链也可以被光照激活。在吞噬细胞中，光照通过激活位于细胞浆膜上的 NADPH-脱氢酶启动非线粒体呼吸的爆发（产生活性氧，尤其是超氧阴离子）。对吞噬细胞的光照效果取决于宿主机体的生理状态和光照射参数。

第三，直接活化的细胞可以导致其他细胞的间接活化，这是通过直接活化细胞释放的第二信使导致的：由吞噬细胞产生的活性氧、不同淋巴细胞亚群产生的淋巴因子，细胞因子及巨噬细胞或者是红细胞中 NO-血红蛋白光分解作用产生的 NO。

激光的相干特性不能通过光与生物组织的相互作用体现在分子水平上。生物系统对低强度激光的吸收是完全不相干的特性。在细胞水平上，生物应答反应是由光受体分子对光的吸收来决定的。当细胞为单层，悬浮细胞的薄层和组织表面的薄层被照射时，激光的相干特性并非那么重要。在这些情况下，具有相同波长、强度和剂量的相干和不相干光会产生相同的生物学应答反应。相干和偏振辐射的一些额外的（治疗）效果仅仅产生在较深层的大量组织中。

参考文献

[1] Alexandratou, E., D. Yova, P. Handris, D. Kletsas, and S. Loukas. 2002. Human fibroblast alterations induced by low power laser irradiation at the single cell level using confocal microscopy. Photochem Photobiol Sci 1: 547 – 552.

[2] Anders, J. J. 2009. The potential of light therapy for central nervous system injury and disease. Photomed Laser Surg 27: 379 – 380.

[3] Arvanitaki, A., and N. Chalazonitis. 1947. Reactiones bioelec-triques a la photoactivation des cytochromes. Arch Sci Physiol 1: 385 – 405.

[4] Balaban, P., R. Esenaliev, T. Karu et al. 1992. He-Ne laser irradiation of single identified neurons. Lasers Surg Med 12: 329 – 337.

[5] Berns, M. W., D. C. L. Gross, W. K. Cheng, and D. Woodring. 1972. Argon laser microirradiation of mitochondria in rat myocardial cell in tissue culture. Ⅱ. Correlation of morphology and function in single irradiated cells. J Mol Cell Cardiol 4: 71 – 83.

[6] Berns, M. W., and C. Salet. 1972. Laser microbeam for partial cell irradiation. Int Rev Cytol 33: 131 – 155.

[7] Brown, G. C. 1992. Control of respiration and ATP synthesis in mammalian mitochondria and cells. Biochem J 284: 1 – 213.

[8] Brown, G. C. 1999. Nitric oxide and mitochondrial respiration. Biochem Biophys Acta 1411: 351 – 363.

[9] Chance, B., and B. Hess. 1959. Spectroscopic evidence of metabolic control. Science 129: 700 – 708.

[10] Chopp, H., Q. Chen, M. O. Dereski, and F. W. Hetzel. 1990. Chronic metabolic measurement of normal brain tissue response to photodynamic therapy. Photochem Photobiol 52: 1033 – 1038.

[11] Dube, A., P. K. Gupta, and S. Bharti. 1997. Redox absorbance changes of the respiratory chain components of E. coli following He-Ne laser irradiation. Lasers Life Sci 7: 173 – 178.

[12] Eells, J. T., M. M. Henry, P. Summerfelt et al. 2003. Therapeutic photobiomodulation for methanol-induced retinal toxicity. Proc Natl Acad Sci USA 100: 3439 – 3444.

[13] Eells, J., M. T. Wong-Riley, J. VerHoeve et al. 2004. Mitochondrial signal introduction in accelerated wound and retinal healing by near-infrared light therapy. Mitochondrion 4: 559 – 567.

[14] Forman, N. J., and A. Boveris. 1982. Superoxide radical and hydrogen peroxide in mitochondria. In Free Radicals in Biology, Vol. 5. A. Pryor, editor. Academic Press, New York, 65 – 90.

[15] Funk, J. O., A. Kruse, and H. Kirchner. 1992. Cytokine production in cultures of human peripheral blood mononuclear cells. J Photochem Photobiol B: Biol 16: 347 – 355.

[16] Gamaleya, N. F., E. D. Shishko, and G. B. Yanish. 1983. New data about mammalian cells photosensitivity and laser biostimulation. Dokl Akad Nauk SSSR (Moscow) 273: 224 – 227.

[17] Giese, A. C. 1980. Photosensitization of organisms with special reference to natural photosensitizers. In Lasers in Biology and Medicine. E. Hillenkampf, R. Pratesi, and C. Sacchi, editors. Plenum Press, New York, 299.

[18] Hartman, K. M. 1983. Action spectroscopy. In Biophysics. W. Hoppe, W. Lohmann, H. Marke, and H. Ziegler, editors. Springer-Verlag, Heidelberg, 115 – 134.

[19] Hothersall, J. S., F. Q. Cunha, G. H. Neild, and A. Norohna-Dutra. 1997. Induction of nitric oxide synthesis in J774 cell lowers intracellular glutathione: Effect of oxide modulated glutathione redox status on nitric oxide synthase induction. Biochem J 322: 477 – 486.

[20] Jaluria, P., M. Betenbaugh, K. Kontatopoulos, B. Frank, and J. Shiloah. 2007. Application of microarrays to identify and characterize genes involved in attachment dependence in He-La cells. Metab Eng 9: 241 – 248.

[21] Jöbsis-vander Vliet, F. F. 1999. Discovery of the near-infrared window in the body and the early development of near-infrared spectroscopy. J Biomed Opt 4: 392 – 396.

[22] Karu, T. I. 1987. Photobiological fundamentals of low-power laser therapy. IEEE J Quantum Electron 23: 1703 –

1717.

[23] Karu, T. I. 1988. Molecular mechanism of the therapeutic effect of low-intensity laser radiation. Lasers Life Sci 2: 53 - 74.

[24] Karu, T. I. 1989. Photobiology of low-power laser effects. Health Phys 56: 691 - 704.

[25] Karu, T. 1990. Effects of visible radiation on cultured cells. Photochem Photobiol 52: 1089 - 1098.

[26] Karu, T. 1998. The Science of Low Power Laser Therapy. Gordon & Breach, London.

[27] Karu, T. 1999. Primary and secondary mechanisms of action of visible-to-near IR radiation on cells. J Photochem Photobiol B Biol 49: 1 - 17.

[28] Karu, T. I. 2003. Low power laser therapy. In Biomedical Photonics Handbook. T. Vo-Dinh, editor. CRC Press, Boca Raton, FL, 48 - 1 - 48 - 25.

[29] Karu, T. 2007. Ten Lectures on Basic Science of Laser Phototherapy. Prima Books AB, Gr. ngesberg.

[30] Karu, T. I. 2008. Mitochondrial signaling in mammalian cells activated by red and near IR radiation. Photochem Photobiol 84: 1091 - 1099.

[31] Karu, T. I. 2010a. Mitochondrial mechanisms of photobiomodulation in context of new data about multiple roles of ATP. Photomed Laser Surg 28: 159 - 160.

[32] Karu, T. I. 2010b. Multiple roles of cytochrome c oxidase in mammalian cells under action of red and IR-A radiation. IUBMB Life 62: 607 - 610.

[33] Karu, T. I. 2011. Light coherence. Is this property important for photomedicine? Photobiological Sciences Online. K. C. Smith, editor. American Society for Photobiology. Retrieved from http://www.photobiology.info/Coherence.html.

[34] Karu, T. I., and Afanasyeva, N. I. 1995. Cytochrome oxidase as primary photoacceptor for cultured cells in visible and near IR regions. Dokl Akad Nauk (Moscow) 342: 693 - 695.

[35] Karu, T. I., N. I. Afanasyeva, S. F. Kolyakov, and L. V. Pyatibrat. 1998. Changes in absorption spectra of monolayer of living cells after irradiation with low intensity laser light. Dokl Akad Nauk (Moscow) 360: 267 - 270.

[36] Karu, T. I., N. I. Afanasyeva, S. F. Kolyakov, L. V. Pyatibrat, and L. Welser. 2001a. Changes in absorbance of monolayer of living cells induced by laser radiation at 633, 670, and 820 nm. IEEE J Sel Top Quantum Electron 7: 982 - 988.

[37] Karu, T., T. Andreichuk, and T. Ryabykh. 1993a. Changes in oxidative metabolism of murine spleen following diode laser (660 - 950 nm) irradiation: Effect of cellular composition and radiation parameters. Lasers Surg Medicine 13: 453 - 462.

[38] Karu, T., T. Andreichuk, and T. Ryabykh. 1993b. Suppression of human blood chemiluminescence by diode laser radiation at wavelengths 660, 820, 880 or 950 nm. Laser Therapy 5: 103 - 109.

[39] Karu, T. I., T. N. Andreichuk, and T. P. Ryabykh. 1995. On the action of semiconductor laser radiation ($\lambda = 820$ nm) on the chemiluminescence of blood of clinically healthy humans. Lasers Life Sci 6: 277 - 282.

[40] Karu, T. I., G. S. Kalendo, and V. S. Letokhov. 1981. Control of RNA synthesis rate in tumor cells HeLa by action of low-intensity visible light of copper laser. Lett Nuov Cim 32: 55 - 59.

[41] Karu, T. I., G. S. Kalendo, V. S. Letokhov, and V. V. Lobko. 1982. Biostimulation of HeLa cells by low intensity visible light. Nuov Cim D 1: 828 - 840.

[42] Karu, T. I., and S. F. Kolyakov. 2005. Exact action spectra for cellular responses relevant to phototherapy. Photomed Laser Surg 23: 355 - 361.

[43] Karu, T. I., S. F. Kolyakov, L. V. Pyatibrat, E. L. Mikhailov, and O. N. Kompanets. 2001b. Irradiation with a diode 820 nm induces changes in circular dichroism spectra (250 - 780 nm) of living cells. IEEE J Sel Top Quantum Electron 7: 976 - 981.

[44] Karu, T. I., L. V. Pyatibrat, and N. I. Afanasyeva. 2004a. A novel mitochondrial signaling pathway activated by visible-to-near infrared radiation. Photochem Photobiol 80: 366 - 372.

[45] Karu, T. I., L. V. Pyatibrat, and N. I. Afanasyeva. 2005b. Cellular effects of low power laser therapy can be mediated by nitric oxide. Lasers Surg Med 36: 307 - 314.

[46] Karu, T. I., L. V. Pyatibrat, and G. S. Kalendo. 2001. Studies into the action specifics of a pulsed GaAlAs laser (λ= 820 nm) on a cell culture. I. Reduction of the intracellular ATP concentration: Dependence on initial ATP amount. Lasers Life Sci 9: 203 – 210.

[47] Karu, T. I., L. V. Pyatibrat, and G. S. Kalendo. 2004b. Photobiological modulation of cell attachment via cytochrome c oxidase. Photochem Photobiol Sci 3: 211 – 216.

[48] Karu, T. I., L. V. Pyatibrat, S. F. Kolyakov, and N. I. Afanasyeva. 2005a. Absorption measurements of a cell monolayer relevant to phototherapy: Reduction of cytochrome c oxidase under near IR radiation. J Photochem Photobiol B: Biol 81: 98 – 106.

[49] Karu, T. I., L. V. Pyatibrat, S. Kolyakov, and N. I. Afanasyeva. 2008b. Absorption measurements of cell monolayers relevant to mechanisms of laser phototherapy: Reduction or oxidation of cytochrome c oxidase under laser radiation at 632.8 nm. Photomed Laser Surg 26: 593 – 599.

[50] Karu, T. I., L. V. Pyatibrat, S. V. Moskvin, S. Andreev, and V. S. Letokhov. 2008a. Elementary processes in cells after light absorption do not depend on the degree of polarization: Implications for the mechanisms of laser phototherapy. Photomed Laser Surg 26: 77 – 82.

[51] Karu, T. I., T. P. Ryabykh, T. A. Sidorova, and Ya. V. Dobrynin. 1996a. The use of chemiluminescence test to evaluate the sensitivity of blast cells in patients with hemoblastoses to antitumor agents and low-intensity laser radiation. Lasers Life Sci 7: 1 – 10.

[52] Karu, T. I., T. P. Ryabykh, and S. N. Antonov. 1996b. Different sensitivity of cells from tumor-bearing organisms to-countinuous-wave and pulsed laser radiation (λ = 632.8 nm) evaluated by chemiluminescence test. I. Comparison of responses of murine splenocytes: Intact mice and mice with transplanted leukemia EL-4. Lasers Life Sci 7: 91 – 98.

[53] Karu, T. I., T. P. Ryabykh, and S. N. Antonov. 1996c. Different sensitivity of cells from tumor-bearing organisms to countinuous-wave and pulsed laser radiation (λ = 632.8 nm) evaluated by chemiluminescence test. II. Comparison of responses of human blood: Healthy persons and patients with colon cancer. Lasers Life Sci 7: 99 – 106.

[54] Karu, T. I., T. P. Ryabykh, and V. S. Letokhov. 1997. Different sensitivity of cells from tumour-bearing organisms to countinuous-wave and pulsed laser radiation (λ = 632.8 nm) evaluated by chemiluminescence test. III. Effect of dark period between pulses. Lasers Life Sci 7: 141 – 156.

[55] Karu, T. I., T. R. Ryabykh, G. E. Fedoseyeva, and N. I. Puchkova. 1989. Induced by He-Ne laser radiation respiratory burst on phagocytic cells. Lasers Surg Med 9: 585 – 588.

[56] Karu, T., O. Tiphlova, R. Esenaliev, and V. Letokhov. 1994. Two different mechanisms of low-intensity laser photobiological effects on Escherichia coli. J Photochem Photobiol B Biol 24: 155 – 161.

[57] Karu, T. I., O. A. Tiphlova, Yu. A. Matveyets et al. 1991. Comparison of the effects of visible femtosecond laser pulses and continuous wave laser radiation of low average intensity on the clonogenicity of Escherichia coli. J. Photochem Photobiol B Biol 10: 339 – 345.

[58] Karu, T. I., S. F. Kolyakov, L. V. Pyatibrat, E. L. Mikhailov, and O. N. Kompanets. 2001. Irradiation with a diode 820 nm induces changes in circular dichroism spectra (250 – 780 nm) of living cells. IEEE Journal of Selected Topics in Quantum Electronics 7: 976 – 981.

[59] Lane, N. 2006. Power games. Nature 443: 901 – 903.

[60] Lipson, E. D. 1995. Action spectroscopy: Methodology. In CRC Handbook of Organic Chemistry and Photobiology. W. H. Horspool and P.-S. Song, editors. CRC Press, Boca Raton, FL, 1257.

[61] McDaniel, D. H., R. A. Weiss, R. G. Geronemus et al. 2010. Varying rates of wavelengths in dual wavelength LED photomodulation alters gene expression profiles in human skin fibroblasts. Laser Surg Med 42: 540 – 546.

[62] Mrowiec, J., A. Sieron, A. Plech, G. Cieslar, T. Biniszkiewicz, and R. Brus. 1997. Analgesic effect of low-power infrared laser radiation in rats. Proc. SPIE 3198: 83 – 87.

[63] Naim, J. O., W. Yu, K. M. L. Ippolito, M. Gowan, and R. J. Lanzafame. 1996. The effect of low level laser irradiation on nitric oxide production by mouse macrophages. Lasers Surg Med Suppl 8: 7.

[64] Pal, G., A. Dutta, K. Mitra et al. 2007. Effect of low intensity laser interaction with human skin fibroblast cells u-

sing fiberoptic nanoprobes. J Photochem Photobiol B 86: 252 – 261.

[65] Pastore, D., M. Greco, and S. Passarella. 2000. Specific helium – neon laser sensitivity of the purified cytochrome c oxidase. Int J Rad Biol 76: 863 – 870.

[66] Qadri, T., P. Bohdanecka, J. Tunér et al. 2007. The importance of coherence length in laser phototherapy of gingival inflammation—A pilot study. Lasers Med Sci 22: 245 – 251.

[67] Quickenden, T. R., L. L. Daniels, and L. T. Byrne. 1995. Does low-intensity He-Ne radiation affect the intracellular pH of intact E. coli? Proc SPIE 2391: 535 – 538.

[68] Salet, C. 1971. Acceleration par microirradiation laser du rhythme de contraction de cellular cardiaques en culture. CR Acad Sci Paris 272: 2584 – 2592.

[69] Salet, C, G. Moreno, and F. Vinzens. 1979. A study of beating frequency of a single myocardial cell. Ⅲ. Laser microirradiation of mitochondria in the presence of KCN or ATP. Exp Cell Res 120: 25 – 32.

[70] Sbarra, A. J. and R. R. Strauss, editors. 1988. The Respiratory Burst and its Photobiological Significance. Plenum Press, New York.

[71] Sharp, R. E. and S. K. Chapman. 1999. Mechanisms for regulating electron transfer in multicentre redox proteins. Biochem Biophys Acta 1432: 143 – 151.

[72] Tiphlova, O., and T. Karu. 1991a. Action of low-intensity laser radiation on Escherichia coli. CritRev Biomed Eng 18: 387 – 412.

[73] Tiphlova, O., and T. Karu. 1991b. Dependence of Escherichia coli growth rate on irradiation with He-Ne laser and growth substrates. Lasers Life Sci 4: 161 – 166.

[74] Tuner, J., and L. Hode. 2010. New Laser Therapy Handbook. Prima Books, Gr. ngesberg.

[75] Vekshin, N. A. 1991. Light-dependent ATP synthesis in mitochondria. Mol Biol (Moscow) 25: 54 – 58.

[76] Vladimirov, Y., G. Borisenko, N. Boriskina, K. Kazarinov, and A. Osipov. 2000. NO-hemoglobin may be a light-sensitive source of nitric oxide both in solution and in red blood cells. J Photochem Photobiol B Biol 59: 115 – 121.

[77] Wong-Riley, M. T., X. Bai, E. Buchman, and H. T. Whelan. 2001. Light-emitting diode treatment reverses the effect of TTX on cytochrome c oxidase in neurons. Neuroreport 12: 3033 – 3037.

[78] Wong-Riley, M. T., H. L. Liang, J. T. Eells et al. 2005. Photobiomodulation directly benefits primary neurons functionally inactivated by toxins: Role of cytochrome c oxidase. J Biol Chem 280: 4761 – 4771.

[79] Wu, X., A. E. Dmitriev, M. J. Cardoso et al. 2009. 810 nm wave-length light: an effective therapy for transected or contused rat spinal cord. Lasers Surg Med 41: 36 – 41.

[80] Zhang, Y., S. Song, C.-C. Fong et al. 2003. cDNA microarray analysis of gene expression profiles in human fibroblast cells irradiated with red light. J Invest Dermatol 120: 849 – 857.

47 低能量激光疗法信号传导通路

47.1 引　言

自 20 世纪 60 年代激光诞生之后，匈牙利物理学家 Endre Mester 对激光在医学方面的应用饶有兴趣，他采用低剂量 He-Ne 红激光（6.328 nm）来照射小鼠，最后应用于人身上。他的早期研究发现激光照射可加速伤口的愈合，此后，低能量激光疗法（low-level laser therapy，LLLT），也称低功率激光疗法（low-power laser therapy，LPLT）、生物刺激、低能量激光照射（low-energy laser irradiation，LELI）、冷激光和光照治疗，在人体和动物中的研究逐渐在欧洲甚至在世界大部分地区都广泛开展并成为热点。这些方法对于疾病的治疗应用广泛（Tata 和 Waynant，2011），从 20 世纪 60 年代开始，越来越多的人参与研究 LLLT，LLLT 已成为现代光疗中使用的众多技术之一（Tata 和 Waynant，2011）。专科医生和全科医生使用 LLLT 治疗多种疾病。但多局限于缓解局部疼痛（Gur 等，2004），对抗炎症反应（Antunes 等，2007）和促伤口愈合（Posten 等，2005）等方面。而其作用机制却尚未被阐明，因此阻碍了 LLLT 的更进一步的高效发展。

目前对 LLLT 的研究重点应该从它的生物学效应转到其在器官细胞水平的作用机制以及适应证上（Karu，2003）。很多激光治疗研究团队辛勤的研究为我们打开了探究 LLLT 作用机制的大门，其中 Tiina Karu 团队最为有影响，他们超过 30 年的研究共发表了 164 篇学术论文，撰写了 4 本相关著作（Karu，1989，1998，2007），特别对红-近红外激光光谱（near-infrared，NTR，760～1440 nm）在细胞作用的主要机制进行了探讨（Tata 和 Waynant，2011），加速了我们对其的认识。科学家们研究发现了多条由红-近红外光谱的 LLLT 所诱导的细胞信号通路：OrnaHalevy（Shefer 等，2001，2003），Mitsuhiro Ohshima（Miyata 等，2006），以及 Da Xing（Gao 等，2009；Feng，Zhang 和 Xing，2012）等团队发现 LLLT 诱导的骨骼肌增殖和伤口愈合中主要的细胞分裂素活化蛋白激酶/细胞外信号调节激酶 MAPK/ERK 通路；Hsin-Su Yu 团队发现 LLLT 诱导黑色素瘤细胞增殖中 MAPK/JNK 通路的重要性，这为白癜风的治疗打开新思路（Yu 等，2003；Hu 等，2007）；Da Xing（Zhang 等，2009）和 Shan-hui Hsu（Chen，Hung 和 Hsu，2008）团队发现 LLLT 对细胞产生影响取决于 PI3K/Akt 通路；Timon Cheng-Yi Liu（Duan 等，2001）和 Da Xing（Gao 等，2006）团队研究了 LLLT 在蛋白激酶 C 通路的作用，这有助于提高细胞生存力和探究中性粒细胞呼吸爆发的相关研究；Da Xing 团队亦报道过 LLLT 治疗中丝氨酸激酶活化的实验结果（Zhang，Xing 和 Gao，2008）；Eijiro Jimi 团队探究了 LLLT 诱导的骨质形成 BMP/Smad 通路，其中 Smad 是将细胞外信息通过 TGF-β 因子传导至细胞核（Hirata 等，2010）。Margherita Greco（Yamamoto 等，2001）、Orna Halevy（Ben-Dov 等，1999）、Chen（Zhang 等，2011）、Lilach Gavish（Gavish 等，2004）、Yoshimitsu Abiko（Yamamoto 等，2001）和 Tetsuro Takamatsu（Taniguchi 等，2009）等团队研究了 LLLT 诱导的细胞增殖分化过程中细胞周期蛋白的调节。Da Xing（Zhang 等，2008；Zhang，Zhang 和 Xing，2010；Zhang，Wu 和 Xing，2012）、Orna Halevy（Shefer 等，2002）、Mason C. P. Leung（Yip 等，2011）、Alessandro Giuliani（Giuliani 等，2009）和 OkJoon Kim（Lim 等，2009）等团队研究了 LLLT 诱导的抗细胞凋亡通路，以探究其在神经细胞保护或延缓功能性神经细胞凋亡的新思路；Da Xing 亦探究了高辐射 LLLT-触发的凋亡信号通路，这开辟了 LLLT 肿瘤治疗的新方向（Wang 等，2005a；Chu，Wu 和 Xing，2010；Sun，Wu 和

Xing，2010；Huang，Wu 和 Xing，2011；Wu 等，2007，2009，2011）。

本章节目的是回顾涉及 LLLT 刺激增强细胞增殖，分化和凋亡的分子信号传导途径的现有文献。

47.2　LLLT 与细胞增殖分化

LLLT 的促细胞增殖分化作用是其最重要的生物刺激效应，广泛应用于临床。体外实验证实，LLLT 可增强多种细胞的增殖：促骨骼肌细胞再生的成肌细胞（Ben-Dov 等，1999；Shefer 等，2001，2003；Zhang 等，2011），促进皮肤和血管再生（Chen，Hung 和 Hsu，2008；Feng，Zhang 和 Xing，2012）和伤口愈合的成纤维细胞（Miyata 等，2006；Taniguchi 等，2009；Zungu，Hawkins 和 Abrahamse，2009；Chen 等，2011）、角化细胞（Yu 等，1996；Gavish 等，2004）和内皮细胞，治疗白癜风的黑色素细胞（Yu 等，2003；Hu 等，2007），促骨质生成的成骨细胞（Yamamoto 等，2001；Hirata 等，2010；Kiyosaki 等，2010；Saygun 等，2012），具有神经保护作用的施万细胞（SCs）、原始神经细胞、嗜铬细胞瘤细胞、人类成神经瘤细胞和人源性胶质母细胞瘤（Zhang 等，2008；Giuliani 等，2009；Lim 等，2009；Murayama 等，2012；Yazdani 等，2012；Zhang，Wu 和 Xing，2012），再生医学中的间充质干细胞（MSCs）（Peng 等，2012），甚至常用于人类细胞系研究的缓慢生长的上皮腺癌细胞诸如非洲绿猴成纤维细胞（COS-7），人类肺腺瘤细胞（ASTC-a-1），HeLa 细胞等（Gao 等，2006，2009；Zhang，Xing 和 Gao，2008；Zhang 等，2009）亦受 LLLT 的影响。尽管如此，LLLT 诱导的细胞增殖机制尚未完全明确。LLLT 的促有丝分裂作用机制有很多研究，如无配体二聚反应和接受激光能量的特异性受体的活化等（Shefer 等，2001）。这些机制可引发自动磷酸化与其下游反应，以及钙通道的活化，从而导致细胞内钙浓度升高和细胞增殖（Gao 和 Xing，2009）。红-近红外光谱可被细胞色素 c 氧化酶（线粒体有氧呼吸链中的一种组成成分）吸收，从而使得 ATP，活性氧（ROS）和环腺苷酸（cAMP）的增加，引发信号级联放大反应，最终促进细胞增殖和细胞保护作用。极低剂量的照射亦可改变细胞内环境参数如 pH，细胞氧化还原情况以及氧化还原反应依赖的相关因子如 NF-κB 的表达（Gao 等，2009）。

47.2.1　LLLT 增强线粒体活化

细胞色素 c 氧化酶（CcO）是真核细胞呼吸链中的末端酶，它可将细胞色素 c 的电子转移给氧分子，它亦是红-近红外光谱研究最为透彻的光敏受体和光信号传感器（Karu，1999；Pastore，Greco 和 Passarella，2000；Eells 等，2004；Karu，Pyatibrat 和 Kalendo，2004；Karu 等，2005；Liang 等，2006），而最近 Tiina I. Karu 证明在由 LLLT 引发的生物协调反应中，细胞色素 c 氧化酶仅是初始的光敏受体，而起关键信号分子作用的却是 ATP（Karu，2010）（图 47.1）。在过去的几十年里，许多研究者已成功探明了在独立线粒体和完整细胞中，在不同波长单色光照射下 ATP 的胞外合成及超量合成的情况（Karu，Pyatibrat 和 Kalendo，1995；Karu，2007）。ATP 作为一个

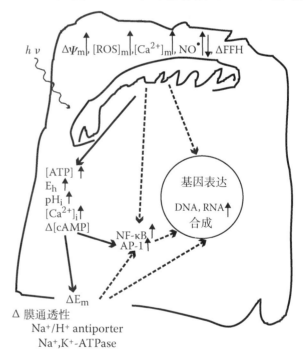

图 47.1　通过光受体细胞色素 c 氧化酶（CcO）吸收可见光和 IR-A 辐射（标记为 $h\nu$）后推定的线粒体逆行信号传导途径的示意图。箭头 ↑ 和 ↓ 表示数值的增加或减少，括号［　］标记浓度，ΔFFH 表示线粒体融合-分裂体内平衡的变化，并显示实验证明（→）和理论上建议的（⇢）途径（改编自 Karu, T. I.，IUBMB Life 62：607－610，2010）。

重要的细胞外信息传导分子，让我们对复杂的光动力生物作用机制研究有了深层理解。吸收光照的细胞色素 c 氧化酶的活化，能提高线粒体跨膜电势（$\Delta\Psi_{m}$），从而增加 ATP、cAMP 和 ROS，增加细胞内能源供应和信息传导的调节（Karu，Pyatibrat 和 Kalendo，1995；Karu，Pyatibrat 和 Afanasyeva，2005；Hu 等，2007；Tafur 和 Mills，2008）。这些生化反应和细胞改变可引起肉眼可见的变化如细胞增殖和伤口愈合（Eells 等，2004；Maiya，Kumar 和 Rao，2005；Hu 等，2007）。

Greco 团队研究了 LLLT 在不同波长下，不同细胞间作用线粒体能量信号的增加情况（2001），他们发现在 0.24 J/cm^2 能量密度、12 mW/cm^2 的 632.8 nm He-Ne 激光照射下，独立肝细胞的跨膜电势（$\Delta\Psi_{m}$）和线粒体摄入钙离子有所增加，而后者的增加使得 ATP 代谢产能增加（Greco 等，2001）。LLLT 诱导的钙离子水平增加可能会导致 c-Fos 的表达上调，因为在缺乏钙离子时，其上调机制完全受阻（Greco 等，2001）。c-Fos 可与 c-Jun 形成二聚体，从而形成活化蛋白 1（AP-1）转录因子，进而上调细胞内有关增殖分化的基因的转录水平（Ameyar，Wisniewska 和 Weitzman，2003；Hess，Angel 和 Schorpp-Kistner，2004）。因此，这些证明了线粒体能量信号的组成和 LLLT 照射下次生细胞基因表达之间的联系。Gavish 团队证明（2004），在 780 nmTi-Sa 激光（1.85 mW/cm^2，2.0 J/cm^2）照射 HaCaT 人类角化细胞后，在染色剂 MitoTracker 的指示下，可发现细胞的 $\Delta\Psi_{m}$ 立即提高。Yu（2003）和 Hu（2007）团队发现，在 632 nm He-Ne 激光（1.0 J/cm^2 和 2.0 J/cm^2）照射诱导 A2058 人类黑色素瘤细胞增殖，通过增强细胞色素 c 氧化酶的活化，从而引起其细胞内 $\Delta\Psi_{m}$、ATP 和 cAMP 的水平立即增加。Silveira 团队（2009）评估了 904nmAs-Ga 激光对线粒体有氧呼吸链上复合体Ⅰ，Ⅱ，Ⅲ和Ⅳ（CcO）以及损伤肌肉细胞琥珀酸脱氢酶活化的影响。与未经 LLLT 处理的对照组相比，实验组琥珀酸脱氢酶的四个复合体的活化显著提高。LLLT 处理后 ATP 合成的增加可能参与损伤肌肉的愈合过程（Silveira 等，2009）。Zungu，Hawkins 和 Abrahamse（2009）证明 632.8 nm He-Ne 激光（3 mW/cm^2，5 J/cm^2）的照射可增加细胞外钙离子浓度，从而提高人皮肤成纤维细胞内的 $\Delta\Psi_{m}$、ATP 和 cAMP。总之，激光照射引起的光生物调节作用可恢复受损细胞的稳定性（Zungu，Hawkins 和 Abrahamse，2009）。Dias（2011）团队报道在 780 nm Ga-Al-As 激光（125 mW/cm^2，20 J/cm^2）照射下可刺激咀嚼肌细胞的氧化代谢和基质金属蛋白酶（MMP）的表达，这有可能象征着细胞基质的重构过程。Chen 团队（2011）用 0.3 J/cm^2、3 J/cm^2 和 30 J/cm^2 的光能量密度的 810 nm 二极管激光照射原代小鼠胚胎成纤维细胞（MEFs），发现其细胞外 ROS 的产生和 NF-κB 因子出现显著活化。因为 LLLT 处理后用抗氧化剂可抑制 NF-κB 的活化，ROS 可能在激光诱导 NF-κB 信号通路中起重要作用（Chen 等，2011）。LLLT 同时也可以诱导细胞内 ATP 水平增加，这表明线粒体有氧呼吸链有所增强（Chen 等，2011），此外，应答 NF-κB 信号通路抗凋亡基因和促生存基因的表达可解释 LLLT 在临床中的多种应用效果（Chen 等，2011）。

LLLT 神经保护作用的细胞机制与 ATP 水平的增加有关，经颅 LLLT 可改善栓塞性中风的兔子模型的行为障碍和临床急性缺血性中风病人的临床评分。Lapchak 和 Taboada（2010）用小栓塞中风兔子模型测量了经 808 nm LLLT 处理后皮质 ATP 水平。与健康的相比，在缺血性皮质中，其 ATP 含量是降低的，不管是连续波长（CW）还是脉冲波长（PW）的 LLLT，其都可减缓上述的 ATP 下降，这是一个重要的观测 LLLT 分子作用机制与临床治疗改善之间联系的证明（Lapchak 和 Taboada，2010）。Sommer 团队证明（2012），LLLT 作用下的 β-淀粉样蛋白 42（Aβ_{42}）聚合物在消耗 ATP 之下可被清除，对阿尔茨海默病病人来说，这无疑是个好消息。与未经照射的对照组相比，在经过 670 nm In-Ga-Al-P 双极管激光（100 mW/cm^2，1 J/cm^2）照射后无 β-淀粉样蛋白 42（Aβ_{42}）聚合体沉积的成神经细胞瘤中 ATP 水平显著提高（Sommer 等，2012）。更重要的是，照射后的成神经细胞瘤中 β-淀粉样蛋白 42（Aβ_{42}）聚合体的含量，显著低于未照射组（Sommer 等，2012）。

47.2.2　LLLT 诱导的细胞增殖和分化的信号通路

47.2.2.1　MAPK 通路

MAPK 信号传导通路广泛存在于真核细胞调控及渗透感应机制中（Johnson 和 Lapadat，2002；

Boutros，Chevet 和 Metrakos，2008；Krishna 和 Narang，2008）。对于所有真核细胞，一系列不同的刺激物可激活多个 MAPK 通路，因此细胞可以对多个不同的输入信号产生应答。这些刺激通过激活不同的 MAPK 通道受体家族，如酪氨酸激酶受体（RTKs），G 蛋白偶联受体（GPCRs），细胞活素受体和丝氨酸/苏氨酸激酶受体。MAPK 通路的活化可调节多种细胞生理活动，包括基因表达，细胞周期启动，细胞代谢，细胞运动，细胞生存，凋亡和分化。在哺乳动物中，已知有 6 种 MAPKs：ERK1/2，JNK1/2/3，p38（p38a/b/g/d），ERK7/8，ERK3/4 和 ERK5，前三种研究较为透彻。一些 MAPK 蛋白存在能增加级联反应多样性的剪接变异体，增加了级联反应的多样性。ERK 通路在激素和生长因子诱导的细胞增殖，分化和转化中起重要作用，应激激活的蛋白激酶（SAPK）/JNK 和 p38 MAPK 可被诸如高渗、热休克、紫外线照射和促炎症细胞因子 [如肿瘤坏死因子（TNF-α）] 等活化（Boutros，Chevet 和 Metrakos，2008；Johnson 和 Lapadat，2002；Krishna 和 Narang，2008）。

47.2.2.1.1 ERK 通路

Shefer 团队（2001）首先证明，LLLT（He-Ne 激光，632.8nm，1.06 J/cm^2）可以诱导 c-Met [一种肝细胞生长因子受体（HGF）] 的磷酸化（图 47.2）。c-Met 属于 RTKs，已证明 c-Met 可活化 ERK 通路，并促进 i28 小鼠骨骼肌细胞成肌细胞的增殖（Shefer 等，2001）。然而 LLLT 不能诱导 TNF 受体的磷酸化，从而激活 p38 MAPK 和 JNK 途径。

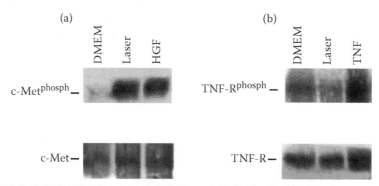

图 47.2 通过 LLLT 进行差分受体磷酸化。(a) 将饥饿的 i28 细胞照射 3 秒或用重组人 HGF（100 单位/mL）处理。照射后 10 分钟，裂解细胞，抗 c-Met 免疫沉淀，然后用抗磷酸酪氨酸免疫检测。(b) 如 (a) 中照射细胞或暴露于 TNF-α（50 ng/mL）10 分钟。细胞裂解物用抗 TNF-R 免疫沉淀，然后用抗磷酸丝氨酸进行免疫印迹。平行样品用抗 c-Met 或抗 TNF-R 作为凝胶加样对照进行免疫印迹（改编自 Shefer G et al.，J Cell Physiol 187：73-80，2001）。

LLLT 刺激 15 分钟后，磷酸化抗体检测到 ERK 的活化，但未检测到 JNK 和 p38 MAPK 激酶的活化（Shefer 等，2001）（图 47.3）。ERK 通路在调节肌生成过程中有双重调节作用。ERK 活性的下降往往伴随着细胞周期的停滞。在早期，刺激可增加成肌细胞的转录并抑制其分化，然而在后期却是诱导其分化，从而使肌小管延长、融合和存活，这无疑揭示了肌生成过程中的双重作用（Bennet 和 Tonks，1997；Gredinger 等，1998）。另一方面，p38 MAPK 通路参与肌肉细胞分化从而形成肌小管（Cuenda 和 Cohen，1999；Zetser，Gredinger 和 Bengal，1999；Puri 等，2000）。Halevy 团队发现 LLLT 处理后出现低水平肌球蛋白重链（myosin heavy chain，MHC）蛋白表达，他们之前的结果也证明了单次 3 秒 LLLT 处理可抑制原始的肌卫星细胞的分化但刺激其增殖（Ben-Dov 等，1999）。因此，我们总结，通过活化 ERK 而

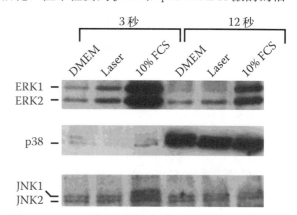

图 47.3 LLLT 在不同时间对信号转导途径的影响。饥饿的 i28 细胞照射 3 秒、12 秒或用 DMEM 10% FCS 重新培养。使用抗磷酸化形式的 ERK1/2，JNK 和 p38 的抗体进行 Western 印迹分析（改编自 Shefer，G. et al.，J Cell Physiol 187：73-80，2001）。

非 JNK 和 p38 MAPK 激酶，LLLT 可以诱导休眠的肌卫星细胞的增殖而抑制它们的分化（Shefer 等，2001）。这种抑制分化作用可能是因为活化的 ERK1/2 与去活化的 p38 MAPK 达到某种平衡。对其他类型细胞的研究亦支持此结论，即 LLLT 通过刺激活化 ERK 而不是 JNK 和 p38 MAPK 激酶作用。

Miyata 团队（2006）证明，人牙髓来源的类成纤维细胞在 LLLT（Ga-Al-As 激光、810 nm，20.79 J/cm²）作用 5～30 分钟后，ERK1/2 被磷酸化，然而人类牙髓类成纤维细胞却没有发现 p38 MAPK 或 JNK 被磷酸化。Kiyosaki 团队（2010）证明，在经过 830 nm Ga-Al-As 双极管激光（1.91 J/cm²）的照射后，小鼠成骨细胞类胰岛素样生长因子（IGF-I）和 Runx2 表达增加，ERK 磷酸化增强，这些都促使骨质形成。以上研究证实 LLLT 是通过有丝分裂通路而不是应激信号通路来促进细胞增殖。

ERK1/2 靶点为蛋白激酶，Mnk1/2 是丝氨酸/苏氨酸激酶，含有 MAPK 磷酸化作用位点，其位点存在于催化和保守 C 端与 ERK 相互作用的区段的活化环中。Mnk1/2 是生长因子激活的 ERK1/2 和应激活化的 p38 的共同作用底物，因此可能整合多种细胞刺激信息。一旦被活化，Mnk1/2 在体外将使 Ser209 位点上的真核起始因子 4E（eIF4E）被丝氨酸磷酸化，之后，蛋白合成相关的核糖体和启动因子将被募集至 mRNA（Pearson 等，2001）。总之，三种通过主要机制调节 eIF4E 蛋白（Gao 和 Xing，2009）：eIF4E 蛋白的表达，eIF4E 蛋白的磷酸化和依赖磷酸化的转录阻遏蛋白 PHAS-I（由胰岛素 1 调节的磷酸化热和酸稳定蛋白）脱离 eIF4E 蛋白的过程。部分或未磷酸化的 PHAS-I 通过强互相作用来抑制 eIF4E 的活化。Shefer 团队（2003）发现，在 15 分钟 LLLT（He-Ne 激光，632.8 nm，1.06 J/cm²）照射后，i28 小鼠骨骼肌成肌细胞内 eIF4E 蛋白磷酸化增加，其机制可能与 LLLT 提高了 PHAS-I 的磷酸化和细胞周期蛋白 D1 的表达有关（Shefer 等，2003）。此外，MEK 抑制剂 PD98059 可阻止 LLLT 诱导的 ERK1/2 活化与 eIF4E 蛋白磷酸化，以及降低细胞周期蛋白 D1 的表达，这将进一步证明 ERK/eIF4E 通路参与 LLLT 诱导的蛋白转录（图 47.4）。

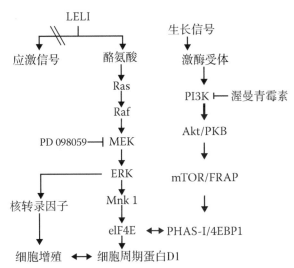

图 47.4　骨骼肌卫星细胞中 LLLT 信号的可能的模型（改编自 Shefer, G. et al., Biochim Biophys Acta 1593: 131－139, 2003.）

ERK 在血管生成及原有血管再生形成中举足轻重，这无疑成为治疗创伤和心血管疾病的新思路。第一个克隆的哺乳动物转录因子 Sp1 是 Sp/类 Krüppel 因子（KLF）家族的一员（Black，Black 和 Azizkhan-Clifford，2001），它调控细胞生命活动中许多基因的表达，如控制细胞生长，增殖和血管再生的基因，来应对众多生理和病理的刺激（Santiago 等，2007；Li 等，2011；Gong 等，2012）。Sp1 包含一个原型的 Cys2/His2 型的锌指基序，它可以直接结合 DNA 上的 GC 盒元件，并激活或抑制基因的转录（Briggs 等，1986；Kadonaga 和 Tjian，1986；Kadonaga 等，1987）。血管内皮生长因子（vascular endothelial growth factor，VEGF）是最重要的促血管生成调节因子之一，因为它调控内皮细胞的迁移、增殖和分化（Leppanen 等，2010）。离 VEGF 启动子近端区域富含 GC 的模体结构由 Sp1 调控（Schafer 等，2003）。Feng，Zhang 和 Xing（2012）发现 He-Ne 激光（632.8 nm，12.74 mW/cm²，1.8 J/cm²）通过活化 ERK/Sp1 通路来提高 VEGF 的表达，从而促进内皮细胞的增殖。LLLT 首次被证明可以强化人类脐静脉内皮细胞（human umbilical vein endothelial cells，HUVEC-CS）中 VEGF 启动子的 DNA 结合和 Sp1 转活（Feng，Zhang 和 Xing，2012）。Sp1 调节转录依赖于 ERK，LLLT 通过活化的 ERK 由细胞质进入细胞核，从而增加了与 Sp1 的相互作用，从而导致 Sp1 在第 453 和第 739 位点的磷酸化（图 47.5）以及 VEGF 表达上调（Feng，Zhang 和 Xing，2012）。此外，光辉霉素或 Sp1 的短发夹 RNA（short hairpin RNA，shRNA）抑制了 LLLT 的促细胞增殖分化作用。同样，通过抑制 ERK 的活化，LLLT 的促进作用受到阻滞。以上这些发现揭示了 ERK/Sp1 通路在血管再生方面的重要性，对于血管再生治疗有帮助（图 47.6）。

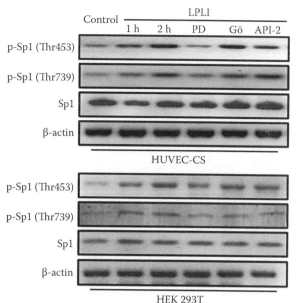

图 47.5　用于检测不同处理后 Sp1 磷酸化水平的 Western 印迹分析（改编自 Feng, J. et al., Cell Signal 24: 1116-1125, 2012）

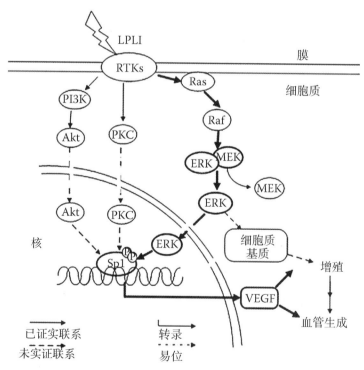

图 47.6　LLLT 促进血管内皮细胞增殖和血管生成激活的信号通路模型（改编自 Feng, J. et al., Cell Signal 24: 1116-1125, 2012）

EGF 刺激导致小的 GTpase Ras 蛋白、Raf-1、MAPK 激酶（MEK 1/2）和两种 ERK 亚型（EPK 1/2）的相继激活（Boutros, Chevet 和 Metrakos, 2008；Knishna 和 Narang, 2008）。Gao 等人（2009）报道了 LLLT（He-Ne 激光，632.8 nm，16 mW/cm²，0.8 J/cm²）在 COS-7 细胞中诱导形成 H-Ras 基环状褶皱（图 47.7）LLLT 激活 Ras 基因，而主导负性 H-Ras 基因 YFP-H-Ras（N17）的表

达，抑制了 LLLT 诱导的环状褶皱的产生（Gao 等，2009）。同样，PI3K 抑制剂 Wortmannin 以剂量依赖的方式有效地抑制了 LLLT 诱导的环状褶皱的形成。表明了过程对 PI3K 的依赖（Gao 等，2009）。在生长因子的刺激下，圆形的背褶有利于细胞的后续运动（Krueger 等，2003）。因此，这项工作为 LLLT 的生物学效应机制提供了新信息。

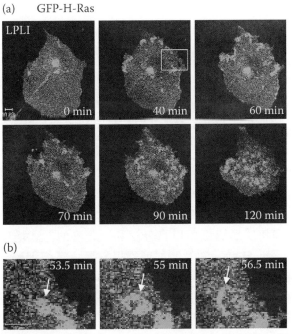

图 47.7 由 LLLT 引起的圆形褶皱的形成。（a）LLLT 处理后的时间序列图像。用 GFP-H-Ras 转染 COS-7 细胞并饥饿 24 小时，然后用 He-Ne 激光（0.8 J/cm²）处理细胞并用 LSM 显微镜记录。（b）由（a）中的白色矩形指示的 ROI 的选定图像系列（改编自 Gao, X. et al., J Cell Physiol 219：535-543，2009）。

47.2.2.1.2 JNK 通路

Hu 等人（2007）报道，在人类黑色素瘤细胞中，He-Ne 激光照射（632.8 nm），1 J/cm² 通过促进 JNK 磷酸化和增强 Cco 活性来提升 $\Delta\Psi_m$，ATP 从而激活的转录因子 AP-1 A2058。Hu 等人的研究首次证实了照射后 JNK 的激活。这些结果与上述结果不一致，表明低能量激光在细胞增殖过程中激活了 ERK，但不激活 JNK 和 p38 MAPK（Shefer 等，2001；Miyata 等，2006；kiyosaki 等，2010）。这种差异可能是因为在低能量激光诱导的增殖过程中，黑色素瘤细胞与其他细胞相比，启动了不同的信号通路。据报道，cAMP 是一种重要的细胞内信使，可以调节细胞的分化和增殖。Karu 和 Tiphlova（1987）发现光照导致 cAMP 升高，进而刺激 DNA 和 RNA 的合成，Hu 等人（2007）研究发现，cAMP 类似物（8-溴-cAMP）可显著增强低能量激光诱导的 JNK 磷酸化。有报道称 cAMP 提升剂可以诱导转录因子 AP-1 的活性（Pomerance 等，2000）。总的来说，这些发现表明，CcO/$\Delta\Psi_m$/ATP/cAMP/JNK/AP-1 参与低能量激光引起的黑色素瘤细胞增殖（图 47.8）。

在分子生物学中，AP-1 是由 c-Fos、c-Jun、活化转录因子（ATF）、Jun 二聚蛋白（JDP）家族蛋白组成的异二聚转录因子。AP-1 调节基因表达以应对各种刺激，包括细胞因子、生长因子、应激以及细菌和病毒感染（Hess，Angel 和 Schorpp-Kistner，2004）。与此相应，AP-1 控制细胞过程，包括分化、增殖和凋亡（Ameyar，Wisniewska 和 Weitzman，2003）。神经生长因子启动子区包括 AP-1 元件，在神经元靶细胞中基础和调节神经生长因子基因表达中起重要作用（D'Melo 和 Heinrich，1991）。Yazdani 等人（2012）在体外研究了 810 nm 二极管激光照射（1 J/cm² 和 4 J/cm²）对人施万细胞增殖和神经营养因子基因表达的影响（Yazdani 等，2012）。与对照组相比，两组试验组细胞增殖能力显著增强，此外，激光照射后的 SCs NGF 基因表达更为明显（Yazdani 等，2012）。但值得注意的是，治疗组和对照组在脑源性神经营养因子（BDNF）和胶质细胞源性神经营养因子（GDNF）基因表达上没有显著差异（Yazdan 等，2012）。另一方面，这些结果与激光照射嗅鞘细胞（OEC）增殖的结果不一致，嗅鞘细胞在神经再生方面与 SCs 高度相似。在一项测试低流量激光对 OEC 细胞影响的研究中，发现低流量激光增加了 BDNF 和 GDNF 的基因表达（Byrnes 等，2005）。施万细胞和嗅鞘细胞对激光照射有不同反应表明细胞炎影响激光作用。

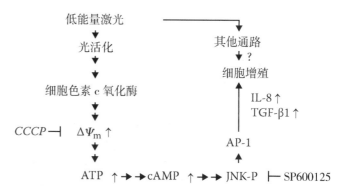

图47.8　He-Ne 激光诱导的黑色素瘤细胞 A2058 细胞增殖机制（改编自 Hu, W. et al., J Invest Dermatol 127：2048-2057，2007）。

AP-1 诱发因子/细胞因子表达，如转化生长因子 - β1（TGF-β1）（Rui 等，2012）和白介素 - 8（IL-8）（Fong 等，2008）。黑色素瘤细胞分泌多种生长因子，这些生长因子可能是组成性的，也可能是由其他细胞因子诱导的（Matte 等，1994）。这些生长因子/细胞因子可能在宿主环境中以自分泌或旁分泌的方式刺激生长。TGF-β 家族最丰富的同种型，黑色素瘤病人的血浆转化生长因子 - β1 上升，尤其是那些有转移病灶的（Krasagakis 等，1998）。白介素 - 8 是一种多功能的细胞因子，可以刺激黑色素瘤细胞和角质形成细胞以自分泌和旁分泌的方式增殖（Schadendorf 等，1993）。Hu 等人（2007）报道 632.8 nm He-Ne 激光照射增强引发黑色素瘤细胞分泌白介素 - 8（0.5 J/cm^2、1 J/cm^2 和 2 J/cm^2）和转化生长因子 - β1（1 J/cm^2 和 2 J/cm^2）。他们的研究还表明，JNK 抑制剂 SP600125 显著降低由流量激光（1.0 J/cm^2）引起的转化生长因子 - β1 释放（Hu 等，2007）。

47.2.2.2　PI3K/Akt 通路

PI3K 是一个脂质激酶家族，其特征是能够磷酸化肌醇磷脂中肌醇环 3′ - OH 基团，生成第二信使磷脂酰肌醇 - 3,4,5 - 三磷酸腺苷（PIP3）。RTK 激活诱导 PI3K 在质膜内侧产生 PIP3 和 PIP2。这些磷脂与 Akt 相互作用，导致其转运到内膜，被 3 - 磷酸肌醇依赖蛋白激酶 - 1（PDK1）和蛋白激酶 - 2（PDK2）激活。激活的 Akt 可以调节多种底物的功能，这些底物参与调节细胞存活、周期进展和生长（Fresno 等，2004）。Shefer 等人（2003）报道了低流量激光（He-Ne 激光，632.8 nm，1.06 J/cm^2）在 i28 小鼠骨骼肌成肌细胞中诱导的 PHAS-1 磷酸化的 PI3K 抑制剂渥曼青霉素被抑制，表明低流量激光通过 PI3K 依赖性途径调节 PHAS-1 磷酸化。与此同时，低流量激光增强了 Akt 的磷酸化而后者在渥曼青霉素存在时减弱（Shefer 等，2003）。因此，PI3K/Akt 通路参与了低流量激光诱导的蛋白翻译，因为 PHAS-1 的磷酸化形式通过解离促进了 eIF4E 的活性。低流量激光通过促进多种细胞因子和生长因子的产生，对多种细胞类型具有生物刺激作用。Saygun 等人（2012）报道了辐照后成骨细胞（二极管激光，685 nm，14.3 mW/cm^2，2 J/cm^2）表现出增殖、生长能力、基本成纤维细胞生长因子（bFGF）、IGF-I 和 IGF-I 受体（IGFBP3）的表达均高于未辐照对照组。MAPK/ERK 和/或 PI3K/Akt 通路参与这些生长因子在骨形成过程中下游的信息传导（Ling 等，2010）。

Zhang 等人（2009）研究了 COS-7 细胞经 LLLT 诱导增殖过程中 Akt 的活化和其影响，得出 LLLT（He-Ne 激光，632.8 nm，12.74 mW/cm^2，1.2 J/cm^2）诱导了 Akt 持续缓慢的活化（Zhang 等，2009）。此外渥曼青霉素可完全抑制 Akt 的活化，表明此活化通路依赖于 PI3K。用 PP1（Src 家族激酶的抑制剂）处理样本可部分抑制 Akt 的活化，说明 Src 家族激酶参与 Akt 的活化过程（Zhang 等，2009）。Haynes 等人（2003）认为，Src 激酶在雌激素作用下介导 PI3K/Akt 依赖的快速内皮一氧化氮合酶（eNOS）的活化。GFP-Akt 荧光成像和 Western 印迹分析均可证明，LLLT 刺激 Akt 的活化是个多步骤过程：膜招募，磷酸化和膜分离（Zhang 等，2009）。在上述基础上应用 PI3K 抑制剂后可显著减少细胞生存，由此可见 LLLT 是通过 PI3K/Akt 活化来促进细胞增殖的（Zhang 等，2009）。所有这些结果都证明 PI3K/Akt 信号通路在 LLLT 诱导的细胞增殖中有重要作用（图 47.9）。

有相关体外实验证明 Akt 可直接磷酸化 eNOS 并且活化，由此产生 NO（Iwakiri 等，2002）。因此，

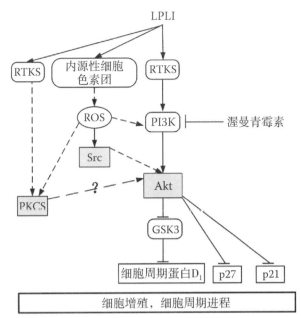

图 47.9　LLLT 诱导的 Akt 激活的信号传导途径模型。虚线表示下游变化尚待进一步研究证实。实线表示已充分研究的下游效应（改编自 Zhang，L. et al.，J Cell Physiol 219：553－562，2009）。

PI3K/Akt/eNOS 信号通路对于保持血管内皮的完整有着至关重要的作用。NO 可促进血管生成和再生，这对于组织生长是必不可少的（Duda，Fukumura 和 Jain，2004）。当 NO 处于持续低水平时，激素和其他多种细胞外刺激可激活 eNOS，从而提高 NO 水平（Janssens 等，1992；Simoncini 等，2000）。在血管再生方面，内皮细胞的增殖和迁移能力显得很重要（Chen 等，2004），很多生长因子通过 PI3K/Akt/eNOS 信号通路调节内皮细胞的增殖、迁移和血管再生。Chen，Hung 和 Hsu（2008）报道了，632.5 nm He-Ne 激光照射增加了 HUVEC 的增殖、迁移和 NO 的产生，从而促进血管再生。LLLT（<0.26 J/cm²）提高 eNOS 蛋白的表达和内皮细胞相关基因的表达（Chen Hung 和 Hsu，2008）（图 47.10）。另一种 PI3K 抑制物 LY294002，可抑制 eNOS 表达的提高，这说明 PI3K/Akt 信号通路的活化对于 LLLT 诱导的 eNOS 表达的提高作用很重要（Chen，Hung 和 Hsu，2008）（图 47.10）。总之，这些结果都说明 PI3K/Akt/eNOS 信号通路参与 LLLT 诱导的内皮细胞增殖过程。

47.2.2.3　PKC 通路

PKC 是丝氨酸/苏氨酸激酶家族中的一员，由至少 13 种同工酶组成，它对细胞增殖、分化、再生和凋亡有着重要影响。这 13 种同工酶以其作用的第二信使可被分成 3 个亚族：①经典 PKCs，活化需要钙离子和二酯酰甘油（diacylglycerol，DAG）；②新类 PKCs，活化需要 DAG 但不需要钙离子；③非典型 PKCs，活化不需要钙离子和 DAG。它们的活化依赖于 RTKs 和 GPCRs（Ali 等，2009）。活化态的 RTKs 能诱导加强磷酸脂酶 C（phospholipase C，PLC）-γ 的促酯酶水解的催化能力，从而提高细胞质内 DAG 和 3-磷酸肌醇（inositol triphosphate，IP3）的浓度。而 IP3 导致内质网释放钙离子增加，从而与 DAG 一起活化 PKCs（Newton，2009）。

LLLT 处理后，许多细胞模式出现了 Ca²⁺ 的水平增加。据 Cohen 等人（1998）报告，用 630 nm He-Ne 激光照射小鼠精子可增强细胞内 Ca²⁺ 水平和细胞受精能力。Lavi 等人（2003）报告

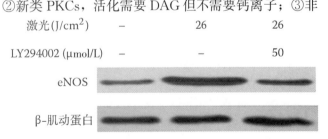

激光(J/cm²)	–	26	26
LY294002 (μmol/L)	–	–	50

eNOS

β-肌动蛋白

图 47.10　用指定浓度的 LY294002（50 mm）预处理 HUVEC，用或不用激光照射（0.26 J/cm²）处理，并在标准条件下温育 24 小时。制备全细胞裂解物并用抗 eNOS 抗体探测 eNOS 蛋白质表达。用 DMSO（<0.01%）处理的细胞用作每个实验的对照组，β-肌动蛋白水平用作上样对照（改编自 Chen，C. H et al.，Lasers Surg Med 40：46－54，2008）。

称，在3.6 J/cm²，LLLT 为 40 mW/cm² 可诱导引起小鼠心肌细胞中 Ca²⁺ 水平的瞬时升高，而且没有任何细胞损伤。但是 12 J/cm² 的 40 mW/cm² 的 LLLT 会引起 Ca²⁺ 水平呈线性增加并破坏细胞（Lavi等，2003）。在光照过程中，细胞外过氧化氢酶的存在可以将高能量光照引起的 Ca²⁺ 水平的增加减弱为非线性的小幅度上升（Lavi 等，2003）。各种光照射后，Ca²⁺ 水平升高的不同动力学相应地代表了对氧化应激的不同适应水平。Ca²⁺ 水平瞬时增加所代表的细胞对 LLLT 的适应性反应可以解释 LLLT 的有益作用。

　　Duan 等人（2001）通过使用特殊的抑制剂，发现 RTK/PLC/PKC/NADPH 信号通路参与 LLLT（He-Ne 激光，632.8 nm，71 mW/cm²，300 J/cm²）诱导的中性粒细胞的呼吸爆发。Gao 等人（2006）研究了 LLLT（He-Ne 激光，632.8 nm，16 mW/cm²，0.8 J/cm²）诱导的 ASTC-a-1 细胞增殖过程中 PKCs 的参与情况，他们首先构造一种 ASTC-a-1 细胞系，这种细胞系能稳定表达 PKC 的活性，并能使用荧光共振能量转移（FRET）接受装置来实时监测 PKC 的活化情况。在激光扫描共聚焦显微镜上使用 FRET 成像和在荧光光谱仪上进行荧光光谱分析，来监测细胞增殖过程中增加的动力学（Gao 等，2006）。在小鼠嗜铬细胞瘤细胞中亦可证明 LLLT 处理后 PKC 的活化（Zhang 等，2008）。另一方面，当用高强度（60 J/cm²）的 LLLT 处理后，可观察到 PKC 活化力的下降（Gao 等，2006），这与之前所说的其诱导细胞凋亡作用是一致的（Wang 等，2005a）。因此 PKCs 在 LLLT 诱导的生物学作用中扮演重要角色（图 47.11）。

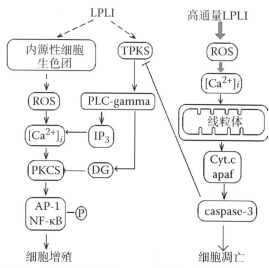

图 47.11　激光照射引起的 PKC 活化和失活的信号途径模型。虚线表示上游产生的下游变化还未被证实。实线表明上游引起的下游效应已被证实。粗箭头表示的生物学效应比细箭头所示作用强很多（改编自 Gao, X. et al.，J Cell Physiol 206：441-448，2006）。

47.2.2.4　Src 激酶通路

　　Src 是 SFKs 的成员之一，在肿瘤细胞的黏附、侵入、增殖、生存和再生中起重要作用（Kim, Song 和 Haura，2009）。SFKs 家族有 9 个成员，它们的结构和功能相似。肿瘤组织内往往有 SFKs 的过度表达和高度活化，这使得它在肿瘤形成过程中处于重要地位，SFKs 可与 RTKs 相互作用如表皮生长因子受体（epidermal growthe factor receptor，EGFR）和 VEGF 受体。SFKs 能通过 Ras/ERK 通路影响细胞增殖，通过转录因子如信号传导子及转录激活子（Stat）来调节基因表达。Sun, Wu 和 Xing（2010）证明高强度 LLLT（He-Ne 激光，632.8 nm，200 mW/cm²，80 J/cm² 和 120 J/cm²）活化 ROS/Src/Stat 3 通路，促进细胞生存，对抗凋亡信号。Zhang 等人（2009）报道 LLLT（He-Ne 激光 632.8 nm，12.74 mW/cm²，1.2 J/cm²）作用下，SFKs 开始参与 Akt 的活化，这一过程被前述 PP1（SFKs 的抑制剂）处理的 COS-7 细胞对 Akt 部分抑制作用证明。

　　ROS 是 LLLT 诱导过程中关键的第二信使，酪氨酸激酶是 ROS 的靶点，它能被氧化事件所激活。Zhang 等人研究了 632.8 nm He-Ne 激光刺激下由 ROS 介导的信号通路，使用 Src FRET 接收器（Wang 等，2005b）和激光扫描共焦显微镜成像技术，观察 HeLa 细胞经 LLLT 处理后 Src 活化的动力学效果（Zhang，Xing 和 Gao，2008），有趣的是，其活化的动力学效果呈剂量依赖性（Zhang 等，2008）（图 47.12）。用 Western 印迹法检测出 Src 分子中第 416 位苏氨酸的磷酸化增加（Zhang 等，2008）。脱氢抗坏血酸（DHA），单纯过氧化氢酶（CAT）或复合过氧化氢酶和超氧化物歧化酶等可通过 LLLT 明显抑制 Src 的活化（Zhang 等，2008），相反，广谱 PKC 抑制剂 GÖ6983 载体并不能出现上述反应（Zhang 等，2008），用外源过氧化氢（H₂O₂）处理 HeLa 细胞也导致 Src 活化并呈浓度依赖（Zhang 等，2008）。因此，LLLT 诱导的 ROS 介导的 Src 活化过程，这可能是 LLLT 生物刺激作用的重要方面（图 47.13）。

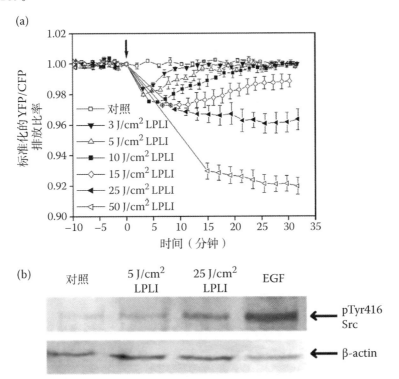

图 47.12　LLLT 在 HeLa 细胞中诱导的 Src 活性的动态变化。（a）Src 记录器针对不同剂量的 LLLT 的 YFP/CFP 排放比率的时间过程。（b）用 5 J/cm² 的 LLLT，25 J/cm² 的 LLLT 或 EGF 处理或保存的 HeLa 细胞作为对照。照射 5 分钟后，对细胞进行 Western 印迹分析。探测来自各样本的细胞裂解物的磷酸化 Src（Tyr416）（上）和 Src（以显示各样本中可比的蛋白质加载；更低）（改编自 Zhang，L. et al.，Cell Physiol Biochem 22：215 - 222，2008）。

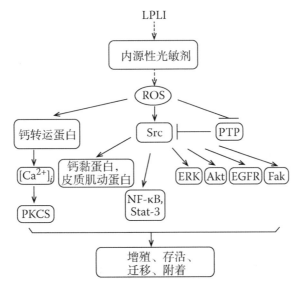

图 47.13　Src 激活的信号传导途径模型。虚线表示上游产生的下游效应未被证实。实线表示上游引起的下游效应已被证实（改编自 Zhang，J. et al.，J Cell Physiol 217：518 - 528，2008）。

47.2.2.5　BMP/Smad 通路

不管在体内还是体外，LLLT 都可诱导成骨细胞分化和骨质形成，其过程的机制有很多人研究。Hirata 等人（2010）报道，在 C2C12 小鼠成骨细胞中，805 nm Ga-Al-As 激光可增强 BMP2 诱导的碱性磷酸酶（ALP）的活性［图 47.14(a)］。此外，LLLT 可刺激 BMP2 诱导的 Smad1/5/8 磷酸化和 BMP2

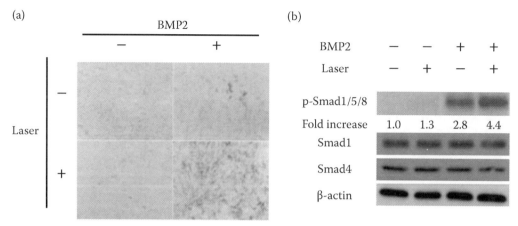

图 47.14　用 Ga-Al-As 激光器以 2.5 W，CW 照射实验组 C2C12 细胞 2 分钟对照组不做处理。然后在存在或不存在 BMP2（100 ng/mL）的情况下再培养 3 天。（a）细胞染色 ALP 活性。（b）用抗磷酸化的 Smad1/5/8、Smad1 或 Smad4 抗体对总细胞裂解物进行免疫印迹分析，并将抗 β-肌动蛋白用作上样对照。低于凝胶的数字表示磷酸化的 Smad1/5/8 相对于相应的 Smad1 信号的强度增加 n 倍（改编自 Hirata, S. et al.，J Cell Biochem 111：1445–1452，2010）。

的表达，但却对 Smads 6 和 Smads 7 抑制物，BMP4 或者 IGF1 的表达无明显作用（Hirata 等，2010）[图 47.14(b)]。LLLT 也可加强 Smad 诱导的 Id1 受体活性和诸如 Id1，Osterix 和 Runx2 等 BMPs 诱导的转录因子的表达（Hirata 等，2010）。LLLT 亦可刺激 BMPs 诱导的 I 型胶原蛋白，骨连接素和骨钙蛋白 mRNA 的表达（Hirata 等，2010）。这种激光照射下 BMP2 诱导的碱性磷酸酶（ALP）和 Smad 磷酸化加强作用也可在原始造骨细胞中观察到（Hirata 等，2010）。总之，LLLT 通过刺激 BMP/Smad 通路加速 BMP 诱导的成骨细胞的分化（Hirata 等，2010）。Fukuhara 等人（2006）也报道 LLLT（Ga-Al-As 二极管激光，3.75 J/cm²）刺激成骨细胞的分化，主要是发现 Runx2 表达增加和 ALP 阳性的克隆新生细胞的增加。Peng 等人（2012）证明非相干红光（LED 光，620 nm，1 J/cm²，2 J/cm² 和 4 J/cm²）促进了普通培养基中培养的 MSC 增殖但没有诱导其成骨向分化。而另一方面，在成骨细胞的培养基中红光加强了 MSCs 成骨向的分化和降低其增殖（Peng 等，2012）。

　　Fávaro-Pípi 等人（2011）测量了 LLLT 处理后骨质愈合过程中成骨基因表达的时程分配型式，组织学结果显示新生骨形成活跃区周围围绕着血管化的结缔组织，这表明激光处理后的成骨活动有轻微地增强（Fávaro-Pípi 等，2011）。定量的实时聚合酶链反应（RT-PCR）显示在术后，激光照射正调节 BMP4，ALP 和 Runx2 的生成（Fávaro-Pípi 等，2011）。这些研究都表明激光能治疗改善小鼠骨修复，用组织病理学说的差异和成骨基因的表达来描述。FGF 和 IGF 信号通过 PI3K/Akt 通路和/或 MAPK/ERK 通路调节 Runx2 的表达（Ling 等，2010）。Kiyosaki 等人（2010）报道 830 nm Ga-Al-As，1.91 J/cm² 的二极管激光处理小鼠成骨细胞 MC3T3-E1，可促进骨质矿化，可能与诱导 Runx2 表达和 ERK 磷酸化相关的 IGF-I 和 BMP 生成增多有关。在另一个研究，Saygun 等人报道了 LLLT（685 nm，14.3 mW/cm²，2 J/cm²）促进了成骨细胞的增殖，并刺激了 bFGF、IGF-I 和 IGFBP3 的释放。

47.2.3　LLLT 下参与细胞周期的细胞周期特异蛋白

　　细胞周期是细胞生命活动重要的一环，它有一系列重复的过程，能够使细胞正确地生长和繁殖（Massagué，2004）。通常情况下，真核细胞周期由四个阶段组成：G1 期（细胞胞浆分割后到 S 期开始之前），S 期（DNA 复制期），G2 期（S 期和 M 期之间）和 M 期（细胞有丝分裂期）（Nurse，1994）。这四个细胞周期阶段的正常运行对细胞正常生长很重要。有研究者们发现哺乳动物细胞的 G1 期可分为两个亚期：G1 期早期和 G1 期晚期。在 G1 期早期的细胞可以进入 G0 期，而 G1 期晚期的细胞却不能。G0 期是一种休眠期，此时细胞不再表现出任何功能。细胞 G0 期和 G1 期的区别点与多种分子严格控制的细胞周期限制点有关。

47.2.3.1　c-Fos

c-Fos 是一种原癌基因，属于转录因子中的早期即刻基因（immediate early gene，IEG）家族，它有一段亮氨酸拉链脱氧核糖核酸结合结构域并且在羧基端有一段激活区。c-Fos 的转录与许多细胞外信号因子（如生长因子）呈正调节作用。此外，MAPK，PKA，PKC 或 cdc2 磷酸化后的 c-Fos，其活性和稳定性会发生变化。c-Fos 可以与 c-jun 二聚化形成 AP-1，其参与上调所有细胞活动的各种基因的转录，从增殖和分化到防御侵袭和细胞损伤。钙离子可活化分离细胞里一定数量真核基因的表达，特别是 c-Fos 基因的表达（Li 等，1996；Maturana 等，2002）。在 Greco 等人（2001）的研究中，632.8 nm He-Ne 激光照射（0.24 J/cm^2）可引发并增强分离肝细胞内钙离子依赖性的 c-Fos 基因的表达，从而使得 G0 期细胞向 G1 期细胞的转变增多（Loyer 等，1996）。因此，LLLT 诱导的 c-Fos 表达增加可能会导致静止期细胞从 G0 期向 G1 期转变。

47.2.3.2　细胞周期蛋白（Cyclin）D1、E、A，PCNA 和 PML

细胞周期蛋白 D1 是细胞增殖信号的重要靶点，也是 G1 期细胞周期进展所必需的（Baldin 等，1993）。Cyclin E c-Fos 基因的表达 G1 期即将进入 S 期所诱导产生的；Cyclin A 是在细胞周期一个较晚的阶段诱导产生的，它对于细胞周期进展至 S 期至关重要（Girard 等，1991）。增殖细胞核抗原（proliferating cell nuclear antigen，PCNA）是一种 36 kD 的蛋白，位于细胞核，通常在增殖细胞和肿瘤细胞中可发现。PCNA 与 DNA 合成密切相关，在细胞增殖阶段的初期扮演着重要角色。Ben-Dov 等人（1999）评估了 632.8 nm He-Ne 激光照射下体外肌肉卫星细胞增殖与分化的效果。他们发现，LLLT 呈钟形形式影响胸苷进入原始小鼠卫星细胞，峰值出现在照射 3 秒时（Ben-Dov 等，1999）。3 秒的照射可诱发细胞周期调节蛋白：建立好的 pmi28 小鼠卫星细胞系中的 Cyclin D1（2 小时），Cyclin E（6 小时）和 Cyclin A（9 小时）以及原始大鼠卫星细胞的 PCNA（19 小时）（Ben-Dov 等，1999）。与对照组相比，实验组的 MHC 蛋白水平至少低 2 倍，而细胞增殖水平却高于 2 倍，其细胞融合率却低于对照组（Ben-Dov 等，1999）。这些结果表明，激光照射对体内骨骼肌细胞再生的促进作用可能是由于它能活化卫星细胞周期早期中的调节基因，从而导致细胞增殖而延缓细胞分化。Shefer 等人（2003）的研究发现，用 632.8 nm He-Ne 激光照射 i28 小鼠肌原细胞，仅仅 6 分钟之后就可检测到 Cyclin D1 表达的诱导过程，这意味着这些细胞将向着 G1 期进展。细胞周期蛋白 D1 在 G1 期持续表达需要 ERK1 的持续激活，已有报道，可以检测到 LLLT 诱导的细胞增殖过程中 ERK1 持续激活（Shefer 等，2001）。Zhang 等人（2011）也发现在骨骼肌成肌细胞 PCNA 的表达增加，他发现在 632.8 nm He-Ne 激光（6 mW/cm^2，1.08 J/cm^2）照射 24 小时后，180 秒 PCNA 表达显著高于未照射的对照组大鼠骨骼肌成肌细胞，与 10% 胎牛血清（fetal bovine serum，FBS）投喂组相同，但是低于 20% 的 FBS 组（Zhang 等，2011）。这些发现意味着激光照射可影响早期细胞周期调控基因，从而帮助细胞度过 G1 期并进入 S 期，进而刺激细胞增殖。

检查点调节蛋白控制细胞从静止状态进入细胞周期，以及之后细胞周期的进展。例如，早幼粒细胞白血病蛋白（promyelocytic leukemia protein，PML），它能阻止细胞进入 S 期（de Thé 等，1991）。和其他重要的细胞周期调控蛋白如 p53 一样，PML 蛋白通常也是集中在细胞核中的 PML 致癌域（英）（pmloncogenic domains，PODs）。细胞中 PML 的定位和分布与细胞周期进展相关，PML 从 PODs 到核质的再分配过程表明细胞离开静止期进入 S 期。Gavish 等人（2004）证明，用 780 nm Ti-Sa 激光（1.85 mW/cm^2，2 J/cm^2）处理 HaCaT 人类角质形成细胞，可观察到，该细胞内 $\Delta\Psi_m$ 立即升高，而且在不到 1 小时时间内，PML 亚核分布从处于离散域的形式改变到分散形式。3 小时后照射，PML 荧光强度与对照组相比明显降低，提示 PML 蛋白大量分解（Gavish 等，2004）。考虑到 $\Delta\Psi_m$ 只是线粒体和整个细胞能量状态的一个敏感指标，这些结果揭示了线粒体能量信号元件和 PML 分布变化所引发的二级细胞对 LLLT 的反应之间的关系。

总之，LLLT 可以通过再分配和 PML 蛋白降解的方式诱导细胞从 G1 期向 S 期的转变，从而使细胞增殖。

47.2.3.3 MCM3

微小染色体维持缺陷蛋白 3 是一种复制允许因子，它是一种复制前蛋白复合体，参与真核细胞 DNA 复制的起始过程。Yamamoto 等人（2001）发现，在 LLLT（Ga-Al-As 二极管激光，830 nm，6.37 mW/cm^2，7.64 J/cm^2）处理 MC3T3-E1 细胞后，与对照细胞相比，其 MCM3 mRNA 水平升高，通过加入放射性标记的胸腺嘧啶核苷的方法检测可证明（Yamamoto 等，2001），这表明 LLLT 通过增强 MCM3 基因的表达来促进 DNA 复制，在成骨细胞的增殖复制中起重要作用。

47.2.3.4 p15

细胞周期中，细胞的增殖和发展是由各种细胞周期蛋白依赖性激酶（cyclin-dependent kinases, CDKs）相继活化所调控。CDK 的活化依赖与其中一种细胞周期蛋白产生物质相互作用，而这种蛋白是这些复合体的调节亚单位。此外，该活化过程受一组称为细胞周期调控因子的蛋白负调控，它们统称为 CDK 抑制剂（CDK inhibitors, CKIs），按结构和功能可分成两组，INK4 家族和 CIP/KIP 家族（Hannon 和 Beach，1994；Sherr，2001），p15 作为 INK4 家族成员之一，它通过抑制 CDK4 和 CDK6 从而激活肿瘤抑制蛋白的视网膜母细胞瘤家族系，使得细胞停滞于 G1 期（Hannon 和 Beach，1994；Sherr，2001）。cAMP 对细胞增殖有很大的影响，包括抑制作用（Kato 等，1994；Haddad 等，1999；Rao 等，1999；Kim 等，2001）和刺激细胞生长作用（Starzec 等，1994；Iacovelli 等，2007）。Taniguchi 等人（2009）报告说 LLLT 通过抑制 cAMP 来促进滑膜成纤维细胞的增殖。他们的研究结果表明，cAMP 通过调节 p15 的亚细胞分布状态来参与 LLLT 对滑膜成纤维细胞的促增殖作用。更进一步，他们发现 660 nm LLLT 激光（40 mW/cm^2，4.8 J/cm^2）促进 HIG-82 兔滑膜成纤维细胞增殖并诱导 p15 细胞质定位的形成（Taniguchi 等，2009）。此外，cAMP 降低滑膜成纤维细胞的增殖，而 cAMP 抑制剂 SQ22536 诱导 p15 胞质定位形成，从而促进滑膜成纤维细胞增殖（Taniguchi 等，2009）。660 nm LLLT 激光促进滑膜成纤维细胞增殖作用可能有助于 LLLT 在生物效应和再生医学领域应用的进一步研究，因为滑膜成纤维细胞在维持关节的平衡是很重要的，有很强的成软骨能力（Taniguchi 等，2009）。

47.3 LLLT 抑制细胞凋亡

47.3.1 PI3K/Akt/GSK3β/Bax 通路

Zhang、Zhang 和 Xing（2010）第一次证明，LLLT 通过灭活的糖原合成酶激酶 3β（glycogen synthase kinase 3β，GSK-3β）/Bax 途径，来抑制人类肿瘤细胞中的线粒体凋亡通路。

他们证明 LLLT（He-Ne 激光，632.8 nm，12.74 mW/cm^2，1.2 J/cm^2）是通过诱导十字孢碱（staurosporine, STS）生成从而抑制 GSK-3β、Bax 和 caspase-3 的激活（Zhang，Zhang 和 Xing，2010）（图 47.15）。在搜索机制的过程中，他们发现 LLLT 可以激活 Akt，这与以前的研究结果一致（Zhang 等，2009），即使有 STS 的存在。在这种抗凋亡过程中，Akt 和 GSK-3β 的相互作用逐渐增加，表明 Akt 直接作用于 GSK-3β，从而抑制其活性。相反，LLLT 减少 GSK-3β 和 Bax 蛋白之间的相互作用，抑制 Bax 易位到线粒体，这表明 LLLT 通过抑制 GSK-3β 来抑制 Bax 易位（Zhang，Zhang 和 Xing，2010）。PI3K 抑制剂渥曼青霉素，强有力地抑制 LLLT 诱导的 Akt 的活化和随后的细胞凋亡过程，基于这些研究，他们得出的结论是，LLLT 通过 PI3K/Akt/GSK-3β 通路对抗 STS 诱导的细胞凋亡 Bax 易位上游（图 47.16）。这些发现的提出使得 LLLT 治疗 GSK-3β 退化引起的神经退行性疾病成为可能。

47.3.2 PI3K/Akt/YAP/p73/Bax 通路

以往的研究表明，p73 对 AD 的发病过程的调控作用是至关重要的，Yes 相关蛋白（Yes-associated protein，YAP）已被证明有调节 p73 积极促进抗肿瘤药诱导细胞凋亡的作用（Basu 等，2003；Strano

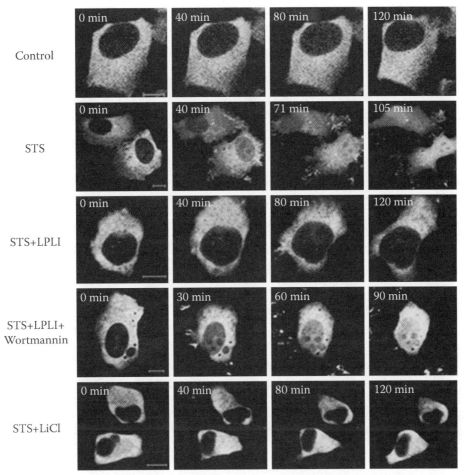

图 47.15   动态记录 YFP-GSK-3β 在不同条件下核移位情况。LiCl 被用作阴性对照（改编自 Zhang，L. et al.，J Cell Physiol 224：218 - 228，2010）。

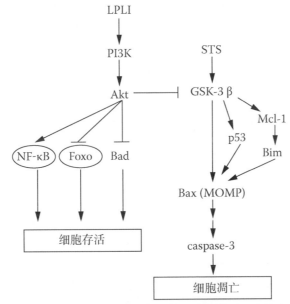

图 47.16   LLLT 抑制 STS 诱导的细胞凋亡的信号传导途径模型（改编自 Zhang，L. et al.，J Cell Physiol 224：218 - 228，2010）

等，2005；Matallanas 等，2007）。Zhang，Wu 和 Xing（2011）首先探讨了 YAP 的功能作用和其与 p73 在 AD 发病机制中潜在的联系。他们证明 YAP 加速凋亡以对应 Aβ₂₅₋₃₅，而且 YAP 的核易位参与细胞信号调节凋亡通路的过程。$A\beta_{25-35}$ 诱导 YAP 从细胞质易位到细胞核，并增加 tyr357 的磷酸化，从而导致 YAP 和 p73 基因之间的相互作用增强（Zhang，Wu 和 Xing，2011）。更重要的是，p73 基因介导的诱导 Bax 的表达和激活是一种 YAP 依赖方式（Zhang，Wu 和 Xing，2011）。YAP 基因的过度表达可加速 Bax 易位，上调 Bax 的表达，以及促进 caspase-3 的激活（Zhang，Wu 和 Xing，2011）。他们的研究结果提供了一种用于治疗 AD 的潜在治疗方案，那就是抑制 Yap/p73 基因通路。Akt 可磷酸化 YAP 第 127 位的丝氨酸，因此，抑制其与 p73 基因相互作用。此外，在他们之前的研究中已发现 LLLT 可激活 PI3K/Akt 通路（Zhang 等，2009）。基于这些发现，Zhang，Wu 和 Xing（2012）进一步表明 LLLT 可以通过激活 Akt/YAP/p73 基因信号通路从而抑制 $A\beta_{25-35}$ 诱导的细胞凋亡过程。他们发现 LLLT 促进 YAP 细胞质易位以及抑制 $A\beta_{25-35}$ 诱导的 YAP 核易位（图 47.17）。此外，细胞质易位的发生是具有 Akt 依赖性的（图 47.17）。LLLT 照射使 Akt 活化，从而磷酸化 YAP 第 127 位的丝氨酸，导致 YAP 和 p73 基因之间的相互作用降低，因此通过使用 $A\beta_{25-35}$ 处理后可抑制促凋亡基因 Bax 的表达（Zhang，Wu 和 Xing，2012）。另一方面，通过 siRNA 抑制 Akt 的表达使 LLLT 无效（Zhang，Wu 和 Xing，2012）。因此，他们的研究结果直接指出了通过 Akt/YAP/p73 信号通路治疗 AD 的潜在光疗策略（Zhang，Wu 和 Xing，2012）（图 47.18）。

47.3.3　Bcl-2 家族成员的调节

Bcl-2 家族是细胞凋亡过程的主要调节因子（Reed，2008）。这个家族包括促凋亡因子（如 Bax 和 Bak）和抗凋亡因子（如 Bcl-2 和 $Bcl-X_L$）。p53 的激活导致生长停滞并通过激活一系列细胞基因如 p21 和 Bax 的表达来促进细胞凋亡（El-Deiry 等，1993；Miyashita 等，1994）。Shefer 等人（2002）表明，细胞在脱离血清的条件下，通常会走向凋亡，LLLT（He-Ne 激光，632.8 nm，1.06 J/cm^2）的刺激能促进纤维和其相邻的卫星细胞以及体外培养 i28 小鼠肌细胞的生存。更重要的是，在 LLLT 刺激之后，抗凋亡蛋白 Bcl-2 的表达明显增加，而 p53、CDK 抑制剂 p21 和促凋亡蛋白 Bax 降低（Shefer 等，2002）。

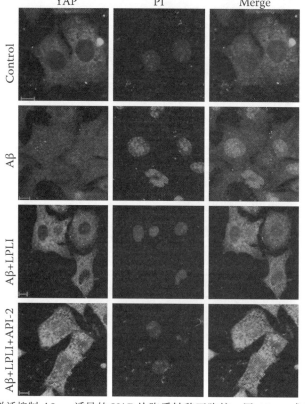

图 47.17　LLLT 通过 Akt 激活抑制 $A\beta_{25-35}$ 诱导的 YAP 从胞质转移至胞核。用 $A\beta_{25-35}$ 或/和 API-2（Akt 抑制剂）处理 PC12 细胞，然后用 PI 染色细胞核以从细胞质分化（改编自 Zhang，H. et al.，Cell Signal 24：224-232，2012）。

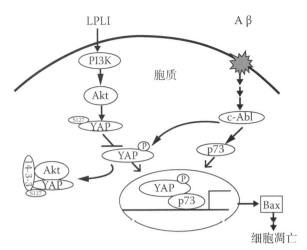

图 47.18　LLLT 抑制 Aβ$_{25-35}$ 诱导的细胞凋亡的信号传导途径模型（改编自 Zhang, H. et al.，Cell Signal 24：224 - 232，2012.）

LLLT 作用下，Bcl-2 表达增高的细胞保护效果可以抑制 p53 基因表达或者 LLLT 直接诱导在转录后水平 Bcl-2 的表达。这些研究结果意味着，LLLT 抗凋亡和促进生存的保护作用可能部分受这些因素的调控。分别用 He-Ne 激光（1.06 J/cm²）0、0.5 J/cm²、1.0 J/cm²、2.0 J/cm² 的强度照射 A2058 人类黑色素瘤细胞，p53 和 Bcl-2 的表达水平并未发生明显变化（Hu 等，2007）。

　　Zhang 等人（2008）通过 FRET 和 RT-PCR 研究了 632.8 nm He-Ne 激光的抗凋亡机制。用 Aβ$_{25-35}$ 预处理 PC12 细胞，从而在 LLLT 处理前诱导凋亡。细胞活力检测和形态学检查表明 LLLT（0.52 mW/cm²，从 0.156 J/cm² 到 0.624 J/cm²）可以抑制细胞凋亡（Zhang 等，2008）。当单独用 LLLT 处理或者 LLLT＋Aβ$_{25-35}$ 处理细胞时，可以动态监测到其 PKC 的激活是增加的（Zhang，Xing 和 Gao，2008）。此外，在使用 Aβ$_{25-35}$ 后 LLLT 可引起细胞存活的成员 Bcl-X$_L$ mRNA 水平增加和细胞死亡的成员 Bax mRNA 表达降低（Zhang，Xing 和 Gao，2008）。进一步的数据表明 LLLT 可以逆转 Aβ$_{25-35}$ 处理后 Bax/Bcl-X$_L$ mRNA 比率增加（Zhang，Xing 和 Gao，2008）。此外，PKC 抑制剂 GÖ6983 可以抑制 Bax/Bcl-X$_L$ mRNA 比率降低（Zhang，Xing 和 Gao，2008）。总之，这些数据清楚地表明，LLLT 抑制 Aβ$_{25-35}$ 诱导的 PC12 细胞凋亡，是通过 PKC 介导 Bax/Bcl-X$_L$ mRNA 表达水平比值的调控。

　　由脑缺血引起的细胞凋亡或程序性细胞死亡可能与抗细胞凋亡因子（如 Akt 和 Bcl-2）水平降低和促凋亡因子水平（如 Bad，caspase-9 和 caspase-3）活性增加有关。Yip 等人（2011）研究了 660 nm 的 LLLT（44 mW/cm²，2.64 J/cm²、13.2 J/cm²、24.6 J/cm²）对各种缺血后抗凋亡和促凋亡因子水平和活性的影响，发现 Akt、pAkt、pBad 和 Bcl-2 表达水平明显增加，而 caspase-9 和活化的 caspase-3 明显降低（Yip 等，2011）。因此，在短暂性脑缺血后 LLLT 可能通过上调 AKT、pAkt，pBad，Bcl-2 以及抑制 caspase-9 和 caspase-3 来达到保护大脑的目的。这种方式有望在发生中风或其他缺血事件后作为一种保护性治疗干预措施。

47.3.4　其他通路

　　Giuliani 等人（2009）探索极低能量的相干红光照射 PC12 细胞的影响。他们专注于脉冲激光照射（二极管激光，670 nm，3 mW/cm²，0.45 mJ/cm²）对两种不同生物效应的作用：在有 NGF 刺激的层粘连蛋白胶原培养基下的轴突伸长和在氧化应激之下的细胞生存情况。他们发现经激光照射，可刺激层粘连蛋白胶原培养基中 NGF 诱导的神经突延长作用的发生，以及激发 PC12 细胞对抗氧化应激（H$_2$O$_2$）的细胞保护作用，可由测量 $\Delta\Psi_m$ 和 MTT 实验证明（Giuliani 等，2009）。这些作用可能对轴突保护产生积极的影响（或者意译为有益于轴突的保护）。

　　NO 是造成诸如缺血性脑卒中、神经脱髓鞘疾病和其他神经退行性疾病中神经元的损伤的主要因素之一（Patel 等，1999），NO 不只是作为一个直接的神经毒素，而且可通过扩散控制反应与超氧阴离子（O_2^-）结合形成过氧亚硝基阴离子（$ONOO^-$），后者有助于氧化信号转导和细胞凋亡（Virag 等，2003；Soneja，Drews 和 Malinski，2005；Szabo，Ischiropoulos 和 Radi，2007）。Lim 等人（2009）研究了使用光（LED，635 nm，5 mW/cm²，18 J/cm²）照射来清除超氧阴离子（O_2^-），从而阻滞了在 SH-SY5Y 人神经母细胞瘤细胞中 $ONOO^-$ 的形成，从而抑制凋亡通路。用硝普钠（sodium nitroprusside，SNP）处理后，细胞存活率约为对照组的 40%，而用 LLLT 处理后存活率可增加至对照组的 60%（Lim 等，2009）。在 SNP 处理组观察到的凋亡细胞频率指标在 LLLT 照射组会降低（Lim 等，2009）。NO，O_2^-，ROS 和 $ONOO^-$ 水平在 SNP 处理后增加；尽管有着 SNP 处理诱导后形成的高浓度的 NO，但照射处理后 O_2^-、ROS 和 $ONOO^-$ 水平还是降低了（Lim 等，2009）。SNP 处理的 SH-SY5Y 细胞线粒体释放细胞色素 c，而辐照细胞线粒体不释放细胞色素 c，导致 SNP 处理的细胞的 caspase-3 和 caspase-9 活性降低。最后，这些结果表明，LLLT 通过阻断由 $ONOO^-$ 合成所诱导的线粒体凋亡途径以促进 O_2^- 清除，从而防止神经元死亡。

47.4　高能量密度 LLLT 下抑制细胞活力和诱导细胞凋亡的研究

47.4.1　高能量密度 LLLT 对细胞活力的抑制作用

Wang 等人（2005a）用高能量密度 LLLT（He-Ne 激光，632.8 nm）处理了 ASTC-a-1 细胞，并测量了细胞活力的变化。使用细胞计数试剂盒对细胞计数，结果显示：与未照射组相比，当光照射能量密度超过 126 mW/cm²，60 J/cm² 时，细胞存活率急剧下降，并呈照射剂量依赖性（Wang 等，2005a）。Zhang，Xing 和 Gao（2008）研究了 632.8 nm He-Ne 激光照射对 HeLa 细胞活力的影响，他们表明 3～15 J/cm²（64.6 mW/cm²）的 LLLT 可以剂量依赖性的方式增加细胞活力（Zhang，Xing 和 Gao，2008）。不过，与对照组相比，当激光照射剂量达 64.6 mW/cm²，25 J/cm² 时，这种增加细胞活力的趋势停止并转变为减弱细胞活力，此外，64.6 mW/cm²，50 J/cm² 强度的 LLLT 可显著抑制细胞活力（Zhang，Xing 和 Gao，2008）。LLLT 这种剂量相关的双向作用可能与活性氧的产生量增加有关，因为他们在用过氧化氢处理过的细胞观察到类似的结果，一个较低的剂量（≤100 μmol/L）促进细胞活力，而较高的剂量抑制（200 μmol/L）（Zhang，Xing 和 Gao，2008）。LLLT 已推荐用于诱导光化学反应和激活几种细胞内信号转导通路。ROS 被认为是 LLLT 作用后产生的关键第二信使。细胞水平产生的 ROS 是一把双刃剑，因为低水平能刺激信号通路，促进细胞增殖（Zhang 等，2009），而高水平可能会导致氧化损伤（Huang，Wu 和 Xing，2011）。Zhang，Xing 和 Gao（2008）观察到当激光剂量从 3 J/cm² 增加到 50 J/cm²（64.6 mW/cm²），ROS 生成的数量是增加的。

在接下来的几年中，不断有人报道高剂量的 LLLT 抑制作用。Zungu，Hawkins 和 Abrahamse（2009）研究发现：使用 632.8 nm He-Ne 激光照射损伤、缺氧和酸性细胞，与未照射的细胞相比，在 3 mW/cm²，5 J/cm² 显示线粒体反应增加，而在 3 mW/cm²，16 J/cm² 显示线粒体反应显著减少。Murayama 等人（2012）报道，经过 24 小时和 48 小时照射后的细胞计数表明 LLLT（双极管激光，808 nm，15 mW/cm²，18 J/cm²，36 J/cm² 和 54 J/cm²）抑制 A-172 人源性胶质母细胞瘤细胞增殖，效果具有照射强度依赖性。他们通过活细胞的荧光标记物钙黄绿素乙酰氧基甲酯证明了活细胞数量的减少；通过碘化丙锭染色证明了细胞活力的降低与细胞的形态学变化或坏死细胞死亡无关；通过 5-溴-2'-脱氧尿苷染色，表明 LLLT 对细胞增殖的影响也很小（Murayama 等，2012）。

47.4.2　参与高强度 LLLT 诱导细胞凋亡的信号通路

47.4.2.1　线粒体凋亡通路

Wang 等人（2005a）首次报道了高能量密度的 632.8 nm He-Ne 激光照射能引发人的癌细胞凋亡。

通过使用荧光共振能量转移器 SCAT3（Kiwamu 等，2003）可观察到：经高能量密度 LLLT（126 mW/cm²，60 J/cm²）治疗后 1 小时，ASTC-a-1 细胞内 caspase-3 的活化，这标志着凋亡信号启动的不可逆。促进癌细胞凋亡被视为攻克癌症的一个主要方向，而这项研究似乎可提供一个新思路，即将高能量密度 LLLT 应用于癌症的治疗中来（Kroemer，Galluzzi 和 Brenner，2007）。

死亡受体凋亡通路和线粒体凋亡通路，两者机制不同，却又很相似。当 TNF 超家族的成员与 TNF 受体家族的细胞表面"死亡受体"结合时，死亡受体途径被激活：这些受体的连接引发多蛋白死亡诱导信号传导复合物的形成，该复合物的聚集引起其组分的构象变化，从而激活 caspase-8（细胞凋亡的中枢介质）的催化活性。Bcl-2 家族成员中的促凋亡因子和抗凋亡因子之间的相互作用控制线粒体凋亡通路，caspase-9 调节这一途径，在细胞内的传感器介导无法避免的细胞损伤之后，此种作用就被激活。该通路的启动因素包括细胞内 ROS 产生增加，DNA 损伤，未折叠蛋白反应，生长因子剥夺等。上述这些最终导致线粒体膜通透性的增加，从而促进凋亡蛋白（如细胞色素 c）透过线粒体膜释放到胞质中。激活的 caspase-8（死亡受体凋亡途径）和 caspase-9（线粒体凋亡通路）反过来激活 caspase-3，caspase-6 和 caspase-7 蛋白酶，从而分解大量蛋白质并且活化核酸酶，预示着细胞凋亡开始。Wu 等人（2007）探讨高能量密度低功率激光诱导的 ASTC-A-1 和 COS-7 细胞凋亡机制，在高能量密度 LLLT（He-Ne 激光，632.8 nm，200 mW/cm²，120 J/cm²）作用诱导的凋亡过程中，可观察到以下细胞事件的时间序列：①立即生成线粒活性氧，在激光照射达到最高水平 60 分钟照射后，通过测定细胞内氧化产生的二氯二氢荧光素的二乙酸酯对二氯二氢荧光素的荧光变化得知；②通过激光共聚焦扫描显微镜可测量出细胞内罗丹明 123 荧光染色剂减少，可观察到线粒体去极化启动，膜内电位经激光照射后用了 50 分钟达到最低水平，相比无激光照射减少了 15 分钟；③通过荧光共振能量转移显示剂 SCAT3 可在激光照射后 30～180 分钟观察到 caspase-3 的活化。

通过监测细胞内 Bid-CFP 显示剂的分布，他们还发现高能量密度的激光不激活 caspase-8，表明启动细胞凋亡的直接因素是线粒体 ROS 的产生和 $\Delta\Psi_m$ 下降，与 caspase-8 的激活无关（Wu 等，2007）。此外，在后续的研究中观察到随后发生的细胞色素 c 释放和 caspase-9 的激活（Chu，Wu 和 Xing，2010；Wu 等，2009）。因此，作者得出结论，632.8 nm 的高能量密度的激光是通过线粒体途径诱导细胞凋亡的。

47.4.2.2　ROS/MPT 途径

在生理条件下的线粒体表现出较高的 $\Delta\Psi_m$，而膜间隙（intermembrane space，IMS）蛋白质则保留在 IMS，参与凋亡的 Bcl-2 家族成员处于非活动状态［要不就像 Bax 和 Bid 是溶于细胞质中，要么就锚定到线粒体外膜（mitochondrial outer membrane，MOM）如 Bak］，而且线粒体通透性转换核孔复合体（mitochondrial permeability transition pore complex，MPTPC）的"闪开"活动以保证胞质和线粒体基质的代谢物的交换（Kroemer，Galluzzi 和 Brenner，2007）。在这种情况下，己糖激酶（hexokinase，HK）和亲环素 D（cyclophilin D，CypD）与线粒体通透性转换核孔复合体手架结构的相互作用，可能会抑制线粒体外膜的通透性。线粒体通透性转换核孔复合体的长期开放，可导致 IMS 蛋白的释放及最终细胞死亡，其中，当 HK 的 CypD 的抗凋亡反应丢失时，可能进而导致 $\Delta\Psi_m$ 耗散。其次，是渗透不平衡诱导线粒体基质肿胀。由于线粒体内膜的表面积大大超过了线粒体外膜，线粒体基质肿胀可能会导致线粒体外膜的破裂。以往的研究表明，高能量密度 LLLT（He-Ne 激光，632.8 nm）可以通过这种线粒体途径诱导细胞凋亡。Wu 等人（2009）进一步研究了能量密度在 200 mW/cm²，120 J/cm² 的激光处理下，ASTC-a-1 细胞线粒体凋亡途径过程。细胞色素 c 的释放归功于线粒体通透性转换，因为释放使用环孢素 A（cyclosprine，CsA）来预防，而环孢素 A 是线粒体通透性转换特异抑制剂（Wu 等，2009）。此外，通过高通量 LLLT 可诱导 MPT 的另一个证据是线粒体对于钙黄绿素（约 620 D）的通透性（Wu 等，2009）。CsA 的预处理亦可延迟高能量密度 LLLT 下线粒体的去极化（图 47.19）。照射后可观察到细胞内 ROS 的大量产生（图 47.20）（Wu 等，2007）。由于 ROS 清除剂阻止了 MPT，因此光动力学产生的 ROS 可引起 MPT 的发生（Wu 等，2009）。总之，这些结果表明，高通量 LLLT 通

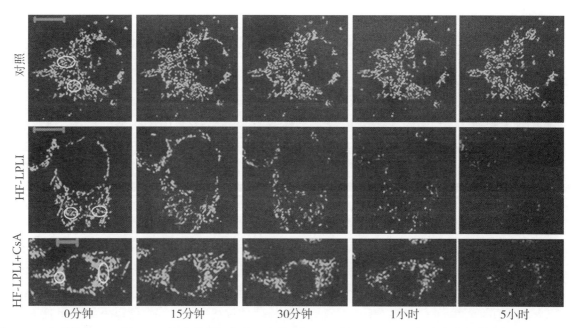

图 47.19　高通量 LLLT 引起 $\Delta\Psi_m$ 消失的时间序列。响应于 $\Delta\Psi_m$，位于 ASTC-a-1 细胞的线粒体中的绿色荧光表示（罗丹明 123 染料）。在 CsA 存在下，用高通量 LLLT 处理细胞。通过共焦显微镜获取荧光图像。照射后的时间在每个部分中指出。未照射细胞作为对照组。比例尺，10 μm（改编自 Wu, S. et al., J Cell Physiol 218：603 - 611, 2009）。

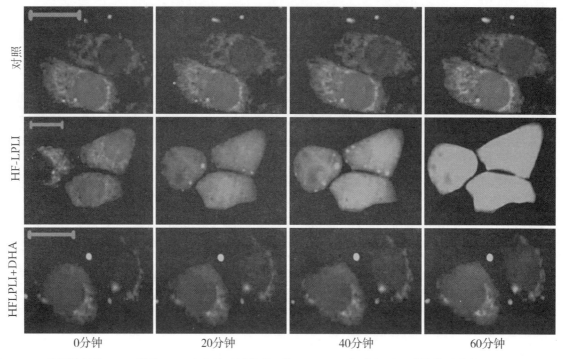

图 47.20　高能量密度 LLLT 诱发 ROS 产生的时间序列。将 ASTC-a-1 细胞与无血清培养基中的 H_2DCFDA 一起温育 30 分钟，然后在 DHA 存在下用高能量密度 LLLT 处理。通过共焦显微镜获得荧光图像（绿色荧光）。照射后时间在每个部分中指出。未照射细胞为对照组。比例尺为 10 μm（改编自 Wu, S. et al., J Cell Physiol 218：603 - 611, 2009）。

过 CsA 敏感的 MPT 诱导细胞凋亡，这是一种 ROS 依赖性的。观察到的 MPT 与触发 ROS 之间的联系可能是高通量 LLLT 诱导的细胞凋亡中的一个基本现象。

47.4.2.3　ROS/Akt/GSK3β 通路

Wu 等人（2009）报道，虽然 MPT 参与线粒体凋亡过程，但是 CsA 不能阻止高能量密度激光诱导的细胞凋亡。这表明有导致线粒体膜通透性改变的其他信号通路的存在。线粒体外膜通透性改变的另一种可能机制：激活的 Bcl-2 家族（如 Bax）的促凋亡蛋白可以组装成大的多聚体，使 IMS 蛋白释放（Kroemer，Galluzzi 和 Brenner，2007）。激光照射后，Bax 的激活发生在线粒体去极化和细胞色素 c 释放后，这表明 Bax 的活化是一个下游事件。即使在 CsA 的作用之下，高能量密度 LLLT 导致的 Bax 的激活仍然存在于细胞凋亡过程的终末期中，这提示 Bax 参与其他信号通路，而这个信号通路是没有 MPT 参与的（Wu 等，2009）。高能量密度 LLLT 处理后通过 DHA、CsA 或 Bax RNAi 预处理检测细胞毒性，可以证明 MPT 信号通路占据主导地位，而 Bax 信号通路是次要的，更重要的是这两种途径都有 ROS 的参与（Wu 等，2009）。

GSK3β 的激活被证明与各种刺激引发的内在凋亡途径有关（Grimes 和 Jope，2001）。Huang，Wu 和 Xing（2011）研究了高能量密度 LLLT 诱导的细胞凋亡中凋亡因子 GSK3β 的活化过程。在高能量密度（200 mW/cm², 120 J/cm²）633 nm He-Ne 激光作用下，他们发现 GSK3β 活化可促进高能量密度 LLLT 诱导的细胞凋亡过程，而氯化锂（LiCl，一种选择性 GSK3β 抑制剂）或 GSK3β-KD（显性负 GSK3β）可以阻止这个过程。他们还证明，Akt 失活可能是 GSK3β 的活化的原因之一（图 47.21），而 Akt 是 GSK3β 的一个重要的上游负调控因子，从而证明 Akt/GSK3β 信号通路的存在（Huang，Wu 和 Xing，2011）。此外，维生素 C（一种活性氧清除剂），可以彻底阻止 Akt/GSK3β 通路的失活。这表明，ROS 的产生可导致 Akt/GSK3β 通路的失活（Huang，Wu 和 Xing，2011）。此外，高能量密度 LLLT 处理之下，Mcl-1 下调，从而通过 GSK3β 的产生促进 Bax 的激活（Huang，Wu 和 Xing，2011）。总而言之，他们确定了一个新的和重要的凋亡信号通路，即高能量密度 LLLT 作用下 Akt/GSK3β 的失活途径。他们的研究提供了 LLLT 的生物诱导机制的新思路（图 47.22）。

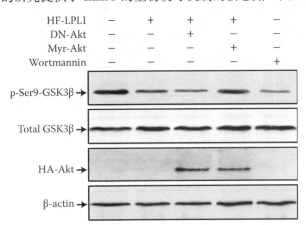

图 47.21　高能量密度 LLLT 通过灭活 Akt 诱导 GSK3β 的激活。用高能量密度 LLLT（120 J/cm²）处理表达 Myr-Akt 或 DN-Akt 的 ASTC-a-1 细胞。未做任何处理的细胞为对照组。使用渥曼青霉素作阳性对照。该图是不同处理的细胞中磷酸-Ser9-GSK3β 的代表性蛋白质印迹分析（摘自 Huang, L. et al., J Cell Physiol 226：588－601，2011）。

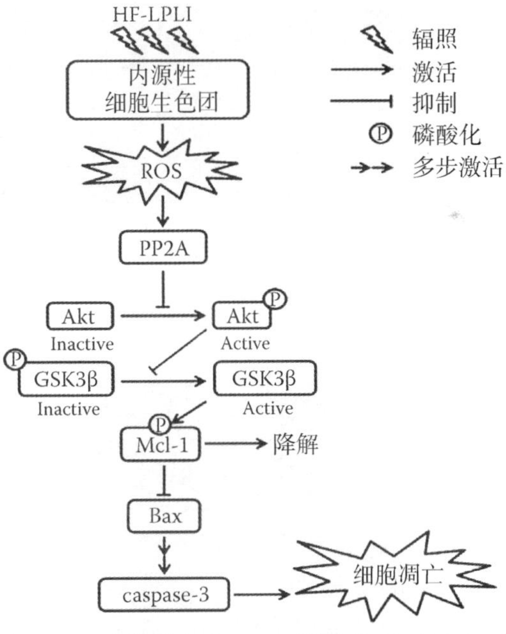

图 47.22　高能量密度 LLLT 诱导下 Akt/GSK3β 信号通路失活模型（摘自 Huang, L. et al., J Cell Physiol 226：588－601，2011）

47.4.2.4　线粒体分裂相关凋亡途径

线粒体是处于动态的细胞器，其内一直进行连续的聚变与裂变，以此来保持其形态和功能。然而，线粒体动力学的机制尚不清楚（Chen 和 Chan，2005；Chan，2006；Liesa，Pacacin 和 Zorzabo，2009）。Wu 等人（2011）研究了高能量密度 LLLT（200 mW/cm²，120 J/cm²）作用下，ASTC-a-1 和 COS-7 细胞线粒体动力学变化中，线粒体活性氧引发的影响。他们发现，在高能量密度 LLLT 触发线粒体氧化应激中，线粒体显示出碎片性结构，而暴露于 DHA（一种 ROS 清除剂）时，这种碎片型结构将被清除。这表明氧化应激可以诱导线粒体碎片产生（Wu 等，2011）。

　　此外，他们发现，高能量密度 LLLT 诱导的线粒体碎片产生通过 2 个过程：抑制融合（图 47.23）和加强裂变（Wu 等，2011）。在高能量密度 LLLT 作用下，可观察到促裂变蛋白，线粒体分裂蛋白（dynamin-related protein 1，Drp1）的迁移过程，从而证明 Drp1 激活与凋亡过程相关（Wu 等，2011）（图 47.24）。值得注意的是，Drp1 过度表达可增加线粒体破裂，以及促进高能量密度 LLLT 作用下由细

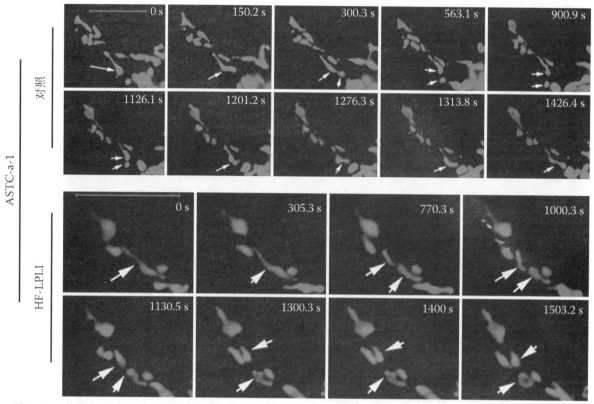

图 47.23　高能量密度 LLLT 抑制线粒体融合。用 MitoTracker 将 ASTC-a-1 细胞染色以定位线粒体。监测细胞内线粒体行为 25 分钟。在对照细胞（上图）中可以观察到单个线粒体的活跃分裂和融合（实心箭头）。在高能量密度 LLLT（120 J/cm^2）处理的细胞（下图）中可观察到单个线粒体的异常裂变。比例尺，10 μm（改编自 Wu, S. et al.，FEBS J 278：941-954，2011）。

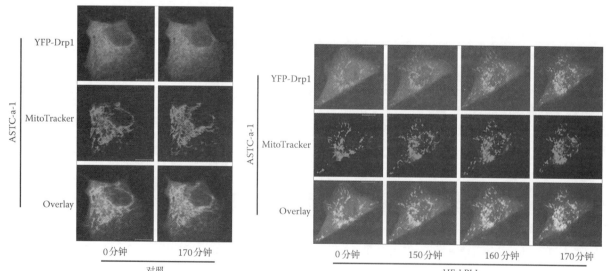

图 47.24　用 pYFP-Drp1 和 pDsRed-mit 瞬时共转染 ASTC-a-1 细胞。转染后 48 小时，共表达 YFP-Drp1 和 DsRed-mit 的细胞用 120 J/cm^2 的高能量密度 LLLT 处理。对照组未接受处理。代表性共聚焦显微镜图像显示了 YFP-Drp1 与线粒体响应 HF-LPLI 的增加的关联。比例尺，10 μm（改编自 Wu, S. et al.，FEBS J 278：941-954，2011）。

胞色素 c 的释放和 caspase-9 的激活所引发的细胞凋亡过程。与之相反的情况可以在线粒体融合蛋白 2（mitofusin 2，Mfn2）（一种促融合蛋白）基因的过度表达中观察到。还可以观察到，影响线粒体 ROS 的产生、线粒体去极化或 Bax 活化的既不是 Drp1 过度表达，也不是 Mfn2 蛋白的过度表达（Wu 等，2011）。他们得出结论：通过 Drp1 和 Mfn2 途径的线粒体氧化应激途径可造成线粒体聚变-裂变的失衡，从而导致线粒体破裂，这有助于加速线粒体和细胞功能衰竭。

47.4.3 参与高能量密度 LLLT 自我保护的信号通路

47.4.3.1 ROS/cdc25c/CDK1/生存素途径

生存素，是一种细胞凋亡抑制蛋白（inhibitor of apoptosis，IAP），在各种不同的凋亡刺激下表达上调，如紫外线疗法、光动力疗法、顺铂疗法（Wall，O'Connor 和 Plescia，2003；Ferrario，Rucker 和 Wong，2007）。生存素在大多数人类癌症中显著过度表达，与癌症预后不良、治疗不敏感、加速复发有关（Altieri，2001）。生存素在诸如细胞质、线粒体、细胞核等几个亚细胞结构内表达（Altieri，2008）。最近在 CDK1 对 Thr34 的磷酸化中发现了影响生存素稳定性和功能的一个关键要素（O'Connor，Grossman 和 Plescia，2000），一种磷酸化模拟生存素突变体有效地抑制 p53 诱导的细胞凋亡过程（Hoffman 等，2002）。这一点也应用于抗癌疗法，而且显性负突变存活素（T34A -存活素）的诱导型表达或腺病毒载体可防止内源性存活素的磷酸化，从而导致 caspase-9 依赖型的细胞凋亡过程的启动（Grossman 等，2001；Mesri 等，2001）。

众所周知，cdc25c 磷酸酶调节 CDK1 的活性，基于 Nox4 产生 ROS 过程的抑制可降低 cdc25c 蛋白磷酸酶的活性（Yamaura，Mitsushita 和 Furuta，2009），从而我们可以推断，ROS 表达水平调节 cdc25c 的活性。Chu，Wu 和 Xing（2010）首先研究了高能量密度 LLLT 处理下的自我保护机制，他们探讨生存素是否参与高能量密度 LLLT 抗肿瘤机制（Chu，Wu 和 Xing，2010）（图 47.25）。他们报告说，高能量密度 LLLT（632.8 nm He-Ne 激光，635 nm 半导体激光）在 200 mW/cm²，120 J/cm² 可通过 ROS/cdc25c/CDK1 信号通路，上调 ASTC-a-1 细胞中生存素的活性（Chu，Wu 和 Xing，2010）。他们发现，生存素活性表达上调可减少激光诱导的凋亡活动，而其下调可促进细胞凋亡活动（Chu，Wu 和 Xing，2010）（图 47.26）。此外，活化后的生存素可延缓线粒体去极化，细胞色素 c 释放，caspase-9 和 Bax 的激活，所有这些都是典型的高能量密度 LLLT 诱导的细胞凋亡中发生的凋亡事件（Sun，Wu

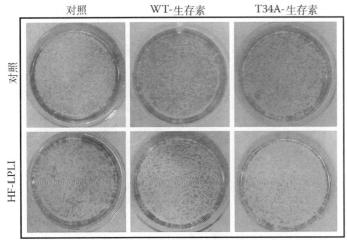

图 47.25 WT/T34A -生存素的过度表达导致的高能量密度 LLLT 诱导的结肠存活率降低。使用 WT/T34A -生存素转染 ASTC-a-1 细胞使其过度表达生存素，再用高能量密度 LLLT 处理。1～2 周内形成菌落。用吉姆萨染料染色后，在倒置光学显微镜上观察培养板中的菌落（改编自 Chu，J. et al.，Cancer Lett 297：207 - 219，2010）。

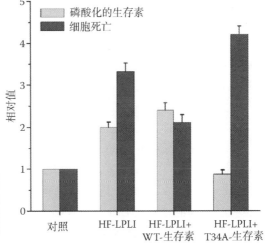

图 47.26 高能量密度 LLLT 诱导的存活蛋白磷酸化水平与凋亡细胞死亡百分比的关系分析。根据任意设定为 1 的对照样品将值归一化（根据 Chu，J. et al.，Cancer Lett 297：207 - 219，2010）。

和 Xing，2010；Huang，Wu 和 Xing，2011；Wu 等，2007，2009，2011）。作者总结，高能量密度 LLLT 处理后，生存素可介导肿瘤细胞凋亡中的自我保护机制。

47.4.3.2 ROS/Src/Stat 3 信号通路

Stat3 是调控细胞增殖和凋亡的重要转录因子（Bromberg 和 Darnell Jr，2000；Levy 和 Lee，2002；Herrmann 等，2007）。Sun，Wu 和 Xing（2010）通过实时单细胞分析和 Western blot 分析，研究了在 633 nm He-Ne 激光（200 mW/cm²，80 J/cm² 和 120 J/cm²）处理下的 COS-7 细胞 Stat 3 的活化程度的改变情况和其根本的机制。他们发现，Stat3 的激活呈激光照射时间和剂量依赖性（Sun，Wu 和 Xing，2010）。如显性失活的 Stat3（DNStat3）过表达和 Stat3 RNAi 增强细胞凋亡所示，Stat3 激活可减弱激光诱导的细胞凋亡（Sun，Wu 和 Xing，2010）。在之前的研究报告中，他们还发现，激光诱导 Stat3 的活化主要是积极调节 Src 激酶的活化（Zhang，Xing 和 Gao，2008）。鉴于清除 ROS 可完全消除 Src/Stat3 的激活，ROS 生成对于高能量密度 LLLT 所致的 Src/Stat3 活化是必不可少的（Zhang，Xing 和 Gao，2008；Sun，Wu 和 Xing，2010）。这可能解释了 Stat3 的抗凋亡功能，因为激活的 Stat3 分子可二聚化并积累在细胞核中，从而可以诱导多种靶基因的转录，如 Bcl-2、Bcl-X$_L$、Mcl-1、生存素、cyclin D1 和 c-Myc（Wang 等，1999；Masuda 等，2002；Yu 和 Jove，2004）。Bcl-2、Bcl-X$_L$、Mcl-1 是抗凋亡 Bcl-2 蛋白家族的重要成员，在不同凋亡刺激下可抑制 Bax 活化（Youle 和 Strasser，2008）。Bax 的激活已被证明是高能量密度激光诱导的细胞凋亡中的一个重要步骤（Wu 等，2009；Huang，Wu 和 Xing，2011）。因此，在高能量密度 LLLT 处理下，Stat3 被认为是抗凋亡和促凋亡途径之间的交叉链接中的一个，通过抗凋亡蛋白的转录上调来减弱 Bax 的激活。他们的研究支持这一观点，因为在 DNStat3 抑制 Stat3 活化的情况之下明显有促进 Bax 活化作用（图 47.27），另一方面，在癌细胞中生存素 IAP 的表达，也被认为是通过组成性激活的 Stat3 来调节的（Aoki，Feldman 和 Tosato，2003；Kanda 等，2004），因此，生存素可能也参与与高能量密度 LLLT 诱导凋亡的负反馈抑制。虽然可以观察到明显的生存素蛋白活化，然而其蛋白水平也只能在高能量密度 LLLT 作用下维持（Chu，Wu 和 Xing，2010）。这些结果表明 ROS/Src/Stat3 信号通路介导高能量密度 LLLT 下抑制 COS-7 细胞凋亡的负反馈（图 47.28）。他们的发现

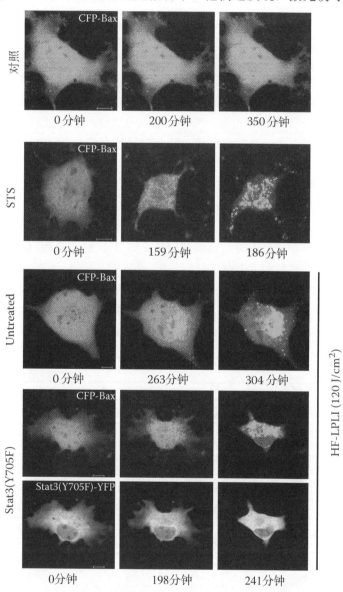

图 47.27 在具有/不具有 DNStat3（Y705F）-YFP 过表达的细胞中，高能量密度 LLLT 处理下，细胞胞内 CFP-Bax 表达的代表性时间序列图像。比例尺，10 μm。用 STS（1 μm）处理的细胞用作阳性对照。数据显示 Stat3 抑制由高能量密度 LLLT 诱导的 Bax 激活（改编自 Sun, X. et al.，FEBS J 277：4789－4802，2010）。

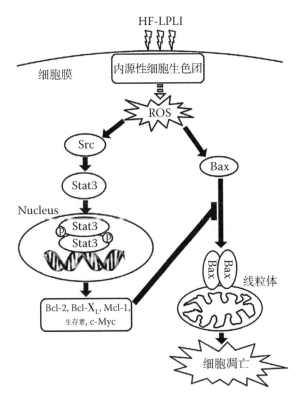

图 47.28 Stat3 活化对高能量密度 LLLT 刺激引起的负反馈抑制模型（改编自 Sun，X. et al.，FEBS J 277：4789－4802，2010）

为高能量密度 LLLT 下细胞凋亡机制提供了新见解，还加深了对 Stat3 蛋白的功能研究的理解。

47.5 小 结

LLLT 的临床应用包括促伤口愈合、减轻疼痛和调节各种炎症。目前，在大量的临床试验中使用 LLLT，但研究颇少。目前，激光波长，剂量和适当的激光照射条件并没有建立起一个完整的体系。因此，研究了 LLLT 的生物学效应的基本机制，以促进医生在临床实践中最佳匹配激光的能力。最近，研究人员着重研究了参与 LLLT 的生物学效应的信号通路。目前认为细胞外刺激可触发诸多细胞反应，如增殖、分化、甚至通过细胞信号通路的细胞凋亡。因此，我们认为对 LLLT 分子事件的研究最终能揭示 LLLT 的作用机制。线粒体逆行的信号和细胞的分子事件（如细胞质中激酶的激活或抑制和随后下游级联的变化）之间的密切联系是显而易见的。线粒体逆行信号的分子可以介导细胞的分子事件，但目前，有关这一问题的一些研究已经进行。我们需要进一步研究线粒体反向信号转导和细胞分子事件之间联系，从而了解 LLLT 的基本机制。在本章节中，我们总结了诸多低功率激光诱导的细胞增殖、分化和凋亡的分子机制的研究。在这些研究中，一个最突出的趋势是，细胞生物学中广泛应用先进的基础研究技术很少应用于 LLLT 的基础研究中，而是使用细胞生物学中最基本的传统的研究技术。因此，要更加深入研究 LLLT 更多的分子机制，需要结合更多传统和创新的技术。最终，这些 LLLT 基础研究将引导其在临床实践中的广泛应用。

参考文献

[1] Ali, A. S., S. Ali, B. F. El-Rayes, P. A. Philip, and F. H. Sarkar. 2009. Exploitation of protein kinase C: A useful target for cancer therapy. Cancer Treat Rev 35: 1－8.

[2] Altieri, D. C. 2001. The molecular basis and potential role of survivin in cancer diagnosis and therapy. Trends Mol Med 7: 542 – 547.

[3] Altieri, D. C. 2008. Survivin, cancer networks and pathway-directed drug discovery. Nat Rev Cancer 8: 61 – 70.

[4] Ameyar, M., M. Wisniewska, and J. B. Weitzman. 2003. A role for AP-1 in apoptosis: The case for and against. Biochimie 85: 747 – 752.

[5] Antunes, H. S., A. M. Azevedo, L. F. S. Bouzas et al. 2007. Low power laser in the prevention of induced oral mucositis in bone marrow transplantation patients: A randomized trial. Blood 109: 2250 – 2255.

[6] Aoki, Y., G. M. Feldman, and G. Tosato. 2003. Inhibition of Stat3 signaling induces apoptosis and decreases survivin expression in primary effusion lymphoma. Blood 10: 1535 – 1542.

[7] Baldin, V., J. Lukas, M. J. Marcote, M. Pagano, and G. Draetta. 1993. Cyclin D1 is a nuclear protein required for cell cycle progression in G1. Genes Dev 7: 812 – 821.

[8] Basu, S., N. F. Totty, M. S. Irwin, M. Sudol, and J. Downward. 2003. Akt phosphorylates the yes-associated protein, YAP, to induce interaction with 14 – 3 – 3 and attenuation of p73-mediated apoptosis. Mol Cell 11: 11 – 23.

[9] Ben-Dov, N., G. Shefer, A. Irinitchev, A. Wernig, U. Oron, and O. Halevy. 1999. Low-energy laser irradiation affects satellite cell proliferation and differentiation in vitro. Biochim Biophys Acta 1448: 372 – 380.

[10] Bennet, A. M., and N. K. Tonks. 1997. Regulation of distinct stages of skeletal muscle differentiation by mitogen-activated protein kinases. Science 278: 1288 – 1291.

[11] Black, A. R., J. D. Black, and J. Azizkhan-Clifford. 2001. Sp1 and Krüppel-like factor family of transcription factors in cell growth regulation and cancer. J Cell Physiol 188: 143 – 160.

[12] Boutros, T., E. Chevet, and P. Metrakos. 2008. Mitogen-activated protein (MAP) kinase/MAP kinase phosphatase regulation: Roles in cell growth, death, and cancer. Pharmacol Rev 60: 261 – 310.

[13] Briggs, M. R., J. T. Kadonaga, S. P. Bell, and R. Tjian 1986. Purification and biochemical characterization of the promoter-specific transcription factor, Sp1. Science 234: 47 – 52.

[14] Bromberg, J., and J. E. Darnell Jr. 2000. The role of STATs in transcriptional control and their impact on cellular function. Oncogene 19: 2468 – 2473.

[15] Byrnes, K., X. Wu, R. Waynant, I. Ilev, and J. Anders. 2005. Low power laser irradiation alters gene expression of olfactory ensheathing cells in vitro. Laser Surg Med 37: 161 – 171.

[16] Chan, D. C. 2006. Mitochondria: Dynamic organelles in disease, aging, and development. Cell 125: 1241 – 1252.

[17] Chen, A. C., P. R. Arany, Y. Y. Huang et al. 2011. Low-level laser therapy activates NF-κB via generation of reactive oxygen species in mouse embryonic fibroblasts. PLoS One 6: e22453.

[18] Chen, C. H., H. S. Hung, and S. H. Hsu. 2008. Low-energy laser irradiation increases endothelial cell proliferation, migration, and eNOS gene expression possibly via PI3K signal pathway. Lasers Surg Med 40: 46 – 54.

[19] Chen, H., and D. C. Chan. 2005. Emerging functions of mammalian mitochondrial fusion and fission. Hum Mol Genet 14: 283 – 289.

[20] Chen, J. X., M. L. Lawrence, G. Cunningham, B. W. Christman, and B. Meyrick. 2004. HSP90 and Akt modulate Ang-1-induced angiogenesis via NO in coronary artery endothelium. J Appl Physiol 96: 612 – 620.

[21] Chu, J., S. Wu, and D. Xing. 2010. Survivin mediates self-protection through ROS/cdc25c/CDK1 signaling pathway during tumor cell apoptosis induced by high fluence low-power laser irradiation. Cancer Lett 297: 207 – 219.

[22] Cohen, N., R. Lubart, S. Rubinstein, and H. Breitbart. 1998. Light irradiation of mouse spermatozoa: Stimulation of in vitro fertilization and calcium signals. Photochem Photobiol 68: 407 – 413.

[23] Cuenda, A., and P. Cohen. 1999. Stress activated protein kinase-2/p38 and arapamycin-sensitive pathway are required for C2C12 myogenesis. J Biol Chem 274: 4341 – 4346.

[24] de Thé, H., C. Lavau, A. Marchio et al. 1991. The PML-RAR alpha fusion mRNA generated by the t (15; 17) translocation in acute promyelocytic leukemia encodes a functionally altered RAR. Cell 66: 675 – 684.

[25] Dias, F. J., J. P. Issa, F. T. Vicentini et al. 2011. Effects of low-level laser therapy on the oxidative metabolism and matrix proteins in the rat masseter muscle. Photomed Laser Surg 29: 677 – 684.

[26] D'Melo, S. R., and G. Heinrich. 1991. Nerve growth factor gene expression: Involvement of a downstream AP-1

element in basal and modulated transcription. Mol Cell Neurosci 2: 157 - 167.

[27] Duan, R., T. C. Liu, Y. Li, H. Guo, and L. B. Yao. 2001. Signal transduction pathways involved in low intensity He-Ne laser-induced respiratory burst in bovine neutrophils: A potential mechanism of low intensity laser biostimulation. Lasers Surg Med 29: 174 - 178.

[28] Duda, D. G., D. Fukumura, and R. K. Jain. 2004. Role of eNOS in neovascularization: NO for endothelial progenitor cells. Trends Mol Med. 10: 143 - 145.

[29] Eells, J. T., M. T. Wong-Riley, J. VerHoeve et al. 2004. Mitochondrial signal transduction in accelerated wound and retinal healing by near-infrared light therapy. Mitochondrion 4: 559 - 567.

[30] El-Deiry, W. S., T. Tokino, V. E. Velculescu et al. 1993. WAF1, a potential mediator of p53 tumor suppression. Cell 75: 817 - 825.

[31] Fávaro-Pipi, E., D. A. Ribeiro, J. U. Ribeiro et al. 2011. Low-level laser therapy induces differential expression of osteogenic genes during bone repair in rats. Photomed Laser Surg 29: 311 - 317.

[32] Feng, J., Y. Zhang, and D. Xing. 2012. Low-power laser irradiation (LPLI) promotes VEGF expression and vascular endothelial cell proliferation through the activation of ERK/Sp1 pathway. Cell Signal 24: 1116 - 1125.

[33] Ferrario, A., N. Rucker, and S. Wong. 2007. Survivin, a member of the inhibitor of apoptosis family, is induced by photodynamic therapy and is a target for improving treatment response. Cancer Res 67: 4989 - 4995.

[34] Fong, Y. C., M. C. Maa, F. J. Tsai et al. 2008. Osteoblast-derived TGF-beta1 stimulates IL-8 release through AP-1 and NF-kappa B in human cancer cells. J Bone Miner Res 23: 961 - 970.

[35] Fresno, V. J. A., E. Casado, J. deCastro et al. 2004. PI3K/Akt signalling pathway and cancer. Cancer Treat Rev 30: 193 - 204.

[36] Fukuhara, E., T. Goto, T. Matayoshi, S. Kobayashi, and T. Takahashi. 2006. Optimal low-energy laser irradiation causes temporal G2/M arrest on rat calvarial osteoblasts. Calcif Tissue Int 79: 443 - 450.

[37] Gao, X., T. Chen, D. Xing, F. Wang, Y. Pei, and X. Wei. 2006. Single cell analysis of PKC activation during proliferation and apoptosis induced by laser irradiation. J Cell Physiol 206: 441 - 448.

[38] Gao, X., and D. Xing. 2009. Molecular mechanisms of cell proliferation induced by low power laser irradiation. J Biomed Sci 16: 4.

[39] Gao, X., D. Xing, L. Liu, and Y. Tang. 2009. H-Ras and PI3K are required for the formation of circular dorsal ruffles induced by low-power laser irradiation. J Cell Physiol 219: 535 - 543.

[40] Gavish, L., Y. Asher, Y. Becker, and Y. Kleinman. 2004. Low level laser irradiation stimulates mitochondrial membrane potential and disperses subnuclear promyelocytic leukemia protein. Lasers Surg Med 35: 369 - 376.

[41] Girard, F., U. Strausfeld, A. Fernandez, and N. J. Lamb. 1991. Cyclin A is required for the onset of DNA replication in mammalian fibroblasts. Cell 67: 1169 - 1179.

[42] Giuliani, A., L. Lorenzini, M. Gallamini et al. 2009. Low infrared laser light irradiation on cultured neural cells: Effects on mitochondria and cell viability after oxidative stress. BMC Complement Altern Med 9: 8.

[43] Gong, M., W. Yu, F. Pei et al. 2012. KLF6/Sp1 initiates transcription of the tmsg-1 gene in human prostate carcinoma cells: An exon involved mechanism. J Cell Biochem 113: 329 - 339.

[44] Greco, M., R. A. Vacca, L. Moro et al. 2001. Helium-neon laser irradiation of hepatocytes can trigger increase of the mitochondrial membrane potential and can stimulate c-fos expression in a Ca^{2+}-dependent manner. Lasers Surg Med 9: 433 - 441.

[45] Gredinger, E., A. N. Gerber, Y. Tamir, S. J. Tapscott, and Bengal, E. 1998. Mitogen-activated protein kinase pathway is involved in the differentiation of muscle cells. J Biol Chem 273: 10436 - 10444.

[46] Grimes, C. A., and R. S. Jope. 2001. The multifaceted roles of glycogen synthase kinase 3beta in cellular signaling. Prog Neurobiol 65: 391 - 426.

[47] Grossman, D., P. J. Kim, J. S. Schechner, and D. C. Altieri. 2001. Inhibition of melanoma tumor growth in vivo by survivin targeting, Proc Natl Acad Sci USA 98: 635 - 640.

[48] Gur, A., A. J. Sarac, R. Cevik, O. Altindag, and S. Sarac. 2004. Efficacy of 904 nm gallium arsenide low level laser therapy in the management of chronic myofascial pain in the neck: A double-blind and randomize-controlled trial.

Lasers Surg Med 35: 229 - 235.

[49] Haddad, M. M., W. Xu, D. J. Schwahn, F. Liao, and E. E. Medrano. 1999. Activation of a cAMP pathway and induction of melanogenesis correlate with association of p16 (INK4) and p27 (KIP1) to CDKs, loss of E2F-binding activity, and premature senescence of human melanocytes. Exp Cell Res 253: 561 - 572.

[50] Hannon, G. J., and D. Beach. 1994. p15INK4B is a potential effector of TGF-beta-induced cell cycle arrest. Nature 371: 257 - 261.

[51] Haynes, M. P., L. Li, D. Sinha et al. 2003. Src kinase mediates phosphatidylinositol 3-kinase/Akt-dependent rapid endothelial nitricoxide synthase activation by estrogen. J Biol Chem 278: 2118 - 2213.

[52] Herrmann, A., M. Vogt, M. Monnigmann et al. 2007. Nucleocytoplasmic shuttling of persistently activated Stat3. J Cell Sci 120: 3249 - 3261.

[53] Hess, J., P. Angel, and M. Schorpp-Kistner. 2004. AP-1 subunits: Quarrel and harmony among siblings. J Cell Sci 117: 5965 - 5973.

[54] Hirata, S., C. Kitamura, H. Fukushima et al. 2010. Low-level laser irradiation enhances BMP-induced osteoblast differentiation by stimulating the BMP/Smad signaling pathway. J Cell Biochem 111: 1445 - 1452.

[55] Hoffman, W. H., S. Biade, J. T. Zilfou, J. Chen, and M. Murphy. 2002. Transcriptional repression of the anti-apoptotic survivin gene by wild type p53. J Biol Chem 277: 3247 - 3257.

[56] Hotchkiss, R. S., A. Strasser, J. E. McDunn, and P. E. Swanson. 2009. Cell death. N Engl J Med 361: 1570 - 1583.

[57] Hu, W., J. Wang, C. Yu, C. Lan, G. Chen, and H. Yu. 2007. Helium-neon laser irradiation stimulates cell proliferation through photostimulatory effects in mitochondria. J Invest Dermatol 127: 2048 - 2057.

[58] Huang, L., S. Wu, and D. Xing. 2011. High fluence low-power laser irradiation induces apoptosis via inactivation of Akt/GSK3β signaling pathway. J Cell Physiol 226: 588 - 601.

[59] Iacovelli, J., J. Lopera, M. Bott et al. 2007. Serum and forskolin cooperate to promote G1 progression in Schwann cells by differentially regulating cyclin D1, cyclin E1, and p27Kip expression. Glia 55: 1638 - 1647.

[60] Iwakiri, Y., M. H. Tsai, T. J. McCabe et al. 2002. Phosphorylation of eNOS initiates excessive NO production in early phases of portal hypertension. Am J Physiol Heart Circ Physiol 282: H2084 - H2090.

[61] Janssens, S. P., A. Shimouchi, T. Quertermous, D. B. Bloch, and K. D. Bloch. 1992. Cloning and expression of a cDNA encoding human endothelium-derived relaxing factor/nitric oxide synthase. J Biol Chem 267: 14519 - 14522.

[62] Reed, J. C. 2008. Bcl-2-family proteins and hematologic malignancies: History and future prospects. Blood 111: 3322 - 3330.

[63] Johnson, G. L., and R. Lapadat. 2002. Mitogen-activated protein kinase pathways mediated by ERK, JNK, and p38 protein kinases. Science 298: 1911 - 1912.

[64] Kadonaga, J. T., K. R. Carner, F. R. Masiarz, and R. Tjian. 1987. Isolation of cDNA encoding transcription factor sp1 and functional analysis of the DNA binding domain. Cell 51: 1079 - 1090.

[65] Kadonaga, J. T., and R. Tjian. 1986. Affinity purification of sequence-specific DNA binding proteins. Proc Natl Acad Sci USA 83: 5889 - 5893.

[66] Kanda, N., H. Seno, Y. Konda et al. 2004. STAT3 is constitutively activated and supports cell survival in association with survivin expression in gastric cancer cells. Oncogene 23: 4921 - 4929.

[67] Karu, T. I. 1989. Photobiology of Low-Power Laser Therapy. Routledge, New York.

[68] Karu, T. I. 1998. The Science of Low-Power Laser Therapy. Gordon and Breach, London.

[69] Karu, T. 1999. Primary and secondary mechanisms of action of visible to near-IR radiation on cells. J Photochem Photobiol B 49: 1 - 17.

[70] Karu, T. I. 2003. Low power laser therapy. In Biomedical Photonics Handbook. V. D. Tuan, editor. CRC Press, Boca Raton, FL, Chapter 48, 1 - 25.

[71] Karu, T. 2007. Ten Lectures on Basic Science of Laser Phototherapy. Prima Books AB, Gr. ngesberg.

[72] Karu, T. I. 2008. Mitochondrial mechanisms of laser phototherapy. In Proceedings of Light-Activated Tissue Regeneration and Therapy Conference, Lecture Notes in Electrical Engineering, Vol. 12. R. Waynant and D. Tata, edi-

tors. Springer, Berlin, xxvii - xxxiv.

[73] Karu, T. I. 2010. Multiple roles of cytochrome c oxidase in mam-malian cells under action of red and IR-A radiation. IUBMB Life 62: 607 - 610.

[74] Karu, T. I., L. V. Pyatibrat, and N. I. Afanasyeva. 2005. Cellular effects of low power laser therapy can be media-ted by nitric oxide. Lasers Surg Med 36: 307 - 314.

[75] Karu, T. I., L. V. Pyatibrat, S. F. Kolyakov, and N. I. Afanasyeva. 2005. Absorption measurements of a cell monolayer relevant to phototherapy: Reduction of cytochrome c oxidase under near IR radiation. J Photochem Photobiol B 81: 98 - 106.

[76] Karu, T. I., L. V. Pyatibrat, and G. S. Kalendo. 2004. Photobiological modulation of cell attachment via cyto-chrome c oxidase. Photochem Photobiol Sci. 3: 211 - 216.

[77] Karu, T., L. Pyatibrat, and G. Kalendo. 1995. Irradiation with He - Ne laser increases ATP level in cells cultivated in vitro. J Photochem Photobiol B 27: 219 - 223.

[78] Karu, T. I., and O. A. Tiphlova. 1987. Effect of irradiation with monochromatic visible light on cAMP content in Chinese hamster fibroblasts. II Nuovo Cimento 9: 1245 - 1251.

[79] Kato, J. Y., M. Matsuoka, K. Polyak, J. Massague, and C. J. Sherr. 1994. Cyclic AMP-induced G1 phase ar-rest mediated by an inhibitor (p27Kip1) of cyclin-dependent kinase 4 activation. Cell 79: 487 - 496.

[80] Kim, L. C., L. Song, and E. B. Haura. 2009. Src kinases as thera-peutic targets for cancer. Nat Rev Clin Oncol 6: 587 - 595.

[81] Kim, T. Y., W. I. Kim, R. E. Smith and E. D. Kay. 2001. Role of p27 (Kip1) in cAMP-and TGF-beta2-mediated antiproliferation in rabbit corneal endothelial cells. Invest Ophthalmol Vis Sci 42: 3142 - 3149.

[82] Kiwamu, T., N. Takeharu, M. Atsushi, and M. Masayuki. 2003. Spatiotemporal activation of caspase revealed by indicator that is insensitive to environmental effects. J Cell Biol 160: 235 - 243.

[83] Kiyosaki, T., N. Mitsui, N. Suzuki, and N. Shimizu. 2010. Low-level laser therapy stimulates mineralization via in-creased runx2 expression and ERK phosphorylation in osteoblasts. Photomed Laser Surg 28: 1.

[84] Krasagakis, K., D. Tholke, B. Farthmann et al. 1998. Elevated plasma levels of transforming growth factor (TGF)-beta1 and TGF-beta2 in patient with disseminated malignant melanoma. Br J Cancer 77: 1492 - 1494.

[85] Krishna, M., and H. Narang. 2008. The complexity of mitogen-activated protein kinases (MAPKs) made simple. Cell Mol Life Sci 65: 3525 - 3544.

[86] Kroemer, G., L. Galluzzi, and C. Brenner. 2007. Mitochondrial membrane permeabilization in cell death. Physiol Rev 87: 99 - 163.

[87] Krueger, E. W., J. D. Orth, H. Cao, and M. A. McNiven. 2003. A dynamin-cortactin-Arp2/3 complex mediates actin reorganization in growth factor-stimulated cells. Mol Biol Cell 14: 1085 - 1096.

[88] Lapchak, P. A., and L. D. Taboada. 2010. Transcranial near infrared laser treatment (NILT) increases cortical a-denosine-5'-triphosphate (ATP) content following embolic strokes in rabbits. Brain Res 1306: 100 - 105.

[89] Lavi, R., A. Shainberg, H. Friedmann et al. 2003. Low energy visible light induces reactive oxygen species genera-tion and stimulates an increase of intracellular calcium concentration in cardiac cells. J Biol Chem 278: 40917 - 40922.

[90] Leppanen, V. M., A. E. Prota, M. Jeltsch et al. 2010. Structural determinants of growth factor binding and speci-ficity by VEGF receptor 2. Proc Natl Acad Sci USA 107: 2425 - 2430.

[91] Levy, D. E., and C. Lee. 2002. What does Stat3 do? J Clin Invest 109: 1143 - 1148.

[92] Li, D. Q., S. B. Pakala, S. D. Reddy et al. 2011. Bidirectional autoregulatory mechanism of metastasis-associated protein 1-alternative reading frame pathway in oncogenesis. Proc Natl Acad Sci USA 108: 8791 - 8796.

[93] Li, S. L., N. Cougnon, L. Bresson-Bépoldin, S. J. Zhao, and W. Schlegel. 1996. c-fos mRNA and FOS protein expression is induced by Ca^{2+} influx in GH3B6 pituitary cells. J Mol Endocrinol 16: 229 - 238.

[94] Liang, H. L., H. T. Whelan, J. T. Eells et al. 2006. Photobiomodulation partially rescues visual cortical neurons from cyanide-induced apoptosis. Neuroscience 139: 639 - 649.

[95] Liesa, M., M. Palacin, and A. Zorzano. 2009. Mitochondrial dynamics in mammalian health and disease. Physiol Rev 89: 799 - 845.

[96] Lim, W. B., J. H. Kim, E. B. Gook et al. 2009. Inhibition of mitochondria-dependent apoptosis by 635 nm irradiation in sodium nitroprusside-treated SH-SY5Y cells. Free Radical Bio Med 47: 850 – 857.

[97] Ling, L., C. Dombrowski, K. M. Foong et al. 2010. Synergism between Wnt3a and heparin enhances osteogenesis via a phosphoinositide 3-kinase/Akt/RUNX2 pathway. J Biol Chem 285: 26233 – 26244.

[98] Loyer, P., S. Cariou, D. Glaise et al. 1996. Growth factor dependence of progression through G1 and S phases of adult rat hepatocytes in vitro. J Biol Chem 271: 11484 – 11492.

[99] Maiya, G. A., P. Kumar, and L. Rao. 2005. Effect of low intensity helium-neon (He – Ne) laser irradiation on diabetic wound healing dynamics. Photomed Laser Surg 23: 187 – 90.

[100] Massagué, J. 2004. G1 cell-cycle control and cancer. Nature 432: 298 – 306.

[101] Masuda, M., M. Suzui, R. Yasumatu et al. 2002. Constitutive activation of signal transducers and activators of transcription 3 correlates with cyclin D1 overexpression and may provide a novel prognostic marker in head and neck squamous cell carcinoma. Cancer Res 62: 3351 – 3355.

[102] Matallanas, D., D. Romano, K. Yee et al. 2007. RASSF1A elicits apoptosis through an MST2 pathway directing proapoptotic transcription by the p73 tumor suppressor protein. Mol Cell 27: 962 – 975.

[103] Matte, S., M. P. Colombo, C. Melani et al. 1994. Expression of cytokine/growth factors and their receptors in human melanoma and melanocytes. Int J Cancer 56: 853 – 857.

[104] Maturana, A., G. V. Haasteren, I. Piuz et al. 2002. Spontaneous calcium oscillations control c-fos transcription via the serum response element in neuroendocrine cells. J Biol Chem 277: 39713 – 39721.

[105] Mesri, M., N. R. Wall, J. Li, R. W. Kim, and D. C. Altieri. 2001. Cancer gene therapy using a survivin mutant adenovirus. J Clin Invest 108: 981 – 990.

[106] Mester, E., G. Lunday, M. Sellyei, and G. Gyenes. 1968. Untersuchungen üeber die hemmende bzw. foerdernde Wirkung der Laserstrahlen. Arch Klin Chir 322: 1022.

[107] Mester, E., T. Spiry, B. Szende, and J. G. Tota. 1971. Effects of laser rays on wound healing. Am J Surg 22: 532 – 535.

[108] Miyashita, T., S. Krajewski, M. Krajewska et al. 1994. Tumorsuppressor p53 is a regulator of Bcl-2 and BAX geneexpression invitro and invivo. Oncogene 9: 1799 – 1805.

[109] Miyata, H., T. Genma, M. Ohshima et al. 2006. Mitogen-activated protein kinase/extracellular signal-regulated protein kinase activation of cultured human dental pulp cells by low-power gallium-aluminium-arsenic laser irradiation. Int Endod J 39: 238 – 244.

[110] Murayama, H., K. Sadakane, B. Yamanoha, and S. Kogure. 2012. Low-power 808 nm laser irradiation inhibits cell proliferation of a human-derived glioblastoma cell line in vitro. Lasers Med Sci 27: 87 – 93.

[111] Newton, A. C. 2009. Lipid activation of protein kinases. J Lipid Res 50: S266 – S271.

[112] Nurse, P. 1994. Ordering S phase and M phase in the cell cycle. Cell 79: 547 – 550.

[113] O'Connor, D. S., D. Grossman, and J. Plescia. 2000. Regulation of apoptosis at cell division by p34cdc2 phosphorylation of surviving. Proc Natl Acad Sci USA 97: 13103 – 1317.

[114] Pastore, D., M. Greco, and S. Passarella. 2000. The specific helium-neon laser sensitivity of the purified cytochrome c oxidase. Int J Rad Biol 76: 863 – 870.

[115] Patel, R. P., J. McAndrew, H. Sellak et al. 1999. Biological aspects of reactive nitrogen species. Biochim Biophys Acta 1411: 385 – 400.

[116] Pearson, G., F. Robinson, T. B. Gibson et al. 2001. Mitogen-activated protein (MAP) kinase pathways: Regulation and physiological functions. Endocr Rev 22: 153 – 183.

[117] Peng, F., H. Wu, Y. Zheng, X. Xu, and J. Yu. 2012. The effect of noncoherent red light irradiation on proliferation and osteogenic differentiation of bone marrow mesenchymal stem cells. Lasers Med Sci 27: 645 – 653.

[118] Pomerance, M., H. B. Abdullah, C. Kamerji, C. Corrèze, and J. P. Blondeau. 2000. Thyroid-stimulating hormone and cyclic AMP activate p38 mitogen-activated protein kinase cascade. J Biol Chem 275: 40539 – 40546.

[119] Posten, W., D. A. Wrone, J. S. Dover et al. 2005. Low-level laser therapy for wound healing: Mechanism and efficacy. Dermatol Surg 31: 334 – 340.

[120] Puri, P. L., Z. Wu, P. Zhang et al. 2000. Induction of terminal differentiation by constitutive activation of p38 MAP kinase in human rhabdomyosarcoma cells. Genes Dev 14: 574 – 584.

[121] Rao, S., J. Gray-Bablin, T. W. Herliczek, and K. Keyomarsi. 1999. The biphasic induction of p21 and p27 in breast cancer cells by modulators of cAMP is posttranscriptionally regulated and independent of the PKA pathway. Exp Cell Res 252: 211 – 223.

[122] Reed, J. C. 2008. Bcl-2-family proteins and hematologic malignancies: History and future prospects. Blood 111: 3322 – 3330.

[123] Rui, H. L., Y. Y. Wang, H. Cheng, and Y. P. Chen. 2012. JNK-dependent AP-1 activation is required for aristolochic acid-induced TGF-β1 synthesis in human renal proximal epithelial cells. Am J Physiol Renal Physiol 302: F1569 – F1575.

[124] Santiago, F. S., H. Ishii, S. Shafi et al. 2007. Yin Yang-1 inhibits vascular smooth muscle cell growth and intimal thickening by repressing p21WAF1/Cip1 transcription and p21WAF1/Cip1-Cdk4-cyclin D1 assembly. Circ Res 101: 146 – 155.

[125] Saygun, I., N. Nizam, A. U. Ural et al. 2012. Low-level laser irra-diation affects the release of basic fibroblast growth factor (bFGF), insulin-like growth factor-I (IGF-I), and receptor of IGF-I (IGFBP3) from osteoblasts. Photomed Laser Surg 30: 149 – 154.

[126] Schadendorf, D., A. Moller, B. Algermissen, M. Worm, M. Sticherling, and B. M. Czarbetzki. 1993. IL-8 produced by human malignant melanoma cells in vitro is an essential autocrine growth factor. J Immunol 151: 2667 – 2675.

[127] Schafer, G., T. Cramer, G. Suske et al. 2003. Oxidative stress regulates vascular endothelial growth factor-A gene transcription through Sp1-and Sp3-dependent activation of two proximal GC-rich promoter elements. J Biol Chem 278: 8190 – 8198.

[128] Shefer, G., I. Barash, U. Oron, and O. Halevy. 2003. Low-energy laser irradiation enhances de novo protein synthesis via its effects on translation-regulatory proteins in skeletal muscle myoblasts. Biochim Biophys Acta 1593: 131 – 139.

[129] Shefer, G., U. Oron, A. Irintchev, A. Wernig, and O. Halevy. 2001. Skeletal muscle cell activation by low-energy laser irradiation: A role for the MAPK/ERK pathway. J Cell Physiol 187: 73 – 80.

[130] Shefer, G., T. A. Partridge, L. Heslop et al. 2002. Low-energy laser irradiation promotes the survival and cell cycle entry of skeletal muscle satellite cells. J Cell Sci 115: 1461 – 1469.

[131] Sherr, C. J. 2001. The INK4a/ARF network in tumour suppression. Nat Rev Mol Cell Biol 2: 731 – 737.

[132] Silveira, P. C. L., L. A. da Silva, D. B. Fraga et al. 2009. Evaluation of mitochondrial respiratory chain activity in muscle healing by low-level laser therapy. J Photochem Photobiol B 95: 89 – 92.

[133] Simoncini, T., A. Hafezi-Moghadam, D. P. Brazil et al. 2000. Interaction of oestrogen receptor with the regulatory subunit of phosphatidylinositol-3-OH kinase. Nature 407: 538 – 541.

[134] Sommer, A. P., J. Bieschke, R. P. Friedrich et al. 2012. 670 nm laser light and EGCG complementarily reduce amyloid-β aggregates in human neuroblastoma cells: Basis for treatment of Alzheimer's disease? Photomed Laser Surg 30: 54 – 60.

[135] Soneja, A., M. Drews, and T. Malinski. 2005. Role of nitric oxide, nitroxidative and oxidative stress in wound healing. Pharmacol Rep 57: 108 – 191.

[136] Starzec, A. B., E. Spanakis, A. Nehme et al. 1994. Proliferative responses of epithelial cells to 8-bromo-cyclic AMP and to a phorbol ester change during breast pathogenesis. J Cell Physiol 161: 31 – 38.

[137] Strano, S., O. Monti, N. Pediconi et al. 2005. The transcriptional coactivator yes-associated protein drives p73 gene-target specificity in response to DNA damage. Mol Cell 18: 447 – 459.

[138] Sun, X., S. Wu, and D. Xing. 2010. The reactive oxygen species-Src-Stat3 pathway provokes negative feedback inhibition of apoptosis induced by high-fluence low-power laser irradiation. FEBS J 277: 4789 – 4802.

[139] Szabo, C., H. Ischiropoulos, and R. Radi. 2007. Peroxynitrite: Biochemistry, pathophysiology and development of therapeutics. Nat Rev Drug Discov 6: 662 – 680.

［140］ Tafur, J., and P. J. Mills. 2008. Low-intensity light therapy: Exploring the role of redox mechanisms. Photomed Laser Surg 26: 321 - 326.

［141］ Taniguchi, D., P. Dai, T. Hojo et al. 2009. Low-energy laser irradiation promotes synovial fibroblast proliferation by modulating p15 subcellular localization. Lasers Surg Med 241: 232 - 239.

［142］ Tata, D. B., and R. W. Waynant. 2011. Laser therapy: A review of its mechanism of action and potential medical applications. Laser Photonics Rev 5: 1 - 12.

［143］ Virag, L., E. Szabo, P. Gergely, and C. Szabo. 2003. Peroxynitrite-induced cytotoxicity: Mechanism and opportunities for intervention. Toxicol Lett 140-1: 113 - 124.

［144］ Wall, N. R., D. S. O'Connor, and J. Plescia. 2003. Suppression of survivin phosphorylation on Thr34 by flavopiridol enhances tumor cell apoptosis. Cancer Res 63: 230 - 235.

［145］ Wang, F., T. S. Chen, D. Xing, J. J. Wang, and Y. X. Wu. 2005a. Measuring dynamics of caspase-3 activity in living cells using FRET technique during apoptosis induced by high fluence low-power laser irradiation. Lasers Surg Med 36: 2 - 7.

［146］ Wang, J. M., J. R. Chao, W. Chen et al. 1999. The antiapoptotic gene mcl-1 is up-regulated by the phosphatidylinositol 3-kinase/Akt signaling pathway through a transcription factor complex containing CREB. Mol Cell Biol 19: 6195 - 2066.

［147］ Wang, Y. X., E. L. Botvinick, Y. H. Zhao et al. 2005b. Visualizing the mechanical activation of Src. Nature 434: 1040 - 1045.

［148］ Wu, S., D. Xing, X. Gao, and W. R. Chen. 2009. High fluence low-power laser irradiation induces mitochondrial permeability transition mediated by reactive oxygen species. J Cell Physiol 218: 603 - 611.

［149］ Wu, S., D. Xing, F. Wang, T. Chen, and W. R. Chen. 2007. Mechanistic study of apoptosis induced by high-fluence low-power laser irradiation using fluorescence imaging techniques. J Biomed Opt 12: 064015.

［150］ Wu, S., F. Zhou, Z. Zhang, and D. Xing. 2011. Mitochondrial oxidative stress causes mitochondrial fragmentation via differential modulation of mitochondrial fission-fusion proteins. FEBS J 278: 941 - 954.

［151］ Yamamoto, M., K. Tamura, K. Hiratsuka, and Y. Abiko. 2001. Stimulation of MCM3 gene expression in osteoblast by low level laser irradiation. Lasers Med Sci 16: 213 - 217.

［152］ Yamaura, M., J. Mitsushita, and S. Furuta. 2009. NADPH oxidase 4 contributes to transformation phenotype of melanoma cells by regulating G2-M cell cycle progression. Cancer Res 69: 2647 - 2654.

［153］ Yazdani, S. O., A. F. Golestaneh, A. Shafiee et al. 2012. Effects of low level laser therapy on proliferation and neurotrophic factor gene expression of human Schwann cells in vitro. J. Photochem Photobiol B 107: 9 - 13.

［154］ Yip, K. K., S. C. Lo, M. C. Leung et al. 2011. The effect of low-energy laser irradiation on apoptotic factors following experimentally induced transient cerebral ischemia. Neuroscience 190: 301 - 306.

［155］ Youle, R. J., and A. Strasser. 2008. The BCL-2 protein family: Opposing activities that mediate cell death. Nat Rev Mol Cell Biol 9: 47 - 59.

［156］ Yu, H. S., K. L. Chang, C. L. Yu et al. 1996. Low-energy heliumneon laser irradiation stimulates interleukin-1 alpha and interleukin-8 release from cultured human keratinocytes. J Invest Dermatol 107: 593 - 596.

［157］ Yu, H., and R. Jove. 2004. The STATs of cancer-new molecular targets come of age. Nat Rev Cancer 4: 97 - 105.

［158］ Yu, H. S., C. S. Wu, C. L. Yu, Y. H. Kao, and M. H. Chiou. 2003. Helium-neon laser irradiation stimulates migration and proliferation in melanocytes and induces repigmentation in segmental-type vitiligo. J Invest Dermatol 120: 56 - 64.

［159］ Zetser, A., E. Gredinger, and E. Bengal. 1999. p38 mitogen-activated protein kinase pathway promotes skeletal muscle differentiation. J Biol Chem 274: 5193 - 5200.

［160］ Zhang, C. P., T. L. Hao, P. Chen et al. 2011. Effect of low level laser irradiation on the proliferation of myoblasts—The skeletal muscle precursor cells: An experimental in vitro study. Laser Phys 21: 2122 - 21227.

［161］ Zhang, H., S. Wu, and D. Xing. 2011. YAP accelerates $A\beta_{25-35}$-induced apoptosis through upregulation of Bax expression by interaction with p73. Apoptosis 16: 808 - 821.

［162］ Zhang, H., S. Wu, and D. Xing. 2012. Inhibition of $A\beta_{25-35}$-induced cell apoptosis by low-power laser irradiation

(LPLI) through promoting Akt-dependent YAP cytoplasmic translocation. Cell Signal 24: 224 – 232.

[163] Zhang, J., D. Xing, and X. Gao. 2008. Low-power laser irradiation activates Src tyrosine kinase through reactive oxygen species-mediated signaling pathway. J Cell Physiol 217: 518 – 528.

[164] Zhang, L., D. Xing, X. Gao, and S. Wu. 2009. Low-power laser irradiation promotes cell proliferation by activating PI3K/Akt pathway. J Cell Physiol 219: 553 – 562.

[165] Zhang, L., D. Xing, D. Zhu, and Q. Chen. 2008. Low-power laser irradiation inhibiting Aβ_{25-35}-induced PC12 cell apoptosis via PKC activation. Cell Physiol Biochem 22: 215 – 222.

[166] Zhang, L., Y. Zhang, and D. Xing. 2010. LPLI inhibits apoptosis upstream of Bax translocation via a GSK-3β-inactivation mechanism. J Cell Physiol 224: 218 – 228.

[167] Zungu, I. L., E. D. Hawkins, and H. Abrahamse. 2009. Mitochondrial responses of normal and injured human skin fibroblasts following low level laser irradiation—An in vitro study. Photochem Photobiol 85: 987 – 996.

48 低能量激光疗法的照射参数、剂量反应和设备

本章节综述了低能量激光疗法（LLLT）的照射参数、剂量效应、治疗间隔时间和治疗设备。

48.1 引 言

为提高低能量激光疗法的有效性，各种照射参数（波长、通量、功率、辐照强度、脉冲参数以及一些参数包括相干和偏振）需要设置在一定范围内，并采用适当的作用时间（一般是几秒或者几分钟）。一般情况下 LLLT 需要治疗数次（1～10 个疗程），间隔时间从每周 2 次到每天 2 次不等。

48.2 照射参数

错误的照射参数或照射时间，将会影响 LLLT 的疗效。如果照射剂量过低或者时间过短，疗效不显著；相反，如果照射剂量过高或者治疗时间过长，也会影响疗效甚至出现抑制反应（Huan 等，2009，2011）。但是，许多研究者并没有精确描述甚至完全未提及这些照射参数。这是因为研究者们对照射参数的重要性认识不足，同时照射参数的测量需要昂贵的设备以及经过专业培训的工程师/物理学专家操作（Jenkins，Carroll，2011）。这些参数列于表 48.1 中。

表 48.1 LLLT 的照射参数

照射参数	计量单位	
波长	nm	光由一系列具有波的特性的电磁能量波组成。波长用纳米表示，在 400～750 nm 范围内为可见光（du Nouy，1921；Graham，Hartline，1935；Hecht，Williams，1922；Kolb，Fernandez 和 Nelson，1995）；750～1500 nm 的近红外光是不可见的。生色团的结构及其氧化还原状态决定了哪些波长会被吸收（Karu 等，2008）。LLLT 设备发出的光通常在 600～1000 nm 范围内，因该范围内的细胞色素 c 氧化酶有很多吸收峰（Karu，2010；Sommer 等，2001），大量临床试验证明该范围的光穿透组织能力强（虽然不在 700～750 nm 范围内）（Liang 等，2008）。但是，光照波长＞900 nm 的 LLLT 应用仍有争议，因该波段的光很可能被水而不是细胞色素 c 氧化酶吸收。但这些波长确实能刺激 ATP 产生（Benedicenti 等，2008），并被用于临床治疗（Bjordal 等，2008；Gur 等，2004）。其机制似乎与 CCO 的激发无关，可能的原因是，在磷脂双分子层水的吸收可能会导致分子振动并足以扰乱离子通道和改变细胞的功能。如果需要深度穿透（＞1～5 cm），那么 690～850 nm 范围内是穿透的最佳波长范围（Smith，1991）。
功率	W	峰值和平均值。
照射面积	cm^2	计算辐照度需要知道照射面积，但后者存在难以测量和多种错误报告等问题（Jenkins，Carroll，2011）。其原因在于，多数研究人员不了解二极管发出的激光光束通常不是圆形（通常更像椭圆形），光束中心区域较为明亮而向边缘逐渐减弱（呈高斯分布），因此在报告光束面积时常常出现错误。例如，研究者认为激光设备孔径决定光束尺寸。而正确计算的方法是，用光束分析仪测量并记录 1/e^2 光束面积（Dickey，Holswade，2000）。这项工作应该由激光工程师/物理学家负责，而非医生/治疗师。

续表

照射参数	计量单位	
辐照度	W/cm²	常被称为功率密度（从技术角度来说是不正确的），辐照度是单位光照面积上的功率（W/cm²）。这一参数也因光束面积难以测量常被误报，（Dickey，Holswade，2000；Jenkins，Carroll，2011）。假设以往文献中参数可信，那么需要多大的功率密度？在严谨地测量了功率密度后，研究表明在靶组织深度 5～55 mW/cm² 范围内的光照对组织有明确的修复和抗炎作用（Castano 等，2007；Lanzafame 等，2007；Oron 等，2001）。光照的镇痛作用则不同，相关实验室研究综述证明，抑制 C 纤维和 A-δ 纤维神经传导需要更高的辐照度，在 300～1730 mW/cm² 之间（Chow 等，2011）。
脉冲模式	峰值功率（W）、脉冲频率（Hz）、脉冲宽度（秒）、占空比（%）	如果是脉冲激光，主要参数是平均功率，计算方法如下：峰值功率（W）×脉冲宽度（秒）×脉冲频率（Hz）＝平均功率（W）。有一篇综述（Hashmi 等，2010）认为，脉冲激光的 LLLT 效果可能明显好于连续激光（CW）；然而，最适频率和脉冲持续时间（或脉冲间隔）未知。已证实，脉冲频率超过 100 Hz 的光照与 CW 光照（非脉冲）效果无明显区别，并且超低频率光照（大约 10 Hz）可能更有效地减少氧化应激或促进组织再生。目前尚不清楚是否与频率、脉冲长度或脉冲间隔有关。许多激光器只产生连续激光，少数激光器可产生固定脉冲宽度和固定脉冲频率的激光。更常见的激光器是具有固定占空比的可变脉冲光，例如，具有 50% 占空比的 10 Hz 脉冲、1/10×0.5＝0.05 秒（50 毫秒）的脉冲宽度和 50 毫秒脉冲间隔。如果脉冲频率增加而平均功率保持恒定，则 100 mW 的峰值功率的激光将提供 50 mW 平均功率。其他占空比有时也会使用，例如，90：10 即 90% 的占空比情况下，100 mW 的峰值功率激光将提供 90 mW 的平均水平。另一种常见的格式是固定脉冲宽度和可变脉冲频率，这一情况下改变脉冲频率会影响平均功率。例如，如果脉冲是 1 毫秒、频率为 10 Hz，则有 10 个脉冲宽度为 1 毫秒。如果峰值功率为 100 mW，则平均功率将是 0.1 W×1 毫秒×10 Hz＝ 1 mW 的平均功率。如果脉冲频率增加至 20 Hz，平均功率将增加到 2 mW。由于 LLLT 激光器具有高峰值功率（在 1～100 W 范围内），且固定脉冲宽度非常窄（通常为 200 微秒），但平均功率通常限制在 10～100 mW。超脉冲激光器通常是 904/905 nm 的设备。
相干性	相干长度取决于光谱带宽	已推测相干光产生的激光散斑已应用在光与细胞和亚细胞器结构的相互作用中起到了作用。光斑大小与线粒体等细胞器的尺寸相近，而这些斑产生的强度梯度可能有助于改善临床效果，尤其是对于辐照度低的深部组织。迄今尚未发表任何确定性试验来证实或驳斥这一说法（Corazza 等，2007；Zalevsky，Belkin，2011）。
偏振	线性偏振或者圆偏振	与其他方面相同的非偏振光相比，偏振光可能产生不同的效果（甚至 90° 旋转的偏振光）。已知偏振光在如组织之类的高散射介质中将会迅速变得杂乱（可能仅几百微米距离）。然而，对于诸如胶原蛋白的双折射蛋白质结构，平面偏振光的透射将取决于取向。有些学者已证明，偏振光对治疗伤口愈合和烧伤有效（Durovic 等，2008；Iordanou 等，2002；Karadag 等，2007；Oliveira 等，2010）。

注：ATP，三磷酸腺苷；CC，收敛紧耦合；CW，连续波。

48.3　剂量参数与剂量效应

LLLT 不但需要合适的照射参数，还要有充足的照射时间。如果照射参数或时间不正确，将会影响疗效。照射剂量是指能量或能量密度。能量和能量密度是不同的照射参数，它们在表示剂量时都有可能出现错误的方式。表 48.2 列出了这些照射剂量的计算公式并讨论了其局限性。

表 48.2　　　　　　　　　　　　　　　　　剂量参数（时间、能量、积分通量）

剂量参数	计量单位	
能量（焦耳）	J	计算公式为功率（W）×时间（秒）=能量（J）。 　　用能量表示剂量不准确，因为它假定功率与时间呈反比且不考虑辐照度。如果在跟腱损伤的两个点上进行 100 mW 的激光照射 80 秒，则每点输送 8 J 的激光。这不等同于激光辐照度（见表 48.1），辐照度过高可能会导致治疗失败。系统综述认为治疗浅表肌腱损伤应使用小于 100 mW/cm² 的光辐照度（Bjordal 等，2008；Tumilty 等，2010）。但以往研究者未能详细报告辐照度，治疗效果难以复制。第二个问题是剂量转换。采用相同的能量治疗，如以两倍的功率和减半的时间照射，但其治疗结果可能不同（Lanzafame 等，2007；Schindl，Rosado-Schlosser，Trautinger，2001）。为复制治疗成功案例，理想情况下应使用相同功率、光束面积和时间。使用大剂量激光并减少治疗时间并不可取。
积分通量（能量密度）	J/cm²	计算公式为功率（W）×时间（秒）/照射面积=能量密度（J/cm²） 　　用能量密度表达剂量也不可靠，因为它假定功率、时间和辐照度呈反比。同样不存在依赖关系。采用相同的能量治疗，如以两倍的功率和减半的时间照射，但其治疗结果可能不同（Lanzafame 等，2007；Schindl，Rosado-Schlosser，Trautinger，2001）。如果照射面积减半，为保证相同辐照度会导致施加的能量减半且未覆盖整个治疗区域。为确保理想的治疗效果，应采用与理想值相同的能量、照射面积和治疗时间。使用大剂量激光并减少治疗时间并不可取。
照射时间	秒	由于缺乏如上所述的依赖关系，记录和描述 LLLT 的最安全方式是定义辐射参数，然后确定照射时间，而不是单纯依赖于能量和能量密度。治疗时间在几秒钟到数分钟不等，但多数为 30～150 秒内（Bjordal 等，2008，2011；Chow 等，2009）。
治疗间隔	小时、日、周	不同治疗间隔的影响尚未被充分研究，但已有充足证据表明这是一个重要的参数（Brondon，Stadler，Lanzafame，2005；Lanzafame 等，2007）。除部分急性损伤的早期治疗外，通常需要每周进行两次或更多次的 LLLT 治疗，并持续数周才能达到临床疗效（Bjordal 等，2003）。

48.4　剂量效应与剂量有效率

多项研究表明，照射能量不足会导致 LLLT 效果欠佳，照射能量过大则可能产生抑制效应，LLLT 效率还取决于功率密度（Huang 等，2009，2011）（这些现象的机制在第 5 章有讨论）。一般情况，功率密度在 10～100 mW/cm² 范围内，照射时间在 30～150 秒范围内可有效刺激组织修复并减轻在浅表肌腱病变、关节疼痛和创伤中的炎症反应。世界激光治疗协会网站（www.walt.nu）持续更新肌腱和关节疾病治疗指南。皮肤表面疾病的功率密度远大于深部组织如下背部疼痛，这是由于光在组织中有很高的散射率并被多种组织吸收，能到达皮肤以下 5cm 深度组织的光照仅皮肤表面的 0.1%。有时我们还需要 LLLT 对组织的抑制效应，如镇痛。实验证实，至少 300mW/cm² 的功率密度作用于神经才能够减慢神经传导速度并降低 A-δ 和 C 纤维中 A-δ 和 C 纤维的振幅（Chow 等，2011）。

48.5　设　备

LLLT 设备价格从 100～100000 美元不等，功率从 1 mW 到 10 W 不等，激光发射装置从数个激光发射器或发光二极管（LEDs）到数百个发光单不等，后者可从 12000 cm² 的面积中发射 150 W 的光照治疗整个人体。大多数照光设备为手持式，由医生、治疗师或护士来使用，少数设备置于支架上，可将光照射到病人身上（图 48.1）。

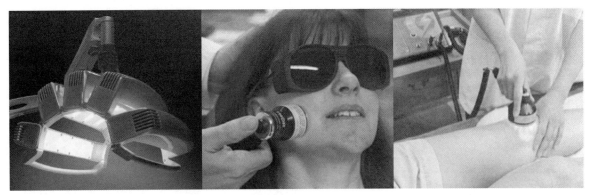

图 48.1 LLLT 设备

这些设备主要发射红光或近红外光，但也可发射其他可见光和长红外光（表 48.1）。仪器包括激光发射器和 LEDs，或者两者混合使用，还有广谱偏振光灯（400~2000 nm）。

这些价格相差甚远的设备让购买者难以选择，建议如下：

（1）向制造商索取本国设备管理许可证书的复印件［如美国食品药品监督管理局（FDA），欧洲 CE，澳大利亚治疗用品管理局（TGA），加拿大的 Health Canada］并询问核准设备使用的适应证。

（2）波长、功率、功率密度和脉冲的选择，主要依据是治疗何种疾病。首先查看世界激光治疗协会网，核对是否发行了相关疾病的最新治疗指南。撰写本文时，已发布肌腱及关节炎的相关指南。

（3）伤口一般采用大型 LED 点阵列发射红光治疗，但是肌肉骨骼等深部解剖位置的疾病需要更强的近红外光（780~905 nm）来消除疼痛触发点以达到深部解剖位置，如下背部疼痛（腰痛）治疗。

（4）牙科应用需要高温高压消毒或者灭菌的口内光纤，有些治疗需要便携性设备，神经再生设备需要能持续工作数小时并能自动冷却。用于脑损伤、中风和阿尔茨海默病的治疗设备需要能精确作用于头部，因其剂量测定复杂、过度治疗可能产生严重不良后果。

（5）网络及经销商常传达一些无知、夸张甚至错误信息，声称治疗可通过特殊衣物、手环等方式来吸引众多购买 LLLT 的新手。购买前（昂贵但物有所值）要货比三家、参加会议、多做比较。

参考文献

［1］Benedicenti, S., I. M. Pepe, F. Angiero, and A. Benedicenti. 2008. Intracellular ATP level increases in lymphocytes irradiated with infrared laser light of wavelength 904 nm. Photomed Laser Surg 26 (5): 451 - 453.

［2］Bjordal, J. M., R. J. Bensadoun, J. Tunèr et al. 2011. A systematic review with meta-analysis of the effect of low-level laser therapy (LLLT) in cancer therapy-induced oral mucositis. Support Care Cancer 19 (8): 1969 - 1977.

［3］Bjordal, J. M., C. Couppé, R. T. Chow, J. Tunér, and E. A. Ljunggren. 2003. A systematic review of low level laser therapy with location-specific doses for pain from chronic joint disorders. Aust J Physiother 49 (2): 107 - 116.

［4］Bjordal, J. M., R. A. Lopes-Martins, J. Joensen et al. 2008. A systematic review with procedural assessments and meta-analysis of low level laser therapy in lateral elbow tendinopathy (tennis elbow). BMC Musculoskelet Disord 9: 75.

［5］Brondon, P., I. Stadler, and R. J. Lanzafame. 2005. A study of the effects of phototherapy dose interval on photobiomodulation of cell cultures. Laser Surg Med 36 (5): 409 - 413.

［6］Castano, A. P., T. Dai, I. Yaroslavsky et al. 2007. Low-level laser therapy for zymosan-induced arthritis in rats: Importance of illumination time. Laser Surg Med 39 (6): 543 - 550.

［7］Chow, R., P. Armati, E. L. Laakso, J. M. Bjordal, and G. D. Baxter. 2011. Inhibitory effects of laser irradiation on peripheral mammalian nerves and relevance to analgesic effects: A systematic review. Photomed Laser Surg 29 (6): 365 - 381.

［8］Chow, R. T., M. I. Johnson, R. A. Lopes-Martins, and J. M. Bjordal. 2009. Efficacy of low-level laser therapy in the management of neck pain: A systematic review and meta-analysis of randomised placebo or active-treatment controlled trials. Lancet 374 (9705): 897 – 908.

[9] Corazza, A. V., J. Jorge, C. Kurachi, V. S. Bagnato. 2007. Photobiomodulation on the angiogenesis of skin wounds in rats using different light sources. Photomed Laser Surg 25 (2): 102 – 106.

[10] Dickey, F. M. and S. C. Holswade, editors. 2000. Laser Beam Shaping: Theory and Techniques. Marcel Dekker, New York.

[11] du Nouy, P. L. 1921. Energy and vision. J Gen Physiol 3 (6): 743 – 764.

[12] Durovic, A., D. Mari., Z. Brdareski, M. Jevti., and S. Durdevi.. 2008. The effects of polarized light therapy in pressure ulcer healing. Vojnosanit Pregl 65 (12): 906 – 912.

[13] Graham, C. H., and H. K. Hartline. 1935. The response of single visual sense cells to lights of different wave lengths. J Gen Physiol 18 (6): 917 – 931.

[14] Gur, A., A. J. Sarac, R. Cevik, O. Altindag, and S. Sarac. 2004. Efficacy of 904 nm gallium arsenide low level laser therapy in the management of chronic myofascial pain in the neck: A double-blind and randomize-controlled trial. Laser Surg Med 35 (3): 229 – 235.

[15] Hashmi, J. T., Y.-Y. Huang, S. K. Sharma et al. 2010. Effect of pulsing in low-level light therapy. Laser Surg Med 42 (6): 450 – 466.

[16] Hecht, S., and R. E. Williams. 1922. The visibility of monochromatic radiation and the absorption spectrum of visual purple. J Gen Physiol 5 (1): 1 – 33.

[17] Huang, Y.-Y., A. C.-H. Chen, J. D. Caroll, and M. R. Hamblin. 2009. Biphasic dose response in low level light therapy. Dose-Response 7: 358 – 383.

[18] Huang, Y. Y., S. K. Sharma, J. Caroll, and M. R. Hamblin. 2011. Biphasic dose response in low level light therapy—An update. Dose-Response 9 (4): 602 – 618.

[19] Iordanou, P., G. Baltopoulos, M. Giannakopoulou, P. Bellou, and E. Ktenas. 2002. Effect of polarized light in the healing process of pressure ulcers. Int J Nurs Pract 8 (1): 49 – 55.

[20] Jenkins, P. A., and J. D. Carroll. 2011. How to report low-level laser therapy (LLLT)/photomedicine dose and beam parameters in clinical and laboratory studies. Photomed Laser Surg 29 (12): 785 – 787.

[21] Karadag, C. A., M. Birtane, A. C. Aygit, K. Uzunca, and L. Doganay. 2007. The efficacy of linear polarized polychromatic light on burn wound healing: An experimental study on rats. J Burn Care Res 28 (2): 291 – 298.

[22] Karu, T. I. 2010. Multiple roles of cytochrome c oxidase in mam-malian cells under action of red and IR—A radiation. IUBMB Life 62 (8): 607 – 610.

[23] Karu, T. I., L. V. Pyatibrat, S. F. Kolyakov, and N. I. Afanasyeva. 2008. Absorption measurements of cell monolayers relevant to mechanisms of laser phototherapy: Reduction or oxidation of cytochrome c oxidase under laser radiation at 632.8 nm. Photomed Laser Surg 26 (6): 593 – 599.

[24] Kolb, H., E. Fernandez, and R. Nelson, editors. 1995. The Organization of the Retina and Visual System. University of Utah Health Sciences Center, Salt Lake City, UT.

[25] Lanzafame, R. J., I. Stadler, A. F. Kurtz et al. 2007. Reciprocity of exposure time and irradiance on energy density during photoradiation on wound healing in a murine pressure ulcer model. Laser Surg Med 39 (6): 534 – 542.

[26] Liang, H. L., H. T. Whelan, J. T. Eells, and M. T. Wong-Riley. 2008. Near-infrared light via light-emitting diode treatment is therapeutic against rotenone- and 1-methyl-4-phenylpyridinium ion-induced neurotoxicity. Neuroscience 153 (4): 963 – 974.

[27] Oliveira, P. C., A. L. Pinheiro, J. A. Reis Jr. et al. 2010. Polarized light (lambda 400 – 2000 nm) on third-degree burns in diabetic rats: Immunohistochemical study. Photomed Laser Surg 28 (5): 613 – 619.

[28] Oron, U., T. Yaakobi, A. Oron et al. 2001. Attenuation of infarct size in rats and dogs after myocardial infarction by low-energy laser irradiation. Laser Surg Med 28 (3): 204 – 211.

[29] Schindl, A., B. Rosado-Schlosser, and F. Trautinger. 2001. Reciprocity regulation in photobiology. An overview (in German). Hautarzt 52 (9): 779 – 785.

[30] Smith, K. 1991. The photobiological basis of low level laser radiation therapy. Laser Therapy 3: 19 – 24.

[31] Sommer, A. P., A. L. Pinheiro, A. R. Mester, R. P. Franke, and H. T. Whelan. 2001. Biostimulatory windows in low-intensity laser activation: Lasers, scanners, and NASA's light-emitting diode array system. J Clin Laser Med Surg 19 (1): 29 - 33.

[32] Tumilty, S., J. Munn, S. McDonough et al. 2010. Low level laser treatment of tendinopathy: A systematic review with meta-analysis. Photomed Laser Surg 28 (1): 3 - 16.

[33] Zalevsky, Z., and M. Belkin. 2011. Coherence and speckle in photomedicine and photobiology. Photomed Laser Surg 29 (10): 655 - 656.

49　低能量激光疗法：肿瘤治疗引起的黏膜炎管理的新范例

49.1　引　言

对于接受癌症治疗的病人，放疗和/或化疗显著的口腔毒性可能会导致病人丧失信心和生活质量下降（Bensadoun 等，2001；Elting 等，2003；Sonis 等，2004）。此外，口腔毒性的存在使得肿瘤的治疗方案（剂量强度）常需要调整，而这会降低肿瘤对治疗的反应和病人生存率。如图 49.1 和图 49.2 所示，化疗药物 5 - 氟尿嘧啶（5-fuorouracil，5-FU）和头颈部放疗引起的急性口腔黏膜毒性效应是限制其应用的主要因素，因为迄今为止，在临床上尚无适当的预防或有效的治疗药物。目前，口腔黏膜炎症（oral mucositis，OM）的管理主要是缓解症状和预防感染。

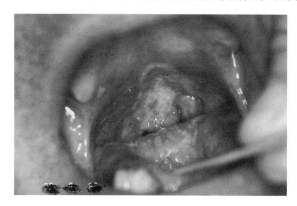 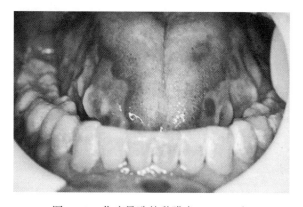

图 49.1　放疗导致的黏膜炎（WHO 3 级）　　　　图 49.2　化疗导致的黏膜炎 WHO 3 级

黏膜炎是限制氟尿嘧啶化疗剂量的主要因素之一，也是限制头颈部放疗和放疗、化疗以及造血细胞移植预处理强度的主要毒性反应之一。其发生率的波动可从 12%（接受辅助化疗的病人）到 100%（病人接受口腔放疗的总剂量超过 50 Gy）（Dreizen，1990）。

黏膜炎的病理检查发现：黏膜层变薄导致浅表溃疡，被认为是炎症和上皮基底层缺失以及随后黏膜的剥脱和细菌感染引起的。该病损的愈合反应特点是：炎症细胞浸润、间质渗出、纤维蛋白和生成假膜的细胞碎片形成，类似于浅表皮损焦痂的假膜（Bensadoun 等，2001；Sonis，2002）。

黏膜炎和疼痛的评估和评分是这些研究的关键。评估的标准包括：世界卫生组织（World Health Organization，WHO）口腔及口咽部黏膜炎诊断标准（主观评价）、国家癌症化学生物委员会（National Cancer Institute Chemical Biology Consortium，NCICBC）黏膜炎评分系统（客观评价）以及疼痛视觉分级量表（病人自评）（Spijkervet 等，1989）。

目前，对口腔黏膜炎的管理是缓解症状和预防感染（Bensadoun 等，2006；Elting 等，2008；Epstein 和 Schubert，2003；Raber-Durlacher 等，1989；Worthington，Clarkson 和 Eden，2007）。已经尝试了将数种药物和方法用于预防或改善肿瘤治疗导致的黏膜炎。已经开展的黏膜炎预防策略的研究包括（Bensadoun 等，2001）：①使用直接细胞保护剂，如阿米福汀（Hwang 等，2004）、前列腺素 E_2、硝酸银和 β 胡萝卜素；②细胞毒性药物代谢的药理学控制，如使用别嘌呤醇或 TGF-B3 调节氟尿嘧啶代谢（Sonis，Van Vugt 和 Brien，1997）；③基于药代动力学调整氟尿嘧啶的剂量（Thyss 等，1986）；④局部抗感染药控制感染，如洗必泰和苄达明；⑤非药理学方法包括口腔冷冻治疗（Lilleby 等，2006）。上述方法的临床实验显示出的结果不一致，因此，在现代肿瘤治疗中，这些方法都不是标准的辅助疗法。另有 12 个不同方法在对照研究中显示了部分疗效，获得了不同程度的科学支持，但是没有任何一个疗法能作为肿瘤治疗导致的口腔黏膜炎的金标准（Treister 和 Sonis，2007）。

已报道，用 He-Ne 激光（波长 632.8 nm）或各种波长的激光二极管（630～680 nm，700～830 nm 和 900 nm）低能量激光照射治法（低或低能量激光）（输出功率范围 5～200 mW），已被报道是一个简单的防止损伤的技术（目前在临床没有出现毒性），可用于治疗各种起源的黏膜炎（Ciais 等，1992；Migliorati 等，2001；Pourreau-Schneider 等，1992）。

LLLT 的辐射相当于局部应用高光子密度单色光源。大量体内和离体试验均证明了 LLLT 的有效性（Braverman 和 McCarthy，1989；Kreisler 等，2003；Pereira 等，2002；Pourreau-Schneider 等，1990；Qadri 等，2005），并且 LLLT 效果受细胞种类、激光波长和能量大小的影响。LLLT 照射包括 3 种主要效果（目标获得足够的能量率或能量密度）：①镇痛效果（$\lambda=630\sim650$ nm，$\lambda=780\sim900$ nm）；②抗炎效果（波长同前），其主要效果是毒性预防（如预防口腔黏膜炎）；③创面愈合效果（He-Ne 激光可用：$\lambda=632.8$ nm，建议 $\lambda=780\sim805$ nm），三者均通过了物理、生物和试验研究的评估（Braverman 和 McCarthy，1989）。在分子学和酶学水平，其愈合效应的作用机制主要包括激活线粒体［三磷酸腺苷（adenosine triphosphate，ATP）］产能。放疗和化疗会诱导自由基形成，自由基的减毒和/或减少自由基的形成在肿瘤治疗中有协助治疗作用（目前数个团队正在进行研究）。LLLT 的预防效果受到了广泛关注，但需更多实验数据证实（图 49.3）。

早期报道首次表明 LLLT 可能对人类伤口愈合有益（Mester 和 Mester，1987），但数十年来，LLLT 对这一迹象一直备受争议。一些综述提出了质疑：LLLT 能否在细胞培养和动物试验中产生有益效应（Braverman 和 McCarthy，1989；Lucas 等，2002），以及 LLLT 是否对人类皮肤愈合有效（Hopkins 等，2004；Kopera 等，2005）。在这些文章中，一些认为 LLLT 对于皮肤愈合是有效的（Hopkins 等，2004），另一些则认为没有显著的效果（Kopera 等，2005）。

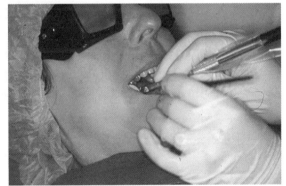

图 49.3 应用 LLLT 于口腔

这种情况的出现存在多种原因，如伤口致病机制病理学的差异、感染的细菌不同、激光照射方式和设置参数的不同。由于安慰剂随机对照研究数量有限，在人类皮肤伤口愈合的试验中，无法确定 LLLT 的剂量-效应模式。但是，LLLT 在其他领域的研究进展，如骨关节炎（Bjordal 等，2003；Brosseau 等，2005；Chow 等，2009）和腱鞘疾病（Bjordal，Couppé 和 Ljunggren，2001；Tumilty 等，2010），证实了 LLLT 独特的剂量-效应模式。这一进展部分源于对 LLLT 作用的潜在机制的更好了解。越来越多的实验室研究已经明确 LLLT 部分应用的治疗窗：镇痛效果（Bjordal 等，2006；Gam，Thorsen 和 Lonnberg，1993；Kreisler 等，2004；Nes 和 Posso，2005）、抗炎效果（Arora 等，2008；Basford，1995；Bensadoun 和 Ciais，2002；Genot 和 Klastersky，2005）以及剂量依赖生物激活，促进口腔黏膜细胞的胶原生成增加（Kreisler 等，2003；Pereira 等，2002）和成纤维细胞增殖（Kreisler 等，2004；Loevschall 和 Arenholt-Bindslev，1994；Pourreau-Scneider 等，1990）。有研究表明 LLLT 对口腔内黏膜病变的愈合效果可能优于皮肤病变（Neiburger，1995）。口腔微小手术的 LLLT 临床研究（Markovic 和 Todorovic，2007；Neckel 等，2001；Posten 等，2005；Qadri 等，2005）也证实其有效性，但疼痛和组织愈合存在剂量依赖效应。

这些机制并未显示出红光和近红外光的波长特异性。但是这些波长的最佳剂量似乎存在差异。

法国尼斯的非随机研究首次报道 LLLT 具有降低口腔黏膜炎严重程度的效果（Ciais 等，1992；

Pourreau-Schneider 等，1992）。LLLT 应用于肿瘤治疗导致的口腔黏膜炎的临床研究备受关注，从初步研究开始（Schubert 等，1994；Simoes 等，2009；Whelan 等，2002；Wong 和 Wilder-Smith，2002）然后是随机对照研究（Abramoff 等，2008；Antunes 等，2008；Bensadoun 等，1999；Chor 等，2010；Cowen 等，1997；Cruz 等，2007；Genot-Klastersky 等，2008；Kuhn 等，2007，2009；Maiya Arun，Sagar 和 Fernandes，2006；Schubert 等，2007）。除了一项研究以外，所有研究都证实 LLLT 在预防癌症治疗导致的黏膜炎中有效，尤其是缓解重度黏膜炎、减少黏膜炎的持续时间以及延迟黏膜炎的发生。

2000—2004 年肿瘤治疗指南（黏膜炎）提到，LLLT 是一个可选的方案。但也指出，由于操作方式、剂量和激光设备存在差异，需要昂贵的设备和专业化培训（Keefe 等，2007；Rubenstein 等，2004）。2007 年，多国癌症支持治疗协会/国际口腔肿瘤学会（Multinational Association of Supportive Care in Cancer/International Society of Oral Oncology，MASCC/ISOO）黏膜炎指南将 LLLT 列为骨髓移植预防黏膜炎的"推荐"方法（Keefe 等，2007）。

从这个角度，笔者通过 meta 分析，对应用 LLLT 预防和治疗肿瘤病人的 OM 及确定可能的成功因素、最佳剂量和操作方法的临床证据进行系统综述（Bjordal 等，2011）。该方法已成功应用于其他领域的 LLLT（Bjordal，Couppé 和 Ljunggren，2001；Bjordal 等，2003，2006；Chow 等，2009；Tumilty 等，2010）。世界激光疗法学会（World Association for Laser Therapy，WALT）制定的 LLLT 指南基于这些进展。最近研究发现，依从于 WALT 腱鞘疾病指南的试验中，92% 的试验的治疗预后是积极的（Bjordal，Couppé 和 Ljunggren，2001；Shea 等，2002；Tumilty 等，2010）。

49.2　文献检索和排除方法

文献检索发现 33 篇可能相关的文章。其中 9 篇是综述，6 篇是病例研究，另外 3 篇为动物实验，3 篇对照研究由于缺乏随机性被排除，1 篇研究缺少安慰剂对照被排除（Bjordal 等，2011）。

最终样本由 11 篇发表于 1997—2009 年的随机安慰剂对照研究组成，共计 415 位病人（Abramoff 等，2008；Antunes 等，2007；Bensadoun 等，1999；Chor 等，2009；Cowen 等，1997；Cruz 等，2007；Genot-Klastersky 等，2008；Kuhn 等，2007，2009；Maiya Arun，Sagar 和 Fernandes，2006；Schubert 等，2007）。

49.3　方法学质量评估

根据 Jadad 五点量表进行方法质量独立评估。评估者对所有这些研究给出了相似的分数，并不需要共识会议审查。纳入研究的方法学质量评估得分高达 4.10（SD±0.74）。

49.3.1　LLLT 后口腔黏膜炎发展的相对风险

8 项研究给出了肿瘤治疗中和治疗后黏膜炎发展风险的分类数据。在肿瘤治疗中出现的口腔黏膜炎，使用 LLLT 的预防效果显著，相对风险为 2.45（95% CI：1.85～3.18），能有效避免口腔黏膜炎在肿瘤治疗期间的联合发生。但是，本分析表明这些研究间存在显著的异质性（$I^2=54\%$，$P=0.03$）。照射参数的分析显示，和其他研究相比，其中一项研究的剂量更低（0.18 J）且照射时长更短（3 秒）（Cruz 等，2007）。在对这些研究进行亚组分类，异质性消失（$I^2=16\%$，$P=0.31$），并且相对风险增加到 2.86，置信区间更窄（95% CI：2.15～3.82）。

49.3.2　亚组分析：LLLT 波长对口腔黏膜炎发展的相对风险的影响

亚组分析显示，红光（630～670 nm）和红外光（780～830 nm）之间不存在异质性（$P>0.21$ 和 $I^2<32\%$），并且二者的相对风险没有显著的波长差异，红光组相对风险为 2.72（95% CI：1.98～

3.74），红外光组相对风险为 3.48（95％ CI：1.79～6.75）。

49.3.3　LLLT 对癌症治疗中出现的 2 级及以上口腔黏膜炎的作用效果

6 项研究的数据显示出，LLLT 显著抑制 2 级及以上口腔黏膜炎的天数为 4.38（95％ CI：3.35～5.40）。

49.3.4　LLLT 对黏膜炎不同严重程度的作用效果

6 项研究展示了，7 组不同黏膜炎严重程度的连续数据比较。由于这些研究使用了不同的黏膜炎评分标准，综合结果仅用标准平均差（standardized mean difference，SMD）计算。综合 SMD 的效应量为 1.33（95％ CI：0.68～1.98），反映出其良好的作用效果。

但是，这些研究也表现出异质性，并且通过单独的波长亚组分析探索异质性的原因，但并没有解决异质性的问题。

对波长特异性剂量的进一步分析显示，剂量为 2 J 的红外波不能降低黏膜炎的严重程度，其 SMD 为 0.38（95％ CI：−0.19～0.96）。而剂量为 6 J 的红外波在降低黏膜炎严重程度中表现出高效性，其 SMD 为 2.17（95％ CI：1.48～2.86），且研究之间无异质性（I^2＝0％和 P＝0.89）。

49.3.5　LLLT 在口腔黏膜炎中缓解疼痛的效果

4 项研究使用的是不同评分量表的疼痛强度连续数据。本综合分析显示 LLLT 效果显著，SMD 为 1.22（95％ CI：0.19～2.25），但是有一项研究存在显著异质性（Maiya Arun，Sagar 和 Fernandes，2006）。

这项研究和其他研究的差别在于：其治疗周期明显更长，达到了 6 周（其他研究为 2～3 周）。排除这项研究后恢复了同质性（I^2＝0％和 P＝0.58），并将效应量降至 0.61，但使得置信区间变窄（95％ CI：0.29～0.94）。

49.3.6　LLLT 的副作用

所有的研究均报道了可能的副作用，但是没有发现 LLLT 安慰剂的副作用或不良反应。相反，一些研究报道了病人能够很好地耐受 LLLT。

49.4　讨　　论

本系统综述为 LLLT 在肿瘤治疗中导致的口腔黏膜炎中的治疗效果，提供了中等强度以上的证据。美国癌症协会指南中，LLLT 背后的证据显示其很有发展前景，但同时存在争议，如操作人员的差异和费用差异。笔者的分析显示廉价的二极管激光（2500 美元起），使用输出低功率（10～100 mW）可以获得与早期试验中昂贵的惰性气体激光相似的成功率。但是二极管激光的相干长度更长，在其他口腔炎症病变，如腮腺炎，可能需要更高的剂量才能获得同样的效果。在探究了材料的明显差异后，本研究在亚组分析中发现了导致这些少数争议的可能原因。LLLT 在作用于较小范围时，使用 J/cm² 作为剂量单位引起误解，导致一项研究的剂量偏小（Cruz 等，2007）。

本研究的分析表明：有 meta 分析的科学数据，和来源于高质量随机安慰剂对照试验的较窄置信区间。

基于这些证据，笔者总结出一个简单的治疗程序：

（1）LLLT 应当使用输出功率为 10～100 mW 的二极管进行稳定输出（非扫描），最短照射时间为 30 秒/点，红光剂量为 2～3 J，红外光剂量为 6 J。

（2）根据口腔黏膜症的严重程度和分布，需要对 6～20 个点进行治疗。

（3）病变和炎症区域需要准确照射，可以每天或隔天进行治疗。

本研究结果与目前炎症（如类风湿关节炎和急性术后疼痛）中的 LLLT 研究证据密切相关（Kreisler 等，2004）。目前的综述中，发现的最佳临床剂量和之前在类风湿关节炎和术后疼痛中的相同。这也表明这些研究中，不同癌症治疗的差别并没有严重干扰 LLLT 的有效性。比较 LLLT 和各种药物控制口腔黏膜炎的有效性差异不在本综述讨论范畴。

对于副作用，LLLT 耐受性好，很难出现由于副作用导致治疗终止的情况，并且没有严重副作用的报道。

最后，在进行激光照射前，我们关注检查所有激光参数和治疗特点的必要性。激光参数必须包括波长（nm）、功率（mW）、J/点（或剂量）、能量强度、作用点大小、功率强度（mW/cm^2）和激光发射器的校准。治疗特点应当包括每个单激光照射周期的焦耳总数、总照射次数、照射频率（治疗保护）、治疗的点数，以及操作激光的准确性（接触压力治疗或扫描方式、皮肤准备等）。

49.5　小　　结

我们得出结论：当在肿瘤治疗引起的 OM 中应用最佳剂量的 LLLT，本综述可为其提供中等强度以上的证据。基于本研究的剂量相关的亚组分析，使用二极管激光技术使得 LLLT 操作可以更简易并且成本更低。

2009 年，法国展开了一项新的预防头颈部肿瘤放疗、化疗病人黏膜炎的多中心合作（6 个癌症中心）研究。这项大型研究应该明确初步结果，这可以增加 LLLT 对该类型病人疗效的证据等级。

参考文献

［1］ Abramoff, M. M., N. N. Lopes, L. A. Lopes et al. 2008. Low-level laser therapy in the prevention and treatment of chemotherapy-induced oral mucositis in young patients. Photomed Laser Surg 26: 393 - 400.

［2］ Antunes, H. S., E. M. Ferreira, V. D. de Matos, C. T. Pinheiro, and C. G. Ferreira. 2008. The impact of low power laser in the treatment of conditioning-induced oral mucositis: A report of 11 clinical cases and their review. Med Oral Patol Oral Cir Bucal 13: E189 - E192.

［3］ Arora, H., K. M. Pai, A. Maiya, M. S. Vidyasagar, and A. Rajeev. 2008. Efficacy of He - Ne laser in the prevention and treatment of radiotherapy-induced oral mucositis in oral cancer patients. Oral Surg Oral Med O 105 (2): 180 - 186.

［4］ Basford, J. R. 1995 Low intensity laser therapy: Still not an estab-lished clinical tool. Laser Surg Med 16: 331 - 342.

［5］ Bensadoun, R. J., and G. Ciais. 2002. Radiation and chemotherapy-induced mucositis in oncology: Results of multi-center phase Ⅲ studies testing low energy laser. J Oral Laser Appl 2: 115 - 120.

［6］ Bensadoun, R. J., J. C. Franquin, G. Ciais et al. 1999. Low-energy He/Ne laser in the prevention of radiation-induced mucositis. A multicenter phase Ⅲ randomized study in patients with head and neck cancer. Support Care Cancer 7: 244 - 252.

［7］ Bensadoun, R. J., F. Le Page, V. Darcourt et al. MASCC/ISOO mucositis group. 2006. Radiation-induced mucositis of the aerodigestive tract: Prevention and treatment. MASCC/ISOO mucositis group's recommendations. Bull Cancer 93 (2): 201 - 211.

［8］ Bensadoun, R. J., N. Magné, P. Y. Marcy, and F. Demard. 2001. Chemotherapy-and radiotherapy-induced mucositis in head and neck cancer patients: New trends in pathophysiology, prevention and treatment. Eur Arch Otorhinolaryngol 258 (9): 481 - 487.

［9］ Bjordal, J. M., R. J. Bensadoun, J. Tunèr et al. 2011. A systematic review with meta-analysis of the effect of low-level laser therapy (LLLT) in cancer therapy-induced oral mucositis. Support Care Cancer 19 (8): 1069 - 1077.

［10］ Bjordal, J. M., C. Couppé, R. T. Chow, J. Tuner, and E. A. Ljunggren. 2003. A systematic review of low level laser therapy with location-specific doses for pain from chronic joint disorders. Aust J Physiother 49: 107 – 116.

[11] Bjordal, J. M., C. Couppé, and A. E. Ljunggren. 2001. Low level laser therapy for tendinopathy. Evidence of a dose-response pattern. Phys Ther Rev 6: 91 – 99.

[12] Bjordal, J. M., Johnson, M. I., Iversen, V., Aimbire, F., and Lopes-Martins, R. A. 2006. Photoradiation in acute pain: A systematic review of possible mechanisms of action and clinical effects in randomized placebo-controlled trials. Photomed Laser Surg 24: 158 – 168.

[13] Braverman, B., and McCarthy, R. 1989. Effect of HeNe and infrared laser irradiation on wound healing in rabbits. Laser Surg Med 9: 50 – 58.

[14] Brosseau, L., V. Robinson, G. Wells et al. 2005. Low level laser therapy (classes Ⅰ, Ⅱ and Ⅲ) for treating rheumatoid arthritis. Cochrane Database Syst Rev CD002049.

[15] Chor, A., S. R. Torres, A. Maiolino, and M. Nucci. 2010. Low-power laser to prevent oral mucositis in autologous hematopoietic stem cell transplantation. Eur J Haematol 84 (2): 178 – 179.

[16] Chow, R. T., M. I. Johnson, R. A. B. Lopes-Martins, and J. M. Bjordal. 2009. Efficacy of low-level laser therapy in the management of neck pain: A systematic review and meta-analysis of randomised, placebo or active-treatment controlled trials. Lancet 374 (9705): 1897 – 1908.

[17] Ciais, G., M. Namer, M. Schneider et al. 1992. La laserthérapie dans la prévention et le traitement des mucites liées à la chimiothérapie anticancéreuse. Bull Cancer 79: 183 – 191.

[18] Cowen, D., C. Tardieu, M. M. Schubert et al. 1997. Low energy helium-neon laser in the prevention of oral mucositis in patients undergoing bone marrow transplant: Results of a double blind randomized trial. Int J Radiat Oncol Biol Phys 38 (4): 697 – 703.

[19] Cruz, L. B., A. S. Ribeiro, A. Rech et al. 2007. Influence of low-energy laser in the prevention of oral mucositis in children with cancer receiving chemotherapy. Pediatr Blood Cancer 48: 435 – 440.

[20] Dreizen, S. 1990. Oral complications of cancer therapies. Description and incidence of oral complications. NCI Monogr 9: 11 – 15.

[21] Elting, L. S., C. Cooksley, M. Chambers et al. 2003. The burdens of cancer therapy. Clinical and economic outcomes of chemotherapy-induced mucositis. Cancer 98: 1531 – 1539.

[22] Elting, L. S., D. M. Keefe, S. T. Sonis et al. 2008. Patient-reported measurements of oral mucositis in head and neck cancer patients treated with radiotherapy with or without chemotherapy: Demonstration of increased frequency, severity, resistance to palliation, and impact on quality of life. Cancer 113: 2704 – 2713.

[23] Epstein, J. B., and Schubert, M. M. 2003. Oropharyngeal mucositis in cancer therapy. Review of pathogenesis, diagnosis, and management. Oncology 17: 1767 – 1779, discussion 1779 – 1782, 1791 – 1792.

[24] Gam, A. N., H. Thorsen, and F. Lonnberg. 1993. The effects of low level laser therapy on musculoskeletal pain: A meta-analysis. Pain 52: 63 – 66.

[25] Genot, M. T., and J. Klastersky. 2005. Low-level laser for prevention and therapy of oral mucositis induced by chemotherapy or radiotherapy. Curr Opinion Oncol 17: 236 – 240.

[26] Genot-Klastersky, M. T., J. Klastersky, F. Awada, and M. Paesmans. 2008. The use of low-energy laser (LEL) for the prevention of chemotherapy-and/or radiotherapy-induced oral mucositis in cancer patients: Results from two prospective studies. Support Care Cancer 16: 1381 – 1387.

[27] Hopkins, J. T., T. A. McLoda, J. G. Seegmiller, and G. David Baxter. 2004. Low-level laser therapy facilitates superficial wound healing in humans: A triple-blind, sham-controlled study. J Athl Train 39: 223 – 229.

[28] Hwang, W. Y., L. P. Koh, H. J. Ng et al. 2004. A randomized trial of amifostine as a cytoprotectant for patients receiving myeloablative therapy for allogeneic hematopoietic stem cell transplantation. Bone Marrow Transplant 34: 51 – 56.

[29] Keefe, D. M., M. M. Schubert, L. S. Elting et al. 2007. Updated clinical practice guidelines for the prevention and treatment of mucositis. Cancer 109: 820 – 831.

[30] Kopera, D., R. Kokol, C. Berger, and J. Haas. 2005. Does the use of low-level laser influence wound healing in chronic venous leg ulcers? J Wound Care 14: 391 – 394.

［31］Kreisler, M., A. B. Christoffers, B. Willershausen, and B. D'Hoedt. 2003. Effect of low-level GaAlAs laser irradiation on the proliferation rate of human periodontal ligament fibroblasts: An in vitro study. J Clin Periodontol 30: 353 - 358.

［32］Kreisler, M. B., H. A. Haj, N. Noroozi, and B. Willershausen. 2004. Efficacy of low level laser therapy in reducing postoperative pain after endodontic surgery—A randomized double blind clinical study. Int J Oral Maxillofac Surg 33: 38 - 41.

［33］Kuhn, A., F A. Porto, P. Miraglia, and A. L. Brunetto. 2009. Low-level infrared laser therapy in chemotherapy-induced oral mucositis: A randomized placebo-controlled trial in children. J Pediatr Hematol Oncol 31: 33 - 37.

［34］Kuhn, A., G. Vacaro, D. Almeida et al. 2007. Low-level infrared laser therapy for chemoor radiation-induced oral mucositis: A randomized placebo-controlled study. J Oral Laser Appl 7: 175 - 181.

［35］Lilleby, K., P. Garcia, T. Gooley et al. 2006. A prospective, randomized study of cryotherapy during administration of high-dose melphalan to decrease the severity and duration of oral mucositis in patients with multiple myeloma undergoing autologous peripheral blood stem cell transplantation. Bone Marrow Transplant 37: 1031 - 1035.

［36］Loevschall, H., and D. Arenholt-Bindslev. 1994. Effect of low level diode laser irradiation of human oral mucosa fibroblasts in vitro. Laser Surg Med 14: 347 - 354.

［37］Lucas, C., L. J. Criens-Poublon, C. T. Cockrell, and R. J. de Haan. 2002. Wound healing in cell studies and animal model experiments by low level laser therapy; were clinical studies justified? A systematic review. Laser Med Sci 17: 110 - 134.

［38］Maiya Arun, G., M. S. Sagar, and D. Fernandes. 2006. Effect of low level helium-neon (He-Ne) laser therapy in the prevention and treatment of radiation induced mucositis in head and neck cancer patients. Indian J Med Res 124: 399 - 402.

［39］Markovic, A., and L. Todorovic. 2007. Effectiveness of dexamethasone and low-power laser in minimizing oedema after third molar surgery: A clinical trial. Int J Oral Maxillofac Surg 36: 226 - 229.

［40］Mester, A. F., and Mester, A. 1987. Clinical data of laser biostimulation in wound healing. Laser Surg Med 7: 78.

［41］Migliorati, C. A., C. Massumoto, F. P. Eduardo et al. 2001. Low-energy laser therapy in oral mucositis. J Oral Laser Appl 1: 97 - 101.

［42］Neckel, C., and. Kukiz. 2001. Biostimulation: A comparative study into the postoperative outcome of patients after third molar extraction. J Oral Laser Appl 1: 215 - 219.

［43］Neiburger, E. J. 1995. The effect of low-power lasers on intraoral wound healing. NY State Dent J 61: 40 - 43.

［44］Nes, A. G., and M. B. Posso. 2005. Patients with moderate chemotherapy-induced mucositis: Pain therapy using low intensity lasers. Int Nurs Rev 52: 68 - 72.

［45］Pereira, A. N., C. P. Eduardo, E. Matson, and M. M. Marques. 2002. Effect of low-power laser irradiation on cell growth and procollagen synthesis of cultured fibroblasts. Laser Surg Med 31: 263 - 267.

［46］Posten, W., D. A. Wrone, J. S. Dover et al. 2005. Low-level laser therapy for wound healing: Mechanism and efficacy. Dermatol Surg 31: 334 - 340.

［47］Pourreau-Schneider, N., A. Ahmed, M. Soudry et al. 1990. Helium-neon laser treatment transforms fibroblasts into myofibroblasts. Am J Pathol 137 (1): 171 - 178.

［48］Pourreau-Schneider, N., M. Soudry, J. C. Franquin et al. 1992. Soft-laser therapy for iatrogenic mucositis in cancer patients receiving high-dose fluorouracil: A preliminary report. J. Natl Cancer Inst 84 (5): 358 - 359.

［49］Qadri, T., L. Miranda, J. Tuner, and A. Gustafsson. 2005. The short-term effects of low-level lasers as adjunct therapy in the treatment of periodontal inflammation. J Clin Periodontol 32: 714 - 719.

［50］Raber-Durlacher, J. E., L. Abraham-Inpijn, E. F. van Leeuwen, K. H. Lustig, and A. J. van Winkelhoff. 1989. The prevention of oral complications in bone-marrow transplantations by means of oral hygiene and dental intervention. Neth J Med 34: 98 - 108.

［51］Rubenstein, E. B., D. E. Peterson, M. Schubert et al. 2004. Clinical practice guidelines for the prevention and treatment of cancer therapy-induced oral and gastrointestinal mucositis. Cancer 100 (Suppl 9): 2026 - 2046.

［52］Schubert, M. M., F. P. Eduardo, K. A. Guthrie et al. 2007. A phase Ⅲ randomized double-blind placebocontrolled clinical trial to determine the efficacy of low level laser therapy for the prevention of oral mucositis in patients undergoing hematopoietic cell transplantation. Support Care Cancer 15 (10): 1145 - 1154.

[53] Schubert, M. M., J. C. Franquin, F. Niccoli-Filho et al. 1994. Effects of low-energy laser on oral mucositis: A phase Ⅰ / Ⅱ pilot study. Cancer Researcher Weekly 7: 14.

[54] Shea, B., D. Moher, I. Graham, B. Pham, and P. Tugwell. 2002. A comparison of the quality of Cochrane reviews and systematic reviews published in paper-based journals. Eval Health Prof 25: 116 - 129.

[55] Simoes, A., F. P. Eduardo, A. C. Luiz et al. 2009. Laser phototherapy as topical prophylaxis against head and neck cancer radiotherapy-induced oral mucositis: Comparison between low and high/low power lasers. Laser Surg Med 41: 264 - 270.

[56] Sonis, S. T. 2002. The biologic role for nuclear factor-kappa B in disease and its potential involvement in mucosal injury associated with anti-neoplastic therapy. Crit Rev Oral Biol Med 13 (5): 380 - 389.

[57] Sonis, S. T., L. S. Elting, D. Keefe et al. 2004. Perspectives on cancer therapy-induced mucosal injury: Pathogenesis, measurement, epidemiology, and consequences for patients. Cancer 100 (Suppl 9): 1995 - 2025.

[58] Sonis, S. T., J. Scherer, S. Phelan et al. 2002. The gene expression sequence of radiated mucosa in an animal mucositis model. Cell Prolif 35 (Suppl 1): 93 - 102.

[59] Sonis, S. T., A. G. Van Vugt, and J. P. Brien. 1997. Transforming growth factor-beta 3 mediated modulation of cell cycling and attenuation of 5-fluorouracil induced oral mucositis. Oral Oncol 33: 47 - 54.

[60] Spijkervet, F. K., H. K. van Saene, A. K. Panders, A. Vermey, and D. M. Mehta. 1989. Scoring irradiation mucositis in head and neck cancer patients. J Oral Pathol Med 18 (3): 167 - 171.

[61] Thyss, A., G. Milano, N. Renée et al. 1986. Clinical pharmacokinetic study of 5-FU in continuous 5-day infusions for head and neck cancer. Cancer Chemother Pharmacol 16 (1): 64 - 66.

[62] Treister, N., and S. T. Sonis. 2007. Mucositis: Biology and management. Curr Opin Otolaryngol Head Neck Surg 15: 123 - 129.

[63] Tumilty, S., J. Munn, S. McDonough et al. 2010. Low level laser treatment of tendinopathy: A systematic review with meta-analysis. Photomed Laser Surg 28 (1): 3 - 16.

[64] Whelan, H. T., J. F. Connelly, B. D. Hodgson et al. 2002. NASA light-emitting diodes for the prevention of oral mucositis in pediatric bone marrow transplant patients. J Clin Laser Med Surg 20: 319 - 324.

[65] Wong, S. F., and P. Wilder-Smith. 2002. Pilot study of laser effects on oral mucositis in patients receiving chemotherapy. Cancer J 8 (3): 247 - 254.

[66] Worthington, H. V., J. E. Clarkson, and O. B. Eden. 2007. Interventions for preventing oral mucositis for patients with cancer receiving treatment. Cochrane Database Syst Rev CD000978.

50　伤口愈合的低能量激光疗法

50.1　引　言

20 世纪 70 年代早期，EndreMester 报道了红宝石激光疗法能加速小鼠烧伤的愈合（Mester，Ludany 和 Seller，1968）。此后，越来越多的证据显示低能量激光疗法（low-level laser therapy，LLLT）可能对不同病因引起的伤口愈合有益。体内外研究已表明 LLLT 几乎能影响伤口愈合涉及的各个分子层面，包括提高三磷酸腺苷（adenosine triphosphate，ATP）水平（Karu，1999；Pastore 等，1996）；促进角质细胞（Fushimi 等，2012；Grossman 等，1998）、上皮细胞（Chen，Hung 和 Hsu，2008；Kipshidze 等，2001；Schind 等，2003）及成纤维细胞（Hawkins 和 Abrahamse，2006；Houreld 和 Abrahamse，2007）的增殖和迁移；增加胶原合成（Labbe 等，1990；Prabhu，2012；Saperia 等，1986）；增强炎症细胞吞噬及杀菌活性（Duan 等，2001；Hemvani，Chitnis 和 Bhagwanani，2005；Kupin 等，1982）；并调控相关趋化因子、细胞因子的表达和分泌（Peplow 等，2011a）。已证实 LLLT 能积极影响急慢性伤口愈合中的 3 个主要时相——炎症、增生和成熟（Carvalho 等，2010；Gal 等，2006），并能改善张力强度（Yasukawa 等，2007）。尽管实验证据很多，但临床研究出现了各种相矛盾的结果，LLLT 的临床效果仍然存在争议。尽管如此，LLLT 禁忌证极少且未见副作用报道，这种潜在有效的治疗方案的诱惑力十足。此外，各种用户友好型设备的市场随着已发表的临床研究的数量和范围的大幅增加而增加。

本章介绍了关于 LLLT 对伤口愈合效果中潜在的分子和细胞机制（第 50.2 节）。随后详细回顾了关于 LLLT 对特殊临床实体效果的临床前和临床研究（第 50.3 节），包括急性外科伤口（切伤、割伤和撕脱伤），烧伤，慢性溃疡（糖尿病性、血管性、压疮及辐射线/药物损伤），以及与某些皮肤疾病相关的其他伤口和瘢痕。最后，在提出支持或反对 LLLT 用于伤口愈合的证据后，我们将讨论关于目前它的应用指征存在的问题。

尽管 LLLT 在皮肤伤口和身体其他器官上的效果有许多相似之处，但本章仅着重于前者，皮肤损伤被定义为皮肤中任何失去完整性的损伤。本章所提到的研究使用的是能诱导光生物激活的不同类型的光源，包括激光、发光二极管（light-emitting Diodes，LEDs）和多色灯；以及不同波长的光源，包括可见红光、近红外光（near-infrared，NIR），以及绿光和黄光。最后，如果没有特别指明，本章所指的光源都是 LLLT。

50.2　LLLT 影响伤口愈合的潜在机制

皮肤伤口愈合是一系列精准调控的、由不同组织和细胞谱系参与的相互关联的过程和事件。其终极目标是恢复皮肤结构和功能。简要描述伤口愈合过程可以帮助我们更好地理解 LLLT 如何影响这些过程。有关伤口愈合过程的综合性描述能在文献中找到（Martin，1997；Stadelmann，Digenis 和 Tobin，1998）。

伤口愈合始于以纤维素凝块形式而进行的暂时性修复，纤维蛋白凝块阻塞损伤处并作为在修复过程中细胞迁移的临时基质。炎症细胞、成纤维细胞和毛细血管在巨噬细胞分泌的生长因子和相关信号分子指引下，侵入凝块形成颗粒组织以填补空隙。同时，受损表皮边缘出现表皮再生现象，上皮细胞向边缘迁移以覆盖裸露的伤口表面。成纤维细胞定位于伤口边缘利于伤口聚合，并分泌胶原蛋白在瘢痕组织形成的过程中进行重塑。简单愈合的最好结果是细微瘢痕（伤口收缩），几乎无纤维化，并能恢复到接近正常的组织结构和器官功能。

伤口愈合过程可分为3个稍有重叠的时期：炎症期，损伤后免疫细胞立即迁移至伤口并准备愈合所需的环境；增生期，该期新的肉芽颗粒组织形成以填补伤口空缺，并伴有胶原增多、再上皮化和伤口收缩从而闭合伤口；重塑期，瘢痕组织基质的持续重塑以增强伤口强度。

实验室研究表明，LLLT可影响伤口愈合的3个阶段。

50.2.1 炎症期

上皮屏障破裂的结果是角化细胞释放预存于其中的白细胞介素（interleukin，IL)-1α和肿瘤坏死因子（tumor necrosis factor，TNF)-α，这些细胞因子将周围其他细胞吸引到损伤部位。在真皮小血管附近，肥大细胞通过去颗粒化和释放预存的组胺和趋化因子而对刺激产生应答（Ng，2010）。组胺诱导局部血管舒张，增加毛细血管通透性，从而招募白细胞到达损伤位点、清除碎屑和保护组织免受病原体侵扰。白细胞被指引该过程的吞噬细胞取代，这些吞噬细胞分泌有丝分裂原和成纤维细胞化学吸引物，同时清理掉伤口陈旧中性粒细胞。毛细血管通透性增加也使得富含蛋白的血浆液进入组织间隙。接着纤维连接蛋白的沉积产生的纤维结构能够让纤维细胞迁移进入伤口。

50.2.1.1 拉响号角：放大初始趋化信号和增强血管舒张

研究发现LLLT能增加角质形成细胞IL-1α的分泌量（Gavish等，2004；Yu等，1996）并刺激组胺释放（Wu等，2010）和肥大细胞去颗粒化（Sayed和Dyson，1990），从而放大初始趋化信号。临床研究显示，LLLT照射2分钟后可发现血管舒张增强（Samoilova等，2008）。这种血管舒张增强是由于一氧化氮的调节，一氧化氮是一种经一氧化氮合酶（nitric oxide synthase，NOS）合成的游离基团并作用于血管平滑肌细胞的神经递质，可通过注射NOS抑制剂L-NMMA后该效应终止来证实。LLLT后，NO主要产生于吞噬细胞中（Gavish等，2008），在人内皮细胞中能产生低水平的NO（Chen，Hung和Hsu，2008）。

50.2.1.2 第一道防线——中性粒细胞和单核细胞：快速处理炎症期

研究发现，LLLT后，中性粒细胞快速到达伤口部位（Gal等，2006），并且炎症细胞的吞噬和杀菌活性也增强（Hemvani，Chitnis和Bhagwanani，2005；Kupin等，1982）。这可以快速控制炎症发展。

50.2.1.3 水肿：清除停滞的组织液

研究表明，受伤后24小时内的病人（Medrado等，2003）以及乳房切除术后淋巴肿的病人（Lau和Cheing，2009），经LLLT后，体内局部水肿消退，说明LLLT能加速组织液清除。Lievens（1991）发现LLLT能在数天内恢复受损的淋巴管至原有形态，且不增加其通透性。相反，对照组（未照射）中的受损淋巴管以异常通透的小淋巴管网而再生。

50.2.1.4 准备下一阶段组织

有证据表明，LLLT能调节巨噬细胞（Young等，1989）和T淋巴细胞（Agaiby等，2000）加速成纤维细胞和内皮细胞增殖。

50.2.2 增生期

50.2.2.1 再上皮化：刺激角质形成细胞迁移和增生

增生期始于急性损伤后3～4天，并持续3周。这个过程最初是以上皮细胞迁移和增生为特点。当伤口闭合时，角质形成细胞进行分层和分化以恢复皮肤的屏障作用。不完全的再上皮化是大多数慢性伤口的特征。

体外实验证实，LLLT可刺激并加速角质形成细胞的迁移和增殖（Fushimi等，2012；Grossman

等，1998）。体内实验也观察到 48 小时后上皮细胞开始迁移，其表皮完全再生比对照组提前了 24 小时（Gal 等，2006）（参见第 50.3 节）。

50.2.2.2　血液供应：刺激上皮细胞增生和促进血管生成及新血管形成

为促进愈合，伤口必须有充足的血流以运输必需营养物质和清除所产生的废物、局部毒素、细菌以及其他废物。血管生成和新血管形成对新颗粒肉芽组织的形成至关重要。血管内皮生长因子（vascular endothelial growth factor，VEGF）和碱性成纤维生长因子（basic fibroblast growth factor，bFGF）是强效的促血管生成因子。

研究发现（Chen，Hung 和 Hsu，2008；Schindl 等，2003）LLLT 能通过上调动脉平滑肌细胞（Kipshidze 等，2001）和 T 淋巴细胞（Agaiby 等，2000）中 VEGF 的表达和分泌来直接或间接刺激上皮细胞增生。在各实验室和临床研究中通过量化血管密度证实了 LLLT 在体内促进血管形成的能力（参见第 50.3.1.2 和第 50.3.1.3）。

50.2.2.3　纤维素增生：成纤维细胞增加成纤维细胞生长因子（bFGF、PDGF 和 TGF-β）的表达和分泌，刺激成纤维细胞增生和胶原分泌

成纤维细胞合成和分泌伤口修复所必需的各种物质，包括胶原和其他基质成分。创伤后 2~3 天，成纤维细胞活性主要受限于细胞复制和迁移而非胶原合成。因此，观察时间也许可以解释这些参数在不同研究之间的差异。

LLLT 能增加 bFGF（Byrnes 等，2004；Yu 等，2003）、血小板源性生长因子（platelet-derived growth factor，PDGF）和转化生长因子-β（transforming growth factor beta，TGF-β）（Safavi 等，2008）的表达和分泌。已证实这些生长因子能诱导成纤维细胞的增殖和胶原沉积。其他因子亦显示 LLLT 对成纤维细胞增殖（Hawkins 和 Abrahamse，2006；Houreld 和 Abrahamse，2007）和对胶原的表达及分泌增加（Labbe 等，1990；Prabhu 等，2012；Saperia 等，1986）有直接影响。

50.2.2.4　伤口收缩：促进肌成纤维细胞增殖

伴有广泛细胞组织丢失的大面积伤口表面会有显著的伤口收缩。与成纤维细胞和平滑肌细胞在形态特征上相同的肌成纤维细胞会在伤口边缘聚集。这些细胞的收缩减小伤口皮缘的间隙，从而促进伤口闭合。LLLT 处理割伤伤口后 3 天即显示肌成纤维细胞增殖（Medrado 等，2003）。

50.2.3　成熟和重塑：调节金属蛋白酶活性、胶原分布和增强张力

组织重塑包含从肉芽颗粒组织向瘢痕的转变，并依赖于胶原的持续合成和分解代谢。该过程受基质金属蛋白酶（matrix metalloproteinases，MMPs）和由巨噬细胞（或者成纤维细胞和平滑肌细胞等基质细胞）分泌的抑制剂调控。伤口张力大小（拉伸强度）与胶原含量和分布形式有关。

金属蛋白酶活性的调控可以经基因表达分析而获得。LLLT 处理主动脉平滑肌细胞 12 小时后，MMP-2 的组织抑制物（TIMP-2）表达上调，并伴随着胶原降解。然而，照射后 24 小时，MMP-2 分泌水平和胶原酶（MMP-1）基因表达水平增加（Gavish，Perez 和 Gertz，2006）。实验证实，LLLT 后，胶原分布（定位、厚度）更成熟（Medrado 等，2008），其张力大小增加（Yasukawa 等，2007）。

50.2.4　其他机制

50.2.4.1　细胞凋亡减少

细胞凋亡是在半胱天冬酶 3/7 介导下可由体内体外信号触发的细胞程序性死亡过程，具有独特的形态学特征。伤口愈合过程中，细胞凋亡负责清除炎症细胞和肉芽颗粒组织。然而，在某些类型的伤口（如烧伤）中，异常增加的凋亡信号可能导致组织严重损伤。体外实验证实，与未照射的对照组相比，照射组在 LLLT 照射后 24 小时，其半胱天冬酶 3/7 活性水平降低且细胞增殖加快（Hawkins 和 Abrahamse，2007）。

50.2.4.2　细胞因子微环境转变

慢性伤口中细胞因子和生长因子的组成不同于其在正常组织中的情形。血供减少、营养物质和氧不足会降低细胞产生足量 ATP 的能力。此外，反复的创伤和感染导致炎性细胞持续性渗透入损伤部位，导致促炎性细胞因子水平增加并改变各种生长因子诸如 MMPs 和 TIMPs 之间的平衡。这种慢性炎症微环境阻止了正常的修复过程。

体外实验模型显示，LLLT 能降低促炎性细胞因子 IL-1β、单核细胞化学引物蛋白-1（monocyte chemoattractant protein-1，MCP-1）、组织纤溶酶原激活物（tissue plasminogen activator，tPA）、环氧化酶-2（cyclooxygenase-2，COX-2）和前列腺素 E_2（prostaglandin E_2，PGE_2）的水平。并可通过刺激呼吸链中细胞色素 c 氧化物酶而增加 ATP 的水平，从而激发线粒体膜电位。这一过程会促进质子梯度累积，进一步推动 ATP 合酶生成额外的 ATP。关于 LLLT 抗炎特征和 ATP 产生的潜在机制的详细讨论见本书第 46 章和第 52 章。

LLLT 的效果似乎依赖炎性应答的程度。用脂多糖（lipopolysaccharide，LPS）刺激巨噬细胞的实验室研究发现，在低水平炎性应答时 LLLT 并不表现出抑制炎性细胞因子的作用（Gavish 等，2008）。然而，当炎性应答处于高水平时，LLLT 对细胞因子基因表达的显著抑制作用才表现出来。这说明无炎症条件下，LLLT 因不能超过细胞对 LPS 刺激和应答的某种阈值而无法抑制细胞因子的作用，这似乎有重大临床意义（见第 50.3.3 节）。

50.3　特殊临床应用

本节回顾了 LLLT 在伤口愈合中的临床前和临床研究结果，重点介绍每种特定适应证的可能机制。

50.3.1　急性外科伤口：切口、切除和撕脱伤

皮肤切口是一种体积较小的线性切口，被认为是最好处理的伤口类型。皮肤切除则是指移除部分皮肤，并导致组织体积的缺失。最常见的皮肤切除术是穿刺活检。撕脱伤，常被认为是皮瓣包括基于解剖学保留的内在血供而存活的皮肤和皮下组织。皮瓣被广泛用于整形外科中功能性和美容性伤口覆盖。但是，血液供应不足可能会导致皮瓣坏死。

50.3.1.1　切口：LLLT 通过早期处理炎症期而加速切口愈合

Gal 等人（2006）的组织学研究证实，LLLT 可将切口愈合的炎症期缩短 24 小时。Yasukawa 等（2007）在测量评估切口皮肤张力大小后提出，在损伤后 1 天开始进行隔天照射是较好的照射方案。Carvalho 等人（2010）的研究表明，在临床随机研究中使用此照射方案后，LLLT 可改善瘢痕的外观及减少术后 6 个月的瘢痕厚度。

大鼠背上的切伤伤口经连续 1 周每天 670 nm 的 Ga-Al-As 二极管激光（25 mW/cm^2，12 J/cm^2）照射治疗后，组织病理学分析发现伤口愈合速度加快 24 小时（Gal 等，2006）。后续研究发现，与未照射组相比，经光照 24 小时的受照伤口中存在更多的多形核白细胞（polymorphonuclear leukocytes，PMNs）。然而，48 小时后该情况被逆转，表现为 LLLT 加速了炎症期。这种加速持续至第 7 天，涉及再上皮化期、纤维化期、血管形成期和重塑期。这些研究表明应尽早照射伤口以最大限度利用 LLLT 对炎症期的影响。

一个针对 28 例行腹股沟疝手术的临床研究报道了类似的有益结果（Carvalho 等，2010）。试验组接受 830 nm，13 J/cm^2 的光隔日照射，直至术后 7 天。术后 6 个月，LLLT 组的瘢痕外观表现出肉眼可见的改善（使用温哥华瘢痕量表），且瘢痕厚度较小，疼痛更少（通过视觉类比量表），皮肤延展性更好。

然而，在一项使用不同照射方案的外阴切开术切口的研究中，经 LLLT 治疗后伤口愈合情况并未明显改善（Santos 等，2011）。这一研究中，52 位在首次正常分娩中进行了会阴正侧切开的女性被随机

分入试验组和对照组，各 26 人。用 660 nm，3.8 J/cm² 的照射方案，分别在缝合后、产后 2 小时、1 天后、2 天后，共 4 次直接照射会阴切开部位。20 天后，组间伤口愈合评分并无显著差异。

50.3.1.2　切除：LLLT 通过加速纤维增生、血管生成和伤口收缩而促进伤口愈合

Medrado 等人（2003）使用 670 nm 的 Ga-Al-As 二极管激光（4 J/cm²）来治疗大鼠背部切除的伤口。14 天内测量伤口面积，结果发现：照射组 90% 的伤口 3 天内闭合，而未照射组达相同量伤口闭合需超过 8 天。与未照射组相比，照射组的水肿在 24 小时内消除，PMNs 数量在 48 小时内减少，显示出 LLLT 更快速的炎症期解决方案。与对照组相比，照射组肌成纤维细胞在 72 小时亦显著增加。

Corazza 等人（2007）研究了 LLLT 对血管生成的影响。与对照组相比，照射处理的切除伤口组织（660 nm 激光或 635 nm LED，5 J/cm²）的第 3 天、第 7 天和第 14 天组织形态测量可发现，其血管生成加速，从而改善对愈合组织的灌注。在上述这两项研究中，高能量激光反而不太有益。

母乳喂养引起的乳头创伤特点是深浅不一、宽窄不同的伤口。在一项随机对照临床研究（Chaves 等，2012）中，10 名乳头损伤的哺乳期女性接受每周 2 次的 LED（860 nm，4 J/cm²）治疗，共 4 周，而对照组接受假照射。用数码照片测量病变面积大小。实验组（2 周）比对照组（4 周）表现出明显更快的乳头愈合速度。

50.3.1.3　皮瓣：LLLT 通过增加血液供应、血管生成和减轻炎症反应（COX-2 和 ROS 水平降低）而提高皮瓣存活力

Costa 等人（2010）采用由于血液供应不足而发生远端部分缺血的大鼠皮瓣（4 cm×10 cm）模型。实验显示，使用穿刺接触技术以 3 J/cm² 的 He-Ne 光照射能阻止坏死发展并增加血管密度超过 50%（Costa 等，2010）。同样表明以 660 nm，10.36 J/cm² 光照射能降低皮瓣蒂中 COX-2 的表达（Esteves Jr 等，2012），而 670 nm 或 830 nm，36 J/cm² 的光照亦能降低 ROS 的水平及其活性，通过丙二醛浓度测量反映组织缺血状况改善（Prado 等，2010）。

实验采用的辐射强度十分关键，能量太低时有益效果难以观察到，例如，Smith 等人的研究（1992）中使用 He-Ne 进行扫描运动照射，其强度仅 0.082 J/cm²。能量太高时，如 Esteves Jr. 等人的研究（2012）使用 660 nm 激光照射，其辐射强度达到了 260.7 J/cm²。

冠状改进皮瓣（coronally advanced flap，CAF）是一种用于牙周病学的外科技术，用以覆盖因牙龈退缩而暴露的牙根。CAF 的成功率差异很大。考虑到 LLLT 对皮瓣的有益影响，推测 LLLT 也能提高 CAF 的成功率（Ozturan 等，2011）。在一项对称性牙龈萎缩而接受 CAF 手术的病人的临床研究中，70% 的病人在缝合前后接受 588 nm，4 J/cm² 的照射，而仅 30% 的病人未照射而进行完全牙根覆盖。结果显示，照射位点的关于牙龈退缩深度、宽度和角质组织的评分明显更高。

50.3.2　烧伤

烧伤是一种会导致各种局部和全身反应的复杂的创伤性事件。可根据烧伤深度将其分为 Ⅰ～Ⅲ 度，其严重程度将随着时间而变化。介于烧伤周围区和中央区的带有失活组织的中间区域是瘀血区，存在潜在性坏死可能。后者特征是血液瘀滞和局部缺血，并仅能通过几天内重建血运而补救。通常使用含 NO 的药物（如呋喃西林）来改善局部血液供应。然而，局部血液再灌注可能通过向受伤组织引入过多的炎症浸润细胞、炎性因子和 ROS 而导致额外的损伤，进一步促进损伤和/或细胞凋亡。机会性病原体感染是烧伤创面的一个主要问题。有研究表明，烧伤创面中的巨噬细胞和自然杀伤细胞（natural killer，NK）的吸收和清除病原体的能力下降。植皮可以刺激再上皮化和加速伤口闭合。烧伤瘢痕因其肥大和收缩趋势而被认为很难治疗（Evers，Bhavsar 和 Mailander，2010）。

LLLT 可通过刺激 NO 分泌和产生诱导型 NOS（inducible NOS，iNOS）以及加速血管新生来直接舒张血管，进一步改善受损区域的血液供应。LLLT 的抗炎和抗细胞凋亡特性可抑制细胞凋亡过程。加速受损区域的再灌注可直接通过刺激角质形成细胞迁移和增殖，或在皮肤移植物的植入情况改善后后间接实现。早期研究表明：LLLT 对烧伤伤口有益。Mester 等人（1971）报道了用红宝石激光（694.3 nm，

1 J/cm²，2 个点）每周照射 2 次、持续 3 周的小鼠背上Ⅲ度烧伤的伤口愈合加速及上皮再生增强。Rochkind 等（1989）报道：每天用 10 J/cm² 的 He-Ne 光照射一次，持续 21 天能加速烧伤伤口的愈合。他们还发现这一方案的光照强度虽然较小，但具有全身效应，即被照射侧伤口愈合加快，并促进未照射侧愈合（Rochkind 等，1989）。这一全身效应可能解释了部分试验中 LLLT 照射后效应不足的现象，因为试验中同一动物的对照组伤口在解剖位置上毗邻试验组伤口。

显然，Ⅱ度烧伤对 LLLT 的反应优于Ⅲ度烧伤。Ezzati 等人（2009）发现与未照射组相比，Ⅲ度烧伤伤口经 890 nm，11.7 J/cm² 照射后，其愈合速度并没有加快。然而，同样参数的 LLLT 治疗用于Ⅱ度烧伤时，与对照组相比，照射组表现出伤口闭合率显著加速（2～3 周）（Ezzati，Bayat 和 Khoshvaghti，2010）。

关于改善血液供应，Renno 等人（2011）证实 660 nm 的激光通过增加 VEGF 改善Ⅱ度烧伤伤口的血管形成。Dantas 等（2011）也观察到血管新生。在后一项研究中 CD31 抗体染色增加可显示，高能量（1 W/cm²，780 nm，每点 5 J/cm²，4 个点）的每天照射一次能引起新生血管数量显著增多。此外，与对照组相比，被照射组的动物在第 8 天和第 14 天显示出上皮化、胶原沉积和组织化都有增加。

并未发现 LLLT 对减少伤口感染有效。从损伤后不同天数的照射组和对照组自烧伤伤口提取的微生物学样品显示，两者并无显著差异（Bayat 等，2005；Ezzati 等，2009）。

50.3.3 慢性溃疡和伤口愈合

未持续愈合的伤口称为慢性伤口（Keast 和 Orsted，1998）。慢性伤口涉及各种病理过程，包括局部缺血、延长的炎症反应并导致蛋白酶和其抑制物之间的失衡、神经功能障碍及感染。再上皮化不足是大多数慢性伤口愈合不良的原因。慢性溃疡最常见的病因是糖尿病、静脉瘀滞和压疮。医源性原因如药物或射线可能会损害伤口愈合过程。常规治疗方案包括维持创面潮湿、加压疗法（压疮除外）、清创、感染控制和适当覆盖敷料。

LLLT 被认为对压力性伤口环境有更显著的效果。LLLT 能将伤口微环境中趋化因子和细胞因子由慢性态变为急性态，从而减少炎性浸润和刺激能量耗尽细胞中 ATP 的合成，使伤口趋于愈合。

50.3.3.1 糖尿病性和静脉性溃疡

Houreld 和 Abranhamse（2007）证实，LLLT 在体外糖尿病创伤成纤维细胞模型中能刺激增殖、迁移和 IL-6 分泌。他们发现 NO 的分泌量增加而 TNF-α 的分泌及细胞凋亡减少（Houreld，Sekhejane 和 Abrahamse，2010）。使用遗传或化学诱导糖尿病模型的啮齿目动物的各种体外实验显示，LLLT 可加速伤口愈合并增强相关瘢痕组织的张力强度（Al-Watban，Zhang 和 Andres，2007；Peplow 等，2011b；Reddy 等，2001；Stadler 等，2001）。与其他模型一样，再上皮化、血管形成和胶原沉积增加是这种效应的显著的潜在机制（Byrnes 等，2004；Peplow 等，2011b）。对糖尿病模型进行放射量测定表明，红光（630～660 nm）治疗的伤口闭合率最高，但据报道其他波长也能加速愈合（Al-Watban，Zhang 和 Andres，2007；Byrnes 等，2004；Peplow 等，2011b）。

伤口区域血液供应不足既发生于糖尿病性溃疡，又发生于静脉性溃疡。在一项 30 名患有糖尿病微血管病变病人的双盲研究中，Schindl 等人（2002）通过测量皮肤温度来评估微循环血液供应，发现 LLLT 处理后皮温有显著上升。然而，光照剂量（30 J/cm²）高于大部分研究所用剂量，且治疗时间也非常长（50 分钟）。Kleinman，Simmer 和 Braksma（1996）推荐光疗法为糖尿病性溃疡的有效补充疗法。然而，作为慢性糖尿病性/静脉性小腿溃疡常规疗法的辅助疗法，评估光疗法效果的小型随机对照试验结果不一。在 Whinfield 和 Aitkenhead（2009）所著综述中能找到评估 LLLT 对慢性伤口影响的临床研究的综合概述。图 50.1 是 LLLT 用于静脉曲张感染的一个例子。

Landau 等人（2011）在一项双盲随机对照试验（randomized controlled trial，RCT）中，使用宽带可见光每天两次在实验组（n＝10，具有 19 个溃疡）和非愈合光在对照组（n＝6，具有 6 个溃疡），评估 16 名患有糖尿病或静脉足部溃疡的受试者的光疗效果。在 12 周的随访中，实验组 10 名病人中有 9

例（90%）伤口闭合，而安慰剂组 6 例病人中只有 2 例伤口闭合（33%）（Landau 等，2011）。

Kaviani 等人（2011）报道了一项采用安慰剂的包含 23 名受试者的随机对照试验，显示光疗法对慢性糖尿病足伤口愈合有促进作用。病人在常规治疗后随机接受安慰剂疗法（$n=10$）或 LLLT 治疗（$n=13$）（685 nm，10 J/cm^2）。4 周时 LLLT 组溃疡面积显著减小（$P=0.04$）。20 周后，LLLT 组有 8 位病人的伤口完全愈合，而安慰剂组仅 3 名病人伤口完全愈合。第 4 周时，LLLT 组（11 周）病人伤口完全愈合平均时间短于安慰剂组（14 周），尽管差异无统计学意义（Kaviani 等，2011）。

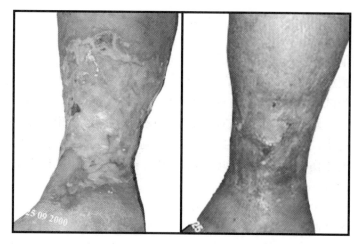

图 50.1 一名 55 岁的丧失行动能力的男性，患有静脉曲张感染所致小腿溃疡，常规治疗无效。经 5 个月 LLLT 后溃疡达到近乎完全愈合。9 个月随访显示伤口保持愈合且无痛，该病人回到兼职工作（由以色列耶路撒冷 Bikur Cholim 医院伤口护理中心 Yosef Kleinman 博士提供）。

Minatel 等人（2009）在一项涉及 14 名患有慢性糖尿病小腿溃疡病人的安慰剂对照的随机对照试验中也报道了光疗的有利效果，这 14 名病人对其他治疗无反应。治疗组接受常规疗法＋每周 2 次的 1% 磺胺嘧啶银和 3 J/cm^2 的 660 nm、890 nm LEDs 联合照射。安慰剂组接受相同方案，但照射为非治疗性光照（<1 J/cm^2）。治疗组中伤口完全愈合或伤口超 90% 愈合的数量显著高于安慰剂组。作者认为这种照射方案促进快速肉芽形成和伤口愈合（Minatel 等，2009）。

使用类似的安慰剂随机对照试验研究方案和增设对照组，Caetano 等人（2009）评估了这些光照参数对 20 名受试者（共 32 位慢性静脉性溃疡病人）伤口愈合的影响，这些研究对象对其他形式治疗无反应。作者报告说，光疗组病人的中等大小和大型溃疡愈合显著加快（Caetano 等，2009）。Lagan 等人（2002）在一个 15 例患有慢性静脉型小腿溃疡病人的小型安慰剂对照研究中发现，超过 4 周的每周 1 次的多源激光二极管阵列（660~950 nm，12 J/cm^2）的光照并无疗效。Kopera 等人（2005）也报道，在一个 44 人的安慰剂对照研究中，作为常规治疗辅助治疗的 4 J/cm^2，685nm 光照疗法对慢性静脉性溃疡并无效果。同样地，Lundeberg 和 Malm（1991）分别报道了 46 例和 42 例下肢静脉性溃疡中，分别使用 He-Ne 4 J/cm^2 或 904 nm，2 J/cm^2 治疗，但与各自对照组相比，治疗组伤口愈合率并无区别。从上述提出的临床研究概述可以明显看出，需要进一步的设计有足够样本数量的高质量临床研究才能确定 LLLT 是否能改善糖尿病性和静脉性溃疡的伤口愈合，以及哪种照射方案能达到最好的效果。

50.3.3.2 压疮

压疮是一种严重的临床疾病，在老年人群、痛风病人和脊髓损伤人群中的发病率和死亡率尤其显著。一些临床研究检验了 LLLT 的效果，但结果并不一致。在一项病人自身对照研究中（病人有两个压疮，一个接受激光治疗，另一个作为对照），Lordanou 等人（2002）报道了 2 周后与对照伤口相比，照射对伤口愈合及特征显著有益。在一项前瞻性随机对照研究中，Schubert（2011）检验了联合红外光和红光的 LLLT 对 72 例患 Ⅱ 度或 Ⅲ 度压疮的病人的效果，并报道照射组能加快伤口的愈合速度。Dehlin 等人（2007）在对 163 名患 Ⅱ 度而无 Ⅲ 度压疮病人的随机双盲安慰剂对照研究中证实，LLLT 有效（Dehlin，Elmstahl 和 Gottrup，2003）。另一方面，Lucas、Van Gemert 和 de Haan（2003）在对 86 名患 Ⅲ 度压疮病人的前瞻性单盲多中心随机对照试验研究中，并未发现作为辅助治疗的每周 5 次，超过 6 周的 904 nm LLLT 具有有益作用。在一项双盲随机对照试验中，Taly 等人（2004）并未发现多波长光疗对 35 名并发 Ⅱ 度、Ⅲ 度和 Ⅳ 度压疮的脊髓损伤病人有益。

综上可知，使用各种 LLLT 照射方案的治疗主要对 Ⅱ 度压疮有效，而对 Ⅲ 度或以上压疮不是那么有效。

50.3.3.3 药物和射线所致的溃疡

经类固醇或 X 射线处理后的动物伤口愈合延迟。Pessoa 等人（2004）使用固醇类处理的动物伤口模型，发现 LLLT（Ga-Al-As，904 nm）可加快伤口愈合速度，并增加胶原沉积、减少炎性浸润。相反，Lacjakova 等人（2010）发现 LLLT（670 nm）对类似动物的伤口愈合并无影响。Lowe 等人（1998）发现 890 nm 对 X 线照射受损的伤口的愈合并无刺激作用。事实上，特定光似乎能抑制愈合（Lowe 等，1998）。另一方面，Schindl 等人（1999）报道，与治疗前相比，He-Ne 30 J/cm^2，每周 2 次持续 4 周能显著刺激慢性射线性溃疡的真皮血管生成。图 50.2 是 LLLT 用于顽固性腿部溃疡的例子。

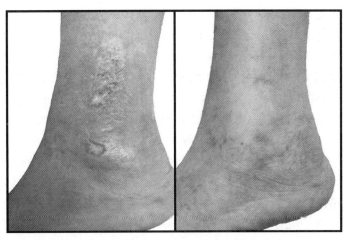

图 50.2 一名 67 岁患有原发性血小板增多症的女性，其小腿顽固性溃疡为羟基脲所致。LLLT（方案见图 50.1）治疗 3 个月内使伤口完全愈合。随访 1 年该病人其伤口保持无溃疡（由以色列耶路撒冷 Bikur Cholim 医院伤口护理中心 Yosef Kleinman 博士提供）。

50.3.4 特殊皮肤疾病和病原体所致伤口

寻常痤疮是 70%～90%青少年所经历的最常见皮肤疾病之一，其常见病变由痤疮丙酸杆菌堵塞皮脂腺引起。Ⅰ型单纯疱疹病毒常常引起口周和唇部水疱（感冒疹），通常在 2 周内形成特征性结痂而愈合。单纯疱疹病毒所致的感染本身通常是永久性的，通常潜伏于三叉神经节的神经细胞中，通过干扰主要组织相容性复合物（MHC）Ⅰ型对细胞表面抗原的呈递而逃避免疫系统。多种已知和未知的触发因素会导致在神经细胞宿主病毒支配的相应皮节出现特征性皮损。这一现象的发生频率各异。80%接受放疗的乳腺癌病人会产生以皮肤发红、发干、瘙痒和脱皮为特征的放射性皮炎，严重时需中断治疗。银屑病是一种由 T 淋巴细胞介导的自身免疫性疾病，涉及角质形成细胞增生和炎症、血管生成。银屑病病变特征是瘙痒性高角质化斑块。

50.3.4.1 寻常痤疮

几项临床研究证实了光疗法对痤疮的效果。光疗法能显著减少炎性痤疮病变数量，加快愈合过程，减少复发并预防或减少瘢痕形成。值得注意的是，家用 LED 系统目前可商业化使用，有利于日常治疗方案的开展。基于 LED 阵列的可见蓝光（415 nm）、可见红光（633 nm 或 660 nm）的序贯应用在经过 8 周和 12 周的治疗后能将痤疮炎性病变减少 80%（Goldberg 和 Russell，2006；Sadick，2008），这与替代疗法如 5%过氧化苯甲酰（Papageorgiou，Katsambas 和 Chu，2000）和以甲基氨基酮戊酸的光动力疗法（photodynamic therapy，PDT）（Horfelt 等，2009）效果相关，且无相关副作用。联合可见蓝光和近红外光（830 nm）的相同方案的效果较差。它显示炎症病变中仅 44%有改善（Sadick，2009）。蓝光通过激发由痤疮丙酸杆菌正常代谢产生的内生性光敏剂来诱导选择性氧化应激作用（Choi 等，2011）。

50.3.4.2 单纯疱疹病毒-1（感冒疹）

在单纯疱疹病毒-1 型（herpes simplex virus-1，HSV-1）爆发期或前驱期（无症状），LLLT 可加快 HSV-1 相关性伤口愈合，降低复发率（Schindl 和 Neumann，1999）。据推测，发病之间的间歇期延长并非是病毒的直接抑制性效果，而是 LLLT 刺激免疫系统的结果。

在一项双盲随机对照试验中，Schindl 和 Neuman（1999）报道，无症状期共照射 10 次（690 nm，48 J/cm^2）可显著降低复发性唇部疱疹感染病人的局部复发频率。对 50 名病人观察 52 周。光照组平均无复发期为 37.5 周（2～52 周不等），而安慰剂无照射组的平均无复发期为 3 周（1～20 周不等）。在一项随机对照试验中，de Carvalho 等人（2010）比较了每周共 10 次的 LLLT 照射（$n=41$）和局部阿昔洛韦（5%，每天 5 次，$n=30$）的疗效，发现经 LLLT 处理的病人的病变大小，以及与复发性疱疹病变相关的炎性水肿都大大减少。然而，两组之间的每月复发率差异并无统计学意义，表明 LLLT 疗效与局部应用阿昔洛韦相同。在一项为期 5 年的随访研究中，Munoz Sanchez 等人（2012）报道，322 名在水疱期和前驱期接受 LLLT 的病人与治疗前相比，HSV-1 复发率明显下降。

50.3.4.3　放射诱导性皮炎

DeLand 等人（2007）评估了 LED 在减少乳房肿瘤切除术后急性放射诱导性皮炎中的潜力。在 5.5 周标准治疗过程中，19 名病人在 X 线治疗后立即予以每天的 LED 治疗，并与 28 名年龄匹配对照比较。结论是，LED 可显著降低放射线诱导性皮肤反应的频率和程度，以及因严重皮肤反应所致治疗中断的频率。然而，Fife 等人（2010）在一项对 35 例病人使用类似设备但有轻微差异的方案的随机对照双盲研究中，并未发现放射性皮肤反应或治疗中断的发生。尽管结果不同，两个研究在 LED 治疗安全性上是一致的，未显示对病人有害的证据。

50.3.4.4　银屑病

Ablon（2010）研究了联合红光和近红外光 LEDs（每周 2 次，持续 5 周）对 9 例慢性顽固性银屑病变的病人的影响。3～8 个月的随访表明了 LLLT 病变清除率高、无副作用且病人满意度高。

50.3.5　瘢痕

肥厚性瘢痕和瘢痕疙瘩源于异常的纤维性伤口愈合过程。其特征是胶原蛋白过量，并通常与伤口边缘的瘙痒性病变增加有关，瘢痕疙瘩通常会延伸到伤口边缘外，或与弹性纤维被胶原所取代有关。瘢痕是一种伴有胶原持续合成和降解的动态结构。LLLT 通过增加 TGF-b1、胶原沉积和合成、成纤维细胞增殖和伤口张力而影响重塑过程。另一方面，LLLT 可调控 MMPs，在某些情况下降低 TGF-b1 的表达。因此，尽管 LLLT 通过刺激胶原形成而可能使瘢痕恶化，它亦可能刺激胶原降解，从而有利于瘢痕重塑或在适当的局部微环境下减少胶原形成。

几项研究评估了光疗法改善瘢痕的潜力。Galda 等人（2004）使用 670 nm 激光，以每周 2 次，持续 8 周的方案治疗 19 例烧伤瘢痕病人（共 19 个瘢痕）。每个病人部分瘢痕未照射并作为对照。治疗后以温哥华瘢痕量表（Vancouver Scar Scale，VSS）测量，19 例病变中的 17 例显示出外观改善（Sullivan 等，1990）。新瘢痕反应比陈旧性瘢痕更好。除 1 例治疗前报道有疼痛/瘙痒的病人外，其余受试者的症状缓解，且无副作用。Barolet 和 Boucher（2010）提出一系列手术切除双侧瘢痕的 3 名病人的病例。瘢痕移除后，病人每天以 NIR 频谱的 LED 对受影响区域的一侧自行治疗（805 nm，30 mW/cm²），而另一侧用作无照射对照。通过 VSS 进行宏观评估，照射部位与对照部位相比有显著改善。皮肤表面微观地形图测量显示，与对照相比，受照射的瘢痕其高度显著降低。Sasaki 等人（2009）比较了单用激光（830 nm，Ga-Al-As）和激光加固醇类局部用乳剂对 20 例有增生性瘢痕或瘢痕疙瘩的效果。在第 5 次治疗时，两组在皮肤瘙痒、瘢痕厚度、柔软性、红斑和硬度方面都有显著改善。外用局部固醇加 LLLT 组比单独 LLLT 组改善效果更好。在 Carvalho 等人（2010）进行的一项随机对照试验中，对手术切口进行预防性照射。LLLT 组显示瘢痕在外观上有改善（通过 VSS），延展性更好并且厚度减小。以上所有研究均无报道治疗相关的副作用。

50.4　小　结

近十年的关于 LLLT 对伤口愈合效果的综述提出了相互冲突的观点。在 2002 年发表的一篇伤口愈合相关的细胞和动物研究的综述中，Lucas 等人（2002）指出，尽管体内研究支持 LLLT 的有益效果，但尚无确凿证据，且不应当作为一种有价值的（辅助的）疗法。Posten 等人（2005）在对 1965—2003

年文献的综述中得到相同结论，并补充道，尽管皮肤疏松的啮齿动物模型中显示出有利结果，但其结果并不能在大型动物模型上得到重复，例如，与人类拥有类似紧实皮肤的猪。Whinfield 和 Aitkenhead（2009）回顾了文献并指出，尽管体内、体外研究暗示光疗法可刺激细胞活性并促进组织修复，然而临床试验的报道并未提供充足的证据来支持光疗法用于伤口护理的有效性。同年，Fulop 等人（2009）发表了一篇涵盖 2002—2007 年的 meta 分析研究，得出结论：光疗法是一种对组织修复高度有效的治疗形式，来自动物而非人体实验研究的支持性证据更强。一年后，Peplow、Chung 和 Baxter（2010）发表了一篇综述，涵盖了 2003—2008 年关于啮齿动物模型中伤口愈合的实验研究，详述激光或单色光在伤口愈合过程中的光生物调节能力。他们认为这些证据强有力地支持进一步在人体上进行对照性研究。

由于对报道细节理解的改善和对特殊指征的照射参数的优化，逐渐认为 LLLT 治疗对伤口愈合的作用还是有益的。虽然越来越多安慰剂随机对照试验已经发表，但大多数仍有缺陷。此外，关于设备配置、照射装置和治疗模式、时间表的不确定性影响实验的成功复制。

综上所述，LLLT 已显示出能加快各种病因的伤口愈合过程，降低感染和其他并发症的风险。从这篇综述来看，关于 LLLT 对伤口愈合的功效的看法正在快速发展并且认为其拥有巨大的潜力。已积累大量关于特殊适应证的照射参数信息，且在多医学中心成功处理了复杂伤口。然而，某些情况下，某些治疗方案的结果是基于缺乏合适对照组的研究。临床证据不足的后果之一是 LLLT 被美国监管机构批准用于疼痛和炎症的治疗，然而美国食品药品监督管理局（Food and Drug Administration，FDA）未批准 LLLT 用于伤口治疗。这也阻碍了正式医学协会发表 LLLT 治疗官方指南（对维持适当治疗护理标准至关重要）。最近大量设计精良的临床试验似乎迅速克服了这些缺点，并在此过程中建立了良好的治疗护理标准，可能将造福难治性伤口的病人。

作者：

Lilach Gavish

The Hebrew University

Hadassah Medical School

参考文献

[1] Ablon, G. 2010. Combination 830 nm and 633 nm light-emitting diode phototherapy shows promise in the treatment of recalcitrant psoriasis: Preliminary findings. Photomed Laser Surg 28: 141 – 146.

[2] Agaiby, A. D., L. R. Ghali, R. Wilson, and M. Dyson. 2000. Laser modulation of angiogenic factor production by T-lymphocytes. Lasers Surg Med 26: 357 – 363.

[3] Al-Watban, F. A., X. Y. Zhang, and B. L. Andres. 2007. Low-level laser therapy enhances wound healing in diabetic rats: a comparison of different lasers. Photomed Laser Surg 25: 72 – 77.

[4] Barolet, D., and A. Boucher. 2010. Prophylactic low-level light therapy for the treatment of hypertrophic scars and keloids: a case series. Lasers Surg Med 42: 597 – 601.

[5] Bayat, M., M. M. Vasheghani, N. Razavi, S. Taheri, and M. Rakhshan. 2005. Effect of low level laser therapy on the healing of second-degree burns in rats: A histological and microbiological study. J Photochem Photobiol B 78: 171 – 177.

[6] Byrnes, K. R., L. Barna, V. M. Chenault et al. 2004. Photobiomodulation improves cutaneous wound healing in an animal model of type Ⅱ diabetes. Photomed Laser Surg 22: 281 – 290.

[7] Caetano, K. S., M. A. Frade, D. G. Minatel, L. A. Santana, and C. S. Enwemeka. 2009. Phototherapy improves healing of chronic venous ulcers. Photomed Laser Surg 27: 111 – 118.

[8] Carvalho, R. L., P. S. Alcantara, F. Kamamoto, M. D. Cressoni, and R. A. Casarotto. 2010. Effects of low-level laser therapy on pain and scar formation after inguinal herniation surgery: a randomized controlled single-blind study.

Photomed Laser Surg 28: 417 - 422.

[9] Chaves, M. E., A. R. Araujo, S. F. Santos, M. Pinotti, and L. S. Oliveira. 2012. LED phototherapy improves healing of nipple trauma: a pilot study. Photomed Laser Surg 30: 172 - 178.

[10] Chen, C. H., H. S. Hung, and S. H. Hsu. 2008. Low-energy laser irradiation increases endothelial cell proliferation, migration, and eNOS gene expression possibly via PI3K signal pathway. Lasers Surg Med 40: 46 - 54.

[11] Choi, M. S., S. J. Yun, H. J. Beom, H. R. Park, and J. B. Lee. 2011. Comparative study of the bactericidal effects of 5-aminolevulinic acid with blue and red light on Propionibacterium acnes. J Dermatol 38: 661 - 666.

[12] Corazza, A. V., J. Jorge, C. Kurachi, and V. S. Bagnato. 2007. Photobiomodulation on the angiogenesis of skin wounds in rats using different light sources. Photomed Laser Surg 25: 102 - 106.

[13] Costa, M. S., C. E. Pinfildi, H. C. Gomes et al. 2010. Effect of low-level laser therapy with output power of 30 mW and 60 mW in the viability of a random skin flap. Photomed Laser Surg 28: 57 - 61.

[14] Dantas, M. D., D. R. Cavalcante, F. E. Araujo et al. 2011. Improvement of dermal burn healing by combining sodium alginate/chitosan-based films and low level laser therapy. J Photochem Photobiol B 105: 51 - 59.

[15] de Carvalho, R. R., E. de Paula., F. Ramalho et al. 2010. Effect of laser phototherapy on recurring herpes labialis prevention: an in vivo study. Lasers Med Sci 25: 397 - 402.

[16] Dehlin, O., S. Elmstahl, and F. Gottrup. 2003. Monochromatic phototherapy in elderly patients: a new way of treating chronic pressure ulcers? Aging Clin Exp Res 15: 259 - 263.

[17] Dehlin, O., S. Elmstahl, and F. Gottrup. 2007. Monochromatic phototherapy: effective treatment for grade Ⅱ chronic pressure ulcers in elderly patients. Aging Clin Exp Res 19: 478 - 483.

[18] DeLand, M. M., R. A. Weiss, D. H. Mcdaniel, and R. G. Geronemus. 2007. Treatment of radiation-induced dermatitis with light-emitting diode (LED) photomodulation. Lasers Surg Med 39: 164 - 168.

[19] Duan, R., T. C. Liu, Y. Li, H. Guo, and L. B. Yao. 2001. Signal transduction pathways involved in low intensity He-Ne laser-induced respiratory burst in bovine neutrophils: A potential mechanism of low intensity laser biostimulation. Lasers Surg Med 29: 174 - 178.

[20] El Sayed, S. O., and M. Dyson. 1990. Comparison of the effect of multi-wavelength light produced by a cluster of semiconductor diodes and of each individual diode on mast cell number and degranulation in intact and injured skin. Lasers Surg Med 10: 559 - 568.

[21] Esteves Jr., I., I. B. Masson, C. T. Oshima et al. 2012. Low-level laser irradiation, cyclooxygenase-2 (COX-2) expression and necrosis of random skin flaps in rats. Lasers Med Sci 27: 655 - 660.

[22] Evers, L. H., D. Bhavsar, and P. Mailander. 2010. The biology of burn injury. Exp Dermatol 19: 777 - 783.

[23] Ezzati, A., M. Bayat, and A. Khoshvaghti. 2010. Low-level laser therapy with a pulsed infrared laser accelerates second-degree burn healing in rat: A clinical and microbiologic study. Photomed Laser Surg 28: 603 - 611.

[24] Ezzati, A., M. Bayat, S. Taheri, and Z. Mohsenifar. 2009. Low-level laser therapy with pulsed infrared laser accelerates third-degree burn healing process in rats. J Rehabil Res Dev 46: 543 - 554.

[25] Fife, D., D. J. Rayhan, S. Behnam et al. 2010. A randomized, controlled, double-blind study of light emitting diode photomodulation for the prevention of radiation dermatitis in patients with breast cancer. Dermatol Surg 36: 1921 - 1927.

[26] Fulop, A. M., S. Dhimmer, J. R. Deluca et al. 2009. A meta-analysis of the efficacy of phototherapy in tissue repair. Photomed Laser Surg 27: 695 - 702.

[27] Fushimi, T., S. Inui, T. Nakajima et al. 2012. Green light emitting diodes accelerate wound healing: Characterization of the effect and its molecular basis in vitro and in vivo. Wound Repair Regen 20: 226 - 235.

[28] Gaida, K., R. Koller, C. Isler et al. 2004. Low level laser therapy—A conservative approach to the burn scar? Burns 30: 362 - 367.

[29] Gal, P., B. Vidinsky, T. Toporcer et al. 2006. Histological assessment of the effect of laser irradiation on skin wound healing in rats. Photomed Laser Surg 24: 480 - 488.

[30] Gavish, L., Y. Asher, Y. Becker, and Y. Kleinman. 2004. Low level laser irradiation stimulates mitochondrial membrane potential and disperses subnuclear promyelocytic leukemia protein. Lasers Surg Med 35: 369 - 376.

[31] Gavish, L. , L. Perez, and S. D. Gertz. 2006. Low-level laser irradiation modulates matrix metalloproteinase activity and gene expression in porcine aortic smooth muscle cells. Lasers Surg Med 38: 779 - 786.

[32] Gavish, L. , L. S. Perez, P. Reissman, and S. D. Gertz. 2008. Irradiation with 780 nm diode laser attenuates inflammatory cytokines but upregulates nitric oxide in lipopolysaccharide-stimulated macrophages: Implications for the prevention of aneurysm progression. Lasers Surg Med 40: 371 - 378.

[33] Goldberg, D. J. , and B. A. Russell. 2006. Combination blue (415. nm) and red (633 nm) LED phototherapy in the treatment of mild to severe acne vulgaris. J Cosmet Laser Ther 8: 71 - 75.

[34] Grossman, N. , N. Schneid, H. Reuveni, S. Halevy, and R. Lubart. 1998. 780 nm low power diode laser irradiation stimulates proliferation of keratinocyte cultures: Involvement of reactive oxygen species. Lasers Surg Med 22: 212 - 218.

[35] Hawkins, D. , and H. Abrahamse. 2006. Effect of multiple exposures of low-level laser therapy on the cellular responses of wounded human skin fibroblasts. Photomed Laser Surg 24: 705 - 714.

[36] Hawkins, D. H. , and H. Abrahamse. 2007. Time-dependent responses of wounded human skin fibroblasts following phototherapy. J Photochem Photobiol B 88: 147 - 155.

[37] Hemvani, N. , D. S. Chitnis, and N. S. Bhagwanani. 2005. Helium-neon and nitrogen laser irradiation accelerates the phagocytic activity of human monocytes. Photomed Laser Surg 23: 571 - 574.

[38] Horfelt, C. , B. Stenquist, C. B. Halldin, M. B. Ericson, and A. M. Wennberg. 2009. Single low-dose red light is as efficacious as methyl-aminolevulinate—Photodynamic therapy for treatment of acne: Clinical assessment and fluorescence monitoring. Acta Derm Venereol 89: 372 - 378.

[39] Houreld, N. , and H. Abrahamse. 2007. Irradiation with a 632. 8 nm helium-neon laser with 5 J/cm^2 stimulates proliferation and expression of interleukin-6 in diabetic wounded fibroblast cells. Diabetes Technol Ther 9: 451 - 459.

[40] Houreld, N. N. , P. R. Sekhejane, and H. Abrahamse. 2010. Irradiation at 830 nm stimulates nitric oxide production and inhibits proinflammatory cytokines in diabetic wounded fibroblast cells. Lasers Surg Med 42: 494 - 502.

[41] Iordanou, P. , G. Baltopoulos, M. Giannakopoulou, P. Bellou, and E. Ktenas. 2002. Effect of polarized light in the healing process of pressure ulcers. Int J Nurs Pract 8: 49 - 55.

[42] Karu, T. 1999. Primary and secondary mechanisms of action of visible to near-IR radiation on cells. J Photochem Photobiol B 49: 1 - 17.

[43] Kaviani, A. , G. E. Djavid, L. Ataie-Fashtami et al. 2011. A randomized clinical trial on the effect of low-level laser therapy on chronic diabetic foot wound healing: A preliminary report. Photomed Laser Surg 29: 109 - 114.

[44] Keast, D. H. , and H. Orsted. 1998. The basic principles of wound care. Ostomy Wound Manage 44: 24 - 28, 30 - 31.

[45] Kipshidze, N. , V. Nikolaychik, M. H. Keelan et al. 2001. Low-power helium: Neon laser irradiation enhances production of vascular endothelial growth factor and promotes growth of endothelial cells in vitro. Lasers Surg Med 28: 355 - 364.

[46] Kleinman, Y. , S. Simmer, and Y. Braksma. 1996. Low power laser therapy in patients with diabetic foot ulcers: Early and long term outcome. Laser Therapy 8: 205 - 208.

[47] Kopera, D. , R. Kokol, C. Berger, and J. Haas. 2005. Does the use of low-level laser influence wound healing in chronic venous leg ulcers? J Wound Care 14: 391 - 394.

[48] Kupin, V. I. , V. S. Bykov, A. V. Ivanov, and V. Larichev. 1982. Potentiating effects of laser radiation on some immunological traits. Neoplasma 29: 403 - 406.

[49] Labbe, R. F. , K. J. Skogerboe, H. A. Davis, and R. L. Rettmer. 1990. Laser photobioactivation mechanisms: In vitro studies using ascorbic acid uptake and hydroxyproline formation as biochemical markers of irradiation response. Lasers Surg Med 10: 201 - 207.

[50] Lacjakova, K. , N. Bobrov, M. Polakova et al. 2010. Effects of equal daily doses delivered by different power densities of low-level laser therapy at 670 nm on open skin wound healing in normal and corticosteroid-treated rats: a brief report. Lasers Med Sci 25: 761 - 766.

[51] Lagan, K. M. , T. Mckenna, A. Witherow et al. 2002. Low-intensity laser therapy/combined phototherapy in

the management of chronic venous ulceration: A placebo-controlled study. J Clin Laser Med Surg 20: 109 – 116.

[52] Landau, Z., M. Migdal, A. Lipovsky, and R. Lubart. 2011. Visible light-induced healing of diabetic or venous foot ulcers: A placebo-controlled double-blind study. Photomed Laser Surg 29: 399 – 404.

[53] Lau, R. W., and G. L. Cheing. 2009. Managing postmastectomy lymphedema with low-level laser therapy. Photomed Laser Surg 27: 763 – 769.

[54] Lievens, P. C. 1991. The effect of a combined HeNe and I. R. laser treatment on the regeneration of the lymphatic system during the process of wound healing. Lasers Med Sci 6: 193 – 199.

[55] Lowe, A. S., M. D. Walker, M. O'Byrne, G. D. Baxter, and D. G. Hirst. 1998. Effect of low intensity monochromatic light therapy (890 nm) on a radiation-impaired, wound-healing model in murine skin. Lasers Surg Med 23: 291 – 298.

[56] Lucas, C., L. J. Criens-Poublon, C. T. Cockrell, and R. J. de Haan. 2002. Wound healing in cell studies and animal model experiments by low level laser therapy; were clinical studies justified? A systematic review. Lasers Med Sci 17: 110 – 134.

[57] Lucas, C., M. J. Van Gemert, and R. J de Haan. 2003. Efficacy of low-level laser therapy in the management of stage III decubitus ulcers: a prospective, observer-blinded multicentre randomised clinical trial. Lasers Med Sci 18: 72 – 77.

[58] Lundeberg, T., and M. Malm. 1991. Low-power HeNe laser treatment of venous leg ulcers. Ann Plast Surg 27: 537 – 539.

[59] Malm, M., and T. Lundeberg. 1991. Effect of low power gallium arsenide laser on healing of venous ulcers. Scand J Plast Reconstr Surg Hand Surg 25: 249 – 251.

[60] Martin, P. 1997. Wound healing—aiming for perfect skin regeneration. Science 276: 75 – 81.

[61] Medrado, A. P., A. P. Soares, E. T. Santos, S. R. Reis, and Z. A. Andrade. 2008. Influence of laser photobiomodulation upon connective tissue remodeling during wound healing. J Photochem Photobiol B 92: 144 – 152.

[62] Medrado, A. R., L. S. Pugliese, S. R. Reis, and Z. A. Andrade. 2003. Influence of low level laser therapy on wound healing and its biological action upon myofibroblasts. Lasers Surg Med 32: 239 – 244.

[63] Mester, E., M. Ludany, and M. Seller. 1968. The simulating effect of low power laser ray on biological systems. Laser Rev 1: 3.

[64] Mester, E., T. Spiry, B. Szende, and J. G. Tota. 1971. Effect of laser rays on wound healing. Am J Surg 122: 532 – 535.

[65] Minatel, D. G., M. A. Frade, S. C. Franca, and C. S. Enwemeka. 2009. Phototherapy promotes healing of chronic diabetic leg ulcers that failed to respond to other therapies. Lasers Surg Med 41: 433 – 441.

[66] Munoz Sanchez, P. J., J. L. Capote Femenias, A. Diaz Tejeda, and J. Tuner. 2012. The effect of 670 nm low laser therapy on herpes simplex type 1. Photomed Laser Surg 30: 37 – 40.

[67] Ng, M. F. 2010. The role of mast cells in wound healing. Int Wound J 7: 55 – 61.

[68] Ozturan, S., S. A. Durukan, O. Ozcelik, G. Seydaoglu, and M. C. Haytac. 2011. Coronally advanced flap adjunct with low intensity laser therapy: a randomized controlled clinical pilot study. J Clin Periodontol 38: 1055 – 1062.

[69] Papageorgiou, P., A. Katsambas, and A. Chu. 2000. Phototherapy with blue (415 nm) and red (660 nm) light in the treatment of acne vulgaris. Br J Dermatol 142: 973 – 978.

[70] Pastore, D., C. Di Martino, G. Bosco, and S. Passarella. 1996. Stimulation of ATP synthesis via oxidative phosphorylation in wheat mitochondria irradiated with helium-neon laser. Biochem Mol Biol Int 39: 149 – 157.

[71] Peplow, P. V., T. Y. Chung, and G. D. Baxter. 2010. Laser photobiomodulation of wound healing: a review of experimental studies in mouse and rat animal models. Photomed Laser Surg 28: 291 – 325.

[72] Peplow, P. V., T. Y. Chung, B. Ryan, and G. D. Baxter. 2011a. Laser photobiomodulation of gene expression and release of growth factors and cytokines from cells in culture: a review of human and animal studies. Photomed Laser Surg 29: 285 – 304.

[73] Peplow, P. V., T. Y. Chung, B. Ryan, and G. D. Baxter. 2011b. Laser. photobiostimulation of wound healing: reciprocity of irradiance and exposure time on energy density for splinted. wounds in diabetic mice. Lasers Surg Med

43: 843 - 850.

[74] Pessoa, E. S., R. M. Melhado, L. H. Theodoro, and V. G. Garcia. 2004. A histologic assessment of the influence of low-intensity laser therapy on wound healing in steroid-treated animals. Photomed Laser Surg 22: 199 - 204.

[75] Posten, W., D. A. Wrone, J. S. Dover, K. A. Arndt, S. Silapunt, and M. Alam. 2005. Low-level laser therapy for wound healing: mechanism and efficacy. Dermatol Surg 31: 334 - 340.

[76] Prabhu, V., S. B. Rao, S. Chandra et al. 2012. Spectroscopic and histological evaluation of wound healing progression following low level laser therapy (LLLT). J Biophotonics 5: 168 - 184.

[77] Prado, R., L. Neves, A. Marcolino et al. 2010. Effect of low-level. laser therapy on malondialdehyde concentration in random cutaneous flap viability. Photomed Laser Surg 28: 379 - 384.

[78] Reddy, G. K., L. Stehno-Bittel, and C. S. Enwemeka. 2001. Laser photostimulation accelerates wound healing in diabetic rats. Wound Repair Regen 9: 248 - 255.

[79] Renno, A. C., A. M. Iwama, P. Shima et al. 2011. Effect of low-level laser therapy (660 nm) on the healing of second-degree skin burns in rats. J Cosmet Laser Ther 13: 237 - 242.

[80] Rochkind, S., M. Rousso, M. Nissan et al. 1989. Systemic effects of low-power laser irradiation on the peripheral and central nervous system, cutaneous wounds, and burns. Lasers Surg Med 9: 174 - 182.

[81] Sadick, N. S. 2008. Handheld LED array device in the treatment of acne vulgaris. J Drugs Dermatol 7: 347 - 350.

[82] Sadick, N. S. 2009. A study to determine the effect of combination blue (415 nm) and near-infrared (830 nm) light-emitting diode (LED) therapy for moderate acne vulgaris. J Cosmet Laser Ther 11: 125 - 128.

[83] Safavi, S. M., B. Kazemi, M. Esmaeili et al. 2008. Effects of low-level He-Ne laser irradiation on the gene expression of IL-1beta, TNF-alpha, IFN-gamma, TGF-beta, bFGF, and PDGF in rat's gingiva. Lasers Med Sci 23: 331 - 335.

[84] Samoilova, K. A., N. A. Zhevago, N. N. Petrishchev, and A. A. Zimin. 2008. Role of nitric oxide in the visible light-induced rapid increase of human skin microcirculation at the local and systemic levels: II. Healthy volunteers. Photomed Laser Surg 26: 443 - 449.

[85] Santos, J. O., S. M. Oliveira, M. R. Nobre, A. C. Aranha, and M. .B. Alvarenga. 2011. A randomised clinical trial of the effect of low-level laser therapy for perineal pain and healing after episiotomy: A pilot study. Midwifery 28: e653 - e659

[86] Saperia, D., E. Glassberg, R. F. Lyons et al. 1986. Demonstration of elevated type I and type III procollagen mRNA levels in cutaneous wounds treated with heliumneon laser. Proposed mechanism for enhanced wound healing. Biochem Biophys Res Commun 138: 1123 - 1128.

[87] Sasaki, K., T. Ohshiro, T. Ohshiro, and Y. Taniguchi. 2009. A prospective study of the influence that topical steroid exerts in low reactive level laser therapy (LLLT) for the treatment of hypertrophic scars and keloids. Laser Therapy 18: 137 - 141.

[88] Schindl, A., G. Heinze, M. Schindl, H. Pernerstorfer-Schon, and L. Schindl. 2002. Systemic effects of low-intensity laser irradiation on skin microcirculation in patients with diabetic microangiopathy. Microvasc Res 64: 240 - 246.

[89] Schindl, A., H. Merwald, L. Schindl, C. Kaun, and J. Wojta. 2003. Direct stimulatory effect of low-intensity 670 nm laser irradiation on human endothelial cell proliferation. Br J.Dermatol 148: 334 - 336.

[90] Schindl, A., and R. Neumann. 1999. Low-intensity laser therapy is an effective treatment for recurrent herpes simplex infection. Results from a randomized double-blind placebo-controlled study. J Invest Dermatol 113: 221 - 223.

[91] Schindl, A., M. Schindl, L. Schindl et al. 1999. Increased dermal angiogenesis after low-intensity laser therapy for a chronic radiation ulcer determined by a video measuring system. J Am Acad Dermatol 40: 481 - 484.

[92] Schlager, A., K. Oehler, K. U. Huebner, M. Schmuth, and L. Spoetl. 2000. Healing of burns after treatment with 670-nanometer low-power laser light. Plast Reconstr Surg 105: 1635 - 1639.

[93] Schubert, V. 2001. Effects of phototherapy on pressure ulcer healing in elderly patients after a falling trauma. A prospective, randomized, controlled study. Photodermatol Photoimmunol Photomed 17: 32 - 38.

[94] Smith, R. J., M. Birndorf, G. Gluck, D. Hammond, and W. D. Moore. 1992. The effect of low-energy laser on skin-flap survival in the rat and porcine animal models. Plast Reconstr Surg 89: 306 - 310.

[95] Stadelmann, W. K., A. G. Digenis, and G. R. Tobin. 1998. Physiology and healing dynamics of chronic cutaneous wounds. Am J Surg 176: 26S - 38S.

[96] Stadler, I., R. J. Lanzafame, R. Evans et al. 2001. 830 nm irra-diation increases the wound tensile strength in a diabetic murine model. Lasers Surg Med 28: 220 - 226.

[97] Sullivan, T., J. Smith, J. Kermode, E. Mciver, and D. J. Courtemanche. 1990. Rating the burn scar. J Burn Care Rehabil 11: 256 - 260.

[98] Taly, A. B., K. P. Sivaraman Nair, T. Murali, and A. John. 2004. Efficacy of multiwavelength light therapy in the treatment of pressure ulcers in subjects with disorders of the spinal cord: a randomized double-blind controlled trial. Arch Phys Med Rehabil 85: 1657 - 1661.

[99] Whinfield, A. L., and I. Aitkenhead. 2009. The light revival: does phototherapy promote wound healing? A review. Foot (Edinb) 19: 117 - 124.

[100] Wu, Z. H., Y. Zhou, J. Y. Chen, and L. W. Zhou. 2010. Mitochondrial signaling for histamine releases in laser-irradiated RBL-2H3 mast cells. Lasers Surg Med 42: 503 - 509.

[101] Yasukawa, A., H. Hrui, Y. Koyama, M. Nagai, and K. Takakuda. 2007. The effect of low reactive-level laser therapy (LLLT) with helium-neon laser on operative wound healing in a rat model. J Vet Med Sci 69: 799 - 806.

[102] Young, S., P. Bolton, M. Dyson, W. Harvey, and C. Diamantopoulos. 1989. Macrophage responsiveness to light therapy. Lasers Surg Med 9: 497 - 505.

[103] Yu, H. S., K. L. Chang, C. L. Yu, J. W. Chen, and G. S. Chen. 1996. Low-energy helium-neon laser irradiation stimulates interleukin-1 alpha and interleukin-8 release from cultured human keratinocytes. J Invest Dermatol 107: 593 - 596.

[104] Yu, H. S., C. S. Wu, C. L. Yu, Y. H. Kao, and M. H. Chiou. 2003. Helium-neon laser irradiation stimulates migration and proliferation in melanocytes and induces repigmentation in segmental-type vitiligo. J Invest Dermatol 120: 56 - 64.

51　用于疼痛治疗的低能量激光疗法

51.1　引　言

低能量激光疗法（low-level laser therapy，LLLT）的另一个重要应用是疼痛治疗方面，这种应用可以追溯到 1960 年第一台红宝石激光器（maiman，1960）出现之后的几年时间里。早期激光的临床应用与穴位激光（laser acupuncture，LA）相关（Bischko，1980），激光辐射（laser irradiation，LI）被用来代替传统中医学中的单穴针灸（Deng 等，1987）；Helium-Neon 激光器几乎被专门用作单穴针灸，而且它的能量输出少于 10 mW，能量密度<4 J/cm²，随着二极管技术的发展，用于疼痛治疗的激光发生器的能量输出从原来的 1 mW 发生装置发展成为 1W 脉冲式、可散焦的消融激光，例如 Nd：YAG。

随着时间的推移，激光器的临床应用从单穴针灸的单穴位应用发展变化为在病理学领域可以多点局部多穴位应用的 LLLT。LLLT 的疼痛转调效应公认是在相应的组织通过直接、累加和多重光化学物质介导所产生的。与其说是对穿刺穴位的刺激所产生的效果（Mester 等，1968），不如说是在脉络系统中沿着被穿刺的脉络运动的粒子振动介导产生的。对局部组织疼痛减轻的效果和机制的两种模型应用的研究已经成为目前研究的主题。最近 10 年来，有关低强度激光对疼痛治疗的随机对照试验呈指数型增长。

51.2　疼痛的治疗

低能量激光疗法被用于各种疼痛的治疗（表 51.1），包括从组织损伤所导致的持续几分钟的急性疼痛到一直持续的慢性疼痛的治疗（表 51.2）。广泛的治疗频谱表明了有多重机制介导疼痛的缓解。

表 51.1　低能量激光疗法可干预的急性疼痛	表 51.2　低能量激光疗法可干预的慢性疼痛
关节韧带拉伤扭伤	骨关节炎（所有关节）
颈椎过度屈伸损伤	风湿性关节炎
术后疼痛	其他关节炎
牙齿疼痛	颈部扭伤相关的疼痛
带状疱疹	肩周炎
口唇疱疹	疱疹后遗神经痛
偏头痛	三叉神经痛
颈源性头痛	颈部疼痛
紧张性头痛（肌肉收缩）	背部疼痛
背痛（慢性疼痛的急性发作）	外侧及内侧上髁炎
坐骨神经痛	肌腱病
痛风（急性发作）	肌筋膜痛综合征
关节炎（急性发作）	扳机点疼痛
慢性疼痛加重	慢性局部疼痛综合征
肌腱炎	纤维肌痛
神经根病（腰、颈）	
颞下颌关节紊乱	

在过去的 30 年里，许多学者提出激光对神经的直接影响是这样一种机制（Baxter 等，1994；Kasai 等，1996；Kono 等，1993；Shimoyama 等，1992b）：激光对神经所产生的多重效果主要是抑制反应，而且大量证据支持关于激光介导疼痛缓解的神经假说（Chow 等，2011）。本章主要探索这些机制，为了理解低强度激光疗法如何调节疼痛，我们必须要了解疼痛的基本神经生理学基础以及 LI 效应如何在神经系统变化。

51.3　疼痛和疼痛网络的神经生理学基础

国际疼痛研究协会（The International Association for the Study of Pain，IASP）把疼痛定义成一种不愉快的感觉或者情绪体验，同时伴随着实际的或者潜在的组织损伤，或者以这类损伤的术语名来定义（Merskey 和 Bogduk，1994）。这个定义承认疼痛的复杂性超过了我们的感受，然而这种复杂性在生物心理社会模型中能够被更好地理解（Engel，1977）。在这个模型中，有害刺激的强度连同个体的自觉疼痛，包括损害如何发生、损害发生的社会背景共同组成了病人的疼痛经历。伤害感受器的激活不仅组成了生物心理社会模式中"生物"部分，而且在使用 LLLT 来抑制伤害感受器的临床应用中，是缓解疼痛机制的主要组成部分。

伤害感受器的外周神经末梢，有髓神经纤维、无髓神经纤维和慢传导 c 类纤维，它们分布在表皮形成一个复杂的神经网络转导有害刺激（Kennedy 等，2005；Lauria，1999），将热刺激、机械力刺激、化学刺激产生的炎症神经肽转化为动作电位（Siddall 和 Cousins，1998）。这些末梢的位置非常表浅，而且在所有波长激光的穿透范围之内（图 51.1）。激光对这些神经而非深层次神经和结构的影响也许成为 LLLT 的基础。这些传入纤维分布周身并且聚集成包含成纤维细胞、施万细胞和毛细血管的大神经干。个体神经元构成大神经纤维的解剖结构显著区别于由小细胞紧凑排列构成的成纤维细胞的解剖结构，而成纤维细胞对激光的反应早已被很好地证明。神经元位于背根神经节（dorsal root ganglia，DRG），背根神经节在每个脊髓节段近脊髓处。三叉神经节等同于低节段脊髓的背根神经节。神经元细长的细胞质可以从细胞体延长 1 m 远，如坐骨神经，末端一直到皮肤的神经末梢，而近脊髓部分进入脊髓灰质后角。

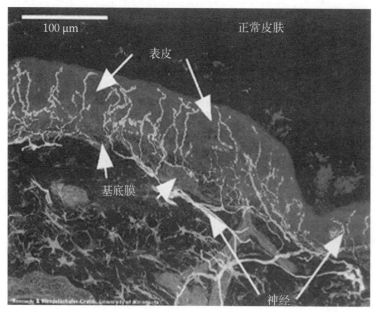

图 51.1　皮肤截面显示表浅的外周神经末梢（From Kennedy，W. et al.，Pathology and quantitation of cutane-ous innervation. In Peripheral Neuropathy，P. Dyck and P. omas，editors. W. B. Saunders，Philadelphia，PA，873，2005. With permission）

　　输入信号从感觉神经末梢突触直接传入第二级神经元，或者间接通过在脊髓背角第1～5节脊髓浅层的中间神经元传入。在二级神经元产生的动作电位上升到一个多中央的复杂网络，从中脑到大脑皮质，被称为疼痛网络，这个是由磁共振（functional magnetic resonance Imaging，fMRI）证明的（Tracey 和 Johns，2010）。神经束从更高级的中枢下行到位于脊髓背角的突触，从皮层和皮质下到脊髓，调节上传和下行活动。从位于皮肤的周围神经系统到中枢神经系统（Backonja 和 Lauria，2010），神经的特殊结构和复杂的反馈系统都由神经的可塑性驱使（Ji 和 Woolf，2001；Woolf 和 Salter，2000），这些都被认为是激光能减少长期或短期疼痛的能力基础。

　　在表皮神经网，皮肤血管壁神经、皮下组织、交感神经节、肌肉的神经肌肉结合点以及神经干，激光对神经的直接效应是可操作的。

51.4　激光在阻滞神经传导中的应用

　　回顾各种激光效应，最主要的发现要属于神经电生理活动中的阻滞效应（Chow 等，2011）。在人类的研究中，红外线连续波（continuous wave，CW）在中间（Baxter 等，1994）、表面径向（Kramer 和 Sandrin，1993）和腓肠神经（Cambier 等，2000；Hadian 和 Moghagdam，2003）中减慢传导速度（conduction velocity，CV）。脉冲式红外激光，或者没有直接用于神经传导过程的激光，就不能改变神经传导（Baxter 等，1992）。在运动神经（如复合肌肉动作电位）和感觉神经（躯体诱发的动作电位）上的传导阻滞效应能在一系列实验中看到，如 30 秒经皮的 808 nm 和 650 nm 激光辐射小鼠坐骨神经上的四个点（Yan，Chow 和 Armati，2011），液面显示器所反应的实验结果如图 51.2(a) 到图 51.2(d)。在使用激光 10～20 分钟后，神经阻滞效果达 30%，24 小时恢复原状。虽然不太可能依靠这些发现推断激光与疼痛缓解效应直接相关，但是这些实验提供了明确的证据表明经皮的激光能够阻滞神经传导。

　　大量不同的动物研究试验模型能更清楚地帮助我们理清神经传导和疼痛减轻的关系。不仅是因为这些试验确定了可见和红外激光能够在神经干阻滞神经传导，更因为一系列试验证明激光还可以抑制伤害感受器中由有害刺激和促炎因子激发的动作电位（Kasai 等，1994；Mezawa 等，1988）。由机械和热有害刺激产生的动作电位的振幅，能用可见或红外的激光辐射来阻滞。这个效应是由一项 830 nm 连续激光作用于受到挤压、冷、热等刺激的大鼠爪的试验来证明的，但不包括"划"这种刺激（Tsuchiya，Kawatani 和 Takeshige，1994）。因为轻微的这种刺激由 Aβ 类纤维传导，并且没有受影响，只有伤害感受器被抑制，这表明了这类波长的激光对 Aδ 和 C 类纤维的作用具有特异性。而且，一组对照试验证明在大鼠出生时摧毁它们的 Aδ 和 C 类纤维，大鼠就不能对疼痛刺激或者 LI 做出反应，但划的敏感性和之前一样没有受到影响。其他波长的激光，如 1064 nm 被广泛用于牙科，在相似的模型中同样也证明 C 类纤维的特异性（Wesselmann，Kerns 和 Rymer，1992；Wesselmann Lin，和 Rymer，1991）。

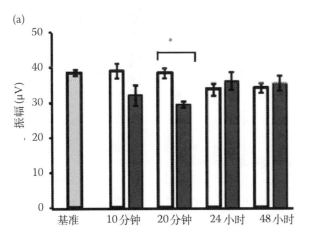
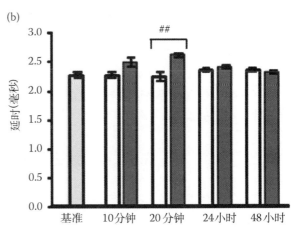

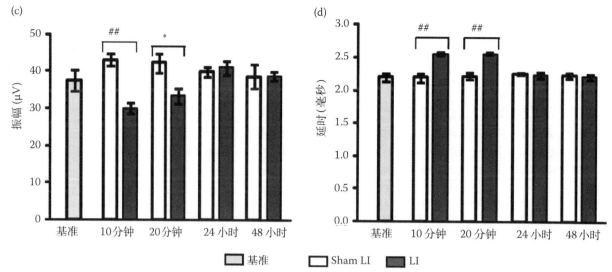

图 51.2 650 nm 低能量激光照射小鼠坐骨神经 4 个位点的体感觉诱发电位的延时和振幅：（a）650 nm 低能量激光和假激光（对照组）照射后的体感觉诱发电位振幅；（b）650 nm 低能量激光和假激光（对照组）照射后的体感觉诱发电位的延时；（c）808 nm 低能量激光和假激光（对照组）照射后的体感觉诱发电位振幅；（d）650 nm 低能量激光和假激光（对照组）照射后的体感觉诱发电位的延时。

一系列相似的试验同样地使用活体大鼠神经模型，证明将甲醛、松节油等涂在鼠爪皮肤上的促炎因子激发的动作电位被 830 nm 激光所阻滞（Sato 等，1994；Shimoyama 等，1992b；Tsuchiya，Kawatani 和 Takeshige，1994）。这些研究也明确地证明在周围神经系统中激光能够阻滞由促炎因子引起传入神经的反应。

51.5　周围神经阻滞减少中枢效应

激光能阻滞周围神经有害因子的刺激已经被证实了。其实，激光应用于周围神经时，也会对相邻的神经元和脊髓背角产生影响，这种影响对于理解激光为什么能够调节疼痛以及长期的减痛效果非常重要。大量实验证明了这个效应。在一个单神经元实验中，缓激肽作用于单细胞轴突产生了一个动作电位（Jimbo 等，1998）。激光作用（830 nm，16.2 mW）1 分钟之后，缓激肽导致的动作电位被阻止了。在一个活体模型中，电刺激坐骨神经产生的动作电位能在 L5 背根测量到（Kono 等，1993）。将 632.8 nm，1 mW，100 Hz 的激光作用于周围神经接受刺激的临近部位，在脊髓神经背根测量到的动作电位显著下降。继续使用这个模型，在实验鼠脸部注射缓激肽，导致三叉神经核团的线粒体增殖。然而用 830 nm，60 mW 的连续激光在注射部位照射 12 天，可以减缓增殖程度并使其在可控的范围内（Maeda，1989）。同样地，由脊髓根部的有害刺激引起的，在三叉神经核处的电活动也被 830 nm 激光所阻滞（Wakabayashi 等，1993）。

这些试验证明，在皮肤周围神经末梢损伤或者有炎症的区域，应用激光能产生一个局部的阻滞效应，能够在神经根内阻滞临近区域的反应。这种连续反应导致二级神经突触反应的抑制，所以疼痛网的皮质区域并不会被激活。

51.6　激光放射如何抑制动作电位

细长的结构使得神经元特别容易受到激光放射（LI）的影响。三磷酸腺苷（ATP），是所有细胞的能量之源，也包括神经细胞。ATP 通过分子马达在富含 ATP 的线粒体中沿着细胞骨架进行的快速轴突流被运输出合成它的细胞。这种细胞骨架是由微管组成，微管又由 α 和 β 微管蛋白构成，细胞骨架构成单项运输系统，方便富含神经递质的细胞器运输。当细胞骨架被破坏，快速轴突流和线粒体及其他细胞器的运输也被破坏，导致用于神经生理活动的可用的 ATP 减少。这种破坏不仅是细胞骨架的破坏，更是对任何依赖 ATP 的生理活动的破坏。

免疫组织化学证明 830 nm（300 mW）、808 nm（450 mW）和 650 nm（35 mW）的激光对实验大鼠神经元的背根神经节的实验结果如图 51.3。造成了可逆的类似于静脉曲张的状态，起疱；在沿轴突方向，线粒体在细胞骨架破坏的地方叠起（Chen 等，1993；Chow，David 和 Armati，2007）。这个试验结果也可以在 1064 nm Nd：YAG 激光作用于胫神经时得到（Wesselmann，Kerns 和 Rymer，1994）。类似于静脉曲张的状态的密度随着激光辐射的能量密度增加而增加。类似于静脉曲张的状态的形成和传导速度放缓的关系已经被证明和局部止痛药有关，止痛药也会引起背根神经节神经元的静脉曲张（Nicolson，Smith 和 Poste，1976；Poste，Papahadjopoulos 和 Nicholson，1975）。本文作者创造了一种精确的模型演示减慢传导速度是如何导致类似于静脉曲张的状态。这个证据表明类似于静脉曲张的状态也许是激光和药物所致的止痛效果的一种常规机制。

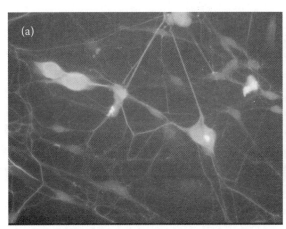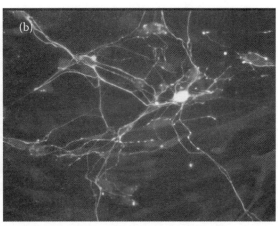

图 51.3　代表性显微照片。（a）对照组培养的大鼠的 β 背根神经节神经元；（b）沿着轴突排列的 β 微管蛋白聚集体在受到 30 秒 830 nm 激光照射 1 小时后显示的曲张膨体。

更深层次的免疫化学组织研究和 DRG 神经元实时图像研究表明，830 nm 激光还会抑制在 DRG 神经元的快速轴突流，减少线粒体膜电位。因为线粒体膜电位意味着 ATP 产生的量。ATP 的减少会导致所有 ATP 活性的下降。举个例子，830 nm 的激光放射在低能量密度时增加 Na^+-K^+-ATP 酶的活性，而在高能量密度激光放射强度时抑制该酶活性，并且高能量密度激光放射始终是阻碍快速轴突运输的（Kudoh 等，1989）。Na^+-K^+-ATP 酶维持神经细胞的静息电位，酶活动的增强或者减弱会对神经细胞的电生理活动产生深远影响。632.8nm 激光对神经细胞的去极化阻滞效果已经被证实（Shimoyama 等，1992a）。河豚毒素是钠离子通道去极化的阻滞药，能够消除激光对神经细胞的效果，这一现象表明激光通过钠离子通道发挥作用（Jimbo 等，1998；Miura 和 Kawatani，1996）。虽然在神经细胞外记录到动作电位幅度变小，但是颈交感神经节神经元细胞也有超极化现象（Shimoyama 等，1992a）。

51.7　激光介导的伤害感受器阻滞效应

激光介导的对伤害感受器动作电位的阻滞效果有重要意义，如图 51.4。最直接的效果是减轻疼痛，在低强度激光治疗之后的几分钟内便有效果，这与对感受器电位进行及时阻滞的实验结果是一致的。对人类正常的牙齿进行 240 秒的 Nd：YAG 激光照射的止痛效果等同于一定剂量的 EMLA 麻醉药，同时伴随着在 pulpo-dental 神经上电生理活动下降（Chan 和 Armati，2012）。这项研究很好地说明了神经阻滞和疼痛之间的因果关系。对病人来说，其重要的临床意义在于减少药物摄入，增加活动性，并且减少焦虑。神经阻滞的第二个意义是，抑制周围神经的敏化作用，从而降低了敏感性。周围神经的

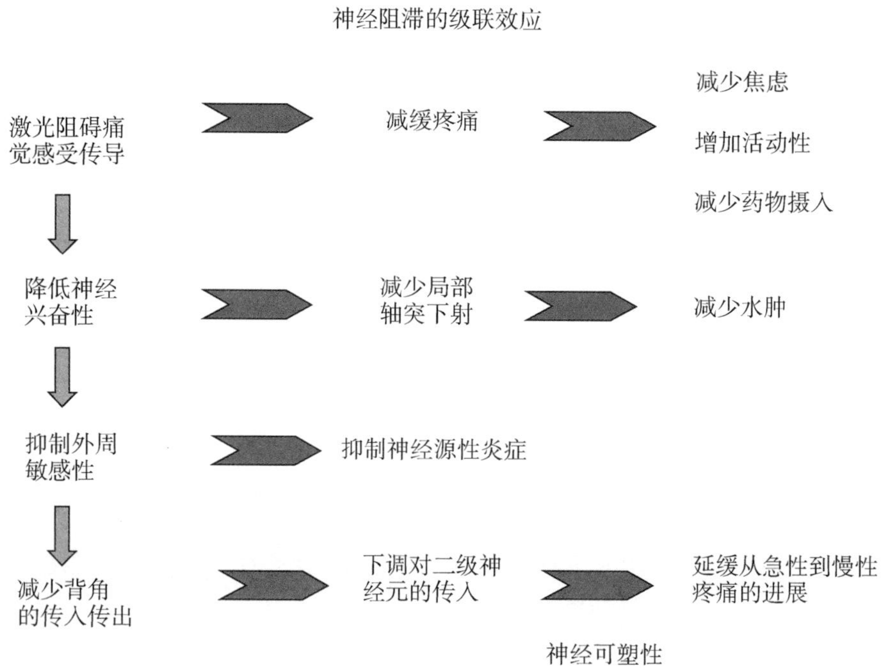

神经阻滞的级联效应

激光阻碍痛觉感受传导 ➡ 减缓疼痛 ➡ 减少焦虑 / 增加活动性 / 减少药物摄入

降低神经兴奋性 ➡ 减少局部轴突下射 ➡ 减少水肿

抑制外周敏感性 ➡ 抑制神经源性炎症

减少背角的传入传出 ➡ 下调对二级神经元的传入 ➡ 延缓从急性到慢性疼痛的进展

神经可塑性

图51.4　激光诱导的伤害感受器动作电位阻断

敏化作用不仅降低动作电位激发的阈值，而且降低了自身释放促炎物质如P物质的阈值，这将导致神经源性炎症。抑制周围神经敏化能减少局部炎症反应强度和轴突反射，在急性损伤和炎症中减少局部血管舒张和水肿。减少信号传入脊髓背角会导致在脊髓水平突触传递的下调，这可以限制急性和慢性疼痛的持续发展。在持续性疼痛中，减少上调伤害感受器信号的输入和突触连接能缓解疼痛（Klein等，2004）。

51.8　激光与神经递质

神经递质的调节也是一种公认的疼痛缓解机制（Navratil和Dylevsky，1997）。在人与动物的疼痛减轻的实验机制中，与疼痛缓解有关的神经递质的调节尚未确定。例如，使用激光疗法治疗肌筋膜疼痛，血清素水平升高（Ceylan，Hizmetli和Silig，2004；Walker，1983）；使用激发点疗法，β内啡肽和前体升高；局部应用激光疗法，皮肤中的内啡肽也升高了（Peres e Serra和Ashmawi，2010）。

51.9　低能量激光疗法与疼痛缓解

LLLT对疼痛的治疗效果有长期和短期两种。急性疼痛的缓解一般在激光应用几分钟之内出现，受到末梢神经和交感神经，尤其是伤害感受器的阻滞影响，通过（特别是急性损伤）减轻肌肉痉挛、局部水肿来发挥作用。长期效果在数天、数周乃至数月内发生，主要受炎症反应和组织自我愈合反应的刺激影响。这些迟发性反应是LLLT长期益处的基础，包括预防急慢性疼痛的进一步恶化。

51.10　激光在不同疼痛类型中的临床应用

国际疼痛研究协会有关疼痛的广义定义并没有鉴别疼痛的不同临床表现，而这与LLLT直接相关并且有重要临床意义。事实上，根据神经生理学机制的不同可以分为三种不同类型的疼痛，即伤害性疼痛、神经性疼痛和中枢性疼痛。在临床上，LLLT可以治疗伤害性疼痛和神经性疼痛，这两种疼痛可以同时出现于背痛和颈痛。目前，LLLT 对中枢性疼痛的效果不确定。

51.10.1　伤害性疼痛

伤害性疼痛是用 LLLT 治疗的最常见的疼痛类型。它包括急性疼痛和慢性疼痛的急性发作，如表51.1。伤害性疼痛最显著的特点是，有害刺激引起动作电位，而阻滞动作电位可以减轻疼痛。在伤害性疼痛中，疼痛刺激强度与疼痛强度成正比。在急性损伤中，不管是偶然形成的外伤还是因手术形成的损伤，从损伤细胞组织中释放出的炎性刺激物会导致炎性反应灶的形成。被损伤的局部组织中的神经被这些化学物质和促炎物质敏化，动作电位的阈值降低，病人就感觉到疼痛。组织修复过程也是被这个过程激活，在数小时或者数天之后，巨噬细胞和中性粒细胞移行到损伤的组织处，清除细胞垃圾。同时，成纤维细胞开始变得活跃，形成新生组织来修复坏死组织。这些迟发性反应在组织修复过程中对疼痛的调节扮演了重要的角色。

颈痛是许多肌骨骼系统疾病的代表性疾病，它们的疼痛主要由关节面的炎症、韧带炎症、肌肉痉挛的激发点引起，或者是神经受椎间盘挤压造成（Chow，Barnsley 和 Heller，2006。病理学可以从某一角度或者全面的对颈痛和背痛的疼痛临床表现做出合理解释，在脊髓病理学中，这种表现通常被形容为大部分病变疾病。有一篇系统回顾为 LLLT 对颈痛治疗的有效性提供了可靠证据，使其成为颈痛最可靠的治疗方法（Chow 等，2009）。类似的，膝部附近（Bjordal 等，2007）和其他关节的伤害感受器，受关节炎、关节结晶病（痛风）（Soriano 等，2006）、肌腱炎（肘外髁炎）（Bjordal 等，2008）、跟腱炎（Bjordal，Couppe 和 Ljunggren，2001）的影响，可以被机械性刺激或者促炎症介质激活，而且都对 LLLT 有反应。

51.10.2　神经性疼痛

神经性疼痛是发生于神经的损伤，和伤害性疼痛相比，疼痛强度与刺激强度不成比例：轻微的刺激可能引起剧烈疼痛（痛觉过敏），而且正常的运动也会疼痛（异常性疼痛）。神经源性疼痛作用于神经末梢，提高了神经的敏感性，为烧灼样、感觉患病样性质的疼痛，不同于伤害性疼痛。损害的发生可能是因为：①感染，如源于带状疱疹病毒感染引起的带状疱疹后神经源性疼痛（Moore，1996）；②损伤，如受突出椎间盘挤压的坐骨神经（Konstantinovic 等，2010）或者在腕管综合征中的正中神经（Naeser，2006），又如三叉神经痛（Eckerdal 和 Bastian，1996；Walker 等，1988）。对这些疾病，有证据表明直接应用激光作用于局部皮肤的神经末梢或者神经干上面能够缓解疼痛。

51.10.3　肌筋膜痛

在国际疾病分类中肌筋膜痛的定义是：出现于肌肉、筋膜、韧带的慢性疼痛。它常与肌肉疼痛相关，局部压痛是疼痛的激发点，并且伴有局部组织的疼痛和压痛。触发点是那些分布于紧张的骨骼肌韧带上的，分散的、汇聚的、过激性的小点，它们能够产生局部疼痛，并且体检重复一个动作时相关疼痛会重复出现。肌筋膜疼痛和激发点可以由一个小的创伤或者是慢性姿势拉伤引起，导致慢性的痉挛和疼痛。局部压痛在急性肌肉疼痛中被认为是由于局部肌肉的伤害感受器外周敏化引起（Mense，2003），导致局部炎症介质的释放和积累（Shah 等，2008）。由于伤害性感受器不断受到刺激，导致脊髓背角中央神经元的敏化，进一步导致持续性疼痛、持续性痉挛，以及激发点的持续应激和肌筋膜痛。

一些证据为神经介导的阻滞效果提供了证据，证明它能够减少肌肉痉挛和疼痛。用 808 nm（450 mW CW）和 650 nm（35 mW CW）激光直接阻滞不同振幅和周期的复合肌肉动作电位表明：激光可以阻滞神经应激。研究激光作用于神经肌肉结合点终板表明激光能减少终板电位的振幅和乙酰胆碱，这个结果只有 830 nm 激光（86 mW CW，ED：12 J/cm²）有效，而 808 nm，4 J/cm²（Nicolau 等，2004a）激光或者 655 nm（Nicolau 等，2004b）相同能量密度的激光无效。临床研究表明激发点的治疗能有效缓解疼痛（Carrasco 等，2009；Laakso，Richardson 和 Cramond，1997；Snyder-Mackler，

Bork 和 Bourbon，1986；Snyder-Mackler 等，1989；Waylonis 等，1988）。Airaksinen 等人（1989）发现 904 nm 激光不仅能显著缓解颈部、肩部和腰部的压痛，而且在激光作用 15 分钟之后能够提高未接受治疗处理的中央神经元的痛阈，该项实验发现有着特殊的意义。特殊的地方在于干预后的实验结果，在相同的时间内，动物实验研究表明肌肉复合动作电位的传导也被阻断了，阻断发生在 10～20 分钟之间。另外，研究表明对侧神经反射通过交叉的二阶神经也可以影响同一节段的脊髓神经。这项研究结果表明在随机对照研究过程中，我们必须注意控制对侧神经的影响。现在国际疼痛协会在肌筋膜疼痛的简介中注明激光对激发点的治疗有确切疗效（IASP，2009）。

51.10.4 持续性疼痛（慢性疼痛）

慢性疼痛的定义是疼痛时间超过 3 个月。持续性疼痛的神经生理学包含了中枢致敏的过程，改变发生在脊髓，降低了传入信号的阈值。这种变化发生很快，通常在受伤后 24 小时之内，在之后的数天内逐渐缓解至痊愈。在某些情况下，这种变化没有缓解而是一直存在，导致持续性疼痛。这个结束的过程奠定了这种改变的长期激活，导致持续性疼痛。

51.11 神经性炎症

LLLT 的抗炎反应是其缓解疼痛最重要的机制。然而，神经性炎症是个特殊的炎性反应过程，与 LLLT 和疼痛的神经反应有着特殊的关系。神经性炎症是无菌性炎症，由促炎症神经肽类物质释放引起，如 P 物质、神经末梢释放的 PGE_2、成纤维细胞、施万细胞和肥大细胞，它们都是局部释放。这种炎症能发生在急性损伤中，也可以在慢性损伤的急性发作中出现，如跟腱炎。

在细胞、组织、活体动物、人体的实验中发现 PGE_2 或者其他炎症标志物的减少。LLLT 可以激活与炎症相关的中性粒细胞和巨噬细胞，因此，LLLT 能缓解炎性反应促进组织的修复。这种迟发性反应持续数周，是减轻长期疼痛过程中的最后一步。

51.12 交感神经依赖的持续性疼痛

局部慢性疼痛综合征（chronic regional pain syndrome，CRPS）的Ⅰ型和Ⅱ型是疼痛中最难治疗的类型。前者与慢性疼痛相关，主要是交感神经系统兴奋引起持续性疼痛。这种疼痛的特点是：发病于小创伤，疼痛的强度、局部组织颜色变化以及肢体的肿胀与自我调节功能紊乱有关。病人经常对患处触碰非常敏感，许多病人甚至不能忍受轻微的触碰。在这种情况下，中央的敏化必须要下调，而且要求长期进行 LLLT。专用激光系统已经被用来治疗慢性疼痛综合征，但它仍然是我们在短时间内无法有效解决的难题。慢性疼痛综合征可以通过封锁星状神经节治疗，这已经成功应用于其他头痛和颈部疼痛等疾病。

51.13 缓解疼痛的预防治疗

激光治疗的预防效果在阻止急性疼痛向慢性疼痛转变过程中非常重要，但是早期治疗的效果不确切。这种方法可以用在手术治疗之前，手术之后或受伤之后立即应用。不同的临床情况下都有此类效果，胆囊切除术后，在上药前和病人仍在麻醉状态下用 830 nm，60 mW CW 激光治疗 6～8 分钟能显著缓解疼痛（Moore 等，1992）。在牙科，有几个研究表明：外科手术拔出第三磨牙后用红色、632.8 nm 激光照射（Clokie，Bentley 和 Head，1991；Markovic 和 Todorovic，2006），牙髓手术用 809 nm 激光照射（Kreisler 等，2004），能显著缓解术后疼痛。急性颈部疼痛病人接受 904 nm 激光照射治疗，在接下来的 6 个月里疼痛很少复发（Soriano 等，1996）。在实验鼠运动前，应用 904 nm，15 mW（平均功率)、1 J 或 3 J 的红外激光照射能增强骨骼肌性能，减低运动后骨骼肌损伤和炎症反应（de Almeida 等，2011）。

激光预防作用的机制可能与降低脱颗粒的肥大细胞的稳定性和减少促炎介质的释放导致周围神经敏化有关。在上述所有实验和临床表现中，降低周围神经的敏化作用能限制炎症发展，减少伤害感受器的敏感性，因此能缓解神经源性炎症和疼痛。

51.14　LLLT 与淋巴组织活动

激光缓解疼痛并不都是与神经作用有关。淋巴组织活动的调节也是缓解疼痛的重要组成部分。如冈上肌肌腱炎和神经根周围炎，局部肿胀限制肢体活动，并且挤压肌腱。水肿被看作是损伤和炎症的一个病理标志，间质液体少量减少或者肌腱的水肿足以缓解疼痛和减少移动性。

在临床表现中，更多广义上的水肿，比如乳房切除术后和癌症术后淋巴水肿也是疼痛的原因。肢体的肿胀与疼痛、活动障碍有关，腋窝或腹股沟韧带紧张使人感觉疼痛或活动不便。研究表明，904 nm 激光对乳房切除术后淋巴水肿有效；然而并不是激光对治疗水肿有立竿见影的效果，而是在激光首次治疗的数周之内能持续获益。

这些效果可能与淋巴组织内皮细胞的活动性增高相关，它能活动并且能通过在细胞之间打开一个小的间隙来吸收间质液体。此外，从长远来看，淋巴管的形成，特别是新淋巴管的形成，能够增加淋巴组织的容量，减少水肿。

51.15　LLLT 治疗后疼痛可能加重

虽然治疗的好处证据明确，且副作用的报道很少甚至不存在，但一些证据表明，病人可能会在接受治疗 24～48 小时后感到疼痛加重。搜索文献并没有发现对于副作用的一致报道。在一个关于颈部疼痛的系统回顾中，只有 50% 的研究评估了副作用，在这些文献中，并没有报道如疼痛加重的明显不利事件。对此的解释可能是局部产生生长因子导致疼痛。

51.16　激光治疗疼痛的未来发展方向

激光器虽然在主流医学的使用仍然有限，但激光治疗疼痛被证实是很有效果的。造成激光治疗效果缓慢的原因有很多，但不是治疗者所认为的那样，源于缺乏对低强度激光疗法的了解和重视。目前缓解疼痛的机制可以在以实验室为基础的实验以及治疗疾病的临床上得到求证。随着未来十年发达国家的人口老龄化的趋势，持续性疼痛会更加普遍，健康预算需求也会剧增，花费达数十亿美元，并会导致个人生活质量的大幅下降。有限的疗效及药品预算，以及他们越来越认识到的严重的副作用，使得创造一个非药物疗法是非常必要的，例如，LLLT 治疗疼痛。未来的研究应该继续研究疼痛缓解的最佳参数，但是，成本效益在临床试验中必须要考虑到。有必要寻找新的治疗疼痛的方法，如果能充分利用 LLLT 的潜力，那么将会显著提高生活质量和减低健康预算的成本。

参考文献

[1] Airaksinen, O., P. Rantanen, K. Pertti, and P. Pontinen. 1989. Effects of the infrared laser therapy at treated and non-treated trigger points. Acupuncture Electro 14: 9 - 14.

[2] Backonja, M. M., and G. Lauria. 2010. Taking a peek into pain, from skin to brain with ENFD and QST. Pain 151: 559 - 560.

［3］ Basford, J. R., P. Sandroni, P. A. Low et al. 2003. Effects of linearly polarized 0. 6 – 1. 6 M irradiation on stellat-e ganglion function in normal subjects and people with complex regional pain (CRPS I). Laser Surg Med 32: 417 – 423.

［4］ Baxter, G. D., J. Allen, D. Walsh, J. Bell, and J. Ravey. 1992. Localisation of the effect of low energy laser irradia-tion upon conduction latencies in the human median nerve in vivo. J Physiol Lond 446: 445P.

［5］ Baxter, G. D., D. M. Walsh, J. M. Allen, A. S. Lowe, and A. J. Bell. 1994. Effects of low intensity infrared laser irradiation upon conduction in the human median nerve in vivo. Exp Physiol 79: 227 – 234.

［6］ Bischko, J. 1980. Examples of the clinical use of acupuncture. J Belge Med Phys Rehabil 3: 209 – 214.

［7］ Bjordal, J., C. Couppe, and A. Ljunggren. 2001. Low-level laser therapy for tendinopathy: Evidence of a dose-re-sponse pattern. Phys Ther Rev 6: 91 – 99.

［8］ Bjordal, J., M. I. Johnson, R. A. Lopes-Martins et al. 2007. Short-term efficacy of physical interventions in osteoar-thritic knee pain. A systematic review and meta-analysis of randomised placebo-controlled trials. BMC Musculoskel Dis 8: 51.

［9］ Bjordal, J. M., R. A. Lopes-Martins, J. Joensen et al. 2008. A. systematic review with procedural assessments and. meta-analysis of low-level laser therapy in lateral elbow tendinopathy (tennis elbow). BMC Musculoskel Dis 9: 75.

［10］ Cambier, D., K. Blom, E. Witvrouw et al. 2000. The influence of low intensity infrared laser irradiation on conduc-tion characteristics of peripheral nerve: A randomised, controlled, double blind study on the sural nerve. Laser Med Sci 15: 195 – 200.

［11］ Carati, C. J., S. N. Anderson, B. J. Gannon, and N. B. Piller. 2003. Treatment of postmastectomy lymphedema with low-level laser therapy: A double-blind, placebo-controlled trial. Cancer 98: 1114 – 1122.

［12］ Carrasco, T. G., L. D. Guerisoli, D. M. Guerisoli, and M. O. Mazzetto. 2009. Evaluation of low intensity laser therapy in myofascial pain syndrome. Cranio 27: 243 – 247.

［13］ Ceylan, Y., S. Hizmetli, and Y. Silig. 2004. The effects of infrared laser and medical treatments on pain and seroto-nin degradation products in patients with myofascial pain syndrome. A controlled trial. Rheumatol Int 24: 260 – 263.

［14］ Chan, A., and P. Armati. 2012. Pulsed Nd: YAG laser induces pulpal analgesia: A randomized clinical trial. J Dent Res 91 (Suppl 1): S79 – S84.

［15］ Chen, M., K. Shimada, K. Fujita et al. 1993. Neurite elongation from cultured dorsal root ganglia is inhibited by Ga-Al-As diode laser irradiation. Laser Life Sci 5: 237 – 242.

［16］ Chow, R., P. Armati, E. L. Laakso, J. M. Bjordal, and G. D. Baxter. 2011. Inhibitory effects of laser irradiation on peripheral mammalian nerves and relevance to analgesic effects: A systematic review. Photomed Laser Surg 29: 365 – 381.

［17］ Chow, R., M. David, and P. Armati. 2007. 830 nm laser irradiation induces varicosity formation, reduces mitochon-drial membrane potential and blocks fast axonal flow in small and medium diameter rat dorsal root ganglion neurons: Implications for the analgesic effects of 830 nm laser. J Peripher Nerv Syst 12: 28 – 39.

［18］ Chow, R. T., L. B. Barnsley, and G. Z. Heller. 2006. The effect of 300. mW, 830 nm laser on chronic neck pain: A double-blind, randomized, placebo-controlled study. Pain 124: 201 – 210.

［19］ Chow, R. T., R. Lopes-Martins, M. Johnson, and J. M. Bjordal. 2009. Efficacy of low-level laser therapy in the management of neck pain: A systematic review and meta-analysis of randomised, placebo and active treatment controlled trials. Lancet 374: 1897 – 1908.

［20］ Clokie, C., K. C. Bentley, and T. W. Head. 1991. The effects of the helium-neon laser on postsurgical discomfort: A pilot study. J Can Dent Assoc 57: 584 – 586.

［21］ de Almeida, P., R. A. Lopes-Martins, S. S. Tomazoni et al. 2011. Low-level laser therapy improves skeletal mus-cle performance, decreases skeletal muscle damage and modulates mRNA expression of COX-1 and COX-2 in a dose-dependent manner. Photochem Photobiol 87: 1159 – 1163.

［22］ Deng, L., Y. Gan, S. He et al. 1987. Chinese Acupuncture and Moxibustion. Foreign Languages Press, Beijing.

［23］ Eckerdal, A., and H. Bastian. 1996. Can low reactive level laser therapy be used in the treatment of neurogenic facial pain? A double blind placebo controlled investigation of patients with trigeminal neuralgia. Laser Ther 8: 247 – 251.

［24］ Engel, G. 1977. The need for a new medical model: A challenge for biomedicine. Science 196: 129 – 136.

[25] Hadian, M., and B. Moghagdam. 2003. The effects of low power laser on electrophysiological parameters of sural nerve in normal subjects: A comparison between 670 and 780 nm wavelengths. Acta Med Iran 41: 138 – 142.

[26] Hashimoto, T., O. Kemmotsu, H. Otsuka, R. Numazawa, and Y. Ohta. 1997. Efficacy of laser irradiation on the area near the stellate ganglion is dose-dependent: A double-blind crossover placebo-controlled study. Laser Ther 9: 7 – 12.

[27] International Association for the Study of Pain (IASP). 2009. Global Year against Musculoskeletal Pain October 2009 – October 2010 Myofascial Pain. IASP.

[28] Ji, R. R., and C. J. Woolf. 2001. Neuronal plasticity and signal transduction in nociceptive neurons: Implications for the initiation and maintenance of pathological pain. Neurobiol Dis 8: 1 – 10.

[29] Jimbo, K., K. Noda, H. Suzuki, and K. Yoda. 1998. Suppressive effects of low-power laser irradiation on bradykinin evoked action potentials in cultured murine dorsal root ganglia cells. Neurosci Lett 240: 93 – 96.

[30] Kasai, S., T. Kono, T. Sakamoto, and M. Mito. 1994. Effects of low-power laser irradiation on multiple unit discharges induced by noxious stimuli in the anesthetized rabbit. J Clin Laser Med Surg 12: 221 – 224.

[31] Kasai, S., T. Kono, Y. Yasuhiro et al. 1996. Effect of low-power laser irradiation on impulse conduction in anaesthetized rabbits. J Clin Laser Med Surg 14: 107 – 109.

[32] Kemmotsu, O. 1997. Editorial: Laser irradiation in the area near the stellate ganglion. Laser Ther 9: 5 – 6.

[33] Kennedy, W., G. Wendelschafter-Crabb, M. Polydefikis, and J. McArthur. 2005. Pathology and quantitation of cutaneous innervation. In Peripheral Neuropathy, P. Dyck and P. Thomas, editors. W. B. Saunders, Philadelphia, PA, .873.

[34] Klein, T., W. Magerl, H.-C. Hopf, J. Sandkühler, and R.-D. Treede. 2004. Perceptual correlates of nociceptive long-term potentiation and long-term depression in humans. J Neurosci 24: 964 – 971.

[35] Kono, T., S. Kasai, T. Sakamoto, and M. Mito. 1993. Cord dorsum potentials suppressed by low power laser irradiation on a peripheral nerve in the cat. J Clin Laser Med Surg 11: 115 – 118.

[36] Konstantinovic, L. M., Z. M. Kanjuh, A. N. Milovanovic et al. 2010. Acute low back pain with radiculopathy: A double-blind, randomized, placebo-controlled study. Photomed Laser Surg 28: 553 – 560.

[37] Kramer, J. F., and M. Sandrin. 1993. Effect of low-power laser and white light on sensory conduction rate of the superficial radial nerve. Physiother Can 45: 165 – 170.

[38] Kreisler, M., H. Haj, N. Noroozi, and B. Willershausen. 2004. Efficacy of low level laser therapy in reducing postoperative pain after endodontic surgery—A randomized double blind clinical study. Int J Oral Max Surg 33: 38 – 41.

[39] Kroetlinger, M. 1980. On the use of laser in acupuncture. Acupuncture Electro 5: 297 – 311.

[40] Kudoh, C., K. Inomata, K. Okajima, M. Motegi, and T. Ohshiro. 1989. Effects of 830nm gallium aluminium garsenide diode laser radiation on rat saphenous nerve sodium-potassium-adenosine triphosphatase activity: A possible pain attenuation mechanism examined. Laser Ther 1: 63 – 67.

[41] Laakso, E., T. Cramond, C. Richardson, and J. Galligan. 1994. Plasma ACTH and beta-endorphin levels in response to low-level laser therapy (LLLT) for myofascial trigger points. Laser Ther 6: 133 – 142.

[42] Laakso, E., C. Richardson, and T. Cramond. 1997. Pain scores and side effects in response to low level laser therapy (LLLT) for myofascial trigger points. Laser Ther 9: 67 – 72.

[43] Lauria, G. 1999. Innervation of the human epidermis. A historical review. Ital J Neurol Sci 20: 63 – 70.

[44] Maeda, T. 1989. Morphological demonstration of low reactive laser therapeutic pain attenuation effect of the gallium alu-minium arsenide diode laser. Laser Ther 1: 23 – 30.

[45] Maiman, T. 1960. Stimulated optical radiation in ruby. Nature 187: 493.

[46] Markovic, A. B., and L. Todorovic. 2006. Postoperative analgesia after lower third molar surgery: Contribution of the use of long-acting local anesthetics, low-power laser, and diclofenac. Oral Surg Oral Med O 102: e4 – e8.

[47] Mense, S. 2003. The pathogenesis of muscle pain. Curr Pain Headache Rep 7: 419 – 425.

[48] Merskey, H., and N. E. Bogduk. 1994. Classification of Chronic Pain. Descriptions of Chronic Pain Syndromes and Definitions of Pain Terms. IASP Press, Seattle, WA.

[49] Mester, E., G. Ludany, M. Selyei, B. Szende, and G. Tota. 1968. The stimulating effects of low power laser-rays

on biological systems. Laser Rev 1: 3.

[50] Mezawa, S., K. Iwata, K. Naito, and H. Kamogawa. 1988. The possible analgesic effect of soft-laser irradiation on heat nociceptors in the cat tongue. Archs Oral Biol 33: 693 – 694.

[51] Miura, A., and M. Kawatani. 1996. Effects of diode laser irradiation on sensory ganglion cells from the rat. Pain Res 11: 175 – 183.

[52] Moore, K. 1996. Laser therapy in post-herpetic neuralgia and lasers and pain treatment. The Laser Exchange, abstract from the MALC conference, November 2006 (online).

[53] Moore, K., N. Hira, I. Broome, and J. Cruikshank. 1992. The effect of infra-red diode laser irradiation on the duration and severity of post-operative pain: A double-blind trial. Laser Ther 4: 145 – 148.

[54] Naeser, M. A. 2006. Photobiomodulation of pain in carpal tunnel syndrome: Review of seven laser therapy studies. Photomed Laser Surg 24: 101 – 110.

[55] Navratil, L., and I. Dylevsky. 1997. Mechanisms of the analgesic effect of therapeutic lasers in vivo. Laser Ther 9: 33 – 39.

[56] Nicolau, R., M. Martinez, J. Rigau, and J. Tomas. 2004a. Neurotransmitter release changes induced by low power 830 nm diode laser irradiation on the neuromuscular junction. Lasers Surg Med 35: 236 – 241.

[57] Nicolau, R. A., M. S. Martinez, J. Rigau, and J. Tomas. 2004b. Effect of low power 655 nm diode laser irradiation on the neuromuscular junctions of the mouse diaphragm. Lasers Surg Med 34: 277 – 284.

[58] Nicolson, G. L., J. R. Smith, and G. Poste. 1976. Effects of local anesthetics on cell morphology and membrane-associated cytoskeletal organization in BALB/3T3. J Cell Biol 68: 395 – 402.

[59] Niissalo, S., M. Hukkanen, S. Imai, J. Tornwall, and Y. T. Konttinen. 2002. Neuropeptides in experimental and degenerative arthritis. Ann NY Acad Sci 966: 384 – 399.

[60] Peres e Serra, A., and H. A. Ashmawi. 2010. Influence of naloxone and methysergide on the analgesic effects of low-level laser in an experimental pain model. Rev Bras Anestesiol 60: 302 – 310.

[61] Pillar, N. B., and A. Thelander. 1995. Treating chronic post-mastectomy lymphoedema with low level laser therapy: A cost effective strategy to reduce severity and improve the quality of survival. Laser Ther 7: 163 – 168.

[62] Poste, G., D. Papahadjopoulos, and G. Nicholson. 1975. Local anesthetics affect transmembrane cytoskeletal control of mobility and distribution of cell surface receptors. Proc Natl Acad Sci USA 72: 4430 – 4434.

[63] Sato, T., M. Kawatani, C. Takeshige, and I. Matsumoto. 1994. Ga-Al-As laser irradiation inhibits neuronal activity associated with inflammation. Acupunct Electrother Res 19: 141 – 151.

[64] Shah, J. P., J. V. Danoff, M. J. Desai et al. 2008. Biochemicals associated with pain and inflammation are elevated in sites near to and remote from active myofascial trigger points. Arch Phys Med Rehabil 89: 16 – 23.

[65] Shimoyama, M., Y. Fukuda, N. Shimoyama, K. IIjima, and T. Mizuguchi. 1992a. Effect of HeNe laser irradiation on synaptic transmission of the superior cervical ganglion in the rat. J Clin Laser Med Surg 10: 337 – 342.

[66] Shimoyama, N., K. Iijima, M. Shimoyama, and T. Mizuguchi. 1992b. The effects of helium-neon laser on formalin-induced activity of dorsal horn neurons in the rat. J Clin Laser Med Surg 10: 91 – 94.

[67] Siddall, P. J., and M. J. Cousins. 1998. Introduction to pain mechanisms—Implications for neural blockade. In Neural Blockade in Clinical Anesthesia, M. Cousins and P. Bridenbaugh, editors. Lippincott-Raven, Philadelphia, PA, 675 – 713.

[68] Snyder-Mackler, L., A. Barry, A. Perkins, and M. Soucek. 1989. Effects of helium-neon laser irradiation on skin resistance and pain with trigger points in the neck and back. Phy Ther 69: 336 – 341.

[69] Snyder-Mackler, L., C. Bork, and B. Bourbon. 1986. Effects of helium-neon laser on musculoskeletal trigger points. Phys Ther 68: 223 – 225.

[70] Soriano, F., V. Campana, M. Moya et al. 2006. Photomodulation of pain and inflammation in microcrystalline arthropathies: Experimental and clinical results. Photomed Laser Surg 24: 140 – 150.

[71] Soriano, F., R. Rios, M. Pedrola et al. 1996. Acute cervical pain is relieved with gallium arsenide (GaAs) laser radiation. A double blind preliminary study. Laser Ther 8: 149 – 154.

[72] Takeyoshi, S., R. Takiyama, S. Tsuno et al. 1996. Low reactivelevel infrared diode laser irradiation of the area over

the stellate ganglion and stellate ganglion block in treatment of allergic rhinitis: A preliminary study. Laser Ther 8: 159 - 164.

[73] Tracey, I., and E. Johns. 2010. The pain matrix: Reloaded or reborn as we image tonic pain using arterial spin labelling. Pain 148: 359 - 360.

[74] Trelles, M., E. Mayayo, L. Miro et al. 1989. The action of low reactive laser therapy (LLLT) on mast cells: A possible pain relief mechanism examined. Laser Ther 1: 27 - 30.

[75] Tsuchiya, D., M. Kawatani, and C. Takeshige. 1994. Laser irradiation abates neuronal responses to nociceptive stimulation of rat-paw skin. Brain Res Bull 34: 369 - 374.

[76] Wakabayashi, H., M. Hamba, K. Matsumoto, and H. Tachibana. 1993. Effect of irradiation by semiconductor laser on responses evoked in trigeminal caudal neurons by tooth pulp stimulation. Laser Surg Med 13: 605 - 610.

[77] Walker, J. 1983. Relief from chronic pain by low power laser irradiation. Neurosci Lett 43: 339 - 344.

[78] Walker, J., L. Akhanjee, M. Cooney et al. 1988. Laser therapy for pain of trigeminal neuralgia. Clin J Pain 3: 183 - 187.

[79] Waylonis, G., S. Wilke, D. O'Toole, D. Waylonis, and D. Waylonis. 1988. Chronic myofascial pain: Management by low-output helium-neon laser therapy. Arch Phys Med Rehab 69: 1017 - 1020.

[80] Wesselmann, U., J. Kerns, and W. Rymer. 1992. Laser effects on myelinated and non-myelinated axons in rat peroneal nerve. Soc Neurosci Abstr 18: 134.

[81] Wesselmann, U., J. Kerns, and W. Rymer. 1994. Laser effects in myelin-ated and nonmyelinated fibres in the rat peroneal nerve: A quantitative ultrastructural analysis. Exp Neurol 129: 257 - 265.

[82] Wesselmann, U., S. Lin, and W. Rymer. 1991. Effects of Q-switched Nd: YAG laser irradiation on neural impulse propagation: II. Dorsal roots and peripheral nerves. Physiol Chem Phys Med NMR 23: 81 - 100.

[83] Woolf, C. J., and M. W. Salter. 2000. Neuronal plasticity: Increasing the gain in pain. Science 288: 1765 - 1767.

[84] Yan, W., R. Chow, and P. J. Armati. 2011. Inhibitory effects of visible 650 nm and infrared 808 nm laser irradiation on somatosensory and compound muscle action potentials in rat sciatic nerve: Implications for laser-induced analgesia. J Peripher Nerv Syst 16: 130 - 135.

52　低能量激光疗法在关节炎和肌腱疾病的应用

52.1　引　言

肌肉骨骼疾病是现代社会的负担，它们是很多病假单和永久性工作失能的原因。虽然脊柱疾病十分常见，但关节炎和肌腱炎在四肢更常见。关节炎可能来源于系统性风湿炎症，并在整个生命周期中引起多个关节的炎症。类风湿关节炎和骨性关节炎都存在炎症和退行性变的特征。类风湿关节炎可能具有侵略性，引起严重的炎症反应，并最终导致关节侵蚀，但药物的开发，如肿瘤坏死因子-α（TNF-α）抑制剂（英夫利西单抗，依那西普等）在抑制炎症发展、减轻疼痛和预防残疾方面带来了新的希望。在这一章，我们将聚焦骨关节炎和肌腱炎，这两种疾病的相似性似乎远多于不同点。

52.2　骨性关节炎病理

骨性关节炎和老龄、关节软骨及其他关节结构的退变有着紧密的关联。软骨退化的进程十分缓慢，40 岁以下未受伤的关节几乎不会出现这种情况。炎性表现，如滑膜炎、软骨下的骨髓病变和水肿似乎与软骨退化和不良预后关系密切（Dore 等，2010；Hunter 等，2011）。在实验动物模型中证实持续的炎症能诱导单核细胞浸润和软骨、关节液和滑液存在显著的退行性变化，中度到重度骨关节炎即使有软骨修复的可能，这种可能性也是非常有限的。特别是中度到重度骨关节炎通常涉及软骨终板的不可逆性破坏，导致软骨下骨暴露于滑液中的炎性细胞因子，改变了生物力学条件，破坏了软骨下的血管结构（Suri 和 Walsh，2012）。

另一方面，对于肌腱炎，炎症在该诊断的开始和早期阶段普遍出现，并且存在于整个生命周期中。它通常被视为肌腱负载过多的结果。尽管运动诱发的肌腱炎可发生在所有年龄组，但常见于运动型青少年（Cook 等，2000）。肌腱长期退化的症状似乎比炎症引起的症状更为显著，因此引入"肌腱病"这一广义术语（Khan 等，2002）。在广义概念下，肌腱炎的特点是肌腱内和腱鞘周的炎症反应，同时伴随着水肿且肌腱形态学多数未受损（Andres 和 Murrell，2008）。部分或完全肌腱断裂常见于老年人（Murrell 和 Walton，2001），并且在修复早期就呈现出炎症迹象。

52.3　肌腱疾病病理

肌腱病是一种非特异性肌腱疾病，至少在疾病的早期阶段就会出现炎症反应。肌腱的形态学改变可能会以一种肌腱部分断裂和退行性变的形式出现。肌腱病很常见且难以治疗，常使业余或者专业的运动员以及普通人群丧失劳动能力。有报道称劳动负荷较多的工人和运动员的发病率分别为 2% 和 55%（Lian，Engebretsen 和 Bahr，2005）。然而，肌腱病的病因学和发病机制没有完全阐释清楚。高的发病率和往往形成慢性疾病的事实以及医疗干预和康复治疗的局限使肌腱病成为一种带来社会经济问题的疾病（Silverstein 等，2006）。

肌腱炎最常见的原因是肌腱在重负荷下过度拉伸，约 30% 病变归因于此（Sharma 和 Maffulli，2006）。这可能会引发胶原纤维的松弛，使它不能够承受机械牵拉，最终出现肌腱的部分破裂引发强烈并伴随着疼痛的局部炎症反应。这种局部的炎症反应可能会导致组织的退化和衰竭，并促进慢性病程的发展（Battery 和 Maffulli，2011）。

组织中的炎症反应与肌腱低血管形成的非典型关系存在一些争议。从肌腱中央部发出的小血管丛进入滑膜囊，为腱鞘、腱系膜以及肌腱内供血（Leversedge 等，2002）。

在慢性炎症过程中，重塑的腱鞘和滑膜组织被滑膜的炎症细胞所填充。在肌腱组织中的这些变化会对肌腱产生巨大的破坏，降低了肌腱的功能。原纤维尺寸减小和肌腱细胞密度增加的形态学改变以及 P 物质和谷氨酸受体活性增加是慢性肌腱病中典型的表现（Kongsgaard 等，2010；Schizas 等，2012）。这些炎症反应可能与肌腱病的发展有关，如 COX-2 表达增加和肌腱炎检测到某些炎症介质（包括 PGE_2、TNF-α 和 TGF-$\beta 1$）水平的变化（Marcos 等，2011；Fredberg 和 Stengaard Pedersen，2008）。IL-1b 是一种诱导某些基质金属蛋白酶（matrix metal-loproteinases，MMP）（如 MMP-1，MMP-3 和 MMP-13）的主要炎症介质。在肌腱损伤的情况下，MMP-13 的水平也会增加。其他体外实验表明，MMP-13 的表达增加部分依赖于 IL-1b 的表达增加，某些抑制 MMP 的方法可以减少肌腱病中细胞外基质的退化（Sun 等，2008）。MMP 通过蛋白水解过程可以改变细胞因子的生物学活性，同时增加 IL-1 及其受体 IL-1R II 的水平（Bellehumeur 等，2005）。即使在肌腱损伤时没有炎症细胞的参与，肌腱病中仍可发现炎症介质的存在。肌腱炎疼痛信号的传导似乎与前列腺素 E_2、血栓素、缓激肽和白细胞介素（IL-6）的水平增高有关。

在髌腱末端病中，COX-2 和 TGF-β 也会增加，因此肌腱疼痛可能部分是由于 P 物质的增加。一些基质金属蛋白酶（MMP-2，MMP-3 和 MMP-9）可以刺激 TGF-β 释放以减少其生成。一项研究表明，IL-1b 和 TNF-α 都可增加肌腱炎动物模型中 MMP-13 表达。然而，基质金属蛋白酶也出现在正常肌腱细胞，提示 MMP-13 参与维持腱内膜细胞外基质稳态（Nomura 等，2007）。

52.4 关节炎和肌腱疾病的炎症调节药物治疗

非甾体抗炎药（nonsteroidal anti-inflammatory drug，NSAID）是最常用于外伤、运动损伤（Tscholl 等，2010）、术后疼痛（Derry 等，2009）、颈腰部疾病（Chou 和 Huffman，2007）、骨关节炎（Jordan 等，2003）和类风湿关节炎（Greenberg 等，2009）的药物。这些研究表明 NSAID 治疗适用于一半以上的上述疾病。虽然炎症大部分与急性损伤有关，但 NSAID 也是欧洲治疗慢性疼痛最常见的药物（Breivik 等，2006）。糖皮质激素的注射是另一种常见的抗感染治疗方式，常用于骨性关节炎（Godwin 和 Dawes，2004）和亚急性或者慢性肌腱病（Gaujoux-Viala，Dougados 和 Gossec，2009）的治疗。虽然抗炎药治疗是关节炎和肌腱病疼痛管理的主要方法，但是其带来的副作用令人担忧（Johnsen 等，2005）。

52.5 退行性病变的药物预防

药物治疗的二线选择是针对关节炎中退行性病变过程。由于没有令人信服的临床疗效证据，这种方法的应用没有炎症调节药物的应用广泛。口服硫酸软骨素和葡萄糖胺化合物曾被视为 20 年来治疗骨关节炎极具前景的方法。但独立资助的大规模研究和系统评价发现：与安慰剂相比，这两种药物没有明显的相关临床效应（Clegg 等，2006）。将透明质酸化合物进行关节腔内注射来治疗骨性关节炎也进行了大量的试验，但效果不显著，并且近来关于这方面的荟萃分析也在减少（Zhang 等，2010）。近来，在肌腱病病人中注射富含血小板的血浆促进肌腱修复引起了不小的热潮。尽管实验室中的效果显著（Zhai 等，2012），但仍缺乏令人信服的临床结果（Abate 等，2012）。

52.6　低能量激光疗法对肌腱和关节炎的病理影响

过去 30 年，低能量激光疗法（low-level laser therapy，LLLT）研究的结果一直处于矛盾而备受争议的状态（Devor，1990）。早期一些零星的阳性临床结果未能详细解释说明其机制，20 世纪 80 年代比较盛行支持关于激光治疗机制的推断，但没有事实依据。对于任何进入主流医学的新疗法，其接受程度必然与可靠的生物作用机制相关联。LLLT 的研究活动最开始遵循生物刺激机制，1973 年 Endre Mester 报道了在生物学研究试验中 LLLT 引起的生物刺激作用的第一个征象（Mester 和 Jaszsagi Nagy，1973）。20 世纪 80 年代，炎症正负向调节机制相继出现。1985 年发布了第一个在实验性动物炎症模型中证实 LLLT 具有治疗效果的研究（Bagnasco，1985）。

上述两种机制近来被扩展，包括增加胶原蛋白的合成（Reddy，Stehno-Bittel 和 Enwemeka，1998）、骨形成（Pires-Oliveira 等，2010）、软骨的合成（Pires-Oliveira 等，2010）和通过生物刺激减少细胞的凋亡（Carnevalli 等，2003）。但是炎症调节机制已扩展到改变细胞因子的基因表达（Marcos 等，2011）、COX 和 COX-2 水平（Marcos 等，2011），还改变炎症因子（PGE_2、TNF-α、COX-2、IL-1）的表达与释放、减少氧化应激（Lubart 等，2005）。

这两种机制已经在近 200 项 LLLT 实验中广泛研究和总结（Gao 和 Xing，2009；Bjordal 等，2006，2010）。对于这两种机制，绝大多数的实验研究表明一种或多种 LLLT 剂量有积极的结果并且存在相对系统的剂量-反应规律。如何将这些研究结果更好地转化为临床应用仍存在一些不确定性（Basford，1995），一些综述已经试图去确定在治疗肌腱病（Bjordal，Couppé 和 Ljunggren，2001）和骨性关节炎（Bjordal 等，2003）的最优剂量。

52.6.1　最优的 LLLT 与最佳药物治疗（如 NSAID 和类固醇）的比较实验

在 5 个对比 LLLT 和 NSAID 最佳剂量疗效的研究中，4 个研究提示均等剂量的 NSAID 的疗效并未显示出与 LLLT 明显的不同。在研究中，实验性损伤后的头 3 天内测量观察指标，研究对象包括吲哚美辛（Honmura 等，1992）、美洛昔康（Campana 等，1999）、塞来昔布（Aimbire 等，2005）、双氯芬酸钠（Albertini 等，2004）。唯一一个提示 LLLT 效果较差的研究并未报道激光照射时间（Viegas 等，2007）。然而，如果用报道的参数计算照射时间的话，那么时间可能短于 4 秒。比较糖皮质激素（地塞米松）与 LLLT 疗效的结果存在矛盾。在 2 个实验中糖皮质激素（地塞米松）展示出与 LLLT 类似的抗炎效果（Castano 等，2007；Reis 等，2008），但在另外 3 个实验中糖皮质激素在减少炎症反应方面稍优于 LLLT（de Morais 等，2010；Ma 等，2012；Pessoa 等，2004）。

52.6.2　动物实验中抑制性药物与 LLLT 抗炎效果的相互作用

5 个动物实验报道了糖皮质激素对 LLLT 的抗炎效应具有抑制性作用（de Morais 等，2010；Pessoa 等，2004）。

52.6.3　动物实验中的 LLLT 功率-应答模式和 LLLT 与 LED 效应的对比

在细胞和动物实验中波长为 632～680 nm、810～830 nm 和 904 nm 的光可诱导出显著的抗炎效应。在前期动物实验中，笔者预估计激光平均光输出的中值为 25 mW，并且 LLLT 的抗炎效应已被证实（Bjordal 等，2010）。同样，在动物实验中取得抗炎作用的激光下限值为 0.6 J/cm^2，并且辐射时间的下限值是 16 秒。在动物实验中平均辐射时间一般为 80 秒，但在一个关节炎的实验中，在 3 J/cm^2 的功率条件下，低功率密度（5 mW/cm^2）与长辐射时间（600 秒）组合的效果优于高功率密度（50 mW/cm^2）与短辐射时间（60 秒）（Castano 等，2007）。LLLT 抗炎效应的激光使用的上限值未能确定，但缺乏证据表明功率密度超过 135 mW/cm^2 和剂量超过 15 J/cm^2 可产生积极效果。已经发现

20 J/cm^2 对大鼠肌肉细胞（Dias 等，2011）和 21 J/cm^2（Frigo 等，2010）对成纤维细胞的细胞活性没有产生积极的效果，这些零散的证据表明 15 J/cm^2 可能是产生疗效的上限值。在人体实验中证实产生疗效的上限值同样在 15 J/cm^2 左右（Dundar 等，2007；Krynicka 等，2010）。功率密度是 LLLT 中另外一个十分重要的指标，特别是在肌腱病的治疗过程中。实验显示过高的功率密度（>200 mW/cm^2）会对胶原的合成产生负性影响（Loevschall 和 Arenholt-Bindslev，1994）并且对肌腱病临床症状的缓解效果不显著（Papadopoulos 等，1996；Tumilty 等，2008）。最后一个影响最佳激光治疗的重要因素是红外线和红激光都比具有红色波长的 LED 光更有疗效，这已经在酵母聚糖诱导的关节炎实验模型中得到了证实（de Morais 等，2010）。

52.6.4　实验室积极的效果能否转化到临床应用上？

许多迹象表明 LLLT 的抗炎作用能够应用于人类（Carrinho 等，2006）。LLLT 能显著减少类风湿关节炎滑液中的炎症因子 PGE$_2$（Amano 等，1994），并且女性运动系统疼痛病人治疗后相较未处理者的血清 PGE$_2$ 水平显著降低（Mizutani 等，2004）。笔者所在研究团队通过微量透析技术证实在单侧亚急性肌腱病急性发作过程中用 LLLT 治疗可降低 PGE$_2$ 的水平。在动物和人类实验中进行肌肉高张力训练，发现 LLLT 治疗能降低肌酐激酶（一种反应肌肉早期损伤的细胞因子）和 C 反应蛋白（一种反应系统炎症的指标）的水平（Leal Junior 等，2009，2010）。在笔者前期关于人类急性疼痛的综述中（Bjordal 等，2006），他们发现几乎所有的无显著影响的研究剂量均低于 0.5 J。

52.6.5　怎样成功将细胞和小型动物实验的治疗窗应用于临床

在实验室中，细胞实验通常是通过扩散透镜将激光均匀照射在培养皿的整个表面。在这些研究中细胞全区域激光照射的剂量应使用 J/cm^2 作为单位。大部分的动物实验使用的是诸如小鼠或者大鼠，这些小动物的病理组织模型非常小（mm^3）。总的来说，因为这些治疗区域一般小于 1 cm^2，这些病理组织的大部分都会被激光照射到。然而，人类的病变组织可能会很大，一般可达到 10～100 cm^2，但一般的激光孔径却<1 cm^2。当临床医生和研究人员用 J/cm^2 来评估激光孔径的光斑大小而不是通过病变组织的大小来评估时就会遇到困难。一些孔径非常小的商用激光器（<0.05 cm^2），即使平均 20～50 mW 这种小的光输出都将会出现非常短并且无效的一段时间，这段时间只有几秒钟并辐射出 2～3 J 的能量。有很多精心设计的 LLLT 实验都犯了这样的错误，这些实验的照射时间少于 10 秒，这个时间太短并且无效（Brosseau 等，2005；Cruz 等，2007；Meireles 等，2010）。同样，另外有一些 LLLT 实验（de Bie 等，1998；Yurtkuran 等，2007）用<1 cm^2 的单点激光照射>100 cm^2 的膝与踝关节滑膜炎病变组织。我们通过使用一个平均光输出为 100 mW 的激光器并且将其镜头/孔径光斑的大小从 0.1 cm^2 调至 1 cm^2 来描述上述错误。当处于最小孔径时，激光器需要 3 秒才能辐射出 3 J 能量，但当处于 1 cm^2 的孔径时，激光器需要 30 秒才能辐射出同等能量。大部分读者认为最小的孔径在 3 秒内只能辐射出 0.3 J 的能量，而大的孔径辐射出的能量在同等时间内是小孔径的 10 倍——达到 3 J。

如何解决这种误用 J/cm^2（光斑大小来计算剂量）的问题？我们没有理由认为介于 0.1 cm^2 和 1 cm^2 的光斑大小就其本身而言对治疗结果会产生重要的影响。但是大量的证据表明能量的传递是产生良好效果的重要因素之一。目前我们没有不同种类的运动系统疾病的病变组织的准确尺寸。病变组织的大小可能变化非常大且因人而异——体形尺寸、关节渗出、水肿的程度和解剖位置。世界激光治疗协会（World Association for Laser Therapy，WALT）就剂量报道问题的解决提供了最好的依据（WALT，2006）：只需要在临床 LLLT 研究中不用 cm^2 来计算照射区域大小而是用每个照射点的能量传递（J）和照射点的数目以及其他的激光参数［波长（nm）、功率密度（mW/cm^2）、照射时间（秒）］来代替。

52.6.6　临床 LLLT 研究的启示

临床研究的 PedRo 数据库拥有 186 个 LLLT 随机对照临床实验，其中有 98 个实验已被可接受的方法评估（60％以上满足标准方法），但疗效结果参差不齐。现阶段笔者及其研究团队鉴定了 26 个肌腱疾病和 22 个关节炎或者是关节疾病的 LLLT 实验。对 LLLT 文献来说，这些混乱的结果是很常见的，但是排除了剂量与应用过程的因素外总体的联合效应还是比较积极的（Bjordal 等，2007，2008；Chow 等，2009；Enwemeka 等，2004）。从这些 meta 分析文献中可获得关节炎和肌腱疾病的最佳照射剂量范围，并且被 WALT 推荐应用（www. walt. nu）。有两篇系统综述证实 WALT 所推荐的剂量可信。发现运用 WALT 所推荐的剂量的实验相对于那些运用推荐剂量范围外的实验有着稳定且显著的积极效果（Jang 和 Lee，2012；Tumilty 等，2010）。如果需要具体描述在这些条件下进行的 LLLT 研究，笔者建议查看 3 篇论文中阐述的具体过程与使用剂量问题（Alfredo 等，2012；Bjordal 等，2008；Stergioulas 等，2008）。

52.7　小　　结

运用 LLLT 的文献涉及的疾病很广，但这些文献并不都具有价值。在大多临床事例中，LLLT 能够和积极锻炼结合起来控制关节和肌腱可能的炎症反应（Alfredo 等，2012；Stergioulas 等，2008）。动物实验和人类研究已证实 LLLT 照射后也能在炎症触发部位发挥作用（Chen 等，2008；Ceccherelli 等，1989）。在颈部疼痛的病人中，此作用在活跃的肌腱膜触发部位也非常有效（Chow 等，2009）。需要强调的是活跃的触发部位可能掩盖在潜在病变的关节和肌腱中，而这些病变部位也常常是 LLLT 辐射的重要作用点。

糖皮质激素类固醇可能会抑制 LLLT 的抗炎作用。几项 LLLT 治疗肌腱病的临床实验中，招募的病人中超过 40％类固醇注射治疗失败（Haker 和 Lundeberg，1991）。值得注意的是，在肌腱病变中，类固醇对抑制结缔组织修复的负性效应在 3～6 个月后开始显现。许多其他疾病，像风湿性疾病、过敏性疾病和肺部疾病可能会用糖皮质激素类固醇治疗。而 LLLT 可减少糖皮质激素类固醇对于组织修复的一些不利影响。如果治疗师告知这是 LLLT 的治疗目的，则可以使用，否则，LLLT 治疗师可能要为治疗无效或者其副作用负责。

作者：
Jan MagnusBjordal
University of Bergen
Rodrigo A. B.
Lopes-Martins
Universidade de São Paulo

参考文献

[1] Abate, M., P. Di Gregorio, C. Schiavone et al. 2012. Platelet rich plasma in tendinopathies: How to explain the failure. Int J Immunopathol Pharmacol 25: 325 - 334.

[2] Aimbire, F., R. Albertine, R. G. Magalhaes et al. 2005. Effect of LLLT Ga-Al-As (685 nm) on LPS-induced inflammation of the airway and lung in the rat. Lasers Med Sci 20: 11 - 20.

[3] Albertini, R., F. S. Aimbire, F. I. Correa et al. 2004. Effects of different protocol doses of low power gallium-aluminum-arsenate (Ga-Al-As) laser radiation (650 nm) on carrageenan induced rat paw ooedema. J Photochem Photobiol B 74: 101 - 107.

[4] Alfredo, P. P., J. M. Bjordal, S. H. Dreyer et al. 2012. Efficacy of low level laser therapy associated with exercises in knee osteoarthritis: A randomized double-blind study. Clin Rehabil 26: 523 - 533.

[5] Amano, A., K. Miyagi, T. Azuma et al. 1994. Histological studies on the rheumatoid synovial membrane irradiated

with a low energy laser. Lasers Surg Med 15: 290 - 294.

[6] Andres, B. M., and G. A. Murrell. 2008. Treatment of tendino-pathy: What works, what does not, and what is on the horizon. Clin Orthop Relat Res 466: 1539 - 1554.

[7] Bagnasco, G. 1985. Mid-laser treatment of inflammation experimentally induced with formaldehyde. Med Laser Report 3: 19 - 22.

[8] Basford, J. R. 1995. Low intensity laser therapy: Still not an estab-lished clinical tool. Lasers Surg Med 16: 331 - 342.

[9] Battery, L., and Maffulli, N. 2011. Inflammation in overuse tendon injuries. Sports Med Arthrosc 19: 213 - 217.

[10] Bellehumeur, C., T. Collette, R. Maheux et al. 2005. Increased soluble interleukin-1 receptor type II proteolysis in the endometrium of women with endometriosis. Hum Reprod 20: 1177 - 1184.

[11] Bjordal, J. M., C. Couppé, and A. E. Ljunggren. 2001. Low level laser therapy for tendinopathy. Evidence of a dose-response pattern. Phys Ther Rev 6: 91 - 99.

[12] Bjordal, J. M., C. Couppe, R. T. Chow, J. Tuner, and E. A. Ljunggren. 2003. A systematic review of low level laser therapy with location-specific doses for pain from chronic joint disorders. Aust J Physiother 49: 107 - 116.

[13] Bjordal, J. M., M. I. Johnson, V. Iversen, F. Aimbire, and R. A. Lopes-Martins. 2006. Low level laser therapy in acute pain: A systematic review of possible mechanisms of action and clinical effects in randomized placebo-controlled trials. Photomed Laser Surg 24: 158 - 168.

[14] Bjordal, J. M., M. I. Johnson, R. A. Lopes-Martins et al. 2007. Short-term efficacy of physical interventions in os-teoarthritic knee pain. A systematic review and meta-analysis of randomised placebo-controlled trials. BMC Musculo-skelet Disord 8: 51.

[15] Bjordal, J. M., R. A. B. Lopes-Martins, J. Joensen, and V. V. Iversen. 2010. The anti-inflammatory mechanism of low level laser therapy and its relevance for clinical use in physiotherapy. Phys Ther Rev 15: 286 - 293.

[16] Bjordal, J. M., R. A. Lopes-Martins, J. Joensen et al. 2008. A systematic review with procedural assessments and meta-analysis of low level laser therapy in lateral elbow tendinopathy (tennis elbow). BMC Musculoskeletal Disord 9: 75.

[17] Breivik, H., B. Collett, V. Ventafridda, R. Cohen, and D. Gallacher. 2006. Survey of chronic pain in Europe: Prevalence, impact on daily life, and treatment. Eur J Pain 10: 287 - 333.

[18] Brosseau, L., G. Wells, S. Marchand et al. 2005. Randomized controlled trial on low level laser therapy (LLLT) in the treatment of osteoarthritis (OA) of the hand. Lasers Surg Med 36: 210 - 219.

[19] Campana, V. R., M. Moya, A. Gavotto et al. 1999. The relative effects of HeNe laser and meloxicam on experi-mentally induced inflammation. Laser Therapy 11: 36 - 41.

[20] Carnevalli, C. M., C. P. Soares, R. A. Zangaro, A. L. Pinheiro, and N. S. Silva. 2003. Laser light prevents ap-optosis in Cho K-1 cell line. J Clin Laser Med Surg 21: 193 - 196.

[21] Carrinho P. M., A. C. Renno, P. Koeke et al. Comparative study using 685 nm and 830 nm lasers in the tissue re-pair of tenotomized tendons in the mouse. 2006. Photomed Laser Surg 24: 754 - 758.

[22] Castano, A. P., T. Dai, I. Yaroslavsky et al. Low-level laser therapy for zymosan-induced arthritis in rats: Impor-tance of illumination time. Lasers Surg Med 39: 543 - 550.

[23] Ceccherelli, F., L. Altafini, G. Lo Castro et al. 1989. Diode laser in cervical myofascial pain: A double-blind study versus placebo. Clin J Pain 5: 301 - 304.

[24] Chen, K. H., C. Z. Hong, F. C. Kuo, H. C. Hsu, and Y. L. Hsieh. 2008. Electrophysiologic effects of a thera-peutic laser on myofascial trigger spots of rabbit skeletal muscles. Am J Phys Med Rehabil 87: 1006 - 1014.

[25] Chou, R., and L. H. Huffman. 2007. Medications for acute and chronic low back pain: A review of the evidence for an American Pain Society/American College of Physicians clinical practice guideline. Ann Intern Med 147: 505 - 514.

[26] Chow, R. T., M. I. Johnson, R. A. Lopes-Martins, and J. M. Bjordal. 2009. Efficacy of low-level laser therapy in the management of neck pain: A systematic review and meta-analysis of randomised placebo or active-treatment con-trolled trials. Lancet 374: 1897 - 1908.

[27] Clegg, D. O., D. J. Reda, C. L. Harris et al. 2006. Glucosamine, chondroitin sulfate, and the two in combination

for painful knee osteoarthritis. N Engl J Med 354: 795 – 808.

[28] Cook, J. L., K. M. Khan, Z. S. Kiss, and L. Griffiths. 2000. Patellar tendinopathy in junior basketball players: A controlled clinical and ultrasonographic study of 268 patellar tendons in players aged 14 – 18 years. Scand J Med Sci Sports 10: 216 – 220.

[29] Cressoni, M. D., H. H. Giusti, A. C. Piao et al. 2010. Effect of GaAlAs laser irradiation on the epiphyseal cartilage of rats. Photomed Laser Surg 108: 1083 – 1088.

[30] Cruz, L. B., A. S. Ribeiro, A. Rech et al. 2007. Influence of low-energy laser in the prevention of oral mucositis in children with cancer receiving chemotherapy. Pediatr Blood Cancer 48: 435 – 440.

[31] de Bie, R. A., A. P. Verhagen, A. F. Lenssen et al. 1998. Efficacy of 904 nm laser therapy in musculoskeletal disorders. Phys Ther Rev 3: 1 – 14.

[32] de Morais, N. C., A. M. Barbosa, M. L. Vale et al. 2010. Anti-inflammatory effect of low-level laser and light-emitting diode in zymosan-induced arthritis. Photomed Laser Surg 28: 227 – 232.

[33] Derry, P., S. Derry, R. A. Moore, and H. J. McQuay. 2009. Single dose oral diclofenac for acute postoperative pain in adults. Cochrane Database Syst Rev CD004768.

[34] Devor, M. 1990. What's in a laser beam for pain therapy? Pain 43: 139.

[35] Dias, F. J., J. P. Issa, F. T. Vicentini et al. 2011. Effects of low-level laser therapy on the oxidative metabolism and matrix proteins in the rat masseter muscle. Photomed Laser Surg 29: 677 – 684.

[36] Dore, D., A. Martens, S. Quinn et al. 2010. Bone marrow lesions predict site-specific cartilage defect development and volume loss: A prospective study in older adults. Arthritis Res Ther 12: R222.

[37] Dundar, U., D. Evcik, F. Samli, H. Pusak, and V. Kavuncu. 2007. The effect of gallium arsenide aluminum laser therapy in the management of cervical myofascial pain syndrome: A double blind, placebo-controlled study. Clin Rheumatol 26: 930 – 934.

[38] Enwemeka, C. S., J. C. Parker, D. S. Dowdy et al. 2004. The efficacy of low-power lasers in tissue repair and pain control: A. meta-analysis study. Photomed Laser Surg 22: 323 – 329.

[39] Fredberg, U., and K. Stengaard-Pedersen. 2008. Chronic tendinopathy tissue pathology, pain mechanisms, and etiology with a special focus on inflammation. Scand J Med Sci Sports 18: 3 – 15.

[40] Frigo, L., G. M. Favero, H. J. Lima et al. 2010. Low-level laser irradiation (InGaAlP-660 nm) increases fibroblast cell proliferation and reduces cell death in a dose-dependent manner. Photomed Laser Surg 28 (Suppl 1): S151 – S156.

[41] Gao, X., and D. Xing. 2009. Molecular mechanisms of cell proliferation induced by low power laser irradiation. J Biomed Sci 16: 4.

[42] Gaujoux-Viala, C., M. Dougados, and L. Gossec. 2009. Efficacy and safety of steroid injections for shoulder and elbow tendonitis: A meta-analysis of randomised controlled trials. Ann Rheum Dis 68: 1843 – 1849.

[43] Godwin, M., and M. Dawes. 2004. Intra-articular steroid injections for painful knees. Systematic review with meta-analysis. Can Fam Physician 50: 241 – 248.

[44] Greenberg, J. D., M. C. Fisher, J. Kremer et al. 2009. The COX-2 inhibitor market withdrawals and prescribing patterns. by rheumatologists in patients with gastrointestinal and cardio vascular risk. Clin Exp Rheumatol 27: 395 – 401.

[45] Haker, E., and T. Lundeberg. 1991. Is low-energy laser treatment effective in lateral epicondylalgia? J Pain Symptom Manag 6: 241 – 246.

[46] Honmura, A., M. Yanase, J. Obata, and E. Haruki. 1992. Therapeutic effect of Ga-Al-As diode laser irradiation on experimentally induced inflammation in rats. Lasers Surg Med 12: 441 – 449.

[47] Hunter, D. J., W. Zhang, P. G. Conaghan et al. 2011. Systematic review of the concurrent and predictive validity of MRI biomarkers in OA. Osteoarthr Cartilage 19: 557 – 588.

[48] Jang, H., and H. Lee. 2012. Meta-analysis of pain relief effects by laser irradiation on joint areas. Photomed Laser Surg 30: 405 – 417.

[49] Johnsen, S. P., H. Larsson, R. E. Tarone et al. 2005. Risk of hospitalization for myocardial infarction among users of rofecoxib, celecoxib, and other NSAIDs: A population-based case-control study. Arch Intern Med 165: 978 – 984.

[50] Jordan, K. M., N. K. Arden, M. Doherty et al. 2003. EULAR Recommendations 2003: An evidence based approach to the management of knee osteoarthritis: Report of a Task Force of the Standing Committee for International Clinical Studies Including Therapeutic Trials (ESCISIT). Ann Rheum Dis 62: 1145 – 1155.

[51] Khan, K. M., J. L. Cook, P. Kannus, N. Maffulli, and S. F. Bonar. 2002. Time to abandon the "tendinitis" myth. Brit Med J 324: 626 – 627.

[52] Kongsgaard, M., K. Qvortrup, J. Larsen et al. 2010. Fibril morphology and tendon mechanical properties in patellar tendinopathy: Effects of heavy slow resistance training. Am J Sports Med 38: 749 – 756.

[53] Krynicka, I., R. Rutowski, J. Staniszewska-Kus, J. Fugiel, and A. Zaleski. 2010. The role of laser biostimulation in early post-surgery rehabilitation and its effect on wound healing. Ortop Traumatol Rehabil 12: 67 – 79.

[54] Leal Junior, E. C., R. A. Lopes-Martins, P. de Almeida et al. 2010. Effect of low-level laser therapy (GaAs 904 nm) in skeletal muscle fatigue and biochemical markers of muscle damage in rats. Eur J Appl Physiol 108: 1083 – 1088.

[55] Leal Junior, E. C., R. A. Lopes-Martins, A. A. Vanin et al. 2009. Effect of 830 nm low-level laser therapy in exercise-induced skeletal muscle fatigue in humans. Lasers Med Sci 24: 425 – 431.

[56] Leversedge, F. J., K. Ditsios, C. A. Goldfarb et al. 2002. Vascular anatomy of the human flexor digitorum profundus tendon insertion. J Hand Surg Am 27: 806 – 812.

[57] Lian, O. B., L. Engebretsen, and R. Bahr. 2005. Prevalence of jumper's knee among elite athletes from different sports: A cross-sectional study. Am J Sports Med 33: 561 – 567.

[58] Loevschall, H., and D. Arenholt-Bindslev. 1994. Effect of low level diode laser irradiation of human oral mucosa fibroblasts in vitro. Lasers Surg Med 14: 347 – 354.

[59] Lubart, R., M. Eichler, R. Lavi, H. Friedman, and A. Shainberg. 2005. Low-energy laser irradiation promotes cellular redox activity. Photomed Laser Surg 23: 3 – 9.

[60] Ma, W. J., X. R. Li, Y. X. Li et al. 2012. Antiinflammatory effect of low-level laser therapy on Staphylococcus epidermidis endophthalmitis in rabbits. Lasers Med Sci 27: 585 – 591.

[61] Marcos, R. L., E. C. Leal Junior, F. de Moura Messias et al. 2011. Infrared (810 nm) low-level laser therapy in rat Achilles tendinitis: A consistent alternative to drugs. Photochem Photobiol 87: 1447 – 1452.

[62] Meireles, S. M., A. Jones, F. Jennings et al. 2010. Assessment of the effectiveness of low-level laser therapy on the hands of patients with rheumatoid arthritis: A randomized double-blind controlled trial. Clin Rheumatol 29: 501 – 509.

[63] Mester, E., and E. Jaszsagi Nagy. 1973. The effect of laser radiation on wound healing and collagen synthesis. Studia Biophys 35: 227 – 230.

[64] Mizutani, K., Y. Musya, K. Wakae et al. 2004. A clinical study on serum prostaglandin E_2 with low-level laser therapy. Photomed Laser Surg 22: 537 – 539.

[65] Murrell, G. A., and J. R. Walton. 2001. Diagnosis of rotator cuff tears. Lancet 357: 769 – 770.

[66] Nomura, M., Y. Hosaka, Y. Kasashima et al. 2007. Active expression of matrix metalloproteinase-13 mRNA in the granulation tissue of equine superficial digital flexor tendinitis. J. Vet Med Sci 69: 637 – 639.

[67] Papadopoulos, E. S., R. W. Smith, M. I. D. Cawley, and R. Mani. 1996. Low-level laser therapy does not aid the management of tennis elbow. Clin Rehabil 10: 9 – 11.

[68] Pessoa, E. S., R. M. Melhado, L. H. Theodoro, and V. G. Garcia. 2004. A histologic assessment of the influence of low-intensity laser therapy on wound healing in steroid-treated animals. Photomed Laser Surg 22: 199 – 204.

[69] Pires-Oliveira, D. A., R. F. Oliveira, S. U. Amadei, C. Pacheco-Soares, and R. F. Rocha. 2010. Laser 904 nm action on bone repair in rats with osteoporosis. Osteoporos Int 21: 2109 – 2114.

[70] Reddy, G. K., L. Stehno-Bittel, and C. S. Enwemeka. 1998. Laser photostimulation of collagen production in healing rabbit Achilles tendons. Lasers Surg Med 22: 281 – 287.

[71] Reis, S. R., A. P. Medrado, A. M. Marchionni et al. 2008. Effect of 670 nm laser therapy and dexamethasone on tissue repair: A histological and ultrastructural study. Photomed Laser Surg 26: 307 – 313.

[72] Schizas, N., R. Weiss, O. Lian et al. 2012. Glutamate receptors in tendinopathic patients. J Orthop Res 30: 1447 –

1452.

[73] Sharma, P., and N. Maffulli. 2006. Biology of tendon injury: Healing, modeling and remodeling. J Musculoskelet Neuronal Interact 6: 181 – 190.

[74] Silverstein, B. A., E. Viikari-Juntura, Z. J. Fan et al. 2006. Natural course of nontraumatic rotator cuff tendinitis and shoulder symptoms in a working population. Scand J Work Environ Health 32: 99 – 108.

[75] Stergioulas, A., M. Stergioula, R. Aarskog, R. A. Lopes-Martins, and J. M. Bjordal. 2008. Effects of low-level laser therapy and eccentric exercises in the treatment of recreational athletes with chronic Achilles tendinopathy. Am J Sports Med 36: 881 – 887.

[76] Sun H. B., Y. Li, D. T. Fung et al. 2008. Coordinate regulation of IL-1beta and MMP-13 in rat tendons following subrupture fatigue damage. Clin Orthop Relat Res 466: 1555 – 1561.

[77] Suri, S., and D. A. Walsh. 2012. Osteochondral alterations in osteoarthritis. Bone 51: 204 – 211.

[78] Tscholl, P., J. M. Alonso, G. Dolle, A. Junge, and J. Dvorak. 2010. The use of drugs and nutritional supplements in top-level track and field athletes. Am J Sports Med 38: 133 – 140.

[79] Tumilty, S., J. Munn, J. H. Abbott et al. 2008. Laser therapy in the treatment of Achilles tendinopathy: A pilot study. Photomed Laser Surg 26: 25 – 30.

[80] Tumilty, S., J. Munn, S. McDonough et al. 2010. Low level laser treatment of tendinopathy: A systematic review with meta-analysis. Photomed Laser Surg 28: 3 – 16.

[81] Viegas, V. N., M. E. Abreu, C. Viezzer et al. 2007. Effect of low-level laser therapy on inflammatory reactions during wound healing: Comparison with meloxicam. Photomed Laser Surg 25: 467 – 473.

[82] WALT. 2006. Consensus agreement on the design and conduct of clinical studies with low-level laser therapy and light therapy for musculoskeletal pain and disorders. Photomed Laser Surg 24: 761 – 762.

[83] Yurtkuran, M., A. Alp, S. Konur, S. Ozcakir, and U. Bingol. 2007. Laser acupuncture in knee osteoarthritis: A double-blind, randomized controlled study. Photomed Laser Surg 25: 14 – 20.

[84] Zhai, W., N. Wang, Z. Qi, Q. Gao, and L. Yi. 2012. Platelet-rich plasma reverses the inhibition of tenocytes and osteoblasts in tendon-bone healing. Orthopedics 35: e520 – e525.

[85] Zhang, W., G. Nuki, R. W. Moskowitz et al. 2010. OARSI recommendations for the management of hip and knee osteoarthritis: Part III: Changes in evidence following systematic cumulative update of research published through January 2009. Osteoarthr Cartilage 18: 476 – 499.

53 低能量激光疗法和发光二极管疗法对肌肉组织的效应：性能、疲劳和修复

53.1 引　言

过度使用肌肉进行高强度运动或者反复收缩将会导致肌肉体能下降和周围肌肉疲劳（Allen，Lamb 和 Westerblad，2008；Westerblad，Bruton 和 Katz，2010）。肌肉疲劳是一个复杂的现象，有许多理论和科学证据阐述了其发生过程。这些科学证据发现在运动时，能源（如磷酸肌酸，糖原）的消耗使得无机磷（phosphate inorganic，Pi）、二磷酸腺苷（adenosine diphosphate，ADP）、Ca^{2+}、Mg^{2+}、H^+ 和乳酸大量增加，同时降低肌纤维对 Ca^{2+} 的敏感性，并大量产生和积累活性氧（reactive oxygen species，ROS）、活性氮（reactive nitrogen species，RNS）（Allen，Lamb 和 Westerblad，2008；Westerblad 和 Allen，2011；Westerblad，Bruton 和 Katz，2010）。

在肌肉收缩过程中，外周肌肉疲劳可能会影响如下环节（Allen，Lamb 和 Westerblad，2008；Westerblad，Bruton 和 Katz，2010）：①动作电位在神经肌肉接头处产生；②动作电位沿着肌膜通过横管系统传播；③激活横管壁上的电压依赖性传感器以打开肌质网中的 Ca^{2+} 通道；④Ca^{2+} 从肌质网释放到肌浆；⑤Ca^{2+} 与肌钙蛋白 C（troponin C，TnC）结合以及暴露肌动蛋白与肌球蛋白结合位点使原肌球蛋白运动；⑥横桥形成和肌肉开始收缩；⑦持续泵入 Ca^{2+} 进入肌质网以降低肌浆中 Ca^{2+} 的浓度；（8）肌肉松弛。

为肌肉收缩供能的三磷酸腺苷（adenosine triphosphate，ATP）的合成的能量来源可能大部分是需氧（氧化）或无氧代谢（乳酸和半乳酸）（Allen，Lamb 和 Westerblad，2008；Westerblad，Bruton 和 Katz，2010）。在线粒体嵴内，有氧代谢从三羧酸循环通过氧化乙酰辅酶 A（CoA）、辅因子烟酰胺二核苷酸（nicotinamide dinucleotide，NAD）和黄素二核苷酸（favin dinucleotide，FAD）提供质子和电子，并通过电子传递链（electron transport chain，ETC）获得能量，氧是质子和电子的最终受体，用于合成 ATP 并产生代谢水。而无氧代谢中氧不参与 ATP 的合成。ATP 可以由磷酸肌酸水解（无氧乳酸代谢）和/或糖酵解的丙酮酸氧化 NADH＋H 产生。此外，第二个过程中，有生产乳酸（无氧乳酸代谢）（Allen，Lamb 和 Westerblad，2008；Westerblad，Bruton 和 Katz，2010）。

不同类型的体育锻炼可促进肌肉发生特定的组织、生化调节（能量代谢）和结构上的适应性改变，从而产生强身健体的功效（Aagaard，2004；Fry，2004；Liu 等，2003；Tonkonogi 和 Sahlin，2002；Tonkonogi 等，2000；Westerblad，Bruton 和 Katz，2010）。

力量训练和高强度运动：①促使组织从无氧代谢中获得更多的能量（代谢改变）；②以轻微损伤为代价来增加骨骼肌的横截面积（肥大）；③改变肌纤维的收缩特性（Ⅰ型，Ⅱx 型和Ⅲb 型纤维与Ⅲa 型之间的结构变化）；④增加活动的肌肉运动单位放电频率（神经变化）从而导致的肌肉力量增强（Aagaard，2004；Allen，Lamb 和 Westerblad，2008；Fry，2004；Liu 等，2003；Westerblad，Bruton 和 Katz，2010）。

相反，耐力或低强度的锻炼可以：①促使组织从有氧代谢中获得更多的能量（代谢改变）；②刺激肌肉纤维产生更多的线粒体，使那些已经存在的线粒体体积增大，并为肌纤维提供更高密度的线粒体和

氧化酶（主要是Ⅰ型肌纤维的结构变化）；③刺激线粒体合成更多 ATP，增加运动中对肌肉疲劳的抵抗能力（Coffey 和 Hawley，2007；Hawley，2009；Sahlin 等，2007；Tonkonogi 和 Sahlin，2002；Tonkonogi 等，2000，Westerblad，Bruton 和 Katz，2010）。

一些学者使用低能量激光疗法（low-level laser therapy，LLLT）加速了上述代谢和结构的变化，以预防或减少肌肉疲劳（Bakeeva 等，1993；Chow 等，2009；Enwemeka，2009；Fulop 等，2009；Karu，1999；Lopes-Martins 等，2005）。对于这一问题，已有研究用实验模型证明了低能量激光疗法作用于因运动而受到机械和代谢应激肌肉组织时产生的可能效应，得出了抗疲劳、改善肌肉能量代谢这些开创性研究论点（Lopes-Martins 等，2006；Vieira 等，2006）。

53.2 低能量激光疗法和发光二极管疗法提升肌肉性能

53.2.1 实验模型

Lopes-Martins 等人（2006）报道了低强度激光治疗（655 nm）对大鼠骨骼肌疲劳的效应。通过神经肌肉电刺激诱导胫骨前肌疲劳，测量该肌肉力矩的减弱程度和造成肌肉损伤的血液中肌酸激酶（CK）的水平。在导致疲劳之前，将 LLLT 应用于胫骨前部单个点处。结果显示，$0.5 J/cm^2$ 剂量的 LLLT 可以减少肌肉疲劳，$1.0 J/cm^2$ 和 $2.5 J/cm^2$ 剂量则可以减小肌肉损伤程度。

Vieira 等人（2006）验证了 LLLT（780 nm）对大鼠肌肉疲劳相关的能量代谢的影响，此大鼠连续30 天在无氧负荷的跑步机上进行训练。每次锻炼后，用激光照射大鼠股四头肌、胫骨前肌、比目鱼肌和臀大肌的一个定点。结果表明，训练和照射后大鼠的肌肉，包括心肌（心肌未照射），乳酸脱氢酶（lactate dehydrogenase，LDH）的酶活性尤其是 LDHA 亚型的酶活性受到更强抑制，这表明 LLLT 具有全身作用。

这些前人的研究成果（Lopes-Martins 等，2006；Vieira 等，2006）为其他研究人员开发更多的实验研究奠定了基础，以期确定低强度激光治疗与接受不同体育锻炼的肌肉组织之间的其他相互作用，以及 LLLT 如何减少肌肉损伤和肌肉疲劳的作用机制（de Almeida 等，2011；Leal Junior 等，2010a；Liu 等，2009；Sussai 等，2010；Xu 等，2008）。

Liu 等人（2009）以 16 m/min 的速度在下降的平面上（−16 斜率）训练大鼠，直至其疲惫。这些研究者应用 LLLT（632.8 nm）作用于腓肠肌上的定点，结果显示炎症被抑制，血清 CK 活性下降，丙二醛（malondialdehyde，MDA）24 小时水平和运动后 48 小时水平均降低，超氧化物歧化酶（superoxide dismutase，SOD）活性增加。

其他的研究也证实了大鼠经过运动及通过神经肌肉电刺激（Sussai 等，2010）诱发疲劳后使用 LLLT 的影响（de Almeida 等，2012；Leal Junior 等，2010a）。Sussai 等人（2010）研究了 LLLT（660 nm）对游泳诱导肌肉疲劳后大鼠血浆中 CK 水平和肌肉细胞凋亡的影响。在游泳结束后立即用低能量激光对腓肠肌上单点照射 40 秒。与对照组相比，低能量激光治疗组在诱导肌肉疲劳 24 小时和 48 小时后 CK 和细胞凋亡水平较低。

Leal Junior 等人（2010a）研发的试验模型与 Lopes-Martins 等人（2006）的研究非常相似。他们的研究均针对 LLLT（904 nm）对神经肌肉电刺激大鼠肌肉诱导疲劳后的治疗效果。在诱导肌肉疲劳之前，他们应用不同作用时间和不同能量的低能量激光治疗胫前肌的一点，设置 0.1 J、0.3 J、1 J、3 J组与对照组，其中 0.1 J、0.3 J 组具有最高的力量峰值。所有用低能量激光处理了的组的血液乳酸水平都更低，而且除了 3 J 组以外所有被照射过的组的血浆肌酸激酶水平也同样更低。

使用类似的方案，de Almeida 等人（2011）重复了 Leal Junior 等人（2010a）的实验，并证实与其他组相比，LLLT（904 nm）以 1 J 的能量能显著降低血中肌酸激酶的水平，降低环氧合酶-2（cyclooxygenase-2，COX-2）mRNA 的表达，并增加 COX-1 的表达。

53.2.2   临床试验：急性效应

绝大多数涉及 LLLT 和人体运动的论文都研究了这种疗法在高强度运动中对肌肉性能的急性作用（Baroni 等，2010a；de Almeida 等，2012；De Marchi 等，2012；Gorgey，Wadee 和 Sobhi，2008；Leal Junior 等，2008，2009c，2010b）。仅有三项研究调查了这种疗法的慢性作用（de Brito Vieira 等，2012；Ferraresi 等，2011，2012）。

首次发表的研究成果是 Gorgey、Wadee 和 Sobhi（2008）进行的临床试验。在利用神经肌肉电刺激诱发股四头肌疲劳之前，他们对其进行 LLLT［808 nm，脉冲模式（1～10000 秒的脉冲重复），低能量 5 分钟，高能量 10 分钟］。结果表明，低能量激光照射组与对照组相比，具有较低的肌肉疲劳百分比，且具有统计学意义。而低能量激光照射组之间差异无统计学意义。

Leal Junior 等人（2008，2009c，2010b）和 de Almeida 等人（2012）以非常相似的方法研究了双盲安慰剂对照试验中低能量激光照射对肱二头肌性能的影响。Leal Junior 研究了在斯高特椅运动前应用 LLLT（655 nm）对肱二头肌的影响。该项运动要求重复使用肌肉负荷 75% 的最大主动收缩运动（MVC），直到肌肉疲劳。5 个作用点各接受激光照射 100 秒。结果表明在低能量激光治疗组重复次数明显高于安慰剂组。然而运动的时间和血液中的乳酸水平并没有增加。

Leal Junior 等人又以相同的实验设计用其他低强度激光（830 nm）照射了肱二头肌的 4 个点。在开始斯高特椅运动之前，在每个点上照射 50 秒。实验结果与之前的相似：与安慰剂组相比，使用了激光照射的实验组运动重复次数更多。

de Almeida 等人试图用单一的研究确定何种波长的激光可以更好地提高高强度锻炼中肱二头肌的性能。在进行斯高特椅运动前，用低能量激光治疗（660 nm 或 830 nm）在肱二头肌 4 个点每点照射 100 秒。相比于安慰剂组，激光照射组（660 nm 或 830 nm）有更大的力量和相应峰值。但照射组间差异无统计学意义。

另有一项关于肱二头肌疲劳的双盲安慰剂对照随机临床试验（Leal Junior 等，2010b）。该研究探讨的内容：将 5 个一组的 810 nm 激光二极管应用于因斯高特椅运动（要求肌肉 75% 最大主动收缩）。在肱二头肌 2 个点分别照射 30 秒。结果发现，运动的重复次数和运动时间均增加，运动后的乳酸、肌酸激酶和 C 反应蛋白水平降低。

Baroni 等人研究低能量激光（每组 5 个 810 nm 激光二极管）对能量代谢、肌肉损伤和延迟性肌肉酸痛（delayed onset muscle soreness，DOMS）的作用。在对研究对象为青年男性使用等速测力计进行了五组股四头肌偏心收缩后，在他们股四头肌 6 个点用激光各照射 30 秒。结果显示，低强度的运动前应用 LLLT 可以在 24 小时及 48 小时小幅度地增加 LDH 的活性和血液中的 CK 含量，运动后 24 小时更少地损失 MVC。然而，在低能量激光照射组和安慰剂组之间，对延迟性肌肉酸痛作用的视觉模拟量表测评（VAS）几乎没有差异。

De Marchi 等人（2012）验证了低能量激光（每组 5 个 810 nm 激光二极管）对疲劳、氧化应激、肌肉损伤和人使用跑步机的体能表现的影响。在上跑步机进行渐进性运动之前，对股四头肌的 6 个点、腘绳肌的 4 个点和腓肠肌的 2 个点进行 30 秒的照射。与安慰剂组相比，低能量激光治疗组的绝对和相对最大摄氧量以及运动时间增加。在运动后，只有安慰剂组的 LDH 活性、肌肉损伤（CK 值）和脂质损伤硫代巴比妥酸反应物质（TBARS）均显著升高，而超氧化物歧化酶、抗氧化酶活性降低。

53.2.3   临床试验：慢性效应

与以往的研究不同，Ferraresi 等人（2011，2012）和 de Brito Vieira 等人（2012）验证了随机对照临床试验中 LLLT 对体能训练计划的影响。

Ferraresi 等人（2011）研究了低能量激光（每组 6 个 808 nm 激光二极管）对一种体能训练项目的效应，这种项目使得肌肉负荷可以达到 80% 1 RM（one repetition maximum，一次最大反复力量，一项肌力训练评价指标）。该项体能训练持续 12 周，每周进行 2 次，每次训练结束后立即使用低能量激光对股四头肌的 7 个区域照射各 10 秒。实验结果是，与未受激光照射训练组和对照组相比，受到激光照射训练组达到的 1 RM 百分比更高，使用等速测力计测得的膝伸肌峰值扭矩和其平均值只有受激光照射训练组显著增加。

第二项研究：Brito Vieira 等人（2012）验证了 LLLT（每组 6 个 808 nm 激光二极管）对在固定单车上的低强度（负荷相当于无氧呼吸阈值）体能训练计划的效应。体能训练持续 9 周，每周进行 3 次。用激光对股四头肌的 5 个区域照射 10 秒。结果显示只有激光照射组能降低等速测力计测得的膝伸肌疲劳指数。

Ferraresi 等人（2012）进行的一项研究显示了 LLLT 对人类肌肉基因表达的调节作用（每组 6 个 808 nm 激光二极管）。利用与以前研究中使用的 LLLT 相同的实验设计和参数（Ferraresi 等，2011），该研究将 10 名年轻男性随机分配到两个组：LLLT 组和无 LLLT 组，以此研究 1 RM 测试负荷的改变和肌肉组织基因表达的调节。在训练之前和之后，分别对股外侧肌进行活组织检查，通过微阵列分析鉴定基因组中基因表达的调节。初步分析发现，与无 LLLT 组相比，LLLT 组的 1 RM 负荷百分比增加更明显，且仅在 LLLT 组出现基因 PPARGC1-α、mTOR 和 VEGF 显著上调。此外，仅在 LLLT 组中出现 MuRF1 基因和 IL-1β 基因的下调（Ferraresi 等，2012）。

53.3　发光二极管疗法和运动

53.3.1　临床试验：急性效应

近年来，出于与先前阐述的 LLLT 相同的研究目的，人们开始探究发光二极管疗法（light-emitting diode therapy，LEDT）能否增加人运动体能水平（Baroni 等，2010b；Leal Junior 等，2009a，c；Vinck 等，2006）。LEDT 所使用的光源更易得，并且与激光发射二极管相比，其应用范围更广。

Vinck 等人（2006）进行了第一项关于使用 LEDT 提高肌肉性能的研究。他们在使用等动力测力计诱导肱二头肌疲劳后，研究了 LEDT（每组 32 个 950 nm 发光二极管）对延迟性肌肉酸痛的效应。使用测力计和视觉模拟评分法测量峰值力矩和疼痛程度，结果发现发光二极管治疗组和安慰剂组之间差异没有统计学意义。

Leal Junior 等人（2009a）用 69 个 LEDT 发光二极管（34 个 660 nm 发光二极管和 35 个 850 nm 发光二极管）与单一波长（810 nm）的 LLLT 激光二极管对比，研究其对排球运动员体能的效应。在几天内间断进行高强度效应测试（Wingate 测试，无氧功率测试），每次持续 30 秒。在开始测试之前，对 LEDT 组、LLLT 组和安慰剂处理组进行如下处理：照射股直肌腹部 2 个点各 30 秒。结果发现，在运动之后，相比于其余两组，LEDT 组血液中的肌酸激酶水平明显更低，但体能没有提高，乳酸水平也没有明显的下降。

Leal Junior 等人（2009b）又使用了与前述研究（Leal Junior 等，2009a）相同的复合 LEDT 进行了研究。在研究对象进行 75％最大主动收缩负荷的斯高特椅运动前，用该疗法对肱二头肌腹部上一点照射 30 秒。与安慰剂组相比，LEDT 组表现出运动重复次数增加，血中的肌酸激酶、乳酸和 C 反应蛋白水平下降。

Baroni 等人（2010b）设计的实验方案如下：在用测力计诱导目标肌肉疲劳之前，用发光二极管疗法（LEDT）对股四头肌上 3 个点进行时长为 30 秒的照射。结果表明，LEDT 能有效地防止伸膝肌（股四头肌）峰值力矩的降低。

为了比较 LEDT 和其他治疗方案之间的效应差别，Leal Junior 等人（2011）采用随机双盲安慰剂对照的试验设计，测试了冷冻疗法和 LEDT 对 6 名运动员肌肉恢复的效应。运动员在不同的 3 天进行共 3 次无氧功率测试。每次测试后，各组的运动员分别接受安慰剂处理、发光二极管治疗处理和冷冻处理（肢体浸入 5 ℃水中 5 分钟）。发光二极管疗法照射股四头肌和腓肠肌的 2 个位点。实验结果表明，发光二极管治疗没有增加肌肉的无氧功率，也没有对 C 反应蛋白产生调节作用，但能显著降低血液中肌酸激酶和乳酸的水平。

表 53.1～表 53.3 给出了低能量激光治疗（LLLT）和发光二极管疗法（LEDT）受照射的肌肉群、锻炼类型的所有的参数，及其在实验模型中的应用模式（表 53.1）、LLLT（表 53.2）、LEDT（表 53.3）。

表 53.1　　　　　　　　　　　　**低能量激光疗法（LLLT）和运动：实验模型**

参考文献	LLLT 参数	肌肉/运动	应用模式
Vieira 等，2006	780 nm 激光 二极管面积 0.039 cm²，15 mW，37.5 mW/cm² 分组：0.15 J/cm²（10 秒）；3.8 J/cm² 4 个作用点：总能量 0.6 J（股四头肌 1 个点，臀大肌 1 个点，胫骨前方 1 个点，比目鱼肌 1 个点）	股四头肌，臀大肌，胫骨前肌，比目鱼肌 运动：在跑步机上跑步	运动后使用
Lopes-Martins 等，2006	655 nm 激光 二极管面积 0.08 cm²，2.5 mW，31.25 mW/cm² 分组：0.5 J/cm²（32 秒）；1 J/cm²（80 秒）；2.5 J/cm²（160 秒）； 1 个作用点	胫骨前肌 运动：神经肌肉电刺激	运动前使用
Leal Junior 等，2010a	904 nm 激光 二极管面积 0.2 cm²，15 mW，75 mW/cm² 分组：0.1 J（7 秒）；0.3 J（20 秒）；1 J（67 秒）；3 J（200 秒） 1 个作用点	胫骨前肌 运动：神经肌肉电刺激	运动前使用
Liu 等，2009	632 nm 激光 二极管面积 0.2 cm² 分组： 12 J/cm²，4 mW，20 mW/cm²，10 分钟 28 J/cm²，9 mW，46 mW/cm²，10 分钟 43 J/cm²，14 mW，71 mW/cm²，10 分钟 1 个作用点	腓肠肌 运动：在跑步机上跑下坡	运动后使用
Sussai 等，2010	660 nm 激光 二极管面积 0.03 cm²，100 mW，3.3 mW/cm² 每个二极管 4 J（40 秒），133 J/cm² 一个作用点	腓肠肌 运动：带负荷游泳	运动后使用
de Almeida 等，2011	904 nm 激光 二极管面积 0.2 cm²，15 mW，75 mW/cm² 分组：0.1 J（7 秒）；0.3 J（20 秒）；1 J（67 秒）；3 J（200 秒） 1 个作用点	胫骨前肌 运动：神经肌肉电刺激	运动前使用

表 53.2　　　　　　　　　　　　**低能量激光疗法（LLLT）和运动在人体中的研究**

参考文献	LLLT 参数	肌肉/运动	应用模式
Gorgey，Wadee 和 Sobhi，2008	4 个二极管 808 nm 激光群集 500 mW，8.3 mW/cm² 3 J（5 分钟） 7 J（10 分钟）	股四头肌 运动：等速测力计	运动前使用

续表 1

参考文献	LLLT 参数	肌肉/运动	应用模式
Leal Junior 等，2008	655 nm 激光 二极管面积 0.01 cm², 50 mW, 5 W/cm² 每个二极管 5 J（100 秒），500 J/cm² 4 个作用点：总能量 20 J	肱二头肌 运动：斯高特椅	运动前使用
Leal Junior 等，2009c	830 nm 激光 二极管面积 0.0028 cm², 100 mW, 35.7 W/cm² 5 J（50 秒），1785 J/cm² 4 个作用点：总能量 20 J	肱二头肌 运动：斯高特椅	运动前使用
Baroni 等，2010a	5 个二极管 810 nm 激光群集 二极管面积 0.029 cm², 200 mW, 6.89 W/cm² 每个二极管 6 J（30 秒），206.89 J/cm² 每个作用点 30 J（5×6 J） 6 个作用点：总能量 180 J（股内侧 2 个点，股外侧 2 个点，股直肌 2 个点）	股四头肌 运动：等速测力计	运动前使用
Leal Junior 等，2010b	5 个二极管 810 nm 激光集群 二极管面积为 0.0364 cm², 200 mW, 5.495 W/cm² 每个二极管 6 J（30 秒），164.85 J/cm² 每个作用点 30 J（5×6 J） 2 个作用点：总能量 60 J	肱二头肌 运动：斯高特椅	运动前使用
de Almeida 等，2012	660 nm 激光 二极管面积为 0.0028 cm², 50 mW, 17.85 W/cm² 5 J（100 秒），1785 J/cm² 4 个作用点：总能量 20 J 与 830 nm 激光 二极管面积为 0.0028 cm², 50 mW, 17.85 W/cm² 5 J（100 秒），1785 J/cm² 4 个作用点：总能量 20 J	肱二头肌 运动：斯高特椅运动中每次动作肌肉负荷最大主动收缩 60 秒	运动前使用
De Marchi 等，2012	5 个二极管 810 nm 激光集群 二极管面积为 0.0364 cm², 200 mW, 5.495 W/cm² 每个二极管 6 J（30 秒），164.85 J/cm² 每个作用点 30 J（5×6 J） 12 个作用点：总能量 360 J（股直肌 2 个点，股内侧肌 2 个点，股外侧肌 2 个点，腘绳肌 4 个点，腓肠肌 2 个点）	股四头肌，腘绳肌，腓肠肌 运动：在跑步机上跑步直到疲劳	运动前使用
Ferraresi 等，2011	6 个二极管 808 nm 激光集群 二极管面积为 0.0028 cm², 60 mW, 21.42 W/cm² 每个二极管 0.6 J（10 秒），214.28 J/cm² 每个作用位置 3.6 J（0.6 J×6） 股四头肌上分布 7 个作用位置：总能量 25 J	股四头肌 运动：腿部按压和等速测力计	运动后使用
de Brito Vieira 等，2012	6 个二极管 808 nm 激光集群 二极管面积为 0.0028 cm², 60 mW, 21.42 W/cm² 每个二极管 0.6 J（10 秒），214.28 J/cm² 每个作用位置 3.6 J（0.6 J×6） 股四头肌上分布 5 个作用位置：总能量 18 J	股四头肌 运动：循环测力计和等速测力计	运动后使用

续表 2

参考文献	LLLT 参数	肌肉/运动	应用模式
Ferraresi 等，2012	6 个二极管 808 nm 激光集群 二极管面积为 0.0028 cm²，60 mW，21.42 W/cm² 每个二极管 0.6 J（10 秒），214.28 J/cm² 每个作用位置 3.6 J（0.6 J×6） 股四头肌上分布 7 个作用位置：总能量 25 J	股四头肌 运动：腿部按压和等速测力计	运动后使用

表 53.3　　　发光二极管疗法（LEDT）和运动在人体中的研究

参考文献	LLLT 参数	肌肉/运动	应用模式
Vinck 等，2006	32 个 LED 集群，850 nm 总面积 18 cm²，160 mW 每个作用点 3.2 J/cm²（360 秒） 1 个作用点	肱二头肌 运动：等速测力计	运动后使用
Leal Junior 等，2009a	810 nm 激光 二极管面积为 0.036 cm²，200 mW，5.50 W/cm² 每个二极管 6 J（30 秒），164.84 J/cm² 2 个作用点：总能量 12 J 与 69 个 LED 群集 二极管面积 0.2 cm² 660 nm 34 个 LED，10 mW，1.5 J/cm²，0.05 W/cm² 850 nm 35 个 LED，30 mW，0.015 W/cm²，4.5 J/cm² 660 nm 0.3 J LED（30 秒） 850 nm 0.9 J LED（30 秒） 每个作用点 41.7 J（30 秒） 2 个作用点：总能量 83.4 J	股直肌 运动：Wingate 测试	运动前使用
Leal Junior 等，2009b	69 个 LED 群集 二极管面积 0.2 cm² 660 nm 34 个 LED；10 mW，1.5 J/cm²，0.05 W/cm² 850 nm 35 个 LED；30 mW；0.015 W/cm²，4.5 J/cm² 660 nm 0.3 J LED（30 秒） 850 nm 0.9 J LED（30 秒） 每个作用点 41.7 J（30 秒） 1 个作用点	肱二头肌 运动：斯高特椅	运动前使用
Baroni 等，2010b	69 个 LED 群集 二极管面积 0.2 cm² 660 nm 34 个 LED；10 mW；1.5 J/cm²；0.05 W/cm² 850 nm 35 个 LED；30 mW；0.015 W/cm²；4.5 J/cm² 660 nm 0.3 J LED（30 秒） 850 nm 0.9 J LED（30 秒） 每个作用点 41.7 J（30 秒） 3 个作用点：总能量 125.1 J（股直肌 2 个点，股内侧肌 2 个点，股外侧肌 2 个点）	股四头肌 运动：等速测力计	运动前使用

续表

参考文献	LLLT 参数	肌肉/运动	应用模式
Leal Junior 等，2011	69 个 LED 群集： 二极管面积 0.2 cm²； 660 nm 34 个 LED；10 mW；1.5 J/cm²；0.05 W/cm² 850 nm 35 个 LED；30 mW；0.015 W/cm²；4.5 J/cm² 660 nm 0.3 J LED（30 秒） 850 nm 0.9 J LED（30 秒） 每个作用点 41.7 J（30 秒） 5 个作用点：总能量 208.5 J（股四头肌 2 个点，腘绳肌 2 个点，腓肠肌 1 个点） 与 冷冻疗法（5 ℃）下肢浸泡于 5 ℃水 5 分钟	股四头肌，腘绳肌和腓肠肌 运动：Wingate 测试	运动后使用

　　各研究者使用 LLLT 和 LEDT 的方式不同：包括肌肉群上辐射点的数量，使用的参数和辐射的时间点（运动前后）。

　　辐射点的数量是决定能否有效覆盖肌肉群的一个重要参数（Baroni 等，2010b；de Brito Vieira 等，2012；De Marchi 等，2012；Ferraresi 等，2011；Gorgey，Wadee 和 Sobhi，2008；Leal Junior 等，2009a，b，2011；Vinck 等，2006）；辐射点的设计应以实现最大面积覆盖和最佳能量分配为目标（de Brito Vieira 等，2012；Ferraresi 等，2011）。与使用单个二极管相比，使用复合 LLLT 或 LEDT 能更有效地减少肌肉疲劳和增加肌肉性能（de Brito Vieira 等，2012；Ferraresi 等，2011；Leal Junior 等，2008，2009a，2010b）。图 53.1 举例说明了在股四头肌上使用 LLLT 或 LEDT 照射点的数量和分布。

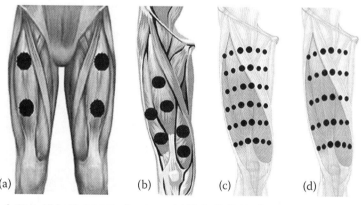

图 53.1　在股四头肌上施加的 LLLT 或 LEDT 辐射点的数量［(a) From Leal Junior，EC et al.，Photomed Laser Surg 27：617 - 623，2009；(b) From De Marchi，T. et al.，Lasers Med Sci 27：231 - 236，2012；(c) From Ferraresi，C. et al.，Lasers Med Sci 26：349 - 358，2011；(d) From de Brito Vieira，WH et al.，Lasers Med Sci 27：497 - 504，2012］

　　LLLT 和 LEDT 在实验模型和临床试验中所使用的参数（特别是波长）有所不同。尽管有一些研究使用了同样的装置产生复合 LED 混合波长（红色和近红外）（Baroni 等，2010b；Leal Junior 等，2009b，2011），但在临床试验中最常用的波长仍是近红外照射（Baroni 等，2010a；de Brito Vieira 等，2012；De Marchi 等，2012；Ferraresi 等，2011，2012；Gorgey，Wadee 和 Sobhi，2008；Leal Junior 等，2009a，d，2010b；Vinck 等，2006）。

　　LLLT 或 LEDT 对肌肉的照射剂量和时间仍处于临床试验阶段（Baroni 等，2010a，b；de Brito Vieira 等，2012；De Marchi 等，2012；Ferraresi 等，2011，2012；Gorgey，Wadee，and Sobhi，2008；Leal Junior 等，2009a，b，c，2010b，2011；Vinck 等，2006）。虽然这些研究在能量、功率、功率密

度和照射时间方面有很大差异，但在如何应用（照射处理）方面存在共识。这些针对 LLLT 应用于治疗急性肌肉疲劳的临床试验，使得研究中使用的总能量（J）、功率（W）和功率密度（W/cm²）在不断增加（Baroni 等，2010a；De Marchi 等，2012；Leal Junior 等，2008，2009a，d，2010b）。详情参见表 53.2。然而，在针对慢性效应的临床试验中，总能量和功率较低（de Brito Vieira 等，2012；Ferraresi 等，2011，2012）。

在以缓解肌肉疲劳为疗效的临床试验研究中，在运动前使用 LEDT 的总能量比使用 LLLT 的高得多（Baroni 等，2010b；Leal Junior 等，2009a，c），但同时其功率和功率密度较小，这可能是由于作用的点的范围较大导致的结果（Baroni 等，2010b；Leal Junior 等，2009a，c）（见表 53.3）。关于使用 LLLT 或 LEDT 的最佳参数现在没有共识，因此，需要更多的研究来确定这些疗法减少肌肉疲劳和修复肌肉损伤的剂量反应（Huang 等，2009）。

在运动前使用 LLLT 和 LEDT 的临床试验报告证实了该种疗法对由 ROS 和 RNS 介导的对抗线粒体功能障碍和肌肉损伤的预防作用，以及对能量代谢的调节作用（Baroni 等，2010a，b；de Almeida 等，2012；De Marchi 等，2012；Gorgey，Wadee 和 Sobhi，2008；Leal Junior 等，2008，2009a，b，c，d，2010b；Lopes-Martins 等，2006）。在运动之后使用 LLLT 和 LEDT 不仅可以对抗线粒体和代谢功能障碍，还能修复由肌肉收缩和 ROS/RNS 引起的机械和代谢压力而产生的微小损伤（de Brito Vieira 等，2012；Ferraresi 等，2011，2012；Leal Junior 等，2011；Liu 等，2009；Sussai 等，2010；Vieira 等，2006）。运动前后使用 LLLT 或 LEDT，具有不同的特征以及共同的作用机制。第 53.4 节将描述 LLLT 和 LEDT 防止肌肉疲劳和修复肌肉损伤的作用机制。

53.4　LLLT 和 LEDT 对改善性能、修复损伤和预防肌肉疲劳的作用机制

53.4.1 能量代谢

53.4.1.1　线粒体途径

由 LLLT 和 LEDT 发出的红外辐射可能作用于细胞能量代谢，刺激细胞线粒体发生光化学反应和光物理变化（Bakeeva 等，1993；de Brito Vieira 等，2012；Ferraresi 等，2011；Hayworth 等，2010；Huang 等，2009；Karu，2010；Manteifel 和 Karu，2005；Silveira 等，2009）。光化学和光物理变化可能导致线粒体膜电位增加，从而导致线粒体膜电位增加（Passarella 等，1988）以及呼吸链中酶活性增高（Hayworth 等，2010；Huang 等，2009；Karu，2010；Silveira 等，2009）。发生的结构改变包括：邻近体积较小的线粒体膜合并，巨大线粒体形成（Manteifel，Bakeeva 和 Karu，1997），这些变化使线粒体能够为细胞呼吸提供优质能量（de Brito Vieira 等，2012；Ferraresi 等，2011；Hayworth 等，2010；Silveira 等，2009）；也有一些研究报道了骨骼肌线粒体 ETC 中复合物Ⅳ[细胞色素 c 氧化酶（CCO）]（Karu，2010）的酶活性提升（Hayworth 等，2010）。Silveira 等人（2009）研究发现，线粒体 ETC（复合物Ⅰ、Ⅱ、Ⅲ和Ⅳ）的所有复合物在经过近红外照射后酶活性均有所改善。

鉴于 LLLT 和 LEDT 对线粒体的效应，有人提出应利用 LLLT 和 LEDT 有利于耐力和力量练习的假设。

耐力训练或低强度运动。肌纤维的氧化能力与其线粒体密度成正比，因为线粒体可以在肌肉收缩期间完全氧化能量底物（葡萄糖、脂肪酸和蛋白质）用于 ATP 合成（Coffey 和 Hawley，2007；Hawley，2009；Sahlin 等，2007；Tonkonogi 和 Sahlin，2002；Tonkonogi 等，2000；Westerblad，Bruton 和 Katz，2010）。耐力训练或低强度的运动是促进线粒体自身生化性能的有力刺激，有利于有氧代谢，并减少因代谢使得肌肉中 Pi、ADP、H⁺ 和乳酸的积累产生的肌肉疲劳（Allen，Lamb 和 Westerblad，2008；Coffey 和 Hawley，2007；Hawley，2009；Westerblad，Bruton 和 Katz，2010）。然而，当使用 LLLT 和/或 LEDT 后，在线粒体中，前述适应性反应全部增强。在耐力或低强度运动过程中，巨大的

且功能更完备的线粒体（更高的酶活性）可以提供高效的细胞呼吸和 ATP 合成（Hayworth 等，2010；Huang 等，2009；Silveira 等，2009），从而增加氧气消耗（De Marchi 等，2012）并减少肌肉疲劳（de Brito Vieira 等，2012）。

力量训练或高强度运动。这种类型的运动使得机体进行无氧代谢，产物是乳酸及其衍生产物（Allen，Lamb 和 Westerblad，2008；Westerblad 和 Allen，2011），这是大部分 LLLT（Baroni 等，2010a；de Almeida 等，2012；De Marchi 等，2012；Ferraresi 等，2011；Gorgey，Wadee 和 Sobhi，2008；Leal Junior et al.2008，2009c，2010b）和 LEDT 对人体效应研究的关注点（Baroni 等，2010b；Leal Junior 等，2009a，c；Vinck 等，2006）。Ferraresi 等人（2011）和 de Brito Vieira 等人（2012）针对 LLLT 和 LEDT 可以增加肌肉性能并减少疲劳，提出了如下 3 种机制。

（1）线粒体 ATP 途径：LLLT 和 LEDT 可以增加线粒体活性，从而提供更高效的细胞呼吸和 ATP 供能（Hayworth 等，2010；Huang 等，2009；Silveira 等，2009）。肌纤维细胞的募集过程是基于纤维类型分级的（Ⅰ、ⅡA、ⅡB 和 Ⅱx）（Hodson Tole 和 Wakeling，2009），而在力量训练和高强度运动时，那些具有氧化能力的纤维产生了大量 ATP（Ferraresi 等，2011）。

（2）磷酸肌酸再合成途径：力量训练或高强度运动消耗磷酸肌酸（PCr）水解产生的大量 ATP，该反应通过肌浆中的肌肉 CK 酶催化：PCr+ADP+Cr ↔ATP。ATP 消耗速度快于 PCr 再合成速率，导致肌肉肌纤维（尤其是Ⅱa，Ⅱb 和Ⅱx）的肌酸（Cr）、ADP 和 Pi 过量，从而引起肌肉疲劳（Allen，Lamb 和 Westerblad，2008；Westerblad，Bruton 和 Katz，2010）。然而，高浓度的 Cr 和 ADP 刺激Ⅰ型和Ⅱa 型肌纤维的呼吸作用和线粒体 ATP 合成（分别为高线粒体密度和平均线粒体密度）（Tonkonogi 和 Sahlin，2002），这说明在这种类型的运动中同时存在有氧和无氧代谢［图 53.2（a）~图 53.2（c）］（Ferraresi 等，2011）。这种代谢的整合是通过线粒体中肌酸的穿梭使得磷酸肌酸再合成实现的（Bakeeva 等，1993；Harridge，2007；Hawke 和 Garry，2001）。这种穿梭系统在肌肉收缩时从 ATP 消耗中捕获肌酸、ADP 和 Pi，并将其运输到线粒体基质，通过腺嘌呤核苷酸移位酶转运来通过线粒体内膜。线粒体 ATP 通过相同的途径及相反的方向被输送到肌肉，为肌肉收缩的部位附近由 CK 催化的 PCr 再合成提供能量。而分解 PCr 能重新合成 ATP 以用于肌肉收缩，因此 Cr、ADP 和 Pi 也会重新产生。由于 ADP 和 Pi 都遵循前述途径运输，所以 Cr 被运送到肌肉线粒体的膜间隙，参与 ATP 催化 PCr 再合成的反应。最后，PCr 被运送到肌肉收缩部位并提供收缩所需的能量并增加 ATP/ADP 的比例［图 53.2(b)］。因此，间歇运动（Ferraresi 等，2011）以及高强度运动期间发生的 PCr 再合成（de Brito Vieira 等，2012）可以提供更多的 ATP 再合成，并可能成为最大肌力训练或短期高强度运动的主要能量来源（Ferraresi 等，2011）。

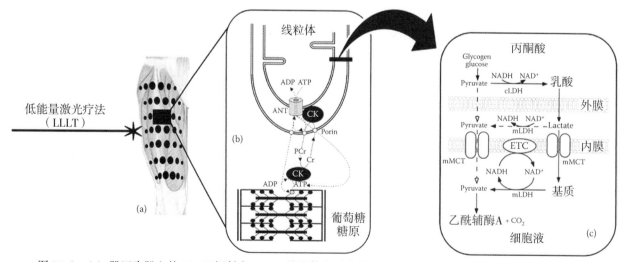

图 53.2　（a）股四头肌上的 LLLT 辐射点；（b）线粒体肌酸穿梭机制；（c）线粒体途径的乳酸氧化（Based on Ferraresi, C. et al., Lasers Med Sci 26：349‐358，2011）。

（3）线粒体乳酸氧化：血液中的乳酸作为在力量训练或高强度运动期间评价肌肉疲劳的指标（Allen，Lamb 和 Westerblad，2008；Westerblad，Bruton 和 Katz，2010），当供氧不足和/或因线粒体合成 ATP 合成而供氧延迟时，丙酮酸在糖酵解过程中被 NADH＋H 还原为乳酸。该反应由细胞质中的乳酸脱氢酶（LDH）催化，产生乳酸（Brooks 等，1999）。乳酸通过单羧酸转运蛋白，氧化烟酰胺腺嘌呤二核苷酸（NAD^+）和线粒体乳酸脱氢酶，被转运至线粒体基质，并被氧化成丙酮酸盐。接下来，还原型 NAD（NADH）在呼吸链（ETC）中被氧化，并提供线粒体 ATP 合成所需的电子和质子。丙酮酸盐在三羧酸循环中被氧化成乙酰 CoA，并在 ETC 中继续被氧化以产生 ATP［图 53.2(c)］。线粒体中乳酸氧化的这种机制最早由 Brooks 等人提出（1999），近年来 Ferraresi 等人对此进行了更进一步的讨论（2011）。

53.4.2 酶调控

乳酸脱氢酶（LDH）（EC 1.1.1.27）是一种酶，负责在厌氧乳酸代谢中将丙酮酸还原成乳酸以供 ATP 合成（丙酮酸＋NADH＋H ↔ H-乳酸＋NAD^+）。通常将 LDH 活性与血液乳酸测量相结合来推断这种能量代谢的幅度、运动的强度以及预防代谢性酸中毒的乳酸缓冲能力（h-乳酸＋$NaHCO_3$→$Na-CO_2$＋H_2O＋乳酸）与预防疲劳的效率（Allen，Lamb 和 Westerblad，2008；de Brito Vieira 等，2012；Westerblad，Bruton 和 Katz，2010）。

前人的研究表明，LLLT 对运动中的 LDH 活性有调节作用（Baroni 等，2010a；de Brito Vieira 等，2012；De Marchi 等，2012；Vieira 等，2006）。这些研究表明，在 O_2 供应缓慢或不足的时期（此时线粒体 ATP 合成困难，肌肉性能无法得到增强），LDL 活性也被 LLLT 抑制（Baroni 等，2010a；de Brito Vieira 等，2012；De Marchi 等，2012；Vieira 等，2006）。

有氧代谢酶也受 LLLT 和 LEDT 的调节，如线粒体 ETC 刺激有氧代谢的复合物 I、II、III 和 IV（Hayworth 等，2010；Huang 等，2009；Karu，2010；Silveira 等，2009）。LLLT 或 LEDT 可能也调制有氧代谢的其他酶，如柠檬酸合酶和三羧酸循环的其他酶，因为三羧酸循环提供 ETC 中合成 ATP 必要的部分质子和电子。

53.5 活性氧（ROS）与活性氮（RNS）

超氧阴离子（$O_2^{\cdot-}$）是一种主要由骨骼肌中的线粒体和烟酰胺腺嘌呤二核苷酸磷酸（NADPH）氧化酶催化产生的 ROS 自由基。由于线粒体中的超氧阴离子是作为氧化磷酸化的副产品而形成的，所以其形成与线粒体活性相关，尤其是在机体运动时（Allen，Lamb 和 Westerblad，2008；Powers 和 Jackson，2008；Westerblad 和 Allen，2011）。超氧阴离子主要是由电子传递链（ETC）中的复合物 I 和 III 等产生的，二者分别在线粒体基质和膜间隙释放超氧阴离子。线粒体的超氧阴离子生产率约为耗氧量的 0.15%；NADPH 氧化酶、黄嘌呤氧化酶和脂氧合酶的酶活化也会产生超氧阴离子（Allen，Lamb 和 Westerblad，2008；Powers 和 Jackson，2008；Westerblad 和 Allen，2011）。除了超氧阴离子之外，过氧化氢（H_2O_2）和羟基自由基（OH·）也是重要的 ROS（Allen，Lamb 和 Westerblad，2008；Powers 和 Jackson，2008；Westerblad 和 Allen，2011）。

一氧化氮（NO·）是主要的氮自由基。它是由 L-精氨酸氨基酸通过一氧化氮合酶（NOS）合成，可由无机阴离子硝酸根 NO^{3-} 和亚硝酸根 NO^{2-} 形成，并可以与超氧阴离子相互作用形成过氧亚硝酸根（$ONOO^-$）（Allen，Lamb 和 Westerblad，2008；Powers 和 Jackson，2008；Westerblad 和 Allen，2011）。在成人骨骼肌中，有 3 种 NOS 异构体：神经元（nNOS 或 1 型）、诱导型（iNOS 或 2 型）和内皮型（eNOS 或 3 型）；nNOS 占主要部分（Allen，Lamb 和 Westerblad，2008；Powers 和 Jackson，2008；Westerblad 和 Allen，2011）。

ROS 和 RNS 既可由线粒体产生，也可由活化的肌质网和横管中的 NADPH 氧化酶以及磷脂酶 A2

和黄嘌呤氧化酶产生（Powers 和 Jackson，2008）。但是，在细胞和组织中也有对活性 ROS 和 RNS 的防御机制。这些防御物质主要是超氧化物歧化酶（SOD）、谷胱甘肽过氧化物酶（GPX）和过氧化氢酶（CAT）的抗氧化活性（Powers 和 Jackson，2008）。SOD 的 3 种异构体（SOD1-3）和 GPX 的 5 种异构体（GPX1-5），在细胞和胞外的地方都各自有其特定的位置。详细内容参见 Powers 和 Jackson 的评论（Powers 和 Jackson，2008）。

超氧阴离子通过线粒体超氧化物歧化酶（SOD2）等抗氧化酶（反应 1）被迅速分解为过氧化氢。过氧化氢（H_2O_2）被过氧化氢酶（反应 2）和谷胱甘肽过氧化物酶分解，同时还原型谷胱甘肽（GSH）转化成氧化型谷胱甘肽（GSSG）（反应 3）（Allen，Lamb 和 Westerblad，2008；Powers 和 Jackson，2008；Westerblad 和 Allen，2011）。此外，过氧化氢可以与 Fe^{2+}（反应 4：Fenton 反应）等金属反应，生成极其活泼的羟基自由基（OH·和 OH^-）（Allen，Lamb 和 Westerblad，2008；Powers 和 Jackson，2008；Westerblad 和 Allen，2011）。Fe^{3+} 存在于肌红蛋白、血红蛋白和 CCO 中，并且可以被超氧自由基还原成 Fe^{2+}，该过程可产生羟基自由基（反应 5：Haber-Weiss 反应）。羟基自由基具有较短的半衰期，由于其能与任何有机分子反应，所以可对蛋白质、脱氧核糖核酸（DNA）和细胞膜上脂质造成损害，从而导致组织损伤（Allen，Lamb 和 Westerblad，2008；Powers 和 Jackson，2008；Westerblad 和 Allen，2011）。

反应 1：$O_2^- + O_2^- + 2H^+ \longrightarrow H_2O_2 + O_2$

反应 2：$2H_2O_2 \longrightarrow 2H_2O + O_2$

反应 3：$2GSH + H_2O_2 \longrightarrow GSSG + 2H_2O$

反应 4：(Fenton reaction)：$H_2O_2 + Fe^{2+} \longrightarrow Fe^{3+} + OH \cdot + OH^-$

反应 5：(Haber-Weiss reaction)：$O_2^- + H_2O_2 \longrightarrow OH^- \cdot + OH^- + O_2$

在运动过程中，骨骼肌的收缩是产生 ROS 和 RNS 的主要来源，其对肌肉纤维有害，如细胞和组织损伤、收缩功能的丧失、运动性能下降（Allen，Lamb 和 Westerblad，2008；Lamb 和 Westerblad，2011；Powers 和 Jackson，2008；Westerblad 和 Allen，2011）。ROS 和 RNS 可通过参与肌肉收缩相关机制诱导在锻炼早期出现的肌肉疲劳（Allen，Lamb 和 Westerblad，2008；Powers 和 Jackson，2008），具体如下所述：

减少 ATP 的合成。在线粒体中生成的 NO·可通过抑制 CCO、肌肉 CK 和甘油醛-3-磷酸脱氢酶（糖酵解途径），从而减少 ATP 产生（Powers 和 Jackson，2008）。

肌浆网和钙离子释放的调控。ROS 可以增加肌浆中的 Ca^{2+} 含量并促进缓慢的 Ca^{2+} 再摄取。它使得 ATP 水解失活，抑制肌浆网（SERCA）中 ATP 酶-Ca^{2+} 泵的活性（Allen，Lamb 和 Westerblad，2008；Powers 和 Jackson，2008）。NO·同时也抑制了肌质网（SERCA）的活性，导致从肌浆至肌质网中 Ca^{2+} 的再摄取减少（Powers 和 Jackson，2008）。长时间暴露于 ROS 和 RNS 可以改变肌质网 Ca^{2+} 通道的受体敏感性，从而使得 Ca^{2+} 持续释放（Westerblad 和 Allen，2011）。

收缩蛋白。ROS 和 RNS 可以改变收缩蛋白的结构，降低肌原纤维对 Ca^{2+} 的敏感性并氧化肌动蛋白、肌球蛋白和肌钙蛋白 C，从而影响横桥形成、肌肉收缩和肌肉发力（Allen，Lamb，and Westerblad，2008；Lamb 和 Westerblad，2011；Powers 和 Jackson，2008；Westerblad 和 Allen，2011）。

潜在改变。ROS 可能抑制 Na^+-K^+ 泵的活性并且增加胞外钾离子，从而减少在运动过程中肌肉纤维去极化的动作电位，进而导致早期肌肉疲劳发作（Westerblad 和 Allen，2011）。

肌肉疲劳发生后 ROS 和 RNS 的影响。ROS 通过参与反应使得 H_2O_2（通过 SOD2 催化）和/或 OH·（通过芬顿反应得到）累积，从而降低肌原纤维对 Ca^{2+} 的敏感性，减弱收缩功能（Lamb 和 Westerblad，2011；Westerblad 和 Allen，2011）。高浓度的超氧阴离子也可抑制 Ca^{2+} 从肌质网的释放过程，也可与 NO·反应生成 $ONOO^-$，而后者效应与前者相同（Lamb 和 Westerblad，2011；Westerblad 和 Allen，2011）。此外，NO·也可以与过渡金属结合（Powers 和 Jackson，2008），如 Fe，损害线粒体功能（Huang 等，2009；Vladimirov，Osipov 和 Klebanov，2004）。

肌肉损伤。构成肌肉细胞的脂质膜（肌膜）因 ROS 和 RNS 对脂质的过氧化作用而受到攻击。肌膜破裂后，肌肉细胞死亡，胞内容物全部释放到细胞外环境，造成炎症（细胞内容物降解）、水肿、疼痛和收缩功能丧失（Allen，Lamb 和 Westerblad，2008；Powers 和 Jackson，2008）。在这个过程中，血液中肌酸激酶水平增加，使得其成为衡量肌肉损伤的有效参数。

LLLT 和 LEDT 已用于对抗运动期间产生的 ROS 和 RNS（Baroni 等，2010a，b；de Almeida 等，2012；De Marchi 等，2012；Leal Junior 等，2009a，c，2010a，b，2011；Liu 等，2009；Sussai 等，2010；Xu 等，2008），改善线粒体功能，从而减少肌肉疲劳并增加肌肉性能。CCO 为 LLLT 和 LEDT 的主要光感受器，这种相互作用主要是增加 ATP 合成和增强线粒体功能（Hayworth 等，2010；Huang 等，2009；Karu，2010；Silveira 等，2009；Vladimirov，Osipov 和 Klebanov，2004；Xu 等，2008）。光与线粒体、ROS 和 RNS 的关系表现为：减少 ROS 及 NO-CCO 光解，有助于恢复线粒体氧耗和 ATP 合成（Huang 等，2009；Vladimirov，Osipov 和 Klebanov，2004）。

CCO-NO 光解基于如下假设：NO 可与氧竞争结合呼吸链中铁-硫复合物（复合物Ⅰ）和铁-铜复合物中心位点（复合Ⅳ）并能抑制线粒体 ATP 合成（Huang 等，2009；Vladimirov，Osipov 和 Klebanov，2004）。这种情况主要发生于代谢应激的细胞（Huang 等，2009），如肌肉收缩后（Xu 等，2008）。然而，可见光和近红外光可以破坏 NO-CCO 之间的结合（Karu，Pyatibrat 和 Afanasyeva，2005；Vladimirov，Osipov 和 Klebanov，2004），使线粒体恢复 ATP 合成的功能（Hayworth 等，2010；Huang 等，2009；Silveira 等，2009；Vladimirov，Osipov 和 Klebanov，2004；Xu 等，2008）。因此，相比于运动前，运动后使用低能量激光疗法或发光二极管疗法可能更有效。

据报道，运动可以降低细胞内 pH（Allen，Lamb 和 Westerblad，2008）。积累的 H^+ 可以通过使这些酶的活性中心中 61 位的组氨酸（Hys61）残基质子化来灭活 Cu-Zn-超氧化物歧化酶（SOD1 和 SOD3）。然而，低能量激光治疗可以逆转这一进程，并重新激活 SOD1 和 SOD3（图 53.3）。

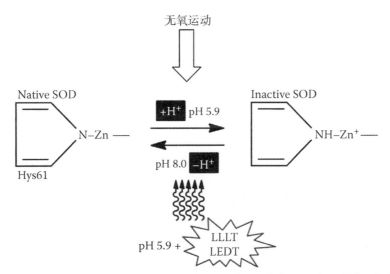

图 53.3　LLLT 或 LEDT 通过组氨酸的去质子化和 N-Zn 键的形成过程恢复 SOD 的活性中心结构和活性〔Vladimirov，Y. A. et al.，Biochemistry（Mosc）69：81-90，2004〕

De Marchi 等人（2012）发现即使在高强度运动后，低能量激光疗法处理组中的 SOD 并没有变化，因此相比于 SOD 活性降低且肌肉性能表现最差的安慰剂组，其肌肉性能强得多。Liu 等人（2009）发现偏心运动后，经 LLLT 处理 24 小时、48 小时后 SOD 活性分别增加 44% 和 58%。

LLLT 和 LEDT 可能通过 SOD 提高线粒体功能并促进超氧阴离子歧化，减少 $ONOO^-$ 形成（Vladimirov，Osipov 和 Klebanov，2004）。此外，LLLT 可通过 CAT 和 GPX 减少 H_2O_2 和羟基自由基的形成，来减轻肌肉细胞膜损伤。在先前的研究中报道的较低的脂质过氧化作用和较低的血肌酸激酶水平证明了这一点（De Marchi 等，2012；Liu 等，2009）。此外，由于 LLLT 和 LEDT 可以调节氧化应激

（Powers 和 Jackson，2008），则其可使得由 ROS 介导的钙蛋白酶和半胱天冬酶被激活（De Marchi 等，2012；Vladimirov，Osipov 和 Klebanov，2004）。图 53.4 和 53.5 说明了 LLLT 和 LEDT 在肌肉收缩中对抗氧化酶、ROS 和 RNS 的作用。

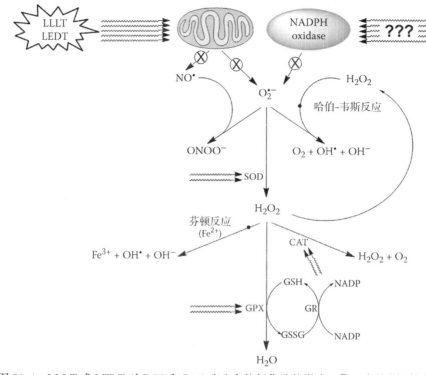

图 53.4　LLLT 或 LEDT 对 ROS 和 RNS 产生和抗氧化酶的影响。⊗：减弱或抑制产生
（Allen，D. G. et al.，Physiol Rev 88：287 - 332，2008）。

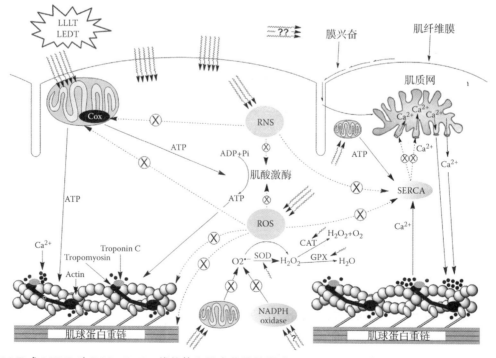

图 53.5　LLLT 或 LEDT 对 ROS、RNS、线粒体和肌肉收缩的影响。SERCA：肌质网 Ca^{2+} 泵。虚线：抑制活性，⊗：减少或抑制功能（Allen，D. G. et al.，Physiol Rev 88：287 - 332，2008；Ferraresi，C. et al.，Lasers Med Sci 26：349 - 358，2011；Huang，Y. Y. et al.，Dose Response 7：358 - 383，2009；Powers，S. K. and M. J. Jackson，Physiol Rev 88：1243 - 1276，2008）。

然而，除了增加线粒体功能和抗氧化酶如 SOD、CAT 和 GPX 活性以外，LLLT 和 LEDT 在减轻肌肉疲劳、增加肌肉性能方面的作用还可能涉及如下环节（Baroni 等，2010a，b；de Almeida 等，2012；de Brito Vieira 等，2012；De Marchi 等，2012；Ferraresi 等，2011；Leal Junior 等，2009a，c，2010a，b，2011；Liu 等，2009；Sussai 等，2010；Xu 等，2008）：①改善肌纤维和 Ca^{2+} 通道对 Ca^{2+} 的敏感性；②通过 ATP 依赖的 Ca^{2+} 泵增加从肌浆网到肌浆网对 Ca^{2+} 的摄取；③改善横桥的形成和收缩力的产生；④增加 ATP 依赖性的 Na^+-K^+ 泵的活性以减少细胞外 K^+ 含量以确保肌纤维去极化过程来维持运动；⑤减轻肌肉损伤和减少如肌肉 CK 和肌红蛋白等肌肉内容物入血。

53.6 肌肉损伤的修复

肌肉损伤是肌原纤维破坏，并在损伤部位发生炎症并伴随收缩功能丧失的过程（Jarvinen 等，2005）。不同损伤后 21 天肌肉组织会进行再生修复，通常有如下 6 个阶段（Jarvinen 等，2005）：第 1 阶段在组织肌肉损伤后 2 天发生，出现急性炎症伴肿胀，胶原沉积增加，结缔组织增生以及瘢痕形成；第 2 阶段发生在损伤 3 天后，出现卫星细胞活化；第 3 阶段发生在损伤 5 天后，受伤部位的成肌细胞融合，结缔组织密度增加；第 4 阶段发生在损伤 7 天后，再生肌肉细胞延伸到基底薄层，到达受伤部位，然后侵入瘢痕组织；第 5 阶段发生在损伤 14 天后，受伤部位的瘢痕减小，新肌原纤维填充受伤部位的缝隙；第 6 阶段发生在损伤 21 天后，肌原纤维的末端融合交织、结缔组织和瘢痕组织进一步减少。

肌肉组织的再生是有限的，但确实存在肌卫星细胞活化，并增殖和分化为新的肌核和/或肌原纤维（Charge 和 Rudnicki，2004；Hawke 和 Garry，2001；Jarvinen 等，2005；Kuang 和 Rudnicki，2008）。卫星细胞位于肌原纤维的基底层，可能处于静止状态、增殖状态或是根据有害刺激发生分化（Charge 和 Rudnicki，2004；Hawke 和 Garry，2001；Kuang 和 Rudnicki，2008）。这些细胞被认为是储备细胞，虽然它们不是干细胞（如胚胎发育干细胞），但这些细胞能够在力量训练或高强度的运动时响应肌肉损伤（Mauro，1961）进行肌生成过程（Charge 和 Rudnicki，2004；Chen 和 Goldhamer，2003；Hawke 和 Garry，2001；Holterman 和 Rudnicki，2005；Kuang 和 Rudnicki，2008；Wilborn 等，2009）。

肌肉损伤后产生炎症，并募集中性粒细胞和巨噬细胞在损伤部位产生化学趋化因子，驱使卫星细胞到达该区域（Charge 和 Rudnicki，2004；Hawke 和 Garry，2001）。卫星细胞被激活并增殖，通过分子途径分化，如调节与静止相关的基因表达（Pax7、c-Met、Myf5），增殖/活化（Myo D1、Myf5、M-cadherin）和分化（desmin，MRF4，myogenin）（Charge 和 Rudnicki，2004；Hawke 和 Garry，2001）。

那些已经分化的卫星细胞可以与受损肌肉纤维相融合作为新肌细胞核，并可以提供基因表达，其中含有新的收缩蛋白或改善单核细胞的基因表达（Harridge，2007；Petrella 等，2008；Vierck 等，2000）。此外，这些细胞可被活化并形成新的肌细胞，融合形成肌管，从而产生新的肌原纤维（Charge 和 Rudnicki，2004；Hawke 和 Garry，2001）。

卫星细胞在肌肉修复过程中的重要性已众所周知，有学者研究了 LLLT 对这些细胞的影响（Bibikova 和 Oron，1994；Roth 和 Oron，1985；Weiss 和 Oron，1992）。实验模型研究表明，LLLT 可促进肌原纤维新生从而填补损伤，同时可重塑收缩性能（Roth 和 Oron，1985；Weiss 和 Oron，1992）。Bibikova 和 Oron（1994）观察到，和未受照射对比，LLLT（632.8 nm）能大幅度促进肌原纤维成熟。Shefer 等人发现 LLLT（632.8 nm）可以使肌原纤维附近的卫星细胞数量增加并活化。他们还观察到，LLLT（632.8 nm）能有效地提高 Bcl-2 的水平并降低 Bax。Nakano 等人报告，LLLT（830 nm）增加卫星细胞（通过 BrdU 标记）和血管生成，维持了肌肉萎缩过程中的大鼠肌原纤维的直径。

目前，还没有研究调查对人体进行低能量激光疗法或发光二极管疗法和卫星细胞的活性之间的关系。科学文献中仅有体外研究和实验模型的报道，均显示低能量激光疗法对细胞周期、增殖和活化有积极性影响（Ben-Dov 等，1999；Shefer 等，2002，2003；Weiss 和 Oron，1992）。

除了卫星细胞之外，炎症、蛋白水解、ROS 和 RNS 控制、胶原蛋白的重塑和 ATP 的合成也是肌肉损伤修复的基础（de Souza 等，2011；Dourado 等，2011；Liu 等，2009；Luo 等，2013；Mesquita-Ferrari 等，2011；Renno 等，2011；Rizzi 等，2006；Silveira 等，2009，2013）。研究已在实验模型中显示，LLLT 可调节损伤部位胶原蛋白的量（de Souza 等，2011；Rizzi 等，2006；Silveira 等，2013），通过降低 TNF-α 和 COX-2 的表达来抑制炎症（Liu 等，2009；Mesquita-Ferrari 等，2011；Renno 等，2011），通过减少脂质过氧化（TBARS 和较低水平的 MDA）来降低 ROS（Liu 等，2009；Luo 等，2013；Rizzi 等，2006；Silveira 等，2013），通过抑制 iNOS 的合成来减少 RNS（Rizzi 等，2006），抑制 NF-κβ 和 CK 的表达（与蛋白水解相关）（Liu 等，2009；Rizzi 等，2006；Silveira 等，2013），增加 SOD 的活性（Liu 等，2009；Luo 等，2013）增加毛细血管和卫星细胞中 VEGF 受体（VEGFR-1）的表达（Dourado 等，2011），并增加呼吸链的 ATP 合成活性，促进修复肌肉损伤（Silveira 等，2009）。

53.7　对基因表达的影响

一些研究对于每种运动的特定分子信号传导途径做了阐述，其中特定基因的表达和抑制调控途径对于体能提升至关重要（Adhihetty 等，2003；Bodine，2006；Coffey 和 Hawley，2007；Favier，Benoit 和 Freyssenet，2008；Fluck，2006；Hawley，2009；Stepto 等，2009）。

力量训练或高强度运动具有明确的信号通路，其响应微损伤的途径涉及肌卫星细胞的静止状态（c-Met、Myf5、Pax7）、活化状态（MyoD1、Myf5、M-cadherin）和分化时的特定基因（desmin、myogenin、MRF4）（Charge 和 Rudnicki，2004；Chen 和 Goldhamer，2003；Hawke 和 Garry，2001；Holterman 和 Rudnicki，2005；Kuang 和 Rudnicki，2008；Wilborn 等，2009）。此外，力量训练或高强度运动受 IGF-1、AKT、mTOR 和 p70^{S6K}（Bodine，2006；Coffey 和 Hawley，2007）等蛋白质合成相关基因，TNF-α、FOXO、FBXO32、TRIM63 等蛋白质降解调节基因和 MuRF1、MSTN、E3 泛素连接酶以及泛素蛋白酶体系中参与蛋白水解过程的酶调节（Bodine，2006；Coffey 和 Hawley，2007；Favier，Benoit 和 Freyssenet，2008；Glass，2005；Hawley，2009）。

与耐力训练或低强度运动相关的基因表达变化包括线粒体生物合成的 CCO、NRF1/2、TFAM 和 PPARGC-1α 的上调（Bodine，2006；Coffey 和 Hawley，2007；Favier，Benoit 和 Freyssenet，2008；Glass，2005；Hawley，2009）。当 PPARGC-1α 上调时，出现更高氧化能力的适应性改变：肌肉出现线粒体生物合成和多种脂肪酸氧化，也出现Ⅱ型至Ⅰ型纤维之间的转变（Adhihetty 等，2003；Coffey 和 Hawley，2007；Fluck，2006）。这种转变是生物力学适应的基础，可使机体如在低强度到中等强度的剧烈运动中抵抗疲劳（Adhihetty 等，2003；Coffey 和 Hawley，2007；Fluck，2006）。

如前文所述（de Brito Vieira 等，2012；Ferraresi 等，2011），对 LLLT 和 LEDT 调控的分子机制的确证可以帮助理解这些疗法对不同类型的锻炼有关的基因表达变化的效应（Coffey 和 Hawley，2007；Hawley，2009；Stepto 等，2009）。然而，由于涉及如肌肉活检等侵入性操作，致使人类基因表达的相关研究依旧很少（Stepto 等，2009）。

从此角度出发，Ferraresi 等人（2012）研究了 LLLT（每组 6 个 808 nm 激光二极管）对进行体力训练的 10 位年轻男性的体能的影响。初步结果表明，LLLT 组上调了 PPARGC-1α 基因（线粒体生物合成）、mTOR 基因（蛋白质合成和肌肉增殖）和 VEGF 基因（血管发生）。此外，仅在低能量激光疗法组出现 MuRF1 基因（蛋白降解和肌肉萎缩）和 IL-1β 基因（炎症）的下调（图 53.6）。

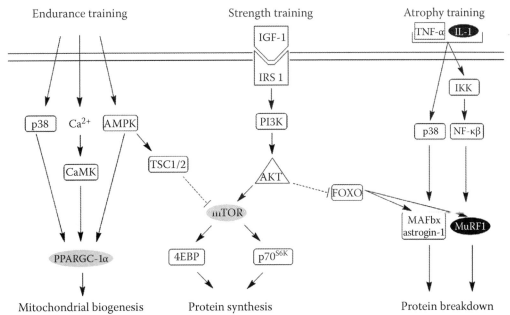

图 53.6   LLLT 调节与运动相关的线粒体生物合成，蛋白质合成和蛋白质分解信号。灰色：由 LLLT 上调；黑色：由 LLLT 下调（Coffey，V. G. and J. A. Hawley，Sports Med 37：737‐763，2007；Glass，D. J.，Int J Biochem Cell Biol 37：1974‐1984，2005；Hawley，J. A.，Appl Physiol Nutr Metab 34：355‐361，2009）。

53.8   可能的作用方式

53.8.1   ADP、Pi、Mg^{2+}、Ca^{2+}、pH 之间关系的变化

肌浆中 Pi、NAD 和 Mg^{2+} 的积累可使肌浆网的 Ca^{2+} 释放减少，抑制 Ca^{2+} 泵再摄取 Ca^{2+}，导致肌原纤维对 Ca^{2+} 的敏感性下降，并引起肌肉疲劳，收缩力衰减（Allen，Lamb 和 Westerblad，2008）。在诱导早期疲劳的强直收缩过程中，Pi 可以减少 Ca^{2+} 与肌钙蛋白 C（TnC）结合，抑制甚至逆转 Ca^{2+} 泵的作用，使得 Ca^{2+} 进入肌浆质，在肌浆网有较高浓度。相反，在疲劳阶段后期，Pi 可以抑制 Ca^{2+} 释放通道，或与肌浆网的 Ca^{2+} 结合（Pi-Ca^{2+}），减少 Ca^{2+} 的有效含量以引发肌肉收缩（Allen，Lamb 和 Westerblad，2008）。

细胞胞浆中 pH 降低时，肌纤维中 Ca^{2+} 的亲和力也降低，这可能是由于 H^+ 和 Ca^{2+} 之间竞争结合 TnC（Allen，Lamb 和 Westerblad，2008）。LLLT 和 LEDT 可能通过调节通过线粒体的细胞能量代谢，PCr 再合成以及 LDH 酶活性的降低，从而对肌质网 Ca^{2+} 释放和 Ca^{2+} 与 TnC 的结合具有一定的调节作用。

特别是，Ca^{2+} 泵可能通过 LLLT 和 LEDT 改善其功能，因为它依赖于 ATP（Tonkonogi 和 Sahlin，2002），且 LLLT 和 LEDT 可能促进 Pi-Ca^{2+} 的分离从而增加 Ca^{2+} 的有效浓度，利于肌肉收缩。这些与 Ca^{2+} 有关的机制也许可以解释，在神经肌肉电刺激引起的强直性收缩期间所产生的肌肉疲劳中 LLLT 所发挥的作用（de Almeida 等，2011；Leal Junior 等，2010a；Lopes-Martins 等，2006），以及 LLLT 和 LEDT 对高强度运动的作用（Baroni 等，2010a，b；de Almeida 等，2012；de Brito Vieira 等，2012；De Marchi 等，2012；Ferraresi 等，2011；Leal Junior 等，2008，2009b，c，2010b）。

53.8.2   肌纤维兴奋和神经肌电图

肌肉收缩取决于肌纤维的电兴奋。当肌肉纤维受到刺激，兴奋开始产生动作电位，并以此种形式通过肌膜和 T 型管迅速传播。动作电位的迅速蔓延，能确保肌肉收缩更协调。这种与 Ca^{2+} 释放有关的收

缩过程与肌膜和 T 型管中电压依赖的 Na$^+$ 通道和 ATP 依赖的 K$^+$ 通道有直接关系（Allen，Lamb 和 Westerblad，2008）。

反复收缩与诱导疲劳有关，因为它促进肌肉细胞 Na$^+$ 内流和 K$^+$ 外流增加。另外，因为每个动作电位都存在 K$^+$ 外流，且在 T 型管中积累的 K$^+$ 离子可削弱肌纤维去极化，所以肌肉收缩力将降低。为了避免细胞内和细胞外的 Na$^+$ 和 K$^+$ 失衡，钠钾泵将 Na$^+$ 泵出细胞并将 K$^+$ 泵入细胞（同时也捕捉 T 型管中的 K$^+$），使新的动作电位能产生并通过肌肉传播纤维，促使 T 型管释放钙离子，产生肌肉收缩（Allen，Lamb 和 Westerblad，2008）。

LLLT 和 LEDT 可能影响肌纤维兴奋或是通过间接调制 ATP 依赖的 Na$^+$-K$^+$ 泵来减少肌肉疲劳。在 LLLT 和 LEDT 作用后，围绕 T 型管和 Ca^{2+} 池的线粒体内的 ATP 合成可能增加。ATP 的增加可以改善这种泵的功能并减少细胞外 K$^+$ 的积聚，防止肌肉疲劳（Allen，Lamb 和 Westerblad，2008；Nielsen 和 de Paoli，2007）。另外，T 型管中的 Cl$^-$ 通道对于减少这些小管中 K$^+$ 的积累并恢复肌肉纤维的兴奋性和膜电位是十分重要的（Allen，Lamb 和 Westerblad，2008）。也许 Cl$^-$ 通道也受 LLLT 和 LEDT 的调节。

到达肌肉纤维并引起其去极化的动作电位可以通过运动中肌肉收缩期间的肌电图（EMG）来识别（Allen，Lamb 和 Westerblad，2008；Enoka，2012）。这个评估工具阐明了 LLLT 和 LEDT 对神经肌肉接头的可能影响，以及对肌纤维的兴奋性和通过运动单位的激活与募集速率以推断肌肉疲劳程度方面起重要作用。

53.9　全新的视角

53.9.1　杜氏肌营养不良症

杜氏肌营养不良症（Duchenne muscular dystrophy，DMD）在男婴中的发病率大约为 1/3500。最常见的症状是不正常的步态、小腿肥大，并且在 2～5 岁之间难以从地面爬起来（Manzur 和 Muntoni，2009）。临床进展一般会出现肌无力，儿童时期在轮椅上度过，并在成年早期出现呼吸衰竭、心脏病和死亡（Manzur 和 Muntoni，2009）。

DMD 是一种致命疾病，其特征是位于 Xp21 染色体上的抗肌萎缩蛋白基因发生突变，导致抗肌萎缩蛋白的严重减少或丧失，而抗肌萎缩蛋白负责保护肌膜，对抗肌肉反复收缩的机械力（Manzur 和 Muntoni，2009；Markert 等，2011）。这种保护由细胞骨架（肌动蛋白和中间纤维）与细胞外基质之间的间接连接形成，从而避免肌纤维的损伤和变性，并且允许在收缩过程中产生的张力的传输（Manzur 和 Muntoni，2009）。此疾病通常通过 CK 水平来诊断，DMD 患儿的 CK 水平一般为非 DMD 患儿的 10～100 倍（Manzur 和 Muntoni，2009）。

DMD 的临床表现包括肌肉细胞的破坏，从而导致肌肉无力甚至残疾（Markert 等，2011）。在这个过程中，有 5 种使 DMD 病人临床状态恶化的机制（Markert 等，2011）：①肌膜的力学强度下降；②异常的 Ca^{2+} 内流；③异常的分子信号；④氧化应激增加；⑤反复性的肌肉缺血。五个机制概述如下。

（1）肌膜的力学强度下降。抗肌萎缩蛋白与糖蛋白连接形成的复合物称为抗肌萎缩糖蛋白。该复合体具有在缩短和延长肌肉收缩以及等长收缩期间提高肌膜机械稳定性的功能。

（2）异常的 Ca^{2+} 内流。所有细胞的 Ca^{2+} 内流必须加以控制来保持稳态。细胞内 Ca^{2+} 过量可以增加钙依赖蛋白酶如钙蛋白酶的活性，从而损害肌细胞并造成肌细胞死亡（Markert 等，2011）。此外，胞内高含量的 Ca^{2+} 会刺激线粒体产生活性氧 ROS，增加了细胞膜的脂质过氧化作用，并对肌细胞产生损伤并致其死亡（Markert 等，2011）。这个过程使得损伤部位及其相邻组织产生更多的炎症和 ROS，增加了原发病灶的面积，出现恶性循环。治疗可以促使 Ca^{2+} 内流正常化，改善线粒体功能以及减轻 DMD

的有害作用（Markert 等，2011）。

（3）异常的分子信号。

肌肉和免疫系统之间的相互作用。核因子 κB-β（NF-κβ）基因调节促炎基因的表达和肌萎缩。该基因的上调促使了炎性反应的增加，其中营养不良区域的细胞因子和趋化因子水平增加，从而使得白细胞介导的免疫应答增加（Markert 等，2011）。该基因调控肌纤维变性和再生，这对 DMD 病人而言非常重要（Markert 等，2011）。

卫星细胞。缺乏或减少卫星细胞会影响肌肉再生（Markert 等，2011）。多次肌肉病变及再生循环的结果是，DMD 病人的卫星细胞群会随着时间的推移显著减少（Abdel，Abdel-Meguid 和 Korraa，2007；Markert 等，2011）。在此过程中，这些病人的卫星细胞的增殖和分化水平异常，导致用于肌肉再生的备用细胞和活细胞逐渐减少（Markert 等，2011）。最终，纤维或脂肪组织取代肌肉组织，导致肌肉功能的丧失（Markert 等，2011）。Wnt（Wingles int）和 MyoD 等基因可能是调节其 mRNA 表达的治疗靶点，因为 Wnt 信号抑制肌肉再生通路，而 MyoD 负责卫星细胞向成肌细胞分化的过程。

（4）氧化应激增加。ROS 和 RNS 可以通过脂质过氧化过程损坏细胞肌膜，它还促使细胞死亡并且导致肌肉发生炎症，从而使得营养不良的肌肉组织产生更多的 ROS 和 RNS（Markert 等，2011）。

（5）反复性的肌肉缺血。DMD 病人 nNOS 的基因表达水平异常，使得病人在体力活动时，由于肾上腺素介导的局部血管收缩和 NO 介导的血管舒张之间失衡，导致血液无法顺利流入肌肉，肌肉局部缺血、肌膜不稳定和组织损伤（Markert 等，2011）。

少数研究探讨了 LLLT 和 LEDT 对于 DMD 病人的疗效（Abdel，Abdel-Meguid 和 Korraa，2007）。Abdel、Abdel-Meguid 和 Korraa（2007）曾评估过 30 例 DMD 病人和 20 例非 DMD 病人（对照组）的脂质过氧化、氧化应激和细胞凋亡水平。结果表明，DMD 病人血浆中 MDA 和蛋白羰基化合物浓度更高（氧化应激更强），细胞凋亡更多（Bax 基因表达更高）以及血浆中一氧化氮较少（Abdel，Abdel-Meguid 和 Korraa，2007）。比较后，该研究采用 LLLT（632.8 nm，2.5 J/cm²，10 mW）照射了 DMD 病人全血的一部分。结果表明，LLLT 能减少氧化应激（MDA 和蛋白羰基化合物），下调细胞凋亡（Bax 低表达），并增加一氧化氮水平（Abdel，Abdel-Meguid 和 Korraa，2007）。

针对这一报道，Ferraresi 和 Parizotto 进行了一项对 DMD 病人使用 LEDT 的病例研究。这些作者观察到，在躯干（腹侧和背侧）、手臂、前臂和大腿进行每周 3 次 LEDT（50 个 LED，850 nm，总能量 60 J 和总功率 5 W）的 DMD 病人临床症状明显改善（图 53.7）：日常活动增加，肌肉肌酸激酶水平下降，疼痛和肌肉痉挛的发生率降低（未发表数据）。

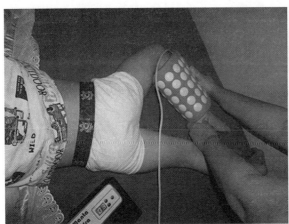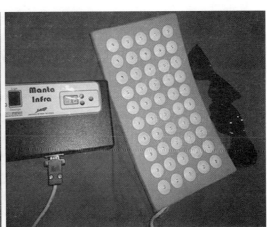

图 53.7　DMD 病人接受 LEDT 治疗（来自作者搜集的照片）

LLLT 和 LEDT 对肌营养不良症的作用机制仍待阐明，目前尚缺乏充足的科学证据。根据前人的研究报道，这些疗法也许可以通过如下机制辅助这种遗传病的治疗：①氧化应激的调节（De Marchi 等，2012）；②钙离子内流；③炎症（Ferraresi 等，2012）；④分子信号途径。LLLT 可以有效地上调与蛋白质合成（mTOR）、线粒体生物合成（PPARGC-1α）和血管生成（VEGF）有关的基因以及与卫星细胞增殖和分化有关的基因，并且可以下调与炎症（IL1-β 和 COX-2）和肌萎缩（NF-κβ 和 MuRF1）相关的基因（Ferraresi 等，2011，2012；Renno 等，2011；Rizzi 等，2006）。

<h1 style="text-align:center">参考文献</h1>

[1] Aagaard, P. 2004. Making muscles "stronger": Exercise, nutrition, drugs. J Musculoskelet Neuronal Interact 4: 165 - 174.

[2] Abdel, S. E., I. Abdel-Meguid, and S. Korraa. 2007. Markers of oxidative stress and aging in Duchene muscular dystrophy patients and the possible ameliorating effect of He: Ne laser. Acta Myol 26: 14 - 21.

[3] Adhihetty, P. J., I. Irrcher, A. M. Joseph, V. Ljubicic, and D. A. Hood. 2003. Plasticity of skeletal muscle mitochondria in response to contractile activity. Exp Physiol 88: 99 - 107.

[4] Allen, D. G., G. D. Lamb, and H. Westerblad. 2008. Skeletal-muscle fatigue: Cellular mechanisms. Physiol Rev 88: 287 - 332.

[5] Bakeeva, L. E., V. M. Manteifel, E. B. Rodichev, and T. I. Karu. 1993. [Formation of gigantic mitochondria in human blood lymphocytes under the effect of an He-Ne laser]. Mol Biol (Mosk) 27: 608 - 617.

[6] Baroni, B. M., E. C. Leal Junior, T. De Marchi et al. 2010a. Low level laser therapy before eccentric exercise reduces muscle damage markers in humans. Eur J Appl Physiol 110: 789 - 796.

[7] Baroni, B. M., E. C. Leal Junior, J. M. Geremia, F. Diefenthaeler, and M. A. Vaz. 2010b. Effect of light-emitting diodes therapy (LEDT) on knee extensor muscle fatigue. Photomed Laser Surg 28: 653 - 658.

[8] Ben-Dov, N., G. Shefer, A. Irintchev et al. 1999. Low-energy laser irradiation affects satellite cell proliferation and differentiation in vitro. Biochim Biophys Acta 1448: 372 - 380.

[9] Bibikova, A., and U. Oron. 1994. Attenuation of the process of muscle regeneration in the toad gastrocnemius muscle by low energy laser irradiation. Lasers Surg Med 14: 355 - 361.

[10] Bodine, S. C. 2006. mTOR signaling and the molecular adaptation to resistance exercise. Med Sci Sports Exerc 38: 1950 - 1957.

[11] Brooks, G. A., H. Dubouchaud, M. Brown, J. P. Sicurello, and C. E. Butz. 1999. Role of mitochondrial lactate dehydrogenase and lactate oxidation in the intracellular lactate shuttle. Proc Natl Acad Sci U S A 96: 1129 - 1134.

[12] Charge, S. B., and M. A. Rudnicki. 2004. Cellular and molecular regulation of muscle regeneration. Physiol Rev 84: 209 - 238.

[13] Chen, J. C., and D. J. Goldhamer. 2003. Skeletal muscle stem cells. Reprod Biol Endocrinol 1: 101.

[14] Chow, R. T., M. I. Johnson, R. A. Lopes-Martins, and J. M. Bjordal. 2009. Efficacy of low-level laser therapy in the management of neck pain: A systematic review and meta-analysis of randomised placebo or active-treatment controlled trials. Lancet 374: 1897 - 1908.

[15] Coffey, V. G., and J. A. Hawley. 2007. The molecular bases of training adaptation. Sports Med 37: 737 - 763.

[16] de Almeida, P., R. A. Lopes-Martins, T. De Marchi et al. 2012. Red (660 nm) and infrared (830 nm) low-level laser therapy in skeletal muscle fatigue in humans: What is better? Lasers Med Sci 27: 453 - 458.

[17] de Almeida, P., R. A. Lopes-Martins, S. S. Tomazoni et al. 2011. Low-level laser therapy improves skeletal muscle performance, decreases skeletal muscle damage and modulates mRNA expression of COX-1 and COX-2 in a dose-dependent manner. Photochem Photobiol 87: 1159 - 1163.

[18] de Brito Vieira, W. H., C. Ferraresi, S. E. de Andrade Perez, V. Baldissera, and N. A. Parizotto. 2012. Effects of low-level laser therapy (808 nm) on isokinetic muscle performance of young women submitted to endurance training: A randomized controlled clinical trial. Lasers Med Sci 27: 497 - 504.

[19] De Marchi, T., E. C. Leal Junior, C. Bortoli et al. 2012. Low-level laser therapy (LLLT) in human progressive-intensity running: Effects on exercise performance, skeletal muscle status and oxidative stress. Lasers Med Sci 27: 231 - 236.

[20] de Souza, T. O., D. A. Mesquita, R. A. Ferrari et al. 2011. Phototherapy with low-level laser affects the remodeling of types I and III collagen in skeletal muscle repair. Lasers Med Sci 26: 803 – 814.

[21] Dourado, D. M., S. Favero, R. Matias, T. Carvalho Pde, and M. A. da Cruz-Hofling. 2011. Low-level laser therapy promotes vascular endothelial growth factor receptor-1 expression in endothelial and nonendothelial cells of mice gastrocnemius exposed to snake venom. Photochem Photobiol 87: 418 – 426.

[22] Enoka, R. M. 2012. Muscle fatigue—From motor units to clinical symptoms. J Biomech 45: 427 – 433.

[23] Enwemeka, C. S. 2009. Intricacies of dose in laser phototherapy for tissue repair and pain relief. Photomed Laser Surg 27: 387 – 393.

[24] Favier, F. B., H. Benoit, and D. Freyssenet. 2008. Cellular and molecular events controlling skeletal muscle mass in response to altered use. Pflugers Arch 456: 587 – 600.

[25] Ferraresi, C., T. de Brito Oliveira, L. de Oliveira Zafalon et al. 2011. Effects of low level laser therapy (808 nm) on physical strength training in humans. Lasers Med Sci 26: 349 – 358.

[26] Ferraresi, C., R. Panepucci, R. Reiff et al. 2012. Molecular effects of low-level laser therapy (808 nm) on human muscle performance. Phys Ther Sport 13: e5.

[27] Fluck, M. 2006. Functional, structural and molecular plasticity of mammalian skeletal muscle in response to exercise stimuli. J Exp Biol 209: 2239 – 2248.

[28] Fry, A. C. 2004. The role of resistance exercise intensity on muscle fibre adaptations. Sports Med 34: 663 – 679.

[29] Fulop, A. M., S. Dhimmer, J. R. Deluca et al. 2009. A meta-analysis of the efficacy of phototherapy in tissue repair. Photomed Laser Surg 27: 695 – 702.

[30] Glass, D. J. 2005. Skeletal muscle hypertrophy and atrophy signaling pathways. Int J Biochem Cell Biol 37: 1974 – 1984.

[31] Gorgey, A. S., A. N. Wadee, and N. N. Sobhi. 2008. The effect of low-level laser therapy on electrically induced muscle fatigue: A pilot study. Photomed Laser Surg 26: 501 – 506.

[32] Harridge, S. D. 2007. Plasticity of human skeletal muscle: Gene expression to in vivo function. Exp Physiol 92: 783 – 797.

[33] Hawke, T. J., and D. J. Garry. 2001. Myogenic satellite cells: Physiology to molecular biology. J Appl Physiol 91: 534 – 551.

[34] Hawley, J. A. 2009. Molecular responses to strength and endurance training: Are they incompatible? Appl Physiol Nutr Metab 34: 355 – 361.

[35] Hayworth, C. R., J. C. Rojas, E. Padilla et al. 2010. In vivo low-level light therapy increases cytochrome oxidase in skeletal muscle. Photochem Photobiol 86: 673 – 680.

[36] Hodson-Tole, E. F., and J. M. Wakeling. 2009. Motor unit recruitment for dynamic tasks: Current understanding and future directions. J Comp Physiol B 179: 57 – 66.

[37] Holterman, C. E., and M. A. Rudnicki. 2005. Molecular regulation of satellite cell function. Semin Cell Dev Biol 16: 575 – 584.

[38] Huang, Y. Y., A. C. Chen, J. D. Carroll, and M. R. Hamblin. 2009. Biphasic dose response in low level light therapy. Dose Response 7: 358 – 383.

[39] Jarvinen, T. A., T. L. Jarvinen, M. Kaariainen, H. Kalimo, and M. Jarvinen. 2005. Muscle injuries: Biology and treatment. Am J Sports Med 33: 745 – 764.

[40] Karu, T. 1999. Primary and secondary mechanisms of action of visible to near-IR radiation on cells. J Photochem Photobiol B 49: 1 – 17.

[41] Karu, T. I. 2010. Multiple roles of cytochrome c oxidase in mam-malian cells under action of red and IR-A radiation. IUBMB Life 62: 607 – 610.

[42] Karu, T. I., L. V. Pyatibrat, and N. I. Afanasyeva. 2005. Cellular effects of low power laser therapy can be mediated by nitric oxide. Lasers Surg Med 36: 307 – 314.

[43] Kuang, S., and M. A. Rudnicki. 2008. The emerging biology of satellite cells and their therapeutic potential. Trends Mol Med 14: 82 – 91.

[44] Lamb, G. D., and H. Westerblad. 2011. Acute effects of reactive oxygen and nitrogen species on the contractile function of skeletal muscle. J Physiol 589: 2119 – 2127.

[45] Leal Junior, E. C., V. de Godoi, J. L. Mancalossi et al. 2011. Comparison between cold water immersion therapy (CWIT) and light emitting diode therapy (LEDT) in short-term skeletal muscle recovery after high-intensity exercise in athletes-preliminary results. Lasers Med Sci 26: 493 – 501.

[46] Leal Junior, E. C., R. A. Lopes-Martins, B. M. Baroni et al. 2009a. Comparison between single-diode low-level laser therapy (LLLT) and LED multi-diode (cluster) therapy (LEDT) applications before high-intensity exercise. Photomed Laser Surg 27: 617 – 623.

[47] Leal Junior, E. C., R. A. Lopes-Martins, F. Dalan et al. 2008. Effect of 655 nm low-level laser therapy on exercise-induced skeletal muscle fatigue in humans. Photomed Laser Surg 26: 419 – 424.

[48] Leal Junior, E. C., R. A. Lopes-Martins, P. de Almeida et al. 2010a. Effect of low-level laser therapy (GaAs 904 nm) in skeletal muscle fatigue and biochemical markers of muscle damage in rats. Eur J Appl Physiol 108: 1083 – 1088.

[49] Leal Junior, E. C., R. A. Lopes-Martins, L. Frigo et al. 2010b. Effects of low-level laser therapy (LLLT) in the development of exercise-induced skeletal muscle fatigue and changes in biochemical markers related to postexercise recovery. J Orthop Sports Phys Ther 40: 524 – 532.

[50] Leal Junior, E. C., R. A. Lopes-Martins, R. P. Rossi et al. 2009b. Effect of cluster multi-diode light emitting diode therapy (LEDT) on exercise-induced skeletal muscle fatigue and skeletal muscle recovery in humans. Lasers Surg Med 41: 572 – 577.

[51] Leal Junior, E. C., R. A. Lopes-Martins, A. A. Vanin et al. 2009c. Effect of 830 nm low-level laser therapy in exercise-induced skeletal muscle fatigue in humans. Lasers Med Sci 24: 425 – 431.

[52] Liu, X. G., Y. J. Zhou, T. C. Liu, and J. Q. Yuan. 2009. Effects of low-level laser irradiation on rat skeletal muscle injury after eccentric exercise. Photomed Laser Surg 27: 863 – 869.

[53] Liu, Y., A. Schlumberger, K. Wirth, D. Schmidtbleicher, and J. M. Steinacker. 2003. Different effects on human skeletal myosin heavy chain isoform expression: Strength vs. combination training. J Appl Physiol 94: 2282 – 2288.

[54] Lopes-Martins, R. A., R. Albertini, P. S. Martins, J. M. Bjordal, and H. C. Faria Neto. 2005. Spontaneous effects of low-level laser therapy (650 nm) in acute inflammatory mouse pleurisy induced by carrageenan. Photomed Laser Surg 23: 377 – 381.

[55] Lopes-Martins, R. A., R. L. Marcos, P. S. Leonardo et al. 2006. Effect of low-level laser (Ga-Al-As 655 nm) on skeletal muscle fatigue induced by electrical stimulation in rats. J Appl Physiol 101: 283 – 288.

[56] Luo, L., Z. Sun, L. Zhang et al. 2013. Effects of low-level laser therapy on ROS homeostasis and expression of IGF-1 and TGF-beta1 in skeletal muscle during the repair process. Lasers Med Sci 28: 725 – 734.

[57] Manteifel, V., L. Bakeeva, and T. Karu. 1997. Ultrastructural changes in chondriome of human lymphocytes after irradiation with He-Ne laser: Appearance of giant mitochondria. J Photochem Photobiol B 38: 25 – 30.

[58] Manteifel, V. M., and T. I. Karu. 2005. Structure of mitochondria and activity of their respiratory chain in subsequent generations of yeast cells exposed to He-Ne laser light. Izv Akad Nauk Ser Biol 672 – 683.

[59] Manzur, A. Y., and F. Muntoni. 2009. Diagnosis and new treatments in muscular dystrophies. J Neurol Neurosurg Psychiatry 80: 706 – 714.

[60] Markert, C. D., F. Ambrosio, J. A. Call, and R. W. Grange. 2011. Exercise and Duchenne muscular dystrophy: Toward evidence-based exercise prescription. Muscle Nerve 43: 464 – 478.

[61] Mauro, A. 1961. Satellite cell of skeletal muscle fibers. J Biophys Biochem Cytol 9: 493 – 495.

[62] Mesquita-Ferrari, R. A., M. D. Martins, J. A. Silva, Jr. et al. 2011. Effects of low-level laser therapy on expression of TNF-alpha and TGF-beta in skeletal muscle during the repair process. Lasers Med Sci 26: 335 – 340.

[63] Nakano, J., H. Kataoka, J. Sakamoto et al. 2009. Low-level laser irradiation promotes the recovery of atrophied gastrocnemius skeletal muscle in rats. Exp Physiol 94: 1005 – 1015.

[64] Nielsen, O. B., and F. V. de Paoli. 2007. Regulation of Na^+-K^+ homeo-stasis and excitability in contracting muscles: Implications for fatigue. Appl Physiol Nutr Metab 32: 974 – 984.

[65] Passarella, S., A. Ostuni, A. Atlante, and E. Quagliariello. 1988. Increase in the ADP/ATP exchange in rat liver mitochondria irradiated in vitro by helium-neon laser. Biochem Biophys Res Commun 156: 978 - 986.

[66] Petrella, J. K., J. S. Kim, D. L. Mayhew, J. M. Cross, and M. M. Bamman. 2008. Potent myofiber hypertrophy during resistance training in humans is associated with satellite cell-mediated myonuclear addition: A cluster analysis. J Appl Physiol 104: 1736 - 1742.

[67] Powers, S. K., and M. J. Jackson. 2008. Exercise-induced oxidative stress: Cellular mechanisms and impact on muscle force production. Physiol Rev 88: 1243 - 1276.

[68] Renno, A. C., R. L. Toma, S. M. Feitosa et al. 2011. Comparative effects of low-intensity pulsed ultrasound and low-level laser therapy on injured skeletal muscle. Photomed Laser Surg 29: 5 - 10.

[69] Rizzi, C. F., J. L. Mauriz, D. S. Freitas Correa et al. 2006. Effects of low-level laser therapy (LLLT) on the nuclear factor (NF)-kappaB signaling pathway in traumatized muscle. Lasers Surg Med 38: 704 - 713.

[70] Roth, D., and U. Oron. 1985. Repair mechanisms involved in muscle regeneration following partial excision of the rat gastrocnemius muscle. Exp Cell Biol 53: 107 - 114.

[71] Sahlin, K., M. Mogensen, M. Bagger, M. Fernstrom, and P. K. Pedersen. 2007. The potential for mitochondrial fat oxidation in human skeletal muscle influences whole body fat oxidation during low-intensity exercise. Am J Physiol Endocrinol Metab 292: E223 - 230.

[72] Shefer, G., I. Barash, U. Oron, and O. Halevy. 2003. Low-energy laser irradiation enhances de novo protein synthesis via its effects on translation-regulatory proteins in skeletal muscle myoblasts. Biochim Biophys Acta 1593: 131 - 139.

[73] Shefer, G., T. A. Partridge, L. Heslop et al. 2002. Low-energy laser irradiation promotes the survival and cell cycle entry of skeletal muscle satellite cells. J Cell Sci 115: 1461 - 1469.

[74] Silveira, P. C., L. A. da Silva, D. B. Fraga et al. 2009. Evaluation of mitochondrial respiratory chain activity in muscle healing by low-level laser therapy. J Photochem Photobiol B 95: 89 - 92.

[75] Silveira, P. C., L. A. da Silva, C. A. Pinho et al. 2013. Effects of low-level laser therapy (GaAs) in an animal model of muscular damage induced by trauma. Lasers Med Sci 28: 431 - 436.

[76] Stepto, N. K., V. G. Coffey, A. L. Carey et al. 2009. Global gene expression in skeletal muscle from well-trained strength and endurance athletes. Med Sci Sports Exerc 41: 546 - 565.

[77] Sussai, D. A., T. Carvalho Pde, D. M. Dourado et al. 2010. Low-level laser therapy attenuates creatine kinase levels and apoptosis during forced swimming in rats. Lasers Med Sci 25: 115 - 120.

[78] Tonkonogi, M., and K. Sahlin. 2002. Physical exercise and mitochondrial function in human skeletal muscle. Exerc Sport Sci Rev 30: 129 - 137.

[79] Tonkonogi, M., B. Walsh, M. Svensson, and K. Sahlin. 2000. Mitochondrial function and antioxidative defence in human muscle: Effects of endurance training and oxidative stress. J Physiol 528 Pt 2: 379 - 388.

[80] Vieira, W., R. Goes, F. Costa et al. 2006. Adaptação enzimática da LDH em ratos submetidos a treinamento aeróbio em esteira e laser de baixa intensidade. Revista Brasileira de Fisioterapia 10: 205 - 211.

[81] Vierck, J., B. O'Reilly, K. Hossner et al. 2000. Satellite cell regulation following myotrauma caused by resistance exercise. Cell Biol Int 24: 263 - 272.

[82] Vinck, E., B. Cagnie, P. Coorevits, G. Vanderstraeten, and D. Cambier. 2006. Pain reduction by infrared light-emitting diode irradiation: A pilot study on experimentally induced delayed-onset muscle soreness in humans. Lasers Med Sci 21: 11 - 18.

[83] Vladimirov, Y. A., A. N. Osipov, and G. I. Klebanov. 2004. Photobiological principles of therapeutic applications of laser radiation. Biochemistry (Mosc) 69: 81 - 90.

[84] Weiss, N., and U. Oron. 1992. Enhancement of muscle regeneration in the rat gastrocnemius muscle by low energy laser irradiation. Anat Embryol (Berl) 186: 497 - 503.

[85] Westerblad, H., and D. G. Allen. 2011. Emerging roles of ROS/RNS in muscle function and fatigue. Antioxid Redox Signal 15: 2487 - 2499.

[86] Westerblad, H., J. D. Bruton, and A. Katz. 2010. Skeletal muscle: Energy metabolism, fiber types, fatigue and a-

daptability. Exp Cell Res 316: 3093 - 3099.

[87] Wilborn, C. D. , L. W. Taylor, M. Greenwood, R. B. Kreider, and D. S. Willoughby. 2009. Effects of different intensities of resistance exercise on regulators of myogenesis. J Strength Cond Res 23: 2179 - 2187.

[88] Xu, X. , X. Zhao, T. C. Liu, and H. Pan. 2008. Low-intensity laser irradiation improves the mitochondrial dysfunction of C2C12 induced by electrical stimulation. Photomed Laser Surg 26: 197 - 202.

54　低能量激光疗法在脑卒中等脑疾病的应用

54.1　脑组织的近红外激光透射率

在近红外（near-infrared，NIR）波长范围内（600～1000 nm），人体组织的主生色团（如水和血红蛋白）的光吸收相对较低。由于脑组织对光量子具有高透射和散射的特性，通常用近红外光谱（NIR spectroscopy，NIRS）和光学绘制来描述其生理学过程的相关信息（Kato 等，1993；Maki 等，1995；Villringer 等，1993）。因此，在许多研究中充分地揭示了人脑组织对近红外光的光学特性（Bevilacqua 等，1999；Choi 等，2004；Stolik 等，2007），即在经皮照射时近红外光可以轻易穿透几厘米厚的脑组织。图 54.1 是人脑结构图。Lychagov 等人（2006）在离体条件下研究了人类颅骨和头皮对 810 nm 激光的透射率。就头皮而言，其透射值变化范围为 0.5%～5%，而对于单独的颅骨，其透射值变化范围为 1%～16%。尽管相比于原始的光吸收体（如血红蛋白、黑色素和水），低能量激光疗法（low-level laser therapy，LLLT）对光量子吸收量的需求较小，但 NIR 光必须先在脑组织中吸收才能进行光生物

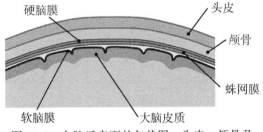

图 54.1　大脑近表面的矢状图。头皮、颅骨及三层保护膜（脑膜）——硬脑膜、蛛网膜、软脑膜包裹着大脑。

调节。LLLT 通常以 1～20 J/cm² 能量密度的激光应用于脑疾病，根据实际光参数和治疗对象需要，其强度变化通常在 5～50 mW/cm² 之间。根据硬脑膜预期治疗功率密度的假定，临床经皮应用的 LLLT 常需要每平方厘米几百毫瓦的近红外激光照射。与此同时，皮肤照射强度应该控制在远低于美国国家标准学会（American National Standards Institute，ANSI）的最大允许暴露（MPE）水平。根据 ANSI Z136.1，波长范围在 600～1000 nm 时，皮肤 MPE 的照射强度为 200～800 mW/cm²［曝光时间为 $(3\sim10)\times10^4$ 秒］。应用 LLLT 来治疗多种脑疾病，如图 54.2 所示。

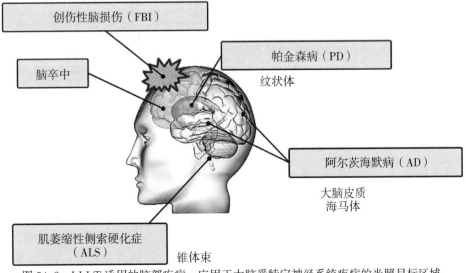

图 54.2　LLLT 适用的脑部疾病。应用于大脑受特定神经系统疾病的光照目标区域。

54.2   LLLT 在脑卒中的应用

54.2.1   脑卒中

脑卒中是一种流入大脑的血流被阻断的脑血管意外（cerebrovascular accident，CVA）。脑卒中可以分成两种主要的类别：缺血性脑卒中和出血性脑卒中。缺血性脑卒中占脑卒中总数的 85%（Mayer，2003），通常由凝块、血栓、栓塞或狭窄导致的脑动脉阻塞引起。出血性脑卒中是脑血管破裂的结果，与动脉痉挛和脑出血有关。

脑卒中是全球第二大最常见的死亡和致残的病因（Donnan 等，2011）。在美国，该疾病是继心脏疾病和癌症之后引起病人死亡的第三大原因，也是 60 岁以上的人致残的主要原因。每年大约有 795000 人患初发或复发脑卒中（Roger 等，2011），其中包括大约 610000 人次的初发性脑卒中和 185000 人次的复发性脑卒中（Roger 等，2011）。2007 年，每人用于治疗脑卒中的平均费用约为 7657 美元（Roger 等，2011）。全球范围内，数以百万计的病人患有初发性脑卒中或复发性脑卒中，在这些病人中，每年的病死率近四分之一。

根据病理生理学的理论基础和临床试验的数据，多种药物和治疗方案经修改后可以用于脑卒中的治疗（Broussalis 等，2012）。截至 2007 年年底，约开展了 160 项关于缺血性脑卒中神经保护治疗的临床试验（Ginsberg，2008，2009），尽管临床前证据强烈表明治疗的时间超过治疗窗会影响疗效，但在约 40 项完整实施的试验中，只有一半的试验是在 6 小时的治疗窗内进行的。脑卒中药理和物理疗法的常规临床试验总结见图 54.3。

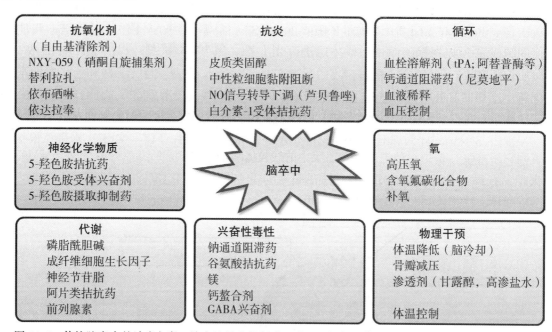

图 54.3   传统脑卒中的治疗方案。该方法旨在恢复脑血流和/或减少神经元缺血的副作用（即神经保护）。

54.2.2   动物研究

表 54.1 总结了一些已发表的用低能量激光疗法（LLLT）治疗脑卒中的动物实验研究。有报道称低能量激光疗法治疗脑卒中可以促使血管新生（Kipshidze 等，2001；Mirsky 等，2002），调节生长因子信号传导途径（Zhang 等，2003），并且能增加蛋白质的合成（Hu 等，2007；Karu，2008）。基于过去对 LLLT 的研究结果，2002 年 Leung 等人使用一个短暂性脑缺血的大鼠模型进行了研究，结果表明：

660 nm 激光直接照射在老鼠大脑上（光点面积 20 mm²；平均功率 8.8 mW；脉冲频率 10 kHz），会产生抑制一氧化氮合酶（NOS）活性和上调转化生长因子（TGF）-β1 的效应，这两种物质分别被认为具有神经毒性和神经保护的作用。2004 年，Lapchak、Wei 和 Zivin 的研究结果证实，808 nm 激光经颅照射可以治疗兔栓塞性脑卒中相关的行为功能缺陷。在这项研究中，将功率密度为 7.5 nW/cm² 或 25 mW/cm² 的 LLLT 应用于颅顶骨的中心处，结果显示：NIR 激光照射 6 小时而非 24 小时，栓塞的症状即可明显改善，并且栓塞治疗 3 周后也没有表现出如皮温和脑温急剧升高的副作用。基于该结果，后续的有关研究均使用了强度为 7.5 mW/cm²、波长为 808 nm 的激光，而 McCarthy 等人也证实了该激光经颅应用具有长期安全性（2010）。此外，Lapchak 等人（2007）进一步研究证明采用连续波（continuous wave，CW）或脉冲波（pulsed wave，PW）的 LLLT 都能改善兔子栓塞性脑卒中后的行为表现。2006 年，De Taboada 等人证实，卒中后 24 小时，采用 808 nm 的 LLLT 经颅治疗依然能有效改善大鼠急性脑卒中后的神经功能。相比于未采用 LLLT 治疗的大鼠，在卒中后 14 天、21 天和 28 天，行 LLLT 治疗能显著改善其神经功能缺陷。该研究的另外一个发现是：在患侧、对侧或双侧应用激光照射的效果没有差别。同时，Oron 等人（2006）报道，诱导急性脑卒中的大鼠，延迟 24 小时再经颅 LLLT 治疗后也能显著改善其神经功能，并且报道指出在脑室下区（subventricular zone，SVZ）新形成的神经细胞的数目显著升高，因此作者提出：应用 LLLT 产生效应的潜在机制是在脑卒中后的 4~24 小时，LLLT 可能诱发神经的再生。关于 LLLT 与药物神经保护联合治疗的研究，Lapchak 等人（Lapchak 等，2008）发现，经颅 LLLT 治疗家兔栓塞性脑卒中模型不会引起由组织型纤溶酶原激活剂（tPA；Alteplase）诱导的内出血事件增加，这项研究表明可以单独应用 LLLT 或与 tPA 联合应用来治疗脑卒中。

LLLT 治疗脑卒中确能产生有益的效应，增强神经细胞线粒体功能被认为是产生正性效应的主要作用机制之一。2010 年，Lapchak 和 De Taboarda 采用兔子小血块栓塞脑卒中模型评估 808 nm 的 LLLT 对皮质腺苷三磷酸腺苷（ATP）产生的效应。兔子血块栓塞 5 分钟后，将兔子的皮肤表面后侧到正中前图位置暴露于 100 Hz 的连续波或脉冲波，经颅低能量激光照射 2 分钟。栓塞后 3 小时，进行大脑皮质 ATP 含量的测定。LLLT 使用连续波（激光强度，7.5 mW/cm²；总光能量密度，0.9 J/cm²），能使皮质 ATP 增长 41%，而使用 100 Hz 脉冲波（激光强度，37.5 mW/cm²；总光能量密度，4.5 J/cm²）能使试验中栓塞兔皮层的 ATP 增加 157% 以上。作者提到在临床应用中，通过优化治疗时间和激光照射模式能获得更好的功能改善评分（Lapchak，2012）。

表 54.1 关于 LLLT 治疗脑卒中的动物研究

研究对象	模型	参数	效应	参考文献
大鼠	短暂性脑缺血	660 nm；8.8 m 宽；5 mm 距离处 20 mm²；44 mW/cm²；PW 10 kHz；1 分钟，5 分钟或 10 分钟。	观察到 NOS 活性抑制和上调 TGF-β1。	Leung 等，2002
家兔	小血栓栓塞性脑卒中	（808±5）nm；7.5 mW/cm² 或 25 mW/cm²；CW；直径 2 cm 的激光探头；10 分钟。	栓塞后 6 小时内，但不是 24 小时后，LLLT 显著改善脑卒中后 3 周的神经功能。	Lapchak, Wei 和 Zivin，2004
大鼠	急性脑卒中［大脑中动脉闭塞（MCAO）］	808 nm；7.5 mW/cm²；皮层表面 0.9 J/cm²；直径 4 mm 的光纤；2 分钟。	损伤后 14 天，21 天和 28 天的神经缺陷显著改善。	De Taboada 等，2006
家兔	小血栓栓塞性脑卒中	（808±5）nm；7.5 mW/cm²；CW；1 kHz 时 300 微秒脉冲；100 Hz 时间为 2.2 毫秒；0.9~1.2 J 输送给大脑；直径 2 cm 的激光探头；2 分钟。	脑卒中后 6 小时给予 PW 模式 LLLT 使得运动功能显著改善。	Lapchak 等，2007

续表

研究对象	模型	参数	效应	参考文献
大鼠	急性脑卒中（MCAO 或栓线插入）	808 nm；7.5 mW/cm²；皮质表面 0.9 J/cm² 或 3.6 J/cm²；CW；PW 70 Hz；直径 4 mm 的光纤；2 分钟。	脑卒中后 24 小时应用 LLLT 出现神经功能改善；SVZ 中新形成的神经元细胞数量显著增加。	Oron 等，2006
家兔	小血栓栓塞性脑卒中	(808±5) nm；7.5 nW/cm²，37.5 nW/cm² 和 262.5 mW/cm²；CW；PW 100 Hz；在皮质表面处 3 点 0.9 J/cm²，4.5 J/cm² 和 31.5 J/cm²；直径 2 cm 的激光探头；2 分钟。	CW 和 PW 100 Hz 激光处理比模拟处理组的兔子上皮质 ATP 分别高出 41％和 157％。	Lapchak 和 De-Taboada，2010
小鼠	短暂性双侧颈总动脉闭塞（BCCAO）	808 nm；0.8 W/cm²，1.6 W/cm² 和 3.2 W/cm²；CW；直径 3 mm 的光纤；45 分钟。	定向性增加 CBF 而不增加组织温度。	Uozumi 等，2010

注意：激光参数按照如下顺序给出：波长（nm），功率（mW），功率密度（mW/cm²），能量（J），能量密度（J/cm²）时，模式（CW 或 PW），探头大小（cm²），照射时间（秒）。部分参数在某些情况下无法使用。

2010 年，Uozumi 等人检测 808 nm 经颅 LLLT 的脑血流量（cerebral blood flow，CBF）变化，并在瞬态双侧颈总动脉结扎（bilateral common carotid artery occlusion，BCCAO）小鼠的近红外激光照射期间直接测量脑组织的一氧化氮（NO）含量。研究结果表明，经颅激光照射（1.6 W/cm²，45 分钟）后相应部位的 CBF 会升高，但组织温度无显著变化，而且与 NOS 活性和 NO 浓度有关，这表明近红外 LLLT 可以在急性缺血时保护脑组织。

54.2.3 临床研究

54.2.3.1 急性脑卒中

多项研究发现，LLLT 经颅治疗能显著改善病人急性脑卒中的症状（Lampl 等，2007；Stemer，Huisa 和 Zivin，2010；Zivin 等，2009）。2007 年，Lampl 等人研究了发病 24 小时内，近红外激光疗法治疗缺血性脑卒中病人的安全性和有效性。参与试验的 120 例病人年龄在 40～85 岁，且都于 24 小时之内被诊断为急性缺血性脑卒中，通过美国国立卫生研究院卒中量表（National Institutes of Health Stroke Scale，NIHSS）评价神经损伤严重性，评分为 7～22。剔除病人头发后，施加 808 nm 激光照射到头皮上 20 个预定位置，每个部位 2 分钟。无论脑卒中位置如何，整个表面皮层的激光能量大约 1 J/cm² 以上。79 例病人从脑卒中发病到接受 LLLT 治疗的时间平均为 16 小时，结果表明，LLLT 治疗组出现正性 NIHSS 的结果为 70％，高于对照组的 51％。这项研究首次证实了近红外光谱 LLLT 在治疗 24 小时内急性缺血性脑卒中的安全性和有效性。

第二次临床试验与第一次试验基本相同，但是规模更大，纳入研究病人的年龄在 40～90 岁（Zivin 等，2009）。被招纳的 660 例急性脑卒中病人被随机分配至接受经颅 LLLT 的真实或模拟治疗，其中 2 例病人没有进入后续的试验。中度至偏重度缺血性脑卒中（N=434）的病人，对 LLLT 的反应相似且有治疗效果，但该方法不适合严重脑卒中的病人。因此，该试验的治疗效果不足以使疗效的差异达到具有统计学意义的标准线。然而，当汇集上述两个研究的 778 例病人数据时，相对于那些接受模拟激光治疗的病人（P=0.003）（Stemer，Huisa 和 Zivin，2010），接受真实激光治疗的病人获得的效果更好。研究人员在他们的报告中指出，现已计划进行针对急性卒中的经颅 LLLT 的第三次确定性试验以及精确的 NIHSS 排除标准（Lapchak，2010）。同时，他们计划在之前动物研究的基础上，进一步将 LLLT 和 tPA 联合用于脑卒中来进行单独的试验（Lapchak 等，2008）。

54.2.3.2 慢性脑卒中

LLLT 可能通过营养因子介导的可塑性变化或神经再生（Lapchak，2012）促使慢性脑卒中病人的神经功能恢复。然而，目前还没有关于经颅 LLLT 治疗慢性脑卒中病人疗效的研究。Naeser 等人（1995）研究了近红外激光针灸（Whittake，2004）（代替针）对瘫痪的慢性脑卒中病人进行人体穴位的刺激。7 例年龄从 48～71 岁的脑卒中病人中，5 例是单一左半球脑卒中，2 例是单一右半球脑卒中，脑卒中时间分别是 10 个月至 6.5 年（$n=6$）和 1 个月（$n=1$）。将 20 mW 镓-铝-砷化物（Ga-Al-As）的连续激光（780 nm）直接照射在手臂、腿、手和/或面部的穴位，每点 20 秒或 40 秒。出现情况好转的病人病变区域运动神经通路损伤面积<50%（轻度，中度麻痹），而病情没有改善的病人病变区域运动神经通路损伤面积>50%（严重麻痹）。据此，说明该疗法可以改善肢体麻痹不严重的慢性脑卒中病人的麻痹症状，虽然在一些严重病例的治疗时也出现了痉挛减少的现象（Naeser 和 Hamblin，2011），这与针灸研究的结果是类似的（Naeser 等，1994a，b）。这些发现很巧妙，意味着通过针灸、激光以及传统的经皮神经电（transcutaneous electrical nerve stimulation，TENS）刺激身体穴位均可部分恢复慢性脑卒中病人运动功能（Ng 和 Hui-Chan，2007）。

54.3 LLLT 在创伤性脑损伤的应用

54.3.1 创伤性脑损伤

创伤性脑损伤（traumatic brain injury，TBI）发生在足够强烈的外力撞击头部以使大脑在颅骨内移位时，或者外力导致颅骨断裂并直接伤害大脑时。TBI 引起神经元变性是双相作用的结果，包括原发机械损伤（原发性损伤）和进展性的继发性坏死（继发性损伤）（Siesjö 等，1995）。如图 54.4 所示，细胞和生理紊乱包括炎症、氧化应激、离子失衡、血管通透性增加以及线粒体功能障碍和中毒性损害。最终将导致脑水肿、颅内压（intracranial pressure，ICP）增高以及脑血流灌注减少（Nortje 和 Menon，2004）。

在美国，每年至少有 140 万人经受脑外伤及其后遗症影响，其中死亡人数为 50000 人，终身残疾人数为 90000 人（Langlois，Rutland-Brown 和 Thomas，2005；Thurman 等，1999）。TBI 导致的长期认知、心理和身体缺陷所带来的社会额外经济负担每年约 60 亿美元（Faul 等，2007；Finkelstein，Corso 和 Miller，2006；Walker 等，2009）。然而，这些发病率和成本是明显被低估的。美国疾病控制中心和预防数据（Faul 等，2010）表明，运动相关伤害并不位列榜首，但有人估计这种头部伤害的发病率每年为 160 万～380 万（Langlois，Rutland-Brown 和 Wald，2006）。从全球来看，特别是在发展中国家，TBI 的发病率也在持续攀升（Maas，Stocchetti 和 Bullock，2008）。

TBI 引起的最常见精神症状是抑郁，有三分之一或更多的病人可出现这种症状（Fann，Hart 和 Schomer，2009），这些病人通常需要各种长期的治疗和护理，包括康复治疗、辅助技术以及昂贵医疗设备。尽管治疗创伤性脑损伤的研究越来越多，但并没有建立可靠的干预措施及药物临床试验标准。

54.3.2 动物研究

由于人类和动物的脑缺血和脑损伤的病理生理机制非常相似（Leker 和 Shohami，2002），经颅 LLLT 治疗脑卒中的成功鼓励了研究人员采用动物模型研究其在 TBI 中的疗效。表 54.2 总结了一些采用近红外 LLLT 治疗 TBI 的动物研究模型。2007 年，Oron 等人首先用 LLLT 治疗小鼠急性颅脑损伤。通过重锤装置建立闭合性脑损伤（closed-head injury，CHI）的小鼠模型，在损伤 4 小时后，采用模拟治疗或经颅 808 nm 的 LLLT 治疗（10～20 mW/cm^2，照射 2 分钟）。光纤远端末梢发射激光，照射位置是颅骨中线即矢状缝和已经被切除皮肤的冠状缝交叉处后 4mm。由神经受损严重程度评分（neurological severity score，NSS）评估神经功能。TBI 后第 5 天，激光疗法组小鼠的肌肉运动明显改善。

CHI 后 28 天，研究人员对脑组织体积进行了检查，发现激光疗法组（1.4%）的平均病变大小显著低于对照组（12.1%）。研究人员推测这种效应的可能机制与 ATP、总抗氧化剂、血管生成、神经发生以及热休克蛋白含量和抗凋亡效应有关，这与 LLLT 治疗心肌缺血和骨骼肌缺血的报道类似（Avni 等，2005；Oron 等，2001a，b；Shefer 等，2002；Yaakobi 等，2001）。

2009 年，Moreira 等人分析了近红外激光照射对低温脑损伤小鼠的局部和全身免疫调节的效应。低温创伤发生在硬脑膜顶端，在伤后立即和伤后 3 小时对受伤部位采用二极管激光连续波（波长为 780 nm 或 660 nm；总能量密度为 3 J/cm² 或 5 J/cm²）照射。小鼠均在伤后 6 小时或 24 小时死亡，对其脑、血液样本进行酶联免疫测定法（ELISA）检验。研究结果表明，LLLT 可以在低温脑损伤的第一个 24 小时内影响脑和循环中的 TNF-α、白细胞介素（IL）- 1、IL-6 的水平，从而防止 TBI 后的细胞死亡。此外，Moreira 等人（2011）报道，采用 780 nm 的 LLLT 治疗低温损伤时可以促进伤口愈合，防止神经细胞死亡和星形胶质细胞严重增生。

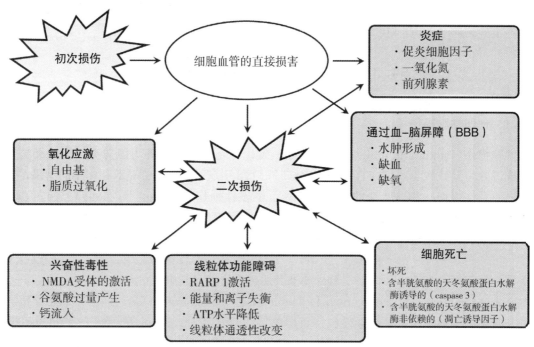

图 54.4　TB 中发生的改变，细胞和生理紊乱：炎症，氧化应激，离子失衡，血管通透性增加，线粒体功能障碍，兴奋性中毒损伤

表 54. 2　　　　　　　　　　　　　　　　　　LLLT 创伤性脑损伤的动物研究

研究对象	模型	参数	效应	参考文献
小鼠	闭合性脑损伤（CHI）	808 nm；200 mW；10～20 mW/cm²；CW；1.2～2.4 J/cm²；光束直径为 1.2 cm；2 分钟。	LLLT 组在运动后第 5 天运动行为显著优于 LLLI 组，平均损伤尺寸（1.4%）明显小于对照组（12.1%）。	Oron 等，2007
大鼠	低温脑损伤	780 nm 或 660 nm；40 mW；CW；3 J/cm² 或 5 J/cm²；总共 0.24 J 或 0.40 J；0.042 cm²；3 秒或 5 秒（两次，间隔 3 小时）。	LLLT 可在低温损伤后的首个 24 小时内影响脑内和循环中的 TNF-α，IL-1β 和 IL-6 水平。	Moreira 等，2009
大鼠	低温脑损伤	780 nm；40 mW；CW；3 J/cm²；0.24 J（0.12 J×2 分）；0.04 cm²；每点 3 秒。	LLLT 可以预防神经元死亡和严重的星形胶质细胞增生症。	Moreira 等，2011

续表

研究对象	模型	参数	效应	参考文献
小鼠	闭合性脑损伤（CHI）	665 nm，810 nm 或 980 nm；CW；36 J/cm²；150 mW/cm²；4 分钟。	665 nm 和 810 nm LLLT 对于改善小鼠在随后的 4 周内的神经学表现都是非常有效的，而 980 nm LLLT 没有产生相同的积极作用。	Wu 等，2010
小鼠	闭合性脑损伤（CHI）	665 nm，730 nm，810 nm 或 980 nm；CW；36 J/cm²；150 mW/cm²；直径 1 cm 的点；4 分钟。	用 665 nm 和 810 nm 激光（但不是 730 nm 或 980 nm）处理的 TBI 小鼠具有显著的神经功能改善。	Wu 等，2012
小鼠	受控的皮质损伤（CCI）	810 nm；皮层表面 50 mW/cm²；CW，PW 10 Hz 或 100 Hz；36 J/cm²；直径 1 cm 的点；12 分钟。	PW 10 Hz 的 LLLT 对于神经功能改善最有效，但其他激光治疗方案（CW 和 PW 100 Hz）与模拟治疗组相比也有效。	Ando 等，2011
小鼠	闭合性脑损伤（CHI）	808 nm；10 mW/cm²；CW，PW 100 Hz 或 600 Hz；皮质表面 1.2 J/cm²；光束直径为 1.2 cm；2 分钟。	在损伤后 4 小时接受 PW 100 Hz LLLT 的小鼠在 TBI 后 56 天具有最高的完全恢复百分比（63%）。	Oron 等，2012
小鼠	受控的皮质损伤（CCI）	800 nm；250 mW/cm²，500 mW/cm² 或 1000 mW/cm²；CW；0 J/cm²，30 J/cm²，60 J/cm²，105 J/cm²，120 J/cm² 或者 210 J/cm²；1.32 cm²；2 分钟或 7 分钟。	用 60 J/cm²（500 mW/cm²×2 分钟）治疗的 CCI 小鼠通过开颅术或经颅手术发现认知缺陷和小胶质细胞激活抑制的显著改善。	Khuman 等，2012
小鼠	受控的皮质损伤（CCI）	810 nm；皮质表面 25 mW/cm²；CW；18 J/cm²；直径 1 cm 的点；12 分钟（每天 1 次，每天 3 次或每天 14 次）。	每天 1 次或 3 次 LLLT 显著改善了 TBI 小鼠的神经学结果，尽管每天 14 次治疗没有出现益处。	Xuan 等，2012

注意：激光参数按照以下顺序给出了：波长（nm），功率（mW），功率密度（mW/cm²），能量（J），能量密度（J/cm²）时，模式（CW 或 PW），斑大小（cm²），以及照射时间（秒）。部分参数在某些情况下无法使用。

2010 年，Wu 等人研究了不同波长激光经颅 LLLT 对 TBI 小鼠的影响。通过 10 个标准的行为测试，在指定时间内对每个小鼠进行神经功能评分（包括梁平衡和迷宫实验）。创伤 4 小时后，将小鼠分别施以 665 nm、810 nm 或 980 nm 的激光，能量为 36 J/cm²（150 mW/cm²，照射 4 分钟）进行单次头顶部照射治疗。连续 4 周后结果显示，665 nm 和 810 nm 的激光能明显改善小鼠的神经系统功能，而 980 nm 的激光则未产生相同的积极影响。此外，Wu 等人（2012）在随后的研究中发现，相比于模拟激光处理的对照组，应用 665 nm 和 810 nm 激光治疗（而非 730 nm 或 980 nm）能明显改善 TBI 小鼠的神经系统功能。脑切片形态显示，通过 665 nm 和 810 nm 激光治疗，小鼠脑部的病变在第 28 天减小。作者同时也指出出现不同结果的原因是 980 nm 超出了细胞色素 c 氧化酶（cytochrome c oxidase，CCO）的吸收光谱，CCO 是经颅 LLLT 的线粒体生色团之一，在 670 nm 和 830 nm 波长附近具有明显的吸收带（Karu 等，2005；Wong-Riley 等，2005）。

为了验证 LLLT 在不同 NIR 激光模式（CW 和 PW）下对 TBI 的影响，Ando 等人（2011）比较了 810 nm 的激光在 10 Hz 和 100 Hz 连续模式或脉冲模式（占空比为 50%）的治疗效果。通过单一的左侧自由落体脑挫伤（controlled cortical impact，CCI）以及开颅术建立小鼠模型。挫伤 4 小时后，用 LLLT 照射 12 分钟，平均功率密度为 50 mW/cm²，照射光斑直径为 1 cm，相应的总能量为 36 J/cm²。根据 NSS 和体重的变化结果，相比模拟组激光疗法（CW 和 PW，100 Hz），各激光疗法均有效，其中以 10 Hz 脉冲激光疗效最佳。TBI 后的第 15 天和第 4 周，10 Hz 脉冲激光照射处理的小鼠的脑损伤体积明显低于对照组。此外，通过强迫游泳和悬尾试验来检查抑郁和焦虑的情况，他们还发现 4 周后施行

LLLT 治疗具有抗抑郁作用。作者推测，PW 10 Hz 模式的激光照射能最有效地改善神经功能的可能原因是此频率激光可以影响整个大脑。由于大脑带有特定频率的电波，如 α 波、β 波和 θ 波，脉冲光的频率和脑电波可能存在共振。与此相关的一个事实是：在所有哺乳动物中，海马 θ 波具有突出的 4～10 Hz 节奏，而其与行为抑制和注意力、空间记忆和导航有关（Green 和 Arduini，1954；Vanderwolf，1969；Winson，1972）。

Oron 等人（2012）研究了 LLLT 不同激光模式（CW、PW，100 Hz 和 600 Hz）和在不同处理时间点对轻度到中度损伤的 CHI 小鼠治疗效果。实验使用的激光为 808 nm，功率密度为 10 mW/cm^2，照射时间为 2 分钟，大脑皮质表面所受的能量密度为 1.2 J/cm^2，分别在创伤后 4 小时、6 小时或 8 小时使用经颅 LLLT。激光治疗组在 6 小时和 8 小时的 NSS 分别为 56 天未处理对照组的 3.3 倍和 1.8 倍。接受 4 小时 PW 100 Hz 的经颅 LLLT 治疗的小鼠，第 56 天的完全恢复比例最高（63％）（NSS＝0）。这些数据表明，LLLT 对 TBI 小鼠神经功能恢复有显著而长期的效果，其中使用 10 Hz 的脉冲激光模式是最优选模式。

2012 年，Khuman 等人（2012）证明，近红外 LLLT 能改善 CCI 小鼠的认知缺陷。将 800 nm 的激光装置放置在小鼠的头部上方 1 cm 处，在挫伤 4 小时后或脑外伤后 60～80 分钟，直接将 LLLT 应用于挫伤实质或经颅应用 LLLT，总能量密度分别为 0 J/cm^2、30 J/cm^2、60 J/cm^2、105 J/cm^2、120 J/cm^2 或 210 J/cm^2。通过 Morris 水迷宫实验（Morris water maze，MWM）测试认知功能，通过线夹试验测试运动功能，并通过硝基酪氨酸 ELISA 评估脑水肿、病灶体积和亚硝化应激程度。结果表明，通过开颅术后直接应用 LLLT 或经颅 LLLT 对 CCI 小鼠施以 60 J/cm^2（500 mW/cm^2×2 分钟）治疗，可以显著缩短小鼠发现水下隐藏平台的潜伏期。在以 60 J/cm^2 能量密度照射后 48 小时，神经胶质细胞显著减少，表明还有抗炎效果。运动功能（1～7 天）、脑水肿（24 小时）、亚硝化应激（24 小时）以及损伤组织体积（14 天）在 LLLT 组和对照组之间没有明显的差异。他们得出的结论是，尽管还需要对剂量进一步优化及对机制进行深入研究，LLLT 已可以作为一种治疗脑外伤的选择（恢复认知功能和控制炎症）。

2012 年，Xuan 等人研究了不同次数 810 nm 的 LLLT 重复治疗对 CCI 小鼠的神经行为和前庭运动功能、组织形态学分析、神经保护和神经再生的影响。TBI 4 小时后，脑外伤治疗组接受经颅 LLLT，3 天连续治疗，或 14 天连续治疗（CW 激光，强度 25 mW/cm^2，总能量密度 18 J/cm^2）。他们发现，LLLT 对治疗急性脑外伤有益，单一的激光照射或 3 天连续照射治疗，小鼠的 NSS 以及线夹和运动试验（wire-grip and motion test，WGMT）都有显著的改善，然而，14 天连续激光疗法没有更多的改善。此外，研究发现 LLLT 治疗 TBI 小鼠，可以明显改善神经功能、减少病灶体积、促进细胞增殖并在一定程度上保护神经元。

LLLT 用于治疗 TBI 小鼠能明显改善小鼠神经功能并减小创伤，这些疗效与照射参数密切相关。2010 年，Hashmi 等人的研究也发现 LLLT 能促进细胞增殖和防止神经元损伤。阐明 LLLT 治疗 TBI 的作用机制，需要进一步在 TBI 模型上研究 LLLT 对海马和 SVZ 的影响，因为它们被认为是神经前体细胞的主要来源。另外，在不久的将来也应使用其他啮齿动物进行各种检查。

54.3.3　临床研究

2011 年，Naeser 等人首次报道经颅 LLLT 改善了两例慢性 TBI 病人的认知功能。第一例是闭合性 TBI 的女性病人，车祸后 7 年接受治疗。治疗使用的设备有 3 个正方形 LED 簇头，能发射红/近红光，每个簇头能覆盖 4.4 cm×4.4 cm 区域。治疗区域为 19.39 cm^2，每个簇头包含 49 个二极管（40 个 NIR 870 nm 二极管，每个 12.25 mW，9 个 633 nm 红激光二极管，每个 1 mW），总功率为 500 mW（±20％）。照射部位为病人左右前额，并且治疗参数逐渐从每区 8 J/cm^2（310 秒）增加至 20 J/cm^2（774 秒）。8 周后，她能够连续使用计算机正常工作 20 分钟至 3 小时。病人在家中（5 年左右）继续进行夜间 LED 治疗，然而如果她停止治疗 2 周以上，其脑部功能又会退化。第二例 52 岁的女性病人是一名有闭合性头部外伤史的军官（体育及军事相关的近期摔伤），她的头部磁共振显像（MRI）显示其额顶叶萎缩，在进行经颅 LLLT 前 5 个月常规治疗对其无效。使用与前述病例类似的治疗设备照射大脑的双侧和中线，该设备有 1 个（或 3 个）矢状、圆形 LED 簇头，每一个直径为 5.35 cm。治疗区域面积为 22.48 cm²，每个簇头包含 61 个二极管（52 个 870 nm 的 NIR 二极管和 9 个 633 nm 红激光二极管，每个 12~15 mW），总功率为 500 mW（±20%）。在 4 周内，每个区域的治疗时间从 7 分钟（9.3 J/cm²，头皮）逐渐增加到 10 分钟（13.3 J/cm²，头皮）。在家里经过 4 个月的夜间 LLLT 治疗，她不再符合医学上对残疾的定义，并且重新回到了国际技术咨询执行顾问的全职岗位上。LLLT 治疗 9 个月后，神经心理测试表明其执行功能和记忆有显著改善，创伤后应激障碍（posttraumatic stress disorder，PTSD）也有所减轻。

Schier 等人（2009）也报道了经颅 LED 治疗能减轻创伤后应激障碍。他们给予 10 位抑郁症病人和 9 位焦虑症病人 8 分钟（前额两位点每个 4 分钟）的 10 nm LED 阵列治疗。其中抑郁症病人中有 7 位具有药物滥用史（其中 6 位有阿片类药物滥用史，还有 1 位有酗酒史），焦虑症病人中有 3 位具有创伤后应激障碍。照射位置为皮肤上方 4 mm，能量密度为 250 J/cm²。采用各种标准诊断测试评估病人的心理状态。这项研究表明，近红外 LLLT 能有效治疗抑郁症和其他精神疾病。

2012 年，Nawashiro 等人报道了采用 IMP-SPECT 对缺血区进行检测的案例。一位 40 岁的男性病人，重型颅脑损伤后处于植物人状态，创伤后 228 天开始采用 LED 设备治疗。LED 设备有一个 78 mm×72 mm 的方形簇头，带有 23 个峰波长 850 nm，总功率为 299 mW 的二极管。将该装置放置在高于皮肤表面 5 mm 的位置。每个二极管照射波束覆盖的皮肤面积为 1.14 cm²，功率密度为 11.4 mW/cm²，能量密度为 20.5 J/cm²。照射位置为前额左侧和右侧眉毛区域以上，每次治疗时间为 30 分钟，每天 2 次，持续 73 天。IMP-SPECT 显示，相比该区域的 rCBF 预处理值，单侧左前额叶局灶性增长了 20%。LLLT 治疗后，病人可以移动左臂/手达到气管套管位置，此结果表明该治疗改善了神经系统功能。治疗后 5 天，病人开始移动左胳膊和手到达气管切开位置，而在 LLLT 治疗之前，病人并没有任何自发运动。经 LED 治疗后 2 个月至伤后 300 天，病人的身体表现出了自发运动，但并没有意识。但在之后的 LLLT 治疗中，研究人员没有观察到病人出现进一步的神经功能改善。

更大的临床研究需要招募更多病人以确定并量化影响 TBI 治疗的因素，如不同受伤级别、大脑损伤区域的大小以及功能改变情况。定量测量要求对治疗前后均进行 MRI、IMP-SPECT 和神经精神病学测试。不同研究人员进行脑损伤位置和脑血流变化程度的量化标准也需要保持一致。

54.4 LLLT 在帕金森病的应用

帕金森病（Parkinson's Disease，PD）是一种因神经元变性而导致身体行动不受控制的进行性神经系统疾病。经颅 LLLT 作为治疗大脑神经变性最有希望的方法之一备受关注（Lapchak，2012）。

Komel'kova 等人（2004）和 Vitreshchak 等人（2003）报道了 He-Ne 激光照射（波长 632.8 nm；功率密度 500 mW/cm²）对 PD 病人血液中单胺氧化酶 B（MAO B）、铜/锌超氧化物歧化酶（Cu/Zn-SOD）、Mn-SOD 以及过氧化氢酶活性的影响。在体外研究中，他们使用了 10 位带有高（$n=6$）或低（$n=4$）MAO B 和 Cu/Zn-SOD 活性的 PD 病人的血液样本。同时他们在 70 位 PD 病人上检测体内 LLLT 对神经系统状态和上述酶活性的影响。采用每天 20 分钟连续 5 天血液 LLLT 体内静脉照射，并在最后一次治疗后第 3 天进行血液分析。根据统一帕金森病评定量表（UPDRS）评估神经状态，结果表明 LLLT 能显著改善 PD 症状。MAO B 和 Cu/Zn-SOD 的活性趋于正常。体内激光疗法比体外照射对血酶的影响更显著。

轴突运输功能的降低或破坏可能是造成散发性 PD 病人多巴胺能神经末梢减少的基础。轴突运输需要线粒体提供 ATP 并且线粒体所支持的其他细胞功能也对神经元的存活必不可少。PD 组织的线粒体代谢和功能都有受损。2009 年，Trimmer 等人（2009）测量了包含散发性 PD 病人和年龄匹配的健康志愿者对照（CNT）的人线粒体杂合体（细胞质杂合体）神经元细胞中线粒体运动的速度。将 PD 病人和 CNT 的杂种神经元细胞置于 810 nm 连续激光（50 mW/cm²，40 秒）下，并测定标记的线粒体的轴突运输速度。PD 病人的杂合神经元细胞线粒体运动的速度相比健康 CNT 杂合神经元细胞的线粒体运动速度显著减慢。LLLT 照射 2 小时后，PD 病人的胞质杂合体的轴突线粒体运动的平均速度显著增加，并恢复到 CNT 的水平，而 CNT 杂合的轴突线粒体运动速度没有变化。这些结果表明，近红外 LLLT 可以增加人多巴胺能神经元细胞轴突传输速度，也就意味着 LLLT 可以被开发为改善 PD 病人神经功能的新的治疗方式。

54.5　LLLT 在阿尔茨海默病的应用

阿尔茨海默病（Alzheimer's disease，AD）是一种造成神经元破坏和最终导致痴呆的不可逆神经系统疾病。尽管 AD 的病因至今不明，但是氧化平衡受损、线粒体功能障碍和 CCO 功能紊乱在 AD 的病理过程中发挥重要作用（Smith 等，2000；Sullivan 和 Brown，2005）。全世界患这种疾病的人超过 3700 万，据估计，对于该种疾病美国每年的直接和间接护理成本至少 1000 亿美元（Rafii 和 Aisen，2009）。当前美国食品药品监督管理局（FDA）批准的用于 AD 的药物都无法预防或逆转疾病，仅能进行轻微的对症治疗。

54.5.1　体外研究

与 AD 相关神经病理学病变的一个特征是脑部出现含有聚集 β-淀粉（Aβ）蛋白的老年斑，有大量研究探讨了 Aβ 肽、含 Aβ 的老年斑和 AD 之间的关系（Selkoe，1991，1994，2001）。Duan 等人（2001）报道，光照射 24 小时之内，由 $Aβ_{25-35}$ 诱发的凋亡细胞数明显减少。$Aβ_{25-35}$ 是维持 AD 相关全长肽毒性的生物活性域（Forloni 等，1993；Pike, Walencewicz-Wasserman 和 Kosmoski，1995），而 LLLT 可以减少 $Aβ_{25-35}$ 诱导的细胞凋亡，因而可以作为神经元保护方式。2008 年，Zhang 等人研究了波长为 632.8 nm 的近红外激光照射抑制 $Aβ_{25-35}$ 诱导嗜铬细胞瘤 PC12 细胞的凋亡效应。单层细胞的照射功率为 0.52 mW/cm²，能量密度为 0.156～1.248 J/cm²。通过监测使用 PKC 特异性抑制剂 Gö 6983、$Aβ_{25-35}$ 和激光治疗后，蛋白激酶 C（PKC）的活性和 Bax/Bcl-xl 的变化，研究人员得出结论，$Aβ_{25-35}$ 通过增加 Bax 基因 mRNA 的水平来诱导细胞凋亡，LLLT 的抗凋亡作用依赖于蛋白激酶 C 活化引起的 Bcl-xl 上调和 Bax 下调。因此，他们认为，PKC 介导的 Bax 和 Bcl-xl mRNA 的调节在抑制 $Aβ_{25-35}$ 诱导的 PC12 细胞凋亡中起重要作用。

Sommer 等人（2012）在体外实验中也证实抑制 Aβ 沉积可以治疗 AD。内化 $Aβ_{42}$ 进入人神经母细胞瘤 SH-EP 细胞，再使用低能量的 670 nm 激光照射（100 mW/cm²）和/或体外能防止细胞外原纤维 Aβ 形成的表没食子儿茶素没食子酸酯（epigallocatechin gallate，EGCG）处理细胞（Ehrnhoefer 等，2008）。EGCG 以浓度依赖的方式降低细胞内 50% 的 Aβ。而出乎意料的是，暴露于激光 1 分钟已经足以降低细胞内 20% 的 Aβ。另一方面，两种方式一起处理可使 Aβ 降低 60% 以上。在此之前，作者曾联合使用 LED 照射和 EGCG 来恢复面部皮肤，以及研究 EGCG 作为照射后线粒体活性氧（ROS）清道夫的潜能。因此，SH-EP 细胞的治疗相关性包括两方面：口服给药后动物大脑中出现 EGCG，表明 EGCG 能跨越血-脑屏障（BBB）；非热红激光到近红外激光能穿透几厘米的深部组织，包括人类的颅骨和肋骨，并且能将少量治疗相关的剂量带入大脑和心脏。

2010 年，Yang 等人在体外使用 632.8 nm 的 LLLT 研究 Aβ 诱导产生 ROS，测量了烟酰胺腺嘌呤二核苷酸磷酸（nicotinamide adenine dinucleotide phosphate，NADPH）氧化酶的活性、下游通路的磷酸化胞质磷脂酶 A₂（cytosolic phospholipases A2，cPLA₂），以及炎症因子表达如 IL-1β 和诱导型一氧化氮合酶（inducible nitric oxide synthase，iNOS）发生的变化。使用原代大鼠星形细胞测量 Aβ 诱导的超氧阴离子。研究表明，632.8 nm 的激光照射能抑制 Aβ 诱导超氧化物的产生，抑制 NADPH 氧化

酶 $gp91^{phox}$ 和 $p47^{phox}$ 亚基的共定位，抑制 $cPLA_2$ 以及 IL-1β 和 iNOS 的表达。这项研究表明，LLLT 能够抑制 AD 发病机制中的氧化应激细胞途径和关键的炎症反应。

54.5.2 体内研究

2011 年，De Taboada 等人和 Mccarthy 等人通过 Aβ 淀粉样蛋白前体（amyloid-β protein precursor，AβPP）转基因 AD 小鼠模型，第一次明确了 808 nm LLLT（CW 或 PW 100 Hz）的疗效。实验组小鼠以 3 次/周的不同剂量光进行 LLLT 治疗，对照组不施加激光疗法，两组小鼠的鼠龄均为 3 个月大。治疗持续总计 6 个月。LLLT 治疗小组的 Aβ 斑块数量显著降低，$Aβ_{1-40}$ 和 $Aβ_{1-42}$ 的水平也以剂量依赖的方式降低。此外，LLLT 治疗的转基因小鼠 ATP 水平和氧的利用率增加，均表明其能改善线粒体功能。Michalikova 等人（2008）在 LED 灯照射中年 12 月龄的雌性 CD-1 鼠，波长为 1072 nm，每天 6 分钟，连续治疗 10 天，三维迷宫测试发现 LLLT 能产生一系列明显的行为效应。中年小鼠在工作记忆测试上表现出明显的缺陷，而 LLLT 治疗后可以使得这种情况得到改善。LED 灯治疗的中年小鼠相比 3 月幼龄的 CD-1 小鼠，其判断更合理，认知能力得到总体改善。这些观察表明，LLLT 可以用于治疗普遍认知损害的中老年病人。

54.6 LLLT 在肌萎缩侧索硬化的应用

肌萎缩侧索硬化（amyotrophic lateral sclerosis，ALS）是一种慢性神经变性疾病，病变主要涉及大脑皮质、脑干和脊髓的运动神经元。这种疾病将逐步引起肌麻痹进而导致呼吸衰竭，在临床症状出现后 1～5 年之内死亡。越来越多的证据表明，线粒体功能障碍与 ALS 的发病机制有关。另外，由于 ALS 病人脊髓和脑组织尸检可以发现氧化损伤的证据，氧化应激也被认为是该病的重要发病机制。

Moges 等人（2009）研究了 LLLT 和维生素 B_2 对 ALS 小鼠模型的运动神经元的协同效应。将 G93A SOD1 转基因小鼠 ALS 模型分为四组：对照组、单独核黄素组、LLLT 组和联合组。光源采用二极管激光器，参数为：发射波长 810 nm，输出功率 140 mW，光斑大小 $1.4\ cm^2$，治疗时间 120 秒，每次治疗部位的能量密度为 $12\ J/cm^2$。在 3 个不同的位点进行 LLLT 照射，分别为：初级运动皮层、脊髓的颈膨大和腰膨大，每周 3 天连续照射。该疾病的早期阶段运动功能只在 LLLT 组出现显著改善，免疫组分析显示颈膨大和腰膨大的星形胶质细胞标志物胶质纤维酸性蛋白（glial fibrillary acidic protein，GFAP）只在 LLLT 组出现明显减小。由于存活率和运动功能没有显著改善，提示这种治疗对改变 G93A SOD1 小鼠的疾病进程是无益的。但是，这些发现表明，理论上可以使用 NIR 光治疗线粒体功能障碍相关的神经变性疾病。

54.7 小 结

本节的介绍中，我们已经看到 LLLT 对脑卒中、脑外伤和神经变性疾病，包括 AD、PD 和 ALS 的疗效。实验证据表明，经颅 LLLT 有利于快速缓解脑部疾病。LLLT 几乎没有其他的副作用或是不良反应，并且得到医学界和公众的认同。同时，研究人员将会进一步地深入研究探讨经颅 LLLT 可能有益的机制和治疗进程。

前述的脑卒中和脑外伤的临床试验为使用 LLLT 治疗脑组织疾病提供了更高的可信度。LLLT 正在稳步成为治疗神经病以及其他医疗领域的潜在治疗方案。随着西方人口老龄化，老年退行性疾病的发病率将持续增加，并带来更严重的经济和社会负担。该领域的研究人员仍需不断努力，力争通过 LLLT 减轻脑部疾病对病人造成的痛苦，降低该疾病造成的死亡和残疾率，并为减轻社会经济负担做出贡献。此外，目前采用非激光照射源进行治疗的相关工作，其进展是令人鼓舞的，这项工作将促进价格适中的家用 LLLT 设备的制造和销售。

作者:

Takahiro Ando

Massachusetts General Hospital

Keio University

Ying-Ying Huang

Massachusetts General Hospital

Harvard Medical School

Guangxi Medical University

Michael R. Hamblin

Massachusetts General Hospital

Harvard Medical School

参考文献

［1］ Ando, T., W. Xuan, T. Xu et al. 2011. Comparison of therapeutic effects between pulsed and continuous wave 810 nm wavelength laser irradiation for traumatic brain injury in mice. PLoS One 6 (10): e26212 - 1 - e26212 - 9.

［2］ Avni, D., S. Levkovitz, L. Maltz et al. 2005. Protection of skeletal muscles from ischemic injury: Low-level laser therapy increases antioxidant activity. Photomed Laser Surg 23 (3): 273 - 277.

［3］ Bevilacqua, F., D. Piguet, P. Marquet et al. 1999. In vivo local determination of tissue optical properties applications to human brain. Appl Opt 38 (22): 4939 - 4950.

［4］ Broussalis, E., M. Killer, M. McCoy et al. 2012. Current therapies in ischemic stroke. Part A. Recent developments in acute stroke treatment and in stroke prevention. Drug Discov Today 17 (7 - 8): 296 - 309.

［5］ Choi, J., M. Wolf, V. Toronov et al. 2004. Noninvasive determination of the optical properties of adult brain: Near-infrared spectroscopy approach. J Biomed Opt 9 (1): 221 - 229.

［6］ De Taboada, L., S. Ilic, S. Leichliter-Martha et al. 2006. Transcranial application of low-energy laser irradiation improves neurological deficits in rats following acute stroke. Lasers Surg Med 38 (1): 70 - 73.

［7］ De Taboada, L., J. Yu, S. El-Amouri et al. 2011. Transcranial laser therapy attenuates amyloid-β peptide neuropathology in amyloid-β protein precursor transgenic mice. J Alzheimers Dis 23 (3): 521 - 535.

［8］ Donnan, G. A., S. M. Davis, M. W. Parsons et al. 2011. How to make better use of thrombolytic therapy in acute ischemic stroke. Nat Rev Neurol 7 (7): 400 - 409.

［9］ Duan, R., T. C. Liu, Y. Li et al. 2001. Signal transduction pathways involved in low intensity He-Ne laser-induced respiratory burst in bovine neutrophils: A potential mechanism of low intensity laser biostimulation. Lasers Surg Med 29 (2): 174 - 178.

［10］ Ehrnhoefer, D. E., J. Bieschke, A. Boeddrich et al. 2008. EGCG redirects amyloidogenic polypeptides into unstructured, off-pathway oligomers. Nat Struct Mol Biol 15 (6): 558 - 566.

［11］ Fann, J. R., T. Hart, and K. G. Schomer. 2009. Treatment for depression after traumatic brain injury: A systematic review. J Neurotrauma 26 (12): 2383 - 2402.

［12］ Faul, M., M. M. Wald, W. Rutland-Brown et al. 2007. Using a costbenefit analysis to estimate outcomes of a clinical treatment guideline: Testing the Brain Trauma Foundation guidelines for the treatment of severe traumatic brain injury. J Trauma 63 (6): 1271 - 1278.

［13］ Faul, M., L. Xu, M. M. Wald et al. 2010. Traumatic Brain Injury in the United States: Emergency Department Visits, Hospitalizations and Deaths, 2002 - 2006. Centers for Disease Control and Prevention, National Center for Injury Prevention and Control.

［14］ Finkelstein, E. A., P. S. Corso, and T. R. Miller. 2006. The Incidence and Economic Burden of Injuries in the United States. Oxford University Press, New York.

［15］ Forloni, G., R. Chiesa, S. Smiroldo et al. 1993. Apoptosis mediated neurotoxicity induced by chronic application of beta amyloid fragment 25 – 35. Neuroreport 4 (5): 523 – 526.

[16] Ginsberg, M. D. 2008. Neuroprotection for ischemic stroke: Past, present and future. Neuropharmacology 55 (3): 363 – 389.

[17] Ginsberg, M. D. 2009. Current status of neuroprotection for cerebral ischemia: Synoptic overview. Stroke 40 (3 Suppl): S111 – S114.

[18] Green, J. D., and A. A. Arduini. 1954. Hippocampal electrical activity in arousal. J Neurophysiol 17 (6): 533 – 557.

[19] Hashmi, J. T., Y.-Y. Huang, B. Z. Osmani et al. 2010. Role of low-level laser therapy in neurorehabilitation. Phys Med Rehabil 2 (12 Suppl 2): S292 – S305.

[20] Hu, W. P., J. J. Wang, C. L. Yu et al. 2007. Helium – neon laser irradiation stimulates cell proliferation through photostimulatory effects in mitochondria. J Invest Dermatol 127 (8): 2048 – 2057.

[21] Karu, T. I. 2008. Mitochondrial signaling in mammalian cells activated by red and near-IR radiation. Photochem Photobiol 84 (5): 1091 – 1099.

[22] Karu, T. I., L. V. Pyatibrat, S. F. Kolyakov et al. 2005. Absorption measurements of a cell monolayer relevant to phototherapy: Reduction of cytochrome c oxidase under near IR radiation. J Photochem Photobiol B 81 (2): 98 – 106.

[23] Kato, T., A. Kamei, S. Takashima et al. 1993. Human visual cortical function during photic stimulation monitoring by means of near-infrared spectroscopy. J Cereb Blood Flow Metab 13 (3): 516 – 520.

[24] Khuman, J., J. Zhang, J. Park et al. 2012. Low-level laser light therapy improves cognitive deficits and inhibits microglial activation after controlled cortical impact in mice. J Neurotrauma 29 (2): 408 – 417.

[25] Kipshidze, N., V. Nikolaychik, M. H. Keelan et al. 2001. Low-power helium: Neon laser irradiation enhances production of vascular endothelial growth factor and promotes growth of endothelial cells in vitro. Lasers Surg Med 28 (4): 355 – 364.

[26] Komel'kova, L. V., T. V. Vitreshchak, I. G. Zhirnova et al. 2004. Biochemical and immunological induces of the blood in Parkinson's disease and their correction with the help of laser therapy. Patol Fiziol Eksp Ter 1: 15 – 18.

[27] Lampl, Y. 2007. Laser treatment for stroke. Expert Rev Neurother 7 (8): 961 – 965.

[28] Lampl, Y., J. A. Zivin, M. Fisher et al. 2007. Infrared laser therapy for ischemic stroke: A new treatment strategy: Results of the NeuroThera Effectiveness and Safety Trial-1 (NEST-1). Stroke 38 (6): 1843 – 1849.

[29] Langlois, J. A., W. Rutland-Brown, and K. E. Thomas. 2005. The incidence of traumatic brain injury among children in the United States: Differences by race. J Head Trauma Rehabil 20 (3): 229 – 238.

[30] Langlois, J. A., W. Rutland-Brown, and M. M. Wald. 2006. The epidemiology and impact of traumatic brain injury: A brief overview. J Head Trauma Rehabil 21 (5): 375 – 378.

[31] Lapchak, P. A. 2010. Taking a light approach to treating acute ischemic stroke patients: Transcranial near-infrared laser therapy translational science. Ann Med 42 (8): 576 – 586.

[32] Lapchak, P. A. 2012. Transcranial near-infrared laser therapy applied to promote clinical recovery in acute and chronic neurodegenerative diseases. Expert Rev Med Devices 9 (1): 71 – 83.

[33] Lapchak, P. A., and L. De Taboada. 2010. Transcranial near infrared laser treatment (NILT) increases cortical adenosine-5'-triphosphate (ATP) content following embolic strokes in rabbits. Brain Res 1306: 100 – 105.

[34] Lapchak, P. A., M. K. Han, K. F. Salgado et al. 2008. Safety profile of transcranial near-infrared laser therapy administered in combination with thrombolytic therapy to embolized rabbits. Stroke 39 (11): 3073 – 3078.

[35] Lapchak, P. A., K. F. Salgado, C. H. Chao et al. 2007. Transcranial near-infrared light therapy improves motor function following embolic strokes in rabbits: An extended therapeutic window study using continuous and pulse frequency delivery modes. Neuroscience 148 (4): 907 – 914.

[36] Lapchak, P. A., J. Wei, and J. A. Zivin. 2004. Transcranial infrared laser therapy improves clinical rating scores after embolic strokes in rabbits. Stroke 35 (8): 1985 – 1988.

[37] Leker, R. R. and E. Shohami. 2002. Cerebral ischemia and trauma different etiologies yet similar mechanisms: Neuroprotective opportunities. Brain Res Rev 39 (1): 55 – 73.

[38] Leung, M. C., S. C. Lo, F. K. Siu et al. 2002. Treatment of experimentally induced transient cerebral ischemia

with low energy laser inhibits nitric oxide synthase activity and up-regulates the expression of transforming growth factorbeta. 1. Lasers Surg Med 31 (4): 283 – 288.

[39] Lychagov, V. V., V. V. Tuchin, M. A. Vilensky et al. 2006. Experimental study of NIR transmittance of the human skull. Proc SPIE 6085: 60850T – 1 – 60850T – 5.

[40] Maas, A. I., N. Stocchetti, and R. Bullock. 2008. Moderate and severe traumatic brain injury in adults. Lancet Neurol 7 (8): 728 – 741.

[41] Maki, A., Y. Yamashita, Y. Ito et al. 1995. Spatial and temporal analysis of human motor activity using noninvasive NIR topography. Med Phys 22 (12): 1997 – 2005.

[42] Mayer, S. A. 2003. Ultra-early hemostatic therapy for intracerebral hemorrhage. Stroke 34 (1): 224 – 229.

[43] McCarthy, T. J., L. De Taboada, P. K. Hildebrandt et al. 2010. Long-term safety of single and multiple infrared transcranial laser treatments in Sprague – Dawley rats. Photomed Laser Surg 28 (5): 663 – 667.

[44] McCarthy, T., J. Yu, S. El-Amouri et al. 2011. Transcranial laser therapy alters amyloid precursor protein processing and improves mitochondrial function in a mouse model of Alzheimer's disease. Proc SPIE 7887: 78870K-1 – 78870K-13.

[45] Michalikova, S., A. Ennaceur, R. van Rensburg et al. 2008. Emotional responses and memory performance of middle-aged CD1 mice in a 3D maze: Effects of low infrared light. Neurobiol Learn Mem 89 (4): 480 – 488.

[46] Mirsky, N., Y. Krispel, Y. Shoshany et al. 2002. Promotion of angiogenesis by low energy laser irradiation. Antioxid Redox Signal 4 (5): 785 – 790.

[47] Moges, H., O. M. Vasconcelos, W. W. Campbell et al. 2009. Light therapy and supplementary riboflavin in the SOD1 transgenic mouse model of familial amyotrophic lateral sclerosis (FALS). Lasers Surg Med 41 (1): 52 – 59.

[48] Moreira, M. S., I. T. Velasco, L. S. Ferreira et al. 2009. Effect of phototherapy with low intensity laser on local and systemic immunomodulation following focal brain damage in rat. J Photochem Photobiol B 97 (3): 145 – 151.

[49] Moreira, M. S., I. T. Velasco, L. S. Ferreira et al. 2011. Effect of laser phototherapy on wound healing following cerebral ischemia by cryogenic injury. J Photochem Photobiol B 105 (3): 207 – 215.

[50] Naeser, M. A., M. P. Alexander, D. Stiassny-Eder et al. 1994a. Acupuncture in the treatment of paralysis in chronic and acute stroke patients—Improvement correlated with specific CT scan lesion sites. Acupunct Electrother Res 19 (4): 227 – 249.

[51] Naeser, M. A., M. P. Alexander, D. Stiassny-Eder et al. 1994b. Acupuncture in the treatment of hand paresis in chronic and acute stroke patients: Improvement observed in all cases. Clin Rehab 8 (2): 127 – 141.

[52] Naeser, M. A., M. P. Alexander, D. Stiassny-Eder et al. 1995. Laser acupuncture in the treatment of paralysis in stroke patients: A CT scan lesion site study. Am J Acupuncture 23 (1): 13 – 28.

[53] Naeser, M. A., and M. R. Hamblin. 2011. Potential for transcranial laser or LED therapy to treat stroke, traumatic brain injury, and neurodegenerative disease. Photomed Laser Surg 29 (7): 443 – 446.

[54] Naeser, M. A., A. Saltmarche, M. H. Krengel et al. 2011. Improved cognitive function after-transcranial, light-emitting diode treatments in chronic, traumatic brain injury: Two case reports. Photomed Laser Surg 29 (5): 351 – 358.

[55] Nawashiro, H., K. Wada, K. Nakai et al. 2012. Focal increase in cerebral blood flow after treatment with near-infrared light to the forehead in a patient in a persistent vegetative state. Photomed Laser Surg 30 (4): 231 – 233.

[56] Ng, S. S., and C. W. Hui-Chan. 2007. Transcutaneous electrical nerve stimulation combined with task-related training improves lower limb functions in subjects with chronic stroke. Stroke 38 (11): 2953 – 2959.

[57] Nortje, J., and D. K. Menon. 2004. Traumatic brain injury: Physiology, mechanisms, and outcome. Curr Opin Neurol 17 (6): 711 – 718.

[58] Oron, A., U. Oron, J. Chen et al. 2006. Low-level laser therapy applied transcranially to rats after induction of stroke sig-nificantly reduces long-term neurological deficits. Stroke 37 (10): 2620 – 2624.

[59] Oron, A., U. Oron, J. Streeter et al. 2007. Low-level laser therapy applied transcranially to mice following traumatic brain injury significantly reduces long-term neurological deficits. J Neurotrauma 24 (4): 651 – 656.

[60] Oron, A., U. Oron, J. Streeter et al. 2012. Near infrared transcranial laser therapy applied at various modes to mice

following traumatic brain injury significantly reduces long-term neurological deficits. J Neurotrauma 29 (2): 401 – 407.

[61] Oron, U., T. Yaakobi, A. Oron et al. 2001a. Attenuation of infarct size in rats and dogs after myocardial infarction by low-energy laser irradiation. Lasers Surg Med 28 (3): 204 – 211.

[62] Oron, U., T. Yaakobi, A. Oron et al. 2001b. Low-energy laser irradiation reduces formation of scar tissue after my-ocardial infarction in rats and dogs. Circulation 103 (2): 296 – 301.

[63] Pike, C. J., A. J. Walencewicz-Wasserman, and J. Kosmoski. 1995. Structure-activity analyses of beta-amyloid peptides: Contributions of the beta 25 – 35 region to aggregation and neurotoxicity. J Neurochem 64 (1): 253 – 265.

[64] Rafii, M. S., and P. S. Aisen. 2009. Recent developments in Alzheimer's disease therapeutics. BMC Med 7: 7.

[65] Roger, V. L., A. S. Go, D. M. Lloyd-Jones et al. 2011. Heart dis-ease and stroke—2011 update: A report from the American Heart Association. Circulation 123 (4): e18 – e209.

[66] Schiffer, F., A. L. Johnston, C. Ravichandran et al. 2009. Psychological benefits 2 and 4 weeks after a single treat-ment with near infrared light to the forehead: A pilot study of 10 patients with major depression and anxiety. Behav Brain Funct 5: 46 – 55.

[67] Selkoe, D. J. 1991. The molecular pathology of Alzheimer's disease. Neuron 6 (4): 487 – 498.

[68] Selkoe, D. J. 1994. Normal and abnormal biology of the beta-amyloid precursor protein. Annu Rev Neurosci 17: 489 – 517.

[69] Selkoe, D. J. 2001. Presenilin, Notch, and the genesis and treat-ment of Alzheimer's disease. Proc Natl Acad Sci USA 98 (20): 11039 – 11041.

[70] Shefer, G., T. A. Partridge, L. Heslop et al. 2002. Low-energy laser irradiation promotes the survival and cell cycle entry of skeletal muscle satellite cells. J Cell Sci 115 (Pt 7): 1461 – 1469.

[71] Siesjö, B. K., K. Katsura, Q. Zhao et al. 1995. Mechanisms of secondary brain damage in global and focal ischemi-a: A speculative synthesis. J Neurotrauma 12 (5): 943 – 956.

[72] Smith, M. A., C. A. Rottkamp, A. Nunomura et al. 2000. Oxidative stress in Alzheimer's disease. Biochim Bio-phys Acta 1502 (1): 139 – 144.

[73] Sommer, A. P., J. Bieschke, R. P. Friedrich et al. 2012. 670 nm laser light and EGCG complementarily reduce am-yloid-β aggregates in human neuroblastoma cells: Basis for treatment of Alzheimer's disease? Photomed Laser Surg 30 (1): 54 – 60.

[74] Sommer, A. P., and D. Zhu. 2009. Facial rejuvenation in the triangle of ROS. Cryst Growth Des 9 (10): 4250 – 4254.

[75] Stemer, A. B., B. N. Huisa, and J. A. Zivin. 2010. The evolution of transcranial laser therapy for acute ischemic stroke, including a pooled analysis of NEST-1 and NEST-2. Curr Cardiol Rep 12 (1): 29 – 33.

[76] Stolik, S., J. A. Delgado, A. Pérez et al. 2000. Measurement of the penetration depths of red and near infrared light in human "ex vivo" tissues. J Photochem Photobiol B 57 (2 – 3): 90 – 93.

[77] Sullivan, P. G., and M. R. Brown. 2005. Mitochondrial aging and dysfunction in Alzheimer's disease. Prog Neuro-Psychoph 29 (3): 407 – 410.

[78] Thurman, D. J., C. Alverson, K. A. Dunn et al. 1999. Traumatic brain injury in the United States: A public health perspective. J Head Trauma Rehabil 14 (6): 602 – 615.

[79] Trimmer, P. A., K. M. Schwartz, M. K. Borland et al. 2009. Reduced axonal transport in Parkinson's disease cy-brid neurites is restored by light therapy. Mol Neurodegener 4: 26.

[80] Uozumi, Y., H. Nawashiro, S. Sato et al. 2010. Targeted increase in cerebral blood flow by transcranial near-infra-red laser irradiation. Lasers Surg Med 42 (6): 566 – 576.

[81] Vanderwolf, C. H. 1969. Hippocampal electrical activity and voluntary movement in the rat. Electroencephalogr Clin Neurophysiol 26 (4): 407 – 418.

[82] Villringer, A., J. Planck, C. Hock et al. 1993. Near infrared spectroscopy (NIRS): A new tool to study hemody-namic changes during activation of brain function in human adults. Neurosci Lett 154 (1 – 2): 101 – 104.

[83] Vitreshchak, T. V., V. V. Mikhailov, M. A. Piradov et al. 2003. Laser modification of the blood in vitro and in vi-

vo in patients with Parkinson's disease. Bull Exp Biol Med 135 (5): 430 - 432.

[84] Walker, P. A., S. K. Shah, M. T. Harting et al. 2009. Progenitor cell therapies for traumatic brain injury: Barriers and opportunities in translation. Dis Model Mech 2 (1 - 2): 23 - 38.

[85] Whittaker, P. 2004. Laser acupuncture: Past, present, and future. Lasers Med Sci 19 (2): 69 - 80.

[86] Winson, J. 1972. Interspecies differences in the occurrence of theta. Behav Biol 7 (4): 479 - 487.

[87] Wong-Riley, M. T., H. L. Liang, J. T. Eells et al. 2005. Photobiomodulation directly benefits primary neurons functionally inactivated by toxins: Role of cytochrome c oxidase. J Biol Chem 280 (6): 4761 - 4771.

[88] Wu, Q., Y.-Y. Huang, S. Dhital et al. 2010. Low level laser therapy for traumatic brain injury. Proc SPIE 7552: 755206 - 1 - 755206 - 8.

[89] Wu, Q., W. Xuan, T. Ando et al. 2012. Low-level laser therapy for closed-head traumatic brain injury in mice: Effect of different wavelengths. Lasers Surg Med 44 (3): 218 - 226.

[90] Xuan, W., Q. Wu, Y.-Y. Huang et al. 2012. In vivo studies of low level laser (light) therapy for traumatic brain injury. Proc SPIE 8211: 82110A - 1 - 82110A - 10.

[91] Yaakobi, T., Y. Shoshany, S. Levkovitz et al. 2001. Long-term effect of low energy laser irradiation on infarction and reperfusion injury in the rat heart. J Appl Physiol 90 (6): 2411 - 2419.

[92] Yang, X., S. Askarova, W. Sheng et al. 2010. Low energy laser light (632. 8 nm) suppresses amyloid-β peptide-induced oxidative and inflammatory responses in astrocytes. Neuroscience 171 (3): 859 - 868.

[93] Zhang, L., D. Xing, D. Zhu et al. 2008. Low-power laser irradiation inhibiting $A\beta_{25-35}$-induced PC12 cell apoptosis via PKC activation. Cell Physiol Biochem 22 (1 - 4): 215 - 222.

[94] Zhang, Y., S. Song, C. C. Fong et al. 2003. cDNA microarray analysis of gene expression profiles in human fibroblast cells irradiated with red light. J Invest Dermatol 120 (5): 849 - 857.

[95] Zivin, J. A., G. W. Albers, N. Bornstein et al. 2009. Effectiveness and safety of transcranial laser therapy for acute ischemic stroke. Stroke 40 (4): 1359 - 1364.

55 低能量激光疗法在神经和脊髓再生的应用

55.1 引　言

神经损伤后修复依然是目前康复治疗领域面临的挑战。神经受损会导致运动和感觉障碍，在临床上，它会带来严重的问题，美国每年约 50000 人要进行周围神经修复手术（Moges 等，2011）。出于这个原因，开发新的临床方案来增强神经再生能力显得尤为重要。许多已发表的论文试图解释低能量激光和其他光治疗方式在不同的体外、动物和人类模型上，促进周围神经修复的机制。对于周围神经病变的病人来说，提供一种早期肌肉锻炼和改善生活质量的治疗方式十分重要（Gigo-Benato，Geuna 和 Rochkind，2005；Moges 等，2011；Zhang 等，2010）。激光刺激神经的特殊用途在于促进神经与相应肌肉的生理连接。这个过程与许多因素相关，包括病变的大小、神经根近端与远端的距离、生长因子的表达、神经元的形态和细胞外基质重组等（Rchkind，Geuna 和 Shainberg，2009）。

目前，外科手术技术层面的限制主要是材料（Curtis 等，2011）以及医生的操作能力两方面（Nectoux，Taleb 和 Liverneaux，2009），例如，熟练的医生可以使用不同的材料和黏合剂，可采用端端吻合或端侧吻合方法来完成自体移植和同种异体移植手术。

光作为治疗神经病变非常方便的方法，在过去的几年里得到了广泛的应用。临床和实验结果都鼓励使用激光和其他光源来刺激组织修复，光处理可以提高神经受损时肌肉的功能（GIGO-Benato 等，2004）。许多测试用于评估动物模型中光照的效果，如功能坐骨神经指数（Santos 等，2012）和抓取试验（Moges 等，2011；Santos 等，2012）。医学研究理事会评分系统通过电生理测试和指定病人完成一定的动作来评价病人的由目标神经支配肌肉的功能（Rochkind，Geuna 和 Shainberg，2009）。

许多研究人员已经对干扰光与组织相互作用的可能因素进行了研究，如波长（Barbosa 等，2010）、功率、频率（Chen 等，2005）、放射团（GIGO-Benato 等，2004）、照射位点（Rochkind 等，2001）等。有迹象表明，联合不同波长可以提高神经和肌肉的疗效（GIGO-Benato 等，2004）。

目前关于最佳的治疗波长和可接受的剂量（辐照度或能量密度）已经达成了共识，但就选择连续波还是脉冲波以及决定脉冲参数的主导因素还没有达成共识。本书已经概述了低能量激光疗法（LLLT）的分子和细胞机制，以及脉冲光源和主导脉冲结构的参数类型。在本章中，回顾比较了在动物和病人中连续波和脉冲光的研究，并将物理治疗和生物医学中使用的其他脉冲模式与 LLLT 比较。有一些证据表明，脉冲激光有不同于连续激光的效应。然而，我们仍需要进一步研究以明确在不同的病情和脉冲结构中 LLLT 的效果（Hashmi 等，2010）。

55.2 LLLT 在神经再生的应用

已有综述（Rochkind，Geuna 和 Shainberg，2009）报道了激光器、发光二极管（light-emitting diodes，LED）（Serafim 等，2012）以及其他种类的光器件（Anders，Geuna 和 Rochkind，2004）的光疗法对神经修复有益。该综述的作者基于许多以前的成果，概述了 LLLT 的作用机制。

笔者（GIGO-Benato 等，2010）使用 660 nm 和 780 nm 激光以多种能量密度进行 LLLT 治疗（10 J/cm²、60 J/cm²、120 J/cm²），研究其对大鼠坐骨神经挤压伤后神经肌肉功能恢复以及基质金属蛋白酶（matrix metalloproteinase，MMP）活性的影响。在大鼠损伤部位进行连续 10 天的经皮 LLLT
照射，损伤 28 天后处死。对坐骨神经和胫骨前肌进行分析，神经分析包括组织学光镜检查，髓鞘、轴
突测量，以及神经纤维横截面积（cross-sectional area，CSA）测量。S－100 用于标记确定髓鞘和施万
细胞（图 55.1）。肌纤维 CSA 和酶谱分别用于评估肌肉萎缩和 MMP 活性。结果显示，使用 10 J/cm² 和
60 J/cm² 的 660 nm LLLT 可以恢复肌纤维、髓鞘和神经纤维的 CSA。此外，LLLT 还能提高神经的
MMP-2 活性以及降低肌肉的 MMP-2 和神经的 MMP-9 活性。和正常组（N 组）相比，使用 10 J/cm²
的 780 nm LLLT 治疗 MMP-9 的活性是降低的，但能恢复髓鞘神经纤维的 CSA 水平。和非照射组
（crush group，CR 组）相比，采用 60 J/cm² 和 120 J/cm² LLLT 时，N 组肌肉的 MMP-2 活性降低，
但 780 nm 激光并未阻止肌纤维萎缩。照射组和非照射组在功能恢复上没有差别。这些数据表明，
660 nm LLLT 在低（10 J/cm²）或中等（60 J/cm²）的能量密度时能够加速神经挤压损伤后神经肌肉
的恢复。有趣的是，Rochkind 获得的最好的结果是在近红外波段（780 nm）（Anders，Geuna 和 Roch-
kind，2004；Gigo-Benato，Geuna 和 Rochkind，2005；Rochkind 等，2001，2007；Rochkind，Geuna 和
Shainberg，2009），它与笔者的研究结果是不一致的。然而，这些反应中涉及的几个因素可以解释各种
类型组织包括外周神经的结果差异。在同一研究团队的早期论文中（Rochkind 等，1987a，b，1989，
2001），激光在红光波段（633 nm，He-Ne 激光）能得到较好的结果，并提出了在其他频段也能取得良
好结果的可能。

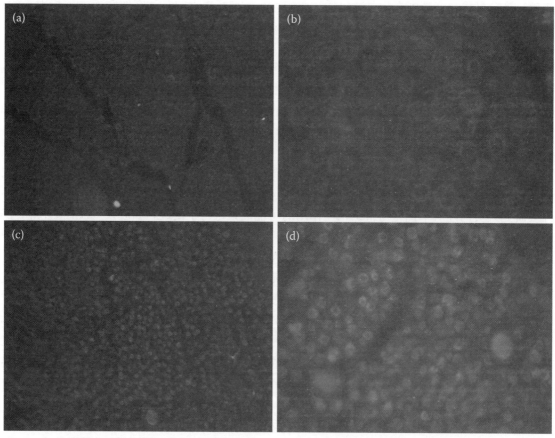

图 55.1　LLLT 治疗坐骨神经病变后 28 天显微镜下观。S-100 为免疫标记，用于定位施万细胞。图 (c) 和 (d) 为
激光照射组（每周 3 次，共 4 周），图 (a) 和 (b) 为对照组（左侧放大倍数为 20×，右侧放大倍数为 100×）。

　　研究表明，采用 660 nm CW 模式激光治疗可以部分恢复坐骨神经完全切断的大鼠的步态，分析表
明损伤处动物轴突和纤维直径有所增加。这一效果的强弱与光照的能量密度（10 J/cm² 和 50 J/cm²）
呈正相关。相比接受 808 nm LLLT 治疗的动物，红光波段的波长比红外波段更好（Medalha 等，
2012）。本文证实了我们发表的研究结果（GIGO-Benato 等，2010）。同时，一些研究人员在早期就能

观察到一定程度的神经功能恢复（Barbosa 等，2010；Belchior 等，2009）。但也有研究表示红外波段激光会带来负性结果（Bagis 等，2003）。需要注意的是，对同一动物进行一侧多次照射会干扰对光的实际效果的判断。

1993 年，Anders 等人（1993）筛查了用于大鼠面神经再生的条件。他们初步分析了激光穿透大鼠皮肤的主要波长。接着，基于最佳波长，他们采用多种方案（连续激光治疗和间断激光治疗），在神经损伤（挤压伤）后立即开始治疗。使用在神经元逆向运输的辣根过氧化物酶（HRP）标记面部运动核，最终得出以下参数的疗效最好：He-Ne 激光器，633 nm，8.5 mW，每天治疗 90 分钟。结果表明，经皮 LLLT 治疗能增强大鼠挤压伤后的面神经再生（Anders 等，1993）。

据 Rosner 等人的研究（1993），经视网膜激光照射（He-Ne 632.8 nm）轻度损伤的大鼠视神经 2 周后可以延迟视神经退化。他们在对视神经的复合动作电位（compound action potential，CAP）进行测定后，与非照射的损伤神经相比，观察到照射后的损伤神经有更高的电活动。较好的照射条件为：输出功率 10~35 mW，每天 3 分钟，连续治疗 2 周。但是，如果每天照射超过 3 分钟或在 4~7 天内每天照射 2 次，可能会导致视神经损伤，且不会延迟电活性（Rosner 等，1993）。另一方面，如果在健康人身上对正常神经进行红外线 830 nm 的激光照射，我们可以看到相对于对照组，处理组肢体的运动和感觉能力下降，但是这些影响是相当有限的，一般局限于神经末梢部分（Basford 等，1993）。

一项双盲随机研究评估了低能量激光照射（low-level laser irradiation，LLLI）对完全横断后直接缝合的大鼠坐骨神经具有再生的治疗效果。这个实验中，24 只大鼠有 13 只接受 LLLI 治疗，在脊髓和坐骨神经损伤的相应部位进行 780 nm 激光波长经皮照射 30 分钟，连续 21 天。阳性体感诱发反应率分别为：照射组大鼠 69.2%，非照射组大鼠 18.2%。免疫组化结果显示，相比对照组，治疗组的轴突总数量明显增加，同时反应再生过程质量的大直径轴突数量也增加。研究表明，吻合术后应用 LLLI 能增强周围神经的再生过程（Shamir 等，2001）。

众所周知，生长因子参与了神经再生过程中的各种反应。一项研究调查了在 5 J/cm²、20 J/cm² 的有效能量密度下，二极管（Ga-Al-As）激光照射对嗜铬细胞瘤 PC12 细胞中生长因子诱导的分化和增殖的影响，发现其与 p38 途径的激活有关。20 J/cm² 的激光照射使 PC12 细胞数量显著减少，而 5 J/cm² 组与对照组无显著差异。免疫印迹实验显示神经丝和 β-微管蛋白显著表达，这表明与对照组相比，神经突分化在 48 小时的照射组中更明显。照射也增强了磷酸化的 p38 表达，激光照射后 p38 抑制剂可增加细胞数量减少的速率。同时，即使 p38 途径被阻断，神经突分化也可因激光照射而上调。这些结果表明，激光照射上调 PC12 细胞中神经突分化与 p38 和另一种途径相关（Saito 等，2011）。

有人通过评价生长相关蛋白-43（growth-associated protein-43，GAP-43）的免疫反应性（immunoreactivities，IR）上调来判断神经再生效应。实验动物的坐骨神经均接受标准化的挤压损伤，模拟伴随部分轴突断裂的临床情况。神经损伤后立即接受连续 4 天的 LLLT 治疗，并对动物的步行状态用坐骨神经功能指数（sciatic functional index，SFI）评价。结果发现：SFI 水平在激光治疗 3~4 周后升高，而在手术 5 周后激光治疗和未处理的大鼠的 SFI 都恢复到正常水平。在免疫细胞化学研究中，虽然 GAP-43 IR 在未处理的对照组和接受 LLLT 的治疗组中都有增加，但 GAP-43 阳性神经纤维的数量在 LLLT 组中比对照组增加更多。损伤后第 3 周 GAP-43 阳性神经纤维达到峰值，然后下降，同时在第 5 周末对照组和 LLLT 组的 GAP-43 阳性神经纤维的数量没有差异。这是在 GAP-43 抗体的免疫细胞化学研究中第一次发现 LLLT 对骨神经损伤恢复的早期阶段有效果（Shin 等，2003）。

先前的研究已经表明，LLLT 可以调节多种类型的细胞的增殖和某些生长因子的释放。一项研究证明体外激光照射能影响人体施万细胞（Schwann cell，SC）的增殖和神经营养因子的基因表达。此研究 SC 来源于器官捐献者的腓肠神经，治疗参数是：810 nm 二极管激光，功率为 50 mW，连续治疗 3 天（能量密度 1 J/cm²、4 J/cm²）。分别在照射后的第 1 天、第 4 天和第 7 天使用 MTT 测定 SC 的增殖情况。治疗后 5 天和 20 天采用实时聚合酶链式反应（polymerase chain reaction，PCR）分析，评估神经再生涉及的关键基因表达水平，包括神经生长因子（nerve growth factor，NGF）、脑源性神经营养因子（brain-derived neurotrophic factor，BDNF）以及胶质衍生的神经因子（glial-derived neutrophic factor，GDNF）。研究结果显示，激光治疗组 1 天后的细胞增殖率相比对照组的增殖率显著下降。然而在第 7 天，两激光治疗组与对照组比较其增值率均显著上升，而两激光治疗组之间没有显著差异。SC 在激光治疗 20 天后 NGF 表达明显增加，两个激光治疗组与对照组的 BDNF 和 GDNF 表达差异不显著。这些体内研究表明，LLLT 能刺激人 SC 增殖和神经生长因子基因表达（Yazdani 等，2012）。

临床医生一直致力于促进神经再生、靶器官神经再支配和周围神经损伤后功能恢复的方法研究。外科医生使用不同的引导方式或神经导管以增加神经再生的速度。有研究使用激光照射表面覆盖有可生物降解导管的神经损伤，这种导管是一种含有京尼平交联明胶的复合材料，与 β-磷酸三钙（TCP）陶瓷颗粒结合，起到神经传导的作用。治疗参数为：多簇激光器，发射光 660 nm，照射面积 314 cm²，能量密度 3.84 J/cm²，每天 5 分钟，持续照射 21 天。在治疗 4 周和 6 周后，激光组大鼠在形态学、免疫组织化学和功能上发生改变。这一研究结果支持激光治疗能促进神经形态和功能修复的假设（Shen，Yang 和 Liu，2011）。

自体移植是目前神经修复治疗的金标准。在设置了大鼠坐骨神经无细胞同种异体移植、自体移植、激光和正常对照组的研究中，研究者发现激光组中再生神经的有髓纤维数量与同种异体移植组相比增加，但低于自体移植组的增加水平，且三组间轴突直径的差异不显著。虽然自体移植组再生神经的髓鞘厚度大于激光组和异体移植组，但差异不显著。电子显微镜检查发现，激光治疗组和异体移植组的髓鞘变性最小、厚度均匀。这些结果表明，Ga-Al-As 激光治疗的效果类似于自体移植，但激光治疗会引起轴突髓化（Zhang 等，2010）。

LLLT 的应用位置非常重要，一般直接作用于病变部位，而不采用侵入（经皮）治疗。在某些情况下，与病变部位保持一定的距离可能有所帮助。Rochkind 等人（2001）发现，通过对相应节段的脊髓根神经照射，他们能够获得电生理治疗的类似效果。

55.3　LLLT 治疗中枢神经系统损伤（脊髓损伤）

在严重受伤外周神经系统（peripheral nervous systems，PNS）和中枢神经系统（central nervous systems，CNSS）中，Rochkind 小组率先开展了 LLLT 的研究应用。Rochkind 提出的照射方法，在过去几年已获得多次修正。LLLT 在特定波长和能量密度时能维持大鼠严重损伤的外周神经的电生理活性，也能防止损伤位点的瘢痕形成以及防止脊髓损伤的相应运动神经元发生退行性改变，从而加速受损神经再生。激光照射应用于狗的脊髓（严重脊髓损伤并移植周围神经到受伤部位）后，能减少胶质瘢痕的形成，诱导病变组织轴突出芽以及恢复运动功能。使用激光照射哺乳动物移植后的 CNS，结果表明激光疗法能防止移植神经和受体的脑或脊髓之间形成广泛的胶质瘢痕（中枢神经系统再生的限制因素），同时也能观察到移植神经生成丰富的毛细血管，这对人的存活至关重要。术中对病因为脊髓脊膜膨出、脂肪性脊髓膜膨出、终丝增厚或纤维瘢痕的脊髓栓系综合征病人进行激光照射能提高脊髓的功能活动。在先前的实验中，我们发现对神经组织直接激光治疗能促进严重损伤的外周神经电生理学活性的恢复，防止脊髓神经元发生退行性变化，并诱导星形胶质细胞和少突胶质细胞的增殖。这表明激光治疗能促进神经元的代谢并提高髓鞘的合成能力。脊髓栓系综合征可导致神经元细胞膜发生机械性损伤，并导致其代谢紊乱。Rochkind 团队认为使用 LLLT 可改善神经元代谢，防止神经元变性，促进改善脊髓功能和修复（Rochkind 和 Ouaknine，1992）。LLLT 的可能机制目前正在研究中，Rochkind 发现，在细胞培养模型中使用低剂量照射时，单线态氧的能量是从细胞中的卟啉转移的（并不是常认为的细胞色素）。低浓度单线态氧可以调节细胞的生化过程和触发细胞加速分裂。另一方面，高浓度单线态氧会损害细胞（Lavi 等，2003；Lubart 等，2005；Rochkind 等，1988）。

伯恩斯等人（2005）证实 810 nm 激光（15 mW，1.589 J/cm²）可以调节脊髓的免疫应答，以及提高成年大鼠轴突再生和脊髓半切综合征的功能恢复。通过运动指令测试来评估神经功能，如步行、时间跨越阶梯、基地支撑以及步幅长度和转向角度，研究结果表明，相比对照组，光生物调节组（photobiomodulation，PBM）的功能有显著改善。脊髓损伤后的 48 小时、14 天和 16 天，通过测量病变部位不同类型的细胞侵袭/活性量化免疫反应，10 周后，仅光治疗组有双重免疫标记细胞，这些结果可以代表在最初的损伤过程中轴突被横断，并且光治疗组已经再生到椎体 L3 水平。治疗后 6 小时，iNOS、转化生长因子 β（TGFβ）、白介素 - 1β（IL-1β）、肿瘤坏死因子 α（TNFα）、IL-6 和 GM-CSF、趋化因子（MIP1α 和 MCP-1）的表达均检查到表达量变化，其中 PBM 显著抑制伤后 IL-6 的表达，MCP-1 水平降低 171 倍，而对照组的相同趋化因子增加 66%，同时 PBM 组的 iNOS 转录水平下降 5 倍。有趣的是，在损伤后 3 小时或更早，IL-1β、TNFα 和 MIP1α 表达差异最大，而 PBM 治疗不会改变三者的表达。另一个发现是，PBM 能显著改变 SCI 后具有重要作用的多种细胞类型的侵袭，脊髓损伤后，免疫标记的巨噬细胞/活化的小胶质细胞、T 淋巴细胞和星形胶质细胞都出现显著下降，这些细胞类型都参与了脊髓损伤后的二次损伤。

其他研究团队也介绍了光疗法作为一种治疗中枢和周围神经组织的病变的方法。SCI 是一种严重的中枢神经系统创伤，目前没有有效的康复疗法。已有课题组研究光疗法对不同类型的创伤所导致的 SCI 的有效性。这项研究用到了两种 SCI 模型：挫伤模型和背部半切模型。两种模型在损伤后的病变部位立即使用经皮红外光（810 nm）照射，连续 14 天。治疗参数为：激光二极管，输出功率 150 mW，在覆盖病变部位皮肤的表面能量密度为 1589 J/cm^2（单光束面积为 0.3 cm^2，照射时间为 2997 秒）。用细铅字标记皮质脊髓轴突，并从病变部位远侧计数和测量。使用足迹测试来评价背部半切模型的功能恢复情况，开放式现场测试用来评估挫伤模型的恢复情况。大鼠创伤后 3 周安乐死。LLLT 后大鼠轴突再生的平均长度在半切模型 [(6.89±0.96)mm] 和挫伤模型 [(7.04±0.76)mm] 中均显著长于未经处理的对照组 [(3.66±0.26)mm，半切模型；(2.89±0.84)mm，挫伤模型]。两种模型中，LLLT 组的总轴突数均明显高于未处理组。与对照组相比，挫伤模型经 LLLT 治疗后的功能恢复具有显著的统计学意义。这些结果表明，应用无创光疗法能促进由不同类型创伤引起的急性 SCI 的轴突再生和功能恢复，有望用于人类 SCI 治疗（Wu 等，2009）。

55.4　临床结果

已有许多光疗法对人类神经再生的影响的研究。因为神经修复过程太长，与常规的临床和手术治疗方案相比太难收集数据，因此此类研究需要大量的时间和金钱投资才能获得必要的数据。

图 55.2 展示了一例临床效果良好的 LLLT 治疗面神经功能障碍的病例（颞基区原浆性星形细胞瘤术后）。激光治疗参数如下：波长 830 nm，能量密度 120 J/cm^2，功率密度 120 mW/cm^2，每周 5 次。运动功能明显恢复，病人对治疗效果非常满意。

已知的是，重要神经干的损伤经常导致感觉和运动功能丧失。长期严重的不完全外周神经损伤的自然恢复往往是不尽如人意的。

有一项试点研究，对低能量激光照射（780 nm）治疗不完全外周神经和臂丛神经损伤病人 6 个月至数年的疗效进行了前瞻性分析。在 18 例病人中进行随机双盲安慰剂对照试验（LLLT 波长 780 nm，功率 250 mW），激光或安慰剂治疗连续 21 天，每天 1 次，损伤的周围神经照射时间为 3 小时（能量密度，450 J/mm^2），脊髓的对应段照射 2 小时（能量密度，300 J/mm^2）。在治疗前（基线）、治疗后 1 天以及治疗后的 3、6 个月进行临床和电生理评估。激光放射和安慰剂组的基线临床条件类似。6 个月的随访研究发现，相比基线，激光照射组的运动功能改善具有显著的统计学意义，感觉功能变化则无统计学意义。电生理分析表明肌肉活动改善同样具有显著的统计学意义。这个试验性研究表明，对于长期周围神经损伤，非侵入性 780 nm 的激光光疗可逐步改善神经功能，并可能促进功能恢复（Anders，Geuna 和 Rochkind，2004）。

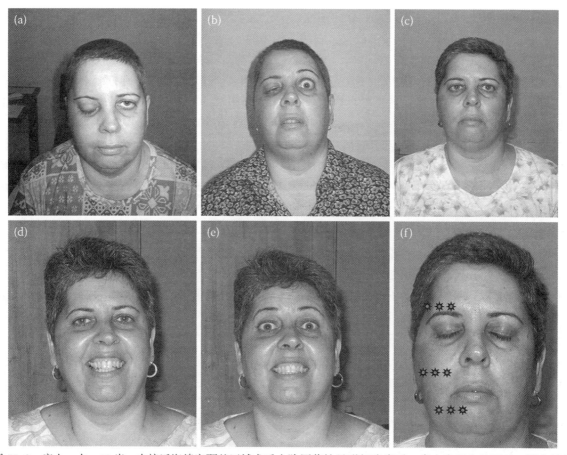

图 55.2　病人，女，43 岁，在接近海绵窦颞基区域术后去除原浆性星形细胞瘤后。病人出现上睑下垂、眶中轴线偏离内收、感觉减退和面肌麻痹。（a）初始的状况（第一天）；（b）开始激光治疗 11 天；（c）治疗 55 天；（d，e）治疗 4 个月后；（f）治疗病人的照射点，面神经的每个分支各 3 个点（图片由路易斯·费雷拉·蒙泰罗教授提供）。

55.5　激光剂量

在各种综述文章中，LLLT 的剂量范围非常广。应用于动物时，所需的光剂量取决于实验动物模型、动物种类以及试验目的等。应用于人类脊髓的剂量依据是：经皮照射脊髓相应节段的位置、瞄准神经根基部和双侧激光照射。一般来说，人类脊髓剂量为每天每侧照射 60 分钟（150 J/mm²），共计每天 120 分钟（300 J/mm²）（Rochkind，Geuna 和 Shainberg，2009；Wu 等，2009）。

在周围神经区域，采用经皮无创激光照射，照射位点为损伤神经的投影点，分为 3 个部分：近端、远端和损伤区域。每个区域照射每天 60 分钟（150 J/mm²），共计每天 180 分钟（450 J/mm²）（Anders，Geuna 和 Rochkind，2004；Rochkind，Geuna 和 Shainberg，2009）。

激光或发光二极管的光斑大小选择非常多，但正如我们所知，神经非常小，而且分散在不同的区域，所以波长应该根据实际需要做出选择，对于人类来说，良好的穿透性是很重要的。因此，研究者常常选择红外谱波长光（780～830 nm），因为它们可以穿透约 4 cm 的皮肤（GIGO-Benato，Geuna 和 Rochkind，2005）。

55.6　小　结

LLLT 及其可能的临床应用仍然有很多需要探究之处，包括外周神经和脊髓的疾病和损伤。根据现有的数据，病人能够从这种不昂贵的替代治疗中获益，其临床应用正在慢慢增加。激光治疗修复神经和脊髓的基本机制仍然不完全清楚。但这种临床应用已经展开，有些研究也已经公布（Rochkind，2009）。

目前来说，研究者已经提出了一些关于光刺激损伤神经修复的可能机制：刺激 SC 细胞来增强神经管的形成，活化神经营养因子来加速轴浆和新血管的增量的形成以提供足够的营养物质。

我们发现光疗修复神经系统的机制涉及若干神经营养生长因子（如 BDNF 和 GDNF），以及支持神经突增生的细胞外基质蛋白（Byrnes 等，2005b）。LLLT 联合药物、生长因子、移植和自体移植是治疗神经和脊髓的疾病和创伤性病变的很好选择。

世界各地的研究人员正在研究光对神经修复的效应，以及组织修复、炎症和疼痛控制的调节机制。所有这些结果表明，LLLT 治疗是安全、没有任何副作用的。这种疗法可以成为治疗末梢神经疾病和损伤的一种很好的选择。不同研究者的数据都支持了此领域诸多基础理论，这为这种创新疗法在临床上获得认可以及未来成为标准疗法铺垫了道路（Moges 等，2011）。

作者：

Nivaldo A. Parizotto

Federal University of Sao Carlos

参考文献

［1］ Anders, J. J., R. C. Borke, S. K. Woolery, and W. P. Van de Merwe. 1993. Low power laser irradiation alters the rate of regeneration of the rat facial nerve. Lasers Surg Med 13: 72 - 82.

［2］ Anders, J. J., S. Geuna, and S. Rochkind. 2004. Phototherapy promotes regeneration and functional recovery of injured peripheral nerve. Neurol Res 26: 233 - 239.

［3］ Bagis, S., U. Comelekoglu, B. Coskun et al. 2003. No effect of GA-AS (904 nm) laser irradiation on the intact skin of the injured rat sciatic nerve. Lasers Med Sci 18: 83 - 88.

［4］ Barbosa, R. I., A. M. Marcolino, R. R. de Jesus Guirro et al. 2010. Comparative effects of wavelengths of low-power laser in regeneration of sciatic nerve in rats following crushing lesion. Lasers Med Sci 25: 423 - 430.

［5］ Basford, J. R., H. O. Hallman, J. Y. Matsumoto et al. 1993. Effects of 830 nm continuous wave laser diode irradiation on median nerve function in normal subjects. Lasers Surg Med 13: 597 - 604.

［6］ Belchior, A. C., F. A. dos Reis, R. A. Nicolau et al. 2009. Influence of laser (660 nm) on functional recovery of the sciatic nerve in rats following crushing lesion. Lasers Med Sci 24: 893 - 899.

［7］ Byrnes, K. R., R. W. Waynant, I. K. Ilev et al. 2005a. Light promotes regeneration and functional recovery and alters the immune response after spinal cord injury. Lasers Surg Med 36: 171 - 185.

［8］ Byrnes, K. R., X. Wu, R. W. Waynant, I. K. Ilev, and J. J. Anders. 2005b. Low power laser irradiation alters gene expression of olfactory ensheathing cells in vitro. Lasers Surg Med 37: 161 - 171.

［9］ Chen, Y. S., S. F. Hsu, C. W. Chiu et al. 2005. Effect of low-power pulsed laser on peripheral nerve regeneration in rats. Microsurgery 25: 83 - 89.

［10］ Curtis, N. J., E. Owen, D. M. Walker, and H. Zoellner. 2011. Comparison of microsuture, interpositional nerve graft, and laser solder weld repair of the rat inferior alveolar nerve. J Oral Maxillofac Surg 69: e246 - e255.

［11］ Gigo-Benato, D., S. Geuna, A. de Castro Rodrigues et al. 2004. Low-power laser biostimulation enhances nerve repair after end-to-side neurorrhaphy: A double-blind randomized study in the rat median nerve model. Lasers Med Sci 19: 57 - 65.

［12］ Gigo-Benato, D., S. Geuna, and S. Rochkind. 2005. Phototherapy for enhancing peripheral nerve repair: A review of the literature. Muscle Nerve 31: 694 - 701.

［13］ Gigo-Benato, D., T. L. Russo, E. H. Tanaka et al. 2010. Effects of 660 and 780 nm low-level laser therapy on neuromuscular recovery after crush injury in rat sciatic nerve. Lasers Surg Med 42: 673 - 682.

[14] Hashmi, J. T., Y. Y. Huang, S. K. Sharma et al. 2010. Effect of pulsing in low-level light therapy. Lasers Surg Med 42: 450 - 466.

[15] Lavi, R., A. Shainberg, H. Friedmann et al. 2003. Low energy visible light induces reactive oxygen species generation and stimulates an increase of intracellular calcium concentration in cardiac cells. J Biol Chem 278: 40917 - 40922.

[16] Lubart, R., M. Eichler, R. Lavi, H. Friedman, and A. Shainberg. 2005. Low-energy laser irradiation promotes cellular redox activity. Photomed Laser Surg 23: 3 - 9.

[17] Medalha, C. C., G. C. Di Gangi, C. B. Barbosa et al. 2012. Low-level laser therapy improves repair following complete resection of the sciatic nerve in rats. Lasers Med Sci 27: 629 - 635.

[18] Moges, H., X. Wu, J. McCoy et al. 2011. Effect of 810 nm light on nerve regeneration after autograft repair of severely injured rat median nerve. Lasers Surg Med 43: 901 - 906.

[19] Nectoux, E., C. Taleb, and P. Liverneaux. 2009. Nerve repair in telemicrosurgery: An experimental study. J Reconstr Microsurg 25: 261 - 265.

[20] Rochkind, S. 2009. Phototherapy in peripheral nerve regeneration: From basic science to clinical study. Neurosurg Focus 26: E8.

[21] Rochkind, S., L. Barr-Nea, A. Bartal et al. 1988. New methods of treatment of severely injured sciatic nerve and spinal cord. An experimental study. Acta Neurochir Suppl (Wien) 43: 91 - 93.

[22] Rochkind, S., L. Barr-Nea, N. Razon, A. Bartal, and M. Schwartz. 1987a. Stimulatory effect of He-Ne low dose laser on injured sciatic nerves of rats. Neurosurgery 20: 843 - 847.

[23] Rochkind, S., S. Geuna, and A. Shainberg. 2009. Chapter 25: Phototherapy in peripheral nerve injury: Effects on muscle preservation and nerve regeneration. Int Rev Neurobiol 87: 445 - 464.

[24] Rochkind, S., L. Leider-Trejo, M. Nissan et al. 2007. Efficacy of 780 nm laser phototherapy on peripheral nerve regeneration after neurotube reconstruction procedure (double-blind randomized study). Photomed Laser Surg 25: 137 - 143.

[25] Rochkind, S., M. Nissan, M. Alon, M. Shamir, and K. Salame. 2001. Effects of laser irradiation on the spinal cord for the regeneration of crushed peripheral nerve in rats. Lasers Surg Med 28: 216 - 219.

[26] Rochkind, S., M. Nissan, L. Barr-Nea et al. 1987b. Response of peripheral nerve to He-Ne laser: Experimental studies. Lasers Surg Med 7: 441 - 443.

[27] Rochkind, S., and G. E. Ouaknine. 1992. New trend in neurosci-ence: Low-power laser effect on peripheral and central nervous system (basic science, preclinical and clinical studies). Neurol Res 14: 2 - 11.

[28] Rochkind, S., M. Rousso, M. Nissan et al. 1989. Systemic effects of low-power laser irradiation on the peripheral and central nervous system, cutaneous wounds, and burns. Lasers Surg Med 9: 174 - 182.

[29] Rosner M., M. Caplan, S. Cohen et al. 1993. Dose and temporal parameters in delaying injured optic nerve degeneration by low-energy laser irradiation. Lasers Med Sci 13: 611.

[30] Saito, K., S. Hashimoto, H. S. Jung, M. Shimono, and K. Nakagawa. 2011. Effect of diode laser on proliferation and differentiation of PC12 cells. Bull Tokyo Dent Coll 52: 95 - 102.

[31] Santos, A. P., C. A. Suaid, M. Xavier, and F. Yamane. 2012. Functional and morphometric differences between the early and delayed use of phototherapy in crushed median nerves of rats. Lasers Med Sci 27: 479 - 486.

[32] Serafim, K. G., P. Ramos Sde, F. M. de Lima et al. 2012. Effects of 940 nm light-emitting diode (led) on sciatic nerve regeneration in rats. Lasers Med Sci 27: 113 - 119.

[33] Shamir, M. H., S. Rochkind, J. Sandbank, and M. Alon. 2001. Double-blind randomized study evaluating regeneration of the rat transected sciatic nerve after suturing and postoperative low-power laser treatment. J Reconstr Microsurg 17: 133 - 137; discussion 138.

[34] Shen, C. C., Y. C. Yang, and B. S. Liu. 2011. Large-area irradiated low-level laser effect in a biodegradable nerve guide conduit on neural regeneration of peripheral nerve injury in rats. Injury 42: 803 - 813.

[35] Shin, D. H., E. Lee, J. K. Hyun et al. 2003. Growth-associated protein-43 is elevated in the injured rat sciatic nerve after low power laser irradiation. Neurosci Lett 344: 71 - 74.

[36] Wu, X., A. E. Dmitriev, M. J. Cardoso et al. 2009. 810 nm wavelength light: An effective therapy for transected

or contused rat spinal cord. Lasers Surg Med 41: 36 - 41.

[37] Yazdani, S. O., A. F. Golestaneh, A. Shafiee et al. 2012. Effects of low level laser therapy on proliferation and neurotrophic factor gene expression of human Schwann cells in vitro. J Photochem Photobiol B 107: 9 - 13.

[38] Zhang, L. X., X. J. Tong, X. H. Yuan, X. H. Sun, and H. Jia. 2010. Effects of 660 nm gallium-aluminum-arsenide low-energy laser on nerve regeneration after acellular nerve allograft in rats. Synapse 64: 152 - 160.

56　低能量激光疗法在口腔医学的应用

56.1　引　言

　　口腔科是包含研究、诊断、预防和治疗口腔、颌面部及邻近相关结构组织的疾病、紊乱及其对机体全身影响的医学学科。肌肉、神经、结缔组织（血管和骨骼）和上皮组织组成固有口腔，许多治疗措施需要同时涉及上述不同的组织。炎症反应可因各种口腔科治疗手段刺激牙髓引起如龋损、备洞、修复术、牙漂白、正畸及咀嚼功能紊乱治疗等。不仅如此，拔牙、种植、移植术等不同类型的外科手术引起的炎症通常还需要相当长的时间才能愈合。

　　低能量激光疗法（LLLT）是一类已知可以调节炎症反应、止痛、促进创面愈合的治疗方式（见第50～第52章）（Bjordal 等，2006；Chow，David 和 Armati，2007；Demidova-Rice 等，2007）。同时，当结合光敏剂时，LLLT 可以作为光动力疗法（PDT）发挥其抗微生物作用（Rajesh 等，2011）（见第34章）。

　　LLLT 可以直接治疗或辅助治疗的形式应用于一些口腔科相关疾病（表56.1）。在所有口腔科治疗中，LLLT 具有舒适、止痛、促进创面愈合和口腔组织再生、无副作用的优点（表56.1）。而且，当牙医使用 LLLT 辅助传统治疗来增强病人创口愈合能力时，可以获得更好的临床治疗效果和更高的治疗成功率。应用 LLLT，能够提供更佳的临床效果、更高的病人接受度和从业人员的专业认可度。

表56.1   LLLT 在口腔科的主要适应证和预期效果

口腔科分支	LLLT 在口腔科的适应证	预期 LLLT 效应
牙体牙髓病学	根管治疗后疼痛（Tunér 和 Hode，2004） 牙髓炎症和诊断（Mohammadi，2009）	缓解疼痛，骨刺激，调节炎症反应。
口腔病理学	黏膜炎（Gautam 等，2012；Carvalho 等，2011b） 阿弗他溃疡（De Souza 等，2010） 疱疹（Carvalho 等，2010；Muñoz-Sanchez 等，2012） 扁平苔藓（Jajarm，Falaki 和 Mahdavi，2011） 灼口综合征（Carvalho 等，2011a） 口干症（Lončar 等，2011） 麻痹（Meneguzzo 等，2010） 神经痛（Hsieh 等，2012）	加速组织愈合，调节炎症反应，缓解疼痛，生物刺激唾液腺，神经再生。
口腔外科学	组织愈合（Ozcelik 等，2008） 术后治疗： • 软组织手术（Almeida 等，2009） • 拔牙术（Aras 和 Güngörmüş，2010；Marković 等，2006；Ribeiro 等，2011） • 种植术（Campanha 等，2010；Khadra，2005；Lopes 等，2005；Maluf 等，2010） • 移植术（da Silva 和 Camilli，2006；Torres 等，2008）	

续表

口腔科分支	LLLT 在口腔科的适应证	预期 LLLT 效应
	麻痹（Rochkind 等，2007；Khullar 等，1996） 牙关紧闭（Aras 和 Güngörmüş，2010） 齿槽炎（Tunér 和 Hode，2010） 双磷酸盐相关颌骨坏死（Scoletta 等，2010）	促进创伤愈合，控制疼痛和水肿，优化种植骨结合，增强局部微循环，骨刺激，改善开口度，神经再生，肌肉松弛。
口腔正畸学	加速牙移动（Sousa 等，2011；Doshi-Mehta 和 Bhad-Patil，2012） 减少牙痛（Xiaoting，Yin 和 Yangxi，2010）	骨改建，调节炎症反应，缓解疼痛。
小儿口腔科	原发性疱疹性龈口炎（Navarro 等，2007） 儿童口腔黏膜炎（Cauwels 和 Martens，2011） 外伤（软硬组织）（Olivi，Genovese 和 Caprioglio，2009）	加速组织愈合，缓解疼痛，调节炎症反应。
牙周病学	牙龈移植（Almeida 等，2009） 牙龈炎症（Pesevska 等，2012）	调节炎症反应，缓解疼痛，组织愈合。
口腔修复学	TMJD 和肌肉痛（颞下颌关节紊乱症）（Aras 和 Güngörmüş，2010；Mazzetto 等，2010；Salmos-Brito 等，2013） 肌痛（Venezian 等，2010）	缓解疼痛，调节炎症反应，肌肉松弛。
保存口腔科	牙本质过敏症（Yilmaz 等，2011） 麻醉（Tunér 和 Hode，2010）	调节炎症反应，缓解疼痛，第三期牙本质形成。

56.2 口腔医学 LLLT 的临床治疗方案

临床经验表明，实现最佳 LLLT 治疗效果的一些关键参数存在个体差异性。各类文献中，针对同一病损存在大量不同的治疗方案，这引发了业内外研究者法的怀疑和争议。根据随机临床试验来确定 LLLT 治疗方案非常具有挑战性，这主要是由于获得大量具有相似病损的病人样本较困难且给每个病人选择一个同样有效的治疗方案也很困难。与所有其他的健康治疗方式一样，个体的剂量最佳化是获得最佳治疗效果的基础。因此，确立个体化的治疗方案是目前临床医生最大的挑战。

光吸收因病人皮肤的光表型（基于个体对光照敏感度的分类）、免疫系统状态、新陈代谢、全身系统状态、有无内源性生色团、病损的深度与颜色以及疾病进程的阶段差异而不同。并且，不同参数的激光器（功率、波长、焦点面积、能量）、治疗方案（每周 LLLT 治疗次数）和照射模式（精确或扫描模式、相对组织距离）都将影响 LLLT 治疗结果。LLLT 的治疗效果直接与治疗方案的正确选择相关。下述的 10 个步骤将有利于专业人员确定个体化的 LLLT 临床治疗方案来获得更好的临床效果。

第一步，做出正确的诊断。第一步对治疗方案的选择非常重要，往往需要其他卫生专业人员进行报告或检查。在神经损伤的情况下（如神经源性），诊断必须排除照射相关区域肿瘤或其他的病损的存在。

第二步，病损特征描述。这一步包括描述病损的时期、大小、位置、病损及其周围组织累积的范围、局部微循环、有无急性炎症（疼痛、肿胀、温度升高、发红、功能丧失）或慢性炎症（病损时长）、照射区域的可操作性、病因和已用传统治疗技术及其效果和其他特点。

第三步，病人特征描述。包括描述光表型、全身系统情况、免疫系统反应、新陈代谢、年龄、体重、用药史、一般情绪状态和对治疗的依从性（频率、需要家庭护理的次数）。

第四步，明确 LLLT 主要预期疗效。基于对 LLLT 的三大主要临床效应的认识——调节炎症反应、止痛和加速创伤愈合，临床医生需要确定最重要的预期效果从而决定相应最佳能量模式。例如，在阿弗他溃疡的治疗过程中，尽管促进创面愈合是必需的，但首要的是减轻疼痛。在表 56.2 总结了基于

LLLT 预期效果和目标组织深度建议的能量治疗窗。

表 56.2　能量治疗窗：依据临床治疗预期的 LLLT 效应和目标组织深度确定每个位点最小和最大能量

组织类型	愈合作用	调节炎症过程	止痛效应
浅表组织（皮肤和口腔黏膜）	0.2～1 J/位点	1～3 J/位点	＞3 J/位点
中层组织（肌肉、腺体、淋巴结）	1～2 J/位点	2～4 J/位点	＞4 J/位点
深部组织（骨、神经）	2～3 J/位点	3～5 J/位点	＞5 J/位点

　　第五步，选择 LLLT 治疗方案。在选择 LLLT 治疗方案时需要考虑病人（第三步）和病损（第二步）特点及激光器的波长和能量的基本参数。一般说来，红色波长激光适于浅表组织而红外激光应用于深处组织（Chung 等，2011）。在口腔科，波长为 660～830 nm 的二极管激光器是 LLLT 最常应用的激光设备。依据表 56.3 中的数据，已发表或建议的能量治疗方案可作为参考，必要时进行调整或校正。

表 56.3　　　　　　　　　　　　　　　治疗方案发展的相关临床特点

依据观察的临床特点，有必要进行上调（↑）或下降（⇓）能量。有时也建议进行扫描照射（S）	
急性炎症	⇓
慢性炎症	⇑
前驱症状（感染期）	⇑
大病损	⇑
小病损	⇓
浅表组织	⇓
深部组织	⇑
敏感性靶组织	⇓/S
局部出血	⇑
局部疼痛	⇑
局部水肿	⇑
局部麻痹	⇑
局部过敏	⇓
不能正对照射的靶组织	⇑
由于目标组织局部敏感、剧痛或不易进入而无法接触照射的靶组织	⇑/S
病人皮肤光表型 Ⅰ～Ⅱ	⇑
病人皮肤光表型＞Ⅲ	⇓
全身受累严重	⇓
免疫缺陷病人	⇓
新陈代谢快（婴儿）	⇓
新陈代谢慢（老年或系统性缺陷病人）	⇓
照射部位有明显的脂肪组织	⇑
系统性用药引起的局部病变（如药物性口干症）	⇑
情绪衰弱病人	⇑
限制次数的 LLLT 治疗	⇑

第六步，确定照射位点的数目和相应距离。照射位点数目取决于病损的面积。一般说来，建议每一照射位点至少需要包括 1 cm²。此后，可以依据之前确定的预期效应（愈合或予以生物刺激、止痛或调节炎症）增加或减少照射位点的数目，如图 56.1 所示。

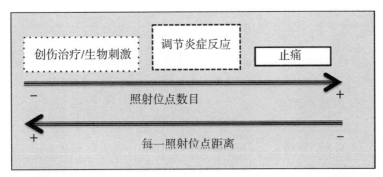

图 56.1　照射位点的数目和每一照射位点的距离可以影响 LLLT 效应（治疗/生物刺激、止痛或调节炎症）

第七步，评估 LLLT 治疗的有效性。一些方法可以用来评估病人的临床治疗效果，如视觉模拟评分法 VAS 疼痛量表、病人每天报告、图片和/或视频、症状和体征的详细描述及病损的评估、触诊、受累区域、开口度和其他一些依据病损的评估形式。

第八步，确定 LLLT 治疗的频率次数和照射模式。LLLT 的频率取决于组织细胞的细胞代谢。一般建议表浅软组织每 24 小时、肌肉和血管每 24 小时或 48 小时、骨组织每 48 小时或 72 小时、神经组织每 72 小时或每周照射一次。照射模式可分为定时式（高功率密度）或扫描式（低功率密度），照射时尽可能垂直于目标组织（避免能量丢失），照射距离可分为接触模式（高能量）或远离模式（低能量）。

第九步，进行激光照射。在激光照射前应确认照射剂量，应尽可能选择定时和接触模式，照射时应准备好一次性保护屏障和护目镜。

第十步，监控病人临床效果。记录收集病人对 LLLT 反应的所有信息并比较每一次治疗反应以便观察和确定治疗方案是否有效。每 3 次治疗后依据所选方法进行临床评估并做一次跟踪随访。在治疗效果进展较缓慢或效果不明显时，需依据表 56.3 进行 LLLT 治疗方案调整。

56.3　主要临床适应证与治疗方案

在这一节讨论 LLLT 在口腔科的主要临床适应证及相应的基础激光治疗方案。值得注意的是所有的治疗方案可以根据疾病的临床进展而采取个体化调整（见上述十步确定治疗方案）。

56.3.1　创伤修复

已有许多研究证明 LLLT 具有促进不同类型病损修复愈合作用（见表 56.1）。炎症反应的调节与成纤维细胞增殖（Peplow，Chung 和 Baxter，2010）、胶原合成（Almeida-Lopes 等，2001）和生长因子分泌（Toyokawa 等，2003），并且能加速组织修复这一缓慢进展的过程（Angelov 等，2009）。因此，LLLT 可作为软组织修复有效的辅助治疗方案或一些特定情况下的主要治疗方案。

56.3.1.1　口腔黏膜愈合

LLLT 可以促进软、硬组织术后的黏膜愈合（Ozcelik 等，2008），并可辅助作为牙周治疗的非手术方法（Aykol 等，2011；Quadri 等，2005）。建议激光治疗方案为：每天 1 次红激光照射，0.5～1.0 J/位点（图 56.2）。

56.3.1.2　阿弗他溃疡

需要每天应用 LLLT 的止痛治疗方案来处理病人的疼痛（主诉），随后应用生物刺激的方案促进愈合（De Souza 等，2010）。建议激光治疗方案为：红外激光，2.0～3.0 J/位点（止痛）；红激光，0.5～

1.0 J/位点（促进溃疡愈合）（图 56.3 和图 56.4）。

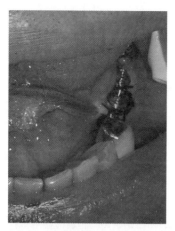
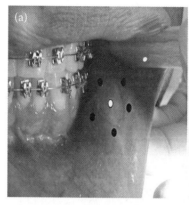
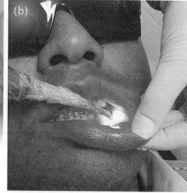

图 56.2　红色二极管激光照射在种植植入术后促进软组织愈合（0.7 J/位点，660 nm）

图 56.3　阿弗他溃疡照射位点（a），红激光以 660 nm，100 mW，1 J/位点照射（b）

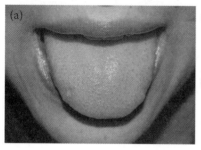
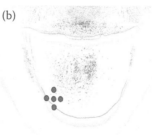
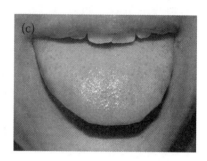

图 56.4　LLLT 治疗阿弗他溃疡一个周期。（a）起始病灶，（b）用 660 nm，3 J/位点的二极管激光照射位点的图解示意图，（c）用 LLLT 治疗 3 天后的临床效果。

56.3.1.3　唇疱疹

这类病毒性疾病是以疼痛性水疱和溃疡性病损为特点，并且常发生在唇和唇周皮肤或口腔黏膜。疱疹的表征有 3 个阶段——前驱症状期、水疱期和结痂期。因此，在每一期建议采取不同的 LLLT 治疗模式。

（1）前驱症状期：病损的初始阶段，在特征性疱疹大量暴发出现以前表现为红疹、瘙痒或烧灼感。LLLT 治疗可刺激局部免疫系统并抑制病毒感染过程。建议激光治疗方案为：红激光或红外激光，4.0～6.0 J/位点，总能量至少为 20 J。

（2）水疱期：出现一个或多个水疱，伴随疼痛和局部肿胀。由于具有加重恶化的风险，在此期应用生物刺激能量模式的 LLLT 仍有争议。因此，LLLT 需应用高能量来减轻疼痛和肿胀、抑制病毒复制并促进创口快速愈合。建议激光治疗方案为：红激光或红外激光，4.0～6.0 J/位点，总能量至少为 20 J。

（3）结痂期：组织修复时期。常常由于病人刷牙或洗脸时打湿伤口而延迟愈合。LLLT 通过加快创伤愈合和促进刺激局部免疫系统从而降低疱疹症状进一步发展的频率和严重程度（Muñoz Sanchez 等，2012）。建议激光治疗方案为：每天照射，红激光 0.5～1.0 J/位点（图 56.5）。

56.3.1.3.1　预防治疗

在许多病例中，疱疹的临床表现常常与病人免疫反应下降相关。LLLT 预防治疗将刺激局部免疫系统（唇和唇周区域），降低症状的严重程度和出现频率（De Carvalho 等，2010）。建议激光治疗方案：红激光或红外激光，在所有唇和唇周区域 2～3 J/位点，每周 1 次，为期 10 个周期。

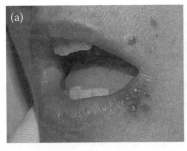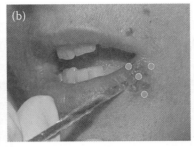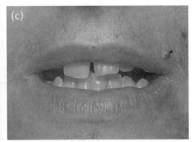

图 56.5　疱疹病损结痂期的治疗。(a) 起始病损，(b) 红色二极管激光照射和照射位点（每一处 0.7 J）示意图，(c) LLLT 治疗一个周期 7 天后的临床结果。

56.3.1.3.2　原发性疱疹性龈口炎

原发性疱疹性龈口炎是儿童期原发性单纯疱疹病毒（HSV）感染最常见的临床表现。口腔、唇和唇周区域的痛性溃疡引起进食困难，需要尽快进行 LLLT 治疗（Navarro 等，2007）。建议激光治疗方案为：每天红激光，2.0～3.0 J/位点或以扫描模式覆盖整个口腔黏膜和唇周区域。

56.3.1.4　口腔黏膜炎

口腔黏膜炎（Oral mucositis，OM）的特征是口腔黏膜的炎症和溃疡，伴随口腔化疗和/或放疗的毒性而引起的剧烈疼痛（具体详见第 49 章）。LLLT 被证明能预防或减轻病损的严重性和疼痛，并促进 OM 愈合（Carvalho 等，2011b；Gautam 等，2012；Schubert 等，2007）。目前，LLLT 是唯一能治疗和预防 OM 的措施。建议预防的激光治疗方案为：每周 1 次红激光照射，2.0～3.0 J/位点，包括全部口腔（在舌、硬腭、软腭、颊侧黏膜和唇的每一区域至少 4 个位点）。建议治疗的激光治疗方案为：每天 1 次红激光，3.0～4.0 J/位点，包含口腔的全部病损。在剧烈疼痛区域，应用红外激光以 4.0～6.0 J/位点方式进行照射。

56.3.1.5　扁平苔藓

扁平苔藓是一种慢性炎症性疾病，其病因不明，累及口腔黏膜可产生剧烈疼痛症状。LLLT 作为替代性治疗措施能够促进黏膜愈合、减轻疼痛。建议激光治疗方案为：红激光（Jajarm，Falaki 和 Mahdavi，2011）或红外激光（Cafaro 等，2010），1.0～2.0 J/位点。

56.3.2　控制疼痛和水肿

56.3.2.1　术后立即控制疼痛和水肿

外科手术后一般会立即激发炎症反应，其严重程度取决于手术类型和病人的全身状况。因此，为了控制最初的炎症反应和预防水肿发生，在术后立即应用 LLLT 非常重要（Tunér 和 Hode，2010）。止痛和控制水肿的方案可应用在一些外科手术中，如种植术、拔牙术（Marković 和 Todorović，2006）、移植术、牙周或正颌手术。因 LLLT 能促进局部微循环，为避免引起额外的出血，建议术后至少等待 15 分钟再行 LLLT。建议激光治疗方案为：在缝合周围用红外激光，2 J/位点；缝合处用红激光，0.5～1 J/位点（图 56.6）。

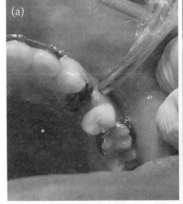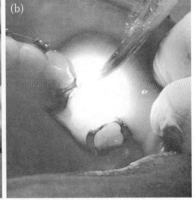

图 56.6　手术后立即进行 LLLT 治疗来控制最初的炎症反应和预防水肿 (a)，LLLT 激光照射（660 nm，100 mW，0.5 J/位点）(b)

56.3.2.2　治疗水肿

LLLT 对局部微循环和淋巴结的抗炎和生物刺激效应能减轻水肿（Aras 和 Güngörmüş，2010；Tunér 和 Hode，2010）。建议激光治疗方案为：照射应用于相应的淋巴结和肿胀区域，红外激光，2.0～3.0 J/位点（图 56.7）。

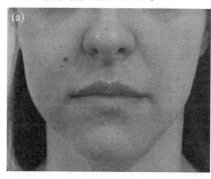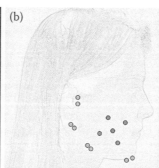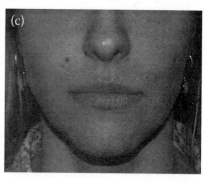

图 56.7　用 LLLT 治疗水肿一个周期。(a) 最初病灶，(b) 用二极管激光（880 nm，2 J/位点）进行照射的结构示意图，(c) 进行 LLLT 治疗 3 天后的临床效果。

56.3.3　骨生物刺激

56.3.3.1　骨修复的一般刺激

不同于软组织愈合，骨组织的修复过程难以通过肉眼观察到。然而，激光照射对骨组织的益处在于对成骨细胞的刺激作用（成骨细胞增殖和骨基质的生成）、增加碱性磷酸酶活性及组织 NO 和钙水平，并具有显著促进血管生成作用（Ihsan，2005；Khadra，2005）。虽然细胞活力增加（骨吸收和形成），但研究者在照射骨区域未观察到结构改变（Khadra，2005；da Silva 和 Camilli，2006）。建议激光治疗方案为：红外激光，2.0～4.0 J/位点。

56.3.3.2　种植体骨整合

LLLT 能协助种植体的骨整合、促进骨和种植体的初始接触、增加成骨细胞在种植体表面的增殖和黏附、增加钙含量，以及促进骨组织血管生成（Campanha 等，2010；Lopes 等，2005；Maluf 等，2010）。在细胞增殖、分泌随后会矿化的基质时的最初 14 天应用 LLLT 具有更显著的效果。建议激光治疗方案为：红外激光，2.0～4.0 J/位点。

56.3.3.3　骨移植术

LLLT 增加局部微循环，对骨组织修复具有正性生物调节作用，早期能促进胶原纤维的沉积并增加排列有序的骨小梁的数量（da Silva 和 Camilli，2006；Torres 等，2008）。建议激光治疗方案：从软组织开始照射（一些位点可以相同），红激光，0.5～1.0 J/位点，为期 2 周，随后根据骨生物刺激灵活调整方案。

56.3.3.4　牙移动（正畸）

越来越多的证据证明 LLLT 能在正畸弓丝应用后加速牙移动并减轻牙疼痛（Tortamano 等，2009；Doshi-Mehta 和 Bhad-Patil，2012；Sousa 等，2011）。建议的激光牙移动治疗方案：在正畸弓丝应用后用红外激光，2.0～3.0 J/位点。建议正畸止痛的激光治疗方案：红外激光，在每一颗牙根尖端 4.0～6.0 J/位点。

56.3.3.5　颌骨双磷酸盐相关骨坏死

双磷酸盐（BPs）广泛应用于治疗骨质疏松、恶性高钙血症、实体肿瘤的骨转移和多发性骨髓瘤等骨疾病。然而，BPs 可能具有严重的副作用，包括一种罕见但疼痛的疾病——双磷酸盐相关颌骨坏死（bisphosphonate-related osteonecrosis of the jaw，BRONJ）。目前为止尚无有效的预防和治疗措施，但建议应用抗生素控制感染并且应避免因不可控性骨丢失而进行手术干预。建议使用 LLLT 来增加局部循环、刺激骨组织修复和缓解 BRONJ 引起的疼痛（Scoletta 等，2010）。建议激光治疗方案为：红激光

1.0～2.0 J/位点（初期骨坏死）；红激光和红外激光 2.0～4.0 J/位点（进展性骨坏死和疼痛）。

56.3.4　神经组织愈合

56.3.4.1　感觉异常

口腔科中感觉异常主要为舌神经、颏神经和下牙槽神经受累。其主要原因为种植、正颌或第三磨牙拔除手术、下颌骨骨折、挤压病变、阻生牙或感染。LLLT 具有促进神经生物刺激和增加局部微循环的潜能，此为神经再生所必需。已有文献明确 LLLT 可随时间变化增加感觉恢复幅度（Khullar 等，1996），并且早期进行激光照射可以获得更好的效果（Rochkind 等，2007）。建议激光治疗方案为：红激光或红外激光，1.0～4.0 J/位点。能量和波长方案需要随着每次复诊做出相应调整以预防神经对刺激的耐受作用（图 56.8）。

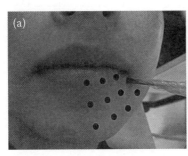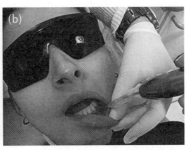

图 56.8　LLLT 照射治疗第三磨牙拔除引起的麻木。（a）激光照射和口外照射点的图解视图，（b）口内激光在颏神经上照射。

56.3.4.2　面神经麻痹

若病人由神经科专家诊断为周围神经麻痹（面神经损伤），LLLT 则可作为其可选的替代治疗方案。它可恢复受累神经组织的功能，使面部肌肉收缩功能和面部外观恢复正常（Meneguzzo 等，2010）。建议激光治疗方案为：红激光或红外激光，1.0～4.0 J/位点。能量和波长治疗方案需要在每次复诊后调整以预防神经对刺激的耐受作用。

56.3.4.3　神经痛

三叉神经痛是三叉神经（第 5 对脑神经）的功能紊乱引起的。引起三叉神经功能紊乱的原因常常不明，并产生阵发性剧痛，可持续数秒至数分钟。神经科专家依据临床进行诊断，并需要排除颌骨、牙、上颌窦疾病或因肿瘤或动脉瘤引起三叉神经挤压。当病人对药物治疗无效或手术治疗后复发时，主要通过 LLLT 作替代性治疗方式缓解疼痛（Hsieh 等，2012）。LLLT 效应的持续时间可能依据病人年龄（年轻病人预后更佳）、受累神经分支的数量、发病持续时间的差异而不同。建议激光治疗方案：红激光或红外激光，4.0～20 J/位点。对光刺激高敏病人常用低能量激光，而严重疼痛发作时选择高能量激光。

56.3.5　一般口腔科适应证

56.3.5.1　牙本质敏感

牙本质敏感是口腔科诊所最常见的病人主诉之一。LLLT 具有强有力抗炎和局部止痛作用，且长期应用具有促进第三期牙本质形成作用。因此，LLLT 适于治疗蛀牙预备或漂白后或损伤引起的牙本质过敏。正确诊断和去除病因对成功治疗牙本质过敏至关重要。与通过封闭牙本质小管治疗牙本质过敏症的产品和方法不同，LLLT 是直接作用于牙髓组织（Yilmaz 等，2011）。建议激光治疗方案为：红外激光，2.0～4.0 J/位点（图 56.9）。

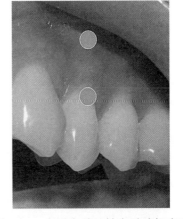

图 56.9　在牙本质过敏症时减轻疼痛的 LLLT 照射位点（牙颈部和根方）

56.3.5.2　颞下颌关节紊乱

颞下颌关节紊乱（temporomandibular joint disorder，TMJD）包括颞下颌关节、咀嚼肌和神经炎症。LLLT 可以调节炎症反应、减轻疼痛、缓解肌肉紧张并促进神经再生，因而适于肌肉痛、关节囊炎和牙关紧闭的治疗（Aras 和 Güngörmüş，2010；Mazzetto 等，2010；Salmos-Brito 等，2013）。LLLT 的优势在于能够辅助 TMJD 的传统治疗方式获得更好的治疗效果。对 TMJD 建议激光治疗方案为：红外激光，TMJ 处 2.5～4.0 J/位点，疼痛明显和牙关紧闭时在肌肉处 4.0～6.0 J/位点（图 56.10）。

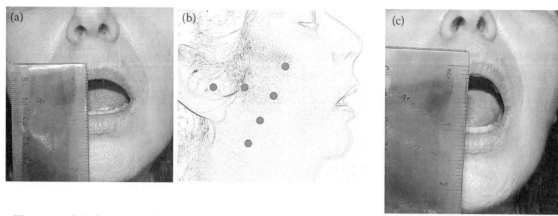

图 56.10　病人由于 TMJD 出现牙关紧闭。（a）初始开口度，（b）图解激光照射位点（IR 激光，100 mW，4 J/位点），（c）最终开口度。

56.3.5.3　干槽症

LLLT 因能控制疼痛、调节炎症和增加微循环，在治疗干槽症时具有止痛和促愈合作用（Tunér 和 Hode，2010）。建议激光治疗方案为：红外激光，4.0～6.0 J/位点（止痛）；红激光（0.5～1.0 J/位点）（黏膜愈合）；红激光，牙槽窝内 1.0～2.0 J（增加微循环）。

56.3.5.4　麻醉

LLLT 能促进局部微循环，因此在麻醉药物注射前，局部应用激光照射可促进局部麻醉药物的吸收。同样，它可以降低针刺疼痛和局麻后的嘴唇麻木感，特别是在儿童口腔科门诊非常有效（Tunér 和 Hode，2010）。建议激光治疗方案为：红激光，2.0～3.0 J/位点来增加微循环；4.0～8.0 J/位点减少注射疼痛。

56.3.5.5　口干症

口干症是老年病人常见的以口腔干燥为主诉的疾病。其发生的主要原因为唾液腺（腮腺，颌下和舌下）的正常唾液分泌减少，常见于药物、头颈部化疗产生副作用的病人以及患有干燥综合征的病人。已证明 LLLT 不仅能刺激唾液腺分泌，还具有促进其再生的作用。建议激光治疗方案为：在唾液腺处的红激光或红外激光，2.0～3.0 J/位点。

作者：

Daiane Thais Meneguzzo

SãoLeopoldo Mandic

LeilaSoares Ferreira

University of São Paulo

参考文献

[1] Almeida, A. L., L. A. Esper, M. C. Sbrana et al. 2009. Utilization of low-intensity laser during healing of free gingival grafts. Photomed Laser Surg 27 (4): 561-564.

[2] Almeida-Lopes, L., J. Rigau, R. A. Zangaro et al. 2001. Comparison of the low level laser therapy effects on cultured human gingival fibroblasts proliferation using different irradiance and same fluence. Lasers Surg Med 29 (2): 179 – 184.

[3] Angelov, N., S. Pesevska, M. Nakova et al. 2009. Periodontal treatment with a low-level diode laser: Clinical findings. Gen Dent 57 (5): 510 – 513.

[4] Aras, M. H., and M. Güngörmş. 2010. Placebo-controlled randomized clinical trial of the effect two different low-level laser therapies (LLLT)—intraoral and extraoral—on trismus and facial swelling following surgical extraction of the lower third molar. Laser Med Sci 25 (5): 641 – 645.

[5] Aykol, G., U. Baser, I. Maden et al. 2011. The effect of low-level laser therapy as an adjunct to non-surgical periodontal treatment. J Periodontol 82 (3): 481 – 488.

[6] Bjordal, J. M., M. I. Johnson, V. Iversen et al. 2006. Low-level laser therapy in acute pain: A systematic review of possible mechanisms of action and clinical effects in randomized placebo-controlled trials. Photomed Laser Surg 24 (2): 158 – 168.

[7] Cafaro, A., G. Albanese, P. G. Arduino et al. 2010. Effect of low-level laser irradiation on unresponsive oral lichen planus: Early preliminary results in 13 patients. Photomed Laser Surg 28 (2): S99 – S103.

[8] Campanha, B. P., C. Gallina, T. Geremia et al. 2010. Low-level laser therapy for implants without initial stability. Photomed Laser Surg 28 (3): 365 – 369.

[9] Carvalho, P. A., G. C. Jaguar, A. C. Pellizzon et al. 2011a. Effect of low-level laser therapy in the treatment of burning mouth syndrome: A case series. Photomed Laser Surg 29 (12): 793 – 796.

[10] Carvalho, P. A., G. C. Jaguar, A. C. Pellizzon et al. 2011b. Evaluation of low-level laser therapy in the prevention and treatment of radiation-induced mucositis: A double-blind randomized study in head and neck cancer patients. Oral Oncol 47 (12): 1176 – 1181.

[11] Cauwels, R. G., and L. C. Martens 2011. Low level laser therapy in oral mucositis: A pilot study. Eur Arch Paediatr Dent 12 (2): 118 – 123.

[12] Chow, R. T., M. A. David, and P. J. Armati. 2007. 830 nm laser irradiation induces varicosity formation, reduces mitochondrial membrane potential and blocks fast axonal flow in small and medium diameter rat dorsal root ganglion neurons: Implications for the analgesic effects of 830 nm laser. J Peripher Nerv Syst 12 (1): 28 – 39.

[13] Chung, H., T. Dai, S. K. Sharma et al. 2012. The nuts and bolts of low-level laser (light) therapy. Ann Biomed Eng 40 (2): 516 – 533.

[14] da Silva, R. V., and J. A. Camilli. 2006. Repair of bone defects treated with autogenous bone graft and low-power laser. J Craniofac Surg 17 (2): 297 – 301.

[15] De Carvalho, R. R., F. de Paula Eduardo, K. M. Ramalho et al. 2010. Effect of laser phototherapy on recurring herpes labialis prevention: An in vivo study. Laser Med Sci 25 (3): 397 – 402.

[16] De Souza, T. O., M. A. Martins, S. K. Bussadori et al. 2010. Clinical evaluation of low-level laser treatment for recurring aphthous stomatitis. Photomed Laser Surg 28 (2): S85 – S88.

[17] Demidova-Rice, T. N., E. V. Salomatina, A. N. Yaroslavsky et al. 2007. Low-level light stimulates excisional wound healing in mice. Lasers Surg Med 39 (9): 706 – 715.

[18] Doshi-Mehta, G., and W. A. Bhad-Patil. 2012. Efficacy of low-intensity laser therapy in reducing treatment time and orthodontic pain: A clinical investigation. Am J Orthod Dentofacial Orthop 141 (3): 289 – 297.

[19] Gautam, A. P., D. J. Fernandes, M. S. Vidyasagar et al. 2012. Low level helium neon laser therapy for chemoradiotherapy induced oral mucositis in oral cancer patients—A randomized controlled trial. Oral Oncol 48 (9): 893 – 897.

[20] Hsieh, Y. L., L. W. Chou, P. L. Chang et al. 2012. Low-level laser therapy alleviates neuropathic pain and promotes function recovery in rats with chronic constriction injury-possible involvements in hypoxia-inducible factor 1α (HIF-1α). J. Comp Neurol 520 (13): 2903 – 2916.

[21] Ihsan, F. R. 2005. Low-level laser therapy accelerates collateral circulation and enhances microcirculation. Photomed Laser Surg 23 (3): 289 – 294.

［22］ Jajarm, H. H., F. Falaki, and O. Mahdavi. 2011. A comparative pilot study of low intensity laser versus topical corticosteroids in the treatment of erosive-atrophic oral lichen planus. Photomed Laser Surg 29 (6): 421 – 425.

［23］ Khadra, M. 2005. The effect of low level laser irradiation on implant-tissue interaction. In vivo and in vitro studies. Swed Dent J 172: 1 – 63.

［24］ Khullar, S. M., B. Emami, and A. Westermark et al. 1996. Effect of low-level laser treatment on neurosensory deficits subsequent to sagittal split ramus osteotomy. Oral Surg Oral Med O 82 (2): 132 – 138.

［25］ Lon. ar, B., M. M. Stipeti., M. Bari. evi. et al. 2011. The effect of low-level laser therapy on salivary glands in patients with xerostomia. Photomed Laser Surg 29 (3): 171 – 175.

［26］ Lopes, C. B., A. L. Pinheiro, S. Sathaiah et al. 2005. Infrared laser light reduces loading time of dental implants: A Raman spectroscopic study. Photomed Laser Surg 23 (1): 27 – 31.

［27］ Maluf, A. P., R. P. Maluf, C. R. Brito et al. 2010. Mechanical evaluation of the influence of low-level laser therapy in secondary stability of implants in mice shinbones. Laser Med Sci 25 (5): 693 – 698.

［28］ Markovi., A. B., and L. Todorovi.. 2006. Postoperative analgesia after lower third molar surgery: Contribution of the use of long-acting local anesthetics, low-power laser, and diclofenac. Oral Surg Oral Med O 102 (5): e4 – e8.

［29］ Mazzetto, M. O., T. H. Hotta, and R. C. Pizzo. 2010. Measurements of jaw movements and TMJ pain intensity in patients treated with GaAlAs laser. Braz Dent J 21 (4): 356 – 360.

［30］ Meneguzzo, D. T., L. S. Ferreira, and F. Cunha et al. 2010. Treatment of peripheral facial paralysis with low intensity laser therapy—Case report. J Bras Laser 2 (11): 20 – 24.

［31］ Mohammadi, Z. 2009. Laser applications in endodontics: An update review. Int Dent J 59 (1): 35 – 46.

［32］ Muñoz Sanchez, P. J., J. L. Capote Femenías, A. Díaz Tejeda et al. 2012. The effect of 670 nm low laser therapy on herpes simplex type 1. Photomed Laser Surg 30 (1): 37 – 40.

［33］ Navarro, R., M. Marquezan, D. F. Cerqueira et al. 2007. Low-level-laser therapy as an alternative treatment for primary herpes simplex infection: A case report. J Clin Pediatr Dent. 31 (4): 225 – 228.

［34］ Olivi, G., M. D. Genovese, and C. Caprioglio. 2009. Evidence-based dentistry on laser paediatric dentistry: Review and outlook. Eur J Paediatr Dent 10 (1): 29 – 40.

［35］ Ozcelik, O., M. Cenk Haytac, A. Kunin et al. 2008. Improved wound healing by low-level laser irradiation after gingivectomy operations: A controlled clinical pilot study. J Clin Periodontol 35 (3): 250 – 254.

［36］ Peplow, P. V., T. Y. Chung, and G. D. Baxter. 2010. Laser photobi-omodulation of proliferation of cells in culture: A review of human and animal studies. Photomed Laser Surg 28 (1): S3 – S40.

［37］ Pesevska, S., M. Nakova, I. Gjorgoski, N. Angelov et al. 2012. Effect of laser on TNF-alpha expression in inflamed human gingival tissue. Laser Med Sci 27 (2): 377 – 381.

［38］ Quadri, T., L. Miranda, and J. Tunér et al. 2005. The short-term effects of low-level lasers as adjunct therapy in the treatment of periodontal inflammation. J Clin Periodontol 32 (7): 714 – 719.

［39］ Rajesh, S., E. Koshi, K. Philip et al. 2011. Antimicrobial photodynamic therapy: An overview. J Indian Soc Periodontol 15 (4): 323 – 327.

［40］ Ribeiro, A. S., M. C. de Aguiar, M. A. do Carmo et al. 2011. 660 AsGaAl laser to alleviate pain caused by cryosurgical treatment of oral leukoplakia: A preliminary study. Photomed Laser Surg 29 (5): 345 – 350.

［41］ Rochkind, S., V. Drory, M. Alon et al. 2007. Laser phototherapy. (780 nm), a new modality in treatment of long-term incomplete peripheral nerve injury: A randomized double-blind placebo-controlled study. Photomed Laser Surg 25 (5): 436 – 442.

［42］ Salmos-Brito, J. A., R. F. de Menezes, C. E. Teixeira et al. 2013. Evaluation of low-level laser therapy in patients with acute and chronic temporomandibular disorders. Laser Med Sci 28 (1): 57 – 64.

［43］ Schubert, M. M., F. P. Eduardo, K. A. Guthrie et al. 2007. A phase III randomized double-blind placebo-controlled clinical trial to determine the efficacy of low level laser therapy for the prevention of oral mucositis in patients undergoing hematopoietic cell transplantation. Support Care Cancer 15 (10): 1145 – 1154.

［44］ Scoletta, M., P. G. Arduino, L. Reggio et al. 2010. Effect of low-level laser irradiation on bisphosphonate-induced osteonecrosis of the jaws: Preliminary results of a prospective study. Photomed Laser Surg 28 (2): 179 – 184.

[45] Sousa, M. V., M. A. Scanavini, E. K. Sannomiya et al. 2011. Influence of low-level laser on the speed of orthodontic movement. Photomed Laser Surg 29 (3): 191 - 196.

[46] Torres, C. S., J. N. dos Santos, J. S. Monteiro et al. 2008. Does the use of laser photobiomodulation, bone morphogenetic proteins, and guided bone regeneration improve the outcome of autologous bone grafts? An in vivo study in a rodent model. Photomed Laser Surg 26 (4): 371 - 377.

[47] Tortamano, A., D. C. Lenzi, A. C. Haddad et al. 2009. Low-level laser therapy for pain caused by placement of the first orthodontic archwire: A randomized clinical trial. Am J Orthod Dentofacial Orthop 136 (5): 662 - 667.

[48] Toyokawa, H., Y. Matsui, J. Uhara et al. 2003. Promotive effects of farinfrared ray on full-thickness skin wound healing in rats. Exp Biol Med 228 (6): 724 - 729.

[49] Tunér, J., and L. Hode. 2010. The New Laser Therapy Handbook. Prima Books, Grangesberg.

[50] Venezian, G. C., M. A. da Silva, R. G. Mazzetto et al. 2010. Low level laser effects on pain to palpation and electromyographic activity in TMD patients: A double-blind, randomized, placebo-controlled study. Cranio 28 (2): 84 - 91.

[51] Xiaoting, L., T. Yin, and C. Yangxi. 2010. Interventions for pain during fixed orthodontic appliance therapy. A systematic review. Angle Orthod 80 (5): 925 - 932.

[52] Yilmaz, H. G., S. Kurtulmus-Yilmaz, E. Cengiz et al. 2011. Clinical evaluation of Er,Cr: YSGG and GaAlAs laser therapy for treating dentine hypersensitivity: A randomized controlled clinical trial. J Dent 39 (3): 249 - 254.

57　低能量激光疗法与干细胞

57.1　引　言

成体干细胞（adult stem cell，ASC）分化潜能的研究进展已经推动起干细胞治疗领域的热潮。不仅 ASC 的使用增加了其治疗的可能性，而且动物模型已经证明多能干细胞可成功用于基因治疗（Rizvi 等，2006）。干细胞（stem cell，SC）兼具两种能力，无论是作为肿瘤干细胞（cancer SC，CSC）促进疾病进展，还是经选择性生长因子诱导分化后替代病变组织，都彰显出非常复杂的分子和细胞学机制。脂肪干细胞（adipose-derived SC，ADSC）有自我更新的能力并易于诱导分化（Tarnok，Ulrich 和 Bocsi，2010）。一般来说，当使用自体细胞来源物选择性诱导出对特异性抗原和组织产生免疫无应答时，自身免疫性疾病和移植排斥反应将被抑制（Ichim 等，2010）。肿瘤干细胞能启动肿瘤发生、分化产生子细胞或进行自我更新，这被认为是引起治疗后的肿瘤复发的原因之一。因此靶向肿瘤干细胞的治疗有望为传统癌症治疗提供可行的替代方法。低能量激光照射（low-intensity laser irradiation，LILI）能够在多种类型组织中诱导生物刺激反应，也可以在特定剂量效应下引起细胞变性。低能量激光照射应用于临床上多种疾病的治疗，包括疼痛、炎症、癌症以及皮肤病、软组织损伤和其他疾病。LILI 使用的是低强度的激光器，能发射 $400\sim1000$ nm 处于可见光到近红外波长的光。不同强度的 LILI 可以抑制或刺激细胞生物过程、激活信号通路，最终导致细胞调节。细胞中能吸收光能的分子称之为生色团，其通过三磷酸腺苷（ATP）的光化学合成直接将光能转化为某种形式的化学能（Gao 和 Xing，2009）。虽然其发生机制尚未完全清楚，但可以认为是由线粒体呼吸复合物推动这一过程的发生，导致活性氧的生成、环磷酸腺苷（cAMP）的合成以及细胞内钙离子的增加。使用不同波长（包括 632.8 nm、830 nm 和 904 nm）的低能量激光照射，在一系列不同的细胞类型中（如成纤维细胞、角质形成细胞、成骨细胞以及淋巴细胞和内皮细胞），发现 ATP 确实显著增加（Drochioiu，2010；Gao 和 Xing，2009）。使用无创的基于干细胞的疗法，如 LILI，能潜在地调节再生过程（Lin 等，2010）。干细胞治疗的研究和发展与其他治疗有关学科的发展是一致的，例如，组织和基因工程、分子生物学以及可再生医学领域进展很大的生物相容性聚合物的发展。基于肽的生物聚合物由于其独特的化学、物理和生物学特性，其作为一类新的生物材料已经问世。这些工程生物分子的应用包括组织工程（tissue engineering，TE），其通过物理或化学方法在体内形成凝胶而作为注射支架并以微创途径来递送组织支架。

57.2　干细胞

干细胞作为未分化的细胞，具有自我更新、增殖、分化产生各种子代细胞和组织再生的能力（Blau，Brazelton 和 Weimann，2001）。对于组织工程学应用来说多能干细胞具有很大的治疗潜力。两种常见类型的干细胞可能对此应用有用：胚胎干细胞（embryonic SC，ESC）和成体（自体）干细胞（Zuk 等，2001）。通常，ESC 是从囊胚的内细胞团（inner cell mass，ICM）分离出来的，然而，获取这些细胞会导致胚胎死亡，从而产生道德、宗教和政治问题（Moore，2007）。相比之下，ADC 不仅具有优良的性质如免疫兼容性，并且它的使用不涉及伦理问题（Zuk 等，2001）。皮下脂肪组织是活跃且高度复杂的间质组织，由几种不同的细胞类型组成，来源于中胚层，而且包含一种容易分离的支持基质血管成分（stromal vascular fraction，SVF）。该支持基质血管成分为包含前体脂肪细胞的细胞异质混合物（Jurgens 等，2008；Raposio 等，2007；Schaffler 和 Buchler，2007）。前体脂肪细胞被认为是多能干细胞（ADSC），它与骨髓间充质干细胞（bone marrow mesenchymal SC，BM-MSC）具有相似的性质（Fraser 等，2006）。ADSC 是细胞治疗的理想选择，它们易于获取、处理简单、高效、无创，具有多相分化潜能和与骨髓间充质干细胞相当的增殖能力。并且捐赠者的发病率很低，获取时仅需局部麻醉，伤口愈合时间也短。人体脂肪干细胞（Human ADSC，hADSC）可以在未分化状态下扩增，类似于传统骨髓间质细胞，可分化为脂肪细胞、成骨细胞、软骨细胞和肌细胞（de Villiers，Houreld 和 Abrahamse，2009）。

分化是指细胞获得特定类型表型以及相应的形态学和功能特性。在体内，通过将 SC 吸引到特定组织，在那里，SC 分化成为具有特定表型和功能的组织细胞，以一种非常有活力的方式使特定组织获得补充（Verfaillie，2006）。多种哺乳动物的组织和器官从出生到成年，均可以分离出干细胞。这些细胞来源于多潜能细胞，其来源于囊胚的内细胞团即胚胎干细胞。

在原肠胚形成的时期，这些细胞分为三个胚层并逐渐成熟，形成具有不同程度增殖和自我更新能力的定向器官或定向组织干细胞。在胚胎发育过程中，干细胞增殖产生子代细胞，而子代细胞经过渐进谱系限制进程，最终产生终末分化的成熟组织细胞。细胞类型的多样性在出生时或出生后不久就会完成，而成年生物体的众多组织发生生理转变和修复，因此需要一系列具有相对可塑性的干细胞。脂肪干细胞是静态或缓慢增殖的细胞，有恢复增殖、更换受伤或死亡的细胞的能力。因此，这些干细胞被认为是负责发育过程中组织和器官生长发育以及组织平衡和终身修复的重要细胞之一（Gritti，Vescovi 和 Galli，2002）。

57.2.1　特征

通常根据干细胞来源于胚胎组织或成人组织将其进行分类。胚胎干细胞分为胚胎生殖细胞（embryonic germ Cell，EGC）和胚胎癌细胞（embryonic carcinomal cell，ECC），均来源于植入前胚胎（囊胚的内细胞团、桑葚胚、单卵裂球以及原始生殖细胞和畸胎）（Baharvand 等，2007）。众多研究表明，脂肪干细胞存在于大多成年哺乳动物组织或器官中，且隔离于特定区域内，且被隔离于被称为微环境的区域内，例如，骨髓（bone marrow，BM）、肾、肺、脑、皮肤、眼睛、肝脏、胃肠道（gastrointestinal tract，GIT）、卵巢、睾丸、前列腺、乳腺（Mimeault 和 Batra，2006）、骨小梁骨、脂肪组织以及骨膜、滑膜、心脏瓣膜、牙齿和骨骼肌（Batten，Rosenthal 和 Yacoub，2007）。

57.2.2　胚胎干细胞

胚胎干细胞是从囊胚的内细胞团获得的多能干细胞，早期胚胎的液体填充球是由受精后 5～8 天卵细胞的卵裂产生（Barberi 等，2005；Gomillion 和 Burg，2006；Moore，2007；Noguchi，2007）。来源于植入前胚胎的人类胚胎干细胞与来源于其他多能干细胞系的胚胎干细胞（即胚胎生殖细胞和胚胎性癌细胞）是有区别的。处于分裂期的人类胚胎发展到胚囊阶段时，内细胞团被分离并种植到有丝分裂被抑制的小鼠胚胎成纤维细胞（murine embryonic fbroblast，MEF）的饲养层上（图 57.1）。内细胞团的细胞能在含有血清的介质或血清置换介质和碱性成纤维细胞生长因子（basic fbroblast growth factor，bF-GF）的饲养层上繁衍（Odorico，Kaufman 和 Thompson，2001）。

目前，已经确定了人类胚胎干细胞的生长所需的几个因素。对于人类胚胎干细胞的自我更新来说，碱性成纤维细胞生长因子已被证明至关重要。其他 3 个要求如下：①饲养层细胞、需要条件培养基或细胞因子，如 Wnt3a 或转化生长因子 β（transforming growth factor beta，TGFβ）；②基质（如纤维粘连蛋白、胶原或者层粘连蛋白）；③胚胎牛血清（fetal bovine serum，FBS）或其他可替代的血清（Lu等，2006）。已经建立囊胚内细胞团来源的许多哺乳动物多能性胚胎干细胞（Mimeault 和 Batra，2006）。多能胚胎干细胞有无限增殖潜能和分化成三个胚层的能力：外胚层、内胚层和中胚层（Amit 等，2000；Thompson 等，1998；Young 和 Carpenter，2006）。这三个胚层随后可产生各种有序的组织结构，包括复杂的上皮-间充质相互作用。内胚层可产生形成肺、胰腺（产生胰岛素的β细胞，产生生长抑素的α细胞和产生多肽的γ细胞）、肝（肝细胞）、胃肠道和泌尿生殖系细胞。中胚层可形成肾、骨（白细胞、红细胞、血小板、成骨细胞、软骨细胞、脂肪细胞、成肌细胞、内皮细胞）和心脏（心肌细胞）细胞。外胚层可产生形成眼睛、神经系统（神经元、星形胶质细胞和少突胶质细胞）和皮肤的细胞（Mimeault 和 Batra，2006）。

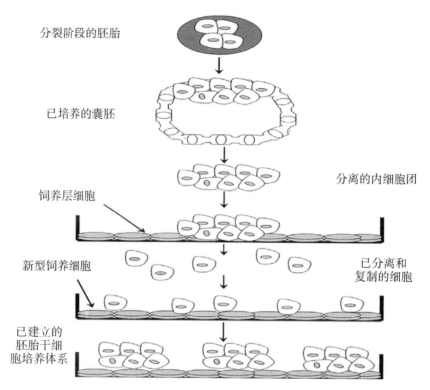

图 57.1　培养的人囊胚是从分裂阶段的胚胎生长而来的，内细胞团被分离并铺在小鼠胚胎成纤维细胞的饲养层上，这些群体依次被扩大和克隆，产生了一个完全的人类胚胎干细胞培养体系（Adapted from Odorico，J. S. et al.，Stem Cells 19：193 - 204，2001）。

57.2.3　成体干细胞

大多数组织特异性的脂肪干细胞被认为具有多分化潜能，但与胚胎干细胞有所不同。脂肪干细胞是在原肠胚形成之后产生。在原肠胚形成时期，多能干细胞产生中胚层、内胚层和外胚层，随后再产生组织特异性分化（图 57.2）（Verfaillie，2006）。

因此，脂肪干细胞在失去其多能分化能力的同时获得了定向组织特异分化的能力（Verfaillie，2006）。脂肪干细胞可以为再生医学解决因使用克隆和胚胎干细胞带来的相关伦理和法律问题。直到最近，人们才认定限制组织生成能力的是来自成体组织的干细胞而不是其来源细胞。然而，一系列的研究质疑了这种观点，而认为脂肪干细胞具有可塑性（也就是说，它们不仅可以分化为它们原始的源组织，也可以分化为无关的组织细胞）（Turksen，2004）。已有研究证实了脂肪干细胞可负责受损组织再生和组织稳态的维持（如血和皮肤细胞的生理性更替）（Blau，Brazelton 和 Weimann，2001）。

57.2.3.1　来源于内胚层的脂肪干细胞

来源于内胚层的脂肪干细胞能分化为肺、胰腺、胃肠道、肝和生殖细胞（Mimeault 和 Batra，2006）。例如，肺上皮细胞的干/祖细胞可以形成近端通气道的基底膜细胞、Ⅱ型肺泡细胞和细支气管的 Clara 细胞。我们一般认为近端气道（气管和支气管）中的基底细胞和黏液分泌细胞是干细胞。与周围上皮细胞不同的是，基底层和副基底层细胞是能用于修复损伤的多能细胞。体外剥蚀气管实验已经证明

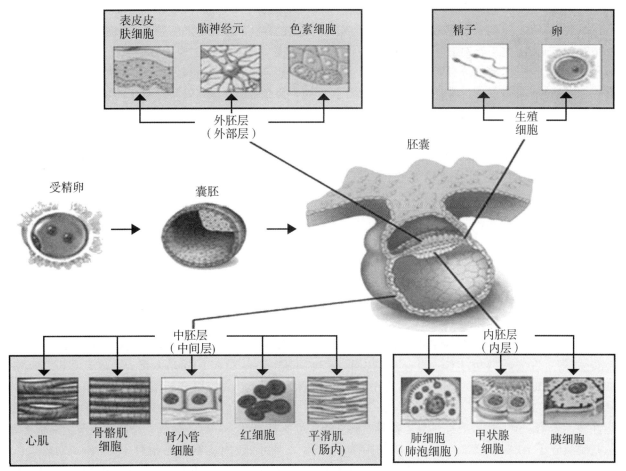

图 57.2　脂肪干细胞可成为中胚层、外胚层和内胚层，并遵循组织特异性规律［来源于美国国家生物信息中心（NCBI），可在 http：//www.ncbi.nlm.nih.gov/about/primer/geneticscell.html，2009 查询］

了基底细胞具有形成气管所有主要细胞表型的能力，包括纤毛细胞、杯状细胞、基底细胞和颗粒分泌细胞。Clara 细胞在支气管中已被证明是纤毛细胞和子代 Clara 细胞的前体细胞。Ⅱ型肺泡上皮细胞损伤后的增殖能力表明它们也是干细胞。研究人员发现Ⅱ型细胞能修复氧化剂造成的广泛上皮损伤，包括产生Ⅰ型鳞状肺泡上皮细胞或Ⅱ型肺泡上皮细胞，前者见于大多数类型的肺损伤（Bishop，2004）。

成年哺乳动物的胰腺组织有 3 个组织类型：胆管树、胰岛内分泌细胞（包括产胰岛素的 β 细胞、产生胰高血糖素的 α 细胞以及产生生长激素抑制素的 δ 细胞和产生胰多肽的 γ 细胞）和外分泌腺泡（产生消化酶）。大量的证据已经表明在导管和/或哺乳动物胰腺的胰岛细胞区域存在大量胰腺干细胞（pancreatic SC，PSC）（Mimeault 和 Batra，2006）。胰腺干细胞表现出极大的自我更新潜能，并且在它们分化潜能中展现出极大的多样性（Ciba 等，2009）。

生理条件下胃肠道上皮细胞谱系 2～7 天更新一次，在有病理损伤（如溃疡和炎症）时，前体细胞能产生重新填充受损组织的新细胞。这个过程通过肠隐窝和胃腺微环境的多能干细胞调节，可以产生隐窝内的所有细胞类型，包括杯状细胞、吸收细胞、潘氏细胞和肠内分泌细胞（Mimeault 和 Batra，2006）。已证明成年哺乳动物的肝脏具有高度再生能力。肝脏是由两个主要的上皮细胞类型（胆管上皮细胞和肝细胞）组成。肝卵圆细胞在某些条件下被认为参与肝再生，但其也可能与肝恶性肿瘤形成有关（Oh，Hatch 和 Petersen，2002）。肝卵圆细胞存在于门静脉周［被称为赫令（氏）管和/或导管周围的区域］的终末胆管上皮细胞中（Mimeault 和 Batra，2006）。当肝损伤严重时，大量的肝细胞丢失，肝卵圆细胞出现在肝周边区域。这些细胞以无性繁殖的方式进行增殖，并且拥有分化为肝细胞及胆管上皮细胞的潜能（Oh，Hatch 和 Petersen，2002）。脊椎动物物种的延续取决于成功的繁殖。卵子发生和精子发生是类似的，最终产物是在受精后可以形成受精卵的单倍体细胞。然而，产生卵细胞或精子的细胞分化过程是非常不同的。这两个过程的根本区别在于成体干细胞的存在，睾丸中的精原干细胞能一直提供未分化的精原细胞。相比之下，对哺乳动物卵子发生的传统理解是，胎儿时期的原始生殖细胞分化为卵原细胞，卵原细胞繁殖，进入有丝分裂期，然后在出生前停留在减数分裂的第一阶段。因此，雌性动物与生俱来拥有一个完整的、有限的卵母细胞群体，要么用于排卵期，要么由于卵泡封闭而遗失（McLean，2006）。

57.2.3.2 来源于中胚层的脂肪干细胞

中胚层来源的干细胞分化形成骨（白细胞、红细胞、成骨细胞、软骨细胞、脂肪细胞、血小板、成肌细胞、内皮细胞）、肾和心脏（Mimeault 和 Batra，2006）。骨髓是一个有序的组织，由基质的主要元素以及造血系统构成，其位于较大骨的中心。骨髓至少含有两个显著的干细胞群体，即造血干细胞（hematopoietic SC，HSC）和基质（或骨髓间质）干细胞（Mimeault 和 Batra，2006；Prentice，2003）。骨髓造血干细胞的持续分化能不断补充 12 种造血细胞，最终形成寿命有限的红细胞、白细胞和血小板。骨髓基质是一种复杂的高度血管化的结构，包括骨髓间充质干细胞和支持造血的细胞外基质（extracellular matrix，ECM）成分（Mimeault 和 Batra，2006）。人骨髓间充质干细胞能分化为中胚层所有细胞类型（Lee 和 Kemp，2006）。

骨髓是骨髓间充质干细胞最特异且最主要的来源，然而，有研究表明骨髓间充质干细胞也存在于其他组织，包括骨骼肌和皮肤（Tuan，Boland 和 Tuli，2002；Wagner 等，2005）、牙髓、脂肪组织（Chamberlain，Ashton 和 Middleton，2007；Lee 和 Kemp，2006；Tuan，Boland 和 Tuli，2002；Wagner 等，2005）、羊水（Chamberlain，Ashton 和 Middleton，2007；Kadivar 等，2006）、骨（Chamberlain，Ashton 和 Middleton，2007；Tuan，Boland 和 Tuli，2002）以及脐带血（Wagner 等，2005）和外周血（Tuan，Boland 和 Tuli，2002；Wagner 等，2005）。骨髓间充质干细胞具有多种表型，能表达许多标志物，但其中没有一种标志物具有间充质干细胞特异性。一般认为成人骨髓间充质干细胞不表达共刺激分子 CD80、CD86、CD40 或黏附分子 CD31 ［血小板/内皮细胞黏附分子（PECAM）- 1］、CD56（神经细胞黏附分子- 1）、CD18 ［白细胞功能相关抗原- 1（LFA-1）］，也不表达造血标志物 CD14、CD34、CD45 或 CD11，但可能表达 CD44、CD90、CD73 以及 CD105、STRO-1、CD71 和黏附分子 CD106 ［血管黏附分子（VCAM）- 1］、CD166 ［活化白细胞黏附分子（ALCAM）］、细胞内黏附分子（ICAM-1）- 1 和 CD29（Chamberlain，Ashton 和 Middleton，2007）。

57.2.3.3 来源于外胚层的脂肪干细胞

起源于外胚层的干细胞有分化形成神经组织、眼组织和真皮细胞的能力（Mimeault 和 Batra，2006）。很长一段时间认为成熟神经组织无法进行细胞更新和结构再生，特别是哺乳动物的神经组织。然而，有研究证实哺乳动物的中枢神经系统（central nervous system，CNS）中存在干细胞。哺乳动物的脑室可以看作是一个充满脑脊液的管子，具有无限增殖能力的神经前体细胞最初定位于脑室带区（ventricular zone，VZ），之后在脑室管膜下区（subventricular zone，SVZ）继续发育（Gritti，Vescovi 和 Galli，2002）。来自脑室管膜下区的神经干细胞（Neuronal SC，NSC）能分化为胶质细胞和神经元，而其他神经干细胞（位于齿状回的海马体亚粒状细胞层）可形成颗粒细胞投射神经元（Mimeault 和 Batra，2006）。

人体皮肤的滤泡间上皮是多层复层鳞状上皮，在整个生命过程中更新频繁，并作为抵抗有害因子的第一道防线，构成了一个重要的屏障，可以防止破坏性因子干扰组织的稳态并保留人体不可缺少的液体。滤泡间上皮通过附着在基底膜的基底层角质形成细胞的增殖来维持稳态。基底细胞从基底膜分离，退出细胞周期，启动终末分化程序，并逐步移向皮肤表面。分化位点的补充来源于基底层干细胞的增殖（Zouboulis 等，2008）。

人眼部表面上皮包括角膜缘、角膜和结膜上皮层（Mimeault 和 Batra，2006）。角膜是一种复杂的多层结构，具有光透过、折射以及光保护作用，并能防止外部环境对眼内部结构的影响。角膜上皮的主要来源是位于角膜缘区的干细胞群，能产生短暂扩增细胞（transient amplifying cell，TAC）。这些细胞能进一步分化为不可分裂的前上皮细胞（Boulton 和 Albon，2004）。

57.2.4　干细胞特性

干细胞有许多特性，包括自我更新和分化能力、可塑性以及多分化潜能（Melton 和 Cowen，2006；Morrison，Shah 和 Anderson，1997）。

57.2.4.1　自我更新和分化

自我更新和分化能力是干细胞的两大特征性属性。自我更新的定义是通过有丝分裂产生干细胞的所有表型，有丝分裂中至少一个子代细胞能维持干细胞的自我更新与分化的能力（Niwa，2006）。在单细胞水平，自我更新被定义为祖细胞分裂，并产生至少一个能保持祖细胞特性的细胞。现有的干细胞模型存在这样一个问题，即增殖潜能和自我更新的能力是否在分化的过程中丧失（Zipori，2005）。例如，目前尚不清楚人类造血干细胞是否能在一生中保持自我更新，而不是干细胞克隆的连续亚系随着年龄增长而被激活（Morrison，Shah 和 Anderson，1997）。为了弄清楚这个问题，需要在最高水平的谱系层次中，验证具有多能分化和自我更新的干细胞能在体内形成特定的组织。然而，重要的是要区分能在生物体整个生命期进行自我更新的干细胞和许多类型的自我更新受限的瞬态祖细胞。对于特定的组织微环境来说，相比于将干细胞看作是未分化的细胞（未分化干细胞在不同的微环境能分化为更多表型），将其视为适当分化细胞类型更好（van der Kooy 和 Weiss，2000）。

57.2.4.2　不对称细胞分裂与对称细胞分裂

最具活力和再生能力的干细胞是指单一细胞具有重建完整组织的潜能。组织修复需要干细胞经历一个或三个以上的有丝分裂过程：①复制/对称分裂，产生的两个子细胞都保留干细胞特性；②分化分裂，产生的两个子细胞进行完整的谱系传递；③不对称或自我更新的分裂，产生的子细胞一个用于分化，另一个则保持干细胞特性（图 57.3）（Naveiras 和 Daley，2006）。通过重复的、不对称细胞分裂，干细胞的一次分裂能产生一个干细胞和一个分化细胞。对称细胞分裂通过控制影响自我更新频率的因素从而达到调整干细胞池大小的作用（Morrison，Shah 和 Anderson，1997）。

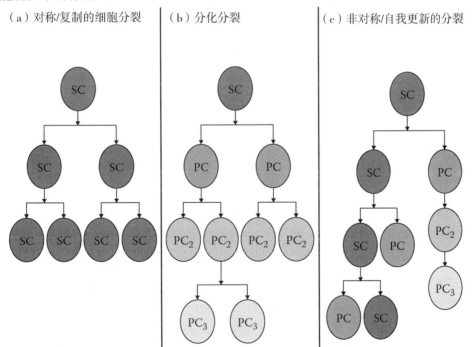

图 57.3　在干细胞中细胞分裂的可能方式。（a）对称/复制的细胞分裂，其中后代保留干细胞；（b）经历分化分裂同时通过复制一个特定的谱系来分化的干细胞的后代；（c）非对称/自我更新的分裂，其中一个后代分化而其他的保留干细胞特性。SC 为干细胞，PC 为祖细胞，PC2 和 PC3 为通过一个细胞谱系经历进一步分化而确定的祖细胞（Adapted from Naveiras, O. and Daley, G. Q. Cell Mol Life Sci 63：760－766，2006）。

57.2.4.3　干细胞微环境

干细胞自我更新和分化为各种细胞类型的能力使这些多功能细胞能够产生并修复器官和组织，从而维持组织平衡状态，持续提供新细胞以取代高分化、短寿命的细胞类型，如精子、皮肤和血液。机体必须严格控制干细胞的自我更新或分化。如果干细胞进行无节制的自我更新，那么部分分化增殖细胞数目就会出现异常增加，在此过程中，可能会发生次级突变，从而导致肿瘤发生。另一方面，如果生成太多的子代细胞，将耗尽干细胞池。研究表明干细胞死亡的内在特征受细胞和蛋白质的紧密调节，也就是受干细胞所处的细胞外环境或微环境的影响（Jones 和 Fuller，2006；Wurmser，Palmer 和 Gage，2004）。后代细胞不同的结局一般受两个经典的机制调节。第一，即使在相同的微环境，不对称分裂也可能通过不同的途径产生子细胞。第二，分裂平面定位可以把两个子细胞放在不同的微环境中，可以通过细胞间的信号指导细胞死亡。因此，干细胞的自我更新与否、更新数量、分裂和分化有可能通过整合内在因素和直接微环境所提供的外在因素来调节（Jones 和 Fuller，2006）。干细胞微环境是一个动态的多细胞单元，包括一个干细胞及其附属细胞（Rajasekhar 和 Vemuri，2005）。组织学上，干细胞微环境可以被定义为干细胞、其周围的支持间充质细胞和隔开它们的基底膜之间的直接相互作用（Naveiras 和 Daley，2006）（图 57.4）。

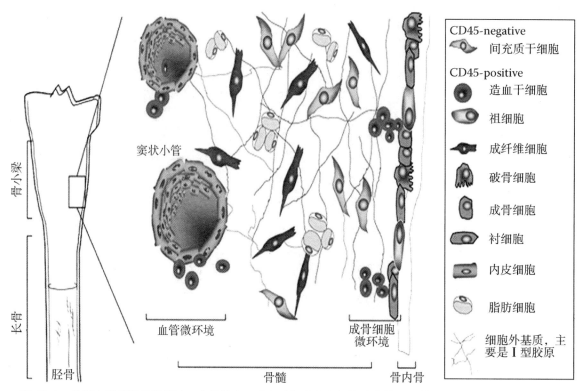

图 57.4　骨髓中的干细胞微环境。在骨髓中，造血干细胞和它们的后代位于血管的微环境，血管的微环境被源于间充质干细胞的基质细胞包围。含有真正的干细胞属性的间充质干细胞是基质的一部分，而促进骨祖细胞的间充质干细胞则位于成骨细胞的微环境。

干细胞微环境涉及干细胞、子代细胞以及邻细胞间的短程和长程信号的相互作用。许多分泌因子调节干细胞的增殖和死亡。TGF-β 家族和 Wnt 家族（信号蛋白家族）是物种间和组织间的功能保守蛋白，通过调节不对称分裂实现自我更新。在果蝇的神经嵴干细胞的分化中，TGF-β 信号转导蛋白家族中至少有两个成员是非常重要的。Wnt 通过一个包含 β-连环蛋白的通路激活转录。另一外部控制机制是由完整膜蛋白介导的细胞与细胞的相互作用，其分泌因子的作用范围可能大于细胞直径，且控制干细胞死亡的其他信号需要细胞与细胞的相互作用。细胞主要通过整合素家族蛋白来黏附到 ECM，整合素家族蛋白可以将细胞定位在组织的正确位置上。整合素表达的缺乏或改变会破坏干细胞微环境完整性，从而导致细胞分化或凋亡。同时，整合素也是信号受体并能直接激活生长因子受体。最后，细胞外基质能调节干细胞微环境分泌因子的局部浓度。

57.2.5　干细胞功能的调节

干细胞的自我更新、生存能力、增殖、使命和分化同时取决于内在因素和外在因素。前者是基于特定组织或细胞属系的调节因子，后者包括所有的细胞类型及其产生的细胞产物所组成细胞生长的微环境。换句话说，干细胞的功能最终取决于外部因素调节的细胞内部调节因子（Mayani，2003）。

57.2.5.1　内在因素

干细胞功能的内在调节因子包括启动对称或非对称细胞分裂的蛋白质、细胞周期的分子调节因子、充当有丝分裂时钟的分子（设定转运扩增群体内的分裂轮数）和控制基因表达的核转录因子。干细胞的死亡可能会受到某些细胞质或质膜蛋白质的影响，这些细胞质或质膜蛋白质通过有丝分裂过程传递给子代细胞。一个干细胞经历的对称或不对称分裂可能取决于这种蛋白质平等或不平等的分布（例如触点1）。大量证据也表明转录因子控制干细胞的死亡（Mayani，2003）。

57.2.5.2　外在因素

干细胞在由不同类型细胞及其产物所组成的微环境中发育。这些外部因素通过提供控制干细胞行为的信号，从而调节细胞内在因素的表达和活性。例如，在出生后，血细胞主要在骨髓中形成。干细胞被不同的细胞类型包围，包括基质细胞（如巨噬细胞、成纤维细胞、内皮细胞和脂肪细胞）和辅助细胞（如淋巴细胞）。这些细胞产生并分泌各种各样的蛋白质，包括影响干细胞生理的细胞外基质和细胞激素（Mayani，2003）。

57.2.6　可塑性

通常认为脂肪干细胞只能分化为特定组织的细胞，也就是干细胞来源的组织细胞，而不会分化为无关组织的细胞（Lakshmipathy 和 Verfaillie，2005）。例如，造血干细胞只会产生血细胞；神经干细胞只产生神经元、星形胶质细胞和少突胶质细胞；肌肉卫星细胞只产生肌细胞。然而，在过去的几年里，来自多项研究的证据证实这种观点存在缺陷（Mayani，2003）。许多研究报道存在干细胞转化现象，某些组织来源的干细胞可以转化为同一胚胎起源的组织干细胞类型（同胚层转换）。也已观察到跨胚层转化——某些干细胞可以产生无关胚层的细胞类型。例如，骨髓干细胞（bone marrow SC，BMSC）（中胚层）可能有助于额外造血的器官——肝（内胚层）的再生（Gritti，Vescovi 和 Galli，2002）。虽然干细胞可塑性的确切机制尚不清楚，第一种可能性是一个干细胞脱分化为更为原始和可塑的状态，然后重新分化［图 57.5(a)］。第二种可能性是干细胞的转分化，即来自特定组织的干细胞没有进入中间阶段而直接走向其他分化路径。所有这些过程涉及或不涉及细胞分裂［图 57.5(b)］（Mayani，2003）。

57.2.6.1　去分化（Dedifferentiation）

大量的证据表明，有尾的两栖动物可以再生断肢、眼睛、尾巴和下颌或心脏结构，这一过程可能涉及靠近伤口边缘成熟细胞的去分化，形成一个祖细胞集群，称为胚基，随后激发再生过程，类似于特定肢体的最初形成过程（Tsai，Kittappa 和 McKay，2002；Wagers 和 Weissman，2004）。在许多方面，这些细胞类似哺乳动物的干细胞：损伤可以激发增殖，并且具有多能性（Tsai，Kittappa 和 McKay，2002）。目前还没有成年哺乳动物细胞去分化的明确记录，没有证据直接支持去分化或转分化事件来解释干细胞的可塑性（Wagers 和 Weissman，2004）。

57.2.6.2　转分化

将细胞转换过程定义为转分化需要两个主要条件：①转分化前后，细胞表达的特定生化和分子标志物不同；②细胞水平上，明确祖细胞和子细胞存在直接关系（Gritti，Vescovi 和 Galli，2002）。最后，脂肪干细胞的可塑性可以用细胞融合解释。这个过程也可以解释某些干细胞可塑性的研究，通过遗传标记胚胎干细胞和神经干细胞或骨髓细胞的共同培养第一次证实了此过程，结果发现融合的四倍体细胞保

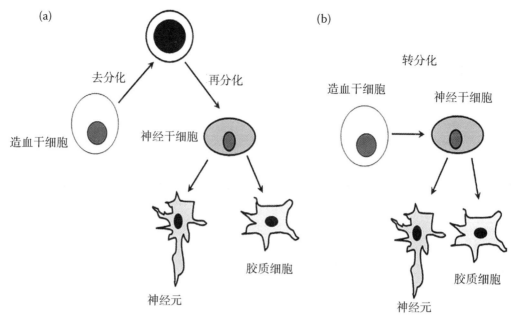

图 57.5　干细胞可塑性模型。特定组织的干细胞产生其他无关组织的细胞，至少有两个可能的机制。在第一个模型（a）中，干细胞会分化成一个更原始的和具有可塑性的细胞，然后再分化成另一组织的干细胞。第二个模型（b）显示转分化，其中干细胞不通过中介物质直接呈现另一种分化路径（Adapted from Mayani, H., Arch Med Res 34：3‑15，2003）。

留了神经或骨髓细胞内表达的遗传标记，且具有胚胎干细胞的多能性（Lakshmipathy 和 Verfaillie，2005）。

57.2.7　潜能

根据干细胞的发育潜能可将其分为：全能干细胞、多能干细胞、多潜能干细胞、寡能干细胞和单能干细胞。全能干细胞（受精卵）可以分化为胚胎所有组织细胞类型（即全能干细胞可以移植到子宫并形成一个活的完整有机体）（Moore，2007；Ringe 等，2002）。这些细胞能够产生动物所有不同的细胞类型，包括那些不组成胚胎的细胞类型，例如，胎盘细胞（Mayani，2003）。多能干细胞（如胚胎干细胞）可以发育成除了胎盘滋养细胞（胚胎的支撑组织）以外有机体所有类型的细胞。多潜能干细胞（Multipotent cell，ADC）可以分化成某个生理系统、特定器官或特定组织（如产生某些血细胞的造血干细胞）的所有细胞类型（Moore，2007；Ringe 等，2002）。寡能干细胞在特定组织内（如神经干细胞在大脑中产生神经元的亚群）产生两个或更多的细胞谱系。最后，单能干细胞自我更新并产生单一的成熟细胞类型（如产生精子的精子干细胞）（Moore，2007；Wagers 和 Weissman，2004）。

57.2.8　脂肪干细胞

已经证实，骨髓间充质干细胞具有增殖、自我更新和分化为成熟组织的能力，取决于其周围微环境（Sanz-Ruiz 等，2008）。起初认为只能在骨髓中出现这些细胞，但脂肪组织也是来源于中胚层的组织，含有类似于骨髓间充质干细胞的基质结构（Sanz-Ruiz 等，2008；Strem 等，2005）。在哺乳动物中有 3 种功能不同的脂肪组织：褐色脂肪组织（brown adipose tissue，BAT）、白色脂肪组织（white adipose tissue，WAT）和骨髓脂肪组织（BM adipose tissue，BMAT）。褐色脂肪组织和白色脂肪组织均参与能量平衡，但二者的功能相反：褐色脂肪组织相当于一个耗能器官，而白色脂肪组织是有机体主要的能量储存系统（Casteilla 和 Dani，2006；Sanz-Ruiz 等，2008）。褐色脂肪细胞和白色脂肪细胞都有生成和降解脂肪的活性，但褐色脂肪细胞的主要作用是通过产热耗散能量，而白色脂肪细胞主要用于储存和能量动员（Casteilla 和 Dani，2006）。腹股沟的白色脂肪细胞中有一大型干细胞群，其可塑性强，因此，它们被认为是细胞治疗的最佳选择（Sanz-Ruiz 等，2008）。在个体的整个生命周期中，色脂肪组织动态缩小和扩大的能力显著（Fraser 等，2006；Strem 等，2005）。这种能力通过血管和非血管细胞的数量进行调节，这些细胞的干细胞和祖细胞组成了独特的再生细胞池（Strem 等，2005）。脂肪体积的少量增加可以通过脂肪细胞中储存的脂质浓度的变化来调节（肥大），但是大的变化需要新的脂肪细胞产生才能实现（增生），同时伴随脂肪血管的扩张和重塑。脂肪组织内干细胞和祖细胞群导致增生的形成（Fraser 等，2006）。皮下脂肪组织是高度复杂的活跃组织，来源于中胚层，由几种不同的细胞类型组成，包含易于分离的支持性基质血管组分。该基质血管组分包含异质性细胞混合物，包括成熟的脂肪细胞、前体脂肪细胞、成纤维细胞、平滑肌细胞、内皮细胞、固有的单核/巨噬细胞和淋巴细胞（Jurgens 等，2008；Raposio 等，2007；Schaffler 和 Buchler，2007）。前体脂肪细胞被认为是多能干细胞，称为

脂肪干细胞，与骨髓间充质干细胞具有相似的性质（图 57.6）（Fraser 等，2006）。在成人的整个寿命期间，脂肪组织中干细胞群体负责替换组织内成熟的脂肪细胞。脂肪干细胞来源于脂肪组织，通过脂肪抽吸可以分离大量的干细胞，并且在生物体外可表现稳定的生长和增殖动力学（Mvula，Moore 和 Abrahamse，2010）。

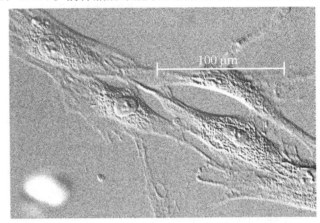

图 57.6 微分干涉差成像（DIC）的脂肪干细胞微观图
脂肪干细胞平均长度为 100～200 μm

脂肪干细胞是细胞治疗应用中的理想选择，因为它们易于获取，具有增殖能力、容易处理、采集，具有高效性、无创性和多分化潜能，并且具有与骨髓间充质干细胞类似的增殖能力，捐赠者的干细胞病变相当少，采取只需局部麻醉且伤口愈合时间短（Ogawa，2006）。作为细胞来源的脂肪组织最重要的特征是组织的相对可扩展性，这样可以不费力且风险很小地获得大量干细胞（Fraser 等，2006）。人体脂肪干细胞可以在未分化状态下扩展，并且可以沿着间叶细胞谱系生成脂肪、骨、软骨和肌肉。非间叶的谱系也已被研究并且脂肪干细胞的转分化能力已获证实，这些细胞可以分化为成骨、软骨、脂肪、心脏、神经、肝脏和平滑肌（Fraser 等，2006；Schaffler 和 Buchler，2007；Strem 等，2005；Zuk 等，2002）（图 57.7）。

57.3 低能量激光照射

低能量激光照射（Low-Intensity Laser Irradiation，LILI）是指利用光子来改变生物活性的技术。这种类型的治疗使用的是非热能激光，包括红外到近红外频谱的光。由于 LILI 产生生化效应而不是热效应，因此在细胞水平上不会损伤活体组织（Hawkins 和 Abrahamse，2006，2007）。已经发现多种强度的激光照射能刺激或抑制细胞各种生物过程。特定波长的 LILI 可以启动级联反应，如引起细胞增殖（Moore 等，2005）。LILI 能增强细胞活力、蛋白质表达，以及促进体外干细胞迁移，刺激多种干细胞增殖（Gasparyan，Brill 和 Makela，2004；Mvula 等，2008）。

57.3.1 激光器

激光器（laser）是 light amplification by stimulated emission of radiation 的缩写（Karu，1998；Pontein，1992；Tuner 和 Hode，2002）。实际应用中，激光器可以是可见光、红外光（IR）和紫外光（UV）的单色相干的窄束光源。激光与传统光源的基本区别如下：激光输出光束窄且是偏振光、相干发射光、高度单色光，且强度可以非常高。然而，需要注意的是，并不是每一个激光器都能产生相干狭窄光束（单色光）（Karu，1998）。激光器总是包括以下部分：能源（电源提供）、激光介质（固体，液

体或气体）和一个共鸣腔（图 57.8）（Tuner 和 Hode，2002）。

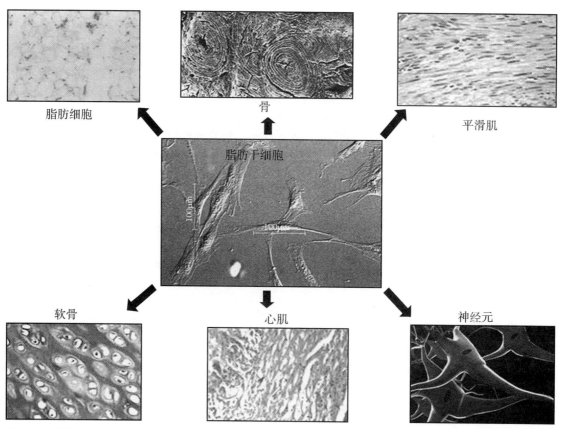

图 57.7 脂肪干细胞分化为成骨、软骨、脂肪、心脏、神经、平滑肌（From de Villiers，J. A. et al.，Stem Cell Rev Rep 5（3）：256-265，2009.）

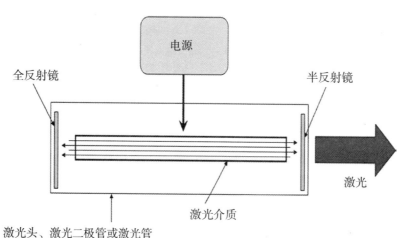

图 57.8 激光器的设计原理。所有激光器都有电源供应器或能源来源，激光介质（固体、液体或气体）和一个谐振腔（Adapted from Tuner，J.，and L. Hode，Laser Therapy Clinical Practice and Scientific Background，1st ed. Prima Books，Grangesberg，8-19，2002）。

　　能源可以是充电器、手电筒、化学反应室以及无线电频率等。能源提供的能量会流入激光介质中，它由以下物质组成：一个固态电绝缘晶体（固体激光器），装在密闭容器内的气体混合物（气体激光器）或液体混合物（液体激光器，染料激光器）。激光介质的原子能吸收激光源给予的能量。电子被激发到一个能量更高的轨道，通过这个过程，激发态的电子也就能储存更高的能量。激光介质的形状对于发射光的有效放大至关重要，谐振腔的目的即在于此。谐振腔为长条形，在激光介质的两端各有一个镜子，一个镜子正常反射，另一个反射 80%～99%，余下的 1%～20% 是通过一个光圈以激光束形式被释放（Pontein，1992）。

57.3.1.1 单色性

激光集中在一个窄的波长范围内，也是可获得的最纯的可用单色光（Watson，1997）。

57.3.1.2 相干性

相干性指的是秩序性或同步性。相干光的波长停留在长波阶段（图 57.9）（Tuner 和 Hode，2002），当发出的所有光子彼此之间在时间和相位中都保持恒定关系，此光就为相干光（Watson，1997）。来自不同光源的这些列波的波长（相干波长）也可能不同。当光投射到粗糙表面时，不同光束间相互干扰可以产生粒状特性（称为激光散斑）。这是因为相干性很高的光线可以相同的方式"组合"或"破坏"，如与水波相遇产生更高的峰或互相破坏（Tuner 和 Hode，2002）。

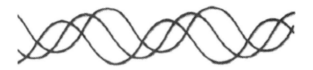

发光二级管：单色和非相位波（非相干）

激光：单色和相位波（相干）

图 57.9 相干光的波长互相停留在相位中，非相干波彼此不在相位中停留（Adapted from Appleton Healthcare. Frequently Asked Questions. Available at http：//www. appletonhc. com/laserfaq. html. Accessed June 24，2009）。

57.3.1.3 输出功率

功率用瓦特衡量。因此以瓦或毫瓦衡量输出功率或激光强度（Tuner 和 Hode，2002；Watson，1997）。更高的输出功率意味着能更快地达到所需剂量或能量密度（输入能量，用 J/cm^2 衡量），因为能量和功率随时间的增加而增加（Tuner 和 Hode，2002）。

57.3.2 连续脉冲激光

光源通常发出恒定强度的光，也称为连续波（continuous wave，CW）发射。脉冲光源可以通过中断光（如使用斩波器阻断）或通过转换电源实现脉冲调节（Tuner 和 Hode，2002）。

57.3.2.1 功率密度

功率密度可以被称为"光强度"或"光集中度"，以 W/cm^2 来衡量（Tuner 和 Hode，2002）。计算激光的功率密度是用激光的输出功率除以光照射的表面积（Watson，1997）。

57.3.2.2 能量密度

能量密度用 J/cm^2 来衡量。由于激光恒定发射光，其能量分布与功率密度呈正相关（Watson，1997）。

57.3.2.3 准直

气体激光器发射的光通常是平行光，因此不会产生散射，而激光二极管的光由于没有光学准直通常是发散光，以 30°～90°的角度"散开"（Tuner 和 Hode，2002）。

57.4 激光与干细胞

已经发现，不同强度的激光照射能够刺激或抑制一系列的细胞生物过程。特定波长的低能量激光照射可以启动信号级联导致增殖发生（Moore 等，2005）。体外 1 J/cm² 和 3 J/cm² 的激光照射可以促进小鼠骨髓间充质和心脏干细胞的增殖（Tuby，Maltz 和 Oron，2007），同时 632 nm 波长、输出功率 10 mW 的照射可以促进增殖和诱导人成骨细胞分化（Stein 等，2005）。647 nm 的红光可以增强骨髓间充质干细胞的成骨分化，例如，碱性磷酸酶（alkaline phosphatase，ALP）的活性增加，茜素红着色，骨钙蛋白和胶原蛋白 I 型 mRNA 的表达增加和抗 CD44 的免疫荧光（immunofuorescence，IF）染色增强（Kim 等，2009）。低能量激光照射可以改变干细胞的新陈代谢，增加 ATP 的活性，也能促进干细胞的迁移，这表明光照射可以引起干细胞的光反应（Gasparyan，Brill 和 Makela，2004）。在干细胞再生阶段，685 nm 低能量激光照射可以刺激干细胞的增殖速率（De Souza 等，2005）。研究表明以波长为 635 nm、能量密度为 5 J/cm² 的激光照射可以增强 hADSC 的细胞增殖、活性以及整合素 β1 和 Thy-1 的表达（Mvula 等，2008），低能量激光照射结合表皮生长因子可以促进脂肪干细胞的增殖（Mvula，Moore 和 Abrahamse，2010）。

Wu 等人（2011）通过微阵列分析证实，能量密度 0.5 J/cm² 照射可以增强 119 个基因的表达。其中大部分基因参与细胞的增殖、凋亡和细胞循环。此外，通过实时聚合酶链式反应已经明确了五个基因（Akt1，Ptpn6，Stk17b，Ccnd1 和 Pik3ca），它们在 PI3K/Akt/mTOR/eIF4E 信号通路中起着重要作用，以及调节低能量激光照射对骨髓间充质干细胞的增殖效应（Wu 等，2011）。

57.4.1　脂肪干细胞的应用

脂肪干细胞（ADSC）已经成为一种新型、有前景的干细胞类型，并且相比于 ADC，ADSC 有两个显著优点：①可简单获得大量的脂肪组织，并具有重复性；②ADSC 在培养中其增殖和扩展的潜能似乎会增强（Sanz-Ruiz 等，2008）。如上所述，脂肪干细胞可以分化成经典的间充质谱系，也可以扩展到一些非间充质谱系如神经细胞（外胚层）和肝细胞（内胚层）。

57.4.1.1　骨生成

骨疾病，例如，骨质疏松症和骨质缺乏症，影响了全世界数百万人。已经在基因、细胞治疗和药理学方面进行了修复骨缺损的研究。适合组织工程的细胞应该具有免疫相容性和自我再生的潜能（Elabd 等，2007）。众所周知，骨髓间充质干细胞具有成骨能力（Strem 等，2005）。许多报告已经证明脂肪细胞和成骨细胞具有共同的前体细胞。研究者在能进行脂肪细胞分化的基质细胞系中发现了成骨细胞基因的表达（Casteilla 和 Dani，2006）。在进行性骨发育异常的病人中，皮下脂肪库存在钙化结节，这表明脂肪组织中也可能有成骨细胞（Strem 等，2005）。脂肪干细胞诱导成骨分化的培养条件是：基本培养基中加入 1 nmol/L 地塞米松、2 mmol/L 的 β-甘油磷酸盐和 50 μmol/L 抗坏血酸-2-磷酸盐，持续培养 14 天左右（Bunnell 等，2008）。

在成骨条件下，脂肪干细胞与骨髓间充质干细胞类似，能表达与成骨细胞表型有关的基因和蛋白质，例如，碱性磷酸酶（Fraser 等，2006；Schaffler 和 Buchler，2007；Strem 等，2005）、胶原 I 型（Fraser 等，2006；Schaffler 和 Buchler，2007；Strem 等，2005）、骨桥蛋白（Fraser 等，2006；Schaffler 和 Buchler，2007；Strem 等，2005）、骨连接素（Strem 等，2005）、骨钙素（Elabd 等，2007；Fraser 等，2006；Strem 等，2005）、骨唾液酸蛋白、RunX-1、骨形态形成性蛋白质（BMP）-2、BMP-4、骨形态形成性蛋白受体 I 和 II、甲状旁腺（parathyroid，PTH）受体（Strem 等，2005）、牙本质基质蛋白 1（DMP1）以及 X 染色体上的与肽链内切酶基因同源的磷酸盐调节基因（PHEX）、核心结合因子 α 亚基 1（CBFα-1）（Elabd 等，2007；Fraser 等，2006）和 popdoplanin（Ppm）（Elabd 等，2007）。在长期的二维或三维成骨细胞培养中，脂肪干细胞也能在体外形成矿化基质（Elabd 等，2007；Schaffler 和 Buchler，2007；Strem 等，2005）。这些结果表明，脂肪干细胞可以分化为具有机械敏感性的类骨细胞，因此脂肪干细胞可能是骨组织工程中一种很有前景的工具（Schaffler 和 Buchler，2007）。在低能量激光照射下，骨髓间充质干细胞分化为成骨细胞具有剂量依赖性，能量密度为 2 J/cm² 和 4 J/cm² 均能增强增殖以及成骨细胞的分化能力（Soleimani 等，2011）。

57.4.1.2　软骨形成

关节软骨自我修复潜力有限，因此，软骨损伤最终会导致关节炎。关节炎有各种疗法，最特别的是自体软骨细胞移植（autologous chondrocyte transplantation，ACT），ACT 是公认的治疗软骨缺损的骨科手术。自体软骨细胞移植的长期效果非常好，为了施行自体软骨细胞移植，需要去除自关节接头的软骨，但这也常常会引发并发症。因此，来自骨髓或脂肪组织的成人骨髓间充质干细胞有望成为移植的替代细胞类型（Mehlhorn 等，2009）。

已有研究显示，人体脂肪干细胞在 TGF-β1 超级家族生长因子的存在下可以分化成类软骨细胞（Fraser 等，2006；Mehlhorn 等，2009）。高密度培养的脂肪干细胞可以产生大量能释放软骨相关细胞外基质分子的细胞团，细胞外基质分子包括胶原蛋白 II 和 IV、PRELP 蛋白、硫酸蛋白聚糖和聚集蛋白聚糖。接种到藻酸盐培养盘或植入免疫缺陷小鼠的脂肪干细胞能延长软骨基质分子的合成时间（12周），软骨基质分子包括胶原蛋白 II、IV 以及聚集蛋白聚糖（Strem 等，2005）。Mehlhorn 等人（Mehlhorn 等，2009）将脂肪干细胞种植于聚乙醇乳酸［poly（lactide-co-glycolide），PLGA］支架上，用含有 TGF-β1 的介质处理 3 周，然后植入裸鼠皮下，发现软骨特异性标记分子如软骨寡聚基质蛋白、II 型和 X 型胶原以及聚集蛋白聚糖显著增加。在体内 8 周后，用 TGF-β1 预处理的样品继续表达 II 型胶原和软骨聚集蛋白聚糖，并在细胞外基质中发现了 II 型胶原。这些结果表明脂肪干细胞具有分化成类软骨细胞的潜力，因此可作为软骨组织工程的合适工具。

57.4.1.3　脂肪生成

软组织缺损通常被定义为皮肤的皮下脂肪层出现大的组织空隙，从而导致正常组织轮廓的变化（Gomillion 和 Burg，2006）。传统的软组织移植手术已经在临床成功用于软组织重建和增强。但是，脂肪移植的缺陷在于：第一，需要进行二次手术获得自体组织；第二，随着时间推移移植物体积平均减少40%～60%。对于脂肪组织工程来说，使用脂肪干细胞可能比分化的脂肪细胞更实用，因为成熟脂肪细胞虽然易得，但在体内软组织重建中可扩展性较低、维持体积能力弱。脂肪干细胞可通过微创手术从病人自身分离得到，它们在培养基中能大量扩增，且在脂肪形成培养基中较易分化为脂肪组织形成细胞（Choi 等，2006）。脂肪干细胞来源的脂肪细胞能发挥成熟脂肪细胞的重要功能，如儿茶酚胺刺激后的解脂能力，分泌典型的脂肪细胞因子如瘦素、脂联素，由 α_2-肾上腺素受体介导的抗脂解活性。脂肪干细胞通过多种方式保持分化为脂肪细胞的能力（Schäffler 和 Büchler，2007）。

Choi 等人（Choi 等，2006）进行了一项研究来评估在脂肪组织工程中联合使用脂肪干细胞与注射聚乙醇乳酸球的效果。在皮下注射脂肪干细胞（组 I）、聚乙醇乳酸球（组 II）、脂肪干细胞与聚乙醇乳酸球（组 III）的裸鼠组中，都能检测到脂肪组织形成。组 III 的脂肪干细胞附着于聚乙醇乳酸球上，在含有 3-异丁基-1-甲基黄嘌呤、地塞米松、胰岛素和吲哚美辛的培养基中培养 7 天，并注入裸鼠的颈部。组 I 和组 II 作为对照组。4 周和 8 周后处死小鼠。组 II 和组 III 小鼠观察到新形成的脂肪组织，但在组 I 小鼠未观察到新形成的脂肪组织。组 III 小鼠新形成的脂肪组织量最多。体内试验中，脂肪生成用油红 O 染色进行评价，组 III 中注射的细胞和聚乙醇乳酸球体聚集并且重新形成了脂肪组织。相比于在 4 周时新形成的组织，在 8 周时新形成的脂肪组织染色程度更类似于天然脂肪组织。RT-PCR 数据表明，组 III 小鼠 8 周时，大量表达了过氧化物酶体增殖物活化受体 γ（PPARγ）和增强结合蛋白因子 β（C/EBPβ）。这些结果表明 8 周后，附着于聚乙醇乳酸球体的成脂肪干细胞分化成脂肪细胞和再生脂肪组织。这项研究表明，可注射的聚乙醇乳酸球体和脂肪干细胞对脂肪组织工程都是有益的。在研究中使用的可注射球体只留下极小的术后瘢痕。因此，脂肪干细胞和聚乙醇乳酸球联合可用于临床中脂肪的组织工程技术，从而产生无创三维软组织填充物。

57.4.1.4　肌生成

57.4.1.4.1　心肌生成

心血管疾病，如心脏瓣膜病、心肌梗死和伴随的心脏衰竭的发病率和死亡率非常高。目前使用的瓣膜、导管和修补等替代疗法存在缺陷，可能会带来许多风险，如耐用性较差、血栓形成、感染易感性增加，同时由于患儿生长使得需要再次手术更换材料。组织工程技术为上述问题提供了可行的解决方案（Wu 等，2006）。

褐色脂肪组织来源的 CD29＋脂肪干细胞可以高效率地分化成心肌细胞、内皮细胞和平滑肌细胞，从而可以修复受损的心肌（Yamada 等，2006）。这些研究结果的评估以形态学、电生理参数以及分子和蛋白表达为基础。研究小组将褐色脂肪组织源性 CD29＋细胞移植至大鼠急性心肌梗死模型的梗死周边区域。免疫组织化学结果表明，植入的细胞能表达平滑肌细胞、内皮细胞和心肌细胞的标志物。RT-PCR 显示在褐色脂肪组织来源的细胞中有心肌特异性基因的表达，如 α-MHC、β-MHC、α-骨骼肌肌动蛋白、α-心肌肌动蛋白、脑钠肽（brain natriuretic peptide，BNP）、GATA-4 和 NKX2.5。通过心脏超声测定的心功能发现，由于移植了褐色脂肪组织来源的 CD29＋细胞，心室功能明显改善和梗塞面积明显减少。这些结果表明，褐色脂肪组织来源的细胞可能成为心肌再生的有效来源。

另有研究小组的研究结果表明，在冠状动脉内细胞移植后，在雌性猪梗死区植入猪骨髓干细胞和脂肪干细胞能改善心功能和灌注量（Valina 等，2007）。在本研究中，研究者先后实施了诱发心肌梗死和经冠状动脉注入 200 万自体干细胞的操作。相对于注入载体，在注入骨髓干细胞和脂肪干细胞后 28±3 天，其相对和绝对灌注量显著降低。较注入载体相比，注入干细胞后左心室功能增强、梗塞区域的心室壁厚度增大并且改善了边缘区域的血管密度。结果观察到 SMα-a 移植细胞与血管性血友病因子共定位并且一同并入新形成的血管中。

57.4.1.4.2　骨骼肌生成

Duchene 肌营养不良（Duchene muscular dystrophy，DMD）是以进行性肌无力和肌肉变性为特征的 X 连锁遗传性疾病。细胞疗法可作为修复 DMD 中受损肌肉的潜在治疗方式。Vieira 等人（Vieira 等，2008）研究表明，脂肪干细胞参与肌管形成，从而恢复抗肌萎缩蛋白。研究中，为了使人体脂肪干细胞分化成生肌谱系，将干细胞培养在生长培养基中，生长培养基为 Dulbecco 改良的 Eagle 中高葡萄糖培养基，即 DMEM-HG 培养基，补加 10% 的胎牛血清、0.1 μm 的地塞米松、50 μm 的可的松和 5% 的马血清，共培养 45 天。免疫荧光检测分化培养的细胞中 α-肌动蛋白的表达，RT-PCR 检测其肌肉转录调节因子（MyoD）、telethonin 和抗肌萎缩蛋白的表达。免疫印迹证实了在早期高细胞密度培养基中抗肌萎缩蛋白的存在。

有人测试过两种不同类型的细胞共培养。在第一种共培养中，用 4-6-二脒基-2-苯基吲哚（DAPI）着色的等量绿色荧光蛋白（green fuorescent protein，GFP）阴性细胞与绿色荧光蛋白阳性脂肪干细胞共同培养。在第二种共培养中，Duchene 肌营养不良肌管细胞以 DAPI 染色后和绿色荧光蛋白阳性脂肪干细胞以 3:1 的比例加入。然后将培养物放入融合培养基（fusion media，FM），诱导成肌细胞聚集并形成多核结构。共培养实验的结论是：脂肪干细胞通过至少出现一个 DAPI 染核的 GFP＋合胞体和表达抗肌萎缩蛋白的细胞融合来参与人类肌管的形成。有研究证明，将脂肪干细胞平铺于 Duchene 肌营养不良肌管细胞上，脂肪干细胞能够与 Duchene 肌营养不良肌管细胞相融并恢复抗肌萎缩蛋白。通过 RT-PCR 来评价抗肌萎缩蛋白的表达，并发现当脂肪干细胞分化成肌细胞时，其可以与正常成肌细胞一样表达抗肌萎缩蛋白。脂肪干细胞也具有分化成平滑肌细胞谱系的潜力（Rodriguez 等，2006），这将在下面的部分中详细讨论。

57.4.1.5　肝脏的分化

大多数的肝脏疾病导致肝细胞功能障碍，最终导致器官衰竭。通过 SC 替代患病的肝细胞和通过 SC 刺激内源性或外源性再生是肝脏定向细胞疗法的主要目的（Taléns-Visconti 等，2007）。

最近的一项研究表明，在某些特定诱导条件下，脂肪干细胞在体外试验中可被诱导分化为肝谱系（Taléns-Visconti 等，2007）。脂肪干细胞用血清培养基预处理 2 天，并在补充有 20 ng/mL 表皮生长因子（epidermal growth factor，EGF）和 10 ng/mL 碱性成纤维细胞生长因子的 DMEM 培养基中培养。将细胞用第一步分化培养基培养，第一步培养基是由含有 20 ng/mL 的肝细胞生长因子（hepatocyte growth factor，HGF）、10 ng/mL 的碱性成纤维细胞生长因子和 4.9 mmol/L 烟酰胺的 DMEM 培养基组成。7 天后，用第二步成熟培养基培养，第二步培养基是由含有 20 ng/mL 抑瘤素 M（oncostatin M，OMS）、1 μmol/L 地塞米松、10 μL/mL ITS＋预混料（100 μmol/L 胰岛素、6.25 μg/mL 转铁蛋白、3.6 μmol/L 硒酸、1.25 mg/mL 牛血清白蛋白和 190 μmol/L 亚油酸）的相同培养基（方案 B）或 DMEM 培养基（方案 A）组成。当在两步分化培养基中培养时，无论使用方案 A 或方案 B，在形态学上，细胞从脂肪干细胞成纤维细胞样形态改变为圆立方形。通过 RT-PCR 评估肝细胞基因的表达，通过诱导分化，细胞角蛋白 18（CK-18）和 19（CK-19）的表达没有显著的改变。使用方案 A 时，白蛋白（ALB）、转甲状腺素蛋白（TTR）、细胞色素 2E1（CYP2E1）和 C/EBPβ 的表达随着脂肪干细胞的分化增加；当使用方案 B 时稍有增加，虽然增加比方案 A 少，但是相对于对照组，差异仍然显著。该研究表明，与用于人工肝装置和临床前药物测试的成体肝细胞相比，ADSC 可能成为有价值且有前景的体外替代工具。

57.4.1.6 神经源性分化

与许多其他组织不一样，神经系统自我修复能力受限，成熟的神经细胞缺乏再生的功能，神经干细胞（NSC）应对损伤时很难产生新的功能性神经元（Kang 等，2003）。

脂肪干细胞可以分化成神经细胞谱系，称为嗅鞘细胞（olfactory ensheathing cell，OEC），一般在三维支架上使用含有嗅鞘细胞的干细胞培养基共同培养（Wang 等，2007）。分化的细胞具有与嗅鞘细胞相似的形态和表型抗原［p75NTR 胶质纤维酸性蛋白（GFAP）］。结果表明，体外试验中，脂肪干细胞在三维支架上具有分化成嗅鞘细胞样细胞的潜力。这些细胞被认为对修复受损的中枢神经系统非常重要，因此，嗅鞘细胞的移植是一种治疗脊髓损伤很有前景的潜在疗法。已知脂肪干细胞能分泌多种生长因子，因此它可以在各种类型的损伤中起细胞保护作用。一项研究探索了在大鼠脑出血（intracerebral hemorrhage，ICH）模型中脂肪干细胞的神经保护作用，并发现脂肪干细胞移植能增强恢复功能、减少细胞凋亡和脑炎症，并减少脑萎缩和神经胶质增生。研究中，胶原酶立体定位注射诱导脑出血，脑出血 24 小时后静脉注射人脂肪干细胞。诱导脑出血后 3 天，在脂肪干细胞移植的大鼠中，急性炎症标志物［如末端转移脱氧尿苷三磷酸（dUTP）缺口末端标志物（TUNEL）、髓过氧化物酶（myeloperoxidase，MPO）］水平，以及脑含水量显著降低。在脑出血 4～5 周后，脂肪干细胞移植降低神经缺陷并减少胶质增生和脑萎缩。在 6 周，移植的脂肪干细胞密集地填充血肿周围，并表达内皮标志物，但不表达神经元或神经胶质标志物。总之，在脑出血模型中脂肪干细胞的移植减少了慢性脑退化和急性脑炎症，并促进了长期的功能恢复（Kim 等，2007）。

Soleimani 等人证实在 810 nm 波长和 3 J/cm^2 的能量密度下使用低能量激光照射能增强骨髓干细胞增殖和分化成神经元的能力，且具有剂量效应。较低剂量（3 J/cm^2）似乎会诱导增殖和分化，而诱导分化同时减少增殖则需要较高的剂量（6 J/cm^2）（Soleimani 等，2011）。能量和波长不仅影响骨髓基质干细胞的这两种不同的功能，也影响分化的结果。

57.4.1.7 平滑肌细胞的应用

平滑肌细胞（smooth muscle cell，SMC）在大部分病理和生理疾病中发挥作用，因为它们构成了所有平滑肌细胞组织的主要层。已有研究表明平滑肌细胞在大量人类重大疾病中发挥至关重要的作用，如动脉硬化、哮喘、高血压和癌症（Sinha 等，2006）。

57.4.1.7.1 动脉硬化

动脉硬化包括自发动脉粥样硬化、自体动脉或静脉移植物动脉硬化、经皮冠状动脉腔内成形术后再狭窄和移植动脉硬化。在所有类型的动脉硬化中，一个关键事件是 SMC 的沉积（Mayr 和 Xu，2001）。动脉的 SMC 在动脉壁的结构和功能的改变中发挥主要作用，从收缩表型到合成表型的变化似乎是动脉硬化的早期重要事件。这种表型的调节使得 SMC 迁移到内膜，增殖并分泌细胞外基质成分（Tukaj，Bohdanowicz 和 Kubasik-Juraniec，2004）。

57.4.1.7.1.1 平滑肌细胞在心血管的应用

目前心血管病仍是全世界疾病导致死亡的首要原因。治疗方法包括支架、血管移植和血管成形术

（Liu 等，2007；Wong 等，2003）。静脉移植物有几大缺点：供体部位疼痛和不适、可用性有限（特别是重复移植手术）、老年供体细胞复制能力有限以及 10 年失败率高（Wong 等，2003）。小直径血管组织工程的目的是创造用于血管置换术的自体置换血管（Krenning 等，2008）。无论是尺寸，还是在生理反应、细胞成分、机械性能以及它的缓和能力和在细胞水平上释放的抗血栓形成因子方面，这些小直径血管需要与天然血管保持高度相似性（Campbell 等，2004）。

Liu 等人（2007）开发了一种新方法，即使用组织特异性启动子和荧光激活细胞从绵羊的骨髓中分离出平滑肌细胞用于心血管组织再生。与血管平滑肌细胞相比，骨髓来源的平滑肌祖细胞（BM-derived smooth muscle progenitor cell，BM-SMPC）表现出较高的增殖率且与普通平滑肌细胞具有更类似的形态，并表达几种平滑肌细胞标志物如肌球蛋白重链（myosin heavy chain，MHC）、细胞骨架平滑肌特异性蛋白、调宁蛋白、α 肌动蛋白、SM22 与钙调素结合蛋白。当嵌入在纤维蛋白凝胶中时，骨髓来源的平滑肌祖细胞可收缩基质并且表现出受体和非受体介导的收缩性，表明这些细胞可以对血管反应激动剂产生反应。研究者从骨髓来源的平滑肌祖细胞和骨髓源性内皮细胞组织制备的组织工程血管，并植入羊的颈静脉。植入 5 周后，移植组织在内侧层呈融合的内皮细胞层，其中内侧层中骨髓来源的平滑肌祖细胞沿周围对齐并合成较多的胶原蛋白，其纤维状网络中高含量的弹性组织与天然血管非常类似。这些结果表明，骨髓来源的平滑肌祖细胞可以用在平滑肌细胞分化的研究中，并且在心血管疾病的治疗细胞疗法方面有发展潜力。

低能量激光照射应用于心肌梗死（myocardial infarction，MI）的大鼠的自体骨髓，为诱导骨髓来源的间充质干细胞提供了一个新的方法。研究中已经证实：骨髓间充质干细胞能从循环中获得，然后转入梗死心脏并且显著削弱心肌梗死后结疤过程，这种方法也可应用到其他受伤或正经历变性过程的器官，如神经变性疾病累及的器官（Tuby，Maltz 和 Oron，2011）。

57.4.1.7.2　哮喘

慢性持续性哮喘的特点是可逆性呼吸道阻塞，并表现出明显的炎症相关的呼吸道壁增厚和结构变化。呼吸道平滑肌增加被认为是呼吸道壁增厚的主要原因之一，从而发生增生和/或肥大性生长的结果（Hirst，1996）。

57.4.1.7.2.1　平滑肌细胞在呼吸系统的应用

呼吸道平滑肌存在于大多数脊椎动物的支气管，除了在肺容积高的状态下，它以大致圆形方向环绕着主支气管中下方的整个呼吸道。这些细胞存在于中央和外周呼吸道，在中央呼吸道呈横向，并在某种程度上以外周呼吸道更为突出。呼吸道 SMC 以螺旋形或短线模式排列，在肺完全充气时以及外周呼吸道中更明显（James 和 Carroll，2000）。

研究小组通过评估工程化人支气管黏膜模型的可行性来研究哮喘中细胞的相互作用（Chakir 等，2001）。将正常及哮喘志愿者的人成纤维支气管埋入胶原凝胶，支气管上皮细胞接种在该凝胶上，在有或没有 T 淋巴细胞的空气-液体界面中培养。工程黏膜取得的活检标本用于超微结构和结构分析、收集 T 淋巴细胞和定位白介素-5（IL-5）。组织学分析表明：在黏液分泌细胞的存在下，含正常支气管细胞的工程黏膜表现为一种假复层纤毛上皮。电子显微镜能观察到这些特征，与在正常支气管组织中观察到的相媲美。然而，在哮喘病人的工程黏膜里，组织结构（主要是上皮细胞）杂乱无章。哮喘病人工程支气管黏膜中 IL-5＋淋巴细胞百分比显著高于黏膜正常的志愿者。作者称使用组织工程能从正常人和哮喘病人构造体外支气管黏膜模型，这在未来的研究中可以让研究者更好地理解涉及呼吸组织炎症和修复的关键机制。

57.4.1.7.3　膀胱疾病

各种损伤导致的膀胱损伤，最终多需要更换或修复膀胱（Atala 等，2006）。在过去 10 年中，使用专门的手术设备与异体或自体组织技术的重建泌尿外科学使得手术效果有所提高。组织工程的目的是再生泌尿系统器官和架构使得它们所有生理功能都得到恢复（Sievert，Amend 和 Stenzl，2007）。

Atala 等人（Atala 等，2006）探索了一种运用自体工程膀胱组织替代膀胱成形术作为终末期膀胱疾病病人的治疗方法。他们确定 7 名脊髓脊膜突出症伴有膀胱高压或受损的病人作为膀胱成形术和膀胱活检的试验对象。肌肉和尿路上皮细胞在培养基中培养，然后接种于可生物降解的膀胱形支架（胶原或胶原-聚乙醇酸）。接种后 7 周，自体膀胱构建体被用于有或没有网膜包裹的重建和植入。然后进行尿液细胞检测、超声检测、膀胱活检、尿动力学检查和血清分析。后续分析平均在 46 个月内以相同间隔进行。术后，膀胱平均泄漏点压力随容积、完整性下降，其中，大网膜包裹的复合材料工程膀胱体积增大最显著。手术后，肠功能恢复迅速，代谢结果没有差异，泌尿系统未形成结石，肾功能完好，黏液分泌正常，膀胱活检可见部分体系与表型已经构建成功。该研究表明，接种在胶原-聚乙醇酸支架和包裹在网膜后着床的自体细胞基因工程膀胱组织可以作为一种替代终末期膀胱疾病病人膀胱成形术的方法。

57.4.2 脂肪干细胞分化成平滑肌细胞

平滑肌是心血管、生殖、泌尿和肠道系统的活性组成部分，并已成为再生医学领域中深入研究的主题。迄今为止，其应用的限制在于健康平滑肌的可靠来源，如活检通常会导致细胞获取减少，因此需要在治疗前尽可能提升获取细胞的数量（Rodriguez 等，2006）。此外，前期研究已经表明，从患病组织获得的平滑肌细胞在表型上和功能上不同于正常健康平滑肌细胞，因此这也限制了它们的应用（Dozmorov 等，2007；Lin 等，2004）。有多种疾病与平滑肌细胞病理相关。基于细胞的组织工程利用干细胞为当前修复平滑肌的治疗策略提供一种潜在的可选方案。迄今为止这些应用平滑肌细胞的可靠来源存在局限性（Rodriguez 等，2006）。

Rodriguez 等人（Rodriguez 等，2006）将脂源性间质（processed lipoaspirate，PLA）细胞（脂肪干细胞）诱导分化为功能性（可收缩）平滑肌细胞。为了诱导分化，他们将脂源性间质细胞在平滑肌诱导培养基中培养［培养基包含 MCDB131（Sigma）介质、1％胎牛血清和 100 U/m 肝素］。在转录和翻译水平，这些细胞在培养中发生了平滑肌细胞特异性蛋白的遗传表达，如 α 肌动蛋白、SM22、钙调素结合蛋白、钙结合蛋白、调宁蛋白、胃肠道平滑肌肿瘤的特异性标志物和肌球蛋白重链。脂源性间质细胞诱导后呈现典型的平滑肌细胞形态。为了验证分化的平滑肌细胞的功能，对诱导分化细胞施加氨甲酰胆碱和阿托品。其中，氨甲酰胆碱 10^{-5} mol/L 处理 1 分钟后，细胞开始收缩，并在该状态下保留超过 10 分钟，这表明诱导分化的细胞具有体内平滑肌细胞的相似的收缩功能。同时，在氨甲酰胆碱的介导下，毒蕈碱性拮抗药阿托品（10^{-4} mol/L）可阻断其作用，证明细胞在表型上和功能上都表现出平滑肌细胞的特点。

因此，脂肪干细胞具有分化成功能型平滑肌细胞的潜力，在治疗性应用中可作为健康平滑肌的来源。低能量激光照射可以通过增加细胞的增殖、存活和蛋白表达来影响人体脂肪干细胞（Mvula 等，2008；Mvula，Moore 和 Abrahamse，2010）。另外，这些细胞的潜在优势还突出表现在组织工程应用中，因为干细胞的初始数量在分化开始之前增加，这可以产生更多的能在治疗应用中使用的分化的平滑肌细胞。de Villiers 等人（de Villiers 等，2011）提出在体外试验中，低能量激光照射后［636 nm 的波长和 5 J/cm²（8.59 mW/cm²）］会增加细胞增殖、细胞活力和维持干细胞形态和蛋白表达，并能有效影响分离的人脂肪干细胞 72 小时。并且，在相同能量输出和波长的激光照射更长时间后，干细胞也不会被诱导分化为另一种类型的细胞。不过需要注意的是，使用维甲酸（retinoic acid，RA）可以使人脂肪组织中分离的干细胞分化成平滑肌细胞。由于低产量的干细胞是分离的且它们的增殖速率低，低能量激光照射可以成为组织工程和干细胞疗法有用的工具，分离的干细胞初始数量在分化开始之前扩增，这可以产生更多的分化细胞。涉及 SMC 分化的细胞疗法可以为涉及 SMC 病理学的疾病提供替代治疗，例如，胃肠疾病，膀胱功能障碍，尿失禁和心血管疾病（de Villiers 等，2011）。

57.5 干细胞与组织工程

脂肪干细胞为科学家和医学研究人员提供了在体外生产自体新生组织的机会，且无伦理之争。干细胞可以从病人自身的脂肪组织中分离，然后与谱系特异性生长因子共同培养于组织特异性的支架或基质中，使得干细胞分化并发展为人体所需的组织，如骨、皮肤或肌肉。该组织还可以重新植于同一病人。作为自体，病人就不会需要使用大量免疫抑制药，并且很少发生移植物抗宿主反应（Moore，2007）。纳米技术和组织工程是有前景的科学领域，体现在发展对人体有益的先进材料。已有研究证明，光敏剂可控释放的纳米载体与低能量激光照射技术联合应用，可促进皮肤伤口愈合，也可用于其他皮肤病的治疗。成纤维细胞和间充质干细胞三维培养生物模型，作为体外皮肤替代使用，被称为真皮代替物（DE）。结果表明，使用光调制过程可以控制擦刮伤后的伤口愈合和诱导生物分子的释放，这两者都与炎性伤口愈合的过程相关。对与低能量激光照射有关的酶活性功能的依赖效应表明，基于光疗和纳米技术的促伤口愈合作用有应用的前景（Primo 等，2011）。

57.6　干细胞与肿瘤

正常干细胞和癌细胞都有自我更新的能力，干细胞现在也被证明参与癌症的发生过程，已经有研究表明，干细胞参与许多经典的癌症信号转导途径，如 Wnt 信号通路、Shh 信号通路、Notch 信号通路，还可以调节干细胞的发育、自我更新和功能。白血病（Bonnet 和 Dick，1997）、乳腺癌（Al Hajj 等，2003；Dontu 等，2003），睾丸癌（Rorth 等，2000）和脑癌（Hemmati 等，2003）等癌症都始发于具有干细胞特性的肿瘤细胞的一个亚群。这些亚群或肿瘤干细胞显然是具有高度调节自我更新信号通路的干细胞，但是由于变异，通常正常的通路变得异常、导致自我更新不受控制从而形成肿瘤。这可能是传统的癌症疗法如外科手术、放疗、化疗后肿瘤复发的一个原因。这些治疗方式多依赖于消除实体肿瘤、快速靶向作用于分裂细胞；但干细胞分化不是一个"迅速"的过程，因此肿瘤对这些处理方式会产生耐受。自我更新是干细胞和肿瘤细胞的标志性特点，理解了正常细胞和肿瘤干细胞的作用和生物学特点，就使得阐明治愈肿瘤的治疗方案成为可能（Moore，2007）。

正常成体干细胞经历首次基因突变成为实体肿瘤起始细胞，导致这些肿瘤中包含具有自我更新和扩增能力的被称为肿瘤干细胞的干细胞亚群。已有研究证明，不同的癌症均可以起源于正常的干细胞，并且由于癌症发展是一个渐进的过程，这一过程中会产生多个具有新特征的细胞克隆，如果只靶向清除一种类型肿瘤干细胞，这样的肿瘤清除是徒劳无功的（Alison，Lim 和 Nicholson，2011）。由于肿瘤细胞具有再生性，肿瘤干细胞是多年以来争议的基点。肿瘤基因的原发启动，已证实肿瘤干细胞是一种崭新的肿瘤生物学发生模式，这必将对今后肿瘤的治疗进展提供很大的助益（Tomasson，2009）。自 1977年肿瘤干细胞被首次证实后，数十年来肿瘤细胞的异质性也被广为接受，针对肿瘤干细胞抗拒肿瘤治疗观念，发展更有效、更敏感的治疗的想法受到热捧而方兴未艾（Hamburger 和 Salmon，1977）。肿瘤干细胞与正常干细胞类似，在细胞分裂阶段可以产生更多的分化子细胞或进行自我更新，可见管理自我更新的细胞通路的重要性（Tomasson，2009）。干预治疗应针对肿瘤干细胞自我更新活跃的关键信号通路。这些信号通路包括 Wnt 信号通路（对自我更新和维护干细胞起重要作用）、Notch 信号通路（介导转化的受体和配体的过激表达），以及 Hedgehog 信号通路（维护干细胞）（Abrahamse，2011）。

57.7　伦理问题

传统意义上，干细胞是从受精 8 天左右的卵子卵裂形成的囊胚-早期胚胎充液球的内细胞团中分离得来。内细胞团的细胞本质上具有多能性，然而获得这些细胞却导致胚胎死亡，这易导致政治、宗教和伦理问题，特别是在人类胚胎干细胞发展进程中（Moore，2007）。基于观察到人类胚胎干细胞能够分化成人体几乎全部种类的细胞，大多数干细胞生物学家认为人类胚胎干细胞具有治疗创伤与疾病的潜力巨大。这些细胞也可以用作必需的生长因子或信号分子源（Gruen 和 Grabel，2006）。尽管对胚胎干细胞的研究存在异议，但是胚胎干细胞的替代研究有如下几种：①由八细胞期胚胎通过与先前的胚胎干细胞共同培养分离的单个卵裂球获得的胚胎干细胞，培养适应增长后分离卵裂球来源细胞（常在辅助生殖诊所用于胚胎植入前遗传学分析）；②胚胎干细胞也可以从通过使用体细胞核移植形成的囊胚分离而来，其中体细胞核移植是从供体体细胞取出核然后注入去核的供体卵细胞，然后在体外生长至囊胚期、分离内细胞团（Moore，2007；Gruen 和 Grabel，2006）；③细胞核转移是携带一个变异的核的方法，而该细胞有缺陷不能生长，所以尽管胚胎干细胞是分离的，但是它们不能植入子宫内（Gruen 和 Grabel，2006；Scott 和 Reijo Pera，2008）。以干细胞为基础的治疗方法的另一个关注点是未分化的移植细胞有可能形成肿瘤（Cha 和 Falanga，2007；Gruen 和 Grabel，2006）。成年小鼠通过皮下注射、经睾丸或肌内注射的体内试验可以形成畸胎样肿瘤，其中胚胎干细胞增殖的能力稳定。使用小鼠胚胎干细胞的研究提供了一种通过使用移植后的胚胎干细胞衍生抑制致瘤性的方法，并且这些细胞形成肿瘤的可能性较小（Gruen 和 Grabel，2006）。

57.8　小　　结

干细胞研究获得广泛支持是非常重要的。大多数研究使用成体细胞检测组织干细胞的分化潜能。如果我们确实可以通过体外试验维持和增殖脂肪干细胞，那么这种工具的研究应用将会产生巨大的影响，从治疗的角度来看，证明成体组织的干细胞有广泛的分化潜能尤为重要。其中一个重要的应用是组织工程，组织工程中来自病人自身特定组织体细胞的干细胞可用于自体细胞治疗（Clark 和 Frisen，2001），同时，体细胞的干细胞也可在自体移植中使用（Bianco 和 Robey，2001）。因此，将来的研究将进一步有利于评估干细胞的长期健康影响和安全性，这十分重要。阐释干细胞的增殖途径可能有利于进一步理解细胞分化及肿瘤的发生。虽然干细胞的研究存在一定的政治、宗教、相关的道德伦理问题，但因噎废食也不是明智之举（Moore，2007），阻止发现治疗癌症和其他疾病的方法难道就是道德的吗？如果干细胞的研究能够遵守良好的道德和伦理常识，应该继续将其进行下去，这样将有益于目前治疗方法的发展。

作者：

Heidi Abrahamse

University of Johannesburg

参考文献

[1] Abrahamse, H. 2011. Inducing stem cell differentiation using low intensity laser irradiation: A possible novel therapeutic intervention. Eur J Biol 6 (5): 695 - 698.

[2] Al Hajj, M., M. S. Wicha, A. Benito-Hernandez, S. J. Morrison, and M. F. Clarke. 2003. Retrospective identification of tumorigenic breast cancer cells. Proc Natl Acad Sci USA 100: 3983 - 3988.

[3] Alison, M. R., S. M. L. Lim, and L. J. Nicholson. 2011. Cancer stem cells: Problems for therapy? J Path 223: 147 - 161.

[4] Amit, M., M. K. Carpenter, M. S. Inokuma et al. 2000. Clonally derived human embryonic stem cell lines maintain pluripotency and proliferative potential for prolonged periods of culture. Dev Biol 227: 271 - 278.

[5] Appleton Healthcare. Frequently Asked Questions. Retrieved 24 June, 2009 from http://www.appletonhc.com/laserfaq.html.

[6] Atala, A., S. Bauer, S. Soker, J. J. Yoo, and A. B. Retik. 2006. Tissue-engineered autologous bladders for patients needing cytoplasty. Lancet 367: 1241 - 1246.

[7] Baharvand, H., A. Fathi, D. van Hoof, and G. H. Salekdeh. 2007. Concise review: Trends in stem cell proteomics. Stem Cells 25: 1888 - 1903.

［8］ Barberi, T., L. M. Willis, N. D. Socci, and L. Studer. 2005. Derivation of multipotent mesenchymal precursors from human embryonic stem cells. PLoS Med 2 (6): 0554 - 0560.

［9］ Batten, P., N. A. Rosenthal, and M. H. Yacoub. 2007. Immune response to stem cells and strategies to induce tolerance. Phil Trans R Soc B 362: 1343 - 1356.

［10］ Bianco, P., and P. G. Robey. 2001. Stem cells in tissue engineering. Nature 414: 118 - 121.

［11］ Bishop, A. E. 2004. Pulmonary epithelial stem cells. Cell Prolif 37: 89 - 96.

［12］ Blau, H. M., T. R. Brazelton, and J. M. Weimann. 2001. The evolving concept of a stem cell: Entity or function? Cell 105: 829 - 841.

［13］ Bonnet, D., and J. E. Dick. 1997. Human acute myeloid leukemia is organized as a hierarchy that originates from a primitive hematopoietic cell. Nat Med 3: 730 - 737.

［14］ Boulton, M., and J. Albon. 2004. Stem cells in the eye. Int J Biochem Cell Biol 36: 643 - 657.

［15］ Bunnell, B. A., M. Flaat, C. Gagliardi, B. Patel, and C. Ripoll. 2008. Adipose-derived stem cells: Isolation, expansion and differentiation. Methods 45: 115 - 120.

［16］ Campbell, J. H., P. Walker, W. Chue et al. 2004. Body cavities as bioreactors to grow arteries. Int Congr Ser 1262: 118 - 121.

［17］ Casteilla, L., and C. Dani. 2006. Adipose tissue-derived cells: From physiology to regenerative medicine. Diabetes Metab 32: 393 - 401.

［18］ Cha, J., and V. Falanga. 2007. Stem cells in cutaneous wound healing. Clin Dermatol 25 (1): 73 - 78.

［19］ Chakir, J., N. Pagé, Q. Hamid et al. 2001. Bronchial mucosa produced by tissue engineering: A new tool to study cellular interactions in asthma. J Allergy Clin Immunol 107 (1): 36 - 40.

［20］ Chamberlain, G., J. Fox, B. Ashton, and J. Middleton. 2007. Concise review: Mesenchymal stem cells: Their phenotype. differentiation capacity, immunological features, and potential for homing. Stem Cells 25: 2739 - 2749.

［21］ Choi, Y. S., S. M. Cha, Y. Y. Lee et al. 2006. Adipogenic differentiation of adipose tissue derived stem cells in nude mouse. Biochem Biophys Res Commun 345 (2): 631 - 637.

［22］ Clarke, D., and J. Frisen. 2001. Differentiation potential of adult stem cells. Curr Opin Genet Dev 11: 575 - 580.

［23］ De Souza, S. C., E. Munin, L. Procopio Alves, M. A. Castillo Salgado, and M. T. T. Pacheco. 2005. Low power laser radiation at 685 nm stimulates stemcell proliferation rate in Dugesia tigrina during regeneration. J Photochem Photobiol B Biol 80: 203 - 207.

［24］ de Villiers, J. A., N. N. Houreld, and H. Abrahamse. 2009. Adipose derived stem cells and smooth muscle cells: Implications for regenerative medicine. Stem Cell Rev Rep 5 (3): 256 - 265.

［25］ de Villiers, J. A., N. N. Houreld, and H. Abrahamse. 2011. Influence of low intensity laser irradiation on isolated human adipose derived stem cells over 72 hours and their differentiation potential into smooth muscle cells using retinoic acid. Stem Cell Rev Rep 7 (4): 869 - 882.

［26］ Dontu, G., M. Al Hajj, W. M. Abdallah, M. F. Clarke, and M. S. Wicha. 2003. Stem cells in normal breast development and breast cancer. Cell Prolif 36 (Suppl 1): 59 - 72.

［27］ Dozmorov, M. G., B. P. Kropp, R. E. Hurst, E. Y. Cheng, and H. Lin. 2007. Differentially expressed gene networks in cultures smooth muscle cells from normal and neuropathic bladder. J Smooth Muscle Res 43 (2): 55 - 72.

［28］ Drochioiu, G. 2010. Laser induced ATP formation: Mechanism and consequences. Photomed Laser Surg 28 (4): 573 - 574.

［29］ Elabd, C., C. Chiellini, A. Massoudi et al. 2007. Human adipose tissue-derived multipotent stem cells differentiate in vitro and in vivo into osteocyte-like cells. Biochem Biophys Res Commun 361: 342 - 348.

［30］ Fraser, J. K., I. Wulur, Z. Alfonso, and M. H. Hedrick. 2006. Fat tissue: An underappreciated source of stem cells for biotechnology. Trends Biotechnol 24 (4): 150 - 154.

［31］ Gao, X., and D. Xing. 2009. Molecular mechanisms of cell proliferation induced by low power laser irradiation. J Biomed Sci 16: 4 - 30.

［32］ Gasparyan, L., G. Brill, and A. Makela. 2004. Influence of low level laser radiation on migration of stem cells. Laser Florence 5968: 58 - 63.

[33] Gomillion, C. T., and K. J. L. Burg. 2006. Stem cells and adipose tissue engineering. Biomaterials 27: 6052 – 6063.

[34] Grassel, S., and N. Ahmed. 2007. Influence of cellular microenvironment and paracrine signals on chondrogenic differentiation. Front Biosci 1 (12): 4946 – 4956.

[35] Gritti, A., A. L. Vescovi, and R. Galli. 2002. Adult neural stem cells: Plasticity and developmental potential. J Physiol – Paris 96: 81 – 90.

[36] Gruen, L., and L. Grabel. 2006. Concise review: Scientific and ethical roadblocks to human embryonic stem cell therapy. Stem Cells 24: 2162 – 2169.

[37] Hamburger A. W., and S. E. Salmon. 1977. Primary bioassay of human tumor stem cells. Science 197: 461 – 463.

[38] Hawkins, D. H., and H. Abrahamse. 2006. Effect of multiple exposures of low-level laser therapy on the cellular responses of wounded human skin fibroblasts. Photomed Laser Surg 24: 705 – 714.

[39] Hawkins, D., and H. Abrahamse. 2007. Changes in cell viability of wounded fibroblasts following laser irradiation in broadspectrum or infrared light. Laser Chem 2007: 71039.

[40] Hemmati, H. D., I. Nakano, J. A. Lazareff et al. 2003. Cancerous stem cells can arise from pediatric brain tumors. Proc Natl Acad Sci USA 100: 15178 – 15183.

[41] Hirst, S. L. 1996. Airway smooth muscle cell culture: Application to studies of airway wall remodelling and phenotype plasticity in asthma. Eur Respir J 9: 808 – 820.

[42] Ichim, T. E., R. J. Harman, W. Min et al. 2010. Autologous stromal vascular fraction cells: A tool for facilitating tolerance in rheumatic disease. Cell Immunol 264: 7 – 17.

[43] James, A., and N. Carroll. 2000. Airway smooth muscle in health and disease; methods of measurement and relation to function. Eur Respir J 15: 782 – 789.

[44] Jones, D. L., and M. T. Fuller. 2006. Stem cell niches. In Essentials of Stem Cell Biology, 1st ed. R. Lanza, editor. Academic Press, London, 43.

[45] Jurgens, W. J. F. M., M. J. Oedayrajsingh-Varma, M. N. Helder et al. 2008. Effect of tissue-harvesting site on the yield of stem cells derived from adipose tissue: Implications for cell-based therapies. Cell Tissue Res 332: 415 – 426.

[46] Kadivar, M., S. Khatami, Y. Mortazavi, M. Taghikhani, and M. A. Shokrgozar. 2006. Multilineage differentiation activity by the human umbilical vein-derived mesenchymal stem cells. Iran Biomed J 10 (4): 175 – 184.

[47] Kang, S. K., D. H. Lee, Y. C. Bae et al. 2003. Improvement of neurological deficits by intracerebral transplantation of human adipose tissue-derived stromal cells after cerebral ischemia in rats. Exp Neur 183: 355 – 366.

[48] Karu, T. 1998. The Science of Low-Power Laser Therapy, 1st ed. Gordon and Breach, Amsterdam, 43.

[49] Kim, H. K., J. H. Kim, A. A. Abbas et al. 2009. Red light of 647 nm enhances osteogenic differentiation in mesenchymal stem cells. Lasers Med Sci 24: 214 – 222.

[50] Kim, J. M., S. Lee, K. Chu et al. 2007. Systemic transplantation of human adipose stem cells attenuated cerebral inflammation and degeneration in a hemorrhagic stroke model. Brain Res 1183: 43 – 50.

[51] Krenning, G., J. R. A. J. Moonen, M. J. A. van Luyn, and M. C. Harmsen. 2008. Vascular smooth muscle cells for use in vascular tissue engineering obtained by endothelial-to-mesenchymal transdifferentiation (EnMT) on collagen matrices. Biomaterials 29: 3703 – 3711.

[52] Lakshmipathy, U., and C. Verfaillie. 2005. Stem cell plasticity. Blood Rev 19: 29 – 38.

[53] Lee, J., and D. M. Kemp. 2006. Human adipose-derived stem cells display myogenic potential and perturbed function in hypoxic conditions. Biochem Biophys Res Commun 341: 882 – 888.

[54] Lin, F., S. F. Josephs, D. T. Alexandrescu et al. 2010. Lasers, stem cells and COPD. J Transl Med 8 (16): 1 – 10.

[55] Lin, H. K., R. Cowan, P. Moore et al. 2004. Characterization of neuropathic bladder smooth muscle cells in culture. J Urol 171: 1348 – 1352.

[56] Liu, J. Y., D. D. Swartz, H. F. Peng et al. 2007. Functional tissue-engineered blood vessels from bone marrow progenitor cells. Circ Res 75: 618 – 628.

[57] Lu, J., R. Hou, C. J. Booth, S. Yang, and M. Snyder. 2006. Defined culture conditions of human embryonic stem cells. Proc Natl Acad Sci USA 103 (15): 5688 – 5693.

[58] Mayani, H. 2003. A glance into somatic stem cells biology: Basic principles, new concepts, and clinical relevance. Arch Med Res 34: 3 – 15.

[59] Mayr, M., and Q. Xu. 2001. Smooth muscle cell apoptosis in arteriosclerosis. Exp Geron 36: 969 – 987.

[60] McLean, D. J. 2006. Vertebrate reproductive stem cells: Recent insights and technological advances. Semin Cell Dev Biol 17: 534 – 539.

[61] Mehlhorn, A. T., J. Zwingmann, G. Finkenzellar et al. 2009. Chondrogenesis of adipose-derived adult stem cells in a polylactide-co-glycolide scaffold. Tissue Eng Part A 15 (00): 1 – 9.

[62] Melton, D. A., and C. Cowen. 2006. Stemness: Definitions, criteria, and standards. In Essentials of Stem Cell Biology, 1st ed. R. Lanza, editor. Academic Press, London, xxv, xxvi.

[63] Mimeault, M., and S. K. Batra. 2006. Concise review: Recent advances on the significance of stem cells in tissue regeneration and cancer therapies. Stem Cells 24: 2319 – 2345.

[64] Moore, P., T. D. Ridgeway, R. G. Higbee, E. W. Howard, and M. D. Lucroy. 2005. Effect of wavelength on low-intensity laser irradiation-stimulated cell proliferation in vitro. Lasers Surg Med 36: 8 – 12.

[65] Moore, T. J. 2007. Stem cell Q and A—An introduction to stem cells and their role in scientific and medical research. Med Tech SA 21 (1): 3 – 6.

[66] Morrison, S. J., N. M. Shah, and D. J. Anderson. 1997. Regulatory mechanisms in stem cell biology. Cell 88: 287 – 298.

[67] Mvula, B., T. Mathope, T. Moore, and H. Abrahamse. 2008. The effect of low level laser therapy on adipose derived stem cells. Lasers Med Sci 23 (3): 277 – 282.

[68] Mvula, B., T. J. Moore, and H. Abrahamse. 2010. Effect of low-level laser irradiation and epidermal growth factor on adult human adipose-derived stem cells. Lasers Med Sci 25: 33 – 39.

[69] National Center for Biotechnology Information (NCBI). 2009. What is a cell? Retrieved 15 April 2012 from http://www.ncbi.nlm.nih.gov/About/primer/geneticscell.html.

[70] Naveiras, O., and G. Q. Daley. 2006. Stem cells and their niche: A matter of fate. Cell Mol Life Sci 63: 760 – 766.

[71] Niwa, H. 2006. Mechanisms of stem cell self-renewal. In Essentials of Stem Cell Biology, 1st ed. R. Lanza, editor. Academic Press, London, 55.

[72] Noguchi, H. 2007. Stem cells for the treatment of diabetes. Endocrinology 54 (1): 7 – 16.

[73] Odorico, J. S., D. S. Kaufman, and J. A. Thompson. 2001. Multilineage differentiation from human embryonic stem cell lines. Stem Cells 19: 193 – 204.

[74] Ogawa, R. 2006. The importance of adipose-derived stem cells and vascularised tissue regeneration in the field of tissue transplantation. Curr Stem Cell Res Ther 1: 13 – 20.

[75] Oh, S., H. M. Hatch, and B. E. Petersen. 2002. Hepatic oval "stem" cell in liver regeneration. Semin Cell Dev Biol 13: 405 – 409.

[76] P.ntein, P. J. 1992. Low Level Laser Therapy as a Medical Treatment Modality, 1st ed. Art Urpo Ltd., Tampere, 13, 17, 18.

[77] Prentice, D. A. 2003. Adult Stem Cells. Retrieved 2 May 2012 from http://www.stemcellresearch.org/facts/prentice.htm.

[78] Primo, F. L., M. B. da Costa Reis, M. A. Porcionatto, and A. C. Tedesco. 2011. In vitro evaluation of chloroaluminum phthalocyanine nanoemulsion and low-level laser therapy on human skin dermal equivalents and bone marrow mesenchymal stem cells. Curr Med Chem 18 (22): 3376 – 3381.

[79] Rajasekhar, V. K., and M. C. Vemuri. 2005. Molecular insights into the function and prospects of stem cells. Stem Cells 23: 1212 – 1220.

[80] Raposio, E., I. Baldelli, F. Benvenuto et al. 2007. Characterisation and induction of human preadipocytes. Toxicol In Vitro 21: 330 – 334.

[81] Ringe, J., C. Kaps, G. Burmester, and M. Sittinger. 2002. Stem cells for regenerative medicine: Advances in the

engineering of tissues and organs. Naturwissenschaften 89: 338-351.

[82] Rizvi, A. Z., J. R. Swain, P. S. Davies et al. 2006. Bone marrow-derived cells fuse with normal and transformed intestinal stem cells. Proc Natl Acad Sci USA 103 (16): 6321-6325.

[83] Rodriguez, L. V., Z. Alfonso, R. Zhang et al. 2006. Clonogenic multipotent stem cells in human adipose tissue differentiate into functional smooth muscle cells. Proc Natl Acad Sci USA 103 (32): 12167-12172.

[84] Rorth, M., E. Rajpert-De Meyts, L. Andersson et al. 2000. Carcinoma in situ in the testis. Scand J Urol Nephrol Suppl 166-186.

[85] Sanz-Ruiz, R., M. E. Fernandez Santos, M. Dominguez Munoa et al. 2008. Adipose tissue-derived stem cells: The friendly side of a classic cardiovascular foe. J Cardiovasc Trans Res 1 (1): 55-63.

[86] Schäffler, A., and C. Büchler. 2007. Concise review: Adipose tissue-derived stromal cells—Basic and clinical implications for novel cell-based therapies. Stem Cells 25: 818-827.

[87] Scott, C. T., and R. A. Reijo Pera. 2008. The road to pluripotence: The research response to the embryonic stem cell debate. Hum Mol Genet 17 (1): R3-R9.

[88] Sievert, K., B. Amend, and A. Stenzl. 2007. Tissue engineering for the lower urinary tract: A review of a state of the art approach. Eur Urol 52: 1580-1589.

[89] Sinha, S., B. R. Wamhoff, M. H. Hoofnagle et al. 2006. Assessment of contractility of purified smooth muscle cells derived from embryonic stem cells. Stem Cells 24: 1678-1688.

[90] Soleimani, M., E. Abbasnia, M. Fathi et al. 2012. The effects of low-level laser irradiation on differentiation and proliferation of human bone marrow mesenchymal stem cells into neurons and osteoblasts—An in vitro study. Lasers Med Sci 27: 423-430.

[91] Stein, A., D. Benayahu, L. Maltz, and U. Oron. 2005. Low-level laser irradiation promotes proliferation and differentiation of human osteoblasts in vitro. Photomed Laser Surg 23 (2): 161-166.

[92] Strem, B. M., K. C. Hicok, M. Zhu et al. 2005. Multipotential differentiation of adipose tissue-derived stem cells. Keio J Med 54 (3): 132-141.

[93] Taléns-Visconti, R., A. Bonora, R. Jover et al. 2007. Human mesenchymal stem cells from adipose tissue: Differentiation into hepatic lineage. Toxicol In Vitro 21: 324-329.

[94] Tarnok, A., H. Ulrich, and J. Bocsi. 2010. Phenotypes of stem cells from diverse origin. Cytometry A 77A: 6-10.

[95] Thompson, J. A., J. Itskovitz-Eldor, S. S. Shapiro et al. 1998. Embryonic stem cell lines derived from human blastocysts. Science 282: 1145-1147.

[96] Tomasson, M. H. 2009. Cancer stem cells: A guide for skeptics. J. Cell Biochem 106: 745-749.

[97] Tsai, R. Y. L., R. Kittappa, and R. D. G. McKay. 2002. Plasticity, niches, and the use of stem cells. Dev Cell 2: 707-712.

[98] Tuan, R., G. Boland, and R. Tuli. 2002. Adult mesenchymal stem cells and cell based tissue engineering. Arthritis Res Ther 5 (1): 32-45.

[99] Tuby, H., L. Maltz, and U. Oron. 2007. Low-level laser irradiation (LLLI) promotes proliferation of mesenchymal and cardiac stem cells in culture. Lasers Surg Med 39: 373-378.

[100] Tuby, H., L. Maltz, and U. Oron. 2011. Induction of autologous mesenchymal stem cells in the bone marrow by low-level laser therapy has profound beneficial effects on the infarcted rat heart. Lasers Surg Med 43: 401-409.

[101] Tukaj, C., J. Bohdanowicz, and J. Kubasik-Juraniec. 2004. The growth and differentiation of aortal smooth muscle cells with microtubule reorganisation—An in vitro study. Folia Morphol 63: 51-57.

[102] Tunér, J., and L. Hode. 2002. Laser Therapy Clinical Practice and Scientific Background, 1st ed. Prima Books, Gr. ngesberg, Sweden, 8-19.

[103] Turksen, K., editor. 2004. Adult Stem Cells, 1st ed. Humana Press, Clifton, NJ, 1.

[104] Valina, C., K. Pinkernell, Y. Song et al. 2007. Intracoronary administration of autologous adipose tissue-derived stem cells improves left ventricular function, perfusion, and remodelling after acute myocardial infarction. Eur Heart J 28: 2667-2677.

［105］ Van der Kooy, D., and S. Weiss. 2000. Why stem cells? Science 287: 1439 – 1441.

［106］ Verfaillie, C. 2006. Adult stem cells: Tissue specific or not? In Essentials of Stem Cell Biology, 1st ed. R. Lanza, editor. Academic Press, London, 23, 24.

［107］ Vieira, N. M., V. Brandalise, E. Zucconi et al. 2008. Human multipotent adipose derived stem cells restore dystrophin expression of Duchenne skeletal muscle cells in vitro. Biol Cell 100: 231 – 241.

［108］ Wagers, A. J., and I. L. Weissman. 2004. Plasticity of adult stem cells. Cell 116: 639 – 648.

［109］ Wagner, W., F. Wein, A. Seckinger et al. 2005. Comparative characteristics of mesenchymal stem cells from human bone marrow, adipose tissue, and umbilical cord blood. Exp Hemat 33: 1402 – 1416.

［110］ Wang, B., J. Han, Y. Gao et al. 2007. The differentiation of rat adipose-derived stem cells into OEC-like cells on collagen scaffolds by co-culturing with OECs. Neurosci Lett 421: 191 – 196.

［111］ Watson, J. 1997. Lasers in Engineering. Retrieved August 25, 2008. from http://vcs. abdn. ac. uk/ENGINEER-ING/lasers/lasers. html.

［112］ Watt, F. M., and B. L. M. Hogan. 2000. Out of Eden: Stem cells and their niches. Science 287: 1427 – 1430.

［113］ Wong, J. W., A. Velasco, P. Rajagopalan, and Q. Pham. 2003. Directed movement of vascular smooth muscle cells on gradient-compliant hydrogels. Langmuir 19: 1908 – 1913.

［114］ Wu, K., Y. L. Liu, B. Cui, and Z. Han. 2006. Application of stem cells for cardiovascular grafts tissue engineering. Transpl Immunol 16: 1 – 7.

［115］ Wu, Y., J. Wang, D. Gong et al. 2012. Effects of low-level laser irradiation on mesenchymal stem cell proliferation: A microarray analysis. Lasers Med Sci 27: 509 – 519.

［116］ Wurmser, A. E., T. D. Palmer, and F. H. Gage. 2004. Cellular interactions in the stem cell niche. Science 304: 1253 – 1254.

［117］ Yamada, Y., X. Wang, S. Yokayama, N. Fukuda, and N. Takakura. 2006. Cardiac progenitor cells in brown adipose tissue repaired damaged myocardium. Biochem Biophys Res Commun 342: 662 – 670.

［118］ Young, H., and M. K. Carpenter. 2006. Characterisation of human embryonic stem cells. In Essentials of Stem Cell Biology, 1st ed. R. Lanza, editor. Academic Press, London, 265.

［119］ Zipori, D. 2005. The stem state: Plasticity is essential, whereas selfrenewal and hierarchy are optional. Stem Cells 23: 719 – 726.

［120］ Zouboulis, C. C., J. Adjaye, H. Akamatsu, G. Moe-Behrens, and C. Niemann. 2008. Human skin stem cells and the aging process. Exp Geron 43: 986 – 997.

［121］ Zuk, P. A., M. Zhu, P. Ashjian et al. 2002. Human adipose tissue is a source of multipotent stem cells. Mol Biol Cell 13: 4279 – 4295.

［122］ Zuk, P. A., M. Zhu, H. Mizuno et al. 2001. Multilineage cells from human adipose tissue: Implications for cell-based therapies. Tissue Eng 7: 211 – 228.

58 低能量激光疗法在医疗美容和皮肤病学的应用

58.1 引　言

低能量激光疗法（LLLT）、光疗法、光生物调节作用都是指利用光子改变生物活性从而达到治疗作用的方法。有研究者使用过滤灯或发光二极管（light-emitting diodes，LEDs）组成的非热、相干光源（激光器）或非相干光源来减轻病人的疼痛和炎症，促进组织的修复和再生，并防止组织损伤（Chung 等，2012；Gupta 等，2012）。在过去的几十年中，无创伤性激光治疗已越来越多地用于医疗美容的治疗，如去除皱纹、皮肤光老化及施瘢痕等，这一过程统称为光修复。近年来这类疗法也用于炎症性痤疮的治疗（Seaton 等，2006），及一些潜在的医疗美容和其他皮肤病，如白癜风、银屑病、斑秃及减脂等。本章将简单介绍低能量激光疗法在医疗美容及皮肤病治疗中的应用，包括已经开展的皮肤病适应证及潜在的适应证如脱发、减脂手术及橘皮样皮肤的治疗。

58.2 低能量激光疗法在皮肤病学的应用

58.2.1 低能量激光疗法用于修复皮肤

人 20 多岁至 30 岁就可以出现皮肤老化的征象，常表现为皱纹、色素沉着、毛细血管扩张、皮肤弹性下降等。目前已有多种逆转皮肤表皮或真皮老化的治疗方法，如视黄酸、维生素 A 衍生物等药物治疗；磨皮、化学换肤和二氧化碳（CO_2）激光、铒∶钇铝石榴石（Er∶YAG）激光或这些波长的组合激光进行有创性激光美容（Branham 和 Thomas，1996；Airan 和 Hruza，2005；Paasch 和 Haedersdal，2011）。研究表明发光二极管（一种新型光源）通过再生作用能有效改善皱纹和皮肤松弛，用于无创伤性皮肤修复，主要作用机制是通过刺激胶原蛋白产生、诱导成纤维细胞增殖，提高皮肤微循环和血管灌注来发挥再生作用（Abergel 等，1987；Yu，Naim 和 Lanzafame，1994；Weiss 等，2004；Bhat 等，2005；Dierickx 和 Anderson，2005；Russell，Kellett 和 Reilly，2005；Weiss 等，2005a，c；Barolet 等，2009）。一项单侧、单盲临床研究评估低能量激光疗法对面部光老化病人治疗前后皮肤质地和外观效果的比较（Barolet 等，2009），轮廓定量检测结果证明，90％以上的受试者皱纹深度和表面粗糙度降低，87％的受试者在经历了 12 次发光二极管 LLLT 治疗后，Fitzpatrick 皱纹严重程度评分下降（Barolet 等，2009）。

在一项多中心临床试验中，使用不同的脉冲治疗参数，4 周内对 90 名病人进行 8 次发光二极管 LLLT 治疗（Geronemus 等，2003；McDaniel 等，2003；Weiss，McDaniel 和 Geronemus，2004，2005a），结果显示：90％以上病人的 Fitzpatrick 光老化程度至少改善了一个单位，65％的病人整体面部纹理、细纹、红斑、色素沉着均得到明显改善。在完成 8 次治疗后的 4～6 个月期间，受试者真皮乳头层的胶原蛋白显著增加，基质金属蛋白酶-1（MMP-1）减少，达到最佳治疗效果。

58.2.2 低能量激光疗法治疗痤疮

痤疮是一种常见的皮肤病，据报道青少年痤疮的患病率从 35％到 90％不等（Stathakis，Kilkenny

和 Marks，1997）其发病机制尚不清楚。比较公认的机制与毛囊过度角化、皮脂分泌增加、痤疮丙酸杆菌的定植以及局部炎症有关（Lee，You 和 Park，2007）。目前痤疮的治疗方法包括外用和口服药物，如外用抗生素、维 A 酸、过氧化苯甲酰、水杨酸或壬二酸等。严重的病人可考虑系统口服抗生素（如四环素、强力霉素）、维 A 酸类药物和某些激素（Aziz-Jalali，Tabaie 和 Djavid，2012）。尽管痤疮的治疗方法很多，但仍有很多病人得不到适当的治疗或者治疗后出现许多副作用。

由于光疗与其他治疗方案相比副作用较低，被认为是治疗痤疮的可替代方法（Rotunda，Bhupathy 和 Rohrer，2004）。其作用机制是特定波长的光源（特别是蓝光）使痤疮丙酸杆菌产生卟啉，并由此产生一系列的光化学反应，产生自由基和单态氧（Ross，2005；Lee，You 和 Park，2007）；此外，红光通过其抗炎作用亦可达到治疗作用（Rotunda，Bhupathy 和 Rohrer，2004；Sadick，2008）。

在 LLLT 治疗痤疮的研究中，联合使用 630 nm 红光（12 J/cm^2）照射及 2％克林霉素局部用药，每周 2 次，共 12 次，治疗结束后炎症性痤疮数目明显减少（Aziz-Jalali，Tabaie 和 Djavid，2012）。然而，当波长变为 890 nm 时却无明显治疗作用（Aziz-Jalali，Tabaie 和 Djavid，2012）。此外，研究表明蓝光（抗感染作用）和红光（抗炎作用）联合治疗痤疮有协同效应（Papageorgiou，Katsambas 和 Chu，2000；Goldberg 和 Russell，2006；Lee，You 和 Park，2007；Sadick，2008）。

58.2.3　低能量激光疗法治疗疱疹病毒感染性疾病

单纯疱疹病毒（herpes simplex virus，HVS）感染是最常见的病毒感染，该感染为慢性终身感染，它有两种类型：HSV-1 和 HSV-2。HSV-1 主要引起口腔、咽喉、面、眼和中枢神经系统感染，HSV-2 主要引起生殖器感染，但是两种类型都可以导致全身感染。在原发感染和病灶扩散的基础上，病毒穿行于神经末梢并潜伏在感觉神经节最常见的部位是三叉神经节（de Paula Eduardo 等，2011）。宿主在各种生理和心理应激下，如发热、免疫抑制、紫外光暴露，导致病毒再活化，并通过感觉神经节迁移至皮肤和黏膜，以嘴唇和口周区域多见（de Paula Eduardo 等，2011）。免疫功能正常的个体主要表现为口周部位的疱疹；免疫功能低下的病人，HSV-1 感染可导致潜在的并发症。发病前 60％的病人有前驱症状，随后出现红斑、丘疹、水疱、溃疡和结痂，直至愈合，病程中可伴随疼痛、烧灼感、瘙痒或水疱部位的刺痛感。

阿昔洛韦、伐昔洛韦这类抗病毒药的作用机制是干扰病毒复制，可以控制病毒的复发，但它们起效的窗口期非常窄，只有在窗口期内摄入药物才有治疗效果；并且愈合的过程中仅能降低少许病灶。此外还发现免疫力低下的病人体内耐药单纯疱疹病毒增加（Whitley，Kimberlin 和 Roizman，1998），因此研究新的 HSV 替代疗法迫在眉睫。近来研究证明低能量激光疗法能减轻 HSV 感染后症状、促进皮损愈合和延长复发周期（Bello-Silva 等，2010；de Paula Eduardo 等，2011；Muñoz Sanchez 等，2012）。Schindl 等对 50 名复发性口周单纯疱疹病毒感染病人，在未复发时每天用低能量激光疗法治疗 2 周，发现复发的频率减少（Schindl 和 Neumann，1999）。另外一个研究者使用了相同的治疗参数，缓解期从 30 天延长到 73 天（Landthaler，Haina 和 Waidelich，1983）。

尽管 LLLT 治疗疱疹病毒感染的机制尚不清楚，但它通过间接影响细胞免疫和体液免疫产生抗病毒反应，而并非直接灭活病毒的作用机制还是值得探讨的（Korner 等，1989）。

58.2.4　低能量激光疗法治疗增生性瘢痕和瘢痕疙瘩

增生性瘢痕和瘢痕疙瘩是皮肤良性病变，通常在术后、外伤或痤疮愈合后形成，而且难以去除。目前尚无这类疾病的流行病学资料及最佳治疗方案（Bouzari，Davis 和 Nouri，2007；Louw，2007；Wolfram 等，2009）。Barole 和 Boucher（2010）研究证实低能量激光疗法能促进伤口愈合，避免或减少增生性瘢痕或瘢痕疙瘩的形成。手术或 CO_2 激光修复瘢痕后，病人可以在家对创面逐一采用近红外照射（near infrared，NIR）- LED 处理，治疗参数为 805 nm、30 mW/cm^2 和 27 J/cm^2。一位病人在瘦脸术后出现双侧耳前线状瘢痕疙瘩，进行瘢痕手术切除修复；另一位重症痤疮病人胸部增生性瘢痕，使用

CO_2 激光器进行磨皮；还有一位后背增生性瘢痕的病人，同样使用 CO_2 激光器进行磨皮（Barolet 和 Boucher，2010）。结果与对照组相比，使用 NIR-LED 治疗，病人的瘢痕得到了有效改善，并且未出现相关副作用（Barolet 和 Boucher，2010）。

58.2.5　低能量激光疗法治疗皮肤烧伤

烧伤是激光治疗的主要并发症，对病人产生极大的不良影响。为了验证低能量激光疗法是否可以促进烧伤的愈合，对 9 例 Ⅱ 度烧伤病人给予发光二极管疗法，每天 1 次，持续 1 周。病人和医生的观察发现创面愈合时间缩短了 50%（Weiss 等，2005c）。然而在 Schlager 等人（2000）的动物实验中，实验组 30 只双侧腹部烧伤的小鼠予以 670 nm、250 mW、2 J/cm^2 低能量激光疗法治疗，并与未接受 LLLT 治疗的对照伤口进行对比，最终结果显示肉眼或组织学检查都未证实 LLLT 能加速伤口愈合。

烧伤瘢痕治疗困难是因为烧伤瘢痕有肥厚和挛缩的倾向，目前为止尚无理想的治疗方法，低能量激光疗法可为烧伤瘢痕的治疗提供选择。Gaida 等人对 19 例病人的 19 个烧伤瘢痕采用低能量激光疗法治疗，治疗参数为 400 mW、670 nm、4 J/cm^2，每周 2 次，共 8 周，结束后，不仅瘢痕变软（Gaida 等，2004），而且移植皮肤的瘙痒、疼痛和瘢痕形状也有所改善。但是这些治疗作用有限，很难达到完全消除瘢痕的效果。另外值得注意的是，该疗法对病程＜12 个月的烧伤瘢痕治疗效果更好（Gaida 等，2004）。

58.2.6　低能量激光疗法治疗银屑病

银屑病是一种慢性复发性炎症皮肤疾病，发病率 1%～3%（Stern 等，2004；Gelfand 等，2005）。尽管其病因尚未完全清楚，但它是多系统、遗传、免疫、环境等因素之间相互作用的结果（Zhang，2012）。银屑病是 T 淋巴细胞介导的、以角质细胞过度增殖而形成界限清楚的斑块为特征的疾病（Griffiths 和 Barker，2007）。

银屑病主要发病部位为膝、肘、头皮、指甲、下背部或骶骨，但斑块可泛发全身，严重程度由体表受累面积或斑块的严重性来评价。银屑病的分类方法很多，如慢性斑块状银屑病、寻常型银屑病（Griffiths 和 Barker，2007）、曲侧（反向）银屑病（van de Kerkhof 等，2007；Laws 和 Young，2010）、点滴状银屑病（Krishnamurthy 等，2010）、红皮病型银屑病（Laws 和 Young，2010）、掌跖银屑病、面部银屑病和头皮银屑病等。几乎所有类型的银屑病都能导致病情加重和降低生活质量（Finlay 等，1990）。目前已有的银屑病治疗方案，包括外用制剂、系统治疗、光动力疗法、紫外线辐射以及激光治疗。UVB 治疗以及后来的 UVA 治疗彻底改变了银屑病，但也有一些研究表明，反复和过度暴露于紫外线增加了皮肤癌的风险，后续的 PUVA 治疗也只是降低但并没有去除皮肤癌的风险。20 世纪 80 年代就有激光治疗银屑病的研究，包括二氧化碳剥脱性激光（Bekassy 和 Astedt，1985）、氦氖激光（Colver，Cherry 和 Ryan，1984）和红光光动力疗法（Berns 等，1984）。与其他治疗方法相比，激光治疗有很多优势，可以单独作用于病变部位而不影响周围皮肤，没有或仅有轻度全身反应。为了提高顽固性皮损的治疗效果，激光通常联合其他治疗方式。308 nm 准分子激光器（Asawanonda 等，2000；Trehan 和 Taylor，2002；Gattu，Rashid 和 Wu，2009）的治疗结果与 UVB 治疗相似。激光可以抑制表皮细胞的增殖及局部免疫功能，从而减轻银屑病的炎症（Railan 和 Alster，2008）。然而长期接受准分子激光治疗是否会导致癌变仍不确定。585 nm 的脉冲染料激光（pulsed dye laser，PDL）通常用于治疗血管疾病，也被建议可以作为一种替代治疗。在银屑病皮损中观察到血管增生，并且研究证明脉冲染料激光对银屑病治疗有效（Ilknur 等，2006；De Leeuw 等，2009）。目前 LLLT 被作为斑块型银屑病的替代治疗。一项研究观察了联合使用 830 nm 和 630 nm 波长的 LED 激光治疗顽固性银屑病的疗效，对所有常规治疗无效的银屑病病人，2 天内依次使用 830 nm 和 630 nm 的波长治疗，疗程每次 20 分钟，4 周或 5 周。结果发现疗效显著，且未发现不良反应（Ablon，2010）。虽然这项研究观察人数较少，但实验结果有利于对 LLLT 治疗银屑病进行深入研究。

58.3　低能量激光疗法治疗脱发

2007 年，美国 FDA 宣布低能量激光疗法是治疗脱发的安全疗法（Wikramanayake 等，2012）。尽管其作用机制尚未完全明确，但激光疗法可以刺激毛囊由休止期重新进入生长期，增加生长期毛囊细胞的增殖率，防止过早进入退行期，延长生长期时间（Leavitt 等，2009；Wikramanayake 等，2012）。Miura 等人（1999）观察发现接受线性偏振红外光照射后的 Sprague-Dawley 大鼠，肝细胞生长因子（hepatocyte growth factor，HGF）和肝细胞生长因子激活剂的表达均有所上调。另一项研究发现线性偏振红外光照射后周围的星状神经节区皮温和血流量有所升高（Wajima 等，1996）。Weiss 等人证实低能量激光疗法通过调节 5-α 还原酶改变血管内皮生长因子（vascular endothelial growth factor，VEGF）的表达。5-α 还原酶将睾酮转化为双氢睾酮，VEGF 在毛囊生长的过程中起重要作用，两者共同刺激头发生长（Yano，Brown 和 Detmar，2001；Castex-Rizzi 等，2002；Weiss 等，2005b）。低能量激光疗法还可以调节炎症过程和免疫应答，这些调节对头发再生也有一定的作用（Meneguzzo 等，2013）。Wikramanayake 等人（2012）用激光梳治疗 C3H/HeJ 斑秃（alopecia areata，AA）的小鼠模型，发现炎症浸润减少，生长期毛囊数量显著增加，其结果与上述假设一致。

58.3.1　低能量激光疗法治疗斑秃

如前文所述，低能量激光疗法的炎症调节作用可能对斑秃有显著治疗作用（Wikramanayake 等，2012）。为了验证线性偏振红外光治疗斑秃的效果，在一项研究中对 6 位男性、9 位女性采用线性偏振光医疗仪器，在高输出（1.8 W）能量、红外辐射（600～1600 nm）的条件下进行治疗（Yamazaki 等，2003）。每周或每 2 周照射一次头皮，每次治疗 3 分钟；同时所有病灶每天外用 2 次 5％卡普氯铵（Yamazaki 等，2003）；并且口服抗组胺药、千金藤素、甘草甜素（中草药的提取物）（Yamazaki 等，2003）。结果发现 47％的病人照射区比非照射区头发早生长 1.6 个月（Yamazaki 等，2003）。Wikramanayake 等人（2012）用能发射 9 道光束的 655 nm HairMax 激光梳治疗 C3H/HeJ 斑秃小鼠模型，观察低能量激光疗法对毛发的生长效果。每周照射 3 次，每次 20 秒，共 6 周（Wikramanayake 等，2012）。治疗结束时，激光治疗组的斑秃小鼠中观察到毛发再生，未治疗组无毛发再生，两组差异具有显著性（Wikramanayake 等，2012）。此外，组织学检查结果显示激光治疗组小鼠的生长期毛囊数量明显增加（Wikramanayake 等，2012）。

58.3.2　低能量激光疗法治疗雄激素性脱发（Androgenetic Alopecia，AGA）

Shukla 等人（2010）观察经睾酮处理的和未经睾酮处理的 Swiss 白化小鼠接受 He-Ne 激光治疗后（参数：632 nm，每 24 小时给予 1 J/cm² 、5 J/cm² 剂量照射，共 5 天）皮肤毛囊生长周期的差异。结果发现，与未接受睾酮治疗、未接受 He-Ne 激光治疗的对照组相比，暴露于 He-Ne 激光 1 J/cm² 剂量的小鼠生长期的毛囊百分比显著增加，而暴露于 He-Ne 激光 5 J/cm² 剂量的小鼠生长期的毛囊百分比却显著下降，可能与低能量激光疗法的双相作用有关（Shukla 等，2010；Chung 等，2012）。此外，与对照组相比，接受睾酮处理的小鼠毛发生长受到抑制，以退行期毛囊的百分比显著减少为特征（Shukla 等，2010）。同时接受睾酮处理和 1 J/cm² 剂量 He-Ne 激光治疗的小鼠，其生长期毛囊的百分比显著增加；同时接受睾酮处理和 5 J/cm² 剂量 He-Ne 激光治疗的小鼠，其休止期毛囊相对百分比增加了一倍（Shukla 等，2010）。由于 1 J/cm² He-Ne 激光治疗对接受睾酮处理小鼠的毛发生长效果比对照组好，研究者认为，细胞生长速度较慢或者在压力反射的条件下，低能量激光疗法的刺激作用更明显。在这项研究中，另一个值得一提的重要发现是 1 J/cm² He-Ne 激光治疗的皮肤，某些生长期毛囊深度更深，且具有不同的生长方向（Shukla 等，2010）。这些毛囊在头发生长周期中代表晚期生长阶段，所以这些毛囊的存在表明激光照射可以延长毛发的生长周期（Muller-Rover 等，2001；Philp 等，2004）。并且在同时接受睾酮治疗和 He-Ne 激光（1 J/cm^2）治疗的小鼠皮肤中，可以看到毛囊从真皮的中间开始生长，并且这些毛囊处于早期生长阶段（Shukla 等，2010）。从以上两项研究可以得出结论：使用 1 J/cm^2 低剂量激光照射，大多数退行期和休止期的毛囊可以重新进入生长期。

2007 年有研究者对 24 位雄激素性脱发男性病人进行 LLLT 治疗（治疗参数：655 nm 红光和 780 nm 红外光，每天 1 次，每次 10 分钟），并利用球形毛发图像分析系统对实验结果进行评估（Kim，Park 和 Lee，2007）。结果显示 14 周治疗结束后，83% 的病人对治疗效果满意，头顶和枕后区头发密度和生长期/休止期比显著增加（Kim，Park 和 Lee，2007）。

Satino 和 Markou（2003）观察 LLLT 疗法对 28 名男性、7 名女性雄激素性脱发病人的头发生长和拉伸强度的作用。每位病人均接受 655 nm HairMax 激光梳治疗，每隔一天使用 5～10 分钟，共 6 个月（Satino 和 Markou，2003）。结果显示：在头发拉伸强度方面，男性、女性头皮所有区域均有效果，男性头顶区、女性颞区有较大提升（Satino 和 Markou，2003）；在头发数量方面，男性、女性头皮所有区域均有显著改善，但男性头顶区效果最好（Satino 和 Markou，2003）。Leavitt 等人（Leavitt 等，2009）采用相同的治疗方法，对 110 例男性雄激素性脱发病人进行多中心、随机、双盲、安慰剂对照的临床研究，受试者使用上述设备每周治疗 3 次、每次 15 分钟，共 26 周（Leavitt 等，2009）。结果显示平均末梢毛发密度以及整体毛发再生情况均有显著改善，并且降低脱发速度、增加头发密度，头皮更加健康且头发更有光泽（Leavitt 等，2009）。

58.3.3　低能量激光疗法治疗化疗引起的脱发

在接受化疗的癌症病人中，脱发的发病率接近 65%，并且有显著的负面心理影响（Trueb，2009）。低能量激光疗法可以促进化疗引起的脱发再生，但是研究数量有限。有一项研究对每只大鼠进行不同的化疗，并联合 LLLT 治疗观察其可能产生的作用。结果发现在所有激光治疗的大鼠中，毛发再生时间早于安慰剂组；此外 LLLT 治疗并没有因为对癌细胞的局部保护而降低化疗效果（Wikramanayake 等，2013）。

58.4　低能量激光疗法治疗减脂和橘皮样皮肤

58.4.1　抽脂术与吸脂术

早在 20 世纪 20 年代，抽脂、吸脂的概念就已经推广。第一次临床试验是试图去除一个舞者小腿的脂肪，此次试验以舞者死亡而告终（Thorek，1939）。1974 年 Fischer（1990）利用套管内的振动叶片去除皮下组织，重新提出了抽脂术概念，1983 年 Illouz 报告他 5 年来利用大型导管和吸管抽脂的方法，能安全地抽除身体不同部位的脂肪（Illouz，1983），开创了现代抽脂的时代。在随后的几十年里，吸脂技术在减少出血量及并发症方面有了很大的改进。

58.4.2　低能量激光疗法用于减脂和去除橘皮样皮肤

低能量激光疗法是抽脂技术的创新方法之一，由 Niera 等人在 2000 年提出，他们采用低能量激光进行试验，结果出现温度稍微上升而组织结构内无肉眼可见的变化（Niera，Solarte 和 Reyes，2000；Neira 等，2002）。低能量激光疗法抽脂术的改进是以确定最佳波长和抽脂需要的能量为基础，而肉眼组织结构尚未发生改变（Oschmann，2000）。低能量激光疗法的应用是从该疗法在伤口愈合、缓解疼痛和预防水肿的作用衍生而来（King，1989；Baxter 等，1991）。文献表明 630～640 nm 之间的波长最适宜于生物调节（Fröhlich，1968，1970，1975；van Breugel 和 Bar，1992；Al-Watban 和 Zang，1996；Sroka 等，1997）。在研究该疗法对脂肪细胞的作用方面，Neira 等人（Neira 等，2002）利用 635 nm 二极管激光器的低能量激光疗法观察到了惊人的结果（光能量密度为 1.2～3.6 J/cm^2，最大输出功率 10 mW）。他们使用扫描电子显微镜（scanning electron microscopy，SEM）和透射电子显微镜（transmission electron microscopy，TEM）观察到治疗后脂肪细胞的质膜内形成短暂孔隙，这也支持 LLLT 使胞内脂质从脂肪细胞释放出来的假设。LLLT 作为一种辅助吸脂方法，可以减少手术时间、增加抽出的脂肪体积，并使外科医生更易抽吸出脂肪。

早期研究数据引起了极大关注，Brown 等人（Brown 等，2004）却对低能量激光疗法提出质疑，他们利用 635 nm、1 J/cm² 低能量激光疗法设备观察该疗法是否改变脂肪细胞的结构或功能。他们的实验结果显示，与未接受照射的对照组相比，人工培养的人前体脂肪细胞在照射后 60 分钟并没有明显的外观变化（Brown 等，2004）。此外扫描电子显微镜进行组织学检查，并未发现暴露于低水平激光疗法的猪脂肪抽取物模型（30 分钟）和人脂肪细胞中出现短暂孔隙（Brown 等，2004）。另外，635 nm 的红光能有效穿透皮肤表面进入皮下组织的能力也受到质疑（Kolari 和 Airaksinen，1993）。Peter Fodor 在一篇评论中写道：“我们可以假设 Neira 等人报道的扫描电子显微镜图像上脂肪细胞表面的黑点可能是一个伪像。”（Brown 等，2004）但自从 2004 年 Brown 的数据发表以后，关于低能量激光疗法作用的文章层出不穷。

58.4.2.1　低能量激光疗法用于减脂的作用机制

在 Neira 最早的论文中，通过扫描电子显微镜观察到低能量激光疗法对脂肪细胞的作用是短暂微孔形成的结果（Neira 等，2002），理论上这种现象是该疗法使得细胞内脂质从脂肪细胞释放出来的结果。基于这些数据，有试验结果显示高达 99% 的脂肪在经过 635 nm、10 W 强度低能量激光疗法照射 6 分钟后，脂质能够从脂肪细胞内释放出来（Neira 等，2002）。照射后的脂肪细胞经过再次培养，能够恢复其天然的细胞结构。Caruso-Davis 等人（Caruso-Davis 等，2011）通过致死实验证实了脂肪细胞在照射后的生存能力。低能量激光疗法照射后活性氧（reactive oxidant species，ROS）的增加能够诱导细胞膜内的脂质过氧化作用，这被认为会导致短暂孔隙暂时受损（Geiger，Korytowski 和 Girotti，1995；Karu，2008；Tafur 和 Mills，2008；Chen 等，2011）。然而，Brown 等在重复 Neira（Neira 等，2002）的研究中并未观察到明显的短暂孔隙。至今为止尚无更多的扫描电子显微镜研究证实这些孔隙的存在，但许多论文都间接地支持这一理论。对于脂质释放作用的另一机制是补体系统激活，激活的补体诱导脂肪细胞的凋亡，并随后释放脂质（Caruso-Davis 等，2011）。为了研究补体活化理论，Caruso-Davis 等人（2011）将分离的人脂肪细胞暴露于血浆，结果显示接受与不接受照射的脂肪细胞，其补体诱导的裂解作用并无明显差别（Caruso-Davis 等，2011）。该研究认为激光并不能激活补体，但他们没有用酶测法确定血浆内补体水平。

进一步的研究表明，低能量激光疗法能增加细胞质环磷酸腺苷（cyclic adenosine monophosphate，cAMP）的水平（Karu 等，1985；Karu，1999）。细胞质环磷酸腺苷是已知的活化蛋白激酶，能进一步激活酶细胞质脂肪酶，这种酶反过来将甘油三酯分解为可以穿透脂肪细胞膜的脂肪酸和甘油（Honnor，Dhillon 和 Londos，1985；Nestor，Zarraga 和 Park，2012）。然而，Caruso-Davis 等人（2011）利用 635～680 nm 低能量激光疗法照射 10 分钟人脂肪细胞的体外研究证实，甘油和脂肪酸并没有增加，也就表明激光治疗后脂肪细胞消耗的脂肪不是刺激了脂肪分解所导致的。此外，血清中甘油三酯水平的增加为脂肪细胞孔隙的形成也提供了支持。尽管已经分别证明了这些机制作用，但其中甘油三酯穿过脂肪细胞脂质膜的机制仍然是最神秘的。

在既往研究的基础上，Neira 等人（2002）分别从接受过与未接受过肿胀技术病人的脂肪切除标本中取得脂肪组织样品，使用 635 nm、10 mW 二极管、1.2～3.6 J/cm² 总能量照射，结果发现：肿胀技术可以促进激光穿透力和强度，从而增强脂肪液化。对 12 名接受脂肪切除术的健康妇女进行类似体外实验，应用肿胀技术的同时使用低能量激光疗法治疗；样本从脐下浅表和深部脂肪标本中提取（Neira 等，2002）。结果再次表明，低能量激光疗法与肿胀技术具有协同作用（Neira 等，2002）。如果没有激光的照射，脂肪组织保持完整状态、脂肪细胞也保持其原有的球形结构。肿胀技术的协同效应可能是由于肾上腺素增加诱导腺苷酸环化酶产生 cAMP 或肿胀技术引起的光渗透和强度提高而引起的（Neira

等，2002）。

58.4.2.2 低能量激光疗法去除橘皮样皮肤

85％青春期后的女性最关注的医疗美容点就是橘皮样皮肤（Gold 等，2011）。女性橘皮样皮肤表现为不规则的皮肤压痕，常位于大腿和臀部，类似于橘子皮。该表现的病理生理学机制尚未明确，而脂肪细胞增大、结缔组织薄弱、微循环下降可能是造成这一现象的触发因素（Gold 等，2011）。目前已有各种仪器和外用制剂可去除橘皮样皮肤，然而其疗效都只是暂时的。研究证明：低能量激光疗法对血液循环、胶原蛋白形成和脂肪细胞的减少均有刺激作用，可作为去除橘皮样皮肤的替代疗法。在一个多中心开放研究中，在 83 名有轻中度橘皮样皮肤的受试者中，观察低能量、双波长（650 nm 和 915 nm）激光器与摩擦滚轮按摩装置联合治疗的效果（Gold 等，2011）。结果表明，不仅皮肤外观得到了改善，而且 71％受试者大腿周长减小，而未接受治疗的对照组只有 53％受试者大腿周长减小（Gold 等，2011）。Sasaki 局部外用磷脂酰胆碱为主的抗橘皮样皮肤凝胶，并与 660～950 nm 波长的发光二极管联合使用，以测试发光二极管对减少脂肪的作用（Sasaki 等，2007）。有趣的是，研究结果发现单独使用低能量激光疗法未能显示出减少脂肪的作用，而与局部外用磷脂酰胆碱为主的抗橘皮样皮肤凝胶联合使用时，受试者橘皮样皮肤明显减少（Sasaki 等，2007）。联合治疗的受试者，88.9％的病人大腿橘皮样组织得到明显改善，并且临床观察、测量和超声检查结果均表明皮下厚度明显减小（Sasaki 等，2007）。但是经过 18 个月的治疗后，5 名有改善的受试者又恢复到他们原来的脂肪分级，只有 3 名受试者维持其状态。

低能量激光疗法可作为现有治疗方案的替代或补充，尤其是与其他治疗方法联合使用未出现明显的副作用，但仍需要进一步研究。

作者：

PinarAvci

Massachusetts General Hospital

TheodoreNyame

Harvard Medical School

Michael R. Hamblin

Massachusetts General Hospital

参考文献

[1] Abergel, R. P., R. F. Lyons, J. C. Castel, R. M. Dwyer, and J. Uitto. 1987. Biostimulation of wound healing by lasers: Experimental approaches in animal models and in fibroblast cultures. J Dermatol Surg Oncol 132: 127 – 133.

[2] Ablon, G. 2010. Combination 830 nm and 633 nm lightemitting diode phototherapy shows promise in the treatment of recalcitrant psoriasis: Preliminary findings. Photomed Laser Surg 281: 141 – 146.

[3] Airan, L. E., and G. Hruza. 2005. Current lasers in skin resurfacing. Facial Plast Surg Clin North Am 131: 127 – 139.

[4] Al-Watban, F., and X. Y. Zang. 1996. Comparison of the effects of laser therapy on wound healing using different laser wavelengths. Laser Ther 19968: 127 – 135.

[5] Asawanonda, P., R. R. Anderson, Y. Chang, and C. R. Taylor. 2000. 308 nm excimer laser for the treatment of psoriasis: A doseresponse study. Arch Dermatol 1365: 619 – 624.

[6] Aziz-Jalali, M. H., S. M. Tabaie, and G. E. Djavid. 2012. Comparison of red and infrared low-level laser therapy in the treatment of acne vulgaris. Indian J Dermatol 572: 128 – 130.

[7] Barolet, D., and A. Boucher. 2010. Prophylactic low-level light therapy for the treatment of hypertrophic scars and keloids: A case series. Lasers Surg Med 426: 597 – 601.

[8] Barolet, D., C. J. Roberge, F. A. Auger, A. Boucher, and L. Germain. 2009. Regulation of skin collagen metabo-

lism in vitro using a pulsed 660 nm LED light source: Clinical correlation with a single-blinded study. J Invest Dermatol 12912: 2751 – 2759.

[9] Baxter, G. D., A. J. Bell, J. M. Allen, and J. Ravey. 1991. Low level laser therapy: Current clinical practice in Northern Ireland. Physiotherapy 773: 171 – 178.

[10] Bekassy, Z., and B. Astedt. 1985. Laser surgery for psoriasis. Lancet 28457: 725.

[11] Bello-Silva, M. S., P. M. de Freitas, A. C. Aranha et al. 2010. Low-and high-intensity lasers in the treatment of herpes simplex virus 1 infection. Photomed Laser Surg 281: 135 – 139.

[12] Berns, M. W., M. Rettenmaier, J. McCullough et al. 1984. Response of psoriasis to red laser light (630 nm) following systemic injection of hematoporphyrin derivative. Lasers Surg Med 41: 73 – 77.

[13] Bhat, J., J. Birch, C. Whitehurst, and S. W. Lanigan. 2005. A single—blinded randomised controlled study to determine the efficacy of Omnilux Revive facial treatment in skin rejuvenation. Lasers Med Sci 201: 6 – 10.

[14] Bouzari, N., S. C. Davis, and K. Nouri. 2007. Laser treatment of keloids and hypertrophic scars. Int J Dermatol 461: 80 – 88.

[15] Branham, G. H., and J. R. Thomas. 1996. Rejuvenation of the skin surface: Chemical peel and dermabrasion. Facial Plast Surg 122: 125 – 133.

[16] Brown, S. A., R. J. Rohrich, J. Kenkel et al. 2004. Effect of low-level laser therapy on abdominal adipocytes before lipoplasty procedures. Plast Reconstr Surg 1136: 1796 – 1804; discussion 1805 – 1806.

[17] Caruso-Davis, M. K., T. S. Guillot, V. K. Podichetty et al. 2011. Efficacy of low-level laser therapy for body contouring and spot fat reduction. Obes Surg 216: 722 – 729.

[18] Castex-Rizzi, N., S. Lachgar, M. Charveron, and Y. Gall. 2002. [Implication of VEGF, steroid hormones and neuropeptides in hair follicle cell responses]. Ann Dermatol Venereol 1295 Pt 2: 783 – 786.

[19] Chen, A. C., P. R. Arany, Y. Y. Huang et al. 2011. Low-level laser therapy activates NF-κB via generation of reactive oxygen species in mouse embryonic fibroblasts. PLoS One 67: e22453.

[20] Chung, H., T. Dai, S. K. Sharma et al. 2012. The nuts and bolts of low-level laser (light) therapy. Ann Biomed Eng 402: 516 – 533.

[21] Colver, G. B., G. W. Cherry, and T. J. Ryan. 1984. Lasers, psoriasis and the public. Br J Dermatol 1112: 243 – 244.

[22] De Leeuw, J., R. G. Van Lingen, H. Both et al. 2009. A comparative study on the efficacy of treatment with 585 nm pulsed dye laser and ultraviolet B-TL01 in plaque type psoriasis. Dermatol Surg 351: 80 – 91.

[23] de Paula Eduardo, C., L. M. Bezinelli, F. de Paula Eduardo et al. 2011. Prevention of recurrent herpes labialis outbreaks through low-intensity laser therapy: A clinical protocol with 3-year follow-up. Lasers Med Sci 27: 1077 – 1083.

[24] Dierickx, C. C., and R. R. Anderson. 2005. Visible light treatment of photoaging. Dermatol Ther 183: 191 – 208.

[25] Finlay, A. Y., G. K. Khan, D. K. Luscombe, and M. S. Salek. 1990. Validation of sickness impact profile and psoriasis disability index in psoriasis. Br J Dermatol 1236: 751 – 756.

[26] Fischer, G. 1990. Liposculpture: The "correct" history of liposuction. Part I. J Dermatol Surg Oncol 1612: 1087 – 1089.

[27] Fröhlich, H. 1968. Long-range coherence and energy storage in biological systems. Int J Quantum Chem 25: 641 – 649.

[28] Fröhlich, H. 1970. Long range coherence and the action of enzymes. Nature 2285276: 1093.

[29] Fröhlich, H. 1975. The extraordinary dielectric properties of biological materials and the action of enzymes. Proc Natl Acad Sci USA 7211: 4211 – 4215.

[30] Gaida, K., R. Koller, C. Isler et al. 2004. Low level laser therapy—A conservative approach to the burn scar? Burns 304: 362 – 367.

[31] Gattu, S., R. M. Rashid, and J. J. Wu. 2009. 308 nm excimer laser in psoriasis vulgaris, scalp psoriasis, and palmoplantar psoriasis. J Eur Acad Dermatol Venereol 231: 36 – 41.

[32] Geiger, P. G., W. Korytowski, and A. W. Girotti. 1995. Photodynamically generated 3-beta-hydroxy-5 alpha-cholest-6-ene-5-hydroperoxide: Toxic reactivity in membranes and susceptibility to enzymatic detoxification. Photochem

Photobiol 623: 580 – 587.

[33] Gelfand, J. M., R. Weinstein, S. B. Porter et al. 2005. Prevalence and treatment of psoriasis in the United Kingdom: A population-based study. Arch Dermatol 14112: 1537 – 1541.

[34] Geronemus, R. G., Weiss R. A., Weiss, M. A. et al. 2003. Non-ablative LED photomodulation light activated fibroblast stimulation clinical trial. Lasers Surg Med 25: 22.

[35] Gold, M. H., K. A. Khatri, K. Hails, R. A. Weiss and N. Fournier. 2011. Reduction in thigh circumference and improvement in the appearance of cellulite with dual-wavelength, low-level laser energy and massage. J Cosmet Laser Ther 131: 13 – 20.

[36] Goldberg, D. J., and B. A. Russell. 2006. Combination blue (415 nm) and red (633 nm) LED phototherapy in the treatment of mild to severe acne vulgaris. J Cosmet Laser Ther 82: 71 – 75.

[37] Griffiths, C. E., and J. N. Barker. 2007. Pathogenesis and clinical features of psoriasis. Lancet 3709583: 263 – 271.

[38] Gupta, A., P. Avci, M. Sadasivam et al. 2012. Shining light on nanotechnology to help repair and regeneration. Biotechnol Adv. doi: 10.1016/j. biotechadv.2012.08.003.

[39] Honnor, R. C., G. S. Dhillon, and C. Londos. 1985. cAMP-dependent protein kinase and lipolysis in rat adipocytes. II. Definition of steady-state relationship with lipolytic and antilipolytic modulators. J Biol Chem 26028: 15130 – 15138.

[40] Ilknur, T., S. Akarsu, S. Aktan, and S. Ozkan. 2006. Comparison of the effects of pulsed dye laser, pulsed dye laser + salicylic acid, and clobetasole propionate + salicylic acid on psoriatic plaques. Dermatol Surg 321: 49 – 55.

[41] Illouz, Y. G. 1983. Body contouring by lipolysis: A 5-year experience with over 3000 cases. Plast Reconstr Surg 725: 591 – 597.

[42] Karu, T. 1999. Primary and secondary mechanisms of action of visible to near-IR radiation on cells. J Photochem Photobiol B 491: 1 – 17.

[43] Karu, T. I. 2008. Mitochondrial signaling in mammalian cells activated by red and near-IR radiation. Photochem Photobiol 845: 1091 – 1099.

[44] Karu, T. I., V. V. Lobko, G. G. Lukpanova, I. M. Parkhomenko and I. Chirkov. 1985. Effect of irradiation with monochromatic visible light on the cAMP content in mammalian cells. Dokl Akad Nauk SSSR 2815: 1242 – 1244.

[45] Kim, S. S., M. W. Park, and C. J. Lee. 2007. Phototherapy of androgenetic alopecia with low level narrow band 655 nm red light and 780 nm infrared light. J Am Acad Dermatolog. American Academy of Dermatology 65th Annual Meeting. AB112.

[46] King, P. R. 1989. Low level laser therapy: A review. Lasers Med Sci 43: 141 – 150.

[47] Kolari, P. J., and O. Airaksinen. 1993. Poor penetration of infrared and helium neon low power laser light into the dermal tissue. Acupunct Electrother Res 181: 17 – 21.

[48] Korner, R., F. Bahmer, and R. Wigand. 1989. The effect of infrared laser rays on herpes simplex virus and the functions of human immunocompetent cells. Hautarzt 406: 350 – 354.

[49] Krishnamurthy, K., A. Walker, C. A. Gropper, and C. Hoffman. 2010. To treat or not to treat? Management of guttate psoriasis and pityriasis rosea in patients with evidence of group A Streptococcal infection. J Drugs Dermatol 93: 241 – 250.

[50] Landthaler, M., D. Haina, and W. Waidelich. 1983. Treatment of zoster, post-zoster pain and herpes simplex recidivans in loco with laser light. Fortschr Med 10122: 1039 – 1041.

[51] Laws, P. M., and H. S. Young. 2010. Topical treatment of psoriasis. Expert Opin Pharmacother 1112: 1999 – 2009.

[52] Leavitt, M., G. Charles, E. Heyman, and D. Michaels. 2009. HairMax LaserComb laser phototherapy device in the treatment of male androgenetic alopecia: A randomized, double—blind, sham device-controlled, multicentre trial. Clin Drug Investig 295: 283 – 292.

[53] Lee, S. Y., C. E. You, and M. Y. Park. 2007. Blue and red light combination LED phototherapy for acne vulgaris in patients with skin phototype IV. Lasers Surg Med 392: 180 – 188.

［54］ Louw, L. 2007. The keloid phenomenon: progress toward a solution. Clin Anat 201: 3 - 14.

［55］ McDaniel, D. H. , J. Newman, R. Geronemus et al. 2003. Non-ablative non-thermal LED photomodulation—A multicenter clinical photoaging trial. Lasers Surg Med 15: 22.

［56］ Meneguzzo, D. T. , L. A. Lopes, R. Pallota et al. 2013. Prevention and treatment of mice paw edema by near-infrared low-level laser therapy on lymph nodes. Lasers Med Sci 28: 973 - 980.

［57］ Miura, Y. , M. Yamazaki, R. Tsuboi, and H. Ogawa. 1999. Promotion of rat hair growth by irradiation using Super Lizer™. Jpn J Dermatol 109: 2149 - 2152.

［58］ Muller-Rover, S. , B. Handjiski, C. van der Veen et al. 2001. A comprehensive guide for the accurate classification of murine hair follicles in distinct hair cycle stages. J Invest Dermatol 1171: 3 - 15.

［59］ Mu. oz Sanchez, P. J. , J. L. Capote Femenías, A. Díaz Tejeda, and J. Tunér. 2012. The effect of 670 nm low laser therapy on herpes simplex type 1. Photomed Laser Surg 301: 37 - 40.

［60］ Neira, R. , J. Arroyave, H. Ramirez et al. 2002. Fat liquefaction: Effect of low-level laser energy on adipose tissue. Plast Reconstr Surg 1103: 912 - 922; discussion 923 - 925.

［61］ Nestor, M. S. , M. B. Zarraga, and H. Park. 2012. Effect of 635 nm low-level laser therapy on upper arm circumference reduction: A double-blind, randomized, sham-controlled trial. J.Clin Aesthet Dermatol 52: 42 - 48.

［62］ Niera, R. , E. Solarte, and M. A. e. a. Reyes. 2000. Low level assisted lipoplasty: A new technique. In Proceedings of the World Congress on Liposuction, Dearborn, Michigan.

［63］ Oschmann, J. I. 2000. Energy Medicine: The Scientific Basis. Churchill Livingstone, Edinburgh.

［64］ Paasch, U. , and M. Haedersdal. 2011. Laser systems for ablative fractional resurfacing. Expert Rev Med Dev 81: 67 - 83.

［65］ Papageorgiou, P. , A. Katsambas, and A. Chu. 2000. Phototherapy with blue (415 nm) and red (660 nm) light in the treatment of acne vulgaris. Br J Dermatol 1425: 973 - 978.

［66］ Philp, D. , M. Nguyen, B. Scheremeta et al. 2004. Thymosin beta4 increases hair growth by activation of hair follicle stem cells. FASEB J 182: 385 - 387.

［67］ Railan, D. , and T. S. Alster. 2008. Laser treatment of acne, psoriasis, leukoderma, and scars. Semin Cutan Med Surg 274: 285 - 291.

［68］ Ross, E. V. 2005. Optical treatments for acne. Dermatol Ther 183: 253 - 266.

［69］ Rotunda, A. M. , A. R. Bhupathy, and T. E. Rohrer. 2004. The new age of acne therapy: Light, lasers, and radiofrequency. J Cosmet Laser Ther 64: 191 - 200.

［70］ Russell, B. A. , N. Kellett, and L. R. Reilly. 2005. A study to determine the efficacy of combination LED light therapy (633 nm and 830 nm) in facial skin rejuvenation. J Cosmet Laser Ther 73 - 4: 196 - 200.

［71］ Sadick, N. S. 2008. Handheld LED array device in the treatment of acne vulgaris. J Drugs Dermatol 74: 347 - 350.

［72］ Sasaki, G. H. , K. Oberg, B. Tucker, and M. Gaston. 2007. The effectiveness and safety of topical PhotoActif phosphati-dylcholine-based anti-cellulite gel and LED (red and near-infrared) light on Grade Ⅱ - Ⅲ thigh cellulite: A randomized, double-blinded study. J Cosmet Laser Ther 92: 87 - 96.

［73］ Satino, J. L. , and M. Markou. 2003. Hair regrowth and increased hair tensile strength using the hairmax lasercomb for low-level laser therapy. Int J Cos Surg Aest Dermatol 5: 113 - 117.

［74］ Schindl, A. , and R. Neumann. 1999. Low-intensity laser therapy is an effective treatment for recurrent herpes simplex infection. Results from a randomized double-blind placebo—controlled study. J Invest Dermatol 1132: 221 - 223.

［75］ Schlager, A. , K. Oehler, K. U. Huebner, M. Schmuth, and L. Spoetl. 2000. Healing of burns after treatment with 670 nanometer low-power laser light. Plast Reconstr Surg 1055: 1635 - 1639.

［76］ Seaton, E. D. , P. E. Mouser, A. Charakida et al. 2006. Investigation of the mechanism of action of nonablative pulseddye laser therapy in photorejuvenation and inflammatory acne vulgaris. Br J Dermatol 1554: 748 - 755.

［77］ Shukla, S. , K. Sahu, Y. Verma et al. 2010. Effect of heliumneon laser irradiation on hair follicle growth cycle of Swiss albino mice. Skin Pharmacol Physiol 232: 79 - 85.

［78］ Sroka, R. , C. Fuchs, M. Schaffer et al. 1997. Biomodulation effects on cell mitosis after laser irradiation using different wavelengths. Laser Surg. Med. Supplement 9: 6.

[79] Stathakis, V., M. Kilkenny, and R. Marks. 1997. Descriptive epidemiology of acne vulgaris in the community. Australas J Dermatol 383: 115 - 123.

[80] Stern, R. S., T. Nijsten, S. R. Feldman, D. J. Margolis, and T. Rolstad. 2004. Psoriasis is common, carries a substantial burden even when not extensive, and is associated with widespread treatment dissatisfaction. J Investig Dermatol Symp Proc 92: 136 - 139.

[81] Tafur, J., and P. J. Mills. 2008. Low-intensity light therapy: Exploring the role of redox mechanisms. Photomed Laser Surg 264: 323 - 328.

[82] Thorek, M. 1939. Plastic reconstruction of the female breasts and abdomen. Am J Surg 432: 268 - 278.

[83] Trehan, M., and C. R. Taylor. 2002. Medium-dose 308 nm excimer laser for the treatment of psoriasis. J Am Acad Dermatol 475: 701 - 708.

[84] Trueb, R. M. 2009. Chemotherapy-induced alopecia. Semin Cutan Med Surg 281: 11 - 14.

[85] van Breugel, H. H., and P. R. Bar. 1992. Power density and exposure time of He-Ne laser irradiation are more important than total energy dose in photo-biomodulation of human fibroblasts in vitro. Lasers Surg Med 125: 528 - 537.

[86] van de Kerkhof, P. C., G. M. Murphy, J. Austad et al. 2007. Psoriasis of the face and flexures. J Dermatolog Treat 186: 351 - 360.

[87] Wajima, Z., T. Shitara, T. Inoue, and R. Ogawa. 1996. Linear polarized light irradiation around the stellate ganglion area increases skin temperature and blood flow. Masui 454: 433 - 438.

[88] Weiss, R. A., D. H. McDaniel, and R. G. Geronemus. 2004. Non-ablative, non-thermal light emitting diode (LED) phototherapy of photoaged skin. Laser Surg Med 16: 31.

[89] Weiss, R. A., D. H. McDaniel, R. G. Geronemus, and M. A. Weiss. 2005a. Clinical trial of a novel non-thermal LED array for reversal of photoaging: Clinical, histologic, and surface profilometric results. Lasers Surg Med 362: 85 - 91.

[90] Weiss, R. A., D. H. McDaniel, R. G. Geronemus, and M. A. Weiss. 2005b. LED photomodulation induced hair growth stimulation. Ann Meet Am Soc Laser Med Surg, Orlando.

[91] Weiss, R. A., D. H. McDaniel, R. G. Geronemus et al. 2005c. Clinical experience with light-emitting diode (LED) photomodulation. Dermatol Surg 319 Pt 2: 1199 - 1205.

[92] Weiss, R. A., M. A. Weiss, R. G. Geronemus, and D. H. McDaniel. 2004. A novel non-thermal non-ablative full panel LED photomodulation device for reversal of photoaging: Digital microscopic and clinical results in various skin types. J. Drugs Dermatol 36: 605 - 610.

[93] Whitley, R. J., D. W. Kimberlin, and B. Roizman. 1998. Herpes simplex viruses. Clin Infect Dis 263: 541 - 553; quiz 554 - 555.

[94] Wikramanayake, T. C., R. Rodriguez, S. Choudhary et al. 2012. Effects of the Lexington LaserComb on hair regrowth in the C3H/HeJ mouse model of alopecia areata. Lasers Med Sci 272: 431 - 436.

[95] Wikramanayake, T. C., A. C. Villasante, L. M. Mauro et al. 2013. Low-level laser treatment accelerated hair regrowth in a rat model of chemotherapy-induced alopecia (CIA). Lasers Med Sci 28: 701 - 706.

[96] Wolfram, D., A. Tzankov, P. Pulzl, and H. Piza-Katzer. 2009. Hypertrophic scars and keloids—A review of their pathophysiology, risk factors, and therapeutic management. Dermatol Surg 352: 171 - 181.

[97] Yamazaki, M., Y. Miura, R. Tsuboi, and H. Ogawa. 2003. Linear polarized infrared irradiation using Super Lizer is an effective treatment for multipletype alopecia areata. Int J Dermatol 429: 738 - 740.

[98] Yano, K., L. F. Brown, and M. Detmar. 2001. Control of hair growth and follicle size by VEGF-mediated angiogenesis. J Clin Invest 107: 409 - 417.

[99] Yu, W., J. O. Naim, and R. J. Lanzafame. 1994. The effect of laser irradiation on the release of bFGF from 3T3 fibroblasts. Photochem Photobiol 592: 167 - 170.

[100] Zhang, X. 2012. Genome-wide association study of skin complex diseases. J Dermatol Sci 662: 89 - 97.

第六篇
外科激光治疗

59　激光和强脉冲光治疗皮肤病

59.1　引　言

在过去很长一段时间里，光都是一种用于康复治疗的工具（Bettman，1979；Kelly，2009）。在西方医学资料中，最早记载用日光治疗如天花、结核等各种疾病（Bettman，1979）。1963 年，高曼等人（1963a）首次详细描述了红宝石激光可导致包括毛囊在内的有色皮肤损伤。在接下来的几年里，红宝石激光开始用于多种疾病的治疗，但很少有人关注各种组织的光吸收能力。1983 年报道了一例血管畸形的青年男性病人接受治疗导致了严重的上皮损伤的病例。同年，安德森和帕里什（1983）发表了选择性光热作用（selective photothermolysis，SP）的原理，并描述了一种使用光学脉冲选择性影响有色"靶组织"的策略，特定波长能够被靶组织特殊生色团（黑色素、血红蛋白、纹身墨水或其他有生色团）优先吸收，特定脉冲时间可以有效地限制热量从靶组织结构的释放。微小靶组织治疗，是一种新型激光疗法，其通过选择性光热作用的原理可以将组织损伤的风险降到最低，例如，治疗微血管皮肤畸形、有色毛囊、色素性皮肤病及消除纹身（Anderson 和 Parrish，1983；Grossman 等，1996）。在皮肤科诊疗中通过调节激光光谱可大大减低病人的痛苦，这一理念导致激光运用的激增（Bashkatov 等，2005；Tanzi，Lupton 和 Alster，2003；Tseng 等，2009）。2008 年，将近 7500 万病人接受了激光美容，随着年轻消费者的市场迅速增长，且要求越来越高，这个数字还很有可能翻一番。在此我们将介绍激光和强脉冲光在皮肤病学中的应用，以及未来发展的可能性。

59.2　激光治疗原理的开创性研究和进展

基于爱因斯坦光的量子论原理，1960 年麦曼制造出了第一台激光器（Maiman，1960），它由一根红宝石（掺和铬的蓝宝石）水晶棒组成，通过氙气闪光灯激发而产生波长 693.7 nm 的脉冲，为持续时间约 1 毫秒的深红光。眼科专家第一次将激光用于视网膜光凝术，这是激光在生物医学中应用的第一例报道（Zaret 等，1961），尽管以失败告终，却引领了其他类型的激光在眼科学的应用。1963 年，高德曼等人第一次提出激光对皮肤的作用，他们发现激光可以选择性作用于有色素的组织，他们意识到这为选择性治疗色素性皮肤病提供了可能性，并在 20 世纪 60 年代和 70 年代初开展了一系列开创性研究。第一个用于治疗葡萄酒色痣（port-wine stain，PWS）、纹身（Goldman 等，1967）及包括转移性黑色素瘤在内的色素性皮肤病的激光是红宝石激光，波长 694 nm、能量 5 J、持续脉冲 0.5 毫秒。高德曼的临床观察对于激光在皮肤科的发展非常重要。然而，激光治疗皮肤疾病最常见的风险是由表皮损伤导致的色素沉着或瘢痕形成，这些副作用导致了当时脉冲激光很少用于医疗。1970—1985 年，外科医生开始使用连续脉冲（continuous wave，CW）激光对组织进行切割和凝固，这个时期引领了 CO_2、氩离子和 Nd：YAG 激光在外科的应用以及连续波激光在开放式内镜手术的应用。

59.2.1　选择性光热作用

选择性光热作用（Anderson 和 Parrish，1983）为开发不同的组织选择性激光器提供了理论基础。选择性光热作用的目的是使靶组织结构收到永久热损伤而周围组织保持完整。光热作用的一个基本要求是靶组织及附近结构比周围组织具有更强的光学吸收特性。波长的选择通常应考虑以下几个因素：靶组织生色团（血红蛋白、黑色素、脂类、纹身墨水或外部染料）的吸收光谱，光对靶组织的穿透性和避免竞争性生色团。例如，血红蛋白的最大光学吸收波为 420 nm 的蓝光波长，但是这些波长很难穿透皮肤，容易被表皮的黑色素吸收。因此，第一个围绕选择性光热作用原理而专门设立和构建的激光是一种黄色有机染料激光器，其波长为 577 nm（也是血红蛋白的吸收峰），到目前为止此激光器仍然是治疗儿童葡萄酒色痣（微血管畸形病变）的最佳激光。选择性光热作用的第二个核心要求是：在激光脉冲过程中，光脉冲的传递时间要足够短，使热量限制在靶组织内。靶组织热弛豫时间（thermal relaxation time，TRT）是重要的参数，其可以认为是靶组织必要的冷却时间。热弛豫时间随靶组织的直径大小变化而变化。对大多数生物而言，以秒为单位的热弛豫时间对应以毫米为单位的靶组织面积。在经典的选择性光热作用原理中，脉冲持续时间应该接近或小于热弛豫时间。由于小物体的冷却速度更快，皮肤科中运用选择性光热作用原理的激光其脉冲持续时间从纳秒（用于小目标，如亚细胞结构、纹身墨水纳米颗粒及单个体细胞）到毫秒（用于多个细胞，如血管和毛囊）不等。然而，在很多应用中，治疗区域内靶组织的吸收并不均匀，一部分靶组织很少吸收或者不吸收，其他部分却明显吸收。此外，选择性光热效应作用的靶组织与实际的靶生色团可能还有些距离（这些地方的光吸收后将转变成热能）。在这种情况下，靶组织中吸收较弱的组织就会被吸收明显的组织所产生的热量破坏。例如，生物学目标是破坏血管内皮和血管壁，而不是含有血红蛋白分子的红细胞，但为了对血管造成有效的热损伤，热量不得不通过红细胞传播至周围的血管壁。对于永久性激光脱毛也是如此：靶组织是表皮干细胞，其位于外根鞘的最外层，这与实际靶生色团的有色毛干存在一定距离（Altshuler 等，2001）。基于生色团与靶组织存在的空间距离，有人提出了选择性光热作用的扩展理论，要求热量从生色团扩散至想要破坏的靶组织。从本质上说，这个扩展理论导致了选择的脉冲持续时间更接近整个靶组织的热弛豫时间（如整个毛囊）。

59.2.2　激光皮肤磨削术

激光皮肤磨削术是通过一种可控的浅层皮肤灼伤，刺激皮肤上皮细胞被毛囊干细胞完全取代，并修复和重塑真皮层。短波长激光的热效应可以使组织汽化，从二氧化碳外科激光开始，然后又出现了铒、铥、钬激光器，这些红外（infrared，IR）激光器发射的波长可以被水吸收。对于皮肤磨削术而言，一般使用二氧化碳或铒激光器，对应的光学穿透深度为 20 μm 和 2 μm。因此，当使用几微秒或几毫秒的脉冲时间，就可以用于组织加热、汽化，去除微米大小的薄层组织。经典的皮肤磨削术就是利用这些设备治疗光老化，效果显著；治疗时整个表皮和部分真皮浅层汽化，愈合后表皮和真皮浅层将会恢复。这种经典的治疗方法由于存在感染、瘢痕以及永久性色素减退的风险，其临床应用逐渐减少。但是，对那些表皮和真皮有严重光老化或其他适应证（限制在原位癌的泛发性皮肤肿瘤）的病人来说，这种治疗方法仍然是有价值的。

59.2.3　局灶性光热作用

为了克服激光皮肤磨削术的一些问题，研究者进一步提出了局灶性光热作用的概念（Manstein 等，2004）。聚焦激光束被用来创建一系列微小的圆柱形治疗区域（cylindrical treatment zone，MTZ），其宽度（通常为 0.15～0.4 mm）和深度（通常为 0.1～2 mm）都是可控的。单个 MTZ 可能不会有效果，但是当一个人的脸上有多达 200 万 MTZs 时，可有效地刺激皮肤修复和重塑。与传统的磨削术不同，每个 MTZ 都被未破坏的组织包围，从而可引起快速治愈反应，这就是点阵激光治疗。通常情况下，面部皮肤可以忍受 40% 面积的点阵激光治疗，治疗的"密度"可以通过每单位皮肤区域里 MTZs 的大小和数量控制，经典的治疗光老化的密度要达到 10%～30%，每个 MTZ 的深度可通过每个激光微束所传递的不同能量而精确控制。不同于传统的激光磨削术，点阵激光既有损伤性（二氧化碳激光和铒激光，波长分别为 10.6 μm 和 2.9 μm），又有非损伤性（中红外激光器，波长在 1.3～2 μm）。每个 MTZ 都会破坏表皮和真皮，刺激表皮细胞快速修复、重塑真皮细胞外基质，并有少许坏死组织脱落（图59.1）。Hantash和他的同事发现受损的真皮组织与微小的表皮坏死碎片（microscopic epidermal necrotic debris，MEND）一起穿过表皮并脱落，刺激真皮重建，这个过程一般需要几个月的时间。点阵激光治疗的一个基本特点是避免瘢痕形成，即每个MTZ均对应一个深部皮肤的"灼伤"，其直径仅有几百微米，可以通过邻近未被破坏组织的重建而治愈，这一原理似乎还可以限制导致瘢痕的物理创伤的大小。点阵激光是刺激皮肤重建而不是刺激瘢痕形成，因此不会出现小瘢痕，但创面直径<0.3 mm不会形成瘢痕的确切机制目前尚不清楚。

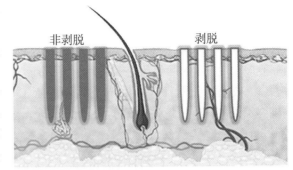

图59.1 非剥脱性激光与皮肤相互作用会导致深而窄的热损伤柱，剥脱性激光（CO_2、铒）形成一个被残余热损伤包围的汽化通道

59.3　临床应用

59.3.1　血管病变

59.3.1.1　血管病变的分类

皮肤的血管损害主要分为两类：血管畸形和血管增生。先天性血管畸形包括毛细血管畸形（port-wine stains，PWSs）、动静脉畸形（arteriovenous malformations，AVMs）、静脉畸形（venous malformations，VMs）和一些淋巴病变。获得性血管畸形包括毛细血管扩张症、蜘蛛状血管瘤、樱桃状血管瘤、静脉湖和下肢静脉曲张。婴幼儿血管瘤是最常见的血管增生性病变，通常出生后的第一个月内出现，然后快速生长，此后再逐渐消退（Kern等，2000；Mulliken和Glowacki，1982）。

59.3.1.2　血管病变的激光治疗

20世纪70年代和80年代初，氩激光和其他连续波可见光就用于治疗鲜红斑痣（Cosman，1980；Goldman，1980）。主要的发光束为488 nm和514 nm，其可被血红蛋白优先吸收。然而，氩激光不能产生选择性光热作用所需的高能量脉冲。由于氩激光治疗的脉冲时间大大超过了鲜红斑痣靶血管的热弛豫时间，产生瘢痕及永久性色素减退的风险较大（Astner和Anderson，2005）。在现代激光医学中基本被淘汰。目前，基于选择性光热作用概念（Anderson和Parrish，1981，1983），已有各种不同的激光器和光源可用于血管病变的治疗。其中最具选择性和用途最广泛的激光是毫秒领域的脉冲激光，分别是532 nm绿色高能脉冲钾-钛氧基-磷酸盐激光、585～595 nm黄色脉冲染料激光、755 nm近红外翠绿宝石激光、810 nm近红外二极管激光和1064 nm近红外Nd：YAG激光。宽谱氙气闪光灯光源（强脉冲光IPL）也越来越多地用于成人获得性血管病变的治疗。

59.3.1.2.1　毛细血管扩张症

对面部毛细血管扩张的治疗是最常见的美容治疗，病变血管直径为0.2～0.5 mm。最常用的是脉冲染料激光，能量密度8～15 J/cm²，光斑大小5～10 mm，脉冲持续时间6～10毫秒（Astner和Anderson，2005）。PDL、KTP或IPL治疗的临床终点均是靶血管快速凝固或消失。早期PDL无法产生长脉冲，使用这些设备治疗后会产生大面积紫癜，需要休息7～10天，治疗后即可化妆。最新一代的PDLs利用长于10毫秒的脉冲持续时间能够达到无紫癜的治疗效果。长脉冲KTP激光器可能是治疗毛细血管扩张症的理想光源，而IPLs对毛细血管扩张症也有治疗作用。所有这些激光器都应该与皮肤冷却装置相结合，特别是在晒黑或皮肤色素沉着的病人中。IPLs是多用途光源，但它没有激光器的功率大也没有靶组织选择性，在使用同一能量密度治疗PWSs时，IPLs疗效较差（Bjerring，Christiansen

和 Troilius，2003；Raulin，Hellwig 和 Schonermark，1997），并且不良反应的发生率更高。典型的 IPLs 治疗毛细血管扩张症是利用绿光或黄绿光过滤器，在脉宽 20 毫秒、能量密度 32～40 J/cm² 的条件下进行治疗。酒渣鼻是一种常见病，普遍存在于皮肤白皙（特别是凯尔特人）的人身上，常伴有毛细血管扩张、皮脂腺肥大和血管扩张。对于有毛细血管扩张、面部潮红的酒渣鼻病人来说，IPL 比传统的 PDL 疗效更好。因为 PDL 会出现紫癜。使用大光斑治疗时，IPL、PDL 或 KTP 激光治疗酒渣鼻的血管扩张疗效都很好。由于光散射，<7 mm 的光斑不能到达真皮深层，而真皮深部的小动脉血流量可能与潮红有关。

59.3.1.2.2 蜘蛛状血管瘤

蜘蛛状血管瘤是一种后天获得性病变，由许多浅表分支和中央小动脉组成，表现为红色蜘蛛状外观。靶血管的直径通常为 0.1～0.5 mm，对应的 TRTs 为 10～250 mm。激光治疗的目的是阻断供血的小动脉，随后治疗浅表分支。玻片压诊法是诊疗蜘蛛状血管瘤的方法，做法是玻片按压阻止中央动脉的血流，然后松开玻片，使浅支再次充盈，这个方法有利于判断和激光治疗蜘蛛状血管瘤。为了避免复发，需治疗所有的分支。利用传统的 PDL 可以很容易地治疗局灶性病灶，疗后紫癜仅局限于治疗部位。在能量密度 8～10 J/cm²，光斑 5～7 mm 且有动态制冷剂冷却装置（dynamic cryogen cooling device，DCD）的 PDL 治疗中，将喷雾持续时间设置为 30 毫秒，且冷却和激光脉冲之间设置 30 毫秒的延迟时间，这样会产生非常好的疗效。如果通过冷空气或接触制冷装置来提供良好的皮肤冷却，也可以使用没有动态制冷装置的 PDLs、KTP 或 IPL，但需要在初次治疗后 4～6 周进行再治疗评估，有时可能需要 2 次治疗。

59.3.1.2.3 樱桃状血管瘤

樱桃状血管瘤是一种良性皮肤微血管动脉瘤，通常好发于 30 岁以后。单个血管的直径分布在 0.1～1 mm 之间，好发于躯干及四肢末端（West 和 Alster，1998a），呈局灶性或广泛性分布。不像蜘蛛状血管瘤，这些低血流量的病变很容易被 KTP、PD L 或 IPL 根治。薄的丘疹性病变可以选择单脉冲治疗，肥厚性病变则需要两个单脉冲，并且需要用玻片压诊法检查，以完全清除血管瘤。有时，樱桃状血管瘤在 PDL 初次治疗 4～6 周后需要 2 次治疗。血管角化瘤是一种类似的病变，微血管畸形与表皮和真皮的生长有关，形成一个小的、质地较硬的红色丘疹。血管角化瘤很难根治，但可以通过多重或高能量密度脉冲获得较好的效果。

59.3.1.2.4 化脓性肉芽肿

化脓性肉芽肿（pyogenic granulomas，PGs）是皮肤受损伤后（如锐器伤、节肢动物咬伤和其他穿透伤）刺激微血管和组织增生形成的肿物，在鲜红斑痣病人中更加常见。它有炎性成分和明显的表皮血管增生，与蜘蛛状血管瘤解剖结构类似，也出现中央供血小动脉。由于这些病变的厚度不同，它们并不全部适合直接激光手术或手术切除肥厚病变后激光治疗。同样，如果病变早期就得到治疗，或运用玻片压诊法阻断供血动脉的血流后治疗浅表部分，治疗效果也许会更成功。如果使用激光治疗，PDL 仍是最佳治疗选择。能量密度、脉冲宽度、光斑大小、冷却系统应按前面所述的标准参数设置，可能需要多次脉冲才能成功阻断小动脉。二氧化碳激光治疗化脓性肉芽肿的非血管残留物可以获得良好的美容效果。

59.3.1.2.5 静脉湖

静脉湖通常为获得性静脉畸形，好发于四五十岁，常见的发病部位包括唇、口腔黏膜及面、颈部皮肤。静脉湖对激光治疗反应良好，在浅表病变中，玻片压诊法结合 PDL 治疗效果很好并且是治疗浅表皮损的一线治疗方法。然而，较厚和较多结节的病变需要更强穿透性的波长，Nd：YAG、翠绿宝石或二极管激光器（800～810 nm）加上接触冷却系统和可调脉冲持续时间可以安全有效地治疗这些病变。然而，这个治疗过程通常是痛苦的，常常需要局部麻醉，治疗下唇病变常选择神经阻滞法。应使用不加肾上腺素的局部麻醉药，因为肾上腺素有时能收缩靶血管，这会导致没有充分的血液去吸收光能量。Nd：YAG、翠绿宝石或二极管激光器形成 800 nm 波长、6 mm 以上的光斑配合皮肤接触冷却传输系统，对治疗这些病变和其他静脉畸形非常有效。二极管激光器治疗的经典参数设置为：能量密度 45～60 J/cm²，脉冲持续时间至少 30 毫秒，光斑大小 12 mm，存在皮肤保持轻度压力的冷蓝宝石窗口。同样，长脉冲 Nd：YAG 激光可用于治疗肥厚性和结节性病变的深层组织，参数为脉宽 30～100 毫秒、能量密度 100～150 J/cm² 时可以成功闭塞血管，达到血管即刻消失的临床终点。所有的治疗方式都可能需要 2 个或更多个疗程，特别是肥厚性和结节性病变的组织，不同波长的联合治疗可能会产生更好的临床效果。

59.3.1.2.6　下肢静脉畸形

下肢静脉畸形通常是由于静脉瓣膜功能不全导致血液回流引起的（Astner 和 Anderson，2005）。由于大小和深度的范围很广，血流具有多样性，以及下肢静脉扩张有多种类型等原因，激光或 IPL 治疗下肢静脉畸形是比较困难的。硬化疗法是治疗小腿单个、浅表静脉的首选疗法。然而，在硬化剂或激光治疗之前，所有病人均应评估是否存在深静脉疾病。这个检查方法很简单，对腹部施加恒压，同时使用多普勒超声检查深静脉系统的血液回流。如果存在大隐静脉反流，可以选择静脉腔内激光治疗（EVLT），直接破坏股骨干交界处的隐静脉，消除进入隐静脉系统的回流，80％以上的病人疗效较好，并导致浅表可见扩张血管的自发消失。用于治疗浅表蜘蛛样下肢静脉的激光包括 Nd：YAG，二极管、翠绿宝石和 PDL，长脉冲持续时间可达 100 毫秒，并且要有良好的皮肤冷却系统。这些脉冲持续时间在理论上可以选择性加热较大的血管，同时保留相对较小的血管，因为它们比大静脉冷却得快。PDL、KTP 和 IPL 激光治疗网状毛细血管扩张疗效相似，然而，治疗后常出现炎症后色素沉着（postinflammatory hyperpigmentation，PIH），并持续很长一段时间。KTP（Alam 等，2003）和可调脉冲持续时间的 PDL（Braverman，1989）不仅可以提高临床疗效，还能减少副作用。

激光治疗浅表性下肢静脉扩张症仍有争议，因为治疗相关的副作用和色素改变的发生率很高。该治疗过程痛苦，需要多个疗程，还常有复发，这远比不上成本较低、疗效更好、副作用较少的硬化疗法。然而，在一些针头恐惧症病人，激光仍是一个可选择的替代疗法。

59.3.1.2.7　血管瘤

血管瘤是婴儿时期常见的良性肿瘤，临床特征是早期增殖，然后逐渐自发消退。许多情况下，自发消退比主动干预有更好的美容效果（Loo 和 Lanigan，2002）。对待婴幼儿血管瘤经典的方法是在血管瘤增长及消退的过程中，监测可能对孩子造成的危害。然而，这种经典的方法使用得越来越少，因为上学年龄的孩子如果仍然有一个明显的血管瘤，将严重影响孩子的社交，且超过四分之一的病人可能留下一个永久性的萎缩性瘢痕样，这最终需经手术或激光修复。此外，这种病变大多发生在头部和颈部，女孩发病率为 5％，约 10％ 的血管瘤会影响到正常的视力、进食或呼吸等功能。在病变增殖过程中的任何阶段，都有可能出现溃疡，引起强烈的疼痛，随后出现感染和瘢痕的风险。最近发现，70％ 患儿使用非选择性 β 肾上腺素阻滞药（普萘洛尔）治疗后，血管瘤生长变慢，然后逐渐消退。高危血管瘤的治疗主要是口服普萘洛尔，但这会引起低血糖和低血压，口服或局部注射糖皮质激素也可使肿瘤生长停滞，其治疗机制尚未明了。已证实早期婴幼儿血管瘤局部外用 β 阻断药的滴眼液（如治疗青光眼的噻吗洛尔）是有效的，可以抑制生长、促进消退，而且这产生的风险远低于全身使用药物。随着药物治疗的改变，PDL 在婴幼儿血管瘤治疗中的作用也有所下降。目前建议早期应积极治疗，以减少或控制生长（Astnerand Anderson，2005）。治疗参数为：脉冲持续时间最短 0.4 毫秒，能量密度 5～7 J/cm²，动态制冷剂喷雾冷却 30 毫秒。低剂量治疗可以促进表面消退、控制深层生长。尽管有充分的证据（Batta 等，2002）表明激光治疗可以促进病变消退，但对于增生性病变的治疗仍存在争议。PDL 常用于溃疡性血管瘤的治疗，治疗后可以快速修复上皮组织。溃疡、出血和/或疼痛性肿瘤对 PDL 治疗反应有效（Barlow，Walker 和 Markey，1996；Kolde，2003；Lacour 等，1996），治疗参数通常设置在低能量（6 J/cm²），这既能引起浅表血管闭合和消退，又能避免产生额外的溃疡。

由于目前激光技术的穿透力有限，在治疗更深、更大血管瘤方面似乎是无效的（Scheepers 和 quaba，1995）。一项非随机实验观察 PDL 治疗 225 例血管瘤的疗效（poetke，Philipp 和 berlien，

2000)，研究表明，浅表病变对 PDL 治疗反应良好，但没有一个混合型血管瘤会完全消失，正如前期研究发现早期激光治疗也不能阻止深层病变的增殖生长（Ashinoff 和 Geronemus，1991；Garden，Bakus 和 Paller，1992；Haywood，Monk 和 Mahaffey，2000）。除了 PDL，Nd：YAG 和 KTP 激光器也可用于巨大肿瘤的瘤内治疗（Achauer 等，1999；Burstein 等，2000）。虽然受增生性瘢痕的影响，但 Nd：YAG 激光已成功治疗巨大型血管瘤。PDL 和 KTP 激光治疗血管瘤消退后残留的毛细血管扩张是有效的。点阵激光作为一种非手术治疗方式可以改善深层残余纤维脂肪的厚度、结构和颜色，但仅有几篇文献报道。在一项小型研究中，12 例因残留血管瘤继发的萎缩性瘢痕或纤维脂肪组织，通过波长 2790 nm的 Er：TSGG、595 nm 的 PDL 和 1064 nm 的 Nd：YAG 治疗，12 例病人中有一半病人得到明显改善（Alcantara Gonzalez 等，2012）。复杂的血管瘤可以通过手术切除，但可能会保留术后瘢痕。

59.3.1.2.8　血管畸形

血管畸形的分类包括毛细血管畸形、VM、AVM、AM 和淋巴管畸形（lymphatic malformation，LM）。在这些疾病中，毛细血管畸形（如 PWS 或鲜红斑痣）是非常常见的（0.3％的新生儿）（Alper 和 Holmes，1983）。鲜红斑痣形状不规则、红色或紫色，出生时即有，并且不会自动消退。鲜红斑痣的标准治疗方法就是激光治疗，通过选择性光热作用的原理（Anderson 和 Parrish，1983），血红蛋白作为靶生色团，通过减少真皮中异常靶血管的数量和大小，使病变得到明显改善（Lanigan 和 Taibjee，2004）。过去的 20 年中，PDL 是治疗鲜红斑痣的首选方法，参数为波长 585 nm、脉冲持续时间 0.45 毫秒（Taieb 等，1994；Wlotzke 等，1996），随着制冷剂喷雾冷却技术的出现，治疗时可以使用更高的能量密度，而无表皮损伤，在一定程度上提高了疗效（zenzie 等，2000），其他研究者尝试过 585～600 nm 波长和更长的脉冲持续时间，但对鲜红斑痣的治疗差异较小。为了获得最好的治疗效果，需要选择多种治疗方法。如果在 6 个月后才开始治疗鲜红斑痣，想要完全清除几乎是不可能的。相反，治疗越早，清除率就越高，1 岁以内的儿童可以通过镇痛但无须麻醉的情况下进行。随着孩子的成长，在孩子形成自我认知之前，PWS 不会有大幅增长。有报道 20％～30％鲜红斑痣病人对 PDL 治疗产生抵抗（Renfro 和 Geronemus，1993），但"抵抗"的定义值得怀疑。只有很少的 PWS 病人 PDL 治疗无效。同样有争议的报道是鲜红斑痣激光治疗多年后出现"复发"，因为无论治疗与否，鲜红斑痣的自然病程都是随着血管的逐渐扩张而变暗。这些病变主要是在一个神经（皮节）解剖区缺乏交感神经支配而导致的静脉畸形，其主要缺陷可能是神经而不是血管。

PDL 是最常用的治疗鲜红斑痣的方法（Fitzpatrick 等，1994b；Garden，Polla 和 Tan，1988）。一般来说，儿童鲜红斑痣的 PDL 治疗参数是波长 585～600 nm，能量密度 5～10 J/cm^2，脉冲持续时间 0.45～3 毫秒，光斑大小 5～12 mm，采用动态冷却剂喷雾冷却系统。使用 532 nm 脉冲的 KTP 激光，以相似的能量密度、光斑、脉冲持续时间，对鲜红斑痣的治疗也有效，但由于存在瘢痕形成的高风险，应避免使用陈旧的低功率的 KTP 激光。总的来说，与 PDLs 相比，IPLs 治疗 PWS 风险较高、疗效较差，但是对肤色白皙的成年鲜红斑痣病人而言，一些 IPLs 仍是有效的。

虽然翠绿宝石激光主要用于脱毛，但也可用于治疗血管病变。在一项回顾性病例分析研究中，Izikson、Avram 和 Tannous（2008）评估了 755 nm 翠绿宝石激光与其他激光器（包括 PDL）联合治疗 20 名肥厚性或者既往 PDL 治疗抵抗的鲜红斑痣的疗效，翠绿宝石激光的疗程 3～10 次。3 例肥厚性 PWS 病人，经翠绿宝石激光治疗后，无论是联合 PDL，还是与 PDL 交替使用，症状都得到明显改善。12 例治疗抵抗的 PWS 病人中等程度的改善，3 例轻度改善，1 例无反应。2 例病人起疱后形成孤立的小增生性瘢痕。在一项直接比较研究中，McGill 等人（2007）比较了 PDL、翠绿宝石、KTP、Nd：YAG 激光和 IPL 对治疗抵抗（接受过 20 次 PDL 治疗）PWS 病人的疗效，结果发现，治疗最有效的是翠绿宝石激光，16 例病人有 10 例得到改善。然而，该激光却出现了 4 例色素沉着和瘢痕。总之，翠绿宝石激光对治疗抵抗的 PWS 病人来说，该治疗是可以考虑的，但要注意其副作用。波长 800 nm、810 nm、930 nm 的二极管激光器可以治疗更深、更大口径的血管，<0.4 mm 的小血管反而不是很敏感（Dover 和 Arndt，2000）。Whang、Byun 和 Kim（2009）报道了使用双波长治疗的小样本量分析案例，在 PDL 治

疗（585 nm，6～9 J/cm²，0.5 毫秒，光斑大小不详）后，再用 800 nm 二极管激光治疗（17～30 J/cm²，30 毫秒，光斑大小不详）。结果 8 例病人获得中等或很好的疗效，9 例病人疗效一般。病人接受了 1～3 个疗程的治疗，耐受性较好。综上所述，目前还缺乏证实二极管激光器治疗 PWS 的疗效和安全性的随机对照研究。

1064 nm Nd：YAG 激光脉冲具有比 KTP 激光、PDL、翠绿宝石激光、半导体激光和 IPL 激光穿透更深的特点。从理论上讲，这个参数对深层和较厚的血管影响更大，对成熟血管或肥厚性鲜红斑痣的治疗更为有效。Yang 等人（2005）比较了 17 例病人 PDL 和脉冲 Nd：YAG 激光治疗的效果。PDL 的治疗参数是 595 nm、8 J/cm²、1.5 毫秒和 7 mm 光斑，脉冲 Nd：YAG 激光治疗的参数是 1064 nm、40～130 J/cm²、4～10 毫秒和 5～7 mm 光斑。3 次治疗后，两种激光均获得 50%～70% 的清除率，但病人更偏向于 Nd：YAG 激光，因为不产生明显的紫癜。这项研究中出现一例严重的瘢痕，这是第一次使用毫秒脉冲 Nd：YAG 激光治疗 PWS，作者提示 Nd：YAG 激光治疗后形成瘢痕可能较为频繁。这个副作用被证实后，由此出现了 Nd：YAG 脉冲激光与 PDL 的联合治疗方案。Alster 和 Tanzi（2009a）采用 595 nm PDL 和 1064 nm Nd：YAG 激光联合治疗 25 例顽固性或肥厚性 PWSs 病人，两种波长传递之间的延迟时间为 0.5～1 秒。两次治疗间隔 6～8 周，面部平均治疗 3.8 次，四肢平均治疗 4.9 次。48% 的病人出现中度改善（25%～50%），52% 的病人轻度改善（1%～25%）。仅有 1 例病人出现轻度紫癜和小水疱，6 天后消退无后遗症。PDL 和 Nd：YAG 1064 nm 激光器（混合激光器）之间的协同作用得到其他研究者的证实（Borges da Costa 等，2009）。Civas 等人报告（2009）Nd：YAG 激光（1064 nm，60～210 J/cm²，10～30 毫秒，5～7 mm）治疗 19 例 PWS 病人，平均治疗 2.9 次，63.2% 病人疗效较好，但无顽固性 PWS。1064 nm Nd：YAG 激光治疗唇部肥厚性 PWS 也是安全且有效的（Kono 等，2009）。综上所述，1064 nm Nd：YAG 激光可以治疗结节性和肥厚性鲜红斑痣，但仍存在一定风险。

Klein 等人（2011）评估了 IPL 治疗 PWSs 的疗效和副作用，分为两组，一组既往未接受过治疗（n=11），一组既往治疗过（n=14），比较两组的病灶清除率和副作用。既往未经治疗和治疗过 PWSs 中，IPL 治疗比经典的 585 nm、0.4 毫秒的 PDL 治疗疗效更显著（P<0.05），但与长脉冲、长波长的 PDL 疗效无差别。然而，没能在全部范围内来评估能量密度和反应的关系。一般来说，这种比较研究很难解释，所有激光的副作用都很少。尽管 PDL 设备和其他不同，但 IPL 设备的输出涵盖了更广泛的参数范围，如频谱功率分布（波长）、脉冲能量、脉冲持续时间和时间脉冲结构。很多 IPLs 的波长不适用于 PWS 的治疗和/或输出不足，在使用过程中也没有校准，造成相同制造商或同一设备在不同时间段存在很大差异。研究证明：一些过滤功能好、高能 IPLs 在短脉冲下能产生足够能量，为肤色白皙成年 PWS 病人提供有效治疗（Goldman 等，1963b，1967）。另外，在一项个体随机临床试验中，Faurschou 等人（2009）等比较了最近一代 PDL 和 IPL 的疗效和不良事件，发现与 IPL 相比，PDL 对 PWS 疗效更好，而且几乎所有的病人都倾向于选择 PDL。总之，部分 IPLs 有望替代激光治疗某些病人。

59.3.2 去除纹身

纹身在西方文化中至少流行了 5000 年，而且可能要追溯到更久远的时候。如今，纹身在美国也很流行，18～35 岁的"爱好文体活动"的成年人中，大约一半至少有一个纹身。纹身由不溶于水的吸光纳米颗粒组成，一旦进入真皮，这些纳米颗粒就会被吞噬，永久存在于成纤维细胞和其他细胞。大量的纹身墨水也被运输并停留在淋巴结中，有些墨水被转运到肺、肝等器官。最早去除纹身使用的是腐蚀和破坏性的方法，但同时也会破坏皮肤。根据 SP 的原理，大多数纹身可以在不破坏周围皮肤的前提下被清除（不会留下瘢痕）。纹身墨水颗粒的热弛豫时间在纳秒（1 纳秒＝ 10^{-9} 秒）范围内。调 Q 激光器在可见光和近红外波长下，发射 10～100 纳秒的高能脉冲持续时间，可被各种纹身墨水吸收，从而清除纹身。激光可以选择性地杀死含有墨水颗粒的细胞，释放墨水颗粒，然后在数周时间内通过脱落或转移到淋巴结，部分墨水颗粒会从皮肤清除，但每次治疗后，仍有墨水颗粒残留。因此，经典的疗程是每月 1 次，根据墨水颗粒的清除程度，需要 4～20 次的治疗。不幸的是，大约 25% 的纹身对激光治疗抵抗，

　　这主要取决于纹身墨水的颜色、化学成分及纹身部位。激光去除纹身所需要持续的时间、成本及不确定性，在很大程度上都没有得到解决，这也是很多人不想去除纹身的原因。人们错误地尝试用 IPL 去除纹身，因为 IPL 不能产生高能纳秒光脉冲，用 IPL 或长脉冲激光治疗纹身，由于过度热损伤，形成瘢痕的风险很高。

　　一般情况下，为了成功去除纹身，激光输出的颜色必须和文身颜色是互补的。例如，使用绿色激光脉冲去除红色纹身墨水，反之亦然。黑色纹身最可能被清除，特别是自制或放疗用的印度墨汁，含二氧化钛的白色和黄色纹身的墨水是最难去除的。Goldman 等人（1963b，1965）第一次报道了使用调 Q 红宝石激光去除纹身而没有瘢痕形成的几个案例，同时也注意到了用毫秒脉冲的常规红宝石激光会导致治疗区域的热损伤。Reid 团队、Taylor 团队通过各自的独立研究发现，调 Q 红宝石激光可以去除黑色纹身，并且留下瘢痕的风险最小（Bernstein，2006）。从那以后，这几种调 Q 激光器仍是现在去除纹身的主要治疗手段。有人正在探索去除纹身的新模式，但调 Q 激光器仍是首选方法，目前有 3 种用于去除纹身的调 Q 激光器：红宝石激光（红色，波长 694 nm），翠绿宝石激光（近红光，755 nm）以及 Nd：YAG 激光（近外红光 1064 nm 和绿光 532 nm）。

　　调 Q 红宝石激光是第一个用于治疗纹身和色素性病变的激光（Goldman 等，1963b，1965）。通常，调 Q 红宝石激光在去除黑色、蓝色、绿色纹身效果非常好（Scheibner 等，1990；Taylor 等，1990）。然而，一些非正规的纹身对所有调 Q 激光治疗均有抵抗性，难以去除（Bernstein，2006），而且在治疗后出现色素减退的发生率较高（Leuenberger 等，1999）。调 Q Nd：YAG 激光是目前最常用的去除纹身的仪器（图 59.2）。在 1064 nm 的波长下，黑色纹身颗粒具有较强的吸收能力，而自然生色团如黑色素、血红蛋白和水只有较弱的吸收能力。利用 KTP 和其他宝石，可以使激光器的频率翻倍，因此将绿色范围内的波长减半至 532 nm。这就可以有效地治疗深色皮肤纹身，如黑色和深蓝色用 1064 nm 波长，红色和橙色用 532 nm 波长。与去除纹身密切相关的皮肤作用就是立即变白，在激光照射点上可马上引起灰白色凸起斑块。当邻近的非纹身皮肤暴露时，会导致表皮破坏或即刻变白，这样疗效会大大降低。纹身的即刻变白效应是由于纹身墨水颗粒在激光加热的治疗过程中，在颗粒周围形成膨胀的气泡，随后塌陷，气泡内残留的气体形成凸起的白色斑块。对深色纹身或去除纹身后有形成瘢痕疙瘩或破坏色素风险的病人，可以选择调 Q Nd：YAG 激光，它对黑色素吸收最小。调 Q 翠绿宝石激光发出的波长是 755 nm，是红宝石和 Nd：YAG 激光器之间的中间波长。与早期的红宝石激光相比，翠绿宝石激光具有更高的可靠性、更快的重复频率和较低成本的优势，但新一代红宝石激光似乎已弥补了早期的不足之处（Bernstein，2006）。翠绿宝石激光能够清除黑色、蓝色和一些绿色墨水。经 Nd：YAG 激光治疗后，绿色、黄色或白色墨水通常难以清除。Zelickson 等人（1994）在动物模型中研究了三种模式的调 Q 激光器的临床、组织病理和超微结构效应，他们发现红棕色、深棕色、橙色 3 种色素对 Nd：YAG 激光反应最好，翠绿宝石激光对去除蓝色和绿色纹身效果最好，调 Q 红宝石激光对去除紫色和紫罗兰纹身效果最好。532 nm 波长的 Nd：YAG 激光对去除红色色素效果最好。所有的激光对去除黑色纹身效果相似。实际上，五彩纹身通常需要将调 Q Nd：YAG 激光与红宝石或翠绿宝石调 Q 激光器进行联合治疗。

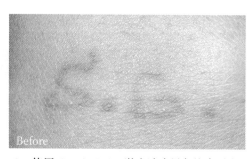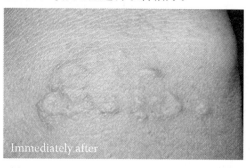

图 59.2　使用 Q Nd：YAG 激光治疗黑色纹身后出现的即刻美白反应，是由于真皮中含有墨水颗粒的细胞被汽化形成暂时性的气泡。大多数纹身需要一系列的治疗方法才能达到明显的或完全永久性的去除

通过剥脱性点阵换肤技术（ablative fractional resurfacing，AFR）形成皮肤通道，或通过非剥脱性点阵技术联合调 Q 激光治疗去除纹身似乎是有希望的。对 3 位病人进行一项小样本的对照临床研究中，对纹身分别接受点阵二氧化碳（剥脱性）或 1550 nm 激光（非剥脱性）联合调 Q 红宝石激光（Q-switch ruby laser，QSRL）治疗，结果显示将传统的调 Q 激光治疗和点阵激光治疗结合起来，可增加去除纹身的效果，避免起疱，缩短恢复时间，并减少由此引起的色素减退，在这个小样本研究中无瘢痕形成。其他可能提高激光治疗纹身效果的方法包括：使用皮秒（10^{-12} 秒）脉冲在同一天内进行重复激光治疗。大多数纹身墨水颗粒的大小在 40～300 nm（Baumler 等，2000；Ross 等，1998），当这些颗粒的 TRT 在低纳秒域时，惯性约束可以产生额外的去除纹身的效率和效果。惯性约束是指脉冲持续时间小于压力波穿过颗粒直径的时间。在这种情况下，纹身墨水纳米颗粒可以产生极大的机械应力，理论上可以导致颗粒断裂或爆炸。尽管这些过程中十分激烈，但他们发生在纳米级别上，因此皮肤不会发生很大损伤。对动物和人类纹身进行过几次纳秒与皮秒激光治疗的比较性研究，发现使用皮秒激光可以更有效地去除纹身，皮秒激光器比 Nd：YAG 激光减轻色素的程度更高，改变色素平均深度更大（Izikson 等，2010）。

在最近的一个研究中，Kossida 等人将传统一次使用调 Q 红宝石激光去除纹身和同一天多次使用相同激光治疗进行比较，两者分隔 20 分钟。结果发现多次治疗可以大大提高去除纹身的效果。20 分钟的时间间隔是基于即刻美白效应确定的（真皮气泡逐渐溶解），相同的研究表明每一次治疗都会在真皮内部产生更深层次的相互作用。

59.3.3 激光治疗面部光老化

面部皮肤"年轻化"（Tanzi，Lupton 和 Alster，2003）是一个不准确的说法，因为目前的技术仅能产生某些方面年轻的效果。但这个术语也并不完全错误，因为激光治疗衰老和光老化的皮肤后，在创面控制良好的情况下可形成新的皮肤组织。二氧化碳激光（CO_2，10600 nm）和 Er：YAG（2930～2940 nm）激光可以被水强烈吸收，通过剥脱表皮进行修复。尽管有很高的风险，但由于疗效较好，所以二氧化碳激光换肤仍被认为是治疗面部皮肤光老化的黄金标准（Apfelberg 和 Smoller，1997；Rabe 等，2006；Tanzi，Lupton 和 Alster，2003；West 和 Alste，1998b）。Er：YAG 激光是为了降低 CO_2 激光修复后出现的不良反应而研发的（Tanzi，Lupton 和 Alster，2003），现在已经证实了其副作用很小（Munker，2001；Weiss 等，1999）。表皮剥脱的副作用包括感染、瘢痕和色素沉着。暂时性色素沉着是激光换肤术后最常见的问题，三分之一的浅色皮肤病人接受面部光老化治疗后可出现永久性的色素脱失也是普遍问题。治疗后 4～7 天，表皮细胞出现再生，完全恢复可能需要一个月或者更久。因此，过长的治疗间隔时间限制了它的运用（Tajirian 和 Goldberg，2011）。点阵激光技术是一个相对较新的技术，它可以产生许多细微的深激光伤口阵列，这与传统激光修复相比进步显著。大多数病人能接受其治疗效果，休息时间短，感染或瘢痕的风险低，永久性色素减退的风险几乎接近于零。最近，点阵激光治疗（fractional laser therapy，FLT）已经成为一个被广泛接受的嫩肤方式，也被用于治疗其他皮肤病，如色素性疾病、瘢痕、妊娠纹和硬斑病（Alexiades-Armenaka 等，2011；Tajirian 和 Goldberg，2011）。2790 nm 波长的 Er：YAG 激光也可进行点阵激光治疗（Smith 和 Schachter，2011），该激光治疗痤疮瘢痕疗效很好（Berne，Nilsson 和 Vahlquist，1984）。

使用中红外激光器的非剥脱点阵激光在不切除组织的情况下产生热损伤柱，可以保护角质层，减少风险和缩短皮肤恢复时间。其他改善面部光老化的非剥脱性激光包括脉冲染料、二极管和 Nd：YAG。IPL 是最常用的嫩肤方法之一。在所有这些激光和 IPL 治疗中，聚焦热损伤是导致新的真皮基质（包括胶原蛋白）合成的模式（Stam-Posthuma 等，1998）。IPLs 对改善色素沉着、毛细血管扩张和红斑等光老化症状是非常有效的。然而，事实证明单靠 IPL 难以改善皮肤纹理和皱纹（Fodor 等，2009）。上述所有治疗方法间隔几周就要再次治疗，通常需要多次治疗。不愿或无法接受剥脱性激光治疗、需要较长时间恢复的病人很愿意选用这种方法。总体来说，非剥脱性治疗光老化的疗效远不如剥脱性激光治疗的效果好（Paquette，Badiavas 和 Falanga，2001），但非剥脱治疗可以伴随其他美容效果，包括改善皮肤纹理、色斑，减少瘢痕病人的休息时间（Doherty 等，2009）。一项 1450 nm 半导体激光的单侧对照研究显示眶周皱纹有显著临床改善，组织学检查显示真皮胶原蛋白增加。最近一项临床研究描述了点阵 1540 nm Er：YAG 激光治疗 51 例 Fitzpatrick Ⅱ 型、Ⅳ 型皮肤的安全性和有效性。然而，在另一项研究中，25 位皮肤科医生对接受 1450 nm 二极管治疗后的病人进行临床评估，虽然所有病人均有轻度至中度改善，但 25 位医生中只有 2 位记录了有显著治疗效果，表明激光治疗后的微小改善可能没有临床意义（Humphreys 等，1996）。

59.3.4　脱毛

通过激光或 IPL 达到永久性减少有色毛发仍然是一个快速增长的趋势（Blume peytavi 和 Hahn，2008），这是 SP 扩展理论的另一个应用（Altshuler 等，2001）。脱毛装置包括正常模式红宝石激光（694 nm，该设备最初由格罗斯曼等人使用，激光可以永久去除有色毛发）、正常模式的翠绿宝石激光（755 nm）、PDLs（800 nm、810 nm）、长脉冲 Nd：YAG 激光（1064 nm）和 IPL（590～1200 nm）（Bjerring 等，2000；Drosner 和 Adatto，2005；gorgu 等，2000；Lou 等，2000）。现在，翠绿宝石激光、半导体激光和 IPL 覆盖脱毛治疗的大部分，而红宝石激光器由于其成本和有限的疗效发挥的作用较小。长脉冲 Nd：YAG 激光特别适用于脱毛和肤色较黑病人的假性毛囊炎，胡须等毛发在治疗参数和技术正确的情况下激光和 IPL 脱毛通常被认为是最安全的治疗方法（图 59.3）。

有文献提供了激光脱毛（laser hair removal，LHR）疗效的证据（haedersdal 和 Gotzsche，2006），包括随机对照试验和非随机对照试验。治疗前必须个体化选择治疗参数，包括波长、脉宽、光斑大小和能量。脉冲宽度或脉冲持续时间是一个重要考虑因素。较长的脉冲宽度和较长的波长通常对深色皮肤更安全，但可能会牺牲一些功效。光斑尺寸，即皮肤表面激光光束的宽度，也会影响治疗结果，因为随着辐射穿透真皮，较大的光斑尺寸受到横向散射的影响较小。对 LHR 来说，理想的病人应该是有深色、浓密的末端毛发，浅色皮肤和激素水平正常。头发纤细，金黄色、红色或白色头发的人通常对现有的激光和 IPL 治疗反应均不佳。

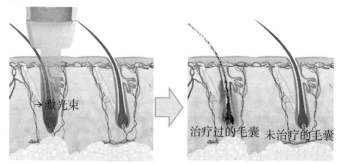

图 59.3　激光脱毛是一个典型的 SP，黑色素吸收光，毛干产生热能、破坏色素毛囊

LHR 之后观察到的典型不良事件包括治疗区域及周边的不适/疼痛、红斑及水肿，这些急性反应是暂时性的。除了这些常见的不良反应，还有更严重的皮肤影响，如色素改变（如色素减退或色素沉着、灼伤、水疱和结痂），极少数会形成瘢痕。在地中海和中东血统的女性中，大约 5% 的女性在接受了激光和 IPL 治疗后，面部出现了反常的毛发刺激（Haedersdal，Beerwerth 和 Nash，2011）。

最近，已研发出家用激光和 IPLs 脱毛技术，并以比专业设备低得多的价格出售。这些家用设备的效果惊人，治疗 3 个月后，头发减少了 40%～60%。专业的发型设计在某种程度上会更有效，但这种设备的出现让人们可以选择是寻求专业理发还是自己在家进行尝试（Alster 和 Tanzi，2009b；Elm 等，2010；Gold，2010）。

59.3.5　色素性病变

SP 的一个主要应用是激光治疗色素性疾病。色素性疾病从解剖上分为表皮、真皮或混合性病变，根据功能又可分为黑色素细胞病变（黑色素细胞异常）或黑色素病变（黑色素数量或位置异常）。黑色素是色素性疾病的靶生色团，它是一个细胞内的细胞器，大小与纹身墨水颗粒差不多。黑色素吸收覆盖了整个可见光谱和大部分近红外光谱，因此激光和IPLs治疗是有用的。对于黑色素细胞病变，通常使用调Q（Q-switched，QS）激光器，其原理与去除纹身的原理相同——目标是含有细胞质色素颗粒的细胞。用于色素性疾病的QS激光器包括QS红宝石（QSR，694 nm）、QS Nd：YAG（532 nm和1064 nm）和QS翠绿宝石（QSA，755 nm）激光器。当散射时，以单个的黑色素细胞为目标（如太田痣，典型的黑色素细胞病变），应使用QS激光。长脉冲红宝石、二极管、Nd：YAG激光或IPLs也可用于治疗色素性疾病。当目标是一个多细胞结构时，如整个着色表皮，选择长脉冲装置是合适的。一些黑色素细胞病变，如先天性痣，除非有严重的毁容，没有外科手术治疗的指征，否则不能选择激光治疗。其他与黑色素瘤密切相关的黑色素细胞病变，如发育不良痣，不能用激光或IPLs来治疗。目前IPLs已经应用到没有接受过识别恶性黑色素瘤或黑色素瘤早期病变的美容中，这是一个非常危险的情况，但是还没有关于黑色素瘤或黑色素瘤早期病变被当作是化妆品病变治疗的数据。

59.3.5.1 表皮病变

表皮病变的色素位于表皮，主要分布在表皮与真皮的交界处，如雀斑、牛奶咖啡斑、黄褐斑等。用于治疗雀斑的激光包括二氧化碳、氩、532 nm QS-Nd：YAG、QS-红宝石、QS-翠绿宝石和长脉冲翠绿宝石激光器。在激光烧灼组织方面，脉冲CO_2（10600 nm）或Er：YAG激光（2940 nm）可以通过精确去除表皮（激光换肤术的表现形式）来治疗表皮色素（Dover等，1988；Fitzpatrick，Goldman和Ruiz-Esparza，1994a）。QS-红宝石激光是第一个成功治疗真皮色素病变，且无瘢痕形成的激光，也是治疗许多表皮色素病变的首选方法，如晒斑、雀斑、口周黑子、炎症后色素沉着等。Kilmer等人（1994）报道了倍频QS-Nd：YAG（532 nm）治疗37例晒斑的疗效，结果高能量密度更有优势，60%的病灶有75%的清除率（Kilmer等，1994）。雀斑的治疗方式和疗效因皮肤类型而异。浅肤色病人疗效好、并发症少，深肤色病人出现色素沉着的风险较高。Chan等人（2000）发现长脉冲532 nm Nd：YAG激光（脉冲持续时间2毫秒，能量密度6.5～8 J/cm²，光斑2 mm）可以降低亚洲雀斑病人出现炎症后色素沉着（PIH）的风险。

低能量的532 nm波长对于治疗表皮色素疾病，如雀斑和牛奶咖啡斑等是有效的。但激光治疗后，咖啡斑的复发率并不确定。Chan等人（2004）比较了正常模式红宝石激光（normal-mode ruby laser，NMRL）和QSR治疗33例咖啡斑病人的疗效，结果显示：使用NMRL的复发率较低，为42.4%，而QSRL单次治疗后3个月的复发率为81.8%。最近，一项回顾性研究评估了QS 755 nm紫翠绿宝石激光治疗48例中国咖啡斑病人的疗效和安全性，平均治疗3.2次，随访时间为16.1个月。最终54.1%的病人疗效较好，16.7%的病人疗效较差；复发5例（10.4%），1例出现暂时性色素减退。因此，咖啡斑的复发率随所用激光的不同而不同，就算同一激光器也存在不同的复发率，有时需要多次治疗以达到完全清除。在表皮色素病变中，雀斑（由于日晒和老化）最常用的是激光治疗和IPLs。一般来说，雀斑的疗效较好，在一次或几次治疗后可以永久性的去除。

59.3.5.1.1 贝克尔痣

贝克尔痣是由毛囊和肌肉组成的错构瘤，其特征是毛发过多和褐色色素沉着。组织学上，贝克尔痣的色素沉着与基底细胞黑色素的增加有关。贝克尔痣的传统激光治疗包括剥脱性和QS激光。研究表明，使用QS激光器，包括QSRL、QS Nd：YAG、Er：YAG激光器和1550 nm掺Er光纤激光器（Nanni和Alster，1998；Trelles等，2004；Tse等，1994）可以改善贝克尔痣的色素部分，长脉冲红宝石激光和长脉冲翠绿宝石激光可以改善毛发部分。

剥脱性激光治疗后的典型不良事件包括水肿、红斑、灼伤和结痂、色素改变、痤疮、单纯疱疹感染、瘢痕和粟丘疹形成。红斑和色素改变可持续数月，而QS激光器可以选择性地清除表皮和真皮黑色素，无须去除整个表皮，从而减少了治疗的相关副作用。因此，QS激光很难完全清除病变，需要多次治疗。

局灶性光热作用的理论也可用于减少贝克尔痣的色素沉着。Glaich 等人（2007）报道了 2 例使用 1550 nm 掺铒光纤激光器治疗的病人，2 例病人均治疗 5～6 次，间隔 4 周，治疗结束后随访 1 个月，色素减少量大于 75%，并且未见末梢毛发的减少。然而，贝克尔痣是最难获得满意结果的色素病变之一。病人之间和病灶内部对激光治疗的反应有很大的差异。通常在激光治疗后，残留皮损和治疗抵抗区域会出现不均匀的斑片状外观，甚至不如原始皮损美观。基于这些原因，贝克尔痣应该选择部分病人进行治疗，如果激光治疗疗效不好，这些病人愿意考虑手术切除。

59.3.5.1.2　炎症后色素沉着

PIH 由含铁血黄素或黑色素沉积引起，治疗选择有限。Taylor 和 Anderson（1994）首次报道选择 QS 红宝石激光（694 nm，40 纳秒）进行治疗，结果表明，QSRL 并不能有效治疗 PIH。随后其他研究者也证实激光治疗 PIH 是很困难的（Kim 和 Cho，2010a，b；Rokhsar 和 Ciocon，2009）。Kim 等人报道使用低能量 1064 nm QS 和 YAG 激光治疗 3 例 PIH 病人，皮疹得到改善。随着局灶性光热作用理论（FPL）的应用，目前已有一些病例报告显示 FPL 治疗的有效性。Rokhsar 和 Ciocon（2009）报道了一例 CO_2 激光诱导的局部难治性色素沉着病人，经过 5 次 1550 nm FPL 治疗后明显好转。Katz 等人（2009）评价了 1550 nm 掺铒激光治疗 PIH 的疗效，其中一例病人接受了 3 次治疗，取得了超过 95% 的改善。相反，Kroon 报道非剥脱性 1550 nm FLT 对 PIH 治疗无效。

59.3.5.1.3　黄褐斑

黄褐斑是一种常见的色素性病变，其特征是面部暴露部位出现棕色斑块，最常发生于女性，尤其是亚洲女性。虽然科学家们已经研究了许多治疗方式，但总的来说疗效是有限的，并不能从根本上治愈，而且特别容易复发。激光治疗可以用来改善黄褐斑，但治疗黄褐斑时必须谨慎，因为治疗后可能会使病情加重或发生炎症后色素沉着（Jones 和 Nouri，2006）。治疗黄褐斑的激光有很多，包括 QS 激光和 FP 激光。1064 nm Nd：YAG 具有较大的光斑点和较低的能量，可提高黄褐斑的光泽度（Cho，Kim 和 Kim，2009a；Jeong 等，2010；Suh 等，2011；Wang 和 Liu，2009）。采用强脉冲激光（IPL）和低能量 QS-Nd：YAG 激光联合治疗混合型黄褐斑也可获得临床缓解，具有长期疗效（Na，Cho 和 Lee，2012）。非剥脱性点阵激光（Kroon 等，2011）和剥脱性点阵激光（Trelles，Velez 和 Gold，2010）治疗黄褐斑在疗效和复发率上都是可靠的，当局部漂白无效或不耐受时，它可能是治疗黄褐斑的一个有效的替代选择。在以后的研究中，需要对不同的激光设置和长期维持治疗进行测试。激光治疗后常见的副作用是皮肤异色，包括色素沉着和色素减退，以及治疗后复发和难治性的风险。因此，治疗时应选择个体化的最佳治疗参数。采用激光、化学剥脱、增白剂等联合治疗也是一种治疗改进，可以减少激光治疗的副作用。

59.3.5.2　皮肤的黑色素细胞病变

真皮黑色素细胞病变如太田痣、伊藤痣、部分黑色素细胞痣、蓝痣等，在真皮深层含有不同分化程度的黑色素细胞。因此，波长较长的设备可以穿透到一定深度，从而能更好地清除病灶。

59.3.5.2.1　太田痣和伊藤痣

太田痣和伊藤痣是亚洲人常见的蓝灰色病变，除了发生的部位不同，它们具有相似的临床和组织学特征。这些影响美观、持续终身的病损对 QS 激光的反应良好，可以达到永久性和选择性地清除。太田痣可以用 QSRL（Goldberg 和 nychay，1992）、Nd：YAG 激光（omprakash，2002；Sharma，Jha 和 Mallik，2011）和 QS 翠绿宝石激光（QSAL）（Moreno-Arias 和 Camps-Fresneda，2001）治疗，疗效较好。最近，点阵激光已被有效地用于治疗太田痣。2008 年，Kouba、Fincher 和 Moy（2008）报道使用 1440 nm Nd：YAG 激光完全清除太田痣的案例。也有人认为，儿童期治疗太田痣效果更好，疗程更短，并发症更少（Watanabe 和 Takahashi，1994）。但在很多情况下，青春期才开始出现病变。色素减退是最常见的并发症，其次是色素沉着。很少出现因为高能量密度激光治疗和不恰当的护理方式造成的瘢痕。

59.3.5.2.2　黑色素细胞痣

黑色素细胞痣是一种常见的皮肤病变，如有可能，先天性或后天获得性黑色素细胞痣均应通过手术切除，这是首选的治疗方法。对于无法手术切除的病人，可以将 QS 和长脉冲激光进行联合治疗。另一种联合治疗的方法是先利用 CO_2 激光、NMRL（Chan，2004）激光剥脱表皮，然后用 QSRL 或 QSAL进行更深穿透的治疗。该方法可以去除表皮细胞，使 QSRL 或 QSAL 能更有效地渗透到深层细胞巢中。这种疗法仅会造成微小的瘢痕，能够改善美容效果。

59.3.5.2.3　先天性色素痣

对先天性色素痣的治疗是有争议的，因为其具有潜在恶变的可能。激光治疗主要针对颜色均匀、边界光滑、边缘规则的小病灶（直径<1 cm），不包括异型病变、黑色素瘤或其他恶性色素病变。任何可疑的非典型病变在开始治疗前应该进行活检（Jones 和 Nouri，2006）。先天性色素痣的首选治疗是手术切除。如果先天性色素痣面枳巨大，覆盖身体表面的很大一部分，这种情况下，可以选择手术切除和激光治疗相结合的方法。

总之，QS 激光器和 IPLs 对很多色素性病变治疗是有效的。一般来说，较短波长的激光（QSN 532 nm，515 nm，IPL）对表皮/浅表色素性病变更有效，而较长波长的激光（QSR 694 nm，QSN 1064 nm，QSA 755 nm，IPL 1200 nm）对深层的色素性疾病效果更好。QSR 和 QSN 532 nm 对晒斑、雀斑、太田痣和色素痣的效果较好，而且瘢痕和紫癜的发生率低。QSA 1064 nm 有类似的功效，色素减退的发生率比 QSR 更低，治疗深色皮肤类型（Fitzpatrick types Ⅳ～Ⅵ）比 QSR 更安全。

59.3.6　痤疮及痤疮瘢痕的激光治疗

痤疮是最常见的皮肤病，每年约数百万人受其困扰。目前治疗痤疮的方法很多，包括局部和系统药物治疗。虽然药物治疗是痤疮的一线治疗，但目前许多疗法都存在不足，包括病人用药的依从性、全身毒性和细菌耐药性（Nouri 和 Ballard，2006）。现在激光已成为痤疮治疗的物理疗法。跟传统的治疗方法（口服抗生素和维甲酸需要 6～8 周才能见效）相比，激光治疗痤疮的起效更快（Seaton 等，2003）。用于治疗炎性痤疮的激光和光源包括 PDLs、KTP、IPL、1450 nm 二极管激光器和长脉冲 Nd：YAG激光器。在一些小样本研究中，剥脱性和非剥脱性点阵激光已经显示出治疗痤疮瘢痕的疗效。治疗次数根据每一次激光治疗后病人的反应、激光种类和治疗参数等几个因素而有所不同。PDL 对治疗痤疮和痤疮相关瘢痕红斑（Alster 和 McMeekin，1996）很有疗效。所有的皮肤类型和毛发生长区域都可以安全地接受治疗，无须担心毛囊破坏。然而，深色皮肤类型（Ⅳ～Ⅵ）病人治疗后出现皮肤色素异常的风险较高，尤其是色素沉着。紫癜是主要的并发症，一般会持续 7～10 天，并且消退后不留后遗症，因此有人曾提出紫癜可以作为临床终点；然而，紫癜并不是获得治疗反应的必要条件（Kwok 和 Rao，2012）。研究表明 PDL 对治疗炎性痤疮有更好的耐受性和有效性（Seaton 等，2003）。然而，另外一些试验结果却表明 PDL 对治疗痤疮没有更好的疗效。532 nm 的 KTP 激光报道对治疗血管病变有效，并且能刺激胶原蛋白的生成（Nataloni，2003），可用于治疗痤疮的红斑和红色瘢痕，并且副作用较低（Yilmaz 等，2011）。但 KTP 激光的 532 nm 波长对应氧合血红蛋白吸收曲线的峰值（Silver 和 livshots，1996），其穿透深度仅限于皮肤真皮浅层，不适用于深层血管。但翠绿宝石激光或 Nd：YAG激光可以贯穿整个真皮。一些绿色和黄色输出激光器和 IPL 能够激活卟啉，因此可以利用氨基乙酰丙酸（ALA）或其酯类进行光动力治疗。在一项开放型、单侧面部对照研究中，局部外用 ALA 和532 nm 激光 PDT 联合治疗痤疮显示出较好的疗效（Sadick，2010）。IPL 对治疗炎症性痤疮也有效果。在一项单侧面部对照试验中能减少痤疮的红斑数量（Chang 等，2007）。目前，IPL 联合 ALA-PDT 治疗能显著改善炎性痤疮病变，对治疗中重度寻常型痤疮，比单用 IPL 疗效更好、持续时间更长，而且副作用更低（de Leeuw 等，2010；Oh 等，2009；Taub，2007）。然而，强有力的证据表明，ALA-PDT长时间处理（敷药和光照之间相隔 2～4 小时）后接受高能量（30～200 J/cm^2）的 630～640 nm 红光照射而不是 IPL 或脉冲激光器照射的疗效最好。

近红外和红外激光也可以改善炎性痤疮。Nd：YAG 1064 nm 激光在微秒范围内可用于炎性痤疮的治疗，低能量的调 Q Nd：YAG 已被证明能显著改善痤疮瘢痕（Keller 等，2007；Kwok 和 Rao，2012）。美国食品药品监督管理局（FDA）批准了 1450 nm 红外光谱二极管激光器治疗痤疮。该激光器采用低温喷雾冷却保护表皮，同时非选择性加热真皮浅层。1450 nm 激光治疗面部皱纹后发现痤疮病灶和痤疮瘢痕减少，随后一项前瞻性研究显示该疗法对背部痤疮的改善作用（Lewis 和 Benedetto，2002）。从理论上讲，这种激光可以对皮脂腺产生热损伤，暂时抑制皮脂腺的分泌（Paithankar 等，2002）。Paithankar 等人（2002）研究发现炎症性痤疮治疗至少要持续 6 个月才能明显清除。红斑是最常见的副作用，少数病人出现暂时性色素沉着。

几项临床研究表明 FP 激光器对改善痤疮瘢痕是有效和安全的（Chapas 等，2008；Cho 等，2009b，2010）。回顾性研究发现，剥脱性 FP 能改善 26%～83% 痤疮瘢痕，而非剥脱性 FP 能改善 26%～50%（Ong 和 Bashir，2012）。FP 的主要并发症有红斑、水肿、结痂、脱屑及 PIH（Chapas 等，2008；Cho 等，2009b，2010）。剥脱性 FP 将在 3～14 天内出现红斑，消退则需要 12 周；而非剥脱性 FP 在 1～3 天内产生红斑，只要一周即可消退。剥脱性 FP 治疗的病人比非剥脱性 FP 治疗的病人继发 PIH 的比例高了很多（高达 92.3%）（Chan 等，2010；Cho 等，2009b；Jung 等，2010）。剥脱性 FP 引起的红斑最长持续时间为 6 个月，而非剥脱性 FP 仅持续 1 周。剥脱性 FP 的治疗过程比非剥脱性 FP 相对痛苦，前者疼痛评分为 5.90～8.10（等级 1～10）（Manuskiatti 等，2010），后者为 3.90～5.66（等级 1～10）（Mahmoud 等，2010）。点阵激光似乎是治疗痤疮瘢痕最有效的方法之一，其副作用和并发症比激光换肤术或磨削术更低。

59.4　激光辅助给药

经皮给药系统已经广泛应用于全身用药和局部用药，其吸引人的原因有很多，包括提高病人的可接受程度、避免胃肠道紊乱、绕过肝脏首次代谢和提高局部疗效。然而，药物通过皮肤运输从根本上受到皮肤屏障功能的限制（Lee 等，2001）。皮肤屏障可以通过去除角质层（SC）而部分克服，如用胶带剥离，但这种方法无法精确控制（Bronaugh 和 Stewart，1985）。激光辅助给药具有促进局部药物吸收、减少起效时间的作用。既往研究表明，红宝石激光产生的光机械性作用能增强 5-ALA 在皮肤的运输。Lee 等人（2001）研究了 Er：YAG 激光对亲脂性和亲水性药物在体外经皮给药的影响。结果表明：治疗前用 Er：YAG 激光预处理，药物对皮肤的渗透性显著增加，并且亲水性比亲脂性药物更容易渗透皮肤障碍。激光强度和光斑大小在控制药物经皮给药中充当重要角色。一项随机、双盲、交叉研究静脉穿刺前激光辅助局部麻醉的有效性和不良事件，发现激光后的麻醉起效更快（Koh 等，2007）。最近，AFR 已经被证明可以极大地促进药物渗透和局部分散吸收。由于剥脱性激光孔伸入真皮，从而可能作为药物吸收的通道。Haedersdal 等人（2010）利用甲基 5 - 氨基乙酰丙酸（MAL）评价 CO_2 激光给药的有效性。不管是用药前还是用药后联合激光，AFR 都比单独用 MAL 增加了药物在皮肤中的渗透。因此，AFR 似乎是提高许多皮肤外用药物吸收的临床实用手段。

59.5　激光诊断显微镜

为了提高皮肤肿瘤诊断的准确性和敏感性，开发了新的无创性检查技术，包括超声、皮肤镜、数字摄影、激光共聚焦显微镜（CSLM）、高分辨率磁共振成像技术和光学相干断层成像（OCT）。其中，光学相干断层成像和 CSLM 需要使用激光器。

59.5.1　光学相干断层成像

OCT 是一种新兴的体内成像技术，基于不同深度的内部组织对红外光进行的干涉量度分析，可以实现组织的微观结构形态，进行高分辨率、高速、二维或三维横断面的可视化。光学相干断层成像提供 $2\sim10~\mu m$ 分辨率范围内的深部分辨图像，最深的组织类型可至几毫米（Gambichler，Jaedicke 和 Terras，2011）（图 59.4）。OCT 广泛应用于眼科，在如心脏病学、胃肠病学、泌尿外科、神经病学、呼吸科、妇科、牙科等多个医学领域均有广泛的研究和临床应用。1997 年，OCT 被引入皮肤病学，用以评估临床皮肤结构（Welzel 等，1997），从此得到了重视，它现在越来越多地被应用于临床皮肤病研究（Gambichler，Jaedicke 和 Terras，2011）。Morsy 等人最近的一项研究表明，OCT 可以测量银屑病的皮

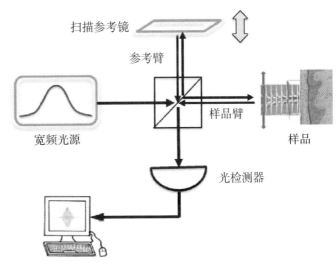

图 59.4 OCT 是利用干涉仪检测不同深度的组织内返回的反射光。
当样品臂的路径长度等于参考臂，检测器测量到光波干扰。
当扫描参考镜时（双箭头），可以检测到不同的组织深度。

肤厚度，这些测量数据与疾病的严重程度及其他几个参数密切相关。利用 OCT 检测技术也已经在体内对接触性皮炎等炎性皮肤病进行了广泛的研究（Coulman 等，2011；Welzel，2001；Welzel 等，1997；Welzel，Bruhns 和 Wolff，2003）。OCT 也是客观监测皮肤狼疮活动和治疗效果的一种有效方法（gambichler 等，2007），在 OCT 图像上很容易检测到表皮内或表皮下水疱，一般通过寻找水疱外缘裂隙的位置来区别表皮内或表皮下水疱。除了水疱外，OCT 还能检测疱内容物，它可以用来检测大疱性疾病（Welzel，2001；Welzel 等，1997）。然而，它不能区分类天疱疮疾病（如角层下脓疱病和毛囊角化病），因为其差异太过微小（Mogensen 等，2008）。OCT 图像可以清晰地分辨正常组织中扩张的血管或异常的血管（Chen 等，1997；Izatt 等，1997；Nelson 等，2001；Salvini 等，2008；Zhao 等，2010）。OCT 可直观地显示血管病变的表皮厚度、扩张血管深度等结构参数，这些信息有助于选择合适的治疗方法（Salvini 等，2008）。OCT 还可以检测皮肤、手指和脚趾甲，这有助于区分甲癣与其他指甲疾病如银屑病、扁平苔藓和营养不良的指甲变化（Abuzahra 等，2010）。在以往的研究中，OCT 还可显示皮肤感染的图像，如幼虫移行症、疥疮（Mogensen 等，2009；Welzel 等，1998）。OCT 在检查包括非黑色素瘤和黑色素瘤在内的皮肤肿瘤是很有前景的。最近市场上出现了商用皮肤 OCT 装置。对于结节性基底细胞癌，OCT 似乎能够显示真皮浅层的肿瘤细胞聚集。OCT 在临床上是否可用于确定外科手术切除边界、检测硬化性基底细胞癌（浸润性）或区分鳞状细胞、基底细胞和其他肿瘤还有待确定。Hamdoon 等人（2011）提出，OCT 引导的光动力治疗可以有效区分肿瘤相关边缘或非相关边缘，它减少了非健康组织的坏死并促进其愈合（Hamdoon 等，2011）。Gambichler、Jaedicke 和 Terra（2011）通过 OCT 检查，观察到良性痣和恶性黑色素瘤在微形态学特征上存在显著差异。然而，该研究中 OCT 分辨率不够高，虽然可以评估病变结构，还不足以显示单细胞的形态（DeGiorgi 等，2005）。对于 OCT 诊断色素性疾病的敏感性和特异性，目前还缺乏系统研究（Gambichler，Jaedicke 和 Terras，2011）。近年米宽谱 OCT 的相位分量分析已经达到 $0.5~\mu m$ 的更高分辨率，其单细胞图像分辨率与激光共聚焦显微镜（CSLM）的分辨率相似。另一项技术进展是 OCT 多普勒效应，由于血液的流动，从皮肤返回的光反复移动就可以形成图像，多普勒 OCT 提供了一个前所未有的皮肤微血管的视图。

59.5.2 激光共聚焦显微镜

CSLM 在生物科学、医学成像的薄膜光学切片和 $200~\mu m$ 厚度范围的标本检测等方面，已经成为一项非常重要的工具，CSLM 允许以接近组织学细节的分辨率检查表皮和真皮乳头层（branzan， landthaler 和 szeimies，2007）。但 CSLM 穿透深度有限，主要适用范围为表皮与真皮浅层；同时受体内缺乏特定染色的限制，CSLM 依赖于内源性的对照物以及操作者识别微观形态学的能力（图 59.5）。尽管如此，与普通组织学检查相比，它具有无创性、无需组织预处理和染色以及成像速度快等优点。炎症细胞的迁移、血流、创面愈合等动态过程，以及病理条件下表皮黑色素含量及形态的变化都可以通过 CSLM 实时可视化（Huzaira 等，2001）。与组织标本的显微镜检查不同，CSLM 不会破坏皮肤部位，因此可以定期监测病情变化、对治疗的早期反应，以及病灶的生长或消退，甚至在某些情况下还可以量化。CSLM 可以用来检查色素性皮肤病，包括良性黑色素细胞痣（Marghoob 等，2005；pellacani 等，2004）、非典型痣（Busam 等，2002；pellacani 等，2005）和黑色素瘤（Busam 等，2002；Curiel-Lewandrowski 等，2004；Pellacani 等，2005），上皮肿瘤，包括光化性角化病、鳞状细胞癌（Chung 等，2004）以及基底细胞癌（Gonzalez 和 Tannous，2002）。CSLM 还可以分析其他皮肤疾病，包括银屑病、皮脂腺增生（Gonzalez 等，1999）、樱桃状血管瘤、过敏性和刺激性接触性皮炎（Nyren，Kuzmina 和 Emtestam，2003）、足癣、甲癣、毛囊炎，等等。

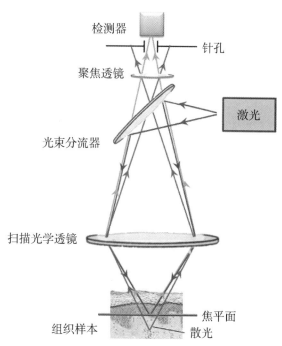

图 59.5　激光共聚焦显微镜将组织内焦点返回的光投射到共轭焦平面上的针孔。针孔反射光从上方、下方或相邻的位置反射到焦点，然后对聚焦的激光束或样品进行扫描，在焦点平面上创建一个组织图像。

作者：Rui Yin
Third Military Medical University
Massachusetts General Hospital
Garuna Kositratna
Massachusetts General Hospital
R. Rox Anderson
Massachusetts General Hospital

参考文献

[1] Abuzahra, F., F. Spoler, M. Forst et al. 2010. Pilot study: Optical coherence tomography as a non-invasive diagnostic perspective for real time visualisation of onychomycosis. Mycoses 53: 334 – 339.

[2] Achauer, B. M., C. Chang, V. M. Vanderkam et al. 1999. Intralesional photocoagulation of periorbital haemangiomas. Plast Reconstr Surg 103: 11 – 16.

[3] Alam, M., N. E. Omura, J. S. Dover, and K. A. Arndt. 2003. Clinically significant facial edema after extensive treatment with purpura-free pulsed-dye laser. Dermatol Surg 29: 920 – 924.

[4] Alcantara Gonzalez, J., P. Boixeda, M. T. Truchuelo Diez, J. C. Lopez Gutierrez, and P. J. Olasolo. 2012. Ablative fractional yttrium-scandium-gallium-garnet laser for scarring residual haemangiomas and scars secondary to their surgical treatment. J Eur Acad Dermatol Venereol 26: 477 – 482.

[5] Alexiades-Armenaka, M., D. Sarnoff, R. Gotkin, and N. Sadick. 2011. Multi-center clinical study and review of fractional ablative CO_2 laser resurfacing for the treatment of rhytides, photoaging, scars and striae. J Drugs Dermatol

10: 352 - 362.

[6] Alper, J. C., and L. B. Holmes. 1983. The incidence and significance of birthmarks in a cohort of 4,641 newborns. Pediatr Dermatol 1: 58 - 68.

[7] Alster, T. S., and T. O. McMeekin. 1996. Improvement of facial acne scars by the 585 nm flashlamp-pumped pulsed dye laser. J Am Acad Dermatol 35: 79 - 81.

[8] Alster, T. S., and E. L. Tanzi. 2009a. Combined 595 nm and 1064 nm laser irradiation of recalcitrant and hypertrophic port-wine stains in children and adults. Dermatol Surg 35: 914 - 918; discussion 918 - 919.

[9] Alster, T. S., and E. L. Tanzi 2009b. Effect of a novel low-energy pulsed light device for home-use hair removal. Dermatol Surg 35: 483 - 489.

[10] Altshuler, G. B., R. R. Anderson, D. Manstein, H. H. Zenzie, and M. Z. Smirnov. 2001. Extended theory of selective photothermolysis. Lasers Surg Med 29: 416 - 432.

[11] Anderson, R. R. 2003. Dermatologic history of the ruby laser: The long story of short pulses. Arch Dermatol 139: 70 - 74.

[12] Anderson, R. R., and J. A. Parrish. 1981. Microvasculature can be selectively damaged using dye lasers: A basic theory and experimental evidence in human skin. Lasers Surg Med 1: 263 - 276.

[13] Anderson, R. R., and J. A. Parrish. 1983. Selective photothermolysis: Precise microsurgery by selective absorption of pulsed radiation. Science 220: 524 - 527.

[14] Apfelberg, D. B., and B. Smoller. 1997. UltraPulse carbon dioxide laser with CPG scanner for deepithelialization: Clinical and histologic study. Plast Reconstr Surg 99: 2089 - 2094.

[15] Ashinoff, R., and R. G. Geronemus. 1991. Capillary haemangiomas and treatment with the flashlamp-pumped pulsed dye laser. Arch Dermatol 127: 202 - 205.

[16] Astner, S., and R. R. Anderson. 2005. Treating vascular lesions. Dermatol Ther 18: 267 - 281.

[17] Barlow, R. J., N. P. Walker, and A. C. Markey. 1996. Treatment of proliferative haemangiomas with the 585 nm pulsed dye laser. Br J Dermatol 134: 700 - 704.

[18] Bashkatov, A. N., E. A. Genina, V. I. Kochubey, and V. V. Tuchin. 2005. Optical properties of human skin, subcutaneous and mucous tissues in the wavelength range from 400 to 2000 nm. J Phys D: Appl Phys 38: 2543 - 2555.

[19] Batta, K., H. M. Goodyear, C. Moss et al. 2002. Randomised controlled study of early pulsed dye laser treatment of uncomplicated childhood haemangiomas: Results of a 1-year analysis. Lancet 360: 521 - 527.

[20] Baumler, W., E. T. Eibler, U. Hohenleutner et al. 2000. Q-switch laser and tattoo pigments: First results of the chemical and photophysical analysis of 41 compounds. Lasers Surg Med 26: 13 - 21.

[21] Berne, B., M. Nilsson, and A. Vahlquist. 1984. UV irradiation and cutaneous vitamin A: An experimental study in rabbit and human skin. J Invest Dermatol 83: 401 - 404.

[22] Bernstein, E. F. 2006. Laser treatment of tattoos. Clin Dermatol 24: 43 - 55.

[23] Bettman, O. H. 1979. A Pictorial History of Medicine. Charles Thomas Publisher, New York.

[24] Bjerring, P., K. Christiansen, and A. Troilius. 2003. Intense pulsed light source for the treatment of dye laser resistant portwine stains. J Cosmet Laser Ther 5: 7 - 13.

[25] Bjerring, P., P. M. Cramers, H. Egekvist et al. 2000. Hair reduction using a new intense pulsed light irradiator and a normal mode ruby laser. J Cutan Laser Ther 2: 63 - 71.

[26] Blume-Peytavi, U., and S. Hahn. 2008. Medical treatment of hirsutism. Dermatol Ther 21: 329 - 339.

[27] Borges da Costa, J., P. Boixeda, C. Moreno, and J. Santiago. 2009. Treatment of resistant port-wine stains with a pulsed dual wavelength 595 and 1064 nm laser: A histochemical evaluation of the vessel wall destruction and selectivity. Photomed Laser Surg 27: 599 - 605.

[28] Branzan, A. L., M. Landthaler, and R. M. Szeimies. 2007. In vivo confocal scanning laser microscopy in dermatology. Lasers Med Sci 22: 73 - 82.

[29] Braverman, I. M. 1989. Ultrastructure and organization of the cutaneous microvasculature in normal and pathologic states. J Invest Dermatol 93: 2S - 9S.

[30] Bronaugh, R. L., and R. F. Stewart. 1985. Methods for in vitro percutaneous absorption studies V: Permeation through damaged skin. J Pharm Sci 74: 1062 - 1066.

[31] Burstein, F. D., C. Simms, S. R. Cohen et al. 2000. Intralesional laser therapy of extensive haemangiomas in 100 consecutive paediatric patients. Ann Plas Surg 44: 188 - 194.

[32] Busam, K. J., C. Charles, C. M. Lohmann et al. 2002. Detection of intraepidermal malignant melanoma in vivo by confocal scanning laser microscopy. Melanoma Res 12: 349 - 355.

[33] Chan, H. H., W. K. K. Fung, S. Y. Ying et al. 2000. An in vivo trial comparing the use of different types of 532 nm Nd: YAG lasers in the treatment of facial lentigines in oriental patients. Dermatol Surg 26: 743 - 749.

[34] Chan, H. H., D. Manstein, C. S. Yu et al. 2007. The prevalence and risk factors of post-inflammatory hyperpigmentation after fractional resurfacing in Asians. Lasers Surg Med 39: 381 - 385.

[35] Chan, H. H. L., and T. Kono. 2004. The use of lasers and intense pulsed light sources for the treatment of pigmented lesions. Skin Ther Lett 9: 1 - 5.

[36] Chan, N. P., S. G. Ho, C. K. Yeung, S. Y. Shek, and H. H. Chan. 2010. Fractional ablative carbon dioxide laser resurfacing for skin rejuvenation and acne scars in Asians. Lasers Surg Med 42: 615 - 623.

[37] Chang, S. E., S. J. Ahn, D. Y. Rhee et al. 2007. Treatment of facial acne papules and pustules in Korean patients using an intense pulsed light device equipped with a 530-to 750 nm filter. Dermatol Surg 33: 676 - 679.

[38] Chapas, A. M., L. Brightman, S. Sukal et al. 2008. Successful treatment of acneiform scarring with CO_2 ablative fractional resurfacing. Lasers Surg Med 40: 381 - 386.

[39] Chen, Z., T. E. Milner, S. Srinivas et al. 1997. Noninvasive imaging of in vivo blood flow velocity using optical Doppler tomography. Opt Lett 22: 1119 - 1121.

[40] Cho, S. B., J. S. Kim, and M. J. Kim. 2009a. Melasma treatment in Korean women using a 1064 nm Q-switched Nd: YAG laser with low pulse energy. Clin Exp Dermatol 34: e847 - 850.

[41] Cho, S. B., S. J. Lee, S. Cho et al. 2010. Non-ablative 1550 nm erbium-glass and ablative 10600 nm carbon dioxide fractional lasers for acne scars: A randomized split-face study with blinded response evaluation. J Eur Acad Dermatol Venereol 24: 921 - 925.

[42] Cho, S. B., S. J. Lee, J. M. Kang et al. 2009b. The efficacy and safety of 10,600 nm carbon dioxide fractional laser for acne scars in Asian patients. Dermatol Surg 35: 1955 - 1961.

[43] Chung, V. Q., P. J. Dwyer, K. S. Nehal et al. 2004. Use of ex vivo confocal scanning laser microscopy during Mohs surgery for nonmelanoma skin cancers. Dermatol Surg 30: 1470 - 1478.

[44] Civas, E., E. Koc, B. Aksoy, and H. M. Aksoy. 2009. Clinical experience in the treatment of different vascular lesions using a neodymium-doped yttrium aluminum garnet laser. Dermatol Surg 35: 1933 - 1941.

[45] Cosman, B. 1980. Experience in the argon laser therapy of port wine stains. Plast Reconstr Surg 65: 119 - 129.

[46] Coulman, S. A., J. C. Birchall, A. Alex et al. 2011. In vivo, in situ imaging of microneedle insertion into the skin of human volunteers using optical coherence tomography. Pharm Res 28: 66 - 81.

[47] Curiel-Lewandrowski, C., C. M. Williams, K. J. Swindells et al. 2004. Use of in vivo confocal microscopy in malignant melanoma: An aid in diagnosis and assessment of surgical and nonsurgical therapeutic approaches. Arch Dermatol 140: 1127 - 1132.

[48] de Giorgi, V., M. Stante, D. Massi et al. 2005. Possible histopathologic correlates of dermoscopic features in pigmented melanocytic lesions identified by means of optical coherence tomography. Exp Dermatol 14: 56 - 59.

[49] de Leeuw, J., N. van der Beek, P. Bjerring, and H. A. Neumann. 2010. Photodynamic therapy of acne vulgaris using 5-aminolevulinic acid 0.5% liposomal spray and intense pulsed light in combination with topical keratolytic agents. J Eur Acad Dermatol Venereol 24: 460 - 469.

[50] Doherty, S. D., C. B. Doherty, J. S. Markus, and R. F. Markus. 2009. A paradigm for facial skin rejuvenation. Facial Plast Surg 25: 245 - 251.

[51] Dover, J. S., and K. A. Arndt. 2000. New approaches to the treatment of vascular lesions. Lasers Surg Med 26: 158 - 163.

[52] Dover, J. S., B. R. Smoller, R. S. Stern, S. Rosen, and K. A. Arndt. 1988. Low-fluence carbon dioxide laser ir-

radiation of lentigines. Arch Dermatol 124: 1219 – 1224.

[53] Drosner, M., and M. Adatto. 2005. Photoepilation: Guidelines for care from the European Society for Laser Dermatology (ESLD). J Cosmet Laser Ther 7: 33 – 38.

[54] Elm, C. M., I. D. Wallander, S. E. Walgrave, and B. D. Zelickson. 2010. Clinical study to determine the safety and efficacy of a low-energy, pulsed light device for home use hair removal. Lasers Surg Med 42: 287 – 291.

[55] Faurschou, A., K. Togsverd-Bo, C. Zachariae, and M. Haedersdal. 2009. Pulsed dye laser vs. intense pulsed light for port-wine stains: A randomized side-by-side trial with blinded response evaluation. Br J Dermatol 160: 359 – 364.

[56] Fitzpatrick, R. E., M. P. Goldman, and J. Ruiz-Esparza. 1994a. Clinical advantage of the CO_2 laser superpulsed mode. Treatment of verruca vulgaris, seborrheic keratoses, lentigines, and actinic cheilitis. J Dermatol Surg Oncol 20: 449 – 456.

[57] Fitzpatrick, R. E., N. J. Lowe, M. P. Goldman et al. 1994b. Flashlamp-pumped pulsed dye laser treatment of port-wine stains. J Dermatol Surg Oncol 20: 743 – 748.

[58] Fodor, L., N. Carmi, A. Fodor, Y. Ramon, and Y. Ullmann. 2009. Intense pulsed light for skin rejuvenation, hair removal, and vascular lesions: A patient satisfaction study and review of the literature. Annals of plastic surgery 62: 345 – 349.

[59] Gambichler, T., J. Hyun, G. Moussa et al. 2007. Optical coherence tomography of cutaneous lupus erythematosus correlates with histopathology. Lupus 16: 35 – 38.

[60] Gambichler, T., V. Jaedicke, and S. Terras. 2011. Optical coherence tomography in dermatology: Technical and clinical aspects. Arch Dermatol Res 303: 457 – 473.

[61] Garden, J. M., A. D. Bakus, and A. S. Paller. 1992. Treatment of cutaneous haemangiomas by the flashlamp-pumped pulsed dye laser: Prospective analysis. J Paediatr 120: 555 – 560.

[62] Garden, J. M., L. L. Polla, and O. T. Tan. 1988. The treatment of port-wine stains by the pulsed dye laser. Analysis of pulse duration and long-term therapy. Arch Dermatol 124: 889 – 896.

[63] Glaich, A. S., L. H. Goldberg, T. Dai, J. H. Kunishige, and P. M. Friedman. 2007. Fractional resurfacing: A new therapeutic modality for Becker's nevus. Arch Dermatol 143: 1488 – 1490.

[64] Gold, M. H., A. Foster, and J. A. Biron. 2010. Low-energy intense pulsed light for hair removal at home. J Clin Aesthet Dermatol 3: 48 – 53.

[65] Goldberg, D. J., and S. G. Nychay. 1992. Q-switched ruby laser treatment of nevus of Ota. J Dermatol Surg Oncol 18: 817 – 821.

[66] Goldman, L. 1980. The argon laser and the port wine stain. Plast Reconstr Surg 65: 137 – 139.

[67] Goldman, L., D. J. Blaney, D. J. Kindel, Jr., and E. K. Franke. 1963a. Effect of the laser beam on the skin. Preliminary report. J Invest Dermatol 40: 121 – 122.

[68] Goldman, L., D. J. Blaney, D. J. Kindel, Jr., D. Richfield, and E. K. Franke. 1963b. Pathology of the effect of the laser beam on the skin. Nature 197: 912 – 914.

[69] Goldman, L., R. J. Rockwell, R. Meyer et al. 1967. Laser treatment of tattoos. A preliminary survey of three year's clinical experience. JAMA 201: 841 – 844.

[70] Goldman, L., R. G. Wilson, P. Hornby, and R. G. Meyer. 1965. Radiation from a Q-switched ruby laser. Effect of repeated impacts of power output of 10 megawatts on a tattoo of man. J Invest Dermatol 44: 69 – 71.

[71] Gonzalez, S., and Z. Tannous. 2002. Real-time, in vivo confocal reflectance microscopy of basal cell carcinoma. J Am Acad Dermatol 47: 869 – 874.

[72] Gonzalez, S., W. M. White, M. Rajadhyaksha, R. R. Anderson, and E. Gonzalez. 1999. Confocal imaging of sebaceous gland hyperplasia in vivo to assess efficacy and mechanism of pulsed dye laser treatment. Lasers Surg Med 25: 8 – 12.

[73] Gorgu, M., G. Aslan, T. Akoz, and B. Erdogan. 2000. Comparison of alexandrite laser and electrolysis for hair removal. Dermatol Surg 26: 37 – 41.

[74] Grossman, M. C., C. Dierickx, W. Farinelli, T. Flotte, and R. R. Anderson. 1996. Damage to hair follicles by normal-mode ruby laser pulses. J Am Acad Dermatol 35: 889 – 894.

［75］ Haedersdal, M., F. Beerwerth, and J. F. Nash. 2011. Laser and intense pulsed light hair removal technologies: From professional to home use. Br J Dermatol 165 Suppl 3: 31 – 36.

［76］ Haedersdal, M., and P. C. Gotzsche. 2006. Laser and photoepilation for unwanted hair growth. Cochrane Database Syst Rev: CD004684.

［77］ Haedersdal, M., F. H. Sakamoto, W. A. Farinelli et al. 2010. Fractional CO_2 laser-assisted drug delivery. Lasers Surg Med 42: 113 – 122.

［78］ Haedersdal, M., and H. C. Wulf. 2006. Evidence-based review of hair removal using lasers and light sources. J Eur Acad Dermatol Verereol 20: 9 – 20.

［79］ Hamdoon, Z., W. Jerjes, T. Upile, and C. Hopper. 2011. Optical coherence tomography-guided photodynamic therapy for skin cancer: Case study. Photodiagnosis Photodyn Ther 8: 49 – 52.

［80］ Haywood, R. M., B. E. Monk, and P. J. Mahaffey. 2000. The treatment of early cutaneous capillary haemangiomata (strawberry naevi) with the tunable dye laser. Br J Plast Surg 53: 302 – 307.

［81］ Humphreys, T. R., V. Werth, L. Dzubow, and A. Kligman. 1996. Treatment of photodamaged skin with trichloroacetic acid and topical tretinoin. J Am Acad Dermatol 34: 638 – 644.

［82］ Huzaira, M., F. Rius, M. Rajadhyaksha, R. R. Anderson, and S. Gonzalez. 2001. Topographic variations in normal skin, as viewed by in vivo reflectance confocal microscopy. J Invest Dermatol 116: 846 – 852.

［83］ Izatt, J. A., M. D. Kulkarni, S. Yazdanfar, J. K. Barton, and A. J. Welch. 1997. In vivo bidirectional color Doppler flow imaging of picoliter blood volumes using optical coherence tomography. Opt Lett 22: 1439 – 1441.

［84］ Izikson, L., M. Avram, and Z. Tannous. 2008. Treatment of port wine stains with pulsed dye laser in patients with systemic lupus erythematosus: Practical considerations and complications. J Cosmet Laser Ther 10: 223 – 225.

［85］ Izikson, L., W. Farinelli, F. Sakamoto, Z. Tannous, and R. R. Anderson. 2010. Safety and effectiveness of black tattoo clearance in a pig model after a single treatment with a novel 758 nm 500 picosecond laser: A pilot study. Lasers Surg Med 42: 640 – 646.

［86］ Jeong, S. Y., J. B. Shin, U. C. Yeo, W. S. Kim, and I. H. Kim. 2010. Low-fluence Q-switched neodymium-doped yttrium aluminum garnet laser for melasma with pre-or post-treatment triple combination cream. Dermatol Surg 36: 909 – 918.

［87］ Jones, C. E., and K. Nouri. 2006. Laser treatment for pigmented lesions: A review. J Cosmet Dermatol 5: 9 – 13.

［88］ Jung, J. Y., J. H. Lee, D. J. Ryu et al. 2010. Lower-fluence, higher-density versus higher-fluence, lower-density treatment with a 10,600 nm carbon dioxide fractional laser system: A split-face, evaluator-blinded study. Dermatologic surgery 36: 2022 – 2029.

［89］ Katz, T. M., L. H. Goldberg, B. F. Firoz, and P. M. Friedman. 2009. Fractional photothermolysis for the treatment of postinflammatory hyperpigmentation. Dermatol Surg 35: 1844 – 1848.

［90］ Keller, R., W. Belda Junior, N. Y. Valente, and C. J. Rodrigues. 2007. Nonablative 1,064 nm Nd: YAG laser for treating atrophic facial acne scars: Histologic and clinical analysis. Dermatol Surg 33: 1470 – 1476.

［91］ Kelly, K., editor. 2009. The History of Medicine: The Middle Ages. Infobase Publishing, New York.

［92］ Kern, S., C. Niemeyer, K. Darge et al. 2000. Differentiation of vascular birthmarks by MR imaging. An investigation of hemangiomas, venous and lymphatic malformations. Acta Radiol 41: 453 – 457.

［93］ Kilmer, S. L., R. G. Wheeland, D. J. Goldberg, and R. R. Anderson. 1994. Treatment of epidermal pigmented lesions with the frequency-doubled Q-switched Nd: YAG laser. A controlled, single-impact, dose-response, multicenter trial. Arch Dermatol 130: 1515 – 1519.

［94］ Kim, S., and K. H. Cho. 2010a. Treatment of facial postinflammatory hyperpigmentation with facial acne in Asian patients using a Q-switched neodymium-doped yttrium aluminum garnet laser. Dermatol Surg 36: 1374 – 1380.

［95］ Kim, S., and K. H. Cho. 2010b. Treatment of procedure-related postinflammatory hyperpigmentation using 1064 nm Q-switched Nd: YAG laser with low fluence in Asian patients: Report of five cases. J Cosmet Dermatol 9: 302 – 306.

［96］ Klein, A., W. Baumler, M. Landthaler, and P. Babilas. 2011. Laser and IPL treatment of port-wine stains: Therapy options, limitations, and practical aspects. Lasers Med Sci 26: 845 – 859.

[97] Koh, J. L., D. Harrison, V. Swanson, D. C. Norvell, and D. C. Coomber. 2007. A comparison of laser-assisted drug delivery at two output energies for enhancing the delivery of topically applied LMX-4 cream prior to venipuncture. Anesth Analg 104: 847 - 849.

[98] Kolde, G. 2003. Early pulseddye laser treatment of childhood haemangiomas. Lancet 361: 348 - 349; author reply 349.

[99] Kono, T., W. Frederick Groff, H. H. Chan, H. Sakurai, and T. Yamaki. 2009. Long-pulsed neodymium: yttrium- aluminum-garnet laser treatment for hypertrophic port-wine stains on the lips. J Cosmet Laser Ther 11: 11 - 13.

[100] Kouba, D. J., E. F. Fincher, and R. L. Moy. 2008. Nevus of Ota successfully treated by fractional photothermolysis using a fractionated 1440 nm Nd: YAG laser. Arch Dermatol 144: 156 - 158.

[101] Kroon, M. W., B. S. Wind, J. F. Beek et al. 2011. Nonablative 1550 nm fractional laser therapy versus triple topical therapy for the treatment of melasma: A randomized controlled pilot study. J Am Acad Dermatol 64: 516 - 523.

[102] Kwok, T., and J. Rao. 2012. Laser management of acne scarring. Skin Therapy Lett 17: 4 - 6.

[103] Lacour, M., S. Syed, J. Linward, and J. I. Harper. 1996. Role of the pulsed dye laser in the management of ulcerated capillary haemangiomas. Arch Dis Child 74: 161 - 163.

[104] Lanigan, S. W., and S. M. Taibjee. 2004. Recent advances in laser treatment of port-wine stains. Br J Dermatol 151: 527 - 533.

[105] Lee, W. R., S. C. Shen, H. H. Lai, C. H. Hu, and J. Y. Fang. 2001. Transdermal drug delivery enhanced and controlled by erbium: YAG laser: A comparative study of lipophilic and hydrophilic drugs. J Control Release 75: 155 - 166.

[106] Leuenberger, M. L., M. W. Mulas, T. R. Hata et al. 1999. Comparison of the Q-switched alexandrite, Nd: YAG, and ruby lasers in treating blue-black tattoos. Dermatol Surg 25: 10 - 14.

[107] Lewis, A. T., and A. V. Benedetto. 2002. Lasers in dermatology: Unapproved treatments. Clin Dermatol 20: 700 - 714.

[108] Loo, W. J., and S. W. Lanigan. 2002. Recent advances in laser therapy for the treatment of cutaneous vascular disorders. Lasers Med Sci 17: 9 - 12.

[109] Lou, W. W., A. T. Quintana, R. G. Geronemus, and M. C. Grossman. 2000. Prospective study of hair reduction by diode laser (800 nm) with long-term follow-up. Dermatol Surg 26: 428 - 432.

[110] Mahmoud, B. H., D. Srivastava, J. J. Janiga et al. 2010. Safety and efficacy of erbium-doped yttrium aluminum garnet fractionated laser for treatment of acne scars in type IV to VI skin. Dermatol Surg 36: 602 - 609.

[111] Maiman, T. 1960. Stimulated optical radiation in ruby. Nature 187: 493 - 494.

[112] Manstein, D., G. S. Herron, R. K. Sink, H. Tanner, and R. R. Anderson. 2004. Fractional photothermolysis: A new concept for cutaneous remodeling using microscopic patterns of thermal injury. Lasers Surg Med 34: 426 - 438.

[113] Manuskiatti, W., D. Triwongwaranat, S. Varothai, S. Eimpunth, and R. Wanitphakdeedecha. 2010. Efficacy and safety of a carbon-dioxide ablative fractional resurfacing device for treatment of atrophic acne scars in Asians. J Am Acad Dermatol 63: 274 - 283.

[114] Marghoob, A. A., C. A. Charles, K. J. Busam et al. 2005. In vivo confocal scanning laser microscopy of a series of congenital melanocytic nevi suggestive of having developed malignant melanoma. Arch Dermatol 141: 1401 - 1412.

[115] McGill, D. J., C. Hutchison, E. McKenzie, E. McSherry, and I. R. Mackay. 2007. A randomised, split-face comparison of facial hair removal with the alexandrite laser and intense pulsed light system. Lasers Surg Med 39: 767 - 772.

[116] Mogensen, M., H. A. Morsy, B. M. Nurnberg, and G. B. Jemec. 2008. Optical coherence tomography imaging of bullous diseases. J Eur Acad Dermatol Venereol 22: 1458 - 1464.

[117] Mogensen, M., L. Thrane, T. M. Jorgensen, P. E. Andersen, and G. B. Jemec. 2009. OCT imaging of skin cancer and other dermatological diseases. J Biophotonics 2: 442 - 451.

[118] Moreno-Arias, G. A., and A. Camps-Fresneda. 2001. Treatment of nevus of Ota with the Q-switched alexandrite laser. Lasers Surg Med 28: 451 - 455.

[119] Mulliken, J. B., and J. Glowacki. 1982. Hemangiomas and vascular malformations in infants and children: A classification based on endothelial characteristics. Plast Reconstr Surg 69: 412 - 422.

[120] Munker, R. 2001. Laser blepharoplasty and periorbital laser skin resurfacing. Facial Plast Surg 17: 209 - 217.

[121] Na, S. Y., S. Cho, and J. H. Lee. 2012. Intense pulsed light and low-fluence Q-switched Nd: YAG laser treatment in melasma patients. Ann Dermatol 24: 267 - 273.

[122] Nanni, C. A., and T. S. Alster. 1998. Treatment of a Becker's nevus using a 694 nm long-pulsed ruby laser. Dermatol Surg 24: 1032 - 1034.

[123] Nataloni, R. 2003. Laser treatment comparable to oral antibiotics. 532 nm laser addresses multiple acne pathogens. Dermatol Times S32, S36.

[124] Nelson, J. S., K. M. Kelly, Y. Zhao, and Z. Chen. 2001. Imaging blood flow in human port-wine stain in situ and in real time using optical Doppler tomography. Arch Dermatol 137: 741 - 744.

[125] Nouri, K., and C. J. Ballard. 2006. Laser therapy for acne. Clin Dermatol 24: 26 - 32.

[126] Nyren, M., N. Kuzmina, and L. Emtestam. 2003. Electrical impedance as a potential tool to distinguish between allergic and irritant contact dermatitis. J Am Acad Dermatol 48: 394 - 400.

[127] Oh, S. H., D. J. Ryu, E. C. Han, K. H. Lee, and J. H. Lee. 2009. A comparative study of topical 5-aminolevulinic acid incubation times in photodynamic therapy with intense pulsed light for the treatment of inflammatory acne. Dermatol Surg 35: 1918 - 1926.

[128] Omprakash, H. M. 2002. Treatment of nevus of OTA by Q-switched, frequency doubled, ND: YAG laser. Indian J Dermatol Venereol Leprol 68: 94 - 95.

[129] Ong, M. W., and S. J. Bashir. 2012. Fractional laser resurfacing for acne scars: A review. Br J Dermatol 166: 1160 - 1169.

[130] Otley, C. C., S. M. Gayner, I. Ahmed et al. 1999. Preoperative and postoperative topical tretinoin on high-tension excisional wounds and full-thickness skin grafts in a porcine model: A pilot study. Dermatol Surg 25: 716 - 721.

[131] Paithankar, D. Y., E. V. Ross, B. A. Saleh, M. A. Blair, and B. S. Graham. 2002. Acne treatment with a 1, 450 nm wave-length laser and cryogen spray cooling. Lasers Surg Med 31: 106 - 114.

[132] Paquette, D., E. Badiavas, and V. Falanga. 2001. Short-contact topical tretinoin therapy to stimulate granulation tissue in chronic wounds. J Am Acad Dermatol 45: 382 - 386.

[133] Pellacani, G., A. M. Cesinaro, C. Grana, and S. Seidenari. 2004. In vivo confocal scanning laser microscopy of pigmented Spitz nevi: Comparison of in vivo confocal images with dermoscopy and routine histopathology. J Am Acad Dermatol 51: 371 - 376.

[134] Pellacani, G., A. M. Cesinaro, C. Longo, C. Grana, and S. Seidenari. 2005. Microscopic in vivo description of cellular architecture of dermoscopic pigment network in nevi and melanomas. Arch Dermatol 141: 147 - 154.

[135] Poetke, M., C. Philipp, and H. P. Berlien. 2000. Flashlamp-pumped pulsed dye laser for haemangiomas in infancy: Treatment of superficial vs mixed haemangiomas. Arch Dermatol 136: 628 - 632.

[136] Rabe, J. H., A. J. Mamelak, P. J. McElgunn, W. L. Morison, and D. .N. Sauder. 2006. Photoaging: Mechanisms and repair. J. Am Acad Dermatol 55: 1 - 19.

[137] Raulin, C., S. Hellwig, and M. P. Schonermark. 1997. Treatment of a nonresponding port-wine stain with a new pulsed light source (PhotoDerm VL). Lasers Surg Med 21: 203 - 208.

[138] Renfro, L., and R. G. Geronemus. 1993. Anatomical differences of port-wine stains in response to treatment with the pulsed dye laser. Arch Dermatol 129: 182 - 188.

[139] Rokhsar, C. K., and D. H. Ciocon. 2009. Fractional photother-molysis for the treatment of postinflammatory hyperpigmentation after carbon dioxide laser resurfacing. Dermatol Surg 35: 535 - 537.

[140] Ross, V., G. Naseef, G. Lin et al. 1998. Comparison of responses of tattoos to picosecond and nanosecond Q-switched neo-dymium: YAG lasers. Arch Dermatol 134: 167 - 171.

[141] Sadick, N. 2010. An open-label, split-face study comparing the safety and efficacy of levulan kerastick (aminolevu-

lonic acid) plus a 532 nm KTP laser to a 532 nm KTP laser alone for the treatment of moderate facial acne. J Drugs Dermatol 9: 229 - 233.

[142] Salvini, C., D. Massi, A. Cappetti et al. 2008. Application of optical coherence tomography in non-invasive characterization of skin vascular lesions. Skin Res Technol 14: 89 - 92.

[143] Scheepers, J. H., and A. A. Quaba. 1995. Does the pulsed tunable dye laser have a role in the management of infantile hemangiomas? Observations based on 3 years' experience. Plast Reconstr Surg 95: 305 - 312.

[144] Scheibner, A., G. Kenny, W. White, and R. G. Wheeland. 1990. A superior method of tattoo removal using the Q-switched ruby laser. J Dermatol Surg Oncol 16: 1091 - 1098.

[145] Scherer, K., S. Lorenz, M. Wimmershoff, M. Landthaler, and U. Hohenleutner. 2001. Both the flashlamp-pumped dye laser and the long-pulsed tunable dye laser can improve results in port-wine stain therapy. Br J Dermatol 145: 79 - 84.

[146] Seaton, E. D., A. Charakida, P. E. Mouser et al. 2003. Pulsed-dye laser treatment for inflammatory acne vulgaris: Randomised controlled trial. Lancet 362: 1347 - 1352.

[147] Sharma, S., A. K. Jha, and S. K. Mallik. 2011. Role of q-switched Nd: YAG laser in nevus of ota: A study of 25 cases. Indian J Dermatol 56: 663 - 665.

[148] Silver, B. E., and Y. L. Livshots 1996. Preliminary experience with the KTP/532 nm laser in the treatment of facial telangiectasias. Cosmet Dermatol 9: 61 - 64.

[149] Smith, K. C., and G. D. Schachter. 2011. YSGG 2790 nm superficial ablative and fractional ablative laser treatment. Facial Plast Surg Clin North Am 19: 253 - 260.

[150] Stam-Posthuma, J. J., J. Vink, S. le Cessie et al. 1998. Effect of topical tretinoin under occlusion on atypical naevi. Melanoma Res 8: 539 - 548.

[151] Suh, K. S., J. Y. Sung, H. J. Roh et al. 2011. Efficacy of the 1064 nm Q-switched Nd: YAG laser in melasma. J Dermatolog Treat 22: 233 - 238.

[152] Taieb, A., L. Touti, M. Cony et al. 1994. Treatment of port-wine stains with the 585 nm flashlamp-pulsed tunable dye laser: A study of 74 patients. Dermatology 188: 276 - 281.

[153] Tajirian, A. L., and D. J. Goldberg. 2011. Fractional ablative laser skin resurfacing: A review. J Cosmet Laser Ther 13: 262 - 264.

[154] Tan, O. T., S. Murray, and A. K. Kurban. 1989. Action spectrum of vascular specific injury using pulsed irradiation. J Invest Dermatol 92: 868 - 871.

[155] Tan, O. T., K. Sherwood, and B. A. Gilchrest. 1989. Treatment of children with port-wine stains using the flashlamp-pulsed tunable dye laser. N Engl J Med 320: 416 - 421.

[156] Tanzi, E. L., J. R. Lupton, and T. S. Alster. 2003. Lasers in dermatology: Four decades of progress. J Am Acad Dermatol 49: 1 - 31; quiz 31 - 34.

[157] Taub, A. F. 2007. A comparison of intense pulsed light, combination radiofrequency and intense pulsed light, and blue light in photodynamic therapy for acne vulgaris. J Drugs Dermatol 6: 1010 - 1016.

[158] Taylor, C. R., and R. R. Anderson. 1994. Ineffective treatment of refractory melasma and postinflammatory hyperpigmentation by Q-switched ruby laser. J Dermatol Surg Oncol 20: 592 - 597.

[159] Taylor, C. R., R. W. Gange, J. S. Dover et al. 1990. Treatment of tattoos by Q-switched ruby laser. A dose-response study. Arch Dermatol 126: 893 - 899.

[160] Trelles, M. A., I. Allones, M. Velez, and G. A. Moreno-Arias. 2004. Becker's nevus: Erbium: YAG versus Q-switched neodimium: YAG? Lasers Surg Med 34: 295 - 297.

[161] Trelles, M. A., M. Velez, and M. H. Gold. 2010. The treatment of melasma with topical creams alone, CO_2 fractional ablative resurfacing alone, or a combination of the two: A comparative study. J Drugs Dermatol 9: 315 - 322.

[162] Tse, Y., V. J. Levine, S. A. McClain, and R. Ashinoff. 1994. The removal of cutaneous pigmented lesions with the Q-switched ruby laser and the Q-switched neodymium: yttrium-aluminum-garnet laser. A comparative study. J Dermatol Surg Oncol 20: 795 - 800.

[163] Tseng, S. H., P. Bargo, A. Durkin, and N. Kollias. 2009. Chromophore concentrations, absorption and scatter-

ing properties of human skin invivo. Opt Express 17: 14599 - 14617.

[164] Wang, H. W., and K. Y. Liu. 2009. [Efficacy and safety of low-energy QS Nd: YAG and QS alexandrite laser for melasma]. Zhongguo Yi Xue Ke Xue Yuan Xue Bao 31: 45 - 47.

[165] Watanabe, S., and H. Takahashi. 1994. Treatment of nevus of Ota with the Q-switched ruby laser. N Engl J Med 331: 1745 - 1750.

[166] Weiss, R. A., A. C. Harrington, R. C. Pfau, M. A. Weiss, and S. Marwaha. 1999. Periorbital skin resurfacing using high energy erbium: YAG laser: Results in 50 patients. Lasers Surg Med 24: 81 - 86.

[167] Welzel, J. 2001. Optical coherence tomography in dermatology: A review. Skin Res Technol 7: 1 - 9.

[168] Welzel, J., M. Bruhns, and H. H. Wolff. 2003. Optical coher-ence tomography in contact dermatitis and psoriasis. Arch Dermatol Res 295: 50 - 55.

[169] Welzel, J., E. Lankenau, R. Birngruber, and R. Engelhardt. 1997. Optical coherence tomography of the human skin. J Am Acad Dermatol 37: 958 - 963.

[170] Welzel, J., E. Lankenau, R. Birngruber, and R. Engelhardt. 1998. Optical coherence tomography of the skin. Curr Probl Dermatol 26: 27 - 37.

[171] West, T. B., and T. S. Alster. 1998a. Comparison of the long-pulse dye (590 - 595 nm) and KTP (532 nm) lasers in the treatment of facial and leg telangiectasias. Dermatol Surg 24: 221 - 226.

[172] West, T. B., and T. S. Alster. 1998b. Improvement of infraorbital hyperpigmentation following carbon dioxide laser resurfacing. Dermatol Surg 24: 615 - 616.

[173] Whang, K. K., J. Y. Byun, and S. H. Kim. 2009. A dual-wavelength approach with 585 nm pulseddye laser and 800 nm diode laser for treatment-resistant port-wine stains. Clin Exp Dermatol 34: e436 - e437.

[174] Wlotzke, U., U. Hohenleutner, T. A. Abd-El-Raheem, W. Baumler, and M. Landthaler. 1996. Side-effects and complications of flashlamp-pumped pulsed dye laser therapy of port-wine stains. A prospective study. Br J Dermatol 134: 475 - 480.

[175] Yang, M. U., A. N. Yaroslavsky, W. A. Farinelli et al. 2005. Long-pulsed neodymium: yttrium-aluminum-garnet laser treatment for port-wine stains. J Am Acad Dermatol 52: 480 - 490.

[176] Yilmaz, O., N. Senturk, E. P. Yuksel et al. 2011. Evaluation of 532 nm KTP laser treatment efficacy on acne vulgaris with once and twice weekly applications. J Cosmet Laser Ther 13: 303 - 307.

[177] Zaret, M. M., G. M. Breinin, H. Schmidt et al. 1961. Ocular lesions produced by an optical maser (laser). Science 134: 1525 - 1526.

[178] Zelickson, B. D., D. A. Mehregan, A. A. Zarrin et al. 1994. Clinical, histologic and ultrastructural evaluation of tattoos treated with three laser systems. Lasers Surg Med 15: 364 - 372.

[179] Zenzie, H. H., G. B. Altshuler, M. Z. Smirnov, and R. R. Anderson. 2000. Evaluation of cooling methods for laser dermatology. Lasers Surg Med 26: 130 - 144.

[180] Zhao, S., Y. Gu, P. Xue et al. 2010. Imaging port wine stains by fiber optical coherence tomography. J Biomed Opt 15: 036020.

60　激光在眼科的应用

60.1　引　言

自 1960 年激光器问世后，眼科疾病的诊断和治疗发生了革命性的变化。本章将总结眼科激光器最常见的治疗应用，从眼前（眼前节）开始，介绍其在角膜屈光、晶状体屈光、白内障和青光眼治疗中的应用，然后到眼后（眼后节），介绍其在视网膜疾病治疗中的应用。

气态、液态和固态的激光器都可应用于眼科疾病的治疗。眼科激光手术应用三种激光损伤机制：光热、光化学和光机械（光破坏）损伤（Wormington，2003）。

大多数眼科激光器通过裂隙灯生物显微镜将激光能量传递至眼睛。激光能量通过光缆或铰接臂中的镜子从激光器传入裂隙灯生物显微镜，然后进入病人的眼睛。如果激光器输出的是不可见光（如 Nd：YAG 激光器输出 1064 nm 的光），则需要另外一个输出可见光的激光器作为不可见激光束的瞄准激光器。这个额外的瞄准激光器可以是氦-氖（He-Ne）激光器（632.8 nm）或者是更常用的红二极管激光器（如 635 nm、640 nm 或 670 nm）。一些裂隙灯输送系统利用具有镜子或聚焦透镜的接触镜将能量传送至靶组织。另外一些传输系统包括双目间接检眼镜、扫描系统、外部接触探头或内部内镜探头。

眼科激光器的可调节参数包括激光光斑大小（μm）、脉冲持续时间（秒、毫秒、纳秒、飞秒）、脉冲激光的能量（mJ、J）和连续波激光的功率（mW、W）。表 60.1 简要列出了常用眼科治疗激光器的主要特点和应用。

表 60.1　　　　　　　　　　　　　　　眼科常用激光器主要特点及应用概述

激光器类型	波长	作用媒介	一般模式	主要损失机制	可能应用
氦-氖（He-Ne）	543.5（绿） 632.8（红）	气体：氦氖	持续波	低能量	瞄准激光 指示激光
氩（Ar）	488（蓝） 514.5（绿）	气体：氩	持续波	光热效应 光化学效应	激光虹膜切除术 激光虹膜成形术 激光虹膜小梁成形术 激光缝线拆除 激光巩膜造口术 睫状体光凝术 视网膜光凝术 光动力疗法 眼整形术
氪（Kr）	531（绿） 568（黄） 647（红）	气体：氪	持续波	光热效应	激光虹膜切除术 激光小梁成形术 视网膜光凝术 光动力疗法 眼整形术
二氧化碳（CO_2）	10600（远红外）	气体：二氧化碳	持续波	光热效应	激光晶体溶解术 激光巩膜造口术 眼整形术

续表

激光器类型	波长	作用媒介	一般模式	主要损失机制	可能应用
准分子（ArF）	193（紫外线）	气体：氟化氩	脉冲	光化学效应	准分子激光原位板层角膜磨镶术 准分子激光角膜切削术 准分子激光治疗性角膜切除术 准分子激光上皮瓣下角膜磨镶术 激光小梁切开术 激光巩膜造口术
Nd：YAG	1064（近红外） 倍频 532（绿）	固态：掺钕钇铝石榴石矩阵	持续波 脉冲：Q 开关	光电离效应（脉冲） 光热效应（持续波）	后囊膜截开术 激光虹膜切除术 激光小梁成形术 激光前房穿刺术 激光晶体溶解术 激光巩膜造口术 睫状体光凝术 视网膜光凝术 眼整形术
不同固态和二极管	532（绿） 577（黄） 689（红） 810（近红外） 1030（近红外） 1040（近红外） 1043（近红外） 1045（近红外） 1053（近红外） 1064（近红外） 其他可见和近红外波长	固态（如 Nd：YVO$_4$）二极管（如镓铝砷化物）	持续波 脉冲（如飞秒激光）	光电离效应（脉冲） 光热效应（持续波）	激光虹膜切除术 激光虹膜成形术 激光虹膜造口术 激光缝线拆除 激光小梁成形术 睫状体光凝术 准分子激光原位板层角膜磨镶术 穿透性角膜移植 板层角膜移植 角膜内皮移植 角膜内环通道建立 散光角膜移植术 基质内老视矫正 微透镜切除术 晶体前囊膜撕开术 晶体粉碎 晶体后囊膜截开术 透明角膜切口 视网膜光凝术 光动力疗法 眼整形术 瞄准激光 指示激光
染料	310～1200（紫外，可见，红外）	荧光染料	持续波 脉冲	光热效应 光化学效应	激光虹膜切除术 激光巩膜造口术 激光缝线拆除视网膜光凝术 光动力疗法 眼整形术

来源：据 Wormington，C. M.，Ophthalmic Lasers，Butterworth-Heinemann，Philadelphia，2003 年更新和完善。

60.2 眼前节

60.2.1 角膜屈光手术

激光屈光手术用于矫正和改善屈光不正的状态，从而降低病人对框架眼镜或隐形眼镜的依赖。也就是说，激光可以用于治疗近视、远视和散光。这些是通过激光改变角膜形状或实施白内障手术实现的。目前，这些手术中最常使用的激光器包括准分子激光器和飞秒激光器（femtosecond lasers，FSL）。

从 20 世纪 80 年代开始，激光屈光手术一直在稳步发展。激光手术新技术从准分子激光角膜切削术（photorefractive keratectomy，PRK）发展到现在先进的准分子激光原位板层角膜磨镶术（laser in situ keratomileusis，LASIK）、准分子激光上皮瓣卜角膜磨镶术［laser epithelial（or subepithelial）keratomileusis，LASEK］和微型角膜刀准分子激光角膜上皮瓣下磨镶术（epipolis-LASIK，Epi-LASIK）。激光屈光手术的发展还体现在软件更新、消融区的增加、前节成像系统的改进、波前及地形技术和准确的眼动跟踪等方面。这些进步提高了手术的效果、安全性和结果的可预测性。

激光器在眼前节的首要应用是角膜屈光手术和青光眼治疗。角膜屈光手术可以分为表面处理技术和板层（瓣膜）处理技术。

60.2.1.1 表面处理技术

人们发现，可利用波长为 193 nm、脉冲持续时间为 10～20 纳秒的 ArF 准分子激光烧蚀角膜表面，每次激光脉冲大约可以削除 0.25 μm 角膜基质（Preferred Practice Pattern Guidelines，Refractive Errors & Refractive Surgery，2007；Taneri，Weisberg 和 Azar，2011），其切削的机制是应用了光化学和激光消融的特性，这一技术可以非常精确地重塑眼角膜，减小角膜曲率半径，从而矫正轻、中度近视。1995 年，美国食品药品管理局批准了第一种角膜治疗方法，即准分子激光角膜切削术（PRK），后来激光技术进一步发展到了可以矫正远视和散光的程度。

PRK 会先采用化学（如乙醇）、机械（如刀片或刷子）或激光手段消除中央角膜上皮（Taneri，Weisberg 和 Azar，2011），然后利用准分子激光消融角膜基质。例如，通过矫平曲面基质至指定的深度来完成近视的矫正，然后新的上皮细胞经过迁移覆盖到角膜表面，最终实现角膜的愈合。术后问题包括愈合早期出现的畏光、流泪、光晕和明显疼痛。可能的并发症包括角膜瘢痕、角膜上皮下混浊、手术源性不规则或规则散光、角膜扩张、干眼症的形成或恶化、角膜敏感性降低、复发性角膜糜烂、症状性过矫/欠矫、偏回归效应、视觉像差（如眩光）、对比敏感度下降和角膜浸润（Preferred Practice Pattern Guidelines，Refractive Errors & Refractive Surgery，2007）。这些并发症可能会导致约 1% 的病人在术后一年最佳矫正视力在视力表上下降至少两行（Shortt 和 Allan，2006）。

60.2.1.2 板层（瓣膜）治疗技术

LASIK 开发用于尽量减轻痛苦以及使角膜愈合延迟最小化，同时与 PRK 相比，可以治疗更高度数的近视（Barsam 和 Allan，2012）。它现在已经成为使用最普遍的激光屈光治疗方法。在进行 LASIK 手术时，主刀医生利用微型角膜刀或 FSL 制作一个角膜组织瓣膜（Kymionis 等，2012）。瓣膜就像一个铰链门一样被抬起来，再利用准分子激光烧蚀角膜基质并修整轮廓，然后将瓣膜复位。进行 LASIK 和 PRK 手术后 12 个月，最终未矫正视力大致相当（Shortt 和 Allan，2006）。LASIK 最佳矫正视力会下降至少 2 行，这也与 PRK 大致相当（Chen 等，2012）。

LASEK 则综合了 PRK 和 LASIK 的某些特点（Preferred Practice Pattern Guidelines，Refractive Errors & Refractive Surgery，2007）。这种手术通过乙醇松弛角膜上皮，以达到保护的目的，然后利用上皮环锯和铲卷起上皮，使之附着到上方或鼻侧处。完成基质光切除后，上皮会被展回到被烧蚀的角膜基质上方，然后将一幅绷带式角膜接触镜放置到角膜上方。PRK 和 LASEK 的临床结果非常接近。但与 PRK 相比，LASEK 术后疼痛更小且表皮再植时间更短。

Epi-LASIK 是一种备选的手术方式，旨在尽量减少 PPK 和 LASIK 出现的问题（Preferred Practice Pattern Guidelines，Refractive Errors & Refractive Surgery，2007）。这种手术没有像 LASEK 那样利用乙醇松弛角膜上皮，而是利用带钝刀片的角膜上皮刀将上皮层从前弹力层上抬起，然后利用准分子激光烧蚀前弹力膜和部分角膜基质，最后将上皮层复位。

60.2.1.3 定制激光视力矫正

波前技术对激光屈光手术产生了重要的影响（Smadja 等，2012）。眼睛总像差可以通过波前形状来表示，波前形状反过来又可以利用一系列多项式（泽尔尼科多项式）进行数学描述。标准临床验光学包括球镜、柱镜和轴，这些被称为低阶像差。其他光学像差可导致病人视力下降或视觉症状增加。其他像差被称为高阶像差（higher-order aberration，HOA），并且它们由描述诸如球面像差和慧差的术语组成。

所有激光视力矫正手术都是为了矫正低阶像差。常规或标准 LASIK 手术仅仅只是为了尽量减少病人的球柱误差（即低阶像差）。波前优化的 LASIK 手术利用波前数据实现了标准或常规 LASIK 手术诱导的球面像差（一种高阶像差）的最小化（El Awady，Ghanem 和 Saleh，2011；Smadja 等，2012，2013）。波前引导的 LASIK 可以通过合并更多高阶像差进行进一步处理，然后利用波前像差计测量值来确定激光消融剖面（Smadja 等，2012）。地形图引导的 LASIK 则可以利用来源于球柱矫正和（角膜地形图仪器获得的）角膜形状的数据来确定激光消融剖面（El Awady，Ghanem 和 Saleh，2011）。新型光学射线追踪引导的 LASIK 可利用一个光学射线追踪算法建立个体化的眼模型（Smadja 等，2012），该眼模型不仅考虑了整只眼睛的波前数据，还包括曲率以及角膜前表面和后表面的形状、角膜和晶状体厚度、眼轴长度、眼前房长度和晶状体表面相关数据，该模型的初步结果看起来颇具前景。

60.2.1.4 术中并发症

大多数术中并发症与机械微型角膜刀的使用有关（Preferred Practice Pattern Guidelines，Refractive Errors & Refractive Surgery，2007；Shah，Shah 和 Vogelsang，2011；Zhang，Chen 和 Xia，2013）。对于那些需要制作角膜瓣的手术来说，存在微型角膜刀失灵以及制作出的瓣膜是扣眼瓣膜、瓣膜没有合页（游离瓣）或不规则瓣膜（瓣膜过厚或褶皱）的风险。其他问题包括上皮缺损的形成和偏心消融。使用 FSL 代替微型角膜刀可将大多数并发症降到最低。这主要是因为，FSL 比微型角膜刀更加精确和精准。然而，FSL 其他可能的并发症包括形成不透明气泡层（opaque bubble layer，OBL）（Kymionis 等，2012；Soong 和 Malta，2009）。这是因为使用这种激光系统眼追踪器和抬起瓣膜时，在切除平面上方和下方层状内可能会聚集气泡。不透明气泡层会在大约 30 分钟内消散。

60.2.1.5 术后并发症

LASIK 切断角膜神经后，最常见的并发症是干眼症（Shtein，2011）。这种症状只是暂时的，通常在术后数周或数月后缓解。其他可能发生的并发症包括疼痛、角膜上皮向内生长、瘢痕形成、视物模糊、矫正不足、矫正过度、校正效果出现部分消退、诱发不规则散光、光晕、眩光、角膜膨隆、角膜瓣脱位、角膜瓣纹、感染性角膜炎、应激诱发的基质角膜病、中央毒性角膜病变和弥漫性板层角膜炎（diffuse lamellar keratitis，DLK；DLK 在 FSL 制作角膜瓣时更为常见）（Binder，2010；Chen 等，2012；Preferred Practice Pattern Guidelines，Refractive Errors & Refractive Surgery，2007；Randleman 和 Shah，2012）。

使用 FSL 后，有可能出现迟发性短暂性畏光（暂时性光敏综合征）（Kymionis 等，2012）。即便有相当好的非矫正视力和正常的裂隙灯检查结果，还是会出现轻度疼痛和畏光症状（Preferred Practice Pattern Guidelines，Refractive Errors & Refractive Surgery，2007）。这一症状通常会在术后几周消失。

幸运的是，激光视力矫正的严重并发症非常罕见。最严重的并发症之一是最佳单眼或双眼镜片矫正视力下降至少 2 行，这在 LASIK 术后的发生率为 0～3%（Preferred Practice Pattern Guidelines，Refractive Errors & Refractive Surgery，2007）。

人们对激光视力矫正不满意的其中一个原因在于术后仍存在屈光不正。换句话说，部分病人的屈光不正没有被完全消除。如果不戴眼镜，病人可能不能获得 20/20 或更好的视力。即便是视力矫正成功了，有些病人还是因为干眼症或夜间视力问题（如光晕、视力四射或眩光）而不太满意。

60.2.1.6 飞秒激光器（FSL）辅助角膜手术

眼科 FSLs（1 飞秒＝10^{-15} 秒）为二极管泵浦固态激光器。其脉宽取决于制造商，范围从 200～800 飞秒。输出为 1020～1060 nm 区域的近红外激光，脉冲能量为几百毫焦耳至几微焦耳（Binder，2010）。重复率也取决于制造商，变化范围为 12 kHz～21 MHz。

FSL 的组织相互作用和损伤机制是光电离效应（Soong 和 Malta，2009）。它们会导致光学击穿，因为激光能量在几百飞秒内传递，激光束斑约 1 μm。这将导致巨大的功率输出，许多光子会同时撞击组织，由此产生光学击穿。生成的等离子体会蒸发少量的组织，并产生冲击波和空化气泡。

气泡以超音速膨胀，然后减缓速度，开始收缩。这一过程会留下非常小的气泡。这些空化气泡会生成一个组织离解面，因而能够生成一个精确的角膜瓣或角膜切口。由于能量在极短的时间内传递，旁系组织只会受到最低程度的损伤，比 QS Nd：YAG 激光器的纳秒脉冲造成的损害小得多。激光脉冲持续时间远远短于组织热弛豫时间，所以基本上不会对邻近组织造成热损害。同样，由于激光脉冲持续时间极短，其传递的激光能量少于 Nd：YAG 激光器纳秒脉冲传递的能量。这是因为光学击穿的临界值与脉冲持续时间的平方根成正比所致（Juhasz 等，1996；Sun 等，2007）。

角膜屈光手术发展的一个重要里程碑是引入了 FSLs。过去十年，在 LASIK 手术中使用 FSLs 生成角膜瓣几乎取代了机械微型角膜刀的这一功能（Kymionis 等，2012）。FSLs 的应用提高了其通用性、可重复性、精确度、生物力学瓣的稳定性和安全性（Chen 等，2012；Kim，Sutton 和 Rootman，2011）。使用 FSLs 可以更精确地规范瓣膜的直径、深度和蒂宽。该技术有一种称为前弹力层下准分子激光角膜磨镶术（sub-Bowman keratomileusis，SBK）的改进术式，该术式所制作的瓣膜非常薄（如 90 μm 的瓣膜）（Prakash 等，2011）。

眼科 FSLs 的特点使其能应用于前后板层角膜移植术、后弹力层角膜内皮移植（Descemet-stripping endothelial keratoplasty，DSEK）、定制环钻穿透角膜移植术、散光角膜切除术/角膜切开术、基质环植入术通道建立、人工角膜植入和透镜切除术中（He，Sheehy 和 Culbertson，2011；Farid 和 Steinert，2010）。

在穿透角膜移植术（penetrating keratoplasty，PKP；又称"角膜移植手术"）中，FSL 可用于捐赠者和病人的角膜环钻术，能实现比常规机械环钻术更好的位于中心的规则切口。FSLs 可用于生成可再生连锁移植结构，从而使自粘、无缝合、穿透性角膜移植术得以实现。借助 FSL 也可以生成一些在生物力学上更稳定的伤口结构，从而促进伤口更快地愈合。散光角膜切除术/角膜切开术可以用来纠正穿透角膜移植术、深板层角膜移植术（deep anterior lamellar keratoplasty，DALK）和 DSEK 造成的高度散光（Kim，Sutton 和 Rootman，2011；Kymionis 等，2012）。

角膜内环（intracorneal ring segments，ICRS）是一个清晰、弯曲的聚甲基丙烯酸甲酯环，能够植入由 FSL 生成的周边角膜通道。ICRS 可用于矫正轻度至中度近视，已用于治疗 LASIK 术后角膜膨隆、圆锥形角膜以及透明边缘角膜变性（Kim，Sutton 和 Rootman，2011；Kymionis 等，2012）。这种技术的另一个应用涉及 ICRS 移植，研究者随后进行了角膜地形图引导 PPK 和角膜胶原交联术（corneal collagen cross-linking，CXL）来治疗挑选的圆锥形角膜病人（Iovieno 等，2011）。还有一个仅有 PRK 和 CXL 的报告（Kymionis 等，2011）。在报告中，PRK 通过治疗不规则散光改善视力；CXL 将核黄素分子应用到角膜，随后再进行长波紫外线（ultraviolet A，UVA）辐射。这一过程通过诱导基质胶原纤维的纤维间交叉连接来加固角膜。因此，这会抑制或阻止圆锥形角膜进一步变薄。

目前有一种新兴的角膜屈光手术形式仅使用了 FSL，并未使用准分子激光来切除基质组织（Kymionis 等，2012；Sekundo，Kunert 和 Blum，2011；Shah，Shah 和 Vogelsang，2011）。这种新技术涉及在制作或不制作瓣膜的情况下切除角膜组织（一个微透镜）。FSL 可在计算机的控制下切出精确的三维切口。微透镜的前后表面被制作出弧度，从而可用于矫正设定度数的屈光不正。飞秒透镜切除术

(femtosecond lenticule extraction，FLEx）利用 FSL 创建一个基质内角膜微透镜，生成铰链式角膜瓣。然后，操作者提拉角膜瓣，移开微透镜，放置角膜瓣。微切口微透镜切除术（small incision lenticule extraction，SMILE）会建造一个不带瓣的角膜微透镜。FSL 可用来开出一个基质内角膜微透镜，在角膜上切一个小口，微透镜可通过该小口取出。由于是微角膜切口这种方法减轻了术后刺激，而且由于该手术切除的角膜神经较少，所以会减少对角膜敏感性和泪腺分泌的负面影响。

60.2.1.7   远视眼矫正手术

目前激光也成了治疗远视眼的新选择。除了做一只眼睛纠正近视力，另一只眼纠正远视力的单眼视 LASIK 手术，准分子激光还可用来进行多焦角膜磨削（Uthoff 等，2012）。有一种使用 FSL 的新方法称作 INTRACOR（Uthoff 等，2012）。此方法是将 FSL 用于在角膜基质的一系列圆柱环中完整地输送激光光电离脉冲。这些环始于后基质，止于前基质。它们会导致多焦、超长角膜形状变化，增加焦深，从而在对远视产生极其微小影响的同时改善近视。该手术快速、无痛、几乎没有并发症。

不同类型的角膜嵌体也被用于远视眼治疗（Limnopoulou 等，2013）。一个新兴的技术将镶嵌的角膜插入非主视眼角膜瓣下，这一角膜用于同时进行的 LASIK（Tomita 等，2012）。镶嵌物可以是一种带有中央小孔（如直径 1.6 mm）的不透明材料。小孔产生的焦深增加可改善近视眼，正如小孔在 f 制光圈相机中产生的针孔效应一样。该技术的另一个方式是将角膜镶嵌插入小型基质内口袋。该手术的优点在于它是一种可逆性的微创技术，小口袋最大限度地减少对角膜神经的损害和角膜生物力学性质的改变。

治疗远视眼的另一种方法是使用 FSL 增强老化晶状体的弹性，从而部分恢复适应性（Reggiani Mello 和 Krueger，2011）。激光用于生成微切口，增强老化晶状体纤维的弹性。该手术在晶状体内生成气泡，气泡会在几天后逐渐消失，且短期效果良好。

60.2.1.8   光性治疗性角膜切除术

准分子激光可用于治疗发生在角膜前部的病变（Rapuano，2011）。这些病变包括角膜上皮基底膜营养不良、浅层角膜营养不良、浅层角膜混浊和瘢痕。通过切除角膜组织薄层，光性治疗性角膜切除术（phototherapeutic keratectomy，PTK）可消除隆起型角膜病变，清除前部基质混浊，同时保留光滑的角膜表层。PTK 可能引发一些并发症包括上皮组织愈合延迟、疼痛、感染、视物模糊、角膜瘢痕、人工的屈光不正（如远视）、眩光以及原发性角膜疾病复发（Rapuano，2011）。

60.2.2   白内障手术

白内障是全世界范围内首要的致盲原因，也是导致欧洲、非洲、拉丁裔美国人视力受损的首要原因（American Academy of Ophthalmology Cataract and Anterior Segment Panel，2011）。白内障手术是美国实施最为频繁的手术，目前随着 FSL 的出现，这种手术正在经历重大的变革（Roberts 等，2013a，b）。FSL 是白内障手术最有前景的辅助工具或实施工具。目前，白内障手术需要在晶状体前囊膜中人工形成一个圆孔（撕囊术，一种连续曲线晶状体囊切开术），然后利用超声切开白内障晶状体（超声乳化术），接着吸出碎片，最后植入合成的人工晶状体（intraocular lens，IOL）。FSL 的使用可以实现白内障手术部分步骤的自动化，从而简化操作，提高精度。这些步骤包括实施前囊撕囊术，切开和软化晶状体（激光晶状体粉碎），通过透明角膜切口来进入前房，切开角膜或角巩膜缘从而使切口松弛以治疗散光问题。除了可以提高精度外，FSL 还可以提高安全性以及改善屈光状态。

与人工撕开并拉出前囊的人工撕囊术相比，FSL 撕囊术聚集性更佳、可重复性更好，大小也更精确。目前 FSL 系统是光学引导的，利用光学相干断层成像术（optical coherence tomography，OCT）或 Scheimpflug 技术形成眼前节成像（He，Sheehy 和 Culbertson，2011）。这可以确定角膜的位置及其厚度、虹膜边界、前房深度、虹膜角膜角和晶状体的位置及厚度。这些信息提高了激光切口的精确度和可重复性，使得撕囊术聚集性更佳、人工晶状体向心性更好。这种优势对于高价的先进人工晶体（如多焦点、适应性、复曲面或非球面人工晶体）的成功植入尤为重要。

FSL 还可以用于晶状体粉碎和激光辅助超声粉碎。在常规白内障手术中用于破坏白内障的超声能量可能导致角膜内皮细胞受损。对于较软的白内障而言，FSL 的使用可以代替超声能量，或者减少粉碎更坚硬、更密集的白内障所需的激光能量（Conrad-Hengerer 等，2012），这也因此可以减少并发症的发生。

FSL 撕囊术和晶状体粉碎术在做角膜切口前即可完成。飞秒激光可用于形成自我封闭、清晰的角膜切口，以便插入超声乳化和/或吸出工具。激光晶状体粉碎术将角膜内皮损伤和囊膜并发症的风险降到了最低，部分原因在于它将手术所需的超声能量降到了最低限度。

还有一项有趣的报告表明，FSL 可用于光漂白与年龄相关的人体捐赠晶状体的黄变（Kessel 等，2010），其激光强度远远低于光学机械效应的阈值。FSL 利用光化学机制来漂白晶状体，可以让更多光穿透晶状体。这种无创的白内障治疗方法的潜力还有待进一步研究。

60.2.2.1 激光后囊膜切开术

在白内障手术中，后囊以及眼球晶状体周围的部分前囊通常会保持完好状态。然后，在吸出白内障后，人工晶状体会被置入囊袋内。术后最常见的并发症是残余上皮细胞增殖引发的后囊混浊。术后 5 年内这种并发症的发病率高达 50%，而且在儿童病人中更高（American Academy of Ophthalmology Cataract and Anterior Segment Panel，2011；Wormington，2003）。新型人工晶状体可显著降低其发病率。

后囊混浊会导致视力和视功能下降，其手术指征是混浊对病人视力产生影响。由 QS Nd∶YAG 激光器介导的激光后囊切开术是一种常见的治疗方法（American Academy of Ophthalmology Cataract and Anterior Segment Panel，2011；Wormington，2003）。该激光器输出一个脉冲时长约为 5 纳秒、斑点大小为 7～20 μm、每脉冲能量约为 1 mJ 的近红外光束（波长为 1064 nm）。这种光束会聚焦在混浊的后囊后面，当脉冲被激发时，多光子吸收就会引起光分解，从而在后囊后面形成一个等离子体，快速扩大的等离子体会生成一个冲击波，这股冲击波会在混浊化的后囊上形成一个小孔。这通常可以恢复病人的视力。

激光后囊切开术的部分并发症包括人工晶状体坑和裂缝、眼内压激增、炎症/葡萄膜炎、黄斑囊样水肿、玻璃体脱出、视网膜脱离（American Academy of Ophthalmology Cataract and Anterior Segment Panel，2011；Wormington，2003）。这些问题大多可以通过药物来进行治疗，必要时还可以通过手术来治疗。

60.2.3 青光眼手术

青光眼是全世界范围内继白内障之后的第二大致盲原因（Quigley 和 Broman，2006）。青光眼可以定义为一类视神经病变的疾病，与视神经的特征结构损伤有关，而且各种病理过程会导致相关的视觉功能障碍（Foster 等，2002）。青光眼通常与眼压增高有关，但眼压正常时也可能会出现青光眼。原发性开角型青光眼指前房角开放且没有明确的继发因素的青光眼，原发性闭角型青光眼指前房角狭窄或关闭且没有明确的继发因素的青光眼。为了减缓青光眼继续进展，不论其眼压高或是处于正常范围内，目前主要的治疗方法均是降低眼内压。在开角型青光眼中，开始治疗通常会采用局部应用和/或口服药物。如果无法降低眼压，或者病人无法或即将无法使用药物，那么通常会采用激光小梁成形术。如果激光小梁成形术也失败，则会采取手术治疗（如小梁切除术）。睫状体破坏性疗法可用于治疗难治性青光眼。在闭角型青光眼中，激光周边虹膜切开术（laser peripheral iridotomy，LPI）是一种主要的治疗方法。我们将回顾一些用于降低青光眼病人眼压的常见激光疗法。

60.2.3.1 氩离子与二极管激光小梁成形术

氩激光小梁成形术（Argon laser trabeculoplasty，ALT）利用氩激光烧伤部分小梁网组织（位于虹膜前、角膜后的眼周引流区域）。眼前节的该区域被称为房角，位于角膜与虹膜交界的周边区域。氩激光小梁成形术的适应证是开角型青光眼，其眼内压无法降低到阻止疾病进展的程度。氩激光小梁成形术可用于增加房水流出量，因而可以降低眼压。氩激光小梁成形术对于某些类型的开角型青光眼比其他类型更为有效（Rolim de Moura，Paranhos，Jr. 和 Wormald，2007；Samples 等，2011；Wormington，2003）。此外，它还可以用于特定病人的初期治疗。

通常情况下，氩激光小梁成形术的光斑大小为 50 μm，脉冲时长为 0.1 秒，起始功率为 300 nW 或 500 mW，然后递增功率，直至达到目标功率（通常标志是小梁网变白或形成气泡）。一种方法是进行 180°治疗，均匀间隔烧灼角度为 40°～50°，如果仍然无法降低眼内压到理想水平，则可继续治疗其余的 180°。另一种方法是进行 360°治疗，初始灼烧部位约为 100 个（Wormington，2003）。

超过 75%的既往无治疗史的病人的氩激光小梁成形术可获得临床显著的眼压降低效果（American Academy of Ophthalmology Glaucoma Panel，Primary Open-Angle Glaucoma，2010）。然而，在术后 5 年内，30%至超过 50%的治疗眼需要加用药物或采取手术治疗。对这种后发的眼压升高，反复氩激光小梁成形术治疗效果不理想。

在氩激光小梁成形术潜在的严重并发症中，术后几小时内暂时性眼内压升高是最常见的，局部药物可用于预防或治疗暂时性眼内压升高。氩激光小梁成形术的其他并发症包括周边前粘连的形成、前葡萄膜炎、出血/眼前房出血、角膜水肿和轻度眼部疼痛（Rolim de Moura，Paranhos，Jr. 和 Wormald，2007；Wormington，2003）。

二极管激光小梁成形术（Diode laser trabeculoplasty，DLT）则使用一个 810 nm 的二极管激光器，其疗效和并发症与氩激光小梁成形术类似（Samples 等，2011；Rolim de Moura，Paranhos，Jr. 和 Wormald，2007）。微脉冲二极管小梁成形术（Micropulse DLT，MDLT）也在被研究中，这种手术采用了波长 810 nm、光斑大小为 300 μm、脉冲时长为 100 毫秒、每脉冲能量为 0.6 mJ 的激光（Meyer 和 Lawrence，2012；Samples 等，2011）。另一种方法——蓝宝石激光小梁成形术（titanium sapphire laser trabeculoplasty，TLT）（波长 790 nm，光斑大小为 200 μm，脉冲时长为 7 毫秒，脉冲能量为 30～50 mJ）也在研究当中（Meyer 和 Lawrence，2012；Samples 等，2011），其安全性和疗效与氩激光小梁成形术类似。

另一个方式又称模式化激光小梁成形术，这种手术使用了倍频（532 nm）Nd：YAG 激光（Turati 等，2010）。初始脉冲持续时间为 10 毫秒，然后功率递增，直至单个光斑引起小梁网发白，然后保持这一功率，将脉冲时长减少到 5 毫秒，这样就不会产生眼科检查可见的损伤。然后利用计算机引导的模式扫描算法在数个圆弧上形成多个 100 μm 激光光斑，用 1000 多个光斑覆盖小梁网。

60.2.3.2　选择性激光小梁成形术

自 1998 年以来，选择性激光小梁成形术（selective laser trabeculoplasty，SLT）在开角型青光眼治疗中的使用越来越多。这种手术利用 QS 倍频（532 nm）Nd：YAG 激光器选择性地针对小梁网色素细胞。选择性激光小梁成形术的光斑大小为 400 μm、脉冲时长为 3 nm 的激光，起始能量为 0.6 mJ，然后将能量递增至出现微气泡，再降低能量至不再出现微气泡（Barkana 和 Belkin，2007）。这样可以减少对小梁网的热损伤，因为选择性激光小梁成形术造成的影响程度比氩激光小梁成形术要低几个数量级，手术将在几纳秒内完成，比组织内热耗散的时间还短（Murthy 和 Latina，2009）。目前已经采用了 180°和 360°成形术，这两种方案不仅适用于药物治疗失败后的病例，也适用于初次治疗的病例。

选择性激光小梁成形术 5 年后在降低眼内压方面的效果类似于氩激光小梁成形术，两者都可以有效地逐渐降低眼压（Avery 等，2013；Samples 等，2011）。与氩激光小梁成形术不同的是，在 360°选择性激光小梁成形术初始治疗成功后，反复选择性激光小梁成形术会更加安全和有效（Samples 等，2011）。

据报道，选择性激光小梁成形术和氩激光小梁成形术后会出现类似的并发症。然而，有研究表明，低能量选择性激光小梁成形术（能级为常规选择性激光小梁成形术对照组的一半）引起的并发症比常规选择性激光小梁成形术要少（Tang 等，2011）。

60.2.3.3　激光周边虹膜切开术（LPI）和虹膜成形术

全世界的闭角型青光眼约占青光眼病例的一半（Quigley 和 Broman，2006）。房水不断从位于虹膜后的眼后房的睫状体产生，然后在晶状体前表面和虹膜后表面之间流动，通过瞳孔从眼后房流向眼前房。随后，房水从眼前房流入前房角，经过小梁网，引流至巩膜静脉窦、再进入集合通道。晶状体和虹膜直接接触部分或完全阻塞房水流动，导致眼后房压力上升。该压力可推动虹膜前倾，关闭房角，阻碍房水从房角排出。房水外流量减少，而生成量不变则会导致眼压升高。最终，眼压升高可导致青光眼视神经病变和失明。

LPI 是由绝对或相对瞳孔阻滞导致的原发性房角关闭和原发性闭角型青光眼的主要治疗方法（American Academy of Ophthalmology Glaucoma Panel，Primary Angle Closure，2010；Meyer 和 Lawrence，2012；Wormington，2003）。LPI 会在虹膜周边切开一个新口子，通常位于 11 点钟或 1 点钟方向，让房水绕过瞳孔阻滞。因此，LPI 的适应证包括急性闭角型青光眼、慢性闭角型青光眼以及各种导致瞳孔阻滞的情况。狭窄或关闭的房角可实施预防性激光周边虹膜成形术。

LPI 一些较为常见的并发症包括眼内压升高、暂时性虹膜炎、虹膜周切口关闭、瞳孔变形、角膜损伤、晶状体损伤、视网膜损伤、虹膜出血/眼前房积血、单眼复视、眩光和后粘连（American Academy of Ophthalmology Glaucoma Panel，Primary Angle Closure，2010；Meyer 和 Lawrence，2012；Wormington，2003）。安普乐定预处理和皮质类固醇预处理可分别用于减慢眼内压的上升和治疗虹膜炎。

LPI 可采用 QS Nd：YAG 激光器或氩激光器，也可联合两者一起使用（Meyer 和 Lawrence，2012；Wormington，2003）。Nd：YAG 是 LPI 最常用的激光器。氩激光器需要虹膜色素吸收可见辐射以便在虹膜上灼烧一个洞，而 Nd：YAG 不需要。仅使用 Nd：YAG 激光器的 LPI 会导致血管破裂而使得虹膜出血，对眼球施加压力可压迫出血。另外，对于色素深、虹膜厚的病人，可用氩激光器烧薄虹膜和烧灼破裂的血管，接着用 Nd：YAG 激光器在虹膜上打出一个洞。Nd：YAG 激光虹膜切开术后很少出现房角再次关闭，但在氩激光 LPI 的病人中有 16%～34% 出现了再次关闭（Wormington，2003）。

不同类型的热传递可用于完成氩激光虹膜切开术，包括灼伤收缩（光斑大小 500 μm、时长 0.5 秒、功率 200～400 mW）、灼伤拉伸（光斑大小 200 μm、时长 0.2 秒、功率 200 mW）、灼伤穿透（光斑大小 50 μm、时长 0.01～0.02 秒或 0.1～0.2 秒、功率 600～1500 mW）和灼伤清理（光斑大小 50 μm、时长 0.01～0.02 秒、功率 400～600 mW 或时长 0.1～0.2 秒、功率 200～600 mW）（Wormington，2003）。

也可使用每脉冲 1～15 mJ 的能量产生光电离作用，以最低能量和最小光斑数量完成 Nd：YAG 激光虹膜切开术（Wormington，2003）。

在房角同位关闭、无法实施激光虹膜切开术或药物治疗不见成效的情况下可使用激光周边虹膜成形术、穿刺术和切口虹膜切除术（American Academy of Ophthalmology Glaucoma Panel，Primary Angle Closure，2010；Ng，Ang 和 Azuara-Blanco，2012）。当虹膜和房角因力学和结构因素（如因晶状体位置和大小及小眼球引发的闭角）导致眼内压升高时，也可使用激光虹膜成形术。LPI 不会影响眼压。在进行激光虹膜成形术时，可用激光灼烧虹膜周边，收缩虹膜，使虹膜脱离小梁网。这可打开房角，使房水流出，降低眼内压。氩激光或二极管激光通常可在光斑大小 500 μm、时长 0.5 秒、初始功率 50～200 mW 的条件下进行手术（Ng，Ang 和 Azuara-Blanco，2012）。术中需逐渐增加功率，直到看到虹膜收缩为止。

激光虹膜成形术可能引起的并发症包括暂时性眼内压升高、眼内炎症、疼痛或刺激、角膜灼伤、复治、瞳孔变形和开角失败（Wormington，2003）。由于存在虹膜较厚、高褶虹膜综合征、睫状环阻塞、前房角尺寸较小等因素，LPI 后，房角关闭可能还会持续一段时间（Ng 和 Morgan，2012）。

60.2.3.4   睫状体光凝术

当治疗青光眼的常用方法（如药物、LTP、LPI、小梁切除术）效果不佳时，可使用睫状体破坏性手术减少房水生成，从而降低眼压。该手术还可用于治疗 IOP 升高引起的眼睛疼痛和失明。由于并发症发生的概率较高，激光睫状体光凝术（laser cyclophotocoagulation，CPC）只有在不得已的情况下才会被使用。激光能量可通过经瞳孔 CPC、经巩膜 CPC、内镜下睫状体光凝术（endocyclophotocoagulation，ECP）传递（Ishida，2013；Meyer 和 Lawrence，2012；Wormington，2003）。

氩激光器（488 nm、光斑大小 50～200 μm、脉冲时长 0.1～0.2 秒、功率 300～1000 mW）可经瞳孔直接照射产生房水的睫状突。但是因为经过瞳孔直射至睫状突有一定难度，所以该手术并不经常使用。经巩膜 CPC 可通过以下方式完成：非接触型 Nd：YAG 激光器［自由脉冲模式、20 毫秒、4～8 J；连续波（CW）模式、1.5 秒、7 W］、探针经巩膜后刺入角膜缘的接触型 Nd：YAG 激光器（CW 模式、0.7～1.0 秒、7 W 及以上、通过滴定避免发出"砰砰"声）、非接触型二极管激光器（CW、810 nm、光斑大小 100～400 μm、900 毫秒或脉冲时长 1 秒、功率 1200～1500 mW）、接触型二极管激光器（CW、670 nm、10 秒、430 mW；或 CW、810 nm、0.3～0.5 秒、1.3～2.0 W；CW、810 nm、1.3秒、3 W；CW、810 nm、1.5～2 秒、1.5 W；CW、810 nm、2 秒、3 W；设定的功率刚好可避免听见"砰砰"声）（Lin，2008；Wormington，2003）。经巩膜 CPC 的一个主要困难在于目标不可见。然而，对视力良好的病人而言，它是一种简单、安全、有效的治疗方法（Lin，2008；Meyer 和 Lawrence，2012）。

ECP 是最常见的激光睫状体破坏性手术，利用眼内激光探针处理睫状突。内镜可同时观察目标，因此，引起的并发症较少。氩激光器和二极管激光器都可用于 ECP。二极管激光 ECP（CW、810 nm、0.3～0.9 W）可安全有效地降低难治性青光眼病人眼压（Lin，2008）。一般激光光斑照射到睫状突出现收缩和变白（180°～360°治疗）。ECP 通常与白内障手术配合使用来治疗青光眼。

CPC 的潜在严重并发症包括低眼压、眼球痨、严重视力下降、脉络膜脱离和视网膜脱离（Ishida，2013；Lin，2008）。其他可能的并发症包括疼痛、结膜灼伤、前葡萄膜炎、纤维素渗出、囊状黄斑水肿、瞳孔变形、眼内压升高、白内障、交感性眼炎和眼前房积血（Ishida，2013；Lin，2008）。并发症发生率取决于青光眼类型和严重程度、治疗方案、激光器类型等因素。与 CPC 比较，ECP 的潜在并发症包括除结膜灼伤外的其他所有并发症。此外，ECP 还存在晶状体破坏、睫状体小带破裂和眼内手术潜在风险（如眼内炎）。

60.2.3.5　Nd：YAG 激光前房穿刺术

深层巩膜切除术（deep sclerectomy）是一项涉及结膜滤过泡的非穿透青光眼滤过手术。当深层巩膜切除术降低 IOP 效果不佳时，可使用激光前房穿刺术（laser gonio-puncture，LGP）进一步降低 IOP（Anand 和 Pilling，2010）。LGP 通过使用 Nd：YAG 激光器（自由脉冲模式、能量 2～6 mW、光斑数量 1～20 个）穿刺小梁后弹力膜（trabeculo-Descemet's membrane，TDM）来增加流经 TDM 的房水。潜在的严重并发症包括迟发急性 IOP 升高、低眼压、周边前粘连、滤过泡炎、迟发性滤过泡漏、脉络膜脱离、虹膜嵌顿和眼前房积血（Anand 和 Pilling，2010）。

60.2.3.6　准分子激光小梁切开术

氯化氙准分子激光器（波长 308 nm，光斑尺寸 200 μm，脉冲持续时间 80 纳秒，能量 1.2 mJ）已被用于内路准分子激光小梁切开术（excimer laser trabeculotomy，ELT）。将石英光纤激光探头通过一个 1.2 mm 的切口插入眼内，同时在可视化控制下，将探针放置在小梁网状组织上。在前部小梁，激光能量传递给 8 个相互间隔 500 μm 的光斑。每发射一次激光便会在小梁网和巩膜静脉窦的内壁上留下一个小孔，从而使房水流出眼前房，进入巩膜静脉窦，最后通过集液管流出。眼压随着房水的流出而降低。在一个对准分子激光小梁切开术和选择性激光小梁成形术的 2 年随机对照临床研究显示，两种技术的结果无明显统计学差异（Babighian 等，2010）。

60.3　眼后节（视网膜）

60.3.1　激光光凝

当激光被应用于治疗视网膜疾病时（American Academy of Ophthalmology Retina Panel，2008a，b，c），最常用的损害机理是光热效应（Wormington，2003），且这种损害多是由光凝所致。因为激光光子被眼组织分子吸收后，该分子的平均动能会增加，组织的温度从而上升，并导致蛋白变性凝固，最终会看到组织变白。

最常用于治疗视网膜的激光器有氩激光器（波长 514.5 nm，以前是 488 nm）、二极管激光器（波长可变范围为 530～850 nm）和倍频 Nd：YAG 激光器（波长 532 nm）。一种新型的治疗方案是使用波长为 577 nm 的微脉冲二极管激光（Sivaprasad 等，2010）。微脉冲激光更短的脉冲持续时间（微秒）有助于限制热传递，因此，会减少继发性损伤。这说明激光治疗可以在亚阈值范围内而不产生可见的烧伤点。以往使用过的激光有氪激光（波长 647.1 nm，有些是 568.2 nm 和 530.8 nm）和染料调谐激光（波长范围 310～1200 nm）。

视网膜中黑色素、血红素和黄斑叶黄色Ⅱ是吸收激光辐射的主要色素（Wormington，2003）。黑色素最能吸收紫外线和光谱中的蓝色区域，其对单一色彩的吸收力随着波长的增加而变弱。视网膜激光光凝术主要是通过视网膜色素上皮层细胞和脉络膜黑色素细胞的黑色素吸收光辐射来完成。还原血红蛋白在 555 nm 有吸收波峰，而氧合血红蛋白则在 542 nm 和 577 nm 有吸收波峰。因此，血红蛋白会对氩激光波长 514.5 nm，氪激光波长 568.2 nm 和二极管中的 577 nm 光线具有强吸收力，对光谱的红色区域（如氪激光波长 647.1 nm）和红外线（如 Nd：YAG 激光波长 1064 nm）吸收力显著下降。叶黄素会强力吸收光谱蓝色带（波长 400～500 nm）。所以，使用波长为 488 nm 的蓝色氩激光会损害黄斑区视网膜，因而不能在此区域内使用。

靠近红外区域的光谱的组织穿透能力最强（Wormington，2003）。如果波长在 1400 nm 以下，波长越长激光穿透力越强，从而穿透得越深。波长 1400 nm 以上的激光的穿透深度因水的吸收增加而降低。因此，Nd：YAG 激光 1064 nm 的激光谱线可穿透巩膜并治疗睫状体，而波长 193 nm 的准分子激光谱线只能穿透角膜表层 1～2 μm 组织。

最常通过裂隙灯将激光能量导入视网膜，其可借助或不借助接触镜来实现辅助导入。其他导入方法包括通过聚光透镜辅助的双目间接检眼镜、外部探针和内窥镜探针。

表 60.2 列出了一些视网膜激光光凝的指征（Yanoff 和 Duker，2009）。表 60.3 列出了视网膜激光光凝的潜在并发症（Yanoff 和 Duker，2009）。

表 60.2 视网膜激光光凝的一些指征
增殖期糖尿病视网膜病变（全视网膜激光光凝）
临床显著性糖尿病黄斑水肿（目标病灶激光光凝）
继发于视网膜分支静脉阻塞的黄斑水肿和新生血管
脉络膜新生血管（如湿性年龄相关性黄斑病变）
周边部新生血管
中心浆液性视网膜脉络膜病变
眼底血管异常
预防视网膜脱离导致的视网膜裂口封闭
远周边部视网膜裂孔
临界早产儿视网膜病变
视网膜脉络膜小肿瘤

表 60.3 视网膜激光光凝并发症
中心凹、角膜、虹膜或晶体激光误伤
脉络膜渗漏
继发性脉络膜新生血管
视网膜色素上皮撕裂
黄斑水肿加重
黄斑皱褶
立即或迟发性视力下降
视野缩小
夜盲（夜间视力下降）
色视力改变
视网膜前或视网膜下纤维增殖
激光瘢痕增大
牵拉性视网膜脱离
疼痛
玻璃体积血
光凝术后持续或复发性脉络膜新生血管

作者：

Charles Wormington

Salus University

参考文献

[1] American Academy of Ophthalmology Cataract and Anterior Segment Panel. 2011. Preferred Practice Pattern. Guidelines. Cataract in the Adult Eye American Academy of Ophthalmology. San Francisco, CA. Retrieved from http://www.aao.org/ppp.

[2] American Academy of Ophthalmology Retina Panel. 2008a. Preferred Practice Pattern. Guidelines. Age-Related Macular Degeneration. American Academy of Ophthalmology, San Francisco, CA; (2nd printing 2011). Retrieved from http://www.aao.org/ppp.

[3] American Academy of Ophthalmology Retina Panel. 2008b. Preferred Practice Pattern. Guidelines. Diabetic Retinopathy. American Academy of Ophthalmology, San Francisco, CA; (4th printing 2012). Retrieved from http://www.aao.org/ppp.

[4] American Academy of Ophthalmology Retina Panel. 2008c. Preferred Practice Pattern. Guidelines. Posterior Vitreous Detachment, Retinal Breaks, and Lattice Degeneration. American Academy of Ophthalmology, San Francisco, CA; Retrieved from http://www.aao.org/ppp.

[5] American Academy of Ophthalmology Glaucoma Panel. 2010. Preferred Practice Pattern. Guidelines. Primary Angle Closure. American Academy of Ophthalmology, San Francisco, CA. Retrieved from http://www.aao.org/ppp.

[6] American Academy of Ophthalmology Glaucoma Panel. 2010. Preferred Practice Pattern. Guidelines. Primary Open-Angle Glaucoma. American Academy of Ophthalmology, San Francisco, CA. Retrieved from http://www.aao.org/ppp.

[7] American Academy of Ophthalmology Refractive Management/Intervention Panel. 2012. Preferred Practice Pattern. Guidelines. Refractive Errors & Refractive Surgery. American Academy of Ophthalmology, San Francisco, CA. Retrieved from http://www.aao.org/ppp.

[8] Anand, N., and R. Pilling. 2010. Nd: YAG laser goniopuncture after deep sclerectomy: Outcomes. Acta Ophthalmol 88: 110 - 115.

[9] Avery, N., G. S. Ang, S. Nicholas, A. Wells. 2013. Repeatability of primary selective laser trabeculoplasty in patients with primary open-angle glaucoma. Int Ophthalmol. [Epub ahead of print].

[10] Babighian, S., L. Caretti, M. Tavolato, R. Cian, and A. Galan. 2010. Excimer laser trabeculotomy vs 180 degrees selective laser trabeculoplasty in primary open-angle glaucoma. A 2-year randomized, controlled trial. Eye 24: 632 - 638.

[11] Barkana, Y., and M. Belkin. 2007. Selective laser trabeculoplasty. Surv Ophthalmol 52: 634 - 654.

[12] Barsam, A., and B. D. Allan. 2012. Excimer laser refractive surgery versus phakic intraocular lenses for the correction of moderate to high myopia. Cochrane Database Syst Rev 1: CD007679.

[13] Binder, P. S. 2010. Femtosecond applications for anterior segment surgery. Eye Contact Lens 36: 282 - 285.

[14] Chen, S., Y. Feng, A. Stojanovic, M. R. Jankov, 2nd, and Q. Wang. 2012. IntraLase femtosecond laser vs mechanical micro-keratomes in LASIK for myopia: A systematic review and metaanalysis. J Refract Surg 28: 15 - 24.

[15] Conrad-Hengerer, I., F. H. Hengerer, T. Schultz, H. B. Dick. 2012. Effect of femtosecond laser fragmentation on effective phacoemulsification time in cataract surgery. J Refract Surg 28 (12): 879 - 883.

[16] El Awady, H. E., A. A. Ghanem, and S. M. Saleh. 2011. Wavefront-optimized ablation versus topography-guided customized ablation in myopic LASIK: Comparative study of higher order aberrations. Ophthalmic Surg Las Im 42: 314 - 320.

[17] Farid, M., and R. F. Steinert. 2010. Femtosecond laser-assisted corneal surgery. Curr Opin Ophthalmol 21: 288 - 292.

[18] Foster, P. J., R. Buhrmann, H. A. Quigley, and G. J. Johnson. 2002. The definition and classification of glaucoma in prevalence surveys. Br J Ophthalmol 86: 238 - 242.

[19] He, L., K. Sheehy, and W. Culbertson. 2011. Femtosecond laser-assisted cataract surgery. Curr Opin Ophthalmol 22: 43 - 52.

[20] Holzer, M. P., M. C. Knorz, M. Tomalla, T. M. Neuhann, and G. U. Auffarth. 2012. Intrastromal femtosecond laser presbyopia correction: 1-year results of a multicenter study. J Refract Surg 28: 182 – 188.

[21] Iovieno, A., M. E. Legare, D. B. Rootman et al. 2011. Intracorneal ring segments implantation followed by same-day photorefractive keratectomy and corneal collagen cross-linking in keratoconus. J Refract Surg 27: 915 – 918.

[22] Ishida, K. 2013. Update on results and complications of cyclopho-tocoagulation. Curr Opin Ophthalmol 24 (2): 102 – 110.

[23] Juhasz, T., G. A. Kastis, C. Suarez, Z. Bor, and W. E. Bron. 1996. Time-resolved observations of shock waves and cavitation bubbles generated by femtosecond laser pulses in corneal tissue and water. Lasers Surg Med 19: 23 – 31.

[24] Kessel, L., L. Eskildsen, M. van der Poel, and M. Larsen. 2010. Non-invasive bleaching of the human lens by femtosecond laser photolysis. PLoS One 5: e9711.

[25] Kim, P., G. L. Sutton, and D. S. Rootman. 2011. Applications of the femtosecond laser in corneal refractive surgery. Curr Opin Ophthalmol 22: 238 – 244.

[26] Kymionis, G. D., D. M. Portaliou, G. A. Kounis et al. 2011. Simultaneous topography-guided photorefractive keratectomy followed by corneal collagen cross-linking for keratoconus. Am J Ophthalmol 152: 748 – 755.

[27] Kymionis, G. D., V. P. Kankariya, A. D. Plaka, D. Z. Reinstein. 2012. Femtosecond laser technology in corneal refractive surgery: A review. J Refract Surg 28 (12): 912 – 920.

[28] Limnopoulou, A. N., D. I. Bouzoukis, G. D. Kymionis et al. 2013. Visual outcomes and safety of a refractive corneal inlay for presbyopia using femtosecond laser. J Refract Surg 29 (1): 12 – 18.

[29] Lin, S. C. 2008. Endoscopic and transscleral cyclophotocoagulation for the treatment of refractory glaucoma. J Glaucoma 17: 238 – 247.

[30] Meyer, J. J., and S. D. Lawrence. 2012. What's new in laser treatment for glaucoma? Curr Opin Ophthalmol 23: 111 – 117.

[31] Murthy, S., and M. A. Latina. 2009. Pathophysiology of selective laser trabeculoplasty. Int Ophthalmol Clin 49: 89 – 98.

[32] Ng, W. S., G. S. Ang, and A. Azuara-Blanco. 2012. Laser peripheral iridoplasty for angle-closure. Cochrane Database Syst Rev 2: CD006746.

[33] Ng, W. T., and W. Morgan. 2012. Mechanisms and treatment of primary angle closure: A review. Clin Experiment Ophthalmol 40: e218 – e228.

[34] Prakash, G., A. Agarwal, D. A. Kumar et al. 2011. Femtosecond sub-Bowman keratomileusis: A prospective, long-term, intereye comparison of safety and outcomes of 90-versus 100 μm flaps. Am J Ophthalmol 152: 582 – 590.

[35] Quigley, H. A., and A. T. Broman. 2006. The number of people with glaucoma worldwide in 2010 and 2020. Br J Ophthalmol 90: 262 – 267.

[36] Rapuano, C. J. 2011. Excimer laser phototherapeutic keratectomy. In Cornea. J. Krachmer, M. Mannis, and E. Holland, editors. Mosby, Philadelphia, PA.

[37] Reggiani Mello, G. H., and R. R. Krueger. 2011. Femtosecond laser photodisruption of the crystalline lens for restoring accommodation. Int Ophthalmol Clin 51: 87 – 95.

[38] Roberts, T. V., M. Lawless, S. J. Bali, C. Hodge, G. Sutton. 2013a. Surgical outcomes and safety of femtosecond laser cataract surgery: A prospective study of 1500 consecutive cases. Ophthalmology 120 (2): 227 – 233.

[39] Roberts, T. V., M. Lawless, C. C. Chan et al. 2013b. Femtosecond laser cataract surgery: technology and clinical practice. Clin Experiment Ophthalmol 41 (2): 180 – 186.

[40] Rolim de Moura, C., A. Paranhos, Jr., and R. Wormald. 2007. Laser trabeculoplasty for open angle glaucoma. Cochrane Database Syst Rev CD003919.

[41] Samples, J. R., K. Singh, S. C. Lin et al. 2011. Laser trabeculoplasty for open-angle glaucoma. A report by the American Academy of Ophthalmology. Ophthalmology 118: 2296 – 2302.

[42] Sekundo, W., K. S. Kunert, and M. Blum. 2011. Small incision corneal refractive surgery using the small incision lenticule extraction (SMILE) procedure for the correction of myopia and myopic astigmatism: Results of a 6 month

prospective study. Br J Ophthalmol 95: 335 - 339.

[43] Shah, R. , S. Shah, and H. Vogelsang. 2011. All-in-one femtosecond laser refractive surgery. Tech Ophthalmol 9: 114 - 121.

[44] Shortt, A. J. , and B. D. Allan. 2006. Photorefractive keratectomy (PRK) versus laser-assisted insitu keratomileusis (LASIK) for myopia. Cochrane Database Syst Rev CD005135.

[45] Shtein, R. M. 2011. Post-LASIK dry eye. Expert Rev Ophthalmol 6: 575 - 582.

[46] Sivaprasad, S. , M. Elagouz, D. McHugh, O. Shona, and G. Dorin. 2010. Micropulsed diode laser therapy: Evolution and clinical applications. Surv Ophthalmol 55: 516 - 530.

[47] Smadja, D. , G. Reggiani-Mello, M. R. Santhiago, and R. R. Krueger. 2012. Wavefront ablation profiles in refractive surgery: Description, results, and limitations. J Refract Surg 28: 224 - 232.

[48] Smadja, D. , M. R. Santhiago, G. R. Mello et al. 2013. Corneal higher order aberrations after myopic wavefront-optimized ablation. J Refract Surg 29 (1): 42 - 48.

[49] Soong, H. K. , and J. B. Malta. 2009. Femtosecond lasers in ophthalmology. Am J Ophthalmol 147: 189 - 197.

[50] Sun, H. , M. Han, M. H. Niemz, and J. F. Bille. 2007. Femtosecond laser corneal ablation threshold: Dependence on tissue depth and laser pulse width. Lasers Surg Med 39: 654 - 658.

[51] Taneri, S. , M. Weisberg, and D. T. Azar. 2011. Surface ablation techniques. J Cataract Refract Surg 37: 392 - 408.

[52] Tang, M. , Y. Fu, M. S. Fu et al. 2011. The efficacy of low-energy selective laser trabeculoplasty. Ophthalmic Surg Las Im 42: 59 - 63.

[53] Tomita, M. , T. Kanamori, G. O. T. Waring et al. 2012. Simultaneous corneal inlay implantation and laser in situ keratomileusis for presbyopia in patients with hyperopia, myopia, or emmetropia: Six-month results. J Cataract Refract Surg 38: 495 - 506.

[54] Turati, M. , F. Gil-Carrasco, A. Morales et al. 2010. Patterned laser trabeculoplasty. Ophthalmic Surg Las Im 41: 538 - 545.

[55] Uthoff, D. , M. Polzl, D. Hepper, and D. Holland. 2012. A new method of cornea modulation with excimer laser for simultaneous correction of presbyopia and ametropia. Graefes Arch Clin Exp Ophthalmol 250: 1649 - 1661.

[56] Wormington, C. M. 2003. Ophthalmic Lasers. Butterworth-Heinemann, Philadelphia, PA.

[57] Yanoff, M. , and J. S. Duker, editors. 2009. Ophthalmology. Expert Consult Premium Edition: Enhanced Online Features and Print. Mosby, St. Louis, MO.

[58] Zhang, Y. , Y. G. Chen, Y. J. Xia. 2013. Comparison of Corneal Flap Morphology Using AS-OCT in LASIK With the WaveLight FS200 Femtosecond Laser Versus a Mechanical Microkeratome. J Refract Surg 29 (5): 320 - 324.

61　激光在口腔医学的应用

61.1　引　言

口腔科领域内开发新药、新治疗以及消费者产品检测是一项数十亿美元的产业。近年来激光在口腔科的应用呈指数增长。这篇综述将介绍包括激光器的发明，以及其应用于对靶组织进行破坏、切开、黏合等策略。已报道的口腔科应用的激光器将分以下版块讨论：激光器在口腔科的应用、过敏症治疗、激光器在预防口腔医学的应用、激光器在口腔修复学的应用、激光器在小儿口腔医学的应用、激光器在口腔种植学的应用、激光辅助牙髓病治疗、激光辅助外科治疗、激光辅助牙周病治疗、激光辅助口腔美容和激光作为口腔正畸学的辅助治疗手段。不仅有许多已经广泛应用于口腔科的激光，还有很多用于其他不同组织治疗的各种类型的激光器也逐渐应用于口腔科，以治疗越来越多的口腔科疾病。

我们将简要介绍激光治疗、预防和检测牙本质过敏症和治疗龋损、点隙沟裂和牙髓，以及激光应用于口腔修复学及口腔外科（如切除、复合树脂黏接、软组织手术和种植）和整形外科（冠延长、牙漂白和牙龈去色素）。结合前述，软组织干预和膜龈外科中激光应用也可来辅助正畸治疗。近年来口腔科激光治疗在数量和种类上都有显著的增加，并且构建激光治疗的基本策略已形成框架。

61.1.1　激光在口腔科的应用

61.1.1.1　激光器的历史

早在 1917 年，Albert Einstein 论证了受激发射的理论，即合适波长的光子可以激发高能状态下的原子产生另一个有着相同波长和行进方向的光子。受激发射因此成为研究利用光子来增加光能的基础（National Academy of Engineering，2012）。通过受激发射（MASER，由 Charles Townes James Gordon 和 Herbert Zeiger 在 1958 年创造的首字母缩写词）可导致微波放大，其利用高频率分子震荡来激起氨气分子放大和形成短波长辐射波（National Academy of Engineering，2012）。Theodore Maiman 进一步研究并在 1960 年制成第一台激光器——红宝石激光器（National Academy of Engineering，2012）。Dr. Leon Goldman 在 1965 年首次将红宝石激光应用于口腔科（Convissar，2010）。20 年后，Dr. Terry D. Myers 依据 Dr. Leon Goldman 的意见生产出第一台专用于普通口腔科的激光器（Convissar，2010）。目前，有许多波长的激光都能应用于口腔科（Convissar，2010）。

61.1.2　各种激光器在口腔科的应用

简要概述口腔科应用的激光器包括以下光谱的激光器：

（1）可见光：氩激光器（400～500 nm），磷酸氧钛钾激光器（KTP）（532 nm）和 DIAGNOdent（655 nm）（Parker，1998）［图 61.1(a)］。

（2）近红外：Nd-YAG 激光器（1064 nm）（Aoki 等，2004；Yukna，Carr 和 Evans，2007）［图 61.1(b)］和二极管激光器（800～830 nm，980 nm）（Hilgers 和 Tracey，2004）［图 61.1(c)］。

（3）中间红外：铒激光器以及 Er：YAG（2940 nm）（Aoki 等，2004；Hibst 和 Keller，1996）［图 61.1(d)(f)］和 Er，Cr：YSGG（2790 nm）（Aoki 等，2004；Chen，2002）。

（4）远红外：CO_2 激光器（10600 nm）（Aoki 等，2004；Moritz 等，1998）［图 61.1(g)］。

61.1.3　口腔应用的激光传输系统

有下述一些将不同波长的激光束传输到靶组织的方法（Wigdor，2008）。

61.1.3.1　光导纤维

二极管、Nd：YAG 激光（803～1064 nm）和一些可见光波长激光（532 nm）通过光纤传导直接从二极管末梢成角端口传输至组织。直套管常用于前牙，而反角套管则用于后牙。便携设备末端光导纤维通过套管接触操作区域。每一次使用后需用陶瓷剪刀修剪光纤电缆 ［图 61.1(h)］。

61.1.3.2　中空纤维

中空纤维具有反射内壁，可以反射光子，并沿着内轴传输能量。一些 Er：YAG 和 CO_2 激光器应用此类激光传输技术（Goharkhay 等，2009）。

61.1.3.3　铰接臂

激光束转换的铰接臂方法是用镜子刚性、互锁系统来传输能量 ［图 61.1(d)，左］，并且为最有效的传输装置。一些 Er：YAG ［图 61.1(d)，右］和 CO_2 激光器 ［图 61.1(g)］应用这种传输系统。

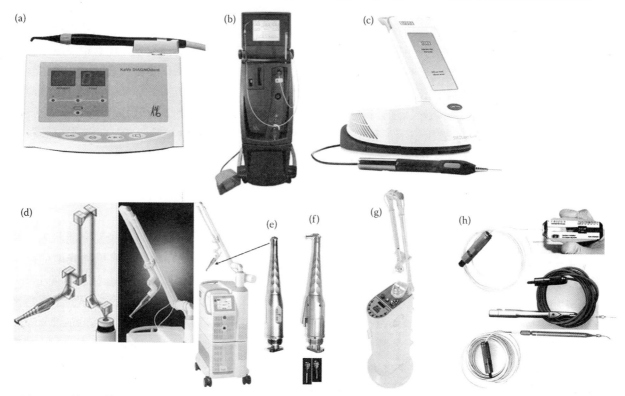

图 61.1　激光器传输系统口内装置：（a）DIAGNOdent（Diagnodent 德国卡瓦口腔科股份有限公司，俾斯麦 3988400 比伯拉赫县）；（b）Nd：YAG 激光器，牙周手术首选激光器（Nd：YAG 激光器，Millennium Dental Technologies，10945 South Street，Suite ♯109-A，Cerritos，California 90703）；（c）半导体激光器是最常见的用于口腔软组织和牙周手术的激光器（diode lasers，Sirona Dental GmBH，Sirona Straße 1，A-5071 Wals BEI Salzburg，Austria）；（d）Er：YAG 激光器的铰接臂；（e）Er：YAG 激光器非接触式手持设备（Fatona，Stegne 7，1000 Ljubljana，Slovenia）；（f）具有蓝宝石工作尖端的 Er：YAG 激光器接触式装置；（g）二氧化碳激光器，首选用于手术治疗（CO_2 lasers，Union Medical Co. Ltd.，522-6，Yongheon-Dong，Uljeongbu-Si，Gyeonggi-do，Korea）；（h）光导纤维，图片展示 200 μm、400 μm 和 600 μm 光纤电缆。上：200 μm 光纤正插入光纤剥皮器；中：剥去皮的 600 μm 光纤能刚好放入手持设备，引导光纤进入套管，如用于前牙的直套管；下：400 μm 光纤电缆穿过半导体手持设备，显示用于后牙的反角套管，光纤电缆可通过手持设备末梢的套管达到术区。每用一次后常用陶瓷剪刀修剪光纤电缆（图片未展示）。

61.1.4 激光对组织产生的影响

激光和靶组织有4种不同的相互作用：①反射；②透射；③散射；④吸收（图61.2）。

（1）反射（Reflection）：指激光束在组织表面转向而对靶组织无作用。

（2）透射（Transmission）：指激光能量直接穿过且对靶组织无作用。

（3）散射（Scattering）：指激光减弱了预期的能量。

（4）吸收（Absorption）：指激光能量进入靶组织时可与靶组织成分（如色素、含水量）相互作用。激光能量的吸收导致组织加热到蒸发点或刺激组织反应取决于组织特性和激光波长（如组织荧光反应或愈合反应）（Benjamin，2011a，b）。生色团（chromophore）这一术语是指能吸收特定波长的材料或组织成分（1989）。基于照射组织的主要成分或生色团的

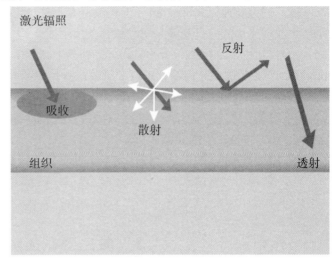

图61.2 图示激光对组织产生的影响

光吸收方式的不同，激光与组织产生不同的相互作用（Goldman，1981）。

61.1.5 光斑面积和照射模式

61.1.5.1 光斑面积（Spot size）

在中空纤维引导波或铰接臂传输系统中，能量最大时会形成一个精确光斑。此聚焦光斑常被用于切开（Hall，1971）或切除手术。在光纤传输系统中，聚焦光斑位于纤维尖端或尖端附近，这里能再次获得最大能量。

当便携设备从组织移开并远离聚焦点时，光束失焦（不聚焦）、分散，从而传输较少的能量至手术区。在小的分散距离，光束能覆盖广阔的区域，从而能有效止血（图61.3）。

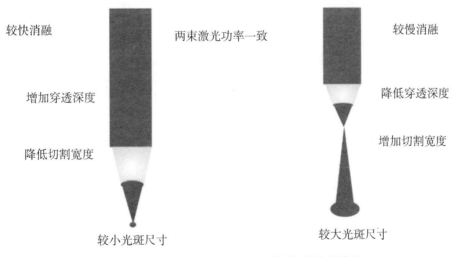

图61.3 图示光斑尺寸大小在消融切割中的作用

61.1.5.2 发射模式（Emission mode）

通过时间设置可将口腔科应用的激光器分为两种模式。①恒定模式；②脉冲模式。脉冲模式的激光器可以进一步细分为门控模式和自由脉冲模式（gated and free running modes），将能量传输至靶组织。

故现有的传输模式可进一步细分为 3 种。

（1）连续波模式（continuous wave mode）：操作者踩下脚踏开关，光束传输在同一个能量水平上进行。

（2）门控脉冲模式（gated-pulse mode）：激光能量周期性改变，类似于间歇性发光。此类模式通过在连续放射光束波前打开或关闭机械开关所形成。

（3）自由脉冲模式（free-running pulsed mode，FRP）：也被称为真实脉冲模式（true-pulsed mode）。它独特的激光传输方式，常以数微秒传输高峰值能量，随后相当长时间不发射光束。

61.2　过敏症治疗

激光器的应用开创了一个治疗牙本质过敏症的新模式。用于治疗牙本质过敏症的激光器分为两类。

（1）低输出功率激光器（He-Ne 和 Ga-Al-As 激光器）。

（2）中输出功率激光器 [Nd：YAG，Er：YAG 和 CO_2 激光器（Hall，1971）]。

61.3　激光器在预防口腔医学的应用

61.3.1　激光辅助防治龋损

激光能量可用来提高牙釉质抗酸能力（Kwon 等，2003），从而能抵抗如龋损过程产生的酸（Clarkson 和 Rafter，2001）。

激光照射抗龋的机制包括：改变牙釉质组成、表面部分融合以及釉柱再结晶来形成物理封闭（Parker 等，2007）。激光封闭釉质表面从而减少随后离子扩散渗透至釉质或从釉质渗出。

61.3.2　激光辅助龋损检测

DIAGNOdent 是一种手持激光荧光龋损检测仪（Huth 等，2008），其拥有两个型号，均可精确定位受累区域：DIAGNOdent classic 和 DIAGNOdent pen。两种型号分别适用于检测初期和表层下的龋损，其反射光通过荧光提示龋损，相比探针或 X 线片，DIAGNOdent 能提供极为精确的诊断（Parker，2007）[图 61.1(a)]。

61.3.2.1　优势

DIAGNOdent 是一种电池驱动的灵活移动设备，可用于精确定位，进行很小的龋洞准备和修复。它能对龋损进行简单、快速和无痛的检测，因此是一个非常可靠的辅助诊断手段，有助于早期发现病理性改变、脱矿和釉质组成的改变。

61.3.3　激光辅助窝沟封闭

铒激光结合酸蚀技术可以作为非侵入性的预处理点隙沟裂的方法。窝沟封闭是预防龋损的主要方法之一（Simonsen，2005）。

当对新萌出的恒牙点隙沟裂进行封闭时，需要考虑以下因素。

（1）牙萌出年龄，点隙沟裂的解剖外形，乳、恒牙合面与龋损相关的病史，口腔卫生习惯和条件。

（2）在应用封闭剂之前，有多种釉质预先处理的技术方法。

非侵入性技术包括用 37% 磷酸酸蚀或空气喷磨，之后进行酸蚀。侵入性技术包括使用便携速钻，有助于打开深而窄的沟裂。

铒激光结合酸蚀技术可以作为非侵入性技术来预处理沟裂。Er：YAG 激光器用于点隙沟裂窝沟封闭的优势包括：消毒和促进封闭剂黏接、去污和清洁沟裂、增强封闭剂对釉质的黏接强度、提高边缘强度，避免继发龋和延长封闭剂的持续时间。特别是深沟裂，激光预处理凹坑和沟裂，然后施加磷酸原是一种可选的治疗方法，因为它具有消毒和清洁特性以及微创微观修复的作用。

61.4 激光器在口腔修复学的应用

61.4.1 激光与硬组织相互作用

入射激光直接投射到牙硬组织上时，由初级生色团吸收（水或碳酸羟基磷灰石），会发生以下反应：对 Er：YAG 和 Er，Cr：YSGG 波长（Visuri，Walsh，Jr. 和 Wigdor，1996）而言，①能量主要被水吸收并转换为热能，引起过热；②在下层水中发生相转变，引起组织的破坏分裂性膨胀（Armengol，Jean 和 Marion，2000）。这种效应常被称为散裂（spallation）（Cozean 等，1997）。

61.4.2 影响消融有效性的因素

影响消融有效性的因素将在下文详细讨论，包含：①操作者使用激光的技巧，如正确的聚焦长度、角度和工作尖端条件（Niemz，2007）；②水的含量；③激光参数，如功率、脉冲时间以及脉冲频率（Hz）（Levy，Koubi 和 Miserendino，1998）。

（1）激光技术：操作者应用激光技术能影响激光对组织的作用（1989）。通过校正聚焦激光束和便携设备的移动速度，以及一定时间和表面积内沉积的能量通量的多少来影响积分通量（fluence）或光曝光量（radiant exposure）。

1）积分通量（Fluence）：辐射到组织的能量或积分通量的密度取决于光纤或工作尖端的直径，直径越小则传输至组织的能量密度越大。积分通量也取决于操作技术，聚焦的激光束能增加能量密度，反之，失焦的激光束能降低能量密度。操作者操控移动手持激光器的速度同样影响单位时间表面辐射的能量。

2）聚焦和光束发散角（Focus and beam divergence）：激光束可以接触或非接触模式工作，当工作尖端接近靶组织（1 mm）时其切割有效性最佳。一旦能量从尖端发出，将迅速以 13.2°方向分散。当距离超过 1 mm，能量密度和吸收都减弱。在对硬组织照射过程中需要避免经常接触工作尖端，因为其很容易折断。

3）角度（Angulation）：激光消融牙釉质的理想冲击角度是与棱镜方向垂直，因此照射方向与牙表面成角度。

4）尖端状态（Tip condition）：尖端表面由蓝宝石或石英制成，其状态对能量有效传输至组织至关重要。偶尔接触牙表面、消融碎片的影响、高能量接触引起的磨损和长时间使用都能导致尖端表面损坏。尖端状态变化会影响激光束外形并增加产热，从而造成组织的脱水。

5）水喷雾（Water spray）：在铒激光硬组织消融的过程中，用水冲洗以冷却牙体组织和清洁牙表面。水喷雾能避免组织热损伤，同时清除消融位点的碎片。在缺乏外源性水喷雾时，牙将会过热（Hibst 和 Keller，1996）。

6）水膜（Water film）：激光冲击覆盖了一层水膜的牙表面时，会引起水的快速吸收和气化作用，形成具有显著波幅的冲击波（Kang，Rizoiu 和 Welch，2007）。冲击波会置换接触位点的水，并在照射后约 5 微秒内即可形成一牙面开放通道。

7）能量（Energy）：组织以热能形式吸收激光能量，并可被水喷雾调节，其达到一个特定的阈值后将消融硬组织（Benjamin，2011a）。

8）消融阈值（Ablation threshold）：是指能将组织中的水加热至沸腾并提供液相转化为气相需要的巨大能量。Er：YAG 和 Er，Cr：YSGG 激光（Parker 等，2007）消融阈值在釉质接近 $12\sim20\ \text{J/cm}^2$，而牙本质则为 $8\sim14\ \text{J/cm}^2$（Dela Rosa 等，2004）。

（2）功率：

1）脉冲频率（Pulse frequency）：中段红外激光应用于硬组织的发射模式称为 FRP 模式，并设计为能产生稳定频率的重复持续脉冲。FRP 模式会影响：①能量，也会影响相应的消融效率；②脉冲之间的热漫射，主要使组织冷却。

2）功率密度（Power density）：一定单位时间（秒）内每单位表面（cm^2）应用的能量称之为功率密度，它取决于工作尖端及其直径的选择。越小直径的工作尖端，功率密度越高，在同样发射的能量下，具有更高效的消融效率。

3）脉冲宽度（Pulse duration）：脉冲宽度对峰值功率和热效应非常重要。越短的脉冲，峰值功率越高；越长的脉冲，组织的热效应越大。铒激光的脉冲宽度非常接近釉质和牙本质的热弛豫时间。因此，铒激光器的较长脉冲宽度会对组织造成潜在的热损伤。

4）脉冲波形（Pulse shape）：也被认为是激光脉冲的轮廓。理想的激光束发射是基本的横向模式，可用一个典型对称钟形曲线的高斯波轮廓来表示。能量脉冲上升得越陡峭，温度升得越快，从而更有效地消融硬组织，并且减少能量热形式分散。

61.4.3　激光预备窝洞的表面特点

用 Er：YAG 和 Er：YSGG 激光预备窝洞非常类似，洞壁粗糙，消融边缘不平整。粗糙折裂延伸至显微结构，从而能给充填材料提供更大的黏接面积。因为牙本质含有更高的有机物含量而脆性减小，牙本质消融边缘较釉质更规则。开放的牙本质小管在修复材料和牙本质之间提供关键的黏接力。铒激光产生单纯的爆发性能量引起组织分裂（Structural fragmentation）。激光辅助备洞采用简单的途径去除龋坏组织，并能与复合树脂修复材料兼容（Evans 等，2000）（图 61.4）。

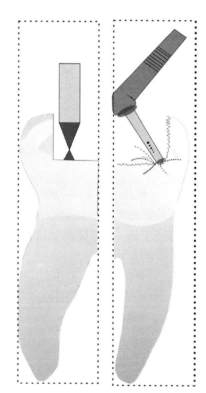

图 61.4　铒激光备洞的表面特征，相对 AIRotor 预备的 90°洞缘角，其形成不规则边缘。激光预备微创修复非常适于现在的复合材料。

61.4.4　铒激光器手持设备和工作尖端

中段红外激光器如 Er：YAG 和 Er：YSGG 及远红外激光器包括 CO_2 激光器，配置了手持设备将光子能量传输至靶组织，此手持设备配有末端反射镜和工作尖端［图 61.1(d)］。一些手持设备设计为远距离接触工作模式［图 61.1(e)］，而另一些有末梢尖端则以紧密接触模式工作［图 61.1(f)］。激光发射器具有简单的角度机头或直机头。理想的手持设备应该轻便、小巧且符合人体工程学。

61.4.4.1　远距离接触手持设备

此类手持设备在末端而非尖端应用特殊的镜头。镜头能在离靶组织 5～15 mm 处聚焦激光束［如 Fontona Fidelis laser（Slovenia），2940 nm 波长的 Er：YAG 激光器在 250 mJ 和 20 Hz（短脉冲）伴随高速空化效应（图 61.1e）］。操作者或病人的任何随意运动都可移动靶组织的聚焦点，导致激光束聚焦点角度和方向的误差增加。

61.4.4.2　紧密接触手持设备

为了能精确接触口腔内不同的组织，紧密接触手持设备［图 61.1(f)］设计有不同的外形（圆锥、圆柱和凿形）、直径和长度的工作尖端（图 61.4），以便尽可能地接近而不接触靶组织，从而达到更精确的激光干预。这种工作尖端的缺点包括易碎、易磨损和能量损失。蓝宝石工作尖端边缘的改进使能量传输效率更高，但价格昂贵且更难调整修复，其刚性也使其在应用中有更大的折断风险。

61.4.5　激光辅助复合树脂黏接

釉质吸收激光能量引起釉质表面加热至高温，形成的表面微裂纹有助于增强复合树脂与牙体组织的黏接，其表面类似于酸蚀后表面。因此，激光照射后的表面与复合树脂的剪切黏接强度显著增强。因牙本质的有机物含量高，酸蚀后引起碳化（炭），并且牙本质表面的局部熔融使牙本质小管封闭从而减少微渗漏，增强了最终修复复合树脂的黏接力。

一些研究认为原发牙本质用 Er，Cr：YSGG 激光器在低功率（0.5 W，50 mJ）下处理后再黏接时不需要酸蚀（Sung 等，2005）。随着能量水平的增加，联合酸蚀步骤能提供更好的黏接条件。应用染料渗入方法检测的研究显示，较传统方法，复合树脂应用玻璃离子黏接在激光处理后的窝洞微渗漏发生较少。用 Er：YAG 激光器预备的窝洞加全酸蚀技术获得的预备牙表面与复合树脂的边缘嵌合性更佳。

积分通量、功率密度、脉冲长度、激光角度、聚焦模式和气-液喷雾量是引起所有牙本质基质结构损害的因素，因此建议在釉质和牙本质应用低功率作为最终修整的方法（Clarkson 和 Rafter，2001）[图 61.5(a)～图 61.5(g)]。

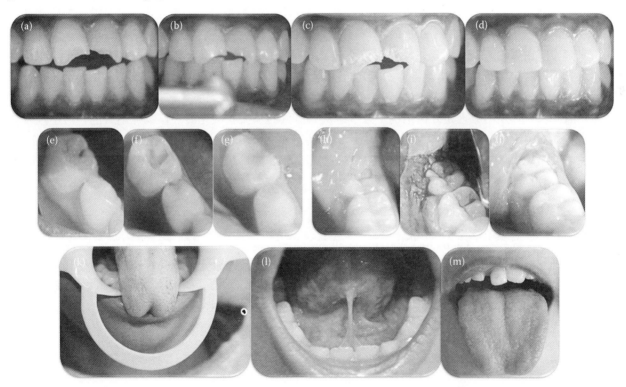

图 61.5　激光辅助修复 11 和 21 牙的临床病例。用 Fotona Fidelis 激光器（Slovenia）进行硬组织手术，采用 2940 nm 波长的 Er：YAG 激光以 250 mJ、20 Hz（短脉冲）在高速抽空和水喷雾的作用下对一位 25 岁年轻女性病人（a）～（d）和一位 9 岁儿童（e）～（g）治疗。（a）11 和 21 牙 Ellis Ⅱ型折裂；（b）用 Er：YAG（R02 手持设备，250 mJ、20 Hz 及水喷雾）激光预备牙表面；（c）激光消融后预备的牙表面；（d）最终修复；（e）第一恒磨牙咬合面龋坏；（f）激光辅助预备窝洞；（g）复合树脂修复后；（h）、（i）、（j）激光辅助盲袋切除术；用 980 nm 半导体激光器（Microscientific Instruments，New Delhi，India）进行的软组织手术，用 400 μm 光纤的半导体激光（功率 2.5 W，连续脉冲以高速抽空、无气、无水模式）对 23 岁男性病人进行手术操作；（h）48 牙冠周炎；（i）术后即刻；（j）术后一周；（k）术前显示舌系带不能外伸且舌尖具有明显分叉；（l）Er：YAG 辅助舌系带修整术；（m）舌系带修整术后：术后立即显示可外伸舌。此次儿科软组织手术用 Fotona Fidelis 激光器[一种 Er：YAG 激光器，波长 2940 nm、100 mJ、20 Hz（非常长的脉冲）、高速抽空、无水、无气模式]在 7 岁男孩身上进行。

61.5　激光在小儿口腔医学的应用

61.5.1　激光用于儿科病人

下列因素使激光成为小儿口腔医学中首选的治疗模式：①微创；②不与牙表面直接接触；③减少局部麻醉的需要；④儿童心理上更能接受激光（Parkins，2000），因为他们会将其视为用"神奇的"光和水来清洁牙齿的工具。

在真正实施小儿口腔科手术治疗之前，因使用"告知，展示，操作"这一技巧，牙医向患儿解释将要做什么，在治疗前示范将会如何进行，然后操作所解释和演示的内容（如在儿童手心闪烁低功率的激光灯）（2005）。

61.5.2　小儿修复口腔科

激光辅助口腔科治疗改变牙医备牙、切除骨和治疗软组织异常和疾病的方式，是一项全新应用的护理方式。铒激光能帮助创造一个积极的治疗氛围，使许多儿科病人愿意接受龋洞治疗。

铒激光应用微创修复的概念，操作者仅会去除病变组织，保存更多健康的未被感染的牙组织。同时，激光可以防止传统手持设备备洞引起的小微裂发生（Clarkson 和 Rafter，2001；Levy，Koubi 和 Miserendino，1998）。

铒激光消融作用的原理是牙齿结构中羟基磷灰石所含的水吸收激光后在矿物盐内升温，产生羟基磷灰石微爆炸而引起消融（Venugopalan，Nishioka 和 Mikic，1996）。由于铒激光是通过水吸收产生作用，而腐蚀的硬组织相对健康硬组织含水量更多，因此其相对传统工具去龋更精确（Featherstone 和 Nelson，1987）［图 61.1(d)～图 61.1(f)］。

61.5.3　间接和直接盖髓术

激光辅助盖髓技术（Clement，Willemsen 和 Bronkhorst，2000）利用了红外照射正性效应形成的生物学基础（消毒区域和暴露牙髓凝结）来发展牙本质桥。并且，激光辅助间接盖髓技术使其可预测性更强，因铒激光消毒效应能从表面深至 300 μm（Schoop 等，2004）。激光备洞一般不需要局部麻醉（Parkins，2000）。在直接盖髓术中，激光会产生止痛作用，使病人对疼痛不敏感。因此，牙髓意外暴露也常常无症状。

61.5.4　牙髓切断术和牙髓切除术

激光是高效、无化学损伤的治疗牙髓的替代方法（Clement，Willemsen 和 Bronkhorst，2000）。应用激光进行牙髓切断术是安全、有效和无化学性损害的方式，尤其适用于儿童（Kotlow，2004）。

61.5.4.1　激光辅助牙髓切断术

牙髓切断术是指切断髓腔的牙髓组织从而保留具有活力的根髓组织。应用合适参数的铒激光进行备洞，龋坏去除后即可暴露髓腔。当用传统技术备洞时，可应用 CO_2（Moritz，2006）和 Nd：YAG（Liu，2006）激光汽化去除并凝固冠髓。

61.5.4.2　激光辅助牙髓切除术

牙髓切除术是指乳牙在创伤或龋损引起牙髓感染导致不可逆的牙髓炎或牙髓坏死后而进行的手术操作（Liu，Chen 和 Chao，1999）。当有活力的牙齿局部麻醉后，隔离这个区域，牙髓腔用高速手持设备或 2.5～3 W，20 Hz 激光打开。不同直径弯曲尖端的铒激光器可以快速清除髓腔（600 μm，80°弯尖端）并轻松进入根管（400 μm，80°弯尖端）。所有手术过程接近 10 分钟完成。激光照射应在生理盐水和 10% 过氧化氢冲洗之间交替应用。

61.5.5 儿童软组织手术

儿童的口腔黏膜组织需要非常精细的操作，而激光能用于广泛的软组织手术。

相对硬组织手术，较低的功率设置的铒激光可在少量或不出血情况下完成许多软组织手术，并且不需要水喷雾。

儿童最常见的软组织畸形，如舌系带过短［图 61.5（k）～图 61.5（m）］、异常的舌系带附着、生长相关的诞生牙和新生牙，可能影响护理和正常的生长发育，因此需要早期微创干预。在年龄稍大的儿童，牙龈增生（Sarver 和 Yanosky，2005）、冠周感染、未萌牙的暴露或阿弗他溃疡疼痛都可能需要早期干预。

激光应用时几乎不存在以下问题：术后出血、缝合、术前和术后需要的注射操作、局部麻醉或术后抗生素。激光应用的其他优点还包括术后并发症很小，即无瘢痕愈合。

61.6 激光在口腔种植学的应用

激光能应用于口腔种植学的不同阶段。从外科种植术到假体递送，再到治疗种植体周围感染的组织，已证明激光在许多方面都是有益的。

61.6.1 预备手术位点

种植外科的第一步是预备手术位点，如用激光处理可以减少细菌污染，因为激光能几乎瞬时实现显著且深入的杀菌效果。临床医生需要将手术位点暴露在激光下大约几秒。在骨切开术前，相比冲洗和漱口，应用激光对软组织消毒更有效。

61.6.2 去除污染和种植体植入

相较于接触式激光，CO_2 激光器因其使用时不直接接触而具有明显的优点。因此，在 CO_2 激光器上安装一个宽角机头非常简单，且用失焦模式可以更大地增加组织光斑面积。仅需要几秒，CO_2 激光即可在一个大的骨切开位点实现灭菌。外科手术过程中，临床医生和助手需要保证术区无唾液污染。如果存在感染组织时，临床医生需要用刮匙快速搔刮大块软组织，并用激光移除所有残留的组织。拔牙窝全部内表面都可用激光进行消毒。

61.6.3 软组织骨切开术

激光种植外科应用的另一目标是通过软组织及硬组织预备骨切开术。

将软组织以 3～4 mm 的直径移除至骨嵴。根据生物型，可去除 1～2 mm 或 3～4 mm 的厚度。如果组织较厚，二极管激光或 Nd：YAG 激光较铒激光（Levy，Koubi 和 Miserendino，1998）和 CO_2 激光更费时。由于 CO_2 激光具有无障碍视野、优良的止血和对所有生物型和厚度的组织切除有效性的特点，使其最适于手术过程。

无菌切除不易引起感染。激光切除组织不会引起一系列肿胀和炎症反应。因为激光能封闭淋巴管和血管，从而可显著减少疼痛、肿胀和术后并发症。且其不需要缝合，术后损伤小故不需要或较少需要止痛药或抗生素，具有优良的止血特性，可减少出血、便于术后出血控制。

61.6.4 硬组织骨切开术

目前激光尚不能用于骨切开术。正在进行的研究希望未来能用铒激光截骨。激光骨切开术的一项优势是其可非接触操作，因此激光尖端和骨之间无摩擦。在合适的参数并用足够的水喷雾时，骨组织中应用铒激光时温度上升较小。研究显示铒激光能更好地促进愈合和更快地形成新骨。

61.6.5 暴露种植体

在愈合完成后需要暴露骨结合的种植体时，有时种植体上不仅覆盖软组织，同样也覆盖有高至 2～3 mm 厚的新生骨组织。在放射影像定位种植体后，必须去除覆盖在其上的软组织。如果种植体顶端有新骨形成，铒激光可为有效和安全的暴露手段。在厚的组织中，CO_2 激光是快速去除大量组织以及保证良好手术视野的最有效手段。

61.6.6 种植体周围炎

种植体周围炎可在种植体周围形成牙周袋，因此，种植体周围探诊是其检查和诊断的一部分。在尝试任何激光手术之前，需要评估最初的手术和愈合过程（Goldman，1981）。一个良好的种植体需要无牙槽骨丢失并且有足够的附着龈宽度

61.6.7 口腔种植学激光应用展望

如果激光能够控制切割深度，那么其在口腔种植学备洞具有广泛应用前景，有望取代骨钻。铒激光也可应用在骨切开位点预备，未灭菌牙钻可污染手术区，而铒激光则可以在无机械损伤情况下进行同样的骨切割。激光切割过程可以灭菌，从而在骨切开术应用激光可以减少术后感染的风险并提高手术成功率。研究显示用 Er：YAG 激光消融骨时促进植入钛种植体周围新骨生成和骨结合发生。二极管、CO_2 和铒激光能为病人提供更舒适的体验、高质量的护理且减少术后并发症。

61.7 激光辅助牙髓病治疗

61.7.1 激光多普勒血流仪

错误的牙髓活力诊断可能引起不必要的牙髓治疗。激光多普勒血流仪（Laser Doppler flowmetry，LDF）可通过发射信号至组织并通过一个光学探测器来测量耗时，从而评估微血管系统的血流量（图61.6）。LDF 可通过评估牙髓血流来辅助诊断牙髓活力，且用橡皮障可避免其他组织的多普勒信号干扰（Polat 等，2004）。由于这项技术反映血管情况而非其他方法检测的神经反应，在检测牙髓活力可能更敏感且精确。

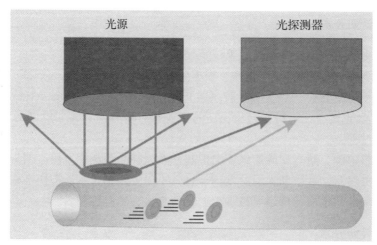

图 61.6 激光多普勒血流仪。当光源射向血管中运动的细胞时，通过光探测器可以检测到光谱的转移。同样的光源射向静止的细胞或组织时，光束散射并且无光谱的转移。

61.7.2 传统牙髓治疗中的局限性

尽管应用了机械去除、冲洗和根管抗感染，细菌仍能存留在传统技术不能达到的牙本质小管和微小根管的复杂网络里。另外，治疗过程中的根管壁上会形成一层污垢（Gutmann，1984）。

61.7.3 激光辅助根管灭菌

传统治疗后应用激光治疗可以增强疗效，使用不同波长不同模式的激光操作可以帮助根管的清洁和清创以及牙髓系统的三维消毒［图 61.5(e)～图 61.5(g)］。在口腔科的各式激光系统中，可通过纤细的光纤（Nd：YAG，KTP-Nd：YAG，Er：YSGG、氩激光、二极管激光）或一根空心管［CO_2、Er：YAG（Kimura 等，2002）］将能量传输至根管系统。生物力学仪器的使用，可以有效地将激光照射的潜在杀菌作用应用于根管系统的额外清洁和消毒杀菌。

61.7.3.1 清洗和去除根管系统感染

当应用传统技术预备窝洞时，包括近红外（二极管和 Nd：YAG）和远红外（CO_2）激光都可被用来去除窝洞污染和封闭暴露的牙髓（Moritz 等，1998）。如果可用铒激光，那么全部过程——预备窝洞、去除窝洞污染和凝固暴露的牙髓组织——都可使用同样的激光。

激光能量的照射从光纤尖端或激光尖端直接沿着根管，不会沿着管壁侧向延伸（图 61.7）。

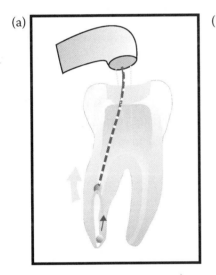
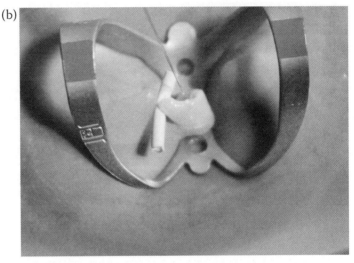

图 61.7 (a) 根管内灭菌图示 200 μm 电缆以冠根向插入；(b) 200 μm 电缆用于根管内灭菌。手术将 980 nm 半导体激光（Microscientific instruments，New Delhi，India，用 200 μm 光纤以 2.5 W 功率、持续脉冲、高速排空、无气无水模式）应用于一位 35 岁女性病人。

一个新的牙髓内侧向切割旋转尖端被设计用来适应 NiTi 旋转器械预备的根管形态和体积（Stabholz 等，2003），从而允许铒激光通过位于工作尖端长度的螺旋状裂缝侧向进入根管壁（Stabholz 等，2003）。此工作尖端远端封闭，可阻止照射通过根尖口传输出去（Stabholz 等，2003）。

61.7.3.2 根管系统的充填

引导激光技术辅助根管充填的基本原理是基于激光应用的 3 个假设（Stabholz 等，2003）：①应用激光照射作为热源软化牙胶（根管充填剂）；②在应用充填黏接材料前应用激光作为调节清理牙本质壁的方式；③无论应用哪种封闭剂或手术术式，5 W、20 Hz 激光照射都有助于减少根尖端微渗漏（Blum，Parahy 和 Machtou，1997）。目前，唯一被证实的优势是激光辅助填充简化了操作过程。

61.8　激光辅助外科治疗

61.8.1　激光辅助口腔外科治疗的优势

由于激光能扩大视野、止血和减少疼痛，所以逐渐成为许多外科手术的标准护理，可减轻病人术后肿胀和疼痛。

激光也能促进组织愈合和减少瘢痕，因为它能减少侧面组织损伤和手术损伤，且能更精确地控制组织损伤的深度。激光伤口的愈合伴随很小的瘢痕形成，且口腔激光伤口常不需要缝合。

激光有助于保持手术过程的无菌状态。激光的天然止血作用能够提供良好的手术视野，使手术进行更加准确。CO_2 激光能封闭近 500 μm 血管床［图 61.1(g)］。

61.8.2　口腔外科应用的技术

基于激光的 3 种主要光热技术，适合口内各式外科手术，包括：①切开和切除；②消融和汽化；③止血和凝固。将在下文讨论这 3 个方面。

61.8.2.1　切开和切除

切开术仅移除病变的典型区域及其邻近正常组织（Hall，1971）。激光常常用于外科，激光刀可以实现相对深而细的切口。切除术则需要去除全部病变组织及至少 2～3 mm 的边缘组织，更倾向于应用在≤1 cm 的病变和小的实性外生型病变。

61.8.2.1.1　步骤

许多仪器可以应用每秒 10～20 个脉冲、脉冲积分通量低的间断、脉冲或门控模式对靶组织进行浅表标记而不侵入深部。随后，激光调成持续模式并逐渐连接标记点达到预期的切开范围。一旦达到合适的深度，用止血钳夹住组织。轻微牵拉后，用激光聚焦模式从底部水平分离组织。

61.8.2.2　消融和汽化

外科医生使用组织消融来去除靶组织的表面或大面积的浅表组织。口内应用最常见于黏膜病损，如白斑、异常增生和毛细血管增多症。

汽化需要使用较大光斑的激光，这种激光的功率密度显著下降，因此作用的深度也随之变浅。激光宽度的增加能覆盖更大面积的组织。这项技术使外科医生能在断续脉冲模式下以可控缓慢方式准确计算汽化范围。这时，激光通过远离目标而失焦，使激光束变宽［图 61.7(a)～图 61.7(b)］。此失焦的激光束以一系列冲击波横切病变组织（图 61.8）。

61.8.2.3　止血技术

应用 CO_2 激光一般不造成术区出血，其止血作用不是由凝血造成的，而是由血管壁胶原蛋白的收缩引起的，使得血管裂口收缩并止血。

61.8.2.3.1　步骤

止血技术应用小的光斑面积（面积大小大约为用于切开的聚焦激光束和用于消融的失焦激光束之间）。激光照射组织直至停止出血。如果继续出血，则提示血管直径大于激光的侧向加热范围，此时需要标准止血操作技术来控制出血。

61.8.3　激光与软组织相互作用

激光与软组织的相互作用因不同激光波长和相应不同的口腔组织而不同。这种相互作用主要取决于不同组织的特定生色团对波长的亲和性。组织吸收的和/或被传播的激光能量进行转换，主要引起光化学和光热效应。

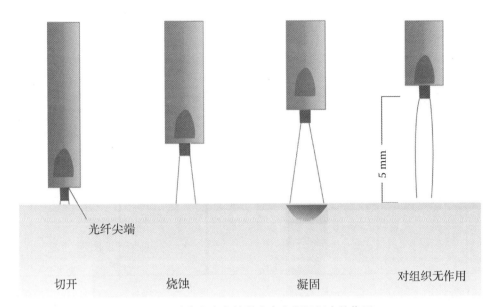

图 61.8 聚焦和失焦的激光束在靶组织中的作用。
聚焦的激光束产生精确的切割，而失焦的激光束引起消融作用。

61.8.3.1 波长

黑色素、血色素和水吸收的激光波长与口腔软组织如牙龈和黏膜的主要生色团的吸收波长相匹配（Benjamin，2011a）。

可见光激光波长如氩激光（514 nm）和 KTP 激光（532 nm）只在穿透表浅组织（从 100 μm～1 mm）的血管病变时具有非常好的止血效果。近红外波长（803～1340 nm）激光和二极管激光，Nd：YAG 和 Nd：YAP 激光常用于软组织切割、汽化和消毒（Moritz，2006）。

61.8.3.2 激光照射的组织类型

口腔软组织包括多种健康和病变的组织类型，如角化和非角化牙龈组织和黏膜（Sarver 和 Yanosky，2005）。炎症组织因血流量较大而具有更多的色素和血色素，从而更倾向于与可见光波长和近红外区域波长的激光反应［图 61.7(b)］。

61.9 激光辅助牙周病治疗

61.9.1 激光在牙周治疗中的应用

激光通过消毒和清理可以减少牙周袋内细菌总量和炎症指数（Cobb，2006），其可用作牙周病治疗的可行替代方式。

纤细柔韧的光导系统使激光束能达到几乎所有目标区域，便于应用于牙周治疗（图 61.9）。

61.9.2 激光辅助牙周袋消除

激光因具有杀菌效应和去除感染的沟内上皮的能力而成为消除牙周袋的有效工具。

大多数激光治疗具有抗感染特性。细菌，尤其是着色的细菌能吸收 Nd：YAG 和二极管激光，从而减少细菌的定植。减少软组织伤口的细菌量能促进伤口愈合，减少术后不适。CO_2 和铒激光波长激光可被细胞中的水分吸收，当其温度超过 100 ℃时可引起细胞汽化（Seka 等，1995）［图 61.1(g)］。

61.9.2.1 步骤

初始治疗包括洁牙和刮治以去除菌斑和结石，这利于激光对靶组织产生最佳治疗效应（Coluzzi，

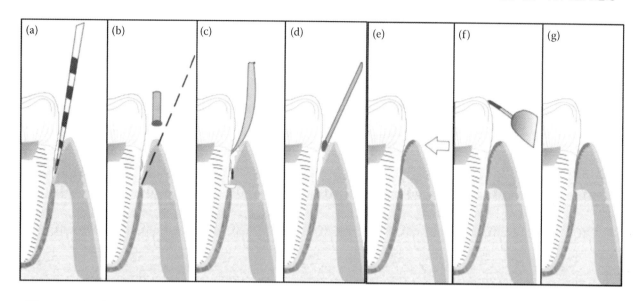

图 61.9　图示激光辅助牙周袋去除术。(a) 用牙周探针确定牙周袋深度；(b) 脉冲激光照射选择性分辨上皮和变性病变组织和病理性蛋白；(c) 用超声刮治器和刮匙去除袋内牙结石；(d) 激光进行袋内清理术和凝固止血；(e) 术后将袋壁压向牙根表面利于牙龈顶端静止性纤维凝块形成；(f) 用钻针调牙合避免咬合创伤；(g) 术后牙龈再附着。

2002)。用 200～400 μm 直径的纤维组成光传导器，并构建为口腔科探针样 "勾"，便于其在牙周袋内操作 (Moritz，2006)。激光器启动后，纤维在牙周袋内从基底向外在 5 秒内以正弦运动方式扫动 (应用 15 Hz，1.5 W Nd：YAG 激光；2.5 W 二极管激光) (Moritz，2006)。这样能照射组织并避免过热 (Moritz，2006)。

61.9.3　激光辅助膜龈外科治疗

激光能用于处理一些膜龈病变如高系带附着、牙龈退缩、附着龈宽度不足和前庭沟过浅。

61.9.3.1　牙龈切除术
激光能用于处理急性、肥大、增殖性牙龈炎 (Kravitz 和 Kusnoto，2008)。

61.9.3.2　系带切除术
系带切除术是指完全切除系带，包括其下附着的骨组织。

61.9.3.3　激光手术方法
激光可以使手术切口精确并且具有良好的止血效果 (Hall，1971)。当分析激光器应用哪一种模式时，所有波长激光的首要应用原则是必须用最小的起效能量。越低的能量应用，对靶组织的损伤越小，愈合过程会越快。

61.9.3.3.1　步骤
切口起始于附着的冠侧，单向移动激光尖端并牵拉唇部保持张力。切口首先沿着系带轴线在矢状面从牙龈嵌入点向唇侧进行，功率从 1.5 W 逐渐增加至 1.75 W，频率为 25 Hz 或 30 Hz。切开以后成 "V" 形切口，并应用短脉冲模式。胶原纤维汽化，并应用更高比例气-水喷雾沿着膜龈结合的骨膜轻微切开来更好地控制热损伤 (Olivi 等，2010)。低功率 (0.25 W，10 Hz) 长脉冲模式下可达到止血效果。

61.9.3.4　前庭沟成形术
前庭沟成形术也被称为唇旋转技术或转瓣术，通过旋转唇内侧区域的软组织至意向的牙槽骨部位来增加义齿承重区域。其适应证为病人在前牙区具有≥15 mm 的牙槽骨高度，黏膜必须健康并且无纤维化、瘢痕或增生存在。

61.9.3.4.1 步骤

在角化和非角化组织结合部做激光切口。并在非角化组织表面轻轻消融，使得愈合时形成新的角化上皮。

61.9.3.5 冠周炎

冠周炎是指未完全萌出牙冠周围牙龈的炎症。激光盲袋切除术能去除覆盖在萌出牙牙冠上小部分炎性软组织［图 61.5(h)～图 61.5(j)］。

61.10　激光辅助口腔美容

61.10.1　激光辅助牙漂白

激光漂白的目标是使用有效的激光源激发漂白剂（1998）。通过应用接近漂白剂吸收光谱的特定波长的光子，促使其迅速发生化学反应，从而降低牙齿暴露于漂白剂的时间（Goharkhay 等，2009）。KTP、氩激光和半导体激光［图 61.1(c)］常应用于室内漂白治疗（Verheyen 等，2006）。

61.10.1.1 步骤

在漂白之前首先需要进行口腔预处理。必须避免使用含氟化物或油类的预防性糊剂，因其会干扰漂白过程。在漂白前常用浮石进行抛光。将橡皮障或光固化屏障隔离后仔细将漂白剂涂抹在釉质处。依据厂商指示的暴露时间激活激光。使用后的漂白剂需要用湿润的纱布或棉球擦拭掉，然后再应用新的材料，重复 3 遍。最后冲洗并去除分离材料。漂白后牙的颜色需要用比色板进行确认（图 61.10）。

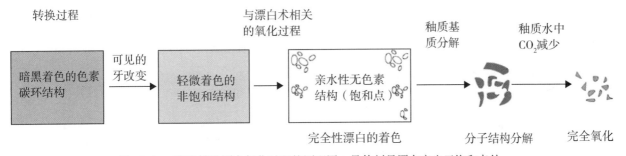

图 61.10　激光辅助漂白氧化过程的原理图。最佳剂量漂白产生于饱和点处。

61.10.2　激光辅助冠延长术

激光辅助冠延长术包括切除牙周围适量的牙龈组织并预防性去除一定的牙龈组织（软组织冠延长术）或牙龈组织和牙槽骨组织（骨冠延长术）（Pang，2008）。

冠延长术适用于美观范围，需要特别考虑才能获得可预测的美学效果（Adams 和 Pang，2004）。无论是为了暴露完整的牙结构或增强最终修复的外形效果，手术步骤都必须满足生物学要求且同时避免外观损伤。

（1）软组织：冠延长术步骤主要是切除牙龈软组织。推荐切除部位在牙龈附着基底的冠向上至少 2 mm，从而降低牙根暴露的风险以及减少违背生物学宽度原则的行为（图 61.11）。

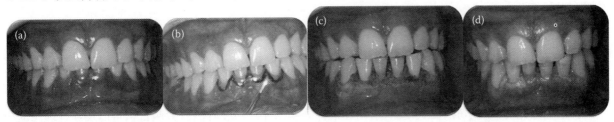

图 61.11　（a）下前牙（中切牙和侧切牙）冠延长术术前照片；（b）手术过程；（c）术后即刻情况；（d）术后一周

（2）硬组织：为了获得修复体边缘足够的生物学宽度，至少需要在骨骼上保留 3 mm 附着龈从而创造一个健康的牙周环境。

与传统钻针会引起旋转摩擦热不同，含末梢切割尖端的铒激光具有冷却水喷雾能防止术区过热（Armengol，Jean 和 Marion，2000；Fried 等，2001）。因此，相对传统技术，应用铒激光具有较少的热损伤（Benjamin，2011b）。

61.10.2.1 步骤

需要拍摄口内根尖周 X 线片并用牙周探针进行全面的探诊。用组织记号铅笔标记从一侧尖牙至另一侧尖牙估算的和期望的牙龈组织宽度，还需要考虑维持相应的生物学宽度。标记点上的牙龈组织用激光尖端切除，一般不需要麻醉。操作参数设置为功率 1.25 W、7% 水和 11% 空气。

61.10.3 激光辅助牙龈去色素

黑色素、胡萝卜素和血色素是最常见的构成牙龈正常颜色的自然色素。以往牙龈去色素需要数次非手术和手术过程才能成功实现。最近，激光消融被认为是最有效、舒适和可靠的方法（Stabholz 等，2003）。

61.10.3.1 激光去色素

半导体、Nd：YAG、铒和 CO_2 激光器在激光去除色素方面具有相同的工作原理。因为此技术的目的并非切除组织，而是需要上皮深部的色素吸收激光能量，所以只需应用低功率激光。Nd：YAG 和半导体激光应用时不直接接触惰性尖端，因此此光源不被浅表组织吸收而是穿透组织被黑色素吸收。黑色素吸收激光能量后，组织轻微变色。半导体和 Nd：YAG 激光器也可轻微接触组织，并以笔触式运动沿着组织移动。铒激光器同样也可接触组织，轻柔地一层层去除组织直至上皮黑色素层被去除（图 61.12）。低功率和大焦点面积可以减少功率密度并使牙医更快地进行大面积操作（图 61.3）。

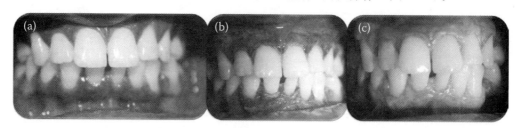

图 61.12 激光辅助去色素术：半导体激光（400 μm 光纤在 980 nm 波长、1.5 W 功率和散焦、高速抽空、无气无水模式）对一位 27 岁男性病人行软组织手术（Microscientific Instruments soft tissue laser，New Delhi，India）。（a）术前照片；（b）去色素术后照片；（c）术后一周。

61.11 激光辅助正畸治疗

许多病人需要进行软组织干预来解决影响正畸治疗的膜龈问题。

微创膜龈外科激光技术具有手术快捷、简单和安全等优点。软组织激光手术可分为两类：可入性牙龈切除术和整形手术。

可入性牙龈切除术包括获得或改善进入牙的路径或允许更早或更理想的托槽或带环位置，从而改进治疗质量、减少治疗时间（Kravitz 和 Kusnoto，2008）。整形手术包括改进牙龈整形，其中主要是前牙的整形，治疗完成后能获得显著的外观改善。理解角化牙龈的重要性和生物学宽度的概念在任何激光治疗前都非常重要。

软组织激光的一些步骤有利于助萌未萌牙或部分萌出牙、切除唇侧或舌侧舌系带以及黏接理想的托槽位置（Kravitz 和 Kusnoto，2008）。

61. 12 小 结

由于激光口腔科治疗具有微创、愈合更快和减少术后疼痛的优点，病人获益颇丰。激光具有高选择性和高精确瞄准病变组织的能力。杀菌、止血、减少麻醉和不需要缝合是激光辅助口腔科治疗的一些主要优点。此外还有一些优点，如医生的手术负荷降低，病人对各式口腔科操作的依从性更好，术后满意度更高。基于以上原因，激光口腔科将会成为最佳口腔科治疗的金标准。

作者：

Kirpa Johar

Johars Laser Dental Clinic

Vida deArce

Massachusetts General Hospital

参考文献

[1] 1989. Laser. tissue interaction. IEEE Trans Biomed Eng 36: 1145 - 1243.

[2] 1998. Laser-assisted bleaching: an update. ADA Council on Scientific Affairs. J Am Dent Assoc 129: 1484 - 1487.

[3] 2005. American Academy of Pediatric Dentistry reference manual 2005 - 2006. Pediatr Dent 27: 1 - 211.

[4] Adams, T. C., and P. K. Pang. 2004. Lasers in aesthetic dentistry. Dent Clin North Am 48: 833 - 860, vi.

[5] Aoki, A., K. M. Sasaki, H. Watanabe, and I. Ishikawa. 2004. Lasers in nonsurgical periodontal therapy. Periodontology 2000 36: 59 - 97.

[6] Armengol, V., A. Jean, and D. Marion. 2000. Temperature rise during Er: YAG and Nd: YAP laser ablation of dentin. J Endod 26: 138 - 141.

[7] Benjamin, S. D. 2011a. All lasers are not the same: Success requires knowledge and training. Compend Contin Educ Dent 32: 66 - 68.

[8] Benjamin, S. D. 2011b. Laser dentistry: Mainstream after 25 years. Dentalaegis Tech 32: 1.

[9] Blum, J. Y., E. Parahy, and P. Machtou. 1997. Warm vertical compaction sequences in relation to gutta-percha temperature. J Endodont 23: 307 - 311.

[10] Chen, W. H. 2002. Laser root canal therapy. J Indiana Dent Assoc 81: 20 - 23.

[11] Clarkson, B. H., and M. E. Rafter. 2001. Emerging methods used in the prevention and repair of carious tissues. J Dent Educ 65: 1114 - 1120.

[12] Clement, A. W., W. L. Willemsen, and E. M. Bronkhorst. 2000. [Success of direct pulp capping after caries excavations]. Ned Tijdschr Tandheelkd 107: 230 - 232.

[13] Cobb, C. M. 2006. Lasers in periodontics: A review of the literature. J Periodontol 77: 545 - 564.

[14] Coluzzi, D. J. 2002. Lasers and soft tissue curettage: An update. Compend Contin Educ Dent 23: 1104 - 1111.

[15] Convissar, R. A. 2010. Principles and Practice of Laser Dentistry. Mosby Elsevier, St. Louis, MO.

[16] Cozean, C., C. J. Arcoria, J. Pelagalli and G. L. Powell. 1997. Dentistry for the 21st century? Erbium: YAG laser for teeth. J Am Dent Assoc 128: 1080 - 1087.

[17] Dela Rosa, A., A. V. Sarma, C. Q. Le, R. S. Jones, and D. Fried. 2004. Peripheral thermal and mechanical damage to dentin with microsecond and submicrosecond 9. 6 microm, 2. 79 microm, and 0. 355 microm laser pulses. Laser Surg Med 35: 214 - 228.

[18] Evans, D. J., S. Matthews, N. B. Pitts, C. Longbottom, and Z. J. Nugent. 2000. A clinical evaluation of an Erbium: YAG laser for dental cavity preparation. Br Dent J 188: 677 - 679.

[19] Featherstone, J. D., and D. G. Nelson. 1987. Laser effects on dental hard tissues. Adv Dent Res 1: 21 - 26.

[20] Fried, D., J. Ragadio, M. Akrivou et al. 2001. Dental hard tissue modification and removal using sealed transverse excited atmospheric-pressure lasers operating at lambda 9.6 and 10.6 microm. J Biomed Opt 6: 231 – 238.

[21] Goharkhay, K., U. Schoop, J. Wernisch et al. 2009. Frequency doubled neodymium: yttrium-aluminum-garnet and diode laser-activated power bleaching—pH, environmental scanning electron microscopy, and colorimetric in vitro e-valuations. Laser Med Sci 24: 339 – 346.

[22] Goldman, L. 1981. Laser medicine in America: An overview. Lasers Surg Med 1: 285 – 288.

[23] Gutmann, J. L. 1984. Principles of endodontic surgery for the general practitioner. Dent Clin North Am 28: 895 – 908.

[24] Hall, R. R. 1971. The healing of tissues incised by a carbon-dioxide laser. Br J Surg 58: 222 – 225.

[25] Hibst, R., and U. Keller. 1996. Effects of water spray and repetition rate on the temperature elevation during Er: YAG laser ablation of dentine. Proc SPIE 2623: 1.

[26] Hicks, M. J., C. M. Flaitz, G. H. Westerman et al. 1993. Caries-like lesion initiation and progression around laser-cured sealants. Am J Dent 6: 176 – 180.

[27] Hilgers, J. J., and S. G. Tracey. 2004. Clinical uses of diode lasers in orthodontics. J Clin Orthod 38: 266 – 273.

[28] Huth, K. C., K. W. Neuhaus, M. Gygax et al. 2008. Clinical performance of a new laser fluorescence device for detection of occlusal caries lesions in permanent molars. J Dent 36: 1033 – 1040.

[29] Kang, H. W., I. Rizoiu, and A. J. Welch. 2007. Hard tissue ablation with a spray-assisted mid-IR laser. Phys Med Biol 52: 7243 – 7259.

[30] Kimura, Y., K. Yonaga, K. Yokoyama et al. 2002. Root surface temperature increase during Er: YAG laser irradiation of root canals. J Endod 28: 76 – 78.

[31] Kotlow, L. A. 2004. Lasers in pediatric dentistry. Dent Clin North Am 48: 889 – 922, vii.

[32] Kravitz, N. D., and B. Kusnoto. 2008. Soft-tissue lasers in orthodontics: An overview. Am J Orthod Dentofacial Orthop 133: S110 – 114.

[33] Kwon, Y. H., O. W. Kwon, H. I. Kim, and K. H. Kim. 2003. Nd: YAG laser ablation and acid resistance of enamel. Dent Mater J 22: 404 – 411.

[34] Levy, G., G. F. Koubi, and L. J. Miserendino. 1998. Cutting efficiency of a midinfrared laser on human enamel. J Endod 24: 97 – 101.

[35] Liu, J. F. 2006. Effects of Nd: YAG laser pulpotomy on human primary molars. J Endodont 32: 404 – 407.

[36] Liu, J. F., L. R. Chen, and S. Y. Chao. 1999. Laser pulpotomy of primary teeth. Pediatr Dent 21: 128 – 129.

[37] Moritz, A., editor. 2006. Oral Laser Application. Quintessence Publishing, Chicago, IL.

[38] Moritz, A., U. Schoop, K. Goharkhay, and W. Sperr. 1998. The CO_2 laser as an aid in direct pulp capping. J Endod 24: 248 – 251.

[39] National Academy of Engineering. 2012. Lasers and Fiber Optics Timeline.

[40] Niemz, M. H. 2007. Laser. Tissue Interactions, Fundamental Applications. Springer, Heidelberg.

[41] Olivi, G., F. Angiero, S. Benedicenti et al. 2010. Use of the erbium, chromium: yttrium. scandium. gallium. garnet laser on human enamel tissues. Influence of the airwater spray on the laser. tissue interaction: Scanning electron microscope evaluations. Lasers Med Sci 25: 793 – 797.

[42] Pang, P. 2008. Lasers in cosmetic dentistry. Gen Dent 56: 663 – 670; quiz 671 – 672, 767.

[43] Parker, S. 1998. Lasers in dentistry. Br Dent Nurs J 57: 7 – 9.

[44] Parker, S. 2007. Low-level laser use in dentistry. Br Dent J 202: 131 – 138.

[45] Parker, S. P. A., A. A. Darbar, J. D. B. Featherstone et al. 2007. The use of laser energy for therapeutic ablation of intraoral hard tissues. J Laser Dent 15: 78 – 86.

[46] Parkins, F. 2000. Lasers in pediatric and adolescent dentistry. Dent Clin North Am 44: 821 – 830.

[47] Polat, S., K. Er, K. E. Akpinar, and N. T. Polat. 2004. The sources of laser Doppler blood-flow signals recorded from vital and root canal treated teeth. Arch Oral Biol 49: 53 – 57.

[48] Sarver, D. M., and M. Yanosky. 2005. Principles of cosmetic dentistry in orthodontics: Part 2. Soft tissue laser technology and cosmetic gingival contouring. Am J Orthod Dentofacial Orthop 127: 85 – 90.

[49] Schoop, U., W. Kluger, A. Moritz et al. 2004. Bactericidal effect of different laser systems in the deep layers of dentin. Laser Surg Med 35: 111–116.

[50] Sculean, A., F. Schwarz, M. Berakdar et al. 2004. Periodontal treatment with an Er: YAG laser compared to ultrasonic instrumentation: A pilot study. J Periodontol 75: 966–973.

[51] Seka, W., D. Fried, J. D. Featherstone, and S. F. Borzillary. 1995. Light deposition in dental hard tissue and simulated thermal response. J Dent Res 74: 1086–1092.

[52] Simonsen, R. J. 2005. Preventive resin restorations and sealants in light of current evidence. Dent Clin North Am 49: 815–823, vii.

[53] Stabholz, A., R. Zeltser, M. Sela et al. 2003. The use of lasers in dentistry: Principles of operation and clinical applications. Compend Contin Educ Dent 24: 935–948; quiz 949.

[54] Sung, E. C., T. Chenard, A. A. Caputo et al. 2005. Composite resin bond strength to primary dentin prepared with Er, Cr: YSSG laser. J Clin Pediatr Dent 30: 45–49.

[55] Venugopalan, V., N. S. Nishioka, and B. B. Mikic. 1996. Thermodynamic response of soft biological tissues to pulsed infrared-laser irradiation. Biophys J 70: 2981–2993.

[56] Verheyen, P., L. J. Walsh, J. Wernisch, U. Schoop, and A. Moritz. 2006. Laser-Assisted Bleaching. Oral Laser Application Chapter 10: 407–448.

[57] Visuri, S. R., J. T. Walsh, Jr., and H. A. Wigdor. 1996. Erbium laser ablation of dental hard tissue: Effect of water cooling. Lasers Surg Med 18: 294–300.

[58] Wigdor, H. 2008. Basic physics of laser interaction with vital tissue. Alpha Omegan 101 (3): 127–132.

[59] Yukna, R. A., R. L. Carr, and G. H. Evans. 2007. Histologic evaluation of an Nd: YAG laser-assisted new attachment procedure in humans. Int J Periodontics Restorative Dent 27: 577–587.

62　激光在泌尿外科学的应用

62.1　引　言

激光已经成了泌尿外科手术的一个重要组成部分，并将带来革命性的变化。1960 年，美国物理学家 Theodore Maiman 使用红宝石水晶创造了第一个激光器（Maiman，1960）。最早描述激光用于泌尿外科领域的是 Parsons，他在 1966 年将其应用于犬类的膀胱手术（Parsons 等，1966）。

激光（laser）一词是"光受激辐射放大"（light amplification by stimulated emission of radiation）的缩写。激光的形成是能量穿过一种特殊的介质时，激发了介质中的原子并发出同一方向、波长完全一致的光波。这种光波或者光子是由被激发的电子弛豫产生的。一个典型的激光器，包括提供能量的泵浦源、放大介质和反射光束的光学腔或反射镜。激光的特征是：单色、平行光和相干光束。明显不同于波长带宽的白光，激光是单色的，其波长带宽非常窄。每一条光线的方向都是完全相同的（平行），并且每束光线都在同一个相位振动（相干性）。

激光最重要的一个方面是它们可以与组织相互作用，进行光能与热能之间的转换，这种热能的转换和转移使得靶组织的温度升高，发生凝固或者汽化：当靶组织被加热到低于沸腾（汽化）温度，会产生凝固性坏死。而当靶组织被加热到高于沸腾（汽化）温度时，便可以消融或者切除组织。在 20 世纪 80 年代初期之前，激光在泌尿外科领域的应用还很有限。然而，自 80 年代初期开始，激光逐渐成为这个领域的非常重要的组成部分，而现在更被认为是标准的治疗手段。在泌尿外科领域，激光已经用于多种疾病的治疗，包括良性前列腺增生（benign prostatic hyperplasia，BPH）、泌尿生殖道恶性肿瘤、尿路结石、肾盂输尿管连接处（ureteropelvic junction，UPJ）梗阻和狭窄性疾病以及组织病变。现在已有应用于泌尿外科领域的几种不同规格、不同型号的激光器（表 62.1）。这章的目的在于总结这些激光器类型以及它们在泌尿外科的临床应用。

表 62.1　　　　　　　　　　　　　　　　　激光器类型及其描述

激光器类型	波长/nm	穿透深度/mm	激光模式	临床用途	临床应用
Hol：YAG	2100	0.4	脉冲型	汽化 切除 摘除	BPH UPJ 梗阻 碎石术 狭窄性疾病 泌尿生殖系恶性肿瘤 前列腺癌
Nd：YAG	1064	10	脉冲或持续型	凝固	浅表膀胱和阴茎癌 膀胱血管瘤
KTP	532	0.8	持续型	汽化	BPH
Diode	940 980 1470	5	脉冲或持续型	汽化	BPH
Tm：YAG	2000	0.25	持续型	汽化 切除 摘除	BPH 前列腺癌

62.2　钬：钇铝石榴石（Hol：YAG）激光器

钬：钇铝石榴石激光器既是一种端射激光器又是一种边射激光器，发出的激光波长为 2140 nm。与其他激光器不同，这种激光器以一系列脉冲的形式发射能量，每个脉冲持续时间为 350 毫秒。此激光能够在很短的时间内发射出光能，这使得它能够产生很高的峰值功率。同时，因为这种激光是脉冲形式的，所以转化到组织中的能量很快会被吸收，故散热也非常迅速。由于波长过长，这种激光被水吸收的程度很高，使得水汽蒸发而避免了深层组织的凝固性坏死。组织的穿透深度为 0.4 mm。吸收系数很高，导致能量向组织的高转移，导致汽化。因此，它的凝固效果很好并且凝固性坏死极小。不同纤维型号的钬：钇铝石榴石（Hol：YAG）激光器，使用直径不同的光纤，广泛应用于许多不同的临床疾病中（表 62.2）。钬：钇铝石榴石激光的临床应用包括治疗肾结石、BPH、UPJ 梗阻、狭窄性疾病以及泌尿生殖道恶性肿瘤。最近，这种激光也被应用于一种称为"自然孔道内镜根治性前列腺切除术"（NOTES RP）的新型前列腺癌手术方式中（Humphreys 等，2011）。

表 62.2	根据临床应用的 Hol：YAG 激光纤维的选择		
应用	激光纤维/U	设置：能量/J	设置：频率
膀胱结石	1000	0.6～1	20～40
NOTES RP	550	2	20～40
BPH	550	2	20～50
尿道狭窄	550	0.6～1	6～15
UPJ 梗阻	200 或 365	0.6～1	6～15
肾结石或肿瘤（顺行）	200/365 或 550	0.6～1	6～15
肾结石或肿瘤（逆行）	200	0.6～1	6～15
远端或中段肾结石或肿瘤	200 或 365	0.6～1	6～15

大约 10% 的人群患有结石病。许多病人需要接受碎石术。钬：钇铝石榴石激光已经成为治疗这些病人的标准治疗方案。无论是经顺向或者逆向入路，它都可以击碎任何位置的所有类型结石。一篇综述报道了使用钬激光的碎石率达到 95% 以上，且狭窄和穿孔率 <1%（Biyani、Cornford 和 Powell，1998；Devarajan 等，1998；Grasso 和 Chalik，1998；Gould，1998；Scarpa 等，1999；Shroff 等，1996；Sofer 和 Denstedt，2000；yip、Lee 和 Tam，1998）。

钬：钇铝石榴石激光的一个很重要的应用领域是治疗良性前列腺增生（BPH），这种术式被称为钬激光前列腺剜除术（holmium laser enucleation of the prostate，HoLEP）。包括短期和长期的一级数据证实，HoLEP 是治疗各种大小腺体 BPH 的最有效激光。其特点是住院时间（length of hospital stay，LOS）短，留置输尿管的时间（length of catheterization，LOC）短和出血量小（Kuntz 等，2004；Wilson 等，2006）。同时，HoLEP 也显著地提高了病人的尿道峰值流速以及 AUA（美国泌尿协会）症状评分（Ahyai 等，2010）。不同于 BPH 的消融术，HoLEP 摘除下来的前列腺组织可以做病理切片分析。严格的研究已经明确，无论在围手术期还是术后的结果上，HoLEP 都比开放的前列腺切除术（TURP）更好（Kuntz，Lehrich 和 Ahyai，2008）。在治疗轻度前列腺腺体增生时，与 TURP 比较，HoLEP 在围手术期疗效也具有优势，而术后疗效至少是相同的。也有数据表明，对轻度前列腺腺体增生的术后疗效，HoLEP 优于 TURP（Ahyai 等，2010）。最重要的是，HoLEP 的疗效是长期、持久和可重复的，可以应用于任何大小的前列腺腺体（Humphreys 等，2008；Krambeck，Handa 和 Lingeman，2010）。

与 HoLEP 相似，Hol：YAG 激光也可以通过切除前列腺组织来治疗前列腺增生症，这种技术被称为前列腺钬激光消融术（HoLAP）。1994 年第一次报道 HoLAP，其使用的是 60 W 的激光。后来更新的技术是使用 80 W，而现在是 100 W。两项随机对照试验（RCTs）已经表明，HoLAP 与 TURP 和 KTP 具有可比性（Elzayat 等，2009；Mottet 等，1999）。一项 RCT 提到，在提高病人的国际前列腺症状评分（IPSS）和最大尿流率（Q_{max}）上，HoLAP 与 TURP 具有相同的效果。在这项研究中，HoLAP 组病人的 LOS 和 LOC 均更短。在另一项比较 HoLAP 和 KTP 的研究中，发现两组病人的功能疗效都有相同程度的改善（Elzayat 等，2009）。

有狭窄性 UPJ 的病人或者是 UPJ 处有交叉血管的病人，不仅只是疼痛而且还有发展为肾功能不全的风险。一般情况下，这种先天性的疾病通常采用传统的肾盂成形术来治疗（Brooks 等，1995）。然而，现在也可以采用一种叫作腔内切开术的方式来治疗，它正是用钬激光来切开狭窄的部位。在一篇近期的综述中，采用 Hol：YAG 腔内切开术的 153 个肾单位，成功率达 78%（Phillips 和 Landman，2007；Ost 等，2005）。总体上，无论哪种入路（顺行或逆行），腔内切开术的成功概率都在 80% 左右（Kletscher 等，1995；Knudsen 等，2004；Kunkel 和 Korth，1990；Ost 等，2005；Mendez-Torres，Urena 和 Thomas，2004；Motola，Badlani 和 Smith，1993；Shalhav 等，1998）。

与 UPJ 梗阻相似，有输尿管狭窄的病人也可以用内镜下钬激光（Hol：YAG）来治疗。这些狭窄不同于 UPJ 梗阻，输尿管狭窄通常是医源性的而不是先天的。最近的一篇综述表明，在一项由 86 位输尿管狭窄或输尿管肠狭窄或输尿管狭窄合并输尿管肠狭窄的病人治疗中，治愈成功率达 64%（Phillips 和 Landman，2007）。

整个泌尿生殖系统都有患移行细胞癌（transitional cell carcinoma，TCC）的可能。治疗上尿路 TCC 的金标准是肾输尿管切除术，但有一些病人也可以采用钬激光内镜治疗技术。这些技术可采用逆行或顺行入路。TCC 的复发率取决于肿瘤的分级及分期。一项研究发现，钬激光在治疗肿瘤分级为 1～3 级的肿瘤后，它们的复发率分别为 18%、33% 和 50%（Jarrett 等，1995）。

随着钬激光在临床应用的逐渐展开，最近出现了一项新的革命性技术。这项技术被称为 NOTES RP，其适应证与 HoLEP 相似，但不同的是，HoLEP 切除的是前列腺大部，而 NOTES RP 是将前列腺完全切除。因此，NOTES RP 可用于前列腺癌根治术。尽管 NOTES RP 还处于早期应用阶段，但它的优势非常明显——病人出血少，避免了切口疼痛，可以早日重返工作，并且术后勃起功能得到更好地保留（Humphreys 等，2011）。

62.3　钕：钇铝石榴石激光器

钕：钇铝石榴石（Nd：YAG）激光器发出波长为 1064 nm 的光波。该光波很少被水吸收，因此可以引起深层凝固性坏死以及更广泛的热损伤。这种激光的组织穿透深度≥1 cm（Marks 和 Teichman，2007）。以前它的临床应用包括 BPH 手术治疗以及碎石术。然而，由于它的穿透深度太深导致术后刺激症状明显，并且这种激光不能将所有类型的结石击碎，所以它不再应用于以上临床情况，而被其他更加有效的激光取代。Nd：YAG 现在主要用来治疗浅表膀胱肿瘤、浅层阴茎病变以及膀胱血管瘤（Natalin 等，2008）。这种激光的最大输出功率是 60 W，一般输出功率要控制在 35 W 以下，从而减小膀胱穿孔的风险。这种激光的优点是它可以在局部麻醉下进行门诊手术。而且实施膀胱内手术不会出现闭孔神经反射而导致膀胱穿孔。缺点是损伤组织无法恢复，而且在膀胱肿瘤切除术中可能导致空腔脏器损伤，虽然很罕见，但却非常凶险。

62.4　磷酸钛氧化钾（KTP）激光器

磷酸钛氧化钾（KTP）激光是 Nd：YAG 激光穿过 KTP 晶体产生频率加倍、波长为 532nm 的激光，通过侧面激发边射的一种玻璃纤维来传输激光能量。

早期的前列腺汽化术使用的是 60 W 的 KTP 激光，但是为了降低汽化时间，现在已经发展出更新的 80 W 的 KTP 以及 120 W 硼酸锂激光系统，最近，出现了一种 180 W 的系统。由于这种 532 nm 的激光波长非常接近血红蛋白吸收峰值，其止血效果及在水中的传导能力良好（Marks 和 Teichman，2007）。此外，KTP 激光的穿透深度是 0.8 mm，而且仅产生 $1 \sim 2$ mm 的凝固，这使得它可以安全地应用于前列腺汽化术。在泌尿外科领域，这种激光已广泛应用于 BPH 的治疗。

KTP 激光在治疗 BPH 的短期疗效显著并且其操作相当易学，因而备受关注。一项随机对照试验证实，KTP 可以提高病人的最大峰值尿流率，在改善 BPH 症状（采用国际前列腺症状评分进行评估）上也与 TURP 等效（Bouchier-Hayes 等，2006）。在另一项 RCT 中，与 TURP 相比，KTP 治疗后病人的 LOC 和 LOS 均更短（Horasanli 等，2008）。然而支持 KTP 疗效的长期数据非常有限。此外，KTP 不能用于治疗所有类型的前列腺腺体增生，常常用于腺体 <60 g 的前列腺治疗。而且，KTP 切除组织的方式与 HoLEP 摘除前列腺的方式不同，其切除的组织不能用于病理检查。此外，KTP 术后，病人的前列腺特异抗原（PSA）水平的几乎没有变化。相比较之下，HoLEP 术后，病人的 PSA 水平会显著下降。在这种情况下，PSA 下降水平可以用来反映移除组织的大小。

62.5 二极管激光器

二极管激光器采用特殊的二极管来产生能量，可以发射包括 940 nm、980 nm 和 1470 nm 在内的多种波长的激光。这些波长的激光可以被水和血红蛋白很好地吸收，因此，它具有很好的止血功能以及汽化特性（Gravas 等，2011）。二极管激光穿透深度为 5 mm。它的主要功能是治疗 BPH，主要优点是价格不贵并且不需要冷却设备。而它的主要缺点是，二极管激光现有的数据非常少，而且只有短期效应数据。

62.6 铥：钇铝石榴石激光器

铥：钇铝石榴石（Tm：YAG）激光器发射波长为 2000 nm 的激光。与 Hol：YAG 激光相似的是，Tm：YAG 也能被水大量吸收（穿透深度为 0.25 mm），因此具有优良的组织汽化功能。与 Hol：YAG 激光不同的是，Tm：YAG 是连续的，因此，它的能量输出相当均匀，可以在组织上形成明显的碳化效应。因为这些激光器都是二极管泵浦，所以它们很小且轻便，并且不需要水冷却系统（Marks 和 Teichman，2007）。Tm：YAG 激光的主要临床用途是治疗 BPH。最近的报道表明其围手术期及术后疗效均佳，包括提高最大峰值尿流率以及改善病人的尿路症状。然而这些结果都是短期的（Bach 等，2011；Netsch 等，2012a，b）。与 Hol：YAG 激光相似，这种激光最近也被用于前列腺癌的治疗（Nagele 等，2012）。

62.7 小 结

在过去 10 年中，激光在泌尿外科应用的进展令人瞩目。从止血到汽化再到切除，激光已经成为泌尿外科领域的重要部分。这一领域已经进行了大量的研究，但对于应用于泌尿外科领域的大部分激光来说，还需要长期的高质量研究数据。到目前为止，由于 Hol：YAG 激光应用的广泛性及其有效的短期及长期数据，它被认为是目前泌尿外科的标准治疗方法。在出现其他激光的一级数据报道前，Hol：YAG 将一直是治疗的金标准。

作者：
Naeem Bhojani

Indiana University School of Medicine
JamesLingeman
Indiana University School of Medicine

参考文献

[1] Ahyai, S. A., P. Gilling, S. A. Kaplan et al. 2010. Meta-analysis of functional outcomes and complications following transurethral procedures for lower urinary tract symptoms resulting from benign prostatic enlargement. Eur Urol 58: 384 - 397.

[2] Bach, T., C. Netsch, L. Pohlmann, T. R. Herrmann, and A. J. Gross. 2011. Thulium: YAG vapoenucleation in large volume prostates. J Urol 186: 2323 - 2327.

[3] Biyani, C. S., P. A. Cornford, and C. S. Powell. 1998. Ureteroscopic holmium lasertripsy for ureteric stones. Initial experience. Scand J Urol Nephrol 32: 92 - 93.

[4] Bouchier-Hayes, D. M., P. Anderson, S. Van Appledorn, P. Bugeja, and A. J. Costello. 2006. KTP laser versus transurethral resection: Early results of a randomized trial. J Endourol 20: 580 - 585.

[5] Brooks, J. D., L. R. Kavoussi, G. M. Preminger, W. W. Schuessler, and R. G. Moore. 1995. Comparison of open and endourologic approaches to the obstructed ureteropelvic junction. Urology 46: 791 - 795.

[6] Devarajan, R., M. Ashraf, R. O. Beck, R. J. Lemberger, and M. C. Taylor. 1998. Holmium: YAG lasertripsy for ureteric calculi: An experience of 300 procedures. Br J Urol 82: 342 - 347.

[7] Elzayat, E. A., M. S. Al-Mandil, I. Khalaf, and M. M. Elhilali. 2009. Holmium laser ablation of the prostate versus photoselective vaporization of prostate 60 cc or less: Short-term results of a prospective randomized trial. J Urol 182: 133 - 138.

[8] Gould, D. L. 1998. Holmium: YAG laser and its use in the treatment of urolithiasis: Our first 160 cases. J Endourol 12: 23 - 26.

[9] Grasso, M., and Y. Chalik. 1998. Principles and applications of laser lithotripsy: Experience with the holmium laser lithotrite. J Clin Laser Med Surg 16: 3 - 7.

[10] Gravas, S., A. Bachmann, O. Reich et al. 2011. Critical review of lasers in benign prostatic hyperplasia (BPH). BJU Int 107: 1030 - 1043.

[11] Horasanli, K., M. S. Silay, B. Altay et al. 2008. Photoselective potassium titanyl phosphate (KTP) laser vaporization versus transurethral resection of the prostate for prostates larger than 70 mL: A short-term prospective randomized trial. Urology 71: 247 - 251.

[12] Humphreys, M. R., N. L. Miller, S. E. Handa et al. 2008. Holmium laser enucleation of the prostate—outcomes independent of prostate size? J Urol 180: 2431 - 2435; discussion 2435.

[13] Humphreys, M. R., J. S. Sauer, A. R. Ryan et al. 2011. Natural orifice transluminal endoscopic radical prostatectomy: Initial perioperative and pathologic results. Urology 78: 1211 - 1217.

[14] Jarrett, T. W., P. M. Sweetser, G. H. Weiss, and A. D. Smith. 1995. Percutaneous management of transitional cell carcinoma of the renal collecting system: 9-year experience. J Urol 154: 1629 - 1635.

[15] Kletscher, B. A., J. W. Segura, A. J. LeRoy, and D. E. Patterson. 1995. Percutaneous antegrade endopyelotomy: Review of 50 consecutive cases. J Urol 153: 701 - 703.

[16] Knudsen, B. E., A. J. Cook, J. D. Watterson et al. 2004. Percutaneous antegrade endopyelotomy: Long-term results from one institution. Urology 63: 230 - 234.

[17] Krambeck, A. E., S. E. Handa, and J. E. Lingeman. 2010. Holmium laser enucleation of the prostate for prostates larger than 175 grams. J Endourol 24: 433 - 437.

[18] Kunkel, M., and K. Korth. 1990. [Long-term results following percutaneous pyeloplasty]. Urologe A 29: 325 - 329.

[19] Kuntz, R. M., S. Ahyai, K. Lehrich, and A. Fayad. 2004. Transurethral holmium laser enucleation of the prostate

versus transurethral electrocautery resection of the prostate: A randomized prospective trial in 200 patients. J Urol 172: 1012 – 1016.

[20] Kuntz, R. M., K. Lehrich, and S. A. Ahyai. 2008. Holmium laser enucleation of the prostate versus open prostatectomy for prostates greater than 100 grams: 5-year follow-up results of a randomised clinical trial. Eur Urol 53: 160 – 166.

[21] Maiman, T. 1960. Stimulated optical radiation in ruby. Nature 187: 493 – 494.

[22] Marks, A. J., and J. M. Teichman. 2007. Lasers in clinical urology: State of the art and new horizons. World J Urol 25: 227 – 233.

[23] Mendez-Torres, F. R., R. Urena, and R. Thomas. 2004. Retrograde ureteroscopic endopyelotomy. Urol Clin North Am 31: 99 – 106.

[24] Motola, J. A., G. H. Badlani, and A. D. Smith. 1993. Results of 212 consecutive endopyelotomies: An 8-year followup. J Urol 149: 453 – 456.

[25] Mottet, N., M. Anidjar, O. Bourdon et al. 1999. Randomized comparison of transurethral electroresection and holmium: YAG laser vaporization for symptomatic benign prostatic hyperplasia. J Endourol 13: 127 – 130.

[26] Nagele, U., A. G. Anastasiadis, U. Walcher et al. 2012. Natural orifice (NOTES) transurethral sutureless radical prostatectomy with thulium laser support: First patient report. World J Urol 30: 625 – 631.

[27] Natalin, R. A., C. K. Phillips, R. V. Clayman and J. Landman. 2008. Urologic laser types and instrumentation. Arch Esp Urol 61: 971 – 977.

[28] Netsch, C., T. Bach, T. R. Herrmann and A. J. Gross. 2012a. Thulium: YAG VapoEnucleation of the prostate in large glands: A prospective comparison using 70-and 120-W 2 μm lasers. Asian J Androl 14: 325 – 329.

[29] Netsch, C., T. Bach, L. Pohlmann, T. Herrmann and A. J. Gross. 2012b. Comparison of 120 – 200 W 2 μm thulium: yttrium-aluminum-garnet vapoenucleation of the prostate. J Endourol 26: 224 – 229.

[30] Ost, M. C., J. D. Kaye, M. J. Guttman, B. R. Lee, and A. D. Smith. 2005. Laparoscopic pyeloplasty versus antegrade endopyelotomy: Comparison in 100 patients and a new algorithm for the minimally invasive treatment of ureteropelvic junction obstruction. Urology 66: 47 – 51.

[31] Parsons, R. L., J. L. Campbell, M. W. Thomley, C. G. Butt, and T. . E. Gordon, Jr. 1966. The effect of the laser of dog bladders: A preliminary report. J Urol 95: 716 – 717.

[32] Phillips, C. K., and J. Landman. 2007. Lasers in the upper urinary tract for nonstone disease. World J Urol 25: 249 – 256.

[33] Scarpa, R. M., A. De Lisa, D. Porru, and E. Usai. 1999. Holmium: YAG laser ureterolithotripsy. Eur Urol 35: 233 – 238.

[34] Shalhav, A. L., G. Giusti, A. M. Elbahnasy et al. 1998. Adult endo-pyelotomy: Impact of etiology and antegrade versus retrograde approach on outcome. J Urol 160: 685 – 689.

[35] Shroff, S., G. M. Watson, A. Parikh et al. 1996. The holmium: YAG laser for ureteric stones. Br J Urol 78: 836 – 839.

[36] Sofer, M., and J. Denstedt. 2000. Flexible ureteroscopy and lithotripsy with the Holmium: YAG laser. Can J Urol 7: 952 – 956.

[37] Wilson, L. C., P. J. Gilling, A. Williams et al. 2006. A randomised trial comparing holmium laser enucleation versus transurethral resection in the treatment of prostates larger than 40 grams: Results at 2 years. Eur Urol 50: 569 – 573.

[38] Yip, K. H., C. W. Lee, and P. C. Tam. 1998. Holmium laser lithotripsy for ureteral calculi: An outpatient procedure. J. Endourol 12: 241 – 246.

63　激光在耳鼻喉科学的应用

63.1　引　言

自 20 世纪以来，诸如手术显微镜和气管内插管全身麻醉的重大创新，使得喉内镜手术的精确度和成功率得到了显著的提高。20 世纪 70 年代，许多研究者（Polanyi，Bredermeier 和 Davis，1970；Jako，1972；Strong，1975；Strong 等，1976；Vaughan，1978）将二氧化碳（CO_2）激光器引入外科手术中。他们将 CO_2 激光器与手术显微镜相结合，由此创造了一种新的精确切割同时止血的方式。临床上，CO_2 激光器是耳鼻喉手术的基本工具。然而，由于能量不能通过光纤运输，所以它在手术室中的应用仍十分有限。

Anderson 和 Parrish（1981）提出的选择性光热解概念是指根据靶细胞的特性，通过光辐射"适当的短暂脉冲"对细胞产生特异性杀伤作用。Anderson 将选择性光热解概念应用于黄光（585～600 nm）脉冲染料激光器（pulsed-dye laser，PDL）上，通过靶向氧合血红蛋白来治疗皮肤血管畸形。这种概念最终产生了两种激光器：585 nm 的脉冲染料激光器和 532 nm 的磷酸氧钛钾（potassium-titanyl-phosphate，KTP）激光器。这些波长可以精确地选择靶向氧合血红蛋白的吸收峰，充分渗透进血液里，从而可以将热量均匀地射入血管，导致血管内凝血和皮下微循环血管的破裂。短脉冲可用于保持血管内的热量，而不造成血管外软组织的额外热损伤。通过纤细灵活的玻璃光纤（≤0.6 mm）来传输激光，因此，PDL 和 KTP 激光器都可以通过纤维喉镜的管道或者手术室喉镜的内镜进行手术。最近，一种既有 CO_2 激光切割和灼烧特点，又可以通过玻璃光纤运输的 2 μm 铥激光被引入临床应用。

虽然激光器在喉部的应用推动了其在耳鼻喉科的应用，但是各种类型的激光器以多种治疗策略在耳鼻喉科疾病中的广泛应用已经显示出其临床疗效。CO_2 激光器可用于面部皮肤再植和酒渣鼻；Nd：YAG 激光器可用于治疗遗传性出血性毛细血管扩张病（hereditary hemorrhagic telangiectasia，HHT）和鼻甲肥大引起的鼻塞；氩激光器则用于中耳手术，例如，镫骨切除术、分离慢性耳疾病引起的粘连以及治疗酒渣鼻术中的植皮。

本章讨论的激光器可以使许多良性和恶性耳鼻喉科疾病的治疗得到加强。基于纤维技术的应用不断扩大，使得治疗模式从在手术室中利用气管内插管麻醉进行手术转变为在一般治疗室中使用局部麻醉进行治疗。现在可以使用能够最大限度地保留和/或恢复声音的光解聚合激光来积极地治疗声带表面的慢性上皮增生性疾病，例如，乳头状瘤病和不典型增生。

63.2　二氧化碳激光器

63.2.1　喉部疾病

当光束聚焦时，CO_2 激光器主要用作具有止血作用的手术刀。当光束散焦时，CO_2 激光器也可有效地用于消融和破坏上皮性疾病的细胞，如弥漫性乳头状瘤病。在 10.6 μm 的红外线波长范围时，CO_2 激光器传输非电离电磁辐射，可以很好地被水吸收，因此，可以广泛地被喉部软组织吸收。但是在操作时，操作者须很小心地处理声带的振动膜，因为热能很容易导致脆弱的上皮固有层（superficial lamina propria，SLP）纤维化，而这是产生声音主要的震动部位。只有以下两种情况能将二氧化碳激光用于振动膜：①上皮固有层失去功能（由病人之前的手术导致）；②癌细胞已经侵犯并且取代了上皮固有层细胞（Vaughan，1978）。

使用操纵杆和脚踏板的瞄准光束（视线）传输系统使得外科医生更容易进行精准的双路手术。然而，不同量的声带的蒸发和消融会降低操纵杆本应能增强的手动灵活性。CO_2 激光器在治疗选择性后声门障碍方面也很有价值，因为这些疾病需要进行杓状切除术或解剖上皮下狭窄。但是，CO_2 激光器不适合用于治疗声带的上皮下肿块，例如，结节、息肉和囊肿。这些病变最好通过冷仪器切除，以最大限度保留基底上皮固有层细胞和被覆上皮细胞。

63.2.2 面部皮肤修复

使用激光对光老化的皮肤进行表面修复是一种用于治疗面部皱纹的成熟技术。在皮肤表面修复中使用 CO_2 激光是有利的，因为其对周围组织的热损伤能促使成纤维细胞产生胶原增加，从而可以观察到临床效果（Ward 和 Baker，2008）。面部皮肤修复有 3 种治疗方式：消融换肤（ablative skin resurfacing，ASR），非消融性皮肤重塑（nonablative dermal remodeling，NDR）和点阵光热疗法（fractional photothermolysis，FP）（Manstein 等，2004）。

用于修复大多数光损伤皮肤的最有效的激光治疗是使用脉冲 CO_2 激光进行 ASR，但其副作用也十分显著（Manstein 等，2004）。一般治疗后的第一周会有流脓、感染、结痂和灼烧感。副作用包括痤疮样皮疹、单纯疱疹、细菌性感染和色素沉着（Shamsaldeen，Peterson 和 Goldman，2011）。因此，有人提出用 Er：YAG 激光进行 ASR，因为 2940 nm 波长最接近水的最大吸收峰值（3000 nm），这样比较浅的吸收深度可以减少残留热损伤（Manstein 等，2004）。

2004 年，Manstein 等人（2004）为了克服 ASR 和 NDR 所带来的问题，提出了 FP 用于皮肤重塑的概念。FP 产生了微观热伤区（microscopic thermal wound zone，MTZ），并专门保护每个伤口周围的组织。这样每个 MTZ 都可以进行快速表皮修复和角质形成细胞短程迁移（Manstein 等，2004）。对于给定的能级，MTZ 的密度和它们之间的空间量可以变化。FP 模式目前应用于治疗光老化、痤疮瘢痕、皮肤松弛，等等。报道的 FP 相关并发症很少，并且用点阵 CO_2 激光治疗的病人所出现的颈带和睑外翻症状出现的并发症远少于用传统 CO_2 激光和皮肤磨削术（Fife，Fitzpatrick 和 Zachary，2009）。因此，通过 FP 进行的点阵表面修复能产生可靠的皮肤再生系统，而其停止运作的时间最小，并且结果可预测（Collawn，2007）。

63.3 光血管破坏激光器

63.3.1 脉冲染料激光器（585 nm）

Anderson 和 Parrish（1981）提出了用于治疗皮肤病血管畸形的选择性光热疗的概念，促进了 585 nm PDL 的发展，因为可以将其波长与靶向氧合血红蛋白的吸收峰（约 571 nm）高度匹配，并且完全穿透腔内血液，从而均匀地将热量沉积到血管中。精确地选择激光脉冲宽度（0.5 毫秒）可以将热量传递到血管中而不造成因热传导而引起的血管外组织损伤。Bower、Flock 和 Waner（1998）以及 McMillan、Shapshay 和 McGilligan（1998）使用 585 nm PDL 进行喉乳头状瘤病的试验研究。不久后，大量报道了关于喉部疾病治疗的研究，包括治疗声带发育不良（Franco 等，2003）、乳头状瘤（Franco 等，2002）和静脉曲张（Zeitels，2002）等。当考虑将光血管破坏用于手术治疗时，上述疾病中病变的和/或丰富的微脉管系统是关键特征。微循环可以靶向错综复杂的喉部病变（发育不良、癌症、乳头状瘤和静脉曲张）或促进冷器械切除（扩张和息肉），同时使周围软组织、SLP 和上皮的热创伤最小化。理论上，这是维持声带层状微观结构柔韧性（SLP 和上皮）和声带发声的理想方法。

　　PDL 可有效治疗乳头状瘤病和不典型增生，并且没有在临床上观察到 CO_2 激光相关的软组织并发症（热损伤、组织坏死、SLP 瘢痕和前连合网形成）(Zeitels，2004)。推测疾病消退的机制是通过使基底膜区连接蛋白变性来选择性破坏上皮下微脉管系统并分离上层与下层 SLP。这可能会导致病人非永久性的黏膜缺血病变。这种微血管的血管破坏方法限制了肿瘤上皮细胞存活和扩散，同时使其对声带脆弱的层状微结构（SLP）的细胞毒性降至最低。

　　但 PDL 仍有潜在的缺点：尽管这种激光可能不会对声带的软组织造成实质性损伤，但却很难精确地量化传输的能力和对组织实时的影响。此外，在特别短的脉冲（约 0.5 毫秒）条件下，微循环的血管壁破裂并不罕见，这会导致血液渗入周围软组织。再如治疗喉部乳头状瘤时，渗出的血液以散热的形式转移了激光能量，这样降低了激光的效率和选择性。

63.3.2　磷酸钛钾激光器（532 nm）

　　磷酸氧钛钾（KTP）激光器是波长为 532 nm 的绿光激光器，其与氧合血红蛋白的一种吸收峰一致。和 PDL 一样，这种激光器具有基于光纤的传输系统。KTP 可用来治疗乳头状瘤、不典型增生和喉内的血管病变（Zeitels 等，2006)，并且是一种治疗早期声带癌的新手术方案（Zeitels 等，2008)。

　　有研究者使用鸡胚绒毛尿囊膜模拟声带微血管的 KTP 和 PDL 激光器之间的对比性实验，显示了 KTP 优于 PDL 的几点（Broadhurst 等，2007；Burns 等，2008)。与 PDL（0.5 毫秒）相比，KTP 激光器的较长脉冲宽度（15 毫秒）产生的凝固作用更好并且血管破裂更少，而在临床上使用 PDL 出现过血管破裂的情况。KTP 激光器的较长脉冲宽度还利用了能量输送时间小于组织的热弛豫时间这一优点，因此，与在连续模式中使用相同激光相比，其对侧支血管外热软组织创伤最小。KTP 激光在临床上用于治疗乳头状瘤和不典型增生（Burns，Zeitels 和 Anderson，2007)。周围组织的血液外渗较少，并且细胞学检查显示上皮下组织的光血管破坏反应没有改变覆盖在病变上（乳头状瘤和不典型增生）的上皮。

63.3.3　KTP 激光器在诊室的应用

　　目前，基于诊室的喉部手术在无须切除病变组织的情况下，常规使用光血管破坏激光器即可治疗癌前期恶性喉癌和乳头状瘤（Zeitels，2004；Zeitels 等，2006；Rees 等，2006)。选择性光血管破坏激光通过积极治疗不典型增生和乳头状瘤并且最大限度保留包括 SLP 在内的微结构，从而改善发声功能。目前喉部激光仅限于乳头状瘤和不典型增生的治疗，并且我们不赞成应用这种诊室技术控制恶性肿瘤、微血管瘤、息肉等声创伤病变或者息肉样声带炎等慢性炎症症状，除非病人存在的合并症不允许全身麻醉（Zeitels，2004)。由于无法像在全身麻醉下的病人一样拥有肉眼直视和高倍放大的视野以及静止的手术区域，所以喉部激光手术的精确度有一定欠缺。但由于避免了全身麻醉，并且恢复时间更短，治疗频次更多，所以基于诊室的喉部光血管破坏激光治疗乳头状瘤和不典型增生更有优势。

　　不典型增生和乳头状瘤是在手术室以及诊室使用 KTP 激光治疗的最常见的两种指征（Burns 等，2010)。目前的方案包括首先在手术室治疗病人，这样可以充分评估上皮疾病和上一次手术引起软组织的改变程度。KTP 激光已经被证明在去除病灶并最大限度保留固有上皮细胞方面很有效，并且可用于每一个乳头状瘤和不典型增生的病人。

63.4　Nd：YAG 激光器

63.4.1　鼻科：鼻甲肥厚

　　Nd：YAG 激光器发射波长为 1064 nm 的激光，在所有激光中有最大的穿透深度（4 mm)。在头颈部手术中，Nd：YAG 主要用于治疗下鼻甲肥厚。在一篇 2000 例病人的回顾性研究中，研究者用激光治疗下鼻甲肥厚病人，发现激光治疗的效果优于一些常规治疗，如电切术、冷冻治疗、鼻甲切开术。并且不论什么类型的激光，对治疗下鼻甲肥厚都是有效且可行的（Janda 等，2001）。尽管已在该治疗中使用了各种激光，但固态 Nd：YAG 激光仍被视为治疗下鼻甲肥厚的有效工具。Nd：YAG 激光通过穿透软组织使鼻甲静脉丛区域凝血并相对保留浅表上皮层，与其他激光相比，其可以减少术后鼻痂形成（Janda 等，2001）。

63.4.2 鼻科：遗传性出血性毛细血管扩张症（HHT）

Nd：YAG 激光可以有效地控制下鼻甲的血管畸形和鼻中隔偏曲引起的顽固性鼻出血和遗传性出血性毛细血管扩张症。Nd：YAG 激光通过可弯曲的光纤进入鼻腔，迅速地将大血管凝固。但是人们必须慎重考虑这种激光的穿透深度，因为如果穿透进入筛骨纸样板的周边区域，与其相邻且颜色较深的内直肌就能迅速吸收激光的热能，导致变性坏死。因此 Nd：YAG 激光只能用于危险系数小的下鼻甲和鼻中隔黏膜。

63.5 氩离子激光器

氩离子激光器在可见光范围（488～514 nm，蓝绿光）以连续模式工作。氩离子激光的小光斑用于中耳的狭小手术区域是十分理想的，所以在头颈部，氩离子激光常用于耳部手术中的镫骨足板造孔术（Perkins，1980；Strunk 和 Quinn，1993）或中耳粘连（DiBartolomeo 和 Ellis，1980），同时也用于酒渣鼻等皮肤疾病治疗（Sadick 等，2008）和咽鼓管成型术（Poe，Metson 和 Kujawski，2003）。在镫骨切除术中，氩激光的小光斑精确地控制钻孔的大小来切除小镫骨板，且氩离子激光穿透深度较浅，因此，对面部神经和内耳球囊造成的热损伤最小。

血红蛋白和黑色素可以大量地吸收氩激光，所以也可用来治疗头颈部的血管皮肤病变。酒渣鼻是一种位于鼻尾三分之一的良性炎性疾病，通常在病人 50～70 岁发病，主要影响美观和鼻功能。皮脂腺增殖引起的鼻尾部血管分布增加，需要采用二氧化碳激光和氩激光等多种方式治疗。氩激光的优点是可以选择性凝结为毛细血管，二氧化碳激光和氩激光在鼻尖部整形有良好的止血效果，但是由于无法控制组织损伤和瘢痕挛缩的深度，所以有时候会导致皮肤坏死（Sadick 等，2008）。

63.6 铥激光器——2 μm 的连续激光器

63.6.1 喉部疾病

铥激光器是一种在 YAG 激光器中加入铥的泵浦二极管固态激光器，发射激光波长为 2.013 μm，其靶向于含水的生色团，因此，有类似二氧化碳激光的止血切割功能。铥激光器的光纤运输系统在内镜下喉部局部三维和周边切除术中有显著的优点。Zeitels 等人已经将铥激光用于声门及以上的局部喉部内镜手术，并且发现在所有手术病例中，激光切割都很容易止血（Zeitels 等，2006）。尽管临床前研究表明，铥激光造成的癌旁软组织热损伤比二氧化碳激光多，但是离体实验表明这种损害并不大（Burns 等，2007）。

铥激光还可以通过柔性喉镜的侧端口工作通道在局部麻醉下消融治疗不同的喉部良、恶性上皮病变。临床表明这样使用铥激光可能会损害发声膜的脆弱微结构，所以不适合用于需要选择性切除的病人。目前临床前研究强调需要有更多的前瞻性研究（Zeitels 等，2006）来决定铥激光在喉部手术的最佳应用范围。

63.6.2 未来铥激光在机器人手术中的应用

目前上消化道和呼吸道的肿瘤微创手术的趋势是使用经口入路激光和经口入路的机器人辅助手术。

经验丰富的头颈癌症外科医生报告了经口激光显微手术（transoral laser microsurgery，TLM）能保留病人良好吞咽功能且术后存活率高，是作为晚期口咽恶性肿瘤的主要治疗方法（Haughey，Hinni 和 Salassa，2011）。此外，机器人辅助手术的技术进步不断扩大这种手术的范围（Hartl 等，2011）。凭借其基于光纤的传输系统，铥激光器非常适合与机器人手术系统联合使用，并在复杂的经口切除大型上呼吸消化道肿瘤时提供有效的止血切割。正在进行初步研究以确定铥激光器在机器人辅助手术期间使用的最佳参数。

参考文献

[1] Anderson, R. R., and J. A. Parrish. 1981. Microvasculature can be selectively damaged using dye lasers: A basic theory and experimental evidence in human skin. Lasers Surg Med. 1: 263 - 276.

[2] Anderson, R. R., and J. A. Parrish. 1983. Selective photothermolysis: Precise microsurgery by selective absorption of pulsed radiation. Science 220: 524 - 527.

[3] Bower, C. M., S. Flock, and M. Waner. 1998. Flash pump dye laser treatment of laryngeal papillomas. Ann Otol Rhinol Laryngol 107: 1001 - 1005.

[4] Broadhurst, M. S., J. B. Kobler, L. M. Akst et al. 2007. Effects of pulsed KTP laser parameters on vessel ablation in the avian chorioallantoic membrane (CAM): Implications for vocal fold mucosa photoangiolysis. Laryngoscope 117 (2): 220 - 225.

[5] Burns, J. A., A. D. Friedman, M. J. Lutch, R. E. Hillman, and S. M. Zeitels. 2010. Value and utility of 532 nm pulsed potassiumtitanyl-phosphate laser in endoscopic laryngeal laser surgery. J Laryngol Otol 124 (4): 407 - 411.

[6] Burns, J. A., J. B. Kobler, J. T. Heaton, R. R. Anderson, and S. M. Zeitels. 2008. Predicting clinical efficacy of photoangiolytic and cutting/ablating lasers using the chick chorioallantoic membrane model: Implications for endoscopic voice surgery. Laryngoscope 118 (6): 1109 - 1124.

[7] Burns, J. A., J. B. Kobler, J. T. Heaton et al. 2007. Thermal damage during thulium laser dissection of laryngeal soft tissue is reduced with aircooling: An exvivo calf model study. Ann Otol Rhinol Laryngol 116 (11): 853 - 857.

[8] Burns, J. A., S. M. Zeitels, and R. R. Anderson. 2007. 523 nm Pulsed KTP laser treatment of papillomatosis under general anesthesia. Laryngoscope 117 (8): 1500 - 1504.

[9] Collawn, S. S. 2007. Fraxel skin resurfacing. Ann Plastic Surg 58 (3): 237 - 240.

[10] DiBartolomeo, J. R., and M. Ellis. 1980. The argon laser in otology. Laryngoscope 90 (11): 1786 - 1796.

[11] Fife, D. J., R. E. Fitzpatrick, and C. B. Zachary. 2009. Complications of fractional CO_2 laser resurfacing: Four cases. Lasers Surg Med 41 (3): 179 - 184.

[12] Franco, R. A., S. M. Zeitels, W. A. Farinelli, and R. R. Anderson. 2002. 585 nm pulsed dye laser treatment of glottal papillomatosis. Ann Otol Rhinol Laryngol 111: 486 - 492.

[13] Franco, R. A., S. M. Zeitels, W. A. Farinelli, W. Faquin, and R. R. Anderson. 2003. 585 nm pulsed dye laser treatment of glottal dysplasia. Ann Otol Rhinol Laryngol 112 (9) Part 1: 751 - 758.

[14] Hartl, D. M., A. Ferlito, C. E. Silver et al. 2011. Minimally invasive techniques for head and neck malignancies: current indications, outcomes and future directions. Eur Arch Otorhinolaryngol 268 (9): 1249 - 1257.

[15] Haughey, B. H., M. L. Hinni, and J. R. Salassa. 2011. Transoral laser microsurgery as primary treatment for advanced-stage oropharyngeal cancer: A United States multicenter study. Head Neck 33 (12): 1683 - 1694.

[16] Jako, G. J. 1972. Laser surgery of the vocal cords. Cope 82: 2204 - 2215.

[17] Janda, P., R. Sroka, R. Baumgartner, G. Grevers, and A. Leunig. 2001. Laser treatment of hyperplastic inferior nasal turbinates: A review. Lasers Surg Med 28 (5): 404 - 413.

[18] Manstein, D., G. S. Herron, R. K. Sink, H. Tanner, and R. R. Anderson. 2004. Fractional photothermolysis: A new concept for cutaneous remodeling using microscopic patterns of thermal injury. Lasers Surg Med 34 (5): 426 - 438.

[19] McMillan, K., S. M. Shapshay, and J. A. McGilligan. 1998. A 585-nanometer pulsed dye laser treatment of laryn-

geal papillomas: Preliminary report. Laryngoscope 108: 968 - 972.

[20] Perkins, R. C. 1980. Laser stepedotomy for otosclerosis. Laryngoscope 90 (2): 228 - 240.

[21] Poe, D. S., R. B. Metson, and O. Kujawski. 2003. Laser eustachian tuboplasty: A preliminary report. Laryngoscope 113 (4): 583 - 591.

[22] Polanyi, T., H. C. Bredermeier, and T. W. Davis. 1970. CO_2 laser for surgical research. Med Biol Eng Comput 8: 548 - 858.

[23] Rees, C. J., S. L. Halum, R. C. Wijewickrama et al. 2006. Patient tolerance of in-office pulsed dye laser treatments to the upper aerodigestive tract. Otolaryngol Head Neck Surg 134: 1023 - 1027.

[24] Sadick, H., B. Goepel, C. Bersch et al. 2008. Rhinophyma: Diagnosis and treatment options for a disfiguring tumor of the nose. Ann Plastic Surg 61 (1): 114 - 120.

[25] Shamsaldeen, O., J. D. Peterson, and M. P. Goldman. 2011. The adverse events of deep fractional CO_2: A retrospective study of 490 treatments in 374 patients. Lasers Surg Med 43 (6): 453 - 456.

[26] Strong, M. S. 1975. Laser excision of carcinoma of the larynx. Laryngoscope 85: 1286 - 1289.

[27] Strong, M. S., C. W. Vaughan, S. R. Cooperband et al. 1976. Recurrent respiratory papillomatosis: Management with the CO_2 laser. Ann Otol Rhinol Laryngol 85: 508 - 516.

[28] Strunk, C. L., Jr., and F. B. Quinn, Jr. 1993. Stapedectomy surgery in residency: KTP-532 laser versus argon laser. American J Otol. 14 (2): 113 - 117.

[29] Vaughan, C. W. 1978. Transoral laryngeal surgery using the CO_2 laser: Laboratory experiments and clinical experience. Laryngoscope 88: 399 - 420.

[30] Ward, P. D., and S. R. Baker. 2008. Long-term results of carbon dioxide laser resurfacing of the face. Arch Facial Plastic Surg 10 (4): 238 - 243.

[31] Zeitels, S. M., L. M. Akst, J. A. Burns et al. 2006. Pulsed angiolytic laser treatment of ectasias and varices in singers. Ann Otol Rhinol Laryngol 115: 571 - 580.

[32] Zeitels, S. M., J. A. Burns, G. Lopez-Guerra, R. R. Anderson, and R. E. Hillman. 2008. Photoangiolytic laser treatment of early glottic cancer: A new management strategy. Ann Otol Rhinol Laryngol 117 (7), part 2: 1 - 24.

[33] Zeitels, S. M., R. A. Franco, S. H. Dailey et al. 2004. Office-based treatment of glottal dysplasia and papillomatosis with the 585 nm pulsed dye laser and local anesthesia. Ann Otol Rhinol Laryngol 113 (4): 265 - 276.

64　纳米颗粒靶向激光在治疗诊断学的应用

64.1　引　言

对于包括肿瘤在内的一些疾病，都迫切需要构建具备检测、治疗和监测疗效的平台（Young，Figueroa 和 Drezek，2012）。检测包括对恶性组织的特异性标记并定位，从而将其与健康组织区分开来。在标记和定位恶性组织后，就可以根据疾病程度来选择不同的治疗方案。其中之一是靶向运送治疗药物，包括化疗药物或生物制剂。除被动运送靶向药物外，在许多情况下，通过外部刺激物来控制药物载荷的释放也是可取的。这种方式可以双重确保药物载荷达到理想的靶组织并在特定位置释放。治疗后，还需要确定治疗效果，这可能通过与前述标记类似的方法得以实现。单一模式包含这些需求的挑战推动了制定诊断治疗选择的发展，其中单个平台可以解决多个或全部需求。近年来，纳米技术的研究使得开发单平台诊疗选择成为可能。更具体地说，光反应性纳米颗粒已展现出诊疗平台的潜力。这些纳米颗粒的光吸收和表面修饰特性可以通过多重成像方式来定位和标记疾病组织。此外，它们吸收特定波长光的特质可用于进行恶性组织的光热切除、治疗药物载荷的受控释药及联合治疗。本章中，我们将讨论光反应性纳米颗粒的用途，这些颗粒具有吸收激光的能力，可以作为疾病诊断和治疗的新选择。

64.2　成像与诊断

无创和微创成像方法对于临床诊断病变组织是非常有价值的。当前生物成像技术范围很广，涵括了整个有机体成像和特异分子成像领域。新兴成像技术可以辅助早期诊断和治疗，如应用于早期癌症的检测、药物和生物治疗的指导甚至外科手术的指导。由于传统造影剂在光化学稳定性、检测限制、相容性方面有缺陷，而纳米颗粒能克服这些不足，因此，其在造影剂中的应用受到了越来越多的关注（Hahn 等，2011）。近红外（near-infrared，NIR）激光成像的方式也被广泛研究。因为与可见光相比，NIR 光能穿透更深的组织，且组织散射少和光毒性低。因此，能吸收近红外光的纳米颗粒广泛用于探索多重成像方法（Durr 等，2007；Li 和 Gu，2010；Wang 等，2005）。本部分将讨论开发当前在成像中用于可吸收红外光的各类纳米颗粒的方法。

64.2.1　双光子成像

双光子成像技术可以简单概括为：应用高强度近红外 Ti：S 激光，以飞秒至皮秒的脉冲将一个高光子通量传递到目标位置（Perry，Burke 和 Brown，2012）。由于惰性金属纳米颗粒表面等离子共振特性，它们可作为双光子冷光（two-photon luminescence，TPL）的可行靶点。TPL 是一个连续的过程：sp 段的电子和 d 段的空洞重新结合可使得光子依次被吸收并发射。使用相同的方法，双光子荧光（two-photon fluorescence，TPF）同样能通过双光子几乎瞬时的吸收激活来实现。金纳米棒（Gold Nanorod，GNR）由于其合成方法简便，并且在 NIR 区域纵向等离子吸收的可调性以及减弱的等离子体振子造成 TPL 信号增强的特性，目前备受研究者欢迎（Durr 等，2007）。

Prased 小组进行的一项研究中（Zhu 等，2010），合成并修饰了一个多电解质复合层包衣的 GNR，这虽然产生了毒性十六烷基三甲基溴化铵（cetyltrimethylammonium bromide，CTAB）层，但同时也产生了一个净正电荷。然后用转铁蛋白修饰 GNR 组装体，转铁蛋白通过与聚电解质涂层的静电相互作用沉积在其表面。这些基于 GNR 的组装体被用于治疗人胰腺癌细胞（Panc-1），这类细胞在体外过度表达转铁蛋白受体，并经 TPL 而成像。与未修饰的 GNR 组装体或与经转铁蛋白预饱和后再以转铁蛋白- GNR 组装体治疗（竞争性抑制）的细胞相比，经转铁蛋白- GNR 组装体治疗的癌细胞表现出明显高的 TPL 信号。Ben-Yakur 的团队（Durr 等，2007）展示了用于标记过度表达 EGFR 的 A431 皮肤癌细胞的抗 EGFR 抗体偶联 GNR 的靶向运送。与细胞自发荧光相比，其用于发出 GNR TPL 信号的激光强度减弱为原来的 1/60，这也相当于相等激活强度而发射信号增强三个数量级。在 Chang 的团队进行的一项研究中（Wang 等，2005），单 GNR 的 TPL 信号是若丹明染色分子所发射的信号强度的 58 倍，他们还通过小鼠尾静脉注射 GNR，验证了体内的 GNR TPL。GNR TPL 还被用于检测小鼠耳叶血管内 GNR 的流动，并发现血液和周围组织中的 GNR 信号是自发荧光信号的 3 倍。这些研究都表明了将吸收 NIR 光的纳米颗粒系统用于检测和标记癌症的潜力。理论上，能通过将纳米颗粒靶向与癌细胞上过度表达的特异性受体来实现恶性组织的定位。这可能进一步用于指导靶向运送或相关药物治疗的研究当中。

Gu 的团队（Li 和 Gu，2010）进行了一项研究：将转铁蛋白偶联到聚乙二醇包裹的 GNR 上，用于 HeLa 人宫颈癌细胞系的靶向治疗。以往，在 35 mW 以上的激光强度下才能观察到 HeLa 细胞的自发荧光，而荧光素（FITC）染色要得到足够强的信号则最少需要 20 mW 的激光强度。然而，当以转铁蛋白偶联聚乙二醇包裹的 GNR 为探针时，低至 0.3 mW 的激光强度足以发出强烈的冷光信号。同时，与非治疗细胞相比，以转铁蛋白偶联的聚乙二醇包裹的 GNR 治疗的细胞，在更少的激光强度下实现光热诱导其凋亡。因此，除了基于激光靶向标记癌症外，这项研究展示了使用单一纳米颗粒平台联合 TPL 成像和癌症光热治疗的作用。而这些研究均是基于光反应性纳米颗粒的多峰平台。

64.2.2　光声成像

光声成像（photoacoustic imaging，PAI）是一种新兴的强大的无创成像技术。在光声断层成像（photoacoustic tomography，PAT）中，短脉冲激光用于诱导吸收物的热膨胀，接着产生压力或光声（photoacoustic，PA）波，其可由宽波段超声检测仪所检测到，并允许内部组织结构选择性吸收特性的三维重建。由于金纳米颗粒独特的光吸收特性，其被证实可作为 PAT 中有效的造影剂（Mallidi 等，2009；Yang 等，2009）。

在 Emalianov 小组（Bayer 等，2011）的一项研究中，用硅包裹的 GNR（SiO$_2$-GNR）作为 PAI 的造影剂来区分不同类型的细胞。这是通过调整 SiO$_2$-GNR 的 NIR 吸收峰至 780 nm 并将其与人表皮生长因子受体 2（human epidermal growth factor receptor 2，HER2）生物结合来实现的。这个实验的第二组是将其吸收峰调至 830 nm 并与 EGFR 相结合。SiO$_2$-GNR 用于治疗过表达 EGFR 的 A431 细胞和过表达 HER2 的 MCF7 细胞。治疗后，在分析信号强度基础上发现：PA 信号与不同的 SiO$_2$-GNR 的光吸收波谱有关。可能通过使用具有不同 NIR 吸收特性的纳米颗粒来区分恶性组织类型。原则上，这一方法使得多路复用成为现实，并且能够检测疾病的不同阶段或不同表型。因此，可能针对每种疾病制定相应的靶向纳米颗粒平台，可通过 PAT 引导治疗。

在 Xia 的小组（Cal 等，2011）所进行的大鼠模型研究中，PAT 用于定量估算金纳米笼在淋巴系统中的运输及其在淋巴结中的吸收能力。金纳米笼的浓度、大小、表面特征适合在约 12 mm 的深度成像。据发现，50 nm 的金纳米笼表现出比 30 nm 的金纳米笼更强的 PA 信号。然而，较大的纳米笼在前哨淋巴结（sentinel lymph node，SLN）中运输和聚集较慢。此外，还发现电中性表面的金纳米笼能最快运送至前哨淋巴结，而正电荷金纳米笼则表现出最慢的转运速度。同样还发现金纳米笼能转至第二、第三腋淋巴结，这使得其可以用于定位淋巴结转移。Wang 团队的一项研究（Kim 等，2010）表明，与基于 EPR 效应的 PEG－金纳米笼的被动靶向相比，使用生物偶联的金纳米笼主动靶向皮下黑色素瘤时，其信号增强了 3 倍。这些研究展现了合成不同靶向纳米颗粒用于 PAT 体内成像的能力。此外，修饰纳米颗粒的靶向性非常重要，因为在缺乏靶向性时 PAT 信号能力大大减弱。

Li 小组（Lu 等，2011）展示了中空金纳米球（hollow gold nanospheres，HAuNs）作为单一平台用于 PAT 和光热疗法。在 U87 胶质瘤原位裸鼠模型中，静脉注射 HAuNs 后，HAuNs 可以同时靶向至整合素过表达的胶质瘤和肿瘤新生血管。注射后，使用 HAuNs 介导的 PAT 成像来定位脑部肿瘤。接着，用 NIR 激光对肿瘤进行定位并观察到肿瘤消融效果。尽管肿瘤消融约 10 天后复发，但 NIR 治疗的小鼠中位生存期显著增加。并且他们指出，基于 HAuNs 平台，采用不同的治疗方法或增加新的治疗方法，可以进一步减少肿瘤的复发。这项研究展示了用单一平台进行 PAT 成像并引导光热疗法。这项工作是单一纳米颗粒平台成为诊疗一体化平台，同时用于肿瘤成像和光热疗法的例证。

64.3　光触发药物运输系统

近段时间以来，基于纳米技术的药物运输系统发展显著。由于纳米颗粒具有高表面积-体积比、增强的特异位点靶向性、穿透细胞膜的能力以及经适当表面修饰后所具有的高度生物相容性等优势，它是理想的药物载体。一些 FDA 批准的脂质或多聚物的纳米颗粒在人体临床应用中已表现出改变药物动力学、降低药物毒性和在理想部位提高药物浓度等方面的光明前景。

一些无机试剂也已用于临床前研究和临床试验（Hung 等，2011）。有众多临床前研究都致力于控制药物在理想部位释放，从而进一步提高治疗效果。有人提出了控制药物释放的一些机制，包括激光照射、扩散、微环境 pH 和酶活性改变等（Cheng 等，2010；Park 等，2010；Sershen 等，2000；West 等，2002；Wu 等，2010）。当药物需要在精确的时间和空间释放时，利用光作为外部刺激物来触发药物释放是一种可行的选择。本部分将回顾不同的光触发药物释放系统。

64.3.1　金纳米颗粒

众多临床前试验广泛研究了光诱导等离子加热的金纳米颗粒释药，然而并未发展到临床试验阶段。一般说来，金纳米颗粒的等离子加热能诱发以下机制而实现触发药物释放：光热诱导的表面包裹塌陷或皱缩；金纳米颗粒和药物载荷间的金-硫醇共价键断裂；纳米颗粒形状改变致其表面积减小。不同金纳米颗粒形状，包括纳米壳、纳米棒、纳米立方体，均表现出对 NIR 光的反应，是控制药物释放时间和空间的理想平台。

Naomi Halas 博士和 Jennifer West 博士等人在 2000 年首先提出使用聚合物——金纳米壳复合物进行 NIR 触发药物的释放（Sershen 等，2000；West 等，2002）。在这些研究中，脉冲激光照射后加热的金纳米壳导致了热反应性共聚体（N-异丙基丙烯酰胺和丙烯酰胺）的塌陷，从而触发白蛋白的释放。金纳米壳（又称 AuroShell）已经用于激光治疗头颈部肿瘤的临床试验（http：//www.clinicaltrials.gov）。在一项相关研究中，Yavuz 等人（2009）展示了光触发释放多柔比星（doxorubicin，DOX）来诱导体外乳癌细胞死亡。Shiotani 等人（2007）利用 NIR 光触发了聚（N-异丙基丙烯酰胺）水凝胶包裹的 GNR 急剧皱缩和若丹明标记的葡聚糖的释放。近年来，笔者团队例证了 GNR-弹力素样多肽复合物的结构，其经 NIR 照射后，同时引发了光热诱导的中度过热反应和化疗药物的释放，从而引起体外人前列腺细胞的死亡（Huang 等，2011b）。

许多光反应研究使用了金纳米颗粒和脉冲激光照射，都表现出了成功释药。Rotello 的小组（Agasti 等，2009）研究了使用金纳米颗粒作为抗肿瘤药氟尿嘧啶（5-fluorouracil，5-Fu）的载体。在 365 nm 紫外光照射下，他们观察到光催化断裂使受控的氟尿嘧啶释放。同样他们还发现用氟尿嘧啶偶联的金纳米球来治疗人乳腺癌细胞（MCF-7）时，经紫外光照射后，癌细胞存活显著下降。Han 等（2006）报道了除控制药物释放外，光介导的以及可光裂解的阳离子金纳米粒子可以触发 DNA 释放。他们通过静电相互作用合成带正电的金纳米颗粒并通过光活性酯类化学键连接 DNA。近紫外光照射使 N-苯键断裂，这引起正电荷氨基从负电荷羧基基团中释放。该电荷反转进一步导致 DNA 的高效释放，这可能是静电排斥的作用。在紫外光照射后，可以在细胞核中明显观察到运输荧光素亚酰胺（fluorescein amidite，FAM）标记的 DNA 释放并进入鼠胚胎成纤维细胞。

光触发 GNR 中的药物释放不仅是因为金-硫醇键断裂，还因为其形状发生了改变（从圆柱体变为球体）而致纳米颗粒表面积减小。Shuji Yamashita 等人（Shuji Yamashita，Katayama 和 Niidome，2009）报道了脉冲激光照射后超过 60% 的偶联 PEG 分子从 GNR 中释放。Chen 等人（2006）将增强绿色荧光蛋白（enhanced green fluorescent protein，EGFP）包裹的 DNA 通过金-硫醇键组装在 GNR 上，并研究了飞秒级 NIR 激光照射 HeLa 细胞的基因表达。NIR 激光照射触发了 DNA 释放，随后导致内化后的 EGFP 在定位区域表达；游离 EGFP-DNA 在有或无激光的情况下以及单独的 EGFP-DNA-GNR 共轭物并未引起转染基因表达。Wijaya 等人（2009）展示了通过匹配 NIR 区域中特征峰吸收波长使得两种独立 DNA 寡核苷酸从两种不同 GNR 中被选择性地可控释放。具体来说，结合到较短纳米棒（特征峰吸收波长 800 nm）上的 6-羧基荧光素标记的 DNA，和结合到较长纳米棒（特征峰吸收波长 1100 nm）上的四甲基若丹明标记的 DNA 分别通过 800 nm 和 1100 nm 波长的激光而释放出来。

金纳米颗粒也被用于运输光敏剂来联合光热治疗（photothermal therapy，PTT）和光动力治疗（photodynamic therapy，PDT）。PDT 包括光敏剂的光激活进而导致在理想部位生成活性氧。Zaruka 等（2010）展示了经静脉注射的由卟啉修饰的金纳米颗粒（14.7 nm）与单独卟啉相比，能更有效地减小裸鼠基底细胞鳞癌的体积。Kah 等（2008）报道了使用 585 nm 以上宽波段照射后金丝桃素和金纳米颗粒的同时激活。体外实验表明，与单独 PTT 或 PDT 相比，联合 PDT 和 PTT 治疗能显著导致鼻咽癌细胞（CNE-2）的死亡。Jang 等（2011）通过静电相互作用，将 AlPcS4 自组装在 GNR 上，并静脉注射 GNR-光敏剂复合体至鳞癌（SCC7）裸鼠。PTT/PDT 治疗后，观察到肿瘤生长减慢等效应。

64.3.2　基于脂质体的纳米颗粒

脂质体由磷脂双分子层膜合成，是研究最广泛的纳米级别载体之一（Torchilin，2005）。然而，脂质体不能快速释放所包裹的药物分子故而可能使疗效大打折扣。引入光反应性无机纳米颗粒后，脂质体能远程通过光触发来释放药物（Babincova 等，1999；Paasonen 等，2007；Volodkin，Skirtach 和 Mohwald，2009）。一般地，研究较多的脂质体纳米颗粒复合体主要有 3 种类型：①纳米颗粒内水核心；②纳米颗粒脂质体膜；③纳米颗粒脂质体表面（Kojima 等，2008；Park 等，2006）。经激光照射后，无极性的纳米颗粒产生的光热效应（热生成）和光声效应（微水疱形成和崩塌、空穴作用）能导致脂质体膜的断裂并有助于脂质体内容物的释放。

1999 年，Babinova 等人（1999）合成了包裹有四氧化三铁（Fe_3O_4）纳米颗粒和染色分子的热敏性二棕榈酰磷脂酰胆碱（dipalmitoylphosphatidylcholine，DPPC）脂质体。在脉冲激光（持续时间 10 纳秒，每脉冲能量 50 mJ，波长 380 nm）照射下，Fe_3O_4 纳米颗粒的导热作用使温度升高，当温度升高超过了脂质体凝胶-液晶相转变温度（约 41 ℃）并引起药物释放。在接下来的研究中，Paasonen 等人（2010）将疏水金纳米颗粒包裹于二硬脂酰磷脂酯胆碱（distearoylphosphatidylcholine，DSPC）/DPPC 脂质体的脂质双分子层中。仅在金纳米颗粒存在的情况下，才能在人视网膜色素上皮细胞（ARPE-19）中观察到紫外光触发的钙黄绿素染料从脂质体中的释放。体内应用时，使用紫外可见光（200～750 nm）并不能有效触发药物从脂质体-纳米颗粒复合物中释放，这是因为组织能吸收紫外可见光。因此，为了使组织吸收最小，首选的应该是波长在近红外光（750～1000 nm）处的激光（Qin 和 Bischof，2012）。2008 年，Wu 等人（2008）通过脉冲 NIR 激光（持续时间 130 飞秒，每脉冲能量 670 μJ，波长 800 nm）触发了 6-羧基荧光素从 DPPC 中空脂质体-金纳米球壳复合体中释放。6-羧基荧光素的释放是由于脂质双分子层的穿孔，该穿孔是纳米壳光声效应的结果而不是热触发相转变所导致的脂质体永久损坏。而且，研究发现，与纳米壳包裹于脂质体中或单独悬挂于脂质体表面相比，连接到脂质体的纳米壳能提供最高的药物释放效率。Park 等人（2010）展示了 GNR 介导的光热效应能引起抗肿瘤药物 DOX 从热敏脂质体中释放（Gaber 等，1995）。在这项体外研究中，人黑色素细胞瘤细胞 MDA-MB-

435 与 DOX-脂质体和 GNR 共孵育，然后经 CW 激光光照（810 nm，0.75 W/cm²，15 分钟），结果发现在 DOX-脂质体、GNR 和激光照射均存在时，DOX 对肿瘤细胞的相关毒性作用达到最大。

除脂质体-金纳米颗粒复合物外，中空金纳米球可用于控制抗肿瘤药物紫杉醇（paclitaxel，PTX）从可生物降解的聚（乳酸-共-羟基乙酸）（PLGA）微球中释放（Chen 等，2006）。在这项研究中，向人 U87 胶质瘤和 MDA-MB-231 乳腺肿瘤裸鼠体内注射 PLGA 微球（其载有中空金纳米球和 PTX 药物），并以 NIR（800 nm）照射。与单独载 PTX 微球治疗和载金纳米球加激光治疗的小鼠相比，这种方案治疗后光照触发 PTX 从 PLGA 微球中释放，导致肿瘤体积显著减小。

64.4　小　　结

纳米技术领域和可吸收激光的纳米颗粒的医学应用具有成为诊疗工具的巨大潜力。通过恶性组织靶向功能化，激光靶向纳米颗粒已被用于疾病组织标记和成像、可控制治疗药物释放载体的运输以及光热治疗。未来研究需要在这些有前景的系统中收集更多临床前和临床安全以及效能信息，以便于它们向临床应用转变。

参考文献

[1] Agasti, S., A. Chompoosor, C. You et al. 2009. Photoregulated release of caged anticancer drugs from gold nanoparticles. J Am Chem Soc 131: 5728 – 5729.

[2] Babincova, M., P. Sourivong, D. Chorvat, and P. Babinec. 1999. Laser triggered drug release from magnetoliposomes. J Magn Magn Mater 194: 163 – 166.

[3] Bayer, C. L., Y.S. Chen, S. Kim et al. 2011. Multiplex photoacoustic molecular imaging using targeted silica-coated gold nanorods. Biomed Opt Exp 2: 1828 – 1835.

[4] Cal, X., W. Li, C.H. Kim et al. 2011. In vivo quantitative evaluation of the transport kinetics of gold nanocages in a lymphatic system by noninvasive photoacoustic tomography. ACS Nano 5: 9658 – 9667.

[5] Chen, C., Y. Lin, C. Wang et al. 2006. DNA-gold nanorod conjugates for remote control of localized gene expression by near infrared irradiation. J Am Chem Soc 128: 3709 – 3715.

[6] Cheng, Y., A. C. Samia, J. Li et al. 2010. Delivery and efficacy of a cancer drug as a function of the bond to the gold nanoparticle surface. Langmuir 26: 2248 – 2255.

[7] Durr, N. J., T. Larson, D. K. Smith et al. 2007. Two-photon luminescence imaging of cancer cells using molecularly targeted gold nanorods. Nano Lett 7: 941 – 945.

[8] Gaber, M. H., K. L. Hong, S. K. Huang, and D. Papahadjopoulos. 1995. Thermosensitive sterically stabilized liposomes—formulation and invitro studies on mechanism of doxorubicin release by bovine serum and human plasma. Pharm Res 12: 1407 – 1416.

[9] Hahn, M. A., A. K. Singh, P. Sharma, S. C. Brown, and B. M. Moudgil. 2011. Nanoparticles as contrast agents for invivo bioimaging: Current status and future perspectives. Anal Bioanal Chem 399: 3 – 27.

[10] Han, G., C.C. You, B.J. Kim et al. 2006. Light-regulated release of DNA and its delivery to nuclei by means of photolabile gold nanoparticles. Angew Chem Int Ed Engl 45: 3165 – 3169.

[11] Huang, H. C., S. Barua, G. Sharma, S. K. Dey, and K. Rege. 2011a. Inorganic nanoparticles for cancer imaging and therapy. J.Control Release 155: 344 – 357.

[12] Huang, H.C., Y. Yang, A. Nanda, P. Koria, and K. Rege. 2011b. Synergistic administration of photothermal therapy and chemotherapy to cancer cells using polypeptide-based degradable plasmonic matrices. Nanomedicine 6: 459 – 473.

[13] Jang, B., J. Y. Park, C. H. Tung, I. H. Kim, and Y. Choi. 2011. Gold nanorod-photosensitizer complex for near-infrared fluorescence imaging and photodynamic/photothermal therapy in vivo. ACS Nano 5: 1086 – 1094.

[14] Kah, J. C. Y., R. C. Y. Wan, K. Y. Wong et al. 2008. Combinatorial treatment of photothermal therapy using gold nanoshells with conventional photodynamic therapy to improve treatment efficacy: An in vitro study. Lasers Surg Med 40: 584 – 589.

[15] Kim, C., E. C. Cho, J. Chen et al. 2010. In vivo molecular photoacoustic tomography of melanomas targeted by bioconjugated gold nanocages. ACS Nano 4: 4559 – 4564.

[16] Kojima, C., Y. Hirano, E. Yuba, A. Harada, and K. Kono. 2008. Preparation and characterization of complexes of liposomes with gold nanoparticles. Colloids Surf B Biointerfaces 66: 246 – 252.

[17] Li, J. L., and M. Gu. 2010. Surface plasmonic gold nanorods for enhanced two-photon microscopic imaging and apoptosis induction of cancer cells. Biomaterials 31: 9492 – 9498.

[18] Lu, W., M. P. Melancon, C. Xiong et al. 2011. Effects of photoacoustic imaging and photothermal ablation therapy mediated by targeted hollow gold nanospheres in an orthotopic mouse xenograft model of glioma. Cancer Res 71: 6116 – 6121.

[19] Mallidi, S., T. Larson, J. Tam et al. 2009. Multiwavelength photoacoustic imaging and plasmon resonance coupling of gold nanoparticles for selective detection of cancer. Nano Letters 9: 2825 – 2831.

[20] Paasonen, L., T. Laaksonen, C. Johans et al. 2007. Gold nanoparticles enable selective light-induced contents release from liposomes. J Control Release 122: 86 – 93.

[21] Paasonen, L., T. Sipila, A. Subrizi et al. 2010. Gold-embedded photosensitive liposomes for drug delivery: Triggering mechanism and intracellular release. J Control Release 147: 136 – 143.

[22] Park, J. H., G. von Maltzahn, L. L. Ong et al. 2010. Cooperative nanoparticles for tumor detection and photothermally triggered drug delivery. Adv Mater 22: 880 – 885.

[23] Park, S. H., S. G. Oh, J. Y. Mun, and S. S. Han. 2006. Loading of gold nanoparticles inside the DPPC bilayers of liposome and their effects on membrane fluidities. Colloids Surf B Biointerfaces 48: 112 – 118.

[24] Perry, S. W., R. M. Burke, and E. B. Brown. 2012. Two-photon and second harmonic microscopy in clinical and translational cancer research. Ann Biomed Eng 40: 277 – 291.

[25] Qin, Z. P., and J. C. Bischof. 2012. Thermophysical and biological responses of gold nanoparticle laser heating. Chem Soc Rev 41: 1191 – 1217.

[26] Sershen, S. R., S. L. Westcott, N. J. Halas, and J. L. West. 2000. Temperature-sensitive polymer-nanoshell composites for photothermally modulated drug delivery. J Biomed Mater Res A 51: 293 – 298.

[27] Shiotani, A., T. Mori, T. Niidome, Y. Niidome, and Y. Katayama. 2007. Stable incorporation of gold nanorods into N-isopropylacrylamide hydrogels and their rapid shrinkage induced by near-infrared laser irradiation. Langmuir 23: 4012 – 4018.

[28] Shuji Yamashita, Y. N., Y. Katayama, and T. Niidome. 2009. Photochemical Reaction of poly (ethylene glycol) on gold nanorods induced by near infrared pulsed-laser irradiation. Chem Lett 3: 226 – 227.

[29] Torchilin, V. P. 2005. Recent advances with liposomes as pharmaceutical carriers. Nat Rev Drug Discov 4: 145 – 160.

[30] Volodkin, D. V., A. G. Skirtach, and H. Mohwald. 2009. Near-IR remote release from assemblies of liposomes and nanoparticles. Angew Chem Int Ed Engl 48: 1807 – 1809.

[31] Wang, H. F., T. B. Huff, D. A. Zweifel et al. 2005. In vitro and in vivo two-photon luminescence imaging of single gold nanorods. Proc Natl Acad Sci USA 102: 15752 – 15756.

[32] West, J. L., S. R. Sershen, N. J. Halas, S. J. Oldenburg, and R. D. Averitt. 2002. Temperature-sensitive polymer/nanoshell composites for photothermally modulated drug delivery. WM. Marsh Rice University. US Patent 6428811 B1, filed July 14, 2000, and issued February 5, 2002.

[33] Wijaya, A., S. Schaffer, I. Pallares, and K. Hamad-Schifferli. 2009. Selective release of multiple DNA oligonucleotides from gold nanorods. ACS Nano 3: 80 – 86.

[34] Wu, G., A. Milkhailovsky, H. A. Khant et al. 2008. Remotely triggered liposome release by near-infrared light absorption via hollow gold nanoshells. J Am Chem Soc 130: 8175 – 8177.

[35] Wu, W. T., T. Zhou, A. Berliner, P. Banerjee, and S. Q. Zhou. 2010. Smart core-shell hybrid nanogels with Ag

nanoparticle core for cancer cell imaging and gel shell for pH-regulated drug delivery. Chem Mater 22: 1966 - 1976.

[36] Yang, X., E. W. Stein, S. Ashkenazi, and L. V. Wang. 2009. Nanoparticles for photoacoustic imaging. Wiley Interdiscip Rev Nanomed Nanobiotechnol 1: 360 - 368.

[37] Yavuz, M. S., Y. Cheng, J. Chen et al. 2009. Gold nanocages covered by smart polymers for controlled release with near-infrared light. Nat Mater 8: 935 - 939.

[38] Young, J. K., E. R. Figueroa, and R. A. Drezek. 2012. Tunable nanostructures as photothermal theranostic agents. Ann Biomed Eng 40: 438 - 459.

[39] Zaruba, K., J. Kralova, P. Rezanka et al. 2010. Modified porphyrinbrucine conjugated to gold nanoparticles and their application in photodynamic therapy. Org Biomol Chem 8: 3202 - 3206.

[40] Zhu, J., K.T. Yong, I. Roy et al. 2010. Additive controlled synthesis of gold nanorods (GNRs) for two-photon luminescence imaging of cancer cells. Nanotechnology 21: 285106.

65　激光免疫疗法

65.1　引　言

肿瘤治疗的最终成败取决于宿主的免疫监视及防御系统。因此人们提出许多靶向肿瘤的免疫治疗策略，包括细胞因子治疗、树突状细胞（dendritic cell，DC）依赖性疫苗和免疫活化抗体，这些方法可以单独使用或与其他方法联合使用。然而，迄今为止，这些免疫治疗策略在病人中的治疗效果较差，通常只有 5%～10% 接受治疗的病人能够得到好转。因此，需要新的方法来提高免疫疗法的疗效。理想的方法应该是通过微创、局部介入来达到一种强效的全身性、肿瘤特异性免疫反应，从而抑制肿瘤组织，同时能够有效清除远处转移，此外，应当确保将这种抗肿瘤免疫给宿主带来的副作用降到最低。

激光辅助免疫疗法又称激光免疫疗法（laser immunotherapy，LIT），最早由 Chen 等人（1997）提出，它是一种药物与仪器联合应用的治疗方法，利用局部介入来诱导全身性抗肿瘤免疫。其有两个基本原理：①直接将激光能量传输至肿瘤组织引起局部肿瘤细胞的破坏，从而释放肿瘤抗原，引起局部免疫反应；②局部给予免疫佐剂引发一个较强的全身免疫反应。LIT 的基本机制在于抗原呈递细胞（antigen presenting cell，APC）的活化（如 DCs），活化的 APC 在体内接触到肿瘤抗原，从而产生肿瘤特异性 T 细胞反应。因此可以认为 LIT 是一种原位自体癌症疫苗（已注册商标 in CVAX），其利用整个肿瘤细胞作为肿瘤抗原的来源，而不需要体外处理。

65.2　光热效应

65.2.1　热疗与免疫应答

热疗已经在肿瘤的治疗中得到广泛应用，并且已经证实不同的温度区间将会导致不同的反应（Zhang 等，2008）。例如，在机体发热的温度范围内（39 ℃～41 ℃），可调节免疫细胞如 APC 和 T 细胞的活性；而在热休克温度（41 ℃～43 ℃）下，肿瘤抗原的表达增加；在细胞毒性温度范围（>43 ℃），肿瘤细胞就会发生凝固性坏死，这可诱导损伤相关分子模式分子（damage-associated molecular pattern molecule，DAMP）以及肿瘤抗原的释放（den Brok 等，2004；Mukhopadhaya 等，2007），然后由 APC 摄取，并诱发全身性抗肿瘤免疫反应。

DAMP 是一种隐藏于活细胞中的细胞内分子，它通过损伤/死亡细胞的暴露或分泌来获得免疫刺激特性（Garg 等，2010）。这些分子能够对 APC 细胞产生各种效应，如诱导其成熟、活化和抗原处理/呈递。DAMP 的差异很大程度上取决于受损伤的细胞（上皮细胞或间质细胞）和组织类型。DAMP 蛋白包括细胞内蛋白质，如热休克蛋白或高迁移率蛋白 1（high-mobility group box 1，HMGB1），以及从受伤组织产生的细胞外基质衍生蛋白。肿瘤脱氧核糖核酸（deoxyribonucleic acid，DNA）也可被释放到核外空间和/或细胞外微环境中，充当 DAMP。研究者们报道了许多 DAMP 通过 Toll 样受体（Toll-like receptor，TLR）和补体活化来激活 DC 的例子，这本质上与体温过高激活 APC 所观察到的结果一致（Zhang 等，2008）。

65.2.2　肿瘤的激光消融

在第一台功能性激光器发明后不久（Maiman，1960），就有人使用动物模型发表了关于肿瘤激光热疗（消融）的报告（McGuff 等，1963，1965）。他们提出了这种治疗存在一种"延迟"反应，在肿瘤消融治疗结束几周后还能发现额外的肿瘤缩小反应，但其机制并不清楚。随着激光在临床应用越来越普遍，肿瘤的激光消融也开始得到普及（Amin 等，1993；Brown，1983；Harries 等，1994；Steger 等，1989）。最近更多的研究指出，激光消融存在免疫应答（Haraldsdottir 等，2011；Moller 等，1998）。

激光消融热疗的一个重要方面在于其在组织内部产生了一个热梯度，这意味着其可能覆盖整个免疫刺激的温度范围（图 65.1）。组织加热既可以直接通过光纤组织间照射来实现（Haraldsdottir 等，2008；Le 等，2011），也可以通过先在肿瘤组织中注射光吸收剂如吲哚菁绿（Chen 等，1995）、金属纳米粒子（Hirsch 等，2003）或单壁碳纳米管（Zhou 等，2012）后施加无创激光照射来实现。应该指出的是当温度高于 105 ℃时，将会诱发组织的碳化和汽化，而这在激光消融治疗中是不允许的。因为它会改变组织的光学特性，并且减弱了光在周围组织中的穿透力（Iizuka 等，2000）。此外，如此高的温度将会导致细胞蛋白完全变性，从而会削弱热疗通过释放肿瘤抗原来刺激宿主靶向免疫反应的作用。

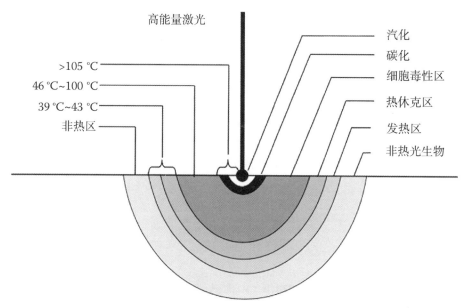

图 65.1　间质激光消融后理想化温度曲线图

激光消融（相比于其他热消融技术）的独特之处在于其可以在肿瘤及其周围组织中产生非热学的光生物效应。光生物效应（Chung 等，2012；Tuner 和 Hode，2004）是通过细胞光感受器分子的光化学和光物理反应产生的（Karu，2007）。在细胞色素 c 氧化酶中，具有氧化还原活性的血红素和 Cu 金属中心被认为是红光和近红外光的光感受器，而黄素蛋白，如 NADH 脱氢酶或谷氨酸脱氢酶，可能是蓝光和红光的光感受器。其生物反应将会产生三磷酸腺苷（ATP）（Karu，2007）和活性氧分子（ROS）（Alexandratou 等，2002；Lubart 等，2005；Stadler 等，2000）并导致转录因子（如 NF-κB）的活化（Aihara，Yamaguchi 和 Kasai，2006；Rizzi 等，2006）。这些初始反应继续引起级联过程，包括细胞增殖和迁移增加，细胞因子水平、生长因子和炎症介质的调节，以及组织氧合的增加。对肿瘤而言，这些反应都将引起肿瘤细胞的凋亡（Wu 等，2009）。

许多细胞信号通路都受到细胞内氧化还原状态的调节，人们认为细胞外的刺激将会诱导细胞应答，如细胞增殖、分化和凋亡（Karu，2007）。即使是细胞信号传导中某些相似甚至相同的步骤，最后细胞对刺激信号的应答也会因转录因子的调节和蛋白质诱导磷酸化的不同而不同。这也可以解释为什么光感受器的数量有限却可以诱导产生不同的细胞应答。多层调节不仅存在于信号传导通路，也存在于转录、翻译和翻译后修饰水平（Karu，2008）。然而，人们对光生物调节在肿瘤微环境中的影响所知甚少，所以还需更进一步研究以明确其是正向影响还是负向影响。

人们观察到热消融可以诱导产生局部免疫刺激效果以及导致肿瘤抗原的释放，这将有助于基于消融的自体疫苗的开发（Moller 等，1998；Sanchez-Ortiz 等，2003）。然而，由于肿瘤病人的免疫系统受损，以及此时调节性 T 细胞水平增高，仅凭破坏的肿瘤组织导致的肿瘤抗原释放和免疫刺激将不足以诱导有效的抗肿瘤应答（Chen 等，1996；den Brok 等，2004；Sinkovics 和 Horvath，2000）。因此，就需要额外的免疫干预来增强免疫系统，从而实现对残余和/或转移性肿瘤组织的持续性免疫应答。

65.3　激光消融联合免疫治疗

由于目前的治疗方法对肿瘤，特别是晚期、转移性肿瘤的疗效有限，许多研究人员尝试探索和实现新的肿瘤治疗方法，如靶向治疗联合免疫治疗（Vanneman 和 Dranoff，2012）。Chen 等人在1997 年提出将激光消融联合一种新型免疫佐剂——糖化壳聚糖（glycated chitosan，GC），随后将它命名为"激光免疫疗法"（LIT）（Chen 等，2001）。人们对 LIT 进行的诸多研究结果都一致表明其能够引起肿瘤细胞的直接光热杀伤，同时它对残余原发肿瘤、转移性肿瘤细胞都有长期的免疫防御反应（Chen 等，1997，1999，2001，2003a）。在侵袭性、免疫原性较弱的大鼠乳腺 DMBA-4 肿瘤模型中可以观察到原发和转移性肿瘤的消除，并伴随存活率的增加。

如果肿瘤模型具有高免疫活性，那么在上述实验中所观察到的结果则不显著；将大鼠经过冻融裂解物的免疫接种以及手术切除处理后，人们观察到其缺乏对肿瘤的抵抗，这意味着 DMBA-4 肿瘤模型免疫原性较低（Chen 等，2003a），必须通过额外的因素来增强肿瘤模型中的免疫反应，如直接肿瘤消融或使用免疫佐剂。

总的结果表明，免疫佐剂在诱导 LIT 的抗肿瘤免疫方面起着重要的作用，这也是导致荷瘤大鼠长期存活的原因。同时，在 LIT 中，免疫佐剂的选择也至关重要；Chen 等人 2005 年评估了用于大鼠肿瘤 LIT 治疗中四种不同的免疫佐剂的作用，并发现了其在大鼠存活时间上存在显著差异。雌性 Wistar Furth 大鼠（6～8 周，150～200 g）在治疗前 7～10 天于腹股沟脂肪垫区皮下接种 DMBA-4 转移性乳腺肿瘤（10^5 个活肿瘤细胞）。在接种 5～7 天后可以扪及原发肿瘤，在 15～20 天后在腹股沟和腋窝淋巴结区发现有远处转移。当原发肿瘤达到 0.2～0.5 cm³（一般为 10 天）后，开始 LIT 治疗。免疫佐剂包括 1% GC 水溶液（0.2 mL/只；$n = 48$），50% 完全弗氏佐剂（0.2 mL/只；Sigma，St. Louis，Missouri；$n=33$），50% 不完全弗氏佐剂（0.2 mL/只；Sigma；$n=30$）和短小棒状杆菌（35 μg/只；East Coast Biologics，North Berwick，Maine；$n=32$）。

805 nm 半导体激光照射前 2 小时，在瘤内注射 0.25% 吲哚菁绿能增强激光消融效果。每天观察动物，每周测量 2 次肿瘤负荷。与对照组动物相比，各组的免疫佐剂都使动物存活率显著增加（$P <$ 0.05）。其中 1% GC 组的长期存活率为 29%，1% GC 可能是最有效的免疫佐剂（表 65.1）。

表 65.1	使用 4 中不同免疫佐剂 LIT 治疗的长期存活率	
处理	大鼠组	长期存活率/%
对照	38[a]	0
激光消融＋GC	48[b]	29
激光消融＋完全弗氏佐剂	33	18
激光消融＋不完全弗氏佐剂	30	7
激光消融＋C-parvum	32	9

数据来源：Chen，W. R. et al.，*Photochem Photobiol* 81：190-195，2005。

注释：与 *C-parvum* 组（P = 0.009）和不完全弗氏佐剂（P = 0.03）相比，GC组具有统计学差异。与完全弗氏佐剂18%存活率相比，没有观测到显著的存活率增加，不完全弗氏佐剂以及 *C-parvum* 组的存活率相对较差。

a 肿瘤对照小鼠的数据从不同研究的对照组中收集获得。

b 数据来源于两个独立的研究。

65.3.1 GC 联合激光免疫疗法的机制

GC 为何能成为如此有效的免疫佐剂，其机制尚未完全清楚，有可能与其碳水化合物结构有关（Chen 等，2003b）；对于 DC 和朗格汉斯细胞的基因组测定已经明确了一系列编码凝集素或凝集素样受体的基因（Figdor，van Kooyk 和 Adema，2002）。许多凝集素都是钙依赖性 C 型凝集素家族的成员，并且有证据证明，这种凝集素会优先与碳水化合物抗原结合（Sallusto 等，1995）。这些 C 型凝集素与抗原摄取有关，可能在 DC 细胞的迁移以及 DC 细胞与淋巴细胞相互作用间起着重要作用。这也可以解释我们在实验中观察到 GC 活化 DC 的现象（Zhou 等，2012，supplemental）。

与 Myd88 和 NF-κB 活化介导的 TLR 配体信号传导通路（Kawai 和 Akira，2006）相比，人们对 C 型凝集素介导的信号传导通路的机制所知甚少（Mascanfroni 等，2011）。当在肿瘤免疫治疗的方案中使用 TLR 激动剂时，TLR 激动剂引起的活跃细胞因子反应会导致明显的副作用（Ahonen 等，2008）。临床应用 LIT 时使用 GC 将会大大降低其副作用，这可能是与 C 型凝集素大大减少炎性细胞因子的产生有关（van Vliet 等，2006）。对于 GC 作用的受体来说，半乳糖/N-乙酰-半乳糖胺（GalAc）特异性凝集素（MGL）（又称 CD301 或 CLEC10A）是不错的选择，因为到目前为止，它是唯一能识别半乳糖残基的 C 型凝集素（Denda-Nagai 等，2010）。

在一项由 Zhou 等人进行的研究中（2011），他们通过对一氧化氮的产生和肿瘤坏死因子 α（TNF-α）的分泌水平分析来评估 GC 对巨噬细胞的直接免疫刺激特性，这同样也是巨噬细胞活化的指标。此外，在肿瘤治疗中也可通过分析体外激光处理肿瘤细胞后激活的巨噬细胞分泌 TNF-α，以及分析在体内经激光及 GC 处理后的脾脏细胞的细胞毒性来评价 GC 的免疫增强特性。这些研究中使用的是鼠乳腺肿瘤细胞系（EMT6）和鼠巨噬细胞系（RAW264.7）。总而言之，实验结果表明 GC 能够进入巨噬细胞中，刺激一氧化氮的产生及 TNF-α 的分泌，并且在激光免疫治疗处理细胞后，GC 能够进一步促进活化的巨噬细胞分泌 TNF-α。

为了明确 LIT 诱导产生的抗肿瘤免疫反应，研究人员又进行了肿瘤再接种实验（Chen 等，2001）。即在几组治疗成功后的肿瘤小鼠中又接种增加了剂量的肿瘤细胞，从而评价诱导产生的免疫力的保护能力。此外，也在正常大鼠上进行了激光免疫治疗后对肿瘤接种的耐受力和肿瘤生长抑制能力的评价。

在这些实验中，15 只已被 LIT 成功治疗后的大鼠在初始接种 120 天后再次接种 10^6 个存活的肿瘤细胞。18 只年龄匹配的正常大鼠（25 周龄）也接种 10^6 个存活的肿瘤细胞作为对照组。所有经 LIT 成功治疗后的大鼠都表现出对肿瘤细胞再接种的耐受——既没有原发肿瘤，也没有观察到转移；然而，对照组在接种后都产生原发性和转移性肿瘤，并在 30 天内死亡。单独有一组幼鼠（大约 8 周龄）接种了 10^5 个存活肿瘤细胞。对照组中接种 10^5 个肿瘤细胞和接种 10^6 个肿瘤细胞的幼鼠分别平均存活了 33 天和 28 天，这意味着这存活时间可能跟肿瘤细胞的量有关。

成功治疗后的大鼠通常会经历治疗的原发灶和未经治疗的转移灶的逐渐消退，第一次肿瘤细胞接种后，在 1~5 个月的间隔时间内，几个实验组的大鼠将相继接受 2 次 10^6 个肿瘤细胞的再次接种。经激光免疫治疗的大鼠将会经历 3 次再接种（表 65.2）。

在再接种实验后，研究人员进行了免疫功能转移试验（Chen 等，2001）。为进一步探究成功治疗后大鼠的长期免疫记忆作用，研究人员对四组正常雌性 Wistar Furth 大鼠分别进行了如下的肿瘤细胞接种：A 组为接种了 10^5 个未经处理的肿瘤细胞的对照大鼠，B 组大鼠接种了含有肿瘤对照大鼠脾脏细胞的肿瘤细胞，C 组大鼠同样接种了混有脾脏细胞的肿瘤细胞，其脾脏细胞来源于经肿瘤再接种 28 天后

表 65.2		LIT 成功治愈的荷瘤大鼠再次接种肿瘤细胞			
组	大鼠数量	肿瘤细胞数量	肿瘤率	40 天死亡率	存活/天
治愈大鼠[a]	15	10^6	0%	0%	>120
治愈大鼠[b]	15	10^6	0%	0%	>120
治愈大鼠[c]	15	10^6	0%	0%	>120
年龄匹配患瘤对照大鼠[d]	18	10^6	100%	100%	28.2±2.8
幼龄患瘤对照大鼠[e]	20	10^5	100%	100%	32.7±3.5

注释：所有成功治疗大鼠对 3 次肿瘤再接种都表现出完全耐受。

a 第一次接种。肿瘤大鼠通过激光免疫疗法治愈，然后在初次接种 120 天后再接种肿瘤细胞。

b 第二次接种。肿瘤大鼠通过激光免疫疗法治愈，然后在第一次接种后再接种肿瘤细胞。

c 第三次接种。肿瘤大鼠通过激光免疫疗法治愈，然后在第二次接种后再接种肿瘤细胞。

d 相同年龄未经处理的大鼠作为接种室的治愈大鼠（之前未接种肿瘤）。

e 在接种时 8 周龄未经处理的大鼠（之前未接种肿瘤）。

激光免疫成功治疗的肿瘤大鼠，D 组大鼠接种了混有无肿瘤大鼠脾脏细胞的肿瘤细胞。

上述实验重复进行两次，两次实验中存活的大鼠将合并。研究人员观察到 C 组的大鼠并没有原发性和转移性肿瘤，这表明，经 LIT 成功治疗后的大鼠脾脏细胞能够为受体大鼠提供 100% 的保护。A 组肿瘤对照大鼠在接种肿瘤细胞的 35 天内就发生多发性转移及死亡。D 组中来源于健康大鼠的脾脏细胞并不能提供保护。B 组有十分之一的大鼠存活，但是这些大鼠都出现了原发瘤及转移灶。C 组中所有的大鼠在过继免疫移植 60 天后又再次进行肿瘤细胞的接种，并且都经受住了接种。研究人员收集了 C 组大鼠的免疫脾脏细胞，并以与第一次免疫转移相同的比例与肿瘤细胞混合，再将其接种在正常大鼠（$n=6$）中，来评价来源于这些动物的脾脏细胞其发挥的保护作用。来源于 C 组的免疫细胞保护了 5 只正常大鼠，使其未产生原发性或转移性肿瘤。与对照组相比，死亡的大鼠其最终存活时间得到明显延长（60 天 vs 30 天），在接种肿瘤细胞后，肿瘤的产生得到有效延迟（37 天 vs 7～10 天）。当再次接种治疗成功的大鼠时，它们体内产生的肿瘤抗性表明肿瘤特异性免疫具有长效作用。

在另一个实验中，研究人员从成功治疗的再次肿瘤接种后肿瘤大鼠体内采集血清，并使用肿瘤组织免疫荧光及免疫过氧化物酶测定来分析肿瘤特异性抗体（Chen 等，1999）。与未经处理的对照组大鼠血清相比，来源于治疗后的肿瘤大鼠的血清在活体肿瘤细胞和保存的肿瘤细胞组织化学分析中都表现了较强的抗体结合能力。此外，研究人员用肿瘤对照大鼠的血清以及治疗后肿瘤大鼠的血清进行了 Western 印迹分析。测定中，治疗前大鼠血清并没有染色，这表明它不含有任何肿瘤特异性抗体。而在治疗后肿瘤大鼠的血清中发现了两个不同的大约在 45 kDa 和 35 kDa 的条带。在对来源于对照肿瘤大鼠血清的肿瘤蛋白进行印迹分析后，45 kDa 条带的密度下降，35 kDa 条带消失。这些结果表明激光免疫疗法导致大鼠产生了某些抗体，这些抗体可以结合特定肿瘤蛋白或加强这种结合作用。

65.4 初步临床试验

65.4.1 晚期乳腺癌

由于 LIT 初步临床试验具有较好的前景，研究人员在两个医学研究机构进行了乳腺癌的临床试验，其中一个是在秘鲁利马的一家大型医院进行的（Li 等，2011）。在试验前，研究人员获得了机构审查委员会（IRB）和政府部门的批准。19 例晚期乳腺癌病人（12 例Ⅳ期，7 例Ⅲ期，平均预期寿命 3～6 个月）接受 LIT 的治疗（至少接受一次 LIT 治疗），传统治疗方式对他们中大多数人（如化疗、放疗、手术和激素治疗）的疗效不佳甚至根本没有效果。3 例病人由于非实验相关原因退出，最后剩下 16 位可评估的病人。研究人员使用组织活检以及医学成像［计算机断层扫描（CT）、双相正电子发射断层扫描（PET）等］对原发病灶及转移灶进行了评估。

疗效评估标准主要参照实体瘤疗效评价标准（RECIST）。完全缓解（complete response，CR）定义为在所有靶病灶区域，肿瘤完全消失或者缺乏肿瘤存在的指标。部分缓解（partial response，PR）定义为目标病灶最长径之和较基线下降≥30％。病变进展（progressive disease，PD）定义为目标病灶最长径之和增加≥20％或者一个或多个新病灶的出现。病情稳定（stable disease，SD）定义为目标病灶最长径之和既没有降低到 PR 的标准，也没有增加达到 PD 的标准。

LIT 临床试验中可评估的 16 例病人中，在 12 个月时有 63％的病人没有疾病进展（如果将三阴性病人排除在外则为 90％），50％的病人表现为 PR（排除三阴性乳腺癌病人为 73％），19％表现为 CR（排除三阴性乳腺癌病人后为 27％）。

病例报道 1：病人为一位被诊断为Ⅳ期乳腺癌的 70 岁女性。她进行了左乳房部分切除术，但没有接受放疗或化疗。术后 2 年在原发部位出现肿瘤复发。这位病人接受了共两次 LIT 治疗。在 LIT 治疗前，其左乳肿瘤的直径是 1.1 cm，并且在左肺发现两个肺转移结节。在第一次 LIT 治疗 3 个月后，左肺的两个转移结节未再生长，但在右肺又发现了新的肺转移结节。第一次 LIT 治疗 7 个月后，所有的肺转移结节都未再生长（图 65.2）。CT 扫描结果显示，肺内仅有残存的结节阴影，并且原发肿瘤表现出恒定的局部代谢反应。附着于胸壁的肿瘤最后消失，病人在第一次治疗后两年未再出现肿瘤复发。

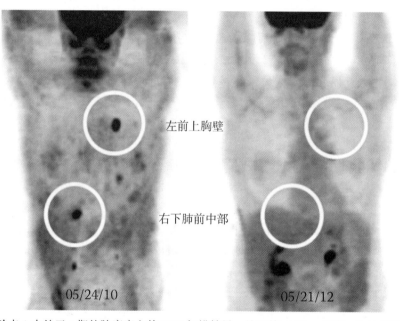

图 65.2 在试验点 1 中处于 4 期的肿瘤病人其 PET 扫描结果，处理前（左），在第一次治疗后 2 年（右）。在第一次治疗后 7 个月所有的肺转移结节完全消失，然而附着于胸壁的肿瘤表现出部分定量的代谢反应（这在以后也完全消失）。右边的 PET 图像（在第一次治疗后 2 年）表明所有的肿瘤部位未再有代谢增强点。

病例报道 2：病人是一名诊断为Ⅳ期乳腺癌的 47 岁女性，曾接受 AC（多柔比星/环磷酰胺）方案治疗 4 个周期、紫杉醇治疗 3 个周期、卡培他滨加伊沙匹隆治疗 3 个周期和他莫昔芬内分泌治疗。然而，她出现了对化疗和激素治疗的抵抗。这位病人一共接受了 4 次 LIT 治疗。在 LIT 治疗前的临床观察发现病人右乳房有两个肿块，尺寸分别为 6 cm×4.5 cm 和 2 cm×2 cm。在双侧肺部都能观察到肺转移结节。第一次治疗两个半月后，肺转移灶已经消失一个，但剩下的 3 个转移灶仍然处于同一水平。第一次 LIT 治疗 9 个月后，CT 扫描显示肺部是正常的，没有任何转移灶（图 65.3）。1 年后的评估确认没有肺转移。在撰写本报告时这名病人处于体内完全无肿瘤的状态。

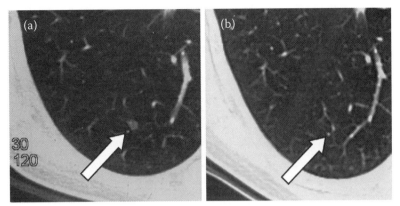

图 65.3 四个肺转移结节中的一个结节 CT 扫描图像。(a) 箭头指示在 LIT 治疗前左肺的小肿瘤结节。(b) 第一次 LIT 治疗 12 个月后的图像，肿瘤消失（箭头）。附加的数字来源于 Li 等人（2011）。在第一次 LIT 治疗 2.5 年后病人仍处于缓解期。

65.4.2　晚期黑色素瘤

与激光免疫疗法使用的原理相同，11 例晚期（包括ⅢB，ⅣC 和Ⅳ期）黑色素瘤病人在美国接受咪喹莫特作为免疫佐剂联合激光的治疗，咪喹莫特是一种美国食品药品监督管理局（FDA）批准的可作为免疫佐剂的药物（Li 等，2010；Naylor 等，2006）。在美国，咪喹莫特作为 TLR 激动剂仅用于局部治疗，这使得它只能用于治疗皮肤黑色素瘤转移瘤。6 例病人观察到完全缓解，虽然最终仍出现了复发（完全反应时间不超过 2 年）。但皮肤肿瘤复发可以进行再次治疗，并再次康复，而在其他器官复发通常会导致致命的后果，因为它们无法通过表面治疗的技术来治疗。正如 Chen 等人（2005）曾说过的，免疫佐剂的选择是 LIT 成功治疗中的一项重要因素，并且需要进一步的研究，以更好地用于临床，提高晚期黑色素瘤病人的长期生存率。

65.5　小　结

与其他自体肿瘤疫苗相比，LIT 因其可以避免体外处理且使用了新型高效无毒的免疫佐剂 GC 而成为一种全新的治疗方法。LIT 的基本机制基于体内 APC（如 DC）的活化以及随后将活化的 APC 暴露于原位肿瘤抗原的局部过程。这是由于：①对于任何一个激光可到达的肿瘤，激光消融将会诱导其出现热休克反应，并释放肿瘤抗原；②免疫佐剂的局部应用将进一步增强免疫系统来处理肿瘤抗原，并且诱导全身抗肿瘤免疫反应。因此，LIT 是一种使用病人全部肿瘤细胞作为肿瘤抗原来源的原位自体癌症疫苗，并且所有病人不需要预选肿瘤抗原或者体外处理。

以前的研究表明，在 LIT 治疗中 GC 可以作为免疫佐剂激活巨噬细胞，诱导 DC 成熟，增加 T 细胞的增殖，增加干扰素-γ（IFN-γ）的分泌和 HSP70 的表达。另外，研究也表明 LIT 能诱导肿瘤特异性免疫，在治疗后能够诱导肿瘤特异性 CD4 和 CD8 细胞浸润进入肿瘤组织中。研究同样证实，来自 LIT 治疗的肿瘤大鼠血清中的抗体能够与活体中的肿瘤细胞和保存的肿瘤细胞质膜结合，并且其可以结合到特定的肿瘤细胞蛋白，诱导产生肿瘤特异性抗体。成功治疗后的大鼠能获得长期的抗肿瘤能力，这表明存在有肿瘤特异性记忆 T 细胞，并且使用治疗后大鼠的脾脏细胞可以进行免疫转移，这也证明有肿瘤特异性细胞毒性 T 细胞的存在。

最后，激光消融与免疫佐剂（特别是 GC）的联合应用已在晚期乳腺癌和黑色素瘤的初步临床试验中展现出了巨大潜力，这可能代表着我们向转移癌的全身性控制迈进了重要的一步。

作者:

TomasHode

Immunophotonics Inc.

Xiaosong Li

The First Affiliated Hospital of

Chinese PLA General Hospital

Mark Naylor

Dermatology Associates

of San Antonio

LarsHode

Swedish Laser-Medical Society

Peter Jenkins

Irradia LLC

Gabriela Ferrel

Hospital Nacional Edgardo

Rebagliati Martins

Robert E. Nordquist

Immunophotonics Inc.

Orn Adalsteinsson

International Strategic

Cancer Alliance

JohnLunn

Commonwealth Medical

Research Institute

Michael R. Hamblin

Massachusetts General Hospital

Luciano Alleruzzo

Immunophotonics Inc.

Wei R. Chen

University of Central Oklahoma

参考文献

[1] Ahonen, C. L., A. Wasiuk, S. Fuse et al. 2008. Enhanced efficacy and reduced toxicity of multifactorial adjuvants compared with unitary adjuvants as cancer vaccines. Blood 111: 3116 - 3125.

[2] Aihara, N., M. Yamaguchi, and K. Kasai. 2006. Low-energy irradiation stimulates formation of osteoplast-like cells via RANK expression in vitro. Lasers Med Sci 21: 24 - 33.

[3] Alexandratou, E., D. Yova, P. Handris, D. Kletsas, and S. Loukas. 2002. Human fibroblast alterations induced by low power laser irradiation at the single cell level using confocal microscopy. Photochem Photobiol Sci 1: 547 - 552.

[4] Amin, Z., J. J. Donald, A. Masters et al. 1993. Hepatic metastases: Interstitial laser photocoagulation with real-time US monitoring and dynamic CT evaluation of treatment. Radiology 187: 339 - 347.

[5] den Brok, M. H., R. P. Sutmuller, R. van der Voort et al. 2004. In situ tumor ablation creates an antigen source for the generation of antitumor immunity. Cancer Res 64: 4024 - 4029.

[6] Brown, S. G. 1983. Phototherapy of tumors. World J Surg 7.: 700 - 709.

[7] Chen, W. R. , R. L. Adams, K. E. Bartels, and R. E. Nordquist. 1995. Chromophore-enhanced in vivo tumor cell destruction using an 808 nm diode laser. Cancer Lett 94: 125 - 131.

[8] Chen, W. R. , R. L. Adams, A. K. Higgins, K. E. Bartels, and R. E. Nordquist. 1996. Photothermal effects on murine mammary tumors using indocyanine green and an 808 nm diode laser: An in vivo efficacy study. Cancer Lett 98: 169 - 173.

[9] Chen, W. R. , R. L. Adams, R. Carubelli, and R. E. Nordquist. 1997. Laser-photosensitizer assisted immunotherapy: A novel modality in cancer treatment. Cancer Lett 115: 25 - 30.

[10] Chen, W. R. , W.-G. Zhu, J. R. Dynlacht, H. Liu, and R. E. Nordquist. 1999. Long-term tumor resistance induced by laser photoimmunotherapy. Int J Cancer 81: 808 - 812.

[11] Chen, W. R. , A. K. Singhal, H. Liu, and R. E. Nordquist. 2001. Laser immunotherapy induced antitumor immunity and its adoptive transfer. Cancer Res 61: 459 - 461.

[12] Chen, W. R. , S. W. Jeong, M. D. Lucroy et al. 2003a. Induced anti-tumor immunity against DMBA-4 metastatic mammary tumors in rats using a novel approach. Int J Cancer 107: 1053 - 1057.

[13] Chen, W. R. , R. Carubelli, H. Liu, and R. E. Nordquist. 2003b. Laser immunotherapy: A novel treatment modality for metastatic tumors. Mol Biotechnol 25: 37 - 43.

[14] Chen, W. R. , M. Korbelik, K. E. Bartels et al. 2005. Enhancement of laser cancer treatment by a chitosan-derived immunoad-juvant. Photochem Photobiol 81: 190 - 195.

[15] Chung. H. , T. Dai, S. K. Sharma et al. 2012. The nuts and bolts of low-level laser (light) therapy. Ann Biomed Eng 40: 516 - 533.

[16] Denda-Nagai, K. , S. Aida, K. Saba et al. 2010. Distribution and function of macrophage galactose-type C-type lectin 2 (MGL2/CD301b): Efficient uptake and presentation of glycosylated antigens by dendritic cells. J Biol Chem 285: 19193 - 19204.

[17] Figdor, C. G. , Y. van Kooyk, and G. J. Adema. 2002. C-type lectin receptors on dendritic cells and Langerhan cells. Nat Rev Immunol 2: 77 - 84.

[18] Garg, A. D. , D. Nowis, J. Golab et al. 2010. Immunogenic cell death, DAMPs and anticancer therapeutics: An emerging amalgamation. Biochim Biophys Acta 1805: 53 - 71.

[19] Haraldsdóttir, K. H. , K. Ivarsson, S. Gotberg et al. 2008. Interstitial laser thermotherapy (ILT) of breast cancer. Eur J Surg Oncol 34: 739 - 745.

[20] Haraldsdóttir, K. H. , K. Ivarsson, K. Jansner, U. Stenram, and K. G. Tranberg. 2011. Changes in immunocompetent cells after interstitial laser thermotherapy of breast cancer. Cancer Immunol Immunother 60: 847 - 856.

[21] Harries, S. A. , Z. Amin, M. E. Smith et al. 1994. Interstitial laser photocoagulation as a treatment for breast cancer. Br J Surg 81: 1617 - 1619.

[22] Hirsch, L. R. , R. J. Stafford, J. A. Bankson et al. 2003. Nanoshell-mediated near-infrared thermal therapy of tumors under magnetic resonance guidance. Proc Natl Acad Sci USA 100: 13549 - 13554.

[23] Iizuka, M. N. , I. A. Vitkin, M. C. Kolios, and M. D. Sherar. 2000. The effects of dynamic optical properties during interstitial laser photocoagulation. Phys Med Biol 45: 1335 - 1357.

[24] Karu, T. I. 2007. Ten Lectures on Basic Science of Laser Phototherapy. Prima Books, Gr. ngesberg.

[25] Karu, T. I. 2008. Mitochondrial signaling in mammalian cells acti-vated by red and near-IR radiation. Photochem Photobiol 84: 1091 - 1099.

[26] Kawai, T. , and S. Akira. 2006. TLR signaling. Cell Death Differ 13: 816 - 825.

[27] Le, K. , X. Li, D. Figueroa et al. 2011. Assessment of thermal effects of interstitial laser phototherapy on mammary tumors using proton resonance frequency method. J Biomed Opt 16: 128001.

[28] Li, X. , G. L. Ferrel, M. C. Guerra et al. 2011. Preliminary safety and efficacy of laser immunotherapy for the treatment of metastatic breast cancer patients. Photochem Photobiol Sci 10: 817 - 821.

[29] Li, X. , M. F. Naylor, H. Le et al. 2010. Clinical effects of in situ photoimmunotherapy on late-stage melanoma patients—A preliminary study. Cancer Biol Ther 10: 1081 - 1087.

[30] Lubart, R. , M. Eichler, R. Lavi, H. Friedman, and A. Shainberg. 2005. Low-energy laser irradiation promotes

cellular redox activity. Photomed Laser Surg 23: 3－9.

[31] Maiman, T. H. 1960. Stimulated optical radiation in ruby. Nature 187: 493－494.

[32] Mascanfroni, I. D., J. P. Cerliani, S. Dergan-Dylon et al. 2011. Endogenous lectins shape the function of dendritic cells and tailor adaptive immunity: Mechanisms and biomedical applications. Int Immunopharmacol 11: 833－841.

[33] McGuff, P. E., D. Bushnell, H. S. Soroff, and R. A. Deterling, Jr. 1963. Studies of the surgical applications of laser (light amplification by stimulated emission of radiation). Surg Forum 14: 143－145.

[34] McGuff, P. E., R. A. Deterling, Jr., L. S. Gottlieb et al. 1965. Laser surgery of malignant tumors. Chest 48: 130－139.

[35] Möller, P. H., K. Ivarsson, U. Stenram, M. Radnell, and K.G. Tranberg. 1998. Comparison between interstitial laser thermotherapy and excision of an adenocarcinoma transplanted into rat liver. Br J Cancer 77: 1884－1892.

[36] Mukhopadhaya, A., J. Mendecki, X. Dong et al. 2007. Localized hyperthermia combined with intratumoral dendritic cells induces systemic antitumor immunity. Cancer Res 67: 7798－7806.

[37] Naylor, M. F., W. R. Chen, T. K. Teague, L. Perry, and R. E. Nordquist. 2006. In situ photoimmunotherapy: A tumor-directed treatment modality for melanoma. Br J Dermatol 155: 1287－1292.

[38] Rizzi, C. F., J. L. Mauriz, D. S. F. Correa et al. 2006. Effects of low-level laser therapy (LLLT) on the nuclear factor (NF)—signaling pathway in traumatized muscle. Lasers Surg Med 38: 704－713.

[39] Sallusto, F., M. Cella, C. Danieli, and A. Lanzavecchia. 1995. Dendritic cells use macropinocytosis and the mannose receptor to concentrate macromolecules in the major histocom-patibility complex class II compartment: Down-regulation by cytokines and bacterial products. J Exp Med 182: 389－400.

[40] Sanchez-Ortiz, R. F., N. Tannir, K. Ahrar, and C. G. Wood. 2003. Spontaneous regression of pulmonary metastases from renal cell carcinoma after radio frequency ablation of primary tumor: An in situ tumor vaccine? J Urol 170: 178－179.

[41] Sinkovics, J. G., and J. C. Horvath. 2000. Vaccination against human cancers (review). Int J Oncol 16: 81－96.

[42] Stadler, I., R. Evans, B. Kolb et al. 2000. In vitro effects of low-level laser irradiation at 660 nm on peripheral blood lymphocytes. Lasers Surg Med 27: 255－261.

[43] Steger, A. C., W. R. Lees, K. Walmsley, and S. G. Brown. 1989. Interstitial laser hyperthermia: A new approach to local destruction of tumors. BMJ 299: 362－365.

[44] Tunér, J., and L. Hode. 2004. The Laser Therapy Handbook. Prima Books, Gr.ngesberg.

[45] Vanneman, M., and G. Dranoff. 2012. Combining immunotherapy and targeted therapies in cancer treatment. Nat Rev Cancer 12: 237－251.

[46] van Vliet, S. J., E. van Liempt, T. B. Geijtenbeek, and Y. van Kooyk. 2006. Differential regulation of C-type lectin expression on tolerogenic dendritic cell subsets. Immunobiology 211: 577－585.

[47] Wu, S., D. Xing, X. Gao, and W. R. Chen. 2009. High fluence low-power laser irradiation induces mitochondrial permeability transition mediated by reactive oxygen species. J Cell Physiol 218: 603－611.

[48] Zhang, H.G., K. Mehta, P. Cohen, and C. Guha. 2008. Hyperthermia on immune regulation: A temperature's story. Cancer Lett 271: 191－204.

[49] Zhou, F., S. Song, W. R. Chen, and D. Xing. 2011. Immunostimulatory properties of glycated chitosan. J X-ray Sci Technol 19: 285－292.

[50] Zhou, F., S. Wu, S. Song et al. 2012. Antitumor immunologically modified carbon nanotubes for photothermal therapy. Biomaterials 33: 3235－3242.

66　用于组织修复的光化学交联反应

66.1　引　言

　　组织表面的无缝连接是医学界一个长期的目标，因为外科缝合会引起炎症和纤维化，还可能使缝合点之间产生缝隙。早在30多年前，就有人提出了运用光诱导技术进行组织连接。理想情况下，这样形成的连接具备坚固、快速、严密、不损伤周围组织并可以长时间维持连接强度的特性。该技术可能特别适用于微创手术，因为此法能无须在精细结构中熟练放置如发丝般纤细的缝合线。目前，已经开发了两种不同的用于光诱导的组织连接的方法。第一种方法是基于热机制：组织的连接点快速地吸收激光的能量，并且达到胶原蛋白的变性温度，部分变性的胶原蛋白可以互相影响交织，冷却后能形成连续密封的形式。第二种方法的机制是光化学反应：通过光化学交联方法，在组织表面形成胶原蛋白分子间共价交联，从而连接组织，此法不会导致温度的升高和蛋白质的变性，而且还可以在两个组织的表面形成持续的分子级别的密封。本章节主要讨论光化学交联法用于组织连接修复的进展。

66.2　光化学交联

　　光化学交联目前一般可分为3种类型：①零长度交联，由蛋白分子之间直接形成共价连接；②桥接交联，光激活物对交联本身不可或缺；③连接中联合光化学胶体和外源蛋白。

　　最初，Judy等人（1993a、b，1994，1996a、b）通过使用柔性桥连接的双官能1,8-萘二甲酰亚胺染料来研究蛋白交联用于组织修复。萘酰亚胺吸收了短的可见光波长后与亲核的氨基酸残基（如色氨酸、半胱氨酸、蛋氨酸）反应。研究显示，在溶液中不依赖氧的染料消耗和溶液中游离的氨基酸以及电子转移机制可以解释亲核氨基酸与萘酰亚胺最终的共价结合（Judy等，1993b）。疏水性和亲水性双功能萘酰亚胺与蛋白质（如F-肌动蛋白单体和胶原蛋白）在照射下产生二聚体、三聚体和更高共价结合聚集体（Judy等，1993b，1994）。他们设计了一个关于组织连接的初步研究，发现上述染料粘接猪硬脑膜的切片后抗剪强度可达到425 g/cm² （1.14×10⁴ N/m²），但是这需要很大的能量密度（＞1000 J/cm²）（Judy等，1993a）。当用亲水类似物来连接人类尸体的半月板与关节软骨的薄切片时，粘接抗剪强度分别达到1.8 kg/cm²和1.2 kg/cm²，相应的能量密度为3902 J/cm²（458 nm激光，200 mW/cm²）（Judy等，1996b）。虽然这一结果并不表示活体临床前研究或临床研究中这些化合物可以进行组织修复，但它至少引起了人们对光化学组织连接的兴趣。

　　Givens和其同事使用光激活的双功能重氮甲酰基双官能团交联剂来修复组织（Givens等，2003；Timberlake等，2005）。UVA引起N₂的减少，反应形成烯酮中间体，易受胺类的亲核攻击的影响从而形成酰胺键。分子两端的重氮基的光解作用会在周边胶原蛋白分子中与赖氨酸或羟赖氨酸发生反应并形成交联。用疏水化合物进行的初步实验表明，以波长320～540 nm、功率328 mW的光照射400秒，可观察到模型明胶带（约100 N/cm²）之间具有高强度结合（Givens等，2003）。当应用到体外的兔跟腱带时，可以观察到低强度黏合（约3.8 N/cm²），这可能是由于在肌腱中光的穿透能力减弱（Givens等，2003）。他们在角膜黏合的可行性试验中，发现此类交联剂有将角膜黏附在角膜本身或角膜玻璃上的潜力，但这只有在水分不干扰交联反应的脱水条件下才有效（Timberlake等，2005）。另外，双端重氨甲酰基树突状聚酰胺可以提高水溶性，与双官能类似物表现相似。

　　Khadem，Truong 和 Ernest（1994）在眼科学中引进了光动力的组织胶。染料/蛋白质混合物通过光激活后可以产生无热键合。以核黄素-5-磷酸（ribofavin-5-phosphate，RF-5P）作为蓝光激活剂以及18%纤维蛋白原作为可吸收胶，在 488 nm 的光照下（功率 19.1 W/cm^2）封闭全厚度角膜切口，测得的爆破压力为 219 mmHg。机制研究确定单线态氧和其他活性氧物质都是潜在的活性中间体（Khadem，Truong 和 Ernest，1994）。当封闭部分厚度的兔子角膜创面时，与对照组相比，胶很快就被重新吸收，创面开裂更少，上皮愈合更快，胶原蛋白出现裂解也减少（Goins 等，1997）。使用牛血清白蛋白（bovine serum albumin，BSA）作为载体蛋白共价连接光敏剂二氢卟酚 e6（chlorin e6，Ce6）来封闭人尸体眼中的巩膜伤口（Khadem 等，1999），结果表明：当混合物中加入未共轭 BSA 时，瞬时爆发强度较弱（78 mmHg），当 BSA 共轭后强度显著增加（提高到 207 mmHg）。当使用 BSA 封闭全层角膜切口时，Janus green（JG）可比 Ce6 更有效（Khadem 等，2004），相应地，JG、Ce6 和脱胶创面第一天的泄漏压力分别为 430 mmHg、357 mmHg 和 190 mmHg。然而，随着胶的生物降解，泄漏压力从第 1 天到第 7 天会逐渐下降。

　　尽管 Givens 和其同事通过明确定义的机制进行药物开发（Givens 等，2003，2008；Timberlake 等，2005），但用于光交联的其他药剂均是在溶液中的简单模型系统进行研究。在 20 世纪 70 年代，人们对溶液中蛋白质的光敏交联开展了积极研究。Dubbelman 等人表明红细胞膜中收缩蛋白的光交联是一个两步过程，包括染料敏化形成单线态氧，氧化组氨酸，然后氧化组氨酸上含氨基的基团对氧化组氨酸亲核进攻形成交联（Dubbelman，de Goeij 和 van Steveninck，1978；Verweij，Dubbelman 和 Van Steveninck，1981）。Spikes 和同事使用带有组氨酸和赖氨酸侧基的 N-（2-羟丙基）甲基丙烯酰胺聚合物模型，发现单线态氧参与组氨酸的玫瑰红（rose bengal，RB）氧化，进而在组-赖或组-组单元之间交联（Shen 等，1996a）。然后 Spikes 证明核糖核酸酶 A 与 RB 的光交联要通过单态氧的形成和组氨酸残基的氧化进行，然后这些残基可以与组氨酸或赖氨酸的其他残基发生反应（Shen 等，1996b）。

66.3 RB 和绿光的光化学交联

　　RB 是一种卤化氧杂蒽染料，也是一种非常有名的可见光激活的光敏剂（Allen 等，1991；Dahl，Midden 和 Neckers，1988）。在水溶液中，它的吸收峰值在 550 nm，吸收系数约为 7.5×10^4 mol/（L·cm）。最低激发单重态寿命短，主要通过有效振动弛豫和系间跨越产生最低激发三重态（Rodgers，1983）。激发的三重态可以通过能量转移高效地产生单态氧（Redmond 和 Gamlin，1999）。还可以经过电子转移反应或通过其他物质产生自由基离子和自由基（Lambert 和 Kochevar，1997）［见第 66.11 节光化学组织粘连（photochemical tissue bonding，PTB）的机制］。

　　RB 作为组织光交联剂有许多优点。它在临床应用中有一定的历史（Balkissoon 和 Weld，1965），而且它已经被 FDA 批准为诊断用药（Kim，2000）。RB 在组织中可与胶原蛋白紧密结合，这可以限制它穿透组织的能力，随后光激发定位于组织表面附近（Yao 等，2011）。此外，RB 用于组织黏合的照射条件对组织细胞的光毒性是微乎其微的（Yao 等，2011）。

　　术语 PTB 已被用于描述使用 RB 和绿光来封闭组织，不过，该技术还包括其他染料和波长范围。在临床前研究中，PTB 在许多不同组织和器官系统中显示出优于传统缝合线修复创口的优势。已发表的研究表明 PTB 对于以下治疗有效，包括封闭全层角膜伤口（Mulroy 等，2000；Proano 等，2004a，b；Verter 等，2011）、将羊膜黏附在角膜上进行角膜缘细胞移植，修复角膜表面缺损（Gu 等，2011；Wang 等，2011）、闭合皮肤伤口和皮肤移植（Chan，Kochevar 和 Redmond，2002；Kamegaya 等，2005；Yang 等，2012）、断裂的末梢神经和肌腱的重连（Chan 等，2005；Henry 等，2009a，b；Johnson 等，2007；O'Neill 等，2009a，b）、血管吻合（O'Neill 等，2007）和声带皮瓣修复（Franco 等，2011）。PTB 用于闭合皮肤切除切口的临床研究也已完成（Tsao 等，2012）。这些研究结果以及那些没发表的研究结果会在接下来的章节中描述。PTB 被许多学者研究，比较有名的是 Lauto 团队，他们采用了一种激光焊接方法，通过在壳聚糖中加入 RB 和光化学交联壳聚糖胶黏剂，将组织与壳聚糖薄膜黏合剂结合在一起。在强度为 110 J/cm²，波长 532 nm 的光照射下，这种 RB＋壳聚糖薄膜以 15 Pa 的力与牛小肠紧密相连（Lauto 等，2010）。

66.4 角膜手术

角膜的透明性是眼睛的折射功能必不可少的条件，它可以因缝线继发的炎症和感染导致瘢痕引起视力下降和散光。兔眼的离体和体内实验证实了 PTB 可以用来闭合全层角膜切口，例如，用于白内障摘除的角膜切口（Mulroy 等，2000；Proano 等，2004b）。将 RB 敷于创面的边缘并使用 514 nm 的光来照射，通过眼内压致渗漏（intraocular pressure causing leakage，IOP$_L$）判断密封的强度，结果证实在离体的眼压可以达到水密封程度（IOP$_L$＞300 mmHg；正常 IOP＝15～20 mmHg），而单用染料或者光照都无法起效。IOP$_L$ 随着能量密度的增加而增加，但会在高辐射下由于热损伤而辐射强度下降。在体内，IOP$_L$ 在 192 J/cm² 可达到 500 mmHg 以上。手术后 14 天以后没有观察到 IOP$_L$ 降低，并且没观察到远期副作用。

角膜移植（穿透性角膜移植术）需要切除一个中央角膜盘，然后放置 16～24 条连续缝合线将新的角膜封闭在受体的眼内。在兔子穿透性角膜成形术模型中，放置 16 条间断缝线后 PTB 封闭切口（Proano 等，2004a）。IOP$_L$（410 mmHg）显著地高于单独缝合线（250 mmHg），这表明 PTB 可作为缝合线用于穿透角膜移植术的辅助手段。

PTB 为封闭不规则形状的全层角膜创面提供了一种新的方法，如外伤形成的角膜创面（Verter 等，2011）。将羊膜（一种薄的半透明胶原组织）用 PTB 密封在角膜创面上 [图 66.1（A）]。能量密度为 150 J/cm²、波长 532 nm 的光，在体外和体内产生相应的 IOP$_L$ 分别为 261 mmHg 和 448 mmHg。IOP$_L$ 随着能量密度的增加而增加，而且比使用缝线和纤维蛋白黏合剂更牢固 [图 66.1（B）]，在照射时温度仅升高到 30 ℃。相对缝合闭合术来说，这种封闭眼部伤口的方法更快且操作更简单。

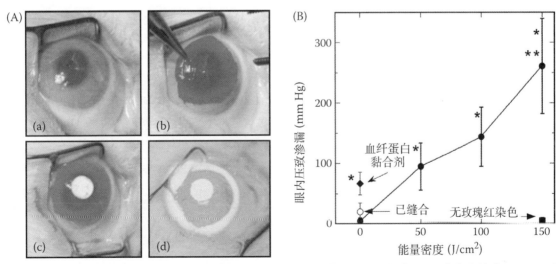

图 66.1 在角膜伤口上封闭羊膜。（A）步骤：（a）角膜的全层伤口，（b）角膜上 RB 染色的羊膜，（c）阻止光进入瞳孔的遮光片，（d）用 532 nm 的激光照射。（B）在黏合治疗后立即测量的。＊P＜0.05 vs 对照组，＊＊P＜0.05 vs 100 J/cm²（Adapted from Verter，E. E. et al.，Invest Ophthalmol Vis Sci 52：9470 - 9477，2011. Used with permission from the Association for Research in Vision and Ophthalmology）。

用 PTB 将羊膜黏合至角膜上也已经用于羊膜移植和角膜缘干细胞（limbal stem cell，LSC）移植。目前，已有将羊膜缝合到角膜上用于治疗外伤的方法。在兔眼表面缺损模型中，有人使用缝线或 PTB

来固定羊膜（Wang 等，2011）。术后第 3 天，使用 PTB 组的炎症细胞和组织坏死因子 α（TNF-α）水平显著低于缝合组，第 28 天，使用 PTB 组存在的新生血管更少。经二次谐波显微镜观察，PTB 组中的胶原纤维排列良好有序，表明 PTB 治疗导致的角膜瘢痕形成较少。LSC 缺乏是一种严重的眼病，未经治疗会导致视力丧失，将羊膜/LSC 移植物缝合到角膜最近已成为 LSC 缺乏的主要治疗选择。在 LSC 缺乏的兔模型中，用羊膜上的 PTB 固定 LSC 移植物比缝合的效果更好（Gu 等，2011）。28 天时，与缝合相比，用 PTB 固定移植物后，角膜混浊评分、新血管形成评分、中性粒细胞浸润和新血管形成都显著减少。

66.5　皮肤手术

相比缝合来说，PTB 的炎症反应极小，导致的手术瘢痕不明显。有研究评估过 PTB 和标准缝线在分层皮肤伤口修复中的表皮闭合作用以及辛基氰基丙烯酸酯组织黏合剂在猪皮肤中的作用（Kamegaya 等，2005）。用 $0.56\ W/cm^2$、$75\sim150\ J/cm^2$、532 nm 的激光处理切开伤口和切除伤口。第 2、第 4、第 6 周评估的美容结果和伤口组织学瘢痕宽度在治疗组之间没有差异，表明 PTB 没有引发不良反应。

一项临床研究比较了 31 对 PTB 和标准间断表皮缝合线对于皮肤切口裂损闭合的效果（Tsao 等，2012）。在有可吸收线的深度闭合切口中，表皮一半的切口用不吸收线缝合，一半用 PTB（$100\ J/cm^2$，$0.5\ W/cm^2$）。2 周后，PTB 组红斑更少且外观更好（图 66.2）。相比缝合，在术后 6 个月 PTB 治疗后的伤疤整体外观更好且更小。这些都说明 PTB 相比传统缝合技术来说产生的伤疤更小，伤口闭合效果更好。

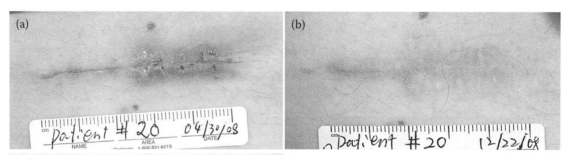

图 66.2　痣切除后的皮肤表皮缝合，用可吸收线缝合深部真皮层，再用间断缝合或 PTB 缝合表层皮肤。（a）切除缝合后 2 周。（b）手术后 6 个月（Tsao, S., M. Yao, H. Tsao, F. P. Henry, Y. Zhao, J. J. Kochevar, R. W. Redmond and I. E. Kochevar：Light-activated tissue bonding for excisional wound closure：a split-lesion clinical trial. Br J Dermatol. 2012. 166. 555－563. Copyright Wiley-VCH Verlag GmbH & Co. KGaA. Reproduced with permission）。

通过使用 SKH-1 无毛小鼠的背部皮肤（约 0.5 mm）来评估 PTB 在很薄的眼睑皮肤上闭合伤口的能力（Yang 等，2012）。所有 PTB 能量密度（$25\ J/cm^2$、$50\ J/cm^2$ 或 $100\ J/cm^2$）和缝合线的即时密封强度相等。PTB 治疗后最终的缝合强度在第 1 天和第 3 天则要更强，且炎症浸润更少。值得注意的是，缝合的平均手术时长将近 PTB（$25\ J/cm^2$）的 2 倍，因此，相比缝合，PTB 在薄且脆弱的皮肤上闭合伤口的速度更快，且不需要拆线。

由于 RB 对人工培养的细胞有光毒性，有人设计了一个探究 PTB 是否对皮肤切口的细胞具有杀伤作用的实验（Yao 等，2011）。在猪皮伤口上保留约 100 μm 的 RB 宽带［图 66.3（a）］。使用 $100\ J/cm^2$、532 nm 的光在离体猪皮上照射 24 小时，在兔皮上照射 2 小时、3 天和 7 天，死亡细胞的百分比与经 PTB 治疗后和对照组的伤口没有区别［图 66.3（b）］。皮肤上的光分配模型显示中皮层（约 350 mm）的功率密度约为 $0.5\ W/cm^2$。因此，虽然有充足的 RB 和光照强度，但是 PTB 在修复皮肤创口时并没有光毒性。

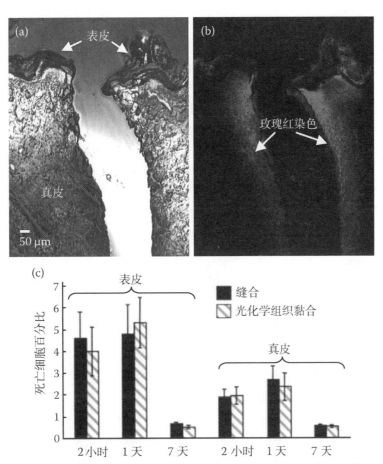

图 66.3　RB 在猪皮切口的伤口表面的横向渗透，(a) 反射率，(b) 激光共聚焦显微镜，(c) PTB 光毒性评估。用缝合或 PTB 治疗活体兔皮肤切口。在 100 μm 的真皮切口表面的死亡细胞百分比（Yao，M.，A. Yaroslavsky，F. P. Henry，R. W. Redmond and I. E. Kochevar：Phototoxicity is not associated with photochemical tissue bonding of skin. Lasers Surg Med. 2011. 42. 123－131. Copyright Wiley-VCH Verlag GmbH & Co. KGaA. Reproduced with permission）。

用 PTB 进行皮肤移植可以将皮肤移植物整块封闭在切口上，这样加强了移植物抗剪切力的能力。在一项体外研究中（Chan，Kochevar 和 Redmond，2002），两块猪皮的真皮层经 PTB 处理后，即时黏合力随着 RB 的浓度和激光能量密度的增加而增加。照射时的最高表面温度低于 40 ℃，而且黏合后皮肤移植物仍保持活性和胶原结构，这表明 PTB 可能增加了移植物黏合力。初步研究显示 PTB 可以将中厚皮片移植物固定在猪皮的创口上。

66.6　周围神经的修复

在神经修复中使用 PTB 的基本原理是在横断神经和神经移植物的修复部位上形成防水密封。胶原性神经外膜的紧密密封可防止神经营养因子和神经营养因子的渗漏，这些因子对于轴突再生是至关重要的，可防止轴突从内膜结构中丢失，并减少由缝合创伤引起的炎症和瘢痕形成。通过优化再生的神经内环境，我们可能取得了神经再生领域的一个进步。

66.6.1　直接神经缝合术

学者对坐骨神经横断的大鼠模型进行了初步研究（Johnson 等，2007）。在将 RB 应用于断端之前，在远端移除一小部分神经内膜，形成一个近远端袖口，再用 532 nm 的光照射。PTB 方法的功能恢复等同于标准的显微外科神经吻合术，但是这个袖口缩短了神经，并且此改进方法不会导致修复引起的张力。

66.6.2　用羊膜进行光封闭

在同一模型中，将神经残端用缝合线重新连接，可用或者不用人羊膜（human amniotic membrane，HAM）来包裹密封接合部位（O'Neill 等，2009b）（图 66.4）。HAM 是一个薄膜（约 40 μm），具有抗血管生成和抗炎特性，免疫反应可忽略不计，并含有促进伤口愈合的生长因子。通过坐骨神经功能指数（sciatic function index，SFI）对功能恢复进行定量描述（0＝完全恢复，−100＝功能完全丧失），按照标准神经吻合术（第 1 组），将修复物用 HAM 包裹并缝合（第 2 组）或通过 RB/PTB 交联（第 3 组）密封。在修复后 12 周，相比第 2 组（−68.6）和第 1 组（−70.8），第 3 组 SFI（−55.7）显著改善，具有统计学意义。组织形态测定法还强调组 3 中的再生优于组 1。这些结果表明修复部位的防水密封对于神经修复的最佳结果很重要。

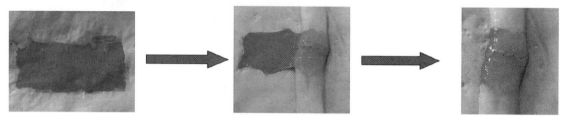

图 66.4　左：0.1%RB 染色的 HAM 片段。中：HAM 包绕神经缝合点。右：PTB 修复点后的 HAM 包绕

使用电生理学测试评估兔腓总神经的横断修复能力（Henry 等，2009b）。第 1 组仅接受神经吻合术（N）；第 2 组在修复部位周围用 HAM 进行包裹，用 10/0 尼龙缝线固定在神经外膜上。在第 3 组中，用 RB 对 HAM 进行染色，包裹在修复部位周围，并通过 1 分钟的 532 nm（0.5 W/cm²）光密封神经。与组 1（90 天）、组 2（120 天）相比，组 3 中观察到远端复合肌肉动作电位显著改善。组织学和组织形态测定上同样显示了组 3 中远端的髓鞘厚度、纤维和轴突的直径以及 G 值的显著提升。在修复位点，组 1 和组 2 出现了轴突在神经外膜的生长，组 3 由于有 HAM 包裹和光化学封闭而没有出现这种情况（图 66.5）。

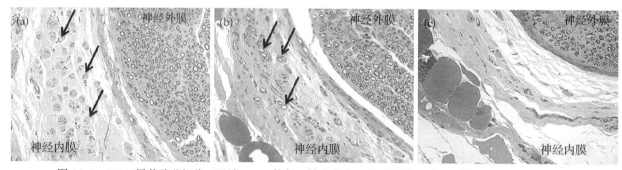

图 66.5　200×甲苯胺蓝切片，远端 5 mm 修复，轴突萌芽，通过外神经再生（箭头所示）。(a) 组 1。
(b) 组 2。(c) 组 3。PTB 封闭可防止轴突向神经外膜的萌芽，神经微结构正常。

66.6.3　涉及神经缺损的修复

神经缺损需要导管或者神经移植来保持神经的连续性。用 RB 和绿光交联的 HAM 神经导管可以提升其硬度和抗降解能力（图 66.6）。使用较硬的中央区域桥接神经间隙，然后用 RB 处理未交联的末端，并通过光照来封闭接合部位（O'Neill 等，2009a）。

实验中，用 PTB 密封的交联 HAM 导管桥接了 1 cm 神经，缺损后的功能恢复和神经再生的效果相当于在大鼠坐骨神经模型上进行自体神经移植（O'Neill 等，2009a）。在修复后 12 周，管道内腔的神经完全再生。与缝合交联 HAM 管相比，自体神经移植和 PTB 封闭交联 HAM 管提高了组织形态测定的结果。在修复 12 周后的再生神经区域可以看到纤维支数、纤维直径和髓鞘厚度的增加。

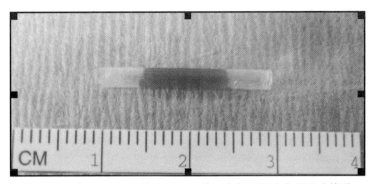

图 66.6 中心区用 RB 处理 HAM 管，内部用绿光交联形成管道

66.7 血管吻合

在微创血管修复中消除缝合线和减少组织损伤仍是尚未实现的目标。缝合造成的血管损伤、异物反应、炎症及伤疤是不可避免的。缝合也会导致内膜不规则及伴随促凝作用。光激活血管修复很有希望实现水密封的修复并避免缝合的并发症。在一个初步的体外研究中，通过缝合或 PTB 修复横断的猪肱动脉，通过夹闭动脉末端测量渗漏压力（leak pressure，LP）来衡量修复强度，相比缝合后测得的 LP（352 mmHg），PTB 组的 LP（1105 mmHg）更高。在体外实验中，大鼠左股动脉夹闭后立刻从腹股沟韧带出口横断 1 cm 血管（O'Neill 等，2007）。对照组用 6 根 10-0 尼龙线缝合修复，而 PTB 组对胫动脉实施了一个小的动脉切开术并将 24G 留置针置入股动脉来支撑管腔，动脉横断面的近端嵌入远端形成一个 2 mm 的组织重叠，用 RB 和 532nm 光照射重叠区（0.5 W/cm², 30 秒）。在术后 6 小时和 8 周，使用缝合和 PTB 修复的所有动脉都是通畅的，通畅率达到 80%，也没有形成动脉瘤。相比缝合组，PTB 治疗血管后的修复区没有出血。

这些结果表明 PTB 是可行的无缝合血管修复技术，它可以形成坚固和快速的封闭，而且其短期和长期的通畅率与标准缝合修复大致相同。目前这一领域的研究主要集中于制造修复血管时永久或临时的支撑动脉内膜的支架上。

66.8 肌腱修复

肌腱或韧带完全断裂是外科手术的指征。缝合修复提供了愈合过程所需的机械强度。然而，缝合不在断端产生分子水平上的结合，而且还有感染、炎症、粘连和瘢痕的后果。通常需要长时间的关节制动防止再断裂，但是现在认为早期的活动对于减少粘连及腓肠肌萎缩和深静脉血栓形成是有益的。PTB 可以使肌腱断端交联，加强修复并促进伤口愈合。

在早期试验中，直接用 RB 涂抹在大鼠跟腱断裂肌腱的表面，再用光照射使肌腱重新连接（Chan 等，2005）。尽管作为修复方法它没有提供必要的机械强度，但它在术后促进了愈合过程。直接使用 PTB 再接肌腱的局限性在于绿光在肌腱中的穿透深度只有 680 μm。

最近的研究显示，PTB 可用于连接具有强力支持性的生物相容性套筒。一种新的强力的具有生物相容性的纳米生物材料——静电丝绸（ES），在连接肌腱时验证了其在治愈肌腱和加强修复时减少拉伸负荷的作用。

随机排列的静电丝绸纤维垫可用于兔跟腱手术修复的 PTB 中（厚约 50 μm，直径 700 nm）。RB 染色后的 ES 垫在修复点包绕两层并用 0.3 W/cm² 的光照射 6 分钟。实验组分为：①缝合修复（SR）；②SR＋ES/PTB；③保留缝线的 ES/PTB 肌腱断端连接。在第 7、第 14、第 28 天对肌腱复合体进行修复强度的生物力学测试。ES/PTB 治疗本身在早期并不修复断端，但它作为对标准缝合技术的补充，可以再次加强修复位点。此外，在应用 ES/PTB 的两组中，张力明显减少。因此，PTB 作为标准修复的补充具有提升疗效，改善预后的潜力。

66.9　声襞修复

PTB 有连接精细组织的潜力，如难以缝合的声襞（缝合会撕裂组织）。用 RB 处理犬声襞的微型皮瓣并用 100 J/cm^2、532 nm 的光辐射（Franco 等，2011），相比没有用 PTB 封闭的微型皮瓣，这些皮瓣不能被气流吹动。PTB 和对照组以相同的上皮下反应愈合（如同样的伤疤），这表明 PTB 可在微型皮瓣手术后有更具可预测性的恢复，也可减少术后声襞休息的需求。

66.10　结肠吻合术

肠道的穿透伤可以导致灾难性的后果，需要立即手术来恢复肠道的完整性。肠切除和肠吻合十分困难，外伤后导致的肠瘘发生率高达 30%，这可能导致感染、腹膜炎和败血症。标准的缝合产生的炎症会降低封闭性从而可能引起肠粘连和肠梗阻。

笔者评估了在大鼠的肠道里标准肠吻合后联合光激活密封羊膜包裹吻合线是否可以加强吻合的强度。手术将肠道横断后，各组通过标准吻合后使用或不使用 532 nm 光照（80 秒，0.5 W/cm^2）封闭。在 3 天和 7 天后，摘除此段结肠再通过衡量爆破压力（BP）来评估吻合强度。相比单纯缝合（BP=25 mmHg），加用光化学修复（BP=94 mmHg）的吻合强度是它的 4 倍。此外，加用光化学修复的缝合手术的腹内粘连也显著减少。因此，结肠吻合时标准缝合联合光激活羊膜包绕可以在术后早期增加修复强度并减少腹部粘连。

66.11　光化学组织粘连（PTB）的机制

现有研究已经充分地阐述了溶液中的 RB 的光学反应过程。然而在组织中这些过程不同，因为 RB 与组织蛋白（结缔组织中大部分胶原蛋白）紧密地相连，因此限制了它的扩散和周边组织反应。来自角膜和羊膜的 RB/蛋白结合物在 PBS 中表现出最大吸收峰从 550 nm 到 562 nm 的红移（Verter 等，2011）。溶液中 RB 和胶原蛋白结合产生一个 562 nm 的最大吸收峰，并且 RB 的荧光效应减弱（Y. Tang）。RB 与胶原结合很强，这是因为 PBS 不能将 RB 从真皮和角膜中萃取出来（即使 24 小时后 RB 也只能萃取很少一部分）（Verter 等，2011）。与组织蛋白紧密结合的原因大概是 RB 穿透真皮的极限在约 100 μm（图 66.3）。

在吸收光后由 RB 引起的反应可能由寿命较长的三重态（^{3}RB）引起，这可以产生约 0.90 的量子产率（Gandin, Lion 和 Van de Vorst，1983）。电子从富电子的氨基酸如赖氨酸、精氨酸或组氨酸转移到 ^{3}RB，这可以产生一个氨基酸阳离子自由基（$AA^{·+}$）和 RB 阴离子自由基（反应式 66.2）。高活性中心碳自由基（$AA^·$）可以引发交联形成，这种物质可由 $AA^{·+}$ 去质子化形成（反应式 66.4 和反应式 66.5）。在最初的电子转移之后，通过这种方式形成的交联可能有氧的参与。^{3}RB 产生单态氧时的能量转移可以通过氧化氨基酸侧链引起蛋白质-蛋白质交联，尤其是组氨酸（反应式 66.6）（Shen 等，1996a；Tsao 等，2012）。氧化后的组氨酸，可能是一种咪唑啉酮，可与一些特定的亲核氨基酸反应形成蛋白质-蛋白质交联（反应式 66.7）（Au 和 Madison，2000）。

$$\text{RB} \xrightarrow{532 \text{ nm}} {}^1\text{RB} \longrightarrow {}^3\text{RB} \quad 激发 \tag{66.1}$$

$$^3\text{RB} + \text{AA} \longrightarrow \text{RB}^{·-} + \text{AA}^{·+} \quad 电子转移 \tag{66.2}$$

$$^3RB + O_2 \longrightarrow RB + ^1O_2 \quad 能量转移 \tag{66.3}$$

$$AA^{\cdot +} \xrightarrow{-H^+} AA^{\cdot} \quad 自由基形成 \tag{66.4}$$

$$AA^{\cdot}，AA^{\cdot} \longrightarrow AA\text{-}AA \quad 蛋白-蛋白交联 \tag{66.5}$$

$$^1O_2 + AA \longrightarrow 氧化的 AA（Ox\text{-}AA）\quad AA 氧化 \tag{66.6}$$

$$Ox\text{-}AA + 亲核的 AA \longrightarrow Ox\text{-}AA\text{-}AA \quad 蛋白-蛋白交联 \tag{66.7}$$

最初的电子转移和能量转移/单态氧机制的相对作用受到参与反应氧水平的影响极大。在一些 PTB 应用中，因为组织没有血管，氧水平较低。但是，由于氧可以在光照时扩散到 RB 染料的表面，故此情形下的氧水平应该更高，同样的，氧水平也不是固定不变的，因为 PTB 治疗时组织中的 $^1O_2$ 反应消耗氧，导致氧损耗。实际上，就光动力疗法的研究结果来说，在 PTB 高辐射时更易出现氧耗竭。

从实验结果来看，电子转移和能量转移的发生机制可能都存在。当 RB 应用到角膜表面和角膜切口并经照射交联胶原蛋白时，最大吸收值降低并出现光谱蓝移，表明这是不依赖氧的反应（未发表的结果）。这些案例表明氧扩散到角膜基质的扩散率对于支撑氧依赖机制和由电子转移引起的交联是不充分的，相比之下，羊膜与角膜的光交联是需要氧的；相比在有氮的情况下，有氧的时候照射产生的结合力更大（Verter 等，2011）。单态氧也参与到交联机制，因为比起 H_2O，D_2O 可以产生更强的结合力（因为 $^1O_2$ 在 D_2O 中比在 H_2O 中寿命更长）。此外，RB 在吸收光谱的非蓝光带进行光学漂白需要低氧的环境，由于羊膜的厚度 $<50~\mu m$，这说明有足够的氧气通过羊膜扩散来支持 $^1O_2$ 形成。由电子转移引起的共价蛋白质-蛋白质交联形成的相对效能与能量转移机制的对比没有被细致地研究，但是我们观察到的在有氧时羊膜与角膜的紧密结合表示能量转移/单态氧的产生更有效（Verter 等，2011）。

66.12 小　结

目前，根据光化学机制而提出的 PTB，在临床前研究和一些初步的临床研究中已实现了无缝合的组织表面连接。相比缝合，PTB 产生更少的炎症、纤维化和瘢痕，还能形成即时的水密封。该技术尤其适用于微创手术和精细的、难以缝合的组织。关于它的进一步临床研究也将继续进行。

作者：

Irene E. Kochevar
Massachusetts General Hospital
Robert W. Redmond
Massachusetts General Hospital

参考文献

[1] Allen, M. T., M. Lynch, A. Lagos, R. W. Redmond, and I. E. Kochevar. 1991. A wavelength dependent mechanism for rose bengal-sensitized photoinhibition of red cell acetyl-cholinesterase. Biochim Biophys Acta 1075: 42 49.

[2] Au, V., and S. A. Madison. 2000. Effects of singlet oxygen on the extracellular matrix protein collagen: Oxidation of the collagen crosslink histidinohydroxylysinonorleucine and histidine. Arch Biochem Biophys 384: 133-142.

[3] Balkissoon, B., and R. Weld. 1965. A rapid, simple and inexpensive method of measurement of blood volume and hepatic function utilizing rose bengal I. Ann Surg 162: 881-885.

[4] Chan, B. P., C. Amann, A. N. Yaroslavsky et al. 2005. Photochemical repair of Achilles tendon rupture in a rat model. J Surg Res 124: 274-279.

[5] Chan, B. P., I. E. Kochevar, and R. W. Redmond. 2002. Enhancement of porcine skin graft adherence using a light-activated process. J Surg Res 108: 77-84.

[6] Dahl, T. A., W. R. Midden, and D. C. Neckers. 1988. Comparison of photodynamic action by Rose Bengal in Gram-positive and Gram-negative bacteria. Photochem Photobiol 48: 607 – 612.

[7] Dubbelman, T. M., A. F. de Goeij, and J. van Steveninck. 1978. Photodynamic effects of protoporphyrin on human erythrocytes. Nature of the crosslinking of membrane proteins. Biochim Biophys Acta 511: 141 – 151.

[8] Franco, R. A., J. R. Dowdall, K. Bujold et al. 2011. Photochemical repair of vocal fold microflap defects. Laryngoscope 121: 1244 – 1251.

[9] Gandin, E., Y. Lion, and A. Van de Vorst. 1983. Quantum yield of singlet oxygen production by xanthene derivatives. Photochem Photobiol 37: 271 – 278.

[10] Givens, R. S., G. T. Timberlake, P. G. Conrad et al. 2003. A photoactivated diazopyruvoyl crosslinking agent for bonding tissue containing type-I collagen. Photochem Photobiol 78: 23 – 29.

[11] Givens, R. S., A. L. Yousef, S. Yang, and G. T. Timberlake. 2008. Collagen cross linking agents: Design and development of a multifunctional cross linker. Photochem Photobiol 84: 185 – 192.

[12] Goins, K. M., J. Khadem, P. A. Majmudar, and J. T. Ernest. 1997. Photodynamic biologic tissue glue to enhance corneal wound healing after radial keratotomy. J Cataract Refract Surg 23: 1331 – 1338.

[13] Gu, C., T. Ni, E. E. Verter et al. 2011 Photochemical tissue bonding: A potential strategy for treating limbal stem cell deficiency. Lasers Surg Med 43: 433 – 442.

[14] Henry, F. P., D. Cote, M. A. Randolph et al. 2009a. Real-time in vivo assessment of the nerve microenvironment with coherent anti-Stokes Raman scattering microscopy. Plast Reconstr Surg 123: 123S – 130S.

[15] Henry, F. P., N. A. Goyal, W. S. David et al. 2009b. Improving electrophysiologic and histologic outcomes by photochemically sealing amnion to the peripheral nerve repair site. Surgery 145: 313 – 321.

[16] Johnson, T. S., A. C. O'Neill, P. M. Motarjem et al. 2007. Photochemical tissue bonding: A promising technique for peripheral nerve repair. J Surg Res 143: 224 – 229.

[17] Judy, M. M., L. Chen, L. Fuh et al. 1996a. Photochemical crosslinking of type I collagen with hydrophobic and hydrophilic 1,8 naphthalimide dyes. Proc SPIE 2681: 53 – 55.

[18] Judy, M. M., L. Fuh, J. L. Matthews, D. E. Lewis, and R. Utecht. 1994. Gel electrophoretic studies of photochemical crosslinking of type I collagen with brominated 1,8-naph-thalimide dyes and visible light. Proc SPIE 2118: 506 – 509.

[19] Judy, M. M., J. L. Matthews, R. L. Boriack et al. 1993a. Heat-free photochemical tissue welding with 1,8-naphthalimide dyes using visible (420 nm) light. Proc SPIE 1876: 175 – 179.

[20] Judy, M. M., J. L. Matthews, R. L. Boriack et al. 1993b. Photochemical crosslinking of proteins with visible-light-absorbing 1,8-naphthalimides. Proc SPIE 1882: 305 – 308.

[21] Judy, M. M., J. L. Matthews, H. R. Nosir et al. 1996b. Bonding of human meniscal and articular cartilage with photoactive 1,8-naphthalimide dyes. Proc SPIE 2671: 251.

[22] Kamegaya, Y., W. A. Farinelli, A. V. Vila Echague et al. 2005. Evaluation of photochemical tissue bonding for closure of skin incisions and excisions. Lasers Surg Med 37: 264 – 270.

[23] Khadem, J., M. Martino, F. Anatelli, M. R. Dana, and M. R. Hamblin. 2004. Healing of perforating rat corneal incisions closed with photodynamic laser-activated tissue glue. Lasers Surg Med 35: 304 – 311.

[24] Khadem, J., T. Truong, and J. T. Ernest. 1994. Photodynamic biologic tissue glue. Cornea 13: 406 – 410.

[25] Khadem, J., A. A. Veloso, Jr., F. Tolentino, T. Hasan, and M. R. Hamblin. 1999. Photodynamic tissue adhesion with chlorin. (e6) protein conjugates. Invest Ophthalmol Vis Sci 40: 3132 – 3137.

[26] Kim, J. 2000. The use of vital dyes in corneal disease. Curr Opin Ophthalmol 11: 241 – 247.

[27] Lambert, C. R., and I. E. Kochevar. 1997. Electron transfer quenching of the rose bengal triplet state. Photochem Photobiol 66: 15 – 25.

[28] Lauto, A., D. Mawad, M. Barton et al. 2010. Photochemical tissue bonding with chitosan adhesive films. Biomed Eng Online 9: 47.

[29] Mulroy, L., J. Kim, I. Wu, P. Scharper et al. 2000. Photochemical keratodesmos for repair of lamellar corneal incisions. Invest Ophthalmol Vis Sci 41: 3335 – 3340.

[30] O'Neill, A. C., M. A. Randolph, K. E. Bujold et al. 2009a. Preparation and integration of human amnion nerve conduits using a light-activated technique. Plast Reconstr Surg 124: 428–437.

[31] O'Neill, A. C., M. A. Randolph, K. E. Bujold et al. 2009b. Photochemical sealing improves outcome following peripheral neurorrhaphy. J Surg Res 151: 33–39.

[32] O'Neill, A. C., J. M. Winograd, J. L. Zeballos et al. 2007. Microvascular anastomosis using a photochemical tissue bonding technique. Lasers Surg Med 39: 716–722.

[33] Proano, C. E., D. T. Azar, M. C. Mocan, R. W. Redmond, and I..E. Kochevar. 2004a. Photochemical keratodesmos as an adjunct to sutures for bonding penetrating keratoplasty corneal incisions. J Cataract Refract Surg 30: 2420–2424.

[34] Proano, C. E., L. Mulroy, E. Jones et al. 2004b. Photochemical ker-atodesmos for bonding corneal incisions. Invest Ophthalmol Vis Sci 45: 2177–2181.

[35] Redmond, R. W., and J. N. Gamlin. 1999. A compilation of singlet oxygen yields from biologically relevant molecules. Photochem Photobiol 70: 391–475.

[36] Rodgers, M. A. J. 1983. Picosecond fluorescence studies of rose bengal in aqueous micellar dispersions. Chem Phys Lett 78: 509–514.

[37] Shen, H. R., J. D. Spikes, P. Kopecekova, and J. Kopecek. 1996a. Photodynamic crosslinking of proteins. I. Model studies using histidine-and lysine-containing N-(2-hydroxypropyl)methacrylamide copolymers. J Photochem Photobiol B 34: 203–210.

[38] Shen, H. R., J. D. Spikes, P. Kopeckova, and J. Kopecek. 1996b. Photodynamic crosslinking of proteins. II. Photocrosslinking of a model protein-ribonuclease A. J Photochem Photobiol B 35: 213–219.

[39] Timberlake, G. T., A. L. Yousef, S. R. Chiles, R. A. Moses, and R. S. Givens. 2005. Bonding corneal tissue: Applications of photoactivated diazopyruvoyl cross-linking agent. Photochem Photobiol 81: 1180–1185.

[40] Tsao, S., M. Yao, H. Tsao et al. 2012. Light-activated tissue bonding for excisional wound closure: A split-lesion clinical trial. Br J Dermatol 166: 555–563.

[41] Verter, E. E., T. E. Gisel, P. Yang et al. 2011. Light-initiated bonding of amniotic membrane to cornea. Invest Ophthalmol Vis Sci 52: 9470–9477.

[42] Verweij, H., T. M. Dubbelman, and J. Van Steveninck. 1981. Photodynamic protein cross-linking. Biochim Biophys Acta 647: 87–94.

[43] Wang, Y., I. E. Kochevar, R. W. Redmond, and M. Yao. 2011. A light-activated method for repair of corneal surface defects. Lasers Surg Med 43: 481–489.

[44] Yang, P., M. Yao, S. L. Demartelaere, R. W. Redmond, and I. E. Kochevar. 2012. Light-activated sutureless closure of wounds in thin skin. Lasers Surg Med 44: 163–167.

[45] Yao, M., A. Yaroslavsky, F. P. Henry, R. W. Redmond, and I. E. Kochevar. 2011. Phototoxicity is not associated with photochemical tissue bonding of skin. Lasers Surg Med 42: 123–131.

第七篇
其他光疗法与未来展望

67 光学引导的肿瘤干预

67.1 引　言

这一章的主要目的是通过具体的事例来概述现有的、新兴的光科学技术，用于积极指导治疗干预。重点在于其在肿瘤学领域的应用，特别是实体瘤病人的治疗，但其中一些方法也可以用于其他重要领域，例如，心血管疾病、神经系统疾病以及控制局部感染。也就是说，这个概念适用于很多领域，如内科医生可以通过局部靶向治疗病变组织来进行干预，且额外的疾病信息还可以指导治疗并改善预后。

现在有多种放射学成像技术，如 X 线、计算机断层扫描（CT）、磁共振成像（MRI）和正电子发射计算机断层扫描（PET），均可以从不同程度上指导肿瘤治疗。还包括一些先进的技术，例如，术中 MRI（实时引导脑部肿瘤的切除）（Busse 等，2006；Kubben 等，2011）、容积 CT（Ahn 等，2011）或基于 MRI（Poetter 等，2011；Roels 等，2009）的放疗规划和监测治疗过程肿瘤的变化［也叫适应性放疗（Ling 等，2000）］、连续 PET 扫描（监测肿瘤对化疗的反应，根据肿瘤是否有反应来调整用药方案）（Terasawa，Dahabreh 和 Nihashi，2010；Wang 等，2012）。

在光学引导领域，内镜治疗是一种完善的基于实时视觉引导实施的积极诊疗手段。因此，在 Barrett's 食管（浸润性食管癌的高风险癌前病变）治疗中，内镜下食管黏膜切除是标准的微创手术，即在内窥镜直视的情况下通过氩离子进行黏膜剥除（Dulai 等，2005；Wang 和 Sampliner，2008）。很明显这是一种光学引导下的肿瘤治疗，但此手术是预防性的而非治疗性的，它是标准的内镜检查治疗，不涉及任何超出可视化光学标准内镜检查的范围。另一方面，荧光成像可以识别黏膜的不典型增生，还可以用于后续不典型增生组织的消除［包括通过激光消融或光动力疗法（photodynamic therapy，PDT）］，它更具代表性，技术也更先进，因此本章也会以此为重点。

67.2 现有的肿瘤治疗方法和困境

恶性肿瘤的主要治疗方法有手术、放疗和化疗。每种方法的应用都涉及各种类型及不同分期的肿瘤，而且它们常常会联合使用。例如，手术切除后可以使用放疗或化疗来治疗残存的肿瘤或远处转移灶。此外，很多其他方法还没有广泛应用于临床（仅适用于有限的肿瘤类型或分期）或者处于发展阶段（临床前或临床试验阶段）。这些方法包括：PDT（Agostinis 等，2011；Dolmans，Fukumura 和 Jain，2003；Pinthus 等，2006）——通过使用可以被肿瘤细胞（和/或肿瘤微脉管系统）吸收的化合物（光敏剂），随后应用适当波长的光激活，从而产生细胞毒性物质，最常见的是单线态氧；还有多种形式的生物物理干预——通过加热［如使用高能量近红外光谱的激光热疗（Carpentier 等，2011；Lindner 等，2009）、超声（Berge 等，2011；Keller 等，2010）、微波（Sherar 等，2004；Wolf 等，2012）、射频辐射（Buscarini 等，2001；Salas，Castle 和 Leveillee，2011）］或冷冻［如冷冻疗法（Clyne，2011；Foley 等，2011）］来破坏肿瘤组织；生物疗法［如免疫治疗（Mellman，Coukos 和 Drano，2011；Sharma 等，2011）］——利用机体免疫系统来杀伤肿瘤细胞；以及基于确定的肿瘤干细胞的靶向治疗，这些干细胞可能与维持肿瘤生长相关。

一些效果不佳但经光学引导可能提高应用价值的治疗方法见表 67.1，分为两类：

　　（1）治疗前，通过 3D 模型准确定位治疗靶点和/或确定肿瘤性质，从而有利于制定最适宜的治疗方案。

　　（2）治疗中，通过有效的引导实施计划治疗，比如通过反馈信息调整治疗参数和/或当治疗方案包含多个"成分"（如放疗或药物）时通过监测治疗反应来动态调整辅助治疗方案。

　　第一种分类没有涉及光学技术在肿瘤诊断的应用，如病变的筛查与发现，光学技术本身就是一个发展迅速且重要的领域。也就是说，我们假设肿瘤诊断已经明确并且仅为局部肿瘤。同样，在这个章节不会涉及的常见实验室肿瘤检测方法，例如，流式细胞学、显微镜检查、小动物影像以及基因组分型等，光学方法在其中扮演着越来越重要的角色。

　　除了在治疗前和治疗期间的应用，光学引导还可用于：

　　治疗后，明确肿瘤组织和非靶区的正常组织对相关治疗的反应，进而优化治疗方案。

　　尽管不同治疗方式之间有一些相同要求，例如，精确判断肿瘤边界（不是简单的形态学上的边界），还有一些要求具有疗法特异性。同时，单疗程治疗（如手术切除和大部分的生物物理学方法）和分级治疗/长期治疗（如放疗、生物治疗和药物治疗）之间的特殊要求也可能不同。在一些应用中，光学技术也可以作为独立的方法，例如，PDT 中监测光漂白。然而，在大多数情况下，光学信息只是作为基于图像信息方法的补充。因此，在手术引导中，光学数据（如荧光图像或光谱）最好或者必须与手术前或手术中获得的 CT 或 MRI 图像进行空间配准。同样的，肿瘤对化疗药物代谢反应的光散射成像需要和纵向 MRI 或 PET 联合使用。光学技术的显著优点就是，与其他分析方法和引导方法具有很高的相容性和补充性。另外，在很多情况下还能将光学技术和目前的治疗技术整合，例如，与机器人手术或热治疗整合。在所有情况下，应用光学工具的主要目的是，给每个病人提供最适宜的治疗，即肿瘤个体化治疗。

表 67.1　　　　　　　　　　　　　现有提供个体化的肿瘤治疗的光学技术的困境

治疗形式和光学引导的主要目标	光学引导需要满足的临床需求	
	干预前	干预中
手术（减少再次切除的比例）	确定肿瘤的边界和放射学（3D）体积配准； 使危险的毗邻结构局域化； 确定最适宜的手术方式； 引导活检来确定肿瘤的诊断和分期。	确定和局部化残留（镜下的）的肿瘤组织和随后的扩大切除； 在切除样本时确定和量化肿瘤边缘深度。
放疗（减小遗漏肿瘤靶区的风险和降低对正常组织的损伤）	确定肿瘤边界（轮廓）和放射学（3D）体积配准来形成精确的治疗方案。	在放疗不同部位间跟踪肿瘤的变化，随着肿瘤的缩小调整放疗视野。
化疗（减少毒性和无效药物的成本）	确定肿瘤代谢状态的基线。	跟踪状态变化来调整用药方案； 监测药物在肿瘤的摄取。
PDT（优化光-药物分布，匹配治疗靶区体积）	确定肿瘤的目标区域，规划光源的放置； 测量目标组织的光敏剂浓度。	监测组织光学特性的动态变化，进而调整光参数； 监测光敏剂，光漂白和/或光产物作为在体剂量测定的间接方法； 监测治疗中单线态氧的产生作为直接的剂量度量标准； 监测目标肿瘤的血管或细胞的改变来评价即时反应； 监测邻近组织的光和/或光敏剂水平来减少附带损害。
生物物理学治疗（监测消融区域的外边界）		检测目标肿瘤的血管或细胞改变来评价即时反应。

67.3 与介入引导相关的光子技术

能否将光学技术与介入引导融合，取决于临床需要（现有的或新兴的）和光子技术的水平（表67.2）。由于肿瘤个体化医疗（Desmond-Hellmann，2012）（个体化肿瘤治疗的关键特征是根据不同的病人和肿瘤特征来设计治疗方案）和生物光学成像、光谱学技术及其设备、应用的快速发展，光学介入引导领域也在不断变化。个体化医疗需要精确的治疗方式以及用于调整或改变个体化治疗方案的检测方法。精确意味着可以量化的指标，而不是对病人群体的简单信息统计。

用于介入引导的技术需要满足一系列的性能要求，总结如表67.3所示。以现有或新兴的光学为基础的或使用光学技术能满足以上很多要求，同时也有自己的优势。例如，光学技术是低风险的，因为光仅用来探测组织而不会改变组织的性质，并且没有电离辐射。与大多数放射学技术和成像技术相比，它们成本低，构建紧凑，在许多临床环境中不需要特殊设施就可以应用。当然，关键是它们能提供有用的信息，可以极大地促进介入治疗。在下文的例子中也会说明。

表67.2　基于临床试验报告，可能用于介入引导的信息类型和当前光学技术的示例

信息类型	光学技术				
	荧光光谱学/图像	拉曼光谱学	OCT	DOT	DRS/EES
肿瘤边缘	识别细观/微观病灶	内源性点测量（Haka等，2005）	组织微观结构（Hamdoon等，2010；Nguyen等，2009）		组织微结构，细胞大小和密度（Keshtgar等，2010；Perelman等，1998；Suh等，2011）。
切除的完整性	识别细观/微观病灶	内源性点测量	肿瘤边缘的深度（Nguyen等，2009）		
肿瘤功能状态	用外源性药物测定抗体，蛋白等。	基于药物浓度的对比增强SERs	血流	血药浓度和血氧饱和度，水和脂质浓度。	

注：DOT，光散射成像；DRS，散射光谱；EES，弹性散射光谱；OCT，光学相干断层扫描；SERs，表面增强的拉曼散射。

表67.3　介入引导的性能要求

要求	基本原因
微创性	避免增加干预风险
定量	预测精度的测量标准化
低成本	促进进入临床实践
实时	提供修改治疗的实时反馈
与其他成像模式的兼容性	促进与现行成像模式的集成并提供补充信息
小型化	支持床旁使用

67.4 具体举例

在这一部分，我们会简要列举一些例子来阐明介入引导的概念，以及每种方法的发展水平、存在的挑战和未来发展的展望。

第七篇　其他光疗法与未来展望

67.4.1　肿瘤切除中的荧光引导

对许多实体肿瘤来说，手术切除是一线治疗方案，会尽可能实现肿瘤组织完全切除。但因为肿瘤大小、分期以及操作水平的差异，手术成功率差异明显。有些病人不得不接受疗效欠佳且伴随副作用的二线治疗方案（放疗或化疗）或进行二次手术。另一项重要的外科应用是引导淋巴结清扫，因为许多肿瘤最早通过局部淋巴系统转移，清扫肿瘤累及的淋巴结对降低转移风险有很大影响。很多时候，肿瘤切除不彻底，不是因为技术问题或安全问题，而是因为不能预先精准确定肿瘤的边界或是外科医生无法发现残留的肿瘤组织。光学技术具有解决以上这些缺陷的潜力，正在研究的有关技术包括基于成像和点光谱学的技术。荧光成像引导切除（fluorescence-image-guided resection，FGR）是研究最广泛的一种，已进入临床研究后期。在最近的一篇综述中（Valdes 等，2012），详细描述了其在脑肿瘤切除术中的应用，许多概念也可以推广到其他肿瘤的治疗上。

任何基于荧光的医学应用都需要考虑一个基本的问题，即是否需要外源性荧光造影剂（靶向的或非靶向的），正面和反面的理由见表 67.4。

表 67.4	自体荧光和使用外源性荧光造影剂下的手术引导的比较	
	优点	局限性
自体荧光	降低风险和监管难度； 没有时间延迟，不需要优化。	预先不确定光谱特性； 荧光信号可能微弱； 紫外激发获取的信息最丰富。
外源荧光	光谱特性明确； 通常信号较强； 可以使用肿瘤特异性的生物标记物来增加特异性； 可以使用多种生物标记物； 使用纳米粒子，可以实现多种成像和治疗的联合。	有潜在的毒性； 费用高； 需要最优化的剂量和时间。

使用内源性造影剂的一个例子是，应用紫罗兰/蓝光等激发自体荧光成像指导口腔癌手术。口腔鳞状细胞癌有较高的局部复发率（>30%），简单的扩大手术边缘会导致明显的功能缺失和较差的生活质量。最初的研究显示，相比标准的临床或放射识别，术中使用自体荧光成像可以更准确、可靠地确定手术边界，显著减少局部复发率。使用现有仪器的临床实例证实（图 67.1）：①在白光图像下难以明确肿瘤的真正边界；②难以界定边缘组织应该扩大切除范围来减少残留肿瘤组织的风险；③自体荧光成像提供的补充信息可以明确肿瘤真正的边界；④放大以及定位的变化使图像的精确配准成为技术上的挑战。这项技术的多中心随机试验正在加拿大进行（Poh 等，2011）。

使用外源性造影剂来显示肿瘤边界时，可以选择许多靶向或非靶向荧光造影剂。前者如吲哚青绿（ICG），一种特殊的绿色荧光剂，已经用于临床开放的和内镜成像系统下的各种各样的手术引导，包括肿瘤切除术（Tobis 等，2011；Winer 等，2010）。几种主要用于肿瘤 PDT 的药物已经用于手术引导。其中发展最好的是氨基乙酰丙酸（ALA）诱导原卟啉Ⅸ（PpⅨ）（见第 23 章）。ALA 是亚铁红素生物合成的必需前体，合成过程的倒数第二步会产生原卟啉Ⅸ（荧光复合剂，且其中的荧光已被激发）。不需要依赖肿瘤特异性生物靶向标志物，通过几种代谢和生物合成机制，原卟啉Ⅸ荧光复合物在肿瘤组织中的含量明显高于正常组织。原卟啉Ⅸ的荧光光谱如图 67.2（a）所示。同所有的卟啉一样，原卟啉Ⅸ可以由较宽的可见光谱激活：目前大多数研究使用紫光或蓝光，因为肿瘤表面红色荧光信号在这种情况下最强。

ALA-PpⅨ荧光成像和点光谱已经用于研究一系列不同的肿瘤并引导其在内镜下的切除。例如，应用于脑部肿瘤，特别是恶性胶质瘤，因为患这种肿瘤的病人生存期较短（晚期肿瘤的生存率通常不超过1 年），通常死于局部复发。如图 67.2（b）所示，脑部肿瘤标准的"完全"切除术后的白光图像和相应的

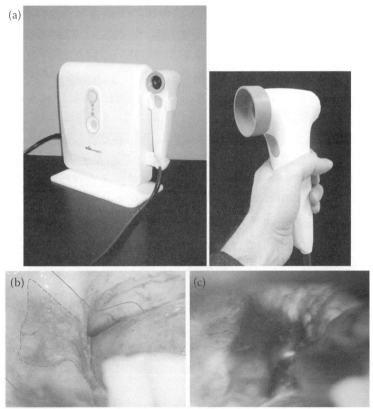

图 67.1 自体荧光图像引导下的口腔癌手术。（a）成像系统和手持件；（b）白光图像下的肿瘤病变（原位癌）边缘概况（虚线）和外科肿瘤专家评估的目标切除边缘（实线）；（c）相应的自体荧光图像。注意，在白光下辨认的肿瘤边界外部有阳性的荧光信号区域（Couresty of Dr. Catherine Poh and Dr. Calum Macaulay，BC Cancer Center，Vancouver，British Columbia，Canada）。

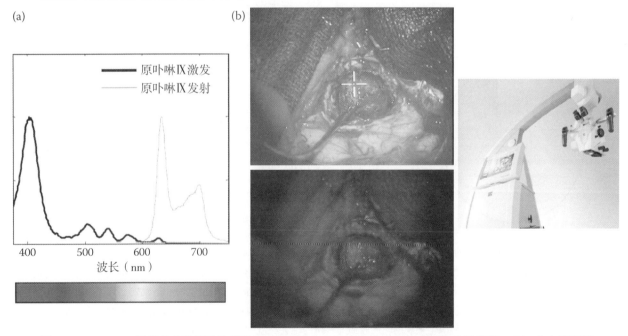

图 67.2 ALA-PpIX 荧光成像指导脑部恶性肿瘤切除。（a）原卟啉IX荧光激发和发射光谱；（b）在白光下胶 high-grade 光期质瘤外科切除后的白光和原卟啉IX荧光图像（Courtesy of Dr. David roberst and colleagues，Dartmouth-Hichcock Medical certer. Hanaver，NH，USA）。残余瘤可以在蓝色散射光背景下呈清晰可见的红色荧光。图示的是可以显示荧光的神经外科显微镜的工作头（Pentero，Zeiss，Germany）。

ALA-PpⅨ荧光图像，及其残余肿瘤的位置。这个方法现在已经整合到神经外科显微镜中，多中心的临床试验（Stummer 等，2006）表明荧光图像引导下的切除术（FGR）能显著提高肿瘤完全切除率。然而，病人生存期仅仅延长 4 个月，所以这项技术的灵敏性与特异性的提升空间依然很大。目前的研究还包括一系列其他外源性荧光造影剂（包括基于定向荧光团传递中纳米粒子的造影剂或固有的荧光量子点）、其他的光组织相互作用药物如荧光寿命谱（Lloyd 等，2010）、光学相干断层成像术（Hamdoon 等，2010；Nguyen 等，2009）和拉曼光谱学（Haka 等，2005；Keller 等，2011；Shim 等，1999）。在灵敏性、特异性和费用等方面，以上技术有各自的潜在优势和缺点。

至于荧光定量方面，如图 67.3(a) 所示，其主要的难点是组织表面探测到的荧光不仅与荧光团浓度相关，还需要考虑激发和发射光随组织深度变化产生的衰减。还有其他影响测量的因素，特别是当成像深达肿瘤腔时，如视野受限、成像系统距离、肿瘤表面距离不稳定以及空腔的曲度等。光衰减的影响可以通过了解激发光和荧光波长的吸收系数和散射系数而修正。这些可以通过测量组织表面两个或更多光源——检测器距离处的散射光谱来确定 ［图 67.3(b)］。这一项技术最近被运用于点探针结构以及作为 ALA-PpⅨ 的脑部肿瘤荧光引导切除术的辅助技术 ［通过测量切除腔的表面原卟啉Ⅸ的绝对浓度 $(C_{PpⅨ})$］［图 67.3(c)］。

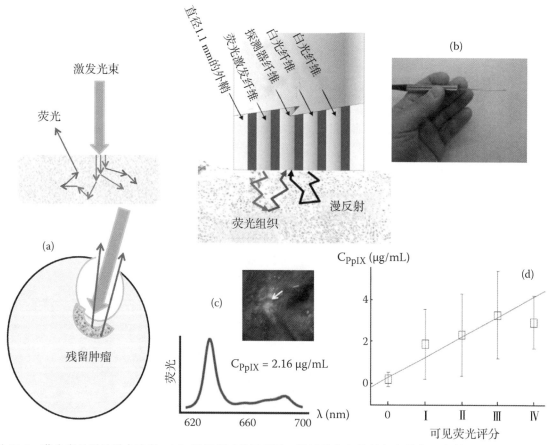

图 67.3　荧光定量引导手术治疗。(a) 组织衰减的原理图（通过吸收和散射失去激发和发射的光子）和精确定量测量组织的荧光团浓度的几何效应；(b) 应用了散射光谱法的组织纤维点探针可以确定组织光学特性从而修正荧光光谱的测量和计算绝对的荧光团浓度 ［From kim 等，2010.，J Biomed Opt 15（6），067006］；(c) 白光切除后的原卟啉Ⅸ荧光图像和相应的原卟啉Ⅸ的荧光光谱和导出的浓度值 $(C_{P_pⅨ})$（Courtesy of Dr. David Roberts.）；(d) 绘制 $C_{P_pⅨ}$ 和非参数的外科医生主观的晚期胶质瘤病例的荧光亮度的得分（Courtesy of Marco Brantsch）。

对于这项技术的早期临床研究提示：
(1) 即使是同样的肿瘤类型和分期，$C_{P_pⅨ}$ 在不同位点和不同病人之间的变化非常大。
(2) $C_{P_pⅨ}$ 与恶性肿瘤的组织病理学标志物关系密切（Valdes 等，2011a）。

（3）使用定量的荧光信息可以显著提高残余肿瘤探测的灵敏度和精确度（Valdes 等，2011b）。

（4）可以检测到残余瘤，但其原卟啉Ⅸ荧光信号在当前使用的神经外科荧光显微镜下不可见。

虽然这些结果可信度高，但想要获得全图像模式的定量荧光是不太可能的。例如，虽然可能可以使用全光谱高光谱的反射图像，如在荧光摄像机前一个快速可调滤波器（Valdes 等，2012），但组织光学系数的点运算不能简单地逐像素运用到图像中，因为相邻的像素之间存在显著关联。现在正在研究解决这个问题的方法，包括使用空间光调制技术（Konecky 等，2012）。

67.4.2 放疗计划：从内镜配准到容积成像

过去 10 年随着 3D 适形技术和调强技术的引入，放疗方案变得越来越精细。通过让放射线传递到精确匹配的肿瘤组织可以减少对正常组织的毒性，因此可以加大治疗剂量从而提高治愈率。然而，这需要更精确地划定目标肿瘤的部位。许多 3D 辐射成像可以用于此：CT 可以提供精确的空间解剖信息，MRI 提供高水平的软组织对比，PET 可以提供代谢功能信息（Gregoire 和 Mackie，2011）。

头部、颈部、食管和支气管的肿瘤治疗中，光学内镜常用来对肿瘤进行分期，因为它能发现放射性容积成像看不到的浅表肿瘤。目前还没有人将这些发现和定量容积成像联合应用于治疗方案的研究中。但临床医生常主观地通过解剖学标志将它们联系起来。最近，2D 图像配准为 3D 图像的研究已有进展，因此，内镜定位的肿瘤边缘就可以精确地转变为 3D 图像位点（Weersink 等，2011）。在此之前，2D 和 3D 信息配准已应用于支气管（Higgins 等，2008）和头颈部肿瘤（Caversaccio 等，2008；Lapeer 等，2008）的手术和活检引导中。一般而言，从内镜（2D）到放射学（3D）的精确配准的需求如下：连接在内镜装置尖端的光学或电磁示踪装置（监督定位和定向）；病人、图像和跟踪坐标系统的配准；以及多种虚拟可视化系统。配准后，根据 3D 容积图像可以生成一个与真正的（如光学的）内镜图像相匹配的虚拟内镜图像。

图 67.4 展示了一例早期声门癌的内镜轮廓。原发病灶在 CT 图像上几乎看不到，但在内镜下清晰可见，并且可以检测沿着声门的可疑组织边缘。这一区域在真实的内镜下呈波纹状并可将其投射到虚拟的内镜图像的 3D 表面 [图 67.4(b)]。然后，他们将其输入放疗法治疗计划软件以此来确定真正肿瘤目标的边缘线。通过反转投射过程，放射剂量也可以在内镜图像下显示 [图 67.4(c)]。在辐射剂量分数下评估肿瘤或正常组织的改变是有价值的，可以使治疗达到最优化。

尽管这个例子是单一基于解剖学的，其他类型的光学信息也可以合并到其中，例如，荧光图像（自体荧光或生物标记靶向的外源性荧光）或拉曼光谱测量，他们可以增加功能的或分子的信息来确认真正的肿瘤边缘并且监视肿瘤反应，同时光学连贯的体层摄影术或共聚焦显微内镜提供的结构图像分辨率远超过放射容积图像。

67.4.3 通过扩散光学层析成像和散射光谱来监测乳腺癌的化疗反应

与大多数肿瘤一样，相对于正常的乳腺组织，乳腺癌的血红蛋白和水含量增高，光散射也增强。近红外（Near-infrared，NIR）光谱非常适合量化这些病理和结构参数变化。因而，散射近红外光谱测量可以监视肿瘤对化疗的反应，例如，抗血管生成反应降低了总血红蛋白（Hb_t）、氧化作用和肿瘤的含水量。对于许多深部肿瘤来说，光在组织中有限的穿透作用限制了非侵入光测量的使用，但是乳腺的大小、形状以及浅表的特性使散射光学测量成为可能。此时，光学图像空间分辨率差（深度 5～10 mm）并不是主要的考虑点，关注点是已经定位的肿瘤的总体变化情况。散射光学 X 线断层摄影术/光谱学（DOT/DOS）测量技术已经以不同形式进行了试验（Culver 等，2003；Intes，2005；Pogue 等，2001；Tromberg 等，2008）。DOS 常常通过基于表面的多来源探针和探测器来进行测量。在 DOT 中，病人俯卧，将胸浸于和组织光学特性相匹配的某种液体中。使用复合光源和电荷耦合装置阵列检测器可以获得直接散射二维图像（Choe 等，2005），或通过放置在乳腺周围的多点光源和探测器获得三维图像（Pogue 等，2001）。多重波长匹配主要的组织成分，这一特点可以将光谱分解成生理参数。

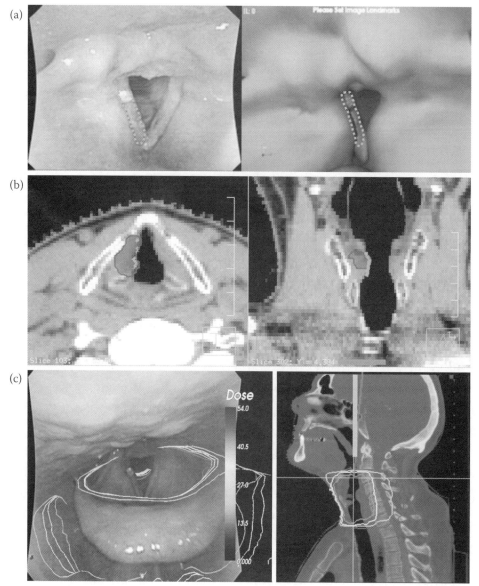

图 67.4 在声门肿瘤的放射治疗计划中结合真实的（白光）和虚拟的（基于 CT 的）内镜检查的例子。（a）真实的（左）和虚拟的（右）图像的肿瘤边缘概括；（b）图像配准展示了不同的真实的内镜肿瘤切片和虚拟的内镜检查的叠加；（c）放射剂量轮廓计划叠加到真实的内镜图像（左）和 CT 容积图像（右）。

Jakubowski 等人首次尝试采用基于表面 DOS 来测量化疗反应（Jakubowski 等，2004；Tromberg 等，2005）。对化疗有反应的病人中，可以观察到总体血红蛋白、含水量和组织散射都会减少，该过程主要发生在治疗的前 5 天。这促成了无反应病人治疗方案的改变。最近的 DOT 研究既有使用原型设备（Cerussi 等，2011；Pakalniskis 等，2011），也有采用商用系统（Soliman 等，2009）（So Scan ART，Montreal，Canada）。一些研究的结果如图 67.5 所示。正如图示病例所体现的，对化疗有反应的病人，在接受治疗后 1～2 周内，总血红蛋白（Hb$_t$）、氧合血红蛋白（HBO$_2$）、水和散射都会持续减少，近期也证实 Hb$_t$ 改变与肿瘤诱导血管生成的生物标志相关。

67.4.4 监测血管和细胞对 PDT 的反应

PDT 是针对许多疾病的潜在治疗方式，包括清除实体瘤和癌前病变（Dolmans，Fukumura 和 Jain，2003；Hamblin 和 Mroz，2008）。作为一种光学疗法，光既可以用于引导治疗也能用于检测治疗反应（见第 25 章）。前者包括对光、光敏剂及其产生的细胞毒性单线态氧进行在体计量测定（Wilson 和 Patter-

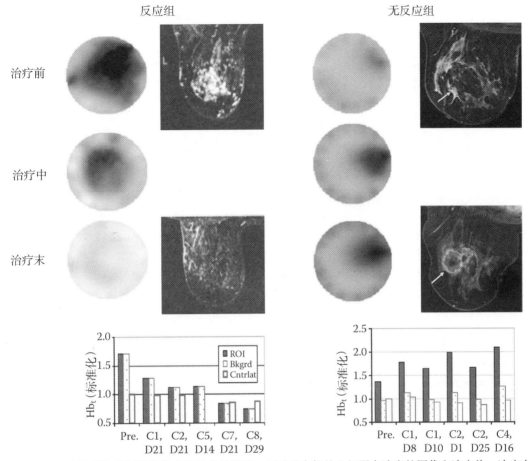

图 67.5 DOT 监视乳腺癌新辅助化疗的反应的例子，展示了全部的血红蛋白浓度的图像和治疗前、治疗中和治疗后相应的磁共振图像。图像揭示了在不同治疗周期每个周期的天数与相应的 Hb_t，测量感兴趣的肿瘤区域（region of interest，ROI），同一乳腺的背景组织和对侧的乳房。病人肿瘤中 Hb_t 的减少是显而易见的，在放射学和病理学的对化疗的反应中被展示，然而没有反应的病人（放射学和病理学显示对化疗有反应的）肿瘤中的 Hb_t 减少是显而易见的。

son，2008）。而对于后者，由于细胞和组织对 PDT 的反应非常迅速，在肿瘤治疗过程中监测 PDT 的生物效应是可行的，尤其是对于血管靶向 PDT，治疗目的是使肿瘤相关的新生血管闭合（在 PDT 重要的非肿瘤应用中，PDT 治疗老年黄斑变性时，通过眼底照相机可以直接观察到眼部脉络膜新生血管关闭，从而用于异常组织的定位、引导荧光光治疗和突出血管的显示；见第 39 章）。

技术上，最先进的 PDT 治疗的光学引导已经用于前列腺癌的 PDT 中，通过多间隙光纤将光传输至放疗后局部复发的病人的整个前列腺。几个研究团队分别开发了不同的治疗计划、综合光传输系统，以及光线、光敏剂和/或组织氧结合的实时监测系统（Davidson 等，2009；Swartling 等，2010；Weersink 等，2005；Yu 等，2006）。这些监测可以实时调整光剂量，从而尽可能向靶组织传送最完整、精确且疗效均一的 PDT 剂量，同时达到对局部正常组织结构和功能的损伤最小化。治疗过程中同时监测光线、光敏剂和氧气变化是十分复杂的，可以将光敏剂的光漂白作为 PDT 剂量的有效替代指标，这种方法已经应用于基底细胞癌的个体化治疗（Cottrell，Osero 和 Foster，2006）。

监测组织对治疗的生物反应的方法包括：激光多普勒和多普勒光学相干断层成像，分别监测皮肤（Wang 等，1997）和食管的血管反应（Standish 等，2007）以及近红外光谱散射相关光谱从而分析测量局部或肿瘤的血流动力学平均变化（Yu，2012）。以上治疗反应见图 67.6。据我们所知，这些信息还没有用于改善治疗方案，但未来很可能会应用，因为可以确定回顾性分析在预测临床结果方面具有很好的效果。

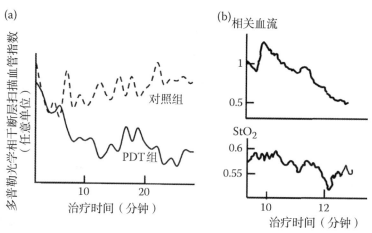

图 67.6　监视光敏剂介导 PDT 的血管反应的例子。（a）Barrett 食管：虚线展示了未经处理组织的基线变化（b）散射光联能谱法测量的局部相关的血流（高）和血氧饱和度（低）的改变在前列腺指定位置涉及 mTHPC 介导的光动力疗法中，散射光联能谱法在前列腺光纤指定部位测量局部的血流（高）和血氧饱和度（低）的改变。注意到相关血流（rBF）的显著改变和在这个病例中较小的 StO_2 的改变（Courtesy of Dr. G. Yu，Dr. A. Yodh，and colleagues at the University of Pennsylvania，Pennsylvania，Philadelphia，USA）。

其他检测 PDT 反应的技术仅仅在临床前动物模型中使用，包括生物发光成像［可以显像活细胞，也可以在特定基因调节下反映应激反应（Moriyama 等，2004）］和斑点变化的光学相干断层成像术（OCT）［显示血流瘀滞（Mariampillai 等，2008）］。另一个新型技术是光声显像，通过短激光脉冲（约纳秒）产生的一系列生物物理学效应来产生图像。局部吸收光导致局部发热进而引起热弹性组织膨胀产生声学信号，最终通过外部传感器接收形成一个光吸收模式的图像（Wang 和 Sampliner，2008）。吸收物可以是内源性的生色团（特别是 Hb 或 HbO_2）或外源性染料（包括 PDT 光敏剂本身）或纳米粒子。这种技术结合了光的分子特性和超声的深部组织穿透力，所以在监测 PDT 反应中有相当大的价值（Hirao 等，2009；Xiang 等，2007）。

67.4.5　监测热疗法的凝固作用

最近 10 年，几种治疗局部肿瘤的热消融疗法发展迅速：大功率（5～10 W）近红外光谱激光（carpentier 等，2011；Lindner 等，2009），高强度聚焦超声（HIFU）（Berge 等，2011；Keller 等，2010），射频（RF）和微波辐射（Wolf 等，2012；Sherar 等，2004）。射频已经被批准用于肝和肾脏的肿瘤治疗，HIFU 显示了其在前列腺癌和子宫平滑肌瘤中的应用前景，激光热疗法已经在临床用于肝脏（Sequeiros 等，2010）、前列腺（Lindner 等，2009）以及颅内转移瘤（Carpentier 等，2011）的治疗。大部分情况下，这些疗法的目的是摧毁较大器官内相对较小的局部肿瘤。对疗法进行实时监测可以达到肿瘤完全清除和保护邻近关键组织的目的。每个目的相对重要性取决于临床条件，例如，肝癌射频消融的边缘可以很大，因为重点在于完全切除肿瘤，对正常肝脏的局部损伤是可接受的；而前列腺癌治疗中，直肠上很小的损伤却可能会导致严重的不良影响。

组织凝固的光学监测主要基于蛋白变性造成的组织（弹性）散射变化，通常比吸收的变化大得多（Skinner 等，2000；Yaroslavsky 等，2002）。其他一些技术已经进行了体外组织测试，包括荧光（Buttemere 等，2004）和光声学（Larin，Larina 和 Esenaliev，2005；Moriyama 等，2004）。同样，散射变化也在信号检测中发挥重要作用。为了在体内直接监测凝固导致的散射变化，将纤维光学探针插入肿瘤团块的最外层，可以确定散射光学信号的改变（Balbierz 和 Johnson，2006）。但这只能检测光纤尖端附近的小部分组织，不能提供治疗指征（只有在凝固前端穿过尖端时才有作用）。在激光热疗时，治疗光线本身可以用于探测组织，如测量积分通量率和辐射变化。信号的改变与治疗纤维尖头和探针纤维之间的组织改变有关，如图 67.7 所示。辐射的测量（定向依赖光通量）需要特殊设计的光纤尖端，能探测限定圆锥范围内的光，这种尖端比局部的积分通量更敏感，特别是在凝固前沿穿过探针时（Chin 等，2004）。

尽管这样的测量可以很轻易被实现，这些信号缺乏定量性，无法提供凝固组织的体积和空间信息。采用修正荧光局部吸收和散射系数的同型号探针可以获得定量性更好的数据［图 67.3(b)］。图 67.7(b) 说明，在前列腺癌的激光热疗中，测量导出散射系数 μ'_s，发现凝固后其出现了数倍的增加。理论上，这些变化可以使用 DOT 进行成像。目前的研究方法是，通过模拟凝固容积增加，计算由其引起的散射信号变化，之后重构相应的 3D 凝固体积模型［图 67.7(c)］。经直肠 DOT 应用的潜力很大，这种技术已经用于前列腺肿瘤成像中（Jiang 等，2011），用来实时监测光热治疗前列腺癌凝固边界的准确位置，因此，可以在肿瘤破坏最大且直肠壁损伤机会最小时停止治疗，而这目前限制了该治疗的应用（Lindner 等，2009；Raz 等，2010）。

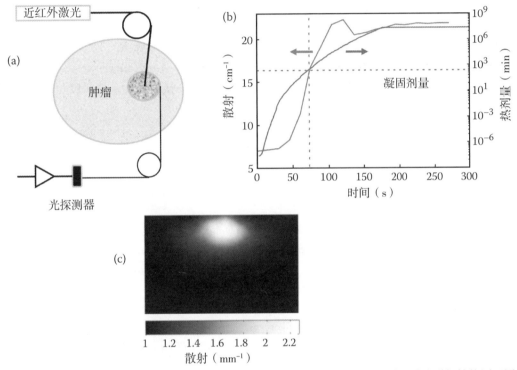

图 67.7　监视实体瘤热凝固毁坏的例子。(a) 监视本地光积分通量率或辐射的间隙纤维光学探针的原理图；(b) 在激光热凝固聚焦肿瘤过程中使用图 67.3(b) 展示的探针在前列腺间隙测量出的散射系数（黑），以及计算过的热剂量（灰）；(c) 基于重建的传输散射系数（Courtesy of Jie Hie，University of Toronto，Toronto，Canada）。

67.5　小结与展望

很明显，目前为止我们仅仅只是初步了解了光学技术引导的肿瘤干预治疗，例如，单独的光学应用、联合非光学方法如多种形式的放射学成像。肿瘤治疗越来越个体化，对光学引导肿瘤干预治疗的需求将随之增加，基于病人及其肿瘤的特征性，我们的目标是实现高精度的治疗。然而，目前大多数用于介入的光学引导方法使用的是最初用于肿瘤检测和诊断的光学技术和仪器，上述的例子说明了发展特殊干预方法的需求和挑战。干预引导可能需要不同于肿瘤探测的生物学/生物物理学的信息，在很多情况下需要明显不同的技术条件，特别是将光学技术整合到常规的介入流程中。

运用光学技术进行介入监测应用的主要挑战是需要度量、技术和数据分析的标准化，这样多中心临床试验才有可能具有可靠性和重复性。这个问题可能比诊断应用更紧迫，因为技术误差或不精确的引导技术对病人的影响是立即的和直接的。因此，如果将原卟啉Ⅸ荧光团的绝对浓度作为监测指标用于引导外科医生是否要继续切除（基于通过临床试验确立的肿瘤和C_{PpIX}之间的关系），那么不同外科医生之间使用的测量方式应该是精确且一致的。这需要建立严格的标准操作程序与适当的技术基础（光学幻影、校准技术）。美国国立卫生研究院（NIH）创立的光学图像的转化研究系统是应对这一挑战的良好开始，最近也在研究建立适当的光学图像的校准协议（Tromberg 等，2008）。

作者：Brian C. Wilson
University of Toronto
University Health Network
Robert Weersink
University Health Network

致谢

图表中所示的例子在财政上得到了以下的支持：表 67.2 和表 67.3，National Institutes of Health grant no. R01NS052274 - 01A；表 67.4，Ontario Institute for Cancer Research and the Kevin and Sandra Sullivan Chair in Surgical Oncology of the Princess Margaret Hospital Foundation；图 67.7，CHRP grant no. 777607408.

参考文献

[1] Agostinis, P., K. Berg, K. A. Cengel et al. 2011. Photodynamic therapy of cancer: An update. CA Cancer J Clin 61: 250 - 281.

[2] Ahn, P. H., C.C. Chen, A. I. Ahn et al. 2011. Adaptive planning in intensity-modulated radiation therapy for head and neck cancers: Single-institution experience and clinical implications. Int J Radiat Oncol Biol Phys 80: 677 - 685.

[3] Balbierz, D. J., and T. Johnson. 2006. Tissue Biopsy and Treatment Apparatus and Method. US Patent # 7,025, 765.

[4] Berge, V., E. Baco, A. A. Dahl, and S. J. Karlsen. 2011. Health-related quality of life after salvage high-intensity focused ultrasound (HIFU) treatment for locally radiorecurrent prostate cancer. Int J Urol 18: 646 - 651.

[5] Buscarini, L., E. Buscarini, M. Di Stasi et al. 2001. Percutaneous radiofrequency ablation of small hepatocellular carcinoma: Long-term results. Eur Radiol 11: 914 - 921.

[6] Busse, H., A. Schmitgen, C. Trantakis et al. 2006. Advanced approach for intraoperative MRI guidance and potential benefit for neurosurgical applications. J Magn Reson Imaging 24: 140 - 151.

[7] Buttemere, C. R., R. S. Chari, C. D. Anderson et al. 2004. In vivo assessment of thermal damage in the liver using optical spectroscopy. J Biomed Opt 9: 1018 - 1027.

[8] Carpentier, A., R. J. McNichols, R. J. Stafford et al. 2011. Laser thermal therapy: Real-time MRI-guided and computer-controlled procedures for metastatic brain tumors. Lasers Surg Med 43: 943 - 950.

[9] Caversaccio, M., J. G. Giraldez, R. Thoranaghatte et al. 2008. Augmented reality endoscopic system (ARES): Preliminary results. Rhinology 46: 156 - 158.

[10] Cerussi, A. E., V. W. Tanamai, D. Hsiang et al. 2011. Diffuse optical spectroscopic imaging correlates with final pathological response in breast cancer neoadjuvant chemotherapy. Philos Trans A Math Phys Eng Sci 369: 4512 - 4530.

[11] Chin, L. C. L., B. C. Wilson, W. M. Whelan, and I. A. Vitkin. 2004. Radiance-based monitoring of the extent of tissue coagulation during laser interstitial thermal therapy. Opt Lett 29: 959 - 961.

[12] Choe, R., A. Corlu, K. Lee et al. 2005. Diffuse optical tomography of breast cancer during neoadjuvant chemotherapy: A case study with comparison to MRI. Med Phys 32: 1128 - 1139.

[13] Clyne, M. 2011. Prostate cancer: Focal cryotherapy—Results of a COLD search. Nat Rev Urol 8: 648.

[14] Cottrell, W. J., A. R. Oseroff, and T. H. Foster. 2006. Portable instrument that integrates irradiation with fluorescence and reflectance spectroscopies during clinical photodynamic therapy of cutaneous disease. Rev Sci Instrum 77: 064302.

[15] Culver, J. P., R. Choe, M. J. Holboke et al. 2003. Three-dimensional diffuse optical tomography in the parallel plane transmission geometry: Evaluation of a hybrid frequency domain/continuous wave clinical system for breast imaging. Med Phys 30: 235 – 247.

[16] Davidson, S. R. H., R. A. Weersink, M. A. Haider et al. 2009. Treatment planning and dose analysis for interstitial photodynamic therapy of prostate cancer. Phys Med Biol 54: 2293 – 2313.

[17] Desmond-Hellmann, S. 2012. Toward precision medicine: A new social contract? Sci Transl Med 4: (129)ed3.

[18] Dolmans, D., D. Fukumura, and R. K. Jain. 2003. Photodynamic therapy for cancer. Nat Rev Cancer 3: 380 – 387.

[19] Dulai, G. S., D. M. Jensen, G. Cortina, L. Fontana, and A. Ippoliti. 2005. Randomized trial of argon plasma coagulation vs. multipolar electrocoagulation for ablation of Barrett's esophagus. Gastrointest Endosc 61: 232 – 240.

[20] Foley, P., K. Merlin, S. Cumming et al. 2011. A comparison of cryotherapy and imiquimod for treatment of actinic keratoses: Lesion clearance, safety and skin quality outcomes. J. Drugs Dermatol 10: 1432 – 1438.

[21] Fried, M. P., S. R. Parikh, and B. Sadoughi. 2008. Image-guidance for endoscopic sinus surgery. Laryngoscope 118: 1287 – 1292.

[22] Gregoire, V., and T. R. Mackie. 2011. State of the art on dose prescription, reporting and recording in intensity-modulated radiation therapy (ICRU Report No. 83). Cancer Radiother 15: 555 – 559.

[23] Haka, A. S., K. E. Shafer-Peltier, M. Fitzmaurice et al. 2005. Diagnosing breast cancer by using Raman spectroscopy. Proc Natl Acad Sci USA 102: 12371 – 12376.

[24] Hamblin, M. R., and P. Mroz, editors. 2008. Advances in Photodynamic Therapy: Basic, Translational, and Clinical. Artech House, Norwood, MA.

[25] Hamdoon, Z., W. Jerjes, G. McKenzie, A. Jay, and C. Hopper. 2010. Assessment of tumour resection margins using optical coherence tomography. Head Neck Oncol 2: O7.

[26] Higgins, W. E., J. P. Helferty, K. K. Lu et al. 2008. 3D CT-video fusion for image-guided bronchoscopy. Comput Med Imaging Graph 32: 159 – 173.

[27] Hirao, A., S. Sato, D. Saitoh et al. 2009. In vivo photoacoustic monitoring of photosensitizer in skin: Application to dosimetry for antibacterial photodynamic treatment. Proc. SPIE 7177, Photons Plus Ultrasound: Imaging and Sensing, February 12, 2009, doi: 10.1117/12.808480.

[28] Intes, X. 2005. Time-domain optical mammography SoftScan: Initial results. Acad Radiol 12: 934 – 947.

[29] Jakubowski, D. B., A. E. Cerussi, F. Bevilacqua et al. 2004. Monitoring neoadjuvant chemotherapy in breast cancer using quantitative diffuse optical spectroscopy: A case study. J Biomed Opt 9: 230 – 238.

[30] Jiang, Z., D. Piao, G. R. Holyoak et al. 2011. Trans-rectal ultra-sound-coupled spectral optical tomography of total hemoglobin concentration enhances assessment of the laterality and progression of a transmissible venereal tumor in canine prostate. Urology 77: 237 – 242.

[31] Keller, M. D., S. K. Majumder, M. C. Kelley et al. 2010. Autofluorescence and diffuse reflectance spectroscopy and spectral imaging for breast surgical margin analysis. Lasers Surg Med 42: 15 – 23.

[32] Keller, M. D., E. Vargis, G. N. de Matos et al. 2011. Development of a spatially offset Raman spectroscopy probe for breast tumor surgical margin evaluation. J Biomed Opt 16: 077006.

[33] Keshtgar, M. R. S., D. W. Chicken, M. R. Austwick et al. 2010. Optical scanning for rapid intraoperative diagnosis of sentinel node metastases in breast cancer. Br J Surg 97: 1232 – 1239.

[34] Kim, A., M. Khurana, Y. Moriyama, and B. C. Wilson. 2010. Quantification of in vivo fluorescence decoupled from the effects of tissue optical properties using fiber-optic spectroscopy measurements. J Biomed Opt 15: 067006.

[35] Konecky, S. D., C. M. Owen, T. Rice et al. 2012. Spatial frequency domain tomography of protoporphyrin IX fluorescence in preclinical glioma models. J Biomed Opt 17: 056008.

[36] Kubben, P. L., K. J. ter Meulen, O. E. M. G. Schijns et al. 2011. Intraoperative MRI-guided resection of glioblastoma multiforme: A systematic review. Lancet Oncol 12: 1062 – 1070.

[37] Lapeer, R., M. S. Chen, G. Gonzalez, A. Linney, and G. Alusi. 2008. Image-enhanced surgical navigation for endoscopic sinus surgery: Evaluating calibration, registration and tracking. Int J Med Robot Comput Assist Surg 4: 32 – 45.

[38] Larin, K. V., I. V. Larina, and R. O. Esenaliev. 2005. Monitoring of tissue coagulation during thermotherapy using optoacoustic technique. J Phys D Appl Phys 38: 2645 – 2653.

[39] Lindner, U., R. A. Weersink, M. A. Haider et al. 2009. Image guided photothermal focal therapy for localized prostate cancer: Phase I trial. J Urol 182: 1371 – 1377.

[40] Ling, C. C., J. Humm, S. Larson et al. 2000. Towards multidi-mensional radiotherapy (MD-CRT): Biological imaging and biological conformality. Int J Radiat Oncol Biol Phys 47: 551 – 560.

[41] Lloyd, W. R., R. H. Wilson, C. W. Chang, G. D. Gillispie, and M. A. Mycek. 2010. Instrumentation to rapidly acquire fluorescence wavelength-time matrices of biological tissues. Biomed Opt Express 1: 574 – 586.

[42] Mariampillai, A., B. A. Standish, E. H. Moriyama et al. 2008. Speckle variance detection of microvasculature using swept-source optical coherence tomography. Opt Lett 33: 1530 – 1532.

[43] Mellman, I., G. Coukos, and G. Dranoff. 2011. Cancer immunotherapy comes of age. Nature 480: 480 – 489.

[44] Moriyama, E. H., S. K. Bisland, L. Lilge, and B. C. Wilson. 2004. Bioluminescence imaging of the response of rat gliosarcoma to ALA-PpIX-mediated photodynamic therapy. Photochem Photobiol 80: 242 – 249.

[45] Nguyen, F. T., A. M. Zysk, E. J. Chaney et al. 2009. Intraoperative evaluation of breast tumor margins with optical coherence tomography. Cancer Res 69: 8790 – 8796.

[46] Pakalniskis, M. G., W. A. Wells, M. C. Schwab et al. 2011. Tumor angiogenesis change estimated by using diffuse optical spectroscopic tomography: Demonstrated correlation in women undergoing neoadjuvant chemotherapy for invasive breast cancer? Radiology 259: 365 – 374.

[47] Perelman, L. T., V. Backman, M. Wallace et al. 1998. Observation of periodic fine structure in reflectance from biological tissue: A new technique for measuring nuclear size distribution. Phys Rev Lett 80: 627 – 630.

[48] Pinthus, J. H., A. Bogaards, R. Weersink, B. C. Wilson, and J. Trachtenberg. 2006. Photodynamic therapy for urological malignancies: Past to current approaches. J Urol 175: 1201 – 1207.

[49] Poetter, R., P. Georg, J. C. A. Dimopoulos et al. 2011. Clinical outcome of protocol based image (MRI) guided adaptive brachytherapy combined with 3D conformal radiotherapy with or without chemotherapy in patients with locally advanced cervical cancer. Radiother Oncol 100: 116 – 123.

[50] Pogue, B. W., S. P. Poplack, T. O. McBride et al. 2001. Quantitative hemoglobin tomography with diffuse near-infrared spectroscopy: Pilot results in the breast. Radiology 218: 261 – 266.

[51] Poh, C. F., J. S. Durham, P. M. Brasher et al. 2011. Canadian Optically-Guided Approach for Oral Lesions Surgical (COOLS) trial: Study protocol for a randomized controlled trial. BMC Cancer 11: 462.

[52] Raz, O., M. A. Haider, S. R. H. Davidson et al. 2010. Real-time magnetic resonance imaging-guided focal laser therapy in patients with low-risk prostate cancer. Eur Urol 58: 173 – 177.

[53] Roberts, D. W., P. A. Valdes, B. T. Harris et al. 2012. Glioblastoma multiforme treatments with clinical trials for surgical resection (aminolevulinic acid). Neurosurg Clin N Am 23: 371 – 377.

[54] Roels, S., P. Slagmolen, J. Nuyts et al. 2009. Biological image-guided radiotherapy in rectal cancer: Challenges and pitfalls. Int J Radiat Oncol Biol Phys 75: 782 – 790.

[55] Salas, N., S. M. Castle, and R. J. Leveillee. 2011. Radiofrequency ablation for treatment of renal tumors: Technological principles and outcomes. Expert Rev Med Devices 8: 695 – 707.

[56] Sequeiros, R. B., J. Kariniemi, R. Ojala et al. 2010. Liver tumor laser ablation—Increase in the subacute ablation lesion volume detected with post procedural MRI. Acta Radiol 51: 505 – 511.

[57] Sharma, P., K. Wagner, J. D. Wolchok, and J. P. Allison. 2011. Novel cancer immunotherapy agents with survival benefit: Recent successes and next steps. Nat Rev Cancer 11: 805 – 812.

[58] Sherar, M. D., J. Trachtenberg, S. R. H. Davidson, and M. R. Gertner. 2004. Interstitial microwave thermal therapy and its application to the treatment of recurrent prostate cancer. Int J Hyperthermia 20: 757 – 768.

[59] Shim, M. G., B. C. Wilson, E. Marple, and M. Wach. 1999. Study of fiber-optic probes for in vivo medical Raman

spectroscopy. Appl Spectrosc 53: 619 – 627.

[60] Skinner, M. G., S. Everts, A. D. Reid et al. 2000. Changes in optical properties of ex vivo rat prostate due to heating. Phys Med Biol 45: 1375 – 1386.

[61] Soliman, H., A. Gunasekara, M. Rycroft et al. 2009. Functional imaging of neoadjuvant chemotherapy response in women with locally advanced breast cancer using diffuse optical spectroscopy. Clin Cancer Res 16: 2504 – 2516.

[62] Standish, B. A., V. X. D. Yang, N. R. Munce et al. 2007. Doppler optical coherence tomography monitoring of microvascular tissue response during photodynamic therapy in an animal model of Barrett's esophagus. Gastrointest Endosc 66: 326 – 333.

[63] Stummer, W., U. Pichlmeier, T. Meinel et al. 2006. Fluorescence-guided surgery with 5-aminolevulinic acid for resection of malignant glioma: A randomised controlled multicentre phase Ⅲ trial. Lancet Oncol 7: 392 – 401.

[64] Suh, H., O. A'Amar, E. Rodriguez-Diaz et al. 2011. Elastic light-scattering spectroscopy for discrimination of benign from malignant disease in thyroid nodules. Ann Surg Oncol 18: 1300 – 1305.

[65] Swartling, J., J. Axelsson, G. Ahlgren et al. 2010. System for interstitial photodynamic therapy with online dosimetry: First clinical experiences of prostate cancer. J Biomed Opt 15 (5): 058003.

[66] Terasawa, T., I. J. Dahabreh, and T. Nihashi. 2010. Fluorine-18-fluorodeoxyglucose positron emission tomography in response assessment before high-dose chemotherapy for lymphoma: A systematic review and meta-analysis. Oncologist 15: 750 – 759.

[67] Tobis, S., J. Knopf, C. Silvers et al. 2011. Near infrared fluores-cence imaging with robotic assisted laparoscopic partial nephrectomy: Initial clinical experience for renal cortical tumors. J Urol 186: 47 – 52.

[68] Tromberg, B. J., A. Cerussi, N. Shah et al. 2005. Imaging in breast cancer: Diffuse optics in breast cancer: Detecting tumors in premenopausal women and monitoring neoadjuvant chemotherapy. Breast Cancer Res 7: 279 – 285.

[69] Tromberg, B. J., B. W. Pogue, K. D. Paulsen et al. 2008. Assessing the future of diffuse optical imaging technologies for breast cancer management. Med Phys 35: 2443 – 2451.

[70] Valdes, P. A., A. Kim, F. Leblond et al. 2011a. Combined fluores-cence and reflectance spectroscopy for in vivo quantification of cancer biomarkers in low-and high-grade glioma surgery. J Biomed Opt 16: 116007.

[71] Valdes, P. A., F. Leblond, A. Kim et al. 2011b. Quantitative fluorescence in intracranial tumor: Implications for ALA-induced PpⅨ as an intraoperative biomarker. J Neurosurg 115: 11 – 17.

[72] Valdes, P. A., F. Leblond, V. L. Jacobs, K. D. Paulsen, and D. W. Roberts. 2012. In vivo fluorescence detection in surgery: A review of principles, methods and clinical applications. Curr Med Imag Rev 8: 211 – 232.

[73] Wang, I., S. Andersson Engels, G. E. Nilsson, K. Wardell, and K. Svanberg. 1997. Superficial blood flow following photodynamic therapy of malignant non-melanoma skin tumours measured by laser Doppler perfusion imaging. Br J Dermatol 136: 184 – 189.

[74] Wang, K. K., and R. E. Sampliner. 2008. Updated guidelines 2008 for the diagnosis, surveillance and therapy of Barrett's esophagus. Am J Gastroenterol 103: 788 – 797.

[75] Wang, Y., C. Zhang, J. Liu, and G. Huang. 2012. Is 18F-FDG PET accurate to predict neoadjuvant therapy response in breast cancer? A meta-analysis. Breast Cancer Res Treat 131: 357 – 369.

[76] Weersink, R. A., A. Bogaards, M. Gertner et al. 2005. Techniques for delivery and monitoring of TOOKAD (WST09)-mediated photodynamic therapy of the prostate: Clinical experience and practicalities. J Photochem Photobiol B 79: 211 – 222.

[77] Weersink, R. A., J. Qiu, A. J. Hope et al. 2011. Improving superficial target delineation in radiation therapy with endoscopic tracking and registration. Med Phys 38: 6458 – 6468.

[78] Wilson, B. C., and M. S. Patterson. 2008. The physics, biophysics and technology of photodynamic therapy. Phys Med Biol 53: R61 – R109.

[79] Winer, J. H., H. S. Choi, S. L. Gibbs-Strauss et al. 2010. Intraoperative localization of insulinoma and normal pancreas using invisible near-infrared fluorescent light. Ann Surg Oncol 17: 1094 – 1100.

[80] Wolf, F. J., B. Aswad, T. Ng, and D. E. Dupuy. 2012. Intraoperative microwave ablation of pulmonary malignancies with tumor permittivity feedback control: Ablation and resection study in 10 consecutive patients. Radiology 262:

353－360.

[81] Xiang, L., D. Xing, H. Gu et al. 2007. Pulse laser integrated photodynamic therapy and photoacoustic imaging. Proc. SPIE 6437: 6437B. Photons Plus Ultrasound: Imaging and Sensing 2007: The Eighth Conference on Biomedical Thermoacoustics, Optoacoustics, and Acousto-optics, doi: 10.1117/12.698771.

[82] Yaroslavsky, A. N., P. C. Schulze, I. V. Yaroslavsky et al. 2002. Optical properties of selected native and coagulated human brain tissues in vitro in the visible and near infrared spectral range. Phys Med Biol 47: 2059－2073.

[83] Yu, G. 2012. Near-infrared diffuse correlation spectroscopy in cancer diagnosis and therapy monitoring. J Biomed Opt 17: 010901.

[84] Yu, G., T. Durduran, C. Zhou et al. 2006. Real-time in situ moni-toring of human prostate photodynamic therapy with diffuse light. Photochem Photobiol 82: 1279－1284.

68 光疗法在新生儿黄疸的应用

新生儿的皮肤有些许黄染是十分正常的，我们将这一症状称为新生儿黄疸。这种黄染是化学物质——胆红素在皮肤里聚积导致的。对大多数婴儿来说，黄疸是非结合胆红素（胆红素的一种形式）升高的结果。同样，对他们来说，这种类型的黄疸很快会消退而且不会产生损害。然而对少数婴儿来说，非结合胆红素可能会升高到危险水平从而导致严重的神经损害，即核黄疸。蓝光治疗可以降低非结合胆红素的血清水平从而防止核黄疸的发生。数百万非结合型高胆红素血症新生儿接受蓝光治疗可追溯到对将早产儿置于阳光下的观察。在从床旁到工作台的观察中，研究者阐明了胆红素的光化学作用，并基于这个发现，他们发明了新的光疗干预疗法。

在这个章节中，我们将阐述导致新生儿黄疸可能的生理机制和其可能引起的神经改变。其次，我们会讨论最初将蓝光用于新生儿黄疸治疗的临床见解，以及随后被阐明的该疗法的光化学机制。接下来我们会给出并讨论使用蓝光治疗的临床证据，最后讨论新生儿黄疸光疗的最新进展。

68.1 新生儿黄疸的病理生理和生物化学机制

68.1.1 血红素代谢及其调节

为了了解非结合型高胆红素血症引起的新生儿黄疸的病理生理学机制，首先我们必须知道血红素的生理性质。血红素是一种让血红蛋白具有携氧能力的含铁辅基（Suchy，2011）。由于血红蛋白在体内的这一关键作用，其大量存在于红细胞内。但与此同时，一旦从红细胞内释放，血红素就会对组织产生毒性作用，因此其分解受机体的严格调控。

从结构上说，血红素由卟啉环——与铁分子配位的高度共轭芳香环组成（Suchy，2011）。卟啉环有着典型离域 π 分子属性，同时有强大的紫外线（UV）和可见光吸收能力并呈现出明亮色彩，这种色彩的波长取决于卟啉环的具体结构。例如，血红素使血液呈红色，胆红素使胆汁呈黄绿色，而胆红素降解物使尿液显黄色和使粪便显棕色（McDonagh 和 Lightner，1985）。这些分子吸收可视光谱光子的现象意味着它们激活的电子结构可能会发生光化学反应（Patrice 等，2003）。具体来说，光吸收诱导的非结合胆红素的化学转化是新生儿黄疸蓝光治疗的机制。

当红细胞被破坏时，血红蛋白必须被降解。衰老细胞的破坏是由网状内皮系统（包括脾）内的吞噬细胞完成（Kuntson 和 Wesslng-Resnick，2003；Maisels，2005）。当红细胞在血液中被破坏，结合珠蛋白与血红蛋白结合并将其转运至肝脏加工成胆红素（Kuntson 和 Wesslng-Resnick，2003）。结合珠蛋白所介导的反应过程在血管内溶血中非常重要，在血管内溶血中红细胞的破坏属于病理性过程（如免疫介导的红细胞破坏）。正如结合珠蛋白的命名，其是由结合了部分血红素的珠蛋白构成，并且两个部分各自进行其代谢过程。在高胆红素血症中，重点就在于这种卟啉环的代谢，特别是由血红素到胆红素的代谢和接下来胆红素的排出。

血红素降解至非结合胆红素的过程主要依靠两种酶——血红素氧化酶和胆绿素还原酶。血红素含有还原铁，未被结合的血红素能引起活性氧簇的产生，其具有组织毒性并且自身能进一步引起溶血反应（Kumar 和 Bandyopadhyay，2005）。血红素氧化酶存在于网状内皮系统中，其能打开卟啉环并且使血红素分解为胆绿素，释放出一氧化碳和铁（Kuntson 和 Wesslng-Resnick，2003；Kumar 和 Bandyopadhyay，2005；Maisels，2005）。胆绿素还原酶以还原型烟酰胺腺嘌呤二核苷酸磷酸（NADPH）为底物来还原胆绿素的末端碳原子，从而产生非结合胆红素（Kuntson 和 Wesslng-Resnick，2003；Kumar 和 Bandyopadhyay，2005；Maisels，2005）。总的来说，这些生化反应减少了游离血红素的活性时间并且快速将其转化为非结合胆红素。

68.1.2 胆红素的代谢及其调节

非结合胆红素，又称非直接胆红素，是血红素的主要代谢产物。尽管不会和血红素一样迅速发生反应，但它具有非常高的神经毒性，因此需要进一步代谢，再通过胃肠道排出体外。与胆红素代谢和排出相关的酶主要存在于肝细胞中（Maisels，2005）。

非结合胆红素具有几个与其疏水性相一致的重要化学性质：不溶于水，具有脂质双层，与蛋白质有着显著疏水性的相互作用（McDonagh 和 Lightner，1985）。事实上，循环中的非结合胆红素大多与白蛋白结合。由于上述化学性质，胆红素需要转变得更易溶于水才能被清除（Lighter 和 McDonagh，1984）。肝脏首先将非结合胆红素与葡糖醛酸相结合，产生结合（直接）胆红素（有极性）。图 68.1 示非结合胆红素与葡糖醛酸结合的几个位点（McDonagh 和 Lightner，1985）。结合后，胆红素排入胆汁，最终通过粪便排出。基于这个过程，胆红素被分为结合胆红素和非结合胆红素，两者的总和为总胆红素。

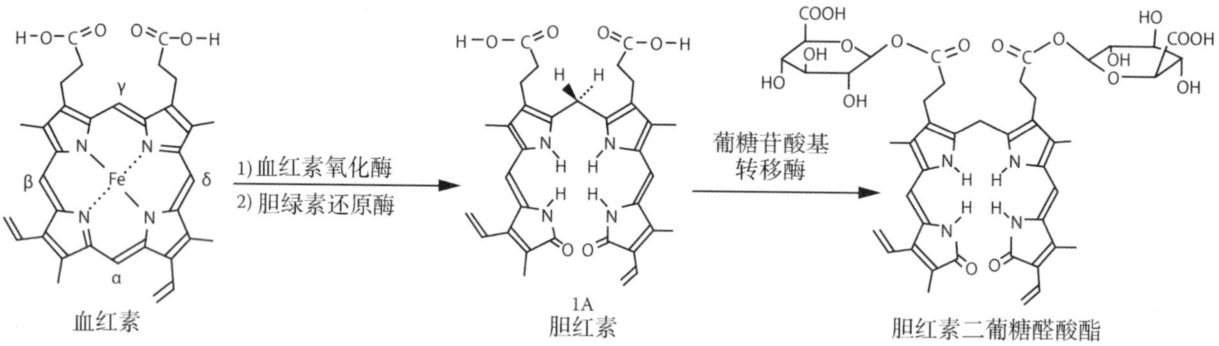

图 68.1 血红素、胆红素（非结合胆红素）和胆红素二葡糖醛酸酯（结合胆红素）的结构和关键酶。三者都有相同的基础卟啉环（Reproduced from McDonagh, A. F. and D. A. Lightner, Pediatrics, 75, 443-455, 1985. With permission）。

循环中的非结合胆红素经肝脏加工与排泄（Suchy，2011）。首先，胆红素被运输穿过肝细胞膜。与白蛋白结合的非结合胆红素能穿过肝细胞膜，这是由表达在肝细胞血窦面三种不同转运物实现的。接下来，胆红素通过肝细胞中的尿苷二磷酸（UDP）-葡糖苷酸基转移酶与葡糖苷酸结合。最终，结合葡糖醛酸的胆红素通过转运蛋白 MRP2 转至胆汁。

胆汁从肝脏运输到胆囊，然后分泌到小肠，最终以粪便的形式排出。在一般情况下和蓝光治疗中，排便是清除非结合胆红素最主要的形式（Suchy，2011）。此外，肠内菌群能使结合胆红素发生进一步转换，这些微生物能够化学修饰结合胆红素，包括将其转化为尿胆原。尿胆原能穿过肠壁进入血液循环，这就是众所周知的肝肠循环。在肝肠循环中，这些被重吸收的胆红素代谢物（具有水溶性）能通过肾脏排出，作为非结合胆红素排泄的一个次要途径（Suchy，2011）。尿胆原氧化后形成尿胆素，由肾脏排出并使得尿液呈特征性的黄色（图 68.2）。

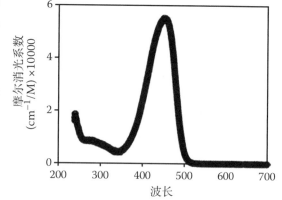

图 68.2 胆红素吸收光谱，显示为溶解在四氯化碳中的胆红素的波长（取决于摩尔消光系数）

68.1.3　非结合型和结合型高胆红素血症是新生儿黄疸的原因

新生儿黄疸是新生儿血清中总胆红素水平升高所致的皮肤黄染。根据上述胆红素代谢和排出的不同过程，关键步骤的功能障碍能导致体内胆红素水平的升高。

有一些较少见的情形（非结合胆红素生成增加或代谢和分泌减少）也能引起黄疸（Maisels，2005）。免疫介导的溶血、葡萄糖-6-磷酸脱氢酶（G6PD）缺乏症（一种能使红细胞更易于被活性氧损伤的代谢病）和败血症都能导致红细胞破坏和非结合胆红素增加。在先天性葡糖苷酸转移酶缺乏综合征（Crigler-Najjar syndrome）病人中，UDP-葡糖苷酸转移酶的缺乏引起非结合胆红素的聚积，引发严重的黄疸和神经损害。胆管闭锁是一种先天性胆管畸形，其引起的胆汁淤积会导致结合性高胆红素血症，需要外科治疗干预。胆管闭锁很少见，但能表现为新生儿时期的黄疸。此外，任何原因所致的肝衰竭同样可表现为黄疸。结合在一起看，对除了非结合胆红素升高外无其他疾病的新生儿，蓝光治疗是一种可选的治疗手段，但黄疸的出现可能提示患儿存在更多严重的潜在性疾病。因此，对于有新生儿黄疸的患儿，儿科医生应该对患儿进行仔细的临床和实验室评估后开处方进行蓝光治疗，而不能只简单地给予蓝光光疗进行对症治疗。

尽管引发高胆红素血症的一些严重疾病（如败血症、免疫介导的溶血）不太常见，但这些疾病十分严重，因而值得我们关注。婴儿非结合型高胆红素血症最常见的原因与胎儿到新生儿的过渡出现异常有关［如母乳不足性黄疸、母乳性黄疸（Wong 和 bhutani，2012a）］。母乳不足性黄疸最突出的表现是新生儿母乳摄入不足，其次是液体摄入不足。液体摄入不足会导致低血容量，从而使新生儿更易出现血清未结合胆红素水平升高。诊断母乳不足性黄疸有三要素（Wong 和 bhutani，2012a）：第一，低血容量（不是母乳自身原因）；第二，相比于配方奶喂养的新生儿，母乳喂养的新生儿有更高罹患黄疸和核黄疸的风险；第三，因为母乳喂养的新生儿需要奶水维持充足的水合作用，摄入不足会引起黄疸，常发生在出生后第一周。相反，未结合的胆红素水平在出生第一周后升高导致母乳性黄疸，可能是继发于母乳中尚未发现的因素（Wong 和 Bhutani，2012a）。当然，其他因素也能导致新生儿非结合型高胆红素血症（Maisels，2005）。婴儿 UDP-葡糖苷酸转移酶活性比成人低。此外，同成人比，婴儿血红细胞比容（红细胞占血的比值）更高且红细胞寿命更短。因此，许多婴儿出现高胆红素血症，但高胆红素血症通常出现时间短，不会对新生儿造成伤害，而且会在一周内消失（Maisels，2006）。然而血液中胆红素达到一个高水平时会产生神经毒性，如果没有接受蓝光治疗，少部分婴儿继而发展为神经损害。

68.1.4　非结合型高胆红素血症的严重后果——核黄疸

非结合胆红素具有神经毒性，当血液中大量存在非结合胆红素时，会对婴儿大脑产生非常严重的影响。核黄疸通常指脑内胆红素的聚积，但现在也指高胆红素血症对神经长期的影响。胆红素诱导的神经功能障碍（bilirubin-induced neurologic dysfunction，BIND）更多地指胆红素对神经长期或短期的影响。

急性胆红素脑病（acute bilirubin encephalopathy，ABE）指 BIND 的短期影响。ABE 通常被分为 3 期（Dennery，Seidman 和 Stevenson，2001；Maisels，2005；Shaprio，2003）。一期：婴儿容易昏睡，反应性降低，肌张力减退。二期：婴儿变得易激惹，反应性进一步降低，肌张力亢进，同时出现典型角弓反张和颈部过度屈伸。三期：婴儿可能出现尖锐的啼哭，拒喂，窒息，高热，甚至昏迷。

长期 BIND，或称核黄疸，有一些典型特征（Dennery，Seidman 和 Stevenson，2001；Maisels，2005；Shaprio，2003）。手足徐动症样脑瘫表现为震颤、突然抽搐或不自主运动。同样可出现肌张力降低。听力损失也有发生，主要为高频段听力损失，可能是听神经损伤导致的并发症。儿童可出现凝视异常，尤其是向上凝视困难。最终，75% 儿童发生牙齿发育缺陷，常表现为牙釉发育不良和牙齿绿染。

核黄疸的临床表现可出现在不同时期（Dennery，Seidman 和 Stevenson，2001；Maisels，2005；

Shaprio，2003）。肌张力减退、深反射亢进、运动功能延迟常在第一年内出现。手足徐动症、向上凝视困难、听力缺失可能需要更长的时间才能表现出来。这些迟发的表现使得核黄疸的流行病学追踪更加困难。

68.2 初步光疗试验和蓝光治疗的起源

为了防止核黄疸，非结合胆红素必须从体内排出。去除胆红素的一种侵入性方法是血液置换，即移除部分血液然后用不含非结合胆红素的供者血液替换。在此过程中，会置入一根中央导管来移除患儿的血液并置入供者血液。这种方法昂贵、耗力，并有诸多风险，包括心、胃肠道和感染并发症。它主要用于快速降低极高的血清非结合胆红素水平。

在过去，血液置换一直都是治疗新生儿黄疸唯一可行的方法。直到 20 世纪 50 年代，研究发现光疗是其可行的替代治疗方案。艾塞克斯医院的一个护士和往常一样把早产儿放在阳光下，认为新鲜的空气对他们有好处，结果注意到其中一个婴儿除了用毯子覆盖遮挡阳光的三角区域，其他皮肤黄染消失。后来，当测量其他婴儿的胆红素水平时，也发现把血标本置于阳光下的实验室胆红素值低于预期（Dobbs 和 Cremer，1975）。

基于这些发现，艾塞克斯的一个团队开始进行用光疗法治疗非结合性高胆红素血症的实验。他们首先把婴儿放在阳光下较短的时间，然后测量胆红素水平，从中发现阳光下暴露 2 小时能降低胆红素水平（Dobbs 和 Cremer，1975）。很快，他们开始查寻人工光源以达到阳光所产生的效果。他们注意到黄疸病人血清在 420 nm 波长有显著的吸收峰，在接受阳光照射后，吸收峰变为 550~650 nm，并伴有血浆胆红素下降。这些数据支持使用蓝光来进行光治疗。除此以外，这个团队还提到最有效的波长在可见波长范围，而不是紫外和红外光。1958 年，发表了最初光疗实验的结果，这些实验说明将婴儿暴露于蓝光中能显著降低血清胆红素水平（Cremer，Perryman 和 Richards，1958）。

这一最初试验是儿科护理和光医学应用的重要里程碑，因为它表明光疗法能取得重要的临床疗效，并且在某些情况下可以替代侵入性疗法（如血液置换）。更重要的是，光疗法避免了中心置管的并发症和血液置换的风险（如感染、输血反应）。

随后的试验继续表明使用蓝光进行光疗在降低血清胆红素中的有效性，并且进一步证明了此方法相比于血液置换的优点（John，1975）。然而此时仍有两个未解的问题：第一，内科医生知道光疗能实际降低胆红素水平，但他们不知道特定的光化学机制。第二，内科医生知道光疗能降低血清胆红素水平，但没有合理的、有理论依据的、可供病人选择的标准。

68.3 非结合胆红素在蓝光下的产物

20 世纪 70 年代，科学家从临床转移到实验室来探究非结合胆红素降解的光化学机制。Gunn 大鼠是一种经典的黄疸大鼠动物模型，使众多光化学的研究成为可能（Gunn，1944）。后来研究者发现在蓝光波长范围内胆红素的光化学反应存在 3 种不同的机制：构型异构化、结构异构化和光氧化（McDonagh 和 Lightner，1985），在图 68.3 进行了总结。了解其光化学机制是后续研究的核心，这些研究揭示了：在新生儿黄疸中，光产物具有降低非结合胆红素的作用。

在上述前两种机制中，光异构化和光吸收为重组几何结构或分子化学结构提供能量，同时使它的化学式保持不变。一个经典的光异构化例子为视网膜分子视紫红质，其中 1-顺视黄醛吸收光后转变为全-反视黄醛，并激活 G 蛋白介导的信号传导（Pollard，2008）。在胆红素代谢中，光异构化包括绕双 π 环旋转的反应构型异构化或改变分子的共价结构异构化。

在胆红素的构型异构化中，C4、C15 处双键旋转改变了三维结构。正常构象是 4Z、15Z，但光异构化导致了 4E、15Z，4Z、15E 和 4E、15E，其中主要是 4Z、15E（McDonagh，Palma 和 Lightner，1980；

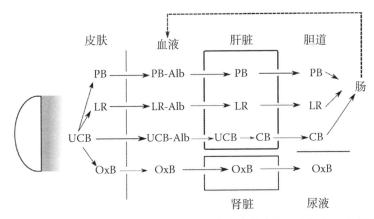

图 68.3　图中显示了未结合的胆红素（UCB）在生理上和光疗中的主要代谢途径。生理途径包括与白蛋白结
　　　　合（UCB-Alb）、转化为结合胆红素（CB）和通过肠排泄。通过蓝光疗法进行的代谢包括 3 种不同的途径：转
　　　　化为构型异构产物［光胆红素（PB）］、结构异构体［光红素异构体（LR）］和光氧化产物［氧化胆红素
　　　　（OxB）］。PB 和 LR 的排泄途径是胆汁，而 OxB 的排泄途径是肾脏（Reprinted with permission from Lightner,
　　　　D. A. and A. F. McDonagh, Acc. Chem. res. 17, 417–424. Copyright, 1984 American Chemical Society）。

McDonagh 和 Ramonas，1978）。在结构异构化反应中，光激发能驱使分子中的一部分发生环化作用，
形成的分子称为光红素。光红素为两个非对映异构体，其 C2 周围有一个旋甲基组。

　　一个自然而然提出的问题是：在不改变分子结构的情况下，光异构化如何促进生理排泄。如前所
述，非结合胆红素不溶于水，结合反应使得分子具有水溶性，因此可以排出体外。非结合胆红素含有极
性结构，包括羰基、羧基和氨基。它们能自由组成氢键。在天然的三维结构中，分子折叠使这些氢键包
裹在分子内部（McDonagh 和 Lightner，1985）。两种光异构反应通过三维结构改变，使得氢键与外界
溶剂作用，从而使其能够伴随胆汁排出（McDonagh 等，1980）。在光红素异构体中，C12 处一个大的
丙酸基通过空间位组使该分子不能以相同方式折叠，迫使亲水性残基暴露于溶剂中（McDonagh 和
Lightner，1985）。

　　蓝光治疗中发生的第三个反应称为光氧化（Lightner，Linnane 和 Ahlfors，1984）。在电子激发态，
非结合胆红素与氧气反应，分解为无色的联吡咯，产生相对分子质量更小但水溶性更高的原胆红素片
段。这些产物经肾脏以尿液的形式排泄。

68.3.1　光红素的核心作用

　　在研究非结合胆红素的蓝光波长光化学反应后，下一个问题是，哪一个光产物在降低非结合胆红素
过程中起主要生理作用。在最初应用光疗时，科学家假定光氧化是主要途径。然而 Gunn 大鼠的相关研
究表明，光疗一开始就在血清和胆汁中发现了胆红素的构型异构产物（McDonagh 和 Ramonas，1978；
Ostrow，1971）。只有在自构型异构产物出现后，光红素水平才开始上升。与构型异构产物相比，光红
素的上升使血清胆红素水平下降。这些数据与光氧化产物的生理相关性相悖，但支持光异构体相关性和
构型异构体特性。因为构型异构产物比结构异构产物更具量子效应，故这一结论成立（Ennever，
1988）。

　　随后，新生儿黄疸的研究使 Gunn 鼠数据应用于更多的临床内容。令人震惊的是，这项研究发现光
红素作为一种积累更缓慢的光异构体，有可能是生理相关性光产物（Ennever 等，1985，1987；
Ennever，1988）。尽管构型异构产物是光红素血清浓度的 5 倍，但经十二指肠引流液测量胆红素光产
物，发现光红素是从胆汁排出的主要光异构体（Ennever 等，1985，1987）。一个可能的潜在机制是：
尽管构象异构产物出现得很快，但它们很快转变为非结合胆红素，因此限制了它们通过胆汁进行排泄的
比率（Ennever 等，1985，1987；Ennever，1988）。此外，构型异构产物能被小肠吸收进入肝肠循环，
从而限制了构象异构产物的清除率（Lightner 和 McDonagh，1984）。尽管以上证据没有完全证实，但

相关数据支持光红素的清除速度更快，这表明光红素在非结合型高胆红素血症的新生儿蓝光治疗中是最重要的光产物。

综上所述，非结合胆红素的一些特性使得蓝光治疗新生儿黄疸有效。第一，非结合胆红素在可见光中有 $E=h\nu$ 电子跃迁，这使得其具有吸光特性。离域 π 电子共轭体系对可视光谱吸收起主要作用。第二，非结合胆红素有光敏性，光吸收能促使 E/Z 异构转变或环化。进一步说，相较于非结合胆红素，这些光产物的特性使它们更易于在胆汁中被清除。最后，蓝光光化学反应必须对非结合胆红素有选择性。例如，血红素与胆红素都能吸收蓝光，但只有胆红素表现出光敏性。其他分子的光敏性可忽略不计。然而，临床指南将卟啉病家族史列为蓝光治疗的禁忌证。卟啉病是一种非常罕见的疾病，病人血红素合成受损，光敏前体分子聚集于皮肤，从而导致光损害（Soylu，Kavukcu 和 Turmen，1999）。卟啉前体同时具有光吸收性和光敏性，这使得蓝光治疗会引起更高的毒性（Fritsch 等，1997）。

68.4　蓝光疗法治疗新生儿非结合型高胆红素血症的临床意义

68.4.1　证据和指南

根据最初的实验，蓝光治疗显著降低了非结合胆红素水平。鉴于新生儿黄疸非常普遍，但仅极少数发展为核黄疸，究竟哪些病人需要光疗的问题由此产生。在 20 世纪 90 年代，研究者通过新生儿患高胆红素血症的危险分级可以解决此问题。

自光疗成为新生儿黄疸的治疗手段，核黄疸已十分少见。因为核黄疸患病率很低，很难直接得出哪些婴儿患核黄疸的概率最高（Johnson，Bhutani 和 Brown，2002）。然而，一个具有里程碑意义的研究使用了一个代理终点（proxy end point）：基于出院前胆红素水平，判断在后面一段时间里，哪些婴儿的非结合胆红素会继续高度升高（Bhutani，Johnson 和 Sivieri，1999）。也就是说，非结合胆红素水平较最初住院水平有明显增高是核黄疸的高危因素。在这项研究中检测了大量的健康新生儿（≥36 孕周）出院前和出院后的血清胆红素水平。基于胆红素水平给婴儿做了危险分级，以使研究者能更准确地预测哪些婴儿在后面一段时间发展为高胆红素血症。

这项研究证实了之前的一些观察结果。数据表明，几乎所有婴儿在最初 5 天有血清水平升高并明确表示了升高的量级，同样也显示血清非结合胆红素水平正常分布，并且量化了第一周的正常分布。更重要的是，根据上述高胆红素血症的代理终点，得出的数据可以用于指导选择出更有可能从光疗中获益的婴儿。核黄疸的发病率虽然低但后果严重，为了预防核黄疸，制定假阴性率低的选择标准非常重要。与此同时，假阳性可被接受，因为干预方案相对而言较安全。事实上，以 40 百分位为界，没有一个婴儿在低危组中发展为高胆红素血症，使得灵敏度达到 100%。

目前美国儿科协会（American Academy of Pediatrics，AAP）光疗指南将这些数据与其他危险分级标准相结合来决定哪些婴儿需要治疗（Subcommittee on hyperbilirubinemia，2004）。正如本章第 68.1.4 节所述，某些情形可能会使婴儿产生过多血红素或低非结合胆红素的代谢。这些情况被 AAP 列为高胆红素血症的高危因素，包括自身免疫性溶血病、G6PD 缺乏症或败血症。其他危险因素是生理性应激或核黄疸早期征象包括明显嗜睡、体温不稳定、酸中毒或白蛋白 $<3.0\ g/dL$。此外，患儿胎龄是主要危险因素，>38 周胎儿的患病风险低于 $35\sim37$ 周的胎儿。

何时开始光疗的指南如图 68.4 所示。如果胎儿 >38 周并且健康，那么即使他（她）胆红素水平相对较高但不需要光疗。如果 >38 周但有危险因素或 $35\sim37$ 周且健康，那么开始光疗的临界值可稍低。如果 $35\sim37$ 周且有以上任何危险因素，那么血清胆红素阈值是进行干预治疗的严格指征。

68.4.2　剂量

光疗总剂量涵盖了光照强度、体表暴露面积、进入皮肤量和光照时长（Vreman，Wong 和 Stevenson，

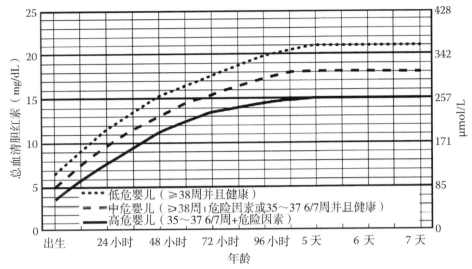

图 68.4 美国儿科协会关于在妊娠 35 周或更长时间内开始光疗的指南。曲线基于总血清胆红素、孕龄和风险因素给出光疗开始临界值，所述风险因素包括异同免疫溶血病、G6PD 缺乏、窒息、嗜睡、体温不稳定、败血症、酸中毒或白蛋白＜3.0 g/dL（Reproduced with permission from subcommittee on hyperbilirubinemia, Pediatrics，114，297‐316，2004. with permission）。

2004）。实际上，由于总体表面积和暴露量在任何情况下都是最大化，而且不能控制穿透量，这使得光照强度成为唯一可调控变量。就时长而言，尽管最初 20 世纪 50 年代的实验实行间歇性暴露疗法，但目前指南指出：除非需要进行必需的护理（包括与父母相处和喂养），应尽可能处于持续光照下（Cremer，Perryman 和 Richards，1958；Subcommittee on Hyperbilirubinemia，2004）。

为了更好地掌握剂量，研究者将 24 小时血清胆红素降低作为强度的参数，如图 68.5。曲线平台期位于 30～60 μW/（cm^2 · nm），波长范围为 425～475 nm，此时再增加剂量，胆红素的清除率不再增加（Maisels，1996；Tan，1982）。标准光疗指南部分参考这些数据。AAP 推荐 30 μW/（cm^2 · nm），

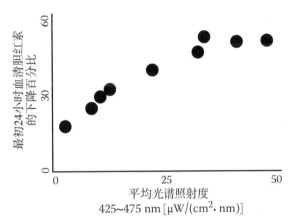

图 68.5 蓝光光疗的剂量——反应曲线。血清胆红素浓度的降低表现为 425～475 nm 的平均光谱照射度函数（Adapted from Maisels，M. J.，Pediatrics，98，283‐287，1996. With permission）。

460～490 nm 波长进行光疗（Bhutani 和 Newborn，2011）。这些建议包括用辐射计检测照射剂量。

68.4.3 治疗的副作用

光疗法总体上是安全的，但和任何治疗一样，它也有副作用（Maisels，2005；Wong 和 Bhutani，2012b）。如暂时性的红疹和稀便。为了增大光照暴露面积，婴儿几乎处于全裸状态，并且可能发生非显性水的丢失和热量丢失。事实上，一些研究证实了光疗会使水分经体表丢失（Maayan-Metzger 等，2001）。因此，应密切监视水合状态。此外，为了避免产生视网膜潜在的光损害，应遮盖眼睛。光源引起的灼伤是非常罕见的副作用。光疗法带来的一个问题就是，接受治疗的儿童会长更多的痣（Mahe 等，2009；Matichard 等，2006）。

特定的患儿可能会出现其他的毒副作用。如第 68.3.1 节所说，有皮肤卟啉病的患儿对光敏感，所以光疗可能导致严重的水疱，因此有该病家族史的患儿为光疗的禁忌证（Subcommittee on hyperbilirubinemia，2004）。涂有光敏剂（如荧光素）的患儿接受光疗可能导致皮肤损害（Maisels，2005）。另

外，如第 68.1.3 节所述，胆汁淤积性黄疸是指胆汁不能排泄到小肠，患儿接受光疗可能发展成"婴儿青铜综合征"，表现为皮肤、尿液和分泌物为青铜色，可能是光降解作用产生的铜卟啉引起（Rubaltelli，Jori 和 Reddi，1983；Subcommittee on hyperbilirubinemia，2004）。

或许光疗最大但最不可计算的副作用就是父母和婴儿分开所产生的影响。这种分开对健康有多少负面影响还不清楚，但这是对接受光疗的患儿父母来说最明显的代价之一。

68.5 新生儿黄疸治疗光源的发展

20 世纪 50 年代期间，最初的光源是荧光灯，它的光谱尽可能与非结合胆红素的吸收峰相匹配。此后，使用大量不同的光源来发射相似的光谱，最新的应用是 LED 光源。

选取光源时必须考虑到一些实际因素（Bhutani 和 Newborn，2011；Vreman，Wong 和 Stevenson，2004）。最重要的就是发射的光谱：目前 AAP 推荐 460～490 nm 波长的光（Bhutani 和 Newborn，2011）。在此范围之外可能产生不良反应。红外光可能导致不必要的温度升高，紫外光可能导致 DNA 损伤。过多的热量意味着光源不能离婴儿太近，因此会减少到达婴儿的有效辐射。实际上，传统的灯源设置要求婴儿在光疗箱接受治疗；其他设置像光纤维"毯"可让孩子接受治疗时能被抱起接受护理。我们将讨论四种常用的光源和其设置，并且重点讨论各个光源的上述特性。

68.5.1 荧光灯

荧光管是最初用到的光源，且现在仍在使用（Ennever 等，1984）。荧光灯通过产生电弧激活汞、氙气或管中其他气体。基于它们的电子结构特征，这些气体在特定的窄带中释放光子。这些带中的入射光子，通常多见于 UV，然后与磷光层碰撞，转变为可见光。荧光灯管发射的光谱呈现出与气体释放光谱相适应的尖峰，与磷光物质和 UV 光交互作用相适应的宽波长（Grossweiner 等，2005）。荧光灯如今用于发射蓝光，减少 UV 和 IR 辐射。

68.5.2 卤素灯

卤素灯，最常见的为钨丝灯或石英碘灯，通过黑体辐射释放炽热光源。同荧光灯中卤素相比，灯中的卤素延长了钨丝的寿命且不在荧光过程中起作用（Grossweiner 等，2005）。由于经过了黑体辐射，卤素光释放出大量接近 IR 和 UR 的辐射。UV 辐射通常远大于荧光管，同样被涂层过滤掉。由于 IR 辐射能产生热量，因此如果放得太近会导致灼伤（Maisels，2005）。

68.5.3 光纤设备

光纤设备原则上能使用任何光源，但通常与金属卤化物合用。光纤能使光照形成"毯子"从而围绕在婴儿周围（Vreman，Wong 和 Steveson，2004）。其主要优点在于婴儿可在被抱着或护理的同时接受光疗，而且没有必要蒙眼。和直接光源相比，光纤发出低强度光且不需要利用整个体表面积；实际上，目前可用的光源比传统光疗方法的效率更低（Mills 和 Tudehope，2001）。

68.5.4 LED

LED 的应用是新生儿黄疸治疗更进一步的发展。LED 工作原理是特殊设计的半导体中电子和孔洞的再结合。当这种再结合发生时，释放出的光子和 LED 的带隙能量相等，这是半导体中特殊添加剂的作用。LED（如荧光灯）可发射广谱光，但总体上还以窄谱为特征（Grossweiner 等，2005）。因此，它们通过红外光产生极少的过度热量，且几乎没有紫外光。这使得 LED 具有高效性和安全性。由于 LED 热量输出非常低，它们能放置于靠近婴儿的地方，甚至嵌入可塑硅中做一个"毯子"。这些设置能使光输出至皮肤达到最大化。近期，LED 与光纤结合使得光传送更方便。LED 作为光源的发展比荧光灯晚，直到近 10 年才被用于光疗（Maisels，2005），但证据显示 LED 和传统光疗光源一样有效（Kumar，Chawla 和 Deorari，2011）。最近，在低能源背景下低成本 LED 系统被开发使用。

68.6 未来方向

在本章节中，我们从新生儿黄疸潜在的病理生理学机制展开讨论。我们从历史的角度论述了光疗如何从最初的只是对早产儿的观察演变为对光化学的了解，然后更好地阐述了其临床指南。从很多方面来说，新生儿黄疸的光疗是众所周知的话题，但它的未来发展仍然存在很多问题。一个遗留的重要问题是需要更好地判断哪些新生儿需要光疗。因为核黄疸非常罕见（Johnson，Bhutani 和 Brown，2002），难以计算是否治疗的利与弊。一方面，光疗减少了严重罕见事件的发生；另一方面，对大多数婴儿来说治疗本身就有小的风险。更重要的是，并没有严格的证据表明光疗能降低神经毒性作用（Bhutani 和 Newborn，2011）。这些争议削弱了家庭光疗逐渐高涨的兴趣（Bhutani 和 Newborn，2011）和全球范围上光疗的扩大使用。

光疗某些方面的标准方案仍需进一步确定。它仍有未被证据证实的部分，比如何时结束光疗。仍需要明确经皮胆红素测定（一种光谱学的非侵入性的测定胆红素水平的方法）的作用（Maisel，2005）。最后，关于治疗的诸多数据都从健康的足月或接近足月的婴儿采集，但在另一方面，早产儿非常易患非结合性高胆红素血症，他们应何时开始接受光疗仍不清楚。

总体上，新生儿黄疸的光疗完美地阐述了光应用的潜在治疗价值，并且蓝光治疗的历史很好地解释了基础病例生理、光化学和光子源的相互作用。反过来，这些又可以阐明临床观察和基础科学的相互影响。和许多干预治疗一样，对光疗的了解自它最开始的应用已经走了很长的路，但在未来仍有很多待解决的问题。

作者：
Brendan K. Huang
Yale University
Michael A. Choma
Yale University

参考文献

[1] Bhutani, V. 2012. Editorial: Building evidence to manage newborn jaundice worldwide. Indian J Pediatr 79: 253 – 255.

[2] Bhutani, V. K., L. Johnson, and E. M. Sivieri. 1999. Predictive ability of a predischarge hour-specific serum bilirubin for subsequent significant hyperbilirubinemia in healthy term and near-term newborns. Pediatrics 103: 6 – 14.

[3] Bhutani, V. K., and C. F. Newborn. 2011. Phototherapy to prevent severe neonatal hyperbilirubinemia in the newborn infant 35 or more weeks of gestation. Pediatrics 128: E1046 – E1052.

[4] Cremer, R. J., P. W. Perryman, and D. H. Richards. 1958. Influence of light on the hyperbilirubinaemia of infants. Lancet 1: 1094 – 1097.

[5] Dennery, P. A., D. S. Seidman, and D. K. Stevenson. 2001. Neonatal hyperbilirubinemia. New Engl J Med 344: 581 – 590.

[6] Dobbs, R. H., and R. J. Cremer. 1975. Phototherapy. Arch Dis Child 50: 833 – 836.

[7] Ennever, J. F. 1988. Phototherapy for neonatal jaundice. Photochem Photobiol 47: 871 – 876.

[8] Ennever, J. F., A. T. Costarino, R. A. Polin, and W. T. Speck. 1987. Rapid clearance of a structural isomer of bilirubin during phototherapy. J Clin Invest 79: 1674 – 1678.

[9] Ennever, J. F., I. Knox, S. C. Denne, and W. T. Speck. 1985. Phototherapy for neonatal jaundice: In vivo clear-

ance of bilirubin photoproducts. Pediatr Res 19: 205 – 208.

[10] Ennever, J. F., M. Sobel, A. F. McDonagh, and W. T. Speck. 1984. Phototherapy for neonatal jaundice: In vitro comparison of light sources. Pediatr Res 18: 667 – 670.

[11] Fritsch, C., K. Bolsen, T. Ruzicka, and G. Goerz. 1997. Congenital erythropoietic porphyria. J Am Acad Dermatol 36: 594 – 610.

[12] Glader, B. 2012. Genetics and pathophysiology of glucose-6-phosphate dehydrogenase deficiency. In UpToDate. D. Basow, editor. UpToDate, Waltham, MA.

[13] Grossweiner, L. I., L. R. Jones, J. B. Grossweiner, and B. H. G. Rogers. 2005. The Science of Phototherapy: An Introduction. Springer, Dordrecht.

[14] Gunn, C. K. 1944. Hereditary acholuric jaundice in the rat. Can Med Assoc J 50: 230 – 237.

[15] John, E. 1975. Phototherapy in neonatal hyperbilirubinaemia. Austr Paediatr J 11: 49 – 52.

[16] Johnson, L. H., V. K. Bhutani, and A. K. Brown. 2002. System-based approach to management of neonatal jaundice and prevention of kernicterus. J Pediatr 140: 396 – 403.

[17] Keenan, W. J., K. K. Novak, J. M. Sutherland, D. A. Bryla, and K. L. Fetterly. 1985. Morbidity and mortality associated with exchange transfusion. Pediatrics 75: 417 – 421.

[18] Knutson, M., and M. Wessling-Resnick. 2003. Iron metabolism in the reticuloendothelial system. Crit Rev Biochem Mol 38: 61 – 88.

[19] Kumar, P., D. Chawla, and A. Deorari. 2011. Light-emitting diode phototherapy for unconjugated hyperbilirubinaemia in neonates. Cochrane Database Syst Rev CD007969.

[20] Kumar, S., and U. Bandyopadhyay. 2005. Free heme toxicity and its detoxification systems in human. Toxicol Lett 157: 175 – 188.

[21] Lightner, D. A., W. P. Linnane, 3rd, and C. E. Ahlfors. 1984. Bilirubin photooxidation products in the urine of jaundiced neonates receiving phototherapy. Pediatr Res 18: 696 – 700.

[22] Lightner, D. A., and A. F. McDonagh. 1984. Molecular mecha-nisms of phototherapy for neonatal jaundice. Acc Chem Res 17: 417 – 424.

[23] Maayan-Metzger, A., G. Yosipovitch, E. Hadad, and L. Sirota. 2001. Transepidermal water loss and skin hydration in preterm infants during phototherapy. Am J Perinatol 18: 393 – 396.

[24] Mahe, E., A. Beauchet, P. Aegerter, and P. Saiag. 2009. Neonatal blue-light phototherapy does not increase nevus count in 9-year-old children. Pediatrics 123: E896 – E900.

[25] Maisels, M. J. 1996. Why use homeopathic doses of phototherapy? Pediatrics 98: 283 – 287.

[26] Maisels, M. J. 2005. Jaundice. In Avery's Neonatology: Pathophysiology & Management of the Newborn. M. G. MacDonald, M. M. K. Seshia, and M. D. Mullett, editors. Lippincott Williams & Wilkins, Philadelphia, PA, 768 – 846.

[27] Maisels, M. J. 2006. Neonatal jaundice. Pediatr Rev 27: 443 – 454.

[28] Matichard, E., A. Le Henanff, A. Sanders et al. 2006. Effect of neonatal phototherapy on melanocytic nevus count in children. Arch Dermatol 142: 1599 – 1604.

[29] McDonagh, A. F., and D. A. Lightner. 1985. "Like a shrivelled blood orange"—Bilirubin, jaundice, and phototherapy. Pediatrics 75: 443 – 455.

[30] McDonagh, A. F., L. A. Palma, and D. A. Lightner. 1980. Blue light and bilirubin excretion. Science 208: 145 – 151.

[31] McDonagh, A. F., and L. M. Ramonas. 1978. Jaundice phototherapy: Micro flow-cell photometry reveals rapid biliary response of Gunn rats to light. Science 201: 829 – 831.

[32] Mills, J., and D. Tudehope. 2001. Fibreoptic phototherapy for neonatal jaundice (Review). Cochrane Database Syst Rev. 1: CD002060.

[33] Ostrow, J. D. 1971. Photocatabolism of labeled bilirubin in the congenitally jaundiced (Gunn) rat. J Clin Invest 50: 707 – 718.

[34] Patrice, T., A. C. E. Moor, B. Ortel, and T. Hasan. 2003. Mechanisms of photodynamic therapy. In Photody-

namic Therapy. T. Patrice, editor. The Royal Society of Chemistry, Cambridge.

[35] Pollard, T. D. 2008. Cell Biology, Saunders, Philadelphia, PA.

[36] Prahl, S. Bilirubin. Oregon Medical Laser Center Optical Properties Spectra, 2012. http://omlc.ogi.edu/spectra/PhotochemCAD/html/119.html (accessed May 1, 2012).

[37] Rubaltelli, F. F., G. Jori, and E. Reddi. 1983. Bronze baby syndrome: A new porphyrin-related disorder. Pediatr Res 17: 327 – 330.

[38] Shapiro, S. M. 2003. Bilirubin toxicity in the developing nervous system. Pediatr Neurol 29: 410 – 421.

[39] Soylu, A., S. Kavukcu, and M. Turkmen. 1999. Phototherapy sequela in a child with congenital erythropoietic porphyria. Eur J Pediatr 158: 526 – 527.

[40] Subcommittee on Hyperbilirubinemia. 2004. Management of hyperbilirubinemia in the newborn infant 35 or more weeks of gestation. Pediatrics 114: 297 – 316

[41] Suchy, F. J. 2011. Hepatobiliary function. In Medical Physiology. W. F. Boron and E. L. Boulpaep, editors. Saunders, Philadelphia, PA.

[42] Tan, K. L. 1982. The pattern of bilirubin response to phototherapy for neonatal hyperbilirubinaemia. Pediatr Res 16: 670 – 674.

[43] Vreman, H. J., R. J. Wong, and D. K. Stevenson. 2004. Phototherapy: Current methods and future directions. Semin Perinatol 28: 326 – 333.

[44] Watchko, J. F., and M. J. Maisels. 2003. Jaundice in low birth-weight infants: Pathobiology and outcome. Arch Dis Child Fetal Neonatal Ed 88: F455 – F458.

[45] Wong, R. J., and V. K. Bhutani. 2012a. Pathogenesis and etiology of unconjugated hyperbilirubinemia in the newborn. In UpToDate. D. Basow, editor. UpToDate, Waltham, MA.

[46] Wong, R. J., and V. K. Bhutani. 2012b. Treatment of unconjugated hyperbilirubinemia in term and late preterm infants. In UpToDate. D. Basow, editor. UpToDate, Waltham, MA.

69 精神疾病光疗法疗效的生物学依据

69.1 引　言

1893 年，Niels Ryberg Finsen 首次将强光治疗（Bright-light Therapy，BLT）用于增强机体的免疫系统功能，他也因此获得了 1903 年的诺贝尔奖。然而，一直到 20 世纪 80 年代早期，强光治疗才应用于精神病学领域。1984 年，诺曼·罗森塔尔博士和他的同事将 BLT 用来治疗季节性抑郁症（Rosenthal 等，1984）。每天让病人在非常明亮的光源中暴露约 30 分钟，这个操作简单的疗法却有着和常见抗抑郁药相近的疗效（Partonen 和 Lonnqvist，1996）。起初，强光治疗几乎仅用于治疗季节性情感障碍（seasonal affective disorder，SAD），SAD 的特点为病人在秋季和冬季出现情绪低落的症状，到了光照周期变长的春季和夏季，其情绪低落的症状会自发缓解（Rosenthal 等，1984）。即使在今天，强光治疗仍用于治疗 SAD。有大量的文献资料支持强光治疗对缓解 SAD 病理症状的有效性和效率，因而也得到了广泛的认可（Golden 等，2005；Lam，Terman 和 Wirz-Justice，1997）。然而，值得注意的是，大多数支持强光治疗有效的文献综述是基于个体治疗后在各种心理测量问卷和量表中抑郁分数的显著降低而得到的结论。诚然，大多数作者使用由 Terman 等人（Terman 和 Rafferty，1990）首次提出的反应标准，即根据汉密尔顿抑郁等级量表——季节性情绪障碍版本（Structured Interview Guide for the Hamilton Rating Scale for Depression-Seasonal Affective Disorder version，SIGH-SAD）或汉密尔顿抑郁量表——非典型抑郁附录（Hamilton Depression Rating Scale with Atypical Depression Supplement，SIGH-ADS）对个体实施结构化面谈，如果访谈的评分下降 50%，即可判断有效。但是，强光治疗本身就存在很大的安慰剂效应。正如 Eastman 等人（1998）研究所报告的，在治疗 SAD 中，区分强光的治疗效果与安慰剂效应可能需要 3 周的时间。这就是为什么在本综述中我们希望聚焦于 BLT 疗效的生物学证据，因为这不太可能会受到安慰剂效应的影响。在 SAD 中，普遍认为 BLT 会影响机体的若干生物指标，例如，神经递质和激素水平、视网膜生理功能、生理周期变化等。BLT 可能也有益于其他一般与该疗法没有关联的精神疾病病人，例如，进食障碍、产前和产后抑郁症、帕金森症、睡眠障碍。此外，我们将简要介绍光，尤其是自然阳光，是如何改变健康个体的神经化学状态的。

69.2　光、发病季节与神经递质

69.2.1　5-羟色胺

研究发现，机体 5-羟色胺水平全年都会发生变化，而且至少在一定程度上与光周期的变化相关。例如，当检测人类健康个体的脑脊液（cerebrospinal fluid，CSF）时，5-羟色胺的代谢物——5-羟基吲哚乙酸（5-HIAA）会在 4 月达到峰值，而在 10 月达到最低点（Luykx 等，2012）。5-HIAA 这种季节性的高峰和低谷（北纬地区的 4 月和 10 月）与 SAD 症状的发作和缓解时间保持一致，当白天比夜晚长，症状逐渐缓解，反之亦然。一般认为，代谢成分的波动至少有一部分是归因于光周期的变化以及由此受到光照的概率发生变化，这项认识来源于 Lambert 的研究（Lambert 等，2002），他们通过对大脑血液的检测证实：无论在一年中的哪一个月，在阳光明媚的日子里，人类大脑分泌的 5-羟色胺更多一

些。他们还报告，5-羟色胺水平与其他任何的气候指标（如大气压力、湿度等）并不存在相关性。另一项研究通过使用正电子发射断层扫描（positron emission tomography，PET）表明，阳光的日照量和天空的总辐射能促进正常对照组的 5-羟色胺与在边缘脑区（如杏仁核、后扣带皮层和海马旁皮质）的突触后 5-羟色胺-1A 受体结合（Spindelegger 等，2011）。Lambert 等人（2002）并没有注意到实验的前几天天气的影响，与之相反，有人则注意到，以 5 天为 1 个疗程的光治疗后，5-羟色胺与上述受体的结合会出现累积效应（Spindelegger 等，2011）。事实上，让人感兴趣的是，研究者都是在边缘脑区有所发现，从其解剖结构上讲，边缘脑区总被认为与抑郁症有关（Purves 等，2004）。有意思的是，最近研究发现个体暴露于蓝光和绿光之后接受一个情绪性的听觉刺激，和正常对照组相比，在 SAD 组中作为光反应组织之一的杏仁核具有不一样的激活模式。事实上，蓝光可提高 SAD 病人对情绪性刺激的反应，绿光则降低病人对情绪性刺激的反应，但在正常对照组中则不存在上述的效应。遗憾的是，研究者没有对症状缓解的 SAD 病人实施检测，因此，我们还不清楚这种反应模式仅仅代表了 SAD 的一种状态，还是说能作为 SAD 的生物学标记（Vandewalle 等，2011）。如前文所述，Spindelegger 研究团队已发现，在光适应现象中，大脑的突触后 5-羟色胺-1A 受体结合失衡，如果能进一步证实 SAD 病人和对照组之间存在的杏仁核激活差异与这种失衡有关，那将很有趣。而研究也表明，接受了 5 天的光照治疗后，四氢生物蝶呤（tetrahydrobiopterin，BH4）水平也有所提高（Hoekstra 等，2003）。该辅助因子在色氨酸的羟基化过程中起关键作用，随后促进 5-羟色胺的生成。即使 BH4 水平可作为 5-羟色胺活性的一个指标，但由于该研究没有测量 5-羟色胺的水平，因此，我们就不能据此推断强光治疗可以提高机体 5-羟色胺水平。总的来讲，还是有很多研究证据支持光对 5-羟色胺的功能及相关脑区（如杏仁核和边缘脑区）有显著影响。活体成像技术的发展将可进一步证实光对此神经递质的积极作用。

69.2.2 多巴胺

20 世纪 80 年代末，研究者发现强光治疗可以影响 SAD 病人的多巴胺。这些研究采用眨眼频率检测多巴胺，眨眼频率被认为是反映中枢多巴胺功能的一个很好的指标（Kaminer 等，2011）。起初，Depue 等人（1988）发现，在一个小样本研究中（$N=4$），抑郁状态的 SAD 参与者眨眼频率高于与其配对的健康对照组。BLT 治疗后，在缓解期，病人的这种异常现象消失。随后，Depue 等人采用一个更大的样本来重复他们的研究，但是此次的样本为在夏季后自发缓解的 SAD 病人（1990）。他们再次发现处于抑郁状态的 SAD 组的眨眼频率高于对照组，而且在夏天缓解期内也是如此，这表明眨眼频率这一测量方法可作为 SAD 的一个诊断指标。另一个研究团队发现，BLT 降低了处于绝经前期且患有 SAD 的女性病人的眨眼频率，尽管在基线水平上，并不存在显著的组间差异（Barbato 等，1993）。由于眨眼频率与多巴胺功能有关（Kaminer 等，2011），人们相信 BLT 可让 SAD 女性病人的异常多巴胺状态正常化。

Arbisi 等人发现 BLT 似乎可以恢复处于抑郁状态的 SAD 病人的体温调节功能（Arbisi 等，1989），这也支持光对多巴胺功能有影响的理论。的确，在跑步机上完成持续运动任务后，处于抑郁状态中的病人需要更多的时间才能恢复到他们最初的体温。而经过 2 周的光照治疗后，SAD 病人的热量损耗与对照组（最大摄氧量值相匹配）及处于夏季平稳情绪状态的 SAD 病人的热量损耗均不存在显著的差异。

此外，单光子发射计算机断层扫描（single photon emission computed tomography，SPECT）显示，自然光似乎能增强多巴胺功能，至少可以对健康个体起作用。确切地说，SPECT 扫描前 30 天所计算的日照时间与纹状体多巴胺 D2/D3 受体的可用率成正相关（Tsai 等，2011）。

69.2.3 褪黑素

褪黑素，被称为"黑暗荷尔蒙"，其活性可被强光抑制（Lewy 等，1980），分泌持续时间也受到光周期的影响（在实验室条件下）（Wehr，1991），其年周期变化以在冬春季节分泌水平更高为特点（Martikainen 等，1985），这也能解释为什么褪黑素能在 SAD 的研究中引起如此广泛的兴趣。褪黑素和

SAD 之间的关系一直以来都与 Lewy 等人（1988）所提出的相位移动假设密切相关，这个假设认为，SAD 至少部分源于生理节律之间的不协调。内生循环之间的不同步，即睡眠/唤醒模式和褪黑素开始/停止之间的不同步，可以引发抑郁症（Lewy 等，1987）。然而，将褪黑素的测量值作为节律紊乱的一个指标，这在研究中已出现了相互矛盾的结果（Danilenko 等，1994；Wehr 等，2001），但也不是全部矛盾（Checkley 等，1993；Partonen 等，1996）。许多因素都可以解释这些差异，但目前普遍认为，BLT 对 SAD 症状的治疗效果不太可能归因于褪黑素本身受到抑制，而是由包括褪黑素节律在内的生物节律的内部再同步引起。如需要了解更多细节，读者可参阅针对这个特定假设的详尽文献综述（Lewy 等，2007；Srinivasan 等，2006）。

然而，光对褪黑素的强烈影响对于其他疾病似乎是极为重要的。例如，BLT 已经成功用于缓解帕金森病症状（Willis 和 Turner，2007）。Willis 团队（Willis 和 Turner，2007）观察到，在 2 周内，BLT 不仅可以改善病人的运动症状，即动作迟缓、僵硬和运动障碍，还降低了病人多巴胺能药物（左旋多巴、溴麦角环肽）的用量。这种效应可能是通过光抑制了褪黑素的分泌来起作用，且这种效应随后又会增强多巴胺的活动。众所周知，褪黑素会加剧帕金森症状，这可能是因为其能抑制多巴胺的产生（Zisapel，2001）。因此，我们应该认真考虑将 BLT 作为帕金森病的一种辅助治疗手段，特别值得一提的是它几乎没有副作用。

在另一种与多巴胺相关的疾病——不宁腿综合征（restless leg syndrome，RLS）中可以观察到类似的趋势（Michaud 等，2002）。确切地说，服用褪黑素会加重 RLS 症状，而 BLT 作用温和却又可以明显地减少腿部不适，尽管它并不会改善与腿部运动相关的症状（Whittom 等，2010）。BLT 治疗对 RLS 症状的改善作用也被认为是光抑制了褪黑素的结果。BLT 缓解 RLS 症状的疗效已被其他相关研究所证实（Mitchell，2010），在治疗结束后 4 周，仍可观察到这种改善作用（Mitchell 等，2011）。有意思的是，在全年光周期变化很大的纬度地区，RLS 的患病率会随着纬度的升高而增加（Koo，2011）。

69.3 季节性情感障碍、光与视网膜

SAD 的病理生理学机制仍然不明确，尽管视觉敏感性假说研究结果存在矛盾，但仍是研究的焦点。SAD 和视网膜之间的联系源于这样一个事实：眼睛似乎可以调节 BLT 的疗效（Wehr 等，1987）。然而，研究者采用各种各样的方法来研究视网膜或视觉的敏感性，但由于所使用技术的不同，得到的结果存在相互矛盾。

69.3.1 心理物理光检测

在 20 世纪 90 年代早期，Oren 团队首次假设，SAD 病人可能存在视网膜缺陷，这可以解释为什么当白天变短和变暗时个体会出现抑郁症状。通过暗适应阈值（Dark Adaptation Threshold，DAT）测试，他们发现 SAD 组的杆状光感受器（影响夜视）比正常对照组能够更快地适应黑暗（Oren，Joseph-Vanderpool 和 Rosenthal，1991），该结果不支持视网膜敏感性减退假说。Terman 的研究团队也证实了 Oren 等人的结果，Termen 等人在夏季和冬季，对 SAD 病人的视杆细胞适应和视锥细胞（影响昼视）均进行了测试（Terman 和 Terman，1999a）。与冬天相比，SAD 病人在夏天情绪平稳时，其视网膜的敏感性增强，而抑郁的正常对照组并没有显示任何视网膜敏感性的季节性波动。SAD 病人即使在冬天，光敏感性也强于对照组。总的来说，这些 DAT 研究表明，全年里 SAD 病人似乎比对照组对光更敏感，这就否定了视网膜敏感性减退假说来解释 SAD 的起因。

69.3.2 眼电图（Electrooculogram，EOG）

与使用主观心理物理光探测的研究结果相反，SAD 病人的眼电图结果显示出其低光敏感性（Ozaki 等，1993）。在冬天，即使经过 BLT 治疗后症状缓解的 SAD 病人也存在这种光敏感性减低的趋势。在

一个随访研究中，相比于夏季，正常对照组在冬季的光敏感性有所增强，而 SAD 病人则没有显示出这样的季节性差异（Ozaki 等，1995）。研究者据此推断，个体在冬季的光敏感性增强是一种适应机制，可以弥补那段时间里光照量的减少。而 SAD 病人在补偿光照上存在缺陷，就可能会引发抑郁症状。

值得注意的是，虽然这些研究者用 EOG 来测量光敏感性，但我们对其获得的结果进行解释时仍须谨慎，因为一个更高的或更低的 EOG Arden 比值代表的真正意义及其细胞起源仍未明确。实际上，Arden 比值是光暗谷对光峰的比值，让个体经历一定时间的暗适应，再紧随一定时间的光适应，然后让其进行扫视运动，可得到该值。电位的变化源于视网膜色素上皮的静态电位，虽然健康的感光细胞是产生光峰电位（Arden 比值的成分之一）所必需的，我们仍然无法阐明在比值正常范围内，是什么导致了该比值的波动。事实上，比值升高可能与暗谷反应的增加或光峰反应的降低有关，反之亦然。

69.3.3　视网膜电图（Electrorctinogram，ERG）

通过使用视网膜电图技术，有关研究也证实了 SAD 病人存在视网膜异常。视网膜电图是唯一一种可以直接测量视杆细胞和视锥细胞的选择性功能的技术。Lam 等人首次报告 SAD 病人的 ERG 存在异常，与正常对照组相比，SAD 病人的视杆细胞反应减弱（Lam 等，1992）。然而，这种差异只存在于女性群体中，相反，男性病人的视杆细胞反应较对照组有所增加。

使用同一技术，Hebert 等人（Hebert，Dumont 和 Lachapelle，2002）也发现季节性抑郁亚综合征（subsyndromal SAD，S-SAD）病人的视杆细胞反应减弱。S-SAD 是 SAD 的一种病理亚型，影响了多达 15％的北美人口，其症状困扰着这些病人但并不具备临床意义（Kasper 等，1989）。Hebert 等人观察到，只有在冬季抑郁发作时视杆细胞敏感性才会减弱。在随后的一个 SAD 研究中，他们能够重复先前的研究发现（即在冬天，相比健康个体，SAD 病人视杆细胞的敏感性减弱）（Hebert 等，2004）。该研究团队后来又进一步证实了上述的结果，他们不仅发现仅 SAD 病人的视杆细胞敏感度比对照组减弱，而且还发现这种视网膜功能受损可以在光照治疗 4 周后或夏季里随着情绪缓解而得以恢复（Lavoie 等，2009）。该研究首次证明了光对 SAD 病人视网膜功能的治疗效果。

另外，研究已表明，SAD 病人的视网膜的近期光照治疗反应与健康个体的反应不同（Gagne 和 Hebert，2011）。Gagne 的团队证明，相比于光暴露基线或者非常昏暗的光照射（5 lx），SAD 病人在接受 60 分钟的 BLT 治疗后，其视杆细胞的反应减弱。而在对照组中未发现这一现象，相反，相比基线条件和 BLT 条件，对照组在接受昏暗光照射后，其视杆细胞反应增强。在冬季和夏季都可观察到这种现象。由于研究者只在实施一次 BLT 治疗后观察到这种趋势，因而无法反映任何累积效应，但这一结果仍表明，当一年中光周期自然变化时，SAD 病人与对照组的反应可能不一样。

总的来说，视觉敏感性相关研究似乎表明 S-SAD 和 SAD 病人存在一些异常，尽管难以明确这种异常的确切性质。但 ERG 似乎是研究 SAD 这类疾病（包括治疗效果）的良好工具。值得一提的是，视网膜作为中枢神经系统的一部分，已被认为是精神疾病相关研究中一个至关重要的器官。

69.4　非季节性抑郁症

69.4.1　重度抑郁症

在治疗抑郁症方面，BLT 似乎作为抗抑郁药的辅助治疗手段而发挥作用。例如，与单一使用抗抑郁药舍曲林相比，BLT 和舍曲林联合应用可更明显降低病人的抑郁量表的得分（Martiny 等，2005）。然而，随后的一项研究表明，尽管 BLT 可以增强舍曲林在抑郁症病人中的抗抑郁效果，但在 4 周的 BLT 治疗结束后，BLT 的增强效应并没有持续（Martiny 等，2006）。BLT 与抗抑郁药西酞普兰联用也发现有类似的增强作用。在这个试验中，相比安慰剂组，接受光照治疗的病人的抗抑郁效果也有所增加（Benedetti 等，2003）。一个使用相同的抗抑郁药的双盲研究表明，在一组脑卒中后被诊断为重度抑郁症的病人中，BLT 存在剂量效应。事实上，在改善抑郁症状方面，高强度 BLT 治疗（10000 lx）效果优于中等强度的 BLT 治疗（4000 lx）（Sondergaard 等，2006）。在一组 28 名青少年抑郁症病人中，BLT 与氟西汀联用可以显著降低抑郁得分，并且同时提高夜间褪黑素的分泌，而在基线水平或接受氟西汀加安慰剂治疗后，受试者似乎均存在褪黑素分泌不足的情况（Niederhofer 和 von Klitzing，2011）。研究也记录，在一组耐药、共病边缘型人格障碍的女性抑郁症病人中（$N=13$），经过 6 个月的 BLT 治疗，选择性 5-羟色胺再摄取抑制药（selective serotonin reuptake inhibitor，SSRI）对这些病人的抗抑郁疗效增强（Prasko 等，2010）。BLT 也可被用于增强失眠疗法（睡眠剥夺）的效果，这种疗法有时用于重度抑郁的治疗（Loving，Kripke 和 Shuchter，2002）。

BLT 也可以单独用于抑郁症的治疗，特别是老年病人。因为有时老年人每天的用药量很大且种类繁多。在这种情况下，很可能出现药物的相互反应，而使用 BLT 可能是一个不错的选择。在对 90 名老年抑郁症病人实施的一项随机双盲、安慰剂对照试验中，早上进行 BLT 治疗可显著降低病人的抑郁分数（Lieverse 等，2011）。BLT 也可影响一些内分泌指标，如提高褪黑素上升曲线斜率，以及使皮质醇水平相比安慰剂组降低 37%。此试验还观察到了病人睡眠的改善情况。

69.4.2 产前和产后抑郁

产前和产后抑郁症影响了多达 20% 的孕妇和新晋妈妈（Gavin 等，2005）。因为药物治疗通常不适用于妊娠和哺乳期间的病人，一些研究中已成功应用强光治疗。2000 年，Corral 团队（Corral，Kuan 和 Kostaras，2000）在一个病例研究中首次报道两名患有产后抑郁症的妇女在经过 4 周的 BLT 治疗后，其抑郁分数降低。然而，追踪研究（Corral 等，2007）并没有发现 BLT 和安慰剂之间存在显著性差异，这两种条件下，病人的抑郁症状均有改善。值得注意的是，安慰剂条件使用的"昏暗"灯光也很明亮，其强度为 600 lx。这可以解释为什么许多女性对安慰剂有反应，以及为什么强光组虽然显示出更明显的改善趋势，但差异却不具有统计学意义。

产前抑郁也引起了光疗领域研究者的关注。Oren 等人（2002）对 16 名被诊断为重度抑郁的孕妇实施测试。3 周 BLT 治疗足以将病人的抑郁分数（汉密尔顿抑郁评定量表，Hamilton Depression Rating Scale）降低 50% 左右，且除了 2 名女性出现恶心症状外，BLT 几乎不会对妊娠产生任何副作用（Oren 等，2002）。该结果在近期一个样本量更大的研究（$N=27$）中得到了证实，该研究发现对于产前抑郁的治疗，BLT 比安慰剂更有效（Wirz-Justice 等，2011）。和 Corral 等人（2007）的研究相比，该研究使用的安慰剂是更暗的光（即 70 lx 替代 600 lx）。另一项产前抑郁的实验结果显示，在改善抑郁症状方面，10 周 BLT 治疗与抗抑郁药物疗效相当（Epperson 等，2004）。

BLT 对患有产后抑郁症妇女有治疗效果，不太可能是由于她们缺乏光暴露，因为这些病人与一般女性相比，其照明模式并不存在差异性。同时，照明水平与其情绪状态也不存在相关性（Wang 等，2003）。

69.5 进食障碍

有研究报道了 BLT 对进食障碍（即贪食症、厌食症及暴饮暴食）的作用。有研究表明 BLT 可以恢复贪食症和厌食症病人的体温调节昼夜节律。这表明 BLT 可能改善紊乱的饮食模式，因为光和食物摄入昼夜波动之间存在生理联系（Yamamotova，Papezova 和 Vevera，2008）。

69.5.1 神经性贪食症（Bulimia Nervosa）

众所周知，神经性贪食症在冬季加重（Ghadirian 等，1999），这可以解释为什么有些临床医生建议将 BLT 作为进食障碍的辅助治疗。1989 年，Lam 和同事（1989）首次报道一位年轻女性贪食症病人的病例研究，在冬季接受了 BLT 治疗后，该女性的暴食（催吐）行为减少。在一个样本量较大（$N=$

17)、安慰剂对照随访研究中，他们得到了与前期研究相同的结果。不过，他们也注意到，BLT 对于同时患有 SAD 的贪食症病人的治疗效果优于其对无 SAD 的贪食症病人的疗效（Lam 等，1994）。随后，Braun 等人（1999）也在一个双盲安慰剂对照研究中获得了类似的结果。有趣的是，这项研究发现：相比昏暗灯光的条件，BLT 并不能改善抑郁得分，这意味着 BLT 对贪食症的治疗效果与其抑郁水平无关。Blouin 等人（1996）报告了与 Braun 的研究完全相反的结果，与安慰剂相比，BLT 治疗后个体抑郁分数降低，而对暴饮暴食的频率、进食量、进食内容则没有影响。Braun 团队认为可以解释这种差异的一个实际情况是，从一开始，不同研究间个体的抑郁水平就没有可比性（即该研究样本的抑郁症状不太严重，因此，难以获得显著改善的结果）。

69.5.2　神经性厌食症（Anorexia）

与神经性贪食症一样，首次证明 BLT 对神经性厌食症有积极作用的证据来自一位年轻女性的病例报告，该女性的症状在冬季会加重（Ash，Piazza 和 Anderson，1998）。她第二次入院时，采取了 BLT 治疗。BLT 治疗后，该名病人食量逐渐增加，抑郁也得以改善。后来在一个为期 5 天的短期 BLT 小样本试验中，患有慢性厌食症的女性临床症状也有所改善（Daansen 和 Haffmans，2010）。事实上，接受 BLT 治疗后，这些女性核心的进食障碍病理症状（如追求瘦削，对自己体型不满，体像障碍）得以改善，抑郁症状有所改善，广泛性痛苦也得到了减轻。然而，这些 BLT 治疗的效应持续时间不长，因为结束治疗后 3 个月的随访评估显示，之前出现的疗效已有一部分无法观察到。由此可得出结论：几个月后应该再次采取 BLT 治疗。值得注意的是，对于任何疾病而言，BLT 5 天的疗程确实太短了，因此，我们完全可以预测其临床改善作用在 3 个月后会失效。事实上，随后的研究甚至提出，即使是为期 6 周的日常 BLT 治疗可能也不足以得出 BLT 治疗厌食症有确切疗效的结论（Janas-Kozik 等，2011）。在该研究中，虽然接受 BLT 的女孩在研究结束时其身体质量指数（Body Mass Index，BMI）的增加并没有明显超过那些仅接受认知疗法女孩的 BMI，但 BLT 组 BMI 的增加确实出现得早一些，而且，在治疗后期，BLT 组的抑郁程度也相对要轻一些。

69.5.3　夜食综合征（Night Eating Syndrome）

夜食综合征（Night Eating Syndrome，NES）这种疾病并未纳入精神疾病诊断与统计手册（Diagnostic and Statistical Mannual of Mental Disorders，DSM-Ⅳ-R）的诊断中，但通常将其定义如下：早晨厌食、晚上食欲过盛，伴有失眠或睡眠不足，这样的饮食模式每周至少出现 3～4 次（Striegel-Moore 等，2006）。Friedman 等人（2002）首次记录了 BLT 对 NES 的影响。在一位 51 岁超重女性的病例研究中，尽管该女士在过去的 2 年中一直服用帕罗西汀抗抑郁治疗，但仍有抑郁症状，2 周的 BLT 不仅完全治好了她的 NES 症状，而且将她的抑郁分数降至正常水平（Friedman 等，2002）。不过遗憾的是，在 BLT 结束后 1 个月，该女士的 NES 症状再次出现。2 年后，Friedman 等人又报告了一例类似的病例（Friedman 等，2004）。尽管证明 BLT 治疗 NES 有效的证据不足，但毕竟这种疾病是精神病学领域中一个相对较新的主题。Goel 等人也提出，鉴于 NES 这类病人存在昼夜节律紊乱，应该考虑采用 BLT 对 NES 进行治疗（Goel 等，2009）。的确，在其研究中，14 名 NES 病人均表现出各种日常节律波动幅度的减小，如食物摄取、胃饥饿素、胰岛素和皮质醇的释放。

69.6　BLT 的副作用和潜在危害

事实上，BLT 很少有副作用，这或许解释了为什么这种治疗经常被用于缓解季节性、多巴胺系统、褪黑素或节律相关疾病的症状。但因为其非药物属性，我们往往低估了 BLT 的副作用。事实上，使用者、研究人员和医疗提供者应该明确：①BLT 确实存在副作用，尽管通常认为其副作用轻微；②应如何调整治疗方案，来维持疗效并避免中止治疗。已报告的副作用包括头痛、眼睛干涩、眼睛疲劳、头晕、恶心、激动、兴奋、躁动（神经过敏）、欣快、过度活跃、感觉异常（Labbate 等，1994；Terman 和 Terman，1999b）。庆幸的是，大部分副作用在治疗几天或者几周内会自发消退（Terman 和 Terman，1999b）。另外，已有报告显示，BLT 作为辅助治疗有时会加剧抗抑郁药（如曲米帕明，trimipramine）的副作用（Muller 等，1997）。

最后，应当指出，BLT 是一种非处方的疗法，不由美国食品药品监督管理局（Food and Drug Administration，FDA）或者其他致力于保护公众健康的类似组织监管。有关滥用 BLT 的长期危害和/或长期影响的相关信息非常缺乏。据笔者所了解到的，只有一个研究显示，多年的光照治疗并不存在累积性伤害，但该研究仅仅是通过对一个小样本（17 个使用者）进行观察而得到这一结论（Gallin 等，1995）。然而不管如何，研究确实已经证实：BLT，特别是蓝光治疗，即使在安全标准量内，一次照射后仍会显著影响正常对照组的视网膜生理功能（Gagne 和 Hebert，2011；Gagne 等，2007，2011）。这使得人们对于光设备越来越广泛用于治疗季节性情绪障碍相关症状和其他各种疾病而感到忧心。BLT 实际操作时的标准是由美国工业卫生会议（American Conference of Industrial Hygienists，ACGIH）提供的，而该标准的建立是基于单次使用而不是长期使用明光光源，但机器制造商却又不负有遵守特定建议的责任。因此，Reme 等人（1996）提出要建立 BLT 特定的照射标准。总而言之，并不是说市场上现行的每一个设备都是危险的。但是 BLT 主要作为自主实施的治疗方式，为了保护公众利益，应该强烈建议对新设备的开发要实施特定的管理。

69.7　小　　结

总而言之，BLT 在精神疾病治疗领域的运用似乎越来越广泛。虽然有些人仍然倾向于认为 BLT 治疗后症状的缓解仅仅是一种安慰剂效应，但越来越多客观的生物学证据（如高级成像技术、血液分析和视网膜的反应）证实了光对大脑化学物质具有直接作用。尽管 BLT 作用于神经系统的机制仍未清楚，但从主观角度和生物学角度来说，BLT 对神经系统都有着不可否认的影响。BLT 作为一种独立治疗 SAD、重度抑郁症或者围产期抑郁症的策略，在替代药物治疗上具有明显的优势。BLT 作为辅助治疗也可以避免药物之间的相互作用，甚至可能加强已使用药物的疗效。BLT 与大多数抗抑郁化合物相比，可能拥有最好的风险/效益比，因此，应该鼓励更多尝试将这一治疗方法整合到其他疾病的研究中，而不仅仅是 SAD 的研究。

作者：

Anne-Marie Gagné

Centre deRecherche de l'Institut Universitaire en Santé Mentale de Québec

Marc Hébert

Centre deRecherche de l'Institut Universitaire en Santé Mentale de Québec

参考文献

[1] Arbisi, P. A., R. A. Depue, M. R. Spoont, A. Leon, and B. Ainsworth. 1989. Thermoregulatory response to thermal challenge in seasonal affective disorder: A preliminary report. Psychiatry Res 28: 323 – 334.

[2] Ash, J. B., E. Piazza, and J. L. Anderson. 1998. Light therapy in the clinical management of an eating-disordered adolescent with winter exacerbation. Int J Eat Disord 23: 93 – 97.

[3] Barbato, G., D. E. Moul, P. Schwartz, N. E. Rosenthal, and D. A. Oren. 1993. Spontaneous eye blink rate in winter seasonal affective disorder. Psychiatry Res 47: 79 – 85.

[4] Benedetti, F., C. Colombo, A. Pontiggia et al. 2003. Morning light treatment hastens the antidepressant effect of citalopram: A placebo-controlled trial. J Clin Psychiatry 64: 648 – 653.

[5] Blouin, A. G., J. H. Blouin, H. Iversen et al. 1996. Light therapy in bulimia nervosa: A double-blind, placebo-controlled study. Psychiatry Res 60: 1 - 9.

[6] Braun, D. L., S. R. Sunday, V. M. Fornari, and K. A. Halmi. 1999. Bright light therapy decreases winter binge frequency in women with bulimia nervosa: A double-blind, placebo-controlled study. Compr Psychiatry 40: 442 - 448.

[7] Checkley, S. A., D. G. Murphy, M. Abbas et al. 1993. Melatonin rhythms in seasonal affective disorder. Br J Psychiatry 163: 332 - 337.

[8] Corral, M., A. Kuan, and D. Kostaras. 2000. Bright light therapy's effect on postpartum depression. Am J Psychiatry 157: 303 - 304.

[9] Corral, M., A. A. Wardrop, H. Zhang, A. K. Grewal, and S. Patton. 2007. Morning light therapy for postpartum depression. Arch Womens Ment Health 10: 221 - 224.

[10] Daansen, P. J., and J. Haffmans. 2010. Reducing symptoms in women with chronic anorexia nervosa. A pilot study on the effects of bright light therapy. Neuro Endocrinol Lett 31: 290 - 296.

[11] Danilenko, K. V., A. A. Putilov, G. S. Russkikh, L. K. Duffy, and S. O. Ebbesson. 1994. Diurnal and seasonal variations of melatonin and serotonin in women with seasonal affective disorder. Arctic Med Res 53: 137 - 145.

[12] Depue, R. A., P. Arbisi, S. Krauss et al. 1990. Seasonal independence of low prolactin concentration and high spontaneous eye blink rates in unipolar and bipolar II seasonal affective disorder. Arch Gen Psychiatry 47: 356 - 364.

[13] Depue, R. A., W. G. Iacono, R. Muir, and P. Arbisi. 1988. Effect of phototherapy on spontaneous eye blink rate in subjects with seasonal affective disorder. Am J Psychiatry 145: 1457 - 1459.

[14] Eastman, C. I., M. A. Young, L. F. Fogg, L. Liu, and P. M. Meaden. 1998. Bright light treatment of winter depression: A placebo-controlled trial. Arch Gen Psychiatry 55: 883 - 889.

[15] Epperson, C. N., M. Terman, J. S. Terman et al. 2004. Randomized clinical trial of bright light therapy for antepartum depression: Preliminary findings. J Clin Psychiatry 65: 421 - 425.

[16] Friedman, S., C. Even, R. Dardennes, and J. D. Guelfi. 2002. Light therapy, obesity, and night-eating syndrome. Am J. Psychiatry 159: 875 - 876.

[17] Friedman, S., C. Even, R. Dardennes, and J. D. Guelfi. 2004. Light therapy, nonseasonal depression, and night eating syndrome. Can J Psychiatry 49: 790.

[18] Gagne, A. M., P. Gagne, and M. Hebert. 2007. Impact of light therapy on rod and cone functions in healthy subjects. Psychiatry Res 151: 259 - 263.

[19] Gagne, A. M., and M. Hebert. 2011. Atypical pattern of rod electroretinogram modulation by recent light history: A possible biomarker of seasonal affective disorder. Psychiatry Res 187: 370 - 374.

[20] Gagne, A. M., F. Levesque, P. Gagne, and M. Hebert. 2011. Impact of blue vs red light on retinal response of patients with seasonal affective disorder and healthy controls. Prog Neuropsychopharmacol Biol Psychiatry 35: 227 - 231.

[21] Gallin, P. F., M. Terman, C. E. Reme et al. 1995. Ophthalmologic examination of patients with seasonal affective disorder, before and after bright light therapy. Am J Ophthalmol 119: 202 - 210.

[22] Gavin, N. I., B. N. Gaynes, K. N. Lohr et al. 2005. Perinatal depression: A systematic review of prevalence and incidence. Obstet Gynecol 106: 1071 - 1083.

[23] Ghadirian, A. M., N. Marini, S. Jabalpurwala, and H. Steiger. 1999. Seasonal mood patterns in eating disorders. Gen Hosp Psychiatry 21: 354 - 359.

[24] Goel, N., A. J. Stunkard, N. L. Rogers et al. 2009. Circadian rhythm profiles in women with night eating syndrome. J Biol Rhythms 24: 85 - 94.

[25] Golden, R. N., B. N. Gaynes, R. D. Ekstrom et al. 2005. The efficacy of light therapy in the treatment of mood disorders: A review and meta-analysis of the evidence. Am J Psychiatry 162: 656 - 662.

[26] Hebert, M., C. W. Beattie, E. M. Tam, L. N. Yatham, and R. W. Lam. 2004. Electroretinography in patients with winter seasonal affective disorder. Psychiatry Res 127: 27 - 34.

[27] Hebert, M., M. Dumont, and P. Lachapelle. 2002. Electro-physiological evidence suggesting a seasonal modulation of retinal sensitivity in subsyndromal winter depression. J. Affect Disord 68: 191 - 202.

[28] Hoekstra, R. , D. Fekkes, B. J. van de Wetering, L. Pepplinkhuizen, and W. M. Verhoeven. 2003. Effect of light therapy on biopterin, neopterin and tryptophan in patients with seasonal affective disorder. Psychiatry Res 120: 37 – 42.

[29] Janas-Kozik, M. , M. Krzystanek, M. Stachowicz et al. 2011. Bright light treatment of depressive symptoms in patients with restrictive type of anorexia nervosa. J Affect Disord 130: 462 – 465.

[30] Kaminer, J. , A. S. Powers, K. G. Horn, C. Hui, and C. Evinger. 2011. Characterizing the spontaneous blink generator: An animal model. J Neurosci 31: 11256 – 11267.

[31] Kasper, S. , T. A. Wehr, J. J. Bartko, P. A. Gaist, and N. E. Rosenthal. 1989. Epidemiological findings of seasonal changes in mood and behavior. A telephone survey of Montgomery County, Maryland. Arch Gen Psychiatry 46: 823 – 833.

[32] Koo, B. B. 2011. Restless legs syndrome: Relationship between prevalence and latitude. Sleep Breath 16: 1237 – 1245.

[33] Labbate, L. A. , B. Lafer, A. Thibault, and G. S. Sachs. 1994. Side effects induced by bright light treatment for seasonal affective disorder. J Clin Psychiatry 55: 189 – 191.

[34] Lam, R. W. 1989. Light therapy for seasonal bulimia. Am J Psychiatry 146: 1640 – 1641.

[35] Lam, R. W. , C. W. Beattie, A. Buchanan, and J. A. Mador. 1992. Electroretinography in seasonal affective disorder. Psychiatry Res 43: 55 – 63.

[36] Lam, R. W. , E. M. Goldner, L. Solyom, and R. A. Remick. 1994. A controlled study of light therapy for bulimia nervosa. Am J Psychiatry 151: 744 – 750.

[37] Lam, R. W. , M. Terman, and A. Wirz-Justice. 1997. Light therapy for depressive disorders: Indications and efficacy. Mod Probl Pharmacopsychiatr 25: 215 – 234.

[38] Lambert, G. W. , C. Reid, D. M. Kaye, G. L. Jennings, and M. D. Esler. 2002. Effect of sunlight and season on serotonin turnover in the brain. Lancet 360: 1840 – 1842.

[39] Lavoie, M. P. , R. W. Lam, G. Bouchard et al. 2009. Evidence of a biological effect of light therapy on the retina of patients with seasonal affective disorder. Biol Psychiatry 66: 253 – 258.

[40] Lewy, A. J. , J. N. Rough, J. B. Songer et al. 2007. The phase shift hypothesis for the circadian component of winter depression. Dialogues Clin Neurosci 9: 291 – 300.

[41] Lewy, A. J. , R. L. Sack, C. M. Singer, and D. M. White. 1987. The phase shift hypothesis for bright light's therapeutic mechanism of action: Theoretical considerations and experimental evidence. Psychopharmacol Bull 23: 349 – 353.

[42] Lewy, A. J. and R. L. Sack. 1988. The phase-shift hypothesis of seasonal affective disorder. Am J Psychiatry 145: 1041 – 1043.

[43] Lewy, A. J. , T. A. Wehr, F. K. Goodwin, D. A. Newsome, and S. P. Markey. 1980. Light suppresses melatonin secretion in humans. Science 210: 1267 – 1269.

[44] Lieverse, R. , E. J. Van Someren, M. M. Nielen et al. 2011. Bright light treatment in elderly patients with nonseasonal major depressive disorder: A randomized placebo-controlled trial. Arch Gen Psychiatry 68: 61 – 70.

[45] Loving, R. T. , D. F. Kripke, and S. R. Shuchter. 2002. Bright light augments antidepressant effects of medication and wake therapy. Depress Anxiety 16: 1 – 3.

[46] Luykx, J. J. , S. C. Bakker, E. Lentjes et al. 2012. Season of sampling and season of birth influence serotonin metabolite levels in human cerebrospinal fluid. PLoS One 7: e30497.

[47] Martikainen, H. , J. Tapanainen, O. Vakkuri, J. Leppaluoto, and I. Huhtaniemi. 1985. Circannual concentrations of melatonin, gonadotrophins, prolactin and gonadal steroids in males in a geographical area with a large annual variation in daylight. Acta Endocrinol (Copenh) 109: 446 – 450.

[48] Martiny, K. , M. Lunde, M. Unden, H. Dam, and P. Bech. 2005. Adjunctive bright light in non-seasonal major depression: Results from clinician-rated depression scales. Acta Psychiatr Scand 112: 117 – 125.

[49] Martiny, K. , M. Lunde, M. Unden, H. Dam, and P. Bech. 2006. The lack of sustained effect of bright light, after discontinuation, in non-seasonal major depression. Psychol Med 36: 1247 – 1252.

[50] Michaud, M., J. P. Soucy, A. Chabli, G. Lavigne, and J. Montplaisir. 2002. SPECT imaging of striatal pre-and postsynaptic dopaminergic status in restless legs syndrome with periodic leg movements in sleep. J Neurol 249: 164 – 170.

[51] Mitchell, U. H. 2010. Use of near-infrared light to reduce symptoms associated with restless legs syndrome in a woman: A case report. J Med Case Reports 4: 286.

[52] Mitchell, U. H., J. W. Myrer, A. W. Johnson, and S. C. Hilton. 2011. Restless legs syndrome and near-infrared light: An alternative treatment option. Physiother Theory Pract 27: 345 – 351.

[53] Muller, M. J., E. Seifritz, M. Hatzinger, U. Hemmeter, and E. Holsboer-Trachsler. 1997. Side effects of adjunct light therapy in patients with major depression. Eur Arch Psychiatry Clin Neurosci 247: 252 – 258.

[54] Niederhofer, H., and K. von Klitzing. 2011. Bright light treatment as add-on therapy for depression in 28 adolescents: A randomized trial. Prim Care Companion CNS Disord 13: 01194.

[55] Oren, D. A., J. R. Joseph-Vanderpool, and N. E. Rosenthal. 1991. Adaptation to dim light in depressed patients with seasonal affective disorder. Psychiatry Res 36: 187 – 193.

[56] Oren, D. A., K. L. Wisner, M. Spinelli et al. 2002. An open trial of morning light therapy for treatment of antepartum depression. Am J Psychiatry 159: 666 – 669.

[57] Ozaki, N., N. E. Rosenthal, D. E. Moul, P. J. Schwartz, and D. A. Oren. 1993. Effects of phototherapy on electrooculographic ratio in winter seasonal affective disorder. Psychiatry Res 49: 99 – 107.

[58] Ozaki, N., N. E. Rosenthal, F. Myers, P. J. Schwartz, and D. A. Oren. 1995. Effects of season on electrooculographic ratio in winter seasonal affective disorder. Psychiatry Res 59: 151 – 155.

[59] Partonen, T., and J. Lonnqvist. 1996. Moclobemide and fluoxetine in treatment of seasonal affective disorder. J Affect Disord 41: 93 – 99.

[60] Partonen, T., O. Vakkuri, C. Lamberg-Allardt, and J. Lonnqvist. 1996. Effects of bright light on sleepiness, melatonin, and 25-hydroxyvitamin D (3) in winter seasonal affective disorder. Biol Psychiatry 39: 865 – 872.

[61] Prasko, J., M. Brunovsky, K. Latalova et al. 2010. Augmentation of antidepressants with bright light therapy in patients with comorbid depression and borderline personality disorder. Biomed Pap Med Fac Univ Palacky Olomouc Czech Repub 154: 355 – 361.

[62] Purves, D., G. J. Augustine, D. Fitzpatrick et al., editors. 2004. Neuroscience, 3rd ed. Sinauer Associates, Sunderland, MA.

[63] Reme, C. E., P. Rol, K. Grothmann, H. Kaase, and M. Terman. 1996. Bright light therapy in focus: Lamp emission spectra and ocular safety. Technol Health Care 4: 403 – 413.

[64] Rosenthal, N. E., D. A. Sack, J. C. Gillin et al. 1984. Seasonal affective disorder. A description of the syndrome and preliminary findings with light therapy. Arch Gen Psychiatry 41: 72 – 80.

[65] Sondergaard, M. P., J. O. Jarden, K. Martiny, G. Andersen, and P. Bech. 2006. Dose response to adjunctive light therapy in citalopram-treated patients with post-stroke depression. A randomised, double-blind pilot study. Psychother Psychosom 75: 244 – 248.

[66] Spindelegger, C., P. Stein, W. Wadsak et al. 2011. Light-dependent alteration of serotonin-1A receptor binding in cortical and subcortical limbic regions in the human brain. World J Biol Psychiatry 13: 413 – 422.

[67] Srinivasan, V., M. Smits, W. Spence et al. 2006. Melatonin in mood disorders. World J Biol Psychiatry 7: 138 – 151.

[68] Striegel-Moore, R. H., D. L. Franko, A. May et al. 2006. Should night eating syndrome be included in the DSM? Int J Eat Disord 39: 544 – 549.

[69] Terman, J. S., and M. Terman. 1999a. Photopic and scotopic light detection in patients with seasonal affective disorder and control subjects. Biol Psychiatry 46: 1642 – 1648.

[70] Terman, M., and J. S. Terman. 1999b. Bright light therapy: Side effects and benefits across the symptom spectrum. J Clin Psychiatry 60: 799 – 808; quiz 809.

[71] Terman, M., J. S. Terman, and B. Rafferty. 1990. Experimental design and measures of success in the treatment of winter depression by bright light. Psychopharmacol Bull 26: 505 – 510.

[72] Tsai, H. Y. , K. C. Chen, Y. K. Yang et al. 2011. Sunshine-exposure variation of human striatal dopamine D (2)/ D (3) receptor availability in healthy volunteers. Prog Neuropsychopharmacol Biol Psychiatry 35: 107 – 110.

[73] Vandewalle, G. , M. Hebert, C. Beaulieu et al. 2011. Abnormal hypothalamic response to light in seasonal affective disorder. Biol Psychiatry 70: 954 – 961.

[74] Wang, E. J. , D. F. Kripke, M. T. Stein, and B. L. Parry. 2003. Measurement of illumination exposure in postpartum women. BMC Psychiatry 3: 5.

[75] Wehr, T. A. 1991. The durations of human melatonin secretion and sleep respond to changes in daylength (photoperiod). J. Clin Endocrinol Metab 73: 1276 – 1280.

[76] Wehr, T. A. , W. C. Duncan, Jr. , L. Sher et al. 2001. A circadian signal of change of season in patients with seasonal affective disorder. Arch Gen Psychiatry 58: 1108 – 1114.

[77] Whittom, S. , M. Dumont, D. Petit et al. 2010. Effects of melatonin and bright light administration on motor and sensory symptoms of RLS. Sleep Med 11: 351 – 355.

[78] Willis, G. L. , and E. J. Turner. 2007. Primary and secondary features of Parkinson's disease improve with strategic exposure to bright light: A case series study. Chronobiol Int 24: 521 – 537.

[79] Wirz-Justice, A. , A. Bader, U. Frisch et al. 2011. A randomized, double-blind, placebo-controlled study of light therapy for antepartum depression. J Clin Psychiatry 72: 986 – 993.

[80] Yamamotova, A. , H. Papezova, and J. Vevera. 2008. Normalizing effect of bright light therapy on temperature circadian rhythm in patients with eating disorders. Neuro Endocrinol Lett 29: 168 – 172.

[81] Zisapel, N. 2001. Melatonin-dopamine interactions: From basic neurochemistry to a clinical setting. Cell Mol Neurobiol 21: 605 – 616.

70 光医学和光动力疗法的发展

　　试图预测一个相对较新的医学领域的未来发展极具挑战，特别是在关于光医学的综合教科书的结论中来做这样的预测。笔者十分感谢编辑将这个部分分配给自己！但是这似乎是一件喜忧参半的事。我从还是一个学生的时候，就参与了早期光动力疗法（photodynamic therapy，PDT）的研究，现在我将分享我对光医学未来的憧憬。尽管光医学的历史与太阳作为免费可用的能量来源的历史一样古老，但直到最近才发现光医学的现代应用。很多应用仍处于实验室阶段，其中一些将会逐渐消失，而有些会继续发展。引领光医学发展主要有两个驱动力：一方面是化学和技术（特别是纳米技术）快速发展，这可以让看起来不可能的事情变得很容易实现，而另一方面是经济发展，它既可以促进新的领域进步又可能限制它们的发展。

　　PDT 实际上是可以损伤细胞和组织的破坏性工具，不光可以用于肿瘤的治疗还可以应用于细菌感染或皮肤损伤。将来，那些不仅仅是直接破坏其作用的应用将会看起来不那么"原始"，并且更精巧。从 PDT 应用初始阶段，我们就已经知道需要不断研发更新更强大的光敏剂。但由于缺乏原创性理论，公司之间的研发竞争一度处于停滞状态。同时，光敏剂需要对其靶向物（如癌细胞或细菌）有更强的选择性，以尽可能减少对正常组织的损伤。目前靶向性的问题还没有得到解决，这也是我们要首先研究的方向。我们认为用新的化学药物来重新启动 PDT 是一个关键点，尽管一些专家声称寻找新药是无用的。这种化学药物研究的减少造成了目前化学研究的目标是将现有的光敏剂融入更复杂的结构，如有特殊能力的纳米材料之中，希望能在一定程度上弥补其功效不足或未加工光敏剂的低选择性。然而，如果这类研究真的对未来发展有益的话，随着越来越多的研究成果相继报道，光敏剂也会因此更加昂贵，而功效上的改良可能会相对不足。通过这类研究得到最终药物所需的步骤越多，其价格就越贵，造成的结果就是更多病人需要得到相应的经济补贴。虽然这种论调是值得怀疑的，但 PDT 的问题恰恰是存在这样一个悖论，即 PDT 有非常好的效果，但其临床适应证较窄、可以使用的病人有限以及投资回报率也有限。一些方法很有益处，特别是那些使用细胞特殊的酶来诱导光敏剂增加其在靶区域释放量的方法，其中就包括以糖作为靶向载体，其处理简单，可能会是成本效益很高的方法。最后，我们必须明白制药公司需要的新药是每 5 年就能获得很高的投资回报率（return on investment，ROI）的药物。否则，很难向股东证明投资的合理性。

　　明天就像昨天一样，因此，我相信未来会像过去一样会研制出新的并且更有效的光敏剂。实际的适应证将进一步拓展，并且这项至关重要的研究的发展将其应用拓展至新的适应证。因为我不是化学家，所以我并不清楚如何获得新型光敏剂，也不知道它会是什么样子。但过去会再一次给我们提供可能的答案。多年来，在年会上我经常听到人们提出 PDT 的工作原理。现在这些理论依然存在，但是仅仅作为每次会议开始时的惯例，主要的听众是那些新加入 PDT 研究的人。但是 PDT 的工作原理实际上仍没有解决。我们甚至仍然不知道如何去预测透明容器中分子的荧光量子产率。那我们又如何能知道其在体内的物理机制？不同光敏剂机制之间的差别有多大？它们同其他物质又有多少联系？我们近期筛选了一系列靛红衍生物。我们得出的主要结论是，其对细胞的功效以及体外单线态氧（$^1O_2$）的产量都难以预测（Olivier 等，2008）。这就需要大量的研究工作来确立一个评价体内功效的物理定律。反之，这个物理定律研究有利于有理有据地而不是随机地改善目前的或新一代光敏剂，并且有助于更合适的光敏剂的研发。我们将已进行的研究汇编起来可能正是这样一个出发点，尽管这可能消耗很多的时间和金钱，但是在我看来从头开始是困难的且毫无意义的。因为新的化学分析工具，专家可以从一个新的角度分析已有的数据。

　　科学研究中，有一个成熟的研究方法称为类比——重现自然界的一种现象可以引起新的技术进步。对大多数物种而言，光可以通过诱导有氧的光化学反应产生毒性。而事实是，分子和复杂的物种都可以在地球表面生存。在地球表面的动植物中寻找化学物质的光敏反应模式是一个相当复杂的过程，特别是当我们并不清楚什么导致化学物质光敏性的时候。为了识别存在于自然中的光敏剂，实际上我们需要首先考虑如何使分子光敏化然后才能对它进行检测。这当中一些已经进行临床试验的药物原材料来源于海洋生物（如，Tookad）（US patent 08071648-1993）。4 年间我们一直同海洋开发研究院（在法国的一个海洋学的研究机构）进行合作来寻找源自海洋动物体内的光敏剂。我们提交了我们的计划并申请资金，我们估计有 5％的提取物具有光敏性，而审评者则认为最多只有 2％。事实上，140 种海藻中接近有 50％的提取物检测到有光敏性，其中一些的光敏性比临床金标准 m-THPC 还要高 30 倍（Morlet 等，1995）（图 70.1）。

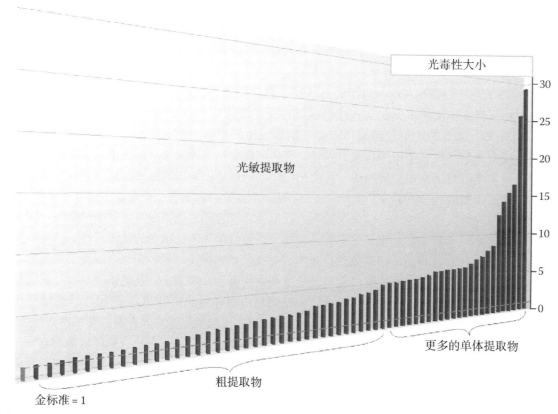

图 70.1　在测试的 140 种藻类提取物中，近 50％具有光敏性，有些的光反应性比目前的金标准 m-THPC 高 30 倍（来自 Morlet，L. et al.，J Photochem Photobiol B 28：25－32，1995）。

　　在此项目中已经发现的一些光敏剂与我们已知的化学结构相似，但一些差异使其比预期这种化学药物研究的反应性大得多（依据分子核心的简单基本化学结构做出的推测）。这种结构还没有完全确定，但是很可能从中发现更好的生物相容性的光敏剂。

　　如果许多光敏剂吸收红光，则 $^1O_2$ 的生成少并且量子产量高，在体内有效性会更低。由于缺乏新的光敏剂，双光子激发（two-photon excitation，2PA）可以是一种替代选择。双光子在一个比分子弛豫时间更短的时间间隔内击中它们的目标，就会产生一个相当于 2PA 光子波长一半的光子。800 nm 的双光子可能会比 800 nm 的光有更强的组织穿透力，但是光化学效应相当于 400 nm 的光子。我们有很多化学药物可以吸收 400 nm 光很可能支持这样的激发。早在 1997 年就考虑了这种方式而且已经应用于设计好的光敏剂中（Beck 等，2007；Fisher 等，1997）。限制这个领域的发展是因为没有可用于临床的有效装置，因为 2PA 需要一个单行传输器，可能只有极短的且非常细小的光学纤维才能抵抗这种高能量而不被破坏。一些试验正在尝试用新型的空心结晶。另一个限制是，过去使用的单光子吸收光敏剂的 2PA 横截面低从而导致 PDT 效果不理想，这表明 2PA PDT 的新药开发需要在现有光敏剂的基础上进行修饰来增加 2PA 横截面。如果这种技术进入临床，势必会改变整个 PDT 过程，而且所有的应用都需要重新设置参数。

以上所述的创新都有可能在不久的将来实现，而且可能会被混合在一起，形成新的模式。每一种都会极大地改变 PDT 领域而且会出现新的适应证，这是因为相较其他的治疗（如放疗）来说，PDT 确实是一个非常新兴的疗法。有时候我们会因为一直致力于推动 PDT 发展而忘掉一个事实——到现在我们已经完成的事情的主要作用也只是让我们站在起跑线上，而许多工作仍有待探索与完成。相较于其他现有的药物技术领域的现状，年轻可以看作是 PDT 的主要优势，其未来可能的发展更多，因此投资该领域的客观理由也更具吸引力。PDT 最初是用于复发乳腺癌的姑息疗法。这个应用现在除了出于人道主义申请会使用外，在临床上差不多已经完全消失。之后 PDT 出现在早期的支气管癌治疗中（Edell 和 Cortese，1987；Hayata 等，1984）。同时，PDT 也开始应用于早期胃肠癌（Patrice 等，1990）和早期头颈肿瘤。这些应用消失的原因有很多，花太多时间详述这些是没有意义的，但是一个重要的原因是需要治疗的病人太少而且价格昂贵，并且没有对外科构成有效的挑战。虽然现在已经提出肿瘤的姑息疗法，但是当肿块较大、广泛转移和预期生存期较短时，PDT 的疗效仍然值得怀疑。在这些旧的应用中，只有皮肤 PDT 仍作为常规应用，因为 PDT 在皮肤病中使用 5-氨基乙酰丙酸（5-ALA）或它的衍生物比手术的治疗效果更好。

我们可以预见 PDT 未来在皮肤科和神经外科肿瘤中的应用。应用于皮肤是因为 PDT 治疗后的伤口愈合效果好，而且光线传递很方便。PDT 易于实施、效果也好，特别是对于一个多损伤的病人而言。如果新的有效光敏剂能上市，内镜与其他的系统治疗方式联合应用于早期肿瘤的治疗。PDT 也可以解决神经外科出现的新问题。脑部恶性肿瘤经常无法手术切除，但肿瘤/健康组织光敏剂的浓度比值很高（Kostron，2010），这为术中更好地显示肿瘤提供了新的可能。然而，尽管在这个领域进行了大量艰苦的工作，到现在仍没有获得显著进步（Kostron，2010）。这其中的一个原因是，除了较高恶性程度的胶质瘤之外，即使有高的肿瘤/健康组织浓度比值，肿瘤内部的浓度仍然是低的，这是因为有血-脑屏障的存在，它是将大脑和血液循环分离的自身过滤器。而且，肿瘤细胞摄取光敏剂不均匀，一些细胞可以大量摄取而其他则不会。提高光敏剂疗效会使 PDT 成为这些恶性肿瘤的标准治疗方法。即使细胞内光敏剂浓度低、分布不均匀，也能达到很好的治疗效果，所有的肿瘤细胞都可能会被杀灭，从而实现总体的有效治疗。

如果 PDT 能变得更有效，即短时间内获得较好的结果，那么就不需要对病人进行其他特殊处理（如麻醉），其适应证也会增多，因此，市场和投资将会相应增长。PDT 可以解决肿瘤学中一些难以解决的问题，如 Barrett's 食管，这是一种因慢性胃食管反流的酸侵蚀使正常食管黏膜转化为异常排列的组织的疾病，最初由 Norman Barrett 描述（Norman Barrett，1957）（实际上，其他人在更早就有描述），有较高的转化为食管中下段恶性腺癌的风险。这种异常的黏膜不能自发恢复正常，而且在食管不同位置分布，可占据整个食管周长，并且深层组织可能已经出现癌变。其癌变的速度是不可预测的，需要病人通过系统和长期的跟进治疗来尽早发现恶变，但其中的费用很高（每个病人需要约 5000 美元，60 岁以上的病人的患病率是 1%）。由于预防性手术切除引发的并发症比癌症诱发的并发症还要多，所以手术预防是不可行的。现有的许多内镜疗法周期长、疗程多，而且 Barrett 食管表面对治疗反应具有异质性。PDT 可能是唯一一种可以均匀清除整个表面病变并且能到达足够的深度从而避免复发，同时又不会损伤食管壁从而避免穿孔风险的疗法。这种表面治疗因能清除全部 Barrett 黏膜，故跟进治疗时仅需进行简单的内镜检查。此外，PDT 意味着快速、可靠的治疗，通过简单的调协光线即可调节治疗深度。分析治疗后的非整倍性还可以提高跟进治疗的效果（Dunn 等，2010）。

出人意料的是，PDT 在以前被认为是一种"智能"治疗方法，能在细胞水平上识别靶向细胞，目前认为将来表面大面积或大体积治疗需要运用这种特性。我同样相信将来 PDT 抗菌治疗会广泛使用，最简单的原因是单线态氧（$^1O_2$）是人类用来抵御微生物的一种活性物质（Hampton，Kettle 和 Winterbourn，1998）。虽然我也不认为它能完全取代抗生素，但至少它可以减少对抗生素的耐药。在治疗败血症中，它可能比传统的方法更有效，而且能减少抗生素的剂量（Dai，Huang 和 Hamblin，2009）。抗感染 PDT 的临床适应证包括：抗生素的生物利用度差（尤其是解剖因素造成的）和提高药物剂量依然不能完全处理的情况（如感染性关节炎或牙周炎）。针对这些情况，传统的治疗方式很难达到效果。目前存在的主要问题是，需要提高细菌（特别是革兰氏阴性菌）对光敏剂的敏感性。与此相关的是发展中国家的水净化问题。多年前，我们建议 PDT 可以作为人均收入较低国家的水净化的选择。最近，PDT 的进步使得使用太阳光作为能源来有效地杀灭细菌和寄生虫成为可能（Abu Samra 等，2011）。如果大范围应用可以实现的话，那么使用比现有技术更有效的光敏剂代表了一个主要的 PDT 应用，并且将会拯救数百万人的生命。

由于 PDT 的成本效益，它还可以用于宠物疾病治疗。纤维肉瘤是一种恶性肿瘤，在猫的身上有多种存在形式并可以被疫苗载体诱导。手术联合放疗是最常用的治疗方式。通过荧光检测所有的疾病区域，可以对每个肿瘤位置进行个体化诊疗，但是安全切除肿瘤周围 7 cm 区域可能是不现实的。用 PDT 进行手术后的肿瘤床的消毒可能是一个合理的选择，因为高性能光敏剂可以实现快速消毒。在猫鼻子上的皮肤上皮瘤同样可以用 PDT 治疗，因为它们频繁复发而且因为附带损伤而限制了外科手术的应用（Bexeld 等，2008）。

许多研究人员证实 PDT 可以刺激抗肿瘤免疫（Gollnick 和 Brackett，2010；Luna 等，2000），但目前机制还不清楚，可能和 Chakraborty 等人（2009）以及 Olibier 等人（2009）提出的间接效应有关。PDT 还被认为是$^1O_2$ 的来源之一，诱导一系列有多重性能的次要氧化物质。因此，PDT 不仅是一种疗法，它还可作为探究生理、病理氧化状态的简单工具。单线态氧具有无法超越的优势，在原位生成并能直接与有机化合物反应，因此能避免自旋阻断，使 O^2 进入无活性的三重基态。研究从能量产生到炎性反应的氧化过程都得益于把$^1O_2$ 作为氧化来源。光反应至关重要，在大多数基础研究领域都能有所应用。

此外，$^1O_2$ 本身是一个寿命很短的神秘物质，半衰期随容积的不同从纳秒到微秒（Bensasson，Truscott 和 Land，1993；Snyder 等，2006），而且很难被探测和量化。它在进化中的作用，可能从古细菌新陈代谢开始使用氧时就已经出现了。探索它产生和失活的方式也是在研究生命在进化中如何学习管理氧化过程，如何适应，以及最后如何控制氧化诱发反应的方式。如果原始细胞符合达尔文的进化理论，为什么不认为其他的细胞也是如此呢？特别是肿瘤细胞。癌细胞是它宿主的一部分，但问题是什么让他们与常规的细胞路径背道而驰。突变或异常基因的表达是一种考量，但是使用进化论观点时，可以这样考虑：相对外部压力，如氧化应激，这些条件是次要的。从这样的观点来看，肿瘤细胞可以看作是正常细胞对外部压力和适应做出异常反应应答。研究细胞如何从以前的状态一步一步地转变，表明了这些改变存在于基因组非表达序列中，通过类推方式，可以发现新的控制肿瘤细胞生长的策略。PDT 作为$^1O_2$ 的独特来源，可能会在这种策略中发挥主要作用。

已经在多个医学领域证实，成本效益让 PDT 成为前景广阔的疗法。然而，在发达国家，从任何角度来说（如大的制药公司、医院、医生或保险公司）都不支持廉价的治疗方法。除了病人，他们都偏向贵的方法。因此，PDT 作为一种疗效好而又相对便宜的治疗方式，对低收入国家或与现存技术很少/无交叉的医学领域很有吸引力。但在发展中国家的发展很缓慢，因为他们通常缺乏资金投入。目前还没有 PDT 治疗的真正标准，这也会影响 PDT 的发展速度，因为从理论到临床效果的所有过程都需要进行验证。因此，准确把握市场需求至关重要。由于债务危机，我们可以期待未来医疗费用报销方式的改变会在某种程度上促进 PDT 的发展。

这一章以追溯过去为开始，以展望未来而结束。在某种程度上也是整个 PDT 历史的总结：现代技术应用的光，起源于过去的黑暗，终有一天也会照亮我们的未来。很难想象 PDT——使用光、氧和分子（其中大部分以四吡咯环为核心的物质，它们对于地球生物而言不可或缺）——在还没产生显著治疗效果的情况下，就简单地从我们的治疗兵器库中消失。尽管恰当应用它仍然存在一些困难，但我仍然相信 PDT 有着光明的未来!

作者:

Thierry J. Patrice

Laboratoire de Photobiologie des Cancers

参考文献

[1] Abu Samra, N., F. Jori, A. Samie, and P. Thompson. 2011. The prevalence of Cryptosporidium spp. oocysts in wild mammals in the Kruger National Park, South Africa. Vet Parasitol 175: 155 - 159.

[2] Barrett, N. R. 1957. The lower esophagus lined by columnar epithelium. Surgery 41: 881 - 894.

[3] Beck, T. J., M. Burkanas, S. Bagdonas et al. 2007. Two-photon photodynamic therapy of C6 cells by means of 5-aminolevulinic acid induced protoporphyrin IX. J Photochem Photobiol B 87: 174 - 182.

[4] Bensasson, R. V., T. G. Truscott, and E. J. Land. 1993. Excited States and Free Radicals in Biology and Medicine: Contributions from Flash Photolysis and Pulse Radiolysis. Oxford University Press, New York.

[5] Bexfield, N. H., A. J. Stell, R. N. Gear, and J. M. Dobson. 2008. Photodynamic therapy of superficial nasal planum squamous cell carcinomas in cats: 55 cases. J Vet Intern Med 22: 1385 - 1389.

[6] Chakraborty, A., K. D. Held, K. M. Prise et al. 2009. Bystander effects induced by diffusing mediators after photodynamic stress. Radiat Res 172: 74 - 81.

[7] Dai, T., Y. Y. Huang, and M. R. Hamblin. 2009. Photodynamic therapy for localized infections—State of the art. Photodiagnosis Photodyn Ther 6: 170 - 188.

[8] Dunn, J. M., G. D. Mackenzie, D. Oukrif et al. 2010. Image cytometry accurately detects DNA ploidy abnormalities and predicts late relapse to high-grade dysplasia and adenocarcinoma in Barrett's oesophagus following photodynamic therapy. Br J Cancer 102: 1608 - 1617.

[9] Edell, E. S., and D. A. Cortese. 1987. Bronchoscopic phototherapy with hematoporphyrin derivative for treatment of localized bronchogenic carcinoma: A 5-year experience. Mayo Clin Proc 62: 8 - 14.

[10] Fisher, W. G., W. P. Partridge, Jr., C. Dees, and E. A. Wachter. 1997. Simultaneous two-photon activation of type-I photodynamic therapy agents. Photochem Photobiol 66: 141 - 155.

[11] Gollnick, S. O., and C. M. Brackett. 2010. Enhancement of antitumor immunity by photodynamic therapy. Immunol Res 46: 216 - 226.

[12] Hampton, M. B., A. J. Kettle, and C. C. Winterbourn. 1998. Inside the neutrophil phagosome: Oxidants, myeloperoxidase and bacterial killing. Blood 92: 3007 - 3017.

[13] Hayata, Y., H. Kato, C. Konaka et al. 1984. Photoradiation therapy with hematoporphyrin derivative in early and stage 1 lung cancer. Chest 86: 169 - 177.

[14] Kostron, H. 2010. Photodynamic diagnosis and therapy and the brain. Methods Mol Biol 635: 261 - 280.

[15] Luna, M. C., A. Ferrario, S. Wong, A. M. Fisher, and C. J. Gomer. 2000. Photodynamic therapy-mediated oxidative stress as a molecular switch for the temporal expression of genes ligated to the human heat shock promoter. Cancer Res 60: 1637 - 1644.

[16] Morlet, L., V. Vonarx-Coinsmann, P. Lenz et al. 1995. Correlation between meta (tetrahydroxyphenyl)chlorin (m-THPC) biodistribution and photodynamic effects in mice. J Photochem Photobiol B 28: 25 - 32.

[17] Ogawa, K., and Y. Kobuke. 2008. Recent advances in two-photon photodynamic therapy. Anticancer Agents Med Chem 8: 269 - 279.

[18] Olivier, D., S. Douillard, I. Lhommeau, and T. Patrice. 2009. Photodynamic treatment of culture medium containing serum induces long-lasting toxicity in vitro. Radiat Res 172: 451 - 462.

[19] Olivier, D., M. A. Poincelot, S. Douillard et al. 2008. Photoreactivity of indirubin derivatives. Photochem

Photobiol Sci 7: 328 - 336.

[20] Patrice, T. 1999. Photodynamic therapy in developing countries. Rev Contemp Pharmacol 10: 75 - 78.

[21] Patrice, T., M. T. Foultier, S. Yactayo et al. 1990. Endoscopic photodynamic therapy with hematoporphyrin derivative for primary treatment of gastrointestinal neoplasms in inoperable patients. Dig Dis Sci 35: 545 - 552.

[22] Snyder, J. W., E. Skovsen, J. D. Lambert, L. Poulsen, and P. R. Ogilby. 2006. Optical detection of singlet oxygen from single cells. Phys Chem Chem Phys 8: 4280 - 4293.